Gesamte homöopathische Arzneimittellehre

James Tyler Kent
Gesamte homöopathische Arzneimittellehre

Kents Vorlesungen über die
homöopathische Materia Medica
einschließlich seiner „Neuen Arzneimittel"

Narayana Verlag

James Tyler Kent

Gesamte homöopathische Arzneimittellehre

Kents Vorlesungen über die homöopathische Materia Medica
einschließlich seiner „Neuen Arzneimittel“

1. Auflage 2007
ISBN 978-3-939931-09-6

Titel der englischen Original-Ausgaben:
„Lectures on Homeopathic Materia medica“, 2. Auflage 1911
„New Remedies“ 1926

Übersetzt von Andreas Maier
mit Beiträgen von Lorenz Pollak, Sabine Yiangoulla und Ute Seebauer

Überarbeitet von Petra Brockmann und Silke Burzlaff

Herausgeber:
Narayana Verlag GmbH,
Blumenplatz 2, 79400 Kandern
Tel.: +49 7626 974970-0
E-Mail: info@narayana-verlag.de
www.narayana-verlag.de

Inhaltsverzeichnis

1 Mit * gekennzeichnete Arzneimittel entstammen den „Neuen Arzneimitteln" von 1926

Vorwort des Herausgebers

James Tyler Kent (1849-1916) prägte die Homöopathie seiner Zeit wie kaum ein anderer. Nachdem er zunächst der Schule der Eklektiker anhing, wurde er schon bald ein glühender Verfechter der Lehren Hahnemanns. Jahrelang war er Professor an den bedeutendsten homöopathischen Hochschulen der USA, u. a. am *Hering Medical College* und am *Hahnemann Medical College* in Chicago. 1890 gründete er die *Postgraduate School of Homoeopathics* in Philadelphia. Durch sein Schaffen prägte er eine ganze Generation von Homöopathen. Seine berühmten Vorlesungen über die homöopathische Materia Medica wurden zunächst von seinen Schülern mitstenographiert und später von Kent in überarbeiteter Form herausgegeben. Die erste Auflage erschien 1905, die zweite um 43 neue Mittel erweiterte Auflage 1911.

Der besondere Charme von Kents Mittelbeschreibungen liegt gerade in seinem Vorlesungsstil, in dem er anhand der Arzneimittellehren Hahnemanns, Herings und Allens die Mittel so lebhaft beschrieb, dass seine Vorlesungen immer überfüllt waren. So entstand eine Materia Medica von 180 Mitteln, die in Erzählform flüssig zu lesen ist und doch die wesentlichen Charakteristika treffend vermittelt. Kent legte besonderen Wert auf die Herausarbeitung von Allgemein- und Gemütssymptomen. Seine Darstellung war einen Quantensprung in der Entwicklung der Arzneimittellehren.

In der vorliegenden Ausgabe wurden die 1926 von Kents Schülern veröffentlichten 28 *Neuen Arzneimittel* alphabetisch integriert und als solche mit einem Sternchen versehen. Diese *Neuen Arzneimittel* sind nicht unumstritten, und manche Autoren meinen, dass nur Mittel wie *Cenchris contortrix* authentisch geprüft wurden, während die Bilder der neuen mineralischen Mittel eher anhand der bekannten Bestandteile synthetisch erstellt wurden. Der Vollständigkeit halber wollten wir diese Mittel jedoch den Lesern nicht vorenthalten. So kann sich jeder selbst ein Urteil darüber bilden.

Mit den *Neuen Arzneimitteln* enthält das Gesamtwerk Kents mehr als 200 Mittelbeschreibungen. Diese Sammlung wird hiermit zum ersten Mal in einem Band auf Deutsch vorgelegt. Zur besseren Übersicht wurde jedes Mittel nach dem Kopf-zu-Fuß-Schema mit Teilüberschriften versehen.

Wir können dieses Werk auch der modernen Leserschaft nur ans Herz legen, denn es hilft uns, die homöopathischen Arzneimittelbilder besser zu verinnerlichen.

James Tyler Kent schreibt selbst:
„Wer die Materia Medica voll beherrscht, erfasst mit einem Blick das Wesen eines Mittels, und es nimmt für ihn Gestalt an. Als erfahrener Arzt ist es dir dann so vertraut wie die Masern oder der Scharlach.“

Kandern im November 2007 Der Herausgeber

Vorwort zur ersten Auflage

Dieser Kursus von Vorlesungen über die Homöopathische Materia Medica wurde an der *Post-Graduate School of Homoeopathics* in Philadelphia gehalten. Manche davon sind im *Journal of Homoeopathics* erschienen, für das vorliegende Werk wurden sie jedoch ausgiebig überarbeitet. Aufgrund des starken Zuspruchs seitens der Studenten wurde der umgangssprachliche Stil auch gegen die Neigung des Autors beibehalten. Die Vorlesungen sind bewusst einfach dargestellt, um die Vorgehensweise des Verfassers zu erläutern, wie man jedes Arzneimittel studiert. Über die Sprache der Laien erfährt der Arzt alles über die Krankheit, und daher muss die Materia Medica von Fachausdrücken befreit und auf eine einfache Sprache zurückgeführt werden. Keine zwei Arzneien werden genau gleich studiert. Jede hat ihre eigenen Anforderungen, um sich die Charakteristika zu vergegenwärtigen. Nicht alle Mittel der Materia Medica wurden in diesem Werk ausgearbeitet, jedoch werden die führenden und vollständig geprüften Arzneien, die starke Charakteristika besitzen, vorgestellt, um zu zeigen, wie die Materia Medica entwickelt und angewendet werden muss. Es gibt noch andere Methoden, ein Mittel zu studieren, aber die vorliegende scheint mir die natürlichste Art und Weise, dem Studierenden eine dauerhafte Vorstellung vom Wesen einer jeden Arznei zu vermitteln. Es kann sein, dass es mir nur so scheint, doch es ist für mich der einzig gangbare Weg. Die zahlreichen Wiederholungen charakteristischer Symptome mögen das Werk zum Ziel der Kritik machen, aber die Erfahrung hat gezeigt, dass es die einzige Möglichkeit ist, dem Anfänger ein nachhaltiges Verständnis des Mittels zu vermitteln.

Hahnemanns *Reine Arzneimittellehre*[1], Herings *Leitsymptome*[2] und die *Encyclopedia of Pure Materia Medica*[3] von Allen waren die Werke, die bei diesen Studien am hilfreichsten waren.

Die Studien werden nicht als vollständiger Abriss der verschiedenen homöopathischen Arzneien dargeboten, sondern einfach als Untersuchungen der besonders charakteristischen Merkmale. Die Vollständigkeit wäre ein endloses Unterfangen. Wenn einige der jüngeren Therapeuten und Studenten der Materia Medica in diesem Werk die Hilfe finden, die sie gesucht haben, ist das alles, was man erwarten kann. Es gibt keinen Königsweg zum vollkommenen Verständnis der Materia Medica. Es ist und bleibt ein beschwerliches Unterfangen und erspart einem keine Mühe, aber das ist bei jeder anderen großen Wissenschaft ebenso. Bei der Größe dieser Aufgabe werden viele sie lieber unterlassen, selbst wenn es darum geht, Leben zu retten und Leiden zu lindern. Und viele werden auch weiterhin nicht davon abzubringen sein, ihre Dienste der Menschheit anzubieten, obwohl sie ganz genau wissen und das auch offen zugeben, dass ihre Methoden häufig unzureichend, nutzlos und oft destruktiv sind. Manche geben vor, nicht an diesen sorgfältigen Weg zu glauben, die

1 Hahnemanns Arzneimittellehre. Narayana Verlag 2007.

2 Hering, Constantin: Leitsymptome unserer Materia Medica. Renée von Schlick 1991-1998.

3 Allen, Timothy Field :The Encyclopedia of Pure Materia Medica. B. Jain Publishers.

Symptomatologie zu analysieren; sobald jedoch eine leichtere Methode für eine angebliche Meisterschaft darin angeboten wird, stürzen sie sich wie wild darauf – nur um später wieder in ihre widerwärtige, primitive Abneigung zu verfallen und zu rufen, dass die Trauben zu hoch hängen.

Die Materia Medica kann durch sorgfältiges Studium und durch ihre Anwendung erlernt werden. Sie kann verstanden, aber nicht auswendig gelernt werden. Wer die Materia Medica auswendig lernen will, wird kläglich scheitern. Damit sie im Geiste jederzeit abrufbar ist, muss man sie ständig und korrekt anwenden. Das unablässige Studium der Materia Medica mit Hilfe eines vollständigen Repertoriums zum Abgleich ist die einzige Möglichkeit, um zu einem guten, anwendbaren Wissen zu gelangen. Wer die Symptomatologie erlernen will, muss zuerst Hahnemanns Organon beherrschen, und dann gehen die Materia Medica und das Organon sozusagen „Hand in Hand". Das Organon, die Materia Medica und ein vollständiges Repertorium müssen ständig konsultiert werden, wenn man dauerhaft zu sorgfältigen homöopathischen Verschreibungen gelangen will.

Wer mehr über die Gründe für das Vorgehen in diesem Werk wissen möchte, sei auf das Kapitel *Der Wert der Symptome* in meinen Werk *Prinzipien der Homöopathie*[4] verwiesen.

James Tyler Kent
29. Oktober 1904
108 N. State St., Chicago

4 Kent, James Tyler: Prinzipien der Homöopathie. Barthel & Barthel 2000.

Vorwort zur zweiten Auflage

Diese Vorlesungen wurden erstmals aufgrund zahlreicher Anfragen der Studenten veröffentlicht, die ihnen im Unterricht beigewohnt hatten. Nun kommt die Forderung nach einer zweiten Auflage, die den ursprünglichen umgangssprachlichen Stil beibehält, der vom Referenten im Hörsaal verwendet wurde. Es wurden zahlreiche weitere Arzneien hinzugefügt und das gesamte Werk wurde nochmals überarbeitet. Viele Arzneien werden in einer neueren und veränderten Form dargestellt. Obwohl die „Symptomauflistung“ eine äußerst wichtige Form in der homöopathischen Materia Medica darstellt, ist es für die Studenten bei der Vorlesung dennoch sehr schwer, die Idee eines Mittels anhand dieser Darstellung zu begreifen. Der Autor hat gewissermaßen eine klinische Methode angewendet, die Symptome auf eine Art und Weise darzulegen und anzuordnen, die ein Bild jeder Arznei erschafft. Der Grund dafür ist, dass die Studenten dadurch lernen, eine Arznei als Ganzes und in ihren Teilen zu verstehen, anstatt ihr Gedächtnis zu ermüden, das an einer Medizinhochschule ohnehin stets überlastet ist. Die „Symptomauflistung“ wird stets die beste Darstellungsform für ein Nachschlagewerk bleiben, aber es hat sich bei der langjährigen Lehrtätigkeit gezeigt, dass viele Schüler, die das Mittel anhand der Auflistung nicht begreifen, die Materia Medica in der gewissermaßen klinischen und umgangssprachlichen Form gut lernen.

Sollten diese Vorlesungen es manchen Therapeuten ermöglichen, unsere Polychreste umfassender zu verstehen, wurde alles erreicht, was ich mir erhofft hatte. Zumal man davon ausgehen kann, dass das Gedächtnis eines Menschen nur ein allgemeines Bild eines jeden Mittels behalten kann.

Eine spezifischere Betrachtungsweise, wie sie häufig im Umgang mit einer komplexen Symptomgruppe verlangt wird – sei es im Behandlungszimmer oder am Krankenbett – verlangt stets nach einer genaueren repertorialen Analyse.

James Tyler Kent
1. September 1911
92 State St., Chicago

Abrotanum Abrot.

Artemisia abrotanum; Eberraute. *Asteraceae/Compositae.*

Allgemeines

Dieses überaus nützliche Heilmittel sollte eigentlich viel häufiger verwendet werden. Es ist bei ähnlichen Krankheitszuständen indiziert wie *Bryonia* und *Rhus toxicodendron,* doch weisen seine Symptome ein eigenes, individuelles Bild auf. Rheumatische Zustände mit Herzbeteiligung, Nasenbluten, blutiger Urin, sowie Angst und Zittern, wenn in der Vorgeschichte anhaltende Diarrhö auftrat. Einer plötzlich zum Stillstand gebrachten Diarrhö werden in einem Fall, der *Abrotanum* benötigt, die oben genannten Symptome folgen. Jäh unterdrücktem Rheumatismus eines jeglichen Gelenkes folgen heftige Herzbeschwerden; hierin ist es *Ledum*, *Aurum* und *Kalmia* sehr ähnlich.

Bei Marasmus von Kindern ist es ein sehr nützliches Heilmittel und häufig indiziert. Die Abmagerung beginnt **in den unteren Extremitäten und breitet sich allmählich nach oben aus,** sodass das Gesicht als letztes betroffen ist; dies verläuft bei *Lycopodium, Natrium mur.* und *Psorinum* in genau entgegengesetzter Richtung.

Abrotanum hat Pleuritis geheilt, nachdem *Bryonia,* welches indiziert erschien, versagt hatte. Eine Frau, die mit Atemnot, Angst, kaltem Schweiß und Herzschmerzen das Bett hüten musste, war umringt von ihren Freunden, die gekommen waren, um für immer von ihr Abschied zu nehmen. Es stellte sich heraus, dass sie viele Monate lang an Rheumatismus eines Kniegelenks gelitten hatte, sich nur an Krücken im Haus bewegen konnte und dass sie nur wenige Tage vor dem jetzigen Anfall rasch durch ein starkes Einreibemittel „geheilt" wurde. *Abrotanum* hat ihre Gesundheit prompt wieder hergestellt.

Abrotanum hat brennende, geschwürartige Schmerzen im Magen mit verdächtigem Erbrechen hervorgerufen und geheilt.

Metastasis ist ein deutliches Merkmal von *Abrotanum.* Der Wechsel von einer so genannten Krankheit zu einer anderen lenkt die Aufmerksamkeit immer auf *Abrotanum.* Eine Entzündung der Parotis, die auf die Hoden oder die Brustdrüsen überwechselt, wird gewöhnlich durch *Carbo vegetabilis* oder *Pulsatilla* kuriert; *Abrotanum* hat jedoch Fälle geheilt, bei denen diese Mittel versagt haben.

Eine abrupt unterdrückte Diarrhö, die von Hämorrhoiden, akutem Rheumatismus und den erwähnten Blutungen gefolgt wird, untermauert diese Idee der Metastasierung.

Der *Abrotanum*-Patient ist empfindlich gegen kalte Luft und nasskaltes Wetter. Er leidet sehr unter Rückenschmerzen und seine Symptome verschlimmern sich während der Nacht.

Bei Knaben heilt *Abrotanum* Hydrozele, bei Säuglingen Blutungen aus dem Nabel.

Der Patient kann entweder unter Diarrhö oder Obstipation leiden. Und während er sich bei Obstipation mit Rheumatismus plagt, geht es ihm während des Durchfalls am besten. Sobald jedoch die Diarrhö nachlässt, verstärken sich seine Leiden. Die Diarrhö verschafft ihm große Linderung, ähnlich wie bei *Natrium sulphuricum* und *Zincum.*

Stechende Schmerzen hier und dort, besonders jedoch in Ovarien und Gelenken.

Aceticum acidum **Acet-ac.**

Essigsäure, Eisessig.

Allgemeines

Dieses Heilmittel ist bei Beschwerden von blassen, kränklichen Menschen von Nutzen. Es sind Patienten, die schon jahrelang geschwächt sind und unter erblich bedingter Schwindsuchtneigung leiden. Abmagerung, Schwäche, Anämie, Appetitverlust, brennender Durst und reichlich blasser Urin bilden eine Kombination, die nach *Aceticum acidum* verlangt. Hitzegefühl mit Pulsationen, die kommen und gehen, wie Wallungen; Bleichsucht junger Mädchen; allgemeine wassersüchtige Zustände; böse Folgen von Stichen und Bissen sind mit diesem Mittel geheilt worden. Essig ist ein altes Hausmittel gegen üble Folgen von Chloroform. Es ist bei hämorrhagischer Neigung nützlich. Blutungen aus verschiedenen Schleimhäuten, aus Nase, Magen, Rektum, Lungen und aus Geschwüren. Kälteempfindlichkeit.

Geist und Gemüt

Geistige Verwirrung. Die Patientin erkennt ihre eigenen Kinder nicht und vergisst, was erst kürzlich geschehen ist. Angstattacken; macht sich ständige unnötige Sorgen; glaubt, irgendetwas Schlimmes werde geschehen. Verdrießlichkeit. Beklagt sich fortwährend.

Kopf

Ohnmachtsanfälle bei schwachen, anämischen Personen; Kopfschmerzen; Gesicht blass und wächsern; Epistaxis; eine Wange blass, die andere rot; Diphtherie des Rachens oder des Kehlkopfes.

Magen/Abdomen

Unstillbarer Durst. Der Magen ist empfindlich. Erbrechen von Blut und allen genossenen Speisen. Magengeschwüre. Heißes, saures Aufstoßen. Schaumiges Erbrechen. Nagender Magenschmerz. Auftreibung des Magens mit ständigem Tumult darin. Brennen in Magen und Abdomen, gebessert durch Liegen auf dem Bauch. Heftige Bauchschmerzen, Auftreibung des Abdomens, Aufgeblähtheit oder Wassersucht. Der Magen ist schmerzhaft bei Berührung. Diarrhö, dünn, blutig oder reines Blut. Reichlich blutende Hämorrhoiden. Chronische Diarrhö.

Harnwege und Urin

Reichlicher, heller Urin. *Aceticum acidum* hat Diabetes mit oder ohne Zucker im Urin geheilt, mit großem Durst, Schwäche, Blässe und Gewichtsverlust.

Männliche Geschlechtsorgane

Schwäche durch Pollutionen; erschlaffte Genitalien und geschwollene Füße.

Weibliche Geschlechtsorgane
Uterusblutungen; Menses reichlich oder wässrig; spärliche Menstruation mit Chlorose.

Atemwege und Husten
Schwäche des Kehlkopfs, Krupp, Diphtherie. *Aceticum acidum* hat zahlreiche Fälle von Kehlkopfdiphtherie geheilt. Heiserkeit, mit Blässe der Schleimhäute. Chronischer, trockener Reizhusten bei kränklichen, blassen Personen mit ererbter Schwindsucht; mit Ödemen der Extremitäten, Diarrhö und Atemnot, oder Nachtschweißen; Blutungen aus den Lungen, Brennen in Brust und Magen; Schleimrasseln in der Brust; chronische Bronchitis.

Extremitäten
Schwäche und Lahmheit in den Extremitäten mit rheumatischer oder ödematöser Schwellung; Wassersucht der Glieder mit Diarrhö.
Aceticum acidum ist ein tief wirkendes Konstitutionsmittel, das sich nach eingehendem Studium als sehr nützlich erweisen wird. *Alle Substanzen, die als Lebensmittel verwendet oder als solche missbraucht werden, werden zu wichtigen Heilmitteln*, so wie Essig, Kaffee, Kochsalz etc. Bei hartnäckigen, chronischen Fällen sollten wir sie viel öfter in Erwägung ziehen, als wir es bislang tun.

Aconitum napellus — Acon.
Eisenhut, Sturmhut. *Ranunculaceae.*

Allgemeines
Aconitum ist ein kurz wirkendes Heilmittel. Seine Symptome halten nicht lange an. In großen Dosen ist es ein starkes Gift, dessen Auswirkungen entweder Leben zerstören oder recht schnell vorübergehen, sodass die Genesung des Patienten, sofern er sich erholt, nicht lange auf sich warten lässt. Es kommt zu keinen chronischen Krankheitsfolgen. Die Wirkung von *Aconitum* ist wie ein großer Sturm, der über das Land fegt und danach rasch wieder abklingt. Wenn man etwas darüber nachdenkt, dann wird schnell klar, welche Art von Krankheit einen derartigen Verlauf hat und welcher Patiententyp sich am ehesten eine solch kurzfristige und plötzliche Erkrankung zuzieht. Aus unserer Erfahrung und durch homöopathische Beobachtung wissen wir, dass kräftige, plethorische Individuen, wenn sie sich erkälten, einen heftigen Krankheitsverlauf durchmachen, wohingegen schwächliche, kränkliche Menschen im Akutfall nur langsam krank werden und sich ebenso langsam wieder erholen. Sie erkranken weit weniger plötzlich und heftig. Hieran und durch Untersuchung der plötzlichen Wirkungen von *Aconitum* können wir erkennen, dass es plethorische Menschen sein müssen, die sich eine *Aconitum*-Krankheit zuziehen. Kräftige, robuste Menschen sowie widerstandsfähige Kinder und Säuglinge erkälten sich nicht durch leichte Abkühlung, bei ihnen bedarf es schon einer heftigen Kälteeinwirkung, beispielsweise wenn sie in unzureichender Kleidung großer Kälte ausgesetzt sind, durch plötzliche, heftige Kälteeinbrüche oder durch langen Aufenthalt im kalten, trockenen Nordwind. Eine kräftige

Person, die an der frischen Luft in zu dünner Kleidung von der Kälte überrascht wird, oder die sich zu lange draußen in der Kälte aufhält, in trockener Luft im tiefsten Winter mit seinen plötzlichen, heftigen Wetteränderungen, liegt noch vor Mitternacht mit heftigen Symptomen im Bett. Dies ist die Art von Patienten, die *Aconitum* benötigt: diese phletorischen und lebhaften Patienten, die ein starkes Herz haben, einen wachen Verstand, einen kräftigen Kreislauf, und die von heftiger Kälteweinwirkung ganz plötzlich krank werden.
Folgeerscheinungen, die üblicherweise nach Entzündung auftreten, gehören nicht zum Wesen von *Aconitum*. Der Sturm zieht so schnell vorüber, dass es den Anschein hat, das Mittel würde eher auf den frühen Zustand der Krankheit passen. Diese kräftigen Patienten schütteln plötzliche Kongestionen höchstwahrscheinlich durch ihre gute Abwehrkraft ab. Es scheint, als würde der Patient in akuter Lebensgefahr schweben, aber er erholt sich schnell wieder. Wie von Dunham beobachtet handelt es sich also tatsächlich um einen heftigen Sturm, der schnell wieder abklingt. Dunhams Abhandlung über dieses Heilmittel in seiner Materia Medica ist sehr anschaulich und höchst lesenswert.
Die Symptome treten nach Aufenthalt in trockenem, kaltem Wind plötzlich auf. Eine Veranschaulichung dessen finden wir bei phletorischen Kindern mit plötzlich eingetretener Hirnkongestion mit hohem Fieber oder Konvulsionen. Jedes Organ, sei es das Gehirn, die Lungen, die Leber, das Blut oder die Nieren, illustriert uns diese Plötzlichkeit und Heftigkeit. *Aconitum* passt auf Beschwerden, die *plötzlich von sehr kaltem Wetter* im Winter, oder von *sehr heißem Wetter* im Sommer ausgelöst werden. Es hat die Lungen- und Gehirnbeschwerden des Winters und die Darmentzündungen und Magenverstimmung des Sommers. Wie wir wissen, überhitzen diese plethorischen Menschen rasch und erkranken davon heftig. Ihre jähen Krankheitsanfälle sind schrecklich anzusehen. All die entzündlichen Zustände werden von einer starken Anregung des Blutkreislaufs begleitet, von heftiger Herztätigkeit, einem enormem Aufruhr im Gehirn und gewaltigen emotionalen Erschütterungen mit großer Furcht.

Geist und Gemüt

Die Gemütssymptome, die nahezu immer bei *Aconitum*-Zuständen anzutreffen sind, stehen an vorderster Stelle. Der Patient spürt die Heftigkeit seiner Krankheit, er ist nervlich gereizt und sehr erregt. Furcht steht ihm ins Gesicht geschrieben und sein Herz pocht so gewaltig, dass ihm nur der Gedanke bleibt, er müsse sterben; es muss den Tod bedeuten, den er so sehr fürchtet. Man kann es ihm ansehen. Er sagt: „Doktor, es ist alles sinnlos. Ich werde ja doch sterben." Oftmals sagt er tatsächlich den Zeitpunkt oder die *Stunde seines Todes* voraus. Wenn sich im Krankenzimmer eine Uhr befindet, wird er vielleicht sagen, dass er tot sein werde, sobald der Zeiger auf einer bestimmten Uhrzeit steht. *Wenn wir diese heftige Furcht sehen, diese entsetzliche Angst, die große Ruhelosigkeit, die Heftigkeit und die Plötzlichkeit dieser Anfälle*, haben wir vielleicht einen Fall vor uns, der entweder an einer Sturmhutvergiftung stirbt, oder aber der *Aconitum* als Heilmittel benötigt. Ein Patient mit Symptomen, die der Vergiftung mit *Aconitum* ähneln, benötigt die kleinstmögliche Dosis *Aconitum*. Man darf nie vergessen, dass es sich um eine kurz wirkende Arznei handelt.

Ganz egal, welcher Körperteil betroffen ist, fast immer kommt es zu Entzündungen. Aber ungeachtet der Region oder des Ortes der Entzündung, entscheidend ist das Erscheinungsbild des Patienten, wie ich es beschrieben habe. Dies sind die Symptome, die herausragen, die man zuerst bemerkt – der Gesichtsausdruck, die Gemütssymptome, die Ruhelosigkeit, die Intensität der Beschwerden. Es gibt noch viele kleinere Symptome im Gemütsbereich, die jedoch von geringerer Bedeutung sind als diese Ängstlichkeit. Es sind Symptome, die von diesen hervorstehenden Merkmalen, die typisch für den *Aconitum*-Patienten sind, sozusagen verdeckt werden. Er hat all seine Zuneigung zu seinen Freunden verloren. Es kümmert ihn nicht, was aus ihnen wird, er hat nicht das geringste Interesse an ihnen. Manchmal handelt es sich um einen Zustand völliger Gleichgültigkeit.
An dieser Ausführung wird deutlich, dass dieses Symptomenbild unter allen Heilmitteln der Materia Medica nirgendwo sonst auftritt. Man findet es nur bei *Aconitum*, ganz egal, mit welcher Arznei man es vergleicht. Man findet *einige* der Symptome auch bei anderen Mitteln, doch das Gesamtbild entspricht nur *Aconitum.* Die Intensität ist bezeichnend für jedes einzelne Gemütssymptom. Wenn es sich um Delirium handelt, dann ist es ein intensives Delirium mit *Erregung, Furcht und Angst.* Der Patient im Delirium, mit der Erregung und der Furcht, weint, als würde er größte Qualen erleiden. *Große Erregung, Furcht, Todesangst.* Man fragt sich, worüber der Patient wohl weint. Auch alle möglichen anderen Stimmungen sind geprägt von der *Aconitum*-Furcht. Es kommt zu Stöhnen, Gereiztheit und Wut, der Patient wirft Gegenstände weg; all diese Zustände sind begleitet von *Heftigkeit und Ängstlichkeit.* Diese beiden Merkmale, die ich als die wichtigsten beschrieben habe, prägen alle anderen Symptome.
„Schreit vor Schmerzen." Die Schmerzen sind stechend oder schneidend wie von einem Messer. Die Intensität des *Aconitum*-Leidens ist unglaublich groß. Wenn beispielsweise Neuralgien auftreten, sind *diese Schmerzen unvorstellbar heftig.* Der Patient hat das Gefühl, dass irgendeine bösartige Krankheit ihn befallen habe, denn sonst würde er nicht so entsetzlich leiden. Es heißt in den *Leitsymptomen*: „Sagt seinen Todestag voraus". Dies ist zum großen Teil die Folge des schrecklichen Leidens, das ihn zu überwältigen scheint. Und dieses psychische Bild ist immer vorhanden, beispielsweise bei Pneumonie und entzündlichen Zuständen eines jeglichen Körperteils wie der Nieren, der Leber, des Darms, usw.

Kopf und Schwindel

Schwindel tritt im Symptomenbild häufig auf. „Schwindel, alles dreht sich im Kreis." Eine Frau geht zum Einkaufen und steht plötzlich direkt vor einem Hund; sie bekommt daraufhin solch heftigen Schwindel, dass sie nicht einmal mehr zu ihrem Wagen zurückfindet. „Schwindel durch Furcht, von plötzlichem Schreck, wobei die Furcht dieses Schreckens bestehen bleibt." Es bleibt etwas von der Angst zurück, was zunächst vielleicht auch eher an *Opium* denken lässt. *„Beschwerden durch Schreck*, beispielsweise Entzündung des Gehirns oder Schwindel." *Es kann sogar zu Kongestion einzelner Körperteile als Folge von Schreck* kommen. Das gesamte Sensorium befindet sich in Aufruhr. Dem Patienten dreht sich alles.

Die *Kopfschmerzen* können kaum beschrieben werden, da sie mit solcher Heftigkeit auftreten. Reißendes Brennen im Gehirn, in der Kopfhaut, begleitet von *Furcht, Fieber und quälender Angst.* Kopfschmerz aufgrund einer Erkältung oder durch unterdrückten Nasenkatarrh. Der Katarrh plethorischer Menschen hört plötzlich durch Kälteeinwirkung auf oder aber dadurch, dass sie in trockenem, kaltem Wind gefahren sind, wie er in diesem nördlichen Klima im Winter typischerweise auftritt. „Heftiger Kopfschmerz über den Augen." „Hirnkongestion, mit kongestivem Kopfschmerz, *mit Angst, mit heißem Gesicht.*"

Augen (und Fieber)

Die Symptome, die an die Verordnung von *Aconitum* bei Augenkrankheiten denken lassen, sind zahlreich. Die Augen sind plötzlich entzündet. Kongestion des Auges. Blutunterlaufene Augen. Plötzliche Entzündung sämtlicher Gewebe der Augen wie Konjunktivitis, etc. *infolge einer Erkältung oder durch Einwirkung von trockenem, kaltem Wind.*

Es gibt eine Lehrmeinung, die lange Zeit vorherrschend war, nämlich dass man *Aconitum* im ersten Stadium einer Entzündung geben soll. Dies ist keine gute Vorgehensweise, obwohl es in all unseren Büchern so empfohlen wird. Es wird weder die Konstitution des Patienten berücksichtigt, noch die Ursache der Beschwerden. Praktizieren Sie nicht auf diese Weise. Wenn es nicht möglich ist, alle Elemente eines *Aconitum*-Falles zusammen zu bekommen, geben Sie ein passenderes Mittel. Noch eine weitere Anwendungsempfehlung hat sich lange gehalten, nämlich *Aconitum* bei allen Arten von Fieber zu geben. *Aconitum* war früher das Fiebermittel vieler Routineverordner, doch dies ist ebenfalls eine schlechte Praxis.

Die *Aconitum*-Augenentzündung beginnt so plötzlich, dass man nur darüber staunen kann, wie ein solcher Zustand sich in so kurzer Zeit entwickeln konnte. Die Augen schwellen stark an, es setzt jedoch keine Absonderungen ein, höchstens sehr wässriger Schleim. Eine plötzliche Entzündung, die mit dicken Absonderungen einhergeht, benötigt niemals *Aconitum. Aconitum* hat keine Entzündungsfolgen. Zustände die sich infolge von Entzündungen entwickeln, indizieren immer ein anderes Heilmittel. Man sollte bei Fieber nicht an *Aconitum* denken, es sei denn, es handelt sich tatsächlich um einen *Aconitum*-Patienten. Bei *Aconitum*-Fieber besteht eine Empfindlichkeit gegen Licht. „Grosse Ruhelosigkeit während des Fiebers." Die Augen sind starr, mit verengten Pupillen. „Heftiger Schmerz und Entzündung der tiefen Gewebsstrukturen des Augapfels." Geben Sie *Aconitum* aber tatsächlich nur dann, wenn die Symptome passen. Eine Entzündung, die einen längeren Verlauf einschlägt, in Eiterung übergeht oder bei der es zur Eiterabsonderung an den Schleimhäuten kommt, wird niemals die Symptome von *Aconitum* aufweisen. Verabreichen Sie niemals *Aconitum* bei septischen Zuständen wie wir sie bei Scharlachfieber, Typhusfieber usw. vorfinden. Es gibt keine dieser heftigen Symptome von *Aconitum* bei derartigen Erkrankungen. Die nervöse Reizbarkeit ist nie vorhanden, sondern im Gegenteil kommt es zu Stupor, Trägheit und violetter Hautfärbung; bei *Aconitum* hingegen ist die Haut leuchtend rot. Geben Sie auch niemals *Aconitum* für irgendeine Form von zymotischer Krankheit, denn das Mittel hat keinen zymotischen Hintergrund. Bei langsam beginnendem, anhaltendem

Fieber sollte man nicht an *Aconitum* denken. *Aconitum* hat keine Symptome wie sie bei schleichenden Fieberverläufen vorkommen. Das *Aconitum*-Fieber besteht im Allgemeinen aus einem einzigen, kurzen, heftigen Fieberanfall. Die Arznei hat somit keinerlei Bezug zu intermittierenden Fiebern, es hat keine derartigen Symptome. In einem Anfall von Wechselfieber können zunächst irreführende Symptome vorliegen, aber die Tatsache, dass ein zweiter Fieberanfall eintritt, schließt *Aconitum* letztlich aus. Bei manchen Mitteln gibt es eine gewisse Periodizität oder die Symptome verlaufen wellenförmig, nicht jedoch bei *Aconitum*. Auch der heftigste Fieberanfall klingt in einer Nacht ab, wenn *Aconitum* das Heilmittel ist. Wenn dies nicht der Fall ist, dann ist es schade, dass Sie den Fehler gemacht und es verabreicht haben, denn manchmal kann es auch Schaden anrichten. Alle Zeichen, die bei einer Krankheit vorhanden sind, müssen berücksichtigt werden, nicht nur das, was vom Heilmittel abgedeckt wird, sondern eben auch das, was nicht abgedeckt wird.
Aconitum hat Entzündung der Augen, mit Brennen und plötzlicher Schwellung; die Lider schwellen so schnell an, dass sie nur unter großen Schwierigkeiten geöffnet werden können, und wenn man sie an den Lidern gewaltsam aufreißt, strömen heiße Tränen heraus, jedoch kein Eiter. Dieser Zustand entwickelt sich bei einer Erkältung sehr schnell. Sobald es zu Entzündungen der Schleimhäute kommt, treten sehr wahrscheinlich blutig-wässrige Absonderungen auf. Die Blutgefässe werden plötzlich angestaut und es sickert eine blutige Flüssigkeit heraus. Es kann auch zur Ruptur von Blutgefäßen kommen.

Ohren

Entzündungen der *Ohren* beginnen genauso plötzlich. „Pochende, heftige, schneidende Schmerzen im Ohr." Ein Kind, das sich unzureichend angezogen draußen im kalten Nordwind aufgehalten hat, kommt heim, schreit und greift sich mit der Hand ans Ohr. Die Beschwerden beginnen spätestens in den frühen Abendstunden, wenn es während des Tages im Freien war. Es kommt zu Fieber und so großer Angst, dass das Kind umher getragen werden muss. Es leidet heftige Qualen. Geräusche sind ihm unerträglich. Der Gehörsinn ist so empfindlich, dass Musik durch sämtliche Glieder fährt. Überall im Körper finden wir denselben überreizten Zustand der Nerven. Wo immer die Beschwerden auftreten, sie sind heftig, und der Patient befindet sich stets in einem Zustand von Angst und Reizbarkeit. „Stechende, brennende, reißende, schneidende Schmerzen im Ohr."

Nase

Bei Schnupfen, der von heftigen Kopfschmerzen begleitet wird, die nach Aufenthalt in der Kälte und Auskühlen in der darauf folgenden Nacht beginnen, ist dieses kurz und sehr schnell wirkende Heilmittel indiziert. Der Schnupfen von *Carbo vegetabilis* beginnt einige Tage nach der Verkühlung, ebenso wie der *Sulfur*-Schnupfen. Der *Carbo vegetabilis*-Patient erkältet sich auch dadurch, dass er sich überhitzt, indem er beispielsweise ständig seine Jacke anbehält, selbst wenn er zu ihnen in die Praxis kommt. Der *Aconitum*-Patient geht zu leicht bekleidet hinaus in die Kälte und wird noch vor Mitternacht krank, sofern es sich um einen plethorischen Typen handelt.

Besonders häufig ist *Aconitum* bei Schnupfen der rosigen, pummeligen, plethorischen Babys indiziert, nicht hingegen bei kränklichen oder blassen. Bei kränklichen Kindern entwickeln sich die Symptome später; ihre Lebenskraft ist so geschwächt, dass die Beschwerden oft erst nach zwei oder drei Tagen einsetzen. Wenn sich also ein kränkliches, blasses Kind und sein robustes Geschwisterchen verkühlen, bekommt das eine schon in der darauf folgenden Nacht einen Kruppanfall und benötigt *Aconitum*, während beim anderen der Husten erst am nächsten Morgen einsetzt und mit *Hepar sulphuris* behandelt werden muss.

Gesicht

Die Symptome, die sehr wahrscheinlich mit Schnupfen zusammen auftreten, sind Nasenbluten, Kopfschmerzen, Angst und Furcht. Der ängstliche Gesichtsausdruck ist eines der ersten Anzeichen, das man bei einem *Aconitum*-Patienten beobachten kann. Die *Aconitum*-Pneumonie lässt sich oftmals bereits im Gesicht des Patienten ablesen. Betrachten sie daher stets das Gesicht des Patienten. Im Falle von *Aconitum* erkennen sie darin sehr viele Zeichen aus der Arzneimittelprüfung, vor allem die große Angst. Das Gesicht verrät uns vieles von dem, was sich im Körper abspielt und erzählt uns einiges von der Geschichte des Patienten – über seine Freuden, seine Trauer oder seine Sorgen. Auf einen Blick lässt sich feststellen, dass ihm etwas Bedeutendes widerfahren ist. Man braucht nicht lange zu raten, ehe man darauf stößt. Beim *Aconitum*-Patienten handelt es sich um die Angst.
Bei einer großen Vielzahl von Mitteln finden wir folgendes Bild: „Röte der einen Wange und Blässe der anderen". Aber der ängstliche Gesichtsausdruck des plethorischen Patienten, die Furcht, die Hitze, die Ruhelosigkeit und die Plötzlichkeit, mit der alles beginnt – gestern war es sehr trocken und windig – lässt dieses Symptom sofort *Aconitum* zuordnen. Es könnte natürlich auch ein anderes Mittel sein, wenn ein anderer Zustand vorhanden wäre. „Neuralgische Schmerzen im Gesicht, als würden heiße Drähte an einer Gesichtshälfte entlang laufen." Jemand fährt draußen im kalten, stürmischen Wetter durch die Gegend, wobei das Gesicht dem kalten Wind ausgesetzt ist. Das Gesicht wird zunächst taub und schließlich setzt ein heftiger Schmerz ein. Aufgrund der messerartig schneidenden Schmerzen muss er laut aufschreien. *Aconitum* wird ihm rasche Linderung verschaffen. „Kribbeln und Krabbeln, wie von Ameisen"; bei *Aconitum* tritt dieses Gefühl entlang dem Verlauf der Nervenbahnen auf. Auch das Gefühl, als würde Eiswasser die Nerven entlang laufen, gehört zum Mittelbild von *Aconitum*, und tritt beispielsweise bei Ischialgie auf. „Kriebeln, Prickeln und Krabbeln im Gesicht, mit oder ohne Schmerz." Es besteht große Hitze bzw. Fieberhitze im Gesicht. An der Gesichtshälfte, auf der er liegt, bricht Schweiß aus, und wenn der Patient sich umdreht, wird die Seite sofort trocken und die andere Seite schwitzt.

Mund und Zähne

Aconitum ist ein hervorragendes Mittel zur Linderung von *Zahnschmerzen*. Es hat sich hierbei als so wirkungsvoll erwiesen, dass heutzutage nahezu jede ältere Dame davon mitbekommen hat und bei Zahnschmerz einen Tropfen Aconit auf einen Wattebausch gibt und in den hohlen Zahn stopft. In vielen Fällen

wird das den Schmerz zwar lindern, allerdings würde eine Dosis potenziertes *Aconitum* viel besser helfen, sofern – wieder die alte Geschichte – die Heftigkeit der Zahnschmerzen gegeben ist und die Zahnschmerzen durch trockenen, kalten Wind ausgelöst sind. Zahnschmerzen bei plethorischen Personen, mit heftigen, schneidenden, schießenden Schmerzen in den hohlen Zähnen. Gelegentlich treten diese Schmerzen auch in gesunden Zähnen auf und betreffen die ganze Zahnreihe. Heftige Schmerzen durch Aufenthalt im Freien und Auskühlen, wie Fahren im Wind. Diese Schmerzen werden durch eine Gabe *Aconitum* schnell gelindert und vergehen.
Störungen des Geschmacksinns, Magenverstimmung. *Alles schmeckt bitter*, mit Ausnahme von Wasser; und wie sehr es dem *Aconitum*-Patienten nach Wasser verlangt. Er kann kaum genug Wasser bekommen und verträgt es gut.
Brennen ist ein Symptom, das sich durch dieses Heilmittel zieht und das bei vielen Schmerzzuständen angegeben wird. Brennen im Kopf, entlang der Nervenbahnen, in der Wirbelsäule, brennendes Fieber, zuweilen Brennen wie durch Pfeffer.

Hals

Aconitum ist ein sehr nützliches Mittel bei *Halsentzündung*, wenn brennender, beißender Schmerz und Trockenheit vorhanden und die Mandeln, der Rachen oder der gesamte Halsraum stark gerötet sind. Gelegentlich ist der weiche Gaumen stark angeschwollen. Hochgradige, akute Entzündung sämtlicher Bereiche des Rachens. Dies allein würde jedoch noch nicht *Aconitum* indizieren. Das Mittel ist zwar in der Lage, Halsentzündungen zu heilen, aber jeder homöopathische Arzt weiß, dass auf meine Beschreibung hin vierzig oder fünfzig andere Mittel genauso in Frage kämen wie *Aconitum*. Der erwähnte Fall weist keine Besonderheiten auf. Kein homöopathischer Arzt könnte auf diese Anzeichen hin ein Mittel verordnen. Wir müssen uns die Frage stellen: „Was würde diese Art von Halsentzündung zu einem *Aconitum*-Fall machen?" Und anschließend kommt die Frage auf, ob der Arzt nicht genauso gut für die Halsentzündung verschreiben könnte, ohne diese überhaupt angesehen zu haben? Der Hals besagt einem *intelligenten Arzt* nicht viel, sondern der Patient. Wenn der Arzt vor einer Behandlung notwendigerweise den entzündeten Bereich selbst zu Gesicht bekommen müsste, wie könnte er dann jemals die Leber behandeln? Er kann sie nicht sehen. Wie würde er für den Magen verschreiben? Er kann ihn ebenfalls nicht sehen. Er ist somit gezwungen, auf das zurückzugreifen, was die innere Natur des Patienten selbst repräsentiert, und dann wird er sofort den Grund für einige der Beschwerden erkennen. Erst wenn man den *Aconitum*-Patienten in seinem ganzen Wesen erfasst hat, kann man die Verordnung machen. Es ist natürlich dennoch ratsam, alles anzusehen, was sichtbar ist. Wenn man die Leber sehen könnte, würde ich sagen: Werfen Sie einen Blick darauf. Wenn man das Herz sehen könnte, würde ich raten: Untersuchen Sie es.
Was an dieser Halsentzündung repräsentiert nun aber tatsächlich den Patienten? Natürlich führt jede Wundheit im Hals zu Schluckbeschwerden. Ich möchte damit andeuten, dass an der Wundheit des Halses nichts den *Aconitum*-Patienten charakterisiert. Wenn der Patient aber plethorisch ist, lange Zeit in kaltem, rauem Wind gefahren ist und in der Nacht mit heftigem Brennen und Reißen

im Hals aufgewacht ist, wenn er nicht schlucken konnte, das Fieber schnell und hoch angestiegen ist und er großen Durst auf kaltes Wasser hatte, von dem er nicht genug bekommen konnte und wenn er in *ängstlicher, fieberhafter Verfassung* ist, dann hat man einen *Patienten,* für den man eine Verordnung machen kann. Oftmals lernen Patienten, die sich in Ihrer Behandlung befinden, genau wiederzugeben, wie sich ein Familienmitglied benimmt und wie sein Zustand ist, sodass Sie sich den Patienten genau vorstellen können. Zuweilen wird der Hausangestellte die beste Beschreibung abgeben – und zwar besser als das Mädchen vom Vassar College, das uns schreibt: „Herr Doktor, würden Sie bitte eine Medizin schicken, ich habe mir in den Hals gesehen und er ist ganz rot."

Magen

Welch ängstlichen Patienten wir bei Magensymptomen vor uns haben! Die Magenschmerzen bei *Aconitum* sind entsetzlich. Brennende, reißende Schmerzen, mit Angst, Ruhelosigkeit, Fieber, ausgelöst durch Erkältung. Die Beschwerden werden nicht verursacht durch Überessen, sondern durch Kälte, die auf den Magen geschlagen ist, beispielsweise durch ein eiskaltes Bad oder in einem sehr heißen Sommer durch große Hitze. Sie betreffen insbesondere kräftige Kinder und gehen mit Reizbarkeit des Gehirns auf äußere Reize einher. Erbrechen und Würgen, als würde das Mageninnere durch das furchtbare Würgen nach außen gekehrt. Erbrechen von hellrotem Blut. Dies ist charakteristisch für die allgemeinen Magenbeschwerden. Während des fieberhaften Zustandes besteht ein Verlangen nach bitteren Dingen, nach Wein, Bier und Weinbrand, die jedoch wieder herauskommen, sobald sie in den Magen gelangen. Der Patient verlangt pikante Dinge, nichts schmeckt bitter genug. „Wenn er doch nur etwas Bitteres bekommen könnte." Obwohl bereits alles bitter schmeckt, was er zu sich nimmt, alles außer Wasser.

Beim Ausdruck „gastrischer Katarrh" aus den *Leitsymptomen* handelt es sich um einen klinischen Begriff. Er beschreibt eine sehr heftige, akute Entzündung des Magens, mit Würgen und Erbrechen, insbesondere von Galle oder Blut; oder aber erfolgloser Brechreiz, weil der Magen vollständig entleert ist. Dieser Zustand wird begleitet von *Angst, Ruhelosigkeit, Todesfurcht.* Die Furcht, die sich in seinem Gesicht widerspiegelt, bietet einen schrecklichen Anblick.

Abdomen

Aconitum ist eine nützliche Medizin bei plötzlich beginnender Leberentzündung. Bei rezidivierenden Anfällen hingegen ist es weniger hilfreich, ausgenommen im ersten Anfall. Heftige Entzündung der Leber, mit heftigen reißenden Schmerzen und viel Brennen. Hinzu kommen *Ruhelosigkeit, qualvolle Angst, Furcht, sterben zu müssen, ständiges Umherwerfen, rotes Gesicht, glasige Augen, großer Durst.* Die „Ängstliche Ruhelosigkeit" trifft auf nahezu alle diese Beschwerden zu.

Im Abdomen kommt es nach Aufenthalt in der Kälte und nach Kaltwerden zu schießenden, brennenden und stechenden Schmerzen. Man bekommt den Eindruck, dass es keinen Unterschied macht, wo die Beschwerden auftreten, wenn wir einen *Aconitum*-Patienten vor uns haben. Ebenfalls treten entzündliche Beschwerden sämtlicher Organe des Abdomens auf. Heftige katarrhalische Entzündungen, wobei der untere Kolonabschnitt oder das Rektums betroffen sein kann, wie bei Ruhr. Was man bei Ruhr im Nachttopf findet, den der Patient scheinbar unmöglich verlassen kann, ist nahezu reines Blut bzw. Blut mit etwas Schleim. Erbrechen von wenig Blut und Abgang blutigen Schleimes aus dem Rektum. Stets sagen die Patienten voraus, dass sie in der kommenden Nacht oder in wenigen Stunden sterben werden. Sie sehen aus, als würden sie den Tod schon spüren. Der ganze Körper befindet sich in einem Zustand der Qual, und Tenesmus, Krämpfe und Stuhldrang sind schlichtweg furchtbar. *Aconitum* hat auch wässrige Diarrhö, dies jedoch ist kein sehr wichtiges Symptom, auch wenn es bei Hering höherwertig angegeben wird. Wenn jedoch reines Blut und Schleim ausgeschieden werden und Tenesmus besteht, oder wenn bei lebhaften, rosigen Kleinkindern mit Sommerdiarrhö etwas grüner Schleim, reines Blut oder grasgrüne Absonderungen ausgeschieden werden, bei denen plötzlich Fieber auftrat, denken Sie an *Aconitum*. Die meisten Darmbeschwerden bei Kindern werden von starker Hitze verursacht. Das Kleinkind bekommt durch Hitze eine Leberentzündung und der Stuhl wird weiß wie Milch, von kittartiger Konsistenz. Das Kind bekommt eine gelbe Farbe und schreit vor Schmerzen.

Harnwege und Urin

Das Mittel ist nützlich bei Harnwegsbeschwerden, Blasen- und Nierenleiden. Entzündliche Zustände mit blutigem Urin. Spärlicher, unterdrückter oder zurückgehaltener Urin. Harnverhaltung ausgelöst durch Schock. Diese Harnverhaltung durch Schock macht *Aconitum* zu einem unserer besten Heilmittel für Harnretention bei Neugeborenen. Der gerade in diese Welt geborene Säugling hat gerade einen Schock durchlebt. Bei ihrem nächsten Besuch sagt die Schwester: „Das Kind hat keinen Urin gelassen." Die Funktionen des Kindes haben sich aufgrund des durchgemachten Schocks noch nicht gefestigt.
Blasenentzündung, mit schneidenden, reißenden Schmerzen. Brennende Schmerzen und brennender Urin. Der Harn ist heiß, dunkel, rot verfärbt; roter und klarer, oder blutiger Harn. Harnverhaltung durch Kälte, besonders bei Kindern, mit Weinen und Ruhelosigkeit. Sowohl bei Erwachsenen als auch bei Kleinkindern treten sämtliche Gemütszustände auf, die auch sonst für den *Aconitum*-Patienten charakteristisch sind.

Männliche Geschlechtsorgane

Aconitum kuriert die heftigsten Fälle von plötzlich einsetzender Orchitis. Orchitis bei plethorischen Männern durch Kälteeinwirkung oder durch Kaltwerden. Bei einer Orchitis jedoch, die durch unterdrückte gonorrhoische Absonderungen entsteht, ist *Aconitum* hingegen nutzlos.

Weibliche Geschlechtsorgane

Frauen sind aufgrund ihres mitfühlenden, sensiblen Wesens anlagemäßige *Aconitum*-Patienten. Nervliche Aufregung und Furcht verursacht ihnen Beschwerden, und naturgemäß haben ihre Leiden andere Hintergründe als die, durch die Männer krank werden. Es ist sehr selten, dass Schreck bei einem Mann zu einer Entzündung führt, wohingegen er bei plethorischen, kräftigen, leicht erregbaren Frauen eine alltägliche Ursache für Uterusentzündung und Entzündung der Ovarien darstellt. Schreck verursacht oftmals einen Abort, aber wenn *Aconitum* rechtzeitig gegeben wird, wird es den auf diese Weise induzierten Abort verhindern. Manchmal kommt es nach Schreck oder einer plötzlichen Gemütserregung zu den typischen stechenden, brennenden, reißenden Schmerzen von *Aconitum*. Gelegentlich wird eine schwangere Frau sagen, „Herr Doktor, es hat keinen Sinn, dass sie für meine Entbindung irgendwelche Vorbereitungen treffen. Ich weiß, dass ich während der Entbindung sterben werde." Wenn es ein wirklich starkes Symptom gibt, auf das hin man verschreiben kann, dann dieses. Verabreichen Sie der Patientin eine Gabe *Aconitum*, und dann wechseln Sie schnell das Thema. Wenn man die Frau in paar Tagen nach ebendieser Furcht befragt, wird sie antworten: „Oh, das ist schon wieder gut." Man könnte noch viele Kleinigkeiten in Erfahrung bringen, aber dieser Zustand von Furcht ist ein ganz besonderes Merkmal und repräsentiert wirklich und wahrhaftig die ganze Natur und das Wesen der Frau. Sie sagt den Tag ihres Todes voraus. Der Grund, warum *Aconitum* so oft als Kindermittel Verwendung findet, ist der, dass Kinder so oft durch einen Schrecken krank werden.

„Entzündung der Genitalien bei plethorischen Frauen." *Aconitum* ist häufiger bei Frauen und Kindern indiziert als bei Männern. Sensible, kräftige, leicht erregbare Frauen. Bei Männern ist es angezeigt bei entzündlichen Zuständen nach Kaltwerden in trockener, kalter Luft. Es ist herrlich, wie man einen Patienten, der *Aconitum* benötigt, davon überzeugen kann, welch wundervolle Dinge durch die Homöopathie vollbracht werden können, wenn man ihm demonstriert, wie schnell man mit *Aconitum* sein heftiges Fieber beendet, indem man einen Schweiß hervorruft – vorausgesetzt, das Fieber besteht noch nicht allzu lange und es handelt sich um einen einzelnen Anfall.

„Nach langwieriger und schwieriger Entbindung. Heftige Nachwehen. Schießende, reißende Nachwehen, mit fiebrigen Zuständen." Uterusblutungen mit leuchtend rotem Blut und Todesfurcht. Es ist wunderbar, was *Aconitum* in manchen Fällen, die durch Kaltwerden während des Wochenbettes entstehen, bewirken kann. Man darf dies aber nicht mit Kindbettfieber verwechseln. Bei Ersterem handelt es sich um ein einfaches, nicht-septisches Fieber. Möglicherweise sind die Mammae mit betroffen, mit Schmerzhaftigkeit derselben, Unterdrückung der Milch und fiebrigen Zuständen. Sollte jedoch der Wochenfluss unterdrückt sein, geben Sie kein *Aconitum*.

Neugeborene mit Atembeschwerden nach Zangengeburt oder nach langwierigen Wehen; das Kind atmet schwach, es gibt Probleme mit dem Herzen und innerhalb weniger Stunden entwickelt sich Fieber. *Aconitum* ist ein sehr einfaches Mittel. Die Harnverhaltung bei Säuglingen entspricht so häufig dem *Aconitum*-Zustand, dass Sie kaum jemals eine andere Arznei brauchen. Das Kleine kann noch nicht sprechen, kann sich auch sonst nur wenig mitteilen, und bis zu einem gewissen Grade sieht sich der Arzt genötigt, in solchen Fällen ein wenig mit Routine zu arbeiten. Und Routineverordner waren mit *Aconitum* bei Harnverhaltung auch stets mehr oder weniger erfolgreich. Tatsache ist jedoch, dass Harnverhaltung bei der Mutter in vielen Fällen nach einer Gabe *Causticum* verschwindet.

Atemwege und Husten

Aconitum ist ein häufig verwendetes Routinemittel bei Krupp und wurde hierbei oft missbraucht. Aber es ist angezeigt bei all denjenigen Fällen von Krupp, die bei plethorischen Kindern plötzlich nach Aufenthalt in trockenem, kaltem Wind auftreten, wenn sie tagsüber mit der Mutter draußen im kalten Wind gewesen sind. Das Kind wird zu Bett gebracht und erwacht möglicherweise gegen 21, 22 oder 23 Uhr aus dem ersten Schlaf, greift sich an den Hals und hustet heftig; es ist ein kruppartiger, erstickender Husten, mit heiserem Bellen. Kaum ein anderes Mittel ist in der Lage, dieser plötzlichen Entwicklung der Symptomatik Einhalt zu gebieten, nachdem sich der Patient am Tage ausgekühlt hat. Krupp, der durch Aufenthalt in der Kälte ausgelöst wird, sich aber erst am nächsten Morgen oder Abend entwickelt, mag auf eine Anzahl anderer Heilmittel hinweisen, ganz besonders jedoch auf *Hepar sulphuris*, dessen Beschwerdebild sich langsamer herausbildet. Und es passt eher auf Kinder in schlechter allgemeiner Verfassung, die anfällig für häufige Kruppanfälle sind. Auch *Spongia* besitzt Ähnlichkeiten, jedoch fehlen hier viele Anzeichen, die eher bei Kindern mit schlechtem Allgemeinzustand, die sich immer sofort erkälten, vorhanden sind. Es ist schwierig, soweit es den Krupp betrifft, zwischen dem Erscheinungsbild von *Aconitum* und *Spongia* zu unterscheiden, denn beide haben die Ängstlichkeit, der bei dieser Erkrankung zumeist anzutreffen ist. Der *Aconitum*-Krupp ist sehr heftig; es kommt zu Entzündung und gleichzeitig zu Spasmen des Kehlkopfes, was mit großer Plötzlichkeit einsetzt. Der *Spongia*-Krupp ist hingegen weniger entzündlich, die Entzündung nimmt jedoch mit den Spasmen zu. Der *Spongia*-Patient erwacht möglicherweise ebenfalls gegen 23 Uhr mit Erstickungsgefühl und schnappt nach Luft, aber weder die heftige fiebrige Erregung von *Aconitum*, noch die Angst sind vorhanden. Die Trockenheit, die bei *Aconitum* auftritt, kommt aber auch bei *Spongia* vor. *Aconitum*-Zustände sind gewöhnlich durch Trockenheit charakterisiert, höchstens kommt es zu geringen, wässrigen Absonderungen. *Spongia* ist gänzlich trocken; wenn Schleimhäute entzündet sind, dann sind sie trocken. Unter den Kruppsymptomen von *Aconitum* haben wir: Larynx empfindlich gegen Berührung. „Krupp, mit Erwachen aus dem ersten Schlaf, nach Aufenthalt im kalten, trockenen Wind."

Die Pathogenese von *Aconitum* weist zahlreiche Atemstörungen auf, z. B. Atemnot durch Kontraktion in den kleineren Bronchiengängen, was Asthma sehr ähnelt. Es ist indiziert bei Atemnot aufgrund kapillärer Bronchitis, bei Dyspnoe mit kardialer Erregung plethorischer Personen, durch Erkältung, Einwirkung von Kälte oder durch Schock. Dyspnoe durch Schreck, wie es bei nervösen, leicht erregbaren, emotional anfälligen, plethorischen Frauen vorkommt. Kurzatmigkeit. Schweratmigkeit. Ängstliche, schnelle Atmung. Es handelt sich um eine asthmatische Atemnot, die für gewöhnlich mit Trockenheit der Schleimhäute in den kleinen Bronchiengängen einhergeht.

„Sitzt aufrecht da und kann kaum atmen." Plötzliche, heftige Herzirritation; Puls flatternd, schwach, voll und klopfend; der Patient setzt sich im Bett auf, greift sich an den Hals und will die Decken und Kleider von sich werfen; vor Mitternacht bekommt er eine heiße Haut, großen Durst und starke Furcht – alles hängt miteinander zusammen.

„Angst mit Atemnot. Plötzliche Anfälle von Herzschmerzen mit Atemnot." Alles kommt zusammen. „Starkes Erstickungsgefühl." Durch diese Furcht und diese Angst bricht ihm reichlich Schweiß aus; er ist schweißgebadet – und dennoch ist seine Haut heiß. Wenn die Angst vorüber ist, wird ihm heiß. Diese furchtbare Angst tritt also mit Hitze und Schweiß auf. Fadenförmiger Puls.
„Besser während dem Ausatmen." Der Spasmus im Kehlkopf wird durch Einatmen ausgelöst. „Schlimmer während der Inspiration. Andauernder kurzer, trockener Husten." „Schwierige Atmung." „Atmet nur mit dem Zwerchfell". „Brustbeschwerden wie Pneumonie." *Aconitum* ruft eine sehr rasche Entzündung der Brustorgane hervor, des Rippenfells, der Lungen, der Schleimhäute in den Atemwegen. Die rasch einsetzende Atemnot ist ein Hinweis für die Entstehung einer Pneumonie, die mit *Aconitum* geheilt werden kann. Die Entzündung ist so heftig, dass aus den Schleimhäuten kirschrotes Blut hervorsickert – oder aber der Schleim, der hochgehustet wird, ist weiß und mit hellrotem Blut durchzogen. Sie kommen an das Bett eines Patienten mit Bronchopneumonie und finden in seinem Spucknapf diese blutgestreiften Schleim. Nun, nehmen Sie die Heftigkeit, mit der die Beschwerden ihren Anfang nahmen, dazu die Ruhelosigkeit und Angst des Patienten – z. B. sagt er seine Todesstunde voraus – dann haben Sie eine *Aconitum*-Fall vor sich. In einem Fall von Pneumonie ist, wenn *Aconitum* das Heilmittel ist, mit großer Wahrscheinlichkeit der obere linke Lungenlappen betroffen. Gelegentlich tritt aus allen Schleimhäuten, dem Halsbereich, dem Kehlkopf, der Luftröhre und den Bronchiengängen Blut aus, zuweilen ein ganzer Mund voll, so heftig ist die Entzündung. Diese Brustbeschwerden gehen mit vielen Schmerzen einher, insbesondere mit schießenden, brennenden, reißenden Schmerzen, und der Patient ist gezwungen, mit dem Oberkörper etwas erhöht auf dem Rücken zu liegen. Er kann nicht auf der Seite liegen, sondern nur auf dem Rücken. Liegen auf der Seite verstärkt den Schmerz. Auslöser sind wie gehabt die trockenen, kalten Winde oder ein plötzlicher Schock bei Personen mit guter, starker, kräftiger Blutzirkulation. Die soeben erwähnte Hämoptyse entspricht nicht dem Bild, wie es bei Schwindsucht vorkommt. Es ist vielmehr ein unwillkürlicher Bluthusten, bei dem das Blut kommt schon bei geringem Hüsteln hochkommt. Manch einer mag dazu verleitet sein, *Aconitum* bei geschwächten, angegriffenen Konstitutionen und kränklichen Patienten zu geben; aber in solchen Fällen darf es nicht verordnet werden, denn hierfür stehen uns weitaus bessere Mittel zur Verfügung. Es muss sich bei den Beschwerden nicht immer um eine Pneumonie handeln, möglicherweise sind nur die kleinen Bronchiengänge entzündet.
„Trockener Husten, mit Erbrechen und Würgen, hohem Fieber, Blutspucken." Kein Auswurf, außer etwas wässriger Schleim und Blut. Häufig läuft es auf diese Weise ab. Trockener Husten, Trockenheitsgefühl in der gesamten Brust, darüber hinaus in Larynx und Rachen. Trinkt große Mengen kalten Wassers, und ab und zu bringt er nach einem heftigen Hustenanfall etwas Blut hoch. Doch der Auswurf besteht für gewöhnlich nur aus Schleim.
Pneumonie wird normalerweise von rostbraunem Auswurf begleitet, als ob der Schleim mit Rost vermischt wäre. Mitteln wie *Bryonia, Rhus toxicodendron* und einigen anderen ist dieser Auswurf als allgemeines Merkmal eigen, es gehört

zur Natur der Mittel selbst. Bei *Aconitum* hingegen *ist der Auswurf kirschrot, leuchtend rot.* Die Blutungen sind *leuchtend rot, und gelegentlich sehr reichlich.* All diese Hustenformen bei Pneumonie, Krupp und Bronchialbeschwerden beginnen plötzlich, und wenn der Patient zu Bett geht, bekommt er ein Trokkenheitsgefühl und Spasmen im Kehlkopf. Er geht zu Bett und der Kehlkopf wird trocken, dann wacht er auf und greift sich an den Kehlkopf; er glaubt, ersticken zu müssen. All dies wird von kalten Winden verursacht. Insbesondere kräftige Personen ziehen sich durch Zugluft eine Verkühlung zu, was die *Aconitum* Symptome hervorruft.

In allen entzündeten Körperteilen kann das Gefühl auftreten, als würde heißer Dampf in sie hereinströmen, oder als ob warmes Blut hineinrauscht. „Hitzewallungen in den betroffenen Körperteilen." Entlang der Nerven besteht ein Gefühl von Hitze oder Kälte.

Auf dem Höhepunkt des Fiebers ist der Puls voll und klopfend; starker, kräftiger Puls. Zu Beginn des Anfalls, wenn die schreckliche Angst und die nervliche Anspannung vorhanden sind, ist der Puls sehr klein, aber sobald sich die Herzaktion dem Zustand angepasst hat, wird der Puls stärker.

Rücken und Extremitäten

„Reißende Schmerzen die Wirbelsäule hinab." „Schmerzhaft steifer Nacken." „Kribbeln in der Wirbelsäule wie von Insekten." Dieses Gefühl von Kribbeln ist ein außergewöhnliches Merkmal von *Aconitum*, das aufgrund von Kälteeinwirkung und plötzlicher Auskühlung entsteht.

„Zittern der Hände" und „kriechender Schmerz in den Fingern" in Verbindung mit diesen plötzlichen, akuten, entzündlichen Anfällen. „Eiseskälte." „Füße eiskalt. Heiße Handflächen." Heiße Hände und kalte Füße können gleichzeitig auftreten. Rheumatische Gelenkbeschwerden – aber nur jene, die das erste mal anfallsartig auftreten. Das Mittel ist nicht angezeigt bei chronisch rezidivierenden rheumatischen und gichtigen Anfällen, die sich als akuter Rheumatismus zeigen. Es handelt sich vielmehr um Beschwerden, die durch plötzliches Kaltwerden wie langes Fahren in kaltem, trockenem Wind ausgelöst werden. Sie gehen mit Fieber und angstvoller Ruhelosigkeit einher, mit dem charakteristischen Gemütszustand, er schon so oft beschrieben wurde.

„Zittern, Prickeln, Konvulsionen der Muskeln." Aber es sind insbesondere die *Nerven*, bei denen sich die meisten *Aconitum*-Symptome zeigen, und die das *Aconitum*-Leiden am deutlichsten zum Ausdruck bringen. *Aconitum* ist ein wundervolles Heilmittel für Neuritis plethorischer Personen. Taubheit entlang der Nervenbahnen, durch Kälte oder Aufenthalt in der Kälte. Taubheit und Prickeln, entlang dem Nervenverlauf, besonders in Nerven, die dicht unter der Haut verlaufen. „Entzündung der Myelinscheiden." „Nervöse Erregbarkeit." „Übermäßige Ruhelosigkeit."

Anmerkung Exkurs

Sulphur hat eine starke Beziehung zu *Aconitum* und weist viele *Aconitum*-Symptome auf. Bei vielen chronischen Erkrankungen von Patienten mit starker, kräftiger Konstitution, in denen man normalerweise *Sulphur* verwenden würde, hilft *Aconitum* für die plötzlich einsetzenden, akuten Anfälle, *Sulphur* hingegen ist das Mittel für die chronischen Beschwerden. Nach plötzlich auftretenden Beschwerden, die in ihrer Gesamtheit gut auf *Aconitum* reagierten, mag in der Konstitution eine Tendenz zum Wiedereinsetzen weiterer Anfälle zurückbleiben. *Aconitum* besitzt nicht die Kraft, eine solch tief verwurzelte Neigung zu Rezidiven zu beseitigen, wohl aber *Sulphur*. Natürlich muss ein Großteil der Symptome übereinstimmen, aber es wird Ihnen oftmals passieren, dass in akuten Fällen, bei denen *Aconitum* das richtige Mittel war, anschließend *Sulphur*-Symptome folgen. Und nicht selten hinterlässt eine sehr heftige, akute Erkrankung eine Schwäche in der Konstitution, die mit *Aconitum* nicht beseitigt werden kann. Es hat nicht die Kraft, wiederkehrende Erkrankungen zu verhindern. Es tut alles, wozu es in der Lage ist, und damit ist für *Aconitum* der Fall erledigt. Nicht so hingegen bei *Sulphur*.

Arnica und *Belladonna* sind gute Folgemittel von *Aconitum*. Gelegentlich sieht es so aus, als sei *Aconitum* in der Lage, mit der gesamten Krankheit fertig zu werden. Aber dennoch bleiben Beschwerden zurück, sodass Mittel wie *Arnica* und *Belladonna*, oder *Ipecacuanha* und *Bryonia* eingesetzt werden müssen, um den Fall endgültig zu abzuschließen – gelegentlich auch *Sulphur* und nicht selten *Silica*. Wir müssen also die Verwandtschaft dieser Mittel zueinander studieren.

Wenn Sie *Aconitum* in zu häufigen oder zu starken Gaben verabreicht haben und sich der Patient nur langsam von seiner Erkrankung erholt, oder wenn er das Mittel unklugerweise selber eingenommen hat, dann können *Coffea* oder *Nux vomica* ihn oft in einen besseren Zustand versetzen.

Aesculus hippocastanum **Aesc.**

Gemeine Rosskastanie. *Hippocastanaceae.*

Allgemeines

Eine besondere Form von *Plethora* zieht sich durch das Arzneimittelbild dieses Heilmittels. Es handelt sich um eine vaskuläre Blutfülle, die nicht nur die Extremitäten, sondern vielmehr den gesamten Körper betrifft. Darüber hinaus gibt es Symptome, die darauf hinweisen, dass auch das Gehirn in ähnlicher Weise betroffen ist.

Die *Aesculus*-Beschwerden *verschlimmern sich im Schlaf*, daher machen sich viele Symptome insbesondere beim Aufwachen bemerkbar. Der Patient wacht verwirrt auf, blickt sich befremdet im Raum um, ist bestürzt, erkennt niemanden und fragt sich, wo er ist und was das für Gegenstände sind, die er um sich sieht. Das Mittel ist besonders nützlich bei Kindern, die erschreckt und verwirrt aus dem Schlaf erwachen, ähnlich wie bei *Lycopodium*. *Aesculus* ruft große *Traurigkeit, Reizbarkeit*, Gedächtnisschwäche und Abneigung gegen Arbeit hervor. Zuweilen verspürt der Patient einen Blutandrang im Körper, *Völle der Venen*, und dann sind auch die Gemütssymptome am ausgeprägtesten. Es handelt sich um eine *allgemeine venöse Stase*, die gelegentlich im Schlaf und im Liegen schlechter ist und die sich durch körperliche Anstrengung bessert. Nach heftiger Bewegung vergehen die Symptome, sie werden gelindert durch Umherbewegen, einer

Beschäftigung nachgehen oder in Bewegung bleiben. Das Mittel ist hilfreich bei Patienten mit Herzklopfen, wenn sich die Pulsationen in die Extremitäten ausbreiten und sogar die Umstehenden das Klopfen des Herzens hören können, wenn der Patient schläft. Das Herzklopfen ist deutlich vernehmbar.

Geist und Gemüt

Wie die Gemütssymptome bei einer Arzneimittelprüfung am wichtigsten sind, so sind sie dies auch im Krankheitsfall. Hahnemann hat uns angewiesen, den Symptomen von Geist und Gemüt die größte Aufmerksamkeit zu schenken, denn sie spiegeln das Wesen des Patienten wider. Die aus dem Innersten entstammenden Symptome sind am wichtigsten, und dies sind die Gemütssymptome. Von *Aesculus* sind die feinsten Details noch nicht herausgearbeitet, dennoch haben wir den Schlüssel dazu. Extreme Reizbarkeit ist der allgemeine Zustand, aus dem sich eine große Anzahl anderer Gemütssymptome ableitet. Reizbarkeit und Trübsinnigkeit treten bei vielen Heilmitteln auf und bilden das Zentrum, um das sich in manchen Fällen alle anderen Gemütssymptome herum gruppieren. Der Grund, warum diese Symptome eine zentralere Ebene betreffen als andere, ist der, dass sie einen direkten Bezug zu den Affekten haben. Die Gemütssymptome eines Heilmittels können klassifiziert werden. Alles, was in Bezug zum Gedächtnis steht, ist weniger wichtig als das, was sich auf den Verstand bezieht, und was den Verstand betrifft, ist nicht so wichtig wie das, was sich auf die Affekte, die Vorlieben und Abneigungen bezieht. Bei einem Zustand von Reizbarkeit können wir feststellen, dass der Patient nicht reizbar ist, solange er das tut, wozu er Lust hat; wenn er zum Beispiel möchte, dass sich jemand mit ihm unterhält, wird man seine Reizbarkeit während des Gespräches nicht entdecken können. Man wird nicht bemerken, wie reizbar er ist, solange man das tut, was ihm gefällt. Sobald man jedoch etwas anders tut, was seinen Wünschen nicht entspricht, tritt diese Reizbarkeit bzw. die Beeinträchtigung seines Willens hervor, und dies zeigt den innersten Kern seiner Persönlichkeit. Was der Patient sich wünscht, gehört zu seinem Willen, und was in Bezug zum Willen steht ist in jeder Arzneimittelprüfung am wichtigsten. Sie mögen vielleicht sagen, dass eine Person traurig ist; tatsächlich ist sie aber traurig, weil ihr irgendetwas fehlt, wonach es ihr verlangt. Sie begehrt etwas, das sie nicht hat und wird deswegen traurig, und das Ausmaß der Traurigkeit darüber kann dabei so groß werden, dass es zu geistiger Verwirrung kommt.

Kopf und Schwindel

Beneblung des Geistes und Schwindel. Sie müssen zwischen diesen beiden Beschwerden genau unterscheiden, denn es ist nicht dasselbe. Sie brauchen nur einen Moment lang darüber nachzudenken, um dies zu erkennen. Geistige Beneblung ist eine Störung des Intellekts, keine Störung des Sensoriums; sie unterscheiden ja auch zwischen einem taumelnden Gang und einer zeitweise auftretenden geistigen Beeinträchtigung mit der Unfähigkeit, klar zu Denken. Schwindel ist ein Gefühl von Wanken und gehört zum Sensorium. Ein großer Fehler wurde in einigen unserer Repertorien gemacht, indem geistige Beneblung mit Schwindel zusammen unter der Rubrik „Sensorium“ aufgeführt wird.

Solche Dinge müssen gut durchdacht werden, damit wir klar verstehen, was die einzelnen Symptome bedeuten, die uns von unseren Patienten mitgeteilt werden. Wenn ein Patient angibt, dass ihm beim Gehen auf der Straße *schwindelig* ist oder er das Gefühl hat, als würde sich innerlich alles umherdrehen, könnte er dennoch durchaus in der Lage sein, eine Reihe von Zahlen zu addieren; sein Verstand könnte ungetrübt sein. Wenn wir uns darüber klar sind, was einzelne Redewendungen bedeuten, werden wir für gewöhnlich herausfinden, was der Patient meint. Wichtig ist es, bei der Fallaufnahme in der Sprache des Patienten zu dokumentieren. Dennoch wird es oftmals vorkommen, dass ein Patient etwas sagt, von dem sie wissen, dass er es überhaupt nicht meint; dann ist es nötig, in Klammern dahinter zu schreiben, was er wirklich hatte zum Ausdruck bringen wollen. Z. B. sagt ein Patient „Ich habe solch einen Schmerz in meiner Brust", und seine Hand liegt dabei auf dem Bauch; oder eine Frau behauptet während ihrer Menstruation, dass sie Schmerz im Magen hat, obwohl es sich um den Uterus handelt. Aussagen von Patienten müssen häufig hinterfragt werden, oder die Patienten müssen gebeten werden, mit der Hand den schmerzhaften Körperteil anzuzeigen. Aus demselben Grund sprechen Patienten oft von Schwindel, wenn ihnen überhaupt nicht schwindelig ist, sondern ein Gefühl geistiger Verwirrtheit besteht; oder sie erzählen von einer Verwirrung, wenn sie eigentlich zum Ausdruck bringen wollen, dass sie beim Gehen auf der Straße taumeln.
Im ganzen Körper umherziehende Schmerzen gehören zur Natur von *Aesculus*, ähnlich wie bei *Pulsatilla* und *Kalium carbonicum*; es sind flüchtige, stechende, schießende, reißende Schmerzen, die rasch von einem Körperteil zum anderen springen; sie scheinen zeitweise direkt unter der Haut zu liegen. Manchmal ziehen sie entlang der Nervenbahnen.
Dieses Heilmittel hat vielerlei *Kopfschmerz*, u. a. dumpf drückende Kopfschmerzen mit dem Gefühl, als würde das Gehirn aus dem Schädel herausgepresst. Aber ganz besonders wird dieser drückende Schmerz im *Hinterkopf* gespürt, *als würde der Kopf zerquetscht*. Hart drückender Kopfschmerz mit Gefühl von Vollheit im Gehirn. „Dumpfer Stirnkopfschmerz, von rechts nach links wandernd, mit einem Gefühl von Zusammenziehen der Haut über der Stirn." Vollheitsgefühl im Kopf, mit dumpfen, drückenden Schmerzen in der Stirn. Schmerz über dem rechten Auge. „Neuralgischer Schmerz in der rechten Supraorbitalregion." „Stechender Schmerz im linken Scheitelbein, später im rechten." Ameisenlaufen an der Kopfhaut; wenn Sie sich näher mit den Hautsymptomen von *Aesculus* befassen, werden Sie feststellen, dass das Ameisenlaufen überall an der Haut auftreten kann, ebenso wie Kitzeln, Stechen und Jucken. Folglich ist dieses Symptom an der Kopfhaut nichts anderes als das, was auch an anderen Stellen vorkommt.

Augen

Aesculus ist ein wunderbares Heilmittel bei Erkrankungen der *Augen*, insbesondere wenn in den Augen „Hämorrhoiden" sichtbar sind, womit ich erweiterte Blutgefäße meine. *Starke Rötung der Augen mit Tränenfluss, brennenden Augäpfeln und sichtbaren Konjunktivalgefäßen.* Dieser verstärkte Blutandrang in die Augen ist mehr oder weniger schmerzhaft; die Augäpfel fühlen sich wund an und schmerzen; scharfes Stechen in den Augen.

Anmerkung Exkurs

In fast jedem Bereich von *Aesculus* finden wir stechende und schießende Schmerzen; kleine Stiche; wandernde Schmerzen mit Vollheitsgefühl, welches durch nahezu jede Art von Störung intensiviert wird. Völlegefühl der Hände und Füße; es ist kein Ödem, bei dem auf Druck Dellen zurückbleiben, sondern vielmehr ein Gefühl von Spannen. Bei Arzneien, die viel mit Schwierigkeiten mit den Venen zu tun haben, werden die Beschwerden oft durch heißes Baden verschlechtert; Schwäche nach einem heißen Bad, Schwäche bei warmem Wetter, Abneigung gegen Hitze und Verlangen nach Kälte. Dies ist auch ein *Pulsatilla*-Zustand. Die *Pulsatilla*-Venen kontrahieren bei kaltem Wetter, und durch dieses Zusammenziehen fühlt sich der Patient besser; doch in warmer Luft und nach einem heißen Bad füllen sich die Venen wieder und schwellen an. Nach einem lauwarmen Bad fühlt sich ein *Pulsatilla*-Patient manchmal besser, aber ein türkisches Bad ist für ihn für gewöhnlich eine Qual. Viele der Beschwerden von *Aesculus* sind von genau dieser Art; der Patient fühlt sich oft besser in kalter Luft. Seine Symptome, besonders die fein stechenden Schmerzen, werden oft durch eine entsprechende Außentemperatur ausgelöst. Charakteristisch für die oberflächlichen Schmerzen ist, dass sie nahezu immer durch Wärme gebessert werden, während sich die tiefer liegenden Erkrankungen oftmals durch Kälte bessern. Bei *Pulsatilla* werden die stechenden Schmerzen der Kopfhaut und die hier und da im Körper auftretenden Schmerzen oft durch lokale Wärmeanwendungen gebessert, während sich der Patient selbst in der Kälte aufhalten möchte; in gleicher Weise werden bei *Aesculus* stechende Schmerzen besser durch Hitze, während sich der Patient selbst oft durch Kälte besser fühlt; seine rheumatischen und venösen Beschwerden verschlechtern sich jedoch bei kaltem, feuchtem Wetter. Auch bei *Secale* werden die fein stechenden Schmerzen entlang der Nervenbahnen durch Wärme gebessert, der Patient selber möchte aber an der kalten Luft sein oder abgedeckt werden – außer an der schmerzhaften Stelle, die er warm halten will. Dasselbe Merkmal finden wir auch bei *Camphora;* während der Schmerzattacken möchte der Patient die Fenster geschlossen haben und verlangt nach heißen Anwendungen; aber sobald der Schmerz vorüber ist, möchte er die Fenster öffnen und sich abdecken, damit er atmen kann. Dies sind allgemeine Charakteristika, die beim Analysieren der Symptome beachtet werden müssen.

Aesculus ist ein „venöses" Mittel, die Venen sind angeschwollen und voll, manchmal zum Bersten voll. Es gibt noch ein weiteres Merkmal, das ich an dieser Stelle erwähnen möchte. Wo immer es zu Kongestion kommt, verfärbt sich die Stelle *violett* oder blau. *Aesculus* ruft Entzündungen des Halses hervor, und das Charakteristische dabei ist die sehr dunkle Verfärbung. Das Mittel hat die Tendenz, Krampfadern und Geschwüre zu erzeugen, und um diese herum ist das Gewebe auffallend dunkel. *Aesculus* heilt Krampfadergeschwüre in den Beinen die von einem *violetten Hof* umgeben sind. Untersuchen wir die Hämorrhoiden von *Aesculus*, so stellen wir fest, dass *die Gefäßschwellung violett ist* und beinahe so aussieht, als würde sie nekrotisieren. Das Mittel ist, was seine entzündlichen Zustände betrifft, nicht aktiv, sondern *träge und passiv*. Es gibt Heilmittel, bei denen schon eine leichte Entzündung mit einer ausgesprochenen

Rötung einhergeht und alles heftig und schnell abläuft; bei *Aesculus* jedoch ist alles langsam; alle Körperfunktionen sind herabgesetzt, das Herz arbeitet nur mit größter Anstrengung und die Venen sind gestaut.

Magen

„Aufstoßen: sauer, fettig, bitter." „Brechreiz." *„Sodbrennen und Aufschwulken von Nahrung nach dem Essen."* Bei *Aesculus* treten schwere *Verdauungsstörungen* auf, und wir können aus seinen Symptomen ersehen, dass wir es in eine Reihe mit *Phosphorus* und *Ferrum* einordnen müssen. Sobald der Patient die Nahrung geschluckt hat oder kurz danach, wird sie im Magen sauer und er stößt sie auf, bis er nach einer Weile seinen Magen vollständig entleert hat. Diese Zustände treten bei *Phosphorus, Ferrum, Arsenicum, Aesculus* und ein paar anderen Arzneien auf. Zum Arzneimittelbild von *Aesculus* gehören außerdem Kongestion und Geschwürbildung im Magen. „Andauerndes Unwohlsein und Brennen im Magen. Neigung, sich zu übergeben." Dies entspricht einem Zustand, wie er bei Magengeschwüren auftreten kann.

Abdomen

Im Abdomen finden sich viele Beschwerden. Beim Studium der Symptome des rechten Hypochondriums, des Abdomens und des Rektums wird ersichtlich, dass es sich um eine ausgeprägte Pfortaderstauung handeln muss. Die Verdauung ist langsam, es besteht Verstopfung und das Rektum tritt während des Stuhlgangs hervor. *Aesculus* hat beschwerlichste *Hämorrhoiden mit Völle des rechten Hypochondriums.* Die Leber ist stark angegriffen. Nach dem Essen kommt es zu Beschwerden in Darm und Rektum. Stechende, kratzende, brennende Schmerzen, als wäre das Rektum *voller Holzsplitter.* Der Patient quält sich aufgrund von blinden Hämorrhoiden. Die hämorrhoidalen Venen sind erweitert und ulzerieren. Der Stuhl wird in das Rektum und gegen diese erweiterten Venen gedrängt, wodurch es zu Ulzerationen kommen kann, die Hämorrhoiden schmerzen und fangen an zu bluten. Es wird oft angenommen, dass *Aesculus* nur auf Hämorrhoiden passt, die nicht bluten, aber es heilt auch blutende Hämorrhoiden. Die Symptome des Rektums nehmen in den *Leitsymptomen* mehr als zwei Seiten ein. Starkes Wundheitsgefühl; heftige Schmerzen; andauernder Stuhldrang; der erste Teil des Stuhls ist dunkel, der zweite weiß, was auf einen Gallenstau hinweist. Chronische Obstipation.

Weibliche Geschlechtsorgane

Aesculus ist oftmals bei *Frauenleiden* mit starken ziehenden Schmerzen im Becken indiziert. Die Arznei hat schon oft herabdrängenden Schmerz im Becken mit reichlicher Leukorrhö und *drückenden Schmerz in den Hüften beim Gehen* geheilt. Die Frau hat das Gefühl, ihre Gebärmutter sei angeschwollen. Sie gibt an, dass sich der Unterleib sowohl vor als auch während der Menstruation voll anfühlt. In dieser Zeit leidet sie sehr und bekommt starke Hüftschmerzen. „Wundheitsgefühl im Uterus mit Klopfen im Hypogastrium." „Chronische Fälle von Leukorrhö; Ausfluss von dunkelgelber Farbe, dick und klebrig." „Leukorrhö, *mit Lahmheit im Kreuz über dem Sacroiliacalgelenk.*" Während der Schwangerschaft treten viele Beschwerden auf; Wundheits- und Völlegefühl des Uterus, sodass sich die Patientin über das Vorhandensein ihres Uterus auf eine unangenehme Art und Weise bewusst ist; beim Gehen bekommt sie Schmerzen im Kreuz.

Rücken und Extremitäten

Der Rücken ist der Sitz vieler Beschwerden, wobei besonders der untere Rückenbereich, quer durch das Sakrum und die Hüften betroffen ist. Es können auch Schmerzen im Genick und den gesamten Rücken herab bestehen. Es kommt oft vor, dass Patienten, die unter Hämorrhoiden leiden, zugleich auch Schmerzen im Genick und der Schädelbasis haben. Wenn diese Hämorrhoiden-Patienten einen Spaziergang unternehmen, bekommen sie Schmerzen über dem Kreuzbein, die bis in die Hüften hineinziehen. *Dieser Schmerz durch das Sakrum bis in die Hüften hinein beim Gehen, ist ein hervorstehendes Merkmal von Aesculus.* Er ist so charakteristisch, dass Sie ihn selbst dann erwarten dürfen, wenn keine Hämorrhoiden vorhanden sind.
Anhaltender dumpfer Rückenschmerz; Gehen ist nahezu unmöglich; der Patient ist kaum in der Lage, nach dem Sitzen aufzustehen oder zu gehen. Ein Patient, der an *Aesculus*-Rückenschmerz leidet, muss beim Aufstehen aus dem Sitzen mehrere schmerzvolle Versuche unternehmen, bevor es ihm endlich gelingt. Dies tritt auch bei *Sulphur, Petroleum* und *Agaricus* auf.
Aesculus hat viele *gichtige Beschwerden*; Gicht in allen Gelenken, gichtig-rheumatische Erkrankungen, neuralgische Beschwerden. Besonders ausgeprägt ist diese rheumatische Tendenz am Ellenbogen, im Unterarm und an den Händen. Reißende Schmerzen ziehen ohne bestimmte Reihenfolge von hier nach dort und bessern sich durch Wärme. Krampfadern der Ober- und Unterschenkel sind durch *Aesculus* geheilt worden (*Fluoricum acidum*). Die Neigung zu Krampfadern ist wie bereits gesagt ein auffälliges Merkmal von *Aesculus.* Wenn nach einer Halsentzündung erweiterte Venen im Rachenbereich oder nach Augenbeschwerden variköse Konjunktivalgefäße zurückbleiben, heilt *Aesculus* diese manchmal. Gleichzeitig mit den rheumatischen Beschwerden treten Krampfadern auf. *Aesculus* ist eines der am häufigsten indizierten Heilmittel bei den „hämorrhoidalen Konstitutionen“, wie man sie früher einmal genannt hat.

Aethusa cynapium — Aeth.

Hundspetersilie. *Apiaceae/Umbelliferae.*

Allgemeines

Bevor *Aethusa* bekannt wurde, endeten alle Fälle einer bestimmten Art von Cholera infantum mit Erbrechen und Durchfall bei Kleinkindern tödlich. Kein Heilmittel wies eine Ähnlichkeit mit diesen ernsten Erkrankungen auf. Der Tod steht den Kindern von Anfang an ins Gesicht geschrieben und, wenn es irgendwelche Heilmittel in unseren Büchern gibt, die in der Lage sind, das Leben zu retten, dann ist *Aethusa* eines von ihnen. Es kommt in den Fällen zur Anwendung, die bei Kleinkindern sehr plötzlich bei heißem Wetter auftreten und die mit extremer Erschöpfung einhergehen. Die Mutter ahnt nicht, dass das Kind krank ist, bis sie es aus der Wiege nimmt; nur wenige Stunden zuvor war es noch wohlauf. Aber wenn bei heißem Wetter die Cholera infantum umgeht und die Kleinen ihre Mägen mit Milch füllen, kommt die Milch, noch bevor sie im Magen Zeit hatte zu gerinnen oder zu klumpen, teils quarkähnlich, teils flüssig hoch und das Erbrechen wird dann von dünnem, gelb-grünlichem schleimigen Stuhl begleitet. Das Kind sieht aus, als würde es bald sterben. Es hat ein blasses, hippokratisches Gesicht, eine weißlich-blaue Blässe um die Lippen, die Augen sind eingesunken und um die Nase herum sieht das Gesicht eingefallen aus. Die Mutter ist entsetzt und lässt eilig nach dem Doktor rufen. Das Kind fällt indessen erschöpft in den Schlaf. Dann wacht es auf und füllt seinen Magen wieder mit Milch, die nach einigen Minuten erneut hochkommt, teils klumpig, teils flüssig, und wieder ist die furchtbare Erschöpfung da, die vom Tode gezeichnete äußere Erscheinung und der lang anhaltende Schlaf. Ohne *Aethusa* würde das Kind in zwei oder drei Tagen beim Leichenbestatter enden. Dies ist so ziemlich die ganze Geschichte von *Aethusa.*

Aethusa ist angezeigt bei Delirium, Erregungszuständen und geistigen Beeinträchtigungen verschiedener Art; dies sind jedoch akute Symptome, die begleitend zu den Gehirnbeschwerden auftreten. Eine bestimmte Gruppe von Kleinkindern wird bei heißem Wetter, wenn die Nächte sehr warm sind, krank und bekommen Gehirnbeschwerden; von da an hört der Magen auf zu arbeiten, die Därme erschlaffen und alles, was in den Magen gelangt, kommt entweder hoch oder geht direkt hindurch. Dies kommt besonders bei den Kleinkindern vor, die auf eine Art gefüttert wurden, wie die meisten Mütter ihr Kind gewöhnlich füttern. Und wie ist das? Jedes Mal, wenn das Kind schreit, legt sie es an die Brust oder füttert es. Nun, denken wir einmal darüber nach, ob dies eine kluge oder unkluge Vorgehensweise ist. Denn jeder Doktor sollte ab und zu auch ein wenig nachdenken. Es dauert durchschnittlich zwei oder zweieinhalb Stunden, bis ein gewöhnlicher Babymagen die eingenommene Milch gut verdaut hat. Anschließend sollte er ungefähr eine halbe Stunde ausruhen dürfen. Wenn dann also nach drei Stunden das Baby schreit, ist es vermutlich hungrig und wird glücklich sein, etwas mehr trinken zu können und wird es auch gut verdauen. Jedes kürzere Intervall ist ungesund. Es wäre das Gleiche, als würde ein Kind eine halbe Tasse voll Milch bekommen und teilweise verdauen dürfen, und nach einer kleinen Weile ein wenig mehr und dann später noch ein wenig mehr. Es beginnt, seine Nahrung wieder auszuspucken, weil sie sauer geworden ist, und bei der ersten Hitzewelle im Sommer treten dann die Hirnaffektionen ein. Nur die zähesten Kinder werden diese schlechte Ernährungsmethode überstehen. Ich habe diese Kinder beobachtet und gesehen, wie sie dies bis zum Sommer durchhalten. Der Arzt muss sich durchsetzen, und zwar energisch, und den Müttern begreiflich machen, dass er es ernst meint. Aber wenn die Großmutter hereinkommt und sagt: „Dieser Doktor hat gar keine Ahnung", dann wird das Baby erneut gefüttert. *Aethusa* passt auf unsachgemäß gefütterte Babys. Es steht ganz oben auf der Liste der Mittel für diesen Zustand, wenn also die Verdauung durch Gehirnaffektionen absolut zum Erliegen gebracht wurde. Wie fleißige Ärzte entdeckt haben, ist dieses Heilmittel vorrangig angezeigt bei Babys, aber auch Erwachsene kommen manchmal in einen *Aethusa*-Zustand, wenn die Verdauung durch Gehirnbeschwerden oder auch Erregung vollständig zum Erliegen gebracht wurde. Es hat Dyspepsie geheilt, die durch ständiges Essen ausgelöst wurde. Diese tritt auf bei diesen Naschern, diesen hungrigen Burschen, die immer essen, immer naschen, immer Kekse in ihren Taschen mit sich umhertragen, bis der Zeitpunkt kommt, an dem der Magen aufhört zu arbeiten. Es passt auch auf Fälle von Verdauungsstörungen, die aufgrund von Kopfbeschwerden auftreten und mit heißem Kopf, Erbrechen, Erschöpfung, Schweiß und lang anhaltendem Schlaf einhergehen.

Aethusa ist auch ein Heilmittel bei Konvulsionen von Kindern. Manchmal nämlich ist es nicht der Magen, der von den Gehirnaffektionen beeinträchtigt wird, sondern das Kind bekommt Krämpfe, mit klammen Händen, todkrankem Gesichtsausdruck, Schweiß, Erschöpfung und verfällt in lang anhaltenden Schlaf. „Krämpfe, große Schwäche und Erschöpfung, mit Schläfrigkeit." „Eindösen des Kindes nach dem Erbrechen oder dem Stuhlgang, mit Krämpfen."

Gesicht

Beim *Aethusa*-Patienten kann man viele Anzeichen im Gesicht ablesen, die auf dieses Heilmittel hinweisen; so viel kann gesehen und beobachtet werden und so wenig Nachfragen sind nötig, dass manchmal spontan eine Verschreibung gemacht werden kann, was aber nicht unbedingt empfehlenswert ist. Ein tüchtiger Arzt, der genau und gewissenhaft seine Materia Medica studiert und die Prinzipien der Homöopathie erlernt hat, wird mit der Zeit eine Menge solcher – wie es scheint – Spontanverschreibungen machen. Es sind jedoch keine, denn er fügt zuvor viele Einzelheiten zusammen, die ein Außenstehender nicht einmal bemerken oder an sie denken würde. *Aethusa* zeigt sich bereits durch äußerliche Betrachtungen, wohingegen sich bei vielen anderen Heilmitteln nichts an der äußerlichen Erscheinung bemerkbar macht; sie manifestieren eher durch innere oder tiefer liegende Empfindungen. Lassen Sie mich dies an einem Beispiel erläutern. Nehmen wir an, Sie gehen mit jemandem essen, der robust aussieht und der Ihnen dazu noch erklärt, dass er sich recht gesund fühlt. Sie haben aber bereits seit einiger Zeit festgestellt, dass sich seine Nase dauernd abschält – schon haben Sie einen ersten Hinweis. Er selbst spricht niemals über seine Gesundheit. Schon bald, während des Essens, schlägt eine Tür zu und er springt auf. Dies ist der zweite Anhaltspunkt. Dann erzählt er Ihnen, welche Mengen er zu sich nimmt, wie gut es ihm bekommt, wie gut er sich nach dem Essen fühlt, und Sie haben auch selber festgestellt, dass er große Menge verzehrt. Sie haben kein Wort über seine Gesundheit zu ihm gesprochen und ihn nicht gebeten, Ihnen irgendwelche seiner Symptome zu nennen. Schließlich schieben Sie die Milchkanne zu ihm hinüber, doch er sagt: „Oh, ich vertrage keine Milch, und sobald ich welche trinke, bekomme ich Durchfall. Außerdem mag ich auch keine Milch." Wer könnte nicht für diesen Burschen verschreiben, ohne ihn je in der Praxis gehabt zu haben? Wer würde bei einem solchen Fall an irgendetwas anderes denken als an *Natrium carbonicum*? Manchmal erfährt man die ganze Geschichte über einen schwierigen Patienten, indem man einfach mit ihm zum Essen geht.

Agaricus muscarius **Agar.**

Amanita muscaria; Fliegenpilz. *Fungi; Agaricaceae.*

Allgemeines

Die auffälligsten Charakteristika dieser Arznei, die sich durch das gesamte Mittelbild ziehen, sind Zuckungen und Zittern. Diese beiden Merkmale können in allen Körperteilen und allen Gliedern auftreten. Rucken der Muskeln und Zittern der Glieder. Das Muskelzucken kann so stark werden, dass es zur voll ausgeprägten Chorea kommt. *Agaricus* umfasst in seiner Natur alle Symptome, die bei einer Chorea auftreten, und es hat dementsprechend viele solcher Fälle geheilt. Zuckungen sind ein Allgemeinsymptom von *Agaricus* und können alle Körperteile, alle Muskeln betreffen. Überall im Körper kann auch das Gefühl von Kriechen und Krabbeln auftreten. Dies bezieht sich weniger auf die Haut als auf die darunter liegenden Gewebe, es ist ein Gefühl wie von Ameisen. Überall an der Haut besteht Juckreiz, der nach dem Kratzen den Ort wechselt. Keine Stelle bleibt davon verschont. Der *Agaricus*-Patient hat merkwürdige Empfindungen hier und da auf der Haut oder in einzelnen Körperteilen, wie ein Kältegefühl oder ein Gefühl von kalten oder heißen Nadeln; Stechen und Brennen, an Stellen, wo die Durchblutung schwach ist, an Ohren, Nase, Handrücken, Fingern und Zehen, rote Stellen mit Juckreiz und Brennen wie nach Erfrierungen. *Agaricus* ist ein großartiges Heilmittel für Frostbeulen. Der Patient ist extrem nervös und kälteempfindlich. Jucken, Kribbeln, Prickeln, etc., werden ausgelöst durch geistige Anstrengung und bessern sich durch körperliche Anstrengung. Außerdem werden alle Symptome von *Agaricus*, vor allem die der Wirbelsäule, durch Beischlaf verschlimmert. Somit ist es nützlich für Symptome, die nach dem Koitus bei jungen, nervösen, verheirateten Frauen auftreten, wie zum Beispiel hysterische Ohnmacht.

Geist und Gemüt

Auf der *Geistes- und Gemütsebene* kommt es wie erwartet zu großen Stimmungsschwankungen, Reizbarkeit, Niedergeschlagenheit und zu Beschwerden, ausgelöst durch geistige Überanstrengung und zu langes Studieren. Das Gehirn scheint sich im Kindesalter verzögert entwickelt zu haben. *Agaricus*-Kinder lernen spät laufen und sprechen; hier finden wir die Kombination zweier Heilmittel: *Natrium muriaticum* mit verzögerter Sprachentwicklung und *Calcium carbonicum* mit spätem Laufen lernen. Bei *Calcium* liegt die Ursache dafür in der verzögerten Entwicklung der Knochen. Bei *Agaricus* handelt es sich dagegen um einen geistigen Defekt, eine zu langsame geistige Entwickelung. Kinder mit Zuckungen, die schon früh unter Ohnmachtsanfällen leiden; nervöse Mädchen vor der Pubertät, die Krämpfe bekommen, wenn sie ausgescholten werden, durch Aufregung oder Schock; ihre geistige Entwicklung ist verzögert. Kinder mit schlechtem Gedächtnis, die oft Fehler machen und nur langsam lernen. Nervöse Kinder, die ihre Rechtschreibfehler erst beim wiederholten Durchlesen ihres Geschriebenen bemerken. Ihr Geist ist so verlangsamt, dass sie nur schwer einen Gedanken in Worte fassen können; immer wieder fließen falsche Wörter mit ein. Wenn in unseren Lehrbüchern steht „die gesamte psychische Sphäre

ist wie gelähmt“ müssen wir zwischen den Zeilen lesen. Der gesamte Geist und das Sensorium scheinen gelähmt zu sein; der Patient ist schwerfällig, stupide, gelegentlich erscheint er sogar deliriös; seine geistige Verwirrung ist dem Delirium so ähnlich, dass sie einem Rauschzustand oder dem Delirium tremens gleicht. Der Patient wird auch albern, sagt dumme und törichte Dinge, singt und pfeift zu unpassenden Gelegenheiten, sagt Verse auf und macht Prophezeiungen; oder er verfällt in einen gegenteiligen Zustand und wird gleichgültig gegenüber seiner Umwelt. Ein vormals sanfter und gelassener Mensch wird dabei eigenwillig, starrsinnig und selbstbezogen.
Zum Arzneimittelbild von *Agaricus* gehören auch Koordinationsschwierigkeiten bei Bewegungen der Muskeln. Es kommt zu einer gestörten Koordination von Gehirn und Rückenmark. Der Patient macht unbeholfene Bewegungen der Finger und Hände, er lässt Dinge fallen. Beim Halten von Gegenständen öffnen sich krampfartig die Finger. Manchmal wird das Küchenmädchen durch *Apis* oder *Agaricus* geheilt, wenn es ständig Geschirr fallen lässt und zerbricht. Diese beiden Heilmittel unterscheiden sich unter anderem darin, dass der *Agaricus*-Patient dicht beim Herdfeuer bleiben muss, während *Apis* die warme Küche verlassen möchte. Die Ungeschicktheit, Unbeholfenheit, etc., betreffen sowohl den geistigen als auch den körperlichen Bereich. Sowohl Patient als auch Arzt erleben bei *Agaricus* alle möglichen Veränderungen des Symptomenbildes. Zeitweise ist der Patient stupide, ungeschickt und plump, dann wieder flink und poetisch und kann mühelos Gedichte vortragen, *besonders nachts*. Morgens ist er stumm, schwerfällig, stupide, müde, was bis Mittag anhalten kann; aber sobald der Abend hereinbricht, erhellt sich sein Zustand und er kommt richtig in Fahrt. Er gerät in helle Aufregung, wird geradezu poetisch und prophetisch, möchte bis spät nachts wach bleiben und spielen. Die geistigen Symptome sind schlechter am Morgen und besser gegen Abend. Das Rucken und Zucken verschwindet während des Schlafes. Der Patient leidet unter Schwindel beim Gehen an frischer Luft. Er ist immer fröstelig. Macht genau das Gegenteil von dem, was er sich vorgenommen hat. Schwindel und geistige Verwirrung treten oft gemeinsam in Erscheinung.

Kopf und Schwindel

Ein typisches Merkmal der *Agaricus*-Kopfschmerzen ist, dass sie in Verbindung mit spinalen Beschwerden auftreten, mit Zittern und Zucken. Kopfschmerzen bei Patienten mit Rückenmarkserkrankungen. Schmerz, als würden spitze Eissplitter den Kopf berühren, oder wie von kalten Nadeln. Dies ist ein Allgemeinsymptom von *Agaricus*, es tritt auch an anderen Körperteilen auf. Schmerz im Kopf wie von einem Nagel. Kältegefühl am Kopf. In der Kopfhaut gibt es allerhand merkwürdige Empfindungen; eisige Kälte nach Jucken oder Kratzen. Diese Empfindung kann überall auftreten. Der Patient verspürt einen Juckreiz, obwohl kein Ausschlag zu sehen ist; er kann nicht davon lassen, muss andauernd daran herumkratzen und an eben dieser Stelle bleibt ein Gefühl von eisiger Kälte zurück, oder als ob ein Wind darauf blasen würde. Der Kopf ist ständig in Bewegung wie bei Chorea. Juckreiz der Kopfhaut, besonders morgens beim Aufstehen. Hier haben wir nun wieder die allgemeine Verschlechterung morgens. Ausgeprägte Ausschläge auf der Kopfhaut. Ekzeme mit Krustenbildung.

Augen
Zucken und Zittern der Augen. Wenn ein *Agaricus*-Patient sie ansieht, können sie eine pendelartige Bewegung der Augen beobachten; die Augen bewegen sich andauernd hin und her, obwohl er sein allermöglichstes tut, seinen Blick auf sie zu fixieren. Das hört nur im Schlaf auf – wie auch all die anderen unwillkürlichen Bewegungen im Schlaf abklingen. Einige wenige andere Arzneien haben dieses Augensymptom bisher geheilt, insbesondere *Cicuta, Arsenicum, Sulphur, Pulsatilla*; aber auch *Agaricus* bringt es in seinen Prüfungen hervor und heilt es. Bei *Agaricus* können alle nur erdenklichen Arten von Sehstörungen auftreten, wie z. B. Farbfehlsichtigkeit und Flackern vor den Augen; der Patient kann nur mit Mühe lesen. Er sieht Gegenstände, die gar nicht vorhanden sind. Schwarze Fliegen oder Staubkörner schweben vor den Augen; Doppeltsehen. Schwäche der Augenmuskeln. Unregelmäßige Augenbewegungen. Die Pupillen sind zunächst erweitert, dann kontrahiert. Gefühl von Nebel oder Spinnweben vor den Augen. Das Zittern und Zucken, sowie die choreatischen Bewegungen um die Augen herum und die optischen Täuschungen bezüglich Farbe und Form sind die hervorstechendsten Augensymptome.

Ohren
Rötung, Brennen und Juckreiz der Ohren, als ob sie erfroren wären. Es ist ein Gefühl wie von Frostbeulen, wie es bei *Agaricus* überall auftreten kann; dasselbe Jucken und Prickeln. Schwerhörigkeit bis hin zu Taubheit. Scharfes Gehör.

Nase
Nasenbluten. Reichliche, fötide Absonderungen aus der Nase. *Agaricus* heilt selbst hartnäckigste chronische Katarrhe mit Trockenheit in der Nase und Krustenbildung bei tuberkulinischen Konstitutionen, so tief wirkt es. Es hat viele Fälle von beginnender Schwindsucht geheilt und ist wirkungsvoll bei chronischem Husten und Bronchialkatarrhen. Rote Nase, wie erfroren. Es ist ebenso gut wie *Ledum* und *Lachesis* für die rote Nasenspitze von alten Trinkern.

Gesicht
Nach dem, was wir nun schon erfahren haben, würden wir auch im Gesicht Muskelzucken und Juckreiz, Rötung und Brennen wie durch eine Erfrierung, paralytische Schwäche usw. erwarten, denn dies sind allgemeine Merkmale dieser Arznei. Und in der Tat sind diese Symptome auch in den *Leitsymptomen* angeführt. Choreatische Krämpfe der Gesichtsmuskeln. Idiotischer Gesichtsausdruck; hierzu folgender Kommentar: Manche Patienten sind in ihrem Beruf, sofern sie ihrer gewohnten Tätigkeit nachgehen, recht geschickt. Sobald sie aber mit etwas konfrontiert werden, das außerhalb der Routine liegt, stellen sie sich völlig idiotisch an. Dies lässt sich besonders morgens beobachten. Der Betreffende kann morgens gedanklich nichts Neues aufnehmen oder umsetzen, am Abend aber kann er neue Ideen verarbeiten und agiert geschickt – wie bei der Wirkung, den Tee, Kaffee und alkoholische Getränke hervorrufen. Dieses Heilmittel ist ein großartiges Antidot für alkoholische Getränke. Bei *Agaricus* und auch *Zincum* ist die Wirbelsäule betroffen, und beide haben Verschlimmerung durch Stimulantien.

Agaricus hat viele Fälle von epileptiformen Konvulsionen geheilt, gewöhnlich eher die hysterisch-epileptischen Formen mit Schaumbildung vor dem Mund, Opisthotonos und Verzerrung der Gesichtsmuskeln. Der *Agaricus*-Patient hat Phasen, in denen ein kleiner Gesichtsmuskel, beispielsweise ein Augenlid, oder auch nur ein paar Fasern eines Muskels für wenige Minuten zucken, was anschließend aufhört und in einem anderen Teil des Gesichts einsetzt. Manchmal ist das Zucken so schlimm, dass es den Patienten nahezu in den Wahnsinn treibt. Dieser Zustand ist für *Agaricus* ebenso charakteristisch wie für *Nux vomica*.

Mund und Zähne

Die Zähne fühlen sich zu lang an und sind empfindlich gegen Berührung. Die Zunge zittert, zuckt und ruckt, wodurch es zu einer undeutlichen Aussprache kommt; heftige Artikulation. Trockenheit und Zittern der Zunge. Der *Agaricus*-Patient lernt nur mit Mühe Sprechen. Spasmen der Zunge, unsaubere Sprache. Phagedänisches Geschwür am Zungenbändchen, welches regelrecht weggefressen wird. Wundheit der Zunge. Merkurielle Aphthen am Gaumen. Kleine weiße Bläschen wie bei Mundfäule von Säuglingen. Chronische Halsentzündung. Verhärtung der Tonsillen. Brennender Durst, Heißhunger, nagendes Gefühl im Magen wie von Hunger, aber ohne Verlangen zu Essen.

Abdomen

Flatus; quälendes Aufstoßen; starke tympanitische Auftreibung; Grollen; es ist ein richtiger Aufruhr im Abdomen; übel riechender Flatus; Grollen und Gurgeln im Bauch. Alles, was in den Magen gelangt, beginnt zu gären. Grollen und lautes Gluckern. Kneifende, kolikartige Schmerzen. Fürchterlich stinkende Darmentleerungen. Starker Meteorismus bei typhoiden Krankheitsformen; schwere typhoide Krankheitsverläufe, mit Zittern und Zucken der Muskeln, paralytischer Schwäche, Abmagerung sowie den psychischen Symptomen.

Rektum und Stuhl

Morgendliche Diarrhö, viel heißer Flatus (*Aloe*), mit Brennen im Rektum; weicher Stuhl, starker Tenesmus; heftiger Stuhldrang; unwillkürliches Drängen vor, während und nach dem Stuhlgang. Gefühl als ob das Rektum bersten wolle, sogar nach dem Stuhlgang (*Mercurius* und *Sulphur*). Heftiger, plötzlicher Schmerz im Rektum, sodass der Patient kaum den Stuhlgang abwarten kann; qualvolles, berstendes Gefühl. *Vor* dem Stuhlgang Schneiden und Kneifen im Abdomen; heftiger Tenesmus; schmerzhaftes Drängen im Rektum. *Während* des Stuhls kolikartige Schmerzen und Windabgang; Brennen, Wundheit, Beißen und Schneiden im After; Schweiß am After; Schmerz in den Lenden bis hin zu den Beinen, auch nach dem Stuhl noch anhaltend. *Nach* dem Stuhl kommt es zu einer Besserung der Kopfschmerzen; Beißen im After; *heftiges Drängen im Rektum*; schneidender Schmerz im After; Kneifen im Hypogastrium; Auftreibung des Abdomens; Schweregefühl im Bauch und um den Nabel herum; Schmerz in der Brust. Sehr kennzeichnend ist insbesondere der *Tenesmus nach dem Stuhlgang*.

Der Patient kann auch unter Verstopfung leiden, mit einem Gefühl von Lähmung im Rektum. Der Stuhl ist hart und der Patient muss sich beim Stuhlgang stark anstrengen, als hinge sein Leben davon ab; dennoch bekommt er nichts heraus. Es kommt auch zu einer beginnenden Lähmung der unteren Gliedmaßen, mit Zucken der Muskeln und Brennen in der Wirbelsäule. In einem Fall, nachdem der Patient nach langem, erfolglosem Pressen aufgegeben hatte, kam es schließlich zu einer unwillkürlichen Stuhlentleerung. Dieses Symptom war bisher nur bei *Argentum nitricum,* sowohl hinsichtlich des Stuhls als auch des Urins, bekannt.

Harnwege und Urin

Bei *Agaricus* kann der Harndrang genauso stark ausgeprägt sein wie der Stuhldrang. Nachtröpfeln des Urins. Ein eigentümliches Merkmal dieses Heilmittels ist, dass sich der Urin beim Wasserlassen kalt anfühlt; während des Harntröpfelns kann der Patient die kalten Tropfen, die entlang der Harnröhre laufen, mitzählen. „Urin geht in einem langsamen Strahl oder tropfenweise ab, sodass er stark pressen muss, um den Harnfluss aufrecht zu halten." „Urin wässrig, klar, zitronengelb, leuchtend gelb; dunkelgelb und heiß; rot, flockig, mit pulverartigem Sediment; wässrig am Vormittag, milchig am Nachmittag, wolkenartig, mit rotem oder weißem Sediment (Magnesiumphosphat); schillernd an der Oberfläche." Der Urin enthält Phosphate; milchiger Urin. Ölig an der Oberfläche, schillernde Oberfläche, fettartiges Häutchen auf dem Urin, wie Petroleum. Spärlicher Urin bei rheumatischen, gichtigen, hysterischen Personen, oder bei frostigen, schwachen, blassen Personen, mit entstehender Schwindsucht. Der Urin wird spärlich und es treten Kopfschmerzen auf. Dieser Zustand hält mehrere Tage an, gleichzeitig ist der Patient verstopft und der Kopfschmerz wird erst durch Stuhlgang gelindert. Bei *Fluoricum acidum* entsteht Kopfschmerz, wenn der Patient dem Harndrang nicht sofort nachkommt.

Es kommt zu einer Umwandlung von Beschwerden. Beispielsweise versiegt bei einer stillenden Frau die Milch innerhalb eines Tages, aber dafür stellen sich Blutandrang zum Gehirn oder Rückenmark ein. Es handelt sich um eine Metastase: durch das Ausbleiben der Milch entstehen andere Beschwerden.

Männliche Geschlechtsorgane

Die männlichen Geschlechtsorgane sind kalt und zusammengeschrumpft. Der Vergleich der Symptome der männlichen und weiblichen Sexualorgane zeigt, dass die Arzneimittelprüfungen nur mit wenigen Frauen durchgeführt wurden. Es gibt im Bereich der männlichen Geschlechtsteile jedoch viele Symptome, die analog auch für die weiblichen Genitalien übernommen werden können. Beim männlichen Patienten verschlimmern sich alle Symptome nach dem Koitus, aber genauso ausgeprägt ist dies bei weiblichen Patienten. Es kommt zu Beschwerden nach sexueller Erregung und nach sexuellen Ausschweifungen usw.; bei Frauen kommt es zu Ohnmacht, bei Männern zu Schwäche. Das Zittern und Zucken, und alle anderen typischen *Agaricus*-Symptome können sich nach dem Geschlechtsakt verschlimmern, zumal die sexuellen Funktionen direkt mit dem Rückenmark zusammenhängen. Die Patienten, die an Rückenmarksaffektionen leiden, bekommen nach dem Geschlechtsakt Beschwerden.

Beim *Mann* tritt während des Koitus ein Brennen in der Harnröhre auf, welches von wunden Stellen in der Harnröhre herrührt; oder aber der Patient hat während der Ejakulation das Gefühl, als sei die Samenflüssigkeit sehr heiß. Hierbei kann es sich natürlich nur um ein ausschließlich männliches Symptom handeln. Brennen in der Prostata während der Ejakulation. Heftige, sexuelle Erregung vor und während des Beischlafs, aber zum Zeitpunkt der Ejakulation bleibt der Orgasmus aus und es kommt zu einem passiven und lustlosen Samenerguss. Dies betrifft Männer mit Schwäche des Rückenmarks, nervöse Männer, die überall im Körper ein Prickeln und Kribbeln verspüren. *Agaricus* ist nützlich bei der Behandlung chronischer, katarrhalischer Harnröhrenabsonderungen, chronischer Gonorrhö, nachdem diverse lokale Behandlungen erfolglos angewendet wurden. Der Penis ist kalt und schrumpelig; extremes und schmerzhaftes Zurückziehen der Hoden. *Agaricus* ist angezeigt bei chronischen, postgonorrhoischen Harnröhrenabsonderungen mit anhaltendem Jucken und Prickeln in der Harnröhre, wenn beim Urinieren der letzte Tropfen nicht herauskommt. Es gibt zwei Mittel, die vor allen anderen bei diesen Beschwerden geeignet sind, nämlich *Petroleum* und *Agaricus*.

Weibliche Geschlechtsorgane

Der Routineverordner denkt bei Frauen mit herabdrängenden Schmerzen im Unterleib immer zuerst an Arzneien wie *Pulsatilla, Sepia* usw., aber bei Spinalreizungen, die mit diesem Gefühl einhergehen, als würden die Beckenorgane herausfallen, ist *Agaricus* das beste Heilmittel. Diese hageren, nervösen, ruhelosen Frauen mit Prickeln und Kribbeln am ganzen Körper, brauchen *Agaricus*. Während der Menses leiden sie Kopfschmerzen, Zahnschmerzen, usw. Sämtliche Allgemeinsymptome verschlimmern sich während der Menstruation, davor oder danach kommt es hingegen zu keiner wesentlichen Zunahme der Beschwerden. Die Herzsymptome und die Beschwerden des Uterusprolapses verschlechtern sich genau zum Ende der Menses.

Die auftretende Leukorrhö ist sehr reichlich, dunkel, blutig, scharf und wund machend. *Agaricus* wurde an anderer Stelle bereits in Zusammenhang mit *Fluoricum acidum* genannt. Es gibt viele Punkte, in denen sich diese beiden Mittel ähneln, insbesondere auch hinsichtlich der Leukorrhö; der Ausfluss ist reichlich und scharf, und zwar so scharf, dass der Genitalbereich wund und gereizt wird, sodass die Patientin kaum mehr gehen kann. Bei *Fluoricum acidum* treten neben den nervösen Symptomen und dem reichlichen, scharfen, wund machenden Weißfluss auch Kopfschmerzen auf, die durch Harnabgang gebessert werden; oder Kopfschmerz, wenn dem Harndrang nicht unmittelbar Folge geleistet wird.

Atemwege und Husten

Agaricus ist ein hervorragendes Heilmittel für Lungenbeschwerden, obwohl es hierbei selten in Betracht gezogen wird. Es hat Zustände geheilt, die einer Schwindsucht ähnelten. Bronchialkatarrhe, mit Nachtschweiß und typischen nervösen Symptomen in der Vorgeschichte. Heftiger Husten in einzelnen Anfällen, die mit Niesen enden. Krampfhusten, mit abendlichem Schweiß, beschleunigtem Puls, schleimig-eitrigem Auswurf, schlimmer morgens und beim

Liegen auf dem Rücken. Kommen noch die oben beschriebenen Symptome von *Agaricus* hinzu, wird die Arznei die Beschwerden rasch beheben. Das Mittel ist auch angezeigt bei beginnender Schwindsucht. Es hat engen Bezug zur tuberkulinischen Diathese. Ich erinnere mich daran, wie ich begann, an einem Mann *Tuberculinum* zu prüfen, von dem ich aufgrund seiner Vorgeschichte und seiner Symptomatik erwartet hatte, dass er empfindlich darauf reagieren würde. Die erste Dosis hat ihn beinahe umgebracht. Und wenn man bedenkt, dass diese Substanz normalerweise für die Krankheitsdiagnose bei Rindern verwendet wird, hat es ihn doch kräftig aufgewühlt. Er magerte ab und sah aus, als würde er bald sterben. Ich habe die Mittelwirkung jedoch nicht unterbunden, sondern weiter beobachtet und geduldig gewartet. Schließlich tauchten die Symptome von *Agaricus* auf und bewiesen erneut die Beziehung dieser beiden Heilmittel. Somit bestätigte sich auch Herings Beobachtung, dass *Agaricus* in engem Verhältnis zur tuberkulinischen Diathese steht. *Agaricus* heilte den Mann und päppelte ihn schnell wieder auf.

Brust und Herz

Das Mittelbild von *Agaricus* weist viel nervöses Herzklopfen auf, das sich überwiegend am Abend verschlimmert. Heftige Stöße und Schläge im Herz wurden durch *Agaricus* geheilt; Herzmuskelkrämpfe; alles dies sind innere Manifestationen der allgemeinen Zuckungen. Die Stöße werden durch plötzliche Geräusche ausgelöst, sowie durch Aufstoßen, Husten und beim Liegen auf der linken Seite; sie verschlimmern sich nachts; während Fieber. Sie breiten sich oft in andere Körperteile aus, beispielsweise ins Abdomen, in den Rücken oder in die Extremitäten. Wie im Allgemeinen kommt es auch an der äußeren Brust zu Prickeln und Kribbeln.

Rücken und Extremitäten

Am *Rücken* treten viele außergewöhnliche und allgemeine Leitsymptome in Erscheinung. Steifheit der gesamten Wirbelsäule, sodass der Patient beim Versuch sich niederzubeugen das Gefühl hat, als würde sie brechen. Oder er hat das Gefühl, als ob etwas im Rücken so stark angespannt sei, dass der Rücken beim Bücken auseinander bricht. Verspannung der Rückenmuskulatur. Prickeln tief in der Wirbelsäule. Heftig stechende, brennende Schmerzen. Schmerz entlang der Wirbelsäule, schlimmer beim Bücken. Schmerzen aller Art in der Wirbelsäule. Schmerzen den Rücken hinauf und herunter. Die Wirbelsäule ist empfindlich gegen Berührung, besonders im Nacken, in der Dorsalregion, zwischen den Schulterblättern. Bei Rückenmarksreizungen reagiert der Patient an der Lumbalregion empfindlich gegen einen heißen Schwamm. Gefühl als ob kalte Luft über den Rücken ausbreitet, wie eine epileptische Aura. Gefühl von Eis, das den Körper berührt. Kalte Stellen. Frösteln über den Rücken, Krabbeln, Prickeln und Ameisenlaufen. Taubheit in der Haut über dem Rücken. Die meisten Schmerzen treten im Nacken und der Lumbosakralregion auf. Rückenschmerz beim Koitus. Schmerz der Lumbal- und Sakralregion, besonders bei Anstrengung, im Sitzen, etc. Schmerz im Kreuz wie zerschlagen, als würde es brechen. Schmerzen unterhalb der Taille bei Frauen.

An den Extremitäten finden wir Zuckungen und choreatische Bewegungen. Die Glieder sind taub. Brennen oder Kältegefühl an einzelnen Stellen. Lähmung. Zittern der Glieder, der Hände, ungeschickt in allen Bewegungen. Rheumatismus und Gicht in den Gelenken. Lähmung der unteren Gliedmaßen. Zittern und Schwäche der Beine.
Brennendes Jucken der Hände, wie erfroren. Die Symptome wie von Frostbeulen betreffen insbesondere die kleineren Gelenke, wo die Durchblutung schwach ist. Steifheit von Zehen und Fingern.
In Ruhe tritt in den Knochen das Gefühl auf, als würden sie brechen, besonders in den Beinen. Gefühl als ob das Schienbein brechen würde. Schmerzen im Schienbein. Wachstumsschmerzen bei Kindern; sie müssen am Ofen sitzen, sonst werden ihre Arme und Beine kalt. Knochenschmerzen. Gefühl eines Gewichts in den Beinen. Schmerzen in den Beinen: dumpf drückend; stechend; reißend; besser durch Wärme und Bewegung.
Lähmungsartige Schwäche der unteren Gliedmaßen bald nach dem Beginn der Schwangerschaft. Diese Schwäche setzt bei jeder Schwangerschaft ein, und die Patientin muss häufig das Bett hüten. Die folgenden Symptome können dabei auf *Agaricus* hinweisen: Gewicht oder Schweregefühl in den Beinen; zitternde und zuckende Bewegungen der Beine.

Agnus castus — Agn.

Keuschlamm, Mönchspfeffer. *Verbenaceae.*

Allgemeines

Dieses wunderbare Heilmittel wird häufig übersehen. Man sollte es bei Patienten in Betracht ziehen, die sich aufgrund von sexuellen Exzessen oder häufigem Masturbieren in einem schlechten Zustand befinden. Es sind blasse, kränkliche und niedergeschlagene Personen, die darüber klagen, dass sie ihr Leben vergeudet haben. *Agnus castus* ist für beiderlei Geschlecht von Nutzen. Sexuelle Schwäche; Erschlaffung der Geschlechtsorgane. Jegliche geschlechtliche Funktion kann pervertiert sein.

Weibliche Geschlechtsorgane

Eine Frau, die einst übermäßig heimlich masturbierte und nach ihrer Heirat feststellte, dass sie keine sexuelle Erregung mehr empfand, wurde mit diesem Mittel geheilt. Später wurde sie von einem Baby entbunden, doch ihre Brüste produzierten keine Milch; und wieder war es *Agnus castus*, das den Milchfluss nach drei Wochen in Gang brachte.
Wenn die Milch, nachdem sie eingeschossen ist, spärlich wird oder ganz versiegt, und zudem die erwähnte Vorgeschichte bekannt ist und die Patientin trübsinnig ist, wird diese Arznei höchstwahrscheinlich heilen.
Agnus castus heilt Uterusblutungen und bringt bei jungen Frauen mit besagter Vorgeschichte die unterdrückte Menses zurück. Die Vagina ist stark erschlafft, oftmals sogar prolabiert, und es besteht reichlich eiweißartige Leukorrhö.

Männliche Geschlechtsorgane

Das Mittel ist auch angezeigt bei dem bedauernswerten jungen Mann, der todunglücklich über sein früheres Leben ist, weil er gerade frisch geheiratet hat und nun feststellt, dass er impotent ist. Früher hatte er einen ausschweifenden Lebenswandel geführt und sich dabei einen Tripper zugezogen. Nun sind seine Genitalien schlaff und kalt, er hat unwillkürliche Samenabgänge und beim Stuhlgang geht Prostatasekret ab. Seine junge und hübsche Frau erweckt keine Erektion bei ihm, obwohl er erst kürzlich diesbezüglich einen heimlichen Erfolg hatte. Lediglich morgens bekommt er noch Erektionen, sonst jedoch nie.

Anmerkung Exkurs

Die soeben genannte Ursache bringt viele beschwerliche Symptome hervor, so auch Gedächtnisschwäche, Verzweifelung, Selbstmordgedanken, Angst und Verdrießlichkeit. Diese Patienten leiden an Kopfschmerzen, Lichtscheu und nervösen Symptomen, die zu zahlreich sind, um sie im Einzelnen zu erwähnen. Ameisenlaufen auf der Haut. Reißende Schmerzen in Kopf, Gesicht und Zähnen. Auch die einfachsten Nahrungsmittel schlagen auf den Magen, und der Patient klagt viel über Übelkeit. Seine Muskeln sind schlaff. Er ist anämisch und seine Drüsen und Lymphknoten sind vergrößert, besonders die Milz. Er bekommt zunehmend Blähungsbeschwerden. Die abdominalen Eingeweide hängen wie ein Gewicht herab. Schwäche des Rektums und Obstipation; er muss sich beim Stuhl sehr anstrengen, was oft dennoch erfolglos bleibt, denn der Stuhl schlüpft zurück, wie bei *Silicea*, *Sanicula* und *Thuja*. Der Stuhl ist groß und hart. Jucken, Kneifen am Anus. Geräuschvoller Blähungsabgang, riecht wie Urin. Wunder Anus. Schon bald entwickeln sich zusätzlich ein trockener Husten und Nachtschweiß. Die Glieder sind matt und kalt. Er ist kälteempfindlich und möchte ruhen. Anstrengung und Bewegung verstärken seine Beschwerden. Der Patient hat oftmals schon viele Ratschläge eingeholt, und man hat ihm gesagt, er leide unter *Neurasthenie*. In Wirklichkeit benötigt er aber nur *Agnus castus*.

Ailanthus glandulosa **Ail.**

Chinesischer Sumach. *Simaroubaceae.*

Allgemeines

Diese Medizin ist besonders wirksam bei adynamischen, zymotischen Krankheitsformen wie Diphtherie und Scharlach, bei Blutvergiftung und typhösen Erkrankungen. Es ist insbesondere hilfreich bei Fällen, die durch eine stellenweise auftretende, rot gefleckte kapillare Kongestion charakterisiert sind. Die vielleicht charakteristischste Manifestation einer solchen Krankheitsform ist der maligne Scharlach. Das übliche Exanthem kommt nicht heraus, stattdessen bilden sich an der Haut rote Punkte, ähnlich einer Roseola; die normale, gleichmäßige Ausbreitung des Ausschlags bleibt aus oder wurde unterdrückt, es kommt zu Blutungen aus Zahnfleisch und Nase, mit starker Anschwellung des Rachens. Das Gesicht ist purpurfarben, der Patient hat einen betrunkenen Gesichtsausdruck. Die Augen sind kongestiert und eventuell treten auch hier

Blutungen auf. Es scheint, als leide der Patient unter großer Erschöpfung, tatsächlich aber handelt es sich um eine Art von Betäubung; er macht einen stumpfsinnigen und benommenen Eindruck. Bei der Inspektion des Rachens werden Sie feststellen, dass dieser mit kleinen, purpurfarbenen Flecken übersät und ödematös geschwollen ist, ähnlich wie bei *Baptisia*. Es handelt sich um eine schleichende, bösartige Erkrankung mit schnell voranschreitender Zersetzung des Blutes. Das heraussickernde Blut ist schwarz. Das Kind gerät in einen stuporösen Zustand, aus dem es nur mit Mühe erweckt werden kann. Zuweilen bilden sich hier und dort am Körper oder an den Fingerspitzen Blasen. Aus Mund und Nase strömt ein stinkender, fötider Geruch. Das Kind verfällt rasch in einen bösartigen Krankheitszustand. Manchmal beginnt die Krankheit als leichter fiebriger Anfall, aber durch eine zusätzliche Erkältung und die Unterdrückung einiger der natürlichen Krankheitserscheinungen nimmt der Fall dann eine schleichende, typhöse Form an. Und was als einfaches, remittierendes Fieber begann, entwickelt sich nun zu einem Zustand von großer Erschöpfung, mit schnellem Herzschlag, Mundgeruch, violetter oder bläulicher Verfärbung der Haut und passiver Kongestion mit violetten Hautflecken, sodass die Haut wie marmoriert aussieht. Wenn eine Krankheit sich so plötzlich wendet, handelt es sich um Blutvergiftung und eine typhöse Erkrankung entsteht. Wechselfieber, das innerhalb von 24 Stunden in einen schweren zymotischen Zustand übergeht, sowie Diphtherie, die diese Krankheitsform mit Stupor und marmorierter Haut annimmt, sind Beispiele für solche Arten von Krankheit.

Geist und Gemüt

Die Gemütssymptome, die diesen Zustand begleiten, sind interessant. Ich lese aus einigen meiner Aufzeichnungen vor: anhaltender, verträumter Zustand, obwohl wach. Kind schreit andauernd. Sieht kleine Tiere umherlaufen, z.B. Ratten. Hat das Gefühl, eine Ratte oder irgendetwas anderes Kleines krabbelt die Beine herauf und über den Körper. Der Patient scheint an einer dauerhaften Gedächtnisschwäche zu leiden, und selbst die Dinge, die vor einem Moment gesagt wurden, vergisst er sofort. Anhaltende Vergesslichkeit. Alle vergangenen Ereignisse werden vergessen oder werden als zu einer anderen Person gehörig erinnert oder als etwas, das der Patient einmal gelesen hat. Dies entspricht ganz dem traumähnlichen Zustand, der Patient hat das Gefühl, als würden vergangene Dinge einem Traum entstammen, als ob er sie nur geträumt hätte. Kann sich nicht konzentrieren; kann Fragen nicht korrekt beantworten; es ist eine Art halbbewusster Zustand, und schließlich verfällt er in völlige Bewusstlosigkeit. In der frühen Phase dieses septischen Zustandes bestehen starke Angst und Ruhelosigkeit, später dann Stupor und Gleichgültigkeit gegenüber allem. Andauerndes Seufzen mit Niedergeschlagenheit; extrem reizbar bei halbwachem Bewusstsein, schließlich Bewusstlosigkeit, Stupor, Delirium und Unempfindlichkeit. Murmelndes Delirium mit Schlaf- und Ruhelosigkeit. Der geistige Zustand entspricht dem, wie er bei zymotischen Krankheiten gefunden wird; das chronische Krankheitsbild ist leider noch nicht ausreichend herausgearbeitet worden. Dr. Wells hat dieses Mittel seinerzeit bei einer Vielzahl an Fällen während einer Scharlachepidemie in Brooklyn eingesetzt, und viele Patienten wurden dadurch gerettet. Die Arznei scheint in der Lage zu sein, den bösartigen Charakter von malignen Scharlachformen in eine mildere Form von Typhus umzuwandeln.

Anmerkung Exkurs

Zusätzlich zu den Symptomen aus den *Leitsymptomen* kommt es zu Haarausfall, darüber hinaus sieht der Patient nachts beim Schließen der Lider Lichtblitze vor den Augen. „Pupillen stark erweitert." „Reichliche, dünne, jauchige und blutige Absonderungen aus der Nase." Dies tritt bei septischen Scharlachformen auf. „Nasenlöcher kongestioniert." „Große Erschöpfung, und im Gesicht spiegelt sich das starke Leiden wider." „Gesicht dunkel wie Mahagoni." Dieses Merkmal findet sich bei unterdrücktem Scharlach. Violettes, aufgedunsenes Gesicht, Gesichtsausdruck wie betrunken. Dieses Heilmittel ist nicht sehr oft indiziert und wird wenig verwendet. Wenn es aber angezeigt ist, erweist es sich als sehr hilfreich. Sie werden diesen charakteristischen Krankheitszustand nicht allzu oft antreffen – nicht einmal bei malignem Scharlachfieber. Und wahrscheinlich werden Sie für einen solchen Scharlach eher zahlreiche andere Mittel indiziert finden. Aber *Ailanthus* entspricht den bösartigsten Formen von Scharlach, und am häufigsten wird es bei Epidemien angezeigt sein, bei denen die Erkrankungen größtenteils einen malignen Charakter annehmen. Es gibt drei Hauptarten von Scharlach. Bei der einen Epidemie findet man die milden und unkomplizierten Fälle, bei denen der typische Ausschlag schnell ohne nennenswertes Fieber auftritt. Solche Fälle nehmen bei entsprechender Pflege, einem gut geheizten Zimmer und ausreichender Kleidung auch ohne viel Medizin einen guten Verlauf. Die Haut ist leuchtend rot, glatt und glänzend. Der Fall ist nicht ernst. Bei anderen Epidemien hingegen werden Sie nur einzelne solche Fälle vorfinden, während bei der Mehrheit ausgeprägte Beschwerden im Rachen vorhanden sind. Es kommt – wenn überhaupt – nur zu einem leichten Exanthem, die Patienten klagen über Blutandrang zum Kopf und spinale Beschwerden mit Nackenschmerzen. Der Rachen ist furchtbar geschwollen und entzündet, leuchtend rot und sehr schmerzhaft. Dann gibt es noch eine dritte Form von Scharlach, bei welcher der Hals und die übrigen Schleimhäute heftig geschwollen sind; diese Fälle tendieren in Richtung Sepsis oder Zymose, mit Vergrößerung der Drüsen, aufgedunsener Haut und starkem Mundgeruch. Die Haut ist dunkel und es bildet sich nur ein leichtes Exanthem, das zuweilen von Anfang bis zum Ende der Erkrankung kaum wahrnehmbar ist. Diese Fälle sind sehr ernst und die Patienten sterben unbehandelt fast ausnahmslos. Frühere Autoren bezeichneten diese drei Formen als Scarlatina simplex, Scarlatina anginosa und Scarlatina maligna. Bei einigen Epidemien werden Sie alle drei Erscheinungsformen antreffen, und manchmal zwei Formen innerhalb einer einzigen Familie. Ein Kind beispielsweise leidet an der milden Form, ein anderes dagegen an der ernsteren Form, mit zymotischen Bläschen an einzelnen Stellen und an den Fingerspitzen, begleitet von Fötor. Sobald die Bläschen aufbrechen kommt es zu Ulzeration – sofern das Kind lange genug überlebt. Dies ist die tödliche Verlaufsform, die maligne Art. Selbst wenn bei diesen schweren Scharlachformen kein Exanthem auftritt, hinterlässt der Druck eines Fingers eine weiße Stelle auf der Haut, die nur allmählich wieder verschwindet. Je länger diese Verzögerung andauert, desto bösartiger ist die Krankheitsform. Denn je heftiger die Sepsis, desto träger ist die Blutzirkulation. Und bei *Ailanthus* ist dieses Phänomen besonders ausgeprägt. Der kongestionierte Zustand der Haut ist vorhanden, selbst wenn kein Ausschlag vorliegt. Es handelt sich um eine passive Kongestion der Venen. Diese Eigenschaft findet sich bei ziemlich vielen Arzneimitteln, aber insbesondere *Veratrum viride* ruft solch eine vasomotorische Lähmung hervor, dass eine Linie nach Druck auf die Haut noch lange Zeit über sichtbar bleibt. Bei all diesen septischen Beschwerden tritt ein fötider Geruch auf, der zuweilen aashaft sein kann, wie verfaultes Fleisch. Dies betrifft v. a. die bösartigen Krankheitsformen, bei denen *Ailanthus* indiziert ist.

„Rachen stark geschwollen, dunkelrot, fast purpurn verfärbt." „Diphtherie mit äußerster Entkräftung." „Rachen livide, geschwollen; Tonsillen erhaben und mit vielen dunklen Geschwüren behaftet." Der Rachen und die Mandeln sehen ödematös aus, als ob auf Druck eine Delle bestehen bleibt. Bei einigen dieser septischen Fälle, bei denen dringend eine Reaktion des Organismus nötig ist, setzt eine schrecklich stinkende Diarrhö ein; man spricht hier auch von einer kritischen Diarrhö. Bei diesen zymotischen Zuständen bestehen fast immer Schmerzen in Kopf und Genick, unabhängig davon, welchen Namen die Krankheit trägt.

„Atmung beschleunigt, unregelmäßig, schwer." „Brennen in Handflächen und Fußsohlen, sucht nach einem Platz, an dem er sie abkühlen kann." „Gefühl, als ob eine Ratte das Bein hinaufläuft." „Gefühl einer Schlange, die am Bein hochkriecht." Diese Symptome sind bei einem meiner Prüfer aufgetreten. Ailantus ist angezeigt bei schweren, adynamischen Krankheitsformen, die durch plötzliche und extreme Entkräftung charakterisiert sind, mit Erbrechen, kleinem und schnellem Puls sowie violetter Färbung der Haut. „Elektrische Stöße, vom Gehirn bis in die Extremitäten ziehend." „Fieber um 8 Uhr morgens, mit Frost, Hitze und Schweiß." Während des Frostgefühls kommt es zu Erbrechen von Nahrung und stechendem Schmerz über der Hüfte. Dem Frost gehen hirsekornartige Hautausschläge voraus, besonders im Gesicht und auf der Stirn. „Während des Frostes Hunger, Leeregefühl im Magen, unerträgliche Schmerzen im Nacken, im oberen Rücken und im Hüftgelenk." Dieser Nackenschmerz ist ein typischer Vorläufer bei bösartigen fieberhaften Erkrankungen. Er geht gewöhnlich einem heftigen, kongestiven Anfall voraus, der charakterisiert ist durch Völlegefühl und Hitze im Kopf.

In der Materia Medica wird ein hirsekornartiger Ausschlag erwähnt, der aussieht wie Masern. *Ailanthus* ist angezeigt, wenn das Scharlach- oder Masernexanthem nicht in der typischen, gleichmäßigen Anordnung herauskommt, sondern an einzelnen Stellen auftritt, in kleinen Kreisen, hier und da, und von dunkler Färbung ist. „Unregelmäßige, fleckige, livide Hautausschläge, auf Druck verschwindend und sehr langsam wiederkommend; durchsetzt mit kleinen Bläschen, schlimmer an Stirn, Kopf, Hals und Brust." „Hautausschlag, der nur für zwei Tage anhält, spärlich, mit Halsschmerz und geringem Fieber." Dieser Ausschlag ähnelt den Petechien, die wir bei typhösen Krankheitsformen sehen. Die Aufzeichnungen zu diesem Mittel bezüglich seiner Anwendung bei Scharlach zeigen, dass *Ailan-*

thus ein weitergehendes Studium Wert ist. Es sollte noch einmal geprüft werden, damit wir ein noch besseres Verständnis für seine Wirkungsweise erlangen. „Hautausschläge reichlich, bläulich verfärbt. Typhöser Scharlach." „Ausschläge entwickeln sich langsam, verbleiben livide." „Körper und Gliedmaßen bedeckt mit einem ungleichmäßigen, fleckförmig angeordneten Ausschlag von sehr livider Verfärbung." Diese Beschreibung trifft jedoch nur auf eine Form des Scharlachs zu. Bei diesen malignen Formen von Scharlach sind zuweilen Mittel wie *Sulphur* oder *Phosphorus*, *Belladonna*, *Baptisia* oder *Lachesis* nötig. Es bedarf eines langen, intensiven Studiums der Materia Medica, um in der Lage zu sein, ein Mittel vom anderen zu unterscheiden und die einzelnen Arzneimittelbilder sicher im Gedächtnis zu behalten. Es ist eine vergleichsweise einfache Angelegenheit, Arzneimittel miteinander zu vergleichen, wenn man sie zunächst einzeln studiert hat. Man kann dann viele Vergleiche anstellen, insbesondere auch am Krankenbett. Wenn Sie mit einem fundierten Wissen über die Allgemeinsymptome der Materia Medica zu einem Patienten gehen, werden Sie überrascht sein, wie viele Symptombilder Ihnen angesichts der Krankheitsanzeichen einfallen. Wenn Sie an das Bett eines Scharlachkranken kommen, sollten Sie sich nicht die Namen der Arzneimittel ins Gedächtnis rufen, die für Scharlach empfohlen werden. Lassen Sie sich vielmehr durch das Erscheinungsbild des Patienten leiten, und finden Sie diejenigen Mittel, die zum Aussehen des Patienten passen, ungeachtet dessen, ob sie bislang mit Scharlach in Verbindung gebracht wurden oder nicht. Wenn Sie das Exanthem sehen, werden Sie vielleicht denken, dass es aussieht wie ein *Aconitum*-Ausschlag, aber im Wesen von *Aconitum* sind septische Zustände so spärlich ausgeprägt, dass dieses Mittel nicht länger in Betracht gezogen werden muss. *Belladonna* passt nicht, weil der Ausschlag bei diesem Heilmittel glänzend und glatt ist, wie beim typischen Sydenham-Ausschlag.

Andererseits werden Sie sagen, dass *Pulsatilla* masernartigen Ausschlag hat und oft in Verbindung mit schleichenden, bösartigen Formen von Fiebern gebracht wird. Das *Pulsatilla*-Fieber ist jedoch nicht so bösartig wie beim typhösen Typ, können Sie *Pulsatilla* wieder vergessen. Nun denken Sie an Arzneien, die typisch sind für septische Zustände, mit Entkräftung, Verschlimmerung durch Schlaf, allgemeinem Stupor und Delirium, und beinahe augenblicklich erkennen Sie *Lachesis*, ein Hauptmittel bei derartigen Krankheitsformen. Schnell kommt sein Arzneimittelbild ins Gedächtnis. Oder nehmen wir einen anderen Fall von Scharlach, mit spärlichem Exanthem; das Kind zupft sich die Haut von Lippen und Nase, liegt blass und erschöpft im Bett, ohne nennenswerten Ausschlag; die Urinausscheidung bleibt nahezu völlig aus; fast augenblicklich denken Sie an *Arum triphyllum*. Es ist insbesondere das äußere Erscheinungsbild, das Ihnen das Heilmittel ins Gedächtnis ruft. In einem anderen Fall haben Sie all die violetten Verfärbungen, von denen ich bei *Ailanthus* gesprochen habe; das Kind verbreitet einen schrecklichen Gestank, der Hals ist stark entzündet und dem Kind kann das Wasser nicht kalt genug sein; es möchte andauernd, dass ihm kaltes Wasser den Hals hinab läuft. Hier können Sie fest auf *Phosphorus* vertrauen. Bei diesen adynamischen, schleichenden Krankheitsformen gibt es immer irgendetwas, das Sie zum Heilmittel führt. Man muss nur zuhören, genau beobachten und lange genug abwarten.

Aletris farinosa* Alet.

Sternwurzel. *Liliaceae.*

Weibliche Geschlechtsorgane

Dieses wertvolle, häufig jedoch vernachlässigte Heilmittel wurde oft bei Frauenbeschwerden eingesetzt, besonders wenn die Neigung zu Blutungen bestand. Besonders angezeigt ist es bei Uterusblutungen, unabhängig davon, ob diese durch Abort oder in Verbindung mit der Menstruation verursacht werden. Reichliche Blutung aus der Gebärmutter ist ein Charakteristikum dieser Arznei. Der Uterus ist mit Blut gefüllt, sodass er sich ausdehnt und schließlich große Klumpen abgehen, denen eine reichliche Blutung mit oder ohne schmerzhafte Kontraktionen folgt.
Reichliche Monatsblutung, gefolgt von wässrigen Sickerblutungen zwischen den Menses. Gelegentlich dehnt sich der Uterus so stark, dass es zu einer schwallartigen Blutung kommt, vermischt mit schwarzen Klumpen. Dieses Mittel ist in der kritischen Phase angezeigt, wenn diese mit Blutungen einhergeht.
Die Blutungen, die bei *Aletris* auftreten, sind hauptsächlich auf einen erschlafften oder geschwächten Zustand des Uterus zurückzuführen. Man kann sagen, dass die Schwäche der Fortpflanzungsorgane das Leitsymptom ist; es ist ein Zustand von Atonie. Schwäche der Gebärmutter mit wiederholten Aborten oder Blutungen mit Schwäche der Patientin. Zerschlagenes Gefühl in der Gegend der Ovarien, speziell rechts. Herabdrängendes Gefühl im Bereich des Uterus, als ob die Beckenorgane herauskommen würden, was sich beim Gehen stark verschlechtert.
Aletris 45 M hat eine akute Blutung bei einer Patientin geheilt, die mit großer Heftigkeit mitten in der Nacht eintrat, sodass sie davon aufgewacht ist; die Patientin war durch die Blutung dermaßen erschöpft, dass sie nicht einmal sprechen konnte. Seit vielen Jahren bestand unwillkürlicher Harnabgang beim Husten, Schlafen oder Gehen, und auch diese Beschwerden wurden vollständig von *Aletris* geheilt. Die Harninkontinenz wurde immer durch eine Erkältung ausgelöst.

Magen

Ekel vor Nahrung; Übelkeit; hartnäckige Verdauungsstörung.
Die Patientin hat ein blasses, kränklich, bleichsüchtiges Gesicht, möchte den ganzen Tag liegen und nichts anderes tun, als sich ausruhen. Solche entkräfteten Patientinnen leiden, wenn sie schwanger werden, unter Erbrechen und Koliken; der Magen scheint sich in demselben schwachen Zustand zu befinden wie auch die Fortpflanzungsorgane.
Hartnäckigste Obstipation.
Vor der Entdeckung dieser Arznei war *Kreosotum* das Hauptmittel bei reichlich, schaumigem Aufstoßen mit Erbrechen; *Aletris* muss nun bei Schwangerschaftserbrechen an die Stelle von *Kreosotum* rücken, vorausgesetzt, die Symptome passen.
Heftige Schmerzen in Rektum und After treten auf. Stuhl sehr groß und hart, sehr schwer herauszubringen. Schmerzhafte Obstipation.

Allium cepa All-c.

Rote Zwiebel. *Liliaceae.*

Allgemeines

Allium cepa wird hauptsächlich bei „Erkältungen“ angewendet. Diese „Erkältungen“ laufen in verschiedenen Phasen ab, nämlich zuerst in der Nase, dann im Rachen, im Kehlkopf und schließlich in den Bronchien. Sowohl der Zustand des Patienten als auch sämtliche Phasen seiner „Erkältung“ – sein Schnupfen, seine Laryngitis und sein Husten – verschlechtern sich durch Wärme und den Aufenthalt in warmen Räumen. Eine Ausnahme bildet das Kitzeln im Kehlkopf, welches gelegentlich durch Einatmen kalter Luft verschlimmert wird. Auf diese Weise wird manchmal auch der Husten durch kalte Luft ausgelöst, aber dem Patienten selbst geht es in kalter Luft besser und er ist empfindlich gegen Hitze. Die meisten Symptome verschlimmern sich am Abend, u. a. die Symptome des Schnupfens oder der „Erkältung“, aber auch die Allgemeinsymptome. Somit haben wir die beiden auffälligsten allgemeinen Merkmale von *Allium cepa*, nämlich die Verschlimmerung durch Wärme und am Abend.
Es verwundert kaum, dass alte Hausmütterchen bei Ohrenschmerzen früher Zwiebelwickel an das Ohr angelegt haben, oder aber bei Halsschmerzen entsprechend an den Hals, denn die Zwiebel ist in jeder Klimaregion sehr häufig bei den Folgen von Kälte angezeigt. Feuchtkalte und schneidende Winde rufen unabhängig von der Klimazone am häufigsten *Allium cepa*-Beschwerden hervor – Schnupfen, Erkältungen, Influenza oder wie auch immer wir die Krankheit nennen mögen; üblicherweise kommt es zu dabei kongestivem Kopfschmerz. Rohheit in der Nase und starker, stets blander Tränenfluss; reichlich wässrige, stets wund machende Absonderungen aus der Nase. Rauheit im Kehlkopf und Rachen, die sich bis in die Brust ausweitet. Die Wundheit in der Nase geht innerhalb von 24 Stunden auf den Kehlkopf über. Husten ausgelöst durch Kitzeln im Kehlkopf, schlimmer nachts beim Liegen in einem warmen Zimmer. Ohnehin kommt es abends beim Zubettgehen bei *Allium cepa* zur größten Verschlimmerung. Patienten haben mir den Schmerz im Kehlkopf so beschrieben, als würde jemand bei jedem Hustenstoß einen Haken, der tief in den Hals hineinreicht, nach oben ziehen. Reißen im Kehlkopf bei jedem Hustenstoß. Häufiges Niesen, Wundheit aller Schleimhäute und dieser zerreißende Husten, all diese Symptome verschlimmern sich im warmen Zimmer und am Abend; es ist erstaunlich, wie schnell die Zwiebel der „Erkältung” Einhalt gebietet.

Nase

Kommen wir nun zu den Besonderheiten des Schnupfens. Eines der ersten Symptome ist das Niesen, welches mit ansteigender Häufigkeit auftritt. Wässriges Sekret tropft stetig von der Nase, brennt wie Feuer und macht die Oberlippe und Nasenflügel wund, bis diese roh und gerötet sind. Nehmen Sie zur Kenntnis, dass die Absonderungen aus der Nase stets wund machend, aus den Augen hingegen mild sind. Vergessen Sie dies nicht, denn wenn wir zum Studium von *Euphrasia* kommen, werden wir das genaue Gegenteil vorfinden. Die Absonderungen der Nase sind bei *Euphrasia* genauso wässrig und der Tränenfluss ebenso

reichlich wie bei *Allium cepa*, aber die Tränen sind scharf und der Schnupfen ist mild. Die Nasenabsonderungen von *Allium cepa* zerfressen geradezu das feine Haar von der Oberlippe. Es besteht außerdem ein starker Blutandrang, so dass der Patient ein Gefühl von Völle in der Nase verspürt, begleitet von Klopfen, Brennen und manchmal auch Nasenbluten. Schmerzen quer durch den Kiefer. Gesichtsschmerz, der in den Kopf ausstrahlt. Dumpfe Schmerzen in der Stirn und im Hinterkopf. Sehr starke Kopfschmerzen, mit Lichtempfindlichkeit der Augen. Reißende, berstende, klopfende Kopfschmerzen.
Es gibt noch eine weitere Besonderheit des *Allium cepa*-Schnupfens: er beginnt auf der linken Seite und geht dann auf die rechte Seite über. Warum dies so ist, vermag ich nicht zu sagen, aber so läuft es für gewöhnlich ab. Verstopfung des linken Nasenlochs, mit wässrigem, scharfem Sekret – innerhalb von vierundzwanzig Stunden wird die rechte Seite befallen. „Reichliche Absonderungen aus der Nase. Erkältungen durch feuchte Nordostwinde." Damit sind natürlich allgemein feuchtkalte Winde gemeint, die in verschiedenen Regionen ja aus unterschiedlichen Richtungen wehen. Fließschnupfen mit Kopfschmerz, Tränenfluss, Appetitverlust, Husten und Zittern der Hände, schlimmer abends und im Haus, besser an der frischen Luft. „Jedes Jahr im August, morgendlicher Schnupfen, begleitet von heftigem Niesen; große Empfindlichkeit gegen den Geruch von Blumen und die Haut von Pfirsichen." Dies ist der Arten von Heuschnupfen, die von *Allium cepa* geheilt werden. Es beseitigt den Heuschnupfenanfall innerhalb weniger Tage, wenn die Symptome passen. Vielleicht ist ihnen ja bekannt, dass die wahre Natur dieser Erkrankung im Allgemeinen nicht richtig verstanden wird. Es handelt sich dabei lediglich um den Ausbruch einer chronischen Krankheit, d.h. um eine Manifestation der Psora. Und diese kann nur durch eine antipsorische Behandlung ausgemerzt werden. Ich habe oft miterlebt, wie Heuschnupfen eine Saison lang durch ein kurz wirkendes Mittel zum Stillstand gebracht wurde, nur um in der darauf folgenden auf die gleiche Weise wieder auszubrechen, und vielleicht ist dann ein anderes Mittel angezeigt. Sobald der Heuschnupfen unterbunden wurde, müssen Sie mit der konstitutionellen Behandlung beginnen. Wenn Sie sich darauf verstehen, Symptome aufzuspüren, werden Sie einige finden, die sich gänzlich von denen des akuten Anfalls unterscheiden. Während des Heuschnupfens treten diese Symptome nicht auf. Deshalb ist eine schwierige Angelegenheit, das Konstitutionsmittel zu finden, solange die Erkrankung auf ihrem Höhepunkt ist. Die Pollenallergie ähnelt einer akuten Krankheit, ist aber in Wirklichkeit eine Manifestation der Psora, genau wie jede andere Erscheinung der Psora, beispielsweise Ausschläge, Husten, etc. Die Nase bringt in einer Saison vielleicht nur eine bestimmte Phase der chronischen Krankheit zum Ausdruck, für welche dann z. B. *Allium cepa* passt.
Ich erinnere mich daran, dass ich *Allium cepa* einmal einem weit entfernt lebenden Patienten verschrieben habe. Er lebte nahe einer homöopathischen Apotheke, und ich bat daher den Apotheker schriftlich, ihm *Allium cepa* zu senden, was er auch tat. Der Patient bewahrte das Fläschchen auf und nahm das Mittel in der darauf folgenden Saison ein, aber es half nicht. Es kommt sehr häufig vor, dass dieser Fall eintritt, selbst wenn die Symptome zu passen scheinen. Bei einer psorischen Disposition ist ein kurz wirkendes Mittel unzureichend und wirkt

unter Umständen nur einen Tag; dann muss jene tief wirkende Arznei verabreicht werden, die sowohl dem Patienten in seiner Gesamtheit als auch dem Heuschnupfen entspricht und all die anderen Symptome abdeckt. Die beste Zeit für die Behandlung eines Heuschnupfens ist zwischen dem Abklingen der akuten Beschwerden und dem Wiedereinsetzen in der nächsten Saison. Er wird dann in stark veränderter Form erscheinen, die Symptome werden gänzlich anders sein als die bisherigen und werden ein völlig anderes Heilmittel verlangen. Dies wird dann der Fall sein, wenn das Konstitutionsmittel korrekt ausgewählt wurde.

Ohren

Den *Allium cepa*-Schnupfen ist gemein, dass sich die Entzündungen schnell in die Ohren sowie in Rachen und Kehlkopf ausbreiten. Früher legten die Mütter ihren Babys, die Ohrenschmerzen hatten, Zwiebelscheiben an die Ohren. Dies ist nicht weiter überraschend, wenn wir all die Schmerzen und Qualen in jenem Bereich betrachten, die zu diesem Mittel gehören. Reißende Schmerzen vom Rachen zur Eustachischen Röhre. Heftige Ohrenschmerzen, bis hin zu eitrigen Ohrenabsonderungen. Klingeln in den Ohren. Stiche von der Stirn zum Ohr. Schmerz von tief innen im Kopf zum Ohr, wie dicke Fäden. Stechende, reißende Ohrenschmerzen, bei Keuchhusten, Schnupfen oder Laryngitis. In jedem Haushalt, in dem sich eine Hausapotheke mit homöopathischen Mitteln befindet, ist *Pulsatilla* das Standardmittel für Ohrenschmerzen, und es ist wahr, dass in solchen Fällen nur gelegentlich nach einem Doktor geschickt werden muss. *Pulsatilla* hat eine solch starke Affinität zum Ohr, dass es bei fast allen empfindlichen Kindern, die erbärmlich weinen, die Ohrenschmerzen heilt. Diejenigen jedoch, die zänkisch sind und denen man nichts recht machen kann, die Dinge wegwerfen, um die sie zuvor gebeten haben, und die dem Kindermädchen ins Gesicht schlagen, benötigen *Chamomilla*. Mit *Pulsatilla*, *Chamomilla* und *Allium cepa* kann man die große Mehrzahl an Ohrenschmerzen bei Kindern heilen.

Augen

Kommen wir nun zu den Augensymptomen, die die *Allium cepa*-Erkältungen begleiten. Merken Sie sich, dass die Augenabsonderungen mild sind. Trotz des Brennens in den Augen sind die Tränen, die die Wange herunter laufen, nicht wund machend. Reichlich, milder Tränenfluss. Tränenfluss am Abend im warmen Zimmer.

Abdomen

Wir alle wissen, welch blähendes Gemüse die Zwiebel ist, und diese Eigenschaft macht sie zu einer wunderbaren Medizin für Babys mit Koliken. Das kleine Kerlchen muss sich aufgrund der schneidenden, zerreißenden Schmerzen zusammenkrümmen. Es schreit vor heftigen schneidenden Schmerzen im Unterleib. „Stechende Schmerzen im Abdomen." „Kolikartige Schmerzen beginnen in der Leberregion und breiten sich über den ganzen Unterbauch aus, schlimmer um den Nabel herum; schlimmer beim Sitzen." Blähungskolik. *Allium cepa* ist ein wundervolles Mittel gegen Keuchhusten und wenn es angezeigt ist, wird das Kind oftmals zur selben Zeit auch unter Magenverstimmung, Erbrechen oder

Blähungen leiden, mit Abgang von viel übel riechenden Winden, und es wird sich aufgrund von kolikartigen Bauchschmerzen krümmen. Darüber hinaus ist *Allium cepa* das Heilmittel bei Beschwerden mit eingerissenem, empfindlichem und blutendem After bei Kleinkindern.

Atemwege und Husten

Akute Stimmbeschwerden; katarrhalische Heiserkeit; reichlicher Auswurf von Schleim aus dem Kehlkopf. Heftige Kehlkopfentzündung, die sehr plötzlich zusammen mit dem bereits erwähnten Husten und dem Reißen im Kehlkopf einsetzt. Manche Patienten beschreiben es als das Gefühl, es wäre im Kehlkopf etwas losgerissen. Diejenigen, die es genauer beschreiben, werden sagen, es fühle sich an, als würde bei jedem Hustenstoß ein Haken durch den Kehlkopf herauf gezerrt. Kitzeln im Kehlkopf mit Heiserkeit. Beim Keuchhusten besteht dieselbe Schmerzhaftigkeit im Kehlkopf. Das Kind zittert und bebt, und man kann ihm ansehen, wie sehr es sich aufgrund der reißenden Schmerzen im Kehlkopf zu husten fürchtet. Husten und Schweratmigkeit durch Einatmen kalter Luft, obwohl auch ein warmer Luftzug das Kitzeln so sehr verstärkt, dass der Patienten mit Sicherheit bald davon husten muss. Somit verschlimmert sich der Husten also sowohl in kalter Luft als auch in einem warmen Zimmer. Erkältungen wandern zuweilen hinab in die Bronchien, begleitet von Fieber und schnellem Puls. Wenn dabei das Kitzeln im Kehlkopf vorhanden ist, der Hustenreiz durch kalte Luft ausgelöst wird, der Husten sich warmen Zimmer und gegen Abend verschlimmert, und reißende Schmerzen im Kehlkopf auftreten, dann wird *Allium cepa* den Fall heilen. Der Husten ist krampfartig und ähnelt Krupphusten oder Keuchhusten. *Allium cepa* hat einen guten Ruf bei kruppartigem Husten. Die Frauen haben früher Zwiebelscheiben an den Hals des an Krupphusten erkrankten Kindes gebunden, und zweifelsohne war dies draußen in den entlegenen Waldgebieten, wo es keine ärztliche Versorgung gab, bei weitem besser als die Behandlung der herkömmlichen Schulmedizin.
Hier ist eine recht gute Beschreibung aus den *Leitsymptomen*: „Heiserer, rauer, rasselnder, krampfartiger Husten, ausgelöst durch ständiges Kitzeln im Kehlkopf; der Husten ruft einen wunden, zerreißenden Schmerz im Kehlkopf hervor, so heftig und schmerzhaft, dass er den Patienten zwingt, sich zusammenzukauern und alles zu versuchen, um das Husten zu unterdrücken." „Heftiger, vom Kehlkopf ausgehender Husten, der den Patienten dazu veranlasst, sich an den Kehlkopf zu fassen; Der Kehlkopf fühlt sich an, als würde er durch den Husten zerrissen." Das Kind greift sich an den Kehlkopf und umklammert ihn. Dies ist ein völlig anderer Zustand als bei *Aconitum*, bei dem das Kind, nachdem es einem kalten, trocknen Wind ausgesetzt war, vor Mitternacht mit heiserem, bellenden Husten aufwacht, und sich an den Kehlkopf greift. Deswegen kann *Aconitum* niemals *Allium cepa* ersetzen.

Extremitäten

Eine andere Erkrankung, über die dieses Heilmittel wunderbare Macht besitzt, ist die traumatisch bedingte Neuritis, wie sie bei Amputationsstümpfen auftritt. Die Schmerzen sind nahezu unerträglich und rauben dem Patienten schnell die letzten Kräfte.

Aloe socotrina

Aloe

Aloe ferox. *Liliaceae.*

Allgemeines

Ähnlich wie bei *Aesculus* kommt es auch bei *Aloe* zu einer charakteristischen venösen Stauung, die eine Art von Steifheit und Völle im ganzen Körper verursacht. Am deutlichsten zeigt sich die Störung dabei im Pfortadersystem, einhergehend mit starkem Vollheitsgefühl in der Lebergegend, im Abdomen, Rektum und Intestinum. Gleichzeitig besteht eine Neigung zu Hämorrhoiden. Der *Aloe*-Patient leidet unter Bauchschmerzen, die Stuhldrang verursachen, ähnlich wie bei *Nux vomica*; schneidende, krampfartige Schmerzen um den Nabel herum. Schmerzen in der Nabelgegend, die sich zum Rektum hinunter erstrecken, von messerartig schneidendem Charakter. Dysenterie und Diarrhö. Bei den *Aloe*-Durchfällen kommt es zu einer schwallartigen Entleerung von dünnen, gelben, übel riechenden Stühlen, die wie Feuer brennen und den After wund machen. Der Patient kann den Stuhl nur mit Mühe zurückhalten und muss sich immer auf den Schließmuskel konzentrieren; sobald er an etwas anderes denkt, entweicht ihm der Stuhl. Auch beim geringsten Blähungsabgang drängt gleichzeitig Stuhl mit heraus. Bei der *Aloe*-Diarrhö ist das Abdomen durch Blähungen aufgetrieben, was ein Gefühl von Völle und Anspannung sowie häufigen Stuhldrang verursacht. Kleinkinder, die gerade erst das Laufen gelernt haben, verlieren überall auf dem Teppich unfreiwillig kleine gelbe Kleckse von Schleim und Kot. Die Mütter bestrafen die Kleinen zuweilen dafür, was jedoch unsinnig ist, denn der Stuhl geht unfreiwillig ab – sie können ihn nicht bei sich behalten. Es handelt sich um einen Mangel an Kontrolle über den Schließmuskel. Dieser Zustand ist nicht ausschließlich auf die Diarrhö beschränkt, denn manchmal verlieren die Kinder auch unbewusst kleine, harte Kotbrocken, die aussehen wie Murmeln. Sie bemerken es dabei überhaupt nicht. Bei *Aloe*-Patienten kommt es auch zur Erschlaffung des Rektums mit Vorfall des Afters und blutenden Hämorrhoiden. Jeder Bissen Nahrung und jeder Schluck Wasser ruft Stuhldrang hervor. Diarrhö nach Genuss von Austern außerhalb der Saison. Man mag in solchen Fällen geneigt sein, *Lycopodium* zu geben, weil dieses Mittel in den Lehrbüchern das Symptom „Vergiftung durch Austern" steht. Ich weiß nicht, ob es gerechtfertigt wäre zu sagen, dass Austernvergiftungen während der Saison *Lycopodium* indizieren, außerhalb der Saison hingegen *Aloe*. Bei heißem Wetter und während der Laichzeit jedoch kann es zu heftigen Vergiftungserscheinungen durch den Genuss von Austern kommen, die sonst zu keiner anderen Zeit auftreten. Viele Menschen leiden, nachdem sie Austern verzehrt haben, an Übelkeit, bekommen Blähungen, enormen Durchfall und erbrechen mehrere Tage lang alles, was sie zu sich nehmen. Wenn diese Symptomgruppe auftritt, wird *Lycopodium* heilen und gleichzeitig die Neigung beseitigen, von Austern krank zu werden. Aber wenn ein Patient unter choleraähnlichen Beschwerden durch Austernverzehr in der heißen Jahreszeit leidet, dann ist *Aloe* das passende Heilmittel.

Aloe ist nicht sehr ausgiebig geprüft, weshalb ich zuerst die Beschwerden erwähnt habe, bei denen es klinisch eingesetzt wird. Bezüglich der venösen Affektionen ist es enger verwandt mit *Sulfur* als mit irgendeinem anderen Heilmittel. Wenn Sie

Kalium bichromicum, Sulfur und *Aloe* vergleichend studieren, werden Sie über die starke Beziehung dieser Mittel zum Magen-Darm-Trakt erstaunt sein.

Geist und Gemüt

Unter den wenigen Gemütssymptomen finden wir folgendes: „War überzeugt, in einer Woche sterben zu müssen." „Das Leben ist ihm eine einzige Last." „Abgeneigt, sich zu bewegen." Es wurden sehr wenig Gemütssymptome hervorgebracht, anhand derer wir *Aloe* von anderen Mitteln unterscheiden könnten; und die wenigen, die wir haben, treffen auch auf viele andere Mittel zu. Der *Aloe*-Patient ist äußerst leicht erregbar, wenn er von Schmerzen geplagt wird, und die Schmerzen treten bei *Aloe* im Allgemeinen im Abdomen auf. Kolikartige, durch Blähungen hervorgerufene Schmerzen im Abdomen, treiben ihn zur Verzweifelung. Während der Schmerzanfälle ist der Patient extrem reizbar und erregt. Ein kleines, aber auffälliges Symptom ist „Hass auf Menschen, weist jeden zurück."

Kopf und Schwindel

Beim Blutandrang zum Kopf, der im Zusammenhang mit den Darmbeschwerden auftritt, handelt es sich um eine Art venöse Stauung, wie sie auch im Pfortadersystem vorkommt. „Kopfschmerz quer über die Stirn." „Kopfschmerzen schlimmer durch Hitze, besser durch kalte Anwendungen." Die Verschlimmerung durch Hitze und Linderung durch Kälte zieht sich durch das gesamte Arzneimittelbild von *Aloe*. Der Patient möchte sich in einem kühlen Raum aufhalten, es ist ihm heiß, sein Gesicht ist gerötet; die Haut ist oft heiß und trocken und der Patient möchte nachts im Bett abgedeckt sein. Brennen der Extremitäten; heiße Hände und kalte Füße abwechselnd mit kalten Händen und heißen Füßen. Der Kopf fühlt sich heiß an und der Patient möchte kühle Umschläge. Dieser Zustand wird nicht von innerem Fieber verursacht, es ist eine Hitze der Körperoberfläche. An der Oberfläche verspürt der Patient ein Gefühl von Hitze, Kongestion und Völle. Völle und Anschwellung der Venen überall im Körper. Für gewöhnlich kommt es bei *Aloe* zu Blutungen; venöse Sickerblutungen aus der Nase, dem Darm, der Blase; Bluten im Allgemeinen. Die Venen werden varikös und die Haut ist heiß. Häufig tritt ein Hitzegefühl an den Körperöffnungen auf; Augen, Mund und Rachen sind heiß und brennen. Es besteht ein Gefühl von Trockenheit, Brennen und Wundheit am After.

Abdomen

Im Kapitel „Essen und Trinken" wird folgendes Symptom aufgeführt: „Kollern im Abdomen bald nach dem Abendessen." Selbst wenn keine Diarrhö vorhanden ist kommt es zu kolikartigen Schmerzen in den Därmen vom Essen und Trinken – sogar bei Obstipation.

Aloe ist nützlich bei Beschwerden alter Biertrinker, insbesondere für Diarrhö ausgelöst durch Bier. Wenn jemand jedes Mal nach dem Biertrinken unter Durchfall zu leiden hat, wird *Aloe* zumeist mit den Symptomen übereinstimmen; manchmal ist jedoch auch *Kalium bichromicum* das passende Mittel, denn diese beiden Arzneien sind sich hinsichtlich der Magen-Darm-Symptome sehr

ähnlich. „Aufstoßen mit Magendrücken." Bluterbrechen und Darmblutungen sind weitere Beispiele für die Tendenz zu kapillärer und venöser Stauung.
Es treten vielerlei Schmerzen in der Lebergegend auf, dergleichen auch Brennen und Hitze usw. Insbesondere im rechten Hypochondrium kommt es zu Auftreibung und Völle. *Aloe* kann in erster Linie sogar als „Lebermittel" bezeichnet werden. Seine Wirkung ist jedoch nicht so tief wie bei *Sulphur*. Sie werden oft feststellen, dass *Aloe* als ein Palliativum in Fällen wirkt, die anschließend *Sulphur, Sulphuricum acidum, Kalium bichromicum* oder *Sepia* als Folgemittel benötigen, Arzneien also, die gut auf *Aloe* folgen und seine Wirkung ergänzen bzw. abschließen. Bei Leberbeschwerden, die mit großer Völle, Auftreibung, stechenden Schmerzen in der Lebergegend und trockener, heißer, brennender Haut ohne Anstieg der Körpertemperatur einhergehen, ist *Aloe* ein gutes Mittel für den Beginn der Behandlung. Bei *Aloe* kann auch geringes Fieber auftreten, aber dieses Gefühl von Hitze und Trockenheit der Haut wird, wie gesagt, nicht durch Fieber hervorgerufen, und es betrifft typischerweise psorische Patienten. Die Arzneimittelprüfung ist nicht ausreichend genug, um zu erkennen, in welchem Ausmaß *Aloe* auch Hautausschläge hervorrufen kann; wenn solche jedoch nachgewiesen werden könnten, so würde dies *Aloe* in die Gruppe der Antipsorika einreihen. Es ist kein so tief und lang wirkendes Konstitutionsmittel wie *Sulphur*, aber seine Wirkungsdauer ist auch nicht so kurz wie bei *Aconitum* oder *Belladonna*. Die Beschwerden beginnen mit mäßiger Geschwindigkeit, und man kann diesbezüglich Parallelen zu *Bryonia* ziehen, welches auch nicht so tief auf den Organismus einwirkt wie *Sulphur*.
Die vielleicht auffälligsten Merkmale, die den Zustand des Abdomens betreffen, sind die Völle, Auftreibung und das Rumoren. Der Patient hat das Gefühl, als würde der Bauch platzen, und das Rumoren ist so stark, dass es von jedermann im Zimmer gehört werden kann. Es ist ein andauerndes Glucksen. Bei der Stuhlentleerung kommt es zu Geräuschen, die sich anhören, als ob Wasser aus einem Spundloch hervorgluckert. In früheren Beschreibungen wird dies als ein „Hervorsprudeln" bezeichnet, denn der Stuhl wird unter Abgang von vielen Darmwinden entleert, was zu gurgelnden und sprudelnden Geräuschen führt. Der Patient hat das Gefühl, als wäre sein Bauch aufgetriebener denn je, obwohl reichlich Blähungen abgegangen sind; es verschafft ihm keine Linderung. Der Schmerz wird besonders quer über dem Abdomen gespürt, über den Hüften. Starke Auftreibung, als ob das Abdomen platzen würde, insbesondere im Colon transversum, aber auch im Colon ascendens und descendens; mit Schmerz, Gluckern, Rumoren, Schwere, und Drücken von innen nach außen. „Winden und Kneifen im Oberbauch, um den Nabel herum, sodass er zusammengekrümmt sitzen muss, was lindert." „Schwächegefühl im Abdomen, als ob Diarrhö einsetzen wolle." Dieses Schwächegefühl ist zuweilen so ausgeprägt, dass der Patient gezwungen ist, wegen der Diarrhö das Bett zu hüten. Sie können den Zustand leicht mit *Podophyllum* verwechseln, so groß ist die Erschöpfung. *Podophyllum* hat starke Auftreibung des Abdomens, gewaltige, schwallartige Stuhlentleerungen, viel Flatulenz sowie starkes Rumoren in den Därmen; die Beschwerden beginnen typischerweise um 4 Uhr morgens. Allerdings besteht auch eine Ähnlichkeit zwischen *Aloe* und *Sulphur*, indem es den Patienten am

frühen Morgen mit Diarrhö aus dem Bett treibt und der Patient gelegentlich seine Füße unter der Bettdecke hervorstreckt, um sie abzukühlen; die Fußsohlen brennen und er entblößt sie. Bauchkneifen, Schwächegefühl im Abdomen. „Schmerzhaftigkeit im gesamten Abdomen, besonders in den Seiten und entlang beider Seiten des Nabels." Das Abdomen ist so empfindlich, dass der Patient keine bequeme Stellung finden kann. „Dumpfer Schmerz im Unterleib, wie durch eine Erkältung, morgens und abends wiederholt auftretend."

Weibliche Geschlechtsorgane

Hier nun die Symptome des Unterleibs, die sich auf Frauenbeschwerden und nicht auf die Diarrhö beziehen. „Gefühl, als sei ein Pflock zwischen Schambeinsymphyse und Steißbein eingeklemmt." „Wehenartige Schmerzen in den Leisten und im unteren Rücken, schlimmer beim Stehen." *Aloe* hat Gebärmuttervorfall geheilt, der durch langes Stehen entstanden ist, wenn außerdem Vollheit in den Beckenorganen, Hitze der Körperoberfläche, Neigung zu morgendlicher Diarrhö, Herabdrängen des Uterus und das bereits beschriebene Pflockgefühl vorhanden war. Dieses Pflockgefühl wird durch das nach außen Drücken der Gebärmutter verursacht. Gefühl, als ob alle Beckenorgane zur Scheide wie durch einen Trichter herausgedrückt werden.

Rektum und Stuhl

„Stuhldrang, wobei nur heißer Flatus abgeht, was zu einer Linderung führt, aber der Drang kehrt bald zurück." Das Hauptmerkmal ist, dass es den Patienten zur Toilette treibt, dann aber nur Winde abgehen. *Aloe* ist auch bei alten, chronischen Fällen mit solchen Beschwerden wertvoll: bei Patienten, die unter Verstopfung leiden und viele Tage keinen Stuhlgang haben, bei denen aber hin und wieder oder mehrmals am Tag Stuhldrang einsetzt, wobei dann jedoch nur etwas Wind abgeht. Auch *Natrium sulphuricum* ist sehr häufig bei solchen Zuständen angezeigt. „Klumpiger, wässriger Stuhl." Dies ist ein ausgeprägtes Merkmal von *Aloe.* Harte Klumpen vermischt mit wässrigem Stuhl oder sehr flüssigem Kot; kleine, harte Klumpen, die wie Murmeln oder Schafskot aussehen. Während der Obstipation ist der Stuhl klumpig, wie Murmeln. Manchmal verbleiben diese kleinen Kugeln für lange Zeit im Rektum, ohne jeglichen Stuhldrang auszulösen; schließlich entweichen sie unbewusst und der Patient findet sie in seiner Unterwäsche wieder. Vollständige Empfindungslosigkeit im After; Anästhesie; der Patient spürt das Austreten des Stuhls nicht.
Viele *Aloe*-Beschwerden sind von ruhrartigem Charakter, mit stark entzündlichen Zuständen des Rektums und des unteren Kolons; blutige Absonderungen und gelber, geleeartiger Schleim. Manchmal scheidet der *Aloe*-Patient nur riesige Mengen dieses katarrhalischen, gallertartigen Schleims aus. Vergessen Sie *Aloe* auch nicht bei Hämorrhoiden, die wie ein Bündel Trauben hervortreten. „Jukken und Brennen im Anus, verhindert den Schlaf." Der Juckreiz ist so heftig, dass der Patient mit dem Finger im After bohren muss und nicht davon ablassen kann; es treibt ihn beinahe zum Wahnsinn. Einzig kalte Anwendungen bringen ihm Linderung. Eine typisches Eigenart von *Aloe* ist, dass das Brennen durch die Anwendung von Salben zunimmt. Nach einer Salbeneinreibung kommt es

auf der Haut um Ulzerationen herum zu einer Verschlimmerung des Brennens. Auch der *Sulphur*-Patient kann keine Salbenanwendungen vertragen; sie sind Gift für ihn und er bekommt davon Ausschläge.

Anmerkung Exkurs

Wo auch immer eine Schleimhautentzündung vorliegt, bilden sich dicke, gallertartige Schleimablagerungen. Wenn irgendwo ein Geschwür, eine Aphthe oder eine oberflächliche Entzündung entsteht, können dort zuweilen gallertartige Schleimbeläge, die beinahe so dick sind wie Leder, ablöst werden. Manchmal tritt dieser Zustand im unteren Teil des Rektums auf, und der Patient sagt, dass seine klumpigen Stühle aussehen, als wären sie in Gelee eingebacken. Die klumpigen Stühle bei *Graphites* sehen dagegen aus, als wären sie in geronnenes Eiweiß eingebettet. Manchmal scheidet der *Aloe*-Patient vor dem eigentlichen Stuhlgang eine Tasse voll dicken, gallertartigen Schleim aus, der sich im unteren Teil des Rektums abgelagert hatte. Und so hat *Aloe* einen Fall von rektaler Striktur geheilt, bei dem es aufgrund dieses Symptoms indiziert war. Aufgrund der Verengung konnte kaum Fäzes in den After gelangen, aber das Rektum füllte sich drei oder viermal am Tag und es kam zu Stuhldrang, wobei große Mengen gallertartigen Schleims ausgeschieden wurden. Die Fäzes, die durch den verengten After gezwängt wurden, waren kaum dicker als ein Pfeifenrohr. Es wurde behauptet, dass unsere Arzneimittel nicht in der Lage seien, Strikturen zu heilen, doch gelegentlich tun sie das. Wenn sie einen Patienten hiervon heilen können, dann ist es großartig, wie die Natur sich sämtlicher entzündeter Gewebe annimmt und sich das Darmlumen wieder normalisiert. Dieses Phänomen konnte schon oft bei Strikturen der Harnröhre und des Rektums beobachtet werden.

Alumen **Alumn.**

Aluminiumkaliumsulfat, Alaun.

Allgemeines

Diese Medizin scheint, ähnlich wie auch *Alumina*, eine ganz besondere Art von *paralytischer Schwäche* sämtlicher Muskeln im Körper hervorzurufen, einen mangelnden Tonus der Muskulatur. Die Glieder sind schwach. Besonders deutlich tritt diese Schwäche aber im Rektum und in der Blase zutage. Der Stuhl staut sich aufgrund der nachlassenden Austreibungskraft des Rektums und des Kolons, und auch die austreibende Funktion der Blase ist herabgesetzt, weshalb der Harn nur unter großen Schwierigkeiten entleert werden kann. Nach dem Harnabgang ist die Blase noch immer halb gefüllt. Der Harnfluss kommt nur langsam in Gang, und wenn der Patient sich zum Urinieren hinstellt, fällt der Urin wie bei *Hepar sulphuris* senkrecht hinab. Dies lässt die Trägheit der Blasenmuskulatur erkennen. Der paralytische Zustand erstreckt sich ebenfalls auf die Venen, wo es zur vasomotorischen Lähmung kommt.
Ein weiteres auffallendes Merkmal, das sich durch das Mittelbild von *Alumen* zieht, ist die *Tendenz zu Indurationen*, und zwar überall dort, wo sich oberflächliche Entzündungen gebildet haben. Alle Arzneien, denen diese Neigung zu

Indurationen eigen ist, haben einen mehr oder weniger starken Bezug zu kanzerösen Affektionen, denn die Tendenz zu Verhärtungen ist wohl die natürlichste Eigenart bei Krebserkrankungen. Geschwüre finden sich ebenfalls häufig bei *Alumen*, und auch hier kommt es zu Verhärtungen; es bilden sich Geschwüre mit verhärteter Basis. An schwach durchbluteten Stellen können an der Haut auch kleine Schuppen auftreten, beispielsweise über Knorpelgewebe; und dort bildet sich schließlich eine große, dicke, verhärtete Kruste. Unter dieser verhärteten Schicht kommt es zur Infiltration und die Kruste löst sich immer wieder ab. Wegen des schlechten Zustandes des Gewebes aufgrund der vasomotorischen Paralyse heilt die Stelle nicht ab. Ganz ähnlich ist es beim Epitheliom, und dieses Heilmittel besitzt einige Eigenschaften, die eine Ähnlichkeit zu Epitheliom und anderen kanzerösen Erkrankungen vorweisen. Was sonst ist der Szirrhus, als eine besondere Form von Verhärtung? Wenn die Lebensenergie des Organismus derart geschwächt ist, dass sich nur langsam neues Gewebe bildet, dass sich die Gewebe entzünden und beim geringsten Reiz verhärten, können wir erkennen, dass es sich um eine Konstitution handelt, die zu tief sitzenden Erkrankungen wie Schwindsucht, Nephritis, Diabetes, Krebs usw. prädisponiert. Wir befinden uns hier an der Grenze zu einer bösartigen Krankheit, die jederzeit ausbrechen kann. *Alumen* bringt den Organismus in einem solchen Ausmaß durcheinander, dass das neu gebildete Gewebe in einem schlechten Zustand ist, und manch eine Verhärtung wird sich letztendlich zu einem Krebs entwickeln. *Alumen* ist ein lang wirkendes, antipsorisches Heilmittel.

Des Weiteren besteht bei diesem Mittel die Neigung zur Verhärtung des Gebärmutterhalses und der Brustdrüsen. Drüsen und Lymphknoten entzünden sich allmählich, was aber nicht mit der sonst üblichen Kongestion und Verhärtung endet, sondern sie werden steinhart. Diese Verhärtungen können an den verschiedensten Drüsen auftreten, besonders sind jedoch die Tonsillen betroffen. *Alumen* ist das Heilmittel für Patienten mit Erkältungsneigungen, bei denen sich die Erkältungen stets im Rachen festsetzen und bei denen besonders die Tonsillen betroffen sind und verhärten. Das Mittel passt auf den gesamten Krankheitsprozess, einschließlich der Verhärtung und Infiltration, und es heilt diese Fälle entsprechend dem Ähnlichkeitsgesetz – sofern die Symptome übereinstimmen. Es heilt Kleinkinder, die mit enorm vergrößerten und stark verhärteten Tonsillen aufwachsen und bei denen sich jede Erkältung im Hals niederschlägt. *Alumen* ist diesbezüglich mit *Barium carbonicum* verwandt, welches dieselbe Tendenz hat. Bei dem einen Patienten stellen Sie nach ausführlicher Untersuchung vielleicht eine *Barium carbonicum*-Konstitution fest, bei einem anderen Patienten sieht es nach *Alumen* aus; bei wieder einem anderen entdecken Sie *Sulphur*, *Calcium carbonicum*, *Calcium iodatum* oder andere Heilmittel, welche ebenfalls die oben angeführten Zustände hervorbringen können. Wenn Sie Symptome finden können, die den konstitutionellen Zustand deutlich machen, haben wir keine Probleme. Wenn die Symptome gut aufgenommen sind, ist der Fall so gut wie geheilt; dann ist es einfach, das passende Heilmittel zu finden.

Das Mittelbild von *Alumen* ist unvollständig, da das Mittel nur teilweise geprüft wurde. Normalerweise gehe ich gar nicht erst auf unvollständig geprüfte Mittel ein, aber wenn sie eine solch große Anzahl herausragender Eigenschaften besitzen, die man in der täglichen Praxis häufig antrifft, ist es wichtig, diese Mittel zu kennen. Wir kennen nur sehr wenige Gemütssymptome von *Alumen*. Um sie deutlicher herauszubringen, sollte das Mittel in höheren Potenzen und an empfindlichen Personen geprüft werden.

Kopf und Schwindel

Einige der Kopfsymptome sind sehr auffallend und wertvoll. Schmerz am Scheitel, mit Brennen. Der Schmerz wird vom Patienten beschrieben als Gefühl wie von einem Gewicht, das auf den Schädel drückt. Sie werden vielleicht zu einer Patientin ans Krankenbett gerufen, die ihre Hand auf den Scheitel gelegt hat und sagt: „Herr Doktor, hier brennt es wie Feuer, und es drückt, als würde mein Schädel zusammengepresst. Nur wenn ich fest dagegen drücke oder einen eiskalten Lappen auf den Kopf presse, lässt es nach." Alle paar Minuten möchte sie den Lappen gegen einen neuen, kalten ausgewechselt haben. Es ist schon merkwürdig, wenn ein drückender Schmerz durch Druck auf den betreffenden Körperteil besser wird. Dieses Phänomen finden wir auch bei *Cactus*: pressender Schmerz am Scheitel, gelindert durch Druck. Die Rubrik der Heilmittel, bei denen dieses Symptom auftritt, ist sehr klein, und deswegen nimmt *Alumen* hier einen besonderen Platz ein. Es gibt einige auffallende, sonderliche und ungewöhnliche Symptome, für die uns nur wenige Heilmittel zur Verfügung stehen, und oftmals müssen wir eben andere Denkwege einschlagen und kleine Umwege machen, um zum Konstitutionstyp des Patienten zu gelangen. *Alumen* hat diesen drückenden Schmerz auf dem Scheitel bei einem Patienten geheilt, bei dem der Schmerz abwechselnd mit heftigsten Beschwerden einer chronischen Blasenreizung aufgetreten ist.
„Schwindel beim Liegen auf dem Rücken, mit Schwächegefühl in der Magengrube; besser beim Öffnen der Augen und beim Drehen auf die rechte Seite."
Ein weiteres Merkmal bei diesem Heilmittel ist ein *Herzklopfen*, das durch *Liegen auf der rechten Seite* ausgelöst wird. Natürlich fällt hier sofort eine Besonderheit auf, denn normalerweise verschlimmert sich Herzklopfen beim Liegen auf der linken Seite. Herzflattern oder Beschwerden bei Herzdilatation oder funktionalen Herzstörungen nehmen für gewöhnlich zu, wenn der Patient auf der linken Seite liegt, denn dann hat das Herz weniger Platz; hingegen ist es wiederum auffallend, sonderlich und ungewöhnlich, wenn die Symptome beim Liegen auf der rechten Seite schlimmer werden. Wenn dieser Zustand bei einem Patienten vorliegt, muss nach einem Heilmittel gesucht werden, das genau dieses Symptom abdeckt. Sehr oft stellt sich dabei heraus, dass auch alle übrigen Symptome des Falles zu der Arznei passen, die diesen eigentümlichen Zustand hervorgerufen hat.
Es gibt ein weiteres Merkmal, das Sie zu den anderen hinzufügen müssen, nämlich: *Lahmheit und Trägheit der Muskeln* im gesamten Körper. Alle Muskeltätigkeiten sind verlangsamt, es kommt zu einem Schwächegefühl in Armen und Beinen.

Rektum und Stuhl

Hinsichtlich der *Verstopfung* kann es zu erfolglosem Stuhldrang kommen, oder der Drang bleibt für einige Tage sogar völlig aus. Der Patient ist nicht in der Lage, den Darm zu entleeren. Er strengt sich lange, aber erfolglos an, und erst nach vielen Tagen schließlich geht der Stuhl in Form eines Haufens kleiner, harter Kugeln ab; er sieht aus wie Murmeln, die alle zusammenkleben. Dies ist eine sehr ausgeprägte Eigenheit bei *Alumen*. „Stuhl: seltener, trockener und härter; voluminös, schwarz, hart oder in kleinen Stückchen wie Schafskot; keine Linderung nach dem Stuhlgang." Der Patient hat nach dem Stuhlgang noch immer das Gefühl, als wäre noch Kot im Mastdarm zurückgeblieben. Dieses eigentümliche Merkmal entsteht aufgrund einer Schwäche oder Parese des Rektums, d. h. dem Rektum mangelt es an Kraft, den gesamten Inhalt auszutreiben. Somit hat der Patient das Gefühl, die Entleerung sei unvollständig. Im Rektum kommt es auch zu blutenden Geschwüren. Hämorrhoiden ulzerieren und werden sehr schmerzhaft, so dass es nach jedem Stuhl zu lang anhaltenden, dumpf drückenden Schmerzen im Rektum kommt.

Anmerkung Exkurs

Katarrhalische Zustände ziehen sich durch das gesamte Mittelbild. Bei alten skrofulösen, psorischen Patienten besteht hierbei eine Neigung zu chronischen, gelben, milden Augenabsonderungen und erweiterten Konjunktivalgefäßen; oder es kommt zu chronischen gelben Ausflüssen aus der Vagina bzw. beim Mann aus der Harnröhre, wobei es sich um eine chronische aber schmerzlose Gonorrhö handelt. Zusätzlich zu den katarrhalischen Absonderungen besteht eine Ulzerationsneigung, sodass sich in der Vagina und am Gebärmutterhals kleine geschwürige oder aphthöse Stellen bilden. Bei einem Patienten, der an chronischer Gonorrhö leidet, behält der Harnröhrenausfluss seine gelbe Farbe, anstatt wie im postgonorrhoischen Zustand üblich weiß zu werden, und es entstehen kleine Indurationen entlang der Urethra, die der Patient als „Knötchen" beschreibt. Harnröhrenabsonderungen mit „kleinen Klümpchen" in der Harnröhre. Eigentlich handelt es sich dabei um kleine Geschwüre mit indurierter Basis. Hier haben Sie eine typische *Alumen*-Gonorrhö vor sich. Bald schon wird der Patient, wenn er nicht dieses Heilmittel bekommt, zwei oder drei Strikturen bekommen, denn diese kleinen Geschwüre führen stets zu einer Verengung der Harnröhre. Ein weiteres seltsames Merkmal der katarrhalischen Zustände und der Geschwüre, ist ihre Neigung, auch die Blutgefässe in Mitleidenschaft zu ziehen. Die Venen werden varikös und bluten, so dass es in jedem entzündeten und katarrhalischen Bereich bzw. an Geschwüren zu Blutungen kommt.

Kopf

Im Kopfbereich treten neuralgische Schmerzen von unbestimmtem Charakter auf. Die Kopfschmerzen setzen morgens beim Erwachen ein.

Augen

Die *Augensymptome* sind entzündlicher oder kongestiver Art, mit Neigung zur Geschwürsbildung. Eitrige Ophthalmie. Chronische Augenentzündung. „Sieht bei Kerzenschein alles doppelt."

Nase

„Nasenpolypen auf der linken Seite." „Lupus oder Krebs an der Nase." „Gesicht leichenblass, Lippen bläulich verfärbt." Szirrhus der Zunge." Hier zeigt sich die

Tendenz bei *Alumen*, kleine Wucherungen, Indurationen und Infiltrationen zu produzieren.

Mund und Zähne

Zahnfleischbluten; die Zähne zerfallen und das Zahnfleisch zieht sich von den Zähnen zurück, sodass die Zähne locker werden. Skorbutisches Aussehen des Zahnfleisches. „Mund brennend, geschwürig; grau, schmutzig, schwammige Haut um die Zähne herum, welche von wildem Fleisch umgeben ist; übel riechender Mundgeruch und Speichelfluss." Auch in der Mundhöhle zeigt sich die Neigung zu Geschwürbildung, und diese geht mit Mundtrockenheit einher, mit trockener Zunge und trockenem Rachen, sowie großem Durst auf eiskaltes Wasser. „Uvula entzündet und vergrößert." Neigung zu Tonsillitis." „Erbricht alles, was er zu sich nimmt." Hieran anschließend können Sie den Begriff „Magengeschwür" stellen, weil sich das Symptom speziell auf den kongestionierten Zustand des Magens bezieht, bei dem es leicht zur Geschwürbildung kommt.

Abdomen

Im *Abdomen* besteht Flatulenz. Die Därme arbeiten nicht richtig und verkrampfen, weshalb der Patient an Krämpfen und kolikartigen Schmerzen leidet. Bohrende, reißende Bauchschmerzen. Der Bauch ist eingezogen, der Nabel wird nach hinten gezogen. Wenn sie hierzu die toxische Wirkung von *Blei* auf Menschen, die mit bleihaltiger Farbe umgehen, vergleichen, werden sie feststellen, dass sich die beiden Mittel sehr nahe stehen. Daher überrascht es kaum, dass sich *Plumbum* und *Alumen* aufgrund ihrer Ähnlichkeit gegenseitig antidotieren. Die Mittel können sozusagen nicht unter demselben Dach wohnen. *Alumen* ist ein hervorragendes Heilmittel für die *Blei*-Koliken bei Malern; es beseitigt die Empfindlichkeit gegen Blei. Und nicht wenige Maler müssen aufgrund dieser Empfindlichkeit ihren Beruf aufgeben. *Alumen* hilft ihnen oft über die Anfälligkeit hinweg und ermöglicht ihre Rückkehr in den alten Beruf.

Weibliche Geschlechtsorgane

Im Bereich der weiblichen Geschlechtsorgane treten folgende Symptome auf: „Gewicht des Uterus presst die Cervix nach unten; Granulation in der Vagina; reichliche Leukorrhö; Abmagerung; gelbe Gesichtsfarbe." „Indurationen des Uterus, sogar Szirrhus; Uterusgeschwüre." Manchmal bekommt man einen Hinweis auf derlei Zustände der Vagina, wenn die Patientin erzählt, dass sie beim Beischlaf starke Schmerzen hat und ihn deshalb nicht ausüben kann. Und dies ist nicht weiter verwunderlich, wenn man bedenkt, dass so viele Beschwerden im Bereich der Genitalien auftreten.

Atemwege und Husten

„Völliger Stimmverlust." Chronische Stimmlosigkeit hervorgerufen durch einen schlechten Allgemeinzustand und ständige neue Erkältungen. Auswurf von viel gelbem Schleim; der Patient muss andauernde Räuspern, um kleine Mengen eines gelben Schleims hochzubringen. „Trockener Husten abends nach dem Hinlegen." „Chronischer morgendlicher Husten." Husten an sich

ist kein besonders herausragendes Merkmal dieses Heilmittels, und stets muss der Allgemeinzustand des Patienten genau betrachtet werden. Der Husten sagt dem Arzt nichts über das Wesen der Krankheit aus, denn wenn diese kleinen Geschwüre in den Atemwegen präsent sind, ist es einleuchtend, dass sie einen Hustenreiz auslösen. Der Patient kann letztendlich eine Schwindsucht oder eine andere ernsthafte Krankheit entwickeln.
Alumen hat sich bei der Behandlung alter Menschen mit morgendlichem Auswurf, Bronchialkatarrh, Hämoptyse und großer Schwäche in der Brust, denen es dadurch schwer fiel, den Schleim abzuhusten, als hilfreich erwiesen. Hierin ist es *Antimonium tartaricum* ähnlich.

Rücken und Extremitäten

Aufgrund seiner Verwandtschaft zu *Alumina* werden weitere Prüfungen des Mittels ohne Zweifel ergeben, dass es ebenfalls einen Bezug zu spinalen Symptomen hat. Die Schwäche des Rückgrats mit Kältegefühl des Rückens ist bei *Alumen* allgemein bekannt, und der Patient hat ein Gefühl, als ob kaltes Wasser den Rücken hinunter gegossen wird. Schmerzen im Rücken, auf einer Linie mit dem unteren Winkel des Schulterblattes, mit Schwäche in diesem Bereich und auch in den Schultern. Wie *Alumina* kommt es auch bei *Alumen* zu einem Zusammenschnürungsgefühl, als wäre eine Schnur oder ein Band straff um die Glieder gebunden. Gefühl, als sei eine Schnur eng um den Oberarm gezogen. Die Ungeschicklichkeit der Finger, die sich darin äußert, dass der Patient ständig Dinge fallen lässt, die nächtlichen Schmerzen in den unteren Gliedmaßen, die Mattigkeit und das Taubheitsgefühl sind weitere Manifestationen der spinalen Affektion. Gefühl wie von einer Schnur, die unterhalb des Knies um das Bein gebunden ist. Die Fußsohlen sind empfindlich gegen den Druck beim Gehen. Die Füße sind taub und kalt, obwohl sie warm eingepackt sind, und auch die Unterschenkel sind bis zu den Knien hinauf kalt. Dies sind weitere Hinweise auf die Wirkung, die dieses Heilmittel auf das Rückenmark hat. Schmerz wie zerschlagen in allen Gliedern. Prickeln und Kribbeln in den Gliedmaßen.

Schlaf

Nachts kann der Patient nicht einschlafen, da er das Gefühl hat, als würde Blut durch seinen Körper rauschen. Viele Beschwerden entstehen im Schlaf. Alpträume. Er reagiert empfindlich auf Wetterwechsel und auf Kälte.

Alumina

Alum.

Aluminium oxydatum; Aluminiumoxid, Ausgeglühte Tonerde. Al_2O_3

Allgemeines

Dieses Heilmittel folgt hier gut auf *Alumen*, das viele *Alumina*-Anteile besitzt und in seiner Wirkungsweise stark von *Alumina* bestimmt ist, da dies seine Grundlage bildet. Ich möchte an dieser Stelle einen kleinen Hinweis geben: Liegt Ihnen eine gute und umfassende Prüfung eines Oxids oder eines Karbonats vor, in der die Gemütssymptome gut herausgearbeitet wurden, so können

Sie diese Gemütssymptome - zum Teil allerdings basierend auf Vermutungen - verwenden, wenn Sie ein anderes Salz verschreiben, bei dem in der Prüfung nur wenige Gemütssymptome notiert wurden, welches aber die gleiche Grundlage hat wie die gut geprüfte Substanz. Ein Beispiel: Es liegen Ihnen Symptome vor, die deutlich auf *Alumen* hinweisen. Die Gemütssymptome von *Alumen* selbst sind jedoch nicht ausreichend deutlich geworden. Sie kennen aber die Gemütssymptome der Grundlage für *Alumen*, des Oxids. Zeigt der Patient nun also die Gemütssymptome von *Alumina* und die körperlichen Symptome von *Alumen*, so können Sie vernünftigerweise annehmen, dass *Alumen* heilen wird, da beide Mittel einen Aluminium-Anteil aufweisen.

Geist und Gemüt

Die Gemütssymptome von *Alumina* sind recht gut bekannt. In der Hauptsache ist der Verstand angegriffen, und die Denkfähigkeit des Patienten ist dermaßen verwirrt, dass er unfähig ist, Entscheidungen zu treffen. Sein Urteilsvermögen ist getrübt. Der Patient ist unfähig, zu begreifen. Dasjenige, von dem er weiß oder wusste, es ist wirklich, erscheint ihm unwirklich, und er zweifelt, ob es nun wirklich sei oder nicht. In den *Leitsymptomen* ist dies nicht so deutlich ausgedrückt, aber in den *Chronischen Krankheiten* finden wir Aufzeichnungen diesbezüglich, welche es am besten beschreiben. Dort lesen wir: „Eine solche Eingenommenheit des Kopfes, als wenn sein Bewußtseyn außer seinem Körper wäre; wenn er etwas spricht, ist es ihm, als habe es ein Anderer gesagt, und wenn er etwas sieht, als wenn es ein Anderer sähe, oder, als wenn er sich in einen Andern versetzen könnte, und es dann erst sähe.“ Dies bedeutet, hier liegt eine geistige Verwirrung vor, eine Verwirrung in Bezug auf Vorstellungen und Gedanken. *Alumina* hat diese Symptome geheilt. Das Bewusstsein der eigenen Identität ist gestört. Der Patient ist sich nicht sicher, wer er ist; es scheint, als wäre er nicht er selbst. Er befindet sich in einem benommenen Geisteszustand. Er macht Fehler beim Schreiben und Sprechen, gebraucht Wörter, die er nicht gebrauchen wollte oder falsche Wörter. Verwirrung und Trübung des Verstandes. Unfähig, einen Gedanken zu Ende zu bringen.

Dann verfällt der Kranke in einen anderen Zustand, in welchem er in Eile gerät. Nichts bewegt sich schnell genug; die Zeit scheint zu langsam zu vergehen; alles läuft verzögert ab; nichts verläuft so, wie es sein sollte. Dazu kommen noch bestimmte Impulse. Beim Anblick eines scharfen Gegenstandes oder von Blut steigen Impulse in ihm hoch, die ihn schaudern lassen. Ein Gegenstand, der zum Morden oder Töten gebraucht werden könnte, verursacht diese Impulse; Impuls, sich zu töten.

Der *Alumina*-Patient befindet sich in einem andauernden Zustand tiefer Trauer. Unaufhörliches Stöhnen und Ächzen. Er ist besorgt, verärgert und ständig in Eile. Er möchte weggehen, weg von dem Ort, an dem er sich befindet, in der Hoffnung, dass dann alles besser sei. Voller Ängste und Befürchtungen. Alle erdenklichen Einbildungen. Eine Art allgemeiner Bangigkeit. Wenn er über seinen Gemütszustand nachdenkt, kommt er zu dem Schluss, dass er den Verstand verlieren wird. Er denkt über diesen Wahn, die Eile und die geistige Verwirrung nach; darüber, dass er kaum noch seinen eigenen Namen weiß,

wie verdrießlich er ist, und er fragt sich, ob er nicht vielleicht verrückt wird. Schließlich ist er davon überzeugt, den Verstand zu verlieren.
Die meisten Gemütssymptome setzen am Morgen beim Erwachen ein. Traurigkeit und Weinen beim Erwachen am Morgen. Der Patient leidet unter Stimmungsschwankungen. Manchmal ist seine Gemütsverfassung ein wenig besser und seine Stimmung wird gelassener, dann aber kehren die Befürchtungen und Ängste zurück. Ein Unheil wird sich ereignen, und er ist sehr ängstlich. Ängstlich besorgt um seine Zukunft.

Anmerkung Exkurs
Das nächste auffällige Merkmal ist die Art und Weise, in der dieses Heilmittel auf die Spinalnerven einwirkt. In den von diesen Nerven versorgen Muskeln entsteht eine Schwäche; Schwäche im ganzen Körper. Der Patient hat aufgrund eines paralytischen Zustands der Speiseröhre Schwierigkeiten beim Schlucken; nur mit Mühe kann er die Arme heben oder bewegen. Lähmung: auf einer Körperseite, oder der Muskeln in den unteren Extremitäten, oder der Blase und des Rektums. Dieser paralytische Zustand beginnt als eine Art Parese, die sich lange Zeit lediglich als Inaktivität bemerkbar macht, sich dann aber zur vollständigen Paralyse entwickelt.
Sämtliche Funktionen sind verlangsamt. Die Leitfähigkeit der Nerven ist herabgesetzt, so dass der Patient den Stich einer Nadel in die Extremitäten erst nach eine Sekunde oder noch später spürt. Alle Sinneswahrnehmungen sind auf diese Weise beeinträchtigt, bis es letztendlich zu einem abgestumpften Bewusstseinszustand kommt und der Patient geistig träge und stumpfsinnig erscheint. Sinneseindrücke erreichen mit großer Verzögerung das Gehirn.
Paralytische Zustände ziehen sich durch das Mittelbild und können sich in verschiedenen Körperteilen und auf unterschiedliche Art manifestieren. Im Bereich der Blase zeigen sie sich anhand der Langsamkeit, mit der Urin abgeht. Die Frau sitzt lange Zeit auf der Toilette, bis der Urin endlich zu fließen beginnt; sie kann nicht pressen, und daher läuft der Urin nur sehr langsam. Die Patientin sagt, sie kann die Blasenentleerung nicht beschleunigen. Die Miktion beginnt spät, der Harn fließt langsam und geht manchmal nur tropfenweise ab. Gelegentlich besteht Harnverhaltung mit unwillkürlichem Harntröpfeln. Diese Verlangsamung der Funktion bezieht sich auch auf das Rektum. Es besteht eine Tonusschwäche, die Patientin kann zur Stuhlentleerung nicht mit normaler Kraft pressen. Das Rektum befindet sich in einem derart paretischen Zustand, dass Obstipation besteht, obwohl das Rektum gefüllt und gedehnt ist, die angesammelte Kotmenge enorm und der Stuhl weich ist. Bei *Alumina* treten häufig harte Stühle auf, doch am besten wirkt das Mittel bei Paresen des Rektums mit weichen Stühlen. Treten jedoch die oben beschriebenen Gemütssymptome in Verbindung mit großen, harten, knotigen oder klumpigen Stühlen auf, dann wird *Alumina* diese Beschwerden heilen. Die Patientin muss sogar bei weichem Stuhl übermäßig stark pressen; sitzt sie auf der Toilette, muss sie lange warten, obwohl sie ein Völlegefühl im Rektum verspürt und tagelang keinen Stuhlgang hatte. Sie ist sich der Tatsache, dass sie den Darm entleeren sollte und auch der Völle des Rektums bewusst; trotzdem sitzt sie lange auf der Toilette und behilft sich schließlich selbst, indem sie heftig

und unter großen Anstrengungen mit den Bauchmuskeln presst. Ihr ist klar, dass vom Rektum selbst wenig Unterstützung zu erwarten ist. Sie presst weiter, bis sie in Schweiß gebadet ist, klammert sich am Toilettensitz fest und drückt, als läge sie in den Wehen; schließlich gelingt es ihr, einen weichen Stuhl abzusetzen, jedoch mit dem Gefühl, es sei noch Kot zurückgeblieben.
Natürlich tritt diese erschwerte Entleerung eines weichen Stuhls noch bei zahlreichen anderen Mitteln auf, aber jedes hat seine eigenen Charakteristika. Nehmen wir beispielsweise eine Patientin, die sich nicht wach halten kann: Sie sagt, es sei ihr unmöglich, auch nur eine Zeile zu lesen, ohne darüber einzuschlafen, sie könne immer nur schlafen. Sie leidet Tag und Nacht unter Trockenheit des Mundes, und die Zunge klebt ihr am Gaumen. Wenn Ihnen die Patientin nun von diesen Anstrengungen und Mühen berichtet, einen weichen Stuhl abzusetzen, dann brauchen Sie kaum weiter nachzuhaken, um das Heilmittel zu finden. Und wenn sie Ihnen darüber hinaus noch erzählt, dass sie zu Ohnmachtsanfällen neigt, wenn sie längere Zeit stehen muss, dass sie sich in einem engen Raum unwohl fühlt und allerlei Beschwerden durch kalte Luft bekommt, dann heißt das passende Mittel *Nux moschata*. Nun sehen Sie, wie die Heilmittel zu uns sprechen; sie erzählen ihre eigene Geschichte. Nehmen wir an, Sie werden von einer Frau aufgesucht, die seit langem unter anhaltenden Sickerblutungen leidet, blass und schwach und von Blähungen aufgetrieben ist, mit viel Aufstoßen und Blähungsabgang, und je mehr Darmgase entweichen, desto schlechter fühlt sie sich. Und auch sie leidet unter dieser Inaktivität des Rektums, so dass sie lange pressen muss, um weichen Stuhl auszuscheiden. Sie können nichts anderes tun als ihr *China* zu verordnen. Lassen wir die Mittel ihre eigenen Geschichten erzählen, so erreichen wir eine Individualisierung. Ich habe dies alles ausgeführt, um aufzuzeigen, dass Sie sich nicht aufgrund der Inaktivität des Rektums für ein Heilmittel entscheiden dürfen. Die Individualisierung muss den gesamten Patienten betreffen. Gegen dieses Prinzip sollte niemals verstoßen werden. Sie können in einem Fall zwanzig Heilmittel haben, die alle ein bestimmtes Symptom aufweisen. Können Sie aber einige wirklich entscheidende Dinge über den Patienten sagen, beispielsweise über die Art und Weise, wie er seinem Beruf nachgeht, oder wie sich seine Krankheit insgesamt auf den gesamten Organismus auswirkt, dann haben Sie etwas, womit Sie individualisieren können. Wir haben über den *Alumina*-Patienten, den *China*-Patienten und den *Nux moschata*-Patienten gesprochen. Die einzige Pflicht des Arztes ist es, den Kranken zu behandeln, was bedeutet, den *Patienten in seiner Ganzheit* zu studieren, bis man sich über die Krankheit im Klaren ist.

Kopf und Schwindel

Alumina weist viele Schwindelsymptome auf. Der Patient bebt und schwankt, Gegenstände scheinen sich fast ständig zu drehen. *Alumina* ist passend bei Schwindel übermüdeter Personen, alter Menschen in schlechtem Allgemeinzustand, sowie altersschwacher Männer. Schwindel durch Schließen der Augen, wie er bei Rückenmarksschädigungen auftritt, bei Sklerose der Hinterstränge. *Alumina* hat Beschwerden einer lokomotorischen Ataxie hervorgerufen, mit Taubheit der Fußsohlen, Schmerzen wie durch elektrische Stöße, Schwindel beim Schließen der Augen sowie taumelndem Gang und Koordinationsstörungen. Es hat sich gezeigt, dass *Alumina* den Krankheitsprozess im Frühstadium der lokomotorischen Ataxie aufhält, indem es den Organismus von innen heraus wieder ins Gleichgewicht bringt. Mit *Aluminium metallicum* habe ich die typischen Schmerzen wie durch elektrische Stöße in chronischen, unheilbaren Fällen geheilt und die Reflexe sehr stark verbessert, was ein Indiz für eine Besserung des Allgemeinzustandes des Patienten ist.

Die meisten Symptome verschlechtern sich morgens beim Aufstehen. Wie schon erwähnt, wird morgens der Urin langsamer abgelassen, als später, nachdem sich der Patient bewegt und ein wenig aufgewärmt hat. Morgens sind seine Glieder steifer, und am Morgen muss er seine seelische Verfassung erst einmal in Schwung bringen. Er wacht verwirrt auf und fragt sich, wo er ist. Sie werden dies besonders bei Kindern feststellen – sie wachen morgens völlig verwirrt auf, dies findet sich bei *Alumina*, *Aesculus* und *Lycopodium*. Der Patient muss sich auf Dinge konzentrieren, um festzustellen, ob sie so sind, wie sie sein sollten oder nicht, und er fragt sich, ob er überhaupt zu Hause ist oder an einem anderen Ort.

Alumina hat häufige Kopfschmerzen mit Übelkeit und Erbrechen. Die Kopfschmerzen treten bei jeder Erkältung auf. Dies ist vermutlich auf den katarrhalischen Zustand zurückzuführen. Der *Alumina*-Patient leidet fast immer unter Trockenheit der Schleimhäute, die Nase ist trocken und verstopft, besonders auf einer, gewöhnlich der linken, Seite. Die Nase fühlt sich an, als wäre sie voll von kleinen Holzstückchen, wir finden trockene Schleimhäute oder Krusten, chronische atrophische Katarrhe, Krusten in den Choanen und der Fossa Rosenmüller. Grosse, grüne, übel riechende Krusten überall in der Nase. Jetzt komme ich zu der Verbindung zu den Kopfschmerzen. Jedes Mal, wenn der Patient sich erkältet, lösen sich die dicken, gelben Absonderungen und machen den Weg frei für eine wässrige Absonderung. Der Patient hat Schmerzen in der Stirn über den Augen, die durch den Kopf dringen und von Übelkeit und Erbrechen begleitet sind. Dies ist also die Bedeutung von „Kopfschmerz durch chronischen Katarrh". Der Kopfschmerz bessert sich durch Hinlegen. Der Patient hat Kopfschmerzen, die von Übelkeit begleitet sind, sowie periodisch auftretende Kopfschmerzen. Sie werden feststellen, dass *Alumina* einer Konstitution entspricht, die man psorisch nennen könnte - alte, hinfällige, schwache Konstitutionen, skrofulöse Konstitutionen, die zu Tuberkeln und katarrhalischen Beschwerden neigen.

Die Neigung dieses Heilmittels zu Katarrhen ist auffallend. Katarrhe werden bei jeder Schleimhaut gefunden. *Alumina* wirkt ganz besonders auf die Haut und die Schleimhäute, d. h., die äußere und die innere Haut, die Oberflächen des Körpers. Der Patient hat ständig Auswurf, er schnäuzt sich oft und hat Absonderungen aus den Augen.

Augen

Zu diesen katarrhalischen Zuständen gehören viele Sehstörungen, die ich nun ansprechen möchte. Trübsichtigkeit, als würde man durch Nebel sehen, manchmal auch beschrieben, als sähe man durch einen Schleier. Neblige Trübsichtigkeit. Auch besteht eine Störung der Augenmuskulatur, des Augapfels und des Ziliarmuskels. Schwacher und veränderlicher Visus. Die paralytische Schwäche, die zum gesamten Arzneimittelbild gehört, findet sich in bestimmten Muskeln oder Muskelgruppen wieder, so dass nur unter großen Schwierigkeiten eine Brille angepasst werden kann. Die Tätigkeit der Augenmuskulatur ist beeinträchtigt.

Nase

Die Katarrhe dehnen sich bis auf den hinteren Teil der Nase aus, wobei sich die Choanen mit zähem Schleim und Krusten anfüllen. Wenn Sie in den Hals sehen, werden Sie feststellen, dass der Gaumen, die Schleimhäute der Mandeln und des Rachens sowie alles andere, was sichtbar ist, sich in einem Zustand der Granulation befindet, angeschwollen, gestaut und entzündet ist. Der Rachen fühlt sich trocken an, und es besteht eine chronische Empfindlichkeit und Wundheit. Wird Nahrung geschluckt, kommt es – ganz besonders einen Moment nach dem eigentlichen Schluckvorgang - zu stechenden Schmerzen und dem Gefühl, die Kehle sei voller kleiner Holzstückchen. Die Symptome bessern sich durch Befeuchten und Schlucken. In der Nachtluft, wenn sich der Patient eine Weile ruhig verhalten hat, sammelt sich fadenziehender Schleim im Hals an. Dies erstreckt sich bis zum Kehlkopf und in die Brust und geht mit Wundheit und chronischem trockenen Hüsteln einher. Derselbe katarrhalische Zustand erstreckt sich auch bis in die Speiseröhre, so dass diese empfindlich und schwerfällig wird. Der Patient kann nur unter Schwierigkeiten schlucken. Der Bolus rutscht nur mit großer Mühe hinunter, und der Patient kann ihn auf seinem gesamten Weg nach unten spüren. Es bestehen Wundheit und Schwerfälligkeit, Parese und Schluckbeschwerden. Wegen dieser paralytischen Schwäche muss der Patient ein wenig Kraft zum Schlucken aufwenden, und während die geschluckte Substanz hinuntergeht, spürt er sie in der Speiseröhre, als sei diese sehr empfindlich. Bei *Alumina* treten Katarrhe des Magens, der Därme und des Rektums auf, so dass mit dem weichen und anstrengenden Stuhl oft Ansammlungen von Schleim entstehen. Außerdem kann es zu einem Katarrh in der Blase, den Nieren und der Harnröhre kommen, und alte Fälle von Gonorrhö gehen in Katarrhe über oder entwickeln postgonorrhoische Absonderungen. Manchmal handelt es sich nicht um postgonorrhoische Absonderungen, die Absonderungen bleiben aber über viele Monate bestehen, und anstatt milchweiß zu werden, wie es in solchen chronischen Fällen von Gonorrhö normal wäre, bleiben sie gelb, sind dabei aber schmerzlos. Dasselbe Phänomen tritt in der Vagina auf. Die schleimigen Absonderungen aus der Vagina sind dick, gelblich-weiß, manchmal wund machend. Wie sehen also, dass zur *Alumina*-Konstitution ausgeprägte katarrhalische Prozesse gehören.

Haut

Wenn wir nun zur Haut kommen, stellen wir fest, dass hier die Dinge ähnlich liegen. Der Patient leidet an allen erdenklichen Ausschlägen. Die Haut verwelkt, wird trocken und ist von Ausschlägen, Verdickungen, Verhärtungen und Ulzerationen befallen, sie reißt auf und blutet. Der Juckreiz während der Ausschläge wird durch Bettwärme verschlimmert. Die Haut juckt selbst dann, wenn keine Ausschläge vorhanden sind. Besonders großer Juckreiz entsteht beim Warmwerden im Bett, so dass der Patient sich blutig kratzt. Dies ist ein deutlicher Aspekt der Hautausschläge, den Sie bedenken sollten. Nehmen wir an, ein Patient, dessen Haut mit Krusten bedeckt ist, sucht Sie auf und sagt: „Wenn mir abends im Bett warm wird, muss ich mich kratzen, bis die Haut blutet.“ Jetzt ist es sehr wichtig herauszufinden, ob sich diese Krusten durch Kratzen gebildet haben, oder ob sie als juckender Ausschlag an sich entstanden sind, denn bei *Alumina* sind anfangs keine Ausschläge vorhanden, doch der Patient kratzt sich die Haut weg und so entstehen Krusten. In diesem Fall müssen Sie nicht auf den Ausschlag hin verschreiben, sondern auf den Juckreiz ohne Ausschlag. Bei *Mezereum, Arsenicum, Dolichos und Alumina* besteht Juckreiz, und der Patient kratzt sich blutig, was Linderung verschafft. Natürlich entsteht daraufhin ein sichtbarer Ausschlag, denn es bilden sich Krusten. Mit der Heilung setzt dann wieder Juckreiz ein, und die einzige Linderung bietet das Wundkratzen der Haut. Mit dem dadurch entstehenden Bluten und Nässen der Haut lässt der Juckreiz nach. Einige unserer Bücher unterscheiden nicht zwischen Juckreiz ohne und Juckreiz mit Ausschlägen. Daher werden die meisten jungen Ärzte zu der Annahme verleitet, Juckreiz trete immer in Verbindung mit Ausschlägen auf, und sie begehen den Fehler, herausfinden zu wollen, um welche Art von Ausschlag es sich handelt. Die Haut verdickt und verhärtet sich, sie ulzeriert, und unter den Geschwüren finden sich ebenfalls Verhärtungen. Haut und Schleimhäute reagieren nur träge und neigen zu Verhärtungen. Überall finden wir Verdickungen der Schleimhäute; nach der Verdickung entstehen kleine Geschwüre, und mit der Zeit bilden sich am Grund dieser Geschwüre neue Verhärtungen. Die Haut ist demselben Geschehen unterworfen. Trockenheit und Brennen überall – dies betrifft gleichermaßen die Schleimhäute und die Haut im Allgemeinen.

Augen

Chronische Granulabildung an den Lidern. Wenn die Augenlider nach außen gedreht werden, sieht man, dass die Schleimhaut verdickt ist. Manchmal verursacht diese Verdickung oder Hypertrophie ein Nach-Außen-Stülpen der Lider wie beim Ektropion. „Die Wimpern fallen aus;“ dies ist ein allgemeiner Zustand, denn die Haare fallen am ganzen Körper aus. Einige Stellen werden gänzlich kahl; das Kopfhaar ist davon extrem betroffen.

Ohren

Allerlei Geräusche in den Ohren, Summen, etc., und verzerrtes Hören; eitrige Otorrhö.

Nase

„Nasenspitze aufgesprungen“ ist ein weiteres Merkmal von *Alumina.*

Gesicht

Verhärtungen hier und dort, so dass Lupus und Epitheliom bei Personen, die zu diesen Schwellungen und Eruptionen neigen, begünstigt werden. *Alumina* und *Alumen* sowie *Ars.*, *Lach.*, *Sulph.* und *Conium* haben einen Bezug zu derartigen Beschwerden. Einige dieser Mittel haben hervorragende Heilungen bei Infiltrationen herbeigeführt. Auf der Gesichtshaut und an anderen Körperteilen

entsteht ein kribbelnder Juckreiz, besonders beim Warmwerden. Gefühl der Anspannung. Eigentümliches Gefühl im Gesicht und an anderen nicht bedeckten Körperteilen, ein Gefühl wie von getrocknetem Eiweiß, trockenem Blut oder Spinnweben im Gesicht. Wenn Sie jemals an einer Stelle vorbeigegangen sind, an der sich Spinnweben befanden, und eine kleine Webe hat sich quer über Ihr Gesicht gelegt, werden Sie wissen, welch merkwürdiges Gefühl von Krabbeln es verursacht, und Sie geben keine Ruhe, bis Sie es entfernt haben. Dieses Gefühl ist ganz besonders *Alumina*, *Borax*, und *Bar- c.* eigen.
Leichtes Krabbeln und Kriechen auf der Haut. Jucken des Gesichtes. Diese Symptome sind so störend, dass der Patient ständig sein Gesicht reibt. Sie werden glauben, er sei nervös. Er erscheint tatsächlich nervös, wie er so dasitzt und seinen Handrücken reibt. Sie sollten herausfinden, ob er dies tut, weil er seine Hände nicht stillhalten kann oder wegen eines Juckreizes. Bei *Alumina* lässt ihn der Juckreiz seine Hand zum Gesicht bringen, als wolle er etwas wegwischen.

Hals

Vielleicht habe ich noch nicht alles zum Hals gesagt, was wichtig ist. „Schwammige Geschwüre im Rachen, die gelb-braunen, übel riechenden Eiter absondern.“ Außerdem muss erwähnt werden, dass der Patient oft an chronischer Halsentzündung leidet. Bei *Alumina*-Patienten neigen die Beschwerden dazu, sich in den Schleimhäuten zu lokalisieren. Sie finden Blutungen in allen Schleimhäuten. Der Patient leidet unter Nasenkatarrh und roten Augen, seine Nase ist verstopft und er erkältet sich häufig; sehr ernste Halsbeschwerden. Absonderungen aus allen Körperöffnungen. Diese Medizin würde niemals für eine Erkältung ausgewählt, die sich im Hals festsetzt, auch nicht bei einer akuten Halsentzündung, aber sie ist ein tiefgreifendes antipsorisches Mittel mit monatelanger Wirkung. Ihr größter Nutzen ist ihre Heilwirkung bei Erkältungsneigung. In dieser Hinsicht verhält das Mittel sich wie *Sil.*, *Graph.* und *Sulfur*. Es bewirkt allmähliche Gewebeveränderungen, denn es ist ein langsam wirkendes Mittel. Während der Patient, der an diesen tief verwurzelten psorischen Erkrankungen leidet, sich nach der Einnahme dieses Heilmittels allgemein besser fühlt, dauert es doch Monate, bis seine Symptome verschwinden. Unter Umständen sagt er: „Ich fühle mich besser, aber meine Symptome scheinen alle noch da zu sein. Ich kann besser essen und schlafen.“ In diesem Fall wäre es unklug, das Mittel zu wechseln. Sie können keine umgehende Besserung der Katarrhe, der Rückenschmerzen und der anderen Symptome, aufgrund derer Sie das Mittel verschrieben haben, erwarten. Sie können zufrieden sein, wenn Sie nach vielen Wochen des Wartens Resultate sehen. Dasselbe Phänomen werden Sie bei der paralytischen Schwäche finden, die von *Plumbum* hervorgerufen wird. Es gibt ein neues Arzneimittel, das immer bekannter wird. Seine Prüfung ist sehr reich an Symptomen, die teilweise analog zu denen *Aluminas* sind. Es handelt sich um *Curare*. Ich wünschte, uns läge von diesem Mittel eine detailliertere Prüfung vor, aber es ist reichhaltig an Symptomen, die *Alumina* und *Plumbum* ähnlich sind, ganz besonders im Hinblick auf die Schwäche der Hände und Finger bei Pianisten. Eine alte Klavierspielerin sagt, dass nach einiger Zeit des Spielens ihre Finger langsam werden. Die Schwäche scheint hauptsächlich die Streckmuskeln zu betreffen. Unfähigkeit, die Finger zu heben; anhebende Bewegungen sind unmöglich. *Curare* löst dieses Problem weitgehend und bringt die Schnelligkeit beim Heben der Finger wieder zurück. Auch *Alumina* hat solche allgemein paretischen Zustände; *Curare* allerdings hat eher einen Bezug zu paralytischen Zuständen der Streckmuskeln als zu solchen Zuständen der Beugemuskel, während bei *Alumina* die Paralyse sowohl Flexoren als auch Extensoren betrifft.

Magen und Abdomen

Alumina ist eines der wenigen Mittel, bei denen man eine Verschlimmerung durch den Genuss von Stärke, besonders von Kartoffelstärke, festgestellt hat. Verschlimmerung durch den Verzehr von Kartoffeln. *Alumina* hat Magenverstimmung, Diarrhö, starke Flatulenz und Verschlimmerung des Hustens durch den Verzehr von Kartoffeln. Verschlechterung entsteht auch durch den Genuss von Salz, Wein, Essig, Pfeffer und hochprozentigen alkoholischen Getränken. *Alumina* ist ein Heilmittel für spinale Beschwerden und erfährt Verschlimmerung durch alkoholische Getränke, genau wie einige andere Rückenmarks-Arzneien auch. Sie finden dies bei *Zincum*. Der *Zincum*-Patient kann keinen Wein trinken, weil Wein alle seine Beschwerden verschlimmert. *Alumina*-Patienten reagieren so empfindlich auf die geringsten Mengen hochprozentigen Alkohols und werden in einem solchen Maße davon beeinträchtig, dass sie ganz darauf verzichten müssen. Sie werden davon nicht nur berauscht, er verschlimmert auch ihre Beschwerden.

Bei *Alumina* liegt die Verdauung praktisch darnieder. Der Patient leidet an Magenkatarrhen, Magengeschwüren und Verdauungsbeschwerden durch einfachste Nahrung. Saures und bitteres Aufstoßen. Erbrechen von Nahrung, Schleim oder Galle. Übelkeit, Schwindel, Sodbrennen, viel Flatus. Erbricht Schleim und Wasser. Magen durch Gase aufgetrieben. Viele Beschwerden der Leber. Starke Schmerzen in beiden Hypochondrien, besonders rechts.

Als wir *Alumen* besprochen haben, habe ich besonders auf seine antidotische Beziehung zu *Blei* hingewiesen. Auch *Alumina* kann Vergiftungsfolgen von Blei und die Empfindlichkeit gegen diese Substanz aufheben. Kolik und lähmende Schwäche bei Menschen, die mit Blei arbeiten, bei Malern und Künstlern und denjenigen, die so empfindlich auf Blei reagieren, dass die Verwendung von Haarwaschmittel, das Blei enthält, bei ihnen Lähmung verursacht. Es ist noch nicht lange her, dass Frauen üblicherweise Bleiacetat gegen Leukorrhö verwandten. Dann wurde aber festgestellt, dass so viele von ihnen empfindlich darauf reagierten, dass man es heute kaum mehr verwendet. *Alumina* ist das beste Antidot gegen Beschwerden, die aufgrund dieser Empfindlichkeit hervorgerufen wurden.

Rektum und Stuhl

Viele der Symptome von Stuhl und Rektum habe ich bereits bei den Allgemeinsymptomen angesprochen, und außer ein paar wenigen, aber wichtigen Lokalsymptomen bleibt kaum etwas übrig, das es wert wäre, erwähnt zu werden. Bei diesem Heilmittel treten, wie man annehmen darf, Fissuren auf. Dies ist nicht anders zu erwarten, wenn Sie bedenken, in welchem Zustand sich die Schleimhäute und das Gewebe dieses Patienten befinden. Er leidet enorm unter

Obstipation, er muss sich beim Stuhlgang sehr anstrengen, die Schleimhäute sind verdickt und angeschwollen, und folglich finden wir Fissuren vor. Wenn Sie ein Heilmittel sehen, das einen solchen Zustand im Organismus hervorruft, das derartige Schleimhäute wachsen lässt, die die Bildung von Fissuren begünstigen, brauchen Sie nicht abzuwarten, bis Sie mit diesem Mittel tatsächlich eine Fissur geheilt haben, um herauszufinden, dass es auf den Fall passt. Sie brauchen nicht auf das Repertorium zurückzugreifen und nachzuschlagen, ob dieses Mittel in der Rubrik gegen Fissuren aufgeführt ist. Allein aufgrund Ihrer medizinischen Kenntnisse sollten Sie wissen, dass es den Patienten heilen wird, denn es ruft Zustände der Haut und der Schleimhäute hervor, die typischerweise bei Patienten mit Fissuren gefunden werden. Die Haut verhärtet sich, ulzeriert, und eine Abheilung findet, wenn überhaupt, nur träge statt, Außerdem entwickelt sich eine Obstipation. Wenn Sie *Alumina* dahingehend studiert haben, überrascht es Sie nicht, dass es Fissuren heilt. Sie können auch Überlegungen darüber anstellen, welche anderen Mittel den Organismus in einen solchen Zustand versetzen, und von denen Sie dementsprechend eine Heilung der Fissuren erwarten können. Wenn Sie sich den Charakter von *Nitricum acidum*, *Causticum* und *Graphites* ansehen, werden Sie verstehen, warum diese Mittel in der Vergangenheit wunderbare Heilungen von Fissuren vollbracht haben.
Das ist der rechte Weg, unsere Materia Medica zu studieren: Schauen Sie, was das Mittel im Individuum, den Organen und Geweben bewirkt.

Harnwege und Urin

„Häufiges Wasserlassen." „Harnfluss, ausgelöst durch das Pressen beim Stuhlgang, oder Harn kann nur mit Anstrengung gelassen werden." Dies ist ein hochrangiges, eigentümliches Symptom, und man kann es ein dreiwertiges, ungewöhnliches Symptom nennen. Der Patient muss sich wie bei einem Stuhlgang anstrengen, um seine Blase zu entleeren. „Urin beißend, wundfressend." „Gefühl von Schwäche in der Blase und in den Genitalien." „Schwellung und Absonderung von hellgelbem Eiter aus der Harnröhre." „Brennen mit Absonderungen von Urin."

Männliche Geschlechtsorgane

Die Symptome der männlichen Geschlechtsorgane sind charakterisiert durch Schwäche, Impotenz und nächtlichen Samenabgang; *Alumina* passt, wenn die Geschlechtsorgane durch zu häufige Aktivität "abgenutzt" sind. Völle und Vergrößerung, sowie verschiedene Störungen der Prostata mit dem Gefühl der Völle im Perineum. Unangenehme Empfindungen und Unbehagen im Bereich der Prostata nach Koitus. Beschwerden während oder nach der Ejakulation, oder nach Samenabgang. Das sexuelle Verlangen ist geschwächt und fehlt manchmal gänzlich. Paralytische Schwäche oder Parese der Geschlechtsorgane; ein Zustand, wie er typisch für dieses Heilmittel ist. „Absonderungen von Prostataflüssigkeit während schwieriger Stühle." „Schmerzhafte Erektionen nachts."

Weibliche Geschlechtsorgane

Frauen leiden unter vielen Beschwerden, die mit diesem Mittel geheilt werden können. Die meisten von ihnen sind katarrhalischer Art. Ein Beispiel hierfür ist die Leukorrhö; reichlich, ätzend oder wundmachend, gelbe Leukorrhö; so reichliche Leukorrhö, dass sie an den Oberschenkeln hinunterläuft, wo sich die Haut rötet und entzündet. Ulzeration am Muttermund. Die Schleimhäute sind schwach, aufgelockert und ulzerieren leicht. Alles befindet sich in einem Zustand von Schwäche. Durch die erschlafften Bänder entsteht ein Herabdrängen. Ein Gefühl von einem Gewicht; die Beckenorgane fühlen sich schwer an. Die Absonderungen sind gewöhnlich dick und gelb, sie können aber auch weiß und fadenziehend sein, eiweißähnlich, reichlich und scharf; „durchsichtiger Schleim." Leukorrhö, wundfressend, reichlich; läuft bis auf die Fersen herab." Dies macht sich tagsüber deutlicher bemerkbar, denn die Beschwerden sind im Allgemeinen stärker beim Gehen oder Stehen, sind daher also kein wichtiges Symptom, sondern ein normales Phänomen. Nach der Menstruation braucht die Frau nahezu bis zur nächsten Periode, um ihr Gleichgewicht wieder zu finden. Alle ihre Muskeln sind geschwächt; sie scheinen überhaupt keinen Tonus mehr zu besitzen. *Alumina* passt hervorragend zu Frauen, die sich auf die Menopause zu bewegen, im Alter von circa vierzig Jahren; die Menstruation verzögert sich, der Fluss ist spärlich und verzögert, die Patientin leidet sehr und fühlt sich während ihrer Regelblutung elend. Erschöpfung von Körper, Geist und Gemüt nach der Periode ist sehr charakteristisch für *Alumina*. Dieses Heilmittel passt auch, wenn die Frau unter Gonorrhö leidet, die durch Linderungsmittel in die Länge gezogen wurde. Es ist ihr durch die Verabreichung nur teilweise passender Heilmittel eine Zeitlang recht gut gegangen, aber es scheint, hätte bisher kein Mittel ausreichend tiefe Wirkung gezeigt, das Übel an der Wurzel zu packen, denn die Beschwerden kehren immer wieder zurück.

Alumina ist das richtige Mittel, wenn Absonderungen immer wiederkehren und sich nur zeitweise durch Mittel wie *Pulsatilla* oder sogar durch *Thuja* bessern, Mittel, die gegeben wurden, weil es sich eben um Gonorrhö handelte und die kranke Frau in ihrer Gesamtheit weniger berücksichtigt wurde. Die Patientin ist müde und fühlt sich ausgelaugt. Wenn Sie die Patientin insgesamt betrachten, sehen Sie den paretischen Zustand und die wiederholte Rückkehr von Ausflüssen, die durch irgendwelche Mittel gelindert wurden. Denken Sie dann bitte bei beiden Geschlechtern an *Alumina*.

Männliche Geschlechtsorgane

Der Ausfluss beim männlichen Patienten ist schmerzlos. Der gonorrhöische Ausfluss hält lange Zeit an, kommt und geht, bis dann nichts mehr übrig ist als ein paar Tröpfchen; das Ganze verläuft schmerzlos. Dieses Heilmittel hat viele solcher chronischen Fälle geheilt. Drohender chronischer Katarrh. Die Schleimhäute befinden sich überall in einem gestauten und schwachen Zustand.

Rektum und Stuhl

Probleme treten auch bei schwangeren Frauen auf. Eine Frau, die normalerweise nicht unter Verstopfung leidet, entwickelt in der Schwangerschaft eine Obstipation mit allen charakteristischen Merkmalen von *Alumina*: Inaktivität des Rektums, keine Kraft, den Stuhl auszutreiben; sie muss ihre Bauchmuskeln zu Hilfe nehmen, muss sich lange Zeit stark abmühen. Auch der Säugling muss sich in ähnlicher

Weise anstrengen. Sie sehen unter Umständen Neugeborene, oder wenige Monate alte Kleinkinder, die *Alumina* brauchen. Es ist eine sehr häufig gebrauchte Medizin für Obstipation bei Kleinkindern, wenn man sonst keine Symptome finden kann; das Kind drückt und drückt und unternimmt jede Anstrengung, den Stuhl herauszupressen, und wenn Sie diesen dann untersuchen, stellen Sie fest, dass er weich ist und ganz einfach auszuscheiden gewesen sein müsste.

Hals

Bei *Alumina* treten Heiserkeit, Verlust der Stimme und paralytische Schwäche des Kehlkopfes auf. Das ist nicht merkwürdig; es passt zum allgemeinen Zustand und der insgesamt schlechten Verfassung. Der Patient hat eine schwache Stimme, und falls er ein Sänger ist, kann er nur für eine kurze Weile singen und ist nur zu leichter Stimmanstrengung fähig. Alles wird zu einer Last. Ein paralytischer Zustand der Stimmbänder, welcher stetig und bis zum Verlust der Stimme ansteigt.

Atemwege und Husten

Wir kommen nun zu den recht eindrucksvollen Husten- und Brustsymptomen. Manchmal tritt Husten mit Auswurf auf, aber in der Regel handelt es sich um konstantes, trockenes Hüsteln von der Art dieser lästigen, anhaltenden Husten, die jahrelang bestehen. Hier konkurriert *Alumina* mit *Arg-met.* in Bezug auf den trockenen, hackenden Charakter des Hustens, der mit Schwäche einhergeht, doch *Arg- met.* hat Husten am Tage, was bei *Alumina* nicht der Fall ist. Der *Alumina*-Husten besteht am Morgen. Hier ist ein Symptom, das den *Alumina*-Husten recht gut beschreibt: „Husten bald nach dem Aufwachen am Morgen.“ Jeden Morgen, eine lange, trockene Hustenattacke. Der Husten ist hart, anhaltend und trocken, und die Patientin hustet, bis ihr die Luft wegbleibt, sie erbricht und der Harn abgeht. Dieses Symptom tritt gewöhnlich bei Frauen auf. „Trockener, hackender Husten mit häufigem Niesen.“ Im Text heißt es „von verlängertem Gaumenzäpfchen“, es müsste aber eigentlich heißen „vom Gefühl eines verlängerten Gaumenzäpfchens.“ Es ist das Gefühl, als ob etwas den Hals kitzle; ein Kitzeln, als hinge das Zäpfchen tief herab, und der Patient sagt auch, sein Gaumensegel müsse zu lang sein.

Ein anderer Ausdruck, der denselben Zustand beschreibt ist: „Husten durch das Gefühl, als hinge ein loser Hautfetzen im Hals.“ Manchmal sprechen die Patienten, die nicht um das Gaumensegel wissen, von etwas Losem im Hals, während diese, die wissen, dass sie ein Gaumenzäpfchen besitzen, vielleicht generell vom Gaumensegel sprechen. Aber dies ist alles dasselbe, genau wie auch Kitzeln im Kehlkopf. Es wird auch immer wieder von Sängern angegeben. Wenn Sänger ihre Stimme durch übermäßigen Gebrauch oder durch Paralyse verlieren, denken wir an *Alumina*. Die Stimme lässt nach und wird schwach, und bei Erkältung beginnt ein eigenartiges Kitzeln im Hals. *Alumina* ist in diesen Fällen sehr wertvoll. *Arg-met.* war das Heilmittel, das von früheren Homöopathen für Sänger und Redner eingesetzt wurde, die unter viel Zittern und Aussetzern der Stimme litten, bis der Nutzen von *Alumina* bei solchen Zuständen entdeckt wurde. Lassen Sie mich hier etwas zu *Rhus-t.* sagen, denn später denke ich vielleicht nicht mehr daran. Viele alte Sänger behalten nach einer Erkältung eine

Schwäche der Stimme zurück, die sich bemerkbar macht, wenn sie anfangen zu singen. Wenn sie zu singen beginnen, ist ihre Stimme schwach und heiser, aber nach einer Weile wird es besser. Geben Sie all diesen Patienten, Primadonnen, Rechtsanwälten, Priestern, etc., die ihre Stimme erst aufwärmen müssen, *Rhus-t.* Sie sagen: „Wenn ich in die Garderobe gehe und ein wenig warte, und danach wieder anfange zu singen, ist es schlimmer als vorher." Die Stimme ist besser, wenn der Patient sich in einem sehr warmen Raum aufhält und die Stimme weiter benutzt. Das passt zum Allgemeinzustand von *Rhus-t.* Es besteht eine Heiserkeit, die sich von der paralytischen Heiserkeit bei *Alumina* und *Arg- met.* unterscheidet, wie Sie feststellen werden. Die Heiserkeit, von der ich spreche, betrifft dieselbe Gruppe von Patienten. Zu Beginn des Stimmeinsatzes scheint es, dass der Patient erst etwas Schleim aus dem Hals herauf räuspern muss, damit die Stimme zum Einsatz kommen kann. Anfangs sind die Stimmbänder mit Schleim bedeckt, und sobald dieser entfernt ist, können sie gute Arbeit leisten, solange sie in Bewegung gehalten werden. Dies ist dann *Phosphorus.* In solchen Fällen schmerzt der Einsatz der Stimme. Die Stimmbänder schmerzen durch Bewegung, und der Kehlkopf reagiert schmerzhaft auf Berührung. Manchmal ist dies so ausgeprägt, dass sich der Versuch, die Stimme zu gebrauchen, anfühlt wie Messerstiche. Wir müssen Heiserkeit also sehr genau individualisieren. In der Homöopathie kommt es auf die Differenzierung an.

Brust

Wundheit in der Brust, die durch Sprechen sehr verschlimmert wird. Schwäche der Brustmuskeln. Die Lungen scheinen schwach, und in der Brust entsteht ein Gefühl von Schwäche. Erschütterung verstärkt die Beschwerden erheblich.

Rücken und Extremitäten

Das nächste auffallende Merkmal steht im Zusammenhang mit dem Rücken und den Gliedmaßen, und ich habe im Allgemeinen bereits davon gesprochen. Brennen in der Wirbelsäule; viel Schmerz im Rücken. Brennende und stechende Schmerzen im Rücken. Der Patient drückt das folgendermaßen aus: „Schmerz im Rücken, als ob ein heißes Eisen durch die unteren Wirbel getrieben würde." Bei Myelitis erzielt diese Medizin eine hervorragende Wirkung, wenn ein gewisser Grad von Verkrampfung der Rückenmuskulatur besteht – ein Hinweis auf eine Beteilung der Membranen. Außerdem finden wir bei *Alumina* das bei Myelitis wohlbekannte Gefühl eines Ringes, das häufig auftretende Gefühl einer Bandage hier und dort an Gliedern und überall am Körper.

Das Gefühl eines eng gespannten Seils ist charakteristisch für die ausgeprägten Reizzustände von spinalen Meningen und für Myelitis. Reizung des Rückenmarks mit einzelnen empfindlichen Stellen. Brennende Stellen, als würde sich ein heißes Eisen durch die Wirbelsäule bohren. Schmerz entlang des Rückenmarks, reißende Schmerzen im Rückenmark mit paralytischer Schwäche, zunehmende Lähmung bis zur kompletten Paralyse; Paralyse einer Körperhälfte.

„Schmerz in den Fußsohlen beim Auftreten, als ob sie zu weich und geschwollen wären." „Taubheit der Ferse beim Auftreten." „Zittern in den Knien" - dies alles drückt nur die allgemeine Schwäche aus. „Gliedmaßen schlafen beim Sitzen ein."

Wann immer die Gliedmaßen gegen irgendetwas gedrückt werden, schlafen sie ein. Schwache Blutzirkulation, schwaches Leitvermögen der Nerven, schwache Nerventätigkeit; alles ist verlangsamt. Arme und Beine fühlen sich schwer an. „Schmerzen in den Gliedern, als ob die Knochen zusammengequetscht würden, mit Druckschmerz in den Gelenken." Ich lese nun einige Nerven-Symptome vor, die manches von dem, was wir besprochen haben, deutlicher machen. „Mangel an körperlicher Erregbarkeit." „Starke körperliche Erschöpfung, besonders nach dem Gehen an frischer Luft." „Einseitige Paralyse, speziell der Streckmuskeln." „Rheumatische und traumatische Paralyse in gichtigen Patienten." Gichtige Patienten mit Knoten in den Gelenken; alte, gebrechliche Konstitutionen mit lähmungsartiger Erschöpfung. „Erregungszustände von Körper und Geist." Zittern hier und dort im Körper. „Langsamer, torkelnder Gang, wie nach schwerer Krankheit." Er kann sich nur langsam bewegen, kann sich nicht beeilen. „Unwillkürliche Bewegungen."

Schlaf

Der Schlaf ist ruhelos und kann von allen möglichen Träumen und Störungen beeinträchtigt werden. Unerquicklicher Schlaf, Erwachen mit Herzklopfen. „Viele Träume und häufiges Erwachen; schreckt mit Furcht hoch; Gemurmel oder Weinen." „Im Schlaf ziehen die Nackenmuskeln den Kopf zurück" - dies geschieht in Fällen von paralytischer Schwäche. Wacht auf, weil die Genickmuskulatur so zieht. Zucken im Genick während des Schlafs.

Lebenswärme

Durch dieses Heilmittel zieht sich oft auch ein starker Mangel an Lebenswärme. Kälte - und doch möchte sich der Patient an der frischen Luft aufhalten; muss ausreichend gekleidet und warm gehalten werden, möchte aber an der frischen Luft sein. Der Patient erkältet sich ständig durch jeden Wetterumschwung und durch die geringste Zugluft. Manchmal geht er kalt wie ein Frosch zu Bett, und wenn er sich dann im Bett aufwärmt, stört ihn der Juckreiz, den die Wärme verursacht, so sehr, dass er keine Behaglichkeit findet. Hier kommen zwei Extreme zusammen. Der Blutkreislauf in den Extremitäten und den Handrücken ist so schwach, dass die Hände bei kühlem Wetter immer kalt und mit blutenden Rissen und Fissuren übersät sind.

Haut

Die Haut über dem Schienbein ist rau, rissig und juckt. Es heißt, dass trokkenes und kaltes, trockenes Wetter die *Alumina*-Beschwerden verschlimmert, wohingegen feuchtes Wetter manchmal lindert.

Fieber und Schweiß

Das Fieber ist bei diesem Heilmittel nicht besonders stark ausgeprägt. Weder Schüttelfrost noch Fieber treten häufig auf, es sind eben die passiven, langsamen, trägen, chronischen Elemente und Symptome, die hier vorherrschen.
Bei schwachen, hinfälligen Patienten treten Nachtschweiße und Schweiße am Morgen auf. Leichtes Frösteln am Morgen. Frösteln mit Durst.

Ein auffallendes Charakteristikum von *Alumina* ist die chronische Trockenheit der Haut. Schweiß ist selten und spärlich. Es passt nicht besonders gut auf die reichlichen und erschöpfenden Schweiße. Hier ist *Alumina* das genaue Gegenteil von *Calcium*, welches reichlich schwitzt. *Alumina*, welches unter spinalen und paralytischen Beschwerden leidet, ist durch Anstrengung müde und stark erschöpft, schwitzt aber nicht. Sie können Decken auf diesen Patienten häufen, um ihn zum Schwitzen zu bringen, aber ihm wird nur heiß werden, und Juckreiz, jedoch kein Schweiß, wird sich einstellen. Spärlicher Schweiß. Völlige Unfähigkeit, zu schwitzen. Chronische Trockenheit der Haut, mit Fissuren. Die Haut wird spröde und rissig, und durch die Trockenheit entstehen Fissuren. Starke Trockenheit der dicken Haut auf den Handrücken, und bei kaltem Wetter sind die Hände kalt und verfärbt.

Alumina phosphorica* **Alum-p.**

Aluminiumphosphat.

Allgemeines

Das Arzneimittelbild von *Alumina phosphorica* ist geprägt von einem GEFÜHL EXTREMER MATTIGKEIT; der Patient hat das Verlangen, sich hinzulegen. Große Schwäche morgens beim Erwachen; durch Diarrhö; *Anstrengung*; während der Menses; beim GEHEN. Nervöse und paralytische Schwäche. *Extreme Abgeschlagenheit.* Ausgeprägte Anämie. Einzelne Körperteile schlafen ein. Allgemeine katarrhalische Zustände. Chlorose. Einschnürungsgefühl um den Körper wie von einem Band. *Alumina phosphorica* ist charakterisiert durch konvulsivische Muskelaktivitäten; klonische; epileptische oder hysterische Muskelkrämpfe. Konvulsionen mit Neigung zum Hinfallen; mit erheblicher Steifheit; tonische Kontraktionen; konvulsivische Bewegungen. Die Blutgefässe sind erweitert. Gefühl, ohnmächtig zu werden und häufige Ohnmachten. Allgemeine Abmagerung. Ameisenlaufen überall am Körper. Allgemeines Gefühl der Schwere. Mangel an körperlicher Erregbarkeit. Rucken in Muskeln und Gliedern. Taubheit der Glieder und der äußeren Körperteile. Kongestionen und Blutwallungen. Die Schmerzen sind bohrend, *brennend*, *drückend*, reißend, rukkend, schneidend, stechend, wühlend, *wie zerschlagen*. *Alumina phosphorica* wird sicherlich eines unserer wertvollsten Heilmittel bei Lähmungen werden, besonders für Lähmungen der unteren Gliedmaßen. Lähmung einer Körperseite; von Organen; schmerzlose Lähmungen. Starkes innerliches Klopfen. Der Puls ist beschleunigt, schwach, unregelmäßig. Große innerliche und äußerliche Empfindlichkeit. Schwäche und nervöse Erschöpfung sind wie nach sexuellen Exzessen. Gefühl wie elektrische Schläge, schlechter nach dem Einschlafen. Stehen ist für den Patienten sehr ermüdend. Spannung im ganzen Körper, sowohl innerlich als auch äußerlich. Zittern und Zucken.

Modalitäten

Die Symptome dieses Mittels verschlechtern sich MORGENS, vormittags, NACHMITTAGS, nachts; vor und nach Mitternacht. Es besteht ein starkes

Verlangen nach frischer Luft und es geht dem Patienten an der frischen Luft besser. Der Patient ist empfindlich gegen Kälte, kalte, frische Luft und Abkühlung; Kälte verschlimmert seine Symptome und bei der geringsten Kälteeinwirkung zieht er sich eine Erkältung zu. Das Zimmer darf jedoch auch nicht zu warm sein. Die Symptome verschlechtern sich nach dem Essen und es kommt zu einer *ausgeprägten Verschlimmerung durch körperliche Anstrengung.* Kalte Speisen und Getränke, Milch, Kartoffeln, insbesondere aber auch *warmes Essen wird nicht vertragen. Mangel an Lebenswärme.* Symptome schlimmer durch Erschütterung und Auftreten. Liegen erschwert die Atmung aber lindert die Kopfschmerzen; schlimmer nach langem Liegen, schlimmer beim Liegen auf dem Rücken. Symptome verschlechtern sich vor, während und nach den Menses. Die meisten Symptome werden durch Bewegung verschlimmert, die Rückenschmerzen hingegen werden dadurch besser. Starke Abneigung gegen Bewegung und Anstrengung. Allgemeine Verbesserung durch Druck. Gehen, vor allem an der frischen Luft, verstärkt die Symptome, obwohl frische Luft angenehm für den Patienten ist.

Geist und Gemüt

Geistige Erschöpfung ist ein hervorstechendes Merkmal dieses wunderbaren Heilmittels. Es passt oft bei geistigem Zusammenbruch, beispielsweise nach langem Studieren. Der Patient ist geistesabwesend und kann sich auf nichts konzentrieren; geistige Benommenheit. Verwirrung morgens. Vergesslichkeit. Das Mittel ist sehr nützlich bei Gemütssymptomen infolge von *sexuellen Exzessen und anhaltender geistiger Anstrengung.* Der Patient möchte keine Fragen beantworten und sich auch nicht mit Freunden unterhalten. Abneigung gegen Gesellschaft bis hin zu Menschenscheu. Angst morgens beim Erwachen; abends; nachts. Angst; um die Zukunft; um seine Gesundheit. Gewissensangst. Furcht am Abend; vor dem Tod; vor Krankheit; dass sich etwas Schlimmes ereignen wird; vor Geisteskrankheit; vor Unglück; vor Menschen; beim Erwachen. Mutlosigkeit. Unzufriedenheit. *Alumina phosphorica* ist ein Mittel, um die chronischen Folgeerscheinungen von Kummer zu beheben und folgt gut auf *Ignatia.* Lebensüberdruss. Der Patient verweilt bei Selbstmordgedanken und ist sicher, dass er bald sterben wird. Große Erregbarkeit. Rascher Wechsel von Stimmung und Gemütszuständen. Zuweilen bestehen eine große Eile, Aufregung und Ideenreichtum, abwechselnd mit Stumpfsinn, Unachtsamkeit, Ideenarmut und Gleichgültigkeit, beinahe wie bei Schwachsinn. Ausgeprägte Unentschlossenheit und extreme Reizbarkeit. Wirre Handlungen und wirres Sprechen. Abneigung gegen Arbeit. Der Patient beklagt sich ständig über eingebildetes Unglück. Krampfhaftes Lachen. Ausgelassene Fröhlichkeit. Die Patienten sind äußerst starrsinnig und widerspenstig. Zurückhaltung. Fehlen jeglicher Vorstellungskraft. Traurigkeit morgens beim Erwachen und am Nachmittag. Abgestumpfte Sinne; dennoch sind die Patienten auch sehr lärmempfindlich. Zeitweilig extrem ernst. Neigung, vollkommen ruhig dazusitzen. Hochschrecken beim Einschlafen. Sprechen im Schlaf. Die geistigen Symptome verschlimmern sich durch Denken daran. Phasen von Bewusstlosigkeit. Weinen morgens beim Erwachen; nachts; abwechselnd mit Lachen; unwillkürlich; im Schlaf.
Alumina phosphorica heilt die folgenden Lokalsymptome, wenn die vorgenannten allgemeinen Symptome stark ausgeprägt sind.

Kopf und Schwindel

SCHWINDEL *morgens*; nachmittags, abends; *beim Schließen der Augen*; besser im Liegen; mit Übelkeit. Schwindel im Sitzen; beim Bücken; beim Gehen. Alles dreht sich ihm und es besteht eine Neigung, nach vorn zu fallen.
Kälte des Kopfes; Hinterkopf. Blutandrang zum Kopf. Zusammenschnürungsgefühl des Kopfes; Stirn. Leeres Gefühl im Kopf. Haarausfall. Hitze im Kopf morgens und abends; nach dem Essen; in der Stirn. Schwere des Kopfes morgens; beim Bücken. Juckreiz der Kopfhaut; Stirn. Taubheit der Kopfhaut.
Kopfschmerz, morgens im Bett; beim Erwachen; gegen Mittag; nachmittags; abends; nachts; beim Treppensteigen; durch Hochbinden der Haare; *nach dem Essen.* Der Patient muss sich bei den Kopfschmerzen hinlegen. Kopfschmerz vor und während der Menses; beim Bewegen des Kopfes; beim Sitzen; nach Schlaf; durch Alkohol; durch hartes Auftreten; Bücken; Gehen; *im warmen Zimmer.* Pulsierender Kopfschmerz. Die Kopfschmerzen bessern sich an frischer Luft, beim Liegen und durch Druck. Periodisch auftretender Kopfschmerz, jeden zweiten Tag. Schmerz wird tief im Gehirn gespürt; Schmerz in der Stirn morgens beim Erwachen; nachmittags; abends; über den Augen. Schmerz im *Hinterkopf; nach Schlaf*, beim Bücken. SCHMERZ IN DEN SEITEN DES KOPFES; in den Schläfen, abends. Pulsierender Schmerz am Scheitel nachmittags. Bohren in den Schläfen. Zerschlagenes Gefühl im Kopf. Brennen in Stirn und Schläfen. Berstender, krampfender Kopfschmerz. Schneidender Schmerz in den Schläfen. Ziehende Schmerzen in einer Seite des Kopfes. Dumpfer Schmerz im ganzen Kopf. Drückender Schmerz im Kopf abends; schlimmer durch Druck; in der Stirn. Nach außen drückender Schmerz in der Stirn, über den Augen. Drücken im Hinterkopf; Seiten des Kopfes, Schläfen, schlimmer nachts. Nach innen drückender Schmerz in den Schläfen. Druck am Scheitel. Schießender Schmerz am Hinterkopf; Scheitel. Schmerz wie wund im ganzen Kopf. Stechender Schmerz im Kopf beim Husten; in der Stirn über den Augen; in den Seiten; Schläfen; rechte Seite; Scheitel. Benommen machende Kopfschmerzen. Reißender Schmerz in der Stirn; Seiten des Kopfes; Schläfen; Scheitel. Klopfen in Stirn; Hinterkopf; Seiten; Schläfen; Scheitel. Schläge im den Kopf.

Augen

Gelbe, eitrige Absonderungen aus den Augen. Rötung der Augen. Trockenheit der Augen. Konjunktivitis. Tränenfluss an frischer Luft. Die Oberlider sind schwer und wie gelähmt. Aufgrund der Trockenheit der Augen sowie der Schwäche und Verklebung der Lider kann der Patient die Augen nur schwer öffnen. Schmerz in den Augen vom Lesen. Brennen der Augen morgens beim Erwachen und *abends*; in den Lidwinkeln. Schmerz wie von einem Fremdkörper oder wie von Sand in den Augen. Augenschmerz *drückend*; stechend; wie wund. Photophobie. Verklebte Lider, nachts. Risse in den Lidwinkeln. Lidzucken. Schwellung der Lider. Lidzucken. Juckreiz der Lider und inneren Canthi. Gerstenkörner an den Lidern. Der Patient sieht leuchtende Farben oder einen farbigen Hof um das Licht. *Trübsichtigkeit.* Die Überanstrengung der Augen verursacht vielerlei Symptome. Flackern vor den Augen; Nebelsehen. Atrophie des Sehnervs. *Alumina phosphorica* hat Blindheit aufgrund von Anämie des Sehnervs geheilt.

Ohren

Die Ohren sind heiß und rot. Eitrige Absonderungen aus den Ohren. Ausschläge an den Ohren. Jucken der Ohren innen und außen. Ohrgeräusche; morgens; abends; bei Schwindel; Summen; Flattern; Brummen; Klingeln; Sausen; Pfeifen. Sausen in den Ohren, abends. Schmerz im Ohr beim Schneuzen der Nase und beim Schlucken. Bohren, Brennen, Stechen, und *Reißen in den Ohren*. Klopfen im Ohr. Gefühl von Verstopfung in den Ohren. Schwellung der Ohren. Das Gehör ist zunächst empfindlich, später kommt es zu Schwerhörigkeit.

Nase

Trockener Schnupfen abwechselnd mit Fließschnupfen. Schnupfen mit Husten. Die Absonderungen aus der Nase sind wund machend; reichlich; gelb; *grünlich* oder gelb-grün; übel riechend; eitrig; klebrig; dick. Borken in der Nase. Das Mittel heilt hartnäckigste Nasenkatarrhe. Schmerzhafte Trockenheit in der Nase. Nasenbluten beim Schneuzen der Nase. Die Nase ist sehr rot und juckt. Einseitige Verstopfung der Nase. Schmerz in Nase und Nasenwurzel, schlimmer durch Berührung oder Druck. Wundheitsgefühl und Brennen in der Nase; *Verlust des Geruchsinns*. Nase geschwollen. Ulzeration in der Nase. Häufiges Niesen.

Gesicht

Trockene, aufgesprungene Lippen. Kränkliches, blasses, bläuliches oder gerötetes Gesicht. Rotes Gesicht abwechselnd mit Leichenblässe. Rote Flecken im Gesicht. Hautausschläge an Wangen, Kinn, Stirn und Nase; Ekzeme. Pikkel, insbesondere an der Stirn. Juckreiz und Hitze des Gesichts. Schmerz im Gesicht schlimmer an der frischen Luft und durch Kauen; schlimmer durch Kieferbewegung. Ziehende, stechende und reißende Gesichtsschmerzen; Reißen in den Gesichtsknochen. Schweiß auf dem Gesicht. Gesicht und Lippen sind geschwollen. Gefühl, als wäre Eiweiß auf dem Gesicht getrocknet.

Mund und Zähne

Das Zahnfleisch ist stark geschwollen und blutet leicht. Weiß belegte Zunge. Der Mund ist sehr trocken, mit üblem, bisweilen fauligem Mundgeruch. Schmerz und Wundheitsgefühl an Zahnfleisch und Gaumen. Brennen des Mundes. Reichlicher Speichelfluss. Geschmack bitter, fad, metallisch, salzig, süß. Verlust des Geschmacksinns. Brennende Geschwüre im Mund. Zahnschmerz schlechter abends; im Freien; beim Kauen; durch Berührung. Bohrende, ziehende, stechende, reißende Zahnschmerzen.

Hals

Einschnürungsgefühl der Kehle. Trockenheit im Hals abends und beim Erwachen. Der Patient muss sich viel Räuspern, um den Hals von klebrigem Schleim zu befreien. Halsentzündung. Kloßgefühl in der Kehle. Halsschmerz morgens, beim *Schlucken*; brennend, drückend, wie rau oder wund; schlimmer morgens. Stechen im Hals beim Schlucken. Das Schlucken ist erschwert. Schwellung der Tonsillen.

Magen
Der Appetit ist bis zum Heißhunger gesteigert, aber dennoch besteht kein Verlangen nach irgendwelchen Speisen; selbst nach dem Essen ist der Patient noch hungrig. Es kann auch zu Appetitlosigkeit kommen. Abneigung gegen sein gewohntes Bier und seine Zigarre; gegen Speisen und insbesondere gegen Fleisch. Gefühl von Kälte oder Einschnürung im Magen. Verlangen nach Kaffee, Früchten und sauren Dingen. Auftreibung des Bauches nach dem Essen. Leeregefühl im Magen, nicht besser durch Essen; ohne Hunger. Aufstoßen abends; nach Milch; bitter; leer; sauer. Aufschwulken von Wasser. Aufstoßen führt zu einer geringen Erleichterung der Beschwerden. Der Patient leidet unter Sodbrennen. Gefühl von Völle und Schwere im Magen sowie Schluckauf nach dem Essen. Er bekommt häufig Verdauungsbeschwerden. Übelkeit, morgens, abends, nachts, nach dem Essen, bei Kopfschmerzen. Magenschmerzen abends und nachts; nach dem Essen; besser durch warme Getränke; der Schmerz ist krampfend, schneidend, ziehend, nagend, drückend, wie wund, stechend. Würgen. Flauheitsgefühl im Magen. Extremer Durst, aber Durstlosigkeit im Fieber. Erbrechen beim Husten; nach Trinken von Wasser; von Galle; Blut; Speisen; Schleim; wässrig.

Abdomen
Gefühl von Kälte und Völle im Abdomen. Auftreibung des Bauches durch Blähungen. Das Abdomen fühlt sich schwer und wie eingeschnürt an. Bauchschmerzen morgens und nachmittags; nach dem Essen; vor den Menses; beim Gehen; besser durch Wärme. Krampfartige, kolikartige Bauchschmerzen. Schmerz in der Leber. Brennende, schneidende, und stechende Schmerzen; Stechen in der Leber und den Seiten des Abdomens. Kollern in den Eingeweiden. Gefühl von Einziehung des Abdomens. Zucken der Bauchmuskeln. Schwächegefühl im Abdomen.

Rektum und Stuhl
Obstipation mit schwieriger Stuhlentleerung; kein Stuhldrang und erfolgloses Pressen. Einschnürung des Afters beim Stuhlgang. Diarrhö morgens; nachmittags; nach dem Frühstück; nach dem Essen; während der Menstruation. Abszess des Afters. Analfisteln. Übel riechender Flatus. Ameisenlaufen im After. Prolabierende und blutende Hämorrhoiden, schlechter beim Gehen. Juckreiz und Feuchtigkeit am After. Schmerz in Anus und Rektum. Brennen, Schneiden oder Wundheitsgefühl im Rektum beim Stuhlgang. Drückender Schmerz. Stechen und Tenesmus. Paralyse des Rektums. Strikturen. Stuhl schwarz, blutig, *trocken, grün, hart, knotig*, groß, lang und schmal, weich, *dünn*.

Harnwege und Urin
Häufiger, erfolgloser Harndrang nachts. Blasentenesmus. Harnverhaltung; Gefühl von Schwäche in der Blase bis hin zu Blasenlähmung. Urinieren schwierig; der Patient muss lange warten und pressen, bis der Urin läuft; unbefriedigtes Gefühl nach der Miktion. Der Urin geht nur in *schwachem Strahl* ab. Druckgefühl in der Blase. *Häufiges Wasserlassen nachts.* Unwillkürlicher Harnabgang

beim Husten. Schmerz in der Nierengegend. Entzündung der Nieren. Vergrößerte Prostata. Abgang von Prostatasekret beim Stuhlgang. Postgonorrhoische Harnröhrenabsonderungen. *Alumina phosphorica* hat chronische Gonorrhö mit gelber Harnröhrenabsonderung geheilt. Brennen und Schneiden in der Harnröhre beim Urinieren. Schwellung der Harnröhre. Der Urin ist scharf, albuminös, brennend, dunkel oder *blass, reichlich oder spärlich*; es bildet sich dünnes Häutchen an der Oberfläche; mit dickem, rotem oder weißem Sediment. Der Urin wird trübe beim Stehen lassen.

Männliche Geschlechtsorgane
Beschwerliche Erektionen nachts. Häufige, heftige und schmerzhafte Erektionen, später kommt es zu Impotenz. Entzündung der Eichel. Juckreiz der Genitalien; Wundheit der Hoden; geschwollene Hoden; Schweiß an den Genitalien.

Weibliche Geschlechtsorgane
Abneigung gegen den Koitus bei Frauen, ohne jegliches Vergnügen am Geschlechtsakt. *Leukorrhö wundmachend*, blutig, brennend, reichlich, dünn, gelb; vor oder nach der Menstruation. Die Menses sind unregelmäßig und setzen zu früh oder zu spät ein. Schmerzhafte, blasse, spärliche, kurz dauernde Menstruation. Uterusprolaps. Ulzeration des Muttermundes.

Atemwege und Husten
Katarrh des Kehlkopfs und der Luftröhre; Trockenheit oder Schleimansammlung im Kehlkopf. Gefühl von Rohheit und Wundheit in Larynx und Trachea. Juckreiz im Kehlkopf. Heiserkeit abends, mit Schnupfen; die Heiserkeit verschlimmert sich durch Sprechen. Die Stimme ist rau, hohl und schließlich kommt es zu Stimmlosigkeit. Schweratmigkeit nachts. Atmung asthmatisch, rasselnd und pfeifend. Atemaussetzer durch Husten. Der Patient hat das Verlangen, tief durchzuatmen.
Husten MORGENS, nachmittags, abends, nachts; vor Mitternacht; in kalter Luft. Asthma. Trockener Husten abends und nachts, oder aber der Husten ist abends trocken und morgens locker. Stoßweiser Husten; durch Reizung in Kehlkopf oder Luftröhre. Locker Husten morgens. Husten anfallsweise; rasselnd; mit kurzen Hustenstößen; quälend; heftig. Husten durch Sprechen. Auswurf morgens; blutig und reichlich; schwierig; von Schleim, blutig; eitrig; salzig; süßlich; klebrig; weiß; gelb.

Brust und Herz
Gefühl von Angst und Zusammenschnürung in der Herzgegend. Hitzegefühl in der Brust. Bronchitis. Juckreiz der Haut an der Brust, besonders der weiblichen Brustdrüsen. Brustbeklemmung nachts. Brustschmerz nachts; beim Husten; nach dem Essen; beim Einatmen; in der seitlichen Brust. Wehtun und Brennen; Drücken in der Brust. Rauheit und Wundheit beim Husten; Stiche in der Brust beim Einatmen.
Herzklopfen morgens beim Erwachen; abends; mit Angst; nach dem Essen; während der Menstruation; beim Erwachen; tumultartig. Schwächegefühl in der Brust.

Rücken und Extremitäten

Gefühl von Kälte am Rücken. Pickel auf dem Rücken. Entzündung des Rückenmarks. Juckreiz auf dem Rücken. *Rückenschmerz*, besser durch Bewegung; beim Aufstehen vom Sitzen; schlimmer beim Gehen. Schmerz in der Zervikalregion beim Bewegen des Kopfes. Schmerz zwischen den Schulterblättern. Schmerz im unteren Rücken; Kreuzbein; Steißbein bei Berührung. Wehtun in der Lumbalregion bei Bewegung und beim Gehen. Schneidende Rückenschmerzen. *Wunder, zerschlagener* Rückenschmerz; im Kreuzbein. Stechen im Rücken; in den Schulterblättern, Lumbalregion. Reißen in Schulterblättern; Lumbalregion. Steifheit des Rückens; Zervikalregion. Schwächegefühl in der Lumbalregion. Der Patient taumelt beim Gehen. Alte Frostbeulen treten wieder auf. Kälte der Hände, Beine und Füße. Die Hände sind heiß. Seine Hühneraugen beißen und stechen. Hände und Finger sind aufgesprungen. Wadenkrämpfe. Furunkel am Gesäß und an den Oberschenkeln. Hautausschläge an den Beinen. Ameisenlaufen an den Armen und an den Füßen. Schwere der *Arme* und *Beine*. Eingewachsener Zehennagel. Juckreiz der Glieder abends, schlimmer durch Kratzen; Jucken der Arme und Hände sowie der *Beine*. Rucken der unteren Gliedmaßen. Taubheit der Extremitäten; Arme; Beine; Unterschenkel; Füße. Gliederschmerzen nachts; in den Gelenken; Schmerz in den oberen Gliedmaßen beim Hängen lassen; in der linken Schulter; Ellenbogen. Schmerz in Oberschenkeln, Unterschenkeln, Füßen und Fußsohlen. Wehtun der Unterschenkel. Brennen der Arme; Fußsohlen. Ziehender Schmerz in den Gliedern; Arm; Unterarm; Oberschenkel; Knie. Gliederschmerz wie wund und zerschlagen; Gelenke; Beine; Unterschenkel. Stechender Schmerz in den Gliedern; Arme; Oberarm; Ellenbogen; Beine; Hüften; Knie; Unterschenkel; Fußsohlen; Zehen. Reißender Schmerz in Armen; Schultern; Oberarm; Ellenbogen, Unterarm; Hände; Finger; *Beine*; *Hüften; Oberschenkeln; Knien*; Unterschenkel, Füße. Lähmung der Glieder; *einseitig*; schmerzlos; *der Beine*. Steifheit der unteren Gliedmaßen. Spannen in Oberschenkeln und Unterschenkeln. Kitzeln in den oberen Gliedmaßen; Händen; Fingern, unteren Gliedmaßen; Füßen. Zittern der Glieder, Hände und Knie. Muskelzucken in den Gliedern. Schwäche der Extremitäten; Arme, *Beine; Oberschenkel; Knie*.

Schlaf

Tiefer Schlaf. Ängstliche Träume; vom Tod; vom Fallen; von Räubern; von Ärgernissen. Spätes Einschlafen und ruheloser Schlaf, mit *häufigem Erwachen*. Schläfrig morgens; vormittags, abends, nach dem Abendessen. Schlaflos *vor Mitternacht*. Unerfrischender Schlaf.

Fieber und Schweiß

Bei *Alumina phosphorica* überwiegt die Kälte. Fröstelig vormittags; mittags; nachmittags; *abends im Bett*; nachts, insbesondere vor Mitternacht. Frösteln nach dem Essen. Innerliches Frösteln. Schüttelfrost; täglich auftretender Frost. Einseitiges Frösteln oder Kälte. Auch im warmen Zimmer wird das Frösteln nicht besser. Der Patient hat ein großes Verlangen nach äußerer Wärme, die jedoch nicht bessert. Fieber nachmittags; abends; nachts; ohne Schweiß. Fieberhitze und Frost wechseln sich ab. Hitze steigt von unten nach oben auf. Hitzewallungen.

Schweiß morgens und nachts; durch die geringste Anstrengung; durch *Ängstlichkeit.*

Haut

Die Haut ist trocken, brennend oder kalt. Beißen und Brennen an der Haut. Anästhesie. Rote Flecke auf der Haut. Gelbe Hautfärbung, wie bei Gelbsucht. Hautausschläge beißend; brennend; kupferfarben; trocken. Die Ausschläge beginnen im warmen Zimmer zu jucken. Ekzeme. Nässende Hautausschläge, die ein gelbes Sekret absondern. Furunkel; Blutbeulen. Herpes brennend, fressend, juckend, schuppig, stechend. Pickel, Exanthem und schuppige Hautausschläge; beißend, stechend, wie wund. Urtikaria; nach dem Kratzen bilden sich Knötchen. Bläschenartige Ausschläge. *Ameisenlaufen.* Juckreiz nachts im Bett. Beißen, Brennen, Kribbeln an der Haut schlimmer durch Kratzen. Feines Stechen, schlimmer in der Bettwärme. Nässen, Schmerz an der Haut, Stechen und Jucken nach dem Kratzen. Die Haut ist überempfindlich. Gefühl von Spannen an der Haut. Geschwüre; übel riechend; mit gelbem Eiter; *indolent,* juckend, empfindlich, brennend, stechend, heilen nicht. Bei Verletzungen der Haut besteht keine Heilungstendenz.

Alumina silicata* **Alum-sil.**

Aluminiumsilikat. $Al_2O_3SiO_2$.

Allgemeines

Dieses wertvolle Heilmittel entstammt einer Gesteinsart, die auch als Andalusit bekannt ist und die zu 63% aus Aluminium und 37% aus Silikat besteht. Es wird auf dem üblichen Wege durch Verreibung hergestellt. Ich habe das Mittel geprüft und setze es seit vielen Jahren klinisch ein. Es handelt sich um ein tief und lang wirkendes Heilmittel, das chronische und hartnäckige Beschwerden des Gehirns, Rückenmarks, Darmtrakts und der Nerven heilt.
Seine Beschwerden treten zuweilen vormittags auf, meistens aber am Nachmittag und abends. Einige der Symptome beginnen in der Nacht, gelegentlich sogar nach Mitternacht.
Der Patient hat ein Verlangen nach frischer Luft, welche ihm gut tut. Kalte Luft jedoch verschlechtert alle Beschwerden; es geht ihm viel schlimmer nach Auskühlen, und es besteht eine ausgeprägte Erkältungsneigung. Während der Schmerzen hat er ein großes Kältegefühl und alle Schmerzen bessern sich durch Wärme und warme Anwendungen. Bei den Prüfungen kam es zu Gewichtsverlust, und das Mittel hat Patienten mit auffallender Abmagerung und anämischen Zuständen geheilt. Große Schwäche tritt auf und daher verschlimmern sich viele Symptome beim Treppensteigen. Blutandrang zum Gehirn, Rückenmark und in die Spinalnerven, mit ausgeprägtem Brennen und Stechen. *Alumina silicata* hat Polyneuritis und lokomotorische Ataxie geheilt. Zusammenschnürungsgefühl ist ein ausgeprägtes Allgemeinsymptom und tritt insbesondere im Bereich der Körperöffnungen auf. Das Mittel ist bei epileptischen und epileptiformen Krämpfen sehr hilfreich; nicht während des Anfalls, sondern als konstitutionelles Heilmittel,

das sowohl die Heftigkeit als auch die Häufigkeit der Anfälle vermindert, bis sie immer seltener auftreten und schließlich verschwinden. Bei Prüfern traten Steifheit und tonische Kontraktionen auf. Erweiterung der Venen und Ohnmachtsanfälle. Die Symptome sind nach dem Essen schlimmer und es geht dem Patienten besser, wenn er nüchtern ist oder nur sehr wenig Nahrung zu sich nimmt; schlimmer durch kalte Getränke, kalte Speisen, Milch und sehr warme Nahrung.

Ameisenlaufen an der Haut, an den Extremitäten entlang dem Verlauf der Nervenbahnen und in inneren Körperteilen. Ein Gefühl von Vollheit überall im Körper, mit erweiterten Venen. Schweregefühl des Körpers und aller Glieder. Verhärtung von entzündeten Körperteilen. Nervenentzündung mit Brennen, Stechen, Krabbeln und Gefühllosigkeit. Gehirn, Wirbelsäule und innere Organe sind extrem empfindlich gegen Erschütterung, wie z. B. Fahren in einem Wagen auf holpriger Straße. Rucken und Zucken der Muskeln. Bei einer Prüferin war die Mattigkeit so stark, dass sie gezwungen war, das Bett zu hüten. Muss sich aufgrund eines ausgeprägten Schwächegefühls in der Wirbelsäule hinlegen. *Aluminium silicicum* hat eine Patientin geheilt, die schon seit vielen Jahren wegen einer Schwäche bettlägerig war. Muskelzerrungen nach Heben, wie bei *Rhus toxicodendron*. Dennoch gibt es einige Symptome, die sich beim Liegen im Bett verschlechtern, obwohl Liegen im Allgemeinen hilft und den Patienten zur Ruhe kommen lässt. Er sagt: „Ich fühle mich wohl, wenn ich liege." Einige Symptome verschlechtern sich beim Liegen auf dem Rücken. Der Patient möchte sich vollkommen ruhig verhalten, hat eine Abneigung gegen jegliche Bewegung und erfährt eine Verschlimmerung durch Bewegung. Die Schleimhäute sondern vermehrt Sekret ab. *Alumina silicata* hat Lupus geheilt. Es kommt zu Gefühllosigkeit an einzelnen Stellen oder in schmerzhaften Körperteilen; Gefühllosigkeit bei Neuritis. Blutwallungen; Hitzewellen, insbesondere vom Körper zum Kopf aufsteigende Hitze.

Die Schmerzen werden durch Aufregung und Bewegung verschlimmert und durch äußere Wärme und in der völligen Ruhe gebessert. Es bestehen alle erdenklichen Schmerzen, u. a. bohrende, *brennende* und *stechende*; zusammenschnürende, schneidende, grabende, nagend, ruckende, lähmungsartige, kneifende, drückende Schmerzen. Der gesamte Körper schmerzt bei Berührung oder Druck. *Stechende*, REISSENDE, geschwürige Schmerzen wandern von einer Stelle zur andern.

Die Schmerzen weisen wie viele andere Symptome auch eine deutliche Periodizität auf. Durch Druck werden die Schmerzen zuweilen verstärkt, manchmal auch gelindert. Klopfen am ganzen Körper, im Kopf und im Abdomen. Rascher Puls, insbesondere abends und nachts. Dem Patienten geht es besser, wenn er ruhig im Bett liegt, und schlechter, wenn er aus dem Bett oder von einem Stuhl aufsteht. Äußerlich und innerlich besteht große Empfindlichkeit. Viele Beschwerden werden durch Stehen verschlimmert.

Extreme Sommerhitze wirkt Kräfte raubend. Schwellungen der betroffenen Körperteile sowie der Drüsen und Lymphknoten. Überall im Körper und in den Gliedern tritt ein Gefühl von Spannen auf. Zittern der Glieder und des gesamten Körpers. Zucken überall. Beschwerden werden beim Aufwachen verspürt. Gehen ist nahezu unmöglich; schnelles Gehen und jede Anstrengung können jegliche Symptome verursachen; Schwäche vom Gehen. Nasses Wetter verstärkt die Symptome. Viele Symptome entstehen im warmen, geschlossenen Zimmer.

Geist und Gemüt

Alumina silicata ist sehr nützlich bei nervöser Schwäche, die mit starker geistiger Erregung und Verschlimmerung durch Ärger und Verdruss einhergeht. Große Willensschwäche. Die Patientin ist geistesabwesend und hat große Schwierigkeiten, sich zu konzentrieren. Zerstreutheit. Gedächtnisschwäche. Lange Phasen von geistiger Benommenheit, besonders nach dem Schlaf. Es besteht eine ausgeprägte geistige Schwäche, mit Vergesslichkeit, Gleichgültigkeit, Unentschlossenheit und Mangel an Ideen, sodass man leicht erkennen kann, dass sich die Patientin am Rande des Wahnes befindet bzw. in einem Zustand, der Imbezillität ähnelt. Sie macht Fehler beim Sprechen und Schreiben und verwendet falsche Wörter. Eine Prüferin hatte das Gefühl, wahnsinnig zu werden und drängte darauf, dass die 30. Potenz, in welcher sie das Mittel eingenommen hatte, antidotiert wird. Das Mittel ist nützlich bei Hirnermüdung durch anhaltende geistige Anstrengung. Anhaltende Furcht; wacht voller Furcht auf und erschreckt leicht. Aufschrecken beim Einschlafen. Geräuschempfindlichkeit. Angst; abends, *nachts*; schlimmer nach dem Schlaf. Gewissensangst. Angst um die Gesundheit. Es kommt zu Gewissensbissen. Möchte verschiedene Dinge haben, ist aber nicht zufrieden zu stellen, kritisiert jeden. Unzufriedenheit. Verlangen, allein zu sein, aber schlechter beim Alleinsein und besser in Gesellschaft. Geistige Verwirrung jeden Morgen, schlimmer beim Erwachen. Verschlimmerung durch Widerspruch. Widerspenstig und launisch. Einige Prüfer wurden schüchtern und feige. Mutlosigkeit. Verschiedene Einbildungen. Glaubt, kleiner zu werden und dass sie fallen wird, wenn sie sich auf die Beine stellt. Es kommt zu einer deutlichen Steigerung der Fantasie.
Sie lacht viel – wie bei Hysterie – und viele Gemütssymptome sind von hysterischem Charakter. Sie ist mürrisch und eigensinnig. Stimmungsschwankungen. Religiöse Affektionen. Ängstliche Ruhelosigkeit und geistige Unruhe nachts. Verzweifelung. Große *Traurigkeit.* Eine Prüferin meinte, dass sie niemals zuvor in ihrem Leben so unglücklich war, sich aber besser gefühlt habe, nachdem sie darüber gesprochen hatte. Abgestumpfte Sinne. Sitzt lange Zeit da, ohne scheinbar zu merken, was um sie herum vorgeht. Selbstmordgedanken, Lebensüberdruss und Verlangen, zu sterben. Sie sitzt lange da, will nicht sprechen. Schlafwandeln. Sprechen und Weinen im Schlaf. Es besteht eine Abneigung sowohl gegen geistige als auch gegen körperliche Arbeit.

Kopf und Schwindel

Schwindel morgens und abends; beim Sitzen; Bücken; Gehen; plötzlichem Kopfdrehen; besser im Liegen. Schwindel beim Augenschließen, mit Neigung nach vorn zu fallen. Beim Umdrehen besteht die Neigung in die Drehrichtung zu fallen. Schwindel wie berauscht, mit Übelkeit.
Blutandrang zum Kopf, mit dem Gefühl von Kochen und Kälte im Hinterkopf. Zusammenschnürungsgefühl an der Kopfhaut, besonders an der Stirn. Der Kopf fühlt sich leer an. Hitze und *Schwere* des Kopfes am Abend, besonders in der Stirn. Viel Jucken und Ameisenlaufen in der Kopfhaut. Zahlreiche Kopfschmerzen, insbesondere *morgens*, *nachmittags*, *abends* und *nachts*. Kopfschmerzen schlechter beim Beugen des Kopfes nach vorn; durch Hochbinden der Haare; nach dem Essen; beim Zusammenbeißen der Zähne; vor und während der Menses; beim

Sitzen; nach dem Schlaf; nach dem Genuss von Stimulantien; beim harten Auftreten; beim Bücken. Die Kopfschmerzen werden besser, wenn der Kopf bandagiert wird, *durch kalte Anwendungen, kalte Luft, Liegen*, Bewegen des Kopfes, Druck, beim Stehen und beim Gehen. Intermittierende Kopfschmerzen Tag und Nacht. Periodische Kopfschmerzen. Der Kopfschmerz nimmt durch Geräusche einen pulsierenden Charakter an. Die Patientin möchte ihren Körper warm eingewickelt haben, den Kopf dabei aber an der kalten Luft. Gefühl von Krabbeln, als wären Ameisen im Gehirn; dieses Gefühl wandert den Körper hinab und endet in den Zehen. Schmerz in der *Stirn*, über den Augen am Nachmittag und am Abend. Schmerz im Hinterkopf, in den Schläfen, am Scheitel und in den Seiten des Kopfes, schlimmer auf der rechten Seite. Die Schmerzen im Kopf sind von brennendem, berstendem, drückendem, reißendem schießendem, schneidendem, stechendem, ziehendem Charakter. Kopfschmerz wie zerschlagen. Es besteht dumpfer Schmerz im Hinterkopf, im Scheitel und den Schläfen, schlimmer durch Druck und geistige Anstrengung. Drücken in der Stirn; nach außen drückender Schmerz über den Augen. Drücken in den Schläfen, im Scheitel und im Hinterkopf. Der Kopf ist während der Schmerzen so empfindlich, dass die Patientin ihre Haare nicht bürsten oder kämmen kann. Stechende Schmerzen in der *Stirn*, den Seiten des Kopfes und den Schläfen. Oft werden die Kopfschmerzen so stark, dass sie vom Schmerz benommen ist. Heftige, reißende Schmerzen am Abend; Reißen in der Stirn am Abend; Reißen im Stirnhöcker; reißende Schmerzen in den Schläfen und im Scheitel. Wandernder Kopfschmerzen, besser in Ruhe und beim Sitzen. Pulsierender Kopfschmerz schlimmer durch Lärm. Klopfen in Stirn und Scheitel. Das Gehirn scheint empfindlich gegen Geräusche zu sein. Wenn etwas auf den Fußboden fällt, dann hat sie das Gefühl, als fiele es auf ihren empfindlichen Kopf.

Augen

Dunkle Ringe um die Augen. Die Augen fühlen sich vergrößert an, mit Trokkenheit. Katarrhalische Entzündungen der Augen an der frischen Luft, mit Juckreiz. Die Augenlider sind nachts verklebt, morgens wird dicker Schleim abgesondert. Gerstenkörner und Schwellung der Lider. Brennen in Augenlidern und Lidrändern. Rötung der Augen. Augenschmerzen; Brennen am Abend, wie von Rauch. Drückender Schmerz in den Augen. Wundheitsgefühl und Schmerz wie von Sand in den Augen. Stechen in den Augen. *Lichtscheu*. Trübsichtigkeit, schlimmer nachts bei künstlichem Licht und bei Anstrengung der Augen. Nebelsehen. Schwachsichtigkeit. Weitsichtigkeit.

Ohren

Eitrige Absonderungen aus den Ohren, mit Juckreiz im Gehörgang. Die Ohren sind heiß. Ohrgeräusche: Summen, Flattern, Klingeln, Rauschen und Zischen. Schmerz tief im Ohr. Bohrender, stechender und reißender Schmerz im Ohr. Verstopftes Gefühl mit Pulsieren. Das Gehör ist zunächst scharf, später beeinträchtigt.

Nase

Beim Atmen fühlt sich die Luft in der Nase kalt an. Katarrh der Nasenhöhle und in den hinteren Nasenöffnungen. Die Absonderungen sind BLUTIG, bilden Borken, sind *wund machend*, *grünlich*, harte Klumpen; übel riechend, eitrig, dick, manchmal wässrig, gelb oder gelblich-grün. Schnupfen mit Husten. Stockschnupfen abwechselnd mit heftigem Fließschnupfen. Trockenheit der Nasenschleimhaut. Nasenbluten beim Schneuzen. Gefühl von Vollheit in der Nase. Jucken in der Nase. Die Nase ist mit dickem Schleim und Borken verstopft. Brennen und Reißen in der Nase. Wundheitsgefühl in der Nase; Nasenwurzel und Nasenscheidewand schmerzhaft bei Berührung. Dumpfer Schmerz in der Nase beim Atmen, der nach oben zur Mitte des Scheitels zieht. Geruchsinn erst übermäßig scharf, dann vermindert, später kommt es zu völligem Verlust des Geruchsinns. Häufiges Niesen, mit und ohne Schnupfen. Ulzeration in der Nase. Die Nase ist stark geschwollen.

Gesicht

Gesichtsschmerz; Schmerz in den Wangenknochen und in den Schläfen; Schmerz von der Schläfe zu den Wangenknochen, schlimmer an der frischen Luft und beim Kauen. Ziehende, stechende und reißende Gesichtsschmerzen. Bläulich-rote Gesichtsfarbe.

Mund und Zähne

Aphthen bedecken die gesamte Mundschleimhaut. Trockenheit im Mund; bei Kälteschauern oder reißenden Kopfschmerzen kleben die Lippen zusammen. Schleim sammelt sich im Mund und es besteht übel riechender Mundgeruch. *Speichelfluss*. Mundgeschmack blutig, metallisch, sauer oder fehlt völlig. Die Nahrung ist *geschmacklos*. Schmerzen in Zahnfleisch und Zähnen durch kalte Luft, beim Kauen und nach dem Essen. Wundheit von Zahnfleisch, Gaumen und Zunge. Das Zahnfleisch blutet und die Zunge ist weiß belegt. Geschwollenes Zahnfleisch. Geschwüre am Zahnfleisch. Die Zähne sind sehr empfindlich. Schmerz von den Wurzeln der oberen Zähne zum Kopf beim Zusammenbeißen der Zähne. Stechende und reißende Zahnschmerzen.

Hals

Leichte Formen von Hals- oder Mandelentzündung. Räuspert viel Schleim hoch. Trockener Hals beim Aufwachen. Kloßgefühl oder Splittergefühl im Hals. Zäher, klebriger Schleim im Hals. Halsschmerzen beim Schlucken. Brennen und Gefühl von Rohheit und Wundheit im Hals. Stechender Schmerz beim Schlucken; schluckt langsam und mit Schwierigkeiten; Ulzeration im Rachen und geschwollene Tonsillen. Schwellung der zervikalen Lymphknoten.

Magen

Der Appetit ist gesteigert bis hin zu Heißhunger, wobei jedoch schon der erste Bissen Übelkeit verursacht. Völlegefühl nach dem Essen, oft schon nach dem ersten Bissen. Gefühl wie von einem Gewicht im Magen nach dem Essen. Guter Appetit, die Nahrung wird jedoch nicht genossen. Appetit auf unverdauliche Dinge. Abneigung gegen Speisen, Fleisch, Kaffee. Abscheu vor jeglichen Speisen. Gefühl, keine Nahrung verdauen zu können. Flaues Gefühl im Magen. Leeregefühl im Magen, das durch Essen nicht gebessert wird. Aufstoßen: bitter; leer; sauer; von Speisen.

Aufgestoßenes riecht wie verdorbenes Fleisch, nach dem Essen. Aufschwulken von Wasser. Aufstoßen bringt Linderung. Schluckauf. Sodbrennen. Übelkeit morgens, abends und nachts; nach dem Essen und während der Kopfschmerzen. Der Anblick oder der Gedanke an Nahrung verursacht Übelkeit. Magenschmerzen, abends und nachts, durch Essen verschlimmert. Brennender Schmerz im Magen, der aufwärts zieht. *Krampfender*, drückender, nagender, schneidender, stechender Magenschmerz. Drückender Schmerz nach dem Essen, besser durch Aufstoßen. Schmerzhaftigkeit des Magens bei Druck. Würgen. Gefühl eines Steines im Magen. Wasser schmeckt faulig. Mäßiger Durst, aber durstlos im Fieber. Erbrechen beim *Husten*, nach dem Essen und während der Kopfschmerzen. Erbrechen von Galle, schwarzem Blut, genossenen Speisen, Schleim oder Wasser.

Abdomen

Festsitzende Blähungen im Abdomen. Völlegefühl. Härte, Schwere, Zusammenschnürung. Auftreibung, schlimmer nach dem Essen. Schmerz im Abdomen, schlimmer nach dem Essen, vor der Menses, während der Menses, schlimmer beim Gehen und besser durch warme Anwendungen. Schmerz in der Lebergegend; Brennen im Abdomen. Krampfende, kolikartige Schmerzen beginnen im Magen und setzen sich bis in die Därme fort, mit Stuhldrang. Krämpfe im gesamten Abdomen, die den Patienten plötzlich zu wässrigem, fötidem, gelbem Stuhl drängen. Schneidende und drückende, stechende Schmerzen im linken Hypochondrium und in der Leber; taube Schmerzen im Abdomen. Rumpeln und Spannung.

Rektum und Stuhl

Stuhlverstopfung, mit schwieriger Stuhlentleerung. Inaktivität des Rektums bis hin zu Darmlähmung. Unbefriedigender, spärlicher Stuhlgang; der Patient muss sich sehr anstrengen, selbst weicher Stuhl geht schwer ab. Erfolgloser Stuhldrang. Tenesmus des Rektums. Diarrhö, treibt ihn morgens um 5 Uhr; zuerst von unverdauten Speisen, dann wässrig, klar, mit viel Windabgang. Diarrhö nach Früchten. Abgang von viel Wind beim Stuhlgang. Abgang übel riechender Darmwinde ohne Stuhl. Krabbeln im After. Blutungen äußerlicher Hämorrhoiden. Zusammenschnürungsgefühl im After während dem Stuhlgang. Juckreiz am After, schlimmer durch Kratzen; Feuchtigkeit um den After herum. Schmerz und Brennen im After beim Stuhlgang. Schneidender, drückender, stechender Schmerz oder Wundheitsgefühl. Der Stuhl ist blutig, reichlich, dunkel, trocken, hart, knotig, groß, übel riechend, spärlich, weich, dünn, wässrig, von unverdauten Speisen.

Harnwege und Urin

Paralytische Schwäche der Blase. Erfolgloser Harndrang. Nächtlicher Harndrang und häufiges Wasserlassen nachts. Der Harn fließt in einem schwachen Strahl. Der Patient muss lange warten, bis der Harn läuft. Unbefriedigtes Gefühl in der Blase nach dem Urinieren. Unwillkürlicher Harnabgang. Harnverhaltung. Tenesmus beim Wasserlassen. Urin reichlich, dann spärlich; brennend, wolkig und rot. Rotes Sediment, spezifisches Gewicht normal, kein Zucker, kein Albumin.

Männliche Geschlechtsorgane

Abgang von Prostatasekret beim Stuhlgang. die Prostata ist vergrößert, wund, schmerzhaft und entzündet. Eitrige und schleimige Absonderungen aus der Harnröhre. Brennender und schneidender Schmerz in der Harnröhre beim Wasserlassen. Beschwerliche nächtliche Erektionen, welche sehr stark und schmerzhaft sind. Die Hoden sind geschwollen und hart. Die Eichel ist rot und exkoriiert. Juckreiz und Schweiß am Hodensack. Nächtlicher Samenabgang. Heftige sexuelle Erregung abends und nachts.

Weibliche Geschlechtsorgane

Quälender Juckreiz und Kribbeln der äußeren Geschlechtsteile; schlimmer nach dem Urinieren und durch Kratzen, besser durch kalte Anwendungen. Leukorrhö: scharf, blutig, reichlich, eitrig, dünn, weiß oder gelb; schlimmer vor und nach der Menses. Die Monatsblutung trat bei einer Prüferin zu häufig auf, bei einigen anderen Prüferinnen kam sie spät, war intermittierend, übel riechend, schmerzhaft, spärlich. *Aluminium silicicum* hat unterdrückte Menses geheilt. Brennender Schmerz in den Genitalien. Gebärmuttervorfall. Geschwüre an den Labien.

Atemwege und Husten

Kehlkopfreizung. Ansammlung von Schleim in Kehlkopf und Trachea. Das Mittel heilt Katarrhe von Kehlkopf und Luftröhre. Rauheit und Wundheit im Kehlkopf. Der Patient muss häufig Schleim vom Kehlkopf aufräuspern. Anhaltendes Kitzeln in Larynx und Trachea. Heisere, raue Stimme. Heiserkeit, schlimmer morgens.

Die Atmung wird durch Hustenstöße unterbrochen. Keuchende, asthmatische Atmung. Rasselnde Atemgeräusche. Schweratmigkeit durch Husten.

Husten tagsüber, morgens, *abends* und *nachts*. Asthmatischer Husten. Trockener Husten morgens und *nachts*. Reizhusten mit Auswurf nur am Morgen. Husten schlimmer in kalter Luft. Trockener

Reizhusten *abends*. Starke Reizung von Kehlkopf und Luftröhre durch schwere Hustenanfälle. Geräuschvoller Husten morgens, mit Fieber. Liegen auf der rechten Seite verursacht Hustenanfälle. Erschütternde Hustenanfälle durch Kitzeln im Kehlkopf. Heftige Hustenanfälle.

Auswurf tagsüber, *morgens*, abends und nachts. Der Auswurf ist *scharf*, blutig, reichlich, übel riechend, zäh, weiß oder gelb. Blutandrang oder Kongestionsgefühl in der Brust. Zusammenschnürung der Brust. Brustbeklemmung, Hitze und Blutspucken. Entzündung der Bronchiengänge. Schmerz in der Brust nachts; beim Husten. Schmerz in den Seiten der Brust. Brennen in der Brust. Zermalmender Schmerz in der Brust. Wundheit in der Brust beim Husten. Gefühl wie wund und zerschlagen im Brustkorb durch Husten. Stechende Schmerzen in der Brust durch Husten und beim Einatmen. Schwächegefühl in der Brust. Herzklopfen.

Rücken und Extremitäten

Nach Aufenthalt an kalter Luft ist der Rücken so kalt, als hätte man kaltes Wasser über ihn gegossen. Zahlreiche Ausschläge auf dem Rücken. Juckreiz

in der zervikalen und dorsalen Region. Rückenschmerzen bei Bewegung, beim Aufstehen vom Sitzen, beim *Bücken* oder *Gehen.* Der Schmerz wird gelindert, wenn die Patientin völlig still liegt; sobald sie sich jedoch umdreht oder versucht, sich aus dem Sessel zu erheben, verursacht dies Schmerzen im Rücken nahe der Wirbelsäule. Rückenschmerzen in der Zervikalregion, Dorsalregion, zwischen den Schulterblättern, im Kreuzbein, im Steißbein und in der *gesamten Wirbelsäule.* Dumpf drückender Schmerz im Rückgrat, aber besonders in der Lumbalregion und dem Kreuzbein. Starkes Brennen in der Wirbelsäule. Brennender Schmerz in der Zervikalregion und zwischen den Schulterblättern. Prickeln wie von Nadeln in der Lumbalregion bei Anstrengung; besser in der Ruhe. Wundes, zerschlagenes Gefühl in der Wirbelsäule, besonders in der Lumbalregion. Stiche wie von Nadeln in der Lumbalregion. Stechende Schmerzen im Rücken, in der *Zervikalregion,* in und zwischen den Schulterblättern. Reißender Schmerz im Rücken. *Steifheit* des Rückens und der Zervikalregion. Extreme Schwäche des Rückens, die den Patienten zwingt, im Bett zu bleiben.
Unbeholfenheit der Glieder, besonders der Beine. Eine blaue schmerzhafte Stelle bleibt an der Hand zurück, wo vor vielen Jahren eine Warze entfernt wurde. Die Nägel werden brüchig. Geschwüre bilden sich um die Nägel herum. Die Hände sind ständig aufgesprungen. Kalte Hände, *Unterschenkel* und Füße. Die Hände sind sehr heiß, oder eiskalt und mit blauen Fingern. Wadenkrämpfe. Abmagerung und zahlreiche Ausschläge an den Extremitäten, insbesondere Furunkel und rotes Exanthem. Heftiges *Ameisenlaufen.* Schwere der *Arme,* der *Beine, Hände und Füße.* Heftiges Jucken ohne Ausschlag, an Armen, Händen und Fingern, *Beinen, Oberschenkel und Fußsohlen.* Schmerzhaftes Jucken in den Armen entlang der Nervenbahnen. Gefühllosigkeit aller Glieder; Arme, am Vormittag. Gefühllosigkeit der Hände und Finger; Beine; *Unterschenkel; Füße* und *Fersen.* Gefühllosigkeit der ersten beiden Zehen des rechten Fußes beim Liegen auf dem Rücken. Gliederschmerzen durch Aufregung; durch Bewegung; nachts. Gelenkschmerz; in den Armen, Schultern, Ellenbogen, Unterarmen, Händen und Fingern. Schmerzen entlang dem Verlauf der Nervenbahnen. Schmerz in den unteren Gliedmaßen durch Bewegung und Aufregung. Schmerz in den Oberschenkeln, Beinen und Füßen. Schmerz in den Beinen entlang dem Verlauf der Nervenbahnen. Der Schmerz wandert von unten nach oben, schlimmer auf der linken Seite; er erstreckt sich in die Herzgegend und zur linken Schläfe. Dumpf drückender Schmerz in den Unterschenkel. Brennende Gliederschmerzen; brennender Schmerz in den Armen durch *Aufregung,* brennende Fußsohlen. Schmerz wie gequetscht in den Knochen und Muskeln der Beine. Ziehender Schmerz in Ober- und Unterarmen; in Oberschenkeln, Knien und Fußgelenken. Prickelnder Schmerz, sodass der Patient glaubt, eine Stricknadel bohre sich tief in den Muskel der rechten Hüfte. Gefühl wie wund und zerschlagen in den Gliedern; *Beine,* Unterschenkel, Schienbein, FUSSSOHLEN. Stechende Schmerzen in Armen, Schultern, Oberarmen, Ellenbogen und Handgelenken; in Hüfte, Knie, Wade, Fußsohle, Zehen. Reißen in den oberen Gliedmaßen; Schulter; Oberarm; Ellenbogen; Unterarm; Händen und Fingern; in *unteren Gliedmaßen; Hüften;* Oberschenkel; KNIE; UNTERSCHENKEL; Waden; Knöchel; Füße.

Reißende Schmerzen entlang der Nervenbahnen. Umherziehende Schmerzen aller Art in den Gliedern. Schmerzlose Lähmung der unteren Extremitäten, aber auch Schmerz in den gelähmten Teilen. Spannen in den Armen beim Heben; Spannen in Waden und Füßen. Schwellung der Finger. Steifheit der unteren Gliedmaße. Kribbeln und Prickeln in allen Gliedern; Armen; Hände und Finger; in Beinen und Füßen. Zittern am ganzen Körper, in den Gliedern, Händen und Knien. Rucken und Zucken in den Gliedern, in den Schultern, Beinen, Unterschenkeln, Füßen. Schwäche in den Gliedern, *Armen*, BEINEN, *Oberschenkeln*, *Unterschenkeln*. Beim Treppensteigen ist er nicht in der Lage, seinen Fuß auf die nächste Stufe zu setzen; es erscheint ihm, als könne er seinen Körper nicht auf die nächste Stufe erheben.

Schlaf

Schlaf durch Einbildungen gestört. Träume angstvoll; verwirrt; erotisch; vom Tod; unerfreulich; von Streit oder Ärgernissen. *Alpträume*, Der Schlaf ist ruhelos und unterbrochen. Schläfrigkeit morgens, vormittags, abends und nach dem Abendessen. Schlaflosigkeit vor Mitternacht. Der Schlaf ist nicht erfrischend. Zu frühes und *häufiges Erwachen*. Gähnen.

Fieber und Schweiß

Frösteln vormittags, mittags, nachmittags, abends; abends im Bett; an der frischen Luft; nach dem Essen, besser nach warmen Getränken. Äußerliche und innerliche Kälte. Friert, wenn er sich im Bett bewegt. Schüttelfrost um 17 Uhr. Einseitige Kälte. Frösteln beim Stuhlgang. Verlangen nach Wärme, die das Kältegefühl lindert.
Hitze nachmittags, *abends* und *nachts*. Das Fieber setzt zwischen 20 und 22 Uhr ein, mit heftigen zermalmenden Schmerzen in beiden Unterschenkeln; der Schmerz wandert zum Herzen und in die linke Schläfe. Äußerliche Hitze mit Frösteln. Hitzewallungen. Hitze im Schlaf.
Morgendliches oder nächtliches Schwitzen mit Angst. Schweiß bei Bewegung. Reichliches Schwitzen nach dem Aufwachen.

Haut

Die Haut ist extrem empfindlich. Trockenheit der Haut, Kältegefühl, Beißen, Gefühllosigkeit, gelbe Flecken. *Brennen* an der Haut. Risse in der Haut. Hautausschläge: Bläschen, Furunkel; mit Brennen; aufgesprungen. TROCKENE Ekzeme. Herpes: trocken, juckend, stechend. Juckende Ausschläge, schlechter durch Wärme. Schmerzhafte Ausschläge. Urticaria nodosa. Bläschenartige Ausschläge. Starke Ausschläge, die nach dem Kratzen nässen und beißen. Beißende und brennende Ausschläge. Eiternde, phagedänische Ausschläge. Ameisenlaufen auf der Haut überall am Körper, Juckreiz schlimmer abends im Bett. Beißen, Brennen, Krabbeln an der Haut; besser beim vollkommen ruhig Liegen. Juckreiz besser durch Kratzen. Stechen und Brennen überall auf der Haut, schlimmer jedoch an Handrücken, Armen und Füßen. Nässen der Haut nach dem Kratzen. Starkes Spannen an der Haut. Ulzeration mit Juckreiz, Wundheit und Stechen. Nach einer Verletzung heilt die Haut nur langsam.

Ambra grisea **Ambr.**

Ein Darmsekret des Pottwals, das im Lauf von Jahren ein feines Aroma entwikkelt und als Duftstoff in der Parfumindustrie sehr begehrt und teuer ist.

Geist und Gemüt

Betrachten Sie dieses Mittel in seiner Gänze, so wird es Ihnen scheinen, als hätten Sie die Charakteristika eines *vorzeitig gealterten* Menschen studiert. In der Praxis erlebt man oft, dass Patienten um die 50 bereits über Beschwerden klagen, die normalerweise vielleicht bei Achtzigjährigen auftreten. Nachdem Sie sich mit dem Mittelbild von *Ambra* auseinandergesetzt haben, werden Sie feststellen, dass genau dieser Aspekt vorliegt – vorzeitiges Altern. Es besteht ein Zittern und eine eigenartige Form von geistiger Schwäche, die wohl am ehesten als „Senilität" bezeichnet werden kann. Es handelt sich dabei nicht um eine geistige Verwirrung, wie sie im Verlaufe einer Krankheit auftreten kann, sondern um den charakteristischen Zustand, den man bei älteren Menschen im letzten Lebensabschnitt antreffen kann: Zittern, unsicherer Gang, eine Art Geistesabwesenheit und Vergesslichkeit. Der Patient springt von einem Thema zum anderen, stellt eine Frage und ohne die Antwort abzuwarten schon wieder die nächste. So springt er von einem Gedanken zum nächsten. Man kann dies kaum als Verwirrung bezeichnen, es ist eher eine Art von „verträumter Geistesabwesenheit" oder Senilität. *Ambra* ist hilfreich, wenn dieser Zustand bereits bei jungen Patienten eintritt, die man zwar nicht als geisteskrank bezeichnen kann, die jedoch an einer geistigen Schwäche leiden. Besonders ist *Ambra* angezeigt bei Patienten mit vorübergehendem, flüchtigem Wissensdurst, die *von einem Thema zum andern wechseln*. Es kommt häufig vor, dass mir ein Patient eine Frage nach der andern stellt, ohne dabei zu warten, bis ich die erste Frage beantwortet habe. Er führt flüchtige, sprunghafte Gespräche und scheint nicht zu erkennen, dass ich ihm noch keine Antworten gegeben habe. Dieser Patient, so denke ich mir dann, benötigt *Ambra*. Es ist erstaunlich, wie häufig ein derartiger Gemütszustand bei Frauen in unserer heutigen Gesellschaft auftritt. Eine Schönheit der modernen Gesellschaft, die beim besten Willen nicht einmal ihre Strümpfe stopfen könnte, wird in ein paar Jahren genau in diesen Zustand geraten, und nicht einmal *Ambra* wird sie dann noch heilen können. Aber es gibt eine Art nervöser Erkrankung, bei der sich diese Symptomatik zeigt, und die durch *Ambra* geheilt werden kann. Ein Wechsel von Niedergeschlagenheit und heftigen Temperamentsausbrüchen ist ein weiteres Merkmal dieser Arznei und kommt eben auch bei alten Menschen vor. Einer Phase größter Erregbarkeit folgt oft eine Schwermut, ein Zustand der Gleichgültigkeit gegenüber allem, beispielsweise gegen Vergnügen, erlittenen Kummer, andere Menschen usw.; die Patienten reagieren gleichgültig auf Dinge, die einem ausgeglichenen Menschen normalerweise das Herz brechen würden. Diese Gleichgültigkeit ist so ausgeprägt, dass sie sich nicht einmal darüber wundern, warum sie diese Dinge kalt lassen.

Viele Beschwerden *verschlimmern sich morgens*. Der Patient erwacht verwirrt und benommen, ist in besagtem träumerischem Zustand, und gegen Abend zeigt er Symptome von Geisteskrankheit.

Schwindel

Ambra ist eines der am häufigsten indizierten Mittel bei einfachem, nicht näher beschriebenem Schwindel alter Menschen. Der Schwindel ist so stark, dass der Patient nicht das Haus verlassen kann. Bereits beim Aufstehen aus dem Bett muss er eine Weile warten, bis er sich auf die Beine stellen und umhergehen kann. Es ist dieser Schwindel, der für vorzeitig gealterte und senile Menschen charakteristisch ist.

Geist und Gemüt

Versucht dieser Mensch nun, über etwas nachzudenken, dann nehmen seine Gedanken eine eigene Richtung. Es ist eine Art geistiger Beneblung, seine *Gedanken verflüchtigen sich.* Er muss sich mehrmals unglaublich anstrengen, um seine Gedanken zu sortieren, bevor er sich wieder auf ein Thema konzentrieren kann. Aber obwohl ihm die Konzentration schwer fällt, muss er zwanghaft dasitzen und *über die unangenehmsten Dinge grübeln*, die sich ihm aufdrängen und die er nicht wieder losbekommt. Dieser Zustand ähnelt in gewisser Hinsicht *Natrium muriaticum*; das charakteristische Merkmal bei *Natrium muriaticum* ist allerdings, dass der Patient fast schon mit freudiger Hingabe bei unangenehmen Ereignissen verweilt und nachts darüber sinnierend wach liegt. Der *Ambra*-Patient bekommt diese Gedanken nicht aus dem Kopf und ist gezwungen, ständig daran zu denken. Bilder, eingebildete Gesichter, grässliche Einbildungen, Phantasiegebilde und Visionen drängen sich ihm auf und lassen ihn nachts nicht schlafen. Wenn er schon halb im Traum versunken ist, sieht er sie ständig vor sich. Dieser Gemütszustand kann bei geschäftlichen Sorgen entstehen, zusammen mit Schwindel, Blutandrang zum Kopf und geistiger Erschöpfung.
Durch das gesamte Mittelbild dieser Arznei zieht sich eine *Verschlimmerung von Symptomen durch die Anwesenheit anderer Personen*, es besteht aber auch eine ausgeprägte *Verschlimmerung durch Gespräche.* Im Beisein der Krankenschwester ist der *Ambra*-Patient zu keiner Stuhlentleerung in der Lage, sodass er sie ins Nebenzimmer schicken muss. Obwohl er sich noch so sehr anstrengt, gelingt es ihm erst, wenn er ganz für sich alleine ist. Der *Natrium muriaticum*-Patient kann in Anwesenheit anderer nicht urinieren; der Urin beginnt erst dann zu fließen, wenn niemand in der Nähe ist. Bei diesem Charakteristikum handelt es sich bei *Ambra* um ein allgemeines Merkmal. In Gegenwart anderer ist der Patient geistig verwirrt und gerät in Verlegenheit. Verlegenheit in Gesellschaft. Sobald er in Gesellschaft ist, überkommen ihn Hitzewallungen, Zittern, nervöse Erregung und seine Gedanken schwinden. Aufgrund dieser Anzeichen bildet sich der Patient ein, er würde den Verstand verlieren; schließlich verfällt er in einen Zustand von *Melancholie*, Traurigkeit und Verzweiflung und will nicht mehr leben. Er verabscheut sein Leben und möchte sterben. „Große Traurigkeit." "Melancholie; sitzt tagelang weinend da." Dies ist der Gemütszustand eines vorzeitig gealterten Patienten mit angeschlagener Konstitution. Er bietet das Bild eines Wracks, sodass Sie sich bei einem Patienten mit einem derartigen Aussehen und Verhalten fragen werden, ob er Sie noch rechtzeitig aufgesucht hat, um überhaupt geheilt werden zu können. Wie Sie bereits sehen können, haben Sie es mit einem Patienten zu tun, mit dem es bergab geht und der

auf die eine oder andere Weise auf eine Geisteskrankheit zusteuert. Ein Arzt erkennt die Vorboten des Zusammenbruchs, wenn er einen *Ambra*-Patienten vor sich hat, der vormals kräftig und robust war, und der jetzt einen nervösen Zustand aufweist, mit Schaudern, Zittern und Erregung. Dieser Patient hat einen heftigen geschäftlichen oder privaten Rückschlag erlitten. Er hat nicht das Aussehen eines Menschen, der schwindsüchtig wird; Sie sehen an ihm nicht die Kachexie der Tuberkulose, vielmehr handelt es sich um eine geistige und nervliche Erschöpfung. Ein Mann beispielsweise wird auf eine harte Probe gestellt, indem ein Familienmitglied nach dem anderen verstirbt und ihm scheinbar alles genommen wird; er kann diese Rückschläge nicht von einer philosophischen Seite her betrachten; er hat sein Geschäft und nun auch noch seine Angehörigen verloren, wird schließlich geistesabwesend und fragt sich, ob es sich noch lohnt zu leben. Somit erhalten Sie das Erscheinungsbild von *Ambra grisea*.

Modalitäten

Viele Beschwerden treten *morgens* oder *nach dem Essen* auf. „Schwindel mit dem Gefühl, als läge ein Gewicht auf dem Scheitel; schlechter nach dem Schlaf". Der Schwindel verschlechtert sich insbesondere morgens und auch nach dem Essen; dies ist in den „Leitsymptomen" jedoch nicht angegeben. „Muss sich aufgrund von Schwindel und einem Schwächegefühl im Magen hinlegen."
Ein Merkmal, das sich durch die nervösen Symptome hindurch zieht, ist eine *Unerträglichkeit von Musik*; der *Ambra*-Patient wird bei Musik zittrig, seine Gemütssymptome verschlimmern sich und er bekommt Rückenschmerzen, als würde er mit einem Hammer geschlagen. Auch andere körperliche Symptome werden durch Musikhören ausgelöst. Die Töne scheinen für den Patienten aus Materie zu bestehen, die ihn ergreift und festhält.
Die *Ambra*-Symptome sind häufig einseitig, beispielsweise tritt Schweiß auf einer Körperseite oder nur auf der betroffenen Seite auf. „Stelle an der rechten Kopfseite, an der Haare bei Berührung wie wund schmerzen." Die gleiche Empfindung tritt auch an der Haut auf, es besteht eine Überempfindlichkeit gegen Berührung. „Wundheitsgefühl an der Kopfhaut morgens beim Erwachen; gefolgt von Taubheitsgefühl, das sich über den ganzen Körper ausbreitet." Ein Taubheitsgefühl zieht sich ebenfalls durch sämtliche Beschwerden. Sie werden bei den Patienten eine eigentümliche Art von Taubheitsgefühl feststellen, wie man es für gewöhnlich bei alten Menschen vorfindet. Es handelt sich um eine verminderte Sensibilität der betreffenden Teile aufgrund einer schwachen Durchblutung.

Augen

Bei den Augen finden wir folgendes Symptom: „Trübsichtigkeit, als würde er durch einen Nebel blicken." Die Trübsichtigkeit tritt auf, auch ohne dass eine Veränderung des Auges vorliegt, die dieses Symptom rechtfertigen würde. Es handelt sich um eine nervöse Beschwerde und eine altersbedingte Lähmung. „Jucken des Lides, als würde sich ein Gerstenkorn bilden." Das Jucken kann am ganzen Körper auftreten, überwiegend jedoch juckt es an den Körperöffnungen.
Zu den Symptomen, die nicht in den „Leitsymptomen" aufgeführt sind, die für dieses Mittel aber dennoch charakteristisch sind, gehören: „Drückender

Kopfschmerz, von beiden Schläfen ausgehend." „Hin- und Herziehen und Reißen im Kopf." „Durch den Kopf schießender Schmerz." „Lanzinierende, schneidende Schmerzen, schlechter durch Anstrengung, besser in der Ruhe und beim Liegen." „Kopfschmerz beim Schnäuzen der Nase." „Drückender Schmerz im linken Stirnhöcker und in den Augen." „Brennen im rechten Auge und am rechten Augenlid." „Reißender Schmerz entlang schmaler Streifen in und über dem rechten Auge." „Drücken an der linken Augenbraue." „Schießender Schmerz in den Augen, schlechter nach dem Essen." „Tränenfluss." Diese Symptome entstammen den Originalprüfungen, stehen aber nicht in den „Leitsymptomen"; sie wurden einfach ausgelassen. Dies kommt in Herings Werk immer wieder vor; wichtige Symptome wurden ausgelassen, da es nötig war, das Werk in seinem Umfang zu beschränken.

Ohren

„Nachlassendes Hörvermögen." Schwerhörigkeit ohne organischen Befund der Ohren. Das Gehör ist so stark in Mitleidenschaft gezogen, dass das Hören von Musik zu einer Verschlimmerung der Beschwerden führt; dies liegt an den Hörnerven. „Musikhören erzeugt Blutandrang zum Kopf." Auch der Husten wird durch Musikhören schlimmer. Stellen Sie sich einen Patienten vor, dessen Husten schon allein dadurch beginnt, dass er Musik hört! Ein wirklich eigentümliches Symptom! Der *Calcium carbonicum*-Patient ist ebenfalls empfindlich, und das Anschlagen der Klaviertaste empfindet er an manchen Körperteilen als schmerzhaft, insbesondere am Kehlkopf.

Nase

Ein weiteres Merkmal von *Ambra* sind Blutungen. Starkes Nasenbluten morgens – hier finden wir wiederum die Verschlimmerung am Morgen. Die schwache Durchblutung zeigt sich an dem Heraussickern von Blut aus den Schleimhäuten. „Reichliches Nasenbluten frühmorgens im Bett." „Eingetrocknetes Blut sammelt sich in der Nase." „Lang andauernde Trockenheit in der Nase; häufige Reizung in der Nase wie durch Niesen." Alter, trockener Katarrh in der Nase mit Atrophie der Nasenschleimhaut. Die Schleimhaut wird glänzend und welk.

Hals und Husten

Mundtrockenheit ohne Durst. Beißender Schmerz im Rachen zwischen den Schluckakten. Rohes, wundes Gefühl im Rachen. Die Halsbeschwerden verschlimmern sich morgens, nach dem Essen und durch warme Getränke, insbesondere durch warme Milch. „Husten und Würgen nach dem Essen." Trockenheit des Rachens. Es gibt eine eigenartige Symptomenkombination im Rachenbereich, nämlich eine Ansammlung von Schleim, den der Patient herausbringen möchte; versucht er aber, den Schleim abzuhusten, muss er würgen und manchmal auch erbrechen. Erbrechen durch Husten.

Abdomen

Schwächegefühl in der Magengrube nach jeder Stuhlentleerung; es handelt sich um ein flaues Gefühl in der Magengrube. Druckgefühl tief im Abdomen, in der

Lebergegend, schlechter morgens, nach dem Essen und nach dem Stuhlgang. Auftreibung des Bauches mit starker Flatulenz, besonders nach dem Essen. Einige Abdominalsymptome verschlimmern sich nach dem Trinken. Zuweilen setzen diese Beschwerden mitten in der Nacht ein und der Patient erwacht mit Rumoren und schneidenden Schmerzen in den Eingeweiden. Kältegefühl im Bauch; der Patient hat das Gefühl, als wäre der gesamte Bauchraum kalt. Dann wiederum scheint die Kälte nur eine Seite des Abdomens zu betreffen.

Rektum und Stuhl

Hartnäckige Stuhlverstopfung bei alten Menschen. *Ambra* ist besonders angezeigt, wenn der Patient während des Stuhlganges niemanden um sich haben kann. „Häufiger, erfolgloser Stuhldrang, was sie sehr ängstigt; dabei ist ihr die Gegenwart anderer unerträglich." Nach normaler Stuhlentleerung kommt es zu einem Gefühl von Druck oder auch Leere und Schwäche im Bauch, das nach Blähungsabgang oder Aufstoßen besser wird.

Harnwege und Urin

Blutiger Urin mit rotem Sediment. Der Harn ist nach der Entleerung trübe, gelblich-braun und enthält bräunliches Sediment. „Sauer riechender Urin." Reichlicher Urin. „Während des Urinierens Brennen, Beißen, Jucken und Kitzeln der Harnröhre und der Vulva."

Männliche Geschlechtsorgane

„Wundheit zwischen den Oberschenkeln." „Wollüstiges Jucken am Skrotum." „Heftige morgendliche Erektionen ohne Verlangen"; mit Empfindungslosigkeit der Genitalien. Viele Symptome sind eigenartig und unberechenbar, wie bei *Ignatia* und *Natrium muriaticum*. Wenn man sie als Ganzes betrachtet, ergeben sie einen Sinn; einige wenige jedoch separat erscheinen auf wundersame Weise widersprüchlich. Sie müssen daher das gesamte Mittelbild erfassen, um es zu verstehen.

Weibliche Geschlechtsorgane

Reichliche Gebärmutterblutungen zwischen den Menses. „Blutige Absonderungen zwischen der Monatsblutung beim geringsten Anlass." Blutige Absonderungen aus der Scheide durch starkes Pressen zum Stuhlgang, selbst von einem etwas zu langen Spaziergang oder durch andere, zu starke Anstrengungen. „Während den Menses verfärbt sich der linke Unterschenkel aufgrund der erweiterten Krampfadern blau, mit drückendem Schmerz im Unterschenkel." „Liegen verschlechtert die Uterussymptome" – eine Modalität, die man nicht erwarten würde. Menses zu früh und zu reichlich. „Der Monatsfluss setzt sieben Tage vor der Zeit ein", und gleichzeitig kommt es zu fürchterlichem Jucken der Scham. „Wundheit und Jucken, mit Schwellung der Labien."

Atemwege und Husten

Ein weiteres ausgeprägtes Merkmal dieser Arznei, das Sie vielleicht aufgrund der nervösen Erregung und der Erschöpfung des Patienten erwarten würden, ist

eine Atemnot mit Herzsymptomen; es handelt sich um eine Form von Asthma und tritt bei der geringsten Anstrengung auf. Asthma während des Koitus. „Jucken, Kratzen und Wundheitsgefühl in Kehlkopf und Luftröhre.“ „Kitzeln in Rachen, Kehlkopf und Trachea.“ Überall besteht Juckreiz, und dieser wird oftmals als eine Art Krabbeln beschrieben. „Asthma bei alten Leuten und Kindern“, bei schwächlichen, zittrigen Menschen. „Pfeifen auf der Brust beim Atmen.“ „Krampfhusten.“ „*Heftiger Krampfhusten mit häufigem Aufstoßen und Heiserkeit.*“ Häufig ist der Husten nervös bedingt. Er geht mit Erregung, Nervosität und Zittern einher, sodass sich ein erfahrener Arzt fragen wird, ob der Patient nicht unter Beschwerden im Bereich des Gehirns und des Rückenmarks zu leiden hat. Nervöser Husten, wie er oftmals bei Spinalreizung auftritt. Husten durch Zusammenschnürung des Kehlkopfs, gefolgt von reichlichem Auswurf eines weißen Schleims. Es handelt sich um einen anfallsweisen Husten, ähnlich wie Keuchhusten. Asthmatische Atemnot bei der geringsten Anstrengung, durch Musik oder durch Aufregung. Husten mit Blutandrang zum Kopf. Der Husten kann auch durch Nachdenken und durch Angst ausgelöst werden.
Bald nachdem diese Symptome eingetreten sind, beginnt der Patient abzumagern und auszutrocknen, bis seine Haut schließlich aussieht wie gedörrtes Rindfleisch. Der Patient ist gleichzeitig zittrig und wacklig auf den Beinen.

Brust und Herz

Der *Ambra*-Patient klagt häufig über reißendes Drücken in der linken Brusthälfte. Rauheitsgefühl und Jucken in der Brust. Jucken und Kitzeln in der Brust, das von einer Stelle zur andern wechselt, wenn er die Stelle zu berühren und daran zu kratzen versucht.
Es ist nicht verwunderlich, dass dieser Patient unter Herzklopfen leidet, das bei der geringsten Anstrengung, Aufregung, Musik oder beim Versuch, sich auf etwas zu konzentrieren, auftritt und das mit Zittern und Beben des Körpers einhergeht. Dieses Klopfen wird von ihm sogar in den Extremitäten verspürt, es pocht überall. Pulsieren in den Extremitäten. Der Patient spürt sämtliche Arterien im Körper, und das Herzklopfen verursacht ihm Brustbeklemmung.

Rücken und Extremitäten

Die Gliedmaßen werden rasch taub und schlafen beim geringsten Druck ein. Die Beine schlafen ein, wenn sie übereinander geschlagen werden. Kälte, Zittern und Steifigkeit der Extremitäten. Die Fingernägel werden brüchig. Schrumpelige Fingerspitzen. Die Arme schlafen im Liegen ein. „Wundheit und ein rohes Gefühl zwischen den Oberschenkeln und in den Kniekehlen.” Schweregefühl in den Beinen; lähmungsartige Schwäche in den Beinen; der Patient erscheint stark gealtert, Senilität setzt ein. *Ambra* hat auch Zittern bei vorzeitig gealterten Patienten geheilt. Außerdem war es bei Gefühl von Empfindungslosigkeit und Eingeschlafensein sowie schwacher Durchblutung mit Kraftlosigkeit von Nutzen. Es ist insbesondere angezeigt bei nervösen, erregbaren und schwächlichen Kindern, außerdem bei mageren Personen und alten Leuten.

Ammonium carbonicum **Am-c.**

Ammoniumbikarbonat, Hirschhornsalz, Flüchtiges Laugensalz.

Allgemeines

Wenn wir auf die herkömmliche Art und Weise therapieren und nur die wundervoll flüchtige Eigenschaft einiger Formen von *Ammonium carbonicum* in Betracht ziehen würden, dann würden wir es nur als Mittel einsetzen, um Ohnmachten und leichte Befindlichkeitsstörungen zu lindern. Wir würden es in Form von Riechsalz anwenden, um damit alten Jungfern und anderen Frauen beiseite zu stehen. Aber *Ammonium carbonicum* ist ein tief wirkendes Konstitutionsmittel, ein Antipsorikum. Es führt zu raschen Änderungen der Blutzusammensetzung, einer Störung des gesamten Organismus und ruft skorbutähnliche Zustände hervor. Alle Absonderungen sind scharf und wund machend. Der Speichel wird scharf und macht die Lippen wund, sodass sie an den Mundwinkeln und in der Mitte einreißen, rau werden und abschilfern. Die Augenlider eitern und werden durch die scharfen Augenabsonderungen wund und rissig. Auch der Stuhl ist scharf und wund machend. Die weiblichen Genitalien werden aufgrund des ätzenden Menstruationsflusses und der Leukorrhö wund und schmerzhaft, und wo immer sich ein Geschwür an der Haut bildet, wird das umliegende Gewebe durch die scharfe Absonderung aus dem Geschwür wund. Dieser wund machende Charakter bezieht sich auf alle Absonderungen bei *Ammonium carbonicum.*

Zum Arzneimittelbild gehören auch Hämorrhagien, bei denen das Blut schwarz und oftmals sehr flüssig ist und nicht gerinnt, beispielsweise Blutungen aus der Nase, der Gebärmutter, der Blase und des Darmes. Das dunkle Blut ist ein Anzeichen für eine stark gestörte Durchblutung. Die Haut ist fleckig, mit einzelnen sehr blassen Stellen.

Ammonium carbonicum hat eine heftige Wirkung auf das Herz; es kommt zu hörbarem Herzklopfen, das durch jegliche Bewegung verschlimmert wird. Gleichzeitig tritt starke Erschöpfung auf. Es ist ein merkwürdiger Zufall, dass die früheren Ärzte bereits wussten, dass *Ammonium carbonicum* bei Schweratmigkeit aufgrund von Herzanfällen wirksam ist, und dass Aqua ammoniae oder Hirschhornsalz heutzutage bei ähnlichen Beschwerden noch immer in gewissem Umfang eingesetzt wird. Es wird heute als Stimulans angewendet, aber sofern es angezeigt ist, genügt schon eine einzelne Gabe einer Hochpotenz. Die vorigen Ärztegenerationen wussten ebenfalls, dass man Hirschhornsalz bei schweren Pneumoniefällen im fortgeschrittenen Stadium einsetzen kann. Dies ist herkömmliche allopathische Praxis, aber in einigen Fällen bestand tatsächlich ein homöopathischer Bezug. Es kam hin und wieder einmal vor, dass ein Patient, der sich gegen Ende einer Pneumonie in einem fürchterlichen Erschöpfungszustand befand und Herzbeschwerden hatte, von ihnen geheilt wurde. Und auf diesen Erfolg hin wurde das Mittel sogleich als Arznei für alle zukünftigen Fälle dieser Art in die Heilkunde eingeführt.

Zum Mittelbild von *Ammonium carbonicum* gehören auch Zustände, die einer Sepsis ähneln und wie wir sie bei Erysipel und malignen Scharlacherkrankungen vorfinden, einhergehend mit Erschöpfung und starken Atembeschwerden; es scheint, als ob es zu Herzversagen kommen würde. Gleichzeitig kommt es an der Haut aufgrund des lähmungsartigen Zustandes der Blutgefäße zu einer

ungewöhnlichen Fleckenbildung, außerdem auch zu Lymphknotenschwellung und dunklem, gedunsenem Gesicht. *Ammonium carbonicum* wurde genau bei diesen Beschwerdebildern seit jahrhunderten allopathisch angewendet, und es hat seine homöopathische Verwandtschaft dazu durch seine Wirksamkeit unter Beweis gestellt.
Das Mittel ist auch wirkungsvoll bei einfachen Erschöpfungszuständen, Herzschwäche und Abmagerung. Es herrscht ein Mangel an Symptomen und der Patient reagiert schlecht auf die verordneten Arzneimittel. Er muss aufgrund des Herzklopfens und der Atembeschwerden, die sich bei Bewegung verschlechtern, das Bett hüten. Es ist ein Zustand großer Schwäche. Ich durfte einmal eineinhalb Jahre lang mit einem gewissen Vergnügen den Heilverlauf bei einem solchen Fall miterleben. Es handelte sich um eine Frau aus dieser Stadt, die genau auf diese Beschreibung passte; sie litt an einer eigentümlichen Herzschwäche mit Atembeschwerden und Herzklopfen bei Bewegung. Ich hatte sie zunächst behandelt, ohne den Fall vollständig zu studieren. Da es ihr unter meiner Behandlung nicht besser ging, wurde mir von den Angehörigen die weitere Behandlung untersagt und sie wurde zu einem unserer fähigsten Neurologen gebracht. Er verordnete ihr eine „Liegekur" und versprach, dass sie innerhalb von sechs Wochen wieder vollkommen gesund sein würde. Aber am Ende der sechs Wochen ging es ihr schlechter als jemals zuvor, und ein Herzspezialist wurde hinzugezogen, um sie zu untersuchen. Er stimmte zu, dass das Herz zwar nicht kräftig war; es läge jedoch keine organische Erkrankung vor und der Fall läge daher nicht in seinem Fachgebiet. Anschließend wurde sie zum Lungenfacharzt und allen möglichen anderen Spezialisten gebracht. Alle Organe wurden intensiv untersucht, jedoch konnte nichts festgestellt werden. Aber die arme Frau konnte aufgrund der Atemnot und dem Herzklopfen nicht mehr gehen. Sie hatte einen geringfügigen trockenen Reizhusten, der eigentlich nicht weiter von Bedeutung war; dennoch wurde ihre Lunge untersucht – ohne Befund. Aber nachdem sie drei Monate lang diese ständigen Untersuchungen über sich ergehen hatte lassen, und es ihr immer schlechter ging, überwog die Anzahl der Familienmitglieder, die auf meiner Seite waren, und ich wurde erneut hinzu gerufen. Ich fuhr mit dem Studium des Falles fort, der äußerst unklar war und nur diese wenigen verwertbaren Symptome aufwies. Ich entschloss mich schließlich für *Ammonium carbonicum*, und in den folgenden 18 Monaten wurde sie damit behandelt. Heute kann sie wieder Bergsteigen und alles machen, was sie möchte; auch ihren Haushalt kann sie wieder ohne Probleme führen. Sie hat sich aus einem Fall von nervöser Erschöpfung, Gehirnermüdung oder jeglichen anderen Diagnosen, die man vielleicht stellen hätte können, zu einer vollkommen gesunden Frau entwickelt – unter diesem einen Arzneimittel. Der Fall zeigt, wie tief das Mittel wirkt. Eine Gabe hielt bei ihr für gewöhnlich sechs bis acht Wochen lang an und brachte jedes Mal eine kontinuierliche Besserung mit sich.
Bei jeder Menstruation kommt es zu Erschöpfung. Choleraähnliche Beschwerden mit reichlichem Durchfall treten am ersten Tag der Menses auf. Manchmal geht die Erschöpfung wie bei *Veratrum album* mit Erbrechen, Kälte, Zyanose und Atemnot einher. Bei der Atemnot, von der ich bislang hier gesprochen habe, handelt es sich nicht um eine asthmatische Dyspnö, sondern vielmehr um eine

herzbedingte Atemnot, die aufgrund einer Herzschwäche eintritt. Aber bei *Ammonium carbonicum* kann auch Asthma vorkommen, und dieses Asthma hat eine Besonderheit: wenn das Zimmer warm ist, nimmt die Atemnot zu, bis es fast zu Erstickungsanfällen kommt. Der Patient scheint aus Luftmangel beinahe zu sterben. Er muss an die frische, kühle Luft gehen, um die Beschwerden zu lindern. Doch während die asthmatischen Atembeschwerden im warmen Zimmer zunehmen, verschlechtert sich der körperliche Zustand des Patienten durch Kälte. Die körperlichen Beschwerden und die Kopfschmerzen nehmen durch Kälte zu.
Ein weiteres Merkmal von *Ammonium carbonicum* ist Knochenschmerz. Die Knochen schmerzen, als ob sie brechen würden. Die Zähne schmerzen heftig bei jedem Wetterwechsel oder wenn sich die Temperatur im Mund ändert. Wehtun der Kiefer und der Zahnwurzeln. Weitere herausragende Charakteristika sind Haarausfall, Gelbfärbung der Fingernägel, Zurückziehen des Zahnfleischs von den Zähnen, mit Zahnfleischbluten, Lockerwerden der Zähne – alles in Übereinstimmung mit der skorbutischen Konstitution.
Auch Hysterie kann bei *Ammonium carbonicum*-Patienten auftreten, und es ist nicht weiter verwunderlich, dass nervöse Frauen oft ein Fläschchen mit Riechsalz an ihrer Halskette tragen. Sie haben es deshalb bei sich, weil sie in engen Räumen leicht ohnmächtig werden und daher vorsorglich am Hirschhornsalz riechen. Dieser Zustand ist jedoch in milder Form nicht hysterisch bedingt, sondern liegt in der empfindsamen Natur der Frauen begründet. Wenn es jedoch verstärkt auftritt, ist es ein Zeichen für Hysterie. Die hysteriebedingte Ohnmacht wird durch den Gebrauch des Hirschhornsalzes abgewendet. *Ammonium carbonicum* regt die Herztätigkeit an und führt zu einer Linderung.

Geist und Gemüt

Das Mittelbild von *Ammonium carbonicum* ist voller Niedergeschlagenheit und Depression. Die Patientin weint viel, hat Ohnmachtsanfälle, ist ängstlich und durch jegliche Bewegung rasch erschöpft. Sie reagiert überempfindlich auf das, was andere Leute sagen. Sie bekommt Beschwerden, wenn sie andere reden hört.

Modalitäten

Alle Beschwerden, sowohl körperliche als auch geistige, verschlechtern sich bei feuchtem Wetter; gleichzeitig ist die Patientin empfindlich gegen kaltes, stürmisches, nasses Wetter. Gichtbeschwerden, nervöse Zustände, Erschöpfung, Herzbeschwerden, Atemnot, Kopfschmerzen usw. treten bei rauem, stürmischem Wetter auf. Kongestive Kopfschmerzen setzten bei feuchtem Wetter und bei Wetterwechsel ein.

Kopf und Schwindel

Gefühl, als ob das Gehirn durch die Stirn und die Augen nach außen drängen würde. „Pulsieren, Klopfen in der Stirn, als ob sie bersten würde." Die Kopfschmerzen, besonders jedoch diejenigen, die zu Beginn der Menses einsetzen, verschlechtern sich durch hartes Auftreten. Kopfschmerz schlechter morgens. Bei derartigen Kopfschmerzen mit den beschriebenen Symptomen zeigt sich das antidotierende Verhältnis zwischen *Ammonium carbonicum* und *Lachesis*, und auch bei *Lachesis* tritt diese Erschöpfung auf. In älteren Quellen können sie folgende Beschreibung lesen: „Feindlich gegenüber Lachesis." Dies bedeutet, dass falls *Lachesis* in hoher Potenz und mit Erfolg verabreicht wurde, *Ammonium carbonicum* als direktes Folgemittel wahrscheinlich keine gute Wirkung erzielen wird. Es wird zuweilen sogar den Heilungsverlauf stören, indem es das Krankheitsbild durcheinander bringt und die Symptome vermischt. Aber falls *Lachesis* in zu geringer Potenzierung gegeben wurde und der Patient durch die zu grobe Dosierung Vergiftungssymptome entwickelt, dann wird *Ammonium carbonicum* in hoher Potenz aufgrund seiner ähnlichen Wirkungsweise als Antidot fungieren. Es wird viele Vergiftungssymptome beseitigen. Wenn Sie das äußere Erscheinungsbild von Menschen, die von Schlangen gebissen wurden, betrachten, und anschließend die Pathogenese von *Ammonium carbonicum* studieren, dann werden sie hierbei eine große Ähnlichkeit feststellen. Es ist bekannt, dass diese Arznei häufig bei Schlangenbissen eingesetzt wurde. Offensichtlich konnten dadurch nicht alle Opfer gerettet werden, aber es muss doch etwas bewirkt haben, ansonsten wäre der gute Ruf der Arznei für derartige Fälle nicht zu erklären. Verabreichen Sie es nicht nur aufgrund seiner antidotierenden Wirkung, sondern aufgrund seiner Indikationen bei Sepsis oder Tierbissen mit Fieber und der Neigung zu Blutungen mit schwärzlich-flüssigem Blut, wie bei *Elaps*. Bei den ganzen Schlangengiften sehen wir die Blutungsneigung mit Absonderung von schwärzlichem Blut, das nicht gerinnt.

Augen

Ammonium carbonicum hat viele Augensymptome. Funkensehen im Zusammenhang mit Kopfschmerzen; Doppeltsehen; Abneigung gegen Licht. „Ein großer, schwarzer Fleck schwebt vor dem Auge, nach dem Nähen." Wenn diese Symptome zusammen mit dem konstitutionellen Bild, das ich ihnen bereits beschrieben habe, auftraten, hat das Mittel auch Katarakt geheilt; es hat den Patienten geheilt und schließlich wurde die vormals trübe Linse wieder klar. Brennen der Augen, Augenschmerzen, zahlreiche Äderchen in den Augen.

Ohren

Das Mittel affiziert das Gehör und führt zu Schwerhörigkeit und einer Absonderung einer scharfen Flüssigkeit aus den Ohren.

Nase

Skorbutische und katarrhalische Zustände im Bereich der Nase. Die Nasenabsonderungen sind scharf. „Heftiger Schmerz, als würde das Gehirn über der Nase herausgedrückt." „Nasenbluten, morgens, beim Waschen des Gesichts oder der Hände." Viele Beschwerden werden durch Baden ausgelöst, und ein ausgeprägtes Merkmal sind rote Flecke auf der Haut nach dem Baden. Baden führt zu Blutandrang an einzelnen Stellen und auch zu Nasenbluten. Auch das Herzklopfen verschlimmert sich nach dem Baden.

Hals

Der Rachen sieht aus wie bei bösartigem Scharlach, Diphtherie oder anderen schweren fieberhaften Infektionskrankheiten. Er ist dunkelrot, geschwollen, geschwürig, blutend, gangränös. Der Patient ist gleichzeitig erschöpft und hat vergrößerte Tonsillen und Lymphknoten. Die Lymphknoten an Hals und Nacken sind vergrößert und fühlen sich wie Knoten an. Wenn bei Diphtherie die Nase verstopft ist, fährt das Kind aus dem Schlaf hoch und schnappt nach Luft. Auch hier können wir wieder die Ähnlichkeit von *Ammonium carbonicum* zu *Lachesis* und den anderen Schlangenmitteln erkennen, denn sobald der Patient einschläft, wacht er mit einem Erstickungsgefühl auf. Bei Diphtherie und Brustbeschwerden mit großer Erschöpfung geht es dem Patienten nach dem Schlaf schlechter.

Weibliche Geschlechtsorgane

Die Menstruation setzt zu früh ein. „Das Menstruationsblut ist schwärzlich, oftmals klumpig." Die Leukorrhö ist scharf. „Heftiges Reißen im Bauch und in der Scheide." „Reizzustand der Klitoris." Schwellung der weiblichen Genitalien. Lassen Sie mich an dieser Stelle auf ein wichtiges Symptom hinweisen, das in den *Leitsymptomen* nicht erwähnt wird, nämlich ein Wundheitsgefühl der gesamten Beckenorgane. Manchmal hat die Patientin das Gefühl, als ob alle Beckenorgane wie roh oder wund wären; dabei sind sie nicht unbedingt empfindlich gegen Berührung. Dieses Gefühl einer inneren Wundheit oder Rohheit tritt insbesondere während der Menstruation auf. „Menses vorzeitig, sehr stark, schwärzlich, oftmals klumpig, mit vorausgehendem Kneifen und kolikartigen Bauchschmerzen."

Atemwege und Husten

Das Arzneimittelbild von *Ammonium carbonicum* ist voller katarrhalischer Symptome und Husten, mit viel Schleimrasseln in der Brust und in den Atemwegen. Atembeklemmung, katarrhalische Atemnot. Es ist insbesondere ein Heilmittel – sofern die Symptome übereinstimmen – bei hypostatischer Lungenkongestion, wenn sich die Brust mit Schleim füllt, der nur schwer abgehustet werden kann; mit starkem Rasseln in der Brust und ausgeprägter Schwäche. Es ist außerdem ein gutes Palliativum im Endstadium von Schwindsucht. Eine Gabe *Ammonium carbonicum* ist hilfreich, wenn große Kälte, Erschöpfung und Schwäche in der Brust vorhanden sind. Die Schwäche in der Brust ähnelt dem Zustand, den wir von *Stannum* kennen. Der Patient kann kaum noch laut husten, und aufgrund seiner Schwäche kann er keinen Schleim abhusten und auswerfen – ähnlich wie bei *Antimonium tartaricum*. Kurzer, asthmatischer Husten.

Brust und Herz

Die Beschwerden von *Ammonium carbonicum* setzen vorwiegend um 3 Uhr morgens ein, beispielsweise der Husten. Alte Menschen, die an einem Katarrh in der Brust leiden, erfahren um 3 Uhr morgens eine Verschlechterung mit Herzklopfen und Erschöpfung; sie erwachen um diese Zeit mit kaltem Schweiß und Atemnot, der Puls ist fast nicht tastbar, das Herz ist schwach; ihr Gesicht ist blass und kalt.

„Große Mattigkeit." Mangelnde Reaktion bei oder am Ende schwerer Infektionserkrankungen wie Typhus, Diphtherie, Scharlach, Erysipel usw. Bei Krankheiten, die führ gewöhnlich ein eine Krise übergehen, wetteifert das Mittel mit *Arsenicum*, wenn der Patient trotz gut gewählter Mittel in einen Zustand großer Erschöpfung verfällt. In der Literatur der alten Schule finden sie den Begriff „Herzversagen“. Es heißt, dass es dem Patienten lange Zeit über recht ordentlich ging, er jedoch schließlich an Herzversagen starb. In vielen Fällen hätte *Ammonium carbonicum* bei rechtzeitiger Verabreichung das Leben des Patienten retten können.

Modalitäten

„Abneigung gegen Spazierengehen an der frischen Luft.“ „Kinder möchten nicht gewaschen werden.“ Bettwärme lindert die rheumatischen Schmerzen und das Frösteln. „In einem warmen Raum bessern sich die Kopfschmerzen.” „Durch Waschen kommt es zu erneutem Auftreten von Symptomen; Nasenbluten; blaue Hände; geschwollene Venen.“ „Verschlimmerung in kalter Luft.“

Haut

Wir kommen nun zum Aussehen der Haut: „Der ganze Oberkörper ist rot, wie von Scharlach bedeckt.“ „Faulige, flache Geschwüre, mit einer beißend stechenden Empfindung.“ „Maligner Scharlach, mit Somnolenz, Aufschrekken aus dem Schlaf.“ „Erysipel bei alten Menschen, wenn sich Hirnsymptome entwickelt haben.“ Sobald man eine schwere Krankheit behandelt und sich an der Haut ein Ausschlag zeigt, beispielsweise ein Karbunkel oder ein Erysipel, es dem Patienten jedoch nicht besser geht, dann ist die Lage bedrohlich und es muss rasch eine passende Arznei gefunden werden. Wenn ein Patient an heftigen innerlichen Beschwerden leidet, ist es nicht ungewöhnlich, dass unter der Therapie „ungesund“ aussehende Blasen, Karbunkel oder Erysipele entstehen. Aber es ist immer ein ernster Sachverhalt, wenn dem nicht eine rasche Besserung des Befindens des Patienten folgt. Es ist der Hinweis auf einen bösartigen Zustand, der seitens des Organismus bislang unterdrückt werden konnte, der jedoch nicht mehr länger zurückgehalten werden kann. Die Heftigkeit des Ausbruchs wird zu Zerstörungen führen. *Ammonium carbonicum* ist eines der Mittel, an das Sie zum Aufhalten des weiteren Fortschreitens der Erkrankung denken müssen. Aber natürlich muss stets diejenige Arznei verabreicht werden, die zur gesamten Totalität der Symptome passt.

Ammonium muriaticum — Am-m.

Salzsaures Ammonium, Salmiak. *NH_4Cl.*

Allgemeines

Der *Ammonium muriaticum*-Patient verspürt häufig eine kochende Hitze im Körper und in den Blutgefäßen. Er ist empfindlich gegen Kälte, und viele seiner Beschwerden nehmen an der frischen Luft zu. Er leidet an Hitzewallungen, die in Schweißausbrüchen enden. Es treten überwiegend reißende und brennende Schmerzen auf. Brennen und Exkoriation an den Schleimhäuten. Ziehen oder Verkürzungsgefühl in den Sehnen. *Ammonium muriaticum* ist eine lang wirkende Arznei. Es sind bislang jedoch nur wenige verlässliche Gemütssymptome bekannt, beispielsweise Angst, Bangigkeit und Abneigung gegen bestimmte Personen.

Kopf

Neuralgische und rheumatische Schmerzen im Kopf. Reißende Kopfschmerzen. Stechen und Reißen in den Schläfen. Jucken an der Kopfhaut und an anderen Stellen. Masernartiges Exanthem am ganzen Körper.

Augen

Ammonium muriaticum heilt Kapselstar, sofern die Symptome übereinstimmen. Gelbe Flecken vor den Augen. Brennen der Lider und Augäpfel in der Dämmerung oder bei schwacher Beleuchtung. Nebel vor den Augen in hellem Licht.

Ohren

Brennen der Ohren beim Gehen an kalter Luft. Schwerhörigkeit. Katarrh des rechten Ohres, des Rachens und des Kehlkopfes.

Nase

Viel Niesen und wässriges, brennendes Nasensekret trotz verstopfter Nase. Schnupfen mit Brennen im Kehlkopf. *Ammonium muriaticum* wurde in der Volksmedizin übermäßig oft bei Schnupfen, Halsentzündung und Entzündung des Kehlkopfes eingesetzt. Gegen derlei Beschwerden wurden früher große Salmiakstücke hergestellt, von denen man mit einem herkömmlichen Klappmesser einige Kristalle abschabte und in ein Glas Wasser gab. Jeder, der sich erkältet hatte, wurde unabhängig von seinen Symptomen damit behandelt. Einige wurden dadurch sogar von ihren schlimmen Erkältungen, egal ob diese mit oder ohne Fieber einhergingen, rasch geheilt. Heutzutage wird das Mittel häufig übersehen, und deshalb sollte man seine Symptome genau studieren.

Gesicht

Bei vielen Beschwerden von *Ammonium muriaticum* tritt eine starke Gesichtsblässe auf. Reißen in den Gesichtsknochen. Schwellung der Unterkieferlymphknoten und der Parotiden mit stechenden Schmerzen. Es kommt zu Brennen und Abschilferung im Mund und an den Lippen, ähnlich wie bei *Ammonium carbonicum*. Die Zunge ist geschwollen.

Hals

Ammonium muriaticum ist ein nützliches Mittel bei unbestimmten Halsentzündungen, besonders jedoch, wenn es zu starkem Brennen und reichlicher Absonderung eines zähen Schleims kommt; außerdem zu Pulsieren im Hals und in den Halslymphknoten, Schwellung des Halses, Gesichtsblässe, stechenden Halsschmerzen und Schmerzen beim Schlucken, mit oder auch ohne Durst.

Abdomen

Aufstoßen mit dem Geschmack der zuvor gegessenen Speisen. Erbrechen. Hungergefühl bei gleichzeitigem Völlegefühl aufgrund einer Aufblähung des Bauches. Leeres, nagendes Gefühl im Magen. Stechen in der Milz. Brennende, stechende, reißende Schmerzen im Bauch. Auftreibung durch Blähungen. Starkes Rumpeln in den Gedärmen. Zahlreiche Schmerzen in der Leistengegend. Schmerzen in Bauch und Rücken während den Menses. Der Bauch des Patienten ist für gewöhnlich fett und hängt schlaff und schwer nach unten; die Beine sind dünn.

Rektum und Stuhl
Wundheitsschmerz und Brennen von Rektum und After während des Stuhlganges und lange danach. Stechende, reißende Schmerzen im Perineum. Harte, krümelige Stühle, die nur schwer entleert werden können; sie lassen sich nur mit Hilfe der Bauchpresse austreiben. Wie bei allen Ammonium-Salzen kommt es auch bei diesem zu schmerzhaften Hämorrhoiden. *Ammonium muriaticum* heilt Durchfall, wenn die Stühle wie Fleischgeschabsel aussehen; blutige und wässrige Stühle; es treten auch grünliche, schleimige Stühle morgens auf. Durchfall und Erbrechen während den Menses, wie bei *Ammonium carbonicum.* Es hat außerdem Vergrößerungen von Prostata und Gebärmutter geheilt.

Weibliche Geschlechtsorgane
Die Menses der *Ammonium muriaticum*-Patientin setzen stets zu früh ein und gehen mit Schmerzen im Rücken und im Bauch einher. Der Monatsfluss ist schwarz und klumpig, ähnlich wie bei *Ammonium carbonicum.* Während den Menses kommt es häufig zu Darmblutungen, mit choleraähnlichen Symptomen. Reichliche Gebärmutterblutungen. Reichliche, schmerzlose Leukorrhö. Bei den Unterleibs- und Menstruationsstörungen treten gleichzeitig reichliche Blähungen, mit Rumpeln im Bauch und kolikartigen Bauchschmerzen auf. Diese Symptome betreffen insbesondere blasse, kränkliche und schwächliche Frauen.

Atemwege und Husten
Ammonium muriaticum ist angezeigt bei katarrhalischen Beschwerden, die sich in den Kehlkopf und die Bronchien erstrecken, mit stechenden, brennenden, reißenden Schmerzen. Heiserkeit und völlige Stimmlosigkeit, mit Brennen im Kehlkopf. Andauerndes Aufräuspern von weißem Schleim aus dem Kehlkopf. Die Atmung ist erschwert beim Bewegen der Arme und bei manuellen Tätigkeiten. An der frischen Luft hat der Patient das Gefühl, als läge ein Gewicht auf seiner Brust. Trockener Husten durch andauerndes Kitzeln im Kehlkopf. Täglich wiederkehrender erstickender Husten. *Ammonium muriaticum* ist das Heilmittel bei schwächlichen Personen, die kurz vor der Schwindsucht stehen, an einem täglich auftretenden, trockenen Husten leiden und deren Puls beschleunigt ist.

Rücken und Extremitäten
Heftiger Kreuzschmerz im unteren Rücken, schlimmer nachts. Kälte zwischen den Schulterblättern.
Stechen, Ziehen, Reißen in den Gliedern. Spannungsgefühl in den Muskeln und Sehnen der Beine. Spannungsgefühl in der Oberschenkelrückseite beim Gehen. Kalte Füße nachts im Bett. Reichlicher Nachtschweiß gegen Morgen. Hitzewallungen und Fieber.
Wenn sich der Leser die Prüfungssymptome vornimmt und sorgfältig studiert, sollte er das Mittel in der hier angegebenen Richtung einsetzen können. Dar-

über hinaus wird er wahrscheinlich weitere Indikationen dafür erkennen, die hier nicht erwähnt wurden.

Anacardium orientale Anac.

Semicarpus anacardium; Ostindischer Tintenbaum, Malakkanuss. *Anacardiaceae.*

Allgemeines

Das Mittelbild von *Anacardium* ist geprägt von eigenartigen Vorstellungen und fixen Ideen. Geist und Gemüt erscheinen geschwächt, oder aber der Patient ist vollkommen schwachsinnig. Alles kommt ihm unwirklich vor, wie in einem Traum. Seine Auffassungsgabe ist verlangsamt. Er ist sehr gereizt, alles stört ihn und er flucht andauernd. Er leidet an Gedächtnisschwäche und vergisst Dinge, die im kurz zuvor noch durch den Kopf gingen. Alle Sinne scheinen zu schwinden und er tappt umher wie in einem Traum. Die Zustände ändern sich, jedoch herrschen geistige Schwäche und Eingenommenheit vor.

Geist und Gemüt

Der *Anacardium*-Patient befindet sich in stetigem Widerstreit mit sich selbst, weshalb sein Charakter von Unentschlossenheit geprägt ist. Er kann sich nicht entscheiden, ob er dies oder jenes tun soll, zögert und unternimmt schließlich oft gar nichts. Vor allem in einer Situation, in der es um Gut oder Böse geht, kann er sich nicht entscheiden. Er hört Stimmen, die ihm befehlen, dass er dies oder jenes tun soll. Es scheint, als wäre er zwischen einem guten und einem bösen Willen hin und her gerissen. Der böse Willen überzeugt ihn, Gewalt anzuwenden und gegen Recht und Gesetz zu verstoßen, aber er wird von dem guten Willen davon abgehalten. Die beiden Willen und Impulse befinden sich so in ständigem Widerstreit miteinander. Wenn dieser Zustand von jemand, der sich mit der Natur des Menschen auskennt, etwas genauer analysiert wird, dann wird er feststellen, dass bei dem Patienten der äußere Wille gestört ist. Der innere Wille hingegen kann durch Arzneien nicht beeinflusst werden. Der äußere Wille wird bei dem *Anacardium*-Patienten durch Einflüsse von außen ständig erregt. Der wirkliche Willen jedoch, der das Bewusstsein mit einschließt, widersteht diesen Einwirkungen und hält den Patienten so davon ab, die aufkommenden Impulse auch tatsächlich in die Tat umzusetzen. Dies kann man jedoch nur dann beobachten, wenn die Arznei auf einen Menschen mit gutartigem Charakter einwirkt. Er gerät in Widerstreit mit sich selbst, wenn sein äußerer Willen aufgebracht wird. Ein böser Mensch hingegen wird sich von seinem Willen nicht zurückhalten lassen, bei ihm kommt es nicht zu dem Symptom des Widerstreits.

Halluzinationen: ein Dämon sitzt auf der einen Schulter, ein Engel auf der anderen. Der Patient neigt zu Böswilligkeit und hat ein unwiderstehliches Verlangen zu fluchen und zu schwören. Er lacht in Situationen, in denen er eigentlich ernst sein sollte. Der Zustand steigert sich also, bis schließlich der äußere Wille völlig verdreht ist. Innerliche Angst, d. h. die innere Willenssphäre befindet sich in Aufruhr aufgrund der Störung des äußeren Willens. „Widerstreit zwischen Willen und Vernunft." Dies ist ein Versuch, das auszudrücken, wovon der Patient selbst gar nichts weiß. „Gefühl, als habe er zwei Willen." Dies trifft es schon besser. Der äußere Willen wird schließlich gelähmt oder sogar zerstört; und wenn ein Mensch von Natur aus böse ist und unter diesen lähmenden Einfluss von *Anacardium* gerät, dann wird er Gewalttaten verüben. Wenn ein böser Mensch davon zurückgehalten wird, dann nicht von seinem Gewissen, sondern aus Angst vor dem Gesetz. *Anacardium* lähmt den äußeren Willen und versetzt den Patienten in einen Zustand von Wahnsinn, woraufhin er aus seinem eigenen, verdorbenen Selbst heraus Gewalttaten verübt. *Anacardium* hat auf diese Weise eine große Wirkung auf die Psyche, sodass wir vieles daraus lernen können. Ich habe von Mitteln wie *Anacardium*, *Aurum* und *Argentum* viel über die eigenartige Wirkung der Arzneien auf die menschliche Psyche gelernt. Und die Psychologie sollte viel mehr über die Wirkung der Mittel auf den Gemütszustand verstanden werden. Auf diesem Wege können wir an Tatsachen gelangen und können viele Hypothesen beiseite lassen.

Wahnidee, nichts erscheint wirklich, alles erscheint wie im Traum. Fixe Ideen. Hält sich für doppelt. Diese Vorstellungen entspringen einem vagen Bewusstsein, dass es einen Unterschied zwischen dem äußeren und dem inneren Willen gibt, einem Bewusstsein, dass der eine Willen körperlich, der andere psychisch bedingt ist. Ständige Gedanken an das Seelenheil. Die Vorstellung, dass ein Fremder an seiner Seite wäre, ist ein weiteres Anzeichen dieser Willensspaltung. Wahnidee, dass ihn eigenartige Gestalten begleiten, eine auf seiner rechten, die andere auf seiner linken Seite. Diese Gemütsverfassung treibt ihn in den Wahnsinn. Die Stimmung des *Anacardium*-Patienten ist schwankend, außerdem nimmt er seine Umgebung sehr wechselhaft wahr. In einem Augenblick sieht er etwas, aber schon im nächsten Moment versteht er nicht, was er gesehen hat. Eine Mutter sieht ihr Kind, kurz darauf sagt sie, es sei nicht ihr Kind. Einen Moment lang ist es eine Wahnidee, im nächsten Moment dann eine Illusion. Einen Augeblick glaubt er, dass etwas so oder so ist, und im nächsten Augenblick besitzt er wiederum genügend Verstand, um zu sehen, dass es nicht so ist. Wahnideen sind ein fortgeschrittenes Stadium der Illusionen. Im Repertorium sind die entsprechenden Mittel in der Rubrik „Wahnideen" zusammengefasst, und es ist letztlich eine Frage der Graduierung. Wenn der Verstand nur gering in Mitleidenschaft gezogen ist, kommt es zu einer Sinnestäuschung; der Patient weiß, dass das, was er sieht, in Wirklichkeit nicht so ist. Er sieht beispielsweise einen Dämon, und weiß zunächst auch aufgrund seines Verstandes, dass kein Dämon da ist. Später jedoch möchte er dann, dass man ihn austreibt. Es spielt keine Rolle, welches Stadium vorliegt, da sich die Zustände sehr stark ähneln, und die Symptome unterscheiden sich nur in ihrem Grad. Daher werden Wahnideen und Sinnestäuschungen im Repertorium nicht in unterschiedlichen Rubriken angegeben. *Anacardium*, *Hyoscyamus*, *Stramonium* und *Belladonna* sind wichtige Mittel, um die Qualität der Störung der menschlichen Psyche im Hinblick auf den Verstand und die Gefühle herauszubringen. Immer wenn eine Arznei einen

Menschen dazu bringt, dass er etwas Bestimmtes tun möchte, beeinflusst es seinen Willen. Wenn es seinen Verstand beeinträchtigt, dann kommt es zu einer veränderten Wahrnehmung und einem veränderten Verständnis gegenüber der Umgebung. Die Arzneien wirken auf beide Ebenen.
Der *Anacardium*-Patient ist niedergeschlagen, entmutigt. Er hat Angst, verfolgt zu werden und hält nach Dieben Ausschau. Hinter allem erwartet er irgendwelche Feinde. Er fürchtet sich vor allem und vor jedem. Voll innerlicher Angst. Er findet keine Ruhe. Er glaubt, er wäre von der ganzen Welt getrennt und verzweifelt, wenn er das tun möchte, was von ihm verlangt wird. Er ist äußerst feige. Furcht, dass etwas Furchtbares passieren wird. Mürrisch, leicht beleidigt, verdrießlich. Ungesellig; er klagt über Gedächtnisschwäche. Durch die geringste Ursache wird er extrem zornig. Ein charakteristisches Merkmal des *Anacardium*-Patienten ist, dass ihm jegliches moralisches Gefühl abhanden gekommen ist. Er ist bisweilen grausam, kann anderen körperliche Verletzungen zufügen und dabei völlig emotionslos bleiben. Grausam, boshaft, gewalttätig.
Üble Folgen von geistiger Erregung. Willensschwäche. Folgen von Schreck oder Kränkung. *Anacardium* ist angezeigt bei religiöser Manie, wenn der Konflikt zwischen äußerem und innerem Willen weiter andauert. Es ist analog zu *Hyoscyamus.* Zahlreiche Beschwerden bessern sich durch Essen.

Anmerkung Exkurs

Gefühl von Druck an verschiedenen Stellen, die vom Patienten als Gefühl wie durch einen Pflock beschrieben werden; sie können am ganzen Körper auftreten, insbesondere am Kopf, in den Augen, am Nabel und die Wirbelsäule hinab. Gegenstände erscheinen weiter entfernt als sie sind. Fremdartiger Gesichtsausdruck und ein unheimlicher Blick. Eingebildete Gerüche, von brennendem Zunder oder Taubenmist. Chronischer Stockschnupfen.
Am ganzen Körper kommen zahlreiche Symptome vor, aber es hat den Anschein, als ob bei *Anacardium* der Hauptaspekt die Psyche betrifft. Das Mittel wird daher auch nur selten eingesetzt werden, außer bei diesen Gemütssymptomen. Und für gewöhnlich werden – sofern die Gemütssymptome stark ausgeprägt sind – die körperlichen Beschwerden auch durch das Mittel abgedeckt.
Auch Zittern und paralytische Schwäche treten in der Pathogenese der Arznei häufig auf. Tetanus. Epilepsie. Empfindung eines Reifens oder eines Bandes um den Körper, an den Gliedern oder am Kopf. Drücken wie durch einen Pflock.

Haut

Die Hautausschläge von *Anacardium* ähneln denen von *Rhus toxicodendron* in vielerlei Hinsicht. Erysipelatöse Ausschläge, dunkel, düster und von bösartigem Charakter. *Anacardium* ist ein Antidot bei *Rhus*-Vergiftung. Hautausschläge am ganzen Körper. Für gewöhnlich treten gelbe Bläschen auf. Heftig juckende Ausschläge. Warzen auf den Handflächen wie bei *Natrium muriaticum.* Heftiges Brennen an der Haut. *Anacardium* scheint bei seiner Symptomatik eng verwandt mit den Mitteln der *Rhus*-Familie zu sein.

Antimonium crudum Ant-c.

Stibium sulfuratum nigrum; Antimontrisulfid, Grauspießglanz. Sb_2S_3.

Allgemeines

Beim Durcharbeiten der gesamten Prüfungssymptome dieser Substanz werden sie überrascht feststellen, dass sich alle Symptome auf den Magen zu konzentrieren scheinen. Ganz egal, an welchen Beschwerden der Patient leidet, der Magen ist immer mit betroffen. Schmerzen führen gleichzeitig zu einer Störung des Magens, und es kommt zu Übelkeit. Gleichzeitig mit Kopfschmerzen hat der Patient Magenprobleme. Bei allen Beschwerden ist immer auch der Magen durcheinander, und andererseits geht es dem Patienten, sobald er sich eine Magenverstimmung zugezogen hat, auch allgemein schlecht. Beschwerden, die sich also zusammen mit Magenstörungen manifestieren, benötigen daher sehr häufig diese Arznei.

Geist und Gemüt

Von größter Wichtigkeit sind die Geistes- und Gemütssymptome, die einen Hinweis darauf geben, welcher Konstitutionstyp am ehesten *Antimonium crudum* benötigt. Diese Arznei ruft einen sehr ernsten Gemütszustand hervor, einen mangelnden Lebenswillen. Bekanntermaßen ist ein Fall als ernst zu bezeichnen, wenn der Patient keinen Lebenswillen hat und das Leben für ihn nur noch eine schwere Last ist. Wenn ein Patient zu mir sagt: „Oh, Herr Doktor, wenn ich doch bloß sterben könnte“, dann bin ich davon wenig begeistert; denn dann handelt es sich um eine tief sitzende Störung, die nur schwer aus dem Weg zu räumen ist. Irgendetwas Bedrohliches steht bevor, und wenn es eintrifft, dann passiert es zuweilen, dass der Patient tatsächlich stirbt. „Lebensüberdruss“. Dies tritt besonders bei schleichenden, lange anhaltenden, kontinuierlichen Fiebererkrankungen wie beispielsweise Typhus auf. *Antimonium crudum* hat all die Erschöpfung, die auch für Typhus charakteristisch ist, außerdem neben dem anhaltenden Fieber auch intermittierendes und remittierendes Fieber. Die Erschöpfung ist ähnlich wie bei *Arsenicum*, aber bei *Arsenicum* kommt es zu einer überwältigenden Furcht vor dem Tod, bei *Antimonium crudum* hingegen zu einer Abneigung gegen das Leben; somit enden die Gemeinsamkeiten an dieser Stelle bereits wieder. Bei *Arsenicum* kommt es zu einer übermäßigen Ruhelosigkeit, während dies bei *Antimonium crudum* nur selten der Fall ist. Der *Arsenicum*-Patient hat heftigen Durst, der *Antimonium crudum*-Patient ist durstlos. Obwohl diese beiden Arzneien also eine ausgeprägte Erschöpfung bei kontinuierlichem Fieber haben, besitzen sie doch unterschiedliche Merkmale, an denen wir sie leicht auseinander halten können. Der Typhus von *Antimonium crudum* betrifft zuweilen junge Mädchen in der Zeit um die Pubertät herum, die eine Bleichsucht zu entwickelt drohen. Sie haben eine Abscheu gegen das Leben, wobei diese Abscheu hysterische bedingt ist. Es kommt zu Phasen größter Erschöpfung, plötzlichen Schwächeanfällen und Ohnmacht. Für gewöhnlich tritt noch ein weiteres Merkmal hinzu – nicht gleichzeitig, sondern im Wechsel oder nur zeitweise auftretend; die übererregbaren, nervösen, hysterischen, ekstatischen jungen Mädchen und Frauen werden von sanftem Licht geradezu überwältigt, etwa wenn Licht durch getöntes Glas fällt oder durch das sanfte Mondlicht. Dies ist mit dem Symptom „Sentimentale

Stimmung bei Mondlicht" aus den *Leitsymptomen* gemeint. Es handelt sich um einen hysterischen Zustand, einen ungeordneten Ausbruch von Gefühlen, und zwar von Gefühlen, wie sie nur bei einem Kranken oder bei jemand, dessen Nervensystem im Ungleichgewicht ist, erweckt werden können. Diese Art von Patient weist den Gemütszustand und die Konstitution von *Antimonium crudum* auf, und gleichzeitig mit diesem Gemütszustand scheinen die körperlichen Beschwerden sozusagen den Magen zu befallen.

Modalitäten

Durch das gesamte Arzneimittelbild zieht sich ein allgemeiner Zustand von Rheuma oder Gicht, den sie sich merken sollten. Die Symptome ändern sich dabei bei jedem Wetterwechsel, sie verschlechtern bei kaltem, feuchtem Wetter, durch kaltes Baden, durch sauren Wein und jegliche Art von alkoholischen Getränken; sie bessern sich durch Baden in heißem Wasser. Beim Symptom „Verschlechterung durch Wein" ist es nicht nur wichtig zu wissen, dass es dem Patienten durch Wein schlechter geht, sondern auch welche Art von Beschwerden sich durch den Wein verschlechtern. Der *Antimonium crudum*-Patient wird von Alkohol rasch betrunken, aber es kommt eher zu einer Störung auf der körperlichen Ebene als auf im Gemütsbereich. Seine Gichtsymptome und alle anderen Schmerzen verschlimmern sich durch sauren Wein. Saurer Wein löst Kopfschmerzen bei ihm aus, und auch seine Magenbeschwerden verschlimmern sich dadurch.
Dem Patienten geht es schlechter nachts, in feuchtem oder feuchtkaltem Wetter; ruhig Liegen und Wärmeanwendungen bessern seinen Zustand. Durch Überhitzung, Ofenwärme und in einem warmen Zimmer jedoch geht es ihm erheblich schlechter. Viele Beschwerden werden durch Sonnenbestrahlung und die Hitze eines offenen Kamins ausgelöst. Offenes Feuer verträgt der *Antimonium crudum*-Patient überhaupt nicht. Ein Kind beispielsweise, das an Keuchhusten leidet, muss mehr husten, wenn es in ein Feuer sieht. Solche Dinge sind eigenartig und so ungewöhnlich, dass sie durch keine Hypothese und durch keine Theorie erklärt werden können. Dennoch handelt es sich dabei um Tatsachen, die wir akzeptieren müssen.
Die gesamten gichtigen Beschwerden scheinen sich bei den Patienten so rasch zu ändern, sodass man sich fragt, wohin diese eher äußerlichen Symptome übergegangen sind. Plötzlich jedoch, mitten in der Nacht oder auch am Tag, muss der Patient erbrechen, und das Erbrechen dauert Tage und Wochen an, bis die Gichtsymptome wieder an den Extremitäten auftreten. Es ist wunderbar, wie schnelle diese „altmodische" Metastasis, dieser rasche Wechsel der Symptome von einem Körperteil zum andern, eintritt. Die Gicht verschwindet plötzlich aus den Extremitäten und es setzen Magenbeschwerden ein. Wenn sie möchten, können sie es auch als „Magengicht" bezeichnen.

Nase

Auch katarrhalische Beschwerden gehören zu *Antimonium crudum*; Katarre der Nase, des Magens, des Rektums usw., mit vermehrter Schleimabsonderungen der betroffenen Teile durch Trinken von saurem Wein oder durch eine Erkältung. Eine sehr beschwerliche Eigenart des Katarrhs ist die Verstopfung der Nase in der

Nacht. Auch sobald der Patient ein zu stark geheiztes Zimmer betritt, wird seine Nase verstopft. Der Schnupfen neigt aufgrund der schwachen Durchblutung und der geschwächten Konstitution zu Chronizität. Wenn er chronisch geworden ist, verschlimmert er sich nachts und geht mit Kopfschmerzen einher.

Kopf

Sobald die Schleimabsonderung nachlässt oder ganz aufhört, nehmen die Kopfschmerzen zu; es kommt zu Neuralgien im Kopf, drückenden Schmerzen im Magen und fürchterlicher Übelkeit mit Erbrechen. Der Patient erleidet oft einen Migräneanfall, welcher von den Familienmitgliedern als „Magenkopfschmerz" bezeichnet wird. Der Zustand entwickelt sich wie gesagt jedoch nach einer Erkältung, aufgrund derer die Schleimabsonderung aufhört; die Nasenschleimhaut wird trocken und die eingeatmete Luft brennt wie Feuer in der Nase. Manchmal verschwinden diese Kopfschmerzen nach heftigem Erbrechen; zumeist bleiben sie jedoch bestehen, halten mehrere Tage an und werden durch Erbrechen nicht gebessert, höchstens vielleicht, wenn es längere Zeit andauert. Es gibt eine ganze Reihe von Arzneien, die viel mit Kopfschmerzen zu tun haben, und bei denen sich der Patient nach Erbrechen besser fühlt. Aber bei *Antimonium crudum* dauert das Erbrechen lange an und der Patient wird davon oft nur schwach und erschöpft. Der Kopfschmerz verschlimmert sich beim Umherbewegen, nachts, im warmen Zimmer, durch Überhitzung, durch Strahlungswärme und Sonnenlicht; er bessert sich beim Hinlegen, durch ruhig halten und im Freien. Sie sehen jetzt, wie der Katarrh, der Kopfschmerz und die Magensymptome miteinander zusammenhängen. Weil der ganze Patient krank ist, können sie nicht nur einzelne Symptome herausnehmen und behandeln, sie müssen für den ganzen Patienten verschreiben.

Mund und Zähne

Es gibt ein weiteres, wichtiges Merkmal bei *Antimonium crudum* bezüglich den Schleimhäuten; die Schleimhäute haben die Neigung, eine milchig-weiße Exsudation oder Auflagerung zu bilden, die sich besonders auf der Zunge zeigt. Die ganze Zunge ist milchig-weiß belegt. Dieses Symptom finden sie bei allen Beschwerden, bei denen *Antimonium crudum* angezeigt ist. Bei Magenbeschwerden kleiner Kinder, bei gastrischem Fieber, bei Beschwerden, die mit Fieber und starkem Erbrechen einhergehen, bei Reizung des gesamten Nervensystems und bei Magenreizung aufgrund von Typhus erscheint die Zunge weiß. Beim geringsten Auslöser muss der Patient würgen und erbrechen. Alles scheint ihn zu stören. Er hat eine Abneigung gegen Speisen, und schon allein den Geruch des Essens und den Gedanken daran kann er nicht ertragen. Dies ist ähnlich wie bei *Arsenicum*.

Hals

Wenn der *Antimonium crudum*-Patient abends noch ein kaltes Bad nimmt und anschließend zu Bett geht, erwacht er am nächsten Morgen mit Stimmlosigkeit und bekommt keinen Ton heraus. Diese Stimmlosigkeit hat sich schmerzlos entwickelt, und er hat davon überhaupt nichts mitbekommen, bis er schließlich morgens versucht, etwas zu sagen. Der Stimmverlust kann auch mit einem Kehlkopfkrampf einhergehen, mit einem Umklammerungsgefühl in der Kehle.

Die Erkältung wandert zuweilen den Hals abwärts in die Luftröhre und führt zu Bronchitis oder Pneumonie.

Atemwege und Husten

Trockener, stoßweiser Krampfhusten, wobei die Anfälle an Heftigkeit abnehmen. Ich werde Ihnen das erklären: der erste Anfall tritt mit großer Heftigkeit auf, erschüttert den ganzen Körper und dauert mehr oder weniger lange an. Daraufhin folgt ein zweiter Anfall von geringerer Heftigkeit, dann ein dritter, der wiederum weniger stark ist. Nach ungefähr einem Dutzend Anfällen mit sinkender Intensität kommt es schließlich zu einem trockenen Hüsteln. Wenn der erste Husten den ganzen Körper erschüttert, egal ob es sich dabei um eine Bronchitis oder einen Keuchhusten handelt, die Zunge weiß belegt und der Magen in Mitleidenschaft gezogen ist, dann heißt das Heilmittel *Antimonium crudum*. Es wird den gesamten Aspekt des Falles augenblicklich verändern. Auf der Brust verbleibt aufgrund der Heftigkeit des Hustens jedoch ein wundes, schwaches und zerschlagenes Gefühl zurück.

Magen

Die Magensymptome von *Antimonium crudum* bedürfen besonderer Aufmerksamkeit. Es kommt zu einer anhaltenden Übelkeit und einem Klumpengefühl im Magen; der Patient hat andauernd das Gefühl, als hätte er sich den Magen überladen und zu viel gegessen, obwohl er gar nichts zu sich genommen hat. Der Magen fühlt sich aufgetrieben an, aber der Bauch ist flach. Gefühl von Aufgetriebenheit mit Erbrechen des Mageninhalts; und nachdem der Mageninhalt vollständig erbrochen wurde, kommt es zum Erbrechen von Schleim. Lang anhaltendes Würgen, Übelkeit, Völlegefühl; es scheint nicht enden zu wollen. Das Erbrechen führt zu keiner Linderung, die Erschöpfung des Patienten nimmt jedoch stetig zu.

Abdomen

Entzündung und Verhärtung der Leber oder einzelner Bereiche davon. Schmerzen in der Gallenblasenregion. Heftiger, reißender Schmerz in der Lebergegend. Manchmal tritt bei diesen Beschwerden auch Gelbsucht auf.
Im Bauch kommt es zu einer Gruppe von Symptomen: heftige Bauchschmerzen, Brennen, starke Auftreibung. Der Patient hat im aufgetriebenen Bauch ein Gefühl, als ob eine Schraube immer fester angezogen würde, wodurch die Spannung immer mehr zunimmt. Diese Beschwerden treten bei tympanitischen Zuständen bei Typhus auf, bei Blähungen oder bei Sommerdiarrhö. Sie werden begleitet von Magenbeschwerden und der weiß belegten Zunge und werden ausgelöst durch sauren Wein oder ein kaltes Bad. Es handelt sich vorwiegend um Gichtkranke, bei denen die knotigen Fingergelenke schmerzlos werden und dafür der Magen und die Eingeweide aufgetrieben sind und schmerzen.

Rektum und Stuhl

Antimonium crudum hat unbestimmte Diarrhö, aber auch klumpige oder flüssige Durchfälle. Durchfall nach saurem Wein. Es scheint längere Zeit zu dauern, bis

sich der Darm entleert hat. Der Patient muss sich beeilen, um auf die Toilette zu kommen, es geht jedoch nur kleiner Kotballen und etwas Flüssigkeit ab. Bald darauf hat er wieder einen heftigen Stuhldrang, woraufhin mehrere Klumpen und mehr Flüssigkeit abgehen; so geht das bei einer Sommerdiarrhö weiter, bis schließlich der Darm entleert ist und es zu heftigem Tenesmus kommt. Es ist ein Durchfall, der mit Dysenterie endet; Entzündung von Rektum und Kolon, mit heftigen Beschwerden, starkem Tenesmus und großer Erschöpfung.
Beschwerliche Hämorrhoiden bei Gichtkranken. An kalten, nassen Tagen und durch ein kaltes Bad werden sie immer schmerzhaft und entzünden sich. Sie verschlechtern sich, wenn der Patient unvorsichtig genug ist und sauren Wein oder saure Speisen zu sich nimmt. Die Beschwerden von Magen, Eingeweiden, Rektum und die Hämorrhoiden verschlechtern sich, wenn der Magen durch sauren Wein, saures Obst oder schwer verdauliche Sachen durcheinander gebracht wurde, außerdem durch kaltes Baden und bei nassem Wetter.

Weibliche Geschlechtsorgane

Die Beckenorgane erschlaffen bei Frauen so stark, dass es zu einem herabdrängenden Gefühl kommt. Es ist, als würde der Inhalt des Beckens nach außen gedrückt oder herausfallen. Es kommt auch zu Gebärmuttervorfall und einem Ausfluss, der an Leukorrhö erinnert. Verschiedene Beschwerden treten während der Menstruation auf. Die Eierstöcke sind empfindlich und schmerzhaft, was häufig bei hysterischen Mädchen auftritt und bei solchen, die sich unglücklich verlieben oder in einer schwärmerischen Traumwelt leben.

Schweiß

Antimonium crudum führt zu Schweißen; reichliche, erschöpfende Schweiße, Nachtschweiße, wie sie bei langwierigen Krankheiten vorkommen. Der Patient schwitzt bei der geringsten Anstrengung. Wenn er sich nur etwas überhitzt, verdampft er fast vor Schweiß, und anschließend erkältet er sich.

Haut

An der Haut treten Geschwüre auf und es besteht eine Neigung zur Bildung von Warzen, Hornhaut, brüchigen Nägeln und spröden Haaren. Harte, verhornte Wucherungen entstehen unter den Nägeln und sind sehr schmerzhaft. An den Fingerspitzen bilden sich kleine, hornartige Wucherungen. Bei geringstem Druck bilden sich Schwielen oder wunde Stellen; beispielsweise bei Arbeitern kommt es zu einer ungewöhnlichen Verdickung der Haut an den Fußsohlen. Diese sind beim Gehen sehr schmerzhaft, denn die Schwielen sind empfindlich und haben viele Stellen mit kleinen Hühneraugen. *Antimonium crudum* hat eine Neigung zur Bildung und Verhärtung von Gewebe. Warzen entstehen an den Händen. Das Haar ist ungesund. Pusteln mit einem roten Hof bilden sich auf der Haut. Pustulöse Hautausschläge, die einen entzündlichen, roten und empfindlichen Grund haben.
Wenn sie sich nun die Prüfungssymptome genau ansehen und die Lokalsymptome in diesen angegebenen Rahmen anpassen, dann werden sie etwas von *Antimonium crudum* verstehen.

Antimonium tartaricum **Ant-t.**

Tartarus stibiatus; Antimon-Kaliumtartrat, Brechweinstein. $K(SbO)C_4H_4O_6$.

Allgemeines

Beim Betrachten eines *Antimonium tartaricum*-Patienten zeigt sich die erste Auffälligkeit im *Gesicht*, das blass und kränklich aussieht. Die Nase ist spitz und zusammengezogen, die Augen sind eingefallen und der Patient hat blaue Ringe um die Augen. Die Lippen sind blass und verschrumpelt. Die Nasenlöcher sind erweitert und die Nasenflügel bewegen sich flügelartig hin und her; das Naseninnere sieht dunkel und rußig aus. Das Gesicht ist mit kaltem Schweiß bedeckt, ist kalt und blass. Der Gesichtsausdruck zeugt von großem Leiden. Der ganze Raum ist erfüllt von einem beißenden Geruch; es ist weniger ein fötider oder fauliger, sondern eher ein beißender Geruch, der Sie die Anwesenheit des Todes spüren lässt. Die anwesenden Familienmitglieder sind völlig durcheinander, gehen ständig im Zimmer auf und ab, und auch die Krankenschwester ist aufgeregt und geschäftig. Diese Szene bietet sich Ihnen, wenn Sie das Zimmer betreten, um eine homöopathische Verordnung zu machen. Alles ist in heller Aufregung, und es ist eine Situation, in der Sie nicht überstürzt handeln sollten, aber dennoch eine sehr rasche Entscheidung treffen müssen. Ihr Denken wird aufgrund der Situation ausgerechnet in einer Zeit beeinträchtigt, in der Sie rasch und klug überlegen müssen.

Bei welcher Art von Erkrankung treffen wir nun aber auf einen derartigen Zustand und ein derartiges Erscheinungsbild, dessen Merkmale und Symptome mit dem Wesen von *Antimonium tartaricum* übereinstimmen? Zunächst einmal bei Patienten, die an *Katarrhen* leiden, bei gesundheitlich sehr heruntergekommenen Personen, schwächlichen Kindern oder alten Menschen. Es kommt zu Katarrhen der Luftröhre und der Bronchien. Wenn man etwas genauer hinhört, kann man beim Patienten ein *grobes Rasselgeräusch* in der Brust hören. Wenn Sie jemals am Krankenbett eines Sterbenden gesessen haben, dann wissen sie, was mit „Todesröcheln" gemeint ist. Es ist genauso brodelnd wie bei diesen Patienten. Hin und wieder kommt es zum mundvollen Auswurf eines hellen, weißlichen Schleims. Der Patient ist in einem Zustand, in dem sich die Brust ständig mit Schleim füllt; zunächst ist er vielleicht noch in der Lage, ihn auszuwerfen, aber schließlich kommt es zu Erstickungsanfällen aufgrund der Schleimansammlungen, welche von Brust und Lungen nicht expektoriert werden können. Es ist ein lähmungsartiger Zustand der Lungen. Dies könnte beispielsweise bei Grippeerkrankungen eintreten, wenn sich die Beschwerden ziemlich schnell entwickeln und einen raschen Verlauf nehmen. Es kann zu einer frühzeitigen Erschöpfung, innerhalb weniger Tage bis einer Woche kommen. Die ersten Tage der Erkrankung weisen eventuell noch nicht auf *Antimonium tartaricum* als Heilmittel hin. Solange die Reaktionslage des Patienten gut und er noch bei Kräften ist, sehen Sie noch nicht das hippokratische, eingefallene Gesicht, die Kälte und den kalten Schweiß. Sie werden auch nicht das Rasseln auf der Brust hören, denn diese Symptome weisen eher auf einen passiven Zustand hin. Bei *Antimonium tartaricum* kommt es zu Schwäche und Reaktionsmangel. Es ist daher angezeigt in Fällen, bei denen es zu diesen Beschwerden kommt, oder wenn die Patienten so schwach und entkräftet sind, dass sie plötzlich in einen passiven oder erschlafften Zustand verfallen. Bei Bronchitis mit Pneumonie, Entzündung der Luftröhre oder der Atemwege allgemein, geht die Entzündung für gewöhnlich mit Trockenheit oder nur geringer Schleimbildung einher. Wenn dieser Zustand ein paar Tage lang mit großer Heftigkeit andauert, kommt es zu Erschöpfung und Schwäche. Im ersten Entzündungsstadium jedoch wird *Antimonium tartaricum* nicht indiziert sein. Hier sind Arzneien wie *Bryonia* und *Ipecacuanha* oft angezeigt, und Sie werden sehen, dass diese Mittel den gesamten Fall abdecken und heilen; es sei denn, die erwähnte Schwäche zeigt sich schon von Anfang an oder der Patient kann nicht angemessen auf die verordnete Arznei reagieren und durch sie geheilt werden. Dann muss ein zweites Mittel verordnet werden, und dies ist nun der Moment, an dem *Antimonium tartaricum* zum Einsatz kommt.

Auch bei *Ipecacuanha* kommt es zu einem groben Rasselgeräusch auf der Brust, aber dies geht mit einer größeren Expektorationskraft der Lungen einher. Bei *Antimonium tartaricum* kommt es erst nach mehreren Tagen zu dem groben Rasselgeräusch, wohingegen es bei *Ipecacuanha* bereits gleich am ersten Tag einsetzt. Der *Antimonium tartaricum*-Patient hustet, würgt und erbricht, er ist aber schlaff, erschöpft und kalt. Es scheint, als würde er sterben. Schon wenn Sie ihn husten hören, werden Sie den Eindruck haben, dass seine Lungen sehr geschwächt sind. Beim tiefen Einatmen baut sich in den Lungen normalerweise eine austreibende Kraft auf, aber bei *Antimonium tartaricum* fehlt diese Kraft. Die Brust ist voller Schleim und es rasselt; der Husten ist rasselnd, aber der Schleim gelangt nicht oder nur in kleinen Mengen nach oben, was jedoch keine Linderung verschafft. Durch die Schleimansammlung in der Brust bekommt der Patient Erstickungsanfälle und er stirbt vielleicht sogar aufgrund einer Kohlensäurevergiftung infolge der mangelnden Lungenkraft beim Abhusten. *Antimonium tartaricum* ist auch angezeigt bei Pneumonie, wenn der Patient zunächst von heftigem Fieberfrost gepackt wird; der Anfall ist so heftig, dass der Patient rasch, gleich am dritten oder vierten Tag der Erkrankung, erschöpft ist. Die Arznei ist hingegen nicht zu Beginn des Fieberfrostes oder im akuten Entzündungsstadium indiziert, wohl aber im Exsudationsstadium. Die Heftigkeit der Anfälle führt zu einer raschen Erschöpfung, oder der Patient war schon vor Beginn der Erkrankung erschöpft, wie dies bei einem alten Menschen der Fall ist; dann wird er durch die Erkrankung noch schwächer. Insgesamt besteht also kaum Ähnlichkeit mit Arzneien wie *Aconitum, Belladonna, Ipecacuanha* und *Bryonia*, bei denen die Erkrankung sehr heftig verläuft; das genaue Gegenteil ist bei *Antimonium tartaricum* der Fall. Der Patient hat nur geringes Fieber, mit kaltem Schweiß, allgemeiner Kälte, Erschlaffung und ein hippokratisches Gesicht. Es handelt sich folglich um eine Arznei, die bei heftigen Fällen von Bronchitis und Pneumonie erst ganz am Ende zum Zuge kommt; die meisten Patienten versterben sozusagen in einem *Antimonium tartaricum*-Zustand.

Die Patienten leiden an *Gicht*, sind aufgrund langwieriger Erkrankungen geschwächt, frösteln andauernd, sind blass und haben geschwollene Gelenke. Jeder Anflug von feuchtem Wetter führt zu einem Katarrh der Bronchien, des Kehlkopfes und der Luftröhre, woraufhin eine reichliche Schleimabsonderung eintritt. Der Patient muss plötzlich das Bett hüten, ist erschöpft und hat rasselnde Atemgeräusche. *Antimonium crudum* ist ein Heilmittel bei Kindern, die bei nasskaltem Wetter, bei kaltem Regenwetter im Herbst, im Frühjahr und bei bewölktem Wetter häufig an Bronchitiden leiden. Kaum haben sie die eine Erkältung überstanden, schon fangen sie sich die nächste ein. Das Akutstadium ist dabei niemals durch große Heftigkeit charakterisiert, aber stets kommt es zu passiven Atemwegserkrankungen mit rasselnden Atemgeräuschen. Ständig wiederkehrendes Schleimrasseln auf der Brust. Die Kinder sind fröstelig und blass. Jene Kinder mit blühendem Aussehen, die bei einer Erkältung eigentlich keinen kränklichen Eindruck machen, besitzen eine kräftige Konstitution; trotz des Schleimrasselns auf der Brust sind sie nicht so schwach und erschöpft, und sie brauchen *Kalium sulphuricum*. Und dies ist auch das unterscheidende Merkmal der beiden Mittel: Eine rasch einsetzende Schwäche spricht für *Antimonium tartaricum*. Diese Schwäche tritt bei *sehr alten Menschen* mit einer stark angeschlagenen gesundheitlichen Verfassung auf, die jahrelang an einem *Bronchialkatarrh* gelitten haben. Jeder Kälteeinbruch im Winter führt zu einem Bronchialkatarrh mit Absonderung von dickem, weißem Schleim und starker Atemnot, die den Patienten ans Bett fesselt. Er muss sich im Bett aufsetzen und möchte, dass man ihm zufächert; er kann nicht flach liegen aufgrund der erschwerten Atmung und der Schleimansammlung in der Lunge. *Antimonium tartaricum* wird einige dieser heftigen Anfälle beim Patienten lindern, bevor er schließlich verstirbt. Wenn der Schleim bei einem dieser alten Menschen gelb und eitrig ist, wird *Ammoniacum* ihm noch über einige Winter helfen. Viele alte Menschen leiden während des Winters an Bronchialkatarrhen; sie haben diese Beschwerden seit einigen Jahren und erwarten keine Besserung mehr. Wenn der Auswurf gelblich ist, wird ihnen *Ammoniacum* über die Erkrankung hinweg helfen. Wenn der Auswurf jedoch weiß ist und die Erkrankung mit Erschöpfung, Schweiß, Kälte, Blässe oder Blaufärbung des Gesichts einhergeht, ist *Antimonium tartaricum* das richtige Mittel. Dies sind die hauptsächlichen Anwendungen dieses Mittels in der Praxis.

Auch zahlreiche Schmerzen gehören zum Arzneimittelbild von *Antimonium tartaricum*. Viele Beschwerden des Mittels haben die gleiche Grundlage wie *Antimonium crudum*, beispielsweise die Brustsymptome. Und so ähneln viele Symptome denen von *Antimonium crudum*. Zahlreiche Symptome werden durch Erwärmung und zu dicke Kleidung verschlimmert. Der Patient sitzt aufrecht im Bett, Schulter und Nacken sind entblößt und der Schlafanzug ist weit geöffnet, damit er richtig atmen kann. Wenn das Zimmer zu warm ist, bekommt er Erstickungsanfälle. Beim *Antimonium crudum*-Patienten ist es dasselbe. Wie bei *Antimonium crudum* führt auch bei *Antimonium tartaricum* Baden in kaltem Wasser zu einer Verschlimmerung. Die Schleimhäute sind mit einem dicken, weißen Schleim belegt – ebenfalls wie bei *Antimonium crudum*. Und wie auch bei *Antimonium crudum* möchte der Patient nicht, dass man sich mit ihm abgibt oder ihn gar belästigt. Alles stört ihn. Das kranke Kind möchte nicht angefasst, angesprochen oder gar angesehen werden. Es möchte in Ruhe gelassen werden. Der Säugling jammert und wimmert andauernd. Oftmals ist die Atmung stöhnend und rasselnd. Der Patient ist immer schlecht gelaunt und reagiert auf jegliche Störung sehr gereizt. Jede Störung scheint die Atmung zu beschleunigen, wird als Belästigung empfunden und reizt ihn. Es ist nicht verwunderlich, dass der Patient ausgesprochen ängstlich ist; denn aufgrund seiner Erscheinung würden wir sagen, dass er bald sterben wird. Er sieht aus, als läge er im Sterben, und falls er nicht bald Linderung erlangt, wird er vielleicht tatsächlich nicht mehr lange zu leben haben. Seine Lungen füllen sich mit Schleim, sodass er unter Erstickungsanfällen und Atemnot leidet, was immer mehr zunimmt. Die Nasenflügel bewegen sich wie bei *Lycopodium*, und diese beiden Mittel ähneln einander bei diesen Beschwerden sehr stark.

Viele Kopfschmerzen kommen bei *Antimonium tartaricum* vor, jedoch ist *Antimonium crudum* bei den typischen *Antimonium*-Kopfschmerzen häufiger angezeigt; *Antimonium tartaricum* ist hingegen zumeist bei *Antimonium*-Brustsymptomen indiziert.

Beide Mittel weisen sehr deutliche Magenbeschwerden auf. Anhaltende Übelkeit, Erbrechen und Verdauungsstörungen. Der *Antimonium tartaricum*-Patient leidet gleichzeitig mit seinen Atembeschwerden häufig auch unter Magenstörungen. Er ekelt sich vor sämtlichen Speisen, und sogar Wasser wird wieder erbrochen. Zuweilen verfällt er auch in einen sanftmütigen Zustand, und wenn man ihn in Ruhe lässt, schläft er trotz seiner Leiden ein oder wird empfindungslos. Er hustet im Schlaf und schnarcht aufgrund der Atemnot; dies ähnelt wiederum in weiten Teilen *Antimonium crudum*, wobei es beim *Antimonium crudum*-Patient nicht zu den reichlichen Schleimabsonderungen aus den entzündeten Schleimhäuten kommt; auch ist der Organismus nicht in einem solch passiven Zustand. Die Symptome von *Antimonium crudum* erscheinen nicht so hoffnungslos und sind nicht so fürchterlich anzusehen wie die von *Antimonium tartaricum*.

Augen

Klinisch wurde *Antimonium tartaricum* hauptsächlich in seiner Wirkung auf die Schleimhäute der Brust bestätigt, aber derselbe passive Zustand kann an allen Schleimhäuten des Körpers auftreten. Absonderung von weißlichem Schleim aus dem Auge. „Hervorstehende und glänzende Augen." „Schwimmende, trübe Augen." „Gonorrhoische Ophthalmie." Bei rheumatischen Beschwerden zeigt sich eine anderen Wirkart der Arznei, eine andere Phase – ähnlich wie bei *Antimonium crudum*. Die Gelenke sind betroffen und es kommt zu einer passiven, sehr langsam verlaufenden Infiltration und zu Wassereinlagerungen; Wassereinlagerungen in allen Gelenken. Gichtablagerungen in den Gelenken, schlechter bei kaltem, nassem Wetter. Auch an den Augen können gichtige Symptome auftreten; gleichzeitig mit Gichteinlagerungen in den Gelenken kommt es auch zu Infiltrationen der Augen, daher sind sozusagen auch die Augen von der Gicht betroffen. Die Gicht kann den ganzen Körper in Mitleidenschaft ziehen. Die Schleimhäute sind eher blass als rot und entzündet; außerdem sind sie schlaff und sondern ständig Schleim ab. Dies ist auch der Zustand, der in der Brust auftritt. Es handelt sich nicht um eine brennende Rauheit wie bei *Arsenicum* und anderen, eher akuten Arzneien, obwohl die Erschöpfung, die Angst und der kalte Schweiß dem Bild von *Arsenicum* sehr ähnlich sind.

Zähne
Schließlich betrifft die Gicht auch die Zähne. Es kommt zu rheumatischen Zahnschmerzen, gleichzeitig treten rheumatische Gelenkschmerzen auf. Die Zähne sind empfindlich. „Zähne mit Schleim überzogen."

Magen
Bei all diesen Beschwerden stellt auch der Magen seine Tätigkeit ein und es kommt zu Übelkeit, der Patient kann nichts verdauen und hat einen Ekel vor Speisen. Alles, was in den Magen gelangt, wird wieder erbrochen, sogar ein kleiner Schluck Wasser. Die meisten Beschwerden dieser Arznei gehen mit *Durstlosigkeit* einher. Nur in Ausnahmefällen ist der Patient durstig. Für gewöhnlich stehen bei den Anfällen von Atemnot die Angehörigen des Patienten neben dem Bett und möchten irgendwie helfen, und sei es nur dadurch, dass sie ein Glas Wasser bereithalten. Der Patient reagiert jedoch gereizt, wenn man ihm einen Schluck Wasser anbietet. Es stört ihn, und er macht seiner Verärgerung darüber Luft. Das Kind knurrt beleidigt, wenn man ihm Wasser reicht. Bei all diesen Erkrankungen der Bronchien, die mit übermäßiger Schleimabsonderung und starkem Rasselgeräusch einhergehen, ist der Patient durstlos. Manchmal hat er ein unwiderstehliches Verlangen nach kalten Sachen im Magen, aber das ist die Ausnahme. „Verlangen nach Saurem oder sauren Früchten." Er verträgt sie jedoch nicht. Wie auch bei *Antimonium crudum* bekommt der *Antimonium tartaricum*-Patient Magenbeschwerden durch Essig und andere saure Dinge, durch sauren Wein oder saure Früchte. Er hat eine Abneigung gegen Milch und jegliche andere Nahrungsmittel, aber besonders Milch verträgt er nicht, ihm wird davon übel und er muss erbrechen. Magen und Bauch sind durch Blähungen stark aufgetrieben, es kommt zu Tympanie. Bei den Magen-Darm-Beschwerden besteht eine *andauernde Übelkeit*; es ist jedoch mehr als nur eine Übelkeit, es ist vielmehr ein ungeheurer Widerwillen gegen jegliche Speisen. Es ist eine Übelkeit, die von dem Gefühl begleitet wird, als würde er bei jedem Bissen, den er zu sich nimmt, sterben. Es handelt sich also nicht nur um eine Abneigung gegen Speisen, auch nicht um eine gewöhnliche Übelkeit, die einem Erbrechen vorausgeht, sondern um eine ungemein starke Abscheu vor jeglicher Nahrung. Die Schwäche wird begleitet von einer zunehmenden Ängstlichkeit, und der Patient bekommt immer häufiger Erstickungsanfälle, wenn ihm etwas zu Essen angeboten wird. Gutmeinende Angehörige möchten oft, dass er etwas zu sich nimmt, zumal er ja schon einige Tage lang nichts gegessen hat. Aber schon beim Gedanken an Essen verstärken sich seine Atemnot, die Übelkeit, sein Ekelgefühl und das ganze Leiden. Erbrechen ist für den *Antimonium tartaricum*-Patienten keine leichte Sache, es ist eher ein krampfartiges Erbrechen. „Heftiges Würgen." „Brechreiz und Würgen; muss sich sehr anstrengen, um zu erbrechen. Erstickungsgefühl und Würgen unter heftigen Qualen." Der Magen scheint sich zu verkrampfen, und es dauert einige Zeit, bis unter größter Anstrengung ein wenig Mageninhalt erbrochen werden kann; danach noch ein bisschen mehr, und so geht es in einem fort. Der Patient erbricht alles, was in den Magen gelangt, auch viel dicken, weißen, Faden ziehenden, manchmal sogar blutigen Schleim. „Erbrechen von Schleim unter großer Anstrengung." „Erbrechen großer Mengen Schleims." „Erbrechen von zähem Schleim." Erbrechen von Schleim und Galle.

Der Patient erbricht zunächst einen zähen, wässrigen Schleim, dann die genossenen Speisen und schließlich Galle. Zumeist wird jedoch ein dicker, weißer, fädiger Schleim erbrochen, wie er aus allen möglichen Schleimhäuten abgesondert wird. Der Schleim ist zäh und kann in langen Fäden gezogen werden. Der Patient muss oftmals würgen, während er diesen dicken, fädigen, weißen Schleim aus Mund und Speiseröhre auszuwerfen versucht. Der Mund füllt sich augenblicklich wieder damit. Es ist eine ungeheure Anstrengung, eine krampfartige Anstrengung, die der Patient unternehmen muss, um den Magen von seinem Inhalt, der aus Schleim oder Galle besteht, zu befreien. Zunächst wird Schleim erbrochen, aber nach einiger Anstrengung gelangt Gallenflüssigkeit in den Magen und es kommt zu anhaltendem Erbrechen von Galle. Die vermehrte Anstrengung führt auch zu einer Absonderung von Blut in den Magen, wodurch der Mageninhalt blutstreifig wird. An allen Schleimhäuten können bei *Antimonium tartaricum* auch *Geschwüre* entstehen, beispielsweise in der Nase und am Kehlkopf. Die Geschwüre können bluten. Blutende Magengeschwüre, wodurch es zu Bluterbrechen kommt.
Wie *Antimonium crudum* ist auch *Antimonium tartaricum* ein hilfreiches Mittel bei Alkoholikern. Alkoholiker erleiden zuweilen eine Art Erschöpfung und erkälten sich andauernd. Nach einem größeren Gelage, wenn sie mehrere Tage lang betrunken waren, werden sie schlaff und kalt, erkälten sich und ihre Brust füllt sich mit Schleim. Sie erbrechen, leiden an Erstickungsanfällen und erbrechen erneut. „Schleimrasseln in der Brust bei Alkoholikern." Hier wird oftmals *Antimonium tartaricum* benötigt. *Antimonium crudum* ist dagegen indiziert, wenn die Folgen des Alkohols vorwiegend den Magen betreffen. Bei *Antimonium tartaricum* kommt es zu den Brustsymptomen, zu zunehmender Angst, Kälte und Erschöpfung. Erschöpfung durch chronischen Alkoholismus. Es ist das Heilmittel bei chronischen Gichtkranken, bei Alkoholikern oder bei gesundheitlich stark angeschlagenen Patienten. Auch bei Kindern, deren Gesundheitszustand so beeinträchtigt ist, als ob sie zwischenzeitlich stark gealtert wären. Sie ziehen sich eine Erkältung auf der Brust zu, es kommt zu Schleimrasseln, und jetzt benötigen sie dieses Mittel.
Für gewöhnlich besteht ein Angstgefühl im Magen. Es wird vom Patienten nicht als Gefühl wie von Schmerzen bezeichnet, sondern als Angstgefühl, ein fürchterliches Flauheitsgefühl im Magen, als ob er sterben wird. „Angst im Magen, mit Übelkeit." Es kommt auch zu einer passiven Kongestion der Leber, die mit Erbrechen von Galle einhergeht.

Anmerkung Exkurs

Das Arzneimittelbild von *Antimonium tartaricum* ist auch voller schneidender Schmerzen, wie durch Messer. Stiche in den Eingeweiden. Kolikartige Schmerzen. Auftreibung des Bauches. Der Bauch kann sowohl durch Flüssigkeit als auch durch Blähungen aufgetrieben sein. „Scharfe, schneidende Schmerzen, wie durch Messer." „Heftigste Bauchschmerzen." Wasseransammlungen kommen bei allen *Antimonium*-Verbindungen häufig vor. Ich kann mich an einen energischen Pferdedoktor erinnern, der jedes Pferd mit *Schwefelspießglanz* fütterte, sobald eine Tierseuche über das Land zog, und der dabei keinen Stall ausließ. Als ich davon erfahren hatte, dass er wirklich jedem Pferd *Schwefelspießglanz* ins

Futter mischte, gab ich sogleich Anweisungen, dass meine Pferde ausschließlich die Mittel bekommen sollten, die ich ihnen verordnen würde. Nahezu alle von ihm behandelten entwickelten Ödeme und mussten über Tage und Wochen hin mit bandagierten Fesseln im Stall liegen bleiben. Es handelte sich um eine Arzneimittelprüfung von *Antimonium*. Und bei *Antimonium tartaricum* finden sich zahlreiche ödematöse Schwellungen. Es war früher ganz normal, dass man alten, gesundheitlich stark beeinträchtigten Patienten beim Abklingen einer Lungenentzündung und fieberhaften Erkrankungen Brechweinstein verordnete. Sie bekamen daraufhin jedoch fast immer geschwollene Füße, was noch drei oder vier Monate, nachdem sie schon wieder auf den Beinen waren, andauerte. Und wenn sie keine geschwollenen Füße hatten, bekamen sie Fiebergeschwüre. Brechweinstein ist eine häufige Ursache für diese Fiebergeschwüre, diese lang anhaltenden, schmerzlosen Unterschenkelgeschwüre, die sich bei geschwächten Patienten nach langwierigen Fiebererkrankungen bilden. Manchmal werden die Patienten diese Geschwüre auch gar nicht mehr los – es sei denn, sie geraten in die Hände eines Homöopathen.

Apis mellifica — Apis

Honigbiene. *Hymenopterae.*

Allgemeines

Bei dieser Arznei zeigen sich so viele Symptome an der Körperoberfläche, dass wir mit diesem Aspekt beginnen wollen. Am ganzen Körper kommt es zu einem papulösen, zuweilen rosafarbenen Exanthem, das sich bei Berührung mit den Fingern rau anfühlt. Der Patient wird durch Wärme sehr stark beeinträchtigt, seine Haut ist sehr berührungsempfindlich, egal ob ein Ausschlag besteht oder nicht. Knotige Schwellungen treten an einzelnen Stellen auf und verschwinden wieder. Es entwickelt sich stellenweise eine erysipelatöse Entzündung, beispielsweise um den Kopf, mit Schwellung des Gesichts, der Augen und der Augenlider. Erysipele können bei dieser Arznei überall auftreten, aber für gewöhnlich befallen sie das Gesicht und gehen mit einer starken Entzündung einher, mit stechenden, brennenden Schmerzen und Ödem. An den Extremitäten bilden sich ausgeprägte ödematöse Schwellungen, die bei Druck eine Delle hinterlassen. Es kann zu generalisierter Hautwassersucht kommen. Das Gesicht des *Apis*-Patienten ist zuweilen stark angeschwollen, die Lider sehen aus wie Wassersäckchen, auch das Gaumenzäpfchen hängt herunter wie ein mit Wasser gefüllter Sack, die Haut am Bauch ist verdickt und bei Druck bleibt eine Delle zurück. Die Schleimhäute sehen insgesamt aus, als würde Wasser herauslaufen, wenn man hinein stäche. Aufgedunsenheit und Ödembildung, das bei Druck eine Delle hinterlässt, sind allgemeine Zeichen der Pathogenese von *Apis* und können in jeglichem Entzündungsstadium eintreten. Der Patient erfährt eine allgemeine Linderung der Beschwerden durch Kälte und eine Verschlechterung durch Wärme. Sowohl was die Hautsymptome als auch den Patient selbst betrifft, besteht eine Verschlimmerung durch Wärme. Diese Modalität herrscht auch bei Geistes- und Gemütssymptomen, allgemeinen Entzündungen, Herzbeschwerden, Ödemen, Halsentzündung usw. vor. Die Verschlechterung kann selbst durch warme Getränke, ein warmes Zimmer, warme Kleidung, die Wärme des Kaminfeuers usw. ausgelöst werden. Und richtige Hitze wird vom *Apis*-Patienten schon überhaupt nicht vertragen. Wenn man einen *Apis*-Patienten, der an Hirnkongestion leidet, in eine warme Badewanne setzt, bekommt er Krampfanfälle. Ein warmes Bad ist daher nicht unbedingt gut gegen Krampfanfälle. In den Lehrbüchern der alten Schule wird dies jedoch so oft geschrieben, dass fast alle Großmütter und Hebammen wissen, dass ein heißes Bad gut gegen Krämpfe ist. Und daher ist es durchaus möglich, dass das Kind schon vor ihrem Eintreffen verstorben ist; denn sofern das Baby mit Hirnkongestionen *Opium* oder *Apis* gebraucht hätte, wären die Krampfanfälle durch das heiße Bad verschlimmert worden. Wenn die Krankenschwester das Kind also aufgrund seiner Krämpfe in ein heißes Bad steckt, dann erkennen sie das Heilmittel bereits beim Betreten des Hauses. Sie wird ihnen nämlich berichten, dass es dem Kind seit einem warmen Bad schlechter geht, dass es seither bleich wie ein Gespenst ist und sie die Befürchtung hat, dass es sterben könne. Hier zeigen sich also Konvulsionen ausgelöst durch Wärme, und diese weisen speziell auf *Opium* oder *Apis* hin. Und so geht es bei *Apis* hinsichtlich dieser Modalität überall. Es steht nicht in den Büchern, dass die Halsbeschwerden bei *Apis* durch warme Getränke verschlimmert werden und der Patient kalte Speisen und Getränke verlangt, warme Sachen jedoch ablehnt, weil sie ihm nicht gut tun. Aber einer meiner Schüler schrieb mir einmal, dass er durch die einfache Anwendung der Allgemeinsymptome – wie er es gelernt hatte – mit *Apis*, das dem gesamten Rest der Symptomatik entsprach, eine wundervolle Heilung bei einer Diphtherie vollbringen konnte, bei der sich die Halsbeschwerden durch Kälte besserten. Daran lässt sich ersehen, wie sich die Allgemeinsymptome auch teilweise auf die Lokalsymptome übertragen lassen, und wie man sie praktisch anwenden kann. Die Allgemeinsymptome führen so zu einem ständigen Ausbau und einer Vergrößerung unserer Materia Medica.

An der Oberfläche zeigt sich darüber hinaus, dass das Arzneimittelbild von *Apis* durch Ödeme, geröteten Exantheme, Hautausschläge, Urtikaria und Erysipele gekennzeichnet ist, und dass die Entzündungen bis auf die Schleimhäute übergehen. Die Oberfläche des Körpers besteht aus Haut und Schleimhäuten. Wenn wir den Menschen von innen nach außen betrachten, dann denken wir bei seinem Inneren immer zunächst an das Gehirn, das Herz und die anderen lebenswichtigen inneren Organe, während wir die umgebenden Teile und Umhüllungen als sein Äußeres ansehen. *Apis* affiziert nun die äußeren Bereiche, auch die Organe umgebenden Häute. Sie erkennen beim Studium der Arznei, dass es stark auf die Haut und die nahe der Haut gelegenen Gewebe einwirkt. Es wirkt ebenfalls auf die Organumhüllungen, beispielsweise das Perikard. Es führt zu Entzündungen mit serösen Ergüssen. *Apis* ruft Entzündungen der Hirnhäute, des Perikards und des Peritoneums hervor. Daran erkennen wir, dass das Mittel besonders die umgebenden Gewebe affiziert, die Haut, die Schleimhäute und auch die Organumhüllungen; in diesen Bereichen kommt es dann zu Wasseransammlungen, Katarrhen oder Erysipelen. Bei all diesen Entzündungsprozessen tritt auch ein Stechen und ein Brennen auf; es brennt an den betroffenen Stellen zuweilen wie glühende Kohlen, und es sticht, als ob Nadeln oder Holzsplitter darin steckten.

Geist und Gemüt/Kopf

Die Geistes- und Gemütssymptome von *Apis* sind sehr bemerkenswert, und das auffallendste Merkmal ist die Verschlechterung dieser Beschwerden durch Wärme bzw. in einem warmen Zimmer. Bei den Symptomen selbst handelt es sich um tiefe Traurigkeit und eine andauernde, grundlose Neigung zu Weinen; der *Apis*-Patient weint Tag und Nacht. Er kann durch quälende Gedanken nicht einschlafen und ist über alles in Sorge. Niedergeschlagenheit und andauerndes Weinen. Traurigkeit und Melancholie. Extreme Reizbarkeit. Der Patient grämt sich über alles Mögliche. Er ist töricht misstrauisch und eifersüchtig, kann an nichts Freude empfinden. Er kann mit den Dingen, die Spaß machen oder ihn freuen könnten, nichts anfangen; denkt, dass sie für jemand anderen bestimmt sind. Törichtes, albernes, kindisches Benehmen bei einer älteren Frau im Wochenbett; auch bei ernsten Angelegenheiten schwatzt sie Albernheiten, wie ein Kind. Ein weiterer Aspekt des *Apis*-Gemütszustandes ist Delirium, das insbesondere bei ernsten Gehirnerkrankungen von Kindern auftritt. Das Kind verfällt allmählich in einen bewusstlosen Zustand, liegt mit Stupor im Bett, wobei die eine Körperseite zuckt und die andere Seite bewegungslos daliegt; es rollt den Kopf hin und her. Der Kopf ist krampfhaft nach hinten gezogen, die Pupillen sind erweitert oder verengt, die Augen sind stark gerötet und halb geschlossen, das Gesicht ist ebenfalls gerötet; das Kind befindet sich in einem benommenen, halb bewusstlosen Zustand. *Apis* ist angezeigt bei Hirnkongestion, Meningitis oder zerebrospinaler Meningitis mit Opisthotonus, wenn sämtliche Symptome durch Wärme verschlechtert werden. Dem Kind geht es sogar noch schlechter, wenn das Zimmer zu stark geheizt wird. Es bekommt ein leichenartiges oder blasses Aussehen. Wenn es noch dazu in der Lage ist, wirft es die Decken von sich. Und auch wenn es von seinem Bett aus in das offene Kaminfeuer sehen kann, geht es ihm deutlich schlechter. Ich habe erlebt, dass solche Kinder aus der Nähe eines offenen Feuers weggebracht werden mussten. Sie fangen an zu schreien, um von der Wärme wegzukommen, die aus dem Feuer oder aus dem Ofen zu ihnen strömt. Die Wärme verschlimmert jegliches Symptom, und manchmal führt sie dazu, dass kalter Schweiß am ganzen Körper ausbricht, der jedoch weder das Fieber noch die brennende Hitze lindert. Häufig rollt das Kind mit dem Kopf oder wirft ihn hin und her, knirscht mit den Zähnen und seine Augen funkeln aufgrund der drohenden Krampfanfälle. Manchmal hält es sich den Kopf mit den Händen, wird halb bewusstlos, und stößt diesen eigentümlichen Schrei aus, der für eine Hirnkongestion so typisch ist – den Cri encephalique. Dieser Schrei ist für *Apis* sehr charakteristisch. Das Kind schreit im Schlaf auf, bevor sich die Hirnbeschwerden entwickeln. In den Quellen heißt es: „Sopor, unterbrochen von durchdringenden Schreien." Wir müssen in der Lage sein, aufgrund der allgemeinen und unbestimmten Symptome, die zu Beginn einer Prüfung auftreten, zu erkennen, welchem Krankheitsbild diese ähneln. Denn nicht immer sehen wir die weitergehenden Stadien der Mittelwirkung. Wir sehen hingegen oft die Krankheit in der fortgeschrittenen Phase, aber wir müssen sie auch von ihrem Anfangsstadium her erkennen. Und genau so, wie sich die Krankheit zu Beginn zeigt, so ist auch der Zustand am Anfang der Prüfung. Wenn die Dinge einen ähnlichen Beginn haben, dann haben sie wahrscheinlich auch ein ähnliches Ende.

Apis erzeugt auch Delirium, mit Murmeln und Geschwätzigkeit, sowie alle Arten von Schreien und Kreischen, beispielsweise schrill oder von unterschiedlicher Heftigkeit. Todesahnung, Furcht vor dem Tod, Furcht vor Schlaganfall. „Sehr geschäftig, ruhelos, andauernd mit etwas anderem beschäftigt, mit Unbeholfenheit." Die Unbeholfenheit bezieht sich bei *Apis* insbesondere auf Finger, Zehen und Gliedmaßen. Am gesamten Nervensystem kommt es jedoch zu Anzeichen von Koordinationsstörungen. Diese Beeinträchtigung der Koordination zieht sich durch das gesamte Mittelbild; der *Apis*-Patient ist ungeschickt und stolpert, wenn er mit geschlossenen Augen geht. Schwindel bei geschlossenen Augen. „Beschwerden durch Schreck, Wut, Ärger, Eifersucht oder durch schlechte Nachrichten." „Nach heftigem emotionalem Schock Lähmung der gesamten rechten Seite."

Anmerkung Exkurs

Die Beschwerden von *Apis* sind von Heftigkeit und Plötzlichkeit geprägt. Sie setzen rasch ein und schreiten mit großer Heftigkeit voran, bis es schließlich zu Bewusstlosigkeit kommt. Ich hatte die Gelegenheit, zahlreiche Fälle von heftigen Vergiftungen durch Bienenstiche zu sehen. Ein Mensch, der gegen dieses Gift überempfindlich ist und der von einer Biene gestochen wird, gerät in einen ernsthaften Zustand. Wohl die Mehrzahl der Bevölkerung dürfte im Laufe ihres Lebens einmal von einer Honigbiene gestochen worden sein, wodurch es zu einer kleinen Schwellung an der Stichstelle kommt; die Schwellung wird ungefähr so groß wie ein Hühnerei, aber die Konstitution wird von der Vergiftung nicht angegriffen. Diese Personen haben folglich keine Empfindlichkeit für das Gift, und auch wenn sie an einem halben Dutzend Stellen gestochen werden, kommt es nur zu diesen leichten Schwellungen. Wenn jemand aber auf das Gift der Biene sehr empfindlich reagiert, und er an irgendeiner Stelle gestochen wird, überkommt ihn Übelkeit und eine Furcht, dass er glaubt, sterben zu müssen. Zehn Minuten später ist er dann von Kopf bis Fuß mit einer Nesselsucht bedeckt; es sticht und brennt, und er möchte kalt Baden. Er fürchtet, dass er sterben wird, wenn nicht irgendetwas getan wird, um die Beschwerden zu lindern. Er wirft sich umher und windet sich auf dem Boden, als ob er sich in Stücke reißen wolle. Ich habe erlebt, wie sich alle diese Symptome nach dem Stich einer Biene entwickelt haben. Das Antidot hierfür ist *Carbolicum acidum*. Ein Patient, dem in einem solchen Zustand *Carbolicum acidum* verabreicht wurde, beschrieb die Wirkung, als ob ein wohltuendes Kältegefühl die Kehle hinab liefe. Er sagte: „Herr Doktor, ich spüre, wie dieses Mittel bis in die Fingerspitzen dringt." Wenn Sie bei einem derartigen Beschwerdebild ein Antidot verordnen, müssen Sie genau zuhören, was der Patient berichtet. Wenn Sie ihm das passende, natürliche Gegenmittel oder das richtige Heilmittel geben, dann wird der Patient – unabhängig von der Potenzhöhe – berichten: „Ich spüre die Wirkung von den Haaren bis in die Zehenspitzen." Genau das ist das Gefühl, das er bekommt, wenn das richtige Antidot bis an die innersten Schichten des Organismus wirkt. Und auf diese Art möchten wir, dass unsere Arzneien ihre Wirkung entfalten. Die Symptome des Patienten führen uns zur Mittelwahl, und wenn die Arznei verabreicht wurde, ist die beste Reaktion von dieser Art.

Augen

Wenn wir mit den Symptomen von *Apis* gut vertraut sind, dann kommen wir in vielen Fällen von Augenerkrankungen ohne die Hilfe eines Augenarztes aus. Und durch die Anwendung ihrer Lotionen, ätzenden Lösungen usw. werden ohnehin mehr Leute blind, als davon geheilt werden. Früher wurde häufig mit Kupfer oder Silbernitrat kauterisiert, und die heutigen Methoden sind auch nicht viel besser. Der homöopathische Therapeut, der heutzutage nicht fähig ist, für Beschwerden der Augen, der Lunge oder irgendeines anderen Körperteils zu verordnen, ist für die Ausübung dieser Heilkunde ungeeignet. Denn auch Augenerkrankungen können homöopathisch angegangen werden. Es gibt in der Homöopathie keine Behandlung, die sich „nur" auf das Auge oder irgendein bestimmtes Organ bezieht, sie richtet sich immer auf den gesamten Patienten mit all seinen Organen – nicht nur auf ein oder zwei Organe.

Apis ist ein großartiges Heilmittel für die Augen. Das Mittelbild umfasst tief sitzende entzündliche Augenbeschwerden, die infolge einer anderen Erkrankung auftreten. Erysipelatöse Entzündungen, die zu einer Verdickung der Bindehaut und der Lider sowie zu weißen Flecken auf den Augen führen. Linsentrübung. Entzündung der Augen und Trübung der Linse, großflächig oder an einzelnen Stellen. Vergrößerte Konjunktivalgefäße. Im akuten Stadium geht die Entzündung mit Lidödemen sowohl der Unterlider als auch der Oberlider einher; das ganze Gesicht ist dann ödematös geschwollen, wie nach einem Bienenstich. Die Lidschleimhäute sind so stark angeschwollen, dass sich die Innenseite nach außen kehrt und aussieht wie rohes Fleisch. Tränen laufen in Strömen die Wangen herab. Stechen und Brennen wie Feuer, besser durch Waschen, kalte Umschläge, schlechter durch Wärme. Chronische Augenbeschwerden aufgrund von Sehen ins offene Feuer, schlechter durch Heizungswärme; der Patient möchte kalte Umschläge. Chronisches Trachom. Die Folgen der chronischen Augenentzündungen sind zahlreich und sehr weit reichend. Verschlimmerung durch Betrachten heller Gegenstände, beispielsweise Schnee. Schmerz in den Augäpfeln, Schmerzen tief in den Augäpfeln; stechend, brennend und schießend. Chemosis. *Apis* ist häufig angezeigt bei chronischen, skrofulösen Augenbeschwerden. Affektionen der Konjunktivalgefäße; erweiterte Venen. „Iritis." „Blutandrang zu den Augen; Injektion der Konjunktivalgefäße." Die gesamte Bindehaut ist entzündet. Lichtscheu. Rheumatische Ophthalmie, d. h. eine hochakute Entzündung der Augen bei Rheumatikern. Katarrhalische Augenentzündung; skrofulöse Augenentzündung. Heiße Tränen strömen aus den Augen; Brennen in den Augen. Erysipel der Augen und an den Gesichtsseiten, *erstreckt sich von rechts nach links*. Dieser Richtungsverlauf ist ein häufig auftretendes Merkmal bei *Apis*. Das Erysipel beginnt auf der rechten Gesichtsseite und erstreckt sich über die Nase zur linken Seite. Entzündungen beginnen auf der rechten Seite der Baucheingeweide und gehen nach links über. Bei Entzündungen der Eierstöcke ist zunächst die rechte Seite betroffen. Auch die rechte Seite der Gebärmutter wird bevorzugt befallen. Schmerzen im gesamten Beckenbereich beginnen rechts und gehen auf die linke Seite über. Brennende, stechende Schmerzen an verschiedenen Stellen gehen von rechts nach links.

Ohren

Mittelohrentzündung bei Scharlach oder danach.

Hals

Kommen wir nun zu den Halsbeschwerden von *Apis*, die sehr zahlreich sind. *Apis* heilt Diphtherie, insbesondere wenn es sich um eine hochakute Entzündung handelt und sich die Membranen nur sehr langsam und zögerlich bilden, oder wenn nur sehr wenige Membranen entstehen; die langsame Entwicklung ist eher überraschend. Die betroffenen Schleimhäute sind ödematös geschwollen und der weiche Gaumen ist aufgedunsen wie ein Wassersäckchen. Auch das Gaumenzäpfchen sieht fast durchsichtig aus und hängt wie ein mit Wasser gefüllter Sack herab. Der gesamte Rachen und Mundraum ist ödematös geschwollen, und man könnte meinen, dass sofort Wasser herausläuft, wenn man mit einer Nadel hinein stechen würde. Die brennenden, stechenden Schmerzen im Rachen werden gebessert durch Kälte und nehmen durch Wärme zu. Der *Apis*-Patient hat eine Abneigung gegen sämtliche warme Speisen und Getränke. Die Zunge schwillt an, bis sie die Mundhöhle ausfüllt, wobei mehr die rechte Seite betroffen ist oder die rechte Seite zuerst geschwollen ist. Sie sieht aus wie rohes Fleisch, und sowohl die Zunge als auch die Mundhöhle und der Rachen erscheinen wie enthäutet. Es können verschiedenartige Schwellungen im Rachen auftreten, insbesondere gutartige Wucherungen mit Brennen, Stechen und Rötung. Als Folge der Entzündung können sich auch Geschwüre im Rachen bilden. *Apis* passt bei heftigsten Halsentzündungen, die im Zuge von Scharlach auftreten. Es heilt Scharlach, wenn die Symptome übereinstimmen, und es kommt nicht selten vor, dass *Apis* das Heilmittel bei Scharlach ist, obwohl das Exanthem rau ist; denn nicht immer ist der Ausschlag weich und glänzend. *Apis* ist angezeigt, wenn das Exanthem überhaupt nicht herauskommt, das Gesicht des Patienten sehr blass und sein Rachen hochgradig entzündet ist; die Krankheit tritt auch bei anderen Familienmitgliedern auf, die Haut ist gerötet, aber es bildet sich kein Ausschlag. Dem Patienten geht es dann durch Wärme schlechter, er will sich abdecken und ist empfindlich gegen die Zimmerwärme. Er möchte den Raum kühl haben und hat ein Verlangen nach kalten Speisen und Getränken; insbesondere warme Heizungsluft oder die Wärme eines offenen Kamins verschlechtert die Beschwerden. Er bekommt einen Erstickungsanfall, sobald warme Luft über seinen Körper streicht. Sogar im Fieberfrost bei intermittierendem Fieber verträgt er keine Wärme; wenn das Zimmer während des Fieberfrostes zu warm ist, droht er zu ersticken. Genauso ist es auch beim Scharlach, bei Halsentzündungen und bei Diphtherie – schon der geringste Hauch von Strahlungswärme führt zu einem Erstickungsanfall. Der Patient möchte Fenster und Türen geöffnet haben und verlangt kalte Speisen und Getränke. Manchmal entwickeln sich bei Scharlachpatienten Krämpfe, da das Exanthem nicht herauskommt. *Apis* ist hier zuweilen das passende Mittel und muss mit *Cuprum, Zincum* und *Bryonia* verglichen werden. Durch ein warmes Bad nehmen die Krämpfe zu.

„Gefühl von Zusammenschnüren und Abschürfung im Hals am Morgen." „Rachen entzündet und geschwollen; stechende Schmerzen." „Konnte keine festen Speisen schlucken." Diese Beschwerden werden oft begleitet von Schaudern, und kleine Frostanfälle treten während des Fieberstadiums auf. Meistens denkt man dann, dass man dem Patienten mit warmen Decken Linderung verschaffen kann, aber es geht ihm dadurch schlechter und er stößt sie von sich. Das Kind tritt die Decke weg, und auch der erwachsene *Apis*-Patient wirft die Decken ab, obwohl er fröstelt. Diese seltsamen und eigentümlichen Symptome sind Merkmale, die zum richtigen Heilmittel führen. Es sind Eigenarten, die man nicht erklären kann. Zum Arzneimittelbild von *Apis* gehören auch Erbrechen, Übelkeit und Würgen, mit großer Angst. Erbrechen von Galle und aller genossenen Speisen. Erbrechen von bitteren oder sauren Flüssigkeiten.

Abdomen

Apis verursacht Wundheits- und Engegefühl im gesamten Abdomen und in den Hypochondrien. Das Engegefühl tritt bei zahlreichen *Apis*-Beschwerden auf. Der Bauch ist mit Luft aufgebläht. Blähbauch mit starkem Spannungs- und Völlegefühl; das Abdomen ist hart und wie eine Trommel gespannt. Bei allen entzündlichen Zuständen wie Peritonitis, Leberentzündung oder Beckenentzündung kommt es zu einem Gefühl von Spannen und Enge; dieses Engegefühl tritt nicht immer am ganzen Körper auf, sondern ist manchmal lokal begrenzt; zuweilen geht es mit einer leichten Kongestion einher. Bei Beschwerden im Bauchbereich tritt es jedoch nahezu immer auf, und durch das Engegefühl ist es dem Patienten unmöglich, zu husten, da er Angst hat, dass etwas platzen könne. Durch Husten hat er im Bauch das Gefühl, als ob etwas reißen würde. Der Patient kann auch nicht beim Stuhlgang pressen; dieses Symptom kommt für gewöhnlich bei Beschwerden im Bauchraum und den Beckenorganen bei Frauen vor. Die Patientin gibt an, dass sie beim Stuhlgang nicht fest pressen kann, da sie ansonsten das Gefühl hat, als ob etwas im Bauchraum losgerissen würde. Dasselbe Empfinden finden wir auch in der Brust bei Husten; der Patient hat beim Husten das Gefühl, als ob etwas in der Brust losreißen würde, als ob die Fasern gespannt oder überdehnt wären.

Überempfindlichkeit der Leber; Entzündung der Leber und der Milz. Schmerz unter den kurzen Rippen, schlechter auf der linken Seite. „Schmerzen unterhalb der Rippen, nach oben hin ausstrahlend." „Muss sich nach vorn beugen aufgrund eines zusammenziehenden Gefühls in den Hypochondrien." Bei fast allen Schmerzen muss sich der *Apis*-Patient nach vorn beugen und die Glieder anziehen, aufgrund des schmerzhaften Spannungsgefühls. Der Magen ist berührungsempfindlich. Der gesamte Bauchraum ist so empfindlich, dass jede Berührung extrem schmerzhaft ist; diese Empfindlichkeit tritt insbesondere bei allen entzündlichen Unterleibserkrankungen bei Frauen auf. Wundheitsgefühl, Auftreibung und stechende, brennende Schmerzen im Abdomen. Brennende Hitze im Magen.

Der äußere Bauch kann ödematös geschwollen sein. Die Wassersucht kann lokal sein oder als allgemeines Anasarka auftreten. Die Glieder sind auf der ganzen Länge angeschwollen, bei Druck bleibt eine Delle zurück; Füße und Gliedmaßen sind geschwollen, mit Brennen, Stechen und Taubheitsgefühl.

Quetschungsgefühl in den Eingeweiden. Für gewöhnlich tritt bei *Apis* ein wässriger Durchfall auf; gelbe, grüne, olivgrüne, wässrige Stühle usw. Jeden Tag kommt es zu sechs oder acht durchfälligen Stuhlentleerungen, mit aashaftem Geruch. *Apis* ist von Nutzen bei einer eigentümlichen Art der Stuhlbeschaffenheit, die insbesondere bei Kindern und Säuglingen auftritt; es ist ein Gemisch von Blut, Schleim und unverdauten Speisen, sodass der Stuhl aussieht wie Tomatensoße. Vorfall des Afters beim Stuhlgang. Der Schließmuskel scheint nach dem Stuhlgang offen zu bleiben, wie bei *Phosphorus* und *Pulsatilla*. Chronischer Durchfall; Dysenterie; Darmblutungen. Die Verstopfung geht bei *Apis* zumeist mit Kopfbeschwerden einher. Der Patient hat mehrere Tage keine Stuhlentleerung. Der Darm scheint vollständig gelähmt zu sein, u. a. bei akuter Hirnkongestion und Hydrozephalus.

Harnwege und Urin

Auch verschiedenartige Harnwegssymptome gehören zum Mittelbild. Der Harn ist spärlich und wird nur tropfenweise entleert. Der Patient muss sich beim Wasserlassen sehr anstrengen, bis der Harn läuft, aber es kommen nur ein paar Tropfen; Tröpfeln von heißem, brennendem und blutigem Urin. Sobald sich wieder ein paar Tropfen in der Blase angesammelt haben, kommt es wieder zu Harndrang; anhaltender, erfolgloser Drang. Später kann die Harnsekretion fast völlig ausbleiben. Säuglinge können dabei lange Zeit kein Wasser lassen, kreischen und fassen sich mit der Hand zum Kopf, schreien im Schlaf laut auf und strampeln die Bettdecke von sich. Sehr oft ist bei dieser Symptomatik eine Gabe *Apis* hilfreich. *Apis* ist auch angezeigt bei Scharlach, wenn sehr viel Eiweiß im Urin nachweisbar ist. Harnwegsbeschwerden mit ödematöser Schwellung der Genitalien. Spärlicher Urin bei kleinen Jungen mit stark angeschwollener Vorhaut oder mit Hydrozele. Jedes mal, wenn der Harndrang einsetzt, schreit er laut auf, da er sich an den heftigen Schmerz der letzten Entleerung erinnert. Entzündungen der Nieren, Harnleiter, Blase und der Harnröhre. Der gesamte Harntrakt ist in einem gereizten Zustand, ähnlich wie bei *Cantharis* – wobei sich beide Mittel gegenseitig antidotieren. Wenn Sie zu einem Kind gerufen werden, das mit zu viel *Apis* behandelt wurde, können Sie dessen Wirkung im Allgemeinen mit *Cantharis* antidotieren. Und sollten Sie eine Frau behandeln, die zu Abtreibungszwecken *Cantharis* eingenommen hat, können Sie die Folgen häufig mit *Apis* beheben. Die heftige Raserei, die durch die Einnahme von *Cantharis* ausgelöst wurde, wird durch *Apis* gemildert. Die beißenden, brennenden und stechenden Schmerzen entlang der Harnwege gehören ebenfalls zum Mittelbild von *Apis*. „Unbewusster Harnabgang." Stechende Schmerzen in der Harnröhre mit Bettnässen. Krankhafte Reizung der Harnorgane. „Strangurie." „Quälende Schmerzen beim Wasserlassen." „Harnretention bei Säuglingen." Es ist schon eigenartig, dass früher – noch bevor *Apis* geprüft wurde – die Frauen wussten, dass wenn ein kleines Baby kein Wasser lassen konnte, sie es dadurch heilen konnten, indem sie zu einem Bienenstock gingen, ein paar Bienen einfingen und diese mit heißem Wasser übergossen, wovon sie dem Kind schließlich einen Teelöffel voll einflößten. Derlei Hausmittelchen waren früher in den Familien und bei den Hebammen bekannt, und diese Anwendung stimmt mit unserem Wissen völlig überein, da wir genau für solche Beschwerden *Apis* verordnen. „Harn spärlich und stinkend; enthält Eiweiß und rote Blutkörperchen." *Apis* ist besonders bei akuter Albuminurie angezeigt, bei den akuten Nierenentzündungen, die bei oder nach Scharlach, Diphtherie oder als Folgeerkrankungen von akuten Erkrankungen auftreten. Die Nierenentzündung steht dann am Ende der Erkrankung, und viele Menschen versterben daran unter der allopathischen Behandlung – nicht jedoch in den Händen eines Homöopathen.

Weibliche Geschlechtsorgane

Apis hat eine enge Beziehung sowohl zu den männlichen als auch weiblichen Geschlechtsorganen. Schwellung und Ödeme der Genitalien. *Apis* ist ein wichtiges Mittel bei Frauen, und es scheint alle entzündlichen Beschwerden zu heilen, sofern die Symptome übereinstimmen. D. h. *Apis* ruft Entzündungen der Gebärmutter und der Eierstöcke hervor, sowie qualvolle Beschwerden an den äußeren und inneren Geschlechtsorganen; wir müssen somit nur noch herausfinden, welche Symptome übereinstimmen, um die meisten dieser entzündlichen Zustände zu heilen. *Apis* kann sogar Abort verhindern, insbesondere in den ersten drei Schwangerschaftsmonaten, wenn beispielsweise mit Wehen fördernden Mitteln versucht wurde, den Föten auszutreiben. Die Wehen haben aufgrund der Medikamente schon eingesetzt, und eine kleine Blutung tritt ein, aber die Fruchtblase ist noch nicht geplatzt; dies wird jedoch in absehbarer Zeit passieren, und so liegt die Patientin mit stechenden, brennenden Schmerzen aufgedeckt da und leidet unter großer Hitze, wahrscheinlich als Folge einer Überdosierung mit Mutterkorn. *Apis* wird diesen Zustand beheben – wohl sehr zum Bedauern der Frau. Es kommt jedoch auch vor, dass die schwangere Frau einen Unfall gehabt hat oder an einer Schwäche leidet, sodass ihr, obwohl sie ihr Kind behalten möchte, eine Fehlgeburt droht; *Apis* ist diesen werdenden Müttern ein hervorragender Helfer. Brennende und stechende Schmerzen in den Eierstöcken, insbesondere rechts; *Apis* hat sich in vielen Fällen als Heilmittel erwiesen, wenn die Eierstöcke stark vergrößert waren oder sich Zysten gebildet hatten. Es hat Geschwülste geheilt und die Entstehung von Zysten unterbunden oder diese sogar zum verschwinden gebracht. Der rechte Eierstock ist sehr empfindlich. Schmerzen in der Gebärmutter und in den Eierstöcken vor und während der Menstruation; stechende, reißende Schmerzen oder Schneiden wie von Messern, schlechter durch Wärme. Dieses Symptom ist leicht herauszubekommen, denn bei den meisten Schmerzzuständen dieser Art wird versucht, sich durch äußere Wärmeanwendungen – beispielsweise eine Wärmflasche – Linderung zu verschaffen; bei *Apis* kommt es dadurch jedoch zu einer Verschlimmerung. Die Patientin wirft die Wärmflasche von sich, da die Schmerzen durch die Wärme zunehmen. „Vergrößerte Eierstöcke“, usw. „Wassersucht des rechten Eierstocks.“ „Geschwulst der Eierstöcke.”

Apocynum cannabinum — Apoc.

Indischer Hanf, Hanfartiger Hundswürger. *Apocynaceae.*

Allgemeines

Diese Arznei lässt sich sehr gut *Apis* gegenüberstellen. Sie werden eine große Analogie bei den Symptomen beider Mittel bemerken, und auch bei den von ihnen geheilten Beschwerden. Ihre große Ähnlichkeit hinsichtlich ödematöser Zustände, rheumatischer Beschwerden, Anschwellung der Zellgewebe sowie der Wasseransammlungen in den Körperhöhlen, dem spärlichen Urin, der zu Ödemen führt, sowie den entzündlichen Schwellungen mit Ödemen ist erstaunlich. Und falls Sie beim Durcharbeiten zweier Fälle an den Lokalsymptomen beginnen und eine Modalität, nämlich die Besserung bzw. Verschlechterung durch Kälte und Hitze, außer Acht lassen, dann wird es Ihnen wahrscheinlich nicht möglich sein, zwischen *Apis* und *Apocynum* zu differenzieren. Die Schwellungen, Blutungen, Auftreibungen und die sonstigen Beschwerden liegen so nah beieinander und sind kaum zu unterscheiden. Beides sind Mittel gegen ödematöse Schwellungen. Routinemäßige Verordner versuchen hier meist zuerst *Apis*, danach *Apocynum*, und wenn das nichts gebracht hat, eben ein anderes Mittel, das gut ist „gegen Ödeme".

Aber durch das ganze Mittelbild von *Apocynum* zieht sich – im Gegensatz zu *Apis* – eine *Verschlimmerung durch Kälte*, dem ganzen Patienten geht es durch Kälte schlechter und seine Beschwerden verschlimmern sich durch kalte Umschläge. In seinem aufgedunsenen, ödematösen Zustand ist er fröstlig und empfindlich gegen Zugluft. Er ist auch empfindlich gegen kalte Getränke, von denen er Magenschmerzen bis hin zu Erbrechen bekommt. Bauchschmerzen durch kalte Getränke. Er hat ein unwohles Gefühl hier und da im Körper, sobald er etwas Kaltes im Magen hat. Hieran sehen Sie, wie verschieden das Mittel zu *Apis* ist. Jemand, der nur einzelnen Symptomen hinterher jagt und dabei nicht die verschiedenen Modalitäten beachtet, die den ganzen Patienten oder aber nur einzelne Symptome betreffen, weiß auch nicht den Unterschied zu schätzen, ob ein Patient bei all seinen Beschwerden Linderung durch Kälte oder aber durch Wärme erfährt.

Die *Absonderungen* bei *Apocynum* sind allesamt *vermindert*. Die Harnmenge ist vermindert; die Haut ist trocken, und ganz egal, um welche Beschwerden es sich handelt, der Patient kann nicht schwitzen. Er hat das Gefühl, dass es ihm gut ginge, wenn er nur schwitzen könnte. Wasser wird von ihm kaum ausgeschieden. Er trinkt zwar reichlich, aber die aufgenommene Flüssigkeit sammelt sich im Zellgewebe, wo es zu Schwellung und schließlich zu Ödemen kommt. Der Patient entspricht der so genannten hydrogenoiden Konstitution, bei der zwar Wasser aufgenommen, aber nicht wieder ausgeschieden wird. Er kann nur wenig Wasser lassen, schwitzt wenig oder überhaupt nicht; seine Haut ist trocken und rau, manchmal heiß, aber er ist dennoch fröstelig. Der *Apis*-Patient leidet ebenfalls fürchterlich aufgrund der trockenen Haut und dem spärlichen Urin; aber der *Apis*-Patient erfährt am ganzen Körper eine Verschlimmerung durch Wärme und eine Besserung durch Kälte. Dies ist das große Unterscheidungsmerkmal zwischen den beiden Mitteln bei ödematösen Schwellungen, Rheumatismus und vielen anderen inneren Beschwerden. „Wassersucht, mit großem Durst." „Wassersucht der serösen Häute." Wasseransammlungen in Gehirn, Perikard, Pleura, Peritoneum – alle diese Strukturen sind durch Gewebsflüssigkeitsansammlungen geschwollen, und es kommt zu heftigen Leiden und großem Unwohlsein. Der entzündliche Rheumatismus von *Apocynum* ähnelt wiederum *Apis*, zumal er mit ödematösen Schwellungen einhergeht. Entzündungen in Sprunggelenken, Zehengelenken,

Fingergelenken, alle Gelenke können entzündet sein. Bei Druck auf die Schwellung bleibt eine Delle zurück, wie bei *Apis*. Aber der *Apocynum*-Patient ist bei dem spärlichen Urin, der mangelnden Schweißproduktion und den fieberhaften Zuständen die ganze Zeit über fröstelig und möchte die betroffenen Gelenke warm eingehüllt haben; der *Apis*-Patient hingegen möchte sie entblößt haben. Man könnte diese Modalitäten jetzt natürlich für ein einzelnes Symptom halten. All diejenigen, die nicht unterscheiden zwischen Symptomen, die sich auf den Patienten als Ganzes beziehen, und solchen, die nur einen einzelnen Körperteil betreffen, werden dies auch nur als ein Symptom ansehen, wie auch den ganzen Rest. Und wenn sie den Fall im Repertorium ausarbeiten, werden sie dies auch nur als ein Symptom verwenden. Dennoch wird dieses Merkmal zuweilen den ganzen Rest überschatten, denn es bezieht sich auf den ganzen Patienten, nicht nur auf einen einzelnen Körperteil. Es gibt viele Arzneien in unserer Materia Medica, bei denen es dem Patienten an sich durch Wärme besser geht. Er möchte es warm haben und sich im Warmen aufhalten, aber dennoch verlangt er nach kalten Umschlägen für die betroffenen Körperteile. Das Merkmal, das sich auf den Gesamtzustand bezieht, ist stets der ausschlaggebende Faktor. Wenn wir die Allgemeinsymptome nicht von den Lokalsymptomen differenzieren, bringen wir unsere Materia Medica völlig durcheinander. Wir müssen also genau unterscheiden zwischen Dingen, die den ganzen Patienten betreffen, und denen, die sich nur auf einzelne Körperteile beziehen.
Apocynum ist eine großartige Arznei für schleichend verlaufende Krankheitsformen wie Typhus oder Scharlach, außerdem ist es auch hilfreich nach Krankheiten, die sich lange hingezogen haben. Die Patienten sind sehr erschöpft, fröstelig, ausgesprochen anämisch, haben großen Durst, die Harnmenge nimmt ab und die Haut wird trocken. Die Heilung verläuft schlecht, der Patient erholt sich nicht. Schließlich kommt es zu Wassersucht: Wassersucht nach Scharlach, Wassersucht nach Typhus. Eine schleichende Erkrankung wie Typhus hat den Patienten vier oder fünf Wochen lang ans Bett gefesselt, er ist abgemagert und erschöpft. Aber er nimmt nicht wieder zu, ist appetitlos, trinkt jedoch reichlich; man könnte meinen, dass er nur Wasser trinken möchte. Seine Haut beginnt anzuschwellen, füllt sich mit Flüssigkeit und wird ödematös. Dieser Zustand ähnelt dem von *Apis*, und *Apis* wäre auch angezeigt, wenn es dem Patienten ständig warm wäre, er sich aufdecken und kalte Sachen haben möchte.

Geist und Gemüt

Die Geistes- und Gemütssymptome von *Apocynum* wurden in den Prüfungen noch nicht vollständig herausgebracht. Wir kennen nur einige Symptome aus klinischen Beobachtungen, aber diese sind nur von geringer Bedeutung. *Apocynum* hat jene eigenartige Form von Stupor geheilt, die bei Hydrozephalus auftritt, aber wir wissen aufgrund der mangelnden Prüfungssymptome nicht, wie sich das Primärstadium bei Gehirnerkrankungen äußert, die mit diesem Mittel geheilt werden könnten. Wir kennen nur den Zustand, nachdem die Erkrankung bereits längere Zeit, also über mehrere Wochen, angedauert hat. Der Patient rollt mit dem Kopf, wirft sich im Bett hin und her und ist stark abgemagert. Bei Kindern kommt es gleichzeitig zu Schüttelfrost und Fieber, der Schädel beginnt sich zu weiten und die Fontanellen gehen auseinander. Hier nun beginnen wir, an jene Arzneien zu denken, die Ödeme in geschlossenen Körperhöhlen heilen können – und *Apocynum* ist eine davon. Aber wir kennen das Anfangsstadium der Erkrankung nicht. Wir kennen das Anfangsstadium bei *Apis*, aber nicht bei *Apocynum*. Die Prüfungen, die von Hahnemann durchgeführt wurden, weisen zahlreiche Lokalsymptome auf. Er befragte die Prüfpersonen wie in einem Kreuzverhör bezüglich der Modalitäten, der Zeit des Eintretens der Beschwerden und wann sie endeten. Viele Symptome hat er auch an sich selbst wahrgenommen, denn er hat viele Arzneien selbst an sich geprüft. Hahnemann hatte eine empfindsame Konstitution und ein tiefes Wahrnehmungsvermögen, und durch seine Prüfungen konnte er einen Einblick in Arzneien erhalten, wie es auf keine andere Weise möglich gewesen wäre. Diejenigen, welche die Arzneien genau, gewissenhaft und umsichtig prüfen, lernen mehr über die Materia Medica als irgendjemand sonst. Sie gewöhnen sich dadurch an schwierige Umstände und leben länger. Sie werden abgehärtet gegen Einflüsse aus der Umwelt, der Atmosphäre und ihres persönlichen Umfelds. Sie erhalten einen verbesserten Gesundheitszustand und könnten vielleicht etwas von dem wahrnehmen, was auch Hahnemann seinerzeit wahrgenommen hat. Heutzutage werden jedoch Prüfungen durchgeführt, bei denen nichts als nur gewöhnliche Symptome herauskommen, beispielsweise Magenschmerzen, Übelkeit, Kopfschmerz, Rückenschmerz oder kalte Füße. Viele unserer Arzneien sind nicht eingehender und weiter geprüft als bis hierhin. Die Fragen nach dem „was", „wann" und „wie lange" werden ebenso wie die Modalitäten völlig ausgelassen. Und auch die feineren Empfindungen werden nicht beschrieben, da man meint, sie würden zu stark durch die Emotionen des Prüfers bedingt. „Niedergeschlagen und verwirrt." „Meint, sie könne nur noch heulen." Wir kennen die Gefühle von *Apocynum*-Patienten nicht, weder beim Mann, noch bei der Frau. Wir wissen auch nichts von den Abneigungen oder Vorlieben auf der psychischen bzw. auf der körperlichen Ebene. Daher können wir sagen, dass die Prüfung des Mittels unvollständig ist und das Mittel nur passt, wenn sich die Symptome an der Oberfläche zeigen.

Kopf und Schwindel

„Hydrozephalus mit tiefem Stupor." Es handelt sich hierbei um das Endstadium der Erkrankung mit Erschöpfung, Abmagerung, Steifheit aller Glieder und ödematösen Schwellungen. Oftmals kommt es bei Hydrozephalus zu schießenden Schmerzen entlang der Nervenbahnen, die auch auf die Gelenke übergehen. In solchen Fällen kommen dann Arzneien wie *Apis*, *Calcium carbonicum* oder aber *Apocynum* zum Einsatz und rufen eine tiefe Wirkung hervor. Das erste andauernde und verlässliche Anzeichen einer guten Mittelwirkung bei Hydrozephalus ist eine Zunahme der Harnausscheidung, die vormals immer spärlich war. Ein weiteres Arzneimittel, das Sie bei Hydrozephalus noch studieren sollten, ist übrigens *Tuberculinum*.

Gesicht

Der Gesichtsausdruck des *Apocynum*-Patienten ist ängstlich. „Gesicht aufgedunsen, geschwollen." „Schwellung unter den Augen." Nach Druck bleiben Dellen zurück.

„Zunge trocken, mit großem Durst." Es gibt noch ein weiteres Mittel, das bei derartigen Beschwerden hilfreich ist, das aber gleichzeitig oft missverstanden wird; es sollte wahrscheinlich auch in den meisten Fällen vor *Apocynum* verabreicht werden. Es handelt sich dabei um *Arsenicum*. *Arsenicum* hat wie auch *Apis* und *Apocynum* die Wassersucht. Es hat auch die Kälte, die Aufgetriebenheit des Abdomens und die Schwellung der Körperhöhlen. Auch werden all seine Symptome durch Wärme gebessert, wie es auch dem ganzen Patienten durch Wärme besser geht. Hierfür ist jedoch eine intensive Wärme notwendig, der *Arsenicum*-Patient möchte das Zimmer stark geheizt. Bei *Arsenicum* finden wir jedoch noch etwas anderes, das bei den anderen Arzneien in dieser Form nicht vorhanden ist, nämlich eine tiefgehende Erschöpfung, Todesangst und fürchterliche Ruhelosigkeit. Dem *Arsenicum*-Patienten haftet auch ein leichenartiger Geruch an, den man bereits beim Betreten des Krankenzimmers wahrnehmen kann, was für gewöhnlich bei den anderen beiden Arzneien nicht vorkommt. Auf diese Art und Weise müssen wir unsere Mittel aufnehmen und eins nach dem anderen studieren. Aber wir müssen sie auch vergleichend zu den anderen lernen. Diejenigen Mittel, deren Allgemeinsymptome einander ähneln, müssen beispielsweise über ihren Bezug zu Kälte oder Wärme einander gegenüber gestellt werden. Dadurch erhalten wir eine Auflistung, bei welchen Mitteln es durch Kälte, Wärme oder aber weder durch Kälte noch durch Wärme zu einer Besserung kommt. Dies ist der Ausgangspunkt für unsere Studien, und wir müssen die so erhaltenen Auflistungen immer weiter unterteilen.

Hals und Atemwege/Brust

„Dicker, gelber Schleim im Hals." „Großer Durst." „Steifigkeit in der Thoraxgegend, mit Völle und Gefühl von Ausdehnung." Wenn Sie einen Augenblick darüber nachdenken, dann werden Sie erkennen, dass die Flüssigkeitsansammlung in der Pleurahöhle zu keiner großen Ausdehnung nach außen führt, da dies durch die Rippen verhindert wird. Sie bilden eine Wand, und die Schwellung geht somit nach innen gegen die Lungen, oder aber nach unten gegen das Zwerchfell. Dadurch entwickelt sich eine zunehmende Atemnot und Husten. Der *Apocynum*-Patient muss wie auch der *Apis*-Patient aufsitzen, er kann nicht flach liegen. Es ist bei Hydrothorax normal, dass der Patient aufsitzen muss, da im Liegen der Druck auf die Lungen zunimmt und das Atemvolumen eingeschränkt wird; daher muss der Patient aufsitzen, um diesen schweren Wasserbeutel – die gefüllte Pleura – auf das Zwerchfell herunterhängen zu lassen, was wiederum zu Druck im Bauch und Vorwölbung der Eingeweide führt.

Magen und Abdomen

„Durst beim Erwachen." „Durst während des ganzen Tages." „Großer Durst, aber Wasser wird nicht vertragen." Der Patient würde gerne kaltes Wasser trinken, aber er verträgt es überhaupt nicht; er bekommt Magenschmerzen oder muss es erbrechen, noch bevor es sich im Magen erwärmt hat. Es kann jedoch auch zu Auftreibung des Bauches und Unwohlsein führen, sodass er sich scheut, etwas Kaltes zu trinken. Warme Getränke verträgt er hingegen besser. Durch warme Getränke wärmt er auf und fühlt sich wohler, kalte Getränke hingegen verschlimmern seinen Zustand. Dennoch hat er Durst auf kalte Getränke.

Des Weiteren kommt es zu Auftreibung und zu Erbrechen. Manchmal ist das Zellgewebe der Patienten so aufgeschwemmt – ein allgemeines Anasarka –, dass es den Anschein hat, als könne keine weitere Flüssigkeit aus dem Magen mehr ins Blut aufgenommen werden. Der ganze Körper ist voll Wasser. Die Blutgefäße sind erweitert, der Magen ist aufgetrieben und der Patient muss erbrechen; aber gleichzeitig mit dieser Aufschwemmung des ganzen Körpers trinkt der Patient und erbricht anschließend. Er kann nur mit Schwierigkeiten essen und hat Probleme, die Speisen im Magen zu behalten. Er kann sie nicht verdauen. Dadurch entsteht ein Druckgefühl im Epigastrium und in der Brust, sodass es ihm fast unmöglich wird, genügend Luft zu bekommen und sich zu bewegen. Bereits kleine Mahlzeiten rufen ein Gefühl der Aufgetriebenheit hervor. Der Patient erwacht und möchte etwas zu sich nehmen. Er hat ein nagendes Hungergefühl, aber beim kleinsten Bissen fühlt er sich aufgebläht. Sein Magen ist voll Wasser und er erbricht große Mengen Wasser, Galle und unverdaute Speisen. Dann kommt es zur Magenreizung, und nichts scheint durch ihn hindurch zu gehen. Und schließlich entwickelt sich eine Darmlähmung. Die Nieren funktionieren nicht mehr richtig und produzieren nur wenig Urin. Die Zunge und alle Schleimhäute entzünden sich, und möglicherweise entzündet sich auch der Magen. Der Bauch ist stark aufgetrieben und es kommt zum Aszites.
Dann setzt ein anderes Stadium ein. Es scheint, als würden nach dem Magen und dem Darm auch die anderen Organe der Reihe nach ihre Tätigkeit einstellen. Die Eierstöcke und die Gebärmutter arbeiten nicht mehr und es kommt neben den ödematösen Schwellungen zu Amenorrhö. Oftmals scheint dies sogar der Ausgangspunkt der gesamten Problematik zu sein, wenn sich nämlich aufgrund der Amenorrhö Wasser einlagert. Eine Frau beispielsweise gerät in einen Zustand von Schwäche und nervöser Erregung. Schließlich bleibt die Monatsblutung aus, der Bauch wird empfindlich und aufgetrieben, und in den Extremitäten bilden sich Ödeme.

Rektum und Stuhl

Apocynum ist auch das Heilmittel bei Durchfallerkrankungen, die sich mit ödematösen Schwellungen abwechseln. Manchmal verschwinden mit dem Einsetzen des Durchfalls alle anderen Beschwerden. Die Stuhlmenge ist vermehrt, der Durchfall ist gelb, wässrig und geht unwillkürlich ab. Ich habe einmal von einem Patienten erfahren, der aufgrund seiner Wassersucht mit *Apocynum* in hohen Dosen behandelt wurde, worauf sich eine eigenartige Diarrhö einstellte. Und während dieser Durchfall anhielt, bildete sich die vergrößerte Milz zurück und der ödematöse Zustand verschwand – wie es dem behandelnden Arzt erschien, auf ganz natürliche Weise. Der Patient wurde mir zur weiteren Beobachtung unterstellt, und ich riet, man solle abwarten. Schließlich musste dann doch die „Vergiftung" mit *Apocynum* abgebrochen werden, und es kam zu einem plötzlichen Herzversagen. Einen ähnlichen Effekt kann man auch beim allopathischen Gebrauch von *Digitalis* beobachten. Irgendwann kommt der Moment, wenn der Arzt gezwungenermaßen das *Digitalis* aussetzen muss – und dann stirbt der Patient an Herzversagen. *Digitalis* wird für den Tod dabei nie verantwortlich gemacht, vielmehr scheint der Arzt überhaupt nicht zu begreifen, dass *Digitalis* in dieser Form die Patienten umbringt.

Harnwege und Urin

Bei *Apocynum* kommt es überall zu Funktionseinschränkungen – an der Haut, den Nieren, den Därmen, der Gebärmutter. Und alle Bereiche gehen dazu über, Wasser einzulagern. Die Nierenbeschwerden von *Apocynum* sind dabei ausgesprochen problematisch. Gleich zu Beginn der Beschwerden kommt es meist zu einer Verminderung der Harnmenge. Auch Harnverhalt, schmerzhafte Entleerung und andauernder Harndrang bei nur teilweise gefüllter Blase treten ein. Der Patient kann meist jedoch überhaupt kein Wasser lassen. „Harnretention, mit starkem Drang." „Harnverhaltung, mit Lähmung der unteren Extremitäten." Taubheit und Kitzeln in den Extremitäten, und schließlich auch vollständiger Verlust der Kraft. Bei manchen Patienten dauert dieser Zustand eine Zeit lang an, bevor sich schließlich ödematöse Schwellungen bilden. Die Beschwerden von *Apocynum* können sich wie gesagt auch abwechseln; Wassersucht im Wechsel mit reichlichem Durchfall. Die ödematösen Schwellungen können durch den reichlichen Durchfall oder aber durch vermehrte, krampfhafte Nierentätigkeit mit reichlichem Urin gebessert werden. Manchmal ist die Harnmenge dabei so gesteigert, dass der Patient sich fragt, wo denn das ganze Wasser herstammt. Auf einmal jedoch setzt die Harnproduktion aus, es kommt nur noch wenig Urin, das Gewebe füllt sich mit Flüssigkeit und die ödematösen Schwellungen entwickeln sich wieder. Diese Beschwerden verschwinden nach einer Weile und es kommt zu Herzversagen. „Harn auf ein Drittel der sonst üblichen Menge reduziert, ohne Schmerzen oder Unwohlsein in Nieren oder Blase." „Harnfluss unterdrückt." „Überhaupt kein Harnabgang bei Hirnaffektionen." Früher war *Apocynum* ein Routinemittel bei Bettnässen von Kindern, und es hat viele davon geheilt. Folglich muss dieses Symptom zum Wirkungsspektrum der Arznei gehören; allerdings handelt es sich um ein klinisches Symptom. Aber sowie man die Wirkung von *Apocynum* auf die Blase genauer betrachtet, ist es nicht verwunderlich, dass es auch Fälle von Harninkontinenz geheilt hat. „Ödeme der Geschlechtsorgane."

Weibliche Geschlechtsorgane

Ich habe bereits von der Unterdrückung des Monatsflusses, der Amenorrhö, gesprochen. Es besteht zuweilen jedoch auch eine ausgeprägte Blutungsneigung. *Apocynum* kann überall Blutungen auslösen, besonders aber in der Gebärmutter. Reichliche Gebärmutterblutungen. Der Menstruationsfluss ist zu reichlich, setzt zu häufig ein und dauert zu lang. Es kommt jedoch auch außerhalb der Menses zu Gebärmutterblutungen. Diese können so heftig sein, dass die Patientin anämisch wird und schließlich ödematöse Schwellungen bekommt. Die alten Verordner haben gewohnheitsmäßig zu *China* gegriffen, wenn sich nach einer Blutung ödematöse Schwellungen gebildet haben. *China* hat in so vielen Fällen geholfen und den Zustand gebessert, dass nur selten ein anderes Mittel nötig war. Aber auch *Apocynum* ist bei Ödemen infolge von Blutungen angezeigt und passt oftmals genau zur vorliegenden Symptomatik. „Lang andauernde

Metrorrhagie, oder Uterusblutungen, die sechs Wochen andauerten." Das Blut geht in großen Klumpen oder zuweilen auch flüssig ab." Die Monatsblutung kann in den ersten ein bis zwei Tage normal sein, und plötzlich kommt es zu einer solch heftigen Blutung, dass die Patientin das Bett nicht mehr verlassen kann und ganz ruhig daliegen muss. „Geschabsel oder Schleimhautfetzen im ansonsten flüssigen Blut des Monatlichen." „Anhaltende oder auch anfallsweise auftretende Uterusblutungen." Die Blutung dauert so lange an, bis die Patientin vollkommen erschöpft ist. Dies ähnelt *Phosphorus*, *Ipecacuanha* und *Secale*. In den meisten Fällen lässt die Gebärmutterblutung nach, wenn die Patientin eine größere Menge Blut verloren hat. Bei Arzneien jedoch, bei denen das Blut sehr dünnflüssig ist, wie beispielsweise auch bei *Apocynum*, lässt die Blutung nicht nach, ehe die Patientin stark erschöpft ist. Dann kommt es zu der bereits beschriebenen Atemnot, und sie kann sich nicht hinlegen. Dies hängt gewöhnlich mit einem Hydrothorax zusammen. Bei *Apocynum* kommt es auch zu hypostatischer Lungenkongestion, wenn die Patienten lange Zeit aufrecht dagesessen sind, sodass sich die Lungen von unten her mit Flüssigkeit füllen. Die Flüssigkeit steigt allmählich immer weiter nach oben, wodurch ein großer Teil des Atemvolumens verloren geht. „Starke Beklemmung am Epigastrium." „Erschwertes Atmen." „Schnappen nach Luft." „Giemendes Atmen und Husten." Es kommt zu den rasselnden Atemgeräuschen, die wir schon von *Antimonium tartaricum* her kennen. Auch bei *Antimonium tartaricum* füllt sich die Lunge mit Schleim, sodass der Patient nicht liegen kann.

Herz

Der Puls ist klein und unregelmäßig, der *Apocynum*-Patienten ist beinahe pulslos. Kleiner, schwacher Puls. Es besteht Ohnmachtneigung beim Heben des Kopfes aus dem Kissen. Perikarderguss. Beschwerliches Herzklopfen.

Argentum metallicum **Arg-met.**

Silber, Element 47. *Ag.*

Allgemeines

Kommen wir nun zum Studium des metallischen Silbers. Es ist kein Wunder, dass es sich hierbei um eine sehr tief wirkende Arznei handelt, wurde das Metall doch in der gesamten Menschheitsgeschichte sowohl symbolisch als auch medizinisch eingesetzt. Silber war schon immer eine sehr wertvolle Substanz. *Argentum metallicum* ist ein Antipsorikum, und aufgrund seiner Symptome kann man es meiner Ansicht nach auch als Antisykotikum bezeichnen. Es wirkt tief auf alle Lebensprozesse ein. Besonders betroffen sind die Nerven und die Nervenscheiden, es treten Schmerzen entlang der Nervenbahnen auf. Auch sämtliche Knorpelstrukturen werden durch *Argentum metallicum* affiziert, und es kommt zu Hypertrophie. Die knorpeligen Anteile der Gelenke, aber auch an Ohren und Nase verdicken sich. Darüber hinaus bilden sich knorpelige Wucherungen und Infiltrationen. *Argentum metallicum* greift die Nervensubstanz an und wirkt tief auf das Gehirn ein. Es ist mehr als nur eine gewöhnliche Arznei, denn es affiziert all jene Bereiche, die das eigentliche Wesen des Menschseins ausmachen. Besonders betroffen sind diejenigen Nervenfasern, die der Übermittlung von Gedanken dienen. Das Gehirn wird in einer sehr profunden Weise affiziert, es kommt zu tief gehenden Veränderungen bis hin zu Gehirnerweichung. Ein eigenartiges Merkmal der allgemeinen Wirkung von *Argentum metallicum* auf den Menschen ist, dass vorwiegend die intellektuellen Fähigkeiten beeinträchtigt werden. Es kommt kaum zu Störungen auf der Empfindungsebene. Das Gedächtnis jedoch und die intellektuellen Anteile werden zunehmend in Mitleidenschaft gezogen, was bis hin zu Schwachsinnigkeit gehen kann. Bei starken Leiden – und das Mittelbild von *Argentum metallicum* ist voller Leiden – wird die Fähigkeit zu klarem Denken beeinträchtigt. Bei nahezu allen Kopf- und Rückenschmerzen, sowie bei den reißenden Schmerzen, die es am ganzen Körper hervorruft, sind gleichzeitig auch das Gedächtnis und der Verstand gestört, und auch die Denkfähigkeit ist in Mitleidenschaft gezogen. Dieser Zustand entwickelt sich zumeist bei Personen, die viel Kopfarbeit leisten müssen, beispielsweise Geschäftsleute, Schüler und Studenten oder Gelehrte. Intellektuelle kommen an einen Punkt, an dem sie keinen klaren Gedanken mehr fassen können, und schon der geringste Versuch dazu löst Schwindel aus. Sie sind erschöpft. Alle Symptome verschlechtern sich nach dem Schlaf. Anstatt dass der Patient morgens frisch und ausgeruht in den Tag startet, erwacht er mit geistiger Erschöpfung und einer derartigen Schwäche, dass er sich kaum bewegen kann. Nur unter größter Anstrengung kann er sich aufraffen, um sich den geistigen und körperlichen Anstrengungen eines weiteren Tages zu stellen. Bei vermehrter geistiger Arbeit bekommt er Kopfschmerzen, die meist in der Stirn, manchmal jedoch auch im Hinterkopf auftreten.

Ein weiteres ungewöhnliches Merkmal von *Argentum metallicum* sind die reißenden Schmerzen entlang der Nervenbahnen, die vorwiegend an den unteren Extremitäten auftreten. Der Schmerz ist so reißend, dass der Patient das Gefühl hat, die Nerven würden zerrissen, was hauptsächlich *in Ruhe* auftritt. Kaltes, feuchtes oder stürmisches Wetter führt zu Rheuma. Es handelt sich dabei weniger um rheumatische Schwellungen, die auch zum Mittelbild gehören, sondern vielmehr um Schmerzen in den Gelenkknorpeln und entlang der Nervenbahnen. Und diese Schmerzen sind so heftig, dass der Patient dabei nicht ruhig bleiben kann. Er leidet bei kaltem, feuchtem Wetter oder durch eine Verkühlung unter Rheuma in den Gelenken und entlang der Nerven, und er muss ständig hin und her gehen. Viele Beschwerden bessern sich durch Bewegung, besonders durch Gehen. Der Patient ist zwar müde und erschöpft, aber die Schmerzen sind so heftig, dass er Umhergehen muss. Sie werden oftmals durch reichliches Kaffeetrinken gelindert. Dadurch wird jedoch nur die Krankheit unterdrückt, woraufhin der Patient alle möglichen anderen Beschwerden bekommt und schließlich sogar zusammenbricht. Mit der Zeit kann er dann fast überhaupt nichts mehr tun. „Geistige Schwäche." „Körperliche Erschöpfung." Reißende Schmerzen. Affektionen der Gelenke und der Gelenkknorpel. Reißende Schmerzen entlang der Knochen. Der Patient ist wirklich ein Wrack und gesundheitlich vollkommen heruntergekommen, obwohl er vielleicht noch jung ist. „Ein Mann um die vierzig sieht aus wie achtzig." All seine Schmerzen bessern sich durch Bewegung.

Als weitere Eigenart dieses Mittels kommt es auch häufig zu Infiltrationen. Entzündete Knorpel infiltrieren und es bilden sich harte Knoten. Es herrscht ein Überschuss an Knorpelgewebe, sodass der Knorpel um die Gelenke, an der Nase und an den Ohren verdickt. Infiltrierendes Wachstum, wie beim Epitheliom. *Argentum metallicum* hat bei Szirrhus und Epitheliomen oft gute Dienste im Sinne eines Palliativums geleistet. Es hat sogar Epitheliome geheilt, u. a. im Bereich des Gebärmutterhalses.
Geschwüre können sich bei *Argentum metallicum*-Patienten überall bilden; sie gehen vom Knorpelgewebe aus, brechen durch das Zellgewebe und es bildet sich eine reichliche Absonderung. Die Geschwüre infiltrieren an der Geschwürbasis und werden hart.
Ein weiteres charakteristisches Merkmal von *Argentum metallicum* ist die Wirkung auf die Hoden. Es affiziert zwar beide Seiten, vorwiegend ist jedoch die rechte Seite betroffen. Linkes Ovar und rechter Hoden. So etwas ist nahezu einzigartig, dass nämlich beim einen Geschlecht eher Symptome auf der einen Körperseite auftreten, beim anderen Geschlecht auf der Gegenseite.
Alle Arten von Wucherungen wurden durch diese Arznei geheilt, auch Vergrößerungen der Eierstöcke und Infiltrationen an verschiedenen Geweben. Die Patienten sind fröstelig, möchten es warm haben, und die Schmerzen werden durch Wärme gebessert. Die Kopfschmerzen werden durch Wärme, durch Druck und festes Einbinden des Kopfes gelindert. Ich habe oftmals Patienten mit dieser Art von Kopfschmerz mit Hilfe von *Argentum metallicum* geheilt, wenn er den Kopf eingebunden hatte.
Argentum metallicum gehört zu den Arzneimittelbildern, bei denen ein Mangel an Lebenswärme charakteristisch ist. Der Patient möchte es warm haben. Er ist eher schlank und wird durch seine Erkrankung immer dünner, immer nervöser und immer empfindlicher. Mit der Zeit bekommt er alle möglichen Spleens. *Argentum metallicum*-Frauen machen in ihrem nervösen Zustand häufig eigenartige und unvorhersehbare Dinge (vergleichen sie dies mit *Argentum nitricum*). Bei ihren Bekannten verscherzen sie so jegliche Sympathie und werden von ihnen als hysterisch bezeichnet. Tiefsitzende Nervenbeschwerden. Beständig zunehmende Empfindlichkeit gegenüber der Umgebung.

Geist und Gemüt

Der Geistes- und Gemütszustand des *Argentum metallicum*-Patienten ist gekennzeichnet durch Verwirrung, wie sie aufgrund des emotionalen Ungleichgewichts durch Furcht, Zorn, Schreck oder andere Störungen entsteht. Der Grund hierfür besteht darin, dass der Patient empfindlich auf seine Umgebung und auf Ärgernisse reagiert. Bei Schmerzen verfällt er sogar bisweilen in ein Delirium; es ist jedoch nicht das passive Delirium, das bei schleichenden Fiebererkrankungen auftritt, sondern er wird wild und rasend. Es kommt zu geistiger Erregung, Raserei und einem Zustand, in dem er in rascher Abfolge irgendwelchen Unsinn erzählt. Zuweilen gerät er dann bei einer Unterhaltung in einen außergewöhnlichen Erregungszustand, in dem sich bei ihm alles nur noch um seine eigenen Gedanken dreht. Die ganze Zeit über macht er einen betrunkenen Eindruck, springt von einem Thema zum andern und plappert vor sich hin. Für einen

kurzen Augenblick erscheint er dann geistig klar und rege, vergisst aber kurze Zeit später wieder alles, worüber er zuvor gesprochen hat.
In Gesellschaft hat er eine Abneigung, sich zu unterhalten, weil er dazu überhaupt nicht in der Lage ist. Er ist geistig müde und vergisst, was er eigentlich sagen wollte. Er verliert beim Reden den Faden und möchte sich nicht unterhalten, weil dies Beschwerden verursacht. Wenn er zum Antworten gezwungen wird, wird ihm schwindelig, er fühlt sich irgendwie komisch und ihn durchfahren nervöse Rucke. Auch wenn er müde ist, durchfährt es ihn wie elektrische Schläge. Dies tritt plötzlich auf, und besonders in der Zeit vor dem Einschlafen. Er denkt, dass er jetzt von den ganzen Problemen des Tages loskommt und ausruhen kann; aber noch bevor er einschläft durchfährt ihn ein Zucken von Kopf bis Fuß, und manchmal folgt die ganze Nacht über ein Zucken nach dem andern. Ein Ruck fährt durch die Glieder, die Beine rucken und zucken, und er steht aus dem Bett auf und läuft umher – er versucht, es durch Laufen loszuwerden. Dieser Zustand zeigt sich auch in den Prüfungen von *Argentum nitricum*, aber es gehört ebenfalls zum Mittelbild von *Argentum metallicum*, das diese Beschwerden auch lang anhaltend geheilt hat. Hahnemann hat in seinen Darstellungen der Arznei die Wichtigkeit der Rucke, die beim Einschlafen den Körper durchziehen, hervorgehoben. Zucken wie durch elektrische Schläge in den Gliedern und im ganzen Körper. Der Patient hat Angst um seine Gesundheit. Er denkt, dass er bestimmt zusammenbrechen wird aufgrund seiner zunehmenden Schwäche. Er kann vor Schwäche nicht mehr gehen, wird aber immer ruheloser. Er kann sich körperlich oder geistig nicht mehr anstrengen, ohne dass er davon Beschwerden bekommt. Wenn er über etwas nachdenkt oder sobald er ein warmes Zimmer betritt, wird ihm schwindelig. Diese Modalität ist jedoch eine Ausnahme, die nur bei ein paar wenigen Beschwerden des Kopfes und des Sensoriums auftritt; denn normalerweise ist er empfindlich gegen Kälte. Aber in der Wohnung, in geschlossenen Räumen, bekommt er Schwindel.

Kopf und Schwindel

Es ist ein erstaunliches Merkmal von *Argentum metallicum*, dass exakt um 12 Uhr mittags einige Beschwerden einsetzen, beispielsweise Schmerzen und Frostanfälle. Schmerzen in den Eierstöcken um 12 Uhr mittags. Schwindel, wie betrunken. Die Kopfschmerzen treten in der Stirn und im Hinterkopf auf. Einseitige Hirnaffektionen, einseitige Kopfschmerzen. Heftige Neuralgien im Kopf, die bisweilen nur an einer Seite auftreten. Es ist, als ob die Schmerzen tief im Gehirn in einer Gehirnhälfte säßen. Die einseitigen Kopfschmerzen treten zumeist auf der rechten Seite auf. Die Arznei kann bei gesundheitlich schwer angeschlagenen Patienten von Nutzen sein, die durch Aufenthalt in der Sonne erschöpft oder überreizt sind. An der Kopfhaut, den Ohren und hier und da am Körper entstehen juckende Stellen. Es juckt und brennt wie Frostbeulen (wie *Agaricus*), an den Zehen oder in den Ohren. Der Patient kratzt sich an den Stellen, aber das Jucken wird dadurch nicht gebessert, bis die Stellen offen sind und eine Flüssigkeit heraussickert. Aber das Kratzen lindert den Juckreiz nicht. Das Ohr ist ganz wund und wie roh, und er bohrt und kratzt ständig daran. Er kratzt sich aufgrund des Kitzelns, des Juckens und des Brennens die Haut auf.

Augen

Eine Eigenart dieses Mittels hinsichtlich der Augen ist, dass es eher die Lider affiziert als die Augäpfel. Es kommt darüber hinaus auch zu einer Beeinträchtigung des Sehvermögens mit Trübsichtigkeit bis hin zu völligem Sehverlust. Und es führt zu Infiltrationen der Lider, die sich verdicken und fast so hart wie Knorpel werden. Die Schleimhäute sind infiltriert und hart, der Patient kann die Lider nicht mehr öffnen. Sie sind krampfartig geschlossen und können nur mit Gewalt auseinander gezogen werden. Blepharitis mit Verdickung und Infiltration der Lider. Die Absonderungen sind reichlich. Und zu den Katarrhen lässt sich sagen, dass wir im gesamten Mittelbild von *Argentum metallicum* passive katarrhalische Absonderungen finden. Manchmal sind sie dick und gelb, zur gleichen Zeit jedoch passiv. Es ist ein passiver Zustand der Schleimhäute. Typischerweise bestehen die Absonderungen von *Argentum metallicum* jedoch aus einem grauen, dicken, zähen Schleim. Der Patient expektoriert grauen Schleim aus den Atemwegen, der Lunge, der Luftröhre und dem Kehlkopf. Auch aus der Scheide, der Harnröhre oder aus den Augen wird grauer Schleim abgesondert. Gelbliche Absonderungen treten nur in wenigen Fällen auf. Aus Geschwüren, die sich beispielsweise am Kehlkopf oder an den Lidern gebildet haben, läuft ein dickes, gelbes Sekret heraus; die geschwürigen Schleimhäute jedoch sezernieren eine graue Absonderung – mit Ausnahme der Harnröhre. *Argentum metallicum* hat dabei viele langwierige Fälle von chronischer Gonorrhö geheilt. Wenn wir einmal den allgemeinen Charakter der Arznei erfasst haben, dann wissen wir, was wir entsprechend seiner Wirkung an einzelnen Körperregionen zu erwarten haben. Haben wir den Charakter jedoch nicht verstanden, können wir nicht absehen, was auf uns zukommt. Und wenn in dem betreffenden Körperteil genau das Gegenteil eintritt von dem, was wir von dem Mittel her kennen, dann sollten wir wissen, dass es sich um ein Lokalsymptom handelt, das nicht den Allgemeinsymptomen entspricht. Zunächst jedoch müssen wir herausarbeiten, was die Allgemeinsymptome sind, was wir zu erwarten haben und was das Wesen der Arznei ist. Dann können wir, wenn einmal das Gegenteil davon eintritt, dies als solches erkennen und als Lokalsymptom bzw. als eine Ausnahme betrachten.

Ohren

Ein Charakteristikum des Juckens von *Argentum metallicum* ist: „Kratzt sich im Ohr, bis es blutet." Dieses Jucken umfasst das gesamte äußere Ohr und erstreckt sich bis in das Ohr hinein, sodass der Patient sich am Ohr kratzt bis es rot wird, anschwillt und blutet. Der Ohrknorpel ist knotig und infiltriert.

Nase

Auch die Nasenknorpel sind infiltriert. *Argentum metallicum* hat viele Fälle geheilt, bei denen ein Teil des NasenInneren wegoperiert wurde, damit der Patient besser Luft bekommt. „Verdickung der Nasenknorpel; Verdickung und Wucherung der Schleimhaut und des Zellgewebes der Nasengänge." *Argentum metallicum* ist in diesen Fällen häufig angezeigt. Das Mittel hat eine klar umrissene Wirkung. Infiltrationen der Gelenkknorpel gehen in Verdickung und Verhärtung über, schließlich kommt es zu Ergüssen in den Gelenken. Es ist eins der wichtigsten Mittel bei Nekrose des Knorpels, die an jedem Körperteil auftreten kann. Gleichzeitig müssen jedoch immer die nervösen und geistigen Symptome vorhanden sein, die ich bereits beschrieben habe. Der Patient sieht kränklich, blass, ausgelaugt und müde aus. Er ist gesundheitlich stark angeschlagen. Der *Argentum metallicum*-Patient ist so krank, dass er schon vor Jahren einer homöopathischen Behandlung bedurft hätte, dessen Zustand sich aber nach wie vor noch verbessern lässt, sofern er nicht schon zu weit fortgeschritten ist.

Hals

„Schmerzhaftes Spannen und Ziehen im Rachen." Der Hals ist wie roh und schmerzt beim Ausatmen. Dies erstreckt sich in die Kehle. „Wundheitsgefühl durch Atmen." Rohheit im Hals durch Husten. Große Mengen eines grauen Schleims werden mühelos ausgeworfen. „Spannen in den Fauces auf der rechten Seite."

Abdomen

Zahlreiche abdominale Beschwerden gehören zum Arzneimittelbild von *Argentum metallicum*. Wundes, zerschlagenes Gefühl im Bauch. Wenn sich aus einer katarrhalischen Entzündung der Schleimhäute im Verdauungstrakt eine allgemeine Kongestion der Bauchorgane entwickelt, kommt es zu Durchfall oder aber zu sehr hartnäckiger Verstopfung, Tuberkulose der mesenterialen Lymphknoten, Abmagerung, Schwäche, Zittern und Lähmungsgefühl, das hier und da im Körper auftritt. Schmerzhafte Wundheit im gesamten Bauchbereich im Zusammenhang mit Nierenbeschwerden. Wie bereits erwähnt kommt es auch zu Neubildungen von ungesundem Gewebe, beispielsweise Tuberkulose, Krebswucherungen oder Infiltrationen. Der Stuhl ist trocken, wie Sand, und enthält unverdaute Speiserückstände; er ist sehr übel riechend.

Harnwege und Urin

Katarrhalische Entzündung der Schleimhäute des gesamten Harntrakts. *Argentum metallicum* heilt auch Albuminurie, Diabetes und viele andere chronische Beschwerden der Nieren bei Patienten mit sehr schlechtem Gesundheitszustand. Riesige Mengen eines molkeartig-trüben Urins. Reichlicher Harnabgang. Bettnässen bei Kindern oder bei gesundheitlich stark angeschlagenen, nervösen Personen.

Männliche Geschlechtsorgane

Argentum metallicum hat sowohl auf die männlichen als auch auf die weiblichen Geschlechtsorgane eine sehr ausgeprägte Wirkung. Bei Männern affiziert es vor allem die Hoden und die Schleimhäute der Genitalien. Es kommt zu einer Infiltration der Hoden, die zu Verhärtung führt. In den *Leitsymptomen* steht: „Schmerz wie gequetscht im rechten Hoden." „Kleidungsdruck erhöht den Schmerz beim Gehen." Entzündung, die mit Infiltration einhergeht. Chronische Orchitis. *Argentum metallicum* hat Hodenerkrankungen geheilt, bei denen der Verdacht auf ein Krebsgeschehen bestand; die Erkrankung begann im Nebenhoden und trat nach einer Gonorrhö auf. Der Hoden war entzündet, stark verhärtet, geschwollen, mit brennenden und stechenden Schmerzen.

Ein weiteres Symptom ist hierbei von großer Wichtigkeit: „Gelblich-grünliche Gonorrhö, von Beginn an von indolentem Charakter, seit acht Monaten andauernd." Dies ist ein klinisches Symptom, und die Wirkung von *Argentum metallicum* konnte hierbei in der Praxis bestätigt werden. Es ist bei einer Gonorrhö eigentlich normal, dass die Absonderung im frühen Stadium gelb oder gelblichgrün und dickflüssig ist. Später jedoch wird sie meist immer heller, bis sie weißlich ist, und entweder bleibt sie dick, oder sie wird dünnflüssig. Sie wird jedoch immer heller und wird schließlich weiß und schleimig. *Argentum metallicum* ist das Heilmittel, wenn die Absonderung gelb bleibt. Mit Nachlassen des Schmerzes wird die Sekretion normalerweise immer heller, bei *Argentum metallicum* jedoch lässt der Schmerz nach, aber noch immer kommt es zu der passiven, dicken, grünlichen oder gelblichen Absonderung; die Harnröhre verliert ihre Empfindlichkeit gegen Schmerzen und auch ihre Sensitivität. Bei chronischen Fällen von Gonorrhö mit diesen dicken, passiven und lang anhaltenden Absonderungen, haben wir oft große Schwierigkeiten, das passende Mittel zu finden. Es sind diese langwierigen, hartnäckigen Tripperfälle, bei denen die Absonderungen gelblich und dick bleiben. Diese Zustände lassen sich mit den herkömmlichen Arzneien nicht beeinflussen und benötigen eine besondere Klasse von Mitteln, nämlich *Argentum metallicum, Alumina, Alumen* oder *Sulphur.* Es sind Mittel, an die man in den frühen Stadien nicht denken würde, aber der allgemeine konstitutionelle Zustand des Patienten bildet schließlich den Charakter dieser Symptomatik.

Weibliche Geschlechtsorgane

Bei Frauen, die *Argentum metallicum* als Heilmittel benötigen, kommt es zu Beschwerden der Ovarien, und das Mittel hat Infiltrationen, Verhärtungen und Zysten geheilt. Die Eierstöcke vergrößern sich und werden hart, besonders der linke Eierstock. Denken sie daran: der rechte Hoden, das linke Ovar. Schmerzen im linken Eierstock und im Rücken. Gebärmutterprolaps mit Schmerzen im linken Eierstock. Schmerz im unteren Rücken beim Sitzen. Die Heilungen, die mit *Argentum metallicum* im Bereich der Eierstöcke erzielt wurden, betrafen vorwiegend das linke Ovar, obwohl es Beschwerden auf beiden Seiten heilen kann.

Anmerkung Exkurs

Weitere große Merkmale von *Argentum metallicum* sind Schwäche und Schlaffheit der Muskeln im gesamten Körper, sowie Zittern. Hinsichtlich der Beckenorganen ergibt sich daraus, dass die Muskeln und Bänder, die den Uterus an seiner Stelle halten, erschlafft sind, er dadurch nach unten durchhängen kann. Mit anderen Worten, es entsteht ein Prolaps. Es ist in der Tat erstaunlich, auf welch wundervolle Weise die homöopathischen Arzneien den Tonus des Gewebes wieder herstellen und dadurch die Gebärmutter in ihre normale Lage bringen können. Dadurch verschwindet auch das herabdrängende Gefühl, das von den betroffenen Frauen normalerweise beschrieben wird; es ist ein Gefühl, als ob die Beckenorgane nach außen gedrängt würden. Diese Empfindungen treten begleitend bei einem Gebärmutterprolaps auf, und *Argentum metallicum* ist eines der Heilmittel dagegen. Bei den Patientinnen sind die gesamten Beckenorgane angestaut und schwer. Das Gewebe ist infiltriert und möglicherweise verhärtet. Der Gebärmutterhals ist kongestioniert, verhärtet, stark vergrößert und es bilden sich Geschwüre. *Argentum metallicum* wurde als Palliativum bei Epitheliomen des Gebärmutterhalses angewendet, die mit brennenden und stechenden Schmerzen sowie reichlicher, fauliger, gelblich-grüner und blutiger Absonderung einhergingen. Es hat auch die Neigung zu Menorrhagie, zu verstärkter Monatsblutung geheilt. Die Erschlaffung des Gewebes, die bei einer Blutung dieser Art gewöhnlich vorliegt, wird durch *Argentum metallicum* bald behoben sein, sofern die Symptome übereinstimmen und der Allgemeinzustand dem Mittelbild entspricht. Gebärmuttergeschwüre, mit Sekretion einer eitrigen, fauligen, manchmal blutigen Flüssigkeit, die einen unerträglichen Gestank verbreitet.“ *Argentum metallicum* ist von großem Nutzen bei fürchterlich stinkender Leukorrhö (*Kalium arsenicosum, Kalium phosphoricum*). „Gebärmutterhals stark angeschwollen; er hatte die Konsistenz einer schwammigen Masse, in die sich tiefe Geschwüre in verschiedenen Richtungen hineingefressen hatten.“ Über einen Fall von Szirrhus der Gebärmutter, der mit *Argentum metallicum* behandelt wurde, heißt es: „In weniger als drei Tagen war der faulige Geruch nahezu vollständig verschwunden.“ Wenn eine Arznei auf diese Art und Weise wirkt, dann unterbindet sie auch das Wachstum des Geschwürs. Und tatsächlich wird die Wucherung eines Krebsgeschwürs, das normalerweise innerhalb von vierzehn bis sechzehn Monaten das Terminalstadium erreicht, so stark gebremst, dass die Patientin noch zwei oder drei Jahre relativ beschwerdefrei leben kann. Das indizierte Mittel verlangsamt die Ulzeration, unterbindet die Destruktion und sorgt dafür, dass sie noch einige Jahre bei vergleichsweise guter gesundheitlicher Verfassung zusammen mit Freunden und Angehörigen verbringen darf. Bei Krebserkrankungen ist jedoch die Lebenskraft sehr stark angegriffen, sodass der Ordnungszustand für gewöhnlich nicht wieder hergestellt werden kann.

Hals

Kommen wir nun zu Beschwerden des Kehlkopfes, für die *Argentum metallicum* ein wundervolles Heilmittel ist. Stimmverlust bei Kehlkopfentzündung aufgrund von Überanstrengung der Stimme, beispielsweise bei Rednern, Sängern oder Menschen, die ihre Stimme oft gebrauchen müssen. Es kommt zu einer paralytischen Schwäche der Stimmbänder. Durch das gesamte Mittelbild zieht sich eine Verschlechterung der Beschwerden durch jede lang anhaltende Anstrengung – eine Neigung zu Paralyse mit Verschlimmerung durch Anstrengung. Dies tritt ebenso in den Lungen, genauso aber auch in jedem anderen Körperteil auf. Am Kehlkopf kommt es dann zum Verlust der Stimme. Die Fähigkeit des Mittels zur Infiltration führt zur Entstehung von Kehlkopftuberkulose. Sänger oder Redner, die gesundheitlich stark angegriffen und nervös sind, eine schlechte Verdauung und schlechte Erbanlagen haben, bekommen eine Kehlkopftuberkulose und verlieren die Stimme. Danach bilden sich Geschwüre, und schließlich gehen die Beschwerden auf die Lungen über. Die Patienten magern ab und leiden unter Nachtschweißen. Der Stimmverlust ist vorwiegend schmerzhaft.

Atemwege und Husten

Auch Erkältungen setzen sich im Kehlkopf fest. „Kann kein lautes Wort sprechen; andauerndes Kitzeln im Kehlkopf erregt Husten.“ Gefühl von Rohheit und

Wundheit im oberen Teil des Kehlkopfs. Lachen verschlimmert den Husten und führt zu einem Kitzeln im Hals; der Patient räuspert *große Mengen eines gräulichen Schleims* auf; dies ist insbesondere der Fall, wenn die Reizung die unteren Luftwege bzw. die Lungen betrifft. „Stelle, die wie roh ist, über der Bifurkation der Luftröhre; schlimmer beim Gebrauch der Stimme, beim Reden, Lachen oder Singen.“ Auch in der Mitte der Brust kommt es zu diesem Rohheitsgefühl. „Raue und heisere Stimme bei Kehlkopftuberkulose.“ Dies tritt auch bei jüngeren Menschen auf, die wie vertrocknet aussehen. Ein 25-jähriger sieht beispielsweise aus wie 50, sein Gesicht ist voller Falten, als ob er viele Sorgen hätte. Er leidet an trockenem Husten und wirft geringe Mengen eines gräulichen Schleims aus. Er kann eine drahtige Statur haben und mit seinem Zustand ziemlich gut klar kommen. Er hat eine ererbte Neigung zu Schwindsucht, und Lachen erregt bei ihm einen Husten und führt zu Schleimbildung im Kehlkopf. *Argentum metallicum* wird die drohende Schwindsucht abwenden und den trockenen Reizhusten beenden. Der Husten von *Argentum metallicum* ist überwiegend ein trockener Reizhusten mit kurzen Hustenstößen. Keinesfalls finden wir hier die heftigen, krampfartigen Hustenanfälle, die den ganzen Patienten erschüttern, wie sie bei *Bryonia* vorkommen. Beim Husten hat der Patient ein wundes Gefühl im Kehlkopf. Der Schleim lässt sich gut abhusten. Für gewöhnlich hustet der Patient nicht so stark, um den Schleim herauszubekommen, sondern vielmehr um die Reizung in den Atemwegen zu lindern. Wenn sich jedoch Schleim im Kehlkopf angesammelt hat, lässt er sich leicht abhusten – ganz im Gegensatz zu vielen anderen Arzneien. „Sich leicht ablösender Schleim im Kehlkopf.“ Der Schleim kann mühelos aufgeräuspert werden. Der Husten und das Aufräuspern dauern den ganzen Tag und den ganzen Abend über an, schlechter wird es in einem warmen Zimmer, besser an der frischen Luft und durch Bewegung.

Brust und Herz

Schwäche auf der Brust. Es gibt für dieses Symptom zwei Heilmittel, die allerdings nicht ganz einfach auseinander zu halten sind. Die Stimme ist schwach, und aufgrund der Schwäche der Brust und der Atemmuskeln fällt das Atmen, das Reden und Husten schwer. Die hierfür in Frage kommenden Mittel sind *Argentum metallicum* und *Stannum*. Bei beiden kommt es zu einer ausgeprägten Schwäche der Brust, und der Patient erzählt bei der Untersuchung immer wieder davon. Sie ist sogar schwerwiegender als das, was wir von der Tuberkulose her kennen. Es ist eine paralytische Schwäche. Natürlich ist dieser Zustand ein völlig anderer als der von *Antimonium tartaricum*, obwohl hier ebenfalls eine große Schwäche auf der Brust vorkommt; bei *Antimonium tartaricum* tritt diese Schwäche jedoch, wie sie sich erinnern werden, bei akuten Beschwerden auf. *Argentum metallicum* und *Stannum* hingegen sind angezeigt bei langwierigen, chronischen Beschwerden. Ich habe Ihnen hier versucht, genauer zu erklären, was es mit diesem ausgeprägten Schwächegefühl in der Brust auf sich hat. Die Patienten können es zumeist nicht richtig beschreiben und sagen: „Herr Doktor, ich fühle mich so schwach in der Brust.“

Auch zahlreiche Herzbeschwerden gehören zum Mittelbild von *Argentum metallicum*, beispielsweise Herzklopfen beim Liegen auf dem Rücken. „Gefühl von

Zittern in der Brust." Manche Patienten beschreiben es auch als Schaudern oder Flattern. Zittrige Schwäche des gesamten Körpers, der Hände und Füße, aber auch Herzklopfen mit allgemeinem Zittern sind bei *Argentum metallicum* sehr ausgeprägt. Häufiges Herzklopfen, beispielsweise während der Schwangerschaft, in der Nacht oder bei Kopfschmerzen. Das Herzklopfen geht mit allgemeiner Schwäche einher, die allmählich zunimmt.

Rücken und Extremitäten

Aufgrund der allgemeinen Schwäche schlagen beim Gehen die Knie gegeneinander. Zittern der Knie, mit Herzklopfen und allgemeiner Schwäche. Die Glieder werden steif. „Taubheit in den Gliedmaßen, wie eingeschlafen." Verlust der Muskelkraft der Glieder. Viele Beschwerden nehmen in Ruhe zu. Schmerz im Rücken und in den Gliedern im Sitzen, besser beim Gehen. All die nervösen Erregungszustände, die bei Arzneimitteln überhaupt vorkommen können, zeigen sich bei diesem Mittel.

Argentum nitricum **Arg-n.**

Silbernitrat, Höllenstein. *$AgNO_3$*.

Geist und Gemüt

Beim Studium der Symptome dieser Arznei stellt man fest, dass die Beschwerden vorwiegend den Bereich des Intellekts betreffen, wie auch bei *Argentum metallicum*. Die emotionale Ebene wird hingegen nur in geringem Maße beeinträchtigt. Die geistigen Symptome überwiegen, wobei zunächst das Gedächtnis und auch der Verstand betroffen sind. Der Patient findet nur äußerst irrationale Erklärungen für seine Handlungen und sein Verhalten. Er verhält sich ebenso irrational, macht merkwürdige Dinge, fasst eigenartige Beschlüsse und benimmt sich töricht. Er hat alle möglichen Einbildungen, Illusionen und Halluzinationen. Sein Geist wird gequält durch einen Zustrom an lästigen Gedanken. Besonders in der Nacht quälen ihn die Gedanken dermaßen, dass er extreme Angstzustände bekommt, hektisch und unruhig wird. Er geht aus dem Zimmer und wandert andauernd umher; und je schneller er geht, desto schneller glaubt er, gehen zu müssen. So wandert er pausenlos durch die Gegend, bis er schließlich vollkommen erschöpft ist. Eigenartige Vorstellungen, Ideen oder Ängste drängen sich ihm auf. Er glaubt plötzlich, dass er einen Anfall haben oder eine schlimme Krankheit bekommen werde. Ein eigenartiger Gedanke befällt ihn, dass er, wenn er an einer bestimmten Straßenecke vorbeigeht, einen Anfall bekommen und hinfallen wird, und dass er dadurch das Aufsehen der Passanten erregen wird. Um dies zu vermeiden, macht er lieber einen Umweg um den Häuserblock. Er vermeidet, an dieser Straßenecke vorbei zu gehen, aus Angst, dass er etwas Eigenartiges tun könnte. Sein Geist ist dermaßen geschwächt, dass alle möglichen Impulse in sein Bewusstsein eindringen können. Merkwürdige Gedanken strömen in sein Bewusstsein. Beispielswiese beim Überqueren einer Brücke oder an hochgelegenen Orten überkommt ihn der Gedanke, dass er sich jetzt umbringen könnte, indem er sich hinunterstürzt. Oder er stellt sich vor, was wohl passieren würde, wenn er hinunter springen würde. Manchmal überkommt ihn der plötzliche Impuls, von der Brücke ins Wasser zu springen. Wenn er aus dem Fenster eines oberen Stockwerkes schaut, kommt ihm plötzlich der Gedanke, wie schrecklich es doch wäre, aus dem Fenster zu springen, und manchmal drängt sich ihm sogar der Impuls auf, tatsächlich zu springen. Der Patient hat dabei jedoch Angst vor dem Tod, eine übermäßige Angst, dass er bald stirbt. Oftmals sagt er sogar den Zeitpunkt voraus, wann er sterben wird, ähnlich wie wir es von *Acontium* kennen. Wenn er an einen bestimmten Termin denkt, befällt ihn Angst. Auch wenn er an etwas denkt, das er bald tun wird, oder wenn er etwas erwartet, überkommt ihn die Angst. Wenn er sich in Kürze mit jemandem verabredet hat, dann hat er so lange Angst, bis das Treffen stattfindet. In der Zeit vor einer Zugreise ist er voller Ängste und Befürchtungen, er ist zittrig und nervös, bis sich schließlich der Zug in Bewegung setzt; dann lässt die Angst nach. Oder aber er bekommt beim Fahren im Wagen Angst und Herzklopfen, die ihn zum Aussteigen zwingen; er muss gehen, und zwar sehr schnell. Kurz bevor er jemanden auf der Straße trifft, bricht ihm aus lauter Angst der Schweiß aus, bis er das Treffen schließlich hinter sich hat. Der Schweißausbruch ist dabei kein Lokalsymptom, sondern entsteht im Zuge der Angst. Der *Argentum nitricum*-Patient gerät leicht in Aufregung, wird schnell zornig, und als Ergebnis dessen bekommt er Schmerzen. Im Zorn wird er sehr heftig und bekommt Kopfschmerzen; sogar Husten, Brustschmerzen oder Schwäche können den Zornanfällen folgen. Auch die Angst, die bei den eben genannten Umständen entsteht, führt zu verschiedenen Beschwerden. Wenn er irgendwohin geht, beispielsweise zu einer Hochzeit, in die Oper oder zu einem sonstigen, nicht gerade alltäglichen Ereignis, bekommt er Angst und Durchfall. Und somit stellt *Argentum nitricum* ein wundervolles Heilmittel dar. Der Patient gibt alle möglichen sonderbaren Gründe für sein eigenartiges Verhalten an, im Bemühen darum, seine Torheit zu verbergen, die ihm selbst bewusst war. Die Patienten sind zuweilen traurig, melancholisch und verwirrt. Sie leiden an Gedächtnisschwäche.

Kopf und Schwindel

Schwindel beim Anblick hoher Häuser; außerdem verschlimmert sich der Schwindel durch Augenschließen. Gleichzeitig mit dem Schwindel treten summende Ohrgeräusche, große Schwäche und Zittern auf.

Bei *Argentum nitricum* finden wir konstitutionell bedingte Kopfschmerzen, die durch Gehirnermüdung oder geistige Überanstrengung ausgelöst werden. Besonders Geschäftsmänner, Studenten oder allgemein Menschen, die viel geistige Arbeit verrichten oder lange Zeit angespannt sind, auch Schauspieler, die lange mit der Aufregung leben müssen, vor einem großen Publikum aufzutreten, bekommen durch geistige Anstrengung schließlich Beschwerden; es kommt zu Kopfschmerzen, nervöser Erregbarkeit mit Zittern, sowie zu organischen Beschwerden des Herzens und der Leber. Wenn dieser Zustand der geistigen Überanstrengung weiter fortschreitet, treten neben den Gemütssymptomen schließlich auch allgemeine Schwäche mit Zittern, Lähmung, Taubheitsgefühl, Herzklopfen, Klopfen am ganzen Körper sowie weitere funktionelle Störungen auf. Dauert die Nervosität weiter an, sind schließlich alle Organe des Körpers beeinträchtigt.

Der Magen stellt die Verdauung ein, sodass sich alle genossenen Speisen in Luft zu verwandeln scheinen und der Patient unter einer schmerzhaften Auftreibung des Bauches leidet. Der Kreislauf scheint noch zusätzlich zu dem Herzklopfen in Mitleidenschaft gezogen zu sein. Es herrscht Völle in den Blutgefäßen und ein klopfendes Gefühl am ganzen Körper. Die Blutgefäße erkranken, und es kommt zu einer atheromatösen Degeneration und einer Erweiterung der Venen bis hin zu Krampfadern. An Haut und Schleimhäuten bilden sich Geschwüre. Dieser Zustand schreitet weiter fort und das Herz wird zusehends immer schwächer, die Extremitäten und die Lippen werden kalt und zyanotisch. All diese Beschwerden verschlimmern sich durch Aufregung, beispielsweise vor einem Opernbesuch, einem Treffen mit einem Bekannten oder vor einer Verabredung.

Anmerkung Exkurs

Argentum nitricum ist vorwiegend ein Mittel für die Nerven. Zahlreiche Rükkenmarkssymptome und reißende Schmerzen die Extremitäten entlang, wie sie u. a. bei lokomotorischer Ataxie auftreten, finden sich im Mittelbild; blitzartige, schießende Schmerzen.

Es gibt bei *Argentum nitrium* ein sehr charakteristisches Merkmal, das sich durch das gesamte Mittelbild hindurch zieht, und das die meisten Symptome mit nur wenigen Ausnahmen modifiziert: Der Patient hat – ähnlich wie *Pulsatilla* – ein Verlangen nach kühler, frischer Luft, nach kalten Speisen und Getränken, nach Eis und Eiscreme, er möchte alles kalt haben. Er will den Kopf an der kühlen Luft haben und leidet unter Erstickungsanfällen in einem warmen Zimmer oder durch warme Kleidung. Er möchte Tür und Fenster geöffnet haben, weil er in einem stickigen Raum nicht atmen kann. Auch wenn Leute mit im Zimmer sind, bekommt er Erstickungsanfälle; daher kann er nicht in die Kirche, die Oper oder an Orte gehen, wo sich viele Leute vergnügen oder treffen, er muss zu Hause bleiben. Er fürchtet sich vor Menschenmengen und vor bestimmten Orten.

Überall am Körper können sich bei *Argentum nitricum*-Patienten Geschwüre bilden, besonders betroffen sind jedoch die Schleimhäute, zum Beispiel im Rachen, an den Augenlidern, der Hornhaut des Auges und der Blase. Darüber hinaus kommt es zu Geschwüren an der Gebärmutter, der Scheide und den äußeren Geschlechtsteilen. Es erscheint eigenartig, dass die Pathogenese von *Argentum nitricum* eine solch ausgeprägte Neigung zu Geschwürbildung vorweist. Wurde das Mittel in Rohzustand doch von der alten Medizin zur Kauterisation von Geschwüren angewendet. Durch homöopathischen Gebrauch kann es diese Geschwüre jedoch sogar heilen. Wir wissen, dass *Phosphorus* brennt und die Ulzerationsneigung verstärkt, und die Geschwüre dringen tiefer ins Gewebe ein. *Argentum nitricum* hingegen bringt die Heilung in Gang. An den Schleimhäuten finden wir bei *Argentum nitricum*-Patienten rote, erhabene Stellen, Granulationen, Erweiterung der Blutgefäße und eine purpurne Verfärbung. Die Geschwüre sind sehr empfindlich.

Weibliche Geschlechtsorgane

Die Beschwerden setzen bei Frauen *vor und während* der Menstruation ein oder werden überwiegend zu dieser Zeit verschlimmert. Wenn es sich tatsächlich

um *Argentum nitricum*-Symptome handeln sollte, werden diese mit ziemlicher Sicherheit zu dieser Zeit am schlimmsten sein. Die betroffene Frau leidet unter heftigster Dysmenorrhö, nervöser Erregung, hysterischen Beschwerden und ungewöhnlich heftigem Monatsfluss. Auch eine allgemeine Blutungsneigung gehört zum Mittelbild von *Argentum nitricum*. Die Geschwüre bluten, es kommt zu Nasenbluten, Lungenblutungen, blutigem Urin; außerdem zu blutiger und reichlicher Leukorrhö, reichlichem Monatsfluss, Menorrhagie, Gebärmutterblutungen und Blutungen aus den Schleimhäuten. Bluterbrechen. *Argentum nitricum* hat hartnäckigste und langwierige Magengeschwüre geheilt, die mit Bluterbrechen einhergingen.
Die Verschlimmerung der Beschwerden während der Menstruation ist so ausgeprägt, dass die Patientin teilweise in der Zwischenzeit völlig beschwerdefrei ist. Sowohl das Herzklopfen, das Zittern, die Kälte der Haut mit gleichzeitigem Verlangen nach kühler, frischer Luft, als auch die Lippenzyanose sind dann so gut wie verschwunden. Aber auch die Kälte der Extremitäten, die kalten, lividen Unterschenkel bis zu den Knien oder von den Händen bis zu den Ellbogen, wobei die Patientin trotz allem ein Verlangen nach kühlen Sachen hat und Abkühlung möchte, sind fast nur in der Zeit während der Menses vorhanden, sonst nicht.

Herz

Ein weiteres charakteristisches Symptom ist: „Kann nicht auf der *rechten* Seite schlafen, weil dies solch starkes Herzklopfen verursacht.“ Bei vielen Mittelbildern finden wir Herzklopfen im Liegen auf der linken Seite. Mittel, bei denen das Herzklopfen im Liegen auf der rechten Seite schlimmer wird, sind hingegen selten (*Alumen, Badiaga, Kalmia, Kalium nitricum, Lilium tigrinum, Platina, Spongia*). Es ist ein auffallendes, sonderliches, und ungewöhnliches Symptom. Bei *Argentum nitricum* ist dieses Symptom so ausgeprägt, dass es zum großen Teil als Allgemeinsymptom angesehen werden kann. Denn es handelt sich um ein *Herzsymptom*, mit dem auch allgemeine Beschwerden einhergehen. Aufgrund der Empfindlichkeit muss der Patient seine Lage ändern, oder aber er muss aufstehen und umher gehen, wenn er auf der rechten Seite gelegen hat. Der Patient sagt, dass er im Liegen auf der rechten Seite ein Klopfen von Kopf bis Fuß verspürt. Vergessen Sie diese Allgemeinsymptome nicht, wenn wir zur Anwendung des Mittels bei lokalen Beschwerden kommen, und umgekehrt sollten Sie auch die Lokalsymptome im Kopf haben, wenn es um den Allgemeinzustand geht. Sie sollten auch daran denken, dass *Argentum nitricum* zu den Mitteln mit den heftigsten *Blähungen* in unserer Materia Medica zählt. Der Bauch des Patienten ist zum Platzen aufgetrieben, aber ein Abgang von Blähungen oder auch Aufstoßen bringt ihm kaum Linderung.

Geist und Gemüt

Der *Argentum nitricum*-Patient ist besessen von der quälenden Vorstellung, dass alle seine Unternehmungen fehlschlagen würden. Beim Gehen wird er vor Angst ganz benebelt, sodass er immer schneller geht. Überall können wir das Überwiegen der Symptome im Bereich des Verstandes wieder finden.

Kopf und Schwindel

Die Kopfschmerzen sind bei *Argentum nitricum* von kongestivem Charakter. Der Patient verspürt ein deutliches Klopfen im Kopf, das durch Kälteanwendung und enges Einbinden des Kopfes gelindert wird. Kopfschmerzen nach geistiger Anstrengung oder Aufregung, mit Schwindel, Übelkeit und Erbrechen. Rechtsseitige Kopfschmerzen; stechend, schneidend, pulsierend. Der Patient hat zuweilen das Gefühl, als wäre der Kopf vergrößert.

Augen

Die Augensymptome von *Argentum nitricum* sind zu zahlreich, als dass sie alle einzeln aufgeführt werden könnten. Sie entsprechen von der Art her jedoch allgemeinen katarrhalischen Zuständen mit Geschwürbildung und Linderung durch Kälte. Alle Augensymptome verschlimmern sich in einem warmen Zimmer oder wenn sich der Patient in der Nähe des Kaninfeuers aufhält. Er möchte kalte Umschläge haben oder sich die Augen mit kaltem Wasser auswaschen. Bisweilen kommt es zu heftiger Lichtscheu, was ebenfalls in einem warmen Zimmer schlimmer wird; daher möchte er das Zimmer dunkel und kühl haben. Die Konjunktivalgefäße sind stark erweitert und die Bindehaut ist gerötet, sodass das Auge wie roh und abgeschabt aussieht. „Chemosis mit eingeschnürten Blutgefäßen." „Hornhauttrübung." „Hornhautgeschwür bei Neugeborenen; mit reichlicher Eiterabsonderung zwischen den Lidern." Bei diesen Beschwerden wird von den herkömmlichen Medizinern bis zum heutigen Tag Silbernitrat angewendet. Die Lichtscheu tritt nach langem, angestrengtem Sehen auf, beispielsweise nach Nähen oder Lesen von kleinen Buchstaben. Wenn sich plötzlich eine Weitsichtigkeit entwickelt, liegt dies daran, dass sich in den Augen eine kongestive Störung gebildet hat. Es handelt sich nicht um eine Altersweitsichtigkeit, sondern um etwas, das durchaus behandelt werden sollte. Der Patient kann auf einmal das Gedruckte nicht mehr aus der normalen Entfernung erkennen und muss es weit von sich halten. Dies kann bereits bei 25-jährigen eintreten, oder sogar bei Kindern. Bei kurzen Entfernungen kann er die Buchstaben nicht auseinander halten. Und genau diese Akkomodationsstörung, die zu Weitsichtigkeit führt, wurde in den Prüfungen von *Argentum nitricum* erzeugt und kann dementsprechend auch damit geheilt werden. „Lidödeme", usw.
Auch ödematöse Schwellungen ziehen sich durch das gesamte Mittelbild. Und das heißt, dass sich bei *Argentum nitricum*-Patienten an allen Stellen, wo es überhaupt zu Wasseransammlungen kommen kann, Ödeme bilden.

Gesicht

Das Gesicht ist der nächste Bereich, an dem sich bemerkenswerte Lokalsymptome zeigen. „Schweißperlen im Gesicht." „Gesicht eingefallen, blass, bläulich." „Vorzeitig gealtertes Aussehen." „Gesicht blau, mit Schweratmigkeit und ohne Puls."

Hals

Ein weiteres Charakteristikum von *Argentum nitricum* ist die Neigung zur Bildung von Warzen, was sich auch im Bereich des Rachens zeigt. *Argentum*

nitricum beschleunigt die Warzenbildung, sodass sich im Rachen warzenähnliche Wucherungen bilden. An den Genitalien und am After kommt es zu polypenartigen Wucherungen. Daher ist es von großem Nutzen bei Menschen mit sykotischer Konstitution. Bei *Argentum nitricum* finden wir auch die verschiedenen Arten von Absonderungen, die eine Voraussetzung sind, um es beim sykotischen Miasma anwenden zu können.
Beim Schlucken haben die Patienten manchmal das Gefühl, als ob ein Splitter im Hals stecken würde. Und hier erkennen wir nun die enge Verwandtschaft zu *Hepar sulphuris* bei Halsentzündungen mit Geschwürbildung. Der *Argentum nitricum*-Patient möchte das Zimmer kühl haben, er hat ein Verlangen nach kalter Luft und nach kalten Speisen und Getränken. Der *Hepar sulphuris*-Patient hingegen verlangt nach warmen Getränken, er möchte warme Kleidung, ein warmes Zimmer; er kann nicht einmal eine Hand oder einen Fuß unter der Decke hervorstrecken, ohne dass sogleich seine Halsschmerzen zunehmen. Wie Sie sehen handelt es sich um einen völlig gegensätzlichen Zustand, obwohl bei beiden Patienten das „Splittergefühl" im Hals vorkommt. Bei chronischen, trockenen Katarrhen von *Alumina* und *Natrium muriaticum* tritt dieses Gefühl ebenfalls auf. Wenn der Rachen bei einer akuten Entzündung gerötet, geschwollen und schmerzhaft ist, werden diese beiden Mittel jedoch keine Linderung verschaffen; hier sind die erstgenannten besser. Bei der Empfindung einer Fischgräte im Hals sind *Nitricum acidum*, *Hepar sulfuris* und *Argentum nitricum* die herausragendsten Arzneien. Bei vielen Mitteln kommt ein stechender Schmerz im Hals vor, aber diese sind die Hauptmittel. Wir wissen natürlich von dem schulmedizinischen Gebrauch von Silbernitrat bei Geschwüren im Hals. Für uns ist *Argentum nitricum* dagegen eins der wichtigsten Mittel, wenn die Geschwüre zusammen mit einer langwierigen Halskongestion entstanden sind. Außerdem hat es sich als hilfreich bei Kehlkopfkatarrhen mit Stimmverlust sowie bei Warzen und Kondylomen im Rachen erwiesen. Stimmverlust durch Schwellung der Schleimhaut um die Stimmbänder herum und Lähmung der Stimmbänder. Kondylome an den Stimmbändern.

Magen

Appetitlosigkeit und Abneigung gegen Trinken. *Verlangen nach Zucker* ist ein weiteres Merkmal von *Argentum nitricum.* Der Patient hat das Gefühl, dass er dringend Zucker braucht, aber Zucker ruft bei ihm Beschwerden hervor, vor allem Aufstoßen, Blähungen, Magenübersäuerung. Er kann Zucker nicht verdauen, er wirkt wie ein Abführmittel und erzeugt Durchfall. Die Verschlimmerung durch Zucker ist so ausgeprägt, dass sogar der Säugling grünlichen Durchfall bekommt, wenn seine Mutter Süßigkeiten isst. Ist es da noch verwunderlich, dass man einem Säugling auch homöopathische Potenzen über die Mutter verabreichen kann, wo doch die homöopathische Arznei blitzschnell aufgenommen wird, der Zucker hingegen einen ganzen Tag benötigt, bis er verdaut, umgewandelt und schließlich als Gift an das Baby gefüttert wird? Ich erinnere mich an einen Fall, an dem ich lange herumgerätselt habe. Das Baby hatte die typischen *Mercurius*-Stühle, sie waren – selbstverständlich – grasgrün. Nun hat natürlich auch *Chamomilla* grasgrüne Stühle, ebenso wie *Arsenicum*, *Mercurius* und viele weitere Mittel. Als Routineverordner, der ich seinerzeit war, konnte ich außer *Mercurius* kein

Mittel herausarbeiten, und obwohl ich dem Baby jedoch *Mercurius, Arsenicum* und *Chamomilla* verordnet hatte, besserten sich die Beschwerden nicht. Bis ich schließlich herausfand, dass die Mutter Süßigkeiten gegessen hatte. Als ich sie fragte, ob sie Süßigkeiten, Zucker usw. zu sich nehmen würde, verneinte sie zunächst. Ihr Ehemann hingegen sagte: „Natürlich machst du das. Ich bringe dir doch jeden Tag ein Pfund Süßigkeiten mit. Was machst du denn sonst damit?" „Ach, das ist doch nichts", antwortete sie. Dem Kind ging es jedoch erst besser, nachdem es *Argentum nitricum* bekommen und die Mutter aufgehört hatte, die süßen Sachen zu essen. Es besteht ein *unwiderstehliches Verlangen nach Zucker*. Verlangen nach Zucker finden wir bei vielen Menschen, aber nicht alle können Süßigkeiten ungestraft zu sich nehmen. Es ist immer eigenartig, wenn bestimmte Nahrungsmittel wie Milch, Zucker, Salz, Stärke usw. und die entsprechenden Speisen krank machen. Wenn jemand sagt, dass er nicht einmal einen Teelöffel von etwas zu sich nehmen, das beispielsweise Stärke, Eier oder Zucker enthält, ohne davon krank zu werden, dann ist dies immer eigenartig und ungewöhnlich; denn es hat nichts mit einer Abneigung zu tun, und es betrifft auch nicht nur den Magen. Vielmehr handelt es sich um ein Allgemeinsymptom. Wenn ein Patient sagt: „Ich werde davon krank", dann ist dies ein Allgemeinsymptom. Auch wenn der Patient durch den Genuss von Zucker einen Durchfall bekommt, handelt es sich dennoch nicht nur um ein Lokalsymptom, denn bevor der Durchfall einsetzt, geht es ihm insgesamt schlecht. Der Durchfall ist nur die Folge. Und weil es sich eben um ein Allgemeinsymptom handelt, sollte es eingehender studiert werden. „Das Erbrochene färbt die Wäsche schwarz." Unablässiges Erbrechen von Speisen. Der Patient erbricht manchmal große Mengen, bis der Magen schließlich ganz entleert ist. Beim Aufstoßen kommen manchmal auch große Mengen unverdauter Speisen hoch, ähnlich wie bei *Phosphorus* und *Ferrum metallicum*. Mundvolles Aufschwulken.

„Aufstoßen erleichtert." „Blähungen gehen in großen Mengen nach oben ab." Häufiges Aufstoßen, was aber nicht immer eine Linderung mit sich bringt; *Argentum nitricum* ähnelt hierin eher *China*. Der *Carbo vegetabilis*-Patient erfährt durch Aufstoßen eine Linderung und es geht ihm einige Zeit besser; der Bauch ist bis zum Platzen aufgetrieben, aber dennoch kann er keine Luft aufstoßen. Schließlich jedoch, nach heftigen Schmerzen kann er kleine Mengen Luft aufstoßen, was Linderung bringt. Auch der *China*-Patient ist stark aufgetrieben, er stößt in kurzen Abständen etwas Luft auf, wodurch es ihm jedoch nicht besser geht. Es scheint ihm nicht zu helfen, und manchmal sagen die Patienten sogar, dass es ihnen nach dem Aufstoßen schlechter ginge. Dasselbe tritt zuweilen beim *Argentum nitricum*-Patienten auf, wobei offensichtlich beides vorkommt. „Die meisten gastrischen Beschwerden werden von Aufstoßen begleitet." „Schwieriges Aufstoßen; schließlich drängt Luft mit großer Heftigkeit heraus." „Übelkeit nach jeder Mahlzeit; Übelkeit mit beschwerlichen Anstrengungen zum Erbrechen." Ich habe *Argentum nitricum*-Patienten gesehen, die gleichzeitig Erbrechen und Durchfall hatten; nicht jedoch so, dass sie zuerst erbrechen mussten und danach erst der Stuhl abging. Vielmehr kam es zu einer gleichzeitigen Entleerung in beiden Richtungen mit einer großen Erschöpfung wie bei Cholera; der Patient war schlaff, erschöpft und schwach. „Erbrochenes braungestreift, flockig, wie Kaffeesatz."

Abdomen
Zahlreiche Schmerzen treten am Magen, der Lebergegend und im Abdomen auf. Der Bauch ist aufgrund der beschwerlichen Blähungen stark aufgetrieben. Gastritis, Magengeschwüre und heftige Diarrhö. Durchfall mit reichlichem Blähungsabgang. Bei Säuglingen kommt es zu Durchfall mit reichlichem Blähungsabgang, Bauchschmerzen, zähen, blutigen Stühlen und Tenesmus. „Durchfall bei Kindern in der Entwöhnungsphase." Ein anderes Merkmal im Zusammenhang mit Durchfall und Dysenterie ist, dass mit dem Stuhl zugleich Schleimhautfetzen abgehen, die wie diphtherische Membranen oder Ablagerungen aussehen. Die Fetzen sehen manchmal aus wie Streifen der Mastdarmschleimhaut. Grüne, stinkende, schleimige Stühle nachts, mit lautem Blähungsabgang.

Harnwege und Urin
„Urin geht unbewusst und ununterbrochen ab." „Heftiger Harndrang; der Urin geht weniger leicht und frei ab."

Geschlechtsorgane
„Blutung der Harnröhre; schmerzhafte Erektionen; Gonorrhö." Bei Männern, die *Argentum nitricum* benötigen, treten zuweilen sehr schmerzhafte Trippererkrankungen mit Schmerzen bei der Erektion auf. Bei Frauen hingegen kommt es an der Scheide zu einem extremen Wundheitsschmerz, die äußeren Schamlippen sind geschwollen. Beim Wasserlassen ist die Scheide schmerzhaft, wie wund; blutiger Ausfluss. Außerdem kann sich infolge unterdrückter – vorwiegend gonorrhoischer – Absonderungen bei Männern eine Orchitis entwickeln; bei Frauen können sich die Eierstöcke und generell sämtliche Beckenorgane entzünden. Heftiges Wundheitsgefühl über den Beckenorganen. Blutungen aus der Scheide. Gebärmuttergeschwüre. Der Beischlaf kann schmerzhaft oder gar aufgrund der Schmerzen gar unmöglich sein. „Schmerzen wie von Splittern in der Gegend der Gebärmutter." Dieses Splittergefühl kommt für gewöhnlich in den von Geschwüren befallenen Geweben vor. „Gebärmuttervorfall mit Geschwüren am Os uteri oder an der Cervix uteri." Es kann zu kurzfristigen Blutungen aus den Geschwüren kommen, mit schießenden Schmerzen durch Magen und den gesamten Bauchraum. *Argentum nitricum* ist ein wichtiges Mittel bei Metrorrhagie und Reizbarkeit im Klimakterium. Es hilft auch bei Beschwerden während der Schwangerschaft.

Herz
Die Beschwerden von Herz und Kreislauf sind wie folgt: „Angst mit Palpitationen und Klopfen durch den ganzen Körper." „Heftiges Herzklopfen bei der geringsten Aufregung oder plötzlichen Muskelanstrengung." „Herzklopfen zwingt sie, die Hand fest auf die Herzgegend zu drücken, um Linderung zu erfahren." „Herztätigkeit unregelmäßig, intermittierend", usw.

Rücken und Extremitäten
Beim Sitzen treten Schmerzen in der Lendengegend auf, die sich im Stehen oder beim Gehen bessern. Schmerzen im Rücken aufgrund von Blähungen.

Wundheitsgefühl in der Wirbelsäule. Nächtliche Rückenschmerzen. Zuweilen beschreiben die Patienten ein Gefühl wie von einem großen Gewicht in der Lendengegend. *Argentum nitricum* ist ein sehr hilfreiches Mittel bei lokomotorischer Ataxie.
Die Patienten sind sehr unruhig und die nervösen Beschwerden sind sehr zahlreich. Periodisches Zittern am ganzen Körper. Chorea, mit Reißen in den Beinen. Vor Konvulsionen besteht große Ruhelosigkeit. Die Patienten sind nervös, zittrig, fallen leicht in Ohnmacht, usw.

Schlaf

Die Schlafsymptome sind eher unauffällig. Quälende Alpträume, schreckliche Träume, aus denen der Patient aufgeregt hochschreckt. Im Schlaf erlebt er alle möglichen eigenartigen, schrecklichen Sachen. Er träumt von Boshaftigkeit und Gewalt, die ihm angetan wird. Er träumt von Freunden, die abreisen usw. Morgens fühlen sich seine Glieder wie zerschlagen an und er hat Schmerzen in der Brust. Manchmal kann der *Argentum nitricum*-Patient aufgrund seiner Nervosität nachts nicht schlafen.

Haut

Erysipelatöser Dekubitus. Purpurnes Exanthem, wie es meist bei schwersten Formen von Scharlach und anderen Infektionskrankheiten auftritt.
Das natürlichste Antidot von *Argentum nitricum* ist *Natrium muriaticum*. Wenn bei Patienten oder Patientinnen Geschwüre an Rachen, Augenlidern oder am Gebärmutterhals mit Silbernitrat kauterisiert wurden, müssen Sie das Arzneimittelbild von *Natrium muriaticum* sorgfältig studieren und abklären, ob die Symptome seinen Einsatz rechtfertigen. Es ist das häufigste natürliche Antidot bei den Folgebeschwerden dieser leidvollen Praxis.

Arnica montana — Arn.

Arnika, Bergwohlverleih. *Asteraceae/Compositae*.

Geist und Gemüt

Der *Arnica*-Patient ist ein Griesgram, er möchte allein sein und nicht angesprochen werden. Er möchte auch nicht, dass man sich ihm nähert, da er einerseits nicht in eine Unterhaltung verstrickt werden möchte – ein Hinweis auf seine Gemütsverfassung – und andererseits nicht berührt werden möchte, da sein Körper so empfindlich und wie wund ist. Diese beiden Symptome sind die beiden hervorstechendsten Merkmale dieser Arznei. Der Patient ist reizbar, verdrießlich, traurig, ängstlich und erschrickt leicht. Er bildet sich alle möglichen Sachen ein, v. a. dass er an einer Herzerkrankung oder einer sonstigen schweren Krankheit leidet oder dass er sterben wird. Im Schlaf bekommt er fürchterliche Alpträume, oder er träumt von schlammigem Wasser, Einbrechern usw. Die Nächte sind für ihn der reinste Horror. Er erwacht öfters mitten in der Nacht, greift sich ans Herz, wird von einem Schrecken gepackt und fürchtet, dass etwas Schreckliches passieren wird. Oder eine schreckliche Todesfurcht überkommt ihn in der Nacht, und er erwacht daran. Er greift sich ans Herz und meint, bald sterben zu müssen. Er wird von einer fürchterlichen Angst ergriffen, besinnt sich aber schließlich wieder, legt sich hin und verfällt in einen Schlaf, aus dem er jedoch erneut vor Schreck erwacht und ruft: „Schnell, hol den Doktor." Dieser Vorgang wiederholt sich Nacht für Nacht. Es handelt sich dabei um Personen, denen es tagsüber relativ gut geht, denen man normalerweise kein Mitleid entgegenbringen muss, da sie an keiner offensichtlichen Erkrankung zu leiden scheinen und es sich „nur" um eine psychische Sache handelt. Auch Personen, die durch einen Unfall, beispielsweise ein Zugunglück oder eine andere Schocksituation eine Verletzung oder eine Prellung davongetragen haben, können diese Beschwerden entwickeln. Ihr Körper fühlt sich an wie zerschlagen. Sie erwachen in der Nacht mit der Furcht, plötzlich zu sterben, und ihr Gesicht spiegelt den Schrecken wider. Der Horror, den sie durch die Ereignisse durchlitten haben, wiederholt sich. Dies ist ein ähnlicher Zustand, wie er auch bei *Opium* vorkommt, jedoch dauert die Furcht bei *Opium* auch tagsüber an. Der *Arnica*-Patient hingegen träumt davon in der Nacht.

Wenn der *Arnica*-Patient aufgrund einer zymotischen Erkrankung, eines Unfalls oder einer Verletzung mit hohem Fieber im Bett liegt, wird er sehr erschöpft, benommen und sogar bewusstlos. Er kann aufgeweckt werden und wird auf gestellte Fragen richtig antworten, aber wird danach sogleich wieder stuporös. Oder sucht vergeblich nach dem passenden Wort und fällt wieder in die Bewusstlosigkeit zurück. Wenn man ihn erweckt, schaut er den Doktor an und sagt: „Was wollen Sie hier, ich habe nicht nach Ihnen geschickt. Ich bin nicht krank und brauche keinen Arzt." Er wird dies auch sagen, wenn er an einer ernsthaften Erkrankung leidet. Ich habe einmal einen *Arnica*-Patienten mit einer schweren Infektionskrankheit und drohendem, bösartigen Fieberfrost erlebt, der sich, nachdem er eine schwärzliche, blutähnliche Flüssigkeit erbrochen hatte, auf sein Kissen zurückgelehnt, aufgeschaut und mir gesagt hat: „Ich bin nicht krank. Ich habe nicht nach Ihnen gerufen. Gehen Sie weg." Dabei war er ernsthaft krank, sein Gesicht war fleckig, und man dachte, er läge im Sterben. Als er noch bei guter Gesundheit war, war er stets nett und freundlich, er kannte mich gut und freute sich, wenn wir uns begegneten und er mir die Hand schütteln durfte. Aber in diesem Zustand reagierte er gereizt, als er mich sah, und bestand darauf, dass ihm nichts fehlen würde. Es ist eine Art Schockzustand, fast wie ein Delirium. Nachdem er gesagt hat, dass ihm nichts fehlt, legt sich der Patient hin und verfällt in einen Stupor; er rollt sich im Bett zusammen, und wenn man ihn anspricht, bringt er nur noch ein Stöhnen hervor. Er möchte allein gelassen werden und will nicht, dass man sich um ihn kümmert oder mit ihm spricht. Dieser Zustand weist auf weitere Beschwerden hin, die sich nach einem Schock entwickeln, der den ganzen Organismus durcheinander gebracht und den Kreislauf in Mitleidenschaft gezogen hat. Wenn sich ein symptomatisches Typhoid entwickelt, d. h. wenn aus intermittierendem oder remittierendem Fieber charakteristische Typhussymptome hervortreten, die Zunge glänzt, sich an den Zähnen und der Lippe ein Belag bildet, mit Abgeschlagenheit und Schmerzen am ganzen Körper, dann tritt zuweilen auch der beschriebene Gemütszustand auf und der Patient benötigt *Arnica*. *Arnica* wird das weitere Fortschreiten der Erkrankung stoppen und die Entwicklung des typhösen Zustandes verhindern.

Arnica ist manchmal auch das passende Mittel bei Scharlach, wenn der Hautausschlag nicht herauskommt; es sind jene schwere Verläufe, bei denen die Haut dunkel, fleckig und mit roten Stellen übersät ist. Der Patient wälzt sich ständig im Bett herum und der beschriebene Gemütszustand tritt ein, er wird mürrisch und benommen. *Arnica* ist eine wundervolle, häufig jedoch missverstandene und auch missbrauchte Arznei, denn seine Anwendung beschränkt sich zumeist nur auf Prellungen bzw. Quetschungen. Es ist aber häufig der Rettungsanker bei intermittierendem Fieber, das in den Malariagebieten im Westen der USA immer zu bestimmten Jahreszeiten auftritt. Es sind jene furchtbaren, kongestiven Frostanfälle, die mit Erschöpfung, Stupor und gesprenkelter Haut einhergehen, die plötzlich einsetzen und bei denen der Patient eine große Angst verspürt. Die dortigen Ärzte kennen und fürchten diese Fieberfälle, und man kann sie nur mit Arzneien wie *Arnica*, *Lachesis* und anderen tief wirkenden Arzneien in den Griff bekommen. Es stimmt überhaupt nicht, dass diese Patienten unbedingt Chinin-Präparate benötigen. Ich habe mehrere Jahre hinweg solche Fälle therapiert und unzählige kongestive Frostanfälle erlebt, ohne dass ich je zu solchen Medikamenten greifen musste. Ich ziehe all diesem Chinin aus den Apotheken mein Repertorium und einige ausgewählte Potenzen vor. Die „Zuckerkügelchen" führen zu einer sicheren, anhaltenden und milden Heilung, wohingegen Chinin niemals heilt, sondern die Krankheit unterdrückt. Und die weitere Krankengeschichte der Patienten, die mit Chinin- oder Arsen-Präparaten therapiert wurden, ist im Verlauf geprägt von Kongestionen und anderen heftigen Beschwerden, die mitunter ein Leben lang andauern.
„Schreckliche Angst, bald sterben zu müssen; bei nächtlichen Herzbeschwerden." Die Furcht ergreift den gesamten Organismus. Die panische Angst von einem baldigen Tod ist ein charakteristisches Merkmal von *Arnica* und tritt auch unabhängig von Herzerkrankungen auf. Nachts, wenn ihm eigentlich nichts zuzustoßen droht, befällt ihn eine furchtbare Angst. Es kommt zu einer heftigen Kongestion, die besonders das Kleinhirn und den oberen Teil des Rückenmarks betrifft.
„Stupor mit unwillkürlichem Stuhlgang." „Koma, Bewusstlosigkeit." „Liegt da wie tot." Diese Symptome treten bei schleichenden Infektionskrankheiten wie beispielsweise typhösen Erkrankungen auf. Aus vielen Erkrankungen mit remittierendem Fieber, die durch mangelnde Krankenpflege fortschreiten konnten, entwickelt sich eine Fieberkontinua. Während sich das idiopathische Typhoid erst nach einigen Wochen allmählichen Kräfteverfalls entwickelt, tritt das symptomatische Typhoid plötzlich und mit schwereren Symptomen auf. Das idiopathische Typhoid verläuft nur in seltenen Fällen tödlich und nimmt zumeist ein gutes Ende – vorausgesetzt, dass der Arzt weg bleibt. Bei schleichenden Fiebererkrankungen kommt es bei *Arnica* häufig zu Delirien, zuweilen sogar zu Delirium tremens. „Hoffnungslosigkeit; Gleichgültigkeit." „Hypochondrische Angst, Verdrießlichkeit." „Fürchtet von denen, die sich ihm nähern, angestoßen zu werden." Dies kann sowohl körperliche Ursachen haben, als auch mental bedingt sein.

Allgemeines

Mit diesem Gemütszustand im Kopf können wir uns nun dem allgemeinen körperlichen Zustand zuwenden. Bei allen Beschwerden und am ganzen Körper kommt es zu einem Zerschlagenheitsgefühl. Es ist natürlich nichts Neues, dass *Arnica* bei Prellungen und Quetschungen eingesetzt wird. Es ist jedoch unsinnig, das Mittel äußerlich anzuwenden und beispielsweise als Tinktur einzureiben. In der Pathogenese von *Arnica* kommt es auch zur Entstehung von blauen Flecken, wie bei Prellungen. Wenn man *Arnica* innerlich in großen Dosen einnimmt, entwickeln sich bläuliche Flecken, die dann gelblich werden. Dies liegt an den entstehenden Ekchymosen, geringsten Blutaustritten aus den kleinen Kapillargefäßen. Bis zu einem gewissen Grad entspricht dieser Vorgang auch dem, was bei einer Prellung oder Quetschung passiert. Es handelt sich um einen Blutaustritt aus den Kapillaren und manchmal auch aus den größeren Blutgefäßen. Aber am ganzen Körper fühlt sich der Patient wie wund und zerschlagen, als ob er verprügelt worden wäre. Wenn Sie einen *Arnica*-Patienten beobachten, um sich ein Bild von den äußeren Merkmalen seines Zustandes zu machen, dann werden Sie sehen, dass er sich ständig bewegt oder im Bett hin und her dreht. Sie werden sich sogleich fragen, warum er so ruhelos ist. Und wenn Sie dann im Kopf verschiedene Arzneien miteinander vergleichen, werden Sie sich sagen, dass eine Ähnlichkeit zu *Rhus toxicodendron* besteht. Der Patient verbleibt nur kurz ruhig an einer Stelle, ist aber gleich wieder in Bewegung. Auch wenn er nur halb bei Bewusstsein ist, er dreht sich im Bett ein wenig, nur ein kleines bisschen; danach noch ein bisschen mehr, und so weiter, bis er schließlich auf der anderen Seite liegt. So geht es immer weiter, er dreht sich Stück für Stück, von einer Seite zur andern. Die Frage ist jetzt, warum er sich andauernd so bewegt und so ruhelos ist? Es ist wichtig, hierauf eine Antwort zu finden. Beim *Arsenicum*-Patienten fällt uns die schreckliche Angst auf, die ihn in ständiger Bewegung hält. Beim *Rhus toxicodendron* bemerken wir das schmerzhafte Unbehagen, das er am ganzen Körper verspürt, sodass er nicht still halten kann. Der *Arnica*-Patient fühlt sich so wund und zerschlagen, dass er nur kurzzeitig auf einem Körperteil liegen kann und dann auf eine andere Stelle oder die andere Seite wechseln muss. Wenn wir ihn also fragen, warum er sich ständig bewegt, dann wird er uns erzählen, dass das Bett sich so hart anfühlt. Dies ist eine Möglichkeit zu sagen, dass der Körper so schmerzhaft ist. Ein anderer wird vielleicht sagen, dass er sich wund und zerschlagen fühlt, und daher die Stelle wechseln möchte.

Dieses Wundheitsgefühl tritt auch bei symptomatischem Typhoid, intermittierendem bzw. remittierendem Fieber oder aber nach einer Verletzung auf, bei der sich der Patient tatsächlich am ganzen Körper Prellungen zugezogen hat. Es zeigt sich die gleiche anhaltende Unruhe und Bewegung, er bewegt sich jede Minute. Nachdem er sich bewegt hat, denkt er, dass er jetzt eine bequeme Stellung gefunden hat, aber das hält nur einen kurzen Moment lang an. Das Wundheitsgefühl nimmt zu, je länger er liegt, und es wird schließlich so stark, dass er gezwungen ist, sich zu bewegen. Der *Rhus toxicodendron*-Patient hingegen wird je länger er liegt immer ruheloser und seine Schmerzen nehmen zu; schließlich hat er das Gefühl, er müsse in die Luft gehen, wenn er sich nicht bewegt. Beim *Rhus toxicodendron*-Patient lässt das unwohle Gefühl nach dem Bewegen nach, beim *Arnica*-Patienten verschwindet dass Wundheitsgefühl, wenn er die Lage wechselt. Der *Arsenicum*-Patient bewegt sich umher und hat einen wilden Gesichtsausdruck; er hat Angst, und diese Angst zwingt ihn, sich zu bewegen; er findet keine Ruhe und muss sich andauernd bewegen. Sowohl bei *Rhus toxicodendron* als auch bei *Arnica* werden die Beschwerden durch die geringste Bewegung gelindert.

Der *Arnica*-Patient blutet leicht. Es scheint, als wären die Blutgefäße erschlafft, und daher kommt es leicht zu einem Blutaustritt. Es bilden sich rasch blaue Flecke an der Haut, und auch an den inneren Schleimhäuten kommt es leicht zu Blutungen. Entzündete Stellen bluten. Der Patient neigt zu Katarrhen, und wenn er einen Husten hat, ist der Auswurf blutig. Der Schleim, der aus Brust und Hals abgehustet wird, ist blutgestreift oder mit stecknadelkopfgroßen Blutklümpchen durchsetzt. Auch der Urin ist blutig und es kommt zu Blutungen aus verschiedenen anderen Körperöffnungen. Der Tonus der Gefäßmuskulatur reicht nicht aus, um das Blut innerhalb der Gefäße zu halten, es kommt zu Sickerblutungen.

Am ganzen Körper kommt es zu einem Gefühl von Lahmheit, Wundheit und Zerschlagenheit. Rheumatische Lahmheit; die Gelenke sind geschwollen und lahm. Wenn eine akute Erkrankung an Heftigkeit zunimmt, zeigen sich die bereits beschriebenen Gemütssymptome, außerdem verstärkt sich das Wundheitsgefühl in den Muskeln. *Arnica* passt sehr gut bei diesen Zuständen von Wundheit und Zerschlagenheit des Körpers und ist daher ein wichtiges Mittel bei Verletzungen, Prellungen, Quetschungen und Schocks; beispielsweise bei Verletzungen der Gelenke oder des Rückens, mit Lahmheit und Wundheitsgefühl. Bei diesen Beschwerden ist *Arnica* eines der ersten Mittel, an die wir denken sollten. Und solange es keine entscheidenden Allgemeinsymptome gibt, die auf eine andere Arznei hinweisen, sollte es auch als erstes Mittel eingesetzt werden. *Arnica* nimmt sehr häufig das Wundheitsgefühl aus einem verstauchten Knöchel und bewirkt, dass der Patient innerhalb weniger Tage wieder umhergehen kann – sehr zur Überraschung aller. Die bläulich-schwarze Verfärbung der verstauchten Gelenke verschwindet unter *Arnica* in unglaublich kurzer Zeit, das Wundheitsgefühl lässt nach, und der Patient kann das Gelenk wieder erstaunlich gut bewegen. Ich habe einmal einen verstauchten Knöchel gesehen, der schwarz-blau verfärbt und so angeschwollen war, dass der Patient seinen Schuh nicht anziehen konnte. Aber nach einer Gabe *Arnica* verschwand die Schwellung unglaublich schnell, die Verfärbung blasste ab und der Patient konnte das Bein wieder belasten. Ein solches Resultat kann durch äußerliche Anwendung einer Arnika-Salbe nicht erreicht werden. Die Hochpotenz von *Arnica* erzielt sehr zufrieden stellende Ergebnisse bei Quetschungen und Prellungen, und sofern keine Kontraindikationen dagegen vorliegen, ist es hier auch das erste Mittel, an das man denken sollte. Gegen die Schwäche der Sehnen, die im Anschluss an die Verletzung jedoch folgt, ist *Arnica* nur selten hilfreich. Aber *Rhus toxicodendron* ist hier das natürliche Folgemittel. Und sollten nach *Rhus toxicodendron* noch Schwäche und Empfindlichkeit in dem Gelenk zurückbleiben, setzen Sie anschließend noch *Calcium carbonicum* ein. Man sollte diese Mittel natürlich nicht alle am selben Tag geben, und erst recht nicht auf einmal im gleichen Wasserglas auflösen, sondern abwarten, bis man die gute Wirkung von *Arnica* ausgeschöpft hat, bevor man *Rhus toxicodendron* gibt. Es ist ganz normal, dass es bei einer Verletzung zu Schmerzen, Ruhelosigkeit und Schwäche kommt, wofür *Rhus toxicodendron* das passende Mittel ist. Und es ist ebenso normal, dass ein ungenügend behandeltes Gelenk schmerzhaft und schwach bleibt, weshalb *Calcium carbonicum* dann als natürliches Folgemittel von *Rhus toxicodendron* eingesetzt wird. Manchmal müssen wir aufgrund besonderer Merkmale der Symptomatik auch auf *Causticum, Staphisagria* oder andere Arzneien überwechseln, welche jedoch alle mehr oder weniger verwandt mit *Arnica, Rhus toxicodendron* und *Calcium carbonicum* sind. Für andere Verletzungsarten sollten *Ledum* und *Hypericum* verglichen werden.

Arnica ist auch bei chronischen Erkrankungen hilfreich, besonders bei chronischer Gicht. Es ist nicht ungewöhnlich, dass bei langwierigen Gichtkrankheiten ein bis dahin ungekanntes Wundheitsgefühl in den Gelenken und große Empfindlichkeit entsteht. Der gichtkranke Großvater sitzt beispielsweise in der Ecke des Zimmers, und sobald der kleine Enkel auf ihn zugelaufen kommt, ruft er nur: „Bleib bloß weg, bleib bloß weg!“ Nach einer Gabe *Arnica* wird er seinem Enkel wieder erlauben, dass er auf ihm herumturnt. Der *Arnica*-Patient möchte nicht berührt werden und er will nicht, dass man sich ihm nähert. Er glaubt, dass jeder, der auf ihn zukommt, ihm wehtut. Er ist extrem empfindlich, seine Gelenke sind schmerzhaft und empfindlich, und er hat Angst, dass sie verletzt würden.

Im Arzneimittelbild von *Arnica* finden wir auch erysipelatöse Entzündungen. Wenn Sie einen Patienten mit einem Erysipel im Gesicht haben, der den bereits beschriebenen Gemütszustand vorweist, und der sich am ganzen Körper wie wund und zerschlagen fühlt, dann brauchen Sie nicht mit der Verordnung von *Arnica* zu zögern. Das Wundheits- und Zerschlagenheitsgefühl am ganzen Körper sowie der Gemütszustand würden in einem solchen Fall für *Arnica* und gegen jegliche andere Arznei sprechen. Auch bei Entzündungen der Nieren, der Blase oder der Leber, ja sogar bei Pneumonie würden Sie dieser Gemütszustand und das Gefühl von Wundheit und Zerschlagenheit am ganzen Körper zu erstaunlichen Heilungen mit *Arnica* befähigen, obwohl *Arnica* noch nie beispielsweise eine Pneumonie in der Prüfung hervorgerufen hat. Die für eine Pneumonie typischen Symptome wie rostfarbenes Sputum, Wundheitsgefühl und Katarrh der Brust, Husten und Würgen, sowie das Wundheits- und Zerschlagenheitsgefühl am ganzen Körper kommen bei *Arnica* jedoch ebenfalls vor. Wenn dann noch der stuporöse Zustand vorliegt und die typische Gemütsverfassung, die bei allen Entzündungen eines Organs insbesondere bei *Arnica* so charakteristisch ist, dann müssen wir uns nicht um besondere Feinheiten in der Diagnose kümmern, sondern verordnen *Arnica.*

Magen

Der *Arnica*-Patient hat eine Abneigung gegen Fleisch, Fleischbrühe und Milch. Zuweilen hat er großen Durst, beispielsweise im Fieberfrost bei Wechselfieber, ansonsten ist er eher durstlos. „Erbrechen von dunkelroten Blutklumpen, bitterer Mundgeschmack; allgemeines Wundheitsgefühl.“ Erbrechen von tintenschwarzen Massen.

Abdomen

Arnica ist ein hilfreiches Mittel bei Entzündungen des Abdomens, der Leber und des Darmtrakts, die mit Anschwellung, tympanitischer Auftreibung und Schwäche einhergehen. Der Patient ist so unruhig und so empfindlich, dass man ihn nicht berühren darf. Dieser Zustand tritt ebenfalls bei Typhus auf. Und vergessen Sie auch nicht die Symptome von *Arnica* bei einer Appendizitis. Sie müssen nicht bei jedem Patienten mit Blinddarmentzündung gleich nach dem Chirurgen rufen, wenn Sie die Pathogenese von *Bryonia, Rhus toxicodendron, Belladonna, Arnica* und ähnlichen Arzneien kennen. Das homöopathische Arzneimittel wird die Patienten heilen, und daher brauchen Sie den Chirurgen nicht – es sei denn, die Appendizitis tritt immer wieder auf. Falls Sie die Wirkung Ihrer Arzneien allerdings nicht kennen, werden Sie der vorherrschenden Meinung zustimmen, dass es nötig ist, die Bauchdecke zu öffnen und den Blinddarm zu entfernen. Es liegt zumeist nur an einer bedauernswerten Unwissenheit, wenn eine Blinddarmentzündung mit dem Messer angegangen wird.

Rektum und Stuhl

Übler Geruch ist ein weiteres Charakteristikum von *Arnica*; übel riechendes Aufstoßen, übel riechende Blähungen. Auch der Stuhl stinkt fürchterlich. „Nächtlicher Durchfall." „Unwillkürlicher Stuhlabgang im Schlaf." „Stuhl aus unverdauten Speisen; eitrig, blutig, schleimig." Übel riechender Stuhl mit dunklem Blut. Hier erkennen wir wieder die Neigung zu Blutungen aus den Schleimhäuten. Schwarzer, wässriger Stuhl und schwärzliches Erbrechen.

Harnwege und Urin

Harnretention durch Anstrengung, Überarbeitung, Verletzung, Gehirnerschütterung oder einen heftigen Unfall. Der Urin ist braun, dunkel oder schwarz wie Tinte. „Durchbohrende Schmerzen, als ob Messer in die Nieren getrieben würden." „Sehr scharfer Urin, mit vermehrtem spezifischem Gewicht."

Weibliche Geschlechtsorgane

Eine weitere Besonderheit von *Arnica* zeigt sich bei schwangeren Frauen. Hier tritt die extreme Überempfindlichkeit, Schmerzhaftigkeit und Wundheit vor allem in den Baucheingeweiden, dem Uterus sowie der Beckengegend auf. Die Schwangere reagiert empfindlich auf die Bewegungen des Fötus, weil dieser das Gefühl von Wundheit und Zerschlagenheit verstärkt. Die Bewegungen des Fötus werden als sehr schmerzhaft empfunden und halten sie die ganze Nacht über wach. *Arnica* wird diese Schmerzhaftigkeit lindern, sodass sie die Bewegungen des Fötus nicht mehr beeinträchtigt. Es liegt nicht an vermehrten Bewegungen des Kindes im Mutterbauch, vielmehr ist die Schwangere gegen die Bewegungen übermäßig empfindlich. „Anhaltendes Harntröpfeln nach der Entbindung."

Hitze und Frost

Ein allgemeines Merkmal der Arznei ist, dass bei kaltem Körper der Kopf gleichzeitig heiß ist. Der ganze Körper und die Extremitäten sind kalt, der Kopf jedoch fühlt sich heiß an. Dies tritt besonders bei kongestiven Anfällen, bei kongestivem Frost und kongestivem Wechselfieber auf. Es ist zuweilen der Anfang eines heftigen Anfalls, dem keine Anzeichen vorausgingen, außer vielleicht ein oder zwei Nächte mit schlechten Träumen oder Unwohlsein, Furcht und Benommenheit, sowie Wundheitsgefühl am ganzen Körper. Und wenn der Patient dann morgens aufsteht, nimmt das Wundheitsgefühl immer mehr zu, bis er am ganzen Körper einen Schmerz wie wund und zerschlagen verspürt. *Arnica* kann daher auch bei Kindern angezeigt sein, die an heftigen Fieberanfällen mit drohenden Krampfanfällen leiden, bei denen der Kopf heiß und der Körper kalt ist. Die meisten Ärzte denken hier zunächst an *Belladonna*, bei dem es ebenfalls zu Kälte der Extremitäten und heißem Kopf kommt. Vergessen Sie jedoch *Arnica* nicht, und zwar besonders bei jenen Kindern, die nicht berührt werden möchten und jedes Mal aufschreien, sobald die Mutter sie an Armen oder Beinen anfasst. Schauen Sie sich die Krankengeschichte etwas genauer an, dann werden Sie erkennen, dass es sich hierbei um ein Wundheitsgefühl handelt. Und wenn Sie das Kind betrachten, fallen Ihnen vielleicht die blauen Flecke auf, die eine weitere Indikation für *Arnica* darstellen.

Atemwege und Husten

Arnica ist auch ein Mittel bei Keuchhusten, und Sie können leicht ermessen, welche Beschwerden *Arnica* bei Keuchhusten indizieren: Verschlechterung durch Berührung, Wundheits- und Zerschlagenheitsgefühl, Krampfhusten mit Auswurf von blutigem oder blutgestreiftem bzw. mit stecknadelkopfgroßen Blutklümpchen durchsetztem Schleim. Erbrechen von Speisen mit schwarzem Schleim. Auch die Gemütsverfassung kann man sich leicht vorstellen: das Kind ist mürrisch und reizbar. „Husten bei Kindern, ausgelöst durch Schreien, gleichzeitig sind die Kinder zornig und werfen sich im Bett umher.“ „Nächtliche Hustenanfälle.“ „Keuchhusten; das Kind schreit vor den Anfällen, als ob es die Schmerzen fürchtet.“ Sie können die besonderen Merkmale, die wir bei *Arnica* bereits gesehen haben, auch auf verschiedene andere Krankheiten übertragen. Stechende Schmerzen bei Keuchhusten, Schmerzen in der Pleura bei Entzündungen im Brustbereich wie Bronchialkatarrhen, Pneumonie oder Pleuritis. Bei *Arnica* kommt es aber auch zu langwierigen Beschwerden, beispielsweise zu fettiger Herzdegeneration. Stiche in der Herzgegend, von links nach rechts ausstrahlend. „Mattigkeit, Zerschlagenheits- und Wundheitsgefühl, große Schwäche; muss sich hinlegen, aber das Bett fühlt sich zu hart an.“
Es ist natürlich sinnvoll, die gesamten Symptome von *Arnica* in der Literatur nachzulesen. Es gibt viele Besonderheiten im Arzneimittelbild dieser Arznei, viele kleine Symptome, die überaus interessant sind.
Arnica folgt gut nach *Aconitum* und ist komplementär zu *Aconitum, Ipecacuanha* und *Veratrum album.*

Arsenicum album **Ars.**

Arsentrioxid, Weißes Arsenik. As_2O_3.

Allgemeines

Seit der Zeit Hahnemanns bis zum heutigen Tag gehört *Arsenicum* zu den am häufigsten indizierten und verwendeten Heilmitteln. Die Ärzte der alten Schule haben es in höchstem Maße in Form der so genannten Fowlerschen Lösung missbraucht.

Arsenicum entfaltet seine Wirkung im gesamten Körper, und es scheint all seine Fähigkeiten zu vermehren oder zu vermindern, sämtliche Funktionen anzuregen oder zu stören. Wenn alle unsere Arzneien eines Tages genauso gut und ausführlich geprüft sind wie diese, dann werden wir zu noch mehr wundervollen Heilungen in der Lage sein. *Arsenicum* ist wegen seiner aktiven Natur leicht zu prüfen, und aufgrund des bereits genannten Missbrauchs in der Anwendung konnten wir vieles über das allgemeine Wesen dieser Substanz lernen. Obwohl es auf den gesamten Körper einwirkt und alle Funktionen und Gewebe beeinträchtigt, gibt es doch bestimmte hervorstechende und auffallende Merkmale. *Angst, Ruhelosigkeit, Erschöpfung, Brennen* und *aashafter Geruch* gehören zu diesen besonderen Charakteristika. Die Haut ist blass, kalt, klamm und schwitzig, der Patient hat ein leichenartiges Aussehen. Besonders bei chronischen Erkrankungen, die mit großer Schwäche und Anämie einhergehen, die durch Aufenthalt in Malariagebieten entstehen oder die bei schlecht ernährten Personen oder im Zuge einer Syphilis auftreten, ist *Arsenicum* ein überaus hilfreiches Mittel.
Die *Angst* des *Arsenicum*-Patienten wird begleitet von verschiedenen Impulsen, beispielsweise Selbstmordabsichten, plötzlicher Verrücktheit oder Wahnsinn. Es kommt zu Wahnideen und verschiedenen Arten von Geisteskrankheit; in der aktiveren Form entwickeln sich Delirium und Erregungszustände. *Traurigkeit* ist oftmals vorherrschend, und der Patient ist so traurig, dass er des Lebens überdrüssig wird und sterben möchte. Der *Arsenicum*-Patient begeht auch tatsächlich zuweilen Selbstmord. Die Pathogenese des Mittels ist geprägt von *Selbstmordneigungen*. Die Angst äußert sich aber auch in Form von Ruhelosigkeit, sodass sich der Patient andauernd bewegt. Wenn er in der Lage ist, aufzustehen, dann geht er von einem Stuhl zum andern. Das *Arsenicum*-Kind läuft von der Krankenschwester zur Mutter und wechselt von einer Person zur andern. Wenn der Patient im Bett liegt und sich nicht aufrichten kann, wirft er sich von einer Seite zur andern. Sofern er sich jedoch aufrichten kann, klettert er aus dem Bett und setzt sich in den Stuhl, er geht ständig von einem Ort zum andern. Sobald er sich dadurch erschöpft hat, geht er wieder zurück ins Bett. Die Ruhelosigkeit scheint sich überwiegend auf der Gemütsebene abzuspielen; es handelt sich um eine ängstliche Ruhelosigkeit oder aber um eine Art der Todesangst. Dies ist ein Versuch, diese Angst in ihrem Extrem zu beschreiben. Es hat den Anschein, als könne der Patient nicht weiterleben, obwohl es nicht die Schmerzen sind, die ihn so quälen. Es ist eine Angst, die mit Ruhelosigkeit und Traurigkeit einhergeht. Dieser Zustand herrscht bei allen Erkrankungen dieses Mittels vor und geht mit Erschöpfung einher. Im frühen Stadium der Erkrankung ist der Patient lediglich unruhig, aber diese Unruhe steigert sich bis zur ausgeprägten Erschöpfung. Während er im Bett liegt, wirft er anfangs noch den ganzen Körper hin und her, er bewegt sich innerhalb und außerhalb des Bettes. Aber die Erschöpfung nimmt so stark zu, dass er irgendwann nur noch die Glieder bewegen kann. Schließlich wird er jedoch so schwach, dass er nur noch ruhig und vollkommen erschöpft daliegen kann. Es scheint, als würde die Erschöpfung an die Stelle der Angst und der Ruhelosigkeit treten, und der Patient bekommt ein leichenhaftes Aussehen. Merken Sie sich also, dass die Angst und die Ruhelosigkeit in einen Zustand übergehen, bei dem der

Patient ein leichenartiges Aussehen hat, oder sogar tatsächlich stirbt. Dies tritt beispielsweise bei Typhus auf, wo *Arsenicum* ebenfalls indiziert ist. Zunächst kommt es zu dieser ängstlichen Ruhelosigkeit, aber die fortschreitende Schwäche führt zur Erschöpfung.

Durch das gesamte Arzneimittelbild von *Arsenicum* zieht sich ein *Brennen*, das bereits als eins der auffallendsten Merkmale erwähnt wurde. Es kommt zu Brennen im Gehirn, sodass der Patient seinen Kopf mit kaltem Wasser waschen möchte. Dieses Hitzegefühl und Pulsieren im Inneren des Kopfes wird durch das kalte Waschen gebessert. Bei einer rheumatischen Erkrankung, welche die Kopfhaut und die äußerem Nerven an der Kopfhaut affiziert, und bei der brennende Schmerzen auftreten, wird dieses Brennen durch Wärme gebessert. Kongestive Kopfschmerzen mit Wärmegefühl und Brennen im Inneren des Kopfes, wenn der Patient glaubt, der Schädel würde bersten, mit Hitze und Röte des Gesichts, werden durch kalte Umschläge und an der kühlen Luft gebessert. Die Besserung durch Kälte ist bei diesen Kopfschmerzen zuweilen so ausgeprägt, dass ich schon erlebt habe, dass ein Patient im Zimmer dick eingehüllt dasaß, um den Körper warm zu halten, gleichzeitig aber hatte er das Fenster geöffnet, um die kongestiven Kopfschmerzen zu lindern. Hierin erkennen wir ein besonderes Merkmal von *Arsenicum*: alle Beschwerden des Körpers bessern sich durch warmes Einhüllen und durch Wärme im Allgemeinen, die Kopfbeschwerden werden jedoch durch Kälte gelindert. Eine Ausnahme sind die Beschwerden des äußeren Kopfes, welche ebenfalls durch Wärme oder durch warmes Einbinden gebessert werden. Die Neuralgien des Gesichts, der Augen oder des Bereichs um die Augen werden durch Wärme besser.

Das Brennen wird auch im Magen, in der Blase, der Vagina oder auch in den Lungen verspürt. Bei einer drohenden gangränösen Entzündung der Lungen oder in bestimmten Stadien der Pneumonie hat der Patient das Gefühl, als hätte er glühende Kohlen in den Lungen. Auch im Hals und an den Schleimhäuten kann es zu diesem Brennen kommen. Die Haut brennt und juckt, sodass der Patient sich kratzt, bis die Haut wund ist. Dann lässt der Juckreiz nach, aber es brennt noch immer. Sobald das Brennen nur etwas nachlässt, fängt sofort der Juckreiz wieder an. Die ganze Nacht hindurch wechseln sich Jucken und Brennen ab. Es brennt eine Minute lang, dann setzt wieder der Juckreiz ein, sodass der Patient sich wieder kratzen muss, bis die Stelle wund ist. Das Jucken lässt nach, dafür brennt es wieder. So geht es die Nacht hindurch, und der Patient scheint keine Ruhe zu finden.

Die Sekrete und Exkrete von *Arsenicum* sind *scharf*. Sie sind wund machend und erzeugen brennende Schmerzen. Die Absonderungen aus Nase und Augen führen zu einer Rötung der umliegenden Stellen. Dasselbe gilt auch für Absonderungen aus anderen Körperöffnungen. Auch bei Geschwüren kommt es zu brennenden Schmerzen, und die dünnen, blutigen, flüssigen Absonderungen machen die umliegenden Teile wund. Der *Geruch* der Absonderungen ist *faulig*. Falls Sie je einmal den Geruch wahrgenommen haben, der von einem Gangrän, von verwesendem Fleisch ausgeht, dann kennen Sie den Geruch der Absonderungen von *Arsenicum*-Patienten. Der Stuhl riecht faulig, wie verwestes Fleisch oder zersetztes Blut. Die Absonderungen aus der Gebärmutter, wie Monats-

blutungen und Leukorrhö, aber auch Stuhl, Urin oder Auswurf riechen faulig. Geschwüre haben ebenso einen so fauligen Geruch, wie verwesendes Fleisch. *Arsenicum* ruft eine Blutungsneigung hervor. Der Patient blutet leicht, wobei die Blutungen an sämtlichen Körperstellen auftreten können. Sowohl Bluterbrechen als auch Blutungen aus Hals und Lungen kommen vor. An den Schleimhäuten treten bei hochgradigen Entzündungen zuweilen blutige Absonderungen auf. Blutungen aus Eingeweiden, Nieren, Blase und Gebärmutter – an jeder Schleimhaut kann es zu diesen Blutungen kommen. Schwärzliche Blutungen und übel riechende Absonderungen.
Auch die Bildung von *Gangrän* sowie plötzliche gangränöse oder erysipelatöse Entzündungen kommen häufig vor. An der Haut bildet sich rasch ein Erysipel, verletzte Hautstellen werden schnell gangränös. Gangrän an inneren Organen und maligne oder erysipelatöse Entzündungen. Es ist egal, von welchem Standpunkt aus Sie diesen Zustand betrachten und welchen Namen Sie der Erkrankung geben; wenn sich die Entzündung rasch entwickelt und bösartigen Charakter annimmt, sollten Sie an *Arsenicum* denken. Eine Entzündung des Darmes schreitet ein paar Tage lang fort und geht mit fürchterlich stinkenden Absonderungen, Erbrechen von blutigen Klumpen, heftigem Brennen und Tympanie einher. Man könnte dieses Beschwerdebild aufgrund des raschen Einsetzens sowie des heftigen und bösartigen Verlaufs beinahe für gangränöse Entzündung halten. Der Patient hat dabei Angst, besonders vor dem Tod, ist erschöpft, fröstelt und möchte warm zugedeckt sein. Wenn es dem Patienten bei einer derartigen Entzündung des Darmtraktes durch Wärme besser geht, heißt das Heilmittel *Arsenicum*. Sie sollten sich daran erinnern, dass bei *Secale* ein ähnlicher Zustand auftreten kann – eine tympanitische Auftreibung, Geschwüre, Erschöpfung, übel riechende Absonderungen, Erbrechen von Blutklumpen sowie Brennen. Der *Secale*-Patient jedoch will sich aufdecken, möchte kalte Sachen und das Fenster geöffnet haben. Der einzige Unterschied zwischen diesen beiden Arzneien kann in einem solchen Fall durchaus sein, dass der *Secale*-Patient nach Kälte verlangt, der *Arsenicum*-Patient hingegen nach Wärme. Aber auf diese Art individualisieren wir unsere Mittel und machen unsere Verordnungen. Nehmen wir einmal an, wir kommen zu einem Patienten mit Lungengangrän und erfahren, dass der Patient sich verkühlt hat. Er ist ruhelos, erschöpft ist und hat Angst. Beim Betreten des Krankenzimmers steigt uns ein fürchterlicher Gestank in die Nase, und beim Blick in die Bettpfanne sehen wir, dass der Patient reichliche Mengen eines schwarzen, fauligen Auswurfs hervorgebracht hat. Jetzt müssen wir beobachten, ob er sich warm zudecken möchte, ob er schnell friert und ob Wärme ihm gut tut. Wenn dies der Fall ist, wird es schwierig sein, ein anderes Mittel als *Arsenicum* zu finden, das den Fall in seiner Totalität abdeckt. Sowohl die Erschöpfung, der Auswurf, die Angst, die Ruhelosigkeit und auch das leichenhafte Aussehen sind vorhanden – welches andere Mittel als *Arsenicum* könnte also hier der Symptomtotalität entsprechen? Ich habe oftmals nach dem kurzen Gang an das Krankenbett schon eine lange diagnostische Strecke hinter mir, um die Symptome, die sich hier bereits zeigen, aufzunehmen. Jedes Symptom entspricht in diesem Fall *Arsenicum*: Er hat das typische Aussehen, er verhält sich so und auch der Geruch entspricht dem charakteristischen *Arsenicum*-Geruch. Sie könnten auch einmal zu einem

Patienten gerufen werden, der an einer hochgradigen Blasenentzündung mit heftigem Harndrang leidet, der stark Pressen muss, um die Blase zu entleeren, und dessen Urin blutig ist und Blutklumpen enthält. Von dem behandelnden Arzt wurde beim Legen eines Katheters zum Entleeren der Blase festgestellt, dass Blutklümpchen den Schlauch des Katheters verstopfen. Zunächst geht etwas Urin ab, aber dann stockt es. In der Krankenvorgeschichte war der Patient ruhelos, voller Angst, besonders Angst vor dem Tod, er war erschöpft und durch Wärme ging es ihm besser. Hier müssen Sie *Arsenicum* verordnen, nicht jedoch einfach aufgrund der Tatsache, dass es sich um eine Blasenentzündung handelt, sondern weil es eine rasch progrediente Blasenentzündung mit gangränösem Charakter ist. Die gesamte Harnblase wird innerhalb kürzester Zeit betroffen sein, falls nichts unternommen wird. Aber *Arsenicum* wird diesen Prozess aufhalten. Ähnlich verlaufen auch die Entzündungen an anderen inneren Organen wie der Leber, der Lunge usw. An allen inneren Organen kann es bei *Arsenicum* zu einer heftigen und rasch verlaufenden Entzündung kommen. Wir sprechen hier nicht von irgendwelchen Lokalsymptomen, sondern verdeutlichen den Allgemeinzustand des *Arsenicum*-Patienten, um den roten Faden zu zeigen, der sich durch das gesamte Mittelbild hindurch zieht. Wenn wir das Arzneimittelbild von *Arsenicum* mehr im Detail betrachten, dann werden Sie feststellen, dass diese Merkmale überall in Erscheinung treten.

Geist und Gemüt

Die Gemütssymptome des *Arsenicum*-Patienten sind zu Beginn der Erkrankung von ängstlicher Ruhelosigkeit geprägt, die sich in Richtung eines Deliriums und sogar bis zum Wahnsinn weiterentwickelt, und zwar mit allem, was dazu gehört. Es kommt zu einer Störung des Intellekts und des Willens. „Er glaubt, er müsse sterben." Ich wurde einmal an das Krankenbett eines Typhuspatienten gerufen, bei dem all die Allgemeinsymptome von *Arsenicum* vorhanden waren, die ich vorhin beschrieben habe. Er war noch in der Lage zu sprechen, schaute mich an und sagte: „Ihr Kommen ist sinnlos, denn ich werde ohnehin sterben. Sie können ebenso gut nach Hause gehen. Meine gesamten Eingeweide sterben ab." Einer seiner Freunde saß an einer Bettseite und gab ihm einige Tropfen Wasser in den Mund. Und sobald er ihm so etwas Wasser eingeträufelt hatte, verlangte der Patient sogleich wieder danach. Das war alles, nach was er verlangte. Sein Mund war schwarz und ausgetrocknet. Er bekam daraufhin *Arsenicum*. Ein Charakteristikum von *Arsenicum* ist *häufiger Durst auf kleine Mengen Flüssigkeit* – gerade so viel, damit der Mund damit benetzt werden kann. Als Gedächtnisstütze dient dieses Symptom häufig als unterscheidendes Merkmal zwischen *Arsenicum* und *Bryonia*. Der *Bryonia*-Patient hat Durst auf große Mengen und in langen Abständen, der *Arsenicum*-Patient hingegen auf kleine Mengen, dafür jedoch häufig und in kurzen Intervallen. Zuweilen ist der Durst des *Arsenicum*-Patienten auch unstillbar.

„Gedanken an den Tod und die Unheilbarkeit der Beschwerden." „Die Gedanken stürzen auf ihn ein; er ist zu schwach, sie abzuhalten oder einem Gedanken nachzugehen." Dies bedeutet, dass der Patient im Bett liegt und Tag und Nacht von niederdrückenden Vorstellungen und Gedanken gequält wird. Es ist ebenfalls ein Zeichen der Angst, und sobald der Patient von qualvollen Gedanken heimgesucht wird, überkommt ihn eine Angst. Im Delirium sieht er alles mögliche Ungeziefer auf dem Bett herumkrabbeln. „Zupft an der Bettdecke." Fieberdelir. „Wimmern und Zähneknirschen." „Lautes Seufzen, Stöhnen und Weinen." „Wehklagen, Verzweiflung über das Leben." „Schreit vor Schmerzen." „Springt vor Furcht aus dem Bett und versteckt sich im Schrank." Dies sind teilweise bereits psychotische Zustände, die in den ersten Stadien mit Angst und Ruhelosigkeit einhergehen. Religiöser Wahnsinn; die Patientin hat die Wahnidee, dass sie durch ihre Sünden nicht ins Himmelreich eintreten kann; biblische Erlösungsversprechen gelten nicht mehr für sie, jede Hoffnung ist verloren; sie ist zur Bestrafung verdammt. Bevor die Patientin psychotisch wurde, hatte sie niemals über religiöse Angelegenheiten nachgedacht. Schließlich geht die Psychose jedoch in einen Zustand über, in dem die Patientin ruhig wird und nicht mehr reden möchte. Wir sehen hier, dass ein Stadium in ein anderes übergeht. Wir müssen dann den gesamten Fallverlauf betrachten und die Richtung erkennen, welche die Krankheit eingeschlagen hat, um ein klares Bild zu erhalten. Dann erkennen wir, dass in einem Stadium die einen Symptome vorlagen, in einem anderen Stadium hingegen andere Symptome. Wir wissen beispielsweise, dass bei akuten Beschwerden, die nach *Arsenicum* verlangen, der Patient entweder Durst auf kaltes Wasser in kleinen Mengen hat und er gerade so viel trinkt, dass es zum Befeuchten des Mundes ausreicht; oder aber er hat einen Durst auf große Mengen, der auch durch Trinken von viel Flüssigkeit nicht gestillt werden kann. Dieses erste Stadium geht in ein zweites über, bei dem es zu einer Abneigung gegen Trinken kommt; der *Arsenicum*-Patient wird bei einer chronischen Erkrankung somit durstlos. Genau dasselbe tritt auch bei der Psychose auf. Im chronischen Zustand ist der Patient ruhig, in den frühen Stadien jedoch muss die Ruhelosigkeit, Furcht und Angst vorhanden gewesen sein – ansonsten ist es kein *Arsenicum*-Fall.

Furcht ist ein starkes Element im Gemütszustand des *Arsenicum*-Patienten. Er hat eine Furcht vor dem Alleinsein, da er befürchtet, er könne sich etwas antun, wenn er alleine ist. Das Arzneimittelbild von *Arsenicum* ist voller Furcht und Schreck. Der Patient scheut die Einsamkeit und möchte Gesellschaft haben, da er sich in Gesellschaft unterhalten und so die Angst ablegen kann. Aber mit der Zunahme der Psychose lässt auch das Verlangen nach Gesellschaft nach, und auch die Angst bleibt in Gesellschaft bestehen. Es kommt zu einer übermäßigen Zunahme der Furcht, und insbesondere abends, wenn die Dunkelheit einsetzt, nimmt die Angst zu und viele weitere Beschwerden treten auf. Viele Beschwerden, sowohl körperliche als auch emotionale, verstärken sich zu bestimmten Zeiten oder treten zu bestimmten Zeiten auf. Während manche Beschwerden und Schmerzen morgens schlimmer werden, verschlechtern sich die meisten Leiden des *Arsenicum*-Patienten zwischen 1 und 2 Uhr in der Nacht und zwischen 13 bis 14 Uhr am Mittag. Oft setzen die Beschwerden auch nach Mitternacht ein, und zwar sehr bald nach Mitternacht, und nehmen zwischen 1 und 2 Uhr zu. Abends im Bett ist die Furcht ebenfalls sehr stark.

„Abneigung gegen Treffen mit Bekannten; er glaubt, sie beleidigt zu haben." Der Patient ist niedergeschlagen, sehr traurig, melancholisch und verzweifelt.

Er zweifelt an der Genesung. Wenn er alleine ist oder zu Bett geht, bekommt er eine Angst vor dem Tod, wird ruhelos und ängstlich. Er glaubt, dass er sterben wird und möchte, dass jemand bei ihm ist. Die nächtlichen Angstanfälle treiben ihn aus dem Bett. Die Angst schlägt auch auf das Herz, und daher scheinen die seelische Angst und die Herzangst zusammenzufallen. Nachts wird er plötzlich von einer Angst überwältigt; er springt aus dem Bett aus Angst zu sterben oder zu ersticken. Das Mittelbild von *Arsenicum* ist voller Atemnot, kardialer Atemnot und verschiedenen Formen von Asthma. Die Hustenanfälle kommen abends im Bett oder nach Mitternacht. Zwischen 1 und 2 Uhr wird der Patient von Angst gepackt, mit Atemnot, und Furcht vor dem Tod. Er ist kalt und mit kaltem Schweiß bedeckt. „Angst, wie sie von einem Mörder verspürt wird." Dies ist eine weitere Form der Angst des *Arsenicum*-Patienten, und diese Angst kann sich soweit steigern, dass er schließlich die Vorstellung hat, Polizisten seien hinter ihm her, und er lauert, ob sie kommen und ihn verhaften wollen. Er hat Angst, dass im irgendetwas Böses zustoßen wird, und er sieht sich ständig um, ob etwas Schreckliches passiert. „Reizbar, entmutigt, ruhelos." „Ruhelosigkeit, er kann nirgends Ruhe finden." „Als Folge von Schreck hat er die Neigung, Selbstmord zu begehen."

Der *Arsenicum*-Patient ist in diesem Gemütszustand immer fröstelig und hält sich gerne am Ofen auf. Die Kleidung kann nicht warm genug sein, durch Kälte leidet er sehr. Chronische *Arsenicum*-Patienten werden nie richtig warm, sie sind immer fröstelig, ihre Haut ist blass und wächsern. Wenn diese Patienten denn mehrere heftige Schwächeanfälle durchgemacht haben, kommt es zu ödematösen Schwellungen. Das Mittelbild ist voller Gedunsenheit und Ödemen: Ödeme der Extremitäten, Wassereinlagerungen in den geschlossenen Körperhöhlen, Schwellungen um die Augen, Schwellungen des Gesichts; bei Druck bleibt eine Delle zurück. Im Bereich der Augen passt *Arsenicum* eher auf Schwellungen der Unterlider als der Oberlider, während bei *Kalium carbonicum* eher die Oberlider zwischen Lidern und Augenbrauen anschwellen. Bei manchen Erkrankungen gleichen sich die Mittelbilder von *Kalium carbonicum* und *Arsenicum*, sodass kleine Merkmale wie dieses den Ausschlag für die Differenzierung geben können. Wenn zwei Mittel sich in den Allgemeinsymptomen ähneln, muss man die Besonderheiten der Lokalsymptome beachten.

Kopf und Schwindel

Bei den Kopfschmerzen haben wir ebenfalls ein auffallendes Merkmal von *Arsenicum*, nämlich die Periodizität ihres Auftretens. Periodizität zieht sich durch das gesamte Mittelbild, und daher war *Arsenicum* bei Malariaerkrankungen, bei denen ja Periodizität ein wesentliches Merkmal ist, häufig sehr hilfreich. Die periodischen Beschwerden setzen bei *Arsenicum* jeden zweiten, jeden vierten oder jeden siebten Tag ein, manchmal auch alle zwei Wochen. Auch die Kopfschmerzen treten in Abständen von zwei, drei, vier, sieben oder vierzehn Tagen auf. Je länger die Krankheit andauert, desto länger sind die Abstände dazwischen, sodass sich die Beschwerden in akuten Fällen, bei denen *Arsenicum* das Heilmittel ist, jeden zweiten oder jeden vierten Tag verschlechtern. Aber sowie die Erkrankung chronisch wird und sich tief im Inneren festsetzt,

tritt die Verschlechterung jeden siebten Tag auf; bei tief sitzenden psorischen Erkrankungen mit langem, schleichendem Verlauf gar alle zwei Wochen. Diese Wiederkehr oder Verschlechterung der Beschwerden in gewissen Zyklen findet sich bei vielen Arzneien. Besonders ausgeprägt ist sie jedoch bei *China* und *Arsenicum*. Diese beiden Mittel haben auch sonst viele Gemeinsamkeiten, und sie sind sich im Wesen ähnlich in Bezug auf Erscheinungen, die häufig bei Malaria auftreten. Dabei ist jedoch *Arsenicum* tatsächlich viel häufiger indiziert als *China*. Bei jeder Malariaepidemie, die ich bisher miterlebt habe, waren gewöhnlich mehr Symptome vorhanden, die für *Arsenicum* sprachen als für *China*.
Bei den *Arsenicum*-Kopfschmerzen finden wir noch einen weiteren interessanten Punkt, den wir vorhin bereits angesprochen haben. Zum Wesen von *Arsenicum* gehört, dass sich *Zustände miteinander abwechseln*, was auch auf bestimmte Allgemeinsymptome zutreffen kann. *Arsenicum* ist bei all den körperlichen Beschwerden ein „kaltes" Mittel; der Patient sitzt am Ofen und fröstelt, möchte sich warm anziehen und das Zimmer gut geheizt haben. Dies ist der Fall, solange die Beschwerden den Körper betreffen. Handelt es sich jedoch um Beschwerden im Kopfbereich, möchte der Patient den Körper zwar noch immer warm haben, den Kopf möchte er jedoch mit kaltem Wasser waschen oder er möchte kühle Luft am Kopf haben. Die Kopfbeschwerden müssen folglich mit den Modalitäten des Kopfes übereinstimmen, genauso wie die Körpersymptome zu den allgemeinen Modalitäten, die den Körper betreffen, passen müssen. Es ist manchmal sehr schwierig zu sagen, welcher dieser beiden Zustände als allgemeiner angesehen werden kann. Es ist zuweilen ebenfalls nicht ganz einfach festzustellen, welche Modalitäten den Patienten als Ganzes betreffen. Man kann hierbei etwas durcheinander kommen, wenn er Aussagen macht wie: „Bei Kälte geht es mir schlechter", sobald aber sein Kopfschmerz einsetzt, sagt er: „Kälte tut mir gut. Ich möchte mich lieber im Kalten aufhalten." Dabei bezieht sich diese Aussage eigentlich nur auf den Kopf, und Sie müssen diese Schilderungen genau auseinander halten und anhand der betroffenen Körperteile durcharbeiten. Wenn die Angaben der Patienten so unterschiedlich sind, dann müssen Sie diese sorgfältig hinterfragen um festzustellen, woran dies liegt. Bei *Phosphorus* zeigt sich ein ähnlicher Zustand: Die Beschwerden des Magens und des Kopfes werden durch Kälte gebessert, d. h. der Patient möchte kalte Umschläge am Kopf bei Beschwerden im Kopfbereich, und bei Magenbeschwerden möchte er kalte Sachen zu sich nehmen. Die Beschwerden des restlichen Körpers hingegen werden durch Wärme gebessert. Sobald er an die frische Luft geht, beginnt er zu husten, falls er Atembeschwerden hat. Daran können wir erkennen, dass die Modalitäten, die sich auf die betroffenen Körperregionen beziehen, immer mit einbezogen werden müssen. Nehmen wir einmal beispielsweise einen Patienten, der an einer Neuralgie oder an rheumatischen Beschwerden leidet, und die Schmerzen erstrecken sich zum Kopf. Er möchte den Kopf eingehüllt haben, denn die Schmerzen werden durch Wärme gebessert. Aber wenn sich bei ihm einmal ein Blutandrang zum Kopf entwickelt, dann möchte er etwas Kaltes am Kopf haben. Wie ich bereits gesagt habe, gibt es diesen Wechsel der Zustände und Modalitäten auch bei *Arsenicum*. Ich werde dies an einem Fallbeispiel verdeutlichen. Ein Patient von mir litt seit langer Zeit an periodischen Migräneanfällen. Die Migräne besserte sich durch kalte Anwen-

dungen, beispielsweise kalte Umschläge oder kaltes Wasser am Kopf. Es konnte gar nicht kalt genug sein, und je kälter die Anwendungen waren, desto besser. Die Migräne trat alle zwei Wochen auf, und solange sie andauerte, wollte er etwas Kaltes am Kopf haben. Dies besserte die Migräne für eine gewisse Zeit. Sobald sie aber abgeklungen war, litt er an Gelenkrheuma, das ebenfalls periodisch auftrat und hartnäckig war. Wenn er jedoch unter diesem Gelenkrheuma zu leiden hatte, und die betroffenen Gelenke mehr oder weniger ödematös geschwollen waren, konnte er es nicht warm genug haben. Er saß warm zugedeckt am Ofen, seine Beschwerden wurden durch Wärme gelindert. Er hatte ein Verlangen nach warmer Luft und wollte das Zimmer gut geheizt haben. Auch diese Beschwerden dauerten eine Zeit lang an und klangen schließlich ab. Daraufhin setzte die Migräne wieder ein und blieb ebenfalls wieder eine Zeit lang bestehen. Dies ist es, was ich mit wechselnden Zuständen meine. *Arsenicum* hat diesen Patienten geheilt, und er hatte später nie wieder derartige Beschwerden. Der Wechsel von Beschwerden und Zuständen bedeutet manchmal auch, dass sich zwei Krankheiten im Körper gegenseitig abwechseln, und zuweilen deckt eine einzige Arznei den gesamten Fall mit all den wechselnden Beschwerden ab. Ich kann mich an einen weiteren Fall erinnern, der diese eigenartige Natur von wechselnden Krankheitszuständen deutlich macht, die auch bei anderen Arzneien als *Arsenicum* auftritt. Eine Patientin litt an einem Druckgefühl oben am Scheitel, wie ich es bereits bei *Alumen* beschrieben habe. Dieser Druck dauerte zumeist mehrere Wochen lang an, und die einzige Erleichterung brachte ihr harter Druck gegen die Stelle. Sie war durch das feste Drücken schon ziemlich erschöpft und ließ sich alle möglichen Maßnahmen einfallen, wie sie sich etwa Gewichte auf den Kopf legen könnte. Das Druckgefühl verschwand in der Nacht, und sie erwachte am nächsten Morgen mit anhaltendem Harndrang. Die Blasenreizung wechselte sich sozusagen mit dem Druckgefühl am Scheitel ab. *Alumen* brachte eine rasche Heilung. Bei vielen unserer antipsorischen Arzneien finden wir diesen Wechsel von Zuständen. Und dies verdeutlicht die Notwendigkeit, alle Symptome der einzelnen Krankheitsstadien des Falles aufzunehmen, die geheilt werden sollen. Andernfalls kann es Ihnen passieren, dass Sie bei einem chronischen Fall mit psorischem Hintergrund ein Mittel verordnen, das eine kurzfristige Linderung bringt, dass sich anschließend aber ein anderer Aspekt der Erkrankung zeigt. Sie haben mir ihrer Verordnung lediglich dafür gesorgt, dass die Krankheit schneller voranschreitet, als sie es ohne Behandlung getan hätte. Diese Vorgehensweise entspricht somit keiner homöopathischen Verordnung. Vergewissern Sie sich daher, dass wenn die von Ihnen gewählte Arznei den einen Zustand des Patienten abdeckt, dass es auch für den anderen Beschwerdekomplex genau indiziert ist – tut es das nicht, handelt es sich nicht um das Similimum. Sie müssen solange nach dem Mittel suchen, das beide Zustände abdeckt, ansonsten werden Sie eine bittere Enttäuschung erleben. Allerdings entdecken wir diesen Wechsel der Beschwerden manchmal nicht eher, bevor wir ihn nicht durch zwei oder drei falsche Verordnungen wieder zurückgebracht haben. Manche Patienten sind auch so verschlossen, und es ist so schwer, brauchbare Symptome von ihnen zu erhalten, dass wir diese wechselnden Beschwerden ebenfalls nicht herausbekommen. Aber bei der erneuten Durchsicht Ihrer Fallunterlagen werden Sie feststellen, an welcher Stelle Sie eine törichte Verordnung getroffen haben. Sie werden sehen, dass Sie einen neuen Beschwerdekomplex vertrieben und dafür eine alte Störung zurückgeholt haben, und so befand sich der Patient in einem ständigen Auf und Ab. Diese Vorgehensweise führt nicht zu einer Besserung des Gesundheitszustandes Ihres Patienten, und daher müssen Sie den ganzen Fall erneut durcharbeiten und dabei die wechselnden Beschwerden mitberücksichtigen. Bei *Arsenicum*-Patienten wechseln Beschwerden des Kopfes mit anderen Körperbeschwerden ab. Sie werden feststellen, dass es bei bestimmten Arzneien zu einem Wechsel zwischen Symptomen im Gemütsbereich und körperlichen Beschwerden kommt. Dies gehört zum Wesen dieser Mittel und zieht sich entsprechend durch das gesamte Mittelbild. Solange die körperlichen Symptome vorherrschen, zeigen sich keine Gemütssymptome, und umgekehrt. Wenn ein derartiges allgemeines Merkmal bei einem Krankheitsfall erkannt wird, ist dies ein dicker Pluspunkt. Manchmal finden Sie vielleicht dennoch nicht das passende Mittel, da sehr viele unserer Arzneien nicht ausführlich genug geprüft und detailliert aufgezeichnet sind. Ein Wechsel der Zustände wurde eventuell bei der einen oder anderen Prüfung nicht beobachtet oder als solcher erkannt. Bei *Podophyllum* kennen wir das auffallende Symptom, dass die Kopfschmerzen mit Durchfall alternieren. Der Patient neigt zu Migräne und zu Durchfall, wobei immer nur eins davon vorhanden ist. Bei *Arnica* wechseln Gemütssymptome mit Beschwerden der Gebärmutter ab. Die Gebärmuttersymptome weisen auf *Arnica* hin, und sie verschwinden nachts, dafür treten Gemütssymptome auf; die Patientin ist in der Nacht schwermütig, düster und mürrisch. Bei Arzneien mit diesen Eigenschaften benötigt man einen tiefen Einblick in die Mittelbilder, um die wechselnden Zustände zu erkennen. Denn diese Dinge sind nicht immer in den Prüfungen hervorgetreten, aus dem Grund nämlich, dass bei einem Prüfer die eine Symptomgruppe auftrat, bei einem anderen Prüfer hingegen die andere. Daher wird ein Mittel, welches die beiden Symptomgruppen zu erzeugen in der Lage ist, auch den Wechsel zwischen den Zuständen heilen können.

Die periodischen Kopfschmerzen können bei *Arsenicum* an allen Teilen des Kopfes auftreten. Sie sind zumeist von kongestivem Charakter, mit Klopfen und Brennen, sowie Angst und Ruhelosigkeit. Der Kopf ist heiß und die Kopfschmerzen werden durch Kälte gebessert. Es kann zu klopfenden Stirnkopfschmerzen kommen, die sich durch Licht und bei Bewegung verschlechtern, und sie werden oft begleitet von starker Ruhelosigkeit, die den Patienten zwingt, sich zu bewegen; außerdem auch von Angst. Bei den meisten Kopfschmerzen besteht gleichzeitig eine Übelkeit sowie Erbrechen. Die Migräneanfälle sind bei *Arsenicum* von der übelsten Sorte, besonders diejenigen, die alle zwei Wochen auftreten. Manchmal sind diese chronisch kranken, hinfälligen Patienten kalt, blass und sehen kränklich aus. Sie frieren andauernd, außer wenn sie unter Kopfschmerzen leiden, der durch Kälte gebessert wird. Das Gesicht weist tiefe Furchen auf, die Patienten haben Angst und sind völlig durstlos. Erinnern Sie sich bitte daran, dass die *Arsenicum*-Patienten bei akuten Erkrankungen einen starken Durst haben und häufig und in kleinen Schlucken trinken möchten. Sie haben einen trockenen Mund und Verlangen nach Wasser, um sich die Lippen und den Mund zu befeuchten. Bei chronischen Krankheiten ist der *Arsenicum*-

Patient hingegen generell durstlos. Die Kopfschmerzen können auch nur an einer Seite des Kopfes auftreten, wobei die Kopfhaut mit betroffen sein kann; Schmerzen in einer Kopfhälfte, schlechter durch Bewegung, besser durch kaltes Waschen und gehen an der kalten Luft. Dennoch löst das Auftreten beim Gehen oftmals eine Schmerzwelle aus, ein schüttelndes, vibrierendes oder lockeres Gefühl im Gehirn. Dies sind die vom Patienten geschilderten Empfindungen, die mit den Pulsationen der Gefäße im Gehirn zusammenhängen. Des Weiteren kommen auch fürchterliche Hinterkopfschmerzen vor, die so heftig sein können, dass sich der Patient wie benommen oder betäubt fühlt. Sie setzen nach Mitternacht ein oder werden durch nervöse Erregung und Anstrengung ausgelöst. Sie treten auch auf, wenn sich der Patient durch Gehen erhitzt hat, was zu einem Blutandrang zum Kopf führt. *Natrium muriaticum* ist ein analoges Mittel zu *Arsenicum* was die Periodizität und viele weiteren Beschwerden anbelangt. Auch bei *Natrium muriaticum* finden wir kongestive Kopfschmerzen nach Gehen und Erhitzung, besonders vom Gehen in der Sonne. Die *Arsenicum*-Kopfschmerzen verschlechtern sich im Allgemeinen durch Licht und Geräusche, sie werden durch Liegen im dunklen Zimmer mit zwei Kissen unter dem Kopf gelindert. Viele der *Arsenicum*-Kopfschmerzen beginnen auch nachmittags zwischen 13 und 15 Uhr, oder nach dem Mittagessen; sie werden über den Nachmittag dann schlimmer und dauern die ganze Nacht über an. Sie werden oft von starker Blässe, Übelkeit, Erschöpfung und fürchterlicher Schwäche begleitet. Die Schmerzen treten manchmal auch anfallsweise auf. Heftige Kopfschmerzen im Fieberfrost bei Wechselfieber, als ob der Schädel bersten würde. Kongestive Kopfschmerzen bei Wechselfieber, als ob der Schädel platzen würde. Ein besonderes Merkmal hinsichtlich des Durstes ist, dass der Patient im Fieberfrost keinen Durst hat, außer nach heißen Getränken. Während der Fieberhitze hingegen hat er ständig ein Verlangen nach kleinen Mengen Wasser, um den Mund und die Lippen zu befeuchten. Man kann dies nicht als Durst bezeichnen. Im Schweißstadium jedoch hat er Durst auf große Mengen. Der Durst beginnt sobald die Fieberhitze einsetzt und wird mit zunehmender Mundtrokkenheit stärker; er möchte allerdings nur den Mund befeuchten. Dann jedoch bekommt er den Fieberschweiß und er bekommt Durst auf große Mengen und in kurzen Abständen. Und je mehr er schwitzt, desto stärker ist sein Verlangen nach Wasser. Die Kopfschmerzen setzen im Fieberfrost ein, nehmen über das Froststadium und in der Fieberhitze zu und werden schließlich kongestiv und pulsierend. Gegen Ende des Hitzestadiums, wenn der Schweiß einsetzt, werden die Kopfschmerzen durch den Schweißausbruch gelindert.

Bei chronischen Kopfschmerzen, kongestiven Kopfschmerzen und Malariaerkrankungen kann man an der Haut des *Arsenicum*-Patienten eine *Neigung zum Faltigwerden* beobachten. Die Haut nimmt ein vorzeitig gealtertes, runzeliges Aussehen an. Auch die Schleimhäute der Lippen und des Mundes werden oft runzlig und faltig, ebenso die diphtherischen Membranen im Halsbereich. Dies ist ein besonderes Merkmal von *Arsenicum* und tritt meines Wissens nach bei keiner anderen Arznei auf. Die Exsudate haben ein ledriges, runzeliges Aussehen. Dennoch ist eine runzelige Pseudomembran bei Diphtherie keine absolute Indikation für *Arsenicum*; aber wenn *Arsenicum* aufgrund seiner Symptomatik

angezeigt ist, werden Sie mit größter Wahrscheinlichkeit diese Eigenart der Membranen vorfinden. Diese Fälle haben oft einen bösartigen Charakter, die Absonderungen riechen übel, faulig oder gangränös.
Manchmal bewegt der *Arsenicum*-Patient bei Beschwerden im Körper andauernd den Kopf, da bestimmte Körperteile dafür zu schmerzhaft sind. Der Patient muss den Kopf aufgrund der Ruhelosigkeit und des Unwohlseins ständig bewegen, obwohl es ihm dadurch nicht besser geht. An Gesicht und im Kopfbereich besteht eine Neigung zu Ödembildung. Ödematöse Schwellungen der Kopfhaut und erysipalatöse Entzündungen im Gesicht und am Kopf, wobei an der Kopfhaut bei Druck eine Delle zurückbleibt; außerdem kann man Krepitationsgeräusche wahrnehmen. Es bilden sich leicht Hautausschläge an der Kopfhaut; außerdem ist sie so empfindlich, dass Kämmen oder Bürsten der Haare nicht vertragen wird. Der Patient hat das Gefühl, dass die Berührung des Kamms oder der Bürste beim Streichen über die Kopfhaut bis ins Gehirn vordringt.
Allgemeine Empfindlichkeit ist ein weiteres Merkmal bei *Arsenicum*. Der Patient ist empfindlich gegen Gerüche und Berührung, alle seine Sinne sind überempfindlich. Eine besondere Eigenart, die ich bisher noch nicht erwähnt habe, ist die Überempfindlichkeit des *Arsenicum*-Patienten auf seine Umgebung. Er ist extrem penibel. Hering hat ihn als den „Patienten mit dem goldenen Knauf am Spazierstock" beschrieben. Diese Kleinlichkeit führt beispielsweise bei einer Frau, die krank im Bett liegt, dazu, dass sie jedes Bild an der Wand stört, das nicht exakt und gerade an der Wand hängt. Diejenigen Patienten, die gegen die geringste Unordnung empfindlich sind, denen es etwas ausmacht, wenn nicht alles an seinem richtigen Platz steht, leiden an einem krankhaften Ordnungswahn, der in *Arsenicum* sein Similimum findet.

Augen

Die Augensymptome sind ebenfalls sehr auffallend. Nach unterdrückter Malaria oder bei hinfälligen, blassen und kränklichen Personen mit Neigung zu allgemeinen katarrhalischen Beschwerden, insbesondere wenn diese sich vorwiegend in der Nase und den Augen lokalisieren, sind diese Leiden besonders beschwerlich. Es kommt zu verschiedenen Absonderungen aus den Augen. Es kann sich um eine Konjunktivitis handeln, die allgemeine auch auf die Lider und den Augapfel übergeht und die fortschreitet zu Geschwürbildung mit einer dünnen, blutigen Absonderung; die Absonderung wird später dick, scharf und macht das Auge wund, die Lidränder werden gerötet und es bilden sich Granulationen, die wiederum brennen. Das Brennen wird durch Waschen mit kühlem Wasser und durch trockene Wärme gelindert. Sehr häufig bilden sich bei *Arsenicum*-Patienten Geschwüre am Augapfel, zumeist auf der Kornea. Verschiedene Arten von Hypertrophien entstehen, sie beginnen an einzelnen Stellen führen und zu Vernarbungen. An chronisch ulzerierten Stellen bilden sich kleine Wucherungen ähnlich einem Pterygium, die nach innen zum Zentrum des Auges hin wachsen, wodurch Erblindung droht. Die Entzündungen der Augen gehen manchmal mit einer Schwellung einher, sowie mit brennenden und wund machenden Absonderungen. Die Schwellung ist sackartig, und daher sehen wir bei *Arsenicum*-Patienten sackartige Lider und kleine Säckchen unter den Augen. Das Gesicht ist blass und wächsern, es zeigt den gesundheitlich stark angeschlagenen oder auch ödematösen Zustand des Patienten.

Nase

Die Katarrhe treten auch im Nasen-Rachen-Raum auf, wobei es manchmal schwierig ist, die Symptome der Nase von denen des Rachens auseinander zu halten. Erkältungen gehen beim *Arsenicum*-Patienten immer auf die Nase, er niest bei jedem Wetterwechsel. Er friert ständig und leidet bei Luftzug. Seine Beschwerden verschlimmern sich bei kaltem, feuchtem Wetter, ihm ist durch und durch kalt. Diese blassen, wächsernen, gesundheitlich sehr mitgenommenen Personen mit katarrhalischen Absonderungen aus der Nase werden beim Sehen in helles Licht fast blind. Niesen und Schnupfen bei Entzündungen in der gesamten Nasenhöhle, in Rachen, Kehlkopf und Brust. Die Erkältung beginnt in der Nase und erstreckt sich hinunter in den Rachen, wobei dadurch oftmals Heiserkeit mit trockenem, hartem, krächzendem Husten hervorgerufen wird. Es ist oft schwierig eine Arznei für eine Erkältung zu finden, die mit Schnupfen beginnt und auf Brust und Bronchien übergeht. Sehr häufig muss man während der Behandlung das Mittel wechseln, da die Brustsymptome eine andere Arznei benötigen. Es ist daher sehr schwer, eine Arznei auszumachen, die sowohl die Symptome des Schnupfens als auch der Brust abdeckt.
Arsenicum ist das Heilmittel bei alten, chronischen Katarrhen der Nase, wenn es leicht zu Nasenbluten kommt; der Patient niest andauernd und erkältet sich ständig, friert immer und ist blass, müde, ruhelos, durchleidet angstvolle Nächte und hat beschwerliche Träume. Die Nasenschleimhaut entzündet sich leicht und es kommt zu roten, geschwürigen Stellen, die leicht bluten. Dicke Borken bilden sich hinten in der Nase. Bei *Arsenicum* finden wir eine ausgeprägte Neigung zu Geschwürbildungen, z. B. bei Halsentzündungen, Nasenkatarrhen oder wenn eine Erkältung auf die Augen schlägt. Diese Geschwürneigung ist ein sehr starkes Charakteristikum dieser Arznei, völlig unabhängig davon, an welcher Stelle sich Beschwerden lokalisieren. *Arsenicum* ist das Heilmittel bei Katarrhen der Nase oder anderer Teile bei geschwächten Konstitutionen aufgrund von Syphilis oder Malaria; außerdem bei Beschwerden nach mancherlei Blutvergiftungen, beispielsweise nach einer infizierten Wunde, durch falsch behandelte Erysipele, Typhus oder zymotische Zustände. Darüber hinaus ist es auch hilfreich bei Vergiftungen mit Chinin oder anderen Substanzen, die zu einer Änderung der Blutzusammensetzung und somit zu Anämie führen. Wenn sich ein Unterschenkelgeschwür bildet, eine Leukorrhö oder irgendeine andere Art von Absonderungen einsetzt, erfährt der Patient bzw. die Patientin eine Linderung. Werden diese Absonderungen hingegen unterbunden, entstehen chronische Beschwerden, zunächst angeblich aufgrund der zurückgehaltenen Sekretionen; in Wirklichkeit handelt es sich dabei jedoch um eine Form von Blutvergiftung. Dies kann bei unterdrückten Ohrenabsonderungen, unterdrückten Rachenabsonderungen, unterdrückter Leukorrhö und unterdrückten Geschwüren der Fall sein. *Arsenicum* ist eine der Arzneien für den anämischen Zustand, der auf jegliche Art von Unterdrückung folgt. Heutzutage ist es modern, Kauterisationen durchzuführen und lokale Anwendungen zu machen, um eine Leukorrhö oder andere

Absonderungen zu unterbinden und Geschwüre auszutrocknen. Aber wenn diese äußeren Beschwerden verschwinden, kommt es zu einem anämischen Zustand und der Patient bekommt ein wächsernes, blasses Gesicht und sieht kränklich aus; es setzen katarrhalische Absonderungen ein, sozusagen als Maßnahme zur Linderung der Unterdrückungsfolgen anderer Sekretionen. Eine Frau leidet so möglicherweise seit der Unterdrückung einer Leukorrhö unter dicken, blutigen oder wässrigen Absonderungen aus der Nase. *Arsenicum* ist häufig angezeigt, wenn ein Geschwür durch Salben eingetrocknet oder eine Ohrenabsonderung durch äußere Anwendungen von Puder unterdrückt wurde. Der Arzt denkt dann wahrscheinlich, dass es klug war, diese Absonderungen zu stoppen, aber er hat letztlich nur erreicht, dass die Sekretionen, die dem Patienten wirklich eine Erleichterung gebracht haben, verschwunden sind. Arzneien wie *Sulphur, Calcium carbonicum* und *Arsenicum* sind hilfreich bei sehr geschwächten Personen mit katarrhalischen Beschwerden aufgrund von unterdrückten Absonderungen. *Arsenicum* ist darüber hinaus angezeigt bei Beschwerden infolge einer Vergiftung mit Tiergiften. Es packt das Übel an der Wurzel, da es eine Ähnlichkeit zu jenen Beschwerden besitzt, die durch eine Sektionswunde hervorgerufen werden. *Arsenicum* und *Lachesis* sind Arzneien, die hier rasch bis an die Ursache vordringen, das Gift antidotieren und so Ordnung und Harmonie im Organismus wieder herstellen.
Die Beschwerden im Bereich der Nase sind wie bereits gesagt bei *Arsenicum* sehr beschwerlich und bilden einen großen Teil des Symptombildes des Patienten. Die Patienten erkälten sich ständig und sind immer empfindlich gegen Kälte. Beim geringsten Auslöser entwickelt sich ein Schnupfen. Solange es dem *Arsenicum*-Patienten vergleichsweise gut geht, hat er mehr oder weniger dicke Absonderungen aus der Nase. Aber sobald er sich ein wenig erkältet, wird das Sekret dünn. Die dickflüssige Absonderung, dic für sein Wohlbefinden nötig ist, hört auf und er bekommt Kopfschmerzen, wird durstig und ruhelos, außerdem setzen Angst und Unbehagen ein. Dies steigert sich bis hin zu einem zwei oder drei Tage andauernden Erkältungsfieber, woraufhin die dicke Absonderung wieder einsetzt und er sich besser fühlt; alle Schmerzen und die sonstigen Beschwerden verschwinden. Auch bei Epitheliomen an Nase und Lippen war *Arsenicum* hilfreich.

Hals

Entzündungen an Rachen und Tonsillen, die mit Brennen einhergehen und durch kalte Getränke zunehmen, durch warme Getränke hingegen gelindert werden. Die Schleimhäute sind gerötet und runzelig. Wenn es wie bei einer Diphtherie zur Sepsis kommt und Exsudate an der Schleimhaut erscheinen, werden diese aschgrau, runzlig und bedecken manchmal den gesamten weichen Gaumen und den Gaumenbogen. Die Schleimhaut sieht schrumplig aus. Der Patient ist erschöpft, ängstlich, schwach, hat dabei nur mäßiges Fieber, aber sein Mund ist ausgesprochen trocken.
Der Katarrh aus der Nase wandert anschließend hinab in den Kehlkopf und ruft Heiserkeit hervor. Er geht auch auf die Luftröhre über, und es kommt zu Brennen, was sich durch Husten verschlechtert. Anschließend tritt ein Zusammenschnürungsgefühl in der Brust auf, asthmatische Atemnot und trockener, stoßweiser Husten ohne Auswurf. Dieser quälende Husten geht mit Angst,

Erschöpfung, Ruhelosigkeit und Schweiß einher, und scheint dem Patienten keine Linderung zu verschaffen. Der Husten ist der Ausgangspunkt der Beschwerden, und er dauert als trockener, krächzender, rauer Husten mehrere Tage an, ohne dass er irgendeine Erleichterung bringt; anschließend setzen die asthmatischen Beschwerden ein, der Patient expektoriert große Mengen eines dünnen, wässrigen Sputums. Er hat ein Zusammenschnürungsgefühl um die Brust, die Brust wird eng, es kommt zu pfeifender Atmung und Erstickungsgefühl. Manchmal ist der Auswurf blutig, die Symptome jedoch sind allgemein katarrhalisch. Mit dem blutigen, rostfarbenen Auswurf treten zuweilen auch Symptome einer Pneumonie auf. Der ausgeworfene Schleim ist wund machend und in der Brust brennt es wie von glühenden Kohlen, anschließend kommt es zu Bluthusten und der Auswurf wird leberfarben.
Arsenicum ist ein Blutungsmittel, es ruft eine Neigung zu Hämorrhagien hervor. Die Blutungen können an sämtlichen Schleimhäuten auftreten. Das austretende Blut ist für gewöhnlich hellrot, jedoch werden die Schleimhäute gangränös und die Blutung wird schwarz und enthält kleine Klümpchen, die wie Leberstückchen aussehen. Dieselbe Eigenschaft findet sich auch beim Erbrochenen und im Stuhl. Der Auswurf stinkt so fürchterlich, dass man schon bald auf den Gedanken kommt, dass es sich um ein Gangrän handeln könnte. Bei dem Patienten entwickelt sich zu der Zeit ein Zustand, für den man wahrscheinlich keinen besseren Ausdruck finden kann als „gangränöse Entzündung." Es gibt Anzeichen, die auf eine Entzündung hinweisen, gleichzeitig riecht der Auswurf so furchtbar, dass man ihn wahrnimmt, sobald man die Tür zum Krankenzimmer öffnet. Der Auswurf besteht aus einer dünnen, wässrigen Flüssigkeit, die mit Klumpen durchsetzt ist. Im Spucknapf sehen Sie diesen wässrigen Auswurf, der aussieht wie Pflaumensaft, und in der Mitte befinden sich Blutklümpchen. Der Gestank ist fürchterlich. Der Patient hat den Zustand der Ruhelosigkeit hinter sich gelassen und ist jetzt erschöpft, blass und aller Wahrscheinlichkeit nach mit kaltem Schweiß bedeckt.

Magen

Im Bezug auf den Magen treten sämtliche Beschwerden in Erscheinung, die zu einer Gastritis gehören. Der Patient erbricht alles, was er zu sich nimmt, selbst den kleinsten Schluck Wasser. Der Magen ist extrem gereizt, der Patient ist erschöpft und furchtbar ängstlich. Er hat einen trockenen Mund, und ein kleiner Schluck warmes Wasser wird ihm zunächst vielleicht gut tun, aber bald darauf kommt es wieder herauf. Kalte Flüssigkeiten werden unmittelbar wieder erbrochen. Die gesamte Speiseröhre ist entzündet, und alles brennt, was darin nach oben oder nach unten geht. Der Patient erbricht Galle oder Blut. Sein Magen ist extrem empfindlich, Berührung wird nicht ertragen. Äußere Wärmeanwendungen bessern, und auch warme Getränke lindern die Beschwerden kurzzeitig. Die Wärme tut dem Patienten gut.

Abdomen

Auch am Darmtrakt treten zahlreiche Störungen auf, und so finden wir bei *Arsenicum* alle Symptome einer Peritonitis. Tympanitische Auftreibung des Abdomens. Der Bauch darf nicht berührt werden, aber der Patient möchte sich

aufgrund seiner Ruhelosigkeit andauernd bewegen. Er kann sich nicht ruhig verhalten, wird schließlich aber so schwach, dass Ruhelosigkeit der Erschöpfung weicht. Wahrscheinlich entwickelt sich auch eine Dysenterie, mit unwillkürlichem Abgang von Stuhl und Urin, oder auch von beidem. Gleichzeitig kommt es zu Darmblutungen und blutigem Urin. Der Stuhl verbreitet einen aashaften Geruch, wie verfaulendes Fleisch; er ist blutig, wässrig, braun wie Pflaumensaft, oder aber schwarz und stinkt fürchterlich. Zuweilen ist er auch dysenterisch, wird nur unter heftigster Anstrengung entleert und der After brennt. Jeder Stuhlgang brennt, als ob das Rektum voller glühender Kohlen wäre. Die ganzen Eingeweide brennen, den ganzen Verdauungstrakt entlang. Der Schmerz im Abdomen bessert sich durch heiße Auflagen. Die tympanitische Auftreibung ist extrem. Manchmal kommt es auch zu einer Gastroenteritis, die einen gangränösen Charakter annimmt; früher hat man dies als Darmgangrän bezeichnet, eine Nekrose, die stets tödlich verlief. Dickflüssige, blutige, heftig stinkende Stühle werden entleert und alles, was der Patient zu sich nimmt, wird erbrochen. Er möchte in einem warmen Zimmer und warm zugedeckt sein, er verlangt nach warmen Umschlägen und warmen Getränken. Sein Aussehen ist leichenhaft und er verbreitet einen aashaften Geruch, der alles durchdringt. Wenn ein Patient sich in diesem Zustand aufdecken möchte, das Zimmer kühl und die Fenster geöffnet haben will, wenn er mit kaltem Wasser abgewaschen werden möchte und nach kalten Getränken verlangt, dann benötigt er *Secale*.
Ich möchte Sie an dieser Stelle vor dem wahllosen Gebrauch von *Arsenicum* bei Beschwerden kleiner Babys im Sommer, beispielsweise bei Dysenterie und Cholera infantum, warnen. Diese Arznei umfasst so viele kleine Symptome, die zu jenen typischen Beschwerdebildern gehören, dass Sie, wenn Sie nicht vorsichtig sind und gut aufpassen, dazu neigen werden, den Kindern voreilig *Arsenicum* zu geben; Sie können damit jedoch einige Symptome unterdrücken und den Aspekt des Falles ändern, sodass Sie anschließend das passende Mittel nicht mehr finden; und *Arsenicum* wird hier nicht mehr helfen können. Es gibt eine starke Tendenz zu routinemäßiger Verordnung, man gibt *Arsenicum* ohne dass eine ausreichende Anzahl an Allgemeinsymptomen vorliegt, d. h. man verordnet gemäß Lokalsymptomen, nicht entsprechend den Allgemeinsymptomen des Falles.

Rektum und Stuhl

Durchfall und dysenterische Symptome ziehen sich durch das Mittelbild von *Arsenicum*. Bei diesen Beschwerden ist der Patient blass, ängstlich, hat ein leichenartiges Aussehen und verbreitet einen aashaften Geruch. Bei einer *Arsenicum*-Dysenterie kommt es zu unerträglichem und häufigem Stuhldrang. Der Stuhl ist spärlich, schleimig, schwarz wie Tinte, flüssig und stinkt wie verfaultes Fleisch. Der Patient ist erschöpft, ruhelos und blass. Bei Darmbeschwerden im Verlauf schwerer Infektionserkrankungen kommt es aufgrund einer Erschlaffung und Kraftlosigkeit des Rektums zu Stuhlinkontinenz. Unwillkürlicher Stuhlabgang deutet entweder auf eine lokale oder aber eine allgemeine Erschöpfung hin. Bei *Arsenicum* kommt es zu einer fürchterlichen Abgeschlagenheit, sodass bei Typhus und anderen schweren Infektionskrankheiten der Durchfall unwillkürlicher entleert wird. Darüber hinaus kommt es auch zur Harninkontinenz.

Zuweilen kommt es zu heftigen Darmentleerungen, aber dies ist in der Pathogenese nicht so ausgeprägt wie bei *Podophyllum, Phosphoricum acidum* usw. Für gewöhnlich geht der Stuhl in kleinen Spritzern zusammen mit Blähungen ab, gleichzeitig besteht große Erschöpfung, wie sie u. a. bei Cholera vorkommt; kleine Spritzer mit Schleim oder schleimig-weißen Stühlen. *Arsenicum* ist allerdings bei Cholera eher selten angezeigt, zumindest nicht in der Phase der heftigen Brechdurchfälle. Manchmal ist der Patient nach diesem Stadium, wenn der Durchfall und das Erbrechen vorüber sind, extrem erschöpft und beinahe komatös; er sieht aus wie eine Leiche – mit dem einzigen Unterschied, dass er noch atmet. Hier können wir dann mit *Arsenicum* eine gute Wirkung erzielen. Cholera infantum mit großer Erschöpfung, eingefallenem und leichenartigem Aussehen, großer Kälte, kalten Extremitäten; der Patient ist schweißbedeckt und kalt wie eine Leiche; ein aashafter, fauliger, beißender Geruch der Fäzes, des Urins und sogar des Erbrochenen breitet sich im ganzen Zimmer aus. Der Stuhl ist scharf, wund machend und verursacht Rötung und Brennen. Häufig erstreckt sich das Brennen auch auf die Eingeweide. Brennen an Rektum und After, mit beißendem Schmerz in der Aftergegend. Auch Tenesmus – ein schmerzhafter, unerträglicher Stuhldrang – gehört zum Arzneimittelbild von *Arsenicum*; mit starken Schmerzen im unteren Darmabschnitt, im Rektum und am After. Der Patient hat große Angst, die Schmerzen sind so heftig und das Leiden so intensiv, dass er nur an den Tod denken kann. Die Furcht und die schrecklichen Qualen sind so stark wie noch nie zuvor in seinem Leben, und deshalb ist er davon überzeugt, dass dies sein baldiges Ende bedeutet. Wie alle anderen Beschwerden sind auch diese begleitet von Ruhelosigkeit, und wenn der Patient nicht gerade auf der Toilette sitzt, wandert er auf und ab, vom Bett zum Stuhl und wieder zurück. Er geht zur Toilette und danach wieder zu Bett, aber bald darauf überkommt ihn erneut der Stuhldrang, wobei manchmal auch vorher unwillkürlich Stuhl abgeht. Zuweilen bestehen auch chronische Hämorrhoiden mit Brennen, und beim Stuhlgang treten sie hervor; bei diesen vorgefallenen Hämorrhoidalknoten, die wie ein Bündel Trauben aussehen können und brennen wie glühende Kohlen, fällt der Patient nach dem Stuhlgang erschöpft ins Bett. Die Hämorrhoiden sind heiß, trocken und bluten. Analfissuren, die bei jedem Stuhlgang bluten; mit Brennen. Jucken und ekzematöse Hautausschläge am After, mit Brennen.

Der brennende Schmerz kann bei *Arsenicum*-Patienten an jeder Stelle im Körper auftreten; Brennen und auch Stechen sind charakteristisch für diese Arznei. Die beiden Schmerzempfindungen zusammengenommen ergeben das, was der Patient oftmals als Gefühl beschreibt, als würde er mit heißen Nadeln gestochen. Diese Empfindung kann überall auftreten, beispielsweise auch am After, und zwar v. a. dann, wenn Hämorrhoiden vorhanden sind; Brennen und Stechen wie durch heiße Nadeln in den Hämorrhoiden.

Fieber und Schweiß

Im Anfangsstadium einer heftigen, fieberhaften Erkrankung treten manchmal sämtliche Anzeichen von Fieberfrost und Rigor in Erscheinung, die wir aus unserer Materia Medica und auch von Krankheiten her kennen. Heftigste Anfälle von Schüttelfrost und Frösteln; dabei hat der Patient das Gefühl, als wäre das Blut in seinen Adern Eiswasser. Er spürt eiskalte Wellen durch den Körper laufen. Wenn das Fieber steigt, ist er von Kopf bis Fuß sehr heiß, und bevor der Schweiß einsetzt, hat er das Gefühl, als ob kochendes Wasser durch die Adern liefe. Dann tritt der Schweiß ein, mit der Atemnot und allen anderen Beschwerden, bei denen er erschöpft ist und kalt wird. Während der Schweiß zuweilen das Fieber und die Schmerzen lindert, dauert er verhältnismäßig lang und geht mit großer Erschöpfung einher; die Erschöpfung wird auch durch den Schweiß nicht gelindert. Viele Beschwerden nehmen mit dem Schweiß sogar zu, z. B. der Durst; der Patient trinkt reichlich, aber das Durstgefühl lässt nicht nach; es scheint, als könne er gar nicht genug trinken, und so hört man ihn sagen: „Ich könnte einen Brunnen leer trinken", oder „Bring mir einen Eimer voll Wasser". Während des Hitzestadiums möchte er wenig, aber oft trinken; während dem Froststadium hat er ein Verlangen nach heißen Getränken.

Männliche Geschlechtsorgane

Arsenicum ist ein nützliches Mittel bei Hautausschlägen an den Genitalien, die mit Brennen einhergehen. Es ist auch angezeigt bei kleinen Geschwüren, die brennen, sogar wenn diese syphilitisch bedingt sind. Herpesartige Bläschen an der Vorhaut oder an den Schamlippen. Harter oder weicher Schanker mit brennenden, beißenden und stechenden Schmerzen, insbesondere jedoch, wenn die Schankergeschwüre indolent sind und nicht heilen wollen; stattdessen tritt das Gegenteil ein, sie breiten sich aus, werden phagedänisch und fressen sich vom Rand her immer weiter in das umliegende Gewebe, sodass sie immer größer werden. *Arsenicum* und *Mercurius corrosivus* sind die beiden Hauptmittel bei sich ausbreitenden Geschwüren, die in alle Richtungen wachsen und übel riechen. Es sind auch Geschwüre, die nach dem Eröffnen eines Bubonen in der Leiste auftreten können, und die keine Heilungstendenz zeigen. Eine spärliche, wässrige, stinkende Absonderung läuft andauernd heraus und führt zu einer Vergrößerung des Geschwürs. Das Geschwür breitet sich um die Öffnung herum immer weiter aus und heilt nicht ab. Oder aber der Patient war in die Hände eines Chirurgen geraten, der mit seinem Messer bis an den zur Eiterung neigenden Bubo vorgedrungen ist, worauf sich eine rote, akute, erysipelatöse Stelle gebildet hat, die nicht abheilen will. Die Geschwürränder wurden durch die Ulzeration abgetragen, woraufhin die Oberfläche jetzt auf der Größe einer Dollarmünze wie roh ist; manchmal wird die Stelle auch serpiginös. Diese Geschwüre sind sehr berührungsempfindlich und brennen wie Feuer.
Im Bereich der männlichen und weiblichen Sexualorgane treten viele wichtige Symptome auf. An den männlichen Genitalien kommt es zu ödematösen Schwellungen, beispielsweise am Penis, sodass dieser riesig anschwillt und wie ein Wassersack aussieht. Auch der Hoden, und zwar v. a. die Haut des Hodens, schwillt stark an, und die Umgebung ist feucht.

Weibliche Geschlechtsorgane

Bei Frauen können die Schamlippen stark anschwellen, mit brennenden, stechenden Schmerzen und Verhärtung. *Arsenicum* ist auch angezeigt bei erysipelatösen Entzündungen der Schamlippen, mit syphilitischen Geschwüren, sofern Sym-

ptome wie Brennen, Beißen oder Stechen vorhanden sind. An den weiblichen Genitalien kommt es auch zu heftigen brennenden Schmerzen mit oder ohne Schwellung; das Brennen erstreckt sich nach oben in die Scheide und geht mit starker Trockenheit und Jucken der Scheide einher. Der Weißfluss ist wund machend und führt zu quälendem Jucken und Brennen. Der weißliche, dünne, wund machende Ausfluss kann so reichlich sein, dass er die Schenkel hinab läuft. Auch die Monatsblutung ist bei *Arsenicum* häufig wund machend. Reichlicher Ausfluss, vermischt mit der Monatsblutung, die sehr reichlich und scharf ist. Ausbleiben der Menstruation über mehrere Monate hinweg. Amenorrhö bei erschöpften, nervösen Frauen mit faltigem, ausgemergeltem und abgespanntem Gesicht. Arsen hat in der alten Schule bekanntermaßen einen guten Ruf zur Behandlung von Anämie, und es soll ebenso wirksam sein wie *Ferrum*. Und sowohl *Ferrum* als auch *Arsenicum* sind wichtige Mittel bei Anämie, sodass es nicht erstaunlich ist, dass diese blassen Frauen durch Arsen eine Linderung erfahren. „Während der Menses Stiche im Rektum.“ „Scharfer, wund machender, dicker und gelber Ausfluss“, usw.
Arsenicum ist auch angezeigt, wenn eine Frau nach der Entbindung kein Wasser lassen kann; entweder die Harnproduktion ausbleibt und die Blase leer ist, oder aber die Blase ist voll und kann dennoch nicht entleert werden. Am häufigsten ist *Causticum* angezeigt, wenn bei einer Wöchnerin, die längere Zeit keinen Urin lassen konnte, keine anderen verlässlichen Symptome vorliegen. *Aconitum* wird zumeist das passende Mittel, wenn es beim Neugeborenen zu fehlender Harnausscheidung kommt. Es handelt sich hierbei jedoch um eine Keynote-Verordnung, die nicht angewendet sollte, wenn Symptome vorliegen, die ein anderes Mittel indizieren. Falls jedoch keine weiteren Symptome herausgefunden werden können, studieren Sie die Mittelbilder von *Aconitum* und *Causticum* und klären Sie ab, ob es Gründe gibt, die gegen eine Verordnung eines dieser Mittel sprechen. Ein weiteres Merkmal von *Arsenicum* im Bezug auf Frauenleiden ist seine wundervolle palliative Wirkung bei Krebserkrankungen der Gebärmutter oder der Brustdrüsen. Selbst bei unheilbaren Fällen bringt es die brennenden, stechenden Schmerzen vollständig zum Verschwinden. Daher gehört die Arznei zu unseren wichtigsten Palliativmitteln.

Atemwege und Husten

Bei *Arsenicum* finden wir zudem Stimmlosigkeit und Kehlkopfentzündung mit trockenem, quälendem Husten, der keine Erleichterung bringt. Es ist ein anhaltender, trockener Reizhusten. Studieren Sie insbesondere den Zusammenhang von *Arsenicum* zu Asthma, Schweratmigkeit und Dyspnoe. *Arsenicum* hat chronische Fälle von nervös bedingtem Asthma geheilt. Es ist angezeigt bei Asthma, das nach Mitternacht einsetzt bei kälteempfindlichen, blassen Patienten, die einen trockenen, keuchenden Husten haben; sie müssen sich im Bett aufsetzen und sich an die Brust greifen, und sie leiden zudem an ängstlicher Ruhelosigkeit und Erschöpfung.

Herz

Die Herzsymptome sind, wenn der Patient in einen *Arsenicum*-Zustand gerät, schwer zu behandeln. Sie sind verbunden mit großer Schwäche, starkem Herzklopfen bei der geringsten Anstrengung oder Aufregung, sowie großer Angst. Der Patient kann nicht gehen, keine Treppen steigen und sich auch sonst kaum bewegen, ohne dass das Herzklopfen zunimmt; auch bei jeglicher Aufregung kommt es zu Herzklopfen. „Heftige Anfälle von Herzklopfen oder Ohnmachtsanfälle bei Endokarditis." *Arsenicum* passt zu den heftigsten oder gar unheilbaren Herzerkrankungen. Wenn Sie also erkennen, dass *Arsenicum* mit allen Symptomen der schweren Herzerkrankungen wie Perikarderguss usw. übereinstimmt, dann ist die Lage sehr ernst. „Angina pectoris." „Rheumatismus, der das Herz affiziert." „Perikarderguss mit großer Reizbarkeit." „Puls beschleunigt, klein, zittrig." Es kann jedoch auch sein, dass es zu Herzschwäche mit schwachem, fadenartigem Puls kommt, der Patient blass, kalt und schweißbedeckt ist. Wenn dies nichts mit einer Herzerkrankung zu tun hat, ist *Arsenicum* ein wundervolles Heilmittel und kann die Beschwerden beheben.

Anmerkung Exkurs

Ich möchte an dieser Stelle noch einige grundsätzliche Dinge über Wechselfieber vom *Arsenicum*-Typ sagen. Sie können in der Literatur alles hinsichtlich des Allgemeinzustandes bei Wechselfieber oder fieberhaften Erkrankungen insgesamt nachlesen und das bisher über *Arsenicum* Gesagte darauf anwenden. Bei *Arsenicum* tritt all die Heftigkeit eines Fieberfrostes auf, die man bei einem Mittel überhaupt finden kann, mit Erregung, Kopfschmerz, Erschöpfung, Mundtrokkenheit, Verlangen nach heißen Getränken und nach warmem Zudecken, sowie der ängstlichen Ruhelosigkeit. Aber der Zeitfaktor spielt bei *Arsenicum* eine wichtige Rolle. Ein hervorstechendes Merkmal des *Arsenicum*-Fieberfrostes ist die Unregelmäßigkeit seines Auftretens; keine zwei Anfälle treten zu ähnlichen Zeiten auf, sondern zu beliebigen Zeiten. Der Frost kann nachmittags oder nach Mitternacht auftreten, manchmal kommt er morgens, manchmal um 15 oder 16 Uhr, oder aber um 13 Uhr. Dennoch hat *Arsenicum* auch eine ausgesprochene Periodizität – daher auch sein Bezug zu Wechselfiebern. Ein weiteres Merkmal ist der Durst. Während des Fieberfrostes hat der Patient sehr starken Durst, aber er hat eine Abneigung gegen kalte Getränke und möchte nur warme Getränke, heißen Tee usw. Während der Fieberhitze nimmt der Durst aufgrund der Mundtrockenheit zu, sodass er wenig, aber oft trinkt; er nimmt gerade mal einen Teelöffel voll Flüssigkeit zu sich, um seinen trockenen Mund zu befeuchten. Größere Mengen Wasser stillen den Durst nicht, vielmehr möchte er immer nur kleine Schlucke, teelöffelweise, aber häufig. Dieser Zustand geht dann in das Schweißstadium über, es kommt zu Erschöpfung, zunehmendem Kältegefühl, Verlangen nach reichlichem Trinken und unstillbarem Durst auf kalte Getränke. Der Fieberfrost geht mit heftigen Knochenschmerzen einher, die zumeist in den Extremitäten beginnen; es kommt auch zu einer starken Kongestion im Kopf, mit blauroter Verfärbung der Finger und Zehen. Wenn Sie diese Symptome zusammenfassen, mit der Erschöpfung und der großen Angst, dann können Sie über die Allgemeinsymptome den *Arsenicum*-Fall dingfest machen. Die Pathogenese von *Arsenicum* beinhaltet jedoch so viele Einzelheiten in Bezug auf Fieber, Frost und Schweißstadium, dass sie, wenn Sie diese Detailsymptome zusammennehmen und die allgemeinen Merkmale beiseite lassen, nahezu jeden Fieberfrost mit dieser Arznei abdecken können; genauer gesagt meinen Sie vielleicht, dass Sie damit dann richtig liegen. Aber solange nicht einige allgemeine Charakteristika vorliegen, die *Arsenicum* als Heilmittel ausweisen, werden Sie in der Behandlung scheitern. Es ist eine Sache zu sagen, dass der gesamte Fall *Arsenicum* entspricht, und etwas ganz anderes, wenn man meint, dass einzelne Symptome auf *Arsenicum* hinweisen. Dasselbe ist es mit *China* und *Chininum*. Beide Mittel haben zahlreiche Lokalsymptome; um dennoch einen Fall als *Chininum*- oder *China*-Fall auszuweisen, müssen die charakteristischen Allgemeinsymptome vorhanden sein.

Arsenicum iodatum **Ars-i.**

Arsentrijodid. AsJ_3.

Allgemeines

Aus dem Studium der einzelnen Bestandteile dieser Verbindung ergibt sich, dass wir es hier mit einem tief wirkenden Konstitutionsmittel zu tun haben. Die Beschwerden treten MORGENS, nachmittags, *abends*, NACHTS und *nach Mitternacht* auf. *Arsenicum iodatum* ist angezeigt bei hektischen Zuständen mit zahlreichen Abszessen. Extreme Anämie, wie man sie bei Tuberkulosekranken antrifft. Der *Arsenicum iodatum*-Patient hat ein Verlangen nach frischer, aber nicht zu kalter Luft; er möchte das Fenster geöffnet haben, im geschlossenen Zimmer geht es ihm nicht gut. Es besteht eine starke, allgemeine *Ängstlichkeit*. Hände und Füße kribbeln, als ob sie eingeschlafen wären; die Glieder fühlen sich an, als wären sie mit einem Band zusammengebunden. Die Beschwerden verschlimmern sich auch durch Baden; Erkältung nach einem Bad. Das Mittel war von größtem Nutzen bei Krebserkrankungen und hat Lupus und Epitheliom geheilt. Die Symptome treten oftmals bei bleichsüchtigen jungen Mädchen auf; *Arsenicum iodatum* hat choreaartige Muskelzuckungen bei Mädchen geheilt. Manche Patienten sind empfindlich gegen Kälte – wie *Arsenicum* –, andere hingegen vertragen Hitze nicht – wie *Jodum*. Es kann aber auch sowohl Empfindlichkeit gegen Kälte als auch Wärme auftreten. Kalter Wind und kaltnasses Wetter verschlimmern den Zustand des Patienten und rufen Symptome hervor. Erkältungsanfälligkeit, die zu Schnupfen führt und die katarrhalischen Beschwerden verstärkt. Zusammenschnürungsgefühl kommt ebenfalls häufig vor, beispielsweise an den Körperöffnungen. Konvulsivische Bewegungen der Glieder. Wassersucht, sowohl innerlich als auch äußerlich, wie bei *Arsenicum*. Dem Patienten gehe es schlechter, wenn er Hunger hat (*Jodum*) und besser nach dem Essen. Zunehmender Gewichtsverlust bei Schwindsüchtigen; Abmagerung bei Kindern; extreme Verschlechterung durch geringste körperliche Anstrengung.

Arsenicum iodatum ist ein Mittel für Frauen, die zu Ohnmacht neigen. Ameisenlaufen am ganzen Körper. Blutungen aus allen Schleimhäuten. Gefühl von zu großer Wärme, braucht frische Luft. Schweregefühl am ganzen Körper. Verhärtung ist ein ausgeprägtes Merkmal bei diesem Mittel und kann unter anderem an Drüsen, Geschwüren oder bei Hautaffektionen auftreten. Die

Drüsen und Lymphknoten sind geschwollen und verhärtet. Entzündung, sowohl innerlich als auch äußerlich, an vielen Stellen, an Drüsen, Lymphknoten, Knochen und serösen Häuten. Es kommt zu Symptomen wie bei einem Flüssigkeitsverlust. Extreme Trägheit; Reaktionsmangel; Liegen im Bett und Liegen auf der schmerzhaften Seite verschlimmert die Beschwerden. Der *Arsenicum iodatum*-Patientin geht es schlechter während der Menses; Verschlechterung durch Bewegung, aber dennoch *Verlangen, sich zu bewegen.* Schleimabsonderung sind allgemein vermehrt; reichliche, katarrhalische Absonderungen, dick, gelb oder gelblich-grün und honigartig. Taubheitsgefühl der Glieder und der schmerzhaften Körperteile. Hitzewallungen und Blutandrang. Schmerzen in Knochen und Drüsen. Zerschlagenheitsgefühl am ganzen Körper. Brennen innerlich und äußerlich. Lähmende Schmerzen; drückende, stechende, reißende, kneifende Schmerzen. Es besteht eine Neigung zu Schwindsucht. Beschwerden aufgrund der tuberkulären Diathese. Starkes Wundheitsgefühl, was durch Druck verschlechtert wird. Herzklopfen, inneres und äußeres (wie bei *Jodum*); der Puls ist klein und regelmäßig, oder voll, hart, intermittierend und unregelmäßig. Brennen ist ein weiteres Charakteristikum, ähnlich wie bei *Arsenicum album. Arsenicum iodatum* hat sich bei Skorbut als hilfreich erwiesen, sofern die restlichen Symptome auch übereinstimmten. Empfindlichkeit gegen Schmerzen. Es treten vorwiegend rechtsseitige Symptome auf. Der Patient ist empfindlich gegen Hitze im Sommer und Kälte im Winter. Ödematöse und entzündliche Schwellungen der betroffenen Teile sowie der Drüsen und Lymphknoten. *Arsenicum iodatum* hat *alle Stadien und Formen von Syphilis* geheilt. Zittern und *Zucken* der Muskeln. Gehen verschlechtert, insbesondere schnelles Gehen; schlechter durch Wärme, warme Luft, Bettwärme, in einem warmen Zimmer und durch warme Umschläge. Schwäche, wie eine Erschöpfung der Lebenskraft, insbesondere morgens, beim Treppensteigen, bei *Anstrengung*, beim Gehen; schlechter bei nassem Wetter oder durch warmen Südwind. Bei allen Beschwerden ist der Patient zornig und reizbar; er möchte auf Fragen nicht antworten. Äußerste Ängstlichkeit, Ruhelosigkeit und Furcht; schlechter in der Bettwärme. Geistige Verwirrung morgens und abends, Delirium in der Nacht.

Geist und Gemüt

Zorn und Reizbarkeit treten bei sämtlichen Beschwerden auf. Der Patient möchte keine Fragen beantworten. Übermäßige Angst, Ruhelosigkeit und Furcht; schlechter in der Bettwärme. Geistige Verwirrung morgens und abends. Delirium nachts. Halluzinationen und Wahnideen, sieht tote Menschen. Traurigkeit bis hin zu Verzweiflung. Unzufriedenheit. Der Patient ist oft in einem Zustand starker emotionaler Erregung. Geistige Anstrengung verschlechtert viele seiner Symptome. Ausgeprägte geistige Schwäche. Furcht vor Geisteskrankheit; vor Unglück; vor Menschen. *Arsenicum iodatum*-Patienten sind allgemein schüchtern. Ungeduld und in ständiger Eile. Er wird gleichgültig gegenüber Freunden, gegen Vergnügen und gegenüber der Umgebung. Abneigung gegen die Arbeit. Er scheint, langsam wahnsinnig zu werden. Kann nicht zwischen zwei Meinungen unterscheiden. Der Patient leidet an plötzlichen Impulsen, jemanden zu töten. Zuweilen ist er sehr gesprächig und ausgelassen. Wechselnde Stimmungen und abwechselnde Gemütszustände. Ständig herrscht ein Zustand geistiger Erschöpfung vor. Der Patient ist überempfindlich, insbesondere gegen Geräusche. Neigung zum Sitzen. Möchte nicht angesprochen werden. Aufschrecken im Schlaf. Andauernde quälende Gedanken; umherschweifende Gedanken. Geistige Benommenheit. *Arsenicum iodatum*-Patientinnen weinen sehr viel. Das Mittel wird die nun folgenden Lokalsymptome heilen, sofern die soeben erwähnten Allgemeinsymptome vorherrschend sind.

Kopf und Schwindel

Schwindel beim Gehen. Trotz einer Hyperämie im Gehirn fühlt sich der Scheitel kalt an. Hautausschläge am Kopf; schuppig; krustig; ekzematös. Haarausfall. Schweregefühl im Kopf. Jucken der Kopfhaut, mit und ohne Hautausschlag. Kopfschmerz morgens und nachmittags; besser im Freien; schlechter im warmen Zimmer, bei Bewegung, Lärm, durch Gehen. Der Kopfschmerz verschlechtert sich, wenn der Patient Hunger hat, er bessert sich nach dem Essen. Kopfschmerz durch Katarrh der Nasenschleimhäute, mit Schnupfen. Periodisch auftretender Kopfschmerz durch Malaria und Syphilis, oder bei Herzbeschwerden. Stirnkopfschmerz abends. Schmerz über den Augen; über der *Nasenwurzel*; im Hinterkopf; Seiten des Kopfes; Schläfen; Scheitel. Drückender Schmerz in der Stirn, mit Schläfrigkeit. Drückender Schmerz in Hinterkopf und Schläfen. Kopfschmerz wie wund und zerschlagen. Stechen im Kopf; in den Schläfen. Reißender Kopfschmerz. Betäubender Kopfschmerz. Schweiß an der Stirn. Pulsieren in Kopf, Stirn, Schläfen.

Augen

Konjunktivitis, Iritis. Chronischer Katarrh der Augen bei psorischen und syphilitischen Personen. Tränenfluss, besonders bei Schnupfen. Schmerz in den Augen beim Lesen. Wundheitsgefühl in den Augäpfeln. Stechender Augenschmerz. Hervortreten der Augäpfel. Die Pupillen sind erweitert. Rötung der Augen. Starrer Blick. Eingefallene Augen. Die Lider sind ödematös geschwollen. Zucken der Lider. Wilder Blick. Die Augen sind gelb verfärbt, wie bei Ikterus. Trübsichtigkeit. Nebelsehen. Schwachsichtigkeit. Flackern vor den Augen. Funkensehen.

Ohren

Absonderung eines wund machenden, fötiden Eiters aus den Ohren. Summen, Brummen, Brausen und Klingeln in den Ohren. Katarrh der Eustachischen Röhre und des Mittelohrs. Intensiver, unbestimmter Ohrenschmerz. Stechende, reißende Schmerzen in den Ohren. Verstopfungsgefühl in den Ohren. Schwerhörigkeit.

Nase

Hartnäckigste Katarrhe der Nase; mit blutiger, scharfer, reichlicher, *wund machender*, *grünlicher*, *eitriger*, dicker, gelber oder gelblich-grüner Absonderung. Honigartiges Nasensekret. Schnupfen mit wässriger Absonderung. Schnupfen, schlechter im Freien, mit Husten. *Arsenicum iodatum* ist ein überaus hilfreiches

Mittel bei *Heuschnupfen*. Trockenheit in der Nase und *Nasenbluten. Verstopfte Nase*. Schmerz in der Nase. Verlust des Geruchssinns. Häufiges Niesen. Schwellung in der Nase. Geschwüre in der Nase.

Gesicht

Das Gesicht des Patienten wird kalt. Bläuliche Lippen und bläuliche Ringe um die Augen. Bräunliches, erdfahles oder blasses Gesicht. Das Gesicht kann aber auch wiederum rot sein, mit umschriebener Wangenröte. Fahle, ikterische Gesichtsfarbe. Gelbe Flecke im Gesicht. Kränkliches Aussehen. Das Gesicht sieht eingefallen und abgemagert aus. Hautausschläge an Gesicht und Nase; Akne; Ekzem; Pickel; Pusteln. Kränklicher und alter Gesichtsausdruck. Schmerzen im Gesicht. Schwellung der *Unterkieferdrüsen*. Zucken der Gesichtsmuskeln.

Mund und Zähne

Aphthen im Mund. Das Zahnfleisch blutet schnell. Rissige Zunge. Brauner oder weißer Zungenbelag. Trockenheit von Mund und Zunge nachts und im Schlaf. Die Zunge fühlt sich vergrößert an. Zahnfleischentzündung. Schleim im Mund morgens. Mundgeruch übel riechend, sogar eitrig. Schmerzen am Zahnfleisch. Zunge brennend, wund schmerzend. *Speichelfluss*. Skorbutisches Zahnfleisch. Schwellung des Zahnfleischs. Stottern. Mundgeschmack schlecht; bitter; eitrig; salzig; sauer; süßlich. Gefühl, als seien die Zähne verlängert. Zahnschmerz nach dem Essen. Reißende Zahnschmerzen.

Hals

Heftiges Würgen im Hals. Trockenheit, Brennen im Rachen. Membranen bilden sich im Hals. Andauerndes Räuspern. Schlucken fällt schwer. Schwellung im Hals. Geschwüre im Hals, durch Syphilis.

Magen

Der Appetit ist vermehrt, bis hin zu Heißhunger. Abneigung oder Abscheu gegen Speisen. Zusammenschnürungsgefühl im Magen. Der Magen ist aufgetrieben. Verlangen nach Stimulanzien. Leeregefühl. Aufstoßen: leer; sauer. Wasseraufschwulken. Völlegefühl im Magen. Häufige Anfälle von Sodbrennen. Gefühl wie von einem Gewicht im Magen, nach dem Essen. Verdauungsstörung und viel Schluckauf. Chronische Gastritis. Übelkeit nach dem Essen. Magenschmerzen nach dem Essen; brennend; krampfartig; schneidend; nagend; drückend; stechend. Pulsieren im Magen. Würgen beim Husten. Engegefühl im Magen. Durst; abends; während dem Essen. Heftiger oder unstillbarer Durst. Zittern im Magen. Andauerndes und heftiges Erbrechen. Erbrechen; mit Diarrhö; nach dem Essen; nach Milch. Erbrechen von Galle, Blut, Speisen. Erbrechen einer gelben, wässrigen Substanz.

Abdomen

Das Abdomen ist aufgrund von Blähungen aufgetrieben. Eingeklemmte Blähungen, Kollern im Bauch. Vergrößerung von Leber, Milz, mesenerialen Lymphknoten, Leistenlymphknoten. Entzündung von Darm, Leber und Milz. Zahlreiche Leberbeschwerden. Schmerz im Abdomen; nach dem Essen; während den Menses; während Stuhlgang; besser durch äußere Wärme. Schmerz im Hypogastrium, Hypochondrien, Leiste, Leber, Milz und Nabelgegend. Brennende, krampfartige, ziehende Bauchschmerzen. Schneidende Bauchschmerzen während Stuhlgang. Schneidender Schmerz in der Leber. Drückender Schmerz und wundes Gefühl in der Leber. Stechende Schmerzen in den Hypochondrien. Pulsieren im Bauch. Unruhiges Gefühl im Abdomen. Schmerz und Wundschmerzhaftigkeit in der Milz.

Rektum und Stuhl

Sehr beschwerliche Verstopfung oder Verstopfung abwechselnd mit Diarrhö. Stuhl hart, knotig und hell. Diarrhö morgens und nach dem Essen; bei alten Leuten. Wund machende Stühle. Ruhr, mit blutig-schleimigen Stühlen und Tenesmus. Diarrhö mit braunen, gelben oder weißen, wässrigen Stühlen; mit häufigen, reichlichen, übel riechenden Stühlen. Erfolgloser Stuhldrang. Stuhldrang nach Stuhlgang. Übel riechende Blähungen. Äußere Hämorrhoiden. Jucken am After. Brennen am After, nach Stuhlgang.

Harnwege und Urin

Arsenicum iodatum wirkt tief auf Nieren und Blase und war bei Morbus Addison von größtem Nutzen. Harnretention. Anhaltender oder häufiger Harndrang; schlechter nachts. Tröpfelnde oder unwillkürliche Harnentleerung. Unterdrücktes Urinieren. Der Urin ist albuminös, trübe, dunkel, rot, übel riechend; reichlicher oder spärlicher Urin.

Männliche Geschlechtsorgane

Auch an den Genitalien zeigen sich viele Symptome und Beschwerden. Starke Erektionen, gegen Morgen; später unvollständig und ganz ausbleibend. Das Mittel heilt Hydrozele und Verhärtungen der Hoden. Jucken an Penis und Eichel. Schweiß im Genitalbereich. Unwillkürlicher Samenabgang. Schwellung der Hoden. Geschwüre am Penis. Schanker und Ulcus molle, mit Bubonen.

Weibliche Geschlechtsorgane

Frauen hat *Arsenicum iodatum* bei zahlreichen Beschwerden hervorragenden Beistand geleistet. Es hat dem Fortschreiten von Gebärmutterkrebs auf bemerkenswerte Weise Einhalt geboten; das Brennen und der Geruch wurden beseitigt, das Geschwür hat sich verkleinert. In vielen Fällen wurde die Lebenserwartung um vier Jahre verlängert. Das Sexualverlangen ist gesteigert. Das Mittel hat Entzündungen, Vergrößerungen und Verhärtungen der Eierstöcke geheilt. *Leukorrhö; scharf; blutig; brennend*; dick; gelb; *reichlich*; nach den Menses. Amenorrhö oder unterdrückte Menses. Monatsblutung reichlich; schmerzhaft. Späte, reichliche oder kurze Menses. Metrorrhagie. Schmerzen im Ovar, insbesondere rechts. Gefühl wie wund und zerschlagen, in Genitalien und Uterus. Gebärmutterprolaps. Schwellung der Ovarien. Die Arznei hat das Wachstum von Tumoren in den Eierstöcken aufgehalten.

Atemwege und Husten

Kruppartige Zustände des Kehlkopfs. Trockenheit der Atemwege. Entzündung von Kehlkopf und Luftröhre. Viel Schleim in Kehlkopf und Luftröhre. Krampfartige Beschwerden im Kehlkopf, ähnlich wie Laryngismus. Brennen, Rohheit und Wundheitsgefühl in Kehlkopf und Luftröhre. Kehlkopftuberkulose. Die Stimme ist heiser, rau und schwach, bis hin zu Stimmlosigkeit. Atmung beschleunigt, *asthmatisch*. Schweratmigkeit nachts, beim Treppensteigen, bei Anstrengung und Bewegung, mit Herzklopfen. Atmung unregelmäßig. Rasselnde Atemgeräusche. Kurzatmigkeit. Erstickungsgefühl. *Keuchende* Atmung. Asthma zwischen 23 und 2 Uhr. Husten morgens, abends und nach Mitternacht; asthmatisch; kruppartig; tief; trocken; erschöpfend; locker; krampfartig; erstickend; schlechter durch Bewegung, Reden, in einem warmen Zimmer. Husten während Fieber. Husten durch Reizung und Kitzeln in Kehlkopf und Luftröhre. *Arsenicum iodatum* heilt Keuchhusten. Auswurf insbesondere morgens; blutig; reichlich; grünlich-gelb; schleimig und blutig; eitrig; zäh; fadenziehend; gelb; schmeckt faulig, salzig, süßlich; Schwierige Expektoration. Übel riechender Schleim.

Brust und Herz

Ausgeprägte Angst in der Herzgegend. Katarrh der Bronchiengänge. Zusammenschnürungsgefühl in der Brust; am Herz. Fettige Degeneration des Herzens. Vergrößerte und Schmerzhafte Brustdrüsen. Hitze in der Brust. Entzündung der Bronchiengänge; Endokard; Perikard; Lunge und Pleura. Herzgeräusche. Jucken in der Brust. Beklemmungsgefühl in Brust und Herz, im warmen Zimmer. Schmerzen in der rechten Brustseite; im Herz. Brennen in der Brust. Schneidender Schmerz in Brust und Herz. Drückender Brustschmerz. Rohheitsgefühl in der Brust. Stechender Schmerz in der Brust beim Husten. Herzklopfen bei Erregung; durch Anstrengung. Tumultartiges Herzklopfen. Lähmung von Herz, Lunge. Es ist ein hilfreiches Mittel bei geschwürigen Zuständen im Verlauf von Schwindsucht. Schwellung der Achsellymphknoten. Herzzittern. Tumor in der Achselhöhle. Schwäche von Brust und Herz.

Rücken und Extremitäten

Rückenschmerz während den Menses, insbesondere in der Lumbalregion. Schmerz in Kreuzbein und Steißbein.

Kalte Hände, Unterschenkel und Füße. Krämpfe in den Armen, Beinen, Oberschenkeln, Unterschenkeln und Füßen. Schorfige Hautausschläge, Ekzeme und Bläschen. Hitze der Hände. Schweregefühl der Glieder, wie durch Ermüdung. Schweregefühl in den Füßen. Hüftgelenksentzündung. Jucken aller Glieder. Gefühllosigkeit der Glieder; Finger; Unterschenkel; Füße. Schmerzen in sämtlichen Gelenken, gichtig und rheumatisch. Rheumatischer Schmerz in den Armen. Schmerz vom Ellbogen zum Unterarm. Schmerz in Hüfte; Oberschenkel; Knie; Fuß. Ziehen in den Beinen, Oberschenkeln, Knien. Stechender Schmerz in Schultern, Handgelenken und Knien. Reißen in den Gelenken, Ellbogen, Fingern. Lähmungsartige Schwäche in den Armen. Lähmung der Beine. Kalter Schweiß an Händen und Füßen. Steifigkeit der Glieder; Finger. Ödematöse

Schwellung von Händen, Unterschenkeln und Füßen. Zittern der Hände und Beine. Zucken der Arme und Unterschenkel. Schwäche der Arme und Knie.

Schlaf

Träume: erotisch; ängstlich; von Toten; quälend; lebhaft. Alpträume. Ruheloser Schlaf. Schläfrigkeit abends. Schlaflos nach Mitternacht. Der Patient erwacht zu früh.

Fieber und Schweiß

Frost nachts im Bett. Äußerer und innerer Frost, schlechter bei Bewegung. Ausgeprägte Periodizität. Quartana. Tertiana. Schüttelfrost. Das Frösteln wird im warmen Zimmer nicht gebessert. Fieber nachmittags und nachts. Fieber abwechselnd mit Frost; Fieber und Frost vermischen sich. Trockene, äußere Hitze. Hitzewallungen. Chronisches Wechselfieber. Innere Hitze mit äußerer Kälte. Fieber ohne Schweiß; mit Verlangen, sich zu entblößen. Hektisches Fieber. Schweiß morgens und nachts. Kalter Schweiß. Erschöpfende Schweiße. Schweiß bei Bewegung oder leichter Anstrengung. Reichliche Nachtschweiße.

Haut

Empfindungslosigkeit der Haut. Brennen der Haut. Gelbsucht. Leberflecke und rote Flecken an der Haut. Die Haut fühlt sich kalt an. Trockenheit der Haut, unfähig zu schwitzen. Zahlreiche Hautausschläge; Furunkel; Pusteln; Exantheme; Ekzeme. Schuppige, nässende, juckende Hautausschläge. Herpes. Psoriasis. Das Mittel hat Ichthyosis geheilt. Trockene, schuppige, brennende Hautausschläge. Urikaria. Es heilt sämtliche syphilitisch bedingten Hautausschläge, sofern die Symptomatik übereinstimmt, und ist hilfreich, wenn Ausschläge durch lokale Anwendungen unterdrückt wurden. Exkoriation. Erysipel. Ameisenlaufen. Verhärtungen. Jucken, Brennen und feines Stechen an der Haut. Raue Haut. Purpur haemorrhagica. Ödematöse, schwammige Schwellung der Haut. Geschwüre mit Blutungen oder blutigen Absonderungen; mit fressenden, wässrigen, gelben Absonderungen. Krebsgeschwüre. Indolente und verhärtete Geschwüre. Empfindliche und eiternde Geschwüre. Geschwüriger Schmerz in Geschwüren, bei alten, syphilitischen Geschwüren.

Arsenicum sulphuratum flavum* **Ars-s-f.**

Arsentrisulfid, Gelbes Schwefelarsen, Auripigment. As_2S_3.

Allgemeines

Dies ist eines unserer tief wirkenden Mittel und findet bei Psora und Syphilis Anwendung, insbesondere wenn die Konstitution stark geschwächt ist. Wertvolle, wenn auch nur fragmentarische Prüfungssymptome kann man in der *Encyclopedia* von Allen und in Herings *Leitsymptomen* nachlesen. Diese Abhandlung basiert auch auf neueren Prüfungen und intensiven klinischen Beobachtungen. *Arsenicum sulphuratum flavum* hat sich als ein äußerst nützliches Mittel bei Fällen von chronischer Malaria mit großer Schwäche bewährt, die aus dem Missbrauch

von Chinin herrührt. Außerdem ist es auch bei Hautausschlägen angezeigt, die durch lokale Anwendungen unterdrückt wurden, woraufhin eine große Schwäche sowie ein mangelndes Reaktionsvermögen auf Arzneien resultieren.
Die Symptome dieses Mittels verschlimmern sich *morgens,* vormittags, *nachmittags, abends,* in der Dämmerung, NACHTS, *vor Mitternacht und nach Mitternacht;* vor und NACH DEM ESSEN, insbesondere durch kalte Getränke, saure Speisen, kalte Speisen, Fettes, Obst und Milch. Verschlimmerung im Sitzen, vor dem Schlafen, beim Einschlafen und im Schlaf; nach dem Schlaf; im Stehen. Dem Patienten ist manchmal zu warm, im Allgemeinen jedoch ist er kalt, es geht ihm schlechter in kalter Luft, durch Kaltwerden und bei nasskaltem Wetter; er erkältet sich sehr schnell. Er hat eine Abneigung gegen frische Luft, abwechselnd mit Verlangen nach frischer Luft. Starke Empfindlichkeit gegen Zugluft. Frische Luft kann einige Symptome bessern, aber einige auch verschlimmern. ANÄMIE und PHYSISCHE ANGST. Die leichteste Anstrengung, Laufen oder schnelles Gehen verschlimmern den Zustand des Patienten und seine Symptome. Gehen bessert die Symptome, Gehen an der frischen Luft hingegen verschlimmert die Symptome, ebenso wie schnelles Gehen. Abneigung gegen Bewegung. Bewegung kann die Beschwerden jedoch auch lindern. Beim Treppensteigen kommt es zu Schwäche und Erstickungsgefühl. Er möchte sich ständig hinlegen. Obwohl es ihm im Liegen, insbesondere in Rückenlage, nach einer Weile schlechter geht, fühlt er sich im Bett dennoch wohler. Köperteile fühlen sich wie von einem Band eingeschnürt an. Der Patient erkältet sich beim Baden, und alle Symptome verschlimmern sich sogleich. *Arsenicum sulphuratum flavum* ist ein sehr nützliches Mittel zum Beheben der Symptome bei Epitheliom, Lupus und Szirrhus, selbst wenn eine Geschwürbildung schon weit fortgeschritten ist. Es besteht eine ausgeprägte Neigung zur Abszessbildung. Chlorotisches Aussehen des Gesichts und der Haut. Muskelzuckungen; choreaartige Zuckungen der Muskeln am ganzen Körper. Konvulsionen. Das Abdomen ist aufgedunsen. Biliöser, übel riechender Durchfall mit schleimigem Erbrechen zählt zu dem Erscheinungsbild von *Arsenicum sulphuratum flavum. Sehr wund machende, übel riechende, dünne und gelbe* Absonderungen aus allen Schleimhäuten und Körperöffnungen. Wassereinlagerungen in den Extremitäten und im Abdomen. Ausgeprägte Abmagerung des Körpers. Ohnmachtsanfälle durch vielerlei Ursachen, *besonders aber nach dem Stuhlgang.* Ameisenlaufen überall am Körper. Die Schleimhäute bluten sehr leicht. Der ganze Körper fühlt sich schwer und träge an. Entzündete Stellen und Geschwüre verhärten sich. Entzündungen der Organe, Drüsen und Lymphknoten. Trägheit und Reaktionsmangel. Bei Patientinnen verschlimmern sich alle Symptome während der Menstruation. Ältere Menschen, die gesundheitlich stark angegriffen sind, scheinen durch das Mittel wieder aufzublühen. Die Schmerzen sind schneidend, BRENNEND – sowohl innerlich als auch äußerlich –, DRÜCKEND, *stechend,* reißend. Nach unten reißende Schmerzen; Reißen in den Muskeln. *Stechende Schmerzen.* Periodizität ist deutlich ausgeprägt. Schwitzen bringt keine Linderung. Beschwerden durch unterdrückten Schweiß. Pulsieren am ganzen Körper. Der Puls ist schnell, unregelmäßig, intermittierend, niedrig und schwach. Die Patienten sind äußerst schmerzempfindlich. Stöße durch den ganzen Körper.

Viele Symptome sind auf der rechten Körperseite schlechter. Der ganze Körper und alle Glieder fühlen sich steif an. Ödematöse Schwellungen und Schwellungen der Drüsen und Lymphknoten. Die betroffenen Körperteile sind sehr berührungsempfindlich. Beben des Körpers und Zittern der Glieder. Varizen. Besserung durch Bettwärme. Große Schwäche, insbesondere morgens, während der Menses, nach Anstrengung, nach dem Essen, durch Schwitzen, nach dem Stuhlgang und durch Gehen an der frischen Luft.

Geist und Gemüt

Der *Arsenicum sulphuratum flavum*-Patient ist oftmals geistesabwesend. Ärger macht ihm zu schaffen. Er hat eine Abneigung gegen das Beantworten von Fragen, und sein Verstand arbeitet langsam, sofern er doch eine Antwort gibt. ANGST *morgens;* ABENDS, ABENDS IM BETT, *nachts.* Gewissensangst. Angst mit Furcht, bei Fieber, um das Seelenheil, nach Ohnmacht, beim Stuhlgang und beim Erwachen. Der Patient ist sehr kritisch mit seinen Freunden und verlangt Dinge, die ihm überhaupt nicht von Nutzen sind. Geistige Verwirrung, morgens beim Erwachen. Übermäßig gewissenhaft bei Kleinigkeiten. Sehnsucht nach dem Tod. Wie im Delirium, nachts. Zahlreiche Wahnideen. Allgemeines Gefühl von Verzweiflung. Der Patient ist unzufrieden und sehr erregbar. Große *Furcht nachts*; vor einer Menschenmenge, vor dem *Tod,* vor Unheil, vor Geistern, vor Menschen und vor dem *Alleinsein.* Sein Gedächtnis ist anfangs gut, später wird der Patient immer vergesslicher. *Erschreckt schnell,* vor allem beim Schlafengehen und während des Schlafes. Das Mittel ist sehr nützlich bei Fieber, wenn der Patient an der Bettwäsche zupft. Ständig in Eile, beeilt sich bei all seinen Handlungen. Viele hysterische Symptome treten auf. Ungeduld. Gleichgültigkeit. Trägheit. Er scheint nahezu schwachsinnig zu werden. *Arsenicum sulphuratum flavum* hat sich in Fällen von Geisteskrankheit bei Trinkern bewährt. Der Patient ist bei Frost *äußerst reizbar* sowie morgens beim Erwachen. Abscheu gegenüber dem Leben. Zuweilen beklagt er sich, dann wiederum lacht er. Manchmal ist er sehr gesprächig, dann wieder sehr boshaft; nahezu wahnsinnig, wie betrunken. Das Mittel wurde erfolgreich bei Alkoholdelir eingesetzt. Geistige Arbeit ist nach dem Essen unmöglich. Der Patient ist erst sehr lebendig, dann wiederum murmelt er nur vor sich hin. Er kann äußerst unvernünftig und eigensinnig sein. Beleidigt ohne Grund. Streitsüchtig, gefolgt von Raserei. Religiöse Affektionen. Reue. Oft leidet er unter großer geistiger Müdigkeit. Ruhelosigkeit abends, *nachts,* wirft sich im Bett hin und her. Ruhelosigkeit bei Fieber und während den Menses. Traurigkeit abends, bei Hitze und während Schweiß. Der Patient ist äußerst berührungsempfindlich. Neigung, alle möglichen Kleinigkeiten zu ernst zu nehmen. Sprache unzusammenhängend und abschweifend. Er hat eine Abneigung, angesprochen zu werden und möchte sich über nichts unterhalten. Gegenüber seinen Freunden und seiner Familie ist er sehr misstrauisch. Geistige Benommenheit. Schwinden der Gedanken. Er weint oft in der Nacht und im Schlaf. Der Patient ist sehr ängstlich und schüchtern. Schwächegefühl im Kopf.

Kopf und Schwindel

Schwindel abends, als wenn er auf und ab tanzen würde. Schwindel mit Neigung, nach rechts zu fallen. Schwindel mit Kopfschmerzen. Schwindel beim Blicken nach unten; mit Übelkeit; beim Gehen an der frischen Luft.
Wann immer die oben aufgeführten allgemeinen Symptome vorherrschen, können die folgenden besonderen Symptome zu *Arsenicum sulphuratum flavum* führen.
Bei Kopfschmerzen ist der Kopf, besonders die Stirn, kalt. Engegefühl in der Stirn und ausgeprägte Hyperämie des Gehirns. Nässende Krusten und Schuppen auf der Kopfhaut. *Arsenicum sulphuratum flavum* ist *sehr nützlich bei Ekzemen am Kopf.* Pusteln auf der Kopfhaut. Entzündete Flecken, wie bei Erysipel. Große Hitze im Kopf und besonders in der Stirn. Gefühl wie von einem Gewicht in der Stirn, morgens und abends. Jucken der Kopfhaut. Kopfschmerz morgens beim Erwachen, nachmittags, um 16 und 17 Uhr, abends und *nachts.* Die Schmerzen verschlimmern sich in kalter Luft, bei Husten, nach dem Essen, bei Körperübungen, bei hellem Licht, beim Bewegen oder Schütteln des Kopfes, beim Fahren im Wagen, im warmen Zimmer, nach dem Schlafen, durch Stimulanzien, beim Bücken und beim Gehen an der frischen Luft. Die Schmerzen setzen bei Frost und während der Menses ein, sie sind periodisch, alle zwei Wochen. Der Schmerz ist heftig und pulsierend. Heftige Schmerzen tief im Gehirn, in der Stirn und im rechten Ohr. Stirnkopfschmerz, schlimmer auf der rechten Seite, besser nach Schlaf. Der Patient erwacht oft mit dumpfen Schmerzen über den Augen, die sich bis zum Scheitel erstrecken. Schmerzen im Hinterkopf, erstrecken sich in die Seiten des Kopfes, von 7 bis 11 Uhr. Kopfschmerz in den Seiten und im Scheitel. Schmerz wie wund und zerschlagen, im ganzen Kopf und in der Stirn. Brennende Schmerzen im Kopf, ziehende Schmerzen in der Stirn. Drückende Schmerzen in der Stirn, im Hinterkopf und in den Schläfen. Dumpfe Schmerzen in der rechten Stirn, die sich verstärken und in schießende, pulsierende und stechende Schmerzen übergehen, erstrecken sich bis in die rechte Seite des Hinterkopfes, schlechter bei Bewegung und beim Beugen; um 16 Uhr. Stechende Kopfschmerzen, in den Schläfen, durch Husten verschlimmert. Ziehende Hinterkopfschmerzen. Kalter Schweiß auf der Stirn. Die Schmerzen in den Schläfen verschlimmern sich bei Husten. Pulsieren und Stöße im Kopf.

Augen

Die Augenlider kleben morgens zusammen. Ätzende, blutige, gelbe Absonderung aus den Augen. Trockenheit der Augen. Trübsichtigkeit. Hautausschläge um die Augen. Exkoriation der Lider. Glasiger Blick. Augenschleim in den Canthi. Trachom. Chronische Entzündung der Augen; Konjunktiva; Kornea; Iris; Lider. Injizierte Blutgefäße. Tränenfluss; scharfe Tränen. Die Augen sind halb geöffnet. Das Öffnen der Lider fällt schwer. Schmerzen in den Augen: abends; beim Bewegen der Augen; beim Lesen. Wehtun in den Augen. Brennen in den Augen, abends beim Lesen. Brennen in den Lidrändern. Ziehende, drückende, stechende, reißende Schmerzen. Wundes, zerschlagenes Gefühl in den Augen. Lähmung des Sehnervs. Photophobie bei Sonnenlicht. Gefühl, als ob die Augen herausfallen. Rötung der Lider; Venen. Rote Flecken auf der Hornhaut. Eingefallene Augen. Schwellung der Lider. Zucken der Lider. Geschwüre auf der Hornhaut. Funken im Gesichtsfeld. Flackern vor den Augen. Der Patient sieht dunkle Farben. Gegenstände erscheinen gelb. Nebelsehen.

Ohren

Fötide und übel riechende Otorrhö. Hautausschläge am und hinter dem Ohr. Ameisenlaufen. Hitze der Ohren. Völlegefühl in den Ohren. Jucken der Ohren und in den Ohren. Ohrgeräusche: Summen, Brummen, Klingeln, Brausen, Rauschen, Schnalzen. Ohrenschmerz abends. Schmerz hinter den Ohren. Schmerz im Ohr: brennend, ziehend, nach außen drückend, stechend, reißend. Pulsieren in den Ohren. Verstopfungsgefühl. Kribbeln der Ohren. Spannungsgefühl hinter dem rechten Ohr beim Haarestreicheln. Schwerhörigkeit.

Nase

Kalte Nase. Fließschnupfen. Nasenabsonderung: blutig; brennend; krustig; wund machend; grünlich; übel riechend; dick; weiß; gelb. *Trockenheit in der Nase.* Nasenbluten. Die Nase ist mit dickem Schleim verstopft. Übler Geruch aus der Nase. Brennen in der Nase. Geruch zunächst überempfindlich, später Verlust des Geruchssinns. *Häufiges Niesen.* Schwellung der Nase. Geschwürbildung hoch oben in der Nase.

Gesicht

Arsenicum sulphuratum flavum hat Epitheliome der Lippen geheilt. Das Gesicht des Patienten ist bleichsüchtig und kalt. Rissige Lippen. Bläuliches Gesicht und dunkle Ringe unter den Augen. Erdfahles, blasses Gesicht. Umschriebene Wangenröte. Rote Flecken im Gesicht. Gesichtsröte. Trockenheit der Lippen. Hautausschläge im Gesicht: Akne; Pickel; Pusteln; Exanthem; Schorfe; Bläschen. Das Mittel heilt Gesichtsekzeme, sofern die Symptomatik übereinstimmt. Gesichtsausdruck *ängstlich*, *kränklich*, leidend. Hitze und Jucken des Gesichts. Entzündung und Schmerz der Unterkieferdrüsen. Gesichtsschmerz, schlechter im Freien, besser durch Wärme; der Schmerz setzt periodisch ein. Die Schmerzen sind BRENNEND; ziehend; *reißend.* Kalter Schweiß im Gesicht. Pulsieren in der rechten Gesichtshälfte. Eingefallenes Gesicht. Schwellung von Gesicht und *Unterkieferdrüse.* Zucken der Gesichtsmuskeln. Lippengeschwüre.

Mund und Zähne

Zahlreiche Aphthen im Mund und auf der Zunge. Zahnfleischbluten. Rissige Zunge. Die Zunge ist rot oder braun, weiß oder gelb belegt. Starke Trockenheit von Mund und Zunge. Entzündung der Zunge. Viel schaumiger Schleim im Mund. Die Schleimhaut von Mund und Zunge ist entzündet und exkoriiert. Übler Mundgeruch. Brennen von Mund und Zunge. Reichlicher Speichelfluss. Skorbutisches Zahnfleisch. Glänzende Zunge. Sprache schwierig. Schlechter Geschmack im Mund, besser morgens beim Erwachen. Mundgeschmack: blutig; fade; faulig; salzig; sauer; süßlich. Geschwüre im Mund und auf der Zunge. Der Mund ist voller Bläschen.

Hals

Würgen im Hals und Zusammenschnürungsgefühl in der Speiseröhre. Vergrößerung der rechten Tonsille. Trockenheit, Rötung und Hitze im Hals. Entzündung von Hals und Rachenmandeln. Kloßgefühl im Hals. Viel Schleim im Hals. Halsschmerzen: abends; beim Schlucken. Brennende, stechende Halsschmerzen. Schmerz wie roh. Wundheitsgefühl. Kratzen im Hals. Schlucken fällt schwer. Schwellung des Rachens. Geschwüre am Rachen. *Arsenicum sulphuratum flavum* ist ein hilfreiches Mittel bei hartnäckigen, syphilitischen Geschwüren im Hals, die mit rascher Gewebszerstörung einhergeht.

Magen

Angstgefühl im Magen. Heißhunger, mit rascher Sättigung. Appetit fehlt beim Abendessen. Abneigung gegen Fett; Speisen; reichhaltige Speisen; Fleisch. Kältegefühl im Magen. Zusammenschnürungsgefühl im Magen. Verlangen nach Stimulanzien; Kaffe; Obst; Saures; Süßigkeiten; warme Sachen; warme Getränke. Magenverstimmung durch Milch. Leeregefühl. Aufstoßen: scharf; bitter; faul; SAUER. Leeres Aufstoßen oder Aufstoßen von Speisen. Nagendes Gefühl im Magen. Völlegefühl im Magen nach dem Essen, besonders nach dem Frühstück. Sodbrennen. Gefühl wie von einem Gewicht nach dem Essen. Schluckauf nach dem Essen. Verdauungsstörung durch schwere Speisen. Abscheu gegen Speisen. Übelkeit nach kaltem Wasser; nach dem Essen; während Kopfschmerzen; beim Stuhlgang. Magenschmerzen nach dem Essen. Brennende, krampfende, schneidende, drückende und stechende Magenschmerzen. Brennen im Magen nach kalten Getränken, Magendrücken nach dem Essen. Übermäßige Empfindlichkeit des Magens. Pulsieren. Würgen beim Husten. Gefühl wie von einem Stein im Magen. Durst: morgens; abends und *nachts*. Brennender Durst. Durst nach Fieberfrost. Extremer Durst in der Fieberhitze. Unstillbarer Durst. Erbrechen: schlimmer nachts; beim Husten; nach dem Trinken; nach dem Essen; während Kopfschmerz; nach Milch. Erbrechen von Galle; Blut; Speisen; Schleim. Erbrechen von sauren, wässrigen, schwarzen Substanzen.

Abdomen

Angstgefühl im Abdomen nach Stuhlgang. Bläuliche Flecken an Bauch und Oberschenkeln. Kalter Bauch während Fieberfrost. Auftreibung des Abdomens nach dem Essen. Tympanie. Peritonealer Erguss. Das Mittel hat Milzvergrößerungen geheilt. Hautausschläge am Abdomen. Flatulenz, Völle und *Gurgeln* im Bauch. *Völlegefühl im Hypogastrium.* Jucken der Haut. Schweregefühl im Bauch, die Leber ist hart. Bauchschmerz nachts. Schmerz, als ob Diarrhö einsetzen würde. Bauchschmerz: nach Husten; nach dem Essen; während den Menses; beim Gehen; besser durch äußere Wärme. Schmerz in Leber und Hypogastrium. Brennen im Darmtrakt. Krampfartige Schmerzen im Bauch vor und nach Stuhlgang. Krampfartige Schmerzen und Erbrechen. Schneidender Schmerz; vor Stuhlgang; schlechter beim Gehen; besser durch Druck. Große Empfindlichkeit des Abdomens. Heftiges Pulsieren im Bauch. Rumoren im Bauch; schlechter vor Stuhlgang. *Arsenicum sulphuratum flavum* hat Schwellung und Schmerzhaftigkeit der Milz bei chronischen Fällen von Malaria geheilt. Engegefühl im Bauch. Geschwüre am Nabel.

Rektum und Stuhl

Obstipation abwechselnd mit Diarrhö. Stühle: hart; knotig. Schwierige Stuhlentleerung. Diarrhö: morgens; nach dem Aufstehen; täglich um 8 Uhr; nachmittags; NACHTS; NACH MITTERNACHT. Stuhl: scharf; schwarz; reine Galle; blutiger Schleim; übel riechend; breiig und gelb; unverdaute Speisen; dünn. Diarrhö: nach Trinken; nach dem Essen; nach Obst; während den Menses. Der Durchfall ist zumeist schmerzhaft, selten allerdings auch schmerzlos. Ruhr, mit blutig-schleimigen, spärlichen Stühlen. Exkoriation am und um den After. Analfissuren. Reichliche, übel riechende Blähungen. Hämorrhoiden; schlechter nachts; äußerlich; groß; schlechter beim Gehen. Jucken am After. Wund machende Feuchtigkeit am After. Schmerz in Rektum und After WÄHREND STUHLGANG; nach Stuhlgang; beim Pressen zum Stuhlgang; beim Urinieren. *Brennen während* und nach Stuhlgang. Schneidender Schmerz während Stuhlgang. Wundheitsgefühl und stechende Schmerzen. Tenesmus mit Dysenterie und gelbem, breiigem Stuhl. Lähmung und Prolaps des Rektums.

Harnwege und Urin

Völle und Entzündung der Harnblase. Schmerz in der Blase. Blasenlähmung. Harnretention. Harndrang schlechter nachts; erfolglos. Anhaltender Harndrang. Plötzlicher Drang, sodass sich der Patient beeilen muss, ansonsten geht der Urin ab. Urinieren: schmerzhaft; schwierig; unwillkürlich nachts; unbefriedigend. Tröpfelnde Miktion. Entzündung der Nieren. Unterdrücktes Urinieren. Brennen in der Harnröhre beim Urinieren. Der Urin ist albuminös; blutig; brennend; trüb beim Stehenlassen; reichlich oder spärlich; übel riechend; mit eitrigem Sediment; dick. Hohes oder niedriges spezifisches Gewicht des Harns. Gonorrhö mit fürchterlichen Schmerzen; andauernde, reichliche Absonderung, Tag und Nacht; gelb, brennt entlang der gesamten Harnröhre, mit Ruhelosigkeit.

Männliche Geschlechtsorgane

Stechen in Eichel und Skrotum. Schweiß an den Genitalien. Ziehender Schmerz im linken Samenstrang. Unwillkürlicher Samenabgang. Geschwüre an der Vorhaut.

Weibliche Geschlechtsorgane

Jucken und Brennen in der Vulva. *Leukorrhö: wund machend; blutig*; brennend; reichlich; dick; gelb; nach den Menses. Menses: reichlich; dunkel; zu häufig; lang anhaltend.

Atemwege und Husten

Kehlkopfkatarrh mit zähem Schleim. Jucken im Kehlkopf, verursacht Husten. Trockenheit im Kehlkopf, ruft Würgen hervor. Wundheitsgefühl, Brennen und Rohheit im Larynx. Heiserkeit. Stimmverlust.
Asthmatische Atmung nachts. Atemnot abends und nachts. Die Atemnot verschlechtert sich beim Treppensteigen, nach dem Essen, bei der geringsten Anstrengung, beim Liegen. Rasselnde Atemgeräusche. Kurzatmigkeit. *Erstikkungsgefühl.* Keuchende Atmung. Seufzende Atmung.

Husten: MORGENS; nachmittags; *abends im Bett*; NACHTS; durch kalte Luft; im Freien; asthmatisch; beim Kaltwerden; nach dem Essen; beim *Liegen*. Trokkener Husten durch Kitzeln im Kehlkopf. Hüsteln. Lockerer Husten; erschütternder Husten. Krampfhusten. Erstickender Husten. Keuchhusten. Auswurf: blutig; reichlich; schaumig; übelriechender Schleim; *eitrig*; dick; *zäh*; *gelb*.

Brust und Herz

Angst in der Brust. Das Mittel hat bei Krebsgeschwüren in der Brust hervorragende Dienste geleistet. Es ist ein äußerst hilfreiches Mittel bei Bronchialkatarrh. Kältegefühl in der Brust. Engegefühl in der Brust. Erguss in Pleura und Perikard. Verschiedene Hautausschläge an der Brust. Lungenblutung. Entzündung von Lunge, Perikard und Pleura. Brustbeklemmung beim Treppensteigen; beim Husten; nach dem Essen; beim Gehen. Brustschmerz beim Husten, schlechter durch Bewegung und durch Atmen. Schmerz in den Seiten der Brust und in der Herzgegend; in der Brust. Schneidender Schmerz in der Brust, schlechter durch Bewegung; um 5 Uhr; zwischen der 5. und 6. Rippe. Schneidender Schmerz im Herz, schlechter beim Atmen. Drückender Schmerz. Wundes, zerschlagenes Gefühl in der Brust durch Husten. Stechen in der Brust beim Husten. Stechen in Sternum und Herz. *Heftiges Herzklopfen* nachts und durch Anstrengung. Die Arznei ist von großem Nutzen in allen Stadien von Schwindsucht, und bei unheilbaren Fällen ist es ein hervorragendes Palliativum. Schwächegefühl in der Brust, mit schwacher Stimme.

Rücken und Extremitäten

Der Rücken des Patienten ist andauernd kalt. Viele Hautausschläge am Rükken. Rückenschmerz abends und nachts; während Fieber und im Fieberfrost; während den Menses. Schmerz im Nacken und *zwischen den Schulterblättern*; in der Lumbalregion und im Kreuzbein. Schmerz vom Steißbein zum After, morgens beim Aufstehen. Wehtun in der Lumbalregion. Brennende, ziehende und reißende Rückenschmerzen. Wundes, zerschlagenes Gefühl oder ziehender Schmerz in der Lumbalregion. Empfindlichkeit des Steißbeins. Schweiß am Rücken. Steifheit in der Zervikalregion. Schwäche in der Lumbalregion.

Kalte Hände, Unterschenkel und *Füße*. *Krämpfe in Waden*, Füßen und Fußsohlen. Blaue Verfärbung der Finger und Nägel während Fieberfrost. Hautausschläge: Furunkel; *Pickel; Pusteln*; Bläschen. Abschilferung der Haut an den Extremitäten. Exkoriation zwischen den Oberschenkeln und den Gesäßbacken. Ameisenlaufen an den Beinen. Hitze der Füße. Schwere der Beine; *Füße*. Jucken der Glieder, schlechter nach Kratzen. Jucken der Beine um 13 Uhr; der Oberschenkel und Zehen. Rucken der Beine. Gefühllosigkeit der Arme und Beine; der Füße; Fersen; Außenseite des Fußes. Gliederschmerzen: abends; nachts; *nach Mitternacht*; während Fieberfrost; rheumatische Schmerzen bei kaltem Wetter; wandernde Schmerzen; besser durch äußere Wärme und Bettwärme; bei nassem Wetter. Schmerzen in *Gelenken und Knochen*. Schmerzen in Armen, wie in den Knochen, besser durch Wärme; rheumatische Schmerzen, schlechter gegen Morgen; wandernde Schmerzen. Schmerzen in den Beinen; Ischialgie; rechter Oberschenkel; Knie; Unterschenkel. Schmerz im unteren Drittel des

Schienbeins, besser durch Bewegung. Brennen von Händen und Füßen. Zerschlagenheitsgefühl in den Gliedern. Stechende Gliederschmerzen. Reißender Schmerz in allen Gliedern; in Armen; Schultern; Ellbogen; Unterarm; Fingern. Reißen in *Oberschenkeln, Unterschenkeln und Füßen*. Lähmung der Extremitäten; Hemiplegie; schmerzlos; Arme; rechter Arm, drei Tag lang; Beine. Schweiß an den Händen; kalter Schweiß. *Übel riechender und kalter Fußschweiß*. Ruhelosigkeit in den Extremitäten; in Unterschenkeln; Füßen. Steifheit der Knie. Steifheit in allen Gelenken nach Erholung von einer Vergiftung. Entzündliche und ödematöse Schwellung; in Gelenken; Armen; Händen; Fingern; Knien; Unterschenkeln; Knöcheln; Füßen. Zittern von Körper und Extremitäten; Armen und Händen; Beinen und Füßen. Zucken der Oberschenkel. Unterschenkelgeschwüre. Schwäche aller Extremitäten; der *Gelenke*; Arme; *Beine*; Knie; Knöchel; Füße.

Schlaf

Tiefer, sogar komatöser Schlaf. Träume: erotisch; ängstlich; vom Tod; von Toten; schrecklich; von Unglück; ärgerlich; lebhaft. Alpträume. Spätes Einschlafen. *Unruhiger Schlaf*. SCHLAFLOSIGKEIT *nachmittags und abends*; vor und nach Mitternacht; nach 3 Uhr. Wenn der Patient in der Nacht erwacht, kann er nicht wieder einschlafen. Unerquicklicher Schlaf. Leichtes und häufiges Erwachen.

Fieber und Schweiß

Frost morgens beim Erwachen; NACHMITTAGS; mittags; *nachmittags*; abends im Bett; *nachts*; Mitternacht. Frost im Freien; in kalter Luft; beim Gehen in kalter Luft. Frost gefolgt von oder abwechselnd mit Schweiß. Frost steigt den Körper bzw. den Rücken nach oben. Kriechender Frost abends. Frost nach Trinken von kaltem Wasser; nach dem Essen; schlechter durch Bewegung. Äußere und innere Kälte. Kongestiver Frost. Quartana, Quotidiana und Tertiana. SCHÜTTELFROST nachmittags und abends. Frost mit Zittern. Zimmerwärme lindert weder das Kältegefühl noch das Frösteln, ist jedoch wohltuend. Besondere Zeiten des Frostes: 1 Uhr; 10 Uhr; 13 Uhr; 14 Uhr; 17 Uhr; 18 Uhr; 19 Uhr; 20 Uhr; 24 Uhr. Hitze morgens, nachmittags und *abends*. Fieber abends oder *nachts*, mit Frösteln. Fieber nach Mitternacht. Fieber abwechselnd mit Frost und Schweiß. Brennende Fieberhitze nachmittags, abends und *nachts*. Fieber nachts, ohne Frost. Fieber vermischt mit Frost. Anhaltendes Fieber, schlechter nachts. Lang andauernde, trockene *Fieberhitze*. Äußere Hitze mit Frösteln. Hitzewallungen. *Arsenicum sulphuratum flavum* hat exzellente Dienste bei hektischem Fieber geleistet. Es sollte eines unserer Hauptmittel bei Wechselfieber werden. Das Fieber kann sowohl mit als auch ohne Schweiß einhergehen. Die Arznei passt bei remittierendem Fieber, da die Fieberanfälle des Mittels nachmittags, abends und nachts auftreten, während es morgens und vormittags zu einer Remission kommt. Während des Fiebers möchte der Patient sich aufdecken. Es handelt sich um ein starkes Mittel bei zymotischem Fieber.

Schweiß: morgens und nachts; durch die geringste Anstrengung oder durch Angst; durch Bettwärme; beim Husten; beim Essen; bei Bewegung; *im Schlaf* und *nach dem Erwachen*. Der Schweiß ist kalt, klebrig, schwächend, übelriechend, sauer. Reichliche Nachtschweiße. Schweiß an einzelnen Körperteilen. Die Symptome des Patienten werden durch Schwitzen nicht gebessert, jedoch *bekommt er heftige Beschwerden, wenn er während des Schweißes abkühlt.*

Haut

Die Haut brennt nach Kratzen. Brennen an einzelnen Stellen. Ausgeprägte Kälte der Haut am Körper und an den Extremitäten. Verfärbung der Haut. Entzündliche Flecken. Blaue Flecken. Leberflecke. Blasse, rote Flecken. Weiße Flecken. Periodische trockene und brennende Haut. Hautausschläge: bluten nach Kratzen; brennend; abschilfernd; trocken; fötid; juckend; nässend, mit wund fressender, gelber Absonderung; SCHUPPIG *nach Kratzen*; kleieartige Schuppen; fein stechend; *eiternd*; bläschenartig, schlechter nach Kratzen, mit gelber Flüssigkeit. Blasen. EKZEME. Exanthem.Furunkel. Karbunkel. Herpes. Schmerzhafte Petechien. Schmerzhafte Pickel. Psoriasis. Pusteln. Knotenförmige Urtikaria, schlechter nach Kratzen. Sämtliche Hautausschläge *verschlechtern sich nach Kratzen*, und auch der Juckreiz ohne Hautausschlag wird *durch Kratzen schlechter*. Entzündung der Haut, wie bei Erysipel. Exkoriation der Haut. Ameisenlaufen, Untätigkeit und ausgeprägte *Verhärtung* der Haut. Jucken, Brennen, Krabbeln und feines Stechen, schlechter nach Kratzen. Nässen *nach Kratzen*. Schmerz in der Haut nach Kratzen. Purpura haemorrhagica. Die Haut ist äußerst berührungsempfindlich. Stechen und Schwellung an einzelnen Stellen. Geschwüre: blutend; brennend; krustig; TIEF; indolent; entzündet; *schmerzhaft*; *phagedänisch*; pulsierend; ROT; FEIN STECHEND; fein stechende Ränder; EITERND. KREBSGESCHWÜRE. Aus den Geschwüren tritt wund fressender, übel riechender, dünner, wässriger, gelber Eiter aus.

Arum triphyllum — Arum-t.

Dreiblättriger Aronsstab, Zehrwurzel. *Araceae.*

Allgemeines

Wer in seiner Jugendzeit in den Niederungen umhergestreift ist, wo diese wilde Wurzel wächst, und ein bisschen davon in dem Mund genommen hat, erinnert sich wahrscheinlich noch an das Gefühl, das er daraufhin im Mund verspürt hat. Ich kann mich noch sehr genau daran erinnern, wie ich einmal selbst versucht habe, ein Stück davon zu probieren. Das Kitzeln, das danach an den Lippen, der Zunge, vom Rachen bis vor zur Nasenspitze und an allen Stellen, wo sensible Nervenendigungen an die Oberfläche treten, einsetzt, ist wirklich erstaunlich. Es ist ein schmerzhaftes Kitzeln und Prickeln, von dem man nicht lassen kann. Man muss andauernd mit den Händen daran herummachen, und aus dieser Eigenart können wir das Gefühl ermessen, das bei Kindern auftritt, wenn sie an einer akuten Krankheit leiden, die dieses Mittel indiziert. Denn obwohl die Stellen wund, roh, blutig und schmerzhaft sind, müssen sie doch immer an den Lippen herumzupfen und herumkratzen, die Haut um den Mund herum fest drücken oder in der Nase bohren. Dies wurde ein Leitsymptom bei akuten Erkrankungen wie Scharlach und anderen Infektionskrankheiten, die mit einem

Ausschlag einhergehen, bei zymotischen Erkrankungen, verschiedenen Halsbeschwerden, aber auch bei schleichenden Krankheiten mit Fieberkontinua. *Arum triphyllum* ist darüber hinaus angezeigt bei Delirien und Erregungszuständen, sogar bei manischen Erkrankungen. Einen Hinweis auf das Mittel erhalten wir überwiegend durch diese Begleitbeschwerde, nämlich das Zupfen und Kratzen an den genannten Stellen. Das schmerzhafte Kitzeln in der Nase und an den Lippen, sodass der Patient ständig daran herumzupft und in der Nase bohrt, muss vorhanden sein, wenn *Arum triphyllum* den Fall heilen sein soll. Ständiges Herumzupfen und Kneifen an den Lippen unterscheidet sich gänzlich von dem, was bei milden Delirien hin und wieder auftritt und das wir als „Flockenlesen" bezeichnen. Flockenlesen bedeutet, dass der Patient ohne Unterlass an der Bettdecke herumzupft und an allen möglichen Sachen herummacht; er zupft die ganze Zeit an irgendetwas herum, auch an seinem Schlafanzug, und murmelt dabei vor sich hin. Er muss andauernd mit den Fingern etwas machen, greift und tastet nach irgendetwas. Dieses Flockenlesen ist ein Symptom, das sich auf der Gemütsebene abspielt. Wenn „Zupfen der Lippen" hingegen im Repertorium unter der Rubrik „Gemüt" aufgeführt wird, soll das nicht bedeuten, dass es sich ebenfalls um ein vergleichbares Gemütssymptom wie das Flockenlesen handelt. Sie werden *Arum triphyllum* diesbezüglich noch in zwei ähnlichen Rubriken im Repertorium finden, wobei es wichtig ist, dass wir die Symptome in zwei und nicht nur in einer einzelnen Rubrik führen. Die Rubriken lauten „Jucken der Nase" und „Zupft an der Nase". Der Patient macht nämlich genau das, was wohl jeder machen würde, wenn die Nase juckt. Es kommen einem nicht immer gleich alle beide Rubriken in den Sinn, denn bei der einen handelt es sich um eine direkte Beschreibung, bei der anderen um eine indirekte.

Arum triphyllum wurde noch nicht hinreichend genug geprüft, und so ist über das Wesen seiner chronischen Manifestationen zu wenig bekannt. Zweifellos wird es auch bei chronischen Erkrankungen von Nutzen sein, jedoch war es in der Anwendung bislang zumeist auf akute zymotische Erkrankungen beschränkt. Bei chronischer Migräne wurde es nur hin und wieder eingesetzt, aber es hat einige Fälle von Kopfschmerzen geheilt, die sich durch Wärme verschlimmert haben, beispielsweise in einem warmen Zimmer, durch warme Kleidung, durch warmes Einhüllen oder durch Warmwerden allgemein. Die Patienten klagten über Hitze im Kopf und einen Blutandrang zum Kopf. *Arum triphyllum* hat auch ekzematöse Hautausschläge an der Kopfhaut geheilt. Bei katarrhalischen Beschwerden der Nase, der Augen und der Lider hat es sich ebenfalls als hilfreich erwiesen. Die Nasenaffektionen waren überwiegend akuter Art. Zum Mittelbild von *Arum triphyllum* gehört auch ein furchtbarer Schnupfen. Die Nase ist verstopft, und zwar überwiegend links. Der Patient muss daher durch den Mund atmen. Nachts muss er dann viel Niesen. Manchmal handelt es sich auch um einen scharfen, wund machenden Fließschnupfen. Wenn dabei Speichel über die Lippen fließt, werden die Stellen wund, schmerzhaft, es beißt und brennt an den Schleimhäuten und die Lippen bluten. Auch das Nasensekret hinterlässt, wenn es über die Haut läuft, rote Streifen. In den *Leitsymptomen* steht: „Scharfes, jauchiges Nasensekret, macht die Nasenhöhle, die Nasenflügel und die Oberlippe wund." Dies ist ein guter Ausdruck für diese besondere Eigenart, die bei Diphtherie, verschiedenen Halsentzündungen oder auch Scharlach auftritt, wenn *Arum triphyllum* angezeigt ist.

Mund und Zähne

Auch im Mundbereich kommt es zu Entzündungen. Entzündung der Zunge mit scharfer Nasenabsonderung. Entzündung der Zungenwurzel, des Rachens und des weichen Gaumens sowie der Tonsillen. Die Halslymphknoten sind geschwollen. Diesem entzündlichen Zustand folgt eine lähmungsartige Schwäche, sodass es dem Patienten unmöglich wird, Speisen oder Flüssigkeiten zu schlucken. Sobald Speisen vom Mund in den Rachen geleitet werden, versagt die Speiseröhre den Dienst und die Speisen oder Flüssigkeiten werden in die Nase gedrückt und laufen eventuell sogar zur Nase heraus. Dies konnte oftmals in Fällen von Diphtherie und Halsentzündungen klinisch beobachtet werden. Andauerndes Niesen, wie bei einem Schnupfen, mit wiederholten Frostschauern am ganzen Körper; außerdem mit Knochenschmerzen, als ob sie brechen wollten – ähnlich wie *Nux vomica, Eupatorium perfoliatum, Arnica, Rhus toxicodendron, Bryonia* und *Arsenicum*. Bei all diesen Mitteln kommt es zu Schmerzen am ganzen Körper während einer „Erkältung". *Arum triphyllum* ist ein hervorragendes Beispiel, um die Problematik des Keynote-Systems zu veranschaulichen. Verordner, die ihre Mittel aufgrund einer einzelnen Keynote einsetzen, werden *Arum triphyllum* jedem Patienten geben, der mit den Fingern in der Nase bohrt oder an den Lippen zupft – ungeachtet der Tatsache, dass dies auch bei *Cina* häufig der Fall ist. Bei *Cina* jedoch zeigen sich mehr kongestive Beschwerden und Symptome im nervalen Bereich. Die Nasenlöcher sind bei *Arum triphyllum* aufgrund der Schärfe des Nasensekrets wirklich so wund, dass die Patienten das Gefühl haben, sie stünden in Flammen. Dies ist die Art, wie *Arum triphyllum*-Patienten ihre Beschwerden berichten. Sie kommen in das Sprechzimmer, ihre Nase ist wund, wie roh, und es kitzelt und kribbelt darin unentwegt, sodass der Patient ständig daran herummachen muss. Das Nasensekret läuft über die Lippen und macht sie wund, die Halslymphknoten sind häufig vergrößert. Wenn sich der Patient einen Schnupfen zuzieht, sind meist auch der Nacken und die Parotisdrüse schmerzhaft und er möchte andauernd in der Nase bohren. Ein Bohren in die Seite der Nase ist ein weiteres Symptom von *Arum triphyllum*, das sich vom eigentlichen Bohren in der Nase unterscheidet. Sie können dies bei Kindern beobachten, wenn der Nasentränengang und die Tränensäcke entzündet sind und bei denen Tränen über die Wangen laufen. Das Kitzeln erstreckt sich in der Nase so weit nach oben, dass die Kinder die Stelle eigentlich nicht mehr mit den Fingern erreichen können, aber sie versuchen es dennoch andauernd. Manchmal kann der *Arum triphyllum*-Patient aufgrund einer Schleimansammlung im hinteren Nasenrachenraum kaum sprechen, er muss sozusagen durch die Nase reden. Die Nase ist voller Schleim und die Schleimhäute sind stark angeschwollen, weshalb seine Sprache nasal klingt. „Geschwollenes, gedunsenes Gesicht." Wenn Sie das Gesicht und die Nase eines *Arum triphyllum*-Patienten untersuchen, dann werden Sie überrascht sein, dass so viele Beschwerden die *linke* Seite betreffen – das linke Nasenloch, den linken Tränenkanal usw. An der Lippe kommt es zu Blutungen, und zwar sowohl an der Oberlippe als auch an der Unterlippe.

Insbesondere die Unterlippe ist wie aufgeschürft und es bilden sich Bluttröpfchen darauf. Das Kind zupft und kneift andauernd die Lippe, und wenn Sie es bitten, damit aufzuhören und die Hände von dort weg zu nehmen, schreit es erbärmlich. „Kinder bohren und zupfen oft an den wunden Schleimhäuten herum, obwohl es ihnen Schmerzen bereitet und sie deshalb schreien müssen, aber sie machen immer weiter." Dies ist ein hervorstechendes Symptom. Sobald ein Sekret über die Lippen läuft, werden diese wund, schmerzhaft, und dieses Kitzeln setzt ein, von dem das Kind nicht ablassen kann. Es muss andauernd daran herummachen. „Es bilden sich rote, blutende Oberflächen auf den Lippen, in der Mundhöhle, in der Nase etc." Es juckt und kitzelt darin. Bei Typhus, wo man ansonsten normalerweise kaum eine Schwellung der Parotis erwarten würde, kommt es bei *Arum triphyllum* zu einer Vergrößerung dieser Drüse. Bei Diphtherie, Scharlach und Halsentzündung schwellen die Speicheldrüsen an. Bei diesen entzündlichen Prozessen sind die Drüsen schmerzhaft, geschwollen, verhärtet und berührungsempfindlich. Die Zunge ist rot, mit erhabenen Papillen; sie sieht fast aus wie aufgeschürft. Sie ist wie roh und blutet, wobei es manchmal an mehreren Stellen blutet; und hin und wieder, nachdem diese Blutungen in paar Tage angedauert haben, sieht die Zunge beim Herausstrecken aus wie eine rote Erdbeere – daher die Bezeichnung „Erdbeerzunge". „Zunge rissig, blutend." „Beißendes Brennen auf der Zunge und im Rachen." Der Mundgeruch ist faulig und die Mundhöhle so schmerzhaft, dass der Patient nichts trinken möchte. All dies weist darauf hin, dass die Mundhöhle bis weit nach hinten in den Rachen kitzelt und wund ist. Und wenn Sie die Mundhöhle genauer untersuchen, dann sehen Sie die wunden, wie aufgeschürften Stellen und die Blutungen. Exzessiver, scharfer Speichelfluss. Die Mundhöhle brennt, ist wund und schmerzhaft. Das Kind schreit, wenn ihm etwas zu Essen oder Trinken angeboten wird. Diphtherische Geschwüre bedecken die Mundhöhle, es können sich jedoch auch aphthöse Stellen bilden, welche die gesamte Mundhöhle sowie die Zunge befallen. In den *Leitsymptomen* wird von einer „Stechenden, brennenden Empfindung im Hals" gesprochen, es ist jedoch eher ein schmerzhaftes Prickeln oder aber ein Stechen wie durch einen Bienenstich. Die betroffenen Teile sind geschwürig, wie roh und bluten.

Rektum und Stuhl

Zu *Arum triphyllum* gehören auch Durchfälle, wie sie bei Typhus auftreten. Falls Sie jemals gesehen haben, wie gelber Maisbrei auf einen Teller fällt, dann kennen Sie die Konsistenz der Stühle bei Typhus. Der Durchfall, für den *Arum triphyllum* das Heilmittel ist, sieht ebenfalls aus wie Maisbrei. Häufige Entleerungen eines dünnen, breiigen, gelben, kotigen Stuhls – das ist die Beschreibung dieses typhösen Stuhls. Manchmal ist der Stuhl jedoch auch dunkelbraun, dünn und wässrig. Wie die anderen Absonderungen bei *Arum triphyllum* ist auch der Stuhl scharf und wund machend. Der dünne Stuhl läuft aus dem After und erzeugt an den umliegenden Hautstellen Wundheit und Brennen. Bei anderen Beschwerden, besonders jedoch bei Typhus, bilden sich in der Leistenbeuge Exkoriationen, aus denen eine scharfe Flüssigkeit abgesondert wird. Und auch über dem Kreuzbein kommt es zu Wundheit. Eine scharfe Flüssigkeit bildet sich in der Gesäßspalte, sodass die Aftergegend und das Steißbein wund werden.

Hals

An der Stimme zeigen sich ebenfalls viele Beschwerden. *Arum triphyllum* hat sich besonders in der Anwendung bei Sängern und Rednern bewährt. Wenn beispielsweise ein Anwalt in einer langen Verhandlung bereits drei oder vier Stunden lang gesprochen hat und in einer Verhandlungspause verschwitzt an die frische Luft geht und sich erkältet, kann es sein, dass er heiser wird und sein Plädoyer nicht beenden kann. Eine Gabe *Arum triphyllum* wird es ihm ermöglichen, dass er mit klarer Stimme seine Abschlussrede zu Ende bringen kann. Es beseitigt die Heiserkeit und ist somit ein Mittel für Redner und Sänger, die ihre Stimme überanstrengt haben und sich ein wenig erkältet haben, sodass die Stimme nach der starken Anstrengung heiser wurde. Dies ist das auffallendste Merkmal von *Arum triphyllum*, was die Stimme anbelangt. „Heiserkeit durch Überanstrengung der Stimme beim Reden oder Singen." „Stimme unsicher, unkontrollierbar, ändert sich andauernd, ist mal tief, dann heiser usw." Die Beschwerden zeigen sich alle auf diese Art. Ein Patient spricht zu Ihnen in einer Tonlage, aber er bringt kein Ton heraus; also versucht er es in einer anderen Tonlage und kann reden. Es ist eigenartig, dass die Patienten in einer bestimmten Tonhöhe keinen Laut hervorbringen, was ein Hinweis dafür ist, dass es sich dabei um eine ungleichmäßige Entzündung an einer kleinen Stelle an den Stimmbändern handelt. Es ist keine allgemeine Entzündung, denn sonst wäre die Stimme insgesamt betroffen. „Halsentzündung von Predigern" ist dabei keine allzu gute Beschreibung, denn es ist eigentlich eine „Heiserkeit von Predigern", die damit gemeint ist, eine heisere und raue Stimme, die bei Rednern während dem Sprechen auftritt. Natürlich können Sie sagen, dass jede Heiserkeit der Stimme durch Reden verschlimmert wird, aber das ist nicht immer so. Die Heiserkeit bei *Rhus toxicodendron* zeigt die für das Mittel charakteristische Besserung durch Bewegung, und der Gebrauch der Stimme ist eben eine Bewegung des Kehlkopfes.

Wenn der *Rhus toxicodendron*-Patient anfängt zu reden, dann bemerkt er, dass er heiser ist. Aber nachdem er seine Stimme eine kurze Zeit gebraucht hat, löst sich die Heiserkeit und die Stimme wird freier; mit anderen Worten: die Heiserkeit bessert sich durch Bewegung. Dies kann sowohl bei akuter als auch bei chronischer Heiserkeit der Fall sein. Bei *Arum triphyllum* ähnlich wie bei *Phosphorus* bessert sich die Heiserkeit, wenn der Patient etwas Schleim von den Stimmbändern aufräuspert. Bei *Rhus toxicodendron* ist dies nicht der Fall, denn es handelt sich hier um eine Schwäche und Lähmung der Stimmbänder aufgrund einer Erkältung. Es dürfte bekannt sein, dass unter *Rhus toxicodendron* die rheumatischen Sehnen und Muskeln schwach werden und zu Beginn der Bewegung steif sind, was sich bessert, wenn sie aufgewärmt werden. Und genau so ist es auch mit der Stimme.

Atemwege und Husten

In der Brust kommt es zu Brennen und Rauheit beim Husten, was sich bis in die Magengrube hinunter erstreckt. „Gefühl wie roh in der Brust." „Lungen wie wund." „Wundheit im linken Lungenflügel." Sie haben sicher schon die Erfahrung gemacht, dass sowohl Patienten als auch Prüfpersonen oftmals angeben, dass die Beschwerden in der Lunge sitzen, wobei es sich aber in Wirklichkeit nicht unbedingt um die betroffene Region handelt. Nach dem, was wir auch von anderen Symptomen her wissen, handelt es sich wahrscheinlich eher um Wundheit und Brennen in der Luftröhre, obwohl in den *Leitsymptomen* die Lungen angegeben sind. Bei *Arum triphyllum* kommt es während eines Hustenanfalls zu einem Brennen in der Luftröhre, und zwar auf der gesamten Länge, ebenso auch in den größeren Bronchiengängen. Obwohl die Katarrhe zumeist in diesen Gebieten auftreten – der Luftröhre und den Bronchien – hat diese Arznei auch Pneumonien geheilt. Außerdem hat sie sich als hilfreiches Palliativum bei Schwindsucht erwiesen. Als rohe Substanz wurde sie bei Farmern als Hausmittel gegen Husten und Erkältungen angewendet, sowie als Palliativum bei Schwindsucht. An vielen Farmhäusern kann man noch immer diese Rübe an Fäden zum Trocknen aufgehängt sehen, die dann später geraspelt und mit Zucker und Sahne gegessen wird.

Seitenbeziehung

Ich habe bereits die Tatsache erwähnt, dass *Arum triphyllum* bevorzugt die linke Seite des Kopfes, das linke Nasenloch und die linke Gesichtshälfte affiziert. Dies gilt ebenso für die linke Brust und den linken Lungenlappen. Es kommt zu Wundheitsgefühl in der linken Brust und im linken Arm. Außerdem besteht ein Gefühl von Völle und Wundheit im Thorax, das sich nach unten in die linke Lunge erstreckt.

Fieber

Ein klinisches Bild des *Arum triphyllum*-Fiebers ist: „Typhöses Fieber; zupft an den Fingerspitzen und den trockenen Lippen herum, bis es blutet usw."

Urin

Bei den meisten fieberhaften Beschwerden ist der Urin sehr spärlich, zuweilen auch unterdrückt. Man kann die gute Wirkung dieser Arznei für gewöhnlich daran ermessen, dass es unmittelbar nach der Einnahme zu reichlichem Harnabgang kommt, als Anzeichen der einsetzenden Besserung.

Haut

An der Haut zeigt sich ein Hautausschlag, den man normalerweise bei einem Scharlach erwarten würde. Außerdem auch die petechialen Blutungen eines Typhus.

Asa foetida **Asaf.**

Stinkasant, Teufelsdreck. *Apiaceae/Umbelliferae.*

Allgemeines

Diese Arznei wurde in früheren Tagen häufig sowohl beim Menschen als auch bei Tieren missbräuchlich eingesetzt. Unsere Vorfahren dachten, das Mittel wäre ein guter Schutz gegen Krankheiten, und wendeten es daher u. a. in den

Ställen an. Klumpen von „Foety“, wie sie es nannten, wurden beispielsweise unter das Futter von Pferden gemischt, um Infektionskrankheiten wie die Druse abzuhalten. Was es gebracht hat, kann ich nicht sagen, aber es ist sicher, dass diese Farmer *Asa foetida* als starken Schutz gegen Krankheiten angesehen haben. Von den Laien wurde es ebenfalls häufig eingesetzt, und zwar gegen Ohnmacht, Hysterie und alle Arten nervöser Symptome und Beschwerden. Seine Anwendung hierbei ist durch die Prüfungen auch gerechtfertigt. Diese Dinge sind eigentlich kaum wert, dass man sie erwähnt, aber es zeigt doch die allgemeine Anwendung der Rohsubstanz in der Volksmedizin. Es wurde häufiger auf diese Art angewendet als auf legitime Art in den Arztpraxen.

Es gibt eine besondere Sorte von Patienten, mit denen Sie ihre Schwierigkeiten haben werden. Es handelt sich um Patienten, die mit einem gedunsenen, venösen, dunkelroten Gesicht in die Praxis kommen, mit plethorischem Aussehen. Das Gesicht sieht zuweilen gedunsen oder geschwollen aus und ist dunkel. Patienten mit einem derartigen Gesicht werden manchmal mit *Asa foetida* geheilt, aber auch bei *Carbo animalis, Carbo vegetabilis, Aurum* und *Pulsatilla* finden wir dieses Aussehen. Das Gesicht zeigt dabei an, dass es sich um eine schwere Störung handelt, um mehr oder weniger ausgeprägte Herzerkrankungen und venöse Stase. Der venöse Herzkreislauf wird häufig in Mitleidenschaft gezogen sein, oder er wird kurz davor sein, wenn das Gesicht so aussieht. Ich bin ehrlich gesagt nicht sonderlich begeistert, wenn so jemand in die Praxis kommt, denn diese Patienten sind nur sehr schwer zu behandeln. Sie haben eine tief sitzende Störung mit Blutungen, Neigung zu plötzlichen Entzündungen, und bei ihnen schreitet die Heilung nur sehr langsam voran. Es kommt zu Geschwüren; an einer kleinen Stelle bildet sich ein Geschwür, es eitert und gräbt sich tief ins Gewebe. Und dies ist genau die Eigenart dieses Mittels. Ein weiteres Beschwerdebild, das bei diesen Patienten hervorgerufen wird, ist eine Entzündung der Knochenhaut, die mit einer Schwellung einhergeht. Es kommt beispielsweise zu einer Periostitis am Schienbein, wo die Durchblutung nicht sehr aktiv ist. Entzündung der Knorpel mit Schwellung und dunkelroter Haut, stechenden Schmerzen, Ödemen, Geschwüren und Fistelbildung. Das Mittel ist bei derlei Zuständen hilfreich. „Überaus empfindliche Geschwüre.“

Die Patienten sagen oft: „Ich bekomme gar kein Mitleid, wenn ich krank bin, weil ich so gesund aussehe.” Sie sind fett, schlaff und ihr Gesicht ist dunkelrot verfärbt. An das Mittel denkt man eher selten bei schlanken Personen; sie scheinen von den Beschwerden, die nach *Asa foetida* verlangen, nicht betroffen zu sein. Anders jedoch die dicken, schlaffen Typen, die extrem nervös, sehr schmerzempfindlich und hysterisch sind. In der Kälte oder bei Aufregung werden sie dunkelrot im Gesicht. Man kann den Zustand auch als „venöse Konstitution“ bezeichnen. Und diese Patienten verfallen in die schlimmste Hysterie. Sie fallen nahezu grundlos in Ohnmacht – in einem geschlossenen Zimmer, durch Aufregung oder durch jegliche Störung. Manchmal bekommen sie davon Krämpfe, zumeist jedoch fallen sie in Ohnmacht. Es besteht eine Neigung zu stechenden Schmerzen von den Knochen ausgehend in Richtung Oberfläche, also von innen nach außen. Die Knochenhaut wird gereizt, die Lymphknoten schwellen an. Beispielsweise bei Syphilis kommt es hin und wieder zu diesen

Beschwerden. Es bilden sich Durchblutungsstörungen, Periostitis, Nekrose, Verhärtung von Drüsen und Lymphknoten, Nervensyphilis und Kopfschmerzen. Bei chronischen Syphilitikern mit diesem venösen Gesicht, die zu Blutungen neigen, werden die Geschwüre schwarz oder dunkelrot. Hier besteht eine Ähnlichkeit der Arznei zu *Lachesis*.
Auch alte Narben werden dunkelrot, drohen zu eitern, sehen venös aus, werden schmerzhaft und verfärben sich schließlich schwarz. An den alten Narben bilden sich bei chronischen Syphilitikern oder manchmal auch bei Psorikern Geschwüre. Die meisten Beschwerden setzen bei *Asa foetida* in Ruhe ein und bessern sich durch langsame Bewegung.
Ein weiteres großes Merkmal von *Asa foetida* sind seine zahlreichen Absonderungen: katarrhalische Absonderungen, Absonderungen aus Geschwüren, wässrige Absonderungen aus verschiedenen Stellen sowie wässrige Stühle. Und alle diese Absonderungen sind fürchterlich stinkend und jauchig. Tiefe oder flache Geschwüre bei Affektionen der Knochen oder des Periosts sondern eine wässrige, blutige Flüssigkeit ab, die fürchterlich stinkt, gleichzeitig mit nach außen schießenden Schmerzen. Halten Sie die Idee der venösen Stase gut im Gedächtnis und fügen Sie diesen syphilitischen Zustand hinzu.
Zahlreiche Schmerzen ziehen sich durch das Mittelbild von *Asa foetida*, insbesondere nächtliche Schmerzen wie bei Syphilis, nächtliche Knochenschmerzen und Schmerzen im Periost. Die Geschwüre sind tief, haben einen bläulichem Rand und sind von Krampfadern umgeben. Auch bei Entzündungen des Knochens und des Periosts kommt es zu einer bläulichen Verfärbung um die Geschwüre. Wenn sich am Periost eine Entzündung von eher passivem Charakter gebildet hat, dann haftet die Haut an dem Knochen und klebt sozusagen daran fest. Das Gewebe ist zu träge, um geschwürig zu werden; es bildet sich kaum eine Entzündung, vielmehr bleibt der passive Zustand bestehen. Bei psorischen oder skrofulösen Beschwerden oder auch bei der Syphilis sind die Lymphknoten am ganzen Körper heiß und klopfen, mit schießenden, ruckenden Schmerzen.

Kopf und Schwindel

Die Knochenschmerzen, die im Kopf verspürt werden, sind zuweilen sehr quälend. Chronische syphilitische Knochenschmerzen im Kopf, stechend, durchdringend. Es hat den Anschein, als ob die Reifung und Heilung von Knoten oder Knötchen, die sich am Kopf gebildet haben, durch diese Arznei beschleunigt würde. Schießende, stechende, reißende Schmerzen unter dem linken Stirnhöcker. Der stechende Schmerz wird vom Patienten manchmal beschrieben, als ob ein Nagel oder Keil in den Schädel getrieben würde. Diese nervösen Kopfschmerzen sind syphilitischen, hysterischen oder skrofulösen Ursprungs. Die hysterischen Schmerzen werden als stechend oder reißend angegeben. Am ganzen Kopf kommt es zu stechenden Schmerzen, aber an den linken Stirnbeinhöckern und in den Schläfen ist es ein Gefühl, als ob ein Nagel oder Pflock in den Schädel getrieben würde. Die meisten Schmerzen erscheinen jedoch bohrend, als ob sie sich vom Knochen zur Haut hin ausbreiten würden, also von innen nach außen.

Augen

Asa foetida ist auch hilfreich bei chronischen Syphilitikern mit Neigung zu Augenbeschwerden wie Geschwüren auf den Augäpfeln oder der Hornhaut, die sich an der frischen Luft bessern und die mit einem Taubheitsgefühl in den Augen einhergehen. Iritis, mit gezacktem Aussehen der Iris. Die Patienten neigen ebenfalls zu heftigen, scharf stechenden Schmerzen an den Augen, von innen nach außen. Im gesamten Mittelbild zeigt sich ein Brennen, und so kommt es auch an den Augäpfeln zu Brennen, das sich an der frischen Luft bessert. Iritis, wobei die Entzündung manchmal auch auf die Choroidea, die Retina und Konjunktiva übergreift, und sich somit zu einer allgemeinen Entzündung mit syphilitischem Charakter ausweitet. Es kommt zu reißenden Schmerzen an verschiedenen Stellen um die Augen, auch zu stechenden Schmerzen, die sich nachts verschlechtern. Geschwüre mit stechenden Schmerzen, schlimmer in der Nacht. Brennen, Stechen in den Augen mit Trockenheit der Augen, sodass die Lider an den Augäpfeln kleben; die Schmerzen verschlechtern sich nachts. Eine Art Trübheit vor den Augen, als ob man durch Nebel sieht. Es scheint auch, als ob kleine, schwarze Fliegen in der Luft umherschwirrten. „Mouches volantes." Sie haben bestimmt schon einmal Schwärme von kleinen Fliegen und Mücken in der Luft herumfliegen gesehen. *Asa foetida*-Patienten erscheint es, als ob diese Schwärme da wären, obwohl sie es nicht sind. Die Absonderung aus den Augen ist eitrig, blutig und meist übel riechend.

Ohren

Das gleiche syphilitische Miasma kann auch das Ohr und die Ohrknöchelchen angreifen. Es kann zu einer Nekrose der Gehörknöchelchen kommen, sodass das Gehör verloren geht. „Brennen in den Ohren mit Absonderung eines übel riechenden Eiters." Stechende Schmerzen in den Ohren, *von innen nach außen.*

Nase

Aus der Nase läuft ein fürchterlich stinkendes Sekret. Geschwüre bilden sich hoch oben in der Nase. Karies der Nasenknochen. Syphilitische Ozaena. Eitrige, alte Katarrhe. „Gefühl, als wäre die Nase hoch oben verstopft, als ob der nicht durch die Nase atmen könne; mit Vollheit im Kopf beim Fahren im Wagen." (*Aurum, Aurum muriaticum*).

Taubheitsgefühl ist ebenfalls ein großes Merkmal von *Asa foetida*. Taubheitsgefühl der Kopfhaut oder tief im Kopf, Taubheitsgefühl an verschiedenen Stellen. Taubes, abgestorbenes Gefühl bei Schmerzen. Taubheitsgefühl nach Schmerz oder nach dem Schlafen. Es gibt über die hysterischen Züge hinaus noch weitere nervöse Beschwerden, beispielsweise choreaartige Bewegungen. Natürlich würde man bei dieser eigenartig nervösen Konstitution alle möglichen nervösen Beschwerden erwarten. „Andauerndes Kauen und Hervorbringen von schaumigem Schleim aus dem Mund, mit Schwellung der Zunge." „Sprache unverständlich." „Zähneknirschen und Aufschrecken in der Nacht." Schwellung der Lippen, besonders der Unterlippe, sowie der gesamten Mundschleimhaut, mit Brennen im Mund.

Hals

Im Rachen finden sich syphilitische Beschwerden und Geschwüre, die mit dem ungewöhnlichen brennenden und stechenden Schmerzen in den Geschwüren einhergehen. Schmerz beim Schlucken. Der Patient hat ein aufsteigendes Kloßgefühl im Hals, wie Globus hystericus. Erstickungsgefühl, er muss andauernd Schlucken. Hysterische und choreaartige Beschwerden treten an der Speiseröhre und an der Luftröhre auf. Ösophagusspasmen. Das Kloßgefühl oder das Erstickungsgefühl sind eine Art hysterischer Krampf in der Speiseröhre. „Trockenheit und Brennen im Ösophagus."

Abdomen

Wenn Sie jemals einen typischen *Asa foetida*-Fall von Magenbeschwerden vor sich hatten, dann werden Sie sich gefragt haben, wo die ganze Luft im Bauch herkommt. Der Patient stößt riesige Mengen Luft auf. „Kontraktionen des Zwerchfells wie bei Schluckauf." Choreaartige Zuckungen des Zwerchfells, bei denen der Patient die Luft so heftig aufstößt, dass es sich anhört, wie wenn aus einer Spielzeugpistole nahezu jede Sekunde ein Geschoss abgefeuert wird. Der Patient hat darüber überhaupt keine Kontrolle. Es ist, als ob pistolenartig unter lautem Aufschwulken oder Aufstoßen Luft aus dem Magen getrieben würde. In den *Leitsymptomen* werden an dieser Stelle ein paar bemerkenswerte Symptome aufgeführt: „Sichtbares und fühlbares Pulsieren in der Magengrube." „Drückende, schneidende, stechende Schmerzen." Man konnte eine eigenartige Beobachtung machen, nämlich dass bei dem Patienten die Blähungen nicht nach unten abgehen, sondern sämtlich nach oben. „Aufgestoßenes riecht wie Knoblauch und schmeckt ranzig, scharf oder faulig." Stets hat jedoch das Aufgestoßene einen fürchterlichen Geruch. Der üble Geruch ist wie bereits gesagt ein Charakteristikum bei dieser Arznei. Darüber hinaus kommt es zu einem leeren, flauen Gefühl in der Magengrube, wobei es sich nicht um Schmerzen handelt. „Pulsieren nach dem Essen." „Meteorismus des Magens." Bei *Asa foetida* kommen zahlreiche Beschwerden im Magen und Abdomen vor, u. a. stechende, kolikartige Bauchschmerzen. Der Durchfall ist mehr oder weniger beschwerlich. Die *Asa foetida*-Patienten bekommen durch geringste Verdauungsstörung und jede Abweichung der Ernährung eine quälende, schmerzhafte Diarrhö. „Flüssige Stühle von übelstem Geruch." „Schwärzlich-braune, breiige, übel riechende Stühle, mit Linderung der Beschwerden."

Weibliche Geschlechtsorgane

„Gefühl von Herabdrängen der weiblichen Geschlechtsteile, schlechter beim Fahren im Wagen." „Empfindliche und schmerzhafte Geschwüre in der Gebärmutter." *Asa foetida* war sehr nützlich zur Palliation von Gebärmutterkrebs bei den bereits genannten Patientinnen mit dunkelrotem, plethorischem Gesicht; niemals jedoch bei blassen Personen. Die Frauen sind schlaff, schwach, haben eine venöse Konstitution und neigen zu Gebärmutterblutungen und Fehlgeburten. Auch bei nicht schwangeren Frauen füllen sich manchmal die Brüste mit Milch, was sehr beschwerlich ist. Dieses Symptom wird nur durch wenige Arzneien abgedeckt wird, und *Asa foetida* ist eine davon. Es kommt bei diesem Mittel jedoch auch zu Milchmangel. „Zehn Tage nach der Entbindung versiegte die Milch."

Atemwege und Husten
Asa foetida-Patienten leiden mitunter auch an hysterischem Asthma und allen Arten von Atembeschwerden und Dyspnoe. „Asthmatisches Gefühl in der Luftröhre." „Asthmaanfälle, mindestens einmal täglich ihr ganzes Leben lang; hervorgerufen durch jede körperliche Anstrengung, Koitus und besonders durch jede sättigende Mahlzeit." Beim Koitus kann es auch zu Atemnot kommen, wie bei *Ambra*. „Hartnäckiger Kitzelhusten, schlimmer nachts." Viele der Atemwegsbeschwerden verschlimmern sich nachts. Syphilitische Beschwerden nehmen gewöhnlich nachts zu, und daher finden wir auch bei syphilitischen Arzneien wie *Mercurius, Staphisagria, Hepar sulfuris, Nitricum acidum* usw. die nächtliche Verschlimmerung.

Brust
Von den anderen Brustbeschwerden werde ich Ihnen aus den *Leitsymptomen* ein paar ausgeprägte und auffallende Symptome angeben: „Druck und Brennen am Sternum." „Beklemmung der Brust wie durch ein schweres Gewicht." „Stiche in der Brust." „Einzelne, heftige Stiche von innen nach außen, in kurzen Intervallen."

Extremitäten
Das Mittelbild von *Asa foetida* weist zahlreiche rheumatische und gichtige Symptome auf. Allgemeine Gichtbeschwerden bei nervösen Konstitutionen. Wenn es bei diesen nervösen Patienten schließlich zu Gichtablagerungen kommt, verschwindet häufig die Nervosität. Sie wurde durch die Ablagerungen in den Gelenken sozusagen gebessert, ein „Szenenwechsel" hat eingesetzt.

Aurum arsenicum* — Aur-ar.
Goldarsenit.

Modalitäten
Die Symptome von *Aurum arsenicum* treten insbesondere morgens, vormittags, abends, nachts und nach Mitternacht auf. Sie verschlimmern sich im Freien, in kalter Luft, beim Treppensteigen, während und nach dem Essen, nach langem Liegen, bei Berührung, beim Entblößen. Verlangen nach frischer Luft. Verschlimmerung beim Gehen, besonders beim Gehen im Freien, beim schnellen Gehen und beim Gehen im Wind. Beschwerden setzten schon nach der kleinsten Anstrengung ein, nach kalten Getränken, beim Einschlafen, im Schlaf und nach dem Schlaf. Schlechter bei windigem Wetter und im Winter. Es geht dem Patienten im Sommer besser, und im Winter schlechter. Der Patient hat ein starkes Verlangen, sich hinzulegen, aber dies führt zu großer Ruhelosigkeit, außerdem verschlimmern sich viele Symptome im Liegen. Liegen in einem warmen Bett hingegen lindert viele Symptome. Im Allgemeinen verschlimmert Bewegung die Leiden. Der Patient ist äußerst ruhelos und möchte sich bewegen.

Allgemeines

Gefühl in einzelnen Körperteilen wie eingeschlafen. Bandgefühl um einzelne Körperteile. *Aurum arsenicum* ist ein äußerst hilfreiches Mittel bei Krebserkrankungen, Epitheliomen und Knochenkaries; auch hier verschlimmern sich die Symptome bei kaltem und feuchtem Wetter. Darüber hinaus ist es sehr nützlich bei vielerlei Arten von Konvulsionen, bei klonischen Spasmen, epileptiformen und hysterischen Krämpfen. Wassereinlagerungen in Körperhöhlungen und Extremitäten. Der Körper magert ab. Ameisenlaufen am ganzen Körper. Körper und Gliedmaßen fühlen sich schwer an. Ein allgemeines Merkmal von *Aurum arsenicum* sind Verhärtungen, insbesondere in den Drüsen und krebsartige Verhärtungen. Entzündungen und Blutandrang in vielen Körperteilen, in Schleimhäuten, Knochen und Drüsen, Periost und in den serösen Membranen. Es besteht eine ausgeprägte physische Reizbarkeit. Die Schleimhäute sind stark angegriffen. Taubheitsgefühl in vielen Körperteilen, v. a. in erkrankten Körperteilen. Blutwallungen. Alle möglichen Schmerzen treten in sämtlichen Körperteilen auf, insbesondere in Knochen und Drüsen; bohrende, brennende, schneidende, stechende, reißende Schmerzen. Drücken in inneren Organen. Schmerz wie zerschlagen. Schmerzlose Lähmung. Das Mittel ist sehr nützlich bei Personen in stark angeschlagenem Gesundheitszustand sowie bei plethorischen Menschen. Kräftiges, innerliches Pulsieren. Der Puls ist schnell, unregelmäßig, klein und schwach. Jede Anstrengung oder eilige Bewegungen wie schnelles Laufen sind unmöglich. Es besteht eine allgemeine Empfindlichkeit, insbesondere gegen Schmerzen. Die Symptomatik ähnelt der von Menschen, die durch sexuelle Exzesse und Masturbation geschwächt sind. Es treten vorwiegend rechtsseitige Symptome auf. Drüsenschwellung. *Aurum arsenicum* ist eines der hilfreichsten Mittel bei fortgeschrittener Syphilis und bei Neurosyphilis. Zittern in allen Körperteilen. Geschwürbildung in den Drüsen mit einer ausgeprägten Verhärtung; bei Krebserkrankung. Ausgeprägte allgemeine Schwäche; morgens; durch geistige und körperliche Anstrengung. Mattigkeit.

Geist und Gemüt

Der *Aurum arsenicum*-Patient erscheint oft geistesabwesend. Er ist schnell zornig, und Zorn verursacht ihm Beschwerden. Zorn mit stillem Kummer; durch Widerspruch. Er leidet an qualvoller Angst. Angst am Tag und in der Nacht; mit Furcht; um das Seelenheil. Gewissensangst. Neigung, jeden zu kritisieren und herumzunörgeln. Geistige Verwirrung morgens. Übermäßig gewissenhaft. Widersprüchlich. Verlangen zu sterben. Delirös nachts. Wahnideen: von Tieren. Er denkt, er habe etwas Falsches getan und tadelt sich selbst dafür. Tadelt andere für eine eingebildete Verletzung. Phantasiegebilde. Verzweiflung: während des Fieberfrostes; bei Schmerz; periodisch; um die Genesung. Religiöse Verzweiflung. Erregbar und unzufrieden. Ständig erregt und in Eile. Erregung während Fieberfrost. Symptome verschlechtern sich durch geistige Anstrengung. Rege Phantasie. Furcht: abends und nachts; in einer Menschenmenge; vor dem Tod; vor Unheil; vor Menschen; beim Alleinsein. Vergesslich. Erschreckt leicht. Der Patient leidet an Kummer, und er bekommt durch Kummer lange anhaltende Beschwerden. Neigung zu Hysterie und hysterischem Verhalten. Unordentliches

Wesen und pervertiertes Verlangen. Vernachlässigt den Haushalt und die eigenen Kinder. Beschwerden treten an beiden Körperseiten auf. Gedankenzustrom. Geistesklarheit. Imbezillität. Ungeduld. Faulheit und ausgeprägte Abneigung gegen Arbeit, aber auch fleißig und Verlangen nach Aktivität. Geisteskrankheit bei Fanatikern; bei Trinkern. Religiöser Wahn. Unentschlossenheit. Extreme Reizbarkeit; abwechselnd mit Fröhlichkeit. Reizbarkeit während Fieberfrost; wenn er angesprochen wird. Der Patient beklagt sich ständig. Geschwätzigkeit und Lachen. Abscheu gegen das Leben. Lebensüberdruss. Selbstmordneigung; während Schweiß; möchte aus dem Fenster springen. Boshaftigkeit. Streitsucht. Manie. Das Gedächtnis ist außergewöhnlich gut oder schlecht. Stur und leicht beleidigt. Geistige Erschöpfung. Reue. Wahnsinn. Reserviertheit. Ruhelosigkeit: nachts; ängstlich. Traurigkeit abends; durch unterdrückte Mens; während Schweiß. Überempfindlichkeit: gegen Geräusche; gegen Stimmen. Gemütssymptome durch sexuelle Exzesse und Masturbation. Kreischen. Lang anhaltende Phasen von Ruhigsein. Abschweifende Sprache. Der Patient möchte nicht angesprochen werden und nicht reden. Die Symptome verschlechtern sich, wenn er daran denkt. Schüchternheit. Im einen Moment ist er ruhig, dann wiederum gewalttätig. Weinen; während Fieberfrost; bei Hysterie; im Schlaf.

Kopf und Schwindel

Schwindel während Kopfschmerz; beim Gehen im Freien.
Hyperämie, Völlegefühl und Hitze im Kopf durch geistige Anstrengung. Jucken und Hautausschläge an der Kopfhaut: Krusten; Pickel. Haarausfall. Schweregefühl im Kopf morgens beim Aufstehen. Hydrozephalus. Kopfschmerz: morgens; nachmittags; abends; in kalter Luft; bei kaltem oder windigem Wetter; durch Hochbinden der Haare; durch geistige Anstrengung; beim Husten; durch Bewegung; beim Liegen oder Aufstehen vom Liegen; nach Schlaf. Rheumatischer, nervöser oder hysterischer Kopfschmerz. Hämmernde Kopfschmerzen. Periodischer Kopfschmerz. Der Kopfschmerz bessert sich durch Wärme. Schmerz entweder in einer oder in beiden Seiten; in Stirn, Hinterkopf, Schläfen. Stechender Kopfschmerz. Reißender Schmerz: in Stirn; Hinterkopf. Pulsieren im Kopf; Stirn; Seiten des Kopfes. Entblößen des Kopfes verursacht Beschwerden.

Augen

Absonderung von Schleim und Blut aus den Augen. Die Lider sind morgens mit gelbem Eiter verklebt. Trachom. Ausfallen der Wimpern. Hitzegefühl in den Augen. Entzündung der Augen: katarrhalisch; skrofulös; syphilitisch. Entzündung der Kornea. Iritis. Tränenfluss. Der Patient kann die Augen nicht öffnen. Augenschmerzen: morgens; nachts; durch Licht; beim Lesen; besser durch Wärme. Wehtun in den Augen. Brennender, drückender, reißender, stechender Schmerz. Schmerz wie wund oder wie durch Sand in den Augen. Lähmung des Sehnervs. Photophobie. Hervortreten der Augen. Pulsieren. Enge Pupillen. Rötung der Augen; der Lider. Starrer Blick. Gerstenkorn nahe des inneren Canthus. Geschwollene Lider. Hornhautgeschwüre. Verschwommenes Sehen. Der Patient sieht helle Farben. Trübsichtigkeit. Nebelsehen. Hemiopie, die obere Hälfte des Gesichtsfelds fehlt. Funkensehen. Verlust des Sehvermögens.

Ohren

Karies des Mastoids. Otorrhö: fötid; übel riechend; purulent; dick; gelb. Klatschen in den Ohren. Jucken in den Ohren. Ohrgeräusche: Summen; Knacken; Brummen; Klingeln; Sausen; Rauschen. Ohrenschmerz; hinter dem Ohr; im Ohr. Brennende, stechende Ohrenschmerzen. Gehör zunächst übermäßig scharf, später Schwerhörigkeit, schließlich Taubheit. Geräuschempfindlich.

Nase

Karies der Nasenknochen bei Fällen von chronischer Syphilis. *Aurum arsenicum* ist ein äußerst wertvolles Mittel bei hartnäckigen Katarrhen. Die Nase ist gerötet. Häufige Anfälle von Schnupfen, Fließschnupfen oder trockener Schnupfen. Nasensekret: blutig; borkig; übel riechend; fötid; grünlich; eitrig; unterdrückt; dick; wässrig; gelb. Die Nase ist verstopft und juckt. Nasenbluten. Das Mittel ist hilfreich bei Ozaena. Schmerz in der Nase; in den Nasenknochen. Bohrende, brennende, geschwürige Schmerzen. Wundheitsgefühl in der Nase. Geruchssinn zunächst überempfindlich, später Verlust des Geruchssinns. Häufiges Niesen. Schwellung der Nase. Geschwüre in der Nase.

Gesicht

Epitheliom des Gesichts und der Lippen. Lupus. Rissige, brennende Lippen. Das Gesicht ist verfärbt: bläulich; erdfahl; blass. Rote Flecken im Gesicht. Hautausschläge; an der Nase. Acne rosacea und Pickel an Gesicht und Stirn. Mitesser. Kupferfarbene Hautausschläge. Pusteln. Krustige Hautausschläge. Leidender Gesichtsausdruck. Erysipel. Das Gesicht ist heiß. Entzündung der Parotisdrüse. Schmerz im Gesicht; Parotisdrüse; Unterkieferdrüse. Ziehender, stechender, reißender Gesichtsschmerz. Schweiß im Gesicht; kalter Schweiß. Schwellung im Gesicht; Lippen; Parotis; Unterkieferdrüse. Geschwüre auf den Lippen.

Mund und Zähne

Aphthen im Mund. Das Zahnfleisch blutet schnell. Zahnfleisch wie wund. Zunge: rissig; brennend; braun; rot; trocken. Hitze in der Zunge. Schleim im Mund. Mundgeruch übel riechend; faulig. Sprache schwierig. Schwellung von Zahnfleisch; Zunge. Mundgeschmack: bitter; fade; metallisch; faulig; sauer; süßlich. Fehlender Mundgeschmack. Geschwüre im Mund; syphilitisch; am Zahnfleisch; an der Zunge. Bläschen im Mund. Karies der Zähne. Verlängerungsgefühl und Lockerheit der Zähne. Zähneknirschen nachts. Zahnschmerz: nachts; beim Kauen; bei Berührung. Reißende Zahnschmerzen.

Hals

Halsentzündung. Kloßgefühl im Hals. Schleim im Hals. Halsschmerz beim Schlucken. Brennende, stechende Halsschmerzen. Schwellung im Hals. Schlukken fällt schwer. Kratzen im Hals.

Magen

Heißhunger. Abneigung gegen Speisen; gegen Fleisch. Verlangen nach Alkohol; Brot; Kaffee; kalten Getränken; Milch. Auftreibung und Leeregefühl im Magen.

Bitteres Aufstoßen. Übelkeit mit Kopfschmerz. Schluckauf. Magenschmerz: heftig; brennend; schneidend; drückend; stechend. Extremer Durst. Erbrechen von Galle.

Abdomen

Atrophie oder Vergrößerung der Leber. Eiternder Leistenbubo. Auftreibung des Abdomens. Völle im Bauch und starke Flatulenz. Verhärtung der Leber. *Aurum arsenicum* hat zahlreiche Leberbeschwerden geheilt. Jucken der Haut am Abdomen. Bauchschmerz: nachts; kolikartig; krampfartig; schneidend im rechten Hypochondrium; beim Husten; nach dem Essen; während den Menses. Bauchschmerzen werden durch Wärme gebessert. Schmerzen im rechten Hypochondrium; Leistengegend. Wundheitsgefühl; im Hypogastrium. Stechender Schmerz in den Hypochondrien; im Hypogastrium. Rumoren im Bauch. Schwellung der mesenterischen Lymphknoten; Leistenlymphknoten.

Rektum und Stuhl

Obstipation; abwechselnd mit Diarrhö. Diarrhö; morgens; nachts. Übel riechende Blähungen. Blutungen aus dem After. Äußere Hämorrhoiden. Feuchtigkeit am After. Schmerzen am After; während Stuhlgang. Brennender Schmerz im After bei Diarrhö; während und nach dem Stuhlgang. Wundheitsgefühl und stechende Schmerzen. Drängen im Rektum. Analprolaps. Stuhl: reichlich; grün; grüner Schleim; hart; knotig; groß; übel riechend; dünn.

Harnwege und Urin

Harnretention. Andauernder, erfolgloser Harndrang. Harntröpfeln. Dysurie. Unwillkürliches Urinieren nachts. Miktion selten; unbefriedigend. Unterdrükkung des Urinierens. Entzündung der Harnröhre; mit Brennen. Urin: albuminös; blutig; brennend; trübe beim Stehenlassen; rot; reichlich; übel riechend; spärlich; schleimiges Sediment; mit Sand; dick; wässrig.

Männliche Geschlechtsorgane

Entzündung von Eichel; Hoden. Wundheitsgefühl in den Hoden. Schweiß im Genitalbereich. Schwellung der Hoden. Geschwüre am Penis. Schanker.

Weibliche Geschlechtsorgane

Aurum arsenicum ist ein sehr nützliches Mittel bei Gebärmutterkrebs. Vermehrtes Sexualverlangen. Hautausschläge an der Vulva. Entzündung von Ovarien und Uterus. Jucken der Vulva. Leukorrhö: scharf; reichlich; dick; weiß; gelb. Amenorrhö. Menses: reichlich; zu häufig; spärlich; unterdrückt. Schmerz in Ovarien und Uterus. Brennen in der Vulva. Gebärmuttervorfall.

Atemwege und Husten

Schleim in Kehlkopf und Luftröhre. Heiserkeit. Beschleunigte Atmung. Atmung: asthmatisch nachts; unregelmäßig. Schweratmigkeit nachts; beim Treppensteigen; beim Liegen und Gehen. Kurzatmigkeit. Erstickungsgefühl.

Husten: morgens; nachts; in kalter Luft; kurz; krampfartig nachts. Trockener Husten nachts. Auswurf: morgens; abends; blutig; Schleim; übel riechend; eitrig; süßlicher Geschmack; zäh; gelb.

Brust und Herz

Aurum arsenicum ist ein äußerst hilfreiches Mittel bei Herzbeschwerden. Angina Pectoris. Angstgefühl in der Brust; im Herz. Zusammenschnürungsgefühl ini der Brust; im Herz. Herzflattern. Hitze in der Brust. Brustbeklemmung; durch schnelle Bewegung; beim Liegen; beim Gehen. Beklemmung in der Herzgegend. Brustschmerzen: beim Husten; beim Einatmen; in den Seiten der Brust beim Einatmen; im Herz. Brennen, Drücken in der Brust; im Herz; im Sternum; im Herz. Stechende Schmerzen in der Brust beim Einatmen; in den Seiten; im Sternum; im Herz. Herzklopfen: nachts; ängstlich; bei der geringsten Anstrengung; während den Menses; bei Bewegung; stürmisch; beim Gehen. Zittern des Herzens. Herzschwäche.

Rücken und Extremitäten

Kältegefühl im Rücken. Rückenschmerz: beim Einatmen; in der Lumbalregion; im Kreuzbein; in der Wirbelsäule. Drückender Schmerz, Wundheitsgefühl, Stechen in der Lumbalregion. Schwäche in der Lumbalregion.
Frostbeulen an Füßen und Zehen. Kalte Hände; eiskalt. Kalte Unterschenkel. Kalte Füße; während Kopfschmerz. Blaufärbung der Nägel. Schwere der Arme; Füße. Jucken der Glieder; Handflächen; Beine; Füße. Gefühllosigkeit der Glieder; in der Ruhe; Arme; Beine. Gliederschmerzen: nachts; während Fieberfrost; in Armen; Schultern; Unterarm; Knie; Ferse. Wehtun in den Unterschenkeln. Brennen in den Zehen. Ziehende Gliederschmerzen; Oberarm; Knie; Füße. Nagender Schmerz in den Unterschenkeln. Stechende Gliederschmerzen; Schultern; Handgelenk; Knie; Fuß. Reißende Gliederschmerzen; Gelenke; Arme; Oberarme; Ellbogen; Handgelenk; Finger; Oberschenkel; Fußsohlen. Schmerzlose Lähmung der Extremitäten. Lähmungsgefühl in den Fingern. Ruhelosigkeit der Glieder; Beine. Steifheit der Gelenke; Beine; Knie. Schwellung der Gelenke. Ödematöse Schwellung der Extremitäten; Unterarm; Hand; Beine; Unterschenkel; Füße. Nagelgeschwüre. Schwäche der Gelenke; Arme; Beine; Knie. Gelenkschmerzen: gichtig, rheumatisch, wandernd. Rheumatische Schulterschmerzen.

Schlaf

Tiefer oder komatöser Schlaf. Träume: erotisch; ängstlich; von Toten; vom Tod; schrecklich; lebhaft. Unruhiger Schlaf. Schläfrigkeit nachmittags. Schlaflosigkeit vor Mitternacht; nach Mitternacht; nach dem Erwachen. Unerfrischt nach dem Schlaf. Der Patient erwacht zu früh oder häufig.

Kälte, Fieber und Schweiß

Kälte abends; nachts im Bett. Frösteln beim Entkleiden. Schüttelfrost. Fieber nachts. Brennende Hitze in den Blutgefäßen. Intensive Hitze. Abneigung gegen Entblößen. Schweiß: morgens; nachts; reichlich; mit Abneigung gegen Entblößen.

Haut
Brennen der Haut. Zuweilen leidet der Patient unter ausgeprägter Kälte der Haut. Blaue Verfärbung der Haut. Leberflecke. Gelbe Flecken. Hautausschläge: schmerzhaft; wund beißend; bläschenartig; rot; schuppig; krustig; kleieartig; syphilitisch. Blasen; Furunkel; brennend; Ekzem. Herpes. Pickel. Urtikaria. Erysipel. Psoriasis. Ameisenlaufen. Jucken der Haut. Empfindlichkeit der Haut. Wundheitsgefühl. Ödematöse Schwellung. Spannungsgefühl. Geschwüre: bläulich; brennend; tief; faul; verhärtet; schmerzhaft; empfindlich; eiternd; syphilitisch; fistulös. Krebsgeschwüre. Geschwüre mit Absonderung von grünem, jauchigem, übel riechendem, gelbem Eiter. Syphilitische Warzen.

Aurum iodatum* **Aur-i.**
Goldjodid. *AuJ_3*.

Allgemeines
Die Symptome dieser Arznei treten insbesondere morgens, nachmittags, abends und nachts auf. Der Patient hat ein *starkes Verlangen nach frischer Luft und es geht ihm an der frischen Luft besser*. Gefühl in einzelnen Körperteilen wie eingeschlafen. Bandgefühl um einzelne Körperteile. *Aurum iodatum* ist ein sehr nützliches Mittel bei Krebserkrankungen und Knochenkaries. Der Patient fühlt sich im Kühlen besser als in warmer Luft. Blutandrang in Drüsen und Organen. Ergüsse in Körperhöhlungen, ödematöse Schwellung in den Gliedern. Körperliche Anstrengung verschlimmert all seine Symptome. Ein charakteristisches Merkmal von *Aurum iodatum* sind Verhärtungen, besonders in den Drüsen. Organe, Knochen, Drüsen und seröse Membranen entzünden sind. *Liegen verschlimmert* die Symptome, v. a. Liegen in einem warmen Bett. Auch Bewegung erhöht das Leiden des Patienten. Taubheitsgefühl in vielen Körperteilen, besonders in schmerzenden Körperteilen. *Blutwallungen*. Schmerzen in Knochen und Drüsen; innerliches Zerschlagenheitsgefühl und innerliches Brennen. Druckgefühl innerlich und äußerlich. Stechende, reißende Schmerzen. Innerliches Pulsieren. Der Puls ist schnell. *Aurum iodatum* ist eines unserer besten Herzmittel. Beim schnellen Gehen und Laufen treten viele Symptome auf, langsames Gehen bessert. *Rechtsseitige* Symptome. Beim Sitzen nehmen die Leiden zu. Die Drüsen sind geschwollen und schmerzen. *Aurum iodatum* ist ein sehr hilfreiches Mittel bei Syphilis. Zittern. Im Allgemeinen verschlechtern sich die Symptome durch Wärme, durch warme Luft, Warmwerden in warmer Luft, in der Bettwärme, im warmen Zimmer oder durch warme Umschläge. Schwäche am Morgen.

Geist und Gemüt
Angst am Tag und in der Nacht. Anfälle ungewöhnlicher Heiterkeit. Abneigung gegen Gesellschaft. Mangelndes Selbstvertrauen. Geistige Verwirrung morgens. Der Patient ist übermäßig gewissenhaft bei Kleinigkeiten. Verzweiflung in Bezug auf das Seelenheil und die Genesung. Geistige *Erregung. Verschlimmerung durch geistige Anstrengung*. Furcht vor Unheil; vor Menschen. Der Patient ist ständig in Eile und erscheint schon fast hysterisch. Verdrießlich und ungeduldig.

Furcht vor jeglicher Arbeit. Faulheit. Geisteskrankheit; mit Herzvergrößerung, Blutwallungen, rotem Gesicht, vollen Venen, aufgedunsenem Aussehen. Zum Erscheinungsbild des *Aurum iodatum*-Patienten gehören auch Unentschlossenheit, Gereiztheit und Manie. Grundlose Heiterkeit. Veränderliche, wechselhafte Stimmungen. Geistige Erschöpfung. Extreme Traurigkeit; Weinen. Ruhelosigkeit. Empfindlichkeit gegen Geräusche. Der Patient ist schüchtern.

Kopf und Schwindel

Schwindel. Hitze, Schweregefühl im Kopf. Blutandrang zum Kopf. Die Kopfhaut juckt. Kopfschmerz morgens; besser in kalter Luft und durch kalte Anwendungen; in der Stirn; linke Seite; einseitig. Drückender Kopfschmerz; Stirn; Hinterkopf; Schläfen; Scheitel. Stechende Schmerzen. Reißender Kopfschmerz; in den Schläfen. Pulsieren in der Stirn.

Augen

Konjunktivitis; katarrhalisch; skrofulös; syphilitisch. Iritis. Tränenfluss. Schmerzen in den Augen; drückend; stechend. Hervortreten der Augen. Rötung und Schwellung der Augen. Sieht helle Farben. Trübsichtigkeit, Doppeltsehen. Nebelsehen. Funkensehen.

Ohren

Eitrige, fötide Otorrhö. Ohrgeräusche: Brummen, Klingeln, Sausen, Summen. Stechender Schmerz in den Ohren. Überempfindliches Gehör; für Lärm. Schwerhörigkeit.

Nase

Retronasaler Katarrh. Rötung, Schwellung der Nase. Fließschnupfen oder trokkener Schnupfen. Nasensekret; blutig; grünlich; harte Borken; *übel riechend*; EITRIG; *dick; gelb*. Trockenheit in der Nase. Nasenbluten. *Verstopfte Nase.* Schmerzen in der Nase. Bohrender Schmerz. Verlust des Geruchsinns. Häufiges Niesen. GESCHWÜRE in der Nase.

Gesicht

Das Gesicht des *Aurum iodatum*-Patienten ist blass, zuweilen auch gerötet. Hautausschläge an Gesicht und Nase; Pickel. Gesichtsschmerz. Schmerz in den Unterkieferdrüsen; in den Lymphknoten.

Mund und Zähne

Aphthen im Mund. Zahnfleischbluten. Rötung, Schwellung des Zahnfleischs. Braune Zunge. Trockenheit der Zunge. Fauliger Mundgeruch. Brennender Schmerz in der Zunge. Speichelfluss. Mundgeschmack faulig, sauer, süßlich. Geschwüre des Zahnfleischs. Ziehende, reißende Zahnschmerzen. Der Patient hat das Gefühl, als wären die Zähne zu lang.

Hals

Schleim im Rachen. Brennende Halsschmerzen. Schlucken fällt schwer. Der Rachen ist geschwollen und geschwürig. *Aurum iodatum* hat Kropf geheilt.

Auch bei vergrößerter Thyreoidea mit beschleunigtem Puls und Hervortreten der Augen war es hilfreich. Rechtsseitiger Kropf (*Lycopodium*).

Magen

Der Appetit ist VERMEHRT; HEISSHUNGER. Abneigung gegen Speisen. Verlangen nach alkoholischen Getränken. Auftreibung des Magens. Leeregefühl im Magen. Aufstoßen, mit nachfolgender Besserung. Schluckauf und Übelkeit. Magenschmerz; brennend; schneidend; drückend; stechend. *Durst*; brennend; *extrem*. Erbrechen von Galle.

Abdomen

Aurum iodatum ist äußerst hilfreich bei verschiedenen Leberbeschwerden. Die Leber ist dabei für gewöhnlich vergrößert, jedoch leistet die Arznei auch bei Leberatrophie hervorragende Dienste. Eingeklemmte Blähungen. Bauchschmerzen. Koliken; nach dem Essen; während den menses; im rechten Hypochondrium; in der Leistenregion. Brennen in der Leber. Krampfender, schneidender Schmerz in der rechten Bauchseite. Ziehen; Drücken im rechten Hypochondrium. Rumoren im Abdomen. TABES MESENTERICA.

Rektum und Stuhl

Obstipation im Wechsel mit Diarrhö. Schwierige Stuhlentleerung aufgrund einer Inaktivität des Rektums. Morgendliche Diarrhö. Viele Blähungen. Äußere Hämorrhoiden. Brennen im Rektum. Stuhl; reichlich; übel riechend; hart; knotig.

Harnwege und Urin

Harnretention. Harnentleerung: tröpfelnd; häufig. Urin: *albuminös*; trüb; reichlich; übel riechend.

Männliche Geschlechtsorgane

Hodenatrophie. Beschwerliche Erektionen nachts, später dann Impotenz. Hydrozele. *Verhärtung, Schwellung und Schmerz* in den Hoden; WEHTUN. Schweiß an den Genitalien. Vermehrtes Sexualverlangen.

Weibliche Geschlechtsorgane

Auch bei Frauen ist das sexuelle Verlangen vermehrt. VERHÄRTUNG DER OVARIEN; UTERUS; Zervix uteri. Entzündung von *Ovarien und Uterus*. Leukorrhö: scharf; reichlich; dick; GELB. Amenorrhö. Menses: reichlich; verspätet; unterdrückt. Schmerz in Ovarien und Uterus. Gebärmuttervorfall. *Sterilität*.

Atemwege und Husten

Heiserkeit. Die Atmung ist beschleunigt; asthmatisch; unregelmäßig. Erschwerte Atmung nachts, bei Herzbeschwerden und beim Treppensteigen. Kurzatmigkeit. Erstickungsgefühl. Husten: trocken; kurz; krampfartig. Auswurf: morgens; schwierig; übel riechend; zäh; gelb; Schleim. Blutiger Auswurf bei Herzbeschwerden.

Brust und Herz
Angst in der Herzregion. Blutandrang zur Brust. ZUSAMMENSCHNÜRUNGSGEFÜHL IN DER BRUST; im Herz. Hitze in der Brust. *Herzhypertrophie.* Entzündung am Herz; Endokarditis. Unterdrückter Milchfluss. Herzgeräusche. Brustbeklemmung. BEKLEMMUNG AM HERZ. Schmerz in der Brust; beim Husten; Seiten der Brust; im Herz. Brennende, schneidende, stechende Brustschmerzen. Herzklopfen; *nachts; ängstlich; bei der geringsten Anstrengung; bei Bewegung*; STÜRMISCH; beim Gehen. Schwellung der Achsellymphknoten, ohne Eiterungsneigung.

Rücken und Extremitäten
Schmerz im Kreuzbein. Stechende Schmerzen in der Lumbalregion.
Kalte Hände, heißer Kopf. Kalte Hände und Füße. Schwere der Füße. Hüftgelenksentzündung. Jucken der Glieder; Beine. Gliederschmerzen; Gelenkschmerzen; gichtig; rheumatisch. Schmerzen in Hüfte; Ellbogen. Ziehende Knieschmerzen. Stechen in Schulter und Handgelenk. Reißende Gliederschmerzen; Arme; Finger; Fingergelenke; Daumengelenk. Ödematöse Schwellung der Extremitäten; Hände; Unterschenkel; Füße. Schwäche der Extremitäten; Arme; Beine; Knie.

Schlaf
Träume: erotisch; ängstlich; quälend; schrecklich; lebhaft. Unruhiger Schlaf. *Schläfrigkeit.* Der Patient erwacht zu früh.

Frost und Schweiß
Frösteln im warmen Bett. Schüttelfrost. Schweiß morgens und nachts; reichlich.

Haut
Brennen oder Kälte der Haut. Ekzem an Nacken, Brust und Unterarmen. Flechtenartige Ausschläge. Jucken und Brennen der Haut. Geschwüre; empfindlich; sezernieren einen gelben Eiter. Krebsgeschwüre.

Aurum metallicum — Aur.
Gold, Element 79. *Au.*

Geist und Gemüt
Die allgemeinen Merkmale dieser Arznei beziehen sich sowohl auf das Gemüt als auch auf die Körpergewebe im Allgemeinen. Wenn Sie sich die Gemütssymptome durchlesen und sie als großes Ganzes betrachten, dann werden Sie feststellen, dass alle Neigungen, die zur Natur eines gesunden Menschen gehören, in Mitleidenschaft gezogen sind. Dies geht so weit, dass selbst die Liebe zum Leben – wohl eine der fundamentalsten Manifestationen der Liebe – sowie der Trieb zur Selbsterhaltung, krankhaft verändert und pervertiert ist. Der *Aurum*-Patient verabscheut das Leben. Er ist des Lebens überdrüssig, möchte lieber sterben und sucht nach einer Möglichkeit, wie er Selbstmord begehen könnte. Er empfindet

keine Liebe für sein Leben. Somit ist bei ihm vorwiegend die gefühlsmäßige Ebene gestört. Änderungen auf der Verstandesebene kommen erst an zweiter Stelle. Natürlich ziehen sich dementsprechend auch Wahnsinn und Psychosen durch das Mittelbild, aber die Psychose beginnt auf der Willensebene und greift dann auf den Intellekt über. Zunächst beobachtet man beim Patienten aber eine krankhafte Änderung der Affekte. Es ist erstaunlich, wie jemand in einen solchen Gemütszustand geraten kann, in eine so furchtbare Depression, dass er nicht die geringste Freude mehr empfinden kann. Wenn man einem Menschen die Hoffnung nimmt, dann hat er nichts mehr, für das es sich zu leben lohnt, und daher möchte er sterben. Und genau das ist scheinbar der Zustand eines *Aurum*-Patienten. Selbstverdammung, anhaltende Selbstvorwürfe, überzogene Selbstkritik, eine andauernde Selbstbetrachtung. Es scheint ihm, als könne er nichts richtig machen, alles wäre falsch, nichts glückt ihm. Er ist ohne jegliche Hoffnung. „Bildet sich ein, dass er nichts zustande bringen könne und alles falsch mache; er ist mit sich selbst uneins." Der Patient bildet sich ein, dass sich überall auf seinem Weg irgendwelche Hindernisse befinden. Er glaubt andauernd, dass er irgendetwas vernachlässigt hat, dass er seine Freunde im Stich gelassen hat. Er meint eine Strafe zu verdienen als Konsequenz dafür, dass er *seine Pflicht vernachlässigt* oder einen Fehler begangen hat. Er hält sich für vollkommen böse und glaubt, dass er durch seine Sünden sein Seelenheil verspielt hat und es nicht wert ist, dass er Erlösung findet. Dies sind die Gedanken, die ständig in seinem Kopf herumschwirren. Der *Aurum*-Patient verliert völlig die Kontrolle über seine Gedanken. Er ist nur noch mit sich selbst beschäftigt, sitzt in Gedanken versunken da und grübelt darüber nach. Und indem er so vor sich hinüberlegt, verstärkt er diesen gegenwärtigen Zustand noch mehr, ersinnt neue Kümmernisse und sorgt sich ständig um sich selbst. Er glaubt, dass er überhaupt nicht in diese Welt passt und möchte sterben. Er betrachtet alles von der negativen Seite her, erwartet ständig schlechte Neuigkeiten und sieht alles misslingen. Die Zukunft erscheint ihm so düster, dass er sterben möchte. Es scheint ihm, dass ihm nichts gelänge, und alles, was er anfasst, schief geht. Auch für sein Geschäft sieht er schwarz, seine Familie bereitet ihm Sorgen und seine Freunde ärgern ihn. Er wird extrem gereizt, gerät leicht in Zorn, sorgt sich über Kleinigkeiten und regt sich schnell auf. Jede Kleinigkeit bringt ihn in Rage, sodass er ständig verärgert ist. Der Zustand des Wahnsinns eines *Aurum*-Patienten ist aufgrund der Turbulenzen und der Melancholie schrecklich anzusehen. *Aurum* passt daher bei Zuständen tiefster Depression und Melancholie, wenn der Patient nur noch still dasitzt und nichts mehr sagt. Wenn man ihn stört, fährt er mit großer Heftigkeit auf und wird zornig. „Melancholie, fühlt sich verhasst und ist streitsüchtig." „Schreckliche Melancholie nach Missbrauch von Quecksilber."

Die Ursachen für diesen beeinträchtigten Gemütszustand liegen in lang anhaltender Angst, ungewöhnlicher Verantwortung, Syphilis oder Verlust von Eigentum. Personen, die wiederholt Quecksilberpräparate verordnet bekamen, wurde eine Merkurialerkrankung aufgepflanzt; es entwickelte sich eine Lebervergrößerung, gleichzeitig sind sie mehr oder weniger melancholisch und traurig. Und genau diese Hoffnungslosigkeit finden wir bei *Aurum*. *Aurum* erzeugt an der Leber Beschwerden, die infolge von Herzaffektionen wie Endokartitis oder Herzwassersucht auftreten, oder bei rheumatischen Erkrankungen, die auf das Herz übergegangen sind. Sie werden feststellen, dass sobald die *Affekte* bei einer psychischen Erkrankung betroffen sind, gleichzeitig eine Herzschwäche, Endokarditis, Herzvergrößerung oder eine andere organische oder funktionelle Herzerkrankung vorliegt. Oftmals zeigt sich dabei in der Vorgeschichte des Patienten eine Einnahme von Quecksilberpräparaten, welche einen rheumatischen Zustand hervorgebracht haben, der wiederum durch Salben unterdrückt wurde, bis es schließlich zu einer Affektion des Herzens kam. Gleichzeitig entwickelt sich Hoffnungslosigkeit, es kommt zu einer Beeinträchtigung auf der Willensebene sowie der Affekte. Bei *Aurum* scheint die Störung vom Willen zum Verstand überzugehen, sodass später auch die intellektuellen Fähigkeiten des Patienten beeinträchtigt werden. Stellen Sie sich vor, in was für einem Zustand sich dieser Mensch befindet, der vormals in einer guten gesundheitlichen Verfassung war und den man in Geschäftskreisen hoch geschätzt hat; und jetzt ist er so weit, dass er Selbstmord begehen möchte. Bei anderen Arzneien zeigen sich andere Verläufe der Gemütserkrankungen, es kommt zunächst zu einem Zusammenbruch oder einer Schwäche des Intellekts; der Patient kann nicht mehr klar denken oder urteilen. Seine Empfindungen sind praktisch noch intakt, aber er kommt schließlich in einen Zustand der Imbezillität, gerät in Rage oder begeht aus einem inneren Impuls heraus Selbstmord. Hier wurde zuerst der Intellekt des Patienten in Mitleidenschaft gezogen, dann hat sich die Störung auf die Willensebene ausgebreitet. Bei *Aurum* setzt der Zustand normalerweise ein, ohne dass zuvor eine Störung der intellektuellen Ebene wahrgenommen werden kann. Der Verstand bleibt intakt und funktioniert uneingeschränkt. Zumeist hatte der *Aurum*-Patient keine Probleme in Geschäftsdingen, war ein guter Familienvater, und seine Bekannten hielten ihn für sehr intelligent. Aber er hat bereits im Stillen über seinen Zustand nachgedacht und über seinen Hass auf die Welt gebrütet. Jedoch hat er niemandem davon erzählt, und eines Tages findet man ihn schließlich erhängt in seinem Zimmer. Der Mensch hält seinen Kontakt zur Umwelt über den Verstand aufrecht, aber seine Vorlieben und Neigungen behält er weitgehend für sich. Man kann alle möglichen Vorlieben oder Abneigungen haben. Der Verstand jedoch sorgt dafür, dass bestimmte Vorlieben und Abneigungen vor der Außenwelt verborgen werden. Die Affekte eines Menschen kann man als Außenstehender nicht sehen, in den Verstand hingegen kann man einen Einblick erhalten, er lässt sich nicht verheimlichen. Man kann also sagen, dass die Vorlieben und Abneigungen im Innersten des Menschen liegen, sie sind jedoch mit einem Umhang verhüllt. Sie entsprechen seinem Wesen und entziehen sich jeglicher Untersuchung. Der Verstand ist gewissermaßen die äußere Bedeckung, er umgibt und verdeckt die Gefühle – genauso wie die Kleidung, die wir tragen, den Körper bedeckt und verhüllt. Die Empfindungen, mit denen *Aurum* eine Ähnlichkeit besitzt, liegen im Innersten des Menschen verborgen.

„Beschwerden durch Kummer, enttäuschte Liebe, Schreck, Zorn, Widerspruch, Kränkung." „Schmerz treibt sie zur Verzweiflung, sodass sie am liebsten aus dem Fenster spränge." Der *Aurum*-Patient grübelt über den Tod nach, über Selbstmord. Er möchte diese Welt verlassen, sich zerstören. Er findet keine Liebe am Leben, und hält es für sinnlos.

Allgemeines

Bei *Aurum* finden wir zahlreiche rheumatische Beschwerden, die jenen ähneln, die wir auch bei Patienten finden, die lange Zeit über Quecksilberpräparate eingenommen haben. Es kommt zu rheumatischen Beschwerden mit Gelenkschwellung, die Knochen und Knorpel werden angegriffen, das Periost entzündet sich, verdickt und verhärtet. Auch die Lymphknoten und die Knorpelstrukturen um die Gelenke verhärten. Alle diese Beschwerden sind syphilitischen oder merkurialischen Charakters. *Aurum* ist auch hilfreich bei chronischen Syphilitikern, bei denen es an verschiedenen Stellen zu Knochenbrüchen kommt, beispielsweise den Schienbeinen, den Nasenknochen, den Ohrknöchelchen oder jeglichen kleinen Knochen im Körper. Wie bei Syphilis oder *Mercurius* nehmen die Beschwerden nachts zu. Sie setzen abends ein und dauern die ganze Nacht über an. Die Schmerzen sind heftig, reißend, die Knochen schmerzen, als ob sie brechen würden; es handelt sich nicht um Schmerzen bei akutem Fieber, sondern bei chronischen, syphilitischen Knochenbeschwerden. Messerartige Stiche im Periost. Die Gelenkschmerzen führen zu Bewegungslosigkeit. Entzündung des Knochens mit Karies. Es ist daher nicht ungewöhnlich, dass das vaskularisierte Gewebe um die Knochen – das Periost – ebenfalls stark in Mitleidenschaft gezogen wird, denn bei *Aurum* kommt es im gesamten Organismus zu Gefäßstörungen.

Die Venen sind vergrößert, kongestioniert, entzündet und brüchig; sie verdikken sich und schwellen an. Sämtliche Blutgefäße pulsieren. „Reizbarkeit der Gefäße oder oder vaskuläre Völle charakterisieren nahezu alle Beschwerden." Völle der Venen an den Extremitäten, die sich bis zu Schwellung und Schwäche ausweitet, sodass Ödeme im gesamten Mittelbild vorherrschen. An den Extremitäten kommt es bei Beschwerden des Herzens oder der Leber zu ödematösen Schwellungen, bei denen nach Druck eine Delle bleibt. Es scheint eine falsche Plethora vorzuliegen, bis schließlich Schwellungen und Erregung einsetzen. Es kommt zu heftigen Blutwallungen im Körper, die sich manchmal als heftige Hitze äußern, die in Wellen einsetzt und mit nervöser Erregung einhergeht. Der Patient ist zappelig und hat das Gefühl, als ob im Körper etwas Schreckliches vor sich geht. Danach kommt es zu einer Beruhigung der Beschwerden, die eine Weile andauert, worauf die Beschwerden bald wieder einzusetzen. Diese heftigen Blutwallungen betreffen vorzugsweise die Regionen oder Lokalisationen, die im Körper einen Schwachpunkt darstellen. Zuweilen handelt es sich um Herzaffektionen mit ausgeprägter Beklemmung hinter dem Brustbein, die mit Atemnot beim schnellen Gehen oder Treppensteigen einhergeht. Auch bei einer Endokarditis kommt es zu diesem Aufruhr im Körper. Nach und nach muss man auch nach Eiweiß im Urin, einer Vergrößerung der Leber, Anzeichen für Gebärmutterkrebs oder andere tiefsitzende Beschwerden Ausschau halten.

„Bohren in den Knochen." „Schmerzen treiben zur Verzweiflung." Die Schmerzen treiben den Patienten nachts aus dem Bett und lassen ihn umhergehen. Dies kann man bei chronischen syphilitischen Knochenschmerzen und Patienten, die lange Zeit über Quecksilberpräparate eingenommen haben, beobachten. Die Patienten haben möglicherweise ihr ganzes Leben lang Quecksilber eingenommen, und jetzt ist die Leber vergrößert und die Gelenke sind geschwollen. Er geht von Arzt zu Arzt, in der Hoffnung, dass ihm irgendjemand seine qualvollen Leiden lindert. Die Folgen des Quecksilbers und die Krankheitsbeschwerden sind so miteinander vermischt, dass nach der ersten Verordnung des homöopathischen Mittels ein heftiger Aufruhr im Organismus entsteht. Der Patient wird alle diese heftigen Stadien und periodischen Anfälle durchlaufen, und Sie müssen Arzneien wir *Aurum*, *Chelidonium* und *Staphisagria* gut kennen, wenn Sie dem Patienten über diese fürchterlichen Anfälle hinweghelfen wollen, die er hinter sich bringen muss.

Aurum wirkt auf wundervolle Weise auch auf die Drüsen und Lymphknoten, die Parotisdrüse, die Leistenlymphknoten, die mesenterialen Lymphknoten, kurz gesagt auf alle Drüsen und Lymphknoten. Die Brustdrüsen, die Hoden und Eierstöcke sind betroffen und durchlaufen die Stadien von Verhärtung, Infiltration usw. *Aurum* heilt chronische Hodenvergrößerungen und Knoten in den Brustdrüsen. Auch zystische Schwellungen in diesen Drüsen wurden von *Aurum* geheilt. Hahnemann verabreichte potenziertes *Aurum* einem Patienten, aber es brachte keine Wirkung. Er potenzierte es daraufhin immer weiter, bis zur fünfzehnten Potenzstufe, worauf es beim Patienten zu einer Wirkung kam, und er in den Schoß seiner Familie zurückkehren konnte. Hahnemann sagte, dass bei niederen Potenzen die Gabe noch immer zu groß war, um zu einer Heilung führen zu können. Also ging er immer höher, bis die Gabe ausreichend verkleinert war, um durch die verschiedenen Schichten durch den Organismus bis zum Kern vordringen zu können.

Modalitäten

Ein großes Merkmal, das sich durch das Mittelbild von *Aurum* zieht, ist die Art und Weise, wie der Patient durch Temperatur und Wetter beeinträchtigt wird. Die folgenden Symptome beziehen sich immer auf den gesamten Menschen und müssen in diesem Zusammenhang genauer betrachtet werden. „Verlangen nach frischer Luft." Was die Temperatur anbelangt konkurriert *Aurum* mit *Pulsatilla*. Der *Aurum*-Patient ist jedoch nicht so mild, sanft und weinerlich, sondern vielmehr stur und jähzornig, also ziemlich genau das Gegenteil des *Pulsatilla*-Patienten. „Allgemeine Verschlechterung durch Warmwerden." Dies finden wir bei *Aurum* vor allem im Zusammenhang mit Kopfschmerzen. „Kaltes Wasser lindert Schmerzen in den Augen." „Abneigung gegen Entblößen", aber Verlangen nach frischer Luft, wie bei *Pulsatilla*. „Asthma, durch warme Luft verschlechtert." Viele Beschwerden verschwinden nach Waschen, insbesondere nach kaltem Waschen. Aber sobald der Patient an starker nervöser Erregung leidet, ein Aufruhr in seinem Gefäßsystem stattfindet mit Blutwallungen und Pulsieren im Körper, möchte er Fenster und Türen geöffnet, will an die frische Luft gehen und seine Kleidung ablegen. Dieser Zustand von nervöser Erregung und Pulsieren wird durch frische Luft gebessert. Die Hitzewallungen entsprechen daher denjenigen von Frauen in den Wechseljahren, und sie werden gefolgt von Schweißausbrüchen, manchmal auch von Frösteln. Das meiste von dem, was wir bislang von *Aurum* gehört haben, entspricht dem allgemeinen Aspekt des Mittels, denn alles, was das Gemüt angeht, betrifft den Allgemeinzustand.

Kopf und Schwindel

Die Kopfschmerzen sind bei *Aurum* sehr heftig, der Patient wird wahnsinnig vor Schmerz. Meist treten sie zusammen mit einem Gefühl auf, als ob Luft an den Kopf weht. Der Patient sieht sich um, von wo der Luftzug kommt, obwohl keiner vorhanden ist; er ist extrem empfindlich. Er muss sich den Kopf oft einbinden, obwohl er ein Hitzegefühl im Kopf hat, mit zahlreichen Kongestionen und Blutandrang zum Kopf. Der Kopf ist wie wund und zerschlagen. Der Patient leidet unter stechenden, brennenden, reißenden Kopfschmerzen und es pulsiert im Kopf. Das Gesicht ist gedunsen, gerötet und glänzt während der kongestiven Kopfschmerzen. Man findet diese Art von Kopfschmerzen häufig bei Syphilitikern, oft im Zusammenhang mit Herzkrankheiten. Schmerzen am Hinterkopf bei Herzkrankheiten, mit schwacher Durchblutung, purpurnem Gesicht und dunkler Haut. Auch Knochenexostosen wie bei Syphilis kommen vor. Die Schädelknochen und das Periost sind berührungsempfindlich. Bei Patienten, die lange Zeit Quecksilberpräparate eingenommen haben, und die unter Knochenerkrankungen und Nekrose der Schädelknochen leiden, wie beispielsweise auch bei Syphilis, fallen die Haare in großen Büscheln aus und der Schädel wird kahl. Kahlköpfigkeit aufgrund von Syphilis mit glänzender Kopfhaut, die Haare wachsen nicht wieder. Bei akuten Erkrankungen kann es ebenfalls zu einem Haarausfall kommen, allerdings wachsen die Haare dann wieder nach. Junge Syphilitiker verlieren oftmals ihre Haare und bleiben für den Rest ihres Lebens kahl.

Augen

Die Augenbeschwerden reichen von katarrhalischen Beschwerden bis hin zu Geschwürbildung und Infiltrationen der verschiedenen Schichten des Auges. Iritiden mit starker Beeinträchtigung des gesamten Sehapparates. Ich werde Ihnen einige der charakteristischen Merkmale aus den *Leitsymptomen* angeben, aber denken Sie immer an die Konstitution des Patienten, die wir immer im Blick behalten müssen. Vergessen sie auch nicht den Gemütszustand, die merkurialen oder syphilitischen Zustände, die Gichtneigung und die Beschwerden an den Gelenken sowie die Herzaffektionen. Und sobald wir die Augensymptome betrachten, sehen wir somit das konstitutionelle Bild, mit denen sie aller Wahrscheinlichkeit nach zusammenhängen. „Photophobie." Schwachsichtigkeit und Schwäche der Augen. „Bei künstlichem Licht sieht er zahlreiche helle, umher fliegende Punkte." „Augenbeschwerden, durch Mondlicht gebessert." „Große Buchstaben können nicht auseinander gehalten werden." „Gelbe, sichelförmige Gestalten schweben im Gesichtsfeld schräg aufwärts." „Das obere Gesichtsfeld ist verdunkelt, mit anfallsweisen Schauern von hellen, sternförmigen Gebilden." Bei *Calcarea carbonica* finden wir ein vergleichbares Symptom: der Patient sieht einen plötzlichen Blitz aus dem unteren Gesichtsfeld aufsteigen; er schießt nach oben, teilt sich auf, und schließlich sieht der Patient Sterne in allen Richtungen. Es sieht aus wie beim Start einer dieser Leuchtraketen, die nach dem Abfeuern in der Luft explodieren und in Funken niederregnen. Dies wurde bei *Calcarea carbonica* beobachtet. „Hemiopie des linken Auges." So geht es mit vielen dieser eigentümlichen Dinge, die man kaum beschreiben vermag, außer in der

Sprache der Bücher. „Hervortretende Augen." Aus ihren Höhlen hervortretende Augäpfel, wie man es bei einem exopthalmischen Kropf beobachten kann, mit Vergrößerung des Herzens wurden durch *Aurum* geheilt. Vergrößerung der Schilddrüse mit raschem und vollem Puls. Exophthalmie bei Kropf wurde unter anderem durch *Aurum* und *Natrium muriaticum* geheilt. „Starrer Blick, mit üblem Aussehen." „Iritis mit heftigen Schmerzen um die Augen, die tief in den Knochen zu sitzen scheinen." Einen solchen Zustand wird man für gewöhnlich bei Syphils beobachten können, die mit Quecksilber behandelt wurde, und *Aurum* ist hier als Antidot sowohl gegen die Syphilis als auch das Quecksilber angezeigt. „Pupillen unregelmäßig erweitert." Bei *Aurum* finden wir wie bereits gesagt auch katarrhalische Augenbeschwerden, beispielsweise Entzündungen der Konjunktiva, der Chorioidea, der Iris und der Retina. Auch bei Syphilis finden wir diese Beschwerden, außerdem kommt es zu ausgeprägter Infiltration. Schmerzen um das Auge herum; die dünnen Knochenplättchen der Augenhöhle sowie die Schädelknochen sind alle sehr empfindlich, vor allem gegen Druck. Periostitis. Hornhauttrübung.

Ohren

Wie die Syphilis befällt auch *Aurum* oft die Ohren, indem es die Knochen an den Ohren affiziert. „Karies des Mastoidfortsatzes; hartnäckiger Ausfluss aus den Ohren." „Karies der Gehörknöchelchen." „Ohrspeicheldrüse geschwollen, schmerzhaft bei Berührung; sehr empfindlich gegen Geräusche, aber Musik bessert." Summen, Brummen und Rauschen in den Ohren; Rauschen wie Wind oder ein Wasserfall. „Lästige Trockenheit in Ohren und Nase." Diese Beschwerden sind ähnlich denen bei Syphilis, die durch *Aurum* geheilt werden; aber *Aurum* passt auch oft bei Ohrenausfluss infolge von Scharlach, wenn das Trommelfell und die Gehörknöchelchen zerstört wurden. Es hat diese Zustände schon oft geheilt. Natürlich kann es das Gehör nicht wieder herstellen. Manchmal kommen Patienten in die Sprechstunde, und bei der Untersuchung stellt man fest, dass der ganze Hörapparat zerstört ist. Die Schleimhaut und die Gehörknöchelchen sind geschwürig, nekrotisiert und es besteht ein stinkender Ausfluss. Der Patient konsultiert Sie also und möchte, dass sein Gehör wieder in Ordnung gebracht wird, was aber nicht immer möglich ist. Den Ohrenausfluss zu unterbinden und sein Gehör wieder herzustellen sind die einzigen Dinge, an die er denkt. Wenn Sie den Fall mit einem Ohrenspezialisten besprechen und davon reden, den Patienten zu heilen, wird der Arzt nicht wissen, von was Sie da reden. Er wird nur daran denken, den Ausfluss so schnell wie möglich zu stoppen. Er wird das Ohr untersuchen und sehen, ob noch alles funktionsfähig ist oder nicht. Wenn nicht, dann wird das Gehör für ihn nicht mehr zu retten sein und die Ohrenabsonderung wird das einzige sein, um das er sich kümmert. Die Homöopathie lehrt uns, dass einzig und allein immer der ganze Patient geheilt werden soll, damit sich dadurch dann die Organe und Gewebe erholen und ihre normale Funktion wieder erlangen können. „Des Arztes höchster und einziger Beruf ist, kranke Menschen gesund zu machen, was man heilen nennt" [Organon §1]. Nehmen wir aber einmal einen Spezialisten für Nasenerkrankungen mit seinen lokalen Anwendungen. Diese führen nur dazu, dass sich

Knochenerkrankungen oder Tuberkulose entwickeln. Sie unterdrücken die Nasenabsonderung, und da die Natur irgendein Ventil braucht, manifestiert sich eine Absonderung aus der Brust. Die Beschwerden schreiten weiter fort, von den Bronchialschleimhäuten auf die Lunge, das Lungenparenchym, und bekommen dann meist einen tuberkulösen Charakter. Und dann erzählen Ihnen diese Ärzte, dass es an den Tuberkelbazillen liegt. Dies ist eine falsche Wissenschaft. Saubere, gesunde Gewebe sind der einzige Schutz gegen die Erreger.

Nase

Das Mittelbild von *Aurum* ist voller Nasenbeschwerden, die oft mit stinkender Absonderung einhergehen. Die Nasenknochen nekrotisieren; syphilitische Nekrose, die Nase wird flach. Wenn Sie nahe an diese Leute mit ihren eingefallenen Nasen herantreten, können Sie den Gestank wahrnehmen. Nahezu alle von ihnen sind Syphilitiker. Nur wenige Arzneien haben die Kraft, diese syphilitischen Nasenbeschwerden zu heilen; *Aurum*, *Mercurius solubilis* und *Hepar sulphuris* sind drei davon. Ich habe derlei Zustände oft mit *Hepar sulphuris* geheilt. Einmal heilte ich einen Mann, dessen Nasenknochen bereits völlig erweicht waren. Wenn man die Nase anfasste, klappte sie ganz zur Seite. Sie wurde nur durch eine Art Knorpelgerüst an ihrem Platz gehalten. Ich verordnete ihm *Hepar sulphuris*, und es heilte ihn von seiner Syphilis, nachdem er zuvor umsonst mit Quecksilberpräparaten vollgestopft worden war. „Schnupfen mit dicker, eiweißartiger Absonderung.“ „Schleimige Absonderung aus den Choanen morgens.“ Die Nasenspitze ist knorrig, rot (wie bei *Lachesis*); „Erdbeernase“. Kleine Knötchen aus Krampfadergeflechten auf der Nase bei Rechtsherzerkrankungen; manchmal tritt dies auch bei alten Säufern oder allgemein bei Herzerkrankungen auf. Das Gesicht ist dabei rot und geschwollen. *Aurum* hat Epitheliome an den Nasenflügeln und an den Lippen geheilt. Denken Sie aber stets an den fürchterlichen Gestank aus der Nase; Verlust des Geruchsinns nach Schmerzen in den Nasenknochen. Nasenkatarrh. „Geschwürige, verklebte, schmerzhafte Nasenlöcher.“ „Borken in der Nase.“ „Nase fühlt sich verstopft an, wie bei Stockschnupfen.“ Bei nahezu allen Nasenaffektionen ist der Patient vor Kummer und Sorgen niedergedrückt; schwarze Wolken scheinen über ihm zu hängen, und er möchte sterben. Er verabscheut das Leben und sucht einen Weg, wie er sich umbringen könnte.

Gesicht

„Schwellung unter den Augen.“ „Blaue Färbung um Nase und Lippen.” „Gesicht leuchtend rot.“ „Heftiges Bohren im rechten Jochbein, beim Gehen.“ „Karies der Zähne.” „Zahnschmerzen nachts.” „Fauliger Atem.” „Syphilitische Geschwüre an Gaumen und Rachen.” „Bohren im harten Gaumen.” *Aurum* hat Verlangen nach Alkohol geheilt, beispielsweise bei Säufern.

Abdomen

Ein weiteres ausgeprägtes Merkmal dieser Arznei ist seine Fähigkeit, eine Verhärtung, Vergrößerung und Entzündung der Leber hervorzurufen. Verhärtung der Leber bei Herzbeschwerden. Vergrößerung von Herz und Leber. Wenn Sie

den engen Bezug zwischen dem venösen Pfortadersystem und dem Herzen im Zusammenhang mit der Durchblutung des Bauchraums bedenken, sowie seine „aufnehmende" Funktion, dann wird es Sie nicht überraschen, dass sowohl Herz- als auch Leberbeschwerden oft mit Hoffnungslosigkeit und Verzweiflung einhergehen. Wenn Sie andererseits sehen, dass in Fällen von Schwindsucht meist kein einziger Patient diese Hoffnungslosigkeit zeigt, sondern alle glauben, dass sie wieder gesund werden, dann wird Sie das vielleicht etwas nachdenklich machen. Obwohl die Lungen durch die Tuberkel nahezu zerstört sind, sind die Patienten dennoch der Meinung, dass sie wieder genesen, wenn sie nur etwas abhusten könnten. Beachten Sie hier das eigenartige Verhältnis zwischen den Lungen und dem Verstand, sowie zwischen dem Herz und dem Willen. Bei jeder noch so geringen Herzbeschwerde setzt Hoffnungslosigkeit ein, aber wenn sich eine Erkrankung auf den Lungen manifestiert, wird der Patient hoffnungsvoll.
Aurum ist ein wichtiges Mittel zur Behandlung von Bauchwassersucht. „Leistenbruch." „Mesenteriallymphknotentuberkulose." Alle Drüsen und Lymphknoten des Körpers können mehr oder weniger mitbetroffen sein.

Männliche Geschlechtsorgane
Das Mittel ist auch angezeigt bei allen möglichen Störungen im Bereich der Sexualorgane. „Hodenverhärtung." „Häufige nächtliche Samenergüsse." Beschwerden können infolge von Onanie auftreten. „Hydrozele." „Geschwüre am Hodensack nach Gonorrhö." „Brennen und Stechen am Perineum." „Kondylome an der Aftergegend."

Weibliche Geschlechtsorgane
„Verhärtung der Gebärmutter." „Gebärmutter prolabiert und verhärtet." „Menses zu spät und spärlich." „Dicker, weißer Ausfluss." Beschwerden in Gebärmutter und Beckenregion nach Anstrengung und Heben der Arme, beispielsweise Abort nach Hochhalten der Arme am Fenster, um einen Vorhang aufzuhängen. *Aurum* ist angezeigt bei Verhärtung oder Geschwürbildung in der Gebärmutter als Folge wiederholter Aborte oder Abtreibungen. Wenn Sie den Verlust der liebevollen Empfindungen studieren, die bei einem derartigen Zustand auftreten, und diesen mit dem Mangel an Empfindungen von *Aurum* vergleichen, dann können Sie eine tief greifende Ähnlichkeit der Symptome entdecken. Und auf diese Art sollten wir unsere Arzneien ausfindig machen. Es ist die Aufgabe des Arztes, sowohl die Gemütsverfassung jener Menschen zu untersuchen, die sie dazu befähigt, das ungeborene Leben zu zerstören, als auch das Wesen der Arzneien zu erforschen, die einen solchen Zustand zu erzeugen in der Lage sind. Wir finden bei *Aurum* eine vollständige Pervertierung sämtlicher Empfindungen von Liebe und Zuneigung, und schließlich sogar deren komplette Destruktion.

Atemwege und Husten
Bei den Atemwegssymptomen wie Asthma oder Schweratmigkeit würden Sie bestimmt davon ausgehen, dass diese mit den Herzbeschwerden zusammen auftreten. Beachten Sie jedoch, dass es zwei unterschiedliche Gründe für Atembeschwerden gibt; diese können entweder mit Lungenerkrankungen oder Herz-

affektionen zusammenhängen. Also kann eine asthmatische Atemnot entweder als Folge einer Störung des Herzens oder der Lunge auftreten. Diese sind vom Charakter her jedoch völlig verschieden; die kardial bedingte Atemnot entspricht Arzneimitteln mit überwiegender Wirkung auf die Empfindungen, die pulmonal bedingte hingegen Arzneien, die hauptsächlich auf den Verstand wirken. Bei der einen Störung sind die Lungen beteiligt und es kommt schließlich zur Bildung eines Emphysems. Die andere ist dagegen vom Wesen her ganz anders, und es kommt zu unregelmäßiger Herztätigkeit; das Emphysem tritt dann nur sekundär auf. Studieren Sie die Pathologien mit diesem Wissen im Hinterkopf, und Sie werden in der Lage sein, die Natur von Krankheit und ihre Folgen tiefer zu erfassen. Diese Dinge beruhen nicht nur auf Beobachtungen, irgendwelchen Launen oder Theorien, sondern sind die Folge eines Studiums vom Kern des Menschen in die Peripherie – von innen nach außen.

Rücken und Extremitäten

Die Gelenkschmerzen wandern bei *Aurum* von einem Gelenk zum andern und setzen sich schließlich im Herz fest. Eine Angina pectoris ist somit oftmals das Ergebnis eines chronischen Rheumaleidens, das von einem Gelenk zum andern übergegangen ist. „Schweratmigkeit." Wenn die Erkrankung eine Zeit lang fortschreitet, kommt es zu blutigen Flecken an der Haut, und wenn der Patient auf der rechten Seite liegt, kommt es am unteren Lungenteil zu einer Klopfschalldämpfung, während der obere Teil sonor klingt. Qualvolles Herzklopfen. Heftigste Beklemmung in der Herzgegend beim schnellen Gehen oder Treppensteigen, mit Ödemen in den Beinen.

Aurum muriaticum — Aur-m.

Aurum chloratum; Goldchlorid. *$AuCl_3$*.

Allgemeines

Diese Arznei hat eine tief greifende Wirkung auf die Psyche und den Körper. Insbesondere Patienten, die an latenter Syphilis leiden, reagieren sehr empfindlich auf *Aurum muriaticum*, und sie benötigen es häufig bei ihren Beschwerden. Zum Mittelbild gehören zahlreiche Beschwerden im Bereich der Knochen sowie Schmerzen, die nachts zunehmen. Die katarrhalischen Zustände ähneln ziemlich stark denen, die bei chronischer Syphilitis auftreten, und die über lange Zeit hinweg mit Quecksilber- und Jodpräparaten behandelt wurden. Die Patienten haben ebenfalls eine Veranlagung zu Rheuma, und *Aurum muriaticum* ist sowohl bei akutem als auch chronischem Rheumatismus hilfreich. Es hat rheumatisches Fieber geheilt, wenn zunächst vorwiegend die Gelenke betroffen waren, was sich dann aber gebessert hat; danach wurde das Herz zum Hauptsitz der Beschwerden. Zahlreiche Beschwerden gehen mit Herzerkrankungen einher. Wassersucht aufgrund von Herzerkrankungen oder Leberbeschwerden, mit Eiweiß im Urin; die Ödeme können sich auch nach Scharlach oder Wechselfieber entwickeln. Das Mittel ist angezeigt, wenn alte Syphilitiker anfangen, an Gewicht zu verlieren. Drüsen, Lymphknoten und die entzündeten Teile werden hart. *Aurum muriaticum* hat sich bei Krebserkrankungen von Drüsen als nützlich erwiesen. Entzündung der Knochen und des Periosts; Karies oder Exostosen infolge von Quecksilberbehandlung bei latenter Syphilis. Karies der Gelenke mit nächtlichen bohrenden, nagenden Schmerzen. *Brennende Schmerzen an zahlreichen Körperteilen.* Die Schmerzen können auch reißend, ziehend, drückend oder stechend sein. Viele Symptome setzen in Ruhe ein, manche jedoch auch bei Bewegung. Nasskaltes Wetter bessert die Beschwerden. Warme Luft, Bettwärme, ein warmes Zimmer, warm Einhüllen, Warmwerden im Freien und Wärme allgemein verschlechtern den Allgemeinzustand. Anstrengung und Gehen verschlimmern viele Symptome, beispielsweise Herzklopfen, Erstickungsanfälle und große Schwäche werden dadurch ausgelöst. Und obwohl es ihm an der frischen Luft besser geht, kann sich der *Aurum muriaticum*-Patient dort dennoch nicht anstrengen. Schnelles Gehen ist ihm unmöglich. Die nervösen Symptome sind sehr ausgeprägt. Der Patient ist sehr aufgeregt und empfindlich gegen Geräusche. Er schreckt auf im Schlaf oder wenn man ihn anspricht. Das Mittel wird insbesondere dann von Nutzen sein, wenn die zuvor genannten Symptome als Begleitbeschwerden bei Herz- oder Lebererkrankungen auftreten. Vollheit der Venen im ganzen Körper ist ein ausgeprägtes Charakteristikum dieser Arznei. Es ist auch äußerst hilfreich bei Patienten, die an den chronischen Folgen von Gonorrhö und Syphilis leiden, wenn also sowohl die Feigwarzen als auch die syphilitischen Geschwüre gleichzeitig vorhanden sind.

Geist und Gemüt

Die Geistes- und Gemütssymptome entsprechen überwiegend denjenigen, die wir von *Aurum* her kennen. Es besteht dieselbe Selbstmordneigung. Der *Aurum muriaticum*-Patient grübelt über seinen angeschlagenen Gesundheitszustand, bis er schließlich trübsinnig wird und sterben möchte. Er ist des Lebens überdrüssig. Weinen; Abneigung gegen seinen Beruf. *Trägheit.* Das Mittel ist ebenfalls angezeigt bei Melancholie alter Syphilitiker. Extreme Angst mit Herzklopfen. Der Patient ist „sehr launisch und voller Ahnungen“, sehr reizbar, man kann ihm nichts recht machen. Ständig besorgt. Außergewöhnlich starke körperliche und geistige Ruhelosigkeit. Er geht langsam die Straße auf und ab, um an der frischen Luft zu sein, weil es ihm dort besser geht. Im Haus oder in einem warmen Zimmer hingegen geht es ihm deutlich schlechter. Wenn er an seine Beschwerden denkt, klopft sein Herz stark und schnell. Beschwerden infolge von Schreck, Ärger und Kränkung. Wenn die oben erwähnten Allgemeinsymptome deutlich vorherrschen, heilt *Aurum muriaticum* die nachfolgenden Lokalsymptome in den verschiedenen Körperteilen.

Kopf und Schwindel

Das Mittel heilt syphilitische Kopfschmerzen, die mit Schwindel einhergehen. Heftige, linksseitige Kopfschmerzen. Starker Stirnkopfschmerz. Brennen am Hinterkopf. Hirnkongestion. Pulsieren im Kopf. Die Kopfschmerzen werden durch kalte Anwendungen gebessert. Die Stirn ist heiß. Hitze des Kopfes mit Kälte der Extremitäten. Starkes Wundheitsgefühl des Schädelperiosts; Exostosen der Schädelknochen. Reißende Schmerzen im Schädel. Die Kopfbeschwerden verschlimmern sich nachts.

Augen

Aurum muriaticum heilt auch chronische Augenleiden, die infolge von Syphilis auftreten. Die Lidschleimhäute und die Bindehaut sind gerötet, verdickt und stark vaskularisiert. Morgens sind die Lider verklebt. Trübsichtigkeit abends bei künstlichem Licht. Verlust des Sehvermögens nach Syphilis oder Scharlach. Die Akkomodation ist stark verlangsamt. Amaurose. Chronische Entzündung der Lidränder. Brennender Schmerz in den Augen.

Ohren

Summen, Klingeln und Rauschen in den Ohren, mit anschließender Taubheit. Gefühl, als wäre der Gehörgang weit und hohl. Musik bessert die Ohrenbeschwerden. Ekzem hinter den Ohren. Brennen und Jucken hinter den Ohren, nachts.

Nase

Aurum muriaticum ist eines der hilfreichsten Mittel bei Katarrhen der Nase, wenn der Patient empfindlich auf Zimmerwärme reagiert. Es steht hier auf einer Stufe mit *Pulsatilla* und *Kalium sulphuricum*, bei denen sich die Beschwerden ebenfalls im Freien bessern. Das Nasensekret ist dick wie Eiter, sehr übel riechend und manchmal auch blutig. Es bilden sich viele harte Borken in der Nase. Beim Ausschnauben der Borken kommt es zu Nasenbluten. Gelbe, grünliche Nasenabsonderung. Das Mittel heilt die hartnäckigsten syphilitischen Katarrhe. Die Nasenknochen werden druckempfindlich. Karies der Nasenknochen. Rote, geschwollene Nase. Tiefe Risse in den Nasenflügeln. Lupus an den Nasenflügeln. Säuglinge mit ererbter Syphilis, mit Schniefnase und eingefallener Nase.

Gesicht

Das Gesicht weist eine umschriebene Wangenrötung auf, ansonsten ist das Gesicht und der Hals blass; wenn diese Gesichtsfärbung bei Herzbeschwerden auftritt, zusammen mit Herzklopfen bei der geringsten Anstrengung, Druck hinter dem Brustbein beim Gehen, Erstickungsgefühl in einem geschlossenen Raum, Verlangen nach kühler, frischer Luft, Besserung durch sanfte Bewegung, dann haben wir eine Symptomkombination, die durch *Aurum muriaticum* oftmals geheilt wird. Das blasse Gesicht mit den roten Flecken an den Wangen entspricht nicht dem, was wir von Schwindsüchtigen kennen, sondern tritt vielmehr im Zuge einer Herzerkrankung auf. Das Gesicht des Neugeborenen sieht alt aus. Akne im Gesicht. Oftmals sieht das Gesicht eines Schwerkranken rot und blühend aus. Gesichtsröte durch Venenstauung; es handelt sich hierbei um eine falsche Plethora, die bereits bei *Aurum* beschrieben wurde. Karies der Unterkiefer wie bei *Phosphorus*, Exostose des rechten Wangenknochens. Brennen und Schwellung der Lippen. Krebsgeschwüre an den Lippen. Schmerzhafte Schwellung der Unterkieferdrüse.

Mund

Aurum muriaticum war von Nutzen bei Zungenkrebs. Entzündung der Zunge mit anschließender Verhärtung. Trockene, rote, exkoriierte Zunge. Warzen auf der Zunge. Metallischer Geschmack und Speichelfluss.

Hals
Schmerzen und Geschwüre im Rachen. Ulzeration der Rachenmandeln. Halsentzündung mit Trockenheit.

Magen
Der Magen des *Aurum muriaticum*-Patienten ist sehr schwach, die Verdauung läuft sehr langsam ab. Übelkeit, Magenauftreibung und Durchfall nach dem Essen. Kaffee, Tee und Wein werden nicht vertragen. Fauliges Aufstoßen. Übelkeit am Morgen, besser nach dem Frühstück. Erbrechen einer grünlichen Flüssigkeit. Gastritis. Magenkrämpfe. Scharfe Stiche im Magen, mit Brennen und starkem Durst.

Abdomen
Vergrößerung von Leber und Milz. Chronische Leberentzündung. Die Leber ist vergrößert und hart. Brennen in der Lebergegend. Gefühl von Spannen in der Leberregion. Leberbeschwerden im Zusammenhang mit Herzerkrankungen, mit Albuminurie und Ödeme der Gliedmaßen.
Bauchwassersucht. Ziehende Bauchschmerzen und Auftreibung des Abdomens durch Luftansammlung. Große Empfindlichkeit des Bauches.

Rektum und Stuhl
Häufige, dünnflüssige Stühle; gräulich, weiß, acholisch. Durchfall bei Leberstörungen oder bei Glomerulonephritis. Durchfall, schlimmer nachts. Hämorrhoiden, die während des Stuhlgangs bluten. Der After ist umgeben von zahlreichen Warzen, die stark nässen. Ausgeprägte Exkoriation um den After. *Aurum muriaticum* hat Analfisteln geheilt. Außerdem war es bei Feigwarzen am After mit Geschwürbildung wirksam.

Harnwege und Urin
Häufige Harnentleerung bei Tag und in der Nacht, schlimmer jedoch nachts. Harntröpfeln. Vermehrter Harnabgang. Der Urin ist trübe, mit rötlichem Sediment.

Männliche Geschlechtsorgane
Gonorrhö bei Personen, die an chronischer Syphilis leiden, die schlecht behandelt wurde. Schanker an der Vorhaut und am Hodensack. Feigwarzen am Penis, am Hodensack oder am After. Bubo in der linken Leiste. Völliges Fehlen des Geschlechtstriebs. Hodenverhärtung.

Weibliche Genitalien
Vergrößerung und starke Verhärtung der Gebärmutter. Verhärtung der Zervix. Chronische Entzündung der Gebärmutter und der Eierstöcke. Häufige und reichliche, wundmachende Monatsblutung. Reichliche, gelbe Leukorrhö. Die Gebärmutter ist schwer und prolabiert. Entzündung der Scheide und der Schamlippen. Gonorrhö mit Schwellung der Leistenlymphknoten. Hitze, Brennen und Jucken der Scheide und der Labien.

Atemwege und Husten
Erstickungsanfälle in einem warmen Zimmer; durch enge Kleidung, Treppensteigen oder schnelles Gehen. Nächtliche Atemnot. Trockener, anfallsweiser Husten, nachts. Heftiger Husten. Lockerer Husten mit dickem, gelbem Auswurf.

Brust und Herz
Heftiger Druck unter dem Sternum, als ob die Brust platzen würde, beim schnellen Gehen, Treppensteigen oder bei jeglicher Anstrengung; mit Herzklopfen. Herzklopfen bei jeder Anstrengung, durch Aufregung oder wenn man den Patienten unvermittelt anspricht. Scharfe Stiche in der Brust, die von einer Stelle zur anderen wechseln. Schmerzen in der Herzgegend, insbesondere ziehende und schneidende Schmerzen. Heftiger Druck in der Herzgegend. Herzangst. Angina pectoris. Endokarditis. Rechtsherzhypertrophie. Das Herzklopfen verhindert das Einschlafen. Rheumatische Herzaffektionen. Herzklopfen durch geistige Anstrengung. Der Puls ist klein, schwach und schnell. Herzschwäche. Klopfen im Hals und in den Schläfen. Heftiger, unregelmäßiger Herzschlag.

Extremitäten
Zittern der Hände morgens. Stöße in den Armen. Brennende, schießende Schmerzen in den Unterarmen. Ziehen in den Schultern, schlimmer im warmen Bett und in der Ruhe. Reißende Schulterschmerzen. Steifheit der Arme und der Finger.
Ödematöse Schwellung der Beine. Exostosen an den Schienbeinen. Periostitis und äußerste Empfindlichkeit des Schienbeins. Nächtliche Beinschmerzen. Brennen der Füße. Schmerzen in den Füßen, schlechter durch Wärme und Bewegung. Schneiden in den Zehen beim Gehen. Brennen, Rötung und Schwellung der Zehen. Die Glieder sind kalt und mit kaltem Schweiß bedeckt. Ziehen, Reißen in sämtlichen Gliedern. Venöse Stauung in den unteren Gliedmaßen.

Schlaf
Schlaflosigkeit durch Herzklopfen und durch Aufregung; der Patient fährt aus dem Schlaf hoch. Schreckliche, quälende Träume; von bevorstehendem Unglück.

Aurum sulphuricum* — Aur-s.
Goldsulfid. Au_2S_2.

Allgemeines
Die Symptome von *Aurum sulphuricum* erscheinen hauptsächlich MORGENS, vormittags, nachmittags, *abends* und IN DER NACHT. Der Patient hat ein großes VERLANGEN NACH FRISCHER LUFT, obwohl die frische Luft viele seiner Symptome verschlimmert. Treppensteigen ruft viele Beschwerden hervor. Gefühl wie eingeschlafen in einzelnen Körperteilen oder wie von einem Band um Körperteile. Krebserkrankungen. GESCHWÜRE. Es besteht ein Mangel an Lebenswärme, mit Verschlechterung durch Kälte; durch kalte Luft; Kaltwerden.

Auch in der Bettwärme nehmen manche Beschwerden zu, zuweilen geht es dem Patienten sowohl durch Wärme als auch Kälte schlechter; schlechter im warmen Zimmer und durch warm Einhüllen. Kongestionen; heftige Blutwallungen in Brust und Kopf. Hysterische Konvulsionen. Neigung zu ödematösen Schwellung. Verschlechterung während und nach dem Essen, sowie durch Anstrengung. Ameisenlaufen. Völle in den Venen und Gefühl von Auftreibung. Verhärtung von Drüsen und anderen Teilen. Entzündung innerer Organe; Knochen; Drüsen; seröser Häute. Der Patient möchte sich hinlegen, aber im Liegen verschlechtern sich manche Symptome; schlechter durch Liegen im Bett, durch aufrechtes Sitzen sowie durch Stehen. *Aurum sulphuratum* ist ein äußerst nützliches Mittel nach Missbrauch von Quecksilber. Die meisten Symptome werden durch Bewegung verstärkt. Vermehrte Schleimabsonderungen. Schmerzen in Knochen und Drüsen; *bohrender*, schneidender, *drückender*, stechender, reißender Schmerz oder intensives Wehtun in vielen Körperteilen. Herabdrängendes Gefühl in Knochen und Muskeln. Lähmung von Organen. Die Arznei ist sehr hilfreich bei vollblütigen Personen mit rotem Gesicht. Pulsieren in inneren Teilen. Der Puls ist *klein*, SCHNELL, *unregelmäßig und schwach*. Ausgeprägte Verschlechterung nach hastigen Bewegungen, beispielsweise nach schnellem Laufen. Überempfindlichkeit gegen Schmerzen; in Drüsen. Die Beschwerden betreffen vorwiegend die rechte Körperseite. Schwellung der erkrankten Teile; der Drüsen. Besser durch Gehen; schnelles Gehen und Gehen im Freien verschlechtern.
Spannungsgefühl am ganzen Körper. Die Symptome verschlechtern sich *durch Berührung*. Zittern des Körpers und der Glieder. Ausgeprägte allgemeine Schwäche; Mattigkeit. Beschwerden schlechter im Winter.

Geist und Gemüt

Geistesabwesend, aufbrausend, bis hin zu Gewalttätigkeit. ANGST; mit Furcht; um das Seelenheil. Gewissensangst. Die Patienten sind sehr kritisch gegenüber ihren Freunden. Krankhafte Fröhlichkeit und Ausgelassenheit. Lustigkeit. *Abneigung gegen Gesellschaft*. Hat alles Vertrauen in sich verloren. Geistige Verwirrung morgens, schlechter durch geistige Anstrengung. Sehr schüchtern, sogar feige. Abscheu gegen das Leben und *Verlangen zu sterben*. SELBSTMORDGENDANKEN drängen sich ihm ständig auf. Wahnideen von Tieren. *Verzweiflung in Bezug auf die Genesung* und das Seelenheil. ERREGUNG und Unzufriedenheit. Geistige Anstrengung verschlechtert die Gemütssymptome. Ausgeprägte Zunahme der Vorstellungskraft. Furcht: vor einer Menschenmenge; vor dem Tod; vor Unheil; vor Menschen; vor Räubern. Sehr vergesslich. Leicht erschreckt. Das Mittel ist bei chronischen Beschwerden hilfreich, die auf Kummer zurückzuführen sind. Hysterie. Ständig in Eile. Zunächst besteht geistige Aktivität, später kommt es zu Abgestumpftheit und gar Imbezillität. Der Patient wird schwachsinnig. Faulheit; möchte nicht Arbeiten, wird zum Landstreicher. Diese Zustände wechseln, der Patient gerät in Erregung und wird Arbeitssüchtig. *Aurum sulphuratum* sollte sich eines Tages als exzellentes Mittel bei Geisteskrankheit, Unentschlossenheit und *äußerster Reizbarkeit* erweisen. Der Patient stöhnt und beklagt sich. Wahnsinniges Verhalten und Geschwätzigkeit. Gedächtnisschwäche. Die Launen des Patienten ändern sich ständig. Mürrisch.

Stur. Schnell beleidigt. GEISTIGE ERSCHÖPFUNG. Streitsüchtig. Große Ruhelosigkeit, schlechter nachts. Tiefe Traurigkeit morgens, schlechter jedoch ABENDS und während Schweiß. Allgemeine Überempfindlichkeit. Verlangen, dazusitzen und zu grübeln. Möchte nicht angesprochen werden oder reden. Misstrauisch. Weinen, schlechter nachts; abwechselnd mit Lachen.

Kopf und Schwindel

Schwindel im Freien; bei Kopfschmerz; beim Stehen; beim Bücken; beim Gehen im Freien; muss sich hinlegen.
Völle im Kopf und andauernde Blutfülle im Gehirn. *Haarausfall.* Hitze im Kopf und Brennen der Kopfhaut. Schwere in Kopf, morgens beim Aufstehen; im Hinterkopf. Hydrozephalus. Juckreiz an der Kopfhaut, schlimmer nachts. Andauerndes Kopfnicken, wie bei Morbus Parkinson. Kopfschmerz: morgens im Bett; nachmittags; abends; besser im Freien. Die Kopfschmerzen verschlechtern sich durch Hochbinden der Haare, durch Husten, beim Liegen, durch Bewegung, durch starke Gerüche, im warmen Zimmer, nach Schlaf, durch Augenanstrengung, durch Reden, bei windigem, stürmischem Wetter. Wehtun in der Stirn, schlechter bei Bewegung. Wehtun im Hinterkopf oder gleichzeitig in Stirn und Hinterkopf; in den Seiten des Kopfes; in den Schläfen; in Schläfen und Stirn. Bohrender Kopfschmerz; in der Stirn; am Scheitel. Ziehender Kopfschmerz; lanzinierender Hinterkopfschmerz. Drückender Kopfschmerz; in der *Stirn*; im Hinterkopf; in den Schläfen; am Scheitel. Stechender Kopfschmerz; in der Stirn; in den Seiten des Kopfes. REISSENDER KOPFSCHMERZ; in der Stirn; im Hinterkopf; in den Seiten des Kopfes; in den Schläfen. Pulsieren im Kopf beim Husten und bei Bewegung; in den Seiten des Kopfes.

Augen

Zusammenkleben der Augenlider am Morgen. Absonderung von gelbem Schleim aus den Augen. Hitze in den Augen. Entzündung der Augen: katarrharlisch; SKROFULÖS; *syphilitisch*; bei Ulcus molle, mit Hornhautgeschwür. Iritis. Jucken der Lider und Canthi. Tränenfluss. HORNHAUTTRÜBUNG. Augenschmerzen: bei Bewegung; beim Lesen. Wehtun der Augen. Brennen in Augen und Canthi. *Schneidende, drückende*, stechende Augenschmerzen. Sandgefühl in den Augen. *Lähmung des Sehnervs* mit Verlust des Sehvermögens. Photophobie. Hervortreten der Augen. *Pulsieren* in den Augen. Zusammengezogene Pupille. *Rötung der Augen*; der Lider. *Skrofulöse Augenaffektionen*. Flecke auf der Hornhaut. Gerstenkörner in der Nähe des äußeren Canthus. Schwellung der Lider. Schwarze Flecken schweben im Gesichtsfeld. TRÜBSICHTIGKEIT. *Diplopie*. Sämtliche Augensymptome verschlechtern sich durch Augenanstrengung. NEBELSEHEN. Hemiopie; der Patient sieht nur die untere Hälfte von Gegenständen. Funkensehen. Sieht Rauch und Sterne im Gesichtsfeld.

Ohren

Otorrhö: fötid; übel riechend; eitrig; als Folgeerscheinung nach *unterdrückten Hautausschlägen*. Die Ohren sind rot. Trockenheit in den Ohren. Spärliches Ohrschmalz. Ohrgeräusche: Summen; Knacken; Flattern; Klingeln; Brausen;

Rauschen; Brummen. Schmerzen im Ohr; Stechen in und hinter den Ohren; Reißen in den Ohren. Brennen der Ohren. Überempfindliches Gehör; für Geräusche. *Schwerhörigkeit. Taubheit.*

Nase

Katarrh der Nase. Nasenabsonderung: schlechter auf der rechten Seite; blutig; trockene Borken; grünlich; HART; ÜBEL RIECHEND; EITRIG; DICK; GELB. Die Nase ist rot und *geschwollen*, besonders an der Nasenspitze. Fließschnupfen oder Stockschnupfen. Trockenheit in der Nase. Nasenbluten beim Schneuzen der Nase. Jucken der Haut an der Nase und in der Nase. Verstopfte Nase. Übler Geruch aus der Nase; Ozaena. Schmerz in der Nase, nachts; in den Nasenknochen; rechte Seite; bei Berührung. Brennender, geschwüriger Schmerz. Wundheitsgefühl. Polypen in der Nase. Die Nase ist sehr berührungsempfindlich. Geruchssinn überempfindlich, später Verlust des Geruchssinns. Häufiges Niesen. GESCHWÜRE in der Nase.

Gesicht

Epitheliom und Geschwüre an der Lippe. Rissige Lippen. Gesicht erdfahl, blass, rot. Rote Flecken im Gesicht. Hautausschläge; an der *Stirn*; Nase. Acne rosacea. Mitesser. Krustige Ausschläge; an der Nase. Pickel im Gesicht und an der Stirn. Pusteln. Schorfe. Gesichtsschmerz: rechte Seite; Parotisdrüse; *Unterkieferdrüse*; schlechter in kalter Luft. *Brennender Schmerz in den Lippen.* Ziehender, stechender, reißender Gesichtsschmerz. Reißen in den Wangenknochen und im Unterkiefer. Schweiß im Gesicht; kalter Schweiß. Schwellung von Gesicht, Wangen und Drüsen allgemein; Lippen; *Parotisdrüse*; Unterkieferdrüse.

Mund und Zähne

Aphthen im Mund und an der Zunge. Zahnfleischbluten. Rissige Zunge. Hitzegefühl im Mund. Übel riechender, sogar fauliger Mundgeruch. Schwierige Sprache. Schwellung des Zahnfleischs. Mundgeschmack: bitter; fade; metallisch; putrid; sauer; süßlich; verloren. Geschwüre an Zahnfleisch und Zunge. Bläschen im Mund. Karies der Zähne. Gefühl, als seien die Zähne verlängert. Zähneknirschen im Schlaf. Die Zähne werden locker. Zahnschmerz, schlechter durch Berührung. Ziehende, steckende, *reißende* Zahnschmerzen.

Hase

Entzündung von Rachen und Tonsillen, mit Verlängerung der Uvula. Kloßgefühl im Hals. Im Hals bildet sich viel Schleim. Halsschmerz beim Schlucken; brennend; stechend; kratzend. Eiterung der Rachenmandeln. Schlucken fällt schwer. Schwellung im Hals. Geschwollene Tonsillen. Schwellung der Thyreoidea. Geschwüre im Hals; Tonsillen; Uvula. *Syphilitische* Geschwüre.

Magen

Heißhunger. Abneigung gegen Speisen; Fleisch. Verlangen nach Stimulanzien; Kaffee; kalte Getränke; Milch. Auftreibung des Magens. Die Verdauung verläuft sehr langsam. Völle- oder Leeregefühl im Magen. Aufstoßen: wässrig;

bitter; schmeckt nach Speisen. Besserung durch Aufstoßen. Hitzewallungen im Magen. SCHLUCKAUF. Übelkeit: nach dem Essen; während Kopfschmerz. Magenschmerz: brennend; schneidend; *drückend*; stechend. Durst: brennend; extrem. Erbrechen von Galle.

Abdomen

Atrophie oder *Vergrößerung* der Leber. Der Bauch ist aufgetrieben. Leistenbubo. Eingeklemmte Blähungen. Völle- und Schweregefühl im Bauch. Bauchschmerz: nachts; nach Mitternacht; durch *Koliken*; beim Husten; nach dem Essen; während den Menses. Schmerz in den Hypochondrien; in der Leistengegend, als ob sich eine Hernie bilden würde. Brennen im rechten Hypochondrium. Krampfartige, schneidende, drückende Bauchschmerzen; im Hypochondrium; im Hypogastrium. Rumoren im Abdomen. Schwellung der *Leistenlymphknoten.*

Rektum und Stuhl

Kondylome am After. *Obstipation; abwechselnd mit Diarrhö. Schwierige Stuhlentleerung*; durch Untätigkeit des Rektums; während den Menses. Diarrhö: morgens; nachts; mit Brennen am After. Analfisteln. Blähungsabgang: übel riechend. Besserung durch Blähungsabgang. Blutende Hämorrhoiden; äußerliche Hämorrhoiden. Jucken am After. Feuchtigkeit am After. Schmerz am After; während Stuhlgang. Brennen am After bei Diarrhö. Wundheitsgefühl oder stechende Schmerzen am After. Analprolaps. Drängen im Rektum. Stuhl: grau; grün-schleimig; dünner Schleim; *hart*; KNOTIG; GROSS.

Harnwege und Urin

Auch die Symptome im Bereich der Harnblase sind zahlreich und wichtig. Drükken in der Blase. Harnretention. Harndrang: anhaltend; erfolglos. Urinieren: tröpfelnd; *schwierig; häufig; unwillkürlich nachts*; unbefriedigend. Unterdrückter Urin. Absonderung von Prostatasekret. Brennen in der Harnröhre beim Wasserlassen. Stechen und Reißen in der Harnröhre. Urin: *albuminös*; *blutig*; brennend; trüb beim Stehenlassen; reichlich; übel riechend; SPÄRLICH; dick; gelb. Sand im Urin. Schleimiges Sediment.

Männliche Geschlechtsorgane

Kondylome an der Eichel. Impotenz. Hydrozele bei Knaben. Verhärtung der Hoden. Entzündung der Hoden; Eichel; Epididymis. Jucken des Skrotums. Schmerz und intensives WEHTUN in den HODEN. Ziehender Schmerz in den Hoden. Lanzinierender Schmerz im Penis. DRÜCKENDER SCHMERZ IN DEN HODEN. SCHWEISS AN DEN GENITALIEN; *am Skrotum.* Unwillkürlicher Samenabgang. Vermehrtes Sexualverlangen, mit erschlafftem Penis. Schwellung der Hoden, besonders rechts. *Schanker am Penis*; *Aurum sulphuratum* ist ein Mittel bei Fällen von Syphilis, die mit viel Quecksilber behandelt wurden.

Weibliche Geschlechtsorgane

Gebärmutterkrebs. Das sexuelle Verlangen ist bei Frauen ebenfalls erhöht. Gebärmutterentzündungen und Juckreiz der Vulva. Leukorrhö: schlechter morgens; scharf; *reichlich; dick; durchsichtig; weiß;* GELB. Amenorrhö. Menses reichlich und unregelmäßig. Bei Mädchen setzt die erste Menses häufig zu spät ein, dann aber ist sie zu häufig, zu spät, spärlich oder unterdrückt. Schmerzen in Eierstöcken und Gebärmutter. Zerschlagenheitsgefühl und Herabdrängen in der Gebärmutter, besonders während der Menses. Die Genitalien und die Vagina brennen. Lanzinierende Schmerzen in der Vulva. GEBÄRMUTTER-VORFALL. Die Vulva ist geschwollen.

Atemwege und Husten
Schleim in Kehlkopf und Luftröhre. Heiserkeit. Atmung: schnell; asthmatisch; unregelmäßig. Atemnot nachts; beim Treppensteigen; beim Liegen; beim Gehen. Kurzatmigkeit. Erstickungsanfälle, schlechter nachts.
Husten: morgens; nächtliche Anfälle; schlechter in kalter Luft; trocken; kurz; hart; erschütternd; krampfartig. Auswurf: morgens und abends; blutig; schwierig; spärlich; grünlich; übel riechend; *purulent*; gelb.

Brust und Herz
Blutandrang zur Brust mit Angst. Krampfartige Zusammenschnürung der Brust. Rissige Brustwarzen. Herzflattern. Hitze in der Brust. Die Milch versiegt oder wird unterdrückt. Brustbeklemmung, schlechter nachts. Brustschmerz: beim Husten; beim Einatmen; in den Seiten der Brust beim tiefen Einatmen. Wehtun im Herz. Brennen in der Brust. Schneidender Schmerz in Brust und Herz. Drückender Schmerz in Brust, Seiten der Brust und im Sternum. Wundheitsgefühl in der Brust. Stechender Brustschmerz: beim Einatmen; in den Seiten der Brust beim Einatmen oder beim tiefen Atmen; im Sternum; im Herz; in den Brustwarzen. Herzklopfen: nachts; beim *Treppensteigen*; ängstlich; durch die geringste Erregung; bei geringster Anstrengung; während den Menses; bei Bewegung; stürmisch; sichtbar; beim Gehen. Schwellung der Mammae und der *Achsellymphknoten*. Herzzittern.

Rücken und Extremitäten
Der Rücken des Patienten ist kalt. Hitze in der Lendengegend. Juckreiz am Rücken. Rückenschmerz: morgens; beim Atmen; beim Sitzen. Schmerz in der Dorsalregion, Lumbalregion, Kreuzbein, Wirbelsäule. Wehtun im Kreuzbein. Stechen und Schmerz wie zerschlagen in der Lumbalregion. Ziehende Schmerzen in der Zervikalregion. Drückender Rückenschmerz; Lumbalregion. *Steifheit im Rücken* und Schwäche in der Lumbalregion.
Gichtknoten in den Fingergelenken. Karies der Knochen. KALTE HÄNDE, UNTERSCHENKEL UND FÜSSE. Rissige Haut an den Händen. Die Fingernägel sind bläulich verfärbt. Schweregefühl in den Füßen. *Hüftgelenksentzündung*. Jucken der Arme und Beine. Gefühllosigkeit der Glieder beim Liegen und beim Erwachen; Gefühllosigkeit in den Beinen. Gelenkschmerzen beim Liegen und beim Erwachen; in den Beinen. Gelenkschmerzen: in Schulter; Oberarm; Ellbogen; Unterarm; *Hüfte*. Schmerz wie zerschlagen in allen Gliedern. Ziehende Gliederschmerzen in sämtlichen Extremitäten, besonders jedoch in Knien und Füßen. Stechender Schmerz in Schulter, Handgelenk, Füßen und Zehen. Rei-

ßen in den Gliedern; Gelenke; Arme; Oberarm; *Finger;* FINGERGELENKE; Oberschenkel; Zehen. Schmerzlose Lähmung der Extremitäten. Stolpernder Gang. Steifheit in den Knien. Ödematöse Schwellung der Unterschenkel und *Füße*. Spannungsgefühl in den Oberschenkeln. Schwäche der Glieder; Gelenke; Arme; Beine; Knie.

Schlaf

Komatöser Schlaf. Träume: erotisch; ängstlich; von Mord; von Verstorbenen; vom Tod; *quälend; schrecklich*; von Räubern; LEBHAFT. Der Schlaf ist sehr unruhig. Schläfrigkeit nachmittags; nach dem Mittagessen. Schlaflosigkeit vor oder nach Mitternacht. Der Patient erwacht leicht.

Frost, Fieber und Schweiß

Kältegefühl abends im Bett. Frösteln. Schüttelfrost. Unbestimmtes, mildes Fieber. Schweiß: morgens; nachts; reichlich.

Haut

Brennen und Kälte der Haut. Hautausschläge: brennend; bläschenartig; schuppig. Blasen. Ekzeme. Furunkel. Herpes. Pusteln. Urtikaria. Erysipel. Wucherungen an der Haut. Ameisenlaufen. Jucken; brennend; kriechend; fein stechend. Empfindliche Haut. Wundheitsgefühl in der Haut. *Geschwüre*: brennend; tief; übel riechend; empfindlich; eiternd; *syphilitisch*. Krebsgeschwüre. Absonderung von gelbem Eiter aus Geschwüren. *Aurum sulphuratum* hat *syphilitische Warzen* geheilt.

Baptisia tinctoria — Bapt.

Wilder Indigo, Färberhülse. *Fabaceae/Leguminosae.*

Allgemeines

Baptisia ist zunächst ein Mittel für akute Krankheiten. Es handelt sich vorwiegend um eine kurz wirkende Arznei, die bei Beschwerden angezeigt ist, die noch nicht lange andauern. Soweit wir wissen, ist es kein Antipsorikum und greift nicht tief in die Lebensprozesse ein. Bei allen akuten Erkrankungen, für die *Baptisia* das Heilmittel ist, zeigen sich zymotische Erscheinungen, wie bei Scharlach, Diphtherie, Typhus und gangränösen Beschwerden. Ungewöhnlich ist dabei, dass sich die septischen Zustände bei *Baptisia* sehr viel schneller entwickeln als bei den meisten anderen Arzneien. Bei *Arsenicum, Phosphorus, Rhus toxicodendron* und *Bryonia* dauert es im Vergleich dazu viel länger. *Baptisia* ist somit angezeigt bei typhoiden Erkrankungen, die rasch einsetzen, seltener bei idiopathischem Typhus abdominalis. Wenn ein *Baptisia*-Patient beispielsweise plötzlich durch eine Erkältung, Malaria, Trinken von verdorbenem Wasser oder aufgrund eines zymotischen bzw. septischen Prozesses krank wird, ist er innerhalb weniger Tage ans Bett gefesselt, anstelle dass sich die Beschwerden innerhalb von vier, fünf oder gar sechs Wochen langsam entwickeln. Chronischer, idiopathischer Typhus setzt dagegen nur langsam ein. *Baptisia* ist angezeigt bei jenen Formen von Blutvergiftung, die hochgradig septisch verlaufen, wie Puerperalsepsis oder

Scharlach. Der Patient erkrankt vielleicht, sodass es nach einem raschen, heftigen Zusammenbruch mit remittierendem Fieber aussieht. Auf einmal jedoch entwickelt sich daraus eine Fieberkontinua und septische Symptome setzen ein. Soviel also zur Geschwindigkeit und Entwicklung der Erkrankung. Und jede Arznei muss genau bezüglich der Geschwindigkeit der Krankheitsentwicklung, der Periodizität der Symptomatik, der Bewegungen im Symptombild und den wellenartigen Verläufen untersucht werden. Dies erreichen wir, indem wir die Symptome betrachten. Nehmen wir einen Patienten, der unter Tage in einem Stollen gearbeitet hat, im Sumpf, im Schlamm oder in den Abwasserkanälen, und der dabei faulige Gase eingeatmet hat. Er legt sich später ins Bett mit einer Form von Stupor, er fühlt sich gleich von Anfang an benommen. Die Beschwerden haben sich nicht allmählich entwickelt, sondern er wird plötzlich davon befallen und wird benommen, erschöpft, sein Gesicht wird fleckig. Auf den Zähnen bildet sich Sordes, und zwar viel früher als beim regulären Typhus. Auch der Bauch wird viel schneller aufgetrieben sein als beim regulären Typhus. Jemand, der es gewohnt ist, solche Dinge genau zu beobachten, weiß, dass sich die Beschwerden um ein paar Tage verschoben haben. Denn bei *Baptisia* ist der Bauch bereits am dritten Tag aufgetrieben, es kommt zu Blutungen im Mund und zu Fäulnis. Alle Absonderungen des Patienten stinken furchtbar, und er befindet sich in einem ausgeprägten Delirium, wie man es normalerweise erst erwarten würde, nachdem der Typhus schon einige Tage andauert. Kurz gesagt, der Patient bewegt sich rasch in Richtung Tod. Seine Erschöpfung nimmt viel schneller zu als gewöhnlich. Es ist nicht der allmähliche Niedergang, der sich über Tage und Wochen hinzieht. Der Patient wird stuporös, und wenn man ihn aufweckt, verfällt er in ein Delirium. Es spielt dabei überhaupt keine Rolle, ob es sich um Scharlach, Typhus, Puerperalfieber, um ein septisches Fieber nach einer Operation oder sonst was handelt. Der Patient hat Fieber, und wenn Sie ihn ansehen und ansprechen, ihn im Bett herumdrehen, aufwecken oder ihm auch nur signalisieren, dass Sie ihm etwas sagen möchten – was sehr schwierig ist –, erweckt er den Eindruck, als wäre er völlig betrunken. Und das ist der erste Gedanke, den Sie in einem *Baptisia*-Fall haben werden. Sein Gesichtsausdruck ist wie der eines Betrunkenen. Das Gesicht ist aufgedunsen, dunkelrot und fleckig. Blut sickert aus seinem Mund. Sie haben bestimmt schon das Gesicht eines Betrunkenen gesehen, und das Gesicht dieses Patienten entspricht dem eines Alkoholikers.

Sein Verstand scheint dahin zu sein. Er weiß nicht, wovon er spricht, ist verwirrt, und wenn man ihn aufweckt, dann versucht er etwas zu sagen. Er stößt ein oder zwei Wörter aus, der Rest entwischt ihm und er verfällt wieder in seinen stuporösen Zustand. Es ist völlig egal, um welche Krankheit es sich handelt oder wo die Entzündung sitzt; wenn ein solch septischer Zustand vorliegt, der zu derartigen Symptomen und zu solch einem Gemütszustand führt, dann ist *Baptisia* das Heilmittel.

Alle Absonderungen riechen faulig, aashaft und durchdringend. Auch der Schweiß des Patienten, sofern er überhaupt schwitzt, riecht sauer, fötide, faulig und penetrant. Und selbst, wenn er nicht schwitzt, sondert der Körper einen unerträglichen Geruch ab. Der üble Geruch ist so durchdringend, dass man ihn bereits beim Betreten der Eingangstür, sofern die Tür zum Krankenzimmer geöffnet ist, wahrnehmen kann. Das ganze Haus riecht danach. Der Stuhl des Patienten hat einen so fauligen und durchdringenden Geruch, dass man ihn riecht, sobald man das Haus betritt.

Geist und Gemüt

Ein eigenartiges Charakteristikum von *Baptisia*, das sich durch das gesamte Mittelbild zieht, ist eine ungewöhnliche geistige Verwirrung. Der Patient befindet sich sozusagen in ständigem Widerstreit mit einzelnen Körperteilen. Er hat das Gefühl, zwei zu sein, und er nimmt diese doppelte Existenz von sich jedes Mal wahr, wenn man ihn aufgeweckt. Er wird auch gleich anfangen, über sein zweites Ich, das mit ihm im Bett liegt, zu reden. Klinisch heißt es, dass sein großer Zeh eine Auseinandersetzung mit seinem Daumen hat, oder dass ein Bein über das andere redet. Oder aber, dass ein Körperteil sich mit einem anderen unterhält; oder dass er zerstückelt im Bett liegt, darin herumwühlt, und wenn man ihn fragt, was er da mache, antwortet er: „Was wohl, ich versuche diese Teile wieder zusammenzufügen." Es gelingt ihm jedoch nicht, denn er befindet sich in einem Delirium. Natürlich handelt es sich hierbei nur um Beispiele, und Sie werden immer eine andere Situation vorfinden, wenn Sie zu einem *Baptisia*-Fall gerufen werden. Zumeist liegt der Patient bewusstlos da, außer wenn man ihn aufrüttelt. Manchmal murmelt er vor sich hin. Sie sehen, dass sich seine Lippen bewegen, und wenn Sie ihn aufwecken, um zu sehen, was er hat, fängt er an, die Stücke von sich wieder zusammenzusuchen. „Verwirrt, wie betrunken." Es gibt jedoch auch Krankheitsstadien, in denen er nicht so benommen, sondern schlaflos und ruhelos ist. Dies ist jedoch die Ausnahme. Meist werden Sie bei der Visite den Patienten auf der Seite liegend vorfinden, zusammengerollt wie ein Hund, und er möchte nicht gestört werden. Wenn die Benommenheit jedoch nicht so ausgeprägt ist, ist er wie gesagt ruhelos und wirft sich im Bett hin und her. In diesem Fall kann er nicht schlafen, denn er kann die Teile von sich nicht zusammenbekommen. Er meint, dass wenn er schlafen könne, wenn er nur einmal die Teile zusammen hätte. Die Teile unterhalten sich jedoch miteinander und halten ihn so wach. Seine Gedanken schwirren umher, sobald er seine Augen schließt, und besonders in der Nacht tritt der Stupor vermehrt auf. Er kann nicht klar denken, sein Geist scheint zu schwach zu sein. Bei allen Beschwerden und allen Erkrankungen zeigt sich bei *Baptisia* das gesamte Bild dieses Gemütsaspektes, aber es entwickelt sich sehr rasch. Die Patienten leiden an einer schleichenden Sepsis, wie bei Scharlach oder bösartigen Erkrankungen, und dennoch entwickelt sich ein anhaltendes Fieber. Sie sterben ohne Behandlung innerhalb von zehn bis zwölf Tagen. Der gewöhnliche Typhus hingegen entwickelt sich über Wochen hinweg, und die Patienten versterben am Ende der vierten Woche in einer Krise. Die Blutungen der *Baptisia*-Patienten sind schwarz und riechen übel und faulig. Der Schleim aus Hals und Nase ist blutig und faulig.

Auch Durchfall gehört zum Mittelbild von *Baptisia*; die Stühle sind dünn, wässrig, gelb und gleichen dem typischen Durchfall, den wir von Typhus her kennen. Der Stuhl bei Typhuserkrankungen sieht in den meisten Fällen aus wie

Maisbrei, mit mehreren Entleerungen pro Tag; der Stuhl ist weich, pappig, und hat eben die Konsistenz von einem weichen Brei. Und genau diese Stuhlkonsistenz finden wir auch bei *Baptisia*. Aber es ist hierbei nicht die häufigste Form, denn für gewöhnlich sind die Stühle bei *Baptisia* schwarz oder dunkelbraun. Bei der Behandlung zahlreicher Typhuserkrankungen sind mir glücklicherweise auch einige *Baptisia*-Fälle untergekommen, die durch das Mittel prompt geheilt wurden. Der Stuhl sah in Fällen, bei denen *Baptisia* von größtem Nutzen war, aus wie zerkleinerter Schiefer und war auch schieferfarben, bräunlich. Der Geruch war überaus durchdringend. Darüber hinaus habe ich die Heilkraft dieser Arznei bei Durchfällen erlebt, die schieferfarben waren – teilweise flüssig wie Wasser – und einen fürchterlichen fauligen, aashaften Geruch hatten, wie verfaultes Fleisch; der Patient war gleichzeitig sehr erschöpft. Ich habe mit *Baptisia* auch Patienten mit Durchfall geheilt, bei denen keine weiteren Typhussymptome vorhanden waren, sondern die aufgrund des Durchfalls nur erschöpft waren. Die Erschöpfung setzt dabei sehr rasch ein, und innerhalb von drei Tagen sind die Kranken völlig entkräftet.

Kopf und Schwindel

Die Kopfschmerzen von *Baptisia* sind relativ unspezifisch. Lediglich diese kongestiven Kopfschmerzattacken in der Stirn, im Kopf oder am Hinterkopf, die bei schleichenden Erkrankungen auftreten können, kommen vor. Ich gehe in der Behandlung ohnehin so gut wie nie auf die Details der Kopfschmerzen ein, und *Baptisia* an sich ist kein Kopfschmerzmittel. Es ist keine Arznei, die wir bei Kopfschmerzpatienten aussuchen würden. Es sei denn natürlich, es handelt sich um diese heftigen Kopfschmerzen von kongestivem Charakter, die mit diesen schleichenden fieberhaften Erkrankungen einhergehen.

Augen und Gesicht

An den Augen finden wir hingegen sehr charakteristische Symptome, beispielsweise Kongestion und Rötung. Schmerzen in und hinter den Augen. Es ist ähnlich wie beim Gehör oder bei Nasensymptomen. Die Beschwerden treten jedoch im Zusammenhang mit Fieber auf. Aber sobald wir das Gesicht des Patienten betrachten, erkennen wir die typischen *Baptisia*-Symptome, vor allem den betrunkenen Gesichtsausdruck. Sowohl die Mine des Patienten, seine Augen und das gesamte Gesicht lassen diesen betrunkenen Eindruck entstehen. Dies sind die Symptome: „Dunkelrotes Gesicht mit betrunkenem Ausdruck." „Heißes und deutlich gerötetes Gesicht." Und das verrät uns schon die ganze Geschichte. Brennende Hitze im Gesicht. „Kritischer Schweiß auf der Stirn und im Gesicht." „Ängstliches, erschrockenes Aussehen." Wenn der Patient aus dem Schlaf aufwacht, dann sieht er aus, als ob er einen furchtbaren Traum gehabt hätte.

Mund und Zähne

Kommen wir nun zu den Beschwerden an Mund, Zähnen, Rachen und Zunge, denn sie alle weisen ausgeprägte *Baptisia*-Merkmale auf. Die Zunge ist geschwollen, schmerzhaft, mit üblem Geruch. Sie ist mit Blut bedeckt, rau und wie abgeschabt; steif und trocken wie Leder. Von den Patienten wird manchmal das Gefühl beschrieben, die Zunge wäre aus Holz oder aus verbranntem Leder. Die Neigung zu Geschwüren zieht sich durch das gesamte Mittelbild von *Baptisia*, und auch an der Zunge können sich Geschwüre bilden. An der Mundschleimhaut bilden sich aphthöse Flecke, und diese kleinen Geschwüre, die zu Beginn nicht größer als stecknadelkopfgroß sind, werden schwarz, mit üblem Geruch, und laufen zusammen, sodass die gesamte Mundschleimhaut geschwürig wird. Die Schleimhaut wird roh und als wäre der obere Belag abgeschabt, aus dem Mund sickert ein dickflüssiger, faulig riechender Speichel. Auch im Rachen bilden sich Geschwüre, der Rachen wird roh und blutet. Es kann zu diphtherischen Exsudationen im Rachen kommen, um das betroffene Gewebe herum ist die Schleimhaut jedoch dunkel, übel riechend und in schlechtem Zustand. Der Rachen ist stark geschwollen, sodass der Patient nur mit Mühe schlucken kann. *Baptisia* hat sich als nützliche Arznei bei gangränösen Entzündungen von Mund und Hals erwiesen. „Cancrum oris." Die Geschwüre breiten sich schnell aus und fressen sich rasch in die Schleimhaut; sie haben in der Tat einen phagedänischen Charakter. An den Zähnen kommt es rasch zur Bildung von Sordes. Und wenn man den Patienten nach ein paar Stunden aus seinem Stupor erweckt, hat er an den Lippen und um die Mundwinkel herum Krusten von getrocknetem Blut, die ebenfalls sehr übel riechen. Bei *Baptisia* kommt es zu Blutungen aus dem Mund, dem Raschen und aus der Nase; dickes, faulig riechendes Blut sickert heraus. „Zunge rot und trocken, besonders in der Mitte." „Die Zungenwurzel ist geschwollen, fühlt sich taub an." „Fauliger oder bitterer, widerlicher Mundgeschmack." „Dunkle Verfärbung der Zunge." „Die Zunge ist trocken, braun, besonders in der Mitte." „Zunge von einer dicken, braunen Kruste bedeckt." „Zunge überzogen mit dickem, gelblich-weißem Zungenbelag." Die gesamte Mundschleimhaut kann mit Geschwüren überzogen sein, und so heilt *Baptisia* auch geschwürige Halsentzündungen bei jungen Müttern. Außerdem Mundfäule bei Säuglingen, wenn die betroffenen Stellen dunkel verfärbt sind und sich die Geschwüre rasch ausbreiten; der Mundgeruch ist faulig und es kommt zu einer raschen Erschöpfung. Die Mutter oder das Kindes werden sehr rasch immer schwächer, bis sie vollkommen erschöpft sind. Diese ganzen Beschwerden laufen jedoch ohne Fieber ab. Die meisten geschwürigen Erkrankungen gehen bei *Baptisia* nicht mit Fieber einher, und es scheint, als wäre die Lebenskraft nicht stark genug, ein Fieber zu produzieren. Aphthöse Schleimhautgeschwüre bei Typhus, bei Kleinkindern oder bei stillenden Müttern. Aphthöse Entzündung der Mundschleimhaut. „Faulige Geschwüre in der ganzen Mundhöhle." Und während all dieser Beschwerden bildet sich viel dicker, fadenziehender Speichel im Mund und läuft über das gesamte Kopfkissen, ähnlich wie bei *Mercurius*.

Hals

Auch die Halsentzündungen können bei *Baptisia* gangränösen Charakter haben. Ein hervorstechendes Merkmal ist, dass die Geschwüre sich rasch entwickeln, aber schmerzlos, wie taub und empfindungslos sind. Die Halsentzündungen können jedoch auch schmerzhaft sein. „Rachen dunkelrot; faulige Geschwüre;

Tonsillen und Parotiden geschwollen." „Faulige Halsentzündung." „Tonsillen und weicher Gaumen geschwollen, mit ständiger Neigung zum Schlucken, welches nicht von Schmerzen begleitet ist." Der Rachen ist stark geschwollen und dunkelrot. Und je dunkler der Rachen ist, desto eher würde ich an *Baptisia* denken – nicht hingegen bei einer hellroten Verfärbung. Ich habe allerdings auch noch nie einen Patienten mit dem typischen *Baptisia*-Gemütszustand gesehen, der ein hellrotes Aussehen hatte. Die verminderte geistige Verfassung geht mit einer Zersetzung der Blutkörperchen einher, mit einer dunklen Verfärbung der Haut und der Schleimhäute. Es kommt nicht zu der hellroten oder rosafarbenen Erscheinung, wie wir sie bei *Belladonna* vorfinden, wobei auch bei *Belladonna* die betroffenen Stellen zuweilen einen dunkleren roten Farbton annehmen können – niemals jedoch ist dies so ausgeprägt wie bei *Baptisia*. Auch die Fäulnisneigung ist eine Eigenart bei *Baptisia*, die bei *Belladonna* nicht vorhanden ist.
„Zusammenschnürungsgefühl auf der ganzen Länge der Speiseröhre." Die Speiseröhre ist der Abschnitt, der als nächstes an die Reihe kommt. Von der Halsentzündung breiten sich die Beschwerden weiter in Richtung Speiseröhre aus, die zunächst von Krämpfen befallen wird und später gelähmt ist. Das Schlucken von Flüssigkeiten bereitet anfangs keine Probleme, aber der Patient kann keinen Bissen fester Nahrung schlucken. Der Bissen bleibt im oberen Anteil der Speiseröhre hängen, wodurch der Patient würgen muss. Er hat das Gefühl, als wäre ein Klumpen im Hals, er würgt und müht sich ab, bis er den Bissen schließlich wieder hochbringt. Danach muss er etwas trinken. Er kann Flüssigkeiten problemlos schlucken, aber keine festen Speisen. Jeder kleinste Bissen fester Nahrung führt zu Würgereiz. Bei *Natrium muriaticum* und zahlreichen anderen Arzneien kommt es zu Speiseröhrenkrämpfen aufgrund von Nervenleiden. Bei diesem schlechten Allgemeinzustand weiß ich jedoch außer *Baptisia* kein anderes Mittel, das dieses Symptom und diese Merkmale sowie die Lähmung und die Spasmen der Speiseröhre vereint. Aufgrund eines Zusammenschnürungsgefühls bedarf es mehrere Versuche, um etwas zu schlucken. Der Hals ist entzündet und fühlt sich zusammengezogen an. Der Patient *kann nur Flüssigkeiten schlucken*. Kinder bekommen keine festen Speisen hinunter. Der kleinste Bissen fester Nahrung führt zu Würgen, weshalb das Kind nur Milch zu sich nimmt. Manchmal hat es mehrmals am Tage dünne, wässrige, übel riechende Stuhlentleerungen, alles in Verbindung mit der Fäulnisneigung, dem üblen Geruch, dunkler Haut und Erschöpfung. Mehr müssen Sie eigentlich gar nicht zu wissen, denn egal, ob es sich um Diphtherie, Scharlach oder Typhus handelt, dieses Symptombild wird Sie zu einem bestimmten Mittel leiten. „Lähmung der Schlingorgane." Aus jedem Mittel die positiven Merkmale herauszuziehen, um daraus die Symptomverbindungen zu erhalten, die ein bestimmtes Mittel charakterisieren, ist die Aufgabe eines jeden Arztes.

Abdomen

Das Abdomen und der Magen sind aufgetrieben. Diese Symptome können u. a. bei Leberentzündungen auftreten, und dann ist *Baptisia* von Nutzen. Die bislang genannten Krankheiten werden von einer tympanitischen Auftreibung des Bauches begleitet. Ausgeprägtes Wundheitsgefühl in der rechten Fossa iliaca; der Bereich, der nicht größer als faustgroß ist, ist sehr schmerzhaft und empfindlich. Die allgemeine Fäulnisneigung von *Baptisia* wird Sie in diesem Fall – da bin ich mir sicher – davon abhalten, zum Messer zu greifen, um diesen kleinen Blinddarmfortsatz operativ herauszuschneiden.

Rektum und Stuhl

„Fötider, erschöpfender Durchfall." „Aphthöser Durchfall"; dies bedeutet, dass der Anteil des Afters, der sich während des Stuhlgangs nach außen kehrt, geschwürig ist, und dass sich innen an den Rändern aphthöse Stellen gebildet haben. „Unwillkürlicher Durchfall." Bei diesen schleichenden Erkrankungen gehen sowohl Urin als auch Stuhl unwillkürlich ab. *Baptisia* ist auch angezeigt bei Dysenterie.

Weibliche Geschlechtsorgane

Nach der Entbindung hören die Lochien auf und der Bauch wird sehr empfindlich. All diese Anzeichen für eine Fäulnis, d. h. die Zersetzung des Blutes, das Aussehen des Gesichts, die plötzliche Erschöpfung, die rasch einsetzende Benommenheit, sprechen – wenn man die Gemütssymptome noch hinzunimmt – allesamt für *Baptisia* als Heilmittel des Kindbettfiebers. Wenn die Beschwerden einige Tage lang angedauert haben, kommt noch eine Unbeholfenheit und Zittern der Gliedmaßen hinzu. Die Zunge zittert beim Herausstrecken. Die Hand zittert, wenn die Patientin sie ausstreckt, und alle Glieder zittern. Es kommt zu Schaudern am ganzen Körper und zu zunehmender Erschöpfung. Der Unterkiefer fällt herunter und die Patientin liegt bewusstlos auf dem Rücken, den Mund weit geöffnet. Allmählich rutscht sie im Bett immer weiter nach unten, hin zum Fußende. Es ist eine eigentümliche Art von paralytischer Schwäche. Und auf diese Weise nehmen die Erschöpfung und die Erkrankung immer weiter zu. Aber sogar wenn die Patientin in einem solch schwachen Zustand ist, mit den genannten Krankheitszeichen, wird *Baptisia* das Fieber unterbinden.
Wenn es angezeigt ist, heilt *Baptisia* auch Typhusfieber. Erschöpfung und Zittern. Der Patient rutscht im Bett herunter und glaubt, er sinke hinab. Er liegt in einem halb bewusstlosen Zustand da und meint, sterben zu müssen. Extreme Schläfrigkeit. Deliröser Stupor; liegt halb bewusstlos da. „Absonderungen und Ausdünstungen sind fötide." Atem, Stuhl, Urin, Geschwüre – alles riecht faulig. Schleimhautgeschwüre.

Barium carbonicum, Baryta carbonica — Bar-c.

Bariumcarbonat, Schwererde. *$BaCO_3$*.

Allgemeines

Das Studium von *Baryta carbonica* ist sehr interessant, da es sich um eine vollständig geprüfte Arznei und ein Konstitutionsmittel handelt, und diese Mittel sind immer interessanter als die kurz und oberflächlich wirkenden. Sie reichen weit hinein in die tief sitzenden und lang andauernden miasmatischen Störungen. Diese Arznei hat einen engen Bezug zu der Entwicklungsphase von jungen Menschen. In der Literatur finden wir daher häufig den Ausdruck „Zwergenhaftigkeit". Dies bedeutet jedoch nicht ausschließlich, dass der Patient von kleinem Wuchs ist – obwohl auch dies häufig der Fall ist. Vielmehr handelt es sich sowohl um eine körperliche und organische, als auch eine geistige Zwergenhaftigkeit. Stellen Sie sich einmal die Bedeutung des Begriffs „Frühreife" vor; man versteht darunter, dass junge Menschen geistig ungewöhnlich weit entwickelt sind. Es heißt dann, dass sie ihrer Zeit weit voraus sind. Denken Sie immer an diese Frühreife und was es bedeutet, denn bei der *Baryta carbonica*-Konstitution haben wir das genaue Gegenteil davon, und das ist es, was mit „Zwergenhaftigkeit" gemeint ist. Die Fähigkeiten oder Aktivitäten der Kinder entwickeln sich langsam. Sie sind langsam beim Lernen, lernen spät sprechen und auch lesen. Sie kommen mit den Zusammenhängen des Lebens spät zurecht. Die Fähigkeit, Bilder und Eindrücke aus der Umwelt aufzunehmen und umzusetzen, setzt spät ein, ebenso auch die Fähigkeit, gezielte Handlungen auszuüben und einer Tätigkeit nachzugehen. Von *Calcarea carbonica*-Kindern wissen wir, dass sie spät laufen lernen. Auch das *Baryta carbonica*-Kind lernt spät laufen, jedoch aus einem ganz anderen Grund. Um es auf einfache und altmodische Art auszudrücken: Das *Baryta carbonica*-Kind lernt spät, wie man läuft, obwohl die Beinchen gut ausgebildet sind. Das *Calcium*-Kind hingegen lernt spät laufen, weil es seine schwache Beinchen, die schlaffen Muskeln und der schlechte Knochenbau nicht trägt. „Spätes Gehen können" entspricht somit *Calcarea carbonica*, „Spätes Gehen lernen" hingegen *Baryta carbonica. Baryta carbonica* ist ebenfalls mit *Borax* und *Natrium muriaticum* vergleichbar. Bei allen drei Mitteln finden wir eine eigenartige Verzögerung in der geistigen Entwicklung, sodass sie spät Dinge lernen und sich spät entwickeln. Hinsichtlich dieser Entwicklungsverzögerung steht *Baryta carbonica* jedoch an erster Stelle.

Sie werden es in Ihrer Praxis bestimmt einmal mit Patienten zu tun haben, die eine solche verzögerte Heranreifung vorweisen. Mädchen im Alter zwischen 18 und 25 machen Dinge, die sie als Kinder getan haben; oder sie sagen auch Sachen, die sie auch im Kindesalter gesagt haben. „Kindliche Art, etwas zu tun, und kindisches Benehmen." „Spielt mit Puppen und sagt törichte Dinge." Die Heranreifung der Weiblichkeit ist noch nicht eingetreten und es kommt zu einer verzögerten Aufnahme der Rolle und der Tätigkeiten als Frau in der Gesellschaft. Ihnen fehlt die weibliche Besonnenheit. Sie sind noch nicht so umsichtig und sagen Dinge, die sonst ein Junge oder ein Mädchen sagen würde. Dies entspricht der Zwergenhaftigkeit des Gemütes bei *Baryta carbonica*. Wenn man das Prinzip der verzögerten Entwicklung begreift und in all den Symptomen und eigenartigen Merkmalen des *Baryta carbonica*-Patienten wiederentdeckt, erhält man ein tiefes Verständnis dieses Mittels. Manches davon findet man auch bei Arzneimitteln wie *Graphites, Sulphur* und *Calcarea carbonica*, aber keines dieser Mittel ist mit *Baryta carbonica* vergleichbar. Hier scheint die Entwicklung des Kindes hin zu einem Mann oder einer Frau unterbunden zu werden. Es ist nicht die kleine Statur, die mich bei einem Patienten an *Baryta carbonica* denken lässt, sondern vielmehr ist es die Zwergenhaftigkeit des Gemüts und auch der Organe. Die Organe des Patienten werden gelähmt, oder aber ein einzelnes Organ entwickelt sich nicht richtig. Es bleibt in der Entwicklung stehen, während sich die anderen weiterentwickeln. Und das bringt mich dann auf *Baryta carbonica.* Ein einzelnes Organ bildet sich im Gegensatz zu den anderen nicht richtig aus, es kommt zu einer Einseitigkeit, einer nur teilweisen Entwicklung.

Das nächste große Merkmal dieser Arznei ist seine Affinität zu den Lymphknoten am ganzen Körper. Sämtliche Lymphknoten vergrößern und verhärten sich: die Halslymphknoten, Leistenlymphknoten, abdominale Lymphknoten – sie alle sind betroffen. Die Nackenlymphknoten werden perlschnurartig tastbar. Zusammen mit noch ein paar anderen Eigenschaften, auf die wir gleich zu sprechen kommen, hat der Patient eine eigenartige Statur. Es kommt zu einem allmählichen Abmagerungsprozess bei vormals dicken und wohl genährten Patienten, gleichzeitig ist der Bauch jedoch vergrößert. *Baryta carbonica* hat sich daher als hilfreich erwiesen bei Fällen von Marasmus bei Kindern mit vergrößerten Drüsen und Lymphknoten und einem vergrößerten Bauch. Es kommt zu Abmagerung der Gewebe und der Gliedmaßen sowie zu Zwergenhaftigkeit des Gemüts – und somit haben Sie das ganze Bild des Marasmus von *Baryta carbonica.*

Der *Baryta carbonica*-Patient ist fröstelig und empfindlich gegen Kälte, er möchte warm zugedeckt sein. Ausgeprägte Schwäche mit schwachem Puls ist ein starkes Charakteristikum, der Patient muss sich hinlegen. Im Stehen und Sitzen geht es ihm schlechter. Die Schwäche verschlimmert sich nach dem Essen. Seine Schmerzen werden durch Bewegung und an der frischen Luft besser. Allgemein werden seine Beschwerden durch Kälte verschlimmert. Die vergrößerten Drüsen und Lymphknoten werden durch Kälteexposition schmerzhaft und kongestioniert. Die Rachenmandeln vergrößern sich und auch die Nackenlymphknoten nehmen an Größe und Härte bei jeder Erkältung und jedem Frösteln zu. Entzündung, Schwellung und Verhärtung von Drüsen und Lymphknoten. Verhärtungen sind bei *Baryta carbonica* überhaupt sehr ausgeprägt. Die Drüsen und Lymphknoten werden immer härter, Geschwüre verhärten an der Basis und offene Hautstellen werden an den Rändern immer härter. Bei einem Kind, das nahezu alle Kinderkrankheiten wie Masern, Scharlach oder Mumps durchgemacht hat, oder eine schlimme Erkältung oder auch Malaria, kann die weitere Entwicklung ausbleiben und die Zwergenhaftigkeit bleibt zurück. Die Entwicklungsstörung war somit nicht angeboren, sondern der Patient hat sie erworben. Es kommt zu einer Abmagerung es gesamten Körpers, außer am Bauch, der sich allmählich vergrößert. Diese Anfangsphasen der Erkrankung dürfen nicht übersehen werden, denn die nachfolgenden Symptome gründen auf dieser Basis, und die Beschwerden und Gewebsveränderungen sind sozusagen das Endergebnis.

Ein weiteres großes Merkmal zeigt sich, wenn man diese Vorgänge auf Menschen im fortgeschrittenen Lebensalter überträgt. Wir haben bislang gesagt, dass es sich um eine verzögerte Entwicklung handelt, dass der Patient im Stadium eines Kindes oder eines Jugendlichen stehen geblieben ist. Es spielt bei *Baryta carbonica* jedoch überhaupt keine Rolle, ob dieser Entwicklungsstillstand in der Kindheit, der Jugend oder im fortgeschrittenen Alter – beispielsweise mit 50 – auftritt. Aufgrund irgendwelcher Umstände, die wir nicht ergründen können, bekommt der Patient vorzeitig das Aussehen eines alten Menschen. *Baryta carbonica* hat langwierige Beschwerden geheilt, die nach Malaria, körperlicher oder geistiger Überarbeitung eingetreten sind und bei denen eine vorzeitige Alterung

ein herausragendes Merkmal waren. Der Patient wird sozusagen früh vom Alter ergriffen. Das hohe Alter unterscheidet sich nur wenig von der Kindheit, daher wird es auch als zweite Kindheit bezeichnet. Wir bedauern es immer wieder, wenn ein Mann, der noch keine siebzig Jahre alt ist, kindisch wird. Aber dennoch erleben wir es häufig. Es bedeutet jedoch nicht, dass die Patienten altersschwachsinnig werden, es ist vielmehr ein kindisches Verhalten. Sie reden wie Kinder und machen Dinge, die normalerweise Kinder machen. Und diese Symptome lassen uns bei vorzeitig gealterten Patienten an *Baryta carbonica* denken.
Baryta carbonica hat Fettgeschwülste, zystische Tumore, Lupus und nach außen wuchernde Geschwüre mit tuberkulösem Charakter geheilt. Darüber hinaus hat es die Schmerzen und Leiden von Patienten gelindert, die an Krebs erkrankt waren, und hat deren Leben verlängert.

Geist und Gemüt

Die Gemütssymptome von *Baryta carbonica* sind ein eingehendes Studium wert, und Sie werden sehen, dass es in nahezu allen Krankheitsstadien zu einem Hervorbrechen von Gemütssymptomen zusammen mit Gewebsveränderungen kommt. Das *Baryta carbonica*-Kind versteckt sich beim Eintreten von fremden Personen hinter den Möbeln, entweder aus Scham oder weil es sich fürchtet. Es hat alle möglichen Einbildungen, beispielsweise dass man über es redet oder auslacht. Es scheint in seinem Leben keinerlei Fortschritte zu machen. Was man ihm auch beizubringen versucht, es scheint zwecklos zu sein, denn das Kind macht die Sachen immer wieder falsch. Sie können die Dinge, die man ihnen beibringt, nicht verstehen. Vielleicht liegt es auch daran, dass sie ein schlechtes Gedächtnis haben oder dass sie sich nicht auf einen Gedanken fixieren können. Und so wiederholt man die Sachen andauernd und die Mutter fragt sich, ob das Kind jemals etwas begreifen wird. Auch der Lehrer berichtet, dass es dem Kind an geistigen Voraussetzungen für die Schule fehlt. Weder der Lehrer noch die Mutter verstehen den Grund dafür, aber als Homöopath sollte man auf Anhieb darüber Bescheid wissen. Wenn er seine Materia Medica beherrscht, sollte er sich mit Entwicklungsstörungen schwächlicher Kindern auskennen; er sollte etwas wissen über Kinder, die zu Rachitis neigen, schwach sind, immer von jemandem abhängig sind und die nur zu einfachsten Tätigkeiten in der Lage sind. Er lässt am besten die kleinen Jungen und Mädchen auf seinem Knie galoppieren; dabei kann er genau ihre Fähigkeiten bzw. ihre Defizite beobachten und erhält einen ersten Einblick, wie er den Mangel beheben kann. Und ist dies nicht etwas, wofür es sich wirklich lohnt zu arbeiten? Er benötigt für die Behandlung dieser Kinder sämtliche Potenzen, die sich für eine Konstitutionstherapie als hilfreich erwiesen haben. Manche werden eher die mittleren Potenzen benötigen, andere hingegen sehr tiefe oder aber sehr hohe. Man sollte diesen kleinen Geschöpfen nichts vorenthalten, wessen sie bedürfen. Nur so können wir hier den größtmöglichen Nutzen erwarten und zur Entwicklung sämtlicher Möglichkeiten und Fähigkeiten dieser Kinder beitragen.
In den *Leitsymptomen* steht folgender Ausdruck: „Mangel an klarem Bewusstsein." Erkennen wir aus dem, wovon ich bisher gesprochen habe, nicht die Bedeutung dessen bei *Baryta carbonica*, und dass es sich hierin von den meisten

anderen Arzneien unterscheidet? Wenn Sie jedoch dieses Symptom vor allen anderen gelesen hätten, dann hätten Sie es kaum zu schätzen gewusst. „Mangel an klarem Bewusstsein." Besonders bei älteren Leuten hat sich dieses Symptom als sehr hilfreich erwiesen. Es handelt sich nicht um eine geistige Verwirrung oder Eingenommenheit des Kopfes, vielmehr hat der *Baryta carbonica*-Patient keinen klaren Verstand. Und dies hat auch Auswirkungen auf das Gedächtnis. Es beginnt mit einem Zustand von geistiger Schwäche, der sich allmählich in Richtung Altersschwachsinn entwickelt. Der Altersschwachsinn ist der Endzustand, aber auf dem Wege dorthin finden sich von Anfang an unterschiedliche Abstufungen – von einer leichten Beneblung der Gedanken bis hin zu vollständig ausgeprägtem Schwachsinn.

Wenn *Baryta carbonica*-Babys in die Sprechstunde kommen, halten sie sich die Hände vor das Gesicht und spähen zwischen den Fingern hervor. Sie sind scheu, furchtsam und sehr schreckhaft. Sie fürchten sich vor Fremden. Bei anderen Arzneimitteln gibt es ähnliche Eigenarten, aber bei *Baryta carbonica* ist es ein starkes Charakteristikum. Die Kinder haben ein runzliges Gesicht und einen kränklichen Gesichtsausdruck. Die Idee, die hinter dem Vorhalten der Hände vor das Gesicht steckt, ist „Verstecken" und „Furchtsamkeit". Das Kind möchte nicht spielen und sitzt teilnahmslos in der Zimmerecke. Sie haben überhaupt kein Interesse an dem herumliegenden Spielzeug – die Jungen nicht an dem Spielwerkzeug, die Mädchen nicht an den Puppen; sie sitzen einfach nur da. Dabei scheinen sie auch nicht über irgendetwas nachzudenken, und man hat den Eindruck, als würde ihnen auch die Fähigkeit zu Denken fehlen. *Baryta carbonica*-Kinder wachsen auf ohne Unterscheidungsvermögen und ohne Auffassungsgabe, und aus diesem Grunde ist die geistige Entwicklung verzögert. Sie geraten dadurch auch ständig in Schwierigkeiten. Wie bei *Causticum* zeigt sich auch bei *Baryta carbonica* eine Furcht, dass etwas Schlimmes passieren könnte. Es kommt zu Wahnideen und eingebildeten Sorgen und Ängsten. Ihnen gehen alle möglichen Beschwerden und Krankheiten durch den Kopf, an denen sie erkranken könnten. Hierin besteht eine große Ähnlichkeit zu *Arsenicum*. Die *Baryta carbonica* Kinder sind ständig in einer weinerlichen Stimmung. „Je mehr er an seine Beschwerden denkt, desto schlimmer werden sie." Sobald der Patient an seine Beschwerden oder an seine Leiden denkt, nehmen diese auch augenblicklich zu. Die Patienten leiden aufgrund lang andauernder geistiger Arbeit unter geistiger Ermüdung, es kommt zur vorzeitigen Alterung.

Kopf und Schwindel

Baryta carbonica-Patienten leiden zuweilen unter beschwerlichen Kopfschmerzen. „Druck im Gehirn." Oder es besteht ein Gefühl, als wäre das Gehirn locker und würde beim Gehen von einer Seite zur anderen fallen oder hoch und runter gehen. Beim Bewegen des Kopfes oder durch eine plötzliche Erschütterung hat der Patient das Gefühl, als würde sich das Gehirn bewegen. Wenn er den Kopf hin und her dreht, hat er das Gefühl, als würde das Gehirn die Bewegungen mitmachen. „Drückende Kopfschmerzen." Die Kopfschmerzen werden an der kühlen, frischen Luft gebessert und durch Wärme verschlechtert. Diese Modalität der Kopfschmerzen steht in genauem Gegensatz zu den allgemei-

nen Modalitäten. Dem *Baryta carbonica*-Patienten an sich geht es durch Kälte schlechter. Er ist empfindlich gegen Kälte und seine Beschwerden setzen nach Verkühlung ein. Seine Kopfschmerzen hingegen werden an der kühlen Luft gebessert. Oftmals ist der *Baryta carbonica*-Patient sowohl gegen extreme Hitze als auch Kälte empfindlich. Bei heißem Wetter bekommt er Beschwerden, das Blut steigt ihm zu Kopf und es begünstigt somit u. a. die Entstehung eines Schlaganfalls. Es finden sich bei *Baryta carbonica* viele Beschwerden des Kopfes, die dem Stupor nach einem Schlaganfall ähneln, sowie lähmungsartige Zustände analog den Beschwerden bei alten Apoplektikern. Außerdem war die Arznei sehr hilfreich, um nach durchgemachtem Schlaganfall die Versorgung und Leitfähigkeit der Nerven wieder herzustellen. Es gleicht *Phosphorus* und ist ebenfalls ein exzellentes Mittel bei chronischen Lähmungserscheinungen, die nach einer Gefäßruptur im Gehirn mit anschließendem Druck auf die Nervenversorgung des entsprechenden Bereichs entstanden sind. Die Kopfschmerzen sind zuweilen kongestiv, drückend; der Patient verspürt einen Druck im Gehirn.
Diese kleinen, schwächlichen *Baryta carbonica*-Säuglinge, wie wir sie besprochen haben, leiden unter Hautausschlägen und Ekzemen an der Kopfhaut. Bei Kleinkindern aus „besseren Kreisen“ werden die Ausschläge dabei zumeist mit Hilfe von Salben und äußeren Anwendungen zurückgetrieben. „Feuchte Krusten an der Kopfhaut.“ „Trockene Ausschläge an der Kopfhaut.“ „Haarausfall; Kahlköpfigkeit.“ Es kommt durch die unterdrückten Hautausschläge zu Kopfbeschwerden und geistigen Defekten, sozusagen zu „geistiger Zwergenhaftigkeit.”

Augen

Zahlreiche Augensymptome finden sich bei *Baryta carbonica*. „Trachom.“ „Verdickung der Lider sowie aller Gewebe um das Auge herum.“ „Hornhauttrübung.” Darüber hinaus können sämtliche Gewebsstrukturen des Auges infiltriert sein. *Baryta carbonica* hat Katarakt und verschiedenste Formen von Trübsichtigkeit geheilt, insbesondere wenn die Sicht des Patienten verschwommen war und er alles wie durch Nebel oder Rauch sah. *Baryta carbonica* heilt auch Geschwüre auf der Hornhaut, mit kleinen Flecken, die zu Sehstörungen führen. Die Lider sind morgens verklebt. Gerstenkörner. „Gefühl wie von einem Gewicht in den Oberlidern“, oder Gefühl eines Gewichts in den Augenbrauen bei Kopfschmerzen, als ob die Stirn über die Augen nach unten drücken würde. Wie auch bei *Carbo vegetabilis, Carbo animalis* und *Natrium muriaticum* hält der Patient die Stirn mit den Händen und sagt: „Ich habe das Gefühl, als ob die Stirn nach unten über die Augen drückt.“

Ohren und Hals

Der *Baryta carbonica*-Patient kann unter verschiedenen Ohrgeräuschen leiden, besonders häufig treten jedoch knackende und flatternde Ohrgeräusche auf, zumeist beim Atmen, Schlucken oder Kauen; besser im Liegen. In den meisten Fällen ist das rechte Ohr betroffen. Beim Atmen kommt es auch zu einem Rauschen in den Ohren. „Hautausschlag um die Ohren herum.“ „Lymphknotenschwellung und Ausschläge um die Ohren.“ Entzündung und Verhärtung der Parotisdrüse. Im Anfangsstadium kann man es noch als Schwellung bezeichnen, doch schließlich kommt es zu einer dauerhaften Vergrößerung und Verhärtung der Parotis, wobei die Drüse beträchtlich vergrößert sein kann. Bei Ohrenbeschwerden sind auch die Nackenlymphknoten affiziert. Knotige Vergrößerung der Nackenlymphknoten unter den Ohren (*Baryta muriaticum, Tuberculinum*). Zuweilen sind auch die Unterkieferlymphknoten oder die Tonsillen betroffen und vergrößern und verhärten sich. All diese Drüsen und Lymphknoten entzünden sich bei jeglicher Kälteexposition oder durch rasche Wetterwechsel, sie werden größer und empfindlich. *Baryta carbonica* ist ein wundervolles Mittel zur Heilung von vergrößerten Lymphknoten. In der Literatur steht, dass sich *Baryta carbonica* auch klinisch als wirksam erwiesen hat zur Heilung von Eiterungen der Lymphknoten, aber in meiner gesamten Praxistätigkeit habe ich nie erlebt, dass es bei Eiterungen von Nutzen war. Die Entzündung geht bei dieser Arznei eher in eine vermehrte Infiltration über. In den Büchern wird ebenfalls die Wirkung von *Baryta carbonica* bei Eiterungen der Tonsillen erwähnt; aufgrund meiner langjährigen Erfahrung würde ich hier jedoch als allerletztes an diese Arznei denken. Es kann natürlich schon sein, dass *Baryta carbonica* eitrige Tonsillen geheilt hat, ich selbst habe jedoch nie beobachten können, dass sich die Beschwerden in diese Richtung entwickeln. Daher bezweifle ich die Angaben über den überaus großen Nutzen der Arznei bei derlei Beschwerden. Gewiss kommt es aber nach einer Erkältung zu einer allmählich zunehmenden Infiltration. Die vergrößerten Tonsillen sind gerötet, entzünden sich und werden schmerzhaft. Nach Abklingen der akuten Entzündung und der Schmerzen bleiben die vergrößerten Mandeln zurück, die nach jeder Erkältung ein bisschen größer sind. Auf diese Weise sind die Mandeln ständig am wachsen, bis sie bei kleinen Kindern schließlich operativ angegangen werden. Es gibt Situationen, bei denen ich der Entfernung der Tonsillen sogar zustimme, beispielsweise wenn sie so vergrößert sind, dass es zu einer Behinderung beim Sprechen oder Schlucken kommt. Ich habe es zwei oder drei Mal trotz gewissenhaftester Arzneiwahl nicht geschafft, die vergrößerten Tonsillen zu heilen. Die Eltern haben die Mandeln des Kindes dann schließlich operativ entfernen lassen. Dennoch glaube ich, dass alle vergrößerten Tonsillen homöopathisch heilbar sein müssten. In seinem Organon lehrt uns Hahnemann, dass wir solange sich keine eindeutigen Symptome zeigen, die auf ein bestimmtes Mittel hinweisen, wir keine große Wirkung von einer Verordnung erwarten dürfen. Allein die Vergrößerung der Mandeln ist kein Symptom, das eine eindeutige Arzneiwahl zulässt; wir können vielleicht dutzende Male raten, ohne das passende Mittel zu finden. Das Erraten von Arzneien ist die schlechteste Vorgehensweise in der Homöopathie, die man sich überhaupt vorstellen kann. Dennoch kommt es vor, dass Kinder vergrößerte Tonsillen haben, ohne dass wir weitere Symptome eruieren können, die ein bestimmtes Mittel indizieren würden. Die Symptome jedoch, auf die wir unsere Arzneien hin verordnen, müssen den Patienten als Ganzes repräsentieren, nicht nur die Lymphknoten, Drüsen oder irgendwelche Gewebsveränderungen. Und wir müssen immer der Tatsache gewahr sein, dass sobald etwas operativ entfernt werden muss, dies zumeist zum Nachteil der konstitutionellen Verfassung des Patienten ist. Dennoch müssen zuweilen Eingriffe vorgenommen werden, von denen wir wissen, dass sie nachteilig für die Konstitution sein werden. Wir müssen unter anderem eben auch die Arbeitskräfte der Patienten aufrechterhalten, damit sie ihren Lebensunterhalt verdienen können. Daher müssen sie sich manchmal auch Operationen unterziehen, da sie nicht ein oder zwei Jahre Zeit haben und das Bett hüten können, bis sie auf andere Art geheilt sind. Dem Chirurg wird stets eine Bedeutung neben der Homöopathie zukommen, aber lassen Sie uns vorher unsere Arbeit als Therapeuten machen.

Gesicht

Hautausschläge im Gesicht. Das Gesicht hat ein kränkliches Aussehen, ist rot bis blau-rot gefärbt und gedunsen, oder aber dünn und abgemagert; es sieht alt und runzelig aus. *Baryta carbonica*-Kinder sehen aus wie alte Leute, ähnlich wie wir es von *Natrium muriaticum* und *Calcarea carbonica* her kennen. Das Kind leidet an Beschwerden im Gesicht, an den Zähnen und insbesondere im Rachen, die Unterkieferlymphknoten und Nackenlymphknoten sind dabei vergrößert. Ohrenerkrankungen treten in Folge von Scharlach auf, außerdem kommt es auch zu einer Vergrößerung und Verhärtung der Parotis und der Unterkieferlymphknoten. Scharlach führt oftmals zu vielfältigen Störungen des inneren Gleichgewichts, besonders wenn er nicht richtig behandelt wurde – entweder durch einen Allopathen oder einen nervösen Homöopathen. Ein nervöser Homöopath ist jemand, der nicht entsprechend seinen Überzeugungen abwarten kann, bis die Arznei wirkt, sondern er gibt ein Mittel nach dem andern. Und so entwickelt sich der Scharlach mit der Zeit weiter, bis der Patient ernsthaft krank wird, Ohrenbeschwerden bekommt, die Lymphknoten anschwellen und manchmal auch Nierenerkrankungen einsetzen. Wenn sich ein Scharlach in Richtung von Ohrenbeschwerden und vergrößerten Nackenlymphknoten fortschreitet, ist *Baryta carbonica* eine der Arzneien, die man genauer in Augenschein nehmen sollte.

Mund und Zähne

Auch bei Zungenlähmung, Zungenschwäche oder Verhärtung der Zunge alter Leute ist *Baryta carbonica* ein Heilmittel. Ebenfalls bei vorzeitigem Altern und Schlaffheit der Muskeln.

Nase und Atemwege

Bei *Baryta carbonica* finden wir einen katarrhalischen Zustand, der mit einer Schleimansammlung in Nase, Rachen, Luftröhre oder Kehlkopf einhergeht. Es ist auch überaus hilfreich bei älteren Leuten mit Schleimrasseln in der Luftröhre. Das Rasseln verstärkt sich bei jedem Wetterwechsel hin zu kalter Witterung und bei jedem Aufenthalt in der Kälte. Der Patient rasselt beim Einatmen. Es gibt bemerkenswerterweise nur sehr wenige Arzneien, bei denen dieses grobe Rasseln älterer Menschen so stark ausgeprägt ist, und *Baryta carbonica* ist eine davon, neben *Senega*, *Ammoniacum* und *Baryta muriaticum.* Wenn beispielsweise ein alter Mensch jenseits des achtzigsten Lebensjahres unter diesem Schleimrasseln leidet, es ihm dabei den Sommer über gut geht, im Winter hingegen miserabel, und bei dem keine anderen Symptome vorliegen, dann wird ihm *Ammoniacum* Linderung verschaffen.

Hals

Die Halsentzündungen gehen bei *Baryta carbonica* mit einer Vielzahl an Symptomen einher. „Schleimhautentzündung im Bereich des Rachens und der Mandeln." *Baryta carbonica* ist hilfreich bei allgemeinen katarrhalischen Symptomen des Halses. Im Hals bilden sich Granulationen der Rachenschleimhaut; die Schleimhaut glänzt und ist mit groben Körnchen übersät, die sich bei jedem Kälteeinbruch und jeder Verkühlung entzünden. Jeder Witterungswechsel hin zu kälteren Temperaturen führt zu einer Entzündung der Tonsillen, die sich bei Kindern rasch vergrößern. Bei Kindern mit vergrößerten Mandeln und Lymphknoten, die geistig unterentwickelt und zwergenhaft sind und die nur langsam lernen, wird *Baryta carbonica* das Heilmittel sein. Aber handelt es sich hierbei wie Sie sehen um konstitutionelle Symptome. Wir verordnen das Mittel nicht ausschließlich aufgrund der vergrößerten Tonsillen. „Akute Tonsillitis." Die Entzündung setzt jedoch nicht so rasch und heftig ein wie bei *Belladonna*; sie entwickelt sich nicht über Nacht und es kommt auch nicht so schnell zur Eiterung. Aber die Entzündung ist dennoch sehr beschwerlich. Sie hat sich langsam über mehrere Tage nach Aufenthalt in der Kälte entwickelt, woraufhin die Tonsillen allmählich gewachsen sind und sich die Entzündung nach und nach gebildet hat. Dies ist der Charakter der Tonsillitis bei *Baryta carbonica*, während es bei *Belladonna* hingegen zu einem raschen Einsetzen der Beschwerden kommt. Auch bei *Hepar sulphuris* entwickelt sich die Entzündung rasch, geht aber im Vergleich zu *Baryta carbonica* auch gleich in Eiterung über. Es gibt eine Arznei, die hilfreich bei einer Tonsillitis ist, wenn die Ohren mit betroffen sind und die Beschwerden durch Wärme gebessert werden, nämlich *Chamomilla*. Es wird nur sehr selten bei Mandelentzündungen eingesetzt, obwohl es von großem Nutzen ist. *Chamomilla* ist natürlich besonders dann indiziert, wenn der Patient sehr reizbar ist. Seine Schmerzen werden durch Wärme gebessert und setzen mit großer Heftigkeit ein. Daher könnte man es auch irrtümlicherweise mit einer *Belladonna*-Entzündung verwechseln. Das Heilmittel heißt jedoch *Chamomilla*, und der Patient wird dauerhaft von seinen Leiden befreit. Bei *Baryta carbonica* finden wir auch die Empfindung eines Kloßes im Hals, d. h. die Tonsillen sind so stark vergrößert, dass der Patient das Gefühl hat, er hätte eine Kugel oder ein Klumpen im Hals. Durch diese Vergrößerung der Mandeln verändert sich der Klang der Stimme und der Patient hat Schwierigkeiten beim Sprechen. „Starkes Brennen im Rachen." „Unfähigkeit, etwas anderes als Flüssigkeiten zu schlucken." Aufgrund der Reizung im Rachen kommt es zu einem andauernden Würgen und einem krampfartigen Zusammenschnüren des Halses, zu Kontraktionen, Ziehen und Krämpfen. *Baryta carbonica* wird auch eingesetzt bei Ösophagusspasmen, die beim Schlucken auftreten, insbesondere bei alten, nervösen oder vorzeitig gealterten und hinfälligen Personen. „Speiseröhrenkrampf." „Schluckbeschwerden." Der Nahrungsbrei geht nur ein kurzes Stück die Speiseröhre hinunter, erzeugt dann einen Krampf, der den Patienten würgen lässt. Dieses Würgen beim kleinsten Bissen ist ein starkes Charakteristikum bei *Kalium carbonicum*, *Graphites* und *Mercurius corrosivus*. Es ist auch bei *Baryta carbonica* sehr ausgeprägt, jedoch nicht so stark wie bei *Mercurius corrosivus*.

Abdomen

Die Störungen in Bezug auf Essen, Trinken, Appetit und Magen können alle gemeinsam aufgeführt werden. Die Verdauung des *Baryta carbonica*-Patienten ist schwach, sodass insbesondere nach dem Essen alle möglichen Störungen und unangenehmen Empfindungen im Magen auftreten. Zuweilen bekommt er eine Gastralgie, oder aber der Bauch wird durch das Essen aufgetrieben. „Magenschmerzen nach dem Essen." Der Patient ist nach dem Essen sehr schwach. Der Bauch ist hart und gespannt. „Mesenteriale Lymphknoten sind geschwollen und hart, bei dickem Bauch; die Bauchmuskeln sind berührungsempfindlich." *Baryta carbonica* hat Tuberkulose der Mesenteriallymphknoten in den Frühstadien geheilt. Außerdem ist es ein wichtiges Mittel bei Vergrößerung des Abdomens bei abgemagerten Kindern, besonders wenn die Extremitäten abgemagert und die Lymphknoten knotig vergrößert sind, und die Kinder einen „zwergenhaftem" Verstand haben.

Rektum und Stuhl

Bei *Baryta carbonica* finden wir auch hartnäckige Stuhlverstopfung. „Schwieriger, knotiger Stuhl." „Stuhl hart und ungenüglich." Das Rektum arbeitet sehr träge, und während dem Stuhlgang und sogar beim Urinieren kommt es zum Vorfall der Hämorrhoiden.

Männliche Geschlechtsorgane

Auch im Bereich der männlichen Geschlechtsorgane zeigen sich einige ungewöhnliche Merkmale. *Baryta carbonica* unterbindet jegliches sexuelle Verlangen und auch die Fähigkeit zur Ausübung des Geschlechtsverkehrs. Die Genitalien werden schlaff und es entsteht Impotenz. „Erschlaffter Penis." „Impotenz." „Vermindertes Sexualverlangen." „Prostatahypertrophie." „Hodenatrophie." *Baryta carbonica* heilt auch chronischen, schmerzlosen, weißlichen Harnröhrenausfluss als Folge einer Trippererkrankung. Der Ausfluss ist übel riechend, jedoch gibt es keine Entzündungszeichen. „Taubheit der Genitalien."

Weibliche Geschlechtsorgane

Bei den weiblichen Geschlechtsorganen treten ebenfalls zahlreiche Beschwerden auf, wie Sterilität oder Schrumpfung der Eierstöcke. Auch die Brustdrüsen können atrophieren, wobei dennoch die Lymphknoten vergrößern und infiltrieren. Bei *Baryta carbonica* kommt es zu einem passiven leukorrhöartigen Ausfluss; er ist weißlich, dick, anhaltend, zumeist reichlich und nimmt ungefähr eine Woche vor der Menstruationsblutung zu.

Atemwege und Husten

Bei manchen *Baryta carbonica*-Patienten zeigt sich eine konstitutionelle, lähmungsartige Schwäche im Bereich des Kehlkopfes. Es kommt zu einem völligen Stimmverlust, zu Heiserkeit und belegter oder tiefer Stimme. Die Aphonie entspringt der konstitutionellen Schwäche oder einer Lähmung des Kehlkopfes. Zuweilen hat der Patient ein Gefühl in der Kehle, als ob er Rauch, Staub, Pech- oder Schwefeldämpfe einatmen würde. Mit der Heiserkeit tritt ein chronischer, trokkener, heiserer, bellender Husten auf. Es ist kein starker Husten, aber er setzt jede Nacht ein. Erstickungskatarrh bei alten Menschen. In den *Leitsymptomen* ist auch folgendes Symptom aufgeführt: „Zunehmende Lähmung der Lunge." Dies steht im Zusammenhang mit der allgemeinen Natur dieses Mittels. Die Brust ist voller Schleim, den der Patient jedoch nicht expektorieren kann. Aus den Anstrengungen, die er beim Husten unternimmt, wird ersichtlich, dass irgendwo eine Schwäche vorliegt. Es fehlt die Kraft, richtig abzuhusten, denn die Anstrengungen hierbei sind nicht sehr eingeschränkt. „Nächtlicher Husten mit asthmatischer Atmung." Der Husten wird ausgelöst durch eine Reizung in Kehlkopf oder Luftröhre. Es gibt bei *Baryta carbonica* auch einen Husten, bei dem der Patienten hustet und hustet, ohne eine Erleichterung zu verspüren, bis er sich auf den Bauch legt. Und so lange er auf dem Bauch liegen bleibt, muss er nicht husten.

Herz
Herzklopfen durch die geringste Anstrengung beim Liegen auf der linken Seite oder beim daran Denken. Das Herzklopfen geht mit Angst und Blutandrang einher, mit starken Pulsationen im Kopf und beschleunigtem Puls. *Baryta carbonica* heilt auch Herzklopfen bleichsüchtiger Mädchen.

Rücken und Extremitäten
Verspannung der Rückenmuskulatur. Die Lymphknoten an Nacken und Hinterkopf sind geschwollen. „Schwellung der zervikalen Lymphknoten." „Lipome am Rücken." Ich wurde oftmals von Patienten gefragt: „Herr Doktor, lag es eigentlich in ihrer Absicht, auch die Fettgeschwulst an meinem Rücken zu beseitigen, die ich noch vor der Behandlung gehabt hatte?" In Wahrheit wusste ich oft gar nicht, dass der betreffende Patient eines gehabt hatte. So etwas passiert häufig in der Praxis eines homöopathischen Arztes, denn er verschreibt ja nicht für die Geschwulst. Wahrscheinlich denkt er bei seiner Verordnung sogar fast gar nicht an die Wucherung, vielmehr verordnet er dem Patienten ein konstitutionelles Mittel, woraufhin diese jedoch häufig nach einer Weile mit verschwindet. Und dann denkt der Patient, der Arzt habe ein Wunder vollbracht. Somit gelangt er vielleicht zu mehr Ruhm und Ehre für das Beseitigen einer Warze als für die Heilung des gesamten Patienten. Durch die korrekte Verordnung bringt der Arzt jedoch die gestörte Lebenskraft wieder in Ordnung. Er heilt den Patienten, und durch diesen wiederhergestellten Zustand der Ordnung setzen Reparationsmechanismen ein. In den Geweben findet eine Art Großputz statt, bei dem nicht benötigte Einlagerungen abgebaut werden. Und der Arzt erhält dadurch den Ruf eines Wunderdoktors. Genau auf diese Art heilt *Baryta carbonica* Wucherungen und Warzen; Warzen an den Gliedern, am Rücken und an den Händen.
Die Gliederschmerzen sind bei *Baryta carbonica* von gichtigem, rheumatischem Charakter. Sie verschlechtern sich durch Verkühlung und durch kaltes Wetter. Auch lähmungsartige Schwäche, Zittern und Taubheit der Füße können vorkommen. Übel riechender Fußschweiß, der die Sohlen wund macht. Geschwüre an den Füßen. Unterdrückter Fußschweiß. Die Beine zittern, wenn der Patient steht. Wenn er aber läuft, dann wackeln sie. Reißende Schmerzen in den Unterschenkeln, plötzliche scharfe Stiche in den Knien.

Barium iodatum, Baryta iodata* Bar-i.

Bariumjodid. *BaJ_2*.

Allgemeines

Die Beschwerden dieses Mittels setzen morgens, nachmittags, abends, nachts oder nach Mitternacht ein. Starkes Verlangen nach frischer Luft. Besserung in frischer und kalter Luft. Erkältungsneigung. Verschlechterung bei nasskaltem Wetter. Kongestionen in vielen Körperteilen. Konvulsivisches Muskelzucken. Der Patient fühlt sich vor und nach dem Essen und beim Fasten schlechter, aber einige Symptome bessern sich auch nach dem Essen. Abmagerung. Körperliche Anstrengung verschlimmert die meisten Symptome. Ohnmachtsanfälle. Ameisenlaufen am ganzen Körper. Allgemeines Völlegefühl. Neigung zu Blutungen. Verhärtungen in vielen Körperteilen, besonders in den Drüsen. In inneren Organen und in den Drüsen bilden sich leicht Entzündungen oder Kongestionen. Schlappheit; andauerndes Liegen verschafft ihm Ruhe. Liegen im Bett, auf dem Rücken verschlechtert die Symptome. Verschlimmerung vor und während den Menses; bei Bewegung; durch Berührung. Schmerzen in Knochen und Drüsen. Drückende, stechende Schmerzen. Schmerzhaftigkeit wie wund. Reißen in vielen Körperteilen; nach unten; in die Muskeln. *Baryta iodata* passt zu Beschwerden von vollblütigen, plethorischen Menschen. Druck verschlimmert viele Symptome. Der Patient verspürt ein Pulsieren überall im Körper. Der Puls ist schnell, voll, hart oder flach. Er ist sehr schmerzempfindlich, seine Drüsen sind ebenfalls sehr empfindlich. Schwellungen und Entzündungen der betroffenen Köperteile und Drüsen. Spannungsgefühl im ganzen Körper. Zittern und Zucken. Gehen verschlimmert all seine Symptome. Verschlechterung durch Wärme allgemein, in einem warmen Raum oder beim Warmwerden. Schwäche während der Menses; nervös; beim Gehen.

Geist und Gemüt

Abneigung gegen Gesellschaft. Schüchternheit bis hin zu Feigheit. Wahnideen; bildet sich ein, tote Menschen zu sehen; Phantasiegebilde. Angst. Furcht vor Unheil und vor Menschen. Geistige Stumpfheit. Gedächtnisschwäche und Vergesslichkeit. Konzentrieren fällt schwer. Geistige Verwirrung. Fühlt sich gehetzt und ist hysterisch. Ungeduld. Unentschlossenheit. Faulheit. Gleichgültigkeit. Geschwätzig und reizbar. Zorn. Ausgeprägte geistige Schwäche. Wechselnde Launen. Ruhelosigkeit. Traurigkeit und Weinen. Überempfindlichkeit gegen Geräusche. Der Patient möchte am liebsten einfach nur dasitzen und über Vorgefallenes brüten.

Kopf und Schwindel

Schwindel beim Liegen; Bücken; Gehen.

Der Kopf des Patienten fühlt sich kalt an. Hitze und Blutfülle im Kopf abends und nachts. Schweregefühl im Kopf. Kopfschmerz: morgens beim Aufstehen; vormittags; nachmittags; besser oder schlechter an der frischen Luft; schlechter durch Hochbinden der Haare; durch Geräusche; beim Gehen; in einem warmen Zimmer. Schmerz in der Stirn; rechte Seite; abends; über den Augen;

Hinterkopf; Seiten des Kopfes; Schläfen. Kopfschmerz wie zerschlagen. Drükkender Kopfschmerz; Stirn; über den Augen; Hinterkopf; Schläfen; Scheitel. Schießender Hinterkopfschmerz. Stechender Kopfschmerz; Hinterkopf; Seiten des Kopfes; Schläfen. Betäubender Schmerz. Reißender Schmerz im Scheitel. Schweiß an der Kopfhaut. Pulsieren in Stirn und Schläfen.

Augen

Konjunktivitis. Tuberkulöse Iritis. Jucken der Augen. Hornhauttrübung. Schmerz in den Augen; schlechter durch Licht; intensives Wehtun; brennen; drücken; wie durch Sand. Empfindliche Augen. Photophobie. Hervortreten der Augen. Erweiterung der Pupillen. Rötung der Augen und Lider. Schwellung der Lider. Trübsichtigkeit. Doppeltsehen. Flackern vor den Augen. Nebelsehen. Funkensehen. Schwachsichtigkeit.

Ohren

Eiterabsonderungen aus dem Ohr. Gefühl von Flattern in den Ohren. Ohrgeräusche; beim Kauen; Summen; Flattern; Klingeln; Brausen. Reißende Schmerzen. Gefühl, als seien die Ohren verstopft. Überempfindlichkeit des Gehörs gegen Geräusche. Schwerhörigkeit.

Nase

Nasenkatarrh. Absonderung blutig; reichlich; harter Schleim; dick; gelb. Absonderungen aus den Choanen. Trockenheit in der Nase. Fließschnupfen, mit Husten. Nasenbluten beim Schneuzen der Nase. Verstopfte Nase; nachts. Schmerz in der Nase; Nasenwurzel. Häufiges Niesen. Die Nase ist geschwollen und rot.

Gesicht

Kälte des Gesichts. Kongestion und Röte des Gesichts. Die Lippen sind blau. Blässe des Gesichts oder umschriebene Rötung. Eingefallenes, abgemagertes Gesicht. Hautausschläge an Gesicht und Nase. Furunkel. Pickel. Schmerzen im Gesicht und in den Unterkieferdrüsen. Die Drüsen des Unterkiefers sind geschwollen, genauso wie die Ohrspeichel- und die Unterkieferdrüsen.

Mund und Zähne

Zahnfleischbluten. Rissige Zunge. Das Zahnfleisch zieht sich von den Zähnen zurück und die Zähne werden locker. Trockenheit des Mundes morgens; trokkene Zunge. Übel riechender, zuweilen fauliger Schleim im Mund. Brennen der Zunge. Das Zahnfleisch ist geschwollen, wund. Speichelfluss. Mundgeschmack: schlecht; bitter; sauer. Ziehender und reißender Zahnschmerz.

Hals

Trockenheit und Zusammenschnürungsgefühl im Hals. Die Tonsillen sind vergrößert. Entzündung und ausgeprägte Schwellung der Tonsillen. Membranöse Exsudation im Hals. Halsschmerz beim Schlucken. Brennender Schmerz. Schlukken fällt schwer. Schwellung und Verhärtung der Nackenlymphknoten.

Magen
Der Appetit ist vermindert oder vermehrt, es kommt auch zu Heißhunger mit Abmagerung Der Patient hat keine Vorlieben für Speisen. Appetitmangel. Abneigung gegen Speisen. Leeregefühl im Magen. Saures Aufstoßen. Leeres Aufstoßen. Wasseraufschwulken. Besserung durch Aufstoßen. Völlegefühl. Sodbrennen. Hitzewallungen im Magen. Schweregefühl nach dem Essen. Verdauungsstörung mit Schluckauf. Übelkeit und Abscheu gegen Speisen. Gastritis. Magenschmerz: nach dem Essen; krampfartig; nagend; drückend; stechend. Wundheitsgefühl im Magen. Würgen. Spannungsgefühl im Magen. Extremer oder unstillbarer Durst. Erbrechen wässrig; Galle.

Abdomen
Auftreibung des Abdomens. Vergrößerung der mesenterialen Lymphknoten. Flatulenz; mit Rumoren. Bauchschmerz: nach dem Essen; vor und während den Menses; krampfend; schneidend; ziehend. Schmerz im Hypochondrium, Leistenregion, Nabelgegend. Drückender Schmerz im Hypogastrium. Stechender Schmerz im Hypochondrium und Seiten des Bauches.

Rektum und Stuhl
Obstipation. Schwierige Stuhlentleerung. Untätigkeit des Rektums. Ungenügende Stuhlentleerung. Der Stuhl ist hart, knotig. Diarrhö mit gelbem, wässrigem Stuhl. Viele Blähungen. Äußerliche Hämorrhoiden. Juckreiz im After. Schmerzen im Rektum; brennend nach dem Stuhlgang. Tenesmus. Erfolgloser Stuhldrang.

Harnwege und Urin
Harnverhaltung. Andauernder, häufiger Harndrang. Häufiges Wasserlassen nachts. Unwillkürlicher Harnabgang. Reichlicher Urin.

Männliche Geschlechtsorgane
Vergrößerung der Prostata. Verhärtung der Hoden. Fehlende Erektionen. Unwillkürlicher Samenabgang.

Weibliche Geschlechtsorgane
Vermehrtes Sexualverlangen bei Frauen. Leukorrhö: blutig; vor der Menses. Menses reichlich; häufig; schmerzhaft; kurz; unterdrückt.

Atemwege und Husten
Schleim in der Luftröhre. Stimme: heiser; verloren; rau; schwach. Atmung: schnell; asthmatisch. rasselnd; kurz; erstickend. Schweratmigkeit nachts und beim Treppensteigen. Husten: morgens; abends; asthmatisch; trocken morgens; durch Kitzeln oder Reizung in Kehlkopf oder Luftröhre; rasselnd; krampfartig; erstickend; beim Reden. Auswurf: morgens und abends; schwierig; Schleim; eitrig; salzig; zäh; gelb.
Bronchialkatarrh. Zusammenschnürungsgefühl der Brust. Entzündung der Bronchiengänge. Pneumonie. Brustbeklemmung. Brustschmerzen. Stechen in

Brust und Mammae. Herzklopfen; nachts; stürmisch. Lungenlähmung. Schwellung der Achsellymphknoten.

Rücken und Extremitäten
Schmerz im Kreuzbein. Stechender Schmerz in Rücken und Lumbalregion. Kalte Hände, Unterschenkel und Füße. Heiße Hände. Schwere, Jucken der Glieder. Gefühllosigkeit von Armen und Fingern. Gelenkschmerzen: gichtig; in Hüfte; Oberschenkel; Knie. Stechen in den Knien. Reißen in Knien und Unterschenkeln. Schweiß an Händen; Handflächen; Füßen. Schwäche der Knie.

Schlaf
Träume: erotisch; ängstlich; lebhaft.

Barium muriaticum, Baryta muriatica **Bar-m.**
Bariumchlorid. *$BaCl_2$*.

Allgemeines
Dies ist eines unserer tief wirkenden, zugleich jedoch stark vernachlässigten Konstitutionsmittel. Es wurde früher von den Ärzten unserer Schule mit guten Resultaten eingesetzt. Geistige Schwäche, Wahnsinn, Vergrößerungen von Drüsen und Lymphknoten sowie sexuelle Übererregung bilden eine Symptomkonstellation, die ohne *Baryta muriatica* nur sehr schwer zu heilen ist. Wenn noch die tiefgehende und zunehmende muskuläre Schwäche hinzukommt, dann wird dieses Mittel im Verlauf der Behandlung benötigt, ansonsten wird die Heilung nur sehr schleppend vorangehen.
Zu Erkrankungen, bei denen das Mittel besonders wirkungsvoll ist, gehören Affektionen der Lymphknoten und anderer Drüsen. Verhärtung, Entzündung und Schwellung von Drüsen und Lymphknoten. Schmerzhafte Drüsenschwellung. Zahlreiche Fälle von Aneurysma wurden mit *Baryta muriatica* gelindert. Allgemeine Angst mit körperlichen Beschwerden ist ein hervorstechendes Charakteristikum. Abneigung gegen Baden, ähnlich wie bei *Sulphur*. Die Neigung zu Krampfanfällen ist ebenfalls ein sehr wichtiges Merkmal; Konvulsionen mit Kopfschmerz, Taubheit, Erbrechen und Brennen im Magen; *Konvulsionen mit Gefühl von elektrischen Stößen*; Konvulsionen bei vollem Bewusstsein, mit einem Gefühl wie von elektrischen Schlägen. Klonische Spasmen. *Baryta muriatica* hat auch hartnäckige Fälle von Epilepsie geheilt. Erweiterung der Blutgefäße. Abmagerung. Ohnmachtsanfälle. Ameisenlaufen am ganzen Körper. Innerliches Völlegefühl. Blutungen an Schleimhäuten und aus Geschwüren. Innerliches und äußerliches Schweregefühl wie durch Schwäche oder Erschlaffung. Äußerste Mattigkeit, der Patient muss sich hinlegen. Innerliches Zerschlagenheitsgefühl. Brennen an vielen Körperteilen. Schneidende Schmerzen an inneren Teilen. Wühlende Schmerzen kommen häufig vor. Gefühl von Nagen an äußeren Teilen. Dennoch sind die Beschwerden überwiegend schmerzlos und gehen nur in seltenen Fällen mit Schmerzen einher. Konvulsives Rucken der Glieder. Stechen in Drüsen, Lymphknoten und entlang den Nervenbahnen. Nach unten

reißende Schmerzen in den Muskeln. Einseitige, meist linksseitig. Viele Bereiche sind empfindlich gegen Druck. Klopfen im Bauch und in den Gliedmaßen. Puls beschleunigt, 120 Schläge pro Minute, voll, hart, klein. Linksseitige Beschwerden – schlechter im Sitzen; der Patient muss sich hinlegen. Ödematöse Schwellung nach Scharlach. Spannen, Zittern, Zucken. Schwäche des gesamten Körpers, sodass der Patient sich kaum bewegen kann; beim Gehen; allgemeine Muskelschwäche; lähmungsartige Schwäche; Erschöpfung. *Baryta muriatica* ist das natürliche Komplement zu *Conium* bei Affektionen der Drüsen und Lymphknoten. Beide Arzneien ähneln einander, aber *Baryta muriatica* wirkt viel tiefer.

Modalitäten

Die Beschwerden treten vorwiegend *morgens*, vormittags, nachmittags, abends, *nachts* und nach Mitternacht auf. Die Symptome verschlechtern sich oftmals an der kalten Luft oder durch Kaltwerden. Verschlechterung im Frühjahr und Herbst; vor und während der Menses; beim Aufstehen; bei nassem Wetter. Beschwerden wie Atemnot, Herzklopfen und Schwäche treten insbesondere beim Treppensteigen auf. Manche Symptome bessern sich durch Bewegung. Symptome treten im Schlaf auf; Verschlechterung beim Stehen.

Geist und Gemüt

Gerät leicht in Zorn. Angst abends; um die Zukunft; mit Übelkeit, Aufstoßen und Druckgefühl im Magen. *Baryta muriatica* ist von Nutzen bei Kindern, die nur langsam lernen und verstehen. Die Kinder haben kein Verlangen, mit anderen Kindern zu spielen. Sich zu konzentrieren fällt ihnen schwer. Ihre Umgebung erscheint ihnen fremd, verändert; sie sind schüchtern und feige. Wahnidee, auf den Knien zu laufen. Abgestumpfter Geist. Der Patient glaubt, dass er sterben werde. Furcht: vor Unheil; vor Menschen. Törichtes Verhalten. Idiotie. Geistesschwäche, Gleichgültigkeit, Wahnsinn. Erotischer Wahnsinn; eine Form des Wahnsinns, bei dem das sexuelle Verlangen sehr stark ist. Unentschlossenheit. Reizbarkeit abends. *Jegliche Form von Wahnsinn mit übersteigertem Sexualverlangen.* Nymphomanie. Traurigkeit morgens; sitzt ruhig da. Das Kind sitzt in der Zimmerecke und gibt wirre Antworten. Schnell verärgert, misstrauisch. Abneigung gegen Reden. Reden im Schlaf.

Kopf und Schwindel

Bewusstlosigkeit. Ohnmacht. Schwindel beim Gehen; alles dreht sich.
Zusammenschnürungsgefühl der Kopfhaut. *Baryta muriatica* ist ein wichtiges Mittel bei Hautausschlägen an der Kopfhaut. Dicke, übelriechende Krusten und Ekzeme am ganzen Kopf, erstrecken sich bis an die Seiten und an den Hinterkopf; mit reichlich Eiter. Zahlreiche Pickel. Der Kopf fühlt sich so schwer an, dass er ihn nicht halten kann. Schweregefühl an Stirn und Hinterkopf. Gefühl, als wäre das Gehirn locker oder als würde sich etwas im Kopf bewegen. Kopfschmerz morgens beim Aufstehen; nachmittags, abends; schlechter an der frischen Luft, durch Hochbinden der Haare, nach dem Essen, im Liegen, beim Bewegen der Augen, durch Geräusche, durch Druck, beim Bücken, beim Ge-

hen. Kopfschmerz in Stirn, Hinterkopf, Seiten des Kopfes, Schläfen. Bohren in den Schläfen. Zerschlagenheitsgefühl im Kopf. Brennen im Kopf. Drücken in Kopf und Stirn; nach außen. Stechen in Stirn, Hinterkopf, Seiten des Kopfes, Schläfen. Betäubender Kopfschmerz. Reißen im Hinterkopf, Kopfseiten. Stöße im Kopf. Geschwüre auf der Kopfhaut.

Augen

Verklebte Lider morgens. Absonderung von Schleim und Eiter aus den Augen. Entzündung der Augen bei skrofulösen Patienten. Jucken und Beißen, drükkender Schmerz in den Augen. Lähmung der Oberlider. Lichtscheu. Erweiterte, unbewegliche Pupillen. Rötung der Augen, der Lider, Gefäßinjektionen. Steifheit der Augen. Hornhautgeschwüre. Geschwollene Lider. Beschwerden der Augen und des Kopfes durch Augenanstrengung, ähnlich wie bei *Conium*. Trübsichtigkeit mit Flackern vor den Augen.

Ohren

Abszesse hinter beiden Ohren. Reichliche, übel riechende Absonderung aus beiden Ohren; riecht wie fauliger Käse. Eitrige Ohrenabsonderung. Otorrhö nach Scharlach. Ausschläge an den Ohren. Rezidivierende Entzündungen des Gehörkanals. Jucken in den Ohren. Ohrgeräusche beim Kauen und Schlukken. Katarrh der Eustachischen Röhre. Summen, Klingeln und Rauschen in den Ohren. Beidseitige Ohrenschmerzen, tief in den Ohren; schlechter rechts. Ohrenschmerzen bei Halsentzündung. Ohrenschmerzen schlechter im Liegen auf der schmerzhaften Seite, besser durch kalte Getränke. Ziehende, stechende, reißende Ohrenschmerzen. Reißen hinter dem Ohr. Pulsieren im Ohr. Kitzeln in den Ohren. Zucken der Ohren. Schwerhörigkeit bis hin zu Taubheit.

Nase

Katarrh der Nase mit reichlicher, dicker, gelber Absonderung. Fließschnupfen bei Fieber. Trockenheit in der Nase. Nasenbluten. Jucken der Nase. Die Nase ist verstopft. Wundheitsgefühl in der Nase. Ein roter Knoten an der Seite der Nasenspitze. Stechende Schmerzen in der Nase. Häufiges Niesen; Niesen im Schlaf, ohne zu erwachen.

Gesicht

Gesichtsröte bei Fieber, ansonsten ist das Gesicht blass. Ziehen und Krämpfe des Gesichts. Trockenheit der Lippen. Vergrößerte und verhärtete Unterkieferlymphknoten bei Otorrhö. Ausschlag an Stirn und Nase. Krusten und Pickel im Gesicht. Ängstlicher Gesichtsausdruck. Heißes Gesicht. Entzündung und starke Verhärtung der rechten Parotisdrüse nach Scharlachfieber, mit Anschwellung der Kiefer- und Nackenlymphknoten; Verhärtung der Parotis bis zum Unterkiefer. Spannen im Gesicht, bei Übelkeit und Durchfall.

Mund und Zähne

Zahnfleischbluten. Rissige, weiß belegte Zunge. Mundtrockenheit morgens. Trockene, belegte Zunge. Zäher Schleim sammelt sich im Mund und bedeckt die Zunge. Fauliger, stinkender Mundgeruch, wie von Quecksilber. Brennen im Mund. Wundheitsgefühl am Zahnfleisch. Zungenlähmung. Speichelfluss bei jedem Anfall von Atemnot. Sprechen fällt schwer. Schwellung von Zahnfleisch und Gaumen. Mundgeschmack bitter, faulig, sauer, süßlich; Speisen schmecken faulig. Ulzera an der Zunge. Lockerwerden der Zähne und Speichelfluss. Klopfender Zahnschmerz, sodass sich der Patient im Bett aufsetzen muss; schlechter nach Mitternacht und nach dem Schlaf. Zuckende, stechende, reißende Zahnschmerzen.

Hals

Entzündung von Rachen und Tonsillen. Rezidivierende Mandelentzündung bei Erkältungen. Trockenheit im Hals. Vergrößerte Tonsillen und Uvula bei Halsentzündung. Zäher Schleim im Hals. Brennender Schmerz im Rachen und in den Ohren, schlechter auf der rechten Seite; mit Speichelfluss; schlechter beim Schlucken. Schwellung und Eiterung der Rachenmandeln. Schlucken fällt schwer. Varizen im Rachen. Schwellung und Verhärtung der zervikalen Lymphknoten.

Magen

Wolfshunger. Appetitmangel. Abneigung gegen Speisen. Verlangen nach trokkenem Weißbrot. Auftreibung des Magens. Leeregefühl im Magen. Bitteres Aufstoßen nach dem Essen; Aufstoßen von Wasser.
Hitzewallungen, aufsteigend vom Magen in den Kopf. Gefühl von Völle und Gewicht im Magen nach festen Speisen; Sodbrennen; Schluckauf. Der Patient kann nur einfachste Kost zu sich nehmen, da die Verdauung langsam und der Magen schwach ist. Gastritis. Ekel vor Speisen; Übelkeit. Magenschmerzen; krampfartig; drückend nach dem Essen. Aufstoßen. Spannungsgefühl im Bauch. Durst mit trockener Zunge; im Fieberfrost; extremer Durst. Erbrechen morgens; bei Kopfschmerzen; unaufhörlich; von Galle, Blut, Schleim, einer wässrigen Flüssigkeit; mit Durchfall und großer Angst.

Abdomen

Auftreibung des Bauches. Vergrößerung und Verhärtung von Leber und mesenterialen Lymphknoten. Flatulenz. Völlegefühl im Bauch. Hartes Abdomen. Bauchschmerzen morgens, nach dem Essen, vor Stuhlgang, in den Hypochondrien; Brennen, Krampfen, Schneiden, Stechen in den Hypochondrien und in der Leistengegend. *Baryta muriatica* war bei abdominalen Aneurysmen von großem Nutzen. Schwellung der Leber und Leistenlymphknoten nach unterdrückter Gonorrhö. Spannung der Bauchdecke. Geschwüre in der Leistengegend.

Rektum und Stuhl

Verstopfung. Schwieriger Stuhlgang, für gewöhnlich jedoch schmerzlos. Fehlender Stuhldrang. Der Stuhl ist hart und mit Schleim bedeckt. Auch der Durchfall ist normalerweise schmerzlos. Ruhr mit häufigen Entleerungen von blutig-schleimigen, geleeartigen Stühlen, für gewöhnlich schmerzlos. Viel übel riechende Blähungen. Darmblutungen. Äußere Hämorrhoiden, während des Wasserlassens vorfallend. Jucken des Afters. Unwillkürliche Stuhlentleerung. Feuchtigkeit in der Analregion. Schmerzen im Rektum während dem Stuhlgang; Brennen während und nach dem Stuhl; stechender, drückender Schmerz; Wundheitsgefühl. Tenesmus. Lähmung des Mastdarms und des Afterschließmuskels. Stuhl: blutig, geleeartig, hart, grün, fötid, weich, dünn, wässrig, weiß; gelb und schleimig. Stuhl enthält Würmer.

Harnwege und Urin

Blasenentzündung. Harnretention. Harndrang heftig, andauernd, häufig, erfolglos. Wasserlassen erschwert; nachts häufig; häufig während Schweißstadium im Fieber. Unwillkürliches Wasserlassen nachts. Schleimig-eitriger Harnröhrenausfluss. *Baryta muriatica* hat chronische Gonorrhö geheilt. Schmerz in der Harnröhre beim Wasserlassen. Der Urin ist heiß, reichlich, übel riechend, mit weißlichem Sediment; wässrig, gelb, heftig stinkend.

Männliche Geschlechtsorgane

Vergrößerung und Verhärtung der Hoden. Hodenentzündung durch unterdrückte Gonorrhö. Unwillkürlicher Samenabgang. Gesteigertes, zuweilen heftiges Sexualverlangen.

Weibliche Geschlechtsorgane

Verhärtung der Eierstöcke. Leukorrhö. Menses reichlich, zu häufig, schmerzhaft. Schmerzen in der Gebärmutter. Unfruchtbarkeit.

Atemwege und Husten

Katarrh und Reizung an Kehlkopf und Luftröhre. Kitzeln im Kehlkopf. Die Stimme ist heiser, belegt und schwach. Atmung beschleunigt, ängstlich, asthmatisch, tief, schwierig, mit Husten; der Patient muss sich aufsetzen. Rasselnde Atemgeräusche. Kurzatmigkeit.

Husten tagsüber, morgens, abends, nachts, vor Mitternacht; asthmatisch, trokken. *Chronischer Reizhusten bei skrofulösen Kindern. Husten durch Reizung in Kehlkopf und Luftröhre.* Rasselnder Husten. Keuchhusten. Reichlicher, schleimiger Auswurf morgens. Schleimig-eitriger, gelber Auswurf aus den Bronchien. *Baryta muriatica* hat Lungenschwindsucht mit flechtenartigen Ausschlägen und Hodenverhärtung geheilt.

Herz

Ausgeprägtes Herzklopfen.

Rücken und Extremitäten

Das Mittel wurde erfolgreich bei Wirbelsäulenverkrümmung eingesetzt.

Kalte Hände und Füße. Heiße Hände. Krämpfe in den Zehen. Besserung durch Anziehen der Beine. Hautausschläge und Pickel an den Gliedmaßen. Schweregefühl des ganzen Körpers, sodass sich der Patient hinlegen muss. Jukken der Gliedmaßen, insbesondere der Oberschenkel. Schmerzloses Rucken der Arme in der Nacht. Heftiges, periodisch auftretendes Rucken der Glieder und Konvulsionen. Schwäche, Mattigkeit der Glieder. Taubheitsgefühl in den Fingern. Schmerzen in den Armen und Oberschenkeln. Linksseitige Lähmung. Lähmungen der Beine. Fußschweiß; Folgen von unterdrücktem Fußschweiß. Klopfen in der Schulter. Schwellung der Hände, unteren Gliedmaßen, Knie, Füße. Spannen in den Knien. Zittern der Gliedmaßen. Zucken der Arme, Beine, Füße. Unterschenkelgeschwüre.

Schlaf

Träume: erotisch, ängstlich, schrecklich; von Unglück; angenehme; lebhafte. Ruheloser Schlaf. Schläfrigkeit, nachmittags, abends, nach dem Mittagessen. Schlaflosigkeit vor Mitternacht. Häufiges Erwachen.

Fieber

Fieberfrost morgens, abends, im Bett. Frostigkeit. Äußere Kälte. Schüttelfrost jeden 3. Tag. Fieber abends und nachts. Brennende Hitze. Hitze abwechselnd mit Frösteln. Trockene Hitze, den ganzen Tag über, in der Nacht.

Haut

Trockenheit, Beißen und Brennen der Haut. Kälte der Haut. Hautausschläge, Ekzeme. Flechtenartige Ausschläge am ganzen Körper. Pickel. Gelbliche Schuppen. Feines Stechen an der Haut. Urtikaria. Erysipel. Ameisenlaufen. Gänsehaut. Entzündungen an der Haut. Juckreiz. Schwellung und Spannung der Haut. Der ganze Körper ist mit kleine Geschwüren bedeckt. Schlechte Heilungstendenz der Haut. Brennende Geschwüre.

Barium sulphuricum, Baryta sulphurica* Bar-s.

Bariumsulfat.

Allgemeines

Die Symptome dieses Mittels setzen *morgens* ein; *vormittags*; nachmittags; abends; nachts und nach Mitternacht. Der Patient hat ein Verlangen nach frischer Luft, welche seinen Zustand und auch die Gemütssymptome bessert. Ausgeprägte körperliche Angst. Viele Symptome treten auf oder verschlechtern sich bei *Anstrengung* und beim *Treppensteigen*. Einzelne Körperteile werden taub und prickeln. Allgemeine Verschlechterung durch Baden; im geschlossenen Zimmer; durch Kälte; durch kalte Luft; durch Kaltwerden; bei nasskaltem Wetter. Die Symptome verschlechtern sich nach Kaltwerden. Es besteht ein Mangel an Lebenswärme, mit Erkältungsneigung. Zusammenschnürungsgefühl in vielen Körperteilen. Klonische Spasmen und epileptische Konvulsionen. Erweiterte Blutgefäße. Symptome vor und während den Menses; während und nach dem Essen; schlechter nach Essen bis zur Sättigung. Abmagerung. Schwäche; die Muskeln werden schlaff. Ameisenlaufen und Völlegefühl. Entzündung und Verhärtung der Drüsen. Schwere und Mattigkeit. Reaktionsmangel. Rucken in den Muskeln. Der Patient möchte sich hinlegen. Er hat eine Abneigung gegen Bewegung, zumal Bewegung die meisten Beschwerden verschlechtert und er sich dabei schlechter fühlt. Blutwallungen. Schmerzen in Knochen; in Drüsen. Bohrende, brennende, nagende, ruckende, drückende, stechende, reißende Schmerzen. Reißen in den Drüsen. Nach unten reißender Schmerz. Lähmung: *einseitig*; von Organen; schmerzlos. Druck verschlechtert die Schmerzen und zahlreiche Symptome. Pulsieren im ganzen Körper. Schwacher Puls bei Bewegung. Verschlechterung beim Aufstehen. Empfindlichkeit in äußeren Teilen. Schmerzempfindlichkeit. Gefühl wie von elektrischen Stößen im Körper. Die Symptome von *Baryta sulphurica* sind zumeist einseitig und treten überwiegend auf der *rechten* Körperseite auf. Der Patient bekommt Beschwerden durch aufrechtes Sitzen und Stehen. Steifheit von Muskeln und Gelenken. Drüsenschwellung. Spannungsgefühl im ganzen Körper. Zittern von Körper und Extremitäten. Beschwerden durch Gehen, Gehen im Freien hingegen bessert. Schwäche nach dem Essen; während der Menses; beim Gehen.

Geist und Gemüt

Angst abends im Bett; nachts; vor Mitternacht. Angst mit Furcht; BEI FIEBER; über die Zukunft. Der Patient verlangt nach Dingen, die er nicht benötigt und die er schnell wieder beiseite legt. Sehr kritisch. Abneigung gegen Gesellschaft. Es ist ihm nicht möglich, sich zu konzentrieren. Verwirrung morgens; abends; besser im Freien. Furcht abends; in einer Menschenmenge; vor dem Tod; vor Unheil; vor Menschen. Vergesslichkeit, besonders für Worte. Der Patient erschreckt leicht und ist ständig in Eile. Hysterie nach Kummer. Geistige Schwäche, wie bei Imbezillität. Ungeduld, Gleichgültigkeit, Faulheit und Mangel an *Willenskraft*. Reizbarkeit ist sehr ausgeprägt, sie verschlechtert sich abends. Gedächtnisschwäche. Stöhnen und Klagen. Misstrauisch. Furcht vor Gesprächen. Schüchternheit. Redet im Schlaf. *Ohnmachtsanfälle. Bewusstlosigkeit.* Weinen; schlechter nachts. Abneigung gegen geistige Arbeit.

Kopf und Schwindel

Schwindel; beim Stehen; beim Gehen. Gegenstände drehen sich im Kreis. Der Kopf des Patienten ist zuweilen kalt, dann wiederum leidet er unter ausgeprägter Hyperämie mit kalten Füßen. Zusammenschnürungsgefühl in Stirn und Hinterkopf. Leeregefühl im Kopf. Hautausschläge an der Kopfhaut; Krusten; nässend; Pickel. Ameisenlaufen an der Kopfhaut. Haarausfall. Schwere des Kopfes abends; Stirn; Hinterkopf. JUCKEN DER KOPFHAUT. Gefühl, als sei das Gehirn locker. Außerdem hat der Patient ein Gefühl wie von Bewegungen im Kopf. Kopfschmerz: morgens im Bett; vormittags; nachmittags; *abends*; besser im Freien; schlechter durch Husten; nach dem Essen; durch Erhitzung; durch Erschütterung; beim Liegen; beim Bewegen des Kopfes und der Augen; durch Druck; beim Kopfschütteln; nach Schlaf; durch Niesen; beim *Bücken*; im Sommer; durch Sonnenhitze; beim Gehen; schlechter im warmen Zimmer; besser beim Gehen im Freien. Heftige Kopfschmerzen. Stirnkopfschmerz: abends; schlechter auf der rechten Seite; über den Augen. Hinterkopfschmerz. Schmerz in den SEITEN DES KOPFES; Schläfen. Bohrender Schmerz in Stirn und Schläfen. Berstender Schmerz in Kopf und Stirn. Ziehender Schmerz in Stirn; Seiten des Kopfes; Schläfen. Dumpfer Kopfschmerz. Ruckender Kopfschmerz.

Drückender Schmerz im Kopf; wie in einem Schraubstock; *Stirn*; über den Augen; Hinterkopf; Seiten des Kopfes; Schläfen; Scheitel. Nach außen drückender Schmerz. Schießender Kopfschmerz; im Scheitel. Schmerz wie zerschlagen. *Stechende* Kopfschmerzen; Stirn; Stirnbeinhöcker; Schläfen; Scheitel. Betäubender Kopfschmerz. Reißender Hinterkopfschmerz. Kopfschweiß. Pulsieren in den Schläfen. Gefühl wie von elektrischen Schlägen im Kopf.

Augen

Verklebte Augenlider morgens. *Baryta sulphurica* hat Katarakt und Hornhauttrübung geheilt, ebenso auch exopthalmischen Kropf. Trockenheit der Augen. Entzündung der Lider; Konjunktivitis. Jucken der Augen und Tränenfluss. Schmerz in den Augen bei Augenanstrengung; SCHLECHTER DURCH LICHT. Wehtun, Brennen beim Gebrauch der Augen. Brennen in den Canthi. Drückender, reißender Schmerz. Schmerz wie durch Sand in den Augen. Lähmung des Sehnervs. *Photophobie.* Hervortreten der Augen. Die Pupillen sind erweitert und unempfindlich gegen Licht. Rötung der Augen. Schwellung der Lider. Schwarze Flecke, Punkte und Fliegen im Gesichtsfeld. *Trübsichtigkeit. Verschlechterung durch Augenanstrengung. Nebelsehen.* Funkensehen. Schwachsichtigkeit.

Ohren

Blutige Absonderung aus den Ohren. *Hautausschlag hinter den Ohren. Jucken* und Ameisenlaufen in den Ohren. Ohrgeräusche: Summen; Knacken; Flattern; Widerhall; *Klingeln.* BRAUSEN. Schmerz im rechten Ohr; hinter dem Ohr. Ziehender Schmerz hinter dem Ohr. *Stechen im Ohr.* Reißende Ohrenschmerzen. Pulsieren im Ohr. Zucken der Ohren. SCHWERHÖRIGKEIT.

Nase

Andauernde Neigung zum Schneuzen der Nase. Fließschnupfen mit *Husten.* Katarrh der Nase. Absonderung: blutig; reichlich; Borken; harte Klumpen; übel riechend; dick; gelb. TROCKENHEIT IN DER NASE. Nasenbluten beim Schneuzen der Nase. Verstopfte Nase. Überempfindlicher Geruchssinn. Häufiges Niesen. Schwellung der Nase.

Gesicht

Kälte des Gesichts. Konvulsivisches Zucken der Gesichtsmuskeln. Die Lippen sind trocken und rissig. Das Gesicht des Patienten ist blass oder rot. Rotes und heißes Gesicht. Hautausschläge im Gesicht, an der Stirn und an der Nase; krustig. Akne. Furunkel. Ekzem; Herpes. Pickel. Schmerz in Gesicht und *Unterkieferdrüse.* Ziehender Schmerz im Gesicht. Schwellung des Gesichts; der *Parotisdrüse*; der UNTERKIEFERDRÜSE. SCHMERZHAFTE Schwellung.

Mund und Zähne

Zahnfleischbluten. Schwellung des Zahnfleischs. Das Zahnfleisch zieht sich von den Zähnen zurück. Rissige Zunge. Die Zunge ist weiß belegt. Trockener

Mund und Zunge morgens. Schleim im Mund. Übel riechender, sogar fauliger Mundgeruch. Brennen der Zunge. Speichelfluss. Schwieriges Sprechen. Mundgeschmack: schlecht, bitter oder sauer. Brennende Bläschen in Mund und auf der Zunge. Zahnschmerz, schlechter durch kalte Sachen; kalte Getränke; nach warmen Speisen. Bohrender, ziehender, stechender, reißender Zahnschmerz.

Hals

Zusammenschnürungsgefühl im Hals. Trockenheit im Hals. Aufräuspern von Schleim aus dem Hals. Chronische Entzündung von Hals und Tonsillen. Flüssigkeiten werden beim Schlucken in die Nase gedrückt. Kloßgefühl im Hals. Die Rachenschleimhaut ist mit Exsudaten belegt. Viel zäher Schleim im Hals. Halsschmerz beim Leerschlucken. Brennender Halsschmerz. Stechender Schmerz beim Schlucken. Rauheit im Hals. Krampf in der Speiseröhre beim Schlucken. Vergrößerung, Schwellung und Eiterung der Tonsillen. Schluckenbeschwerden; beim Schlucken von festen Speisen. Schwellung und Verhärtung der zervikalen Lymphknoten. Schmerz im äußeren Hals. Spannungsgefühl im Nacken.

Magen

Appetit: veränderlich; vermindert. Heißhunger. Schnelle Sättigung. Völle im Magen nach einem kleinen Bissen. *Appetitlosigkeit.* Abneigung gegen Speisen. Kältegefühl im Magen. Verlangen nach Süßigkeiten. Leeregefühl im Magen. Aufstoßen; nach dem Essen; bitter; sauer; wässrig. Leeres Aufstoßen. WASSERAUFSCHWULKEN. Schweregefühl nach dem Essen. Hitzegefühl im Magen. Sodbrennen. Schluckauf. Schwache und langsame Verdauung. Ekel vor Speisen. Übelkeit morgens. Magenschmerz; nach dem Essen; krampfartig; nagend; stechend. DRÜCKENDER MAGENSCHMERZ NACH DEM ESSEN. Empfindlichkeit des Magens. Heftiges Würgen. Engegefühl im Magen. Durst: abends; unstillbar. *Erbrechen*; sauer; wässrig; von Galle.

Abdomen

Das Abdomen ist durch Blähungen aufgetrieben. Völlegefühl. Der Bauch ist groß und hart, die mesenterialen Lymphknoten sind vergrößert. Bauchschmerz: morgens; nach dem Essen; während den Menses; bei Bewegung; bei Druck; nach Stuhlgang; krampfartig; schneidend; reißend. Schmerz in der Leistengegend. Stechender Schmerz in der Leistengegend und in den Seiten des Abdomens. Rumoren und Spannung im Bauch.

Rektum und Stuhl

Verstopfung mit Untätigkeit des Rektums. Schwierige, unbefriedigende Stuhlentleerung. Stuhl *hart, knotig*. Diarrhö: schlimmer nachts; durch Erkältung; gelbe, wässrige Stühle. Übel riechende Blähungen. Krabbeln und Jucken in Rektum und After. Blutung aus dem After; aus Hämorrhoiden. Äußere Hämorrhoiden. Unwillkürlicher Stuhlabgang. Andauernde Feuchtigkeit am After. Schmerz während und nach Stuhlgang; Druck; Wundheitsgefühl; Stechen. Tenesmus. Anhaltender oder häufiger, erfolgloser Stuhldrang. Askariden im Stuhl.

Harnwege und Urin

Harnretention. Harndrang: anhaltend; häufig. Plötzlicher Harndrang, sodass der Patient sich beeilen muss, um auf die Toilette zu kommen, da sonst Urin abgeht. Dysurie. Häufiges Wasserlassen nachts. Unwillkürlicher Harnabgang nachts. Nachts reichlicher Urin. Postgonorrhoische Absonderung aus der Harnröhre. Eitrige Harnröhrenabsonderung.

Männliche Geschlechtsorgane

Fehlendes Sexualverlangen bei Männern und fehlende Erektion. Verhärtung der Hoden. Schweiß am Skrotum. *Unwillkürlicher Samenabgang.*

Weibliche Geschlechtsorgane

Auch bei Frauen fehlt das sexuelle Verlangen. *Leukorrhö*: wund beißend; reichlich; vor den Menses. Menses: *spärlich*; häufig; lang anhaltend; unterdrückt. Brennen der Vulva.

Atemwege und Husten

Luftröhrenkatarrh mit reichlichem Schleim. Heiserkeit. Stimme: rau; verloren; schwach. Atmung: beschleunigt; asthmatisch. Schweratmigkeit nachts und beim Treppensteigen. Rasselnde Atemgeräusch. Erstickungsanfälle. Husten: morgens nach dem Aufstehen; abends; nachts; in kalter Luft; im Freien; in feuchtkalter Luft; asthmatisch; durch Reizung oder Kitzeln in Kehlkopf und Luftröhre; rasselnd; krampfartig; erstickend; quälend; schlechter durch Reden. Unproduktiver Husten morgens und abends. Keuchhusten. Auswurf morgens und abends; schwierig; Schleim; eitrig; spärlich; zäh; gelb.

Brust und Herz

Bronchialkatarrh mit ausgeprägtem Zusammenschnürungsgefühl und Brustbeklemmung. Pusteln auf der Brust. Völlegefühl in der Brust. Chronische Entzündung der Bronchiengänge. Jucken der Brust; der Mammae. Brustschmerz abends. Wundheitsgefühl in den Brustwänden. Drückender und stechender Brustschmerz. *Herzklopfen*; nachts; ängstlich; stürmisch. Schwellung der Achsellymphknoten.

Rücken und Extremitäten

Gefühl wie von einem Gewicht im Rücken. Juckreiz am Rücken. Rückenschmerz; vor und während den Menses; beim Sitzen; in der Zervikalregion; im Kreuzbein. Schmerz in der Lumbalregion abends, vor und während den Menses. Wehtun im Rücken, besonders in der Lumbalregion. Brennender Schmerz in Wirbelsäule und Lumbalregion. Ziehender Schmerz in der Lumbalregion. Stechen im Rücken, in der Zervikal- und Lumbalregion. Pulsieren in der Lumbalregion. Steifheit des Rückens: Zervikalregion. Spannungsgefühl im Rücken; Zervikalregion; Lumbalregion; Kreuzbein. Schwäche in der Lumbalregion. Kalte Hände und Füße. Hühneraugen: fein stechend, brennend, schmerzhaft, wund schmerzend. Rissige Hände und Finger. Wadenkrämpfe. Die Hände sind sehr trocken, heiß. Schmerzhafte Hautausschläge an den Gliedern; Pickel. Schwere in Armen und Beinen. Jucken der Extremitäten; Arme; Beine; Oberschenkel. Rukken der Arme. Gefühllosigkeit der Arme; Hände; Finger. Schmerzen in Gliedern; Gelenken; Armen; Schulter; Händen; Hüfte; Oberschenkel; Knie; Unterschenkel. Schmerz in Gliedern und Gelenken wie zerschlagen. Ziehender Schmerz in Armen; BEINEN; Ober- und Unterschenkeln. Stechen in den Knien. Reißender Schmerz in sämtlichen Gliedern; Unterarm; Handgelenk; Beine; Oberschenkel; KNIE; Unterschenkel; Füße. Schmerzlose Schwellung der Arme. Schweiß an Händen; Handflächen. Übel riechender oder unterdrückter Fußschweiß. Spannung in den Oberschenkeln. Geschwüre am Unterschenkel. Schwäche der Beine.

Schlaf

Tiefer Schlaf. Träume: ängstlich; schrecklich; von Unglück; lebhaft. Spätes Einschlafen. Unruhiger Schlaf. Schläfrigkeit nachmittags; abends; nach dem Mittagessen. Schlaflosigkeit vor Mitternacht; mit Schläfrigkeit.

Fieber und Schweiß

Frost morgens; vormittags; mittags; nachmittags; abends; nachts. Frösteln im Freien; beim geringsten Luftzug. Kälte im Bett. Äußere Kälte. Tägliche Frostanfälle. Schüttelfrost. Einseitiger Frost, für gewöhnlich auf der linken Seite. Das Kältegefühl bessert sich im warmen Zimmer. Fieber abends und nachts; abwechselnd mit Frösteln; brennende Hitze. Hitzewallungen. Schweiß nach Mitternacht; kalt; beim Essen; übel riechend; an einzelnen Körperteilen; im Schlaf; beim Erwachen.

Haut

Zuweilen besteht Brennen an der Haut, dann wiederum Kälte. Rissige Haut. Blasse Haut; rote Flecke. Trockene, brennende Haut. Hautausschläge: brennend; mit gelber Flüssigkeit; TROCKEN; Herpes; Tinea; juckend; schmerzhaft; fressend; schuppig; nach Kratzen; wund beißend; fein stechend; citernd; knotig; bläschenartig. Pickel. Exanthem. Tuberkel. Urtikaria. Hautausschläge schlechter, nachdem der Patient die Haut wundgekratzt hat. Bläschen nach Kratzen. Exkoriation der Haut. *Ameisenlaufen.* Jucken nachts; brennend; *krabbelnd;* unverändert durch Kratzen; *fein stechend; in der Bettwärme.* Stechen und Feuchtigkeit an der Haut nach Kratzen. Die Haut ist empfindlich. Spannungsgefühl. Kleine Wunden verheilen nur langsam, oftmals kommt es zu Eiterungen. WARZEN; klein; fein stechend.

Belladonna — Bell.

Atropa belladonna, Tollkirsche. *Solanaceae.*

Allgemeines

Belladonna ist eine Arznei, die den gesamten Organismus mit starker Heftigkeit ergreift. Es passt besonders bei plethorischen, kräftigen und eher intellektuellen Personen. Bei Menschen, die sehr viel Denkarbeit leisten, entwickeln sich häufig Beschwerden, die heftig einsetzen, sofern sie eine gute gesundheitliche

Verfassung und gute Durchblutung haben. Die Beschwerden von *Belladonna* treten plötzlich auf, nehmen einen gleichmäßigen Verlauf und verschwinden ebenso schnell wieder. Schmerzen und sonstige Beschwerden setzen rasch und mit ausgeprägter Heftigkeit ein und vergehen ebenso plötzlich. Auch Erkältungen entwickeln sich rasch, verlaufen kurz und heftig und lassen plötzlich nach. *Belladonna* affiziert vorwiegend das gesamte Gefäßsystem, das Herz, die Lungen, das Gehirn und das Nervensystem.

Eines der ersten Symptome, mit denen man sich beim Studium von *Belladonna* genauer auseinandersetzen sollte, ist die Hitze. *Belladonna* kann Entzündungen in allen Organen hervorrufen, besonders aber in Gehirn, Lunge, Leber und Darmtrakt. Die Entzündungen gehen immer mit *starker Hitze* einher. Die Hitze ist bei *Belladonna* sehr ungewöhnlich und ausgeprägter als bei den meisten anderen Arzneimitteln. Wenn Sie einen *Belladonna*-Patienten anfassen, werden Sie die Hand sofort zurückziehen, so heiß ist er. Anschließend können Sie das heiße Gefühl noch einige Zeit in den Fingern spüren. Diese extreme Hitze tritt bei allen möglichen Beschwerden auf, bei Schmerzen, nächtlichen Delirien oder heftigen Anfällen von entzündlichem Charakter. Egal welcher Bereich entzündet ist, stets geht damit diese starke Hitze einher. Es gibt allerdings auch Erkrankungen, bei denen eine solche Hitze vorliegt, die nicht durch *Belladonna* geheilt werden können, nämlich bei Fieberkontinua. Zum Arzneimittelbild von *Belladonna* gehört kein anhaltendes Fieber. In alten Lehrbüchern können Sie zwar lesen, dass *Belladonna* auch bei heftigen typhoiden Fieber oder anderen anhaltenden Fieberarten eingesetzt werden kann; aber wenn Sie das Arzneimittelbild von *Belladonna* von Anfang bis Ende studieren, werden Sie keinen Hinweis darauf entdecken. Das *Belladonna*-Fieber ist remittierend. Es entwickelt sich nie langsam und allmählich, wie bei Typhus, und es hat nicht den allmählichen Anstieg und das allmähliche Abfallen einer Fieberkontinua. Constantine Hering – wohl einer der fähigsten Lehrer, die die Welt je besaß – ordnet *Belladonna* Typhusfiebern zu, bei denen das Delirium und die Hitze *Belladonna* ähneln; aber lassen Sie mich erklären, was nach *Belladonna* passieren wird. Wenn Sie bei typhösem Fieber mit Delirium, einem Delirium, das dem von *Belladonna* ähnelt, *Belladonna* verordnen, werden Sie das Delirium unterdrücken, aber andere Beschwerden werden auftauchen oder sich verstärken. Sie werden nicht das Fieber senken, sondern den Zustand des Patienten verschlechtern. Der Patient wird länger krank sein, eine größere Erschöpfung wird ihn ereilen, als wenn Sie ihn in seinem Delirium gelassen hätten. *Stramonium* passt übrigens perfekt in einem von Hering geschilderten Fall, bei dem er sagt, dass *Belladonna* gegeben werden sollte. Abgesehen davon sollte die Idee der für *Belladonna* typischen Hitze immer fest im Gedächtnis verankert sein: es ist eine *intensive, heftige Hitze.*

Eine weitere Eigenart zieht sich bei *Belladonna* wie ein roter Faden durch die Entzündungen und fieberhaften Erkrankungen: Die entzündeten Körperteile, und üblicherweise auch die Haut, sind *sehr rot.* Mit dem Fortschreiten der Entzündung werden sie dunkel, und mit dem Anstieg des Fiebers wird das Gesicht des Patienten fleckig. Zu Beginn der Erkrankung sind die Teile jedoch hellrot und die Haut glänzt. Der entzündete Bereich wird, sofern man ihn sehen kann, rot. Bei einer Drüsen- oder Lymphknotenentzündung wird die darüber liegende

Haut stellenweise rot, beispielsweise bei Entzündung zervikaler oder submaxillarer Lymphknoten und Parotitis; über allen Bereichen bilden sich feuerrote Flecke. Bei einer Halsentzündung ist die entzündete Schleimhaut scharlachrot. Nach kurzer Zeit wird sie dunkel und schließlich bilden sich Flecke; dies zeigt den Charakter und den Verlauf bei einer *Belladonna*-Konstitution. Der Zustand des Patienten verschlimmert sich in Richtung der Sepsis, wie wir es bei Scharlach und schweren Entzündungen sehen können; zunächst kommt es zu einer heftigen Kongestion, gefolgt von einer vasomotorischen Paralyse. Das durch die heftige Kongestion befallene Gewebe verfärbt sich bläulich oder purpurn und wird fleckig.

Ein herausragendes Merkmal von *Belladonna* zeigt sich auch in den entzündeten oder schmerzhaften Bereichen. Bei allen Arzneimittelprüfungen, in denen *Belladonna* eine ausgeprägte Wirkung erzielt hat, kam es zu einem heftigen *Brennen.* Der Hals brennt bei einer *Belladonna*-Halsentzündung wie von glühenden Kohlen. Entzündete Tonsillen brennen wie Feuer. Die Haut brennt und fühlt sich sowohl für den Patienten als auch für den behandelnden Arzt glühend heiß an; beispielsweise tritt dies bei Scharlach, biliösem oder remittierendem Fieber auf. Der Patient sagt: „Es brennt so, Herr Doktor, es brennt so sehr!" Bei einer Organentzündung kommt es zu Brennen der Haut, einem brennenden Fieber, und auch das betroffene Organ brennt. Blasenentzündungen mit Brennen. Hirnkongestionen mit Brennen im Kopf. Halskongestionen mit Brennen im Hals. Der betroffene Bereich ist heiß und der Patient empfindet ein Brennen. Brennen im Magen bei Gastritis. Bei einer Leberentzündung kommt es zu Brennen im Leberbereich. Kongestion der Leber mit Gelbsucht und Brennen der Leber. Damit haben wir drei charakteristische Merkmale von *Belladonna*: *Hitze, Rötung und Brennen.* Nennen Sie diese jedoch nicht „Keynotes", denn das ist nicht das, was ich meine. Wir werden nun sehen, wie diese Symptome das gesamte Krankheitsbild modifizieren und das Geschehen bestimmen.

Schwellungen sind ein weiteres Charakteristikum von *Belladonna.* Die entzündeten Bereiche schwellen rasch an, werden berührungsempfindlich und schmerzhaft. Der Patient hat das Gefühl, als ob sie platzen würden; mit drückenden, stechenden und brennenden Schmerzen. Es kommt zu Hitze, Rötung und Brennen in den entzündeten Teilen, und eben auch zu einer Schwellung. Schwellung, Stechen, Brennen, Klopfen. Immer kommt es zu diesem Klopfen, beispielsweise bei Kongestionen und Entzündungen. Die betroffenen Bereiche klopfen, die Karotiden pochen. Wenn ein Kind mit einer Hirnkongestion im Bett liegt, hat es einen sehr heißen Kopf. Wenn es alt genug ist und sprechen kann, wird es sagen: „Es brennt im Kopf." Aber dann bemerken wir das Klopfen; die Temporalarterien und die Karotiden pulsieren heftig, es ist wie ein Aufruhr in den Adern, ein Erdbeben. Alles wird durchgerüttelt, wenn *Belladonna* das Heilmittel ist. *Belladonna* ist eins der „schmerzhaftesten" und auch „schmerzempfindlichsten" Arzneimittel. Die Patienten sind so schmerzempfindlich, dass sie an ihren Schmerzen viel mehr als andere leiden. Und merken Sie sich, dass bei *Belladonna* die Schmerzen plötzlich einsetzen, längere oder kürzere Zeit andauern, und dann wieder plötzlich verschwinden. Dieser Verlauf findet sich bei Neuralgien, bei entzündlichen Zuständen, Organentzündungen und wo immer die Schmerzen auftreten. Die Schmerzen sind reißend, schießend, brennend, stechend, drückend und wie wund, alles auf einmal. Diese verschiedenen Schmerzcharakteristika treten alle gebündelt auf, sodass der Patient heftige Qualen durchleiden muss. Sie werden durch Bewegung, Licht, Erschütterung oder Kälte verschlechtert. Der Patient möchte warm eingewickelt sein, Kälte oder der geringste Luftzug verschlechtern seine Beschwerden. Die Kopfschmerzen bei *Belladonna* sind ähnlich wie die anderen Schmerzen. Der Patient hat das Gefühl, als würde das Gehirn auf und ab schwingen. Bei jedem Schritt bekommt er reißende und brennende Kopfschmerzen; jede Bewegung verursacht heftige Schmerzen, z. B. Bewegen der Augen, Treppensteigen, Aufstehen vom Sitzen oder auch Hinsitzen; er hat das Gefühl, als ob der Kopf platzen oder die Augen aus dem Schädel herausgepresst würden. Sobald er sich bewegt, werden sein Herz und die Arterien angeregt, gegen die empfindlichen, entzündeten Bereich zu klopfen, was der Patient als „hämmernde Schmerzen" beschreibt. Wo immer dieser Schmerz sitzt, man darf den Patienten nicht berühren, denn sonst würde es anfangen zu pochen. Wenn er sich entblößt, verschlechtern sich die Beschwerden; auch wenn jemand vor der Tür über den Gang läuft, geht es ihm durch die Erschütterung schlechter. Die Verschlechterung der Beschwerden durch die *Erschütterung des Krankenbettes*, in dem er liegt, ist eine typische Modalität von *Belladonna*. Wenn der Patient so krank ist, dass er das Bett hüten muss, verschlechtern sich durch Erschütterung des Bettes all seine Beschwerden. Wenn Sie an das Krankenbett eines *Belladonna*-Patienten gehen, der beispielsweise an einer Hepatitis leidet, wird er Sie nicht ihre Hand auf das Bett legen lassen, denn die Erschütterung verträgt er überhaupt nicht. Egal ob es sich um Bauchschmerzen, eine Entzündung der Gebärmutter oder den Geburtsvorgang handelt, diese Modalität ist stets vorhanden. Die Verschlechterung durch Erschütterung ist bei *Belladonna* ein so ausgeprägtes Merkmal, dass sie nicht nur bei einer Entzündung auftritt. Es ist auch oft eine Modalität bei nervöser Überempfindlichkeit. Nehmen wir beispielsweise eine Frau, die in den Wehen liegt, die keine Entzündung hat und bei der auch keine Entzündung zu entstehen droht. Wenn sie in einem solch überempfindlichen Zustand ist, dass sie das Fenster wegen der Zugluft geschlossen haben möchte, darüber hinaus weder berührt noch bewegt werden möchte, und wenn jede kleinste Erschütterung ihre Beschwerden verstärkt, obwohl kein Körperteil besonders empfindlich oder gereizt ist, dann werden Sie bald erkennen, dass es eine schwierige und schmerzhafte Geburt wird – ohne *Belladonna*. Aber nach einer Gabe *Belladonna* werden diese Beschwerden innerhalb kürzester Zeit verschwinden, so rasch ist die Wirkung der Arznei. Eine Erschütterung des Krankenbettes weist Ihnen daher häufig den Weg zum benötigten Heilmittel. Wenn Sie an das Bett eines Patienten mit Gallenkolik, mit heftigen Schmerzen treten, möchte er nicht, dass Sie das Bett berühren. Sein Gesicht ist rot, die Haut brennt und er möchte nicht berührt werden; es ist, als befände er sich in einem qualvollen Todeskampf; wenn er Ihnen dann, noch bevor Sie sich ihm nähern, zuruft: „Berühren Sie bloß nicht das Bett, Herr Doktor", dann ist der Fall klar. Diese Modalität, die Verschlechterung der Beschwerden durch Erschütterung, ist eine besondere Eigenheit von *Belladonna*.

Es kommen auch generalisierte oder aber lokale Krämpfe vor. Krämpfe der kleinen Kanäle und Gänge, wie bei einer Gallenkolik. Im Ductus choledochus

communis oder im Ductus cysticus krampfen sich die Ringmuskeln um das kleine Steinchen zusammen und lassen es nicht passieren. Der Durchgang ist eigentlich breit genug dafür, und das Konkrement ist bereits ein Stück vorgedrungen; aber die Reizung der Wände führt zu Spasmen und das Steinchen wird festgeklammert. Wenn Sie dem Patienten eine Gabe *Belladonna* auf die Zunge legen, lässt die Kolik rasch nach, der Stein wandert ungehindert weiter und die Beschwerden verschwinden. In fünfzehn Minuten ist die Gallenkolik vorbei. Mit einer sorgfältigen homöopathischen Verordnung bei Gallenkoliken erleidet man niemals Fehlschläge. Die Symptome entsprechen natürlich nicht immer *Belladonna*, aber in einem wie dem soeben geschilderten Fall, wenn der Patient diese schreckliche Empfindlichkeit hat, ist *Belladonna* das Heilmittel.
„Konvulsionen bei Neugeborenen." Diese sind heftig und treten gewöhnlich zusammen mit cerebralen Kongestionen auf. Die Haut ist dabei immer fiebrig. Die Beschwerden werden durch Licht oder kühlen Luftzug ausgelöst, oder wenn sich der Säugling verkühlt. Konvulsionen nach Aufenthalt in der Kälte bei nervösen, kopfbetonten Kindern mit einem wohlgeformten Kopf, oder bei plumpen Jungen mit großen Köpfen; es sind meist Jungen, aber auch Mädchen mit „jungenhaften" Köpfen können betroffen sein. Licht, Bewegung und Kälte lösen die Konvulsionen aus. Dem *Belladonna*-Patienten geht es – wie auch dem *Bryonia*-Patienten – in allen Belangen durch Bewegung schlechter. Durch Bewegung kommt es zu Konvulsionen und zu Schmerzen; Bewegung verstärkt die Herztätigkeit und verursacht Klopfen; Bewegung erzeugt viele Beschwerden und vermehrt das Leiden des Patienten. Denken Sie immer an diese Allgemeinsymptome, sobald Sie *Belladonna* als Heilmittel in Betracht ziehen. Sie stellen die Idee von *Belladonna* dar und müssen vorherrschen. Unabhängig davon, wie viele Nebensymptome Sie zusammenbringen – sehen Sie zunächst nach den Allgemeinsymptomen!

Geist und Gemüt

Die Gemütssymptome von *Belladonna* sind angenehm durchzuarbeiten, aber furchtbar beim Patienten anzusehen. Sie entsprechen den Symptomen, die bei heftigen Fiebererkrankungen auftreten, bei manischen Erregungszuständen oder Delirien. Erregung und Heftigkeit zieht sich durch den gesamten Symptomenkomplex. Die Geistes- und Gemütssymptome sind alle aktiver, niemals passiver Art. Es gibt kein passives Delirium bei *Belladonna*, es ist ein wilder, heftiger Zustand. Der Patient ist rasend; er schlägt um sich, beißt, zerreißt Sachen; er macht ungewöhnliche und unerwartete Sachen. Er ist äußerst erregt. Diese Gemütssymptome, die bei Fieber, Delirium und Erregungszuständen auftreten, werden gewöhnlich durch Essen leichter Speisen gebessert. Diese Modalität von *Belladonna* ist nicht so bekannt, aber es ist ein sehr starkes Charakteristikum. Vergessen Sie jedoch niemals die Heftigkeit, und wenn Sie an das Krankenbett eines Patienten mit heftigem Delirium treten, dann denken Sie bitte auch an die *Hitze*, die *Rötung* und das *Brennen*.
Der *Belladonna*-Patient hat verschiedenste Einbildungen; er sieht Geister, Offiziere und wilde Tiere. Im frühen Fieberstadium ist das Delirium heftig und der Patient ist sehr erregt; aber wenn die Erkrankung fortschreitet, verfällt in einen Halbschlaf, einen halbkomatösen Zustand. Wenn er träumt, schreit er plötzlich

laut auf. Er hat schreckliche Träume und sieht darin Dinge, von denen er im Schlaf redet. Wenn er in einen tiefen Schlaf fällt, oder zur Ruhe kommt – sofern er überhaupt ruhen kann – bekommt er heftige Träume; Alpträume. Er sieht Dinge brennen. Er befindet sich in einem Delirium und leidet große Qualen. Zeitweise wird er benommen und scheint das Bewusstsein zu verlieren. Er verliert sein Gedächtnis und wird dann wild. Sein Delirium dauert an, auch wenn er zu schlafen scheint. Diese Beschwerden treten häufig bei Hirnkongestion auf, beispielsweise bei den heftigen zerebralen Kongestionen bei Kleinkindern. Wenn sie alt genug sind und sprechen können, berichten sie über ein Hämmern im Kopf. Das *Belladonna*-Kind verfällt oft aufgrund der Hirnkongestion in einen tiefen Stupor, mit erweiterten Pupillen, heißer und trockener Haut, Gesichtsröte und klopfenden Karotiden. Mit zunehmendem Stupor wird das Kind blass und der Kopf wird nach hinten gezogen; dann sind bereits der Hirnstamm und das Rükkenmark betroffen und die Halsmuskeln kontrahieren. Das Kind rollt mit dem Kopf hin und her und hat einen starren Blick. Dieser stupuröse Geisteszustand tritt oftmals bei Scharlacherkrankungen und Zerebrospinalmeningitis auf.

Der Patient kann auch in den Zustand akuten Wahnsinns verfallen, in welchem er in einen Löffel beißt, wie ein Hund bellt oder gewalttätig wird. Er hat sogar das Verlangen, aus dem Fenster zu springen, weshalb er festgehalten und sogar in eine Zwangsjacke gesteckt werden sollte. Er hat ein rotes Gesicht, heiße Haut und sagt, dass es zeitweise am ganzen Körper oder auch nur am Kopf brennt, wobei sein Kopf objektiv sehr heiß ist. Die ganze Zeit über sind seine Füße und manchmal auch die Hände jedoch eiskalt. Es scheint, als wäre alles Blut in den Kopf geströmt. Verschiedenste Wahnvorstellungen gehen mit diesen akuten psychotischen Anfällen einher; der Patient sieht Geister, fürchterliche Monster, merkwürdige Dinge und unförmige Gegenstände. Er fürchtet sich vor eingebildeten Dingen und möchte weglaufen. Im *Belladonna*-Delirium möchte der Patient aus dem Fenster springen, wegrennen oder von seinen Aufpassern davonlaufen, weil er glaubt, dass sie ihm etwas antun möchten. Die Manifestationen der Psychose bzw. des Deliriums sind von Gewalttätigkeit und Destruktivität gekennzeichnet. Der *Belladonna*-Patient muss in einem solchen akuten Zustand genau beobachtet, kontrolliert, festgehalten und manchmal sogar angebunden werden. „Rasende, gewalttätige Wut". Der Patient wird gewalttätig. „Er biß, statt das Verlangte zu essen, den hölzernen Löffel entzwei, zernagte die Schüssel und knurrte und bellte wie ein Hund." „Der Junge rannte übermütig lachend im Zimmer umher." Der Patient lacht wie wahnsinnig; laut, stürmisch. „Ein Stück Brot, das er für einen Stein hielt, warf er weit von sich." „Er tobt ganz rasend im Bette herum." „Abneigung gegen Lärm und Gesellschaft." Abneigung gegen Licht; besser im Dunkeln. Manchmal gerät der Patient zwischen seinen gewalttätigen Anfällen in einen passiveren Zustand, während dem er im Bett sitzt oder liegt und die Bettsachen zerreißt oder etwas kaputt macht, was ihm in die Hände kommt. Wenn er ein Hölzchen zu fassen bekommt, zerbricht er es. Die aktiven Phasen sind jedoch immer von Gewalttätigkeit und Heftigkeit geprägt.

Aufschrecken zieht sich durch sämtliche Beschwerden bei *Belladonna*, sei es das Delirium, Fieber oder Schmerzen. Der Patient fährt aus dem Schlaf hoch wie durch einen elektrischen Schlag. Sobald er einschläft durchfährt ihn ein Gefühl wie ein Elektroschock. In der *Reinen Arzneimittellehre* heißt es: „Er erschrickt sehr leicht, besonders wenn jemand zu ihm kömmt.“ Auch eine ausgeprägte Ängstlichkeit zieht sich durch das gesamte Arzneimittelbild. In den *Leitsymptomen* steht: „Furcht vor eingebildeten Dingen, möchte vor ihnen davonlaufen.“ Sobald das Delirium oder die Konvulsionen beendet sind, steht ihm die Furcht ins Gesicht geschrieben. Der Patient ist sehr aufgeregt, sein Kreislauf ist in Aufruhr, das Herz ist in Aufruhr; jede Bewegung oder jede Gefühlsregung führt zu starkem Herzklopfen.

Belladonna ist dem bisher gesagten nach ein *überempfindliches* Arzneimittel. Der Patient ist in einem Zustand der Hyperästhesie, sein Gewebe ist extrem gereizt. Man führt dies auf eine zunehmende Irritation der Nervenzentren zurück. Daraus resultiert wiederum ein empfindlicher Geschmacks-, Geruchs- und Tastsinn; das gesamte Sensorium ist empfindlich. Der Patient ist empfindlich gegen äußere Eindrücke, *gegen Licht, Geräusch, Berührung, Erschütterung*. Alle Sinneswahrnehmungen sind in heftigem Aufruhr. Die extreme nervöse Reizbarkeit ist wohl eins der hervorstechendsten Merkmale von *Belladonna* im Vergleich zu Arzneien wie *Opium*, die den Patienten jeglicher Sensitivität berauben. Je stärker die Kongestionen des *Belladonna*-Patienten, desto stärker ist seine Erregbarkeit. Bei *Opium* hingegen nimmt diese Erregbarkeit mit der Stärke der Kongestionen ab. Dennoch gibt es Ähnlichkeiten bei diesen Arzneimitteln, und zwar starke Ähnlichkeiten; beispielsweise im Ausdruck der Augen und des Gesichts, aber auch in den Pathologien. Wenn wir den pathologischen Zustand eines Patienten beschreiben würden, die Hirnkongestion, sein äußeres Erscheinungsbild, ohne die Heftigkeit im einen oder anderen Punkt zu erwähnen, könnte man nicht zwischen *Opium* und *Belladonna* unterscheiden. Die Mittel antidotieren sich auch oft gegenseitig. Aber wir verordnen unsere Mittel nicht anhand von Krankheitsbezeichnungen und Pathologien, sondern nach gründlicher Individualisierung.

Schwindel tritt bei dieser heftigen Erregung von *Belladonna* auf. Beim Umdrehen im Bett oder beim Bewegen des Kopfes wird dem Patienten schwindelig. „Alles dreht sich ihm.“ „Schwindel mit Pulsieren im Kopf.“ Das Bewegen des Kopfes verschlechtert die Pulsationen im Kopf und den Schwindel. Der Patient liegt still im Bett; er kann den Kopf nicht hochheben.

Die vermehrte Empfindlichkeit bezieht sich auch speziell auf die Kopfhaut, besonders bei Frauen. Die Patientin kann die Haare nicht hochbinden. Oftmals möchten *Belladonna*-Frauen auch nicht die Haare gekämmt oder gebürstet haben. „Sie lässt das Haar den bis zum Rücken hinunterhängen“, so empfindlich ist die Kopfhaut. „Gefühl, als würde am Kopfhaare gezogen.“ Das Haar darf nicht einmal berührt werden. Es gibt außer *Belladonna* noch wenige andere Arzneimittel, die auf diese extreme Irritation bei sehr empfindlichen Patienten passen. Beispielsweise *Hepar sulfuris*, wo der Patient vor Schmerz ohnmächtig wird. Oder *Nitricum acidum*, wenn er nicht das leiseste Geräusch von vorbeifahrenden Fahrzeugen erträgt, weil es so heftige Leiden bei ihm verursacht. Oder auch *Coffea*, wo Schritte auf dem Flur sämtliche Beschwerden verstärken; ein *Coffea*-Patient war so schmerzempfindlich, dass das Geräusch einer Person, welche drei Stockwerke über ihm in eine Tür eintrat, seine Beschwerden hef-

tigst verschlimmerte, obwohl niemand sonst das Geräusch gehört hatte. Auch beim *Nux vomica*-Patienten verstärken sich die Schmerzen am ganzen Körper durch das Geräusch von Schritten. Zum Wesen von *Belladonna* gehört ebenfalls diese Schmerzempfindlichkeit als Teil des gesamten gestörten Sensoriums; alle körperliche Funktionen sind verstärkt.
Der *Chamomilla*-Patient ist überempfindlich gegen Schmerzen, aber wir brauchen kein Mitgefühl mit ihm zu haben, er kämpft es mit sich alleine aus. Die *Belladonna*-Patienten, die *Pulsatilla*-Patienten und die *Nitricum acidum*-Patienten sind jedoch bedauernswert.
Ein weiteres eigenartiges Merkmal von *Belladonna* ist seine „reaktive Erregbarkeit“. Die Reaktion auf die Einnahme von Arzneimitteln ist so schnell und plötzlich, dass ich den Patienten oft noch bevor ich ihm den Rücken zugedreht habe, sagen hörte: „Diese Medizin hat mir gut getan.“ So schnell setzt die Reaktion ein. Bei vielen Arzneien setzt die Reaktion verlangsamt ein, aber bei *Belladonna* ist sie ebenso wie bei *Nux vomica* und *Zincum* beschleunigt. Diese Empfindlichkeit auf die Arzneimittel findet sich überwiegend bei hoch akuten Fällen, manchmal jedoch auch bei subchronischen. Bei *Cuprum* findet sich ebenfalls überall eine Empfindlichkeit; empfindliche Warzen; empfindliche Haut; empfindliche Polypen; alles ist empfindlich. Der *Cuprum*-Patient reagiert sogar so überempfindlich auf andere Arzneimittel, nur teilweise passende Mittel, dass diese nicht helfen werden, weil er überreagiert. Die kleinste Gabe, die mildeste Gabe, die einfachste Gabe führt zu einer Überreaktion und sein Zustand verschlechtert sich. Auch Gerüche verschlechtern seinen Zustand. Gut gewählte Arzneien stören anstatt zu heilen. *Cuprum* bringt den Patienten wieder herunter, bessert die Empfindlichkeit, und gut gewählte Mittel können schließlich heilend wirken und eine lange Wirkungsdauer erzielen. Anders als bei *Belladonna* kommt es bei *Cuprum* jedoch nicht zu diesen heftigen Kongestionen. Die Empfindlichkeit tritt nicht während der akuten Fieberstadien mit Kongestion, Klopfen und Zirkulationsstörungen auf, sondern bei subchronischen Beschwerden. Die Frauen und Kinder, die *Cuprum* als Heilmittel benötigen, sind so empfindlich, dass man ihnen kein Mitleid entgegenbringen kann. Es passt nicht für Hysterie, aber für diejenigen Patienten, die sich nicht unter Kontrolle halten können. Dies ist der Zustand von *Cuprum.*
Wir haben in der Homöopathie Arzneien für empfindliche Patienten, und auch besonders für empfindliche Frauen. Sie sind empfindlich gegen Gerüche, gegen jeglichen denkbaren Einfluss. Der Arzt, der hingeht und sich um diese armen, kranken Menschlein kümmert, der ihr Wesen versteht, ihren Charakter wahrnimmt und sie von ihren Leiden befreit, wird die Angehörigen auf seiner Seite haben, trotz des guten Rufes der Ärzte, die vor ihm behandelt hatten. Er sollte die Patienten jedoch nicht an seinem eigenen Sensorium messen – er könnte ja selbst ein „Dickhäuter“ sein. Aber er wird die sensiblen Patienten erkennen.

Kopf und Schwindel

Die Sensibilität zeigt sich auch bei den meisten *Belladonna*-Kopfschmerzen. Es sind stechende, klopfende, schießende Schmerzen, zugleich tritt die Hirnkongestion auf. Die Patienten sind empfindlich gegen Bewegung, Erschütterung, Licht,

Zugluft und sogar gegen Blinzeln mit den Augen. *Belladonna* ist angezeigt, wenn der Patient den Kopf mit dem Kopf hin und her rollt; der Kopfschmerz ist so stark, dass er ihn nicht ruhig halten kann, obwohl die Bewegung die Schmerzen noch verstärkt. Das *Belladonna*-Kind mit Hirnkongestion liegt da, wirft den Kopf hin und her und schreit gellend auf vor Schmerzen [Cri encephalique]. Nach einem kurzen Schlaf erwacht es dann wieder und beginnt sofort wieder, den Kopf hin und her zu werfen. Alle paar Minuten schreit es wieder; es verfällt dann in einen Stupor, der Kopf ist nach hinten gezogen, das zuvor gerötete Gesicht wird jetzt blass. Es kommt immer wieder in einen stuporösen Zustand, in dem es jedes Mal aufschreit. Bei allen Hirnaffektionen müssen wir aufpassen, dass der Magen nicht überladen wird. Er ist sehr schwach und kann nicht viel verdauen. Die Speisen sollten daher gut ausgewählt und leicht verdaulich sein.
Ausgeprägtes Schweregefühl des Kopfes. Der Patient hat das Gefühl, als wäre der Kopf ein schweres Gewicht und würde nach hinten gezogen. Wenn die oberen Rückenmarkshäute betroffen sind, wird der Kopf aufgrund einer Kontraktur der Nackenmuskeln nach hinten gezogen. Der *Belladonna*-Patient zieht seinen Kopf aber auch selbst in den Nacken, weil dies seine Kopfschmerzen häufig lindert. Diese Linderung hält an, solange der Kopf nach hinten gezogen ist. Das Vorbeugen des Kopfes beim Sitzen, Stehen oder Bücken verschlechtert die Kopfschmerzen. Es ist ein Gefühl, als ob das Gehirn aus dem Schädel herausfallen oder nach vorn gedrückt würde. Der Kopfschmerz wird durch das Vorbeugen so stark, dass er messerstichartig oder hämmernd wird. So wird der Schmerz von den Patienten beschrieben. Empfindung, als ob Nägel eingeschlagen würden oder Hämmern im Kopf; reißende Kopfschmerzen; gleichzeitig tritt drückender und klopfender Kopfschmerz auf. All diese Schmerzen werden beim Aufstehen vom Sitzen verstärkt. Klopfen, Pulsieren, als ob Hämmer gegen die Innenseite des Schädels schlagen würden; der Patient beschreibt die Empfindung so, als ob die Innenseite des Schädels eine einzige wunde Fläche wäre und bei jedem Pulsschlag mehrere Hämmer darauf schlügen. Manchmal lassen diese Schmerzen beim ruhig Sitzen oder Liegen nach; aber sobald der Patient aufsteht, beginnen die Hämmer wieder zu schlagen.
„Ausdehnung" ist ein Ausdruck, der oftmals von den Patienten und auch von den Prüfern von *Belladonna* angegeben wird. Ausdehnungsgefühl, als wäre der Kopf vergrößert; Drücken von innen nach außen. All diese Kopfschmerzen werden durch äußeren Druck gebessert. Manchmal verschlechtern Berührung oder Druck, aber wenn der Druck langsam gesteigert und sorgfältig ausgeübt wird, wie bei einem Verband oder einer eng sitzenden Mütze, lässt der Schmerz nach. Auch die Kopfschmerzen werden ausgelöst durch Aufenthalt an der kalten Luft mit unbedecktem Kopf. Manchmal entstehen auch nach dem Haareschneiden heftige Kopfschmerzen. Auch Blutandrang zum Kopf, der tagelang andauert, mit klopfenden, pulsierenden Kopfschmerzen kann durch Haareschneiden ausgelöst werden. Sogar Beschwerden an den Ohren, der Brust, aber auch Rheuma können beim *Belladonna*-Patienten durch Haareschneiden oder aber durch Aufenthalt in der Kälte ohne Kopfbedeckung ausgelöst; der Kopf ist sehr kälteempfindlich. Man kann sagen, dass bei *Belladonna* die Beschwerden verschiedener Körperteile vom Kopf ausgehen und von dort nach unten gehen.

Beschwerden in den Beinen, rheumatische Gelenkbeschwerden mit Rötung und Schwellung entstehen durch Entblößen des Kopfes, Kälteeinwirkung auf den Kopf, Nasswerden des Kopfes oder Durchnässung in einem plötzlichen Regenschauer. Es gibt eine Symptomatik bei *Belladonna*, die Sie wahrscheinlich verwirren wird, wenn ihnen ein Patient davon berichtet und Sie nichts davon gehört haben. Die Beschwerden bei *Belladonna* werden allgemein durch Ruhe gebessert und verschlechtern sich bei Bewegung; aber es gibt eine besondere Art der Ruhelosigkeit, die sehr kaum mit anzusehen ist. Der Patient leidet an reißenden Schmerzen, die von der Hüfte abwärts ziehen, und wegen denen er sich ständig bewegen muss. Sobald er zur Ruhe kommt, setzen diese Schmerzen ein. Sie ziehen manchmal nach unten, manchmal aber auch entlang den Nerven rauf und runter. Diese Beschwerden werden ausgelöst durch Kälteeinwirkung auf den Kopf, nicht aber durch Nasswerden der Füße, wie man vielleicht auch denken könnte. Die Beschwerden von *Aconit* und *Pulsatilla* entstehen durch Nasswerden der Füße, und sie erstrecken sich nach oben; sie nehmen ihren Anfang in den Füßen und gehen nach oben, bis in den Kopf. Die Beschwerden bei *Belladonna* dagegen entstehen durch Kälteeinwirkung auf den Kopf und wandern nach unten; manchmal verbleiben sie im Kopf, manchmal gehen sie aber auch auf die Brust, den Magen, das Abdomen, den Uterus oder die Ovarien über. Auch bei *Rhus toxicodendron* entstehen die Krankheiten nach Durchnässung, aber sie verbleiben in den durchnässten Körperteilen. Wenn die Beine nass geworden sind, kommt es zu Rheuma in den Beinen. Dies ist ein großer Unterschied, und diese Unterscheidung muss vor jeder Verordnung gemacht werden. Homöopathie ist immer eine Frage der Individualisierung der Symptome, und das betrifft auch die Art und Weise, wie sich die Beschwerden ausbreiten. Manchmal beginnen die Leiden auf der rechten Körperseite und gehen auf die Linke über. Manche Beschwerden beginnen auch in oberen Körperteilen und wandern nach unten – und das ist auch die Richtung, in der *Belladonna* wirkt. Bei manchen Arzneien entsteht Kopfschmerz nach Kaltwerden der Füße, beispielsweise durch einen Luftzug (*Silicea*). Bei *Belladonna* jedoch kommt es durch Kaltwerden des Kopfes zu Kopfschmerzen oder Neuralgien der Beine. Schmerz, der in Ruhe auftritt, ist bei *Belladonna* die Ausnahme. Und dies zeigt wieder, wie wichtig es ist, zwischen Allgemeinsymptomen und lokalen Beschwerden zu unterscheiden. Ohne diese Unterscheidung können sie niemals eine treffende Verordnung machen. Die Beschwerden der unteren Gliedmaßen, die sich in Ruhe verschlechtern, sind in diesem Falle die Lokalsymptome. Der Patient bzw. der Allgemeinzustand des Patienten sowie die Symptome bessern sich in Ruhe. Alle Symptome, die den Patienten als Ganzes betreffen, bessern sich in Ruhe; die bereits beschriebenen neuralgischen Schmerzen der unteren Extremitäten jedoch werden durch Bewegung gebessert und durch Ruhe verschlechtert. Dies besagt jedoch nicht, dass sich *alle* Schmerzen der Beine durch Bewegung bessern; vielmehr werden die rheumatischen Schmerzen immer durch Ruhe gebessert und durch Bewegung verschlechtert. Nur diese von der Hüfte nach unten ziehenden Schmerzen, die ohne Schwellung einhergehen, treten bei Ruhe auf. Alle Arzneien haben irgendwelche Absonderlichkeiten, und nur das Herausfinden dieser Eigenarten befähigt uns, gute Verordner zu werden.

Verlieren Sie bei all den Beschwerden von *Belladonna* niemals den Blutandrang nach oben aus den Augen. Blutandrang nach oben, mit kalten Extremitäten. Der Kopf ist heiß, die Hände und Füße jedoch kalt.

Augen

Belladonna wird bei verschiedenen entzündlichen Augenerkrankungen eingesetzt. Der Patient hat glasige Augen, erweiterte Pupillen, ein gerötetes Gesicht, und auch die entzündeten Körperteile sind stark gerötet. Alle Gewebe des Auges können bei *Belladonna* entzündet sein, beispielsweise die Lider, die verschiedenen Anteile des Augapfels; es kommt zu heftigen Schmerzen. Hitze, Rötung und Brennen – diese drei ausgeprägten Merkmale, die sich durch das gesamte Mittelbild ziehen, treten auch bei Augenaffektionen auf. Pulsieren in den Augen, Schwellung, Tränenfluss; heftige Schmerzen; sämtliche Augenleiden verschlechtern sich durch Bewegung und durch Licht. Heftige Lichtscheu. Lichtblitze und Flackern vor den Augen. Beim Lesen erscheinen die Linien gekrümmt. Trübsichtigkeit oder sogar Blindheit. Heftige Kongestion und Völlegefühl der betroffenen Gewebe. Netzhautblutung. Halb geöffnete, hervortretende Augen; starrer Blick. Diese Zeichen können Sie bei Neugeborenen mit Hirnkongestionen sehen, die im stuporösen Zustand daliegen; die Augen sind halb geöffnet, das Gesicht ist stark gerötet und sehr heiß; das Kind rollt den Kopf hin und her. Wenn der Zustand mehrere Tage andauert, wird das Gesicht zusehends blasser und der Kopf nach hinten gezogen. Bei diesen kongestiven Leiden liegt das Kind mit halb geöffneten Augen da, nahezu ohne Zwinkern. Orbitalneuralgien. Hervorstehende Augen mit erweiterten Pupillen. Entzündung des Sehnervs und der Netzhaut. Die Augen sind kongestioniert und gerötet. Ein weiteres charakteristisches Symptom der Augen ist Strabismus (Schielen). Das Schielen nimmt aber nicht allmahlich zu – solche Fälle sind oftmals nur chirurgisch zu beheben – sondern setzt zusammen mit der Hirnkongestion und dem typischen Zustand mit erweiterten Pupillen und Hin- und Herrollen des Kopfes, gerötetem Gesicht, klopfenden Karotiden und intensiver Hitze rasch ein. Nach ein oder zwei Tagen drehen sich die Augen nach innen und das Kind schielt. Dies ist eine weitere Indikation für *Belladonna*. Manchmal bleibt das Schielen nach Abklingen einer heftigen Hirnkongestion weiterhin bestehen, und dann ist hin und wieder ebenfalls *Belladonna* das richtige Mittel. Alle diese Beschwerden, die aufgrund einer zirkulatorischen Störung entstehen, sollten mit Hilfe homöopathischer Mittel geheilt und niemals operiert werden. Obwohl sie manchmal noch längere Zeit, eventuell sogar mehrere Monate lang, bestehen bleiben können, werden sie doch durch das passend gewählte Mittel geheilt. Diejenigen Fälle von Strabismus jedoch, die sich allmählich entwickeln oder wenn die Störungen angeboren sind, werden sich durch unsere Arzneien nicht heilen lassen. Nur das krampfartige Schielen, das durch die zerebrale Kongestion ausgelöst oder damit einhergeht, kann homöopathisch geheilt werden. Bei Kongestionen der Leber und Darmkatarrh verfärben sich die Skleren gelb.

Ohren

Bei eitrigen Ohrenentzündungen ist *Belladonna* nur selten hilfreich. In diesen Fällen brauchen wir eine tiefer wirkende Arznei. Obwohl die für *Belladonna* typischen Schmerzen, die Überempfindlichkeit und die Entzündungszeichen vorliegen können – die Beschwerden, die tatsächlich *Belladonna* indizieren, gehen selten in Eiterung über.

Hals

Kommen wir nun zu den Schleimhäuten. An den Schleimhäuten von Nase, Mund, Rachen, Kehle, Bronchien, Eustachischen Röhre zeigt sich ein weiteres wichtiges Merkmal von *Belladonna*, das die meisten seiner Beschwerden charakterisiert, nämlich *starke Trockenheit* oder Trockenheitsgefühl. Trockenheit in der Nase, im Mund, auf der Zunge. An den Bronchien zeigt sich die Trockenheit durch trockenen Husten oder krampfartige Atemwegsbeschwerden. Die Trockenheit der Schleimhäute ist ein Allgemeinsymptom nimmt bei Schnupfen, Halsbeschwerden und Husten zu; immer sind jedoch alle Schleimhäute betroffen. Es ist ähnlich wie bei *Phosphorus*. Halsentzündungen von *Phosphorus* gehen immer mit trockenem Mund, trockener Zunge und Trockenheit der Atemwege einher. Auch Schnupfen mit viel Niesen gehört zum Arzneimittelbild von *Belladonna*. Kribbeln, Brennen in der Nase. Hitzegefühl in der Nase. Gleichzeitig mit den Schnupfensymptomen zeigt sich der allgemeine Zustand von *Belladonna* – die Gesichtsröte, die starke Hitze, heißer Kopf und kalte Extremitäten, heftiger Kopfschmerz aufgrund der genannten Trockenheit. Diese extreme Trockenheit der Schleimhäute kann zuweilen Schmerzen verursachen, weil keine Absonderung über die Schleimhäute mehr stattfindet. Sobald Ausscheidungen unterdrückt werden, entsteht Fieber, und dies ist bei *Belladonna* sehr ausgeprägt. Die Unterdrückung führt zu Fieber mit Hitze, Röte und Brennen; das Gesicht ist rot und brennt; Hitze des Gesichts und des Kopfes, dabei kalte Extremitäten. In den *Leitsymptomen* heißt es: „Unterdrückter Nasenkatarrh, mit rasenden Kopfschmerzen." Nun, im Winter, bei kaltem Wetter oder bei Wetterumschwung haben die meisten Menschen mehr oder weniger Schleimabsonderungen aus der Nase, den Augen und den Luftwegen. Es geht ihnen damit auch insgesamt gut. Aber Vorsicht, wenn diese Sekretionen plötzlich aufhören und die Schleimhäute trocken werden. Dann kommt es zu schrecklichen, klopfenden Kopfschmerzen, die Patienten werden wahnsinnig vor Schmerzen. *Belladonna* passt daher also nicht bei den chronischen Katarrhen mit reichlichen, dicken, gelben Schleimabsonderungen. Bei den Katarrhen, die *Belladonna* heilen kann, kommt es lediglich zu einer vermehrten Absonderung eines weißlichen Schleims. Wenn die Nasenabsonderung dick und gelb war, und dann plötzlich aufgrund einer Erkältung aufhört und sich ein Schnupfen entwickelt, ist *Belladonna* nutzlos. Bedenken Sie immer, dass Sie bei der Unterdrückung eines Katarrhs eine Arznei wählen, die in ihrer Wirkrichtung auch die Symptome in sich trägt, die unterdrückt wurden. Daher werden bei Katarrhen mit dicker, gelblich-grüner Absonderung eher Mittel wie *Mercurius*, *Sulphur* oder *Pulsatilla* hilfreich sein; damit liegen Sie innerhalb der Reichweite der Mittel, um die Sekretionen wieder in Gang zu bringen und gleichzeitig eine heilende Wirkung auf die betroffenen Gewebe auszuüben. Sie verhelfen dem Patienten zu einem erheblich besseren Allgemeinzustand.

Gesicht
Heftige reißende oder klopfende Gesichtsschmerzen, zumeist eher rechtsseitig. Die Schmerzen verstärken sich durch Erschütterung und gehen mit starker Hitze, klopfenden Karotiden und heißem Kopf einher. Sie werden durch Aufenthalt oder Fahren in kaltem Wind ausgelöst. *Belladonna* hat auch Gesichtslähmungen geheilt, aber normalerweise ist *Causticum* hier das richtige Mittel, wenn die Beschwerden durch Fahren im Wind entstanden sind. Krämpfe der Gesichtsmuskeln. Heftige Gesichtszuckungen. Gesichtsrose; das Gesicht ist hellrot und nimmt langsam eine purpurne Färbung an, wenn Fieber mit einhergeht. Bei neuralgischen Gesichtsschmerzen treten bei *Belladonna* immer mehr oder weniger heftige Kongestionen des Gesichts und heftige Schmerzen auf, das Gesicht ist hellrot. Bei septischen Zuständen, wenn das Fieber hartnäckig wird und das Blut sich zersetzt, wird das ehemals dunkelrote Gesicht jetzt fleckig. Dasselbe tritt auch bei *Baptisia* auf, aber bei *Baptisia* ist dieses Zeichen ausgeprägter als bei *Belladonna*. „Gesichtsröte mit brennender Hitze."

Mund und Zähne
Auch im Zahnbereich kommt es zu zahlreichen Schmerzen und Kongestionen mit dem typischen *Belladonna*-Charakter. Die Zähne sind sehr empfindlich. Die Zunge eines *Belladonna*-Patienten ist aufgrund der allgemeinen Trockenheit der Schleimhäute normalerweise trocken. Trockener Mund; trockene, geschwollene, hervortretende Zunge; die Zunge ist trocken und hart und fühlt sich wie Leder an. Empfindungslosigkeit der Zunge, Geschmacksverlust, Kraftlosigkeit der Zunge und Sprachlosigkeit sind Merkmale von *Belladonna*. Paralytische Schwäche der Zunge. Zittern der Zunge beim Herausstrecken. Die Zunge wird kraftlos und zitternd herausgestreckt; schon nach wenigen Tagen Fieber ist der *Belladonna*-Patient stark erschöpft und von einer nahezu lähmungsartigen Schwäche befallen. Sobald er die Hand hebt und einen Moment oben hält, beginnt sie auf die gleiche Weise zu zittern wie die Zunge. Das, was an der Zunge auftritt, ist nur ein weiterer Teil des Allgemeinzustandes des Patienten; das Zittern entsteht aufgrund der Kongestion der Nervenzentren. Die Zungenpapillen sind aufgerichtet, die Zunge ist hellrot. Die hellrote Zunge mit den aufgerichteten Papillen tritt auf bei Scharlachfieber und Hirnkongestion. Als ich über *Arum triphyllum* gesprochen habe, habe ich die ausgeprägte „Erdbeerzunge" erwähnt. Bei *Belladonna* tritt dasselbe auf. Die Zunge ist erdbeerrot und die Papillen stehen nach oben wie Samenkörnchen. „Roter Streifen in der Mitte der Zunge, breiter zur Zungenspitze hin." „Zunge weiß in der Mitte, die Ränder rot" – so steht es in den *Leitsymptomen*. Dass bei Hirnaffektionen eine weiße Zunge auftritt, ist nicht ungewöhnlich. Die Zunge des *Belladonna*-Patienten ist bei diesen Beschwerden dick, milchigweiß belegt. Mundtrockenheit mit oder ohne Durst. Durst ist ein wichtiges Merkmal von *Belladonna*, wie wir gleich sehen werden, wenn wir uns mit den Magenbeschwerden des Mittels beschäftigen. Manchmal hat der *Belladonna*-Patient Durst auf große Mengen, manchmal möchte er sich nur den Mund damit anfeuchten, wie bei *Arsenicum*. Es ist ein charakteristisches Merkmal sowohl bei *Belladonna* als auch bei *Arsenicum*, dass der Patient häufig kleine

Schlucke nimmt, gerade genug um sich die ausgetrocknete Zunge, den Mund oder den Hals zu befeuchten.

Hals

Trockenheit der hinteren Nasenöffnungen; der Schleim, den von dort herunterzieht, ist zäh, fadenziehend, sehr spärlich, außerdem weiß oder eventuell auch blutig. Nun, ich habe bislang noch nicht über blutige Absonderungen und Blutungen bei *Belladonna* gesprochen. Aber bevor wir mit der Ausarbeitung des Mittels fertig sind, werden Sie feststellen, dass es ein wichtiges Mittel bei Hämorrhagien ist, dass es leicht zu Blutungen kommt. Es treten beispielsweise Blutungen aus den Augen, der Nase, dem Hals, dem Kehlkopf, aus der Brust, der Blase und der Gebärmutter auf. Geschwüre bluten. Kleine, höchstens stecknadelkopfgroße Geschwüre im Hals. Kleine, aphthöse Geschwüre im Hals, die bluten. Es kommt auch zu apthösen Entzündungen des Rachens, aber bei den meisten Halsbeschwerden ist der Rachen rot und trocken, extrem empfindlich, stark geschwollen und der Patient kann nicht schlucken. Schlucken ist sehr schmerzhaft und die umliegenden Bereiche sind bei Halsentzündungen sehr empfindlich. Entzündung und Schwellung der Tonsillen bei einer Erkältung mit Gesichtsröte, intensivem Hitzegefühl, klopfenden Karotiden, hohem Fieber. Rachen und Gaumen sind hochrot. Der weiche Gaumen und die Tonsillen sind angeschwollen. Das Schlucken ist schmerzhaft, besonders von Flüssigkeiten. Kloßige Sprache. Kloßgefühl im Hals aufgrund der geschwollenen Rachenmandeln. Andauerndes Kratzen im Hals und Räuspern. Rachen und Kehlkopf befinden sich gewöhnlich in einem krampfartigen Zustand; teilweise aufgrund der Trockenheit, teilweise aufgrund der empfindlichen regionären Nervenfasern. Gefühl, als würde der Hals beim Einschlafen oder Husten umklammert. Ösophagusspasmen. „Krampfhaftes Zusammenschnüren des Schlundes." Krampfartiges Zusammenschnürungsgefühl des Kehlkopfes, des Rachens, des Halses. Bei *Belladonna* treten zusammenziehende Schmerzen in verschiedenen Körperteilen auf; es fühlt sich an, als ob sie von Fingern umklammert würden. Dieses Gefühl einer Umklammerung wird beispielsweise im Uterus, in der Leber, im Gehirn und im Hals empfunden; es ist ein Spasmus. Rucken und Zucken, heftige Schmerzen in den betroffenen Körperteilen – dies sind starke Charakteristika von *Belladonna.* Weil er es nicht besser beschreiben kann, sagt der Patient dann beispielsweise: „Herr Doktor, es fühlt sich an, als würde mich hier etwas umgreifen." Diese zusammenziehende Empfindung tritt bei Halsentzündungen während des Schluckaktes auf; dadurch geraten Speisen oder Flüssigkeiten nach oben in die Nase, manchmal auch aus der Nase heraus. Dieses Symptom tritt auch bei anderen Arzneien aufgrund einer Lähmung auf; die für den Schluckvorgang benötigten Muskeln sind gelähmt und können die normale Konstriktionsbewegung, durch welche der Speisebrei nach unten in den Magen befördert wird, nicht ausführen. Stattdessen wird er nach oben transportiert und führt zu Würgereiz. Bei *Belladonna* liegt es an den starken Entzündungen und den Krämpfen im Hals, bei *Lachesis* an einer Lähmung, die nach Diphtherie eintritt und bei *Alumina* an Spasmen der Speiseröhre. Bei *Lachseis* und *Alumina* entwickeln sich die Beschwerden jedoch langsam, bei

Belladonna dagegen sehr rasch. Im frühen Fieberstadium kommt es zu Irritation, später dann zu Erschlaffung der Muskeln. Rasche Bildung von Aphthen auf den Tonsillen. Bei der bereits beschriebenen Halsentzündung kommt es fast immer zu Vergrößerung und Entzündung bzw. zu Schmerzhaftigkeit der Lymphknoten am Unterkiefer und Nacken. Empfindlichkeit ist für gewöhnlich ein weiteres Begleitsymptom der Halsentzündung von *Belladonna*.

Magen/ Abdomen

Ein eigenartiges Symptom, das bei den meisten fieberhaften *Belladonna*-Erkrankungen jeglicher Art auftritt, ist ein unstillbares Verlangen nach Zitronen und Zitronensaft. Auch Limonade scheint manchmal zu helfen. Im akuten Zustand jedenfalls, wenn ein derartiges Verlangen besteht, tun dem Patienten die Zitronen meistens gut. Bei Krankheiten besteht oftmals ein eigenartiges Nahrungsverlangen. Man darf dabei mit den Verboten nicht allzu streng sein und einem Patienten beispielsweise, der bei einer akuten Erkrankung ein Verlangen nach Bier hat, ihm dieses abstreiten. „Durst auf Wasser wandelt sich in Durst auf Bier." Durst auf Dinge, die man ihm auch nicht zugestehen würde, wenn er gesund wäre. „Ungeheurer Durst auf kaltes Wasser."
Im Magen-Darm-Bereich kommt es zu Entzündungen, die man in einer Gruppe zusammenfassen kann. Schmerz, Brennen, Auftreibung, Reizung. Die betroffenen Bereiche sind empfindlich gegen Erschütterung, die geringste Bewegung und den leichtesten Druck. Der ganze Patient reagiert empfindlich auf Erschütterung und Bewegung. „Magenschmerzen, die sich bis zum Rücken, zur Gegend zwischen den Schulterblättern erstrecken." Magenentzündung durch Verkühlen, mit starker Hitze und Brennen. Auch heftige Kolikschmerzen und intensive Krampfschmerzen bei Kindern werden durch *Belladonna* geheilt. Das Gesicht ist rot und heiß; der Schmerz wird nur durch Zusammenkrümmen gelindert. Es gibt auch Ausnahmefälle, bei denen die Beschwerden durch Zurückbeugen gebessert werden, ahnlich wie bei *Dioscorea*. Die Mutter stellt fest, die Koliken des Kindes besser werden, wenn sie es auf dem Arm hält. Dies ist ähnlich wie bei *Colocynthis*; allerdings fehlt bei *Colocynthis* das hohe Fieber und der ausgeprägte Durst. Der Schmerz sitzt an einer Stelle, der Patient leidet unter heftigen Bauchkoliken, die durch Zusammenkrümmen oder durch Liegen mit dem Bauch auf einer harten Kante gebessert werden. Auf diese Symptomatik hin kann *Colocynthis* verordnet werden. „Starke Schmerzen in der Ileozökalregion; kann nicht die leiseste Berührung vertragen, nicht einmal die Berührung durch die Bettdecke." Es gibt daher auch Fälle von Appendizitis, die durch *Belladonna* geheilt werden.

Rektum und Stuhl

Belladonna passt bei dysenterischen Beschwerden. Durchfall mit spärlichen, flüssigen Stühlen; starkes Drängen, dabei jedoch Blutandrang zum Gesicht. Hitze, Röte und Brennen an Gesicht und Kopf. Die Extremitäten sind kalt, der Kopf ist heiß. Der Patient muss sich beim Stuhlgang stark anstrengen, dennoch geht nur wenig Stuhl ab. „Krampfhaftes Zusammenschnüren des Sphinkter ani." „Hämorrhoiden." Die Hämorrhoiden von *Belladonna* sind sehr schmerzhaft, intensiv gerötet, stark angeschwollen und hochgradig entzündet; sie sind sehr berührungsempfindlich, der Patient liegt mit weit abgespreizten Beinen im Bett. Die Hämorrhoiden sind sehr schmerzhaft und brennen.

Harnwege und Urin

Kein anderes Mittel beinhaltet eine stärkere Reizung der Blase und Harnwege als *Belladonna*. Es kommt zu einem anhaltenden Harndrang. Der Urin tröpfelt, mit heftigem Brennen entlang der gesamten Harnröhre. Der gesamte Harntrakt ist gereizt. *Belladonna* hat Blasenentzündungen geheilt. Gleichzeitig mit der Reizung und Kongestion der Blase kommt es zu der Empfindlichkeit gegen Druck und Erschütterung, die wir auch an allen anderen Körperteilen finden, wenn *Belladonna* angezeigt ist. Auch der Gemütszustand sowie das gesamte Nervensystem sind gereizt. Blasentenesmus. Auch nach dem Wasserlassen sitzt der Patient noch mit quälendem Harndrang auf der Toilette. Die Harnabsonderung ist vermindert, der Harn ist blutig, zuweilen geht reines Blut oder kleine Blutklumpen ab. Eine beträchtliche Blutmenge aus der Blase geht in kleinen Klümpchen ab. „Urin sieht aus wie mit Ziegelmehl vermengt, mit streifigen Trübungen; stark sauer riechend." Auch krampfhafte Harnverhaltung oder unwillkürlicher Harnabgang gehören zum Arzneimittelbild von *Belladonna*. Harntröpfeln bei Gehirnaffektionen. Harntröpfeln im Schlaf. Der Patient träumt, dass er uriniert, wobei unwillkürlich Harn abgeht. Harnverhaltung nach Schock, bei Hirnkongestion oder nach der Entbindung. Die Blase ist gefüllt, schmerzhaft und sehr empfindlich. Unwillkürliches Harnträufeln beim Stehen und Gehen, manchmal auch bei der geringsten Bewegung. Heftiger und plötzlicher Harndrang; sobald sich etwas Harn in der Blase angesammelt hat, kommt es zu plötzlichem, schmerzhaftem Drängen. Auch am Blasenhals treten viele Beschwerden auf, zumeist krampfartige. Der Patient hat das Gefühl, als würde der Blasenhals umklammert. Während dem Wasserlassen und auch sonst kann es zu krampfhaften Beschwerden im Blasenhals kommen, beispielsweise durch Schock, Kälte, Angst oder geistige Irritationen verursacht. Durch Verkühlung oder an der kalten Luft kommt es zu Harninkontinenz bei Frauen, die neben *Belladonna* auch *Dulcamara* oder *Causticum* indizieren kann. Die Patientin schreckt aus dem Schlaf hoch und nässt das Bett ein, beispielsweise nach einem schrecklichen Traum. Oder beim Einschlafen durchzuckt es sie wie ein elektrischer Schlag und sie nässt ein. *Belladonna* ist voll von diesen kleinen, eigentümlichen Symptomen; sie sind aber nichts anderes als Hinweise auf den allgemeinen krampfhaften Zustand und die Erregbarkeit der gesamten *Belladonna*-Konstitution. Diese ungewöhnlichen Modalitäten und Zustände, die Erregbarkeit aller Körperteile, besonders aber in Organen, die einen Schließmuskel oder Ringmuskeln haben. Es kommt zu dem Umklammerungsgefühl, beispielsweise am Blasenhals oder am Scheidenmund; oder aber zu einem Zusammenziehungsgefühl, wie an der Gebärmutter oder an Gängen oder Kanälen. Der Blasenhals ist jedoch besonders betroffen. Die Beschwerden von *Belladonna* betreffen mehr Frauen als Männer. Es sind die Beschwerden und Zustände, die mit den weiblichen Geschlechtsorganen, der Schwangerschaft, der Entbindung und den weiblichen Brüsten zusammenhängen, die nach *Belladonna* verlangen.

Es ist darüber hinaus ein wirklich wichtiges Mittel für nervöse, empfindliche Frauen mit reizbarem Gewebe.

Weibliche Geschlechtsorgane

Bei den männlichen Geschlechtsorganen finden wir nur wenige wichtige Symptome. Bei den weiblichen Geschlechtsorganen hingegen treten zahlreiche und teilweise sehr beschwerliche Symptome auf. Die Bereiche sind empfindlich und schmerzhaft. Die Gebärmutter und die Eierstöcke sind kongestioniert und empfindlich gegen Berührung und Erschütterung. Die Gebärmutter ist gereizt, vergrößert sich schließlich und wird schmerzhaft und berührungsempfindlich. Manchmal tritt dieser Zustand nach einer Entbindung auf. Oder aber die Gebärmutter vergrößert sich nach jeder Monatsblutung ein wenig. Sie verkleinert sich nicht mehr auf ihre ursprüngliche Größe, sondern bleibt kongestioniert, und die Frau hat auch zwischen der Periode das Gefühl, als hätte sie ihre Monatsblutung. Zerschlagenes Gefühl in der Gebärmutter mit Empfindlichkeit gegen Erschütterung. Der Monatsfluss ist reichlich und klumpig. Das auffallendste Merkmal jedoch sind die Gebärmutterblutungen. Sie entstehen aufgrund der Kongestion und gehen mit Krämpfen und großer Empfindlichkeit einher. Heftige krampfartige Kontraktionen der Gebärmutter. Starkes Wundheitsgefühl mit reichlicher Absonderung von *hellrotem Blut mit einzelnen Klumpen ist die charakteristische Eigenschaft der Belladonna-Menstruation.* Hierin ähnelt es *Sabina.* Beide Arzneien sind hochwertig angezeigt bei derlei Blutungen. Der Uterus füllt sich mit Blutklumpen, die dann durch eine wehenartige Kontraktion der Gebärmutter ausgetrieben werden. Danach setzt reichlicher Blutfluss ein, bis sich der Vorgang erneut wiederholt und sich wieder Blutklumpen bilden; wieder kommt es zu den wehenartigen Kontraktionen und der Blutung, und der Vorgang beginnt erneut. Das Blut verklumpt schnell und die Blutung geht mit großer Erschöpfung einher. Dies geschieht meist ohne äußere Ursache. Die Gebärmutterblutung kann auch nach einem Abort auftreten, und *Belladonna* ist ein hervorragendes Heilmittel, um Blutungen nach einem Abort zu stillen. Es ist grundsätzlich egal, welche Ursache hinter der Gebärmutterblutung steckt; sofern gleichzeitig die Empfindlichkeit auftritt, ist *Belladonna* die richtige Arznei. Der Unterleib ist empfindlich gegen Berührung und Erschütterung; die Patientin ist gereizt, empfindlich und in einem nervösen Erregungszustand, sowohl beim Wachsein als auch im Schlaf; zumeist hat sie auch Fieber. *Belladonna* kann bei Blutungen mit Fieber angezeigt sein, für gewöhnlich jedoch setzt die Blutung an Stelle des Fiebers ein und das Fieber geht zurück. *Belladonna* ist auch ein hervorragendes Mittel bei Gebärmutterblutung nach der Entbindung. *Das Blut fühlt sich heiß an.* Gebärmutterblutung mit Sanduhrkontraktion. Es ist nicht ungewöhnlich, dass die Plazenta in der Mitte durch eine Kontraktion der Gebärmutter wie eine Sanduhr eingeschnürt wird. Dadurch löst sie sich an verschiedenen Stellen von der Gebärmutter ab und es setzt eine reichliche Blutung ein. *Belladonna* lindert diese Sanduhrkontraktion.

Auch heftigste Fälle von Dysmenorrhö gehören zum Mittelbild von *Belladonna.* Wehenartige Schmerzen. Krampfartige Wehen. Für gewöhnlich kommen bei *Belladonna* zirkuläre Kontraktionen vor. Alle Muskelfasern sollten eigentlich bei der

Geburt gleichmäßig kontrahieren, damit das Kind unter langsam ansteigendem Druck herausgedrückt wird. Bei *Belladonna* jedoch ist es, als ob ein Seil um die Gebärmutter gespannt und festgezogen wird, was eine normale Wehentätigkeit verhindert. Dasselbe Empfinden tritt auch bei Dysmenorrhö auf. Es kommt zu einer heftigen Kontraktion der Ringmuskeln, was von den betroffenen Frauen oftmals beschrieben wird als Gefühl, als würde die Gebärmutter mit einem Seil zugeschnürt. Das Mittelbild von *Belladonna* ist reich an krampfartigen Beschwerden, Blutungen, Irritationen und Wundheitsgefühl; die betroffenen Teile sind sehr schmerzempfindlich und die betroffenen Frauen ist vollkommen außer sich vor Schmerzen. Hinzu kommen noch Schmerzen in den Eierstöcken. *Belladonna* ist in vielerlei Hinsicht ein rechtsseitiges Mittel; daher ist gewöhnlich das rechte Ovar schmerzhafter als das linke oder aber das rechte ist alleine betroffen. Es ist dasselbe wie bei den Halsbeschwerden oder Beschwerden anderer Körperteile. „Schmerzen in den Ovarien mit dem Einsetzen der Menses." „Schmerzen in der Beckengegend, die plötzlich kommen und genauso plötzlich wieder gehen." Die charakteristischen *Belladonna*-Schmerzen setzen plötzlich ein, verbleiben zuweilen ein paar Sekunden oder auch Minuten lang, und vergehen plötzlich wieder. Schmerzen durch Kongestion des Uterus. Akute Entzündung der Gebärmutter. „Vergrößerung des Uterus und periodisch wiederkehrendes, krampfartiges Herabdrängen." Auch eine Erschlaffung der Unterleibsorgane kommt bei *Belladonna* vor. Die Gebärmutter war kongestioniert und ist vergrößert und schwer; die Bänder des Halteapparates sind dadurch überdehnt, erschlafft und verlängert. Die schwere Gebärmutter dehnt sie immer weiter aus, und daraus entsteht schließlich bei den Frauen das herabdrängende Gefühl, als würde die Gebärmutter herausfallen würde. Es wird von manchen Frauen auch als Gefühl beschrieben, als ob die Gebärmutter durch einen Trichter nach unten gedrückt würde. Dies sind die Empfindungen von Frauen, die an Gebärmuttervorfall leiden. Die Erschlaffung der Bänder tritt übrigens auch häufig bei Vergiftungen mit Mutterkorn auf. Die Gebärmutter verlagert sich also nach unten und tritt teilweise zwischen den Schamlippen hervor. Dieser Vorfall, mit dem Gefühl, als würden sämtliche Unterleibsorgane herausgedrängt, ist ein häufiges Symptom von *Belladonna*, gleichzeitig sind die Frauen auch empfindlich gegen jegliche Erschütterung. Die Unterleibsorgane sind sehr empfindlich. Die Gebärmutter fühlt sich wund und schwer an. Manche Frauen können sogar nur mit weit auseinander gespreizten Beinen sitzen, aufgrund der Empfindlichkeit des Gebärmutterhalses, der zwischen den Schamlippen heraustritt. „Muss sitzen; kann nicht liegen." Viele *Belladonna*-Patienten können nicht flach liegen aufgrund der Überdehnung der Bauchmuskeln. Wenn sie sich hinlegen, dann müssen sie die Beine anziehen, um die Bauchmuskulatur zu entspannen. Sie müssen sitzen oder eine gekrümmte Haltung einnehmen. Die Unterleibsorgane sind sehr empfindlich. Drücken und Drängen in Richtung der Geschlechtsorgane. Bei *Belladonna* gibt es alle möglichen Positionen, bei denen es den Patienten besser oder schlechter geht, abhängig davon, welche Muskelgruppen betroffen sind. Manche Patienten können eher liegen als sitzen, aber nahezu allen geht es im Stehen schlechter. Einigen geht es im Sitzen mit weit abgespreizten Beinen besser. Zumeist geht es den Patienten jedoch durch zu starkes Beugen nach vorne

schlechter. Beim Sitzen im Stuhl können sie sich nicht zu weit nach vorne beugen, aber genauso wenig können sie sich nach hinten lehnen, ohne das Leiden zu erhöhen. Die Unterleibsorgane sind so empfindlich und geschwollen. Die Beschwerden werden verschlimmert durch Bewegung, Erschütterung, Aufregung oder auch durch das Geräusch einer zuschlagenden Türe, weil es dadurch zu Muskelzuckungen kommt. All dies verdeutlicht die Empfindlichkeit der gereizten Organe. Des Weiteren kommt es an den inneren und äußeren Genitalien zu Brennen, Stechen und zu starker Hitze. Oftmals treten auch reißende Schmerzen auf, die als Steigerung des Umklammerungs- und Zusammenziehungsgefühls zu betrachten sind und auf Krämpfe der Ringmuskeln zurückgehen.
Belladonna passt hervorragend auf schwangere, plethorische Frauen, die extrem empfindlich sind und nach einer Erkältung unter Blutandrang leiden; es kommt zu einem Wundheitsgefühl in der Gebärmutter, und es droht eine Fehlgeburt. Es ist auch angezeigt nach Blutungen während oder nach Abort. *Belladonna* ist ebenfalls angezeigt bei robusten, plethorischen Frauen mit rotem Gesicht, die spät im Leben geheiratet haben und schwanger werden; am Tage der Entbindung sind die Muskeln der Unterleibsorgane schließlich so angespannt, dass die Gebärmutter nicht entspannen kann. Die Patientin hat einen Blutandrang mit Hitzegefühl, sie ist in einem Erregungszustand und äußerst empfindlich gegen Berührung oder Erschütterung. Kurz nach der Gabe *Belladonna* wird eine Entspannung der Muskulatur einsetzen. Man darf jedoch nicht erwarten, dass es eine leichte Geburt sein wird, da Frauen, die erst mit 28 oder 30 Jahren schwanger werden, zumeist unter verlängerten Wehen zu leiden haben.
Es gibt ein starkes Charakteristikum der Blutungen bei *Belladonna*: Das Blut fühlt sich heiß an. Während der Entbindung oder nach einem Abort kommt es zu schwallartigen Blutungen, und das Blut fühlt sich heiß an. Auch die Lochien (Wochenfluss) fühlen sich heiß an, und gleichzeitig besteht Wundheitsgefühl, Empfindlichkeit und Druckempfindlichkeit. Brustentzündungen begleiten die Schwangerschaft. Milchfieber. Die Brüste werden rot und extrem berührungsempfindlich. Die Patientin kann sich im Bett nicht umdrehen, sie kann überhaupt keine Erschütterung ertragen. Ihr Gesicht ist gerötet und die Karotiden klopfen. Sie hat Fieber und der gesamte Organismus ist extrem empfindlich. Die Brüste werden steinhart. *Belladonna* wird den Schmerz in den Brüsten, die Kongestion und sämtliche Leiden in kürzester Zeit unterbinden. Wenn die Brustdrüsen entzündet sind und keine weiteren Allgemeinsymptome vorliegen, die auf ein anderes Mittel hinweisen, geben Sie *Phytolacca*.

Atemwege und Husten

Auch bei Kehlkopfentzündung kommt es zu dem bereits erwähnten Umklammerungsgefühl sowie zu Erstickungsanfällen. Die Erkrankung beginnt mit einem Rauheitsgefühl im Hals, mit Schmerz und Kratzen sowie der Bildung geringer Mengen Schleim. Nach häufigem Räuspern wandert der Schleim nach oben; zuvor kommt es jedoch Husten aufgrund der Trockenheit im Hals. Halsschmerz und Heiserkeit. Sobald der Patient kurz vor dem Einschlafen ist, überkommt ihn dieses Umklammerungsgefühl und weckt ihn auf. Heiserkeit, Rauheit und Umklammerungsgefühl im Hals. Kehlkopfentzündung mit Empfindlichkeit. Plötzliche Anfälle von Heiserkeit bei jeder Bewegung, schon beim geringsten Versuch, zu Sprechen. Bereits jeder Versuch, den Kehlkopf zu bewegen oder gar zu berühren, erhöht das Leiden. Wenn der Patient den Kopf nach hinten beugt oder hin und her bewegt, bekommt er Schmerzen und muss Husten. Auch Schlucken verschlechtert; sobald der Speisebrei hinter dem Kehlkopf nach unten gewandert ist, bekommt er das Gefühl, als wäre dort eine große, wunde Stelle; es ist am Kehlkopf. Die Stimme verändert sich. In einer Minute ist sie in einer Tonlage, dann wechselt sie. Manchmal wird die Stimme heiser, manchmal piepsend, und anschließend kommt es zu einem völligen Stimmverlust, der Patient bringt keinen Ton hervor. „Kruppartige Kehlkopfkrämpfe." „Krampf der Stimmbänder." Es treten alle Symptome des Krupphustens auf, jedoch ohne Bildung von Pseudomembranen. Der Kehlkopf ist einfach nur trocken, wund, rau und kratzend; er ist entzündet. Es ist eine akute Kehlkopfentzündung, die sich schnell entwickelt hat. Die Atmung ist beschleunigt, kurz und schmerzhaft, oftmals auch asthmatisch. Asthma mit krampfartiger Atmung. Die Symptome scheinen sich auf den gesamten Brustraum zu beziehen. Brustbeklemmung. Asthma in heißem, feuchtem Wetter.

Der *Belladonna*-Husten wird durch ein Umklammerungsgefühl im Kehlkopf ausgelöst. Der Patient hat das Gefühl, als ob ein Brotkrumen, ein Staubkorn, ein Wassertropfen oder etwas Ähnliches in den Kehlkopf geraten wäre, wodurch er husten muss. „Trockener Krampfhusten." Der Husten ist heftig, tritt besonders nachts auf. Husten beim Hinliegen, nachts schlimmer als tagsüber. Es ist ein krampfartiger, bellender, kurzer Husten. *Belladonna* ist ein Mittel bei Keuchhusten mit Kehlkopfspasmen, die zu Keuchen und Atembeschwerden führen. Wenn der Husten länger andauert, kommt es schließlich zu Auswurf geringer Blutmengen oder etwas dünnem, weißem Schleim; es ist die Folge des heftigen Aufruhrs, der in den Atemwegen aufgrund des heftigen Hustens herrscht. Der *Belladonna*-Husten ist eigentümlich. Sobald der Husten heftig wird und der Patient unter großer Anstrengung etwas Schleim hochhustet, hat er für eine Weile seine Ruhe und der Husten hört auf. Aber während dieser Ruhephase werden der Kehlkopf, die Luftröhre und die gesamten Atemwege immer trockener und fangen an zu kitzeln. Es kommt zu der Verkrampfung, als ob alle Atemwege betroffen wären, und schließlich zu Keuchen und Würgen, manchmal auch zu Erbrechen. Dann kann er wieder etwas Schleim abhusten und der Husten hört auf. Aber nach kurzer Zeit geht der Anfall von vorne los. Es geht immer weiter, und während der gesamten anfallsfreien Zeit sind die Schleimhäute trocken. Wir sprechen hier von einem anfallsweisen Husten.

Engegefühl, Schmerzhaftigkeit und Wundheitsgefühl in der Brust. Das *Belladonna*-Kind weint, sobald es merkt, dass ein Hustenreiz kommt; es weiß, dass es beim Husten starke Schmerzen haben wird. Die Brust ist so schmerzhaft, dass sich das Kind vor dem Husten fürchtet und schreit. Und an dem Schreien und Weinen der Kinder können wir erkennen, dass gleich wieder ein Hustenanfall folgen wird. Hierin ähnelt *Belladonna* auch *Bryonia*, *Hepar sulphuris* und *Phosphorus*, bei denen dieses Charakteristikum stärker ausgeprägt ist als bei anderen Arzneien. Es kommt zu Brennen in der Brust und heftigem Blutandrang. All die Brustbeschwerden treten zusammen mit einem trockenen, quälenden Krampfhusten auf, der sich nachts verschlimmert.

Belladonna ist ein Heilmittel bei Pneumonie und Pleuritis. Ich bin sicher, dass jeder von Ihnen nach dem bisher Gesagten eine *Belladonna*-Pneumonie oder eine *Belladonna*-Pleuritis beschreiben könnte und dass Sie sich den Patienten so gut vorstellen können, sodass ich ihn nicht beschreiben muss – seinen Kopf, die Kongestion, das rote Gesicht oder das Brennen. Aber ich verrate ihnen ein Geheimnis der Pleuritis: *Belladonna* bevorzugt hier die rechte Seite; nehmen Sie eine große Schmerzhaftigkeit und Wundheitsgefühl der betroffenen Teile, *auf denen der Patient nicht liegen kann; außerdem geht es ihm durch Erschütterung des Krankenbettes schlechter* – schon haben Sie die *Belladonna*-Pleuritis. Bei *Bryonia* treten die Beschwerden ebenfalls bevorzugt auf der rechten Seite auf, aber der *Bryonia*-Patient muss auf der betroffenen Seite liegen, Druck bessert die Schmerzen; außerdem ist der *Bryonia*-Patient nicht so empfindlich gegen Erschütterung, hat nicht die ausgeprägte Hitze, nicht das heftige Klopfen und das Brennen. Sie müssen alle Krankheitsarten, die Sie behandeln, auf diese Weise individualisieren – es gibt keinen anderen Weg, um die Homöopathie richtig auszuüben.
Und denken Sie daran: Bei allen Entzündungen, bei denen *Belladonna* das Heilmittel ist, kommt es zu Klopfen, Hitze, Rötung, Brennen, Schmerzhaftigkeit bei Berührung und Empfindlichkeit gegen Erschütterung. Der *Belladonna*-Patient kann nicht auf der betroffenen Seite liegen, während es dem *Bryonia*-Patienten dadurch besser geht. Klopfen in allen Arterien; starker Blutandrang; Aufruhr in den Gefäßen – diese Symptome sind bei allen Kongestionen und Entzündungen ebenfalls vorhanden.

Rücken und Extremitäten

Belladonna heilt auch entzündliches Rheuma, bei dem alle oder zumindest sehr viele Gelenke geschwollen, heiß und rot sind und brennen. Auch das Rheuma geht mit Hitze, Rötung und Brennen einher, außerdem die Empfindlichkeit des ganzen Patienten sowie eine Empfindlichkeit der betroffenen Gelenke gegen Erschütterung des Krankenbetts. Der Patient möchte ganz still daliegen, seine Beschwerden nehmen durch Bewegung sehr stark zu, und er hat hohes Fieber. Falls das Fieber bei entzündlichem Rheuma sehr hoch ansteigt, kann es auch zu Delirium kommen. Die charakteristischen Merkmale sind jedoch die Gelenkschwellung mit Rötung sowie die ausgesprochene Empfindlichkeit gegen Bewegung und Erschütterung. *Belladonna* passt besonders für kälteempfindliche Patienten, die schon das geringste Aufdecken oder einen Luftzug nicht ertragen können, die sehr empfindlich gegen das Bewegen der Bettdecke sind und denen es durch Wärme besser geht. Der letzte Schliff oder der Charakter des Rheumatismus entspricht dem der anderen Beschwerden, für die *Belladonna* das Heilmittel ist. Es war immer der *Mensch*, der *Belladonna* in den Prüfungen den Charakter verliehen hat. Es ist auch der *Mensch*, der einer von ihm durchgemachten Krankheit seinen Charakter verleiht. Und letztendlich ist es nur die Vollendung des Ähnlichkeitsgesetzes, wenn der Charakter der Arznei mit dem Charakter der Erkrankung zusammentrifft, und die Krankheit dadurch ausgelöscht wird.
Gelenkentzündungen durch plötzliches Kaltwerden des betreffenden Gelenks. Oder ein Gelenk entzündet sich durch eine heftige Erkältung. Die Beschwerden

lokalisieren sich, aber sie können in jedem Gelenk auftreten, denn *Belladonna* wirkt auf alle Gelenke. Plötzliches Kaltwerden bei Plethorikern ist die häufigste Ursache einer *Belladonna*-Erkrankung. Bei chronischen Fällen lokalisiert sich die Symptomatik nach allgemeiner Verkühlung an der schwächsten Stelle, führt dort zu einer Störung oder verstärkt dortige Beschwerden. Bei robusten Menschen betrifft die Erkältung die Nase, von wo sie sie schnell wieder loswerden. Man kann dem Patienten sagen, dass sich seine Erkältung im schwächsten Organ niedergelassen hat. Wenn er an Leberbeschwerden leidet, dass sie sich in der Leber eingenistet hat, und so weiter. Wenn er aber wieder gesund wird, dann wird sich seine Erkältung wie bei anderen Leuten auch in der Nase festsetzen. Vollkommen gesunde Menschen erkälten sich nur selten, aber es gibt leider nur wenige Menschen mit vollkommener Gesundheit. Wir werden kaum einmal welche in der Praxis haben. Und das Schniefen, Niesen und Laufen der Nase bei Menschen mit „normaler" Gesundheit ist nur die Bemühung des Organismus, die Erkältung wieder loszuwerden.

An den Gliedmaßen kommt es ebenfalls zu Krämpfen, welche der allgemeinen Mittelwirkung entsprechen. Die Konvulsionen betreffen alle Muskeln der Extremitäten und können im ganzen Körper auftreten. Kinder bekommen Krämpfe bei Kopfaffektionen, bei Hirnkongestion oder Hirnreizung. Krämpfe nach Erkältung bei plethorischen Kindern; die Glieder sind von den Krämpfen am meisten Betroffen. Heftige Muskelkrämpfe. Alle Glieder bewegen sich krampfartige. Die Krämpfe können klonisch oder tonisch sein. Die Krämpfe in den Beinen sind manchmal so heftig, dass der Patient die Beine plötzlich anzieht, dann wieder ausstreckt. Oder der Patient biegt den Körper nach hinten (Opisthotonus) oder nach vorn (Emprosthotonus). Die meisten Beschwerden von *Belladonna* werden gebessert, wenn der Patient still hält. Die durch Bewegung schlimmer werdenden ziehenden Schmerzen, das Klopfen oder die Entzündungen zwingen den Patienten dazu, vollkommen still zu halten. Die Abneigung gegen die geringste Bewegung ist bei *Belladonna* genauso stark vorhanden wie bei *Bryonia*. Die betroffenen Körperteile sind so empfindlich, dass sogar die Bewegung beim Sprechen zu Schmerzen führt. Ein Mann mit einer kräftigen Stimme, einer Bassstimme, kann sich die Erschütterung beim Sprechen kaum vorstellen, viel weniger entsprechend bei einer weiblichen Stimme. Aber ich habe die Verschlechterung durch Bewegung und Erschütterung auch bei Frauen so ausgeprägt gesehen, dass die Stimme wie Hammerschläge empfunden wurden. Sogar bei Entzündungen der Gebärmutter, der Eierstöcke oder des Darms vermeidet die Patientin das Sprechen, weil es die betroffenen Bereiche erschüttert. Dies verbildlicht die extreme Empfindlichkeit gegen Erschütterung und Bewegung, wobei die Erschütterung in diesem Fall letztlich nichts anderes ist als eine übertriebene Form der Bewegung.

Konvulsionen

Wenn Sie die Nervenbeschwerden durcharbeiten, stoßen Sie auf eine riesige Anzahl an eigentümlichen Beschwerden, beispielsweise Empfindlichkeit der Nerven, schlimmer durch einen Schock; Krämpfe; verschiedene Störungen des gesamten Nervensystems; Zuckungen; Rucken; Zittern; Sehnenhüpfen, usw. Bei Kindern treten Krämpfe, Spasmen und Konvulsionen auf. Die Konvulsionen setzen mit großer Plötzlichkeit und vollkommen unerwartet ein. Für gewöhnlich geht es den Patientinnen bei Konvulsionen im Wochenbett, die mit lang wirkenden oder Arzneien oder Mitteln gegen septische Zustände behandelt werden, in den letzten Schwangerschaftstagen nicht besonders gut. Aber bei *Belladonna* verläuft ein Großteil der Wehen oder auch die ganze Geburt ohne große Probleme. Vielleicht war das Gesicht etwas zu stark gerötet, aber plötzlich verfällt sie unerwartet in einen Krampf, der sich von Kopf bis Fuß erstreckt. Hirnkongestion mit Erregungszustand. Intensive Hitze; alle Beschwerden sind intensiv, heftig, plötzlich und unerwartet. Die Wehenschmerzen lassen manchmal plötzlich nach und ein Krampf entwickelt sich. Aber wenn Sie genau hinsehen, dann stellen Sie die bereits beschriebene Empfindlichkeit fest, die sich am ganzen Körper der Patientin zeigt. Die Schmerzen hören plötzlich auf; das Blut scheint in den Kopf zu steigen; *das Gesicht rötet sich* und plötzlich entwickeln sich Kongestionen. Konvulsionen von epileptiformem Charakter. *Belladonna* passt nicht bei der Unzahl an wiederkehrenden Beschwerden, obwohl einzelne Anfälle mit *Belladonna* gelindert werden können. Stellen Sie sich einmal einen dieser Anfälle mit Konvulsionen, Kopfschmerzen oder Hirnkongestion vor, der den Patient überfällt; er kommt in einen Erregungszustand, und bei den kongestiven Kopfschmerzen legt sich der Patient ins Bett und wirft den Kopf hin und her. Sie behandeln ihn also mit *Belladonna* und der Anfall wird besser. Aber Vorsicht, ich erwähnte zu Beginn, dass es nur ein Anfall aus einer ganzen Reihe von Anfällen ist. Es könnte aber sein, dass Sie das noch nicht wissen, da es der erste Anfall war. Sie haben also den Anfall abgemildert, aber aufgrund der gleichen Ursache kommt es erneut zu einem Anfall; und *Belladonna* wirkt jetzt nicht mehr so gut wie zuvor. Nach zwei oder drei Anfällen wird *Belladonna* gar keine Wirkung mehr erzielen können, und jetzt stehen Sie schlechter da als zuvor. Wenn der erste Anfall abgefangen wurde, sollte der Arzt also erkennen, dass es der Anfang einer ganzen Reihe von Anfällen war, und dass *Belladonna* nicht das richtige Mittel ist. Oftmals werden solche Fälle mit *Calcium carbonicum* geheilt – aber ich sage oftmals, nicht immer! Alle Symptome sollten zwischen den Anfällen genau untersucht werden, sodass der Patient von seinem gesundheitlichen Zustand über das Anfallsniveau gehoben wird. Das Akutmittel wird nur beim ersten Anfall etwas bewirken, höchstens noch beim zweiten oder dritten. Es wirkt jedoch nicht ausreichend tief auf den Organismus ein und die Wirkung verfliegt nach wenigen Tagen, weshalb es häufig wiederholt werden müsste. Der Patient muss daher bei wiederkehrenden Krampfanfällen und periodischen Beschwerden genau beobachtet werden. *Belladonna* ist folglich kein gutes Heilmittel bei wiederkehrenden Beschwerden, da ihm die Periodizität ebenso wie die Kontinuität der Beschwerden fehlt. Auch wenn der erste Anfall *Belladonna* als Heilmittel erscheinen lässt, der nächste Anfall würde trotz *Belladonna* ähnlich wie der erste verlaufen. *Belladonna* passt hingegen bei Erkrankungen, die, wenn sie überstanden sind, keine Rezidivneigung haben; sie enden tödlich oder heilen aus. Beschwerden, die periodisch wiederkehren, werden von *Belladonna* höchstens *gelindert*.

Schlaf

Der Schlaf des *Belladonna*-Patienten ist voller Konvulsionen, er ist im Schlaf wie betäubt. Voller gewalttätiger Träume. Der Patient erwacht mit Grauen aus einem fürchterlichen Albtraum. Rucken und Zucken im Schlaf. Unruhiger Schlaf. Ächzen und Stöhnen im Schlaf. Heftige Bewegungen im Schlaf. Delirium im Schlaf. „Im Schlaf fährt er erschrocken auf." Manchmal spricht der Patient im Schlaf, er spricht immer schneller und lauter, sein Kopf wird heiß und die Füße werden kalt; schließlich schreit er auf und erwacht. „Ruheloses Herumwerfen im Schlaf." „Eiskalte Füße im Schlaf." „Der Kopf wird heiß im Schlaf." „Erwacht mit Fieber und ist erregt."

Fieber und Schweiß

Belladonna hat in seinen Prüfungen Symptome hervorgebracht, die dem typischen Sydenhamschen Scharlachfieber entsprechen, sodass es hier erfolgreich eingesetzt wurde. Vermutlich ist es bei Scharlach die am häufigsten indizierte Arznei. Bei einigen Epidemien wird es die gesamte Symptomatik der Scharlacherkrankung abdecken und die Mehrzahl der Patienten wird *Belladonna* benötigen, mit ihrem hellroten Gesicht und der glatten Haut. Hellrote Färbung, intensive Hitze, starke Kongestion; kurze Zeit später, wenn *Belladonna* nicht verabreicht wurde, verfärben sich die Hautstellen dunkler. Bei allen Beschwerden, die *Belladonna* anzeigen, treten diese drei Symptome auf: Hitze, Rötung und Brennen. Das Brennen kann am ganzen Körper auftreten. Die Hitze habe ich zu Beginn als so intensiv geschildert, dass Sie die Empfindung noch Stunden nachdem Sie den Patienten berührt haben, in den Fingern spüren. Der *Belladonna*-Patient unterscheidet sich völlig von einem *Apis*-Patienten, der einen rauen Ausschlag hat. Bei *Belladonna* ist die Haut hingegen glatt und weich. Der *Apis*-Patient möchte es kühl haben und sich abdecken, *Belladonna* braucht Wärme, ein warmes Zimmer. *Apis* ist durstlos, was bei *Belladonna* nur ausnahmsweise einmal auftritt; normalerweise hat er einen großen Durst auf Wasser und trinkt wenig, aber oft. Die Haut und Schleimhäute des *Belladonna*-Patienten sind sehr trocken. Kälte der Extremitäten mit heißem Kopf. Der Patient mit *Arum triphyllum*-Scharlach zupft die ganze Zeit an seinem Mund herum; er hat unterdrückten oder nur spärlichen Urin, blasse Hautstellen, nur hier und da ein kleiner Ausschlag; das Jucken der Finger, Zehen, Nase und Lippen führen Sie zur Verordnung von *Arum triphyllum*. Bei *Baptisia* zeigt sich das charakteristische Gemütssymptom: Der Patient wälzt sich im Bett umher, „um seine Körperteile zusammenzusuchen." Andererseits aber kann es auch vorkommen, dass es in einem Fall von Scharlach zu keinem nennenswerten Ausschlag kommt, nur hier und da ein Fleck, der eine Diagnose ermöglicht; die Diagnose wird vielleicht auch nur erbracht, weil ein anderes Familienmitglied soeben Scharlach durchmacht. Das Kind trinkt Eiswasser, das es jedoch erbricht, sobald es im Magen warm geworden ist – wer würde hier nicht *Phosphorus* verordnen? Wir suchen uns am Krankenbett also die individuellen Symptome aus und erkennen, dass sich die Mittel in keinster Weise gleichen. *Belladonna* hebt sich von den anderen Arzneien durch die Hitze, die Rötung und den Aufruhr im Organismus ab.

Vergessen Sie aber nicht, dass es nicht bei anhaltendem Fieber angezeigt ist. Es passt nicht bei Typhus. *Belladonna* wird vielleicht in der einen Nacht das Fieber absenken und das Delirium mildern – aber was passiert in der folgenden Nacht? Das Fieber wird wieder einsetzen und dem Patienten geht es schlechter als vor der Gabe *Belladonna.* Dies liegt ganz einfach daran, dass *Belladonna* in einem solchen Fall nicht halten kann, was es zu Beginn versprochen hat. Es passt ganz einfach nicht, das anhaltende Fieber gehört nicht in sein Mittelbild. Die Symptomatik weist uns den Weg zum passenden Mittel gegen das Fieber, und genau die muss bei Typhus verordnet werden. Die Homöopathen früherer Tage haben oft nur an das geglaubt, was sie im Augenblick gesehen haben. Erst aufgrund genügend Erfahrung unserer Schule konnte festgestellt werden, dass Periodizität ebenfalls ein Symptom darstellt. Jede Arznei hat ihre Geschwindigkeit, ihre Verschlechterungszeit und ihre Besserungszeit. Dies trifft auch auf *Belladonna* zu. Seine Verschlechterungszeit liegt für gewöhnlich bei 15 Uhr. Die Beschwerden nehmen allgemein nachts zu. Sie beginnen normalerweise um 15 Uhr und dauern bis 3 Uhr nachts oder bis nach Mitternacht an. Folglich ist das Fieber in der Nacht am höchsten. Das Fieber setzt ein und steigt schnell bis auf eine hohe Temperatur, manchmal auf bis zu 40 oder 40,5 Grad. Danach sinkt es wieder fast ganz ab, jedoch wird der Patient nicht ganz fieberfrei. *Belladonna* passt daher nicht auf Beschwerden, bei denen das Fieber ganz absinkt. Dies wäre eine Periodizität, die bei *Belladonna* nicht auftritt.

Haut

Die Hitze, die Rötung und das Brennen charakterisieren auch die meisten Hautsymptome von *Belladonna.* Der Ausschlag von *Belladonna* ist sehr zart, nicht rau wie bei anderen Arzneien, sondern zart, scharlachrot, und weich. Auch phlegmonöse, tiefe Entzündungen kommen vor. Die Haut ist zunächst hellrot, wird aber allmählich bläulich, purpurn oder fleckig; dabei kommt es zu der Hitze, Rötung und Brennen. *Belladonna* passt im Allgemeinen nicht bei erysipelatösen Entzündungen der Haut, die mit Bläschen bedeckt sind, wie *Rhus toxicodendron.* Bläschenbildung kommt bei *Belladonna* zwar hin und wieder vor, aber es ist eher die Ausnahme; bei *Rhus toxicodendron* ist dies jedoch ein typisches Merkmal. Bei *Rhus toxicodendron* beginnt der Ausschlag mit einer Entzündung, mit Hitze, Rötung und Brennen; aber sobald sich die Entzündung bildet, entsteht bei *Rhus toxicodendron* eine große Blase, die sich mit Serum füllt. An nahezu jeder entzündeten Hautstelle bildet sich bei *Belladonna* ein roter Ausschlag. Bei heftigem Fieber, das ohne Scharlach oder eine sonstige exanthematische Fiebererkrankung auftritt, entsteht für gewöhnlich ein roter, zarter, glatter Ausschlag. Nicht selten tritt dieser Ausschlag auch bei Hirnkongestionen oder bei Gallenfiebern auf, was den Arzt manchmal dazu bringt, eine exanthematische Erkrankung zu diagnostizieren, wobei es sich in Wirklichkeit um eine Mischform handelt. Wenn die Haut des *Belladonna*-Patienten sich rötet, ist die Rötung passiv, sodass man seinen Namen darauf schreiben kann. Wenn man mit dem Finger darauf eine Linie beschreibt, bleibt nach dem Finger ein weißer Strich zurück. Dies war früher ein diagnostischer

Hinweis auf Scharlach, der zeigt, dass *Belladonna* auf der Hautoberfläche diese eigenartige passive Kongestion erzeugt, die auch bei Scharlach entsteht. Wir haben also in den Prüfungen von *Belladonna* ein Symptom, das ebenfalls ein pathognomonisches Symptom von Scharlach darstellt. Aber wir verordnen nicht aufgrund eines einzelnen Symptoms. Kein Homöopath würde daran denken, eine Arznei zu verabreichen, nur um den Puls zu verlangsamen oder ein Fieber abzusenken. Er verordnet seine Arznei für den *ganzen Patienten*. Natürlich geht das Fieber durch das richtige Heilmittel zurück. Aber eine Arznei zu verordnen, um den Puls zu verlangsamen oder das Fieber zu drücken, wäre vom falschen Ende her gedacht. Ein homöopathisch denkender Arzt wird niemals ein Mittel verordnen, um ein Symptom zu beseitigen; vielmehr lässt er sich von dem Symptom zur Mittelwahl leiten, ganz egal, was dabei herauskommt. Natürlich wird das Symptom verschwinden und andere könnten vielleicht sagen, dass er ein Mittel verordnet hat, um die Symptome zu beseitigen. Vergessen Sie nie das Ideal der Homöopathie und denken Sie rational. Um das tun zu können, müssen Sie sich jedoch von einer großen Erblast befreien, denn wir haben auch geerbt, vom falschen Ende her zu denken.

„Gelbfärbung der Haut durch Leberkongestion und Katarrh des Duodenums." Nehmen wir einmal an, jemand wurde mit Chininpräparaten überversorgt, bis er sich schließlich bei jeder Gelegenheit erkältet, und plötzlich kommt es zu einer Kongestion der Leber mit starkem Wundheitsgefühl und die Haut verfärbt sich gelb. Wenn dann auch noch die Empfindlichkeit von *Belladonna* vorliegt, wird es den Patienten heilen.

Anmerkung Exkurs

Manche Beschwerden treten nach der Behandlung mit *Belladonna* auf, die nach einem anderen Arzneimittel verlangen. Wenn *Belladonna* die akuten Beschwerden, die Kongestionen usw. geheilt hat, aber die bereits angesprochenen periodischen Beschwerden auftreten, dann braucht es natürliche Folgemittel, zu denen unter anderem *Calcium carbonicum* gehört. Wenn zum Beispiel bei schwerfälligen, plethorischen Jungen mit großem Kopf, die sich leicht erkälten und an Kopfschmerzen und Kongestionen leiden, *Belladonna* zunächst gut gewirkt hat, wird sich bei genauerer Betrachtung oftmals ein *Calcium*-Fall dahinter verstecken. Dasselbe gilt auch für Schulkinder, die an Kopfschmerzen leiden. Es kommt häufig vor, dass *Calcium* auf diese Weise mit *Belladonna* verbunden ist. Heutzutage werden Patienten mit trockenem Reizhusten von vielen Homöopathen mit zu viel *Lachesis* behandelt. *Lachesis* wird normalerweise überempfindlichen Frauen verordnet, und in seinen Prüfungen hat es viele derartige Zustände hervorgerufen. Es heilt heftige Krankheiten, hinterlässt jedoch hin und wieder einen trockenen Reizhusten, der sie nicht einschlafen lässt und wochenlang andauert. Meist tritt der Husten im Liegen oder nach dem ersten Schlaf ein, also gegen 23 Uhr. *Belladonna* wird diesen Nebeneffekt von *Lachesis* heilen, die Nervosität, die Erregung und den Husten. Bei akuten Beschwerden wird *Belladonna* als Antidot gegen *Lachesis* wirken, bei chronischen hingegen *Calcium carbonicum*. Nach zu häufiger Einnahme von *Belladonna* ist *Calcium carbonicum* eins der natürlichen Antidote.

Benzoicum acidum Benz-ac.

Benzoesäure.

Allgemeines

Sobald sich im Mittelbild einer Arznei ein klar umrissener, krankhafter Zustand zeigt, der durch bestimmte charakteristische Symptomgruppen dargestellt wird, können wir davon ausgehen, dass es einen ähnlichen Krankheitszustand auch beim Menschen geben muss. Die Mittel haben nicht die Kraft, aus sich heraus irgendein Krankheitsbild zu erzeugen. Ein solches Bild muss zuerst im Menschen angelegt sein, und wird schließlich durch die Arznei erweckt. Die Arzneien rufen bei einem Menschen immer nur etwas hervor, das in ihm verankert ist, und etwas, das der menschlichen Rasse eigen ist. Sobald wir folglich ein derartiges Krankheitsbild in der Pathogenese eines Mittels finden, dann wissen wir, dass es hierzu einen ähnlichen Beschwerdekomplex beim Menschen gibt. Alle Dinge sind so eingerichtet, dass sie irgendeinen Nutzen haben. Möglicherweise gibt es aber auch Krankheiten, für die wir – bisher zumindest – noch keine Arznei besitzen. Wir sehen, dass sich bestimmte Gruppen an eigentümlichen Symptomen bei den Patienten häufig wiederholen, und wir wissen, dass sie krankhafte Zustände im Organismus darstellen; aber wir haben bislang in unserer Materia Medica noch kein Heilmittel als passendes Gegenstück dafür gefunden. Mit den Arzneien haben wir das genaue Pendant zu den Erkrankungen der Menschheit.

Zum Mittelbild von *Benzoicum acidum* gehört ein Zustand, der zumeist als Gicht, Urämie oder Lithämie bezeichnet wird, und diese Krankheiten sind schwer zu behandeln, da sie so langwierig sind. Es sind Manifestationen einer zugrunde liegenden Psora. Die Beschwerden der Patienten hängen eng mit der unregelmäßigen Nierenfunktion zusammen; manchmal ist der Urin spärlich und sie haben körperliche Symptome; oder er ist wiederum reichlich und die Beschwerden bessern sich. Die *Benzoicum acidum*-Patienten sind anfällig für Rheumaattacken und Gelenkschmerzen, was wiederum die Gichtneigung zeigt. Die Beschwerden bessern sich, wenn reichlich konzentrierter Harn mit viel Sediment abgeht. Sobald der Harn aber wieder ein geringes spezifisches Gewicht hat, kommt es wieder zu einem Anfall und zu den starken Schmerzen. Auf diese Art ändern sich die Beschwerden fortdauernd.

Nun, manchmal wird ein unerfahrener Arzt beim Anblick der zahlreichen Harnsäureablagerungen im Urin des Patienten, die sich wie roter Pfeffer im Urinbehälter niederschlagen, denken, dass er das stoppen muss. Er möchte dieses Lokalsymptom beheben. Aber dem Patienten geht es mit dieser Absonderung deutlich besser. Dies zu unterbinden käme der Unterdrückung eines Hautausschlages oder eines anderen Symptoms gleich.

Eins der wichtigsten Merkmale von *Benzoicum acidum* ist der starke Harngeruch; der Urin riecht faulig oder manchmal auch nach Hippursäure, weshalb man sagt, dass *der Harn wie Pferdeurin riecht.*

Die Beschwerden sind ziemlich wechselhaft, und wir wissen wie schon gesagt auch, warum; wenn der Patient reichlich Urin mit viel Harnsäure und zahlreichen Ablagerungen ausscheidet, geht es ihm am besten. Wenn die Harnmenge

dagegen vermindert und der Urin nur schwach konzentriert ist, leidet der Patient an Schmerzen im Rücken und in den Gelenken; er bekommt Beschwerden bei atmosphärischen Veränderungen, und er ist empfindlich gegen kalte Luft und Zugluft. Aber sobald der Harnfluss wieder einsetzt, was er früher oder später macht, und der stark konzentrierte Urin mit dem schwach konzentrierten abwechselt, fühlt sich der Patient wieder wohl.
Dann gibt es wiederum auch Krankheitszustände, die mit einem stark riechenden, fauligen Urin einhergehen. Dies ist besonders häufig bei Kindern der Fall. Es ist erstaunlich, dass bereits die Kleinen so früh im Leben Anzeichen von harnsaurer Diathese vorweisen. Die Mutter beschreibt, dass das Kind stark nach Urin riecht. Es riecht nicht so sehr nach abgestandenem oder fauligem Urin, sondern einfach nur intensiv nach Urin. *Benzoicum acidum* hat auch oft Bettnässen geheilt in Fällen, wenn das Kind häufig eingenässt hat und sich die Bettwäsche nicht mehr saubermachen lässt. Sie können den Geruch wahrnehmen, sobald sie das Zimmer betreten. Das ganze Kind riecht kräftig nach Urin, sogar das ganze Haus hat diesen Geruch. Wenn gar zwei oder drei dieser kleinen Bürschchen nachts Bettnässen, verrät der starke Uringeruch die ganze Geschichte.
Benzoicum acidum muss erneut geprüft werden, da Einzelheiten noch nicht hervorgebracht wurden, obwohl das Wesen der Arznei bekannt ist. Viele andere Arzneien haben ein ähnliches Beschwerdebild wie das beschriebene, aber bei *Benzoicum acidum* ist es wohl stärker als bei all den anderen. Es passt natürlich nicht bei allen Gichtpatienten, da es nicht immer die besonderen Symptome abdeckt. Aber sein Wesen entspricht dem Allgemeinzustand der Patienten, der natürlich alles überdeckt, und wenn die Lokalsymptome ebenfalls passen, bringt es wundervolle Befindensänderungen mit sich.

Geist und Gemüt

Bei *Benzoicum acidum* haben wir nur wenige Geistes- und Gemütssymptome. Der Patient hat die Neigung, an unerfreulichen Dingen zu verweilen. Der Anblick eines missgebildeten Menschen lässt ihn erschauern. Tiefer Schlaf, abwechselnd mit verlängerten Wachperioden. In der Zeit, in welcher der Patient nachts wach liegt, verweilt er bei all den unangenehmen Gedanken, die ihm in den Sinn kommen. Dieser Zustand wechselt sich, und der Patient verfällt wochenlang nachts in einen bewusstlosigkeitsähnlichen Schlaf. Genauso wie sich die Harnbeschaffenheit andauernd ändert, ändert sich auch der Schlaf. Traurigkeit. Angst mit Schweiß. Reizbare Kinder.

Kopf und Schwindel

Zahlreiche Kopfschmerzen gehören zur Pathogenese des Mittels. Sie haben urämischen Charakter und treten in verschiedenen Regionen und mit vielerlei Detailsymptomen auf. „Fürchterlicher Schmerz in Hinterkopf oder Kleinhirn." „Rheumatischer Schmerz am äußeren Kopf." Dies ist eine treffende Beschreibung, da sich urämische und rheumatische Kopfschmerzen ähneln. „Schmerz und Hitze in Organen der Ehrfurcht und Festigkeit." „Reißender Schmerz im Scheitel." Das Mittelbild von *Benzoicum acidum* ist voller dumpfer, drückender Hinterhauptkopfschmerzen, die nachts und bei Wetterwechsel einsetzen. Schmerzen im Hirnstamm treten auf, nachdem der Patient einige Zeit unter Gelenkschmerzen gelitten hat und seine Harnausscheidung herabgesetzt ist. Bei jeder Erkältung verringert sich die Harnmenge und er leidet überall an dumpfen, drückenden Schmerzen im Kopf und besonders im Hinterkopf.

Nase

Eingebildete Gerüche. Abgeschwächter Geruchsinn. Schmerz in den Nasenknochen.

Mund und Zähne

Ein weiterer Aspekt der Metastasis zeigt sich bei *Benzoicum acidum*, wenn die Gichtbeschwerden verschwinden und dafür eine Entzündung der Zunge einsetzt. Die Gelenkschmerzen verschwinden plötzlich durch eine Erkältung oder durch stürmisches Wetter, dafür kommt es jetzt zur Schwellung der Zunge. Dieses Symptom tritt auch bei *Mercurius* auf. „Ausgebreitete Geschwüre an der Zunge, mit tief eingerissener oder schwammigen Oberfläche." Auch Halsentzündungen können aufgrund der genannten Ursachen auftreten. Die Harnmenge setzt plötzlich aus oder verringert sich; der Urin wird spärlich, sehr dunkel, riecht beißend, wie Pferdeurin (*Nitricum acidum*), und gleichzeitig kommt es zu einer akuten Entzündung und Schwellung der Tonsillen und des Halses; Tonsillitis mit spärlichem, stark konzentriertem Urin mit beißendem Geruch wie Pferdeurin.

Hals

Es gibt noch ein weiteres Charakteristikum der Verlagerung von Symptomen. Nehmen sie beispielsweise einen Patienten, der an mehr oder weniger starken rheumatischen Gelenkschmerzen leidet; er erkältet sich und alle seine Schmerzen verschwinden. Aber am nächsten Tag leidet er an einer Glossitis oder Halsentzündung, oder aber an einer *Gastritis*, sodass er alles, was er zu sich nimmt, wieder erbricht. Die Gicht befällt verschiedene Körperbereiche, und bei diesem Patienten eben den Magen. In solchen Fällen werden entweder *Benzoicum acidum*, *Antimonium crudum* oder *Sanguinaria* mit ziemlicher Wahrscheinlichkeit helfen können. Wenn sich die Gicht auf den Hals erstreckt oder sich eine Glossitis entwickelt, sollte man an *Mercurius* und *Benzoicum acidum* denken. Natürlich müssen auch wenn die Gicht auf den Magen übergreift alle Symptome des Mittels mit den Beschwerden des Patienten übereinstimmen.

Magen

Es kommt zu Ekel und Unbehaglichkeitsgefühl im Magen, zu Übelkeit mit Aufstoßen, zum Erbrechen einer salzigen oder bitteren Substanz. Wenn wir bei Magenbeschwerden an *Benzoicum acidum* denken, ist es wichtig, dass wir das ganze Wesen der Arznei beachten, nämlich wie es die Beschwerden hervorbringt und was den Patienten darüber hinaus charakterisiert. Wir können nicht ausschließlich anhand der Magensymptome verordnen, wir müssen auch die wesentlichen Merkmale der Arznei berücksichtigen.

Abdomen

Viele Beschwerden treten auch im Bereich der Leber auf. Genau wie bei Eingeweiden, Stuhlgang, Rektum, After und Harnwege hat es an der Leber eine Vielzahl an Symptomen hervorgebracht. Wir werden uns mit den auffallenden Symptomen auseinandersetzen, aber vergessen sie nicht die wandernden, metastasierenden Beschwerden, die für diese Arznei charakteristisch sind. Die Beschwerden gehen von einem Körperteil zum nächsten – auch bei den Lebersymptomen. Die Stühle sind reichlich und wässrig, besonders bei Sommerdiarrhöen, die plötzlich einsetzen und fürchterlich stinken. Der weißliche Stuhl, der aussieht wie Seifenschaum, ist ein so herausragendes Symptom, dass das Mittel in solchen Fällen nicht versagen wird, auch wenn der Patient nicht an gichtischen Beschwerden leidet. Die Stühle haben einen so üblen Geruch, der das ganze Haus erfüllt. Faulige, blutige Stühle. Wässrige, helle, sehr übel riechende Stühle (bei Kindern). Wir haben also weißliche Stühle, die zu Beginn der Entleerung wie Seifenschaum aussehen, später jedoch ändert sich das Aussehen und der Stuhl ist nur noch weißlich. Wenn der Stuhl hell und flüssig ist, sollte man an die wenigen Mittel denken, die ein solches Symptom haben, und sich vergewissern, ob der Stuhl aussieht wie Seifenschaum oder von Luftbläschen durchsetzt ist. Diarrhö bei Kindern; denken Sie hierbei bitte an den Harngeruch des Körpers und insbesondere auch auf diesen beißenden, intensiven Geruch des Urins.

Rektum

An der Analregion treten leicht erhabene, warzenartige, runde Geschwüre auf.

Harnwege und Urin

Die Harnsymptome sind zu zahlreich, als dass man sie alle im Detail aufzählen könnte. Der Urin ist übel riechend und schäumt, wenn man ihn mit Salzsäure vermengt. Der Geruch ist beißend und erinnert zuweilen an Hirschhornsalz. Dies sind jedoch nur Versuche, seinen starken Geruch zu beschreiben. Der Urin ist dunkelbraun. Natürlich beginnt Urin, wenn man ihn eine Weile stehen lässt, zu stinken; aber bei *Benzoicum acidum* hat bereits der frisch entleerte Urin einen intensiven Geruch. Der Urin enthält Schleim und Eiter. Krankhaft veränderte Harnbeschaffenheit. Vermehrte Ausscheidung von Harnsäure; es heißt auch, dass vermehrt Hippursäure ausgeschieden wird, aber das ist sehr selten der Fall. Brauner Harn mit saurem Geruch. Zu häufiges Verlangen, die Blase zu entleeren. Nierenkolik. „Harn dunkel, starker Uringeruch." Gichtbedingte Leberbeschwerden; Rheuma; Nierenkolik; *Benzoicum acidum* hat derlei Beschwerden nach Gonorrhö geheilt, aber es ist dennoch kein wichtiges Mittel bei Gonorrhö. Wenn der Patient unter Rheuma leidet und diese Harnbeschwerden auftreten, hat er gleichzeitig mehr oder weniger auch Nierenschmerzen. Wundheitsschmerz im Rücken; Brennen in der Nierenregion. Uterusprolaps mit stinkendem Urin. Harnretention bei Neugeborenen.

Atemwege und Husten

Asthma mit entzündlichen rheumatischen Beschwerden. Husten mit Auswurf von grünlichem Schleim.

Herz

Das Organ, welches am ehesten durch diese rheumatischen Beschwerden affiziert wird, ist das Herz. Kein anderes Organ wird mit so großer Wahrscheinlichkeit betroffen sein, wenn der Rheumatismus von den äußeren Teilen nach innen schlägt. Bei diesen Patienten mit ihrer harnsauren Diathese, dem stinkenden Urin und der Gicht, können wir erwarten, dass es zu Herzbeschwerden kommen wird. Herzschmerzen. Schmerzen, die ständig die Stelle ändern. Herzklopfen. Natürlich befällt der Rheumatismus bei *Benzoicum acidum* das Herz. Der Patient erwacht nach Mitternacht mit heftigem Herzklopfen. Denken sie einen Augenblick nach und Sie werden sehen, in welchen Fällen Sie *Benzoicum acidum* einsetzen müssen. Denken Sie an die Konstitution des Mittels mit den Herzbeschwerden, der Atemnot, den Herzschmerzen aufgrund von Rheuma; der Patient kann nicht schlafen. Denken Sie an den Wechsel von Schlaflosigkeit und tiefem Schlaf; denken Sie an den beißenden Harngeruch, an die fluktuierenden Beschwerden, die wandernden Beschwerden. Herzklopfen, schlimmer nachts. Rheumatische Schmerzen in den Extremitäten erleichtern die Herzbeschwerden; das bereitet dem Patienten Erleichterung, nämlich das Zurückweichen der Beschwerden auf die Extremitäten. Die Herzsymptome bessern sich, wenn reichlicher Harnfluss einsetzt oder wenn der Rheumatismus auf die Extremitäten, die Finger und Knie zurückgeht, aber bei *Benzoicum acidum* besonders auf die Knie. Der Rheumatismus wechselt zwischen den Extremitäten und dem Herz hin und her. Diese Arznei hat Herzbeschwerden geheilt, wenn vor langer Zeit ein rheumatisches Leiden der Extremitäten verschwunden und seitdem das Herz betroffen ist; ein sehr gutes Zeichen der Mittelwirkung von *Benzoicum acidum* ist, wenn nach der Einnahme die Extremitäten zu schmerzen beginnen und die Harnmenge zunimmt; reichlicher Harn mit vermehrtem Sediment. Die Urinkonzentration war vorher schwach und nimmt jetzt zu. Harter, regelmäßiger Puls.

Rücken und Extremitäten

Im Bereich der Extremitäten kommt es zu verschiedenen rheumatischen Beschwerden. Schlaffheit in den unteren Gliedmaßen. Schwellung der Knie. Alle denkbaren gichtigen Beschwerden gehören zum Mittelbild von *Benzoicum acidum*. Gichtablagerungen in den Gelenken. Gichtknoten an den Gelenken. Das Mittel ist oftmals ein hervorragendes Palliativum bei alten Gichtikern, die nach Linderung von ihren Schmerzen in den Fingern und den knotigen Gelenken verlangen. Ihre Finger knacken, sind ungeschickt und schmerzhaft. Oftmals werden die Schmerzen in den Fingern besser, dafür treten sie an anderen Stellen auf. Diese Arznei gehört zur Gruppe jener Mittel, welche die Beschwerden von den inneren Organen an die Oberfläche bringen. Daher werden sich die Schmerzen in den Extremitäten zumindest vorübergehend verstärken, was die Patienten nicht gerade erfreut.

Zittern im Zusammenhang mit Herzklopfen. Extreme Schwäche, Schweiß und ein komatöser Zustand. Beachten Sie den komatösen Zustand und gleichzeitigen Schweiß; der *Benzoicum acidum*-Patient findet durch den Schweiß keine Erleichterung. Reichlicher, erschöpfender Schweiß und tiefer Schlaf, aber es geht im dadurch nicht besser. Erwachen mit erschwerter Atmung. Pulsieren am ganzen Körper. Alle Arten von Katarrhen. Gichtige Diathese. Gicht mit Gichtknoten. Syphilitisches Rheuma. Die Lebenskraft der Patienten schwindet zusehends, die Gewebe werden schlaff. Geschwüre bilden sich an der Haut und an den Schleimhäuten.

Berberis vulgaris **Berb.**

Berberitze, Sauerdorn. *Berberidaceae.*

Allgemeines

Wenn wir das Mittelbild von *Berberis* besprochen haben, werden Sie feststellen, dass es kein umfassendes, aber dennoch ein sehr wichtiges Arzneimittel ist. Ähnlich wie *Benzoicum acidum* passt es zu gichtigen und rheumatischen Beschwerden. Es ist vor allem bei jenen Gichterkrankungen angezeigt, die nicht an den sonst üblichen Stellen auftreten. Der Patient ist in einem verminderten Gesundheitszustand; er ist anämisch, schwächlich, bleich, kränklich und erscheint vorzeitig gealtert. *Berberis* ist somit hilfreich bei vorzeitig gealterten Männern und Frauen mit welker Haut. Ihr Organismus ist zu schwach, als dass es zu Gichteinlagerungen in den Fingergelenken kommen könnte, wie es normalerweise der Fall ist. Die Beschwerden wandern stattdessen im gesamten Körper umher. Es kommt zu wandernden Nervenschmerzen oder Schmerzen in den Nervenscheiden. Die wandernden, stechenden, reißenden, kneifenden Schmerzen, die sich durch das ganze Arzneimittelbild von *Berberis* ziehen, findet man eben am ehesten bei chronischen Gichtkranken; und genau diesen Patienten können wir mit *Berberis* am besten helfen. Sie sind blass, kränklich und fröstelig. Die Gichtablagerungen finden sich wie gesagt weniger in den Fingergelenken, aber die Schmerzen in den Fingern und Zehen sind ebenso stark wie an denjenigen Stellen, wo die Ablagerungen tatsächlich sind. Natürlich müssen wir bei allen Gichterkrankungen nach verschiedenen Störungen oder Schmerzen in der Leber oder Niere Ausschau halten; diese Organe stehen im Mittelpunkt der Untersuchung, denn sie sind mehr oder weniger mit betroffen. Und häufig kommt es gleichzeitig auch zu Herzbeschwerden. Nieren, Leber und Herz sind in ihrer Funktion beeinträchtigt, und *Berberis* entfaltet seine Wirkung an ebendiesen Organen. Der Patient ist in einem urämischen Zustand, der schließlich zu den bereits erwähnten Beschwerden führt. Es kommt zu den kneifenden Schmerzen in Verbindung mit Nierenstörungen.
Die Harnproduktion ist sehr unregelmäßig. Reichlicher Urin wechselt mit spärlichem Urin ab. Der Urin ist schwach oder stark konzentriert, mit zahlreichen Ablagerungen von Harnsäure und Uraten. Seine Beschaffenheit ist wechselhaft, wie bei *Benzoicum acidum.* Diese beiden Arzneien haben einiges gemein, dennoch sind ihre Symptome sehr verschieden. Die Schmerzempfindungen sind stechend und können in fast jedem Körperteil auftreten; außerdem ändern sie ständig die Lokalisation. Wandernde, stechende, kneifende Schmerzen. Stellen Sie sich vor, Sie sitzen bei einem Gichtkranken und hören ihm zu. Plötzlich schreit er auf: „Autsch!" Was war passiert? Er hatte einen kneifenden Schmerz verspürt, an irgendeiner Stelle. Danach befällt ihn der Schmerz beispielsweise

im Knie, dann im Zeh, dann im Kopf; so geht es durch den ganzen Körper. Schließlich kommt es zu Gichtablagerungen in den Fingern, und nachdem die Gicht sich auf diese Art manifestiert hat, werden die Finger schmerzhaft; in diesem Stadium sind dann jedoch eher Arzneien wie *Ledum*, *Sulphur*, *Aesculus* und *Lycopodium* angezeigt, bei denen es zu ausgeprägten Gichtablagerungen in den Gelenken kommt. Bei *Berberis* treten die kneifenden, reißenden, stechenden, brennenden Schmerzen überall auf, sie bleiben niemals nur an einer Stelle, sondern wechseln ständig den Ort. Außerdem werden sie durch Bewegung weniger beeinträchtigt. Die Schmerzen setzen ein, unabhängig davon, ob der Patient sich bewegt oder still hält. Nur selten werden sie bei *Berberis* durch Bewegung verschlechtert, aber es sind vergleichsweise wenige Fälle. Der *Berberis*-Patient bewegt sich ständig, er kann nicht still halten. Er bewegt sich, weil er es sonst vor Schmerzen nicht aushält. Auch drückende Schmerzen gehören zum Arzneimittelbild von *Berberis*, aber die brennenden, stechenden, reißenden, wandernden Schmerzen sind das Hauptcharakteristikum dieser Arznei. Und wenn sie in einem bestimmten Gelenk auftreten, strahlen sie von hier aus in sämtliche Richtungen. Wenn das Knie betroffen ist, erstrecken sie sich nach oben und nach unten – einfach in jede Richtung. Auch wenn ein Fingergelenk betroffen ist strahlen die Schmerzen in alle Richtungen. Wenn der Schmerz in den Nieren ist, wird er sich die Harnleiter nach unten erstrecken. Von der Leber aus werden die Schmerzen nach unten ins Abdomen in sämtliche Richtungen ziehen. Schmerz, der von einem bestimmten Punkt ausstrahlt, ist ein Hauptmerkmal von *Berberis*, und es ist hierbei fast die einzige Arznei. Es ist so ein starker Hinweis auf das Mittel, dass *Berberis* schon viele Fälle von Nierenkoliken geheilt hat, die mit ausstrahlenden Schmerzen einhergingen. Es heilt auch Gallenkoliken, wenn die kneifenden Schmerzen in alle Richtungen ausstrahlen. Diese für *Berberis* typischen kneifenden, schießenden Schmerzen bei Gichtpatienten treten folglich bei Harnwegsbeschwerden und Lebererkrankungen auf, und wir werden unser weiteres Studium auf diesen Grundstein aufbauen.
Auftreibung der Gelenke. Die Gelenke schwellen manchmal an, aber zumeist kommt es zu Schmerzen ohne diese Schwellung. Die Gelenke sind wie wund und lahm, und es kommt zu den typischen ausstrahlenden Schmerzen. Auch brennende, stechende, reißende Schmerzen gehören zum Arzneimittelbild von *Berberis*, und sie strahlen in verschiedene Richtungen aus und befallen mal den einen, dann einen anderen Körperteil. Geschwüriger Schmerz in der Ferse, der in alle Richtungen zieht. Taubheit und Lahmheit der Gelenke.
Was das Herz anbelangt, so kommt es zu einer teilweise extremen Verlangsamung des Pulses.

Geist und Gemüt

Die Geistes- und Gemütssymptome von *Berberis* sind nur ungenügend in den Prüfungen herausgearbeitet worden, wir wissen also noch zu wenig darüber. Es sind nur wenige bekannt, beispielsweise dass die Patienten geistig geschwächt sind, sich nicht lange konzentrieren können und vergesslich sind. Mangelndes Erinnerungsvermögen und schwaches Gedächtnis. „Furchterregende Erscheinungen in der Dämmerung." Es ist nicht ungewöhnlich, dass ein Kind sich im Dunkeln allerlei schreckliche Dinge einbildet, weil Ältere ihm Gruselgeschichten erzählt haben. Ein Kind, das *Berberis* benötigt, sieht jedoch in der Zeit des Übergangs von Tag zu Nacht Geister und andere eingebildete Gestalten um sich herumbewegen. Weitere Gemütssymptome sind Melancholie, Apathie, geistige Erschöpfung.

Kopf und Schwindel

Schwindel. Die Kopfschmerzen bei *Berberis* sind von derselben Art wie die allgemeinen Schmerzen bei diesen urämischen Patienten mit reichlichem ziegelmehlartigem Sediment im Urin; auch die Kopfschmerzen sind wandernd und ausstrahlend. Stechende, reißende, kneifende Schmerzen treten an der Kopfhaut, in den Schädelknochen, in den Augen, Ohren oder am Hinterkopf auf. Brennende Kopfschmerzen. „Vergrößerungsgefühl des Kopfes" ist ein eigentümliches Symptom; es ist ein Gefühl, als wäre der Kopf gedunsen. Die Patienten halten sich immer die Hände an den Kopf, weil sie das Gefühl haben, sie hätten eine Mütze auf. Das Gefühl erstreckt sich bis über die Augenbrauen, und die Patienten möchten immer die Mütze abnehmen, obwohl sie gar keine tragen. Dieses Gefühl wird nicht immer so beschrieben, als wäre eine Mütze auf dem Kopf. Es wird auch als eine Art Taubheitsgefühl an der Kopfhaut bezeichnet; tatsächlich beschreiben viele Patienten ein Gefühl von Taubheit der Kopfhaut mit dem Gefühl, als hätten sie eine Kappe auf. Manche Patienten verneinen jedoch auch die Frage nach einem Taubheitsgefühl und berichten nur von einer Kappe. Ich war früher der Meinung, dass das „Gefühl einer Kappe“ zwei verschiedenen Empfindungen angehört. Wenn das Gefühl als schmerzhaft bezeichnet wurde, habe ich es unter „drückenden Schmerzen“ eingeordnet. Wenn nicht, habe ich es bei „Taubheitsgefühl“ eingefügt. Nach neuerem Kenntnisstand habe ich eine weitere Rubrik erstellt, nämlich „Kopf – Kappe – Gefühl, als ob man eine Kappe aufhat“ [KK I, S. 198]; ich denke nämlich, dass sich diese Empfindung deutlich von einem Taubheitsgefühl unterscheidet – aber dennoch muss man beides miteinander vergleichen.

Augen

Auch an den Augen treten bei *Berberis* die gleichen Gichterscheinungen auf wie in anderen Bereichen; stechende, reißende, in alle Richtungen ausstrahlende Schmerzen. Es ist ein ausgeprägtes Charakteristikum von *Berberis*, dass es keine Schmerzausstrahlung in eine bestimmt Richtung gibt; die Schmerzen strahlen in alle Richtungen aus. Bei den meisten unserer Arzneien ziehen die Schmerzen immer eine bestimmte Richtung, von einem Organ zum andern, beispielsweise vom Auge zu den Schläfen. Aber bei *Berberis* kann der Schmerz in alle Richtungen ausstrahlen. Die Schmerzen sind wandernd und strahlen aus. Auch die Ohrenschmerzen haben bei *Berberis* diese Eigenart. In jedem Körperteil können diese kneifenden, reißenden, brennenden, ausstrahlenden Schmerzen auftreten und wieder verschwinden; der Patient schreit vor Schmerz auf und bekommt ein schmerzverzerrtes Gesicht.

Gesicht

Das Gesicht des *Berberis*-Patienten sieht kränklich, blass und erdfahl aus. Er hat eingefallene Wangen und tief liegende Augen mit bläulichen Schatten. Es ist ein wirklich kranker Gesichtsausdruck. *Berberis* hat sich bei Fällen von Schwindsucht als hilfreich erwiesen, außerdem bei Zuständen nach Operationen von Analfisteln. Wenn sich die Fistel geschlossen hat, kommt es im Falle von *Berberis* zu den typischen kneifenden, ausstrahlenden, wandernden Schmerzen; außerdem treten die bereits erwähnten Nieren-, Leber- und Herzstörungen auf.

Abdomen

Auch bei fieberhaften Erkrankungen zeigt sich der wechselnde Charakter von *Berberis*. Fieber mit heftigen Schmerzen und starkem Durst wechselt mit dem gegenteiligen Zustand ab, nämlich mit Abneigung gegen Getränke und starker Erschöpfung. Wechsel von Appetitlosigkeit und Heißhunger. Der Magen ist gereizt, die Verdauung ist verlangsamt und schwach, und es treten Beschwerden auf, wie wir sie von „galligen" Patienten kennen. Es kommt zu bitterem, galligem Erbrechen. Die Leber ist stark in Mitleidenschaft gezogen. Auch im Leberbereich treten die typischen ausstrahlenden, reißenden, brennenden, stechenden, kneifenden Schmerzen auf, die von einer Lokalisation zur andern wandern. Dazu kommen jedoch auch noch messerstichartige Schmerzen in der Leber. Gallensteinkoliken. Die Schmerzen gehen mit Gelbsucht einher. Die Funktion der Leber scheint verlangsamt und es entwickelt sich eine Gelbsucht. Die Stühle werden weißlich, acholisch. In den *Leitsymptomen* heißt es: „Heftiges Zwicken in der Leber, plötzlich aufkommend und von großer Intensität." „Heftige Stiche in der Lebergegend, den Atem benehmend und zum Vorbeugen nötigend." Diese Schmerzen dauern einen Augenblick an und klingen dann ab. Bei Gallenkoliken treten krampfartige Schmerzen auf, die an Heftigkeit zunehmen und wieder nachlassen; aber sie vergehen nicht völlig. Wenn *Berberis* indiziert ist, wird es nach der Einnahme zu einer Entspannung der Gallengänge führen und die Steine durchlassen; der Patient atmet tief durch und wünscht, er hätte den Arzt schon viel früher gerufen. Alle krampfartigen Beschwerden können augenblicklich mit der richtigen Arznei gebessert werden.

Rektum und Stuhl

Durch den Unterleib ziehende Schmerzen. Reichliche, dicke, breiige Stühle; sie sind gelb wie Maisbrei. „Breiige, gelbliche Durchfälle." „Lehmfarbene Stühle." Aus dem, was wir bisher von *Berberis* erfahren haben, ist es nicht verwunderlich, dass die Stühle lehmfarben, acholisch oder weiß sind. Es hängt mit der Leberstörung zusammen. Wenn ein Patient diese Stuhlbeschaffenheit hat und gleichzeitig über Schmerzen klagt, die wandern oder in alle Richtungen ausstrahlen, in schlechtem Allgemeinzustand ist, leicht friert, blass und kränklich aussieht, dann haben Sie einen typischen *Berberis*-Patienten vor sich. Er leidet später unter Verstopfung, aber die Stühle sind hell oder weißlich. „Brennender, stechender Schmerz vor, während und nach dem Stuhlgang." Vergrößerung der Prostata, was zu einem anhaltenden Druck im Perineum führt, als ob ein Klumpen darin wäre oder als ob etwas nach unten drücken würde. Reißender Schmerz um den After. Herpes um den After. Analfisteln. Fast alle Chirurgen raten bei einer Analfistel zur Operation. Aber die Homöopathie kann diese Beschwerden heilen. Ich habe in über zwanzigjähriger Praxis keine einzige operiert. Die Arznei, die dem *Gesamtzustand des Patienten* entspricht, wird *ihn und seine Fistel* heilen. Man sollte keinesfalls daran herumoperieren. Die Fistelöffnung zu verschließen und den Patienten dabei außer Acht zu lassen, ist sehr gefährlich. Mit meinem jetzigen Wissen würde ich, wenn ich selbst von diesem Leiden betroffen wäre und nicht auf die passende Arznei käme, das Leiden lieber geduldig ertragen und mir dadurch zahlreiche noch schlimmere Leiden ersparen. Ich kann auch keinem Patienten zu etwas raten, was ich nicht selbst auch an mir durchführen lassen würde. Und die Operation einer Analfistel ist wie schon gesagt eine sehr ernste Angelegenheit. Denn wenn ein Patient die Anlage zur Schwindsucht in sich trägt und eine Öffnung seiner Analfistel operativ verschlossen wird, wird er eine Schwindsucht entwickeln. Wenn er zu Entzündungen der Nieren neigt, wird die Operation dies beschleunigen. Wenn an irgendeinem Bereich ein Zusammenbruch droht, wird diese Schwachstelle besonders durch die Operationsfolgen betroffen sein und der Vorgang wird beschleunigt. Gelegentlich vergeht bis dahin eine Weile, weshalb ein ahnungsloser Arzt diesen Zusammenhang nicht erkennt. Aber jetzt, da ich Ihnen davon berichtet habe, werden Sie dies niemals vergessen.

Harnwege und Urin

Kommen wir nun zu den Beschwerden der Nieren und Harnwege. Der Patient verspürt ein starkes Wundheitsgefühl in der Lendenregion bzw. in der Nierengegend, dass er keinen Druck an dieser Stelle ertragen kann. Er kann keinen größeren Absatz heruntersteigen, sondern muss sich langsam und behutsam ablassen. Eine Erschütterung ist wie ein Schlag für ihn, und manchmal ist der Schmerz so stark, dass der Patient fast davon ohnmächtig wird. Wundheitsschmerz im Rücken, in den Rückenmuskeln und in der Nierengegend; diese Schmerzen gehen mit allen möglichen Harnwegsbeschwerden, beispielsweise mit starkem Sediment im Urin, einher. Die Nieren sind überlastet, sie können ihre Funktion nur noch unter großer Anstrengung erfüllen, sozusagen im „Notprogramm". Ein Nierenversagen droht, und wenn dem Patienten nicht rasch geholfen wird, droht eine ernsthafte Erkrankung. Es treten folgendes Symptome auf: Brennen und Wundheitsgefühl in der Nierengegend. Einzelne oder mehrere aufeinander folgende brennende Stiche in Lenden und Nieren. Starker Schmerz, Wundheitsgefühl und Empfindlichkeit im Rücken, in der Nierenregion. In den *Leitsymptomen* steht: „Empfindlichkeit in der Nierengegend so groß, dass jede erschütternde Bewegung, Fahren im Wagen und das Hinunterspringen, unerträglich war." „Nach Nierenbeschwerden fauliger, bitterer Mundgeschmack und Blutandrang zum Hals. „Starker Harndrang, mit Schmerzen im Blasenhals, mit brennendem und spärlichem Urin." Heftig schneidender, spannender Schmerz tief in der linken Blasenseite sitzend, der schließlich stechend wird, schräg in die weibliche Harnröhre bis an die Mündung zieht und wenige Minuten dauert. Wir sehen also, wie die Harnwegssymptome bei *Berberis* geartet sind. Die Nieren sind entweder entzündet oder sehr empfindlich, manchmal auch beides. Schließlich kommt es zur Bildung von kleinen, stecknadelkopfgroßen Nierensteinen im Nierenbecken; hin und wieder macht sich einer davon auf dem Weg die Harnleiter hinunter in die Blase – und siehe da, der Patient bekommt starke Schmerzen. Er leidet dann an diesen Schmerzen, die von den Nieren in alle Richtungen ausstrahlen. Die Schmerzen laufen von der Blase hoch zu den Nieren und wieder zurück zur Blase. Bei Männern erscheint es, als ob die Schmerzen entlang den Samensträngen in die Hoden ziehen würden, was für ihn sehr schmerzhaft ist. Sie werden erstaunt sein, wie schnell *Berberis* diese eigentümlichen Nierenkoliken lindert und heilt. Brennende Schmerzen in der Blase; Brennen in den Nieren. Der Urin ist dunkel, trübe und mit reichlichem Sediment. Der Urinfluss ist verlangsamt. Es besteht andauernder Harndrang. Die Blase ist sehr empfindlich. Katarrhalische Blasenentzündungen. Brennende, stechende Schmerzen in der Blase. Zahlreiche Beschwerden und Schmerzen in den Harnwegen und Hoden bei Gichtkranken. Brennende Schmerzen entlang dieser Bereiche.

Anmerkung Exkurs

Berberis passt besonders bei ermüdeten Frauen mit Gichtneigung. Obwohl sie noch gar nicht so alt ist, ist die Patientin körperlich völlig ermüdet, sodass sie durch die Hausarbeit völlig erschöpft wird. Der Koitus ist schmerzhaft und sie hat eine Abneigung dagegen. Der Orgasmus ist verzögert oder bleibt ganz aus, und danach ist sie völlig ausgelaugt. Tief in ihrem Innersten fühlt sie sich ausgenutzt. Kneifende Schmerzen in sämtlichen Nervenfasern. Brennen in der Harnröhre bei Frauen. Brennende Schmerzen in der Vagina. Jegliche normale Empfindung fehlt in diesen Körperteilen.

Borax veneta — Borx.

Natrium boracicum; Natriumborat. $Na_2[B_4O_5(OH)_4] \cdot 8\,H_2O$.

Allgemeines

Borax ist eines jener Hausmittel, die lange Zeit bei lokalen Entzündungen zur Linderung und Heilung eingesetzt wurden. Bei Mundentzündungen von stillenden Müttern und Säuglingen wurde es früher mit Honig vermischt äußerlich als Waschung eingesetzt. Der übermäßige Gebrauch lässt einen Homöopathen staunen, ob hier vielleicht ein Treffer gelandet wurde, und tatsächlich heilt *Borax* rasch diese Entzündungen. Dies ist nicht verwunderlich, da *Borax* in seinen Prüfungen aphthöse Geschwüre im Mund hervorgebracht hat, die sich in den Rachen und sogar bis hinunter in den Magen erstrecken. Es heilt diese Geschwüre auch, wenn die Genitalien und der After davon übersät sind.

Geist und Gemüt

Angst, zappelige Unruhe und Empfindlichkeit sind hervorstechende Merkmale von *Borax*. Der Patient ängstigt sich über Kleinigkeiten. Er fährt bei jedem Geräusch, beim Hören einer unerwarteten Neuigkeit, bei Musik oder bei anderen Aufregungen zusammen. Diese Ängstlichkeit oder Nervosität, dieses unbeschreibliche Gefühl, das in ihm wohnt, wird durch Auf- oder Abwärtsbewegungen verschlechtert. Eine Aufwärtsbewegung im Fahrstuhl beispielsweise macht ihn fast wahnsinnig, aber beim abwärts Fahren geht es ihm noch schlechter. Alle Beschwerden verschlechtern sich durch Abwärtsbewegungen. Routinemäßige Verordner gehen davon aus, dass *Borax* in all jenen Fällen von Mundentzündungen bei Kindern heilen wird, wenn es dem Kind bei Abwärtsbewegungen schlechter geht. Wenn die Mutter ihr Kleines beispielsweise in sein Bettchen legen will, erwacht es aus dem Schlaf und weint vor Schreck. Sie werden diese Angst besser nachvollziehen können, wenn Sie in den obersten Stock eines dieser riesigen Hochhäuser gehen und mit dem Fahrstuhl nach unten fahren. Es ist durchaus normal, dass man bei dieser raschen Abwärtsbewegung ein Angstgefühl im Magen bekommt, ein Gefühl, als würde man fallen; dies ist auch bei gesunden Menschen normal. Aber wenn Sie sich dieses Gefühl extrem übersteigert vorstellen, dann haben Sie ein Bild von dem *Borax*-Zustand, bei dem jede Abwärtsbewegung, jedes Bergabfahren oder Treppabsteigen eine heftige Verschlechterung hervorruft; auch wenn die Mutter beispielsweise das Kind auf dem Arm trägt und die Treppen hinunterläuft. Das gesamte Nervensystem ist in Aufruhr.

Der *Borax*-Patient leidet folglich unter einer übersteigerten Aktivität der Organe; alle Sinne sind stark überreizt. Das Gehör ist verschärft, er ist überempfindlich gegen seine Umgebung und überängstlich. Er ist durch und durch übererregbar. Bergabfahren führt zu Schwindel, nervöser Erregung, Furcht und Beklommenheit. Dies ist ein hervorstechendes Merkmal von *Borax*. Es hat viele derartige Symptome, insbesondere aber sind es diese nervösen Beschwerden, die dieser Verschlimmerung durch Bergabfahren unterliegen. Wenn wir uns weiter mit der Pathogenese von *Borax* beschäftigen werden wir sehen, dass noch viele weitere Beschwerden auftreten, aber diese sind die wichtigsten Gemütssymptome, und sie sind oftmals der Schlüssel zur Lösung des *Borax*-Falles. Ängstliches Gefühl bei Abwärtsbewegung oder bei Erschütterung. *Borax* heilt Diarrhö, wenn diese Modalität vorliegt. *Borax* heilt Aphthen, wenn diese Modalität vorliegt. Rheuma, Menstruationsstörungen und zahlreiche andere Beschwerden verschwinden nach der Einnahme von *Borax*, sofern dieses Schlüsselsymptom vorliegt.

Auch Hysterie gehört zum Arzneimittelbild dieser Arznei. „Er wechselt von einer Beschäftigung zur andern." Der Patient ist in einem ruhelosen, nervösen, ängstlichen, erregbaren Zustand, der sich auf alle Körperteile ausdehnt. Das Kind kreischt und weint, wenn es auf- und abgewiegt wird. Durch die Bewegung im Gehirn, dieses Auf und Ab, beispielsweise durch Schaukeln, Wippen usw. gerät der Patient außer sich, er wird verwirrt und schwindlig, weiß kaum, wer er ist. Sobald man das Kind schaukelt, bekommt es einen ängstlichen Gesichtsausdruck. „Starke Ängstlichkeit beim schnellen Bergabfahren." „Angst, zunehmend bis 23 Uhr." Diese Modalität habe ich bei *Borax*-Patienten als typische Verschlechterungszeit der Angstzustände schon häufig beobachtet. Beispielsweise bei Frauen mit periodisch einsetzendem Wahnsinn, deren nervöse Beschwerden und geistiger Zustand bis gegen 23 Uhr zunahm. Geisteskranke führen sich manchmal auf, als wären sie vom Teufel besessen; bekommen dann jedoch plötzlich in einen lichten Moment und können reden, als ob nichts gewesen wäre. Bei *Borax* kann ein solch starker Wechsel um 23 Uhr eintreten. Die Angst und nervöse Erregung können um diese Uhrzeit vorüber sein. Verdrießlich, übellaunig, träge. Dieser Zustand nimmt zu, bis der Patient

schließlich Stuhlgang hat, worauf es ihm besser geht. Er fährt auf, wenn er einen ängstlichen Schrei oder ein unerwartetes Geräusch hört, wenn beispielsweise etwas zu Boden fällt oder eine Tür plötzlich aufgeht. Diese Symptome sind kennzeichnend für *Borax*. Wenn Sie das Mittel mit anderen Natrium-Verbindungen vergleichen, werden Sie eine erstaunliche Ähnlichkeit hinsichtlich der nervösen Erregung feststellen, etwa bei *Natrium carbonicum* und *Natrium muriaticum*. Alle Natrium-Verbindungen tragen in sich die Verschlechterung und Überempfindlichkeit gegen Geräusche sowie eine Übererregbarkeit der Nerven. Es sind sehr ernsthafte Menschen.
Starke Übelkeit beim Nachdenken über die Arbeit wurde von *Borax* häufig geheilt. Ich habe oft erlebt, dass den *Borax*-Patienten durch jegliches Nachdenken eine Übelkeit befällt, sodass er seine Arbeit beenden und sich ein Weilchen ausruhen muss; danach geht es wieder für kurze Zeit besser, er kann wieder arbeiten, aber bald schon wird ihm erneut übel und er muss wieder ausruhen. Der Gemütsaspekt des *Borax*-Patienten ist folglich geprägt durch die Verschlechterung durch geistige Anstrengung, durch Geräusche, durch jegliche Erregung sowie durch Abwärtsbewegung.

Kopf und Schwindel

Schwindel und Völlegefühl im Kopf beim Absteigen von einem Hügel oder von Treppen sind weitere Symptome im Bereich des Sensoriums. Es ist eine andere Art des bereits erwähnten Ängstlichkeitsgefühls bei Abwärtsbewegungen. Schwindel ist ein häufiges Symptom bei *Borax*; manchmal ist der Schwindel anhaltend und wird durch Abwärtsbewegung so heftig, dass der Patient still sitzen muss und nichts tun kann. Auch kongestive Kopfschmerzen gehören zum Mittelbild, drückende Kopfschmerzen und drückende Kopfschmerzen mit Hitze im Kopf.

Augen

Zahlreiche Augensymptome. Trachom. Die Lider sind nach innen gedreht, wodurch sich das Auge entzündet. Entropion. Granulation und Verdickung der Lidschleimhaut. Narbige Kontrakturen mit einwärts gedrehten Lidern. Die unteren Lider sind vollständig nach innen gedreht. Das Öffnen der Lider ist erschwert.

Nase

Wie bei allen Natrium-Verbindungen kommt es auch bei *Borax* zu einer chronischen Entzündung der Nasenschleimhäute. Es ist ein katarrhalischer Zustand mit reichlichen Absonderungen und Krusten in der Nase. Die Nase ist verstopft. Die gesamte Natrium-Familie hat diese trockenen Krusten der Nase und reichliche Nasenabsonderungen. *Natrium muriaticum* produziert genauso wie *Borax* vorwiegend weißliche Absonderungen, *Natrium sulphuricum* gelbe – auch bei *Borax* treten diese auf. Die Absonderungen von *Natrium sulphuricum* können auch gelblich-grün sein. *Borax* wird in der Literatur auch mit grünlichen Absonderungen beschrieben; charakteristischerweise sind die Absonderungen jedoch – als Allgemeinsymptom des Mittels – weiß.

Gesicht

Das Gesicht des Säuglings, der *Borax* benötigt, ist blass und erdfahl. *Borax*-Kinder haben kleine Bläschen um den Mund und auf der Stirn. *Natrium muriaticum* führt zu Herpesausschlägen um den Mund bei allen Fieberzuständen und Erkältungen. *Borax* wird bei diesen Beschwerden zumeist vergessen, zumal *Natrium muriaticum* eher bekannt ist. Wenn eine Natrium-Konstitution vorliegt, muss man genau Individualisieren um festzustellen, welche Natrium-Verbindung angezeigt ist.

Mund und Zähne

Aphthen im Mund, auf der Zunge und der Innenseite der Wange. Dies alleine ist keine Indikation für dieses Mittel, zumal *Borax* eine unter vielen Arzneien bei Mundentzündungen von Kindern ist, bei denen der Mund so schmerzhaft ist, dass das Kind die Flasche oder die Mutterbrust loslassen muss. Viele Verordner geben *Borax* nur aufgrund dieser einzigen Indikation, aber es muss immer auch der konstitutionelle Zustand erwogen werden, damit das Mittel diese Grundlage abdeckt. *Sulphuricum acidum* ist bei diesen Beschwerden häufiger indiziert als *Borax*. Rote Bläschen auf der Zunge. Erbrechen nach dem Trinken; dieses Symptom legt die Vermutung nahe, dass die Aphthen vom Mund die Speiseröhre herab in den Magen gewandert sind. Es gibt bei *Borax* viele Magensymptome, die anscheinend das Ergebnis dieser Ausbreitung sind. Die Mundschleimhaut ist stark gerötet. Die Entzündung der Mundschleimhaut, die bei Müttern und Säuglingen auftritt, kann wie gesagt mit *Borax* geheilt werden. Nach jeder Mahlzeit kommt es zu einer geblähten Auftreibung des Abdomens. Anhaltendes Erbrechen; der Patient erbricht sauren Schleim. Der *Borax*-Patient mit Aphthen im Magen stößt auf, würgt und hustet – man spricht hier von einem „Magenhusten“. Die Mütter sagen: „Es ist ein Magenhusten“, denn das Kind würgt und stößt beim Husten auf. „Magenhusten mit Schmerzen, die sich in die Milzregion erstrecken.“

Rektum und Stuhl

Kleine Kinder, die *Borax* benötigen, leiden oft an Sommerdurchfällen. Um den ganzen After herum zeigen sich die aphthösen Geschwüre. Große schleimige Stühle gehen tags und nachts ab; das Kind schreit erbärmlich, hat Aphthen im Mund, magert ab und hat den Kopf nach hinten gezogen. Die Stühle sind weich, hellgelb, schleimig und werden häufig entleert. Eine große Flüssigkeitsmenge, die wie gekochte Stärke aussieht, läuft aus dem After; dieses Symptom tritt bei *Borax* ebenso auf wie bei *Argentum nitricum*. Es kommt auch zu Verdickungen der Rektumschleimhaut mit Striktur; das Lumen wird immer kleiner, der Stuhl wird lang und dünn, bis er schließlich nicht größer als ein Bleistift ist. Diese entzündliche Striktur wurde oft durch *Borax* geheilt.

Harnwege und Urin

Wenn der allgemeine katarrhalische Zustand auch die Harnwege erfasst, schreit das Kind beim ersten Harndrang. Es beginnt zu schreien, sobald es merkt, dass es bald urinieren muss, weil der Urin so stark brennt. Es schreit beim Harndrang; dies ist damit gemeint, wenn es heißt: „Schlechter vor dem Urinieren.“ Es sind keine Harnwegsbeschwerden, die sich vor dem Urinieren verstärken, sondern das Kind weint und schreit bei Harndrang. Häufiges Urinieren mit vorangehendem Weinen. Der Urin brennt wie Feuer und sie können erkennen, dass das Kind bald Urinieren muss, da es anfängt zu weinen. Die Harnröhrenmündung schmerzt wie wund nach dem Urinieren. Harndrang, aber kann keinen Tropfen lassen.

Männliche Geschlechtsorgane

Borax hat Gonorrhö geheilt. An jeder Schleimhaut kann man aphthöse Geschwüre finden. Es hat noch ein weiteres Merkmal mit *Natrium muriaticum* und *Natrium carbonicum* gemein: Sowohl bei Männern als auch bei Frauen unterbindet es das Sexualverlangen. Es „benebelt“ die Patienten, sodass sich sowohl das Gemüt als auch die Sexualorgane in einem Zustand der Gleichgültigkeit befinden.

Weibliche Geschlechtsorgane

Das auffallendste Merkmal hinsichtlich der weiblichen Geschlechtsorgane ist die Absonderung von Schleimhautfetzen mit der Menstruation. *Borax* heilt die heftigsten Formen von membranöser Dysmenorrhö mit heftigen, wehenartigen Schmerzen vor und während der Menses; es scheint, als ob der Uterus sich selbst durch die Vagina hindurch austreibt. Der Menstruationsfluss beginnt schwach, aber die heftigen Schmerzen setzen bereits ein, bis endlich Schleimhautfetzen abgehen. Ich habe Fälle durch *Borax* ausheilen sehen, bei denen die losgelöste Schleimhaut sozusagen wie ein Abdruck der Gebärmutter aussah. Die Patientinnen schrecken durch Abwärtsbewegungen auf; nehmen Sie dieses Symptom als Hinweis auf *Borax* bei membranöser Dysmenorrhö. Die Patientin fürchtet Abwärtsbewegungen und schaukelnde oder schwingende Bewegungen. „Klopfen im Kopf und Rauschen in den Ohren während der Monatsblutung“. „Kneifen im Abdomen“; diese Beschreibung trifft den Kern nicht ganz; es handelt sich eher um wehenartige Schmerzen. „Schmerzen, die vom Magen ausstrahlen.“ Stechen wie Messerstiche in den Lenden, vor oder während der Menstruation. Müdigkeit, Schmerz nach Mitternacht. Aber bedenken Sie, dass gleichzeitig auch der nervöse, erregbare Gemütszustand übereinstimmen muss, damit *Borax* diese Beschwerden bei Dysmenorrhö heilen kann. Ein weiteres Hauptmerkmal des Mittels ist eine eiweißartige Leukorrhö, die sich heiß anfühlt und wie Wasser die Beine hinab läuft. Scharfe Leukorrhö, 2 Wochen lang andauernd. Weiße und schleimige Leukorrhö ohne weitere Beschwerden. Wenn wir nun diese scharfe Leukorrhö und die membranösen Menstruationsstörungen betrachten, verwundert es nicht, dass diese Frauen unfruchtbar sind. Alle Frauen, die unter diesen Beschwerden leiden, sind zeugungsunfähig, und *Borax* hat ihre Unfruchtbarkeit geheilt, sofern dieses Beschwerdebild zugrunde lag. Routinemäßige Verordner verordnen *Borax* bei allen unfruchtbaren Frauen, unabhängig von ihren sonstigen Beschwerden. Aber wenn eine Arznei gegen Unfruchtbarkeit gegeben wird, muss der Allgemeinzustand der Patientin in Betracht gezogen werden, was an Auffälligkeiten vorliegt. Denn diese Auffälligkeiten müssen mit denen übereinstimmen, welche die Arznei bei gesunden Frauen hervorbringen kann. Ein weiteres Charakteristikum, für das ich *Borax* oft eingesetzt habe, ist wenn die Mütter ihr Kind nicht stillen können und sagen, dass sie zu wenig Milch haben und dass die Milch zu dick sei. „Die Milch ist zu dick und schmeckt schlecht." Dies hält die Mutter davon ab, ihr Kind zu stillen. Es ist ein konstitutionelles Merkmal, und *Borax* wird, wenn es zu Beginn der Schwangerschaft gegeben wird und die weiteren Symptome seine Anwendung bestätigen, die Beschaffenheit der Milch sowie die Konstitution der Mutter verändern, sodass sie ihr Kind stillen kann. Ich habe die Arznei in vielen Fällen verordnet, in denen die Mütter bereits mehrere Kinder zur Welt gebracht hatten, die sie nicht stillen konnten; es hat die Beschwerden geheilt und die Mütter konnten die folgenden Kinder stillen. Zum Mittelbild gehört auch die Verweigerung der Mutterbrust bei Säuglingen, was daran liegen kann, dass die Milch schlecht schmeckt. Dies weist somit nicht unbedingt auf eine Störung seitens des Kindes hin. Man könnte hier natürlich daran denken, für das Kind zu verordnen. Aber wenn Sie den Fall genauer studieren, werden Sie vielleicht erkennen, dass das Kind die Brust verweigert, weil sie so schlecht schmeckt. Die Mutter benötigt eine Gabe *Borax*, die schließlich auch das Kind von seiner Diarrhö und seiner Ablehnung der Milch heilt. „Der Säugling wird blass, beinahe erdfahl." „Das Kind wirft die Arme hoch sobald man versucht, es hinzulegen." Wenn die Mutter bereits eine konstitutionelle *Borax*-Patientin ist, wird das Kind aller Wahrscheinlich nach auch *Borax* benötigen. Es ist keineswegs ungewöhnlich, dass Mutter und Neugeborenes die gleiche Arznei benötigen. Ich habe oftmals das Kind über die Muttermilch medikamentiert, wenn beide das gleiche Mittel brauchten. Eine weitere auffallende Eigenart von *Borax* ist *Schmerz in der gegenüberliegenden* Brust beim Stillen des Kindes. Die Anwendung von *Borax* bei Frauen ist jedoch nicht nur auf die Schwangerschaft und Stillzeit beschränkt, es kann vielmehr in allen Lebensstadien bei nervösen Frauen eingesetzt werden.

Atemwege und Husten

Borax hat Pleuritis geheilt, welche *Bryonia* ähnelte und vorwiegen rechts auftrat – wie bei *Bryonia*. Die Schmerzen sind stechend und schießen von außen nach innen durch den rechten oberen Lungenflügel. Die stechenden Schmerzen lassen dabei zunächst an *Bryonia* denken.

Haut

„Welke, runzlige Haut." „Die Haut ist blass oder livide." Abmagerung; das vormals dicke Kind magert ab. Kinder werden unter den aphthösen Geschwüren marastisch; sie können nichts verdauen. Sie erbrechen oder leiden unter Durchfall; die Aphthen breiten sich im gesamten Verdauungstrakt aus, befallen sämtliche Schleimhäute. Das Kind ist überempfindlich und schreit bei jeder Abwärtsbewegung. Aufgrund der Aphthen treten noch weitere Symptome auf; das Kind weint vor dem Wasserlassen, weil die Blase davon betroffen ist.

Anmerkung Exkurs

Die Aphthen, die Verschlechterung aller Beschwerden durch Abwärtsbewegung, die Überempfindlichkeit gegen Geräusche, das Hochschrecken, die Ängstlichkeit usw. sind die auffallendsten und charakteristischsten Merkmale von *Borax*.

Bromium, Bromum **Brom.**

Brom, Element 35. *Br.*

Allgemeines

Bromium gehört zu den Arzneien, die häufig routinemäßig eingesetzt werden. Es ist eines jener Mittel, die von Anfängern bei jeder Diphtherie, jedem Krupphusten und jeder Kehlkopfentzündung eingesetzt werden. Und wenn sich die Beschwerden dadurch nicht bessern, versucht man eben „etwas anderes". Alle Verordner, die nach diesen Krankheitsnamen verschreiben, greifen routinemäßig zu *Bromium*; es ist jedoch so selten dafür indiziert, dass es schließlich als völlig nutzlose Arznei verworfen wird. Der Grund dafür, dass *Bromium* nicht gewirkt hat, liegt jedoch daran, dass diese Verordner nicht die Totalität der Symptome in Betracht gezogen und das Mittel nicht aufgrund einer Individualisierung der Beschwerden eingesetzt haben. Sie verschreiben nicht für den *Patienten*, sondern für die Krankheit. Sie werden aller Wahrscheinlichkeit nach in ihrer Praxis nur sehr wenige Fälle von Diphtherie sehen, bei denen *Bromium* angezeigt ist; aber falls es doch vorkommen sollte, sollten Sie das Mittel kennen.

Es gibt ein zugrunde liegendes Merkmal nahezu aller Beschwerden, bei denen *Bromium* das Heilmittel ist: Die Beschwerden treten nach Überhitzung auf. Wenn beispielsweise während einer Diphtherieepidemie eine Mutter ihr Baby so dick einwickelt, dass es überhitzt, und es anschließend in einem heißen Raum zum Schlafen legt, das Kind jedoch empfindlich gegen diese Hitze ist und davon Beschwerden bekommt, dann heißt es aufgepasst; hier handelt es sich wahrscheinlich um einen Fall von *Bromium*-Diphtherie. *Bromium* ist auch angezeigt bei Beschwerden, die in der Nacht nach einem sehr heißen Sommertag einsetzen. Nun, damit sind wir einer routinemäßigen Verordnung bei Krupp und Diphtherie am nächsten. Wenn die Mutter ihr Kind an einem schrecklich kalten, trockenen Tag im Freien lässt, und das Kleine gegen Mitternacht mit spastischem Krupphusten erwacht, dann wissen Sie, dass höchstwahrscheinlich keine andere Arznei als *Aconitum* angezeigt ist. Wenn sie das Baby jedoch an einem heißen Sommertag mit im Freien hatte und es sich durch zu dicke Kleidchen überhitzt hat, wenn es plethorisch ist und ein rotes Gesicht hat, und man ruft Sie um Mitternacht hinzu und Sie stellen bei der Untersuchung Pseudomembranen im Hals fest, dann werden Sie nach dem Studium dieses Arzneimittels wissen, dass es sich um einen *Bromium*-Fall handeln könnte.

Heiserkeit und Stimmverlust nach Überhitzung. Durch die Überhitzung ist der gesamte Organismus durcheinander. Kopfschmerz durch Überhitzung. Die Entstehung der Beschwerden durch Überhitzung zieht sich durch das gesamte Mittelbild. Sie können durch heißes Wetter, Aufenthalt in einem heißen Zimmer oder durch Gehen von Kälte in die Hitze ausgelöst werden. Aber nachdem die Beschwerden eingesetzt haben, unabhängig von der Lokalisation, wird der Patient so kälteempfindlich, dass ihn ein kühler Luftzug frösteln lässt; dennoch verursacht ihm auch jetzt Überhitzung weitere Beschwerden.

Bromium hat eine ausgeprägte Neigung, Drüsen und Lymphknoten zu infiltrieren. Sie werden hart, aber fangen in den seltensten Fällen an zu eitern; für gewöhnlich bleiben sie längere Zeit hart. Die Halslymphknoten, die Parotis, die

Unterzungendrüsen und Unterkieferlymphknoten sind enorm vergrößert und sehr hart. Die Entzündungsprozesse laufen bei *Bromium* langsam ab, nicht so rasch und heftig wie bei *Belladonna* und *Mercurius*. „Entzündete Teile werden infiltriert und verhärten sich." Entzündung mit Verhärtung ist die Idee von *Bromium*. Es hat sich bei infiltrierten Geschwüren, vergrößerten Drüsen und Lymphknoten mit ausgeprägter Verhärtung, aber ohne jegliche Eiterungsneigung als hilfreich erwiesen. Tuberkulöse Infiltration von Drüsen, Lymphknoten und anderen Geweben. Die entzündeten Drüsen und Lymphknoten beginnen zu degenerieren, es bildet sich minderwertiges Gewebe, ähnlich wie bei den vergrößerten, verhärteten, skrofulösen Lymphknoten, die im häufig im Halsbereich auftreten. Vergrößerte Ohrspeicheldrüse und Unterkieferlymphknoten. *Bromium* hat Patienten mit vergrößerten, stark verhärteten Schilddrüsen geheilt.
Auch Abmagerung gehört zum Mittelbild von *Bromium*, und wenn wir die Neigung zu Infiltration von Drüsen und Lymphknoten hinzunehmen, dann verwundert es nicht, dass es auch als Heilmittel bei Krebs und Tuberkulose gilt. *Bromium*-Patienten sind sehr geschwächt. Die Beine werden schwach. Fortschreitende Erschöpfung mit zittrigen Gliedern. Zuckungen; zittrige Schwäche; Ohnmacht. Bei katarrhalischen Beschwerden bilden sich mehr oder weniger ausgeprägte membranöse Exsudate – ein an sich normaler Vorgang. Gewöhnlich werden die Schleimhäute so infiltriert, dass sich darauf eine gräulich-weiße Auflagerung bildet, unter der sich das Gewebe verhärtet. Dies tritt unter anderem auch bei Geschwüren auf. An den Schleimhäuten bilden sich fressende Geschwüre, und die darunter liegende Gewebsschicht verhärtet. Bei *Bromium* kommt es bei diesen katarrhalischen Beschwerden zu Fieber und ausgeprägter nervöser Erregbarkeit, eiskalten Extremitäten und Hitze im Kopf. Atemnot mit starkem Schwitzen. Kruppartige Beschwerden.
Die meisten Beschwerden von *Bromium* werden von Herzklopfen begleitet, z. B. Übelkeit, Kopfschmerzen oder verschiedene Arten einer nervösen Erregung. Der Patient wird allmählich immer schwächer, sodass er schließlich eine Abneigung gegen jegliche Arbeit, sogar gegen Lesen bekommt. Desinteresse gegenüber häuslichen Angelegenheiten. Der Patient wird gleichgültig und sehr müde. Ausgeprägte Niedergeschlagenheit, Depression. „Traurig und entmutigt." Angst tritt bei fast allen Beschwerden auf.

Ohren

Ohrgeräusche; Klopfen und Brennen in den Ohren. Auch die Drüsen- und Lymphknotenaffektionen hängen eng mit den Ohren zusammen. Bei Ohrenerkrankungen schwellen sie an; die Parotis wird groß und hart. Die Ohrenbeschwerden entstehen nach Scharlachfieber und sind verbunden mit Ausfluss aus den Ohren. Ohrenschmerzen; Ohrenentzündungen; Ohrabszesse. Gelegentlich kommt es auch zur Eiterung der Parotis, aber das ist eher die Ausnahme. Schwellung und Verhärtung der linken Parotisdrüse. Auch andere Drüsen, beispielsweise Eierstöcke und Hoden, werden durch *Bromium* affiziert.

Nase

Nasenbluten. Geschwüre in der Nase. Nasenkatarrhe. Häufiges Niesen. Akuter, heftiger Schnupfen mit starkem Brennen und Kältegefühl in der Nase, als ob die

Schleimhaut durch das Einatmen kalter Luft stark abkühlen würde. *Bromium* ist hilfreich bei Erkältungen, die während der ersten heißen Tage im Juni oder Juli auftreten. Heftiger Schnupfen, der einmal im Jahr auftritt und die ganze heiße Wetterperiode über andauert. Fließschnupfen mit Kopfschmerzen. „Die Nase ist wund, die Nasenflügel sind geschwollen; es bildet sich ein Grind darin, mit Schmerz und Bluten beim Abwischen." Wundheit um die Nasenlöcher.

Gesicht

Bromium-Patienten haben zumeist ein gerötetes Gesicht, besonders bei akuten Erkrankungen. Der Patient wird leicht überhitzt. Bei chronischen *Bromium*-Zuständen jedoch kommt es zu gegensätzlichen Beschwerden. Dieses Phänomen tritt bei vielen Arzneien auf, besonders jedoch bei den antipsorischen. Die chronisch Kranken mit zusammengebrochener Konstitution, die aufgrund der vergrößerten Drüsen wie beispielsweise Kropf oder auch Krebserkrankungen *Bromium* benötigen, haben eine gräuliche, erdfahle Gesichtsfarbe. Gealtertes Aussehen. Das Gesicht ist kränklich, aschgrau. Nicht zu vergessen jedoch die *Bromium*-Kinder mit plethorischem, gerötetem Gesicht, die leicht überhitzen. Natürlich wird ihr Gesicht im akuten Zustand, nach Stunden oder Tagen andauernder Atemnot, zyanotisch; sie müssen nach Luft schnappen, würgen und werden aschgrau. Dies findet sich beispielsweise bei Diphtherie, Krupp oder bei Kehlkopfaffektionen.

Hals

Steinharte Drüsen- und Lymphknotenschwellung, besonders am Unterkiefer und Hals, aber auch in anderen Bereichen. Viele Halsbeschwerden beginnen bei *Bromium* am Kehlkopf und wandern den Hals hinauf in den Rachen. Manche wiederum beginnen im Rachen und gehen dann in Richtung Kehlkopf; aber sowohl Rachen als auch Kehlkopf sind bei *Bromium* so eng miteinander verknüpft, dass zumeist beide gleichermaßen betroffen sind. Diphtherie beispielsweise geht von einem zum andern über, meist jedoch beginnt sie im Rachen und erstreckt sich zum Kehlkopf. *Bromium* ist das Heilmittel der bösartigsten Dipththeriefälle. Die membranösen Exsudate wuchern wie Unkraut, die Atmung wird aufgrund der Verlegung des Kehlkopfes erschwert. Die Krankheit ist so heftig, dass obwohl der Patient nur zwei oder drei Tage lang krank war und *Bromium* seine Beschwerden in den Griff bekommen hat, er anschließend unter starker Erschöpfung leidet. Alle Diphthteriefälle mit einem derartigen Verlauf entsprechen *Bromium*. Ausgesprochen heftiger Krankheitsverlauf, starke Erschöpfung. Der Patient ist in einem extremen Krankheitszustand und sehr schwach. Viele Fälle der mit *Bromium* ausgeheilten Diphtheriefälle waren linksseitig, obwohl das Mittel auch rechtsseitige heilt. Sie werden kaum einen *Bromium*-Fall sehen, der sich bei kaltem, trockenem Wetter entwickelt hat; die Beschwerden entstehen vielmehr bei heißem, feuchtem Wetter, also im Frühjahr, Sommer oder Herbst.

Magen

Bei chronischen *Bromium*-Fällen treten häufig Magengeschwüre auf. Die Geschwüre und die Beschwerden in der Magengegend sind krebsverdächtig. Kaffeesatzartiges Erbrechen und Erbrechen mit Anzeichen eines Magengeschwürs. Verschlimmerung nach dem Essen; entweder Erbrechen oder Durchfall. Der Patient kann keine sauren Speisen und Getränke vertragen. Nach dem Essen oder nach sauren Sachen bekommt er Durchfall oder Husten. Durchfall und Magenverstimmung nach dem Genuss von Austern. Verschlimmerung durch das geringste Einatmen von Tabakluft. Erbrechen von blutigem Schleim. Aufstoßen. Verdorbener Magen. Magenschmerzen durch warme Speisen und Getränke, heißen Tee. Es ist normal, dass Patienten mit einem beginnenden oder auch manifesten Magengeschwür, heiße Getränke nicht vertragen.

Rektum und Stuhl

Beim Studium der Stuhlbeschaffenheiten und Darmbeschwerden von *Bromium* stoßen wir auf ebenfalls auf Exsudationen. Schleimhautgebilde gehen mit dem Stuhl ab; durchfällige Stühle mit Schleimhautfetzen. Schwarzer, durchfälliger Stuhl; der Patient muss nach jedem Essen zur Toilette. Venenerweiterung ist ein weiteres Merkmal von *Bromium* und tritt auch im Rektum auf. Hämorrhoiden prolabieren, brennen, schmerzen Tag und Nacht. Blinde, sehr schmerzhafte Hämorrhoiden mit schwarzen, durchfälligen Stühlen; die Hämorrhoiden treten während des Stuhlganges auf und bleiben danach längere Zeit bestehen.

Männliche Geschlechtsorgane

Schwellung und Verhärtung des linken Hodens. Beachten sie an dieser Stelle die Linksseitigkeit des Mittels: Beschwerden an der linken Halsseite, dem linken Hoden, auch der *linke* Eierstock ist betroffen, mit dumpfen Schmerzen und Verhärtung.

Weibliche Geschlechtsorgane

Anhaltender, dumpfer Schmerz im linken Eierstock; mit Schwellung und Verhärtung. Eigenartigerweise befallen einige Arzneien eher die Organe der linken Seite und die linke Körperhälfte. Ähnlich wie *Lachesis* betrifft auch *Bromium* in vielen Fällen eher die linke Körperseite. Viele Arzneien haben eine Affinität zu einer Körperseite; bei *Bromium* sind eher die Drüsen und Lymphknoten der linken Seite affiziert. „Schwellung der Ovarialregion vor und während der Menstruation." Unterdrückung der Menses. Lauter Blähungsabgang aus der Scheide.

Atemwege und Husten

Am Kehlkopf hat *Bromium* in seinen Prüfungen mehr Symptome erzeugt an in jedem anderen Körperteil. Es erzeugt dort beim Einatmen ein raues, wundes Gefühl. Wundheitsgefühl im Kehlkopf. Stimmverlust. Heiserkeit durch Überhitzung, durch zu dicke Kleidung während eines heißen Tages oder durch Tragen eines Mantels in einem stark geheizten Zimmer. Sobald der Patient ins Freie kommt, kühlt er aus und bekommt eine Laryngitis. „Kitzeln im Kehlkopf", wodurch er ständig husten muss. Kratzen und Rauheitsgefühl im Kehlkopf. Er krächzt und hustet, um den Schleim vom Kehlkopf zu lösen. Es ist kein Räuspern, das den Schleim aus dem Hals hochbringt. Jeder Medizinstudent sollte sämtliche Geräusche, die der Patient von sich gibt, durcharbeiten; er muss so genau wie möglich darauf achten, welche Empfindung mit diesen Geräuschen einhergeht, damit er sich in die Lage des Patienten versetzen kann. Jedes der eben genannten Geräusche klingt anders, und wenn man genau hinhört, kann man den genauen Ort bestimmen, wo der Schleim im Hals sitzt und wo es zu Reizungen kommt. Wenn Sie den Patienten die Stelle beschreiben lassen, wird er zumeist eine falsche Lokalisation angeben, denn er weiß zu wenig über die anatomischen Gegebenheiten; für ihn ist es einfach nur der Hals. Egal, ob er Schleim aus dem Rachen hochzieht oder vom Kehlkopf, für ihn ist es immer der „Hals". Aber der Arzt darf sich nicht darauf verlassen und muss auf den Klang achten. Wenn Sie also einmal für sich alleine sind, gehen Sie einfach her und ahmen sie die ganzen Geräusche nach, die sie von ihren Patienten hören; dann achten Sie darauf, welchen Teil des Halses Sie damit erreichen können. Es erscheint lächerlich, aber wie sonst kann man solche Dinge erlernen? Es ist genauso wichtig, diese Geräusche auszumachen, wie bei einem Baby anhand seiner Bewegungen und Geräusche festzustellen, was es will; es ist unmöglich, seine Beschwerden und das, was ihm fehlt, anders zu erfahren als über die Bewegungen. Mit jeder Bewegung signalisiert das Kind etwas. Ein scharfsinniger Beobachter, der schon jahrelang mit kleinen Kindern zu tun hat, versteht, was das Kind braucht; er muss der Mutter kaum eine Frage stellen. Er weiß anhand der Bewegungen auf einen Blick, was dem Kind fehlt. Bei Tieren ist es ähnlich; auch beispielsweise Pferde oder Hunde verraten ihre Schmerzen durch ihre Bewegungen, genauso wie ein Säugling.

Die Heiserkeit bei *Bromium* setzt nach Überhitzung ein, vergessen Sie das nicht. Rauer, trockener Husten; Schmerzen am Kehlkopf. Der Patient springt aus dem Schlaf auf, weil er keine Luft bekommt. Hering schreibt: „Keuchen und Schnappen nach Luft, mit Pfeifen und Rasseln im Kehkopf; bei Laryngospasmus." „Gefühl, als seien die Atemwege voller Rauch." Hier haben wir also raue Geräusche: raue, kruppöse, krächzende Atmung; dies sind verschiedene Möglichkeiten, wie man verschiedene Arten von Krupp beschreiben kann. Man kann jedoch aufgrund dieser Unterschiede kein Arzneimittel individualisieren, da die Atemgeräusche bei jedem Kind in der Tonlage differieren. Das wichtigste ist, dass man die Konstitution des Kleinen und seiner Mutter erfasst. „Die Stimme ist kaum hörbar." Glottisspasmus. Bei kruppartigen Beschwerden bilden sich Pseudomembranen auf den entzündeten Schleimhäuten, die sich meist nach unten durch die Luftröhre in die Bronchien ausbreiten und eine kruppöse Pneumonie verursachen. Dies gehört zum Wesen von *Bromium*. Aber auch ohne die Bildung dieser Pseudomembranen kommt es bei *Bromium* zu einem Zusammenschnürungsgefühl in der Kehle, als ob sie umklammert würde, wie ein Krampf. Kitzeln im Hals führt zu Hustenreiz. „Kratzen und Rauhigkeit im Kehlkopf." Kältegefühl im Kehlkopf. Dies ist ein eigentümliches Symptom von *Bromium* und tritt besonders bei Kehlkopfentzündung auf, wenn der Patient ein Gefühl beschreibt, als wäre der Kehlkopf *mit einem Flaum belegt*. Manche Patienten beschreiben es, als ob er mit Samt ausgelegt, aber dennoch sehr kalt wäre. Die eingeatmete Luft fühlt sich kalt an, wie Schnee- oder Eisluft. „Andauernder Wundheitsschmerz im Larynx." Dies bedeutet, dass der Kehlkopf sehr berührungsempfindlich ist. Auch bei *Phosphorus, Belladonna* und *Rumex* ist der Kehlkopf wie wund und berührungsempfindlich; bei *Bromium* jedoch betrifft der Wundheitsschmerz für gewöhnlich den Bereich unterhalb des Kehlkopfes und auch die Halsgrube. „Gefühl wie von Rauch in den Atemwegen." Manche Patienten beschreiben es wie eine Art Schwefeldampf oder Teerqualm. Nach wenigen Stunden sammelt sich Schleim im Kehlkopf und in der Luftröhre, der Patient muss ständig einen weißlichen, dicken Schleim aufräuspern; er hustet und krächzt andauernd, er findet jedoch keine Ruhe. Dies tritt oftmals bei Kehlkopfentzündungen ohne Bildung von Pseudomembranen auf. *Bromium* wird bei Stimmlosigkeit, Kehlkopfreizung und Rauheit des Kehlkopfes nicht so häufig eingesetzt, wie es eigentlich indiziert ist; dies liegt daran, dass die Beschwerden nur selten aufgrund einer Überhitzung entstehen. Dabei würden viele dieser Fälle prompt durch *Bromium* geheilt. Die routinemäßigen Verordner denken an das Mittel jedoch nur bei Krupp oder Diphtherie. Ein solches Vorgehen wurde jedoch nie von Hahnemann gelehrt. „Viel Schleimrasseln im Kehlkopf." Die Atmung ist erschwert. Der Kehlkopf wird nach unten gezogen. Diese Beschwerden treten bei Krupp auf, nachdem sich die Pseudomembranen gebildet hatten. „Heiserer, krächzender, erstickender Husten; sägende, pfeifende Atmung.". Laryngospasmus. „Kruppartige Entzündung des Kehlkopfes aufgrund von Pilzwucherungen." „Asthma der Seeleute, sobald sie an Land gehen." Dies bessert sich wieder, sobald sie wieder auf See sind. Erschwerte Atmung mit Schleimrasseln in der ganzen Brust. Bronchitis und Pneumonie. *Bromium* ist oftmals das passende Heilmittel, wenn Keuchhusten im Frühjahr einsetzt, wenn es zunehmend wärmer wird und sich Pseudomembranen am Kehlkopf bilden. Der Husten verschlechtert sich augenblicklich durch Einatmen von Staub, beispielsweise wenn der Patient alte Bücher aus dem Schrank holt. Niesen, Heiserkeit, Reizung der Atemwege durch Aufheben und Herumhantieren von staubigen Gegenständen. Husten mit plötzlich einsetzenden Erstickungsanfällen beim Schlucken. Das Mittelbild ist voller katarrhalischer Beschwerden, besonders der Atemwege. Auch Hepatisation der Lunge bei Pneumonie tritt auf. Infiltration ist ein starkes Charakteristikum von *Bromium.*

Bryonia alba — Bry.

Weiße Zaunrübe, Teufelsrübe, Gichtrübe. *Cucurbitaceae.*

Allgemeines

Jede Arznei hat eine eigene Wirksphäre, eine besondere, nur ihm innewohnende Natur, durch die es sich von all den anderen Arzneien unterscheidet. Aufgrund dessen passt es auf Beschwerden einer bestimmten Kategorie und nicht auf andere. Es ist wie mit der Natur des Menschen, die uns alle voneinander unterscheidet; ebenso unterscheiden sich auch die Krankheiten in ihrem Charakter. Wir studieren die Arzneien ebenso in Bezug auf die Geschwindigkeit ihres Auftretens, ihre Dauer und ob sie remittierend oder intermittierend verlaufen. Bei manchen Arzneien setzen die Beschwerden plötzlich ein, mit ausgeprägter

Heftigkeit, nehmen einen raschen Verlauf, dauern nur kurz an und verschwinden dann wieder, als ob nichts passiert wäre. Bei anderen Arzneien hingegen, entwickeln sie sich langsam, greifen tief und nachhaltig in den Organismus ein, wie beispielsweise anhaltende Fiebererkrankungen. Wir sehen bei *Ignatia*, dass alle Beschwerden flüchtig auftreten, intermittierend und unerwartet verlaufen; bei *Aconitum* hingegen setzen die Beschwerden mit großer Heftigkeit ein, bei *Belladonna* mit ausgeprägter Plötzlichkeit. Wenn wir nun aber zum Studium von *Bryonia* kommen, dann sehen wir, dass es ein höchst nachhaltiges Arzneimittel ist; seine Beschwerden entwickeln sich *langsam, auch die akuten Beschwerden*. Die Symptome dauern lange an, verlaufen meist remittierend und nur in seltenen Fällen intermittierend. Sie steigern sich dabei bis zu einer Heftigkeit, die jedoch nicht wie bei *Aconitum* oder *Belladonna* plötzlich einsetzt. Daher passt es eher zu Erkrankungen mit *Fieberkontinua oder Rheumatismus*, der allmählich an Stärke zunimmt und bei dem nach und nach jedes Gelenk betroffen ist, bis das gesamte fibröse Gewebe entzündet, schmerzhaft und gereizt ist. Entzündungen können bei *Bryonia* in allen Körperteile auftreten, besonders sind aber die fibrösen Gewebe, die serösen Häute, Ligamente der Gelenke und Aponeurosen betroffen. Auch die Nervenscheiden werden von den Kongestionen befallen, und diese nehmen an Heftigkeit zu.

Gleich zu Beginn der rheumatischen Erkrankung treten bereits die für diese Arznei sehr charakteristischen Symptome auf, an denen man bereits erkennen kann, dass es sich um einen *Bryonia*-Fall handelt. Der Patient fühlt sich mehrere Tage lang unwohl, ist müde und abgeschlagen, möchte nicht angesprochen werden und sich nicht bewegen. Sein Zustand wird allmählich immer schlechter. Die Schmerzen fangen an, über den Körper zu ziehen, befallen die fibrösen Gewebe mal an der einen Stelle, dann wieder an einer andern; und immer, wenn der Patient sich bewegt, nehmen die Schmerzen zu, bis sich schließlich ein kontinuierlicher, anhaltender Schmerz entwickelt. Die befallenen Gelenke werden heiß und entzündlich, der Patient liegt mit Rheuma darnieder. Die Beschwerden bei *Bryonia* entstehen nach einer Erkältung, nicht jedoch wie bei *Aconitum* oder *Belladonna* innerhalb der ersten paar Stunden; aber am Tag nach Kälteeinwirkung beginnt der Patient, sich unwohl zu fühlen, niest und die Nase läuft. Er hat ein Wundheitsgefühl in der Brust. Am nächsten Tag entwickelt sich dann ein Fieberfrost und der Patient ist mit entzündlichen Beschwerden, Pneumonie oder Pleuritis, ans Bett gefesselt. Die Entzündungen können bei *Bryonia* auch die Hirnhäute befallen und sich auch auf das Rückenmark, das Rippenfell, das Peritoneum und den Herzbeutel erstrecken. Diese Lokalisationen sind am häufigsten betroffen, obwohl es auch zu Entzündungen an Organen kommen kann. Früh zu Beginn der Beschwerden, noch bevor Schmerzen einsetzen, kommt es zu einer Abneigung gegen jegliche Bewegung, ohne dass der Patient erklären kann, warum. Schließlich jedoch bemerkt er, dass sich seine Symptome verschlechtern, wenn er sich bewegt. Er widersteht der geringsten Bewegung und wird zornig. Sobald er sich aber doch einmal bewegt, nehmen seine Leiden beträchtlich zu und sämtliche Schmerzen verstärken sich. Damit haben wir die berühmte *Bryonia*-Modalität *Verschlechterung durch Bewegung*, die sich durch das ganze Arzneimittelbild zieht.

Bryonia ist das Heilmittel für vielerlei Krankheiten: typhöse oder typhoide Erkrankungen oder Krankheiten, die mit remittierendem Fieber beginnen und sich in eine Fieberkontinua entwickeln wie beispielsweise Pneumonie, Pleuritis, Entzündungen der Leber, Drüsen, Eingeweide usw. Es heilt Gastroenteritis, Peritonitis oder andere Entzündungen der Eingeweide, die mit Empfindlichkeit einhergehen sowie durch Bewegung verschlimmert werden. Der Patient möchte sich überhaupt nicht bewegen. Gelenkentzündungen, mit oder ohne Rheuma, die entweder durch Kälteeinwirkung oder eine Verletzung entstanden sind. *Bryonia* ist oftmals indiziert bei Verletzungen an den Gelenken, wenn *Arnica* nicht passt.

Geist und Gemüt

Der *Bryonia*-Patient ist in einem extrem *reizbaren* Zustand. Bei jeder Frage, die er beantworten muss oder wenn er nachdenken muss, geht es ihm schlechter. Schon allein beim Versuch zu sprechen graut es ihm. Wenn Sie an das Bett eines Patienten im Anfangsstadium einer Erkrankung treten, der seit ein paar Tagen an allem herumnörgelt, dann sehen sie, dass er offensichtlich etwas ausbrütet. Die Familie sagt ihnen bereits an der Tür, dass er „fast bewusstlos" ist. Sie schauen ihn an, sehen sein gedunsenes und dunkelrotes Gesicht und er erscheint wie benommen. Am ganzen Körper sind die Venen gestaut, besonders aber im Gesicht. Sein Gesichtsausdruck gleicht dem eines Schwachsinnigen, obwohl er problemlos reden kann. Aber er hat eine Abneigung gegen Sprechen und den Außenstehenden kommt es vor, als würde er alles, was man ihm sagt, einfach ignorieren. Dieser Zustand entwickelt sich manchmal in relativ kurzer Zeit. Der Patient erwacht morgens mit dumpfem, kongestivem Kopfschmerz; er hat ein dummes Gefühl im Kopf, seine Gedanken sind so benebelt, dass er nicht arbeiten kann, was sich allmählich steigert. Diese Beschwerden sind zuweilen der Vorbote einer ernsthaften Krankheit. Bei Pneumonie, Hepatitis oder sonstigen Entzündungen, die sich irgendwo anders im Körper langsam und schleichend entwickeln und noch nicht genau lokalisiert sind, beginnt dieser Zustand zumeist morgens. Die morgendliche Verschlimmerung ist eine Besonderheit bei *Bryonia*; viele Beschwerden beginnen früh morgens. Bei der ersten Bewegung bemerkt der Patient, dass irgendetwas nicht stimmt, er hat ein dummes Gefühl im Kopf und ist fast bewusstlos. Oder er hat schon seit einer Woche oder länger ständig an allem herumgenörgelt, wacht dann eines Morgens auf und fühlt sich schlecht; spätestens in der folgenden Nacht oder am nächsten Tag muss man ihm einen Arzt holen. Wenn diesem Zustand einige Tage lang tatenlos zugesehen wird, entwickelt sich ein kontinuierliches Fieber; oder nachts tritt ein Fieberfrost ein, der Patient bekommt heftige Schmerzen in der Brust, hat rostfarbenen Auswurf, einen kurzen, trockenen Husten und andere *Bryonia*-Symptome, auf die wir später noch zu sprechen kommen. Dies zeigt, dass sich die Problematik in Richtung der Brust verlagert. Sein Zustand kann sich auch allmählich zu einem kongestiven, dumpfen Kopfschmerz steigern. Dies tritt ein, wenn es zu einem Blutandrang zum Gehirn kommt. Erkrankungen des *Bryonia*-Typs befallen häufig Plethoriker, jene mit venöser Konstitution, die bei Kälteeinwirkung unter katarrhalischen Kongestionen leiden. Katarrhalisches Fieber kann mit *Bryonia* geheilt werden.

Der Gemütszustand von *Bryonia* ist wie bereits gesagt von einer *Trägheit* gekennzeichnet. Es ist kein erregbarer Zustand wie bei *Coffea, Nux vomica* oder *Ignatia*. Dem Patienten geht es durch Bewegung schlechter oder wenn er angesprochen wird. Er möchte ruhig im Bett liegen. Er ist sehr reizbar; seine Reizbarkeit ist so ausgeprägt wie bei *Nux vomica* oder *Chamomilla*. Die akuten Beschwerden können sich auch durch Zorn verstärken, wenn man ihn aufweckt, ihn stört oder mit ihm streitet. Nach der anfänglichen geistigen Trägheit kommt es später zu einer völligen Benommenheit, der Patient wird fast bewusstlos, wie beispielsweise bei Typhus. Aus einem Zustand der teilweisen Bewusstlosigkeit entwickelt sich eine völlige Bewusstlosigkeit wie bei Hydrozephalus bei Kindern. Wenn man ihn bei rheumatischen Beschwerden, Pneumonie und typhösen Erkrankungen aus seiner Benommenheit erwecken will, wird er verwirrt, sieht eingebildete Dinge, *glaubt von zu Hause fort zu sein und möchte heimgebracht werden*. Manchmal liegt er da und sagt nur, dass er heim möchte. Das Delirium bei *Bryonia* ist passiv, es entspricht nicht dem aufflammenden, wilden Erregungszustand von *Belladonna* oder *Stramonium*; es ist das genaue Gegenteil. Er murmelt und geht umher, redet aber nicht viel, solange man ihn stört. Sobald man ihn jedoch anspricht, sagt er: „Gehen sie weg und lassen sie mich nach Hause gehen." Wenn Sie ihn dann wieder alleine lassen, verfällt er wieder in einen regungslosen Zustand und spricht fast nicht. In der Reinen Arzneimittellehre heißt es: „Irrereden von Geschäften", was sich nach 3 Uhr nachts verstärkt. Normalerweise *beginnt das Delirium bei Bryonia gegen 21 Uhr* und dauert wie auch das Fieber die ganze Nacht über an. *Die Gemütsbeschwerden treten bei akuten Erkrankungen morgens beim Erwachen auf.* Aber sowie das Fieber ansteigt und sich seiner bemächtigt, verschlechtern sich die Beschwerden gegen 21 Uhr. Wenn es zu Fieberfrost kommt, tritt er um 21 Uhr ein. Auch das Fieber kann um 21 Uhr ansteigen. Wenn die Gemütssymptome die anderen Beschwerden überschatten, nehmen sie über die Nacht hin zu und weiten sich aus. Bei *Bryonia* verschlechtern sich die Beschwerden um 3 Uhr, oder sie beginnen um 21 Uhr und dauern die ganze Nacht über an. Bei *Belladonna* hingegen beginnen viele Beschwerden um 15 Uhr und verschlechtern sich bis gegen Mitternacht. Die Verschlechterungszeit der extrem reizbaren *Chamomilla*-Patienten liegt bei 9 Uhr. Manchmal können wir bei kranken Babys kaum zwischen *Bryonia* und *Chamomilla* unterscheiden, denn beide sind sehr reizbar und zornig; dem *Chamomilla*-Baby geht es jedoch um 9 Uhr schlechter, dem *Bryonia*-Baby dagegen um 21 Uhr.

Es gibt eine Keynote von *Bryonia*, die aber auch bei einem Dutzend anderen Arzneien auftritt, nämlich: „Der Patient möchte etwas, weiß aber nicht was." Dies ist ein wichtiges Symptom, das nach *Bryonia* verlangt – aber nur, wenn auch die anderen Symptome übereinstimmen. Nehmen wir einmal an, Sie werden zu einem Kind gerufen, das von der Krankenschwester herumgetragen wird und ein Spielzeug nach dem andern verlangt; Sie geben ihm das gewünschte Spielzeug, und schon möchte das Kind es nicht mehr und wirft es ihnen zurück. Wenn Sie die Symptome des Falles eingehend studieren, könnte vielleicht *Kreosotum* das richtige Mittel sein. Oder aber ein Kind ist mit nichts zufrieden und lehnt alles, was man ihm gibt und wonach es zuvor verlangt hat, ab; wenn Sie sich diesen Fall anschauen, könnte vielleicht *Chamomilla* passen. Er verlangt Dinge, die nicht vorhanden sind oder die er ablehnt, wenn man sie ihm bringt. „Bedenklichkeiten; Befürchtungen." „Beängstigung im ganzen Körper, die ihn immer zu etwas hintrieb." Es gibt ein wichtiges Merkmal von *Bryonia*, mit dem man sich etwas eingehender auseinandersetzen sollte, da es einen Fall zuweilen widersprüchlich erscheinen lässt. Es geht um diese zuvor genannte Ängstlichkeit, die sich im ganzen Körper ausbreitet. Der *Bryonia*-Patient hat ebenso wie der *Arsenicum*-Patient ein ängstliches und unbehagliches Gefühl, das ihn zwingt, sich zu bewegen. Es geht ihm durch Bewegung eigentlich schlechter, aber dennoch muss er sich aufgrund dieses Gefühls andauernd bewegen. Schmerzen können manchmal auch so heftig sein, dass er nicht stillhalten kann; aber sobald er sich bewegt, schreit er laut auf vor Schmerz. Es handelt sich also in der Tat nicht um eine Widersprüchlichkeit, sondern hängt nur mit der Heftigkeit des Schmerzes zusammen. Obwohl der Patient weiß, dass sich die Schmerzen bei Bewegung verschlimmern werden, kann er vor Schmerzen dennoch nicht stillhalten. Zu Beginn der Erkrankung war es ihm noch möglich, still zu halten und er hat gemerkt, dass es ihm dadurch besser ging, dass auch sein Gemüt besser war und dass sich die ängstliche Ruhelosigkeit bei Bewegung verstärkte. Schließlich jedoch ist eine Veränderung eingetreten, und er muss sich ständig bewegen. Bei oberflächlicher Betrachtung könnte man meinen, dem Patienten gehe es durch Bewegung besser, wie bei *Rhus toxicodendron*. Aber der *Rhus toxicodendron*-Patient bewegt sich und wird dabei immer schwächer; sobald er sich jedoch hinsetzt, fangen die Schmerzen sofort wieder an. Dies ist der Unterschied zwischen den beiden Arzneien, und man kann sie durchaus miteinander verwechseln, wenn man die Beschwerden nicht genau differenziert. Die Beschwerden von *Bryonia* werden gewöhnlich durch *kalte Luft und kalte Umschläge* gebessert. Wenn er sich also bewegt und dadurch warm wird, verschlechtern sich seine Schmerzen. Aber es gibt rheumatische Beschwerden bei *Bryonia*, die durch Wärme gebessert werden, und die sich sogar durch anhaltende Bewegung bessern. Dies ist eine weitere Art der Besserung seiner Beschwerden, eine andere Modalität. Ich frage mich manchmal, ob die Besserung durch Wärme oder die Besserung durch Kälte bei *Bryonia* bedeutsamer ist.

Die meisten *Kopfbeschwerden* haben bei *Bryonia kongestiven Charakter* und werden durch kalte Umschläge, an der kalten Luft usw. gebessert. Dennoch bessern sich einige Kopfbeschwerden auch durch warme Anwendungen und scheinen nicht mit zerebraler Kongestion einherzugehen. *Bryonia* hat folglich also gegensätzliche Modalitäten, aber trotz der unterschiedlichen Zustände ziehen sich wesentliche Merkmale durch das Mittelbild, an denen man es ausfindig machen kann.

In feuchten Klimazonen ist *Bryonia* eins der am häufigsten indizierten Arzneimittel. In den kalten, klaren und trockenen Gegenden hingegen, ist *Aconitum* eher angezeigt. Tief im Süden entsprechen die Beschwerden bei entzündlichen Erkrankungen eher *Gelsemium*. Wir wissen, dass im hohen Norden aufgrund der plötzlichen, heftigen Kälteeinbrüche viele Erkältungen entstehen, die *Aconitum* entsprechen, während in den südlicheren, feuchten Gebieten eher die heimtückischen *Bryonia*-Erkrankungen vorkommen. Diese atmosphärischen Besonderheiten sollten sorgfältig im Bezug auf unsere Materia Medica berücksichtigt werden.

Der Geistes- und Gemütszustand von *Bryonia* bessert sich normalerweise an der kühlen Luft, der Patient möchte das Fenster geöffnet haben. Angst und Furcht, Geistesverwirrung usw. bessern sich im Kühlen. Manchmal nehmen das Delirium oder das kongestive Vollheitsgefühl im Kopf, das Gemütssymptome hervorruft, in einem zu stark geheizten Raum, durch Ofenhitze, warme Kleidung oder sonstige Erhitzung zu. Bei Kleinkindern kann man dies daran erkennen, dass es ruhig einschläft, sobald man das Fenster öffnet und den Raum gut durchlüftet. Diese Modalitäten finden wir außer bei *Bryonia* auch bei *Apis, Pulsatilla* und einer Reihe anderer Arzneien. Sie betreten beispielsweise das Krankenzimmer eines Kindes, das im Delirium wütet, sich hin und her wirft, und die Mutter heizt den Raum ein, weil *sie* fröstelt. Sie fragen „Warum ist es hier so stickig?" und öffnen das Fenster und bemerken, dass das Kind sogleich einschläft – dann übersehen Sie dieses Symptom nicht! Denn diese Besserung hat eine Ursache. Es sollte nichts geben, das bei einem Patienten möglicherweise auftreten kann, für das Sie keine Erklärung haben, bevor sie das Zimmer verlassen. Denken Sie genau darüber nach, was die Ursache gewesen sein könnte.
Voller Befürchtungen und Ängste, Verzweiflung um die Genesung, ausgeprägte Mutlosigkeit. Furcht vor dem Tod. Der Patient benötigt sowohl geistige als auch körperliche Ruhe, er möchte nichts tun. Manchmal möchte er das Zimmer auch abgedunkelt haben. Von Aufregung bekommt er Beschwerden, es geht den *Bryonia*-Patienten auch durch Besuch fast immer schlechter. „Mürrisch." Reizen Sie den Patienten nicht, denn es geht ihm dadurch schlechter. „Üble Folgen von Kränkung." Beschwerden durch Zorn, insbesondere Kopfschmerzen. Heftige, kongestive Kopfschmerzen, die wenige Stunden nach einem Streit, einer Auseinandersetzung oder nach einem Missverständnis gegenüber jemandem entstehen, mit dem er keine Rücksprache mehr halten kann, werden gewöhnlich durch *Staphisagria* geheilt, aber *Bryonia* kann ebenso angezeigt sein. *Staphisagria* ist das Heilmittel für reizbare, nervöse, sehr erregbare Menschen, die in eine heftige Auseinandersetzung oder einen Streit geraten sind. Wenn akute Kopfschmerzen daraus entstehen, ist vielleicht aber auch *Bryonia* indiziert. Wenn die Beschwerden jedoch chronisch sind, und der Patient berichtet: „Herr Doktor, sobald ich mit jemandem anfange zu streiten, werde ich nervös, aufgeregt, kann nicht schlafen und habe Kopfschmerzen", dann müssen Sie den Fall nicht lange durcharbeiten, denn hier wird eher *Staphisagria* passen.

Kopf und Schwindel

Schwindel gehört zum Arzneimittelbild von *Bryonia*, und dieser verschlechtert sich in einem warmen Zimmer. Wenn ich mit der Beschreibung des Mittels fortfahre, werden Sie feststellen, dass alle nervösen Beschwerden, die nervöse Erregung, und auch sämtliche Körpersymptome in einem warmen Raum, durch zu warme Kleidung oder in der Bettwärme schlechter werden. Der Patient möchte das Fenster geöffnet haben und frische, kühle Luft atmen. Er leidet mehr als andere in einem stickigen Zimmer, beispielsweise auch in der Kirche, der Oper oder in geschlossenen, warmen Räumen – ähnlich wie *Lycopodium*. Mädchen, die in der Kirche immer in Ohnmacht fallen, benötigen hingegen *Ignatia*.

Beginnen wir nun mit dem Studium der Kopfbeschwerden von *Bryonia*. Diese können als Hauptmerkmale der Arznei angesehen werden, denn sie begleiten nahezu jede akute Beschwerde. Die Kopfschmerzen gehen mit entzündlichen und kongestiven Erkrankungen einher. Die geistige Trägheit und Verwirrung wurde bereits mit kongestiven und berstenden Kopfschmerzen in Zusammenhang gebracht. Der Kopf fühlt sich so voll an, dass der Patient mit der Hand kräftig dagegen drücken oder ihn fest einwickeln möchte. Festes Drücken über den gesamten Schädel ist ihm angenehm. Die Kopfschmerzen verschlimmern sich in einem warmen Raum und gewöhnlich durch Wärme allgemein. Manchmal werden oberflächliche Neuralgien durch lokale Wärmeanwendungen gebessert, aber ein warmes oder geschlossenes Zimmer sind dem Patienten mit *Bryonia*-Kopfschmerzen eine Qual. Kopfschmerzen, als ob der Schädel aufplatzen würde; sie verschlechtern sich bei jeder Bewegung, sogar beim Augenzwinkern, den zum Sprechen nötigen Bewegungen und sogar beim Versuch zu denken. Jede körperliche oder geistige Anstrengung wird aufgrund der heftigen Kopfschmerzen unmöglich. Der Patient muss sich vollkommen ruhig verhalten. Manchmal geht es ihm durch vollkommen still Liegen in einem dunklen Zimmer etwas besser. Licht verschlechtert die Kopfschmerzen; wenn Sie darüber nachdenken, dann erkennen Sie, dass durch die Akkomodation der Augen an Licht und Schatten eine Bewegung mit sich bringt. In der Literatur steht zwar, dass die *Bryonia*-Beschwerden durch Licht verschlechtert werden, aber eigentlich ist die Bewegung der Augenmuskeln der Auslöser. Die Kopfschmerzen sind bei *Bryonia* normalerweise Vorboten anderer Beschwerden wie beispielsweise Lungenkongestionen, Bronchitis oder Kongestionen anderer Körperteile. Der Patient erwacht morgens mit Kopfschmerz. Wenn er sich einen Schnupfen geholt hat, leidet er morgens an Kopfschmerzen und über den Tag beginnt er zu niesen. Auch wenn die Beschwerden an anderen Körperteilen auftreten, erwacht er morgens mit kongestiven Kopfschmerzen über dem rechten Auge, im Hinterkopf oder an beiden Stellen, noch bevor sich andere Symptome zeigen; es ist, als wolle der Schädel platzen; der Kopfschmerz wird besser durch Druck, schlechter in einem warmen Raum oder durch jegliche Bewegung. Kopfschmerz über den Augen, zuweilen messerstichartig, schlechter bei der ersten Bewegung. Der Patient bemerkt die Schmerzen beim Erwachen, wenn er die Augen bewegt; er hat ein Wundheitsgefühl in den Augen und fühlt sich am ganzen Körper wie zerschlagen. Armbewegungen und alle Arten von Tätigkeiten, die man mit den Armen bzw. Händen ausübt, werden von Beschwerden in der oberen Körperhälfte und besonders des Kopfes begleitet. Zu Zeiten Herings lautete das Keynote hierfür: „Beschwerden vom Bügeln." Wie Sie wissen, bügelt man für gewöhnlich in einem warmen Zimmer und bewegt die Arme dabei; damit haben wir die beiden stärksten Modalitäten von *Bryonia*, sodass diese Keynote keine abstrakte Feststellung mehr bleibt. Man darf dies nicht getrennt von dem Wesen der Arznei betrachten, es hilft vielmehr, sie zu veranschaulichen.

Heftige, berstende, kongestive Kopfschmerzen; es ist, als ob der gesamte Schädelinhalt aus der Stirn herausgepresst würde. Drückender Stirnkopfschmerz. Gefühl von Vollheit und Schwere in der Stirn, als ob das Gehirn herausgedrückt würde. Diese Vollheit oder Kongestion wird begleitet von dem, was wir vorher als geistige Trägheit bezeichnet hatten; man erkennt sie oft daran, dass das Gesicht des Patienten einen irgendwie betrunkenen oder schwachsinnigen Ausdruck erhält. Das Gesicht ist im fortgeschrittenen *Bryonia*-Zustand fleckig und dunkelrot. Die Augen sind gerötet und kongestioniert. Der Patient ist teilnahmslos, will sich nicht bewegen, sprechen oder überhaupt irgendetwas tun, denn alles erfordert Bewegungen, die seinen Zustand verschlechtern. Dies findet sich auch bei *Belladonna*, auch im Zusammenhang mit Kongestion und drückenden Kopfschmerzen; aber denken Sie daran, der *Bryonia*-Zustand ist langsam, träge, passiv, setzt langsam ein und entwickelt sich schleichend. Bei *Belladonna* hingegen sind die Gemütszustände und alles, was mit der Erkrankung in Verbindung steht, von Heftigkeit geprägt. Ähnlich wie bei *Belladonna* können die Kopfschmerzen bei *Bryonia* mehr oder weniger brennend sein, manchmal auch klopfend. Das Klopfen wird dabei nur selten verspürt, außer bei Bewegung. Nach jeder Bewegung bei Kopfschmerzen, nach jedem Treppensteigen, Gehen oder Umdrehen im Bett, verspürt der Patient in heftiges Pochen; wenn er dann einen Moment still hält, geht es in einen berstenden, drückenden Schmerz über, als würde der Schädel aufgedrückt. Es gibt viele andere Kopfschmerzarten bei *Bryonia*. In den *Leitsymptomen* sind folgende aufgeführt: reißende, stechende, schießende und scharfe Kopfschmerzen. Manche Patienten beschreiben die drükkenden Schmerzen, als ob ein schweres Gewicht auf dem Kopf läge – es geht aber um dieselbe Idee. Es handelt sich um einen inneren Druck, eine Trägheit der Gehirndurchblutung, eine Stauung, als ob das gesamte Blut aus dem Körper in den Kopf strömte. „Stechen im Kopf." „Berstender Kopfschmerz." Blutandrang zum Kopf." Drohender Apoplex. „Kopfschmerz nach Waschen des verschwitzten Gesichts mit kaltem Wasser." Es handelt sich hierbei um eine Erkältung nach unterdrücktem Schweiß. „Beim Husten andauernd drückende Bewegungen im Kopf." Der Kopfschmerz ist bei vielen Fällen von Pneumonie, Bronchitis oder auch bei allen anderen entzündlichen oder kongestiven Prozessen so stark, dass der Patient sich an den Kopf greift, wenn er weiß, dass er gleich husten muss; die Erschütterung beim Husten verursacht so starke Schmerzen. Auch viele andere Arzneien haben dieses Symptom, aber bei *Bryonia* gehört es zur allgemeinen Verschlechterung durch Bewegung, Erschütterung und jede Anstrengung. „Der Kopfschmerz ist ausdehnend, auseinanderpressend, schlimmer nach der geringsten Bewegung, nach dem Essen." Die Verschlechterung nach dem Essen ist ein weiteres Allgemeinsymptom von *Bryonia*. Sein Allgemeinzustand, all seine Beschwerden verschlechtern sich nach dem Essen. Es spielt kaum eine Rolle, wo die Beschwerden lokalisiert sind, sie werden nach dem Essen schlimmer, beispielsweise der Husten oder die Gichtsymptome. Der *Bryonia*-Patient wird dies schließlich so zusammenfassen: „Nach dem Essen fühle ich mich immer schlechter." Und dies macht daraus ein Allgemeinsymptom. Die Kopfschmerzen gehen oft mit Nasenbluten einher. „Hartnäckige Kopfschmerzen bei Obstipation." *Bryonia* passt besonders auf venöse, träge Konstitutionen mit Herzschwäche und schwacher Durchblutung, die dennoch zuweilen plethorisch und kräftig erscheinen; es besteht eine Neigung zu gichtigen Beschwerden bei Wetterwechsel.

Gewöhnlich treten Kopfschuppen auf. Empfindlichkeit und Wundheitsgefühl der Kopfhaut, schlechter durch geringste Berührung derselben. Gefühl, als ob an den Haaren gezogen würde; *Bryonia*-Frauen müssen daher ihre Haare immer offen tragen und herunterhängen lassen. Alle Beschwerden, auch die Kopfschmerzen und die rheumatischen Anfälle, bessern sich, wenn der Patient ungehindert am ganzen Körper schwitzen kann.

Augen

Katarrhalische Augenentzündungen; man denkt nicht so häufig an *Bryonia* bei entzündlichen Augenerkrankungen, wenn keine weiteren Beschwerden vorliegen. Dennoch gehören viele Augenleiden zum Arzneimittelbild von *Bryonia*; Rötung, Entzündung, Kongestion, Hitzegefühl, erweiterte Venen, Brennen und Schmerzhaftigkeit der Augen, im Zusammenhang mit Kopfschmerzen, Schnupfen, Atemwegsbeschwerden, Bronchitis usw. Die Augen sind so empfindlich, dass man kaum die Augäpfel berühren kann. Zerschlagenheitsschmerz in den Augen, schlechter durch Husten oder Druck. Diese Beschwerden treten bei Beschwerden der Brust, bei Erkältungen und Kopfschmerzen auf. „Wundheitsgefühl und Schmerzhaftigkeit der Augen beim Bewegen der Augen.“ „Drückender, zerquetschender Schmerz in den Augen.“ „Entzündungen der Augen und Lider, besonders bei Neugeborenen.“ Denken Sie an *Bryonia*, wenn bei einem Patienten die gichtischen Beschwerden von bestimmten Körperteilen verschwunden und plötzlich die Augen affiziert sind. Geschwollene Lider. Die Bindehaut durch die starke Entzündung aus wie rohes Fleisch, ist gerötet und Blut sickert heraus. Bei der Untersuchung stellen Sie dann fest, dass der chronisch gichtkranke Patient wenige Tage zuvor heftige rheumatische Gelenkschmerzen hatte – und jetzt hat er schmerzhafte und entzündete Augen. „Rheumatische Iritis, ausgelöst durch eine Erkältung.“ Rheumatische Entzündungen der Augen, d. h. Entzündungen der Augen und Kongestionen mit Rötung, die mehr oder weniger mit Gichtbeschwerden in Zusammenhang stehen. Früher wurde dies als „arthritische Augenentzündung“ bezeichnet, also eine Augenentzündung, die bei Gichtkranken auftritt.

Nase

Viele Beschwerden von *Bryonia* beginnen in der Nase; Niesen, Schnupfen, Schniefnase, auch gerötete Augen und Tränenfluss, Schmerzen durch die Nase, die Augen und im Kopf treten am ersten Tag der Erkrankung auf. Dann erstreckt sich das Geschehen den hinteren Nasenraum hinunter in den Hals, den Kehlkopf und es kommt zu Heiserkeit und später zu einer Bronchitis. Wenn dies nicht unterbunden wird, entwickelt sich daraus eine Pneumonie und Rippenfellentzündung (Pleuritis), sodass die Beschwerden sozusagen aus den oberen Atemwegen – der Nase – in die Lunge gewandert sind. Dies ist ein Hauptwirkungsort von *Bryonia*. Alle Beschwerden werden durch Bewegung verschlimmert. Die befallenen Gewebe neigen zu starkem Brennen und Kongestion. Es kommt zu mehr oder weniger hohem Fieber, teilweise tritt sehr hohes Fieber auf. Dem Patienten selbst geht es durch die geringste Bewegung schlechter, er möchte sich daher vollkommen ruhig verhalten. Geistige Abge-

stumpftheit. Drückende, kongestive Kopfschmerzen. Der Patient fühlt sich am ganzen Körper wund, lahm und wie zerschlagen. Oftmals verschlechtert sich sein Zustand um 21 Uhr. Die geistige Benebelung ist nach Schlaf oder nach dem Aufwachen am Morgen schlechter. Husten setzt mit großer Heftigkeit ein, der ganze Körper wird erschüttert und der Kopfschmerz nimmt zu. Es kommt zu einer reichlichen Schleimabsonderung aus den Atemwegen.
„Häufiges Niesen.“ „Niesen zwischen den Hustenstößen.“ „Verlust des Geruchsinns.” Bei Kopfkongestionen oder Schnupfen tritt Nasenbluten auf. Auch bei der Menstruation kommt es zu Nasenbluten (Epistaxis) aufgrund eines Blutandranges zum Kopf. Nasenbluten tritt als vikariierender Ausfluss anstelle der Menstruationsblutung bei Amenorrhö auf, beispielsweise wenn die Mens durch Kälteeinwirkung plötzlich unterdrückt wurde.

Gesicht

Das Aussehen des Gesichts ist sehr wichtig. Das purpurne, gedunsene Gesicht mit dem „betrunkenen“ Aussehen ist nicht aufgrund einer ödematösen Flüssigkeitsansammlung geschwollen, obwohl auch dies zuweilen der Fall sein kann; die Aufgedunsenheit entsteht vielmehr aus einer venösen Stauung; Druck hinterlässt dabei keine Dellen. Das Gesicht ist blaurot und geschwollen, er macht einen dümmlichen Eindruck, als wäre er betrunken. Er sieht den Arzt an und fragt sich, was er da tut und sagt; sein Verstand ist benebelt, auch die Augen blicken wenig intelligent drein. Wenn ein Patient kurz davor ist, von einer *Bryonia*-Erkrankung ans Bett gefesselt zu werden, durch Wechsefieber, Kopfkongestionen, Pneumonie oder anderen Atemwegserkrankungen, bemerken die Angehörigen, wenn er morgens erwacht, seinen benebelten Gesichtsausdruck. Er sagt, dass ihn das Denken oder überhaupt irgendeine Tätigkeit über die Maßen anstrengt, dass er starke Kopfschmerzen hat und es ihm durch Bewegung schlechter geht. Manchmal ist das Gesicht auch rot und brennt. Hahnemann schreibt: „Rothe Flecke im Gesicht und am Halse.“ „Rothe, heiße, weiche Aufgedunsenheit des Gesichts.“
Sowohl bei Kindern als auch bei Erwachsenen kommt es zu allmählich anwachsenden zerebralen Störungen mit erweiterten Pupillen, einem berauschten Gesichtsausdruck und andauernden Seitwärtsbewegungen des Unterkiefers. Diese Bewegungen des Unterkiefers während eines kongestiven Anfalls sind ein starkes Merkmal von *Bryonia*. Ich rede hier nicht von einem Zähneknirschen, obwohl dies auch zum Mittelbild von *Bryonia* gehört und das sich bei vielen weiteren Mitteln findet. Vielmehr handelt es sich um eine Seitwärtsbewegung der Kiefer wie beim Kauen, aber ohne dass die Zähne sich berühren. Diese Bewegungen halten den ganzen Tag und die ganze Nacht hindurch an. Zu Beginn eines Wechselfiebers mit ausgeprägter Kongestion zum Kopf, geistiger Abgestumpftheit, heftigem Schüttelfrost, wenn der Patient benommen oder halb bewusstlos daliegt, ohne dabei mit den Zähnen zu knirschen, aber mit diesen ständigen Hin- und Herbewegungen des Unterkiefers, dann ist *Bryonia* meistens das Heilmittel. Die andauernden Mundbewegungen treten auch bei Kindern mit Hirnaffektionen auf; auch Säuglinge, die noch keine Zähne bekommen haben, machen ständig diese Kaubewegung. Die Lippen sowie die untere

Gesichtshälfte sind gedunsen, geschwollen, schlecht durchblutet und die Venen gestaut, weshalb der *Bryonia*-Patient den Gesichtsausdruck eines Trinksüchtigen hat; dies ist nicht so ausgeprägt wie bei *Baptisia* und geht auch nicht mit diesem fortgeschrittenen, stuporösen Zustand, der sich bei *Baptisia* entwickelt, einher. Die Lippen sind sehr trocken, wie ausgedörrt. „Kinder zupfen an ihren Lippen." „Rissige und blutige Lippen." Die trockenen, blutenden Lippen treten bei typhösen Erkrankungen auf, wenn der gesamte Mundraum trocken ist und eine bräunliche Färbung hat, die Schleimhaut rissig ist und blutet, auch die Zunge bräunlich und trocken ist und der Patient einen Belag auf den Zähnen hat. Bei *Arum triphyllum*-Patienten fällt das andauernde Bohren und Zupfen an der Nase und den Lippen auf.

Mund und Zähne

Die Zahnschmerzen verschlimmern sich bei *Bryonia* durch Wärme. „Reißende, stechende Zahnschmerzen beim Essen;" durch warme Getränke, warme Speisen, schlechter in einem warmen Raum und durch Bewegung; der Patient möchte kalte Getränke im Mund halten, möchte an der kühlen Luft sein. „Linderung der Zahnschmerzen durch kaltes Wasser und Liegen auf der schmerzhaften Seite." Fester Druck auf den schmerzhaften Zahn bessert den Schmerz. „Zahnschmerzen beim Tabakrauchen." Sie sehen, wie uns die Linderung durch Kälte und die Verschlechterung durch Wärme uns durch das Mittelbild begleiten. Wir werden diese Modalitäten, die auf den Allgemeinzustand des Patienten einwirken, weiterhin aufführen und darüber hinaus feststellen, dass nahezu alle Symptome durch Bewegung und Wärme usw. verschlechtert werden. Der Patient berichtet auch immer wieder, dass seine Schmerzen durch festen Druck gelindert werden, egal welcher Körperteil betroffen ist, bis wir schließlich schlussfolgern, dass es sich ebenfalls um eine allgemeine Modalität handelt. Wir können bei zwei Arzneien die gleiche Symptomenkonstellation finden, aber dennoch genau entgegengesetzte Modalitäten. Daran können Sie erkennen, dass die Modalitäten bestimmte Arzneien indizieren oder aber auch kontraindizieren. Wir sprechen hier von einem Arzneimittelstudium anhand von Modalitäten, und die Modalitäten sind zuweilen starke Allgemeinsymptome.

Sie werden wohl kaum erstaunt sein, wenn Sie erfahren, dass der *Bryonia*-Patient auch seinen Geschmackssinn einbüßt, so dass bei einem Schnupfen beispielsweise alles seinen natürlichen Geschmack verliert. Es entwickelt sich nicht nur die bereits angesprochene geistige Trägheit, es kommt ebenfalls zu einer Verminderung dieser Sinneswahrnehmung; alle Sinne sind wie betäubt. „Fader, pappiger Geschmack." Sein Verstand ist so beeinträchtigt, dass er nicht weiß, wo er ist. Er glaubt, er wäre weg von zu Hause. Auch die Zunge verliert ihren „Verstand", sodass ihm saure Speisen und Getränke bitter erscheinen. Seine Sinne täuschen ihn. „Die Zunge ist dick weiß belegt." Bei Typhus, Hirnkongestionen, Halsentzündungen, Pneumonie, allen Atemwegserkrankungen und rheumatischen Beschwerden ist die Zunge dick weiß belegt. „Die Zunge ist trocken, krustig und blutet." Dies zeigt sich bei typhösen Fiebern; die Zunge ist trocken, braun, rissig und blutet. Wenn sich der Patient erkältet, wird sein Mund trocken. *Bryonia*-Patienten haben gewöhnlich sehr starken Durst; sie trinken große Mengen in längeren Abständen. Aufgrund der trockenen, braunen Zunge jedoch schmeckt ihm Wasser nicht mehr und er lehnt es ab. Der trockene Mund und die Durstlosigkeit kommt ebenfalls bei *Nux moschata* vor. „Aphthen". „Schlechter Mundgeruch."

Hals

Die Halsentzündungen von *Bryonia* sind unspezifisch, mit stechenden Schmerzen, Trockenheit im Hals, der Rachen sich ausgetrocknet aus und der Patient hat Durst auf große Mengen in langen Abständen. „Konstitionelle Neigung zur Bildung von Aphthen im Rachen", die aussehen wie kleine, weiße Punkte.

Magen

Wir kommen jetzt zu den Verlangen bzw. Abneigungen, die sich auf den Magen beziehen. Sie sind bei *Bryonia* stark in Mitleidenschaft gezogen. Dem Patienten geht es durch Essen schlechter. Sein Magen kann die aufgenommenen Speisen nicht richtig verdauen, weshalb er eine Abneigung gegen sämtliche Speisen hat. „Er verlangt sofort nach Dingen, die er dann nicht will." Er ist sehr wechselhaft und weiß nicht, was er will. Sein Kopf hat Verlangen nach Speisen, die sein Magen ablehnt. Wenn er die Speisen sieht, möchte er sie nicht mehr. Sein Verstand ist verwirrt. Er verlangt nach sauren Sachen. „Heftiger Durst, Tag und Nacht." „Durst auf große Flüssigkeitsmengen in langen Abständen." Bei vielen Arzneimitteln kommt es zu einem Verlangen, andauernd Wasser zu nippen. Bei *Bryonia* jedoch wird der Durst augenblicklich durch Trinken von großen Flüssigkeitsmengen gelindert. Bei *Arsenicum* wird der Durst durch Trinken nicht gelindert, der Patient möchte wenig, aber häufig trinken.
Die Magenbeschwerden von *Bryonia* bessern sich durch warme Getränke. Dies wird zum Lokalsymptom, denn er hat eigentlich ein Verlangen nach warmen Getränken; seine Magenbeschwerden jedoch werden durch warme Getränke gebessert. Während der Fieberstadien und Kopfbeschwerden hat der Patient ein Verlangen nach kalten Speisen und Getränken, die oftmals Husten oder Kopfschmerzen auslösen oder verstärken. Heiße Getränke jedoch, nach denen er kein Verlangen hat, lindern Magen- und Darmbeschwerden. Im Fieberfrost hat der *Bryonia*-Patient häufig ein Verlangen nach eiskaltem Wasser, das zu heftigem Frösteln führt; warme Getränke hingegen bessern. „Verlangen nach kalten und sauren Getränken." Abneigung gegen reichhaltige Speisen und gegen alles Fettige. „Er verlangt Dinge, die nicht vorhanden sind."
Wenn Patienten mit konstitutionellen Arzneien behandelt werden, müssen Sie mit bestimmten Speisen vorsichtig sein, die sich bekanntermaßen mit dem Mittel nicht vertragen. Einem *Bryonia*-Patienten geht es oft durch Sauerkraut, Salate, Geflügelsalat usw. schlecht. Wenn Sie ihm also als Konstitutionsmittel eine Gabe *Bryonia* verabreicht haben, dürfen Sie sich nicht wundern, wenn er bei der nächsten Untersuchung sagt, dass er aufgrund einer der genannten Speisen sehr krank geworden ist. Ebenso sollte man Patienten, die mit *Pulsatilla* behandelt werden, von fettigen Speisen abraten, denn sehr oft wird dadurch die Mittelwirkung gestört. Bei *Lycopodium* tut man gut daran, den Patienten zu sagen, dass sie während der Behandlung keine Austern essen sollen. Diese Arzneien sind dafür bekannt, dass sie

Magenbeschwerden erzeugen können, die denen durch bestimmte Nahrungsmitteln hervorgerufene Beschwerden sehr ähnlich sind. Manche Arzneien vertragen sich beispielsweise überhaupt nicht mit sauren Nahrungsmitteln, Zitronen usw. Wenn Sie den Patienten dann nicht sagen, dass sie die Finger von Essig oder Zitronen lassen sollen und auch keinen Zitronensaft während der Behandlung trinken sollen, dann wird das Mittel gestört – und Sie fragen sich, warum das so ist. Das Mittel hört oftmals auf zu wirken und der Patient bekommt Beschwerden im Magen oder im Darm. Die Wirkung einer Arznei, die eigentlich lange Zeit andauernd sollte, hört plötzlich auf, und Sie wissen nicht, wo das Problem liegt. Eine homöopathische Behandlung schließt Nahrungsmittel und sonstige Dinge aus, die nicht mit den Arzneien oder mit dem Patienten selbst in Einklang stehen, oder die sich nicht mit einem besonderen Zustand vertragen. Eine eiserne Regel dafür aufzustellen, wäre jedoch ein Fehler. Die einzige Regel, die beachtet werden muss, ist dass die verordnete Arznei den Beschwerden des Patienten ähnelt und dass diejenigen Dinge, die er zu sich nimmt oder die er tut, mit dem Mittel vereinbar sind. Es ist zum Beispiel nicht ungewöhnlich, dass ein Patient, dem es mit *Rhus toxicodendron* eine ganze Zeit lang besser ging, nach einem kalten Bad wieder Beschwerden bekommt und in einen *Rhus*-Zustand verfällt. Die Mittelwirkung hatte nach dem Bad aufgehört. Natürlich muss der Patient baden, aber dennoch sollten bestimmte *Rhus*-Patienten unter der Behandlung auf ihr gewöhnliches Bad verzichten, um die Mittelwirkung nicht zu beeinträchtigen. Auch bei *Calcium carbonicum* kann die Mittelwirkung nach einem Bad aussetzen. Ich erwähne diese Dinge nur, um Sie auf die Wichtigkeit der Ernährung und Lebensweise hinzuweisen, die in Einklang mit der Behandlung stehen sollten. Sie müssen mit dem Prinzip der Homöopathie übereinstimmen, aber es sollten keine starren Regeln sein. Erstellen Sie keine Liste mit Ernährungshinweisen oder sonstigen Lebensregeln, die für all ihre Patienten Gültigkeit besitzen soll, denn so etwas gibt es in der Homöopathie nicht.

Der Allgemeinzustand des Patienten sowie seine außergewöhnlichen Beschwerden werden durch Essen verschlechtert. Husten, Kopfschmerzen und andere Kopfbeschwerden sowie die Atmung verschlechtern sich durch Essen. Der Magen ist nach dem Essen aufgebläht, besonders nach Genuss von Austern. Austern sind nicht grundsätzlich ein Nahrungsmittel, das gemieden werden sollte, jedoch werden manche Menschen davon nahezu vergiftet. „Verschlimmerung nach Essen oder Trinken." Bei Keuchhusten beispielsweise verstärkt sich der Husten, die Anfälle werden heftiger und alle Beschwerden verschlimmern sich kurz nach dem Essen. Später jedoch, wenn die Verdauung abgeschlossen und der Magen leer ist, geht es dem Patienten deutlich besser. Dem *Bryonia*-Patienten geht es für gewöhnlich durch Trinken besser. Wenn er jedoch erhitzt ist und dann kaltes Wasser trinkt, verschlechtern sich sämtliche rheumatischen Beschwerden und auch Husten und Kopfschmerzen werden schlechter. Er bekommt davon heftige Kopfschmerzen. Allgemein werden die Beschwerden bei *Bryonia*-Patienten durch Trinken von kaltem Wasser bei Erhitzung verschlechtert. Der Kopfschmerz steigert sich und wird klopfend und berstend, zehnmal so schlimm wie vor dem Trinken.

Der *Bryonia*-Patient neigt zu Schluckauf, Aufstoßen, Übelkeit und Erbrechen, sodass der Überbegriff hier „Magenverstimmung" lautet. Bitteres Aufstoßen und

bitterer, übler Mundgeschmack. Galliges Erbrechen. Nach dem Essen nehmen diese Beschwerden zu. Im Magen-Darm-Bereich finden wir zahlreiche Symptome, die von einer Magenverstimmung, einer Verkühlung, Überhitzung oder vom Trinken eiskalter Flüssigkeiten bei Überhitzung herrühren. Magenverstimmung; Reizung der Magenschleimhaut; der Patient kann nichts essen, ohne heftige Schmerzen zu bekommen. Die Beschwerden nehmen zu, bis sich die Entzündung auf den ganzen Magen-Darm-Bereich übergegangen ist und es zu einer Gastroenteritis kommt mit Druckschmerzhaftigkeit, Wundheitsgefühl, stechenden, brennenden Schmerzen, Übelkeit, Erbrechen, Durchfall und Auftreibung des Abdomens. Alle Beschwerden nehmen bei Bewegung zu und der Patient kann sich schließlich nicht mehr bewegen, weil dadurch alles schlechter wird.
Abgesehen von den Bauch- und Magenschmerzen werden die Schmerzen bei *Bryonia durch Druck gebessert.* Oftmals liegt der Patient mit diesen entzündlichen Beschwerden ganz still im Bett und hat die Knie angezogen, um die Bauchmuskulatur zu entspannen. Er möchte nicht angesprochen werden und auch nichts denken; jegliche Bewegung ist schmerzhaft und treibt das Fieber in die Höhe und führt oft zu Wechsel zwischen Hitze und Frost. Wenn er ganz still daliegt, verschwindet seine Übelkeit zuweilen, aber sobald er den Kopf vom Kissen anhebt, kehrt der fürchterliche Brechreiz wieder zurück, sodass er sich nicht aufsetzen kann. Er kann aufgrund der Übelkeit auch nicht im Bett aufgerichtet werden, und wenn er sich aber doch aufsetzen möchte, kehrt die Übelkeit mit Brennen im Magen schlimmer als zuvor wieder zurück. Bei jeder Bewegung schwulkt etwas Schleim auf, der einen fauligen Geschmack hinterlässt.

Abdomen

Alle Arten von Magen- und Bauchschmerzen treten bei *Bryonia* auf, besonders jedoch sind sie stechend und brennend. Aufgrund der Auftreibung hat der Patient hat das Gefühl, der Magen oder der Bauch würde platzen. Peritoneale Exsudationen. Wundheitsgefühl des Bauchraumes. Empfindlichkeit der Magengrube und über dem gesamten Abdomen; dies bessert sich für gewöhnlich durch Wärme, obwohl der Patient das Zimmer lieber kühl hat. Zimmerwärme ist für ihn bedrückend, Wärmeanwendungen hingegen angenehm. Bei jedem Atemzug, jeder Bewegung der Brust nehmen die Schmerzen zu, sodass der Patient lieber flach als tief atmet. Er atmet flach, bis er es nicht mehr aushält und einen langen Atemzug nimmt, der ihn vor Schmerz aufstöhnen lässt. Zum Arzneimittelbild von *Bryonia* gehören Magenverstimmungen; Magenbeschwerden bei jungen Mädchen nach Unterdrückung der Monatsblutung; Gastritis; Gastroenteritis.
Hepatitis und andere Leberbeschwerden treten ebenfalls auf. Die Leber – und besonders der rechte Leberlappen – wird vom Patienten wie ein Gewicht empfunden, das im rechten Oberbauch liegt. Die Leberregion ist schmerzhaft und druckempfindlich, der Patient kann sich nicht bewegen. Jede Bewegung, jede Berührung, jeder tiefe Atemzug verursacht Schmerzen in der Lebergegend und in den Eingeweiden. Der Patient atmet kurz und schnell, aber wenn er dann einen tiefen Atemzug nimmt, fährt ihm ein brennender, stechender Schmerz durch die Leber. Bei all den Leberbeschwerden hat er einen gereizten Magen mit Übelkeit und Aufstoßen, galligem Erbrechen, Bewegung verschlechtert die

Symptome. Stechende, brennende Schmerzen in der Leber. „Flüchtige Stiche im rechten Oberbauch“, also in der Leber. Beim Husten hat der Patient das Gefühl, die Leber oder der rechte Oberbauch würde platzen oder er hat heftig Schmerzen in dem Bereich.

Rektum und Stuhl

Bryonia hat viele Symptome, die im Zusammenhang mit Stuhl und Rektum stehen, beispielsweise Verstopfung oder Ruhr. In der Pathogenese des Mittels finden sich zahlreiche derartiger Beschwerden, außerdem auch Symptome, die auf die einzelnen Bereiche zurückgehen. Bei Verstopfung ist der Stuhl hart und trocken, er sieht aus wie verbrannt. Der Patient verspürt keinen Stuhldrang, aber nach wenigen Tagen gehen kleine Mengen eines harten Stuhls ab, der aussieht wie verbrannt. Im Rektum fehlt es an Feuchtigkeit und Schleim, um den harten Stuhl zu erweichen. Der im Rektum vorhandene Schleim geht separat ab. Manchmal besteht der Stuhl aus kleinen, harten Kugeln, die wie verbrannt aussehen; teilweise sind es geringe Mengen, dann aber geht wieder reichlich Stuhl ab. Danach jedoch kommt es zur Ausscheidung von Schleim, sodass man meinen könnte, über dem Kot hätte sich im Darm eine große Menge Schleim angesammelt. *Bryonia* kann auch hartnäckigste Fälle von Verstopfung heilen, es ist jedoch auch hilfreich bei Durchfall, der den Patient morgens aus dem Bett treibt. Der Patient fühlt beispielsweise bei der ersten Bewegung morgens im Bett eine aufkommende Übelkeit, sein Bauch ist aufgebläht und schmerzhaft, und er hat heftigen Stuhldrang. Oder aber kurz nach dem Aufstehen und Umherbewegen bekommt er schmerzhafte Blähungen und muss aufgrund des Stuhldrangs schleunigst zur Toilette. Die Stuhlentleerung ist zuweilen überreichlich, häufig, und der Patient ist nicht eher fertig, bis er danach gänzlich erschöpft ist und sich schweißgebadet und wie tot ins Bett legt. Er ist so unglaublich schwach, dass er kaum die Toilette beim nächsten Mal erreicht, wo wieder ein schwallartiger, reichlicher, galliger Stuhl abgeht. Wenn er sich im Liegen dann nur wieder leicht bewegt, muss er schleunigst zur Toilette. *Bryonia* heilt auch Ruhrerkrankungen mit all den Schmerzen, Tenesmen und blutig-schleimigen Absonderungen, die man sich dabei vorstellen kann. Wenn der Patient unter Verstopfung leidet, ist sein Stuhldrang oftmals erfolglos, er muss öfters gehen, bevor Stuhl abgeht. Der Stuhl scheint im Rektum festzustecken, obwohl der Patient ein drängendes Gefühl hat. Das Rektum ist untätig, der Patient kann den Stuhl nicht austreiben. Normalerweise hat er genügend Kraft dazu und er kann auch fast etwas Stuhl absetzen, aber der Stuhl ist zu trocken. Eine weitere Form von Durchfall wird ebenfalls durch *Bryonia* geheilt; der Stuhl sieht dabei aus wie gelber Maisbrei. Es handelt sich dabei um jene Stuhlkonsistenz, die man auch bei typhoiden Erkrankungen findet – gelbe, breiige Stühle. Der Stuhl kann dabei mit Schleim vermischt sein, oder aber auch mit Blut. Es ist sehr hilfreich für den Behandler, wenn er weiß, ob es sich um eine akute oder chronische Diarrhö handelt. *Bryonia* hat viele Fälle chronischer Diarrhö mit diesen gelben, breiigen Stühlen, die häufig entleert werden, geheilt. Die Entleerung ist morgens gehäufter, tritt aber auch mehrmals über den Tag verteilt auf. Manchmal hat der Patient mehrmals Stuhlgang am Morgen, sodass er die nächsten 24 Stunden seine Ruhe hat; oder er hat nur ein- oder zweimal tagsüber und fünf- bis sechsmal morgens. Nachts hat er überhaupt keinen Stuhlgang, denn solange er ruhig im Bett liegt, bleibt der Stuhldrang aus. Bei jeder Bewegung jedoch oder sobald er auf den Beinen ist, bekommt er Stuhldrang. Man könnte es zunächst als Durchfallerkrankung ansehen, die nur tagsüber auftritt, und an *Petroleum* als Heilmittel denken; bei *Petroleum* jedoch hat der Patient nachts überhaupt keinen Stuhlgang, ob er sich bewegt oder nicht. Alle Stuhlentleerungen erfolgen tagsüber. In den *Leitsymptomen* heißt es: „Fauliger Durchfall, riecht wie alter Käse." „Sehr übel riechende Stühle." „Braune, dünne, stinkende Stühle." Manchmal verordnen sich *Bryonia*-Patienten, die an chronischer Verstopfung leiden, eine eigene Diät; sie vermeiden feste Nahrungsmittel und nehmen nur flüssige Speisen zu sich, die jedoch nahezu unverdaut am nächsten Morgen wieder ausgeschieden werden. Gallige Stühle. „Stuhldrang mit anschließenden reichlichen, teigigen Entleerungen." „Unwillkürlicher Stuhlabgang im Schlaf." „Brennen im After bei jeder Entleerung." Der nächtliche Stuhldrang tritt überwiegend bei Bewegung auf; normalerweise bewegt man sich jedoch eher tagsüber, und der *Bryonia*-Patient verspürt Stuhldrang bei jeder Bewegung.

Harnwege und Urin

Zahlreiche Harnwegssymptome gehören zum Mittelbild von *Bryonia*; entzündliche Nierenerkrankungen; karminfarbenes Sediment, Harnsäurekristalle; reichlicher Urin. Sobald der Patient sich anstrengt, um beispielsweise etwas zu heben, oder eine ungewohnte Bewegung macht, bekommt er kongestive und lange anhaltende Schmerzen in der Nierengegend. Die Patienten haben eine gichtige Konstitution und Nierenbeschwerden, nach Überhitzung oder Überanstrengung bekommen sie Rückenschmerzen in der Nierengegend. „Drängen und unwillkürliches Wasserlassen." „Brennen in der Harnröhre, wenn er nicht uriniert"; Linderung durch Wasserlassen.

Weibliche Geschlechtsorgane

Auch im Bereich der weiblichen Geschlechtsorgane sind viele Beschwerden von größerem Interesse. Schmerzhafte Menstruation; Dysmenorrhö. Schmerzen in den Eierstöcken während der Menses. Jede Monatsblutung geht mit starker Kongestion der Ovarien und Berührungsempfindlichkeit einher. Die Patientin wird über Empfindlichkeit in der Lendengegend kurz vor der Menstruation reden, die zunimmt, sobald die Blutung einsetzt; die Empfindlichkeit breitet sich dann über den Bauchraum aus, bis schließlich der ganze Bauch während der Menses schmerzhaft ist. Wundheitsgefühl in der Gebärmutter, der gesamte Unterbauch ist empfindlich. Gebärmutterentzündung. Brennende Schmerzen in der gesamten Gebärmutter oder am Fundus. Die *Bryonia*-Patientin neigt zu Amenorrhö oder aber die Blutung wird durch geringe Auslöser unterdrückt. Wenn sie sich wenige Tage vor der Monatsblutung durch Anstrengung überhitzt, beispielsweise beim Bügeln oder Wäschewaschen, wird die Blutung unterdrückt und tritt beim nächsten Mal stärker als jemals zuvor auf. Besonders bei jungen, plethorischen Frauen kommt es nach schwerer Überanstrengung auch zu einer Verminderung der Harnproduktion, und zu dem Gefühl im

Unterbauch, als würde die Monatsblutung einsetzen; aber die Menses bleibt aus oder kommt erst einige Tage später.
Durch Überanstrengung oder Überhitzung kann es auch zu einem drohenden Abort kommen. *Bryonia* ist nützlich bei Brustentzündungen und Versiegen des Milchflusses bei stillenden Müttern. Bei „Milchfiebern" und schmerzhaften Schwellungen der Brüste muss man ebenfalls an *Bryonia* denken. Nehmen wir einmal an, eine Frau muss unter der Anstrengung der Geburt stark schwitzen. Wenn am Ende der Geburt, wenn das Kind ausgetrieben wird, der Arzt und die Krankenschwester dies nicht bemerken und die Patientin zudecken, oder wenn der Raum sehr kühl ist, dann wird der Schweiß plötzlich unterdrückt; die Folge sind „Milchfieber" oder andere fieberhafte Erkrankungen, die nach *Bryonia* verlangen. Diese Unterdrückung kann auch zu Peritonitis, gonorrhoischen oder rheumatischen Beschwerden führen, die – sofern sie sich durch Bewegung verschlechtern – mit *Bryonia* geheilt werden. Wenn diese Leiden eher auf septische Zustände und nicht auf eine Unterdrückung von Schweißen zurückzuführen sind, dann muss ein tiefer wirkendes Arzneimittel gewählt werden. Eins der charakteristischsten Merkmale einer Brustentzündung von *Bryonia* ist die extreme Verhärtung der Brust; Verhärtung und Schwere. *Bryonia* ist auch oft das Heilmittel für Brustentzündungen, die außerhalb der Stillzeit auftreten. Verhärtung und Schwere der Brust vor der Menstruation.

Atemwege und Husten

Kommen wir nun noch einmal zu den Atemwegen zurück, die wir bereits kurz angesprochen haben. Hier haben wir bei *Bryonia* ein riesiges Studienfeld vor uns. Für gewöhnlich beginnen die Beschwerden hier mit einer Erkältung. Am Anfang kann es zu Stimmverlust, Rauheit in der Luftröhre und großer Schmerzhaftigkeit in der Brust kommen, zu trockenem, stoßweisem Husten, als ob die Brust vor lauter Husten bersten würde. Der *Bryonia*-Patient setzt sich auf und hält sich den Kopf oder die Brust; er drückt beide Hände beim Husten fest auf die Brust, weil er das Gefühl hat, die Brust würde beim Husten in Stücke fliegen. Die Schmerzen in der Brust können dabei in beiden Seiten auftreten, zumeist sind sie jedoch rechtsseitig. Auch bei einer *Lungenentzündung* ist bei *Bryonia* eher die rechte Seite betroffen. Wir haben einen Patienten vor uns, der zunächst eine Erkältung hatte, die jedoch die Atemwege nach unten gewandert ist und zu Heiserkeit, Rauheitsgefühl in der Brust und Husten geführt hat. Der Husten erschüttert den ganzen Körper, und auf einmal setzt Frost ein. Er liegt jetzt im Bett, und sobald der Arzt ihn ansieht und den entzündlichen Zustand sieht, dann weiß er schon, was los ist. Die Auskultation bestätigt ihn in seiner Diagnose: Pneumonie. Der Patient kann weder Hände noch Füße bewegen; der Schmerz sitzt vorwiegend im rechten Lungenflügel und zwingt ihn, auf der rechten Seite oder auf dem Rücken zu liegen und jede Bewegung zu meiden. Manchmal erstreckt sich die Entzündung auch auf die Pleura und es kommt zu scharfen, stechenden Schmerzen. Doch immer verursacht jeder Atemzug heftige Schmerzen, egal ob die Pleura mit betroffen ist oder nicht. Der Patient liegt immer auf der betroffenen, der schmerzhaften Seite, um die Bewegung der Brust durch die Atmung zu verhindern. Oftmals legt er auch noch eine Hand unter die Stelle, um sie völlig ruhig zu bekommen. Der Auswurf ist bei *Bryonia* blutgestreift, rostfarben – und wenn gleichzeitig die rechte Seite betroffen ist, haben Sie einen noch stärkeren Hinweis auf *Bryonia*. Es gibt nur wenige Arzneien, die hierin *Bryonia* ähneln. Nehmen Sie beispielsweise einen Patienten mit hohem Fieber, starker Hitze, heftiger Erregung, bei dem sich der Zustand rasch entwickelt hat, mit eher linksseitigen Beschwerden und hellrotem Blut im Sputum; hier wird *Aconitum* das Heilmittel sein. Wenn die Leber mit betroffen ist, Völlegefühl im rechten Oberbauch und stechende Schmerzen über der Leber vorliegen und der Patient eine gelbliche Gesichtsfärbung bekommt, dann ist *Bryonia* als Heilmittel nicht auszuschließen; auch hier treten derlei Beschwerden auf. Aber wenn die Schmerzen sehr heftig sind und andauernd von vorne nach hinten zum Rücken, durch das rechte Schulterblatt ausstrahlen, dann wird eher *Chelidonium* als *Bryonia* angezeigt sein. Diese Vergleiche zu anderen Arzneien könnten endlos fortgesetzt werden, aber das Studium der Atemwegsbeschwerden von *Bryonia* ist wundervoll. Bei den Erkältungen, die in Heiserkeit übergehen, kommt es zu Brennen und Kitzeln im Kehlkopf und zu andauerndem Husten. Heiserkeit und Stimmlosigkeit bei Sängern. Wundheitsgefühl in der Luftröhre; Rauheits- und Engegefühl in der Luftröhre, sogar bis zum Erstickungsgefühl wie bei *Phosphorus*. Die Atmung des *Bryonia*-Patienten ist keuchend und beschleunigt; er nimmt kurze, kleine Atemzüge, da tiefe Züge seine Schmerzen verschlimmern würden. Der Patient hat eigentlich ein Verlangen und ein Bedürfnis, tief durchzuatmen, aber es tut ihm so weh. „Andauernde Neigung, zu seufzen" – aber er kann nicht, weil es im so wehtut. Kurzatmigkeit, Erstickungsgefühl, Asthma. Asthmaanfälle nach Überhitzung. Das Asthma verschlechtert sich in einem warmen Zimmer, der Patient möchte kühle Luft einatmen. Trockener, krampfartiger Husten. Keuchhusten, der den ganzen Körper erschüttert. Der Husten zwingt ihn, plötzlich im Bett aufzuspringen. Schmerzhafter Husten mit Atemnot, der Husten erschüttert den ganzen Körper. Zähe, schwierige Expektoration. „Husten abends und nachts; trockener Husten."

Anmerkung Exkurs

Die meisten Beschwerden von *Bryonia*, die wir übergangen haben, sind Wiederholungen. Wenn Sie die Mittelbeschreibung in der Materia Medica genau durchlesen und das Gesagte in Anwendung bringen, dann erkennen Sie den allgemeinen Charakter und die Idee des Mittels. Sie sehen das Mittelbild und können es nach ihrem eigenen Ermessen weiter ausfüllen, sofern Sie eine ausführliche Materia Medica besitzen.

Bufo

Sekret der Hautdrüsen der Erdkröte. *Bufonidae.*

Allgemeines

Die kleinen Drüsen im Nacken der Kröte sondern auf Druck mit einer Zange eine in Alkohol lösliche Substanz ab, die homöopathisch geprüft wurde und mit der wir uns im Folgenden auseinandersetzen werden. Ich in meiner Praxis verwende das Sekret von Bufo satyhienis. *Bufo* ist eine wunderbare Arznei, die tief auf den Gemütsbereich und besonders den Intellekt einwirkt und zu Geistesverwirrung und Gedächtnisverlust führt, bis der Patient schließlich in einen schwachsinnigen Zustand gerät. Der größte Nutzen des Mittels zeigt sich bei Nervenerkrankungen, klopfenden, ruckenden und spasmodischen Muskelaffektionen, bei Geschwüren an Haut und Schleimhäuten und all den sonstigen Erkrankungen von Patienten, die in Richtung von Schwachsinnigkeit, Verwirrung oder Gedächtnisverlust tendieren. Imbezillität kommt bei *Bufo* häufiger vor als aktive Geisteserkrankungen wie Wahnsinn oder Manie, die aber dennoch hin und wieder im Mittelbild auftauchen.

Geist und Gemüt

Als erstes Symptom steht bei *Bufo* in den *Leitsymptomen*: „Sucht die Einsamkeit, um zu masturbieren." Schon allein dieses Symptom bringt viel von der Natur des Mittels zutage: den Mangel an Selbstbeherrschung, mangelnde Kontrolle des Sexualverlangens und die primitive Art, aufgrund dessen er sich der Triebbefriedigung hingibt. Dieses eine Symptom verrät viel über die gesamte Arznei. „Wimmerte und schrie, bis er in einen komatösen Zustand verfiel." Diese Zustände – und dies wurde klinisch nachgewiesen – treten bei Erwachsenen auf, die sich wie Kinder verhalten. Sie zeigen Anzeichen kindlicher Einfalt und ihre Gemütsverfassung nimmt wieder kindhaft unschuldige Züge an. Der Erwachsene wird wieder kindlich und gerät in einen schwachsinnigen Zustand. Dieser Gemütszustand ist auch typisch für *Baryta carbonica*, bei Erwachsenen, die sich niemals aus ihrer Kindheit herausentwickelt haben und immer kindlich geblieben sind. Sie denken und reden, jammern und weinen wie Kinder, wollen gestreichelt werden wie Kinder – dies ist typisch für *Baryta carbonica*. Wir finden diesen Gemütszustand bei Kindern, die an Epilepsie leiden; wir verordnen unsere Mittel jedoch nicht allein aufgrund der Epilepsie. Die Kinder haben sich vielmehr nicht richtig entwickelt, und die Epilepsie ist nur eine weitere Manifestation ihrer Beschwerden. Die Ursache liegt weit zurück: Es ist die zugrunde liegende Psora. Aus diesem Grund hat sich das Kind auf der Gemütsebene nicht weiterentwikkelt, es hat sich nicht in einen Mann oder eine Frau mit geistigen Fähigkeiten entwickelt, sondern ist ein wimmerndes, schreiendes Kind geblieben. Dieser Entwicklungsstillstand zeigt sich sowohl bei *Bufo* als auch bei *Baryta carbonica*. Die Kinder verbleiben in diesem kindhaften Geisteszustand, nur ihr Körper wächst heran. Bei beiden Mittel zeigt sich kindliche Furcht und Einfältigkeit; die Patienten sind immer kränklich, zurückgeblieben und erreichen niemals die normale Entwicklungsstufe eines Erwachsenen, sondern bleiben immer kindhaft. Wenn diese Menschen dann älter sind, sagen wir: „Wie kindlich diese Frau erscheint" oder „Wie kindlich dieser Mann ist". Routinemäßige Verordner meinen, dass Menschen, die vorzeitig gealtert erscheinen oder senil geworden sind, in jedem Fall *Baryta carbonica* benötigen. Und es stimmt, dass diese Arznei in der Literatur hochwertig angegeben ist für derlei Patienten. Es kann sich beispielsweise um einen Mann handeln, der sich mit fünfzig bereits verhält wie ein ausgemergelter Achtzigjähriger; vor ungefähr 5 Jahren hatte er seinen gesamten Besitz verloren, hat daraufhin wieder die Einfalt und Unschuld eines Kindes angenommen und ist beinahe schwachsinnig geworden. Dann denken wir natürlich an *Baryta carbonica* als führendes Mittel. Aber *Bufo* ist ebenfalls ein wichtiges Mittel für diese Patienten. „Verließ nach apathischem Zustand sein Bett und rannte wie verrückt durchs Haus." Der schwachsinnige Zustand geht jetzt in einen aktiven Erregungszustand über. Die meisten *Bufo*-Patienten sind jedoch eher passiv und ruhig, nicht erregt oder gar manisch. Sie sind schwachsinnig, einfach gestrickt, kindhaft. „Schwaches Gedächtnis und Idiotie." „Verlangen nach Einsamkeit, aber gleichzeitig Angst vor dem Alleinsein." „Zornig, beißt in umstehende Gegenstände." *Bufo* wurde bei Delirium tremens angewendet, wenn der Betroffene erregt und geistig erschöpft war, nach Gegenständen griff und in sie hinein biss. „Lacht oder weint sehr leicht." Kichern wäre ein treffenderer Ausdruck als Lachen, denn der Patient kichert bei jedem Wort, das man zu ihm sagt. Er kichert und sagt dumme Sachen. Kichert über ernste Dinge. Alles erscheint dem einfältigen, kindischen Patienten komisch. Kinder sind für gewöhnlich ausgelassen und lachen viel, aber dieses Verhalten würden wir normalerweise bei einem Erwachsenen nur erwarten, wenn das Gesagte besonders lustig ist. Wir finden diese Symptome manchmal bei Epileptikern. „Lacht oder Weint beim geringsten Anlass." Der Patient ist leicht erregbar, extrem empfindlich und nervös. Tag und Nacht ist er sehr Ängstlich, reibt die Hände und erzählt, dass etwas Schreckliches passieren werde, was jedoch nicht der Fall ist. Er redet von einem schrecklichen Ereignis, das in nächster Zeit eintreten werde. Er ist ganz verzweifelt und in düsterer Stimmung, geht im Gang auf und ab, reibt die Hände und spricht immer und immer wieder von diesen schrecklichen Dingen, die irgendwann eintreten werden. In Wirklichkeit jedoch geschieht nichts dergleichen, und er hätte eigentlich keinen Grund, worüber er sich ängstigen sollte. Dieses Verhalten tritt bei Wahnsinnigen auf. Die schwachsinnigen Patienten in ihrem passiven Zustand verstehen nicht, was um sie herum passiert. Hingegen entwickeln die Patienten, die psychotisch werden, eine zusehende Wahnvorstellung über die Vorgänge ihrer Umgebung. Bei *Bufo* werden diese Beschwerden ausgelöst durch zu häufiges Masturbieren.

„Wird wütend, wenn man ihn nicht versteht." Dies ist ein Zeichen der beginnenden Psychose. Es ist sowohl Medizinern als auch bei Gericht bekannt, dass diese Zustände von Wahnsinn sich beim Menschen mit Epilepsien vermischen können, und dass ein Epileptiker daher nicht immer für einen Mord verantwortlich gemacht und verurteilt werden kann. Darüber hinaus weiß man, dass sich epileptische Anfälle nicht nur auf Muskelkrämpfe, plötzliches Hinfallen, Schaumbildung vor dem Mund, klonische Spasmen, Zungenbiss usw. beschränken. Diese Symptome allein umfassen noch nicht das Gesamtbild der Epilepsie. Der Epileptiker leidet ursprünglich an einer psorischen Belastung, die sich einerseits als Schwachsinn und andererseits als Epilepsie oder aber als Psychose manifestiert. Bei Personen, die mit dieser Veranlagung auf die Welt gekommen sind, kann sich die Erkrankung auf unterschiedliche Weise ausprägen, sogar innerhalb einer Familie. Der eine wird vielleicht psychotisch, der andere schwachsinnig, wieder ein anderer wird vielleicht an Krebs sterben oder an Epilepsie erkranken. Diese Veranlagung liegt bei *Bufo*-Patienten zugrunde. Es ist ein Antipsorikum, ein tief wirkendes, zuweilen lebenswichtiges Mittel. Es wirkt tief auf das innerste Wesen des Menschen und seine Wirkung erstreckt sich vom Gemüt des Patienten bis in die äußersten Körperbereiche, die Finger und Zehen, Augen, Ohren usw. Sogar der Tastsinn ist beeinträchtigt. Manche Hautstellen sind empfindungslos, an anderen ist der Tastsinn verschärft. Krämpfe in verschiedenen Muskeln, manchmal lokal begrenzt, aber manchmal auch generalisierte epileptische Anfälle mit blutigem Speichel, Bewusstlosigkeit, Hinfallen. Es kann aber auch neben diesen heftigen Anfällen zu kleineren Attacken kommen, die man als Schwindel bezeichnen könnte. Diese können jedoch wiederum in Zustände von Kollaps übergehen: der Patient fällt hin, wird plötzlich bewusstlos, bekommt Krämpfe und beißt sich auf die Zunge. In den Prüfungen von *Bufo* traten Anfälle von Apathie und auch komatöse Zustände auf. Taubheitsgefühl im Gehirn. Wir sehen also, dass die Zustände von einem eher leichten Schwindel bis hin zu vollständiger Epilepsie reichen. Das Studium dieser Arznei kann Ihnen etwas von der Natur der Epilepsie vermitteln. Aus den allopathischen Abhandlungen über die Epilepsie können Sie lediglich etwas über die Erscheinungsweise der Anfälle erfahren, und der Anfall wird wiederum als Epilepsie behandelt. Es wird nur nach Arzneien gesucht, um die Anfälle zu unterdrücken und unter Kontrolle zu bringen. Die Allopathen glauben, dass sie den Patienten dann geheilt haben, wenn sie das geschafft haben. Sie verabreichen den Patienten große Dosen von Bromiden, und hin und wieder richten sie ihr Augenmerk auch auf ein paar Nebenbeschwerden. Sie gehen jedoch immer wieder zu den Bromiden zurück und treiben ihre Patienten in Benommenheit und Schwachsinn. Eine Verordnung, die sich ausschließlich an den Anfällen orientiert, hat noch niemals einen Patienten geheilt.

Kopf und Schwindel

„Kongestive Kopfschmerzen." Die Wirkung von *Bufo* auf die zirkulären Fasern der Bauchaorta bringt ein Keynote bei Epilepsie hervor: fürchterliche Angst, die im Bauch verspürt wird, mit anschließender Bewusstlosigkeit. Die Aura, die auf den Anfall hinweist, wird zunächst im Bauch verspürt. Bei einigen Autoren wird das Gefühl dem Solar plexus zugeordnet. Das fürchterliche Vorgefühl äußert sich als Angst, dann fällt der Patient hin.

Augen

„Erträgt den Anblick glänzender Gegenstände nicht." „Amaurose." „Pupillen stark erweitert und lichtstarr vor einem Anfall." „Scharfes Sehen." Bei *Bufo* finden wir Verkrampfungen der Augenmuskeln, verbesserte Sehfähigkeit, verminderte Empfindlichkeit der Augen und schließlich eine Neigung zu tiefgehenden trophischen Störungen. Kleine Bläschen bilden sich an der Hornhaut, aber auch auf der Haut; wenn die oberste Schicht abgestoßen wird, setzt keine Heilung ein. Es kommt zu Hornhautgeschwüren. „Starke Gefäßinjektion an den Augen." Lähmungen der Lider und Augenmuskeln.

Ohren

Sämtliche Sinneswahrnehmungen können gestört sein. „Musik ist unerträglich." Bei einem Gesunden erwartet man, dass er schöne Musik gerne hört und es genießt; bei dem *Bufo*-Patienten erzeugt die Musik hingegen Angst. Sein Gehör ist so übermäßig empfindlich, dass jedes kleine Geräusch als Qual empfunden wird. „Eitrige Otorrhö." „Schwellung der Ohren und der Parotiden." „Phlegmonöse Erysipele im Gesicht."

Mund und Zähne

„Ausfallen der Zähne" bei der eigentümlichen Rigg´schen Krankheit. „Stottern und Stammeln; wird zornig, wenn man seine zusammenhanglose Sprache nicht versteht." „Beißt sich auf die Zunge." „Zunge rissig, bläulich-schwarz." „Mund weit geöffnet vor einem epileptischen Anfall." An dem offen stehenden Mund kann man erkennen, dass ein Krampfanfall einsetzt. Dieser Zustand dauert immer länger, sodass der Kiefer herunterfällt, auch wenn kein Anfall ansteht. Der Patient weist dadurch einen dummen Gesichtsausdruck auf, als ob er alles vergessen hätte. *Bufo* passt auch auf milder verlaufende Anfälle, ähnlich wie Schwindelattacken. Die Patienten fallen in diesem Zustand nicht zu Boden, für ein paar Sekunden ist jedoch alles wie ausgelöscht; manchmal führen sie in diesen Momenten auch automatische Handlungen aus. Ein Patient mit dieser abgeschwächten Form eines epileptischen Schwindels wird kaum Anzeichen davon zeigen. Zuweilen verharrt er aber einen Augenblick lang und fährt anschließend fort, als ob nichts geschehen wäre. Was während des Anfalls passiert ist, weiß er nicht. Es kommt auch vor, dass er mit seiner momentanen Beschäftigung einfach weitermacht und niemand den Anfall bemerkt. Wenn er gerade mit der Kutsche ausfährt, dann lenkt er die Pferde herum, und wenn er wieder zu sich kommt, dann bemerkt er daran, dass er einen seiner Anfälle gehabt hat. Zahlreiche Arzneien haben einen solchen Zustand der Besinnungslosigkeit hervorgerufen, bei dem der Patient automatisch seine bisherigen Handlungen weiterführt.

Magen

„Erbrechen nach dem Trinken." „Das Erbrochene enthält eine gelbe Flüssigkeit. „Erbrechen von Galle oder Blut." Krampfanfälle enden mit krampfartigen Bewegungen im Bauch. In den *Leitsymptomen* heißt es: „Der Anfall geht vom Bauch aus", d. h. der Patient verspürt ein Angstgefühl im Bauch, was einem epileptischen Anfall vorausgeht.

Rektum und Urin

„Hämorrhoidale Wucherungen." „Urin geht unwillkürlich ab." Bei Patienten, die aufgrund der epileptischen Anfälle unter Imbezillität leiden oder bei sich anbahnender Gehirnerweichung, geht der Urin unwillkürlich ab.

Männliche Geschlechtsorgane

Wie Sie sich nach dem zuvor Gesagten vielleicht denken können, besteht eine große Störung im Bereich der Sexualorgane. Insbesondere bei psychotischen Patienten ist dies sehr häufig der Fall. Manchmal besteht eine sexuelle Übererregung, zuweilen kommt es aber auch zu Impotenz. Der Patient hat jedoch stets einen primitiven Charakter und neigt dazu, sich immer an die Genitalien zu greifen. „Samenerguss zu schnell, ohne Befriedigungsgefühl." Während des Geschlechtsaktes kommt es zu Krampfanfällen oder Epilepsien. Zum Mittelbild von *Bufo* gehören auch Entzündungen der Lymphknoten, insbesondere in der Leistengegend, wie man sie von der Syphilis her kennt.

Weibliche Geschlechtsorgane

Bei den weiblichen Geschlechtsorganen ist „Brennen" das hervorstechende Merkmal, was vor allem die Eierstöcke und die Gebärmutter betrifft. Es gehört zu den Symptomen, die nur sehr schwer zu behandeln sind, wenn bei einer Dysmenorrhö beim Einsetzen oder während der Menstruation ein Brennen in den Eierstöcken und in den Beckenorganen auftritt. Brennen in den Genitalien und in den Eierstöcken, sowie reißende Schmerzen, die sich bis in die Oberschenkel erstrecken. Dies zusammen genommen ergibt eine schwer zu heilende Dysmenorrhö, vor allem wenn gleichzeitig Zysten und Hydatiden in den Eierstöcken vorhanden sind. Einige Therapeuten werden Ihnen sagen, dass man diese Beschwerden überhaupt nicht heilen kann. Aber sie sind heilbar! „Brennende Hitze und Stechen in den Ovarien." „Sich ausdehnende, brennende Schmerzen oder Krämpfe in der Gebärmutter." *Bufo* hat sich als ausgezeichnetes Palliativum bei diesen heftigen, brennenden Schmerzen infolge von Gebärmutterkarzinomen herausgestellt. Stechende, reißende Schmerzen bei Gebärmutterkrebs, welche bis in die Beine ausstrahlen, mit Geschwürbildung in der Gebärmutter und am Gebärmutterhals. Reißende, fein stechende Schmerzen und blutige, übel riechende Leukorrhö. Viele Absonderungen sind bei *Bufo* übel riechend, und man könnte meinen, man hätte es mit einem Gangrän oder gangränösen Erysipelen zu tun, wenn man das Krankenzimmer betritt und den Geruch dieser Ausscheidungen wahrnimmt. „Riesige Blasen am geschwollenen Uterus, aus denen eine dünne, seröse, gelbe Flüssigkeit abgesondert wird; dies tritt bei Epileptikerinnen auf."

„Unterdrückte Menses." „Menstruation zu früh, mit Kopfschmerzen." „Menstruation mit Brennen in Gebärmutter und Vagina." „Epileptische Krampfanfälle kurz vor der Menstruation", d. h. Frauen mit der Neigung zu epileptischen Anfällen bekommen um die Zeit der Monatsblutung vermehrt Krampfanfälle – entweder vor oder manchmal auch während der Menstruation. „Epileptische Anfälle schlimmer vor der Menstruation." „Zusammenziehen in der Leber während der Monatsblutung." „Gelber, flüssiger Ausfluss." Wenn eine Frau während der Menstruation bewusstlos am Boden liegt und mehrmals epileptische Anfälle bekommt, sich anschließend aber nicht daran erinnern kann, bis man ihr davon erzählt, dann aber zu benommen ist, um das, was man ihr sagt, zu verstehen, dann benötigt sie *Bufo*.

Bufo hat sich als wunderbares Palliativum bei Mammakarzinomen herausgestellt, besonders für die brennenden Schmerzen und die großen, mit einer gelben, serösen Flüssigkeit gefüllten Blasen, die sich um den Tumor herum bilden. Es war besonders dann wirkungsvoll, wenn die Milch auch Blut enthielt. Das Mittel passt zu schleichend verlaufenden Gefäßentzündungen wie Phlegmasia dolens alba, wenn die Venen sich beim Abtasten wie eine Peitschenschnur anfühlen.

Hals

„Brennen und Exkoriation im Kehlkopf." Wie Sie sehen, zieht sich das Brennen durch das gesamte Mittelbild. Es tritt an entzündlichen Stellen auf oder dort, wo die Nerven empfindlich und schmerzhaft sind und die Nervenscheiden entlang dem Nervenverlauf schmerzhaft und berührungsempfindlich sind. Daher ist das Mittel auch bei Ischialgie oder anderen Entzündungen großer Nervenbahnen von Nutzen.

Atemwege und Husten

„Heftiger Husten mit Erbrechen." Husten mit Würgen und Erbrechen. Der Auswurf ist blutig oder besteht nur aus Blut. Kältegefühl in der Brust. „Brennen in der Lunge wie Feuer." Brennen erstreckt sich die Luftröhre nach oben in den Kehlkopf. Lungengangrän. „Laryngitis, Hämoptyse." Bei all diesen Brustaffektionen tritt das bereits beschriebene Brennen auf. Wenn die Epilepsie durch starke Medikamente „beseitigt" wurde, entwickelt sich die Schwindsuchtneigung; dies ist ebenso der Fall, wenn Absonderungen unterdrückt wurden, beispielsweise wenn eine Fistelöffnung verschlossen oder ein starke Salbenbehandlung durchgeführt wurde. Diese schleichenden Krankheiten, die aufgrund der Unterdrückung äußerlicher Manifestationen entstehen müssen, gehören zum Wirkungsspektrum von *Bufo*. Die konstitutionelle Veranlagung, die dem inneren Wesen des individuellen Patienten angehört, zeigt sich durch die Epilepsie, Psychosen, Geisteskrankheit, Krebserkrankungen oder anderen schweren Erkrankungen. *Bufo* entspricht einem schlechten konstitutionellen Zustand, und das Wesen der *Bufo*-Konstitution erlaubt das Auftreten von Symptomen, die schweren Krankheitsbildern entsprechen. Der *Bufo*-Patient wird daher wahrscheinlich kein hohes Alter erreichen, sondern eher um die 40 einen gesundheitlichen Zusammenbruch erleiden. Die *Bufo*-Patientin geht infolge von Gebärmutterkrebs oder Brustkrebs ihrem Ende entgegen oder verfällt dem Schwachsinn. Auch *Bufo*-Männer versterben an schwerwiegenden Krankheiten, beispielsweise an malignen Tumoren. Diese Arznei wirkt daher tief auf die Lebensprozesse ein. Kinder, die *Bufo* benötigen, entwickeln eine ungewöhnliche Neigung zu schleichenden, chronischen Krankheiten. Ihre gesundheitliche Verfassung ist schlecht, und auch ihre geistigen Fähigkeiten sind stark beeinträchtigt. Sie sind schwächlich, bekommen Hautausschläge und schließlich werden sie schwindsüchtig. Im Alter von ungefähr 25 Jahren kommt es zum Zusammenbruch, und wenn die Symptome denen von *Bufo* ähneln, dann wird diese Arznei auf wundervolle Weise die Konstitution stärken. In solchen Fällen erlangen die Patienten ihre Gesundheit erst nach heftigen Tumulten und enormen Verschlimmerungen wieder. Wenn wir uns diesen Erkrankungen nur in kleinen Schritten nähern, dann wird der Patient nicht so stark durchgerüttelt; es kommt allerdings auch nicht zu einer solch grundlegenden Heilung. Alte Erkrankungen tauchen wieder auf, beispielsweise alte Trippererkrankungen oder alte syphilitische Zustände erscheinen wieder, Geschwüre bilden sich an den Schleimhäuten usw. Es ist ziemlich wahrscheinlich, dass ein solcher Aufruhr stattfindet, wenn man in solchen Fällen ein tief wirkendes Mittel verabreicht, das sämtliche Krankheiten an die Oberfläche bringt, die im Inneren verborgen waren.

Rücken und Extremitäten

„Epileptische Anfälle wurden durch einen Ruck in den Halsmuskeln eingeleitet." „Schwellung der Knochen von der Größe einer Faust." „Arme wurden vor dem epileptischen Anfall steif." „Empfindungslosigkeit des linken Armes." „Blase in der Hand, jährlich wiederkehrend." „Panaritium." Zahlreiche Beschwerden betreffen die Extremitäten; es kommt zu paralytischen Beschwerden usw.

Modalitäten

Zimmerwärme ist dem *Bufo*-Patienten unerträglich; Kopfschmerzen und Rötung des Gesichts verschlechtern sich in einem warmen Zimmer oder wenn der Patient nahe an einem Ofen sitzt; sie bessern sich durch Baden oder an der frischen, kalten Luft. Insbesondere epileptische Beschwerden bessern sich durch Strecken der Füße in heißes Wasser.

Anmerkung Exkurs

Zittern. Bei manchen Patienten treten die epileptischen Anfälle in regelmäßigen Abständen auf, bei anderen hingegen sind sie unregelmäßig. Es gibt in der Homöopathie kein Allheilmittel gegen Epilepsie. Aber bedeutet dies, dass wir der Menschheit hinsichtlich dieser Beschwerde keine Hilfe bringen können und die Betroffenen weiterhin leiden lassen müssen? Wir haben zahlreiche Arzneien für Menschen, die an Epilepsie erkrankt sind, und ein großer Prozentsatz dieser Fälle kann geheilt werden.
Nach dem, was bislang über das Wesen dieses Heilmittels gesagt wurde, bin ich sicher, dass Sie die Symptome mit großem Interesse studieren werden. Beim Durcharbeiten der Symptomatologie werden Sie feststellen, dass sie eng mit der Konstitution und der Natur dieser Individuen mit ihren Krankheitszuständen zusammenhängen. *Bufo* ist eines jener Mittel, die Sie für die Unterstützung der Entwicklung von geistig schwachen Kindern benötigen werden, egal ob diese an Krämpfen zu leiden haben oder nicht.

Cactus grandiflorus — Cact.

Königin der Nacht. *Cactaceae.*

Allgemeines

Konstriktionen, Kontraktionen und Kongestionen ziehen sich durch das Arzneimittelbild von *Cactus.* Blutandrang zum Kopf mit Kälte der Extremitäten. Oder es kommt zu Blutandrang in ein Organ, die Brust oder das Herz. Das Blut strömt nicht gleichmäßig durch den Körper, die Durchblutung ist „verkrampft" und unregelmäßig. Es liegt an einer gestörten Kontraktion der zirkulären Muskelfasern, die im ganzen Körper auftreten kann. Wenn dies an Stellen auftritt, an denen es vom Patienten gespürt werden kann, wird es als Zusammenziehungsgefühl empfunden, als ob der Bereich in Drahtseile eingezwängt wäre – und das ist das Schlüsselsymptom von *Cactus.* Auch wenn sie in Bereichen auftreten, wo sie nicht von den Sinnesorganen erfasst und wahrgenommen werden können, kommt es erfahrungsgemäß dennoch zu einer Verkrampfung der zirkulären

Fasern. Spürbar sind die Kontraktionen zumeist dann, wenn oberflächliche Bereiche oder Organe mit zirkulären Fasern – mit Kanälen und Gängen – betroffen sind. Die Fasern ziehen sich zusammen, was als Krampf empfunden wird. Es kann zu einem Engegefühl und Zusammenschnürungsgefühl um den Kopf, die Brust, die Ansatzstellen des Zwerchfells am Brustkorb oder auch über den gesamten Bauchraum kommen. Die Kontraktionen um das Herz sind tonisch; es ist, als würde das Herz umklammert oder zusammengeschnürt. „Zusammenschnürungsgefühl am Herz." Das Zusammenschnürungsgefühl kann auch am Hals oder in der Speiseröhre auftreten und zu einem Krampf führen. Oder es befällt die Scheide und löst Vaginismus aus, der Beischlaf unmöglich macht. Die heftigsten Krämpfe treten jedoch in der Gebärmutter auf. Es kommt zu einem Umklammerungs- und Zusammenziehungsgefühl in der Gebärmutter, als ob sie fest gepackt und krampfhaft festgehalten würde. Zur gleichen Zeit jedoch, wenn die Konstriktionen einsetzen, kommt es auch zu einem Blutandrang in dem betroffenen Bereich. „Blutandrang zu einem Körperteil, gleichzeitig mit Konstriktion." „Heftiger Blutandrang in die Gebärmutter mit Konstriktionen." „Blutandrang in die Brust, als ob die Brust mit heißen Blutströmen gefüllt wäre; gleichzeitig tritt Zusammenschnürungsgefühl in Brust und Herz auf." Diese eigenartigen Beschwerden sind bei *Cactus* ausgeprägter als bei allen anderen Arzneien. Bei vielen anderen Mitteln treten gelegentlich ähnliche Symptome auf, aber bei *Cactus* sind sie die Regel. Das Hervorbringen von Konstriktionen gehört zum Wesen von *Cactus* und sie treten an Stellen auf, an denen man sie zuvor nie wahrgenommen hat und wo man sie auch nie erwarten würde. Sie können den ganzen Körper betreffen, und der Patient hat das Gefühl, als wäre er in einem Drahtkäfig eingezwängt. Zusammenschnürungsgefühl der Kopfhaut und der Haut, als ob es sich immer weiter zusammenzieht. Heftige Kongestionen setzen plötzlich ein. Hirnkongestionen mit heißem Kopf und gerötetem Gesicht. Zu Beginn der Beschwerden, beispielsweise einer Lungenentzündung, kommt es zu einem kongestiven Fieberfrost mit heißem Kopf und kaltem Körper (wie bei *Arnica*); gleichzeitig tritt ein heftiges Zusammenschnürungs- und Engegefühl im Kopf auf, als ob er zusammengepresst würde oder als ob die Hirnhäute zu eng bzw. als ob das Gehirn mit einem eng anliegenden Stoff bedeckt wäre, der immer fester zusammengezogen wird. Gleichmäßiges Engegefühl eines Organs, als ob es immer fester umwickelt würde. In röhrenförmigen Gängen und Kanälen jedoch kommt es zu einer lokalen Empfindung; es ist, als würde der betroffene Bereich mit einem Faden zugeschnürt. Sanduhrartige Kontraktionen der Gebärmutter. Auch Entzündungen mit Kongestionen oder Blutandrang in die Körperteile, die allmählich in Entzündung und Infiltration übergehen. Die verschiedensten Körperteile können sich entzünden.

Rheumatische Beschwerden können ebenfalls auftreten. *Cactus* ist sowohl nützlich bei chronisch Gichtkranken als auch bei akutem, entzündlichem Rheuma. Beim akut entzündlichen Rheuma kommt es zu Blutandrang in den betreffenden Gelenken, und auch hier wieder zu einem Zusammenschnürungsgefühl, als wäre das Gelenk mit einem Band fest eingeschnürt oder eingewickelt; auch Empfindungen von Enge, Spannung oder Druck sind hierin mit einbezogen. Anschließend kommt es zu einem lange anhaltenden Blutandrang zum Herz, sodass schließlich sowohl die Herzfunktion als auch die verschiedenen Herzgewebe beeinträchtigt werden. *Cactus* hat eine tiefgehende Heilwirkung auf das Herz und kann sogar organische Herzerkrankungen heilen, sofern sie durch die genannte Ursache entstanden sind; durch Kongestion des Herzens oder durch Kongestionen bei rheumatischen Beschwerden, wenn das Rheuma teilweise von den Gelenken zurückgewichen ist und das Herz angegriffen wurde, wo es jetzt zu einem Zusammenschnürungsgefühl kommt. Unterschiedlichste Versuche wurden sowohl von Prüfern als auch Patienten unternommen, um dieses Zusammenschnürungsgefühl am Herz zu beschreiben. Manchmal wird es beschrieben als Gefühl, „als ob das Herz von einer eisernen Hand umklammert würde.“ Dies dient nur der Verbildlichung der Festigkeit dieser Konstriktionen. Bei den genannten rheumatischen Beschwerden, wenn die Gelenke nicht mehr betroffen sind und das Geschehen jetzt auf das Herz übergegangen ist, führen der anhaltende Blutandrang und die Vergrößerung des Herzens zu einer Veränderung an den Herzklappen. Es kommt zu Herzgeräuschen, der Kopf ist heiß und der Patient magert allmählich ab. Schließlich setzen Nierenbeschwerden ein, das Herz wird immer schwächer, und es kommt zu ödematösen Schwellungen. Dies ist der Verlauf bei *Cactus*. Am Ende schließlich treten Herzbeschwerden, Nierenprobleme, Abmagerung und Schwellung der Hände und Füße auf. Dies ist das Wesen dieser Arznei, und Sie werden hierfür in der gesamten Materia Medica kein vergleichbares Mittel finden. Es gibt keine andere Arznei, die an *Cactus* bezüglich der Intensität dieser Symptome heranreicht. Alle Beschwerden, die ich bislang beschrieben habe, scheinen sich um diese Begriffe zu drehen: Kongestion, Konstriktion und Kontraktion.

Die Schmerzen bei *Cactus* sind heftig, ganz egal, an welcher Stelle sie auftreten. Der Patient muss vor Schmerz laut aufschreien. Es sind umklammernde, zusammenziehende und oftmals auch reißende Schmerzen. Dahinter steckt jedoch immer die Idee des „Umklammerns.“ Stellen Sie sich einmal vor, Sie wickeln ein Band um ein stark kongestioniertes Organ und ziehen es immer enger zusammen. Mir scheint, dass dies der Art von Leiden entspricht, die der Patient bei der Konstriktion des kongestionierten Organs empfindet. Schmerzen in kongestionierten Organen oder in entzündeten Organen. Reißende, zusammenziehende, krampfende Schmerzen; wenn Schmerzen in Därmen auftreten, handelt es sich um zusammenziehende Schmerzen; in den Skelettmuskeln hingegen haben die Schmerzen nicht den zusammenziehenden Charakter, da sich hier nicht die zirkulären Fasern zusammenziehen, sondern die langen Muskelfasern; die dadurch entstehenden Schmerzen sind krampfartig. *Cactus* erzeugt auch Krämpfe in den langen Muskeln, aber dies ist nicht sehr ausgeprägt. Besonders bei *Belladonna*, aber auch bei anderen Mitteln, die diese Neigung zu Krämpfen und zu Konstriktion der zirkulären Fasern besitzen, besteht eine Neigung zu Konvulsionen. Die heftigen Hirnkongestionen von *Belladonna* werden normalerweise begleitet von Krämpfen in den Extremitäten und lokalen oder generalisierten Konvulsionen. Nicht so jedoch bei *Cactus*. Der Patient wird bei seinen heftigen Hirnkongestionen immer benommener. Zunächst wird sein Gesicht tiefrot, dann aufgrund der venösen Stauung immer dunkler, und schließlich setzt die Benommenheit ein. Er wird unter der Hirnkongestion immer schwerfälliger.

Geist und Gemüt

Der Gemütszustand des *Cactus*-Patienten ist aufgrund der Heftigkeit der Beschwerden von Furcht und Sorge gekennzeichnet. Er hat niemals zuvor solche Qualen erlitten, und er weiß gar nicht, was dies zu bedeuten hat. So zahlreich sind die Leiden, so heftig, so plötzlich sind sie entstanden; heftige Krämpfe, heftige, reißende Schmerzen, heftiges Zusammenschnürungsgefühl. Wenn das Zusammenschnürungsgefühl am Herz oder an der Brust auftritt, denkt der Patient, dass er sterben wird und er wird augenblicklich von Furcht gepackt; sie steht ihm ins Gesicht geschrieben. Er fürchtet sich vor dem Tod und es scheint, als ob er tatsächlich bald sterben würde, so stark sind seine Schmerzen. Aber trotz heftiger Schmerzen hat er dennoch nicht die Angst, die wir bei *Aconitum*-Patienten finden, obwohl auch hier das Zusammenschnürungsgefühl an Brust und Hals vorkommt. Das heftige Würgegefühl bei *Aconitum* lässt den Patienten glauben, dass er ersticken wird, und er bekommt fürchterliche Angst. Dies ist nicht so ausgeprägt bei *Cactus*. Der *Cactus*-Patient schreit jedoch gewöhnlich vor Schmerzen laut auf. „Schweigsamkeit, will kein Wort reden oder auf Fragen antworten." Diese Schweigsamkeit begleitet oftmals den *Cactus*-Zustand, und dies ist das Gegenteil zu den meisten anderen Arzneien, die solch heftige Schmerzen hervorrufen. „Traurigkeit, Schweigsamkeit und unwiderstehlicher Drang zu weinen." „Furcht vor dem Tode", d. h. der Patient glaubt aufgrund der Heftigkeit seiner Schmerzen, dass er sterben wird. „Glaubt, dass seine Erkrankung unheilbar ist." Es scheint ihm, als müsse ein derartiges Leiden zum Tode führen. Die heftige, unregelmäßige Herztätigkeit zeigt sich auch im Bereich der gesamten Blutgefäße, die Durchblutung ist unregelmäßig und „verkrampft". An der einen Stelle ist der Körper warm, an einer anderen hingegen kalt. Hitze im Kopf oder Hitze in der Brust. Das Blut scheint sich in manchen Körperteilen anzusammeln. Bei allen „Herzmitteln" kommt es zu heftigen Träumen, starker geistiger Erregung im Schlaf, Hochfahren aus dem Schlaf und Aufwachen mit Schreck, sowie dem Gefühl, zu fallen. Träume vom Fallen; von geistiger Erregung. Diese Merkmale finden sich entsprechen auch bei *Cactus*, besonders wenn die Herzbeschwerden vorliegen.

Kopf und Schwindel

„Schwindel durch Blutandrang zum Kopf; das Gesicht ist rot, gedunsen; Pulsieren im Gehirn." „Gefühl, verrückt zu werden." „Schwindel, schlimmer durch körperliche Anstrengung." Bei den meisten Herzmitteln oder Arzneien, die stark auf das Herz und den Kreislauf einwirken, kommt es zu ausgeprägten Schwindelsymptomen. „Schwindel; schlimmer durch körperliche Anstrengung, Umdrehen im Bett, Bücken, Aufrichten aus dem Liegen und durch tiefes Einatmen." Viele Beschwerden von *Cactus* entstehen aufgrund einer unregelmäßigen Atmung. Soeben erwähnt wurde der Schwindel, der durch tiefes Atmen verursacht wurde. Wenn der Patient den Atem anhält, scheint sein Herz in Stücke zu fliegen, so schnell rast es. Am ganzen Körper verspürt er ein Pulsieren beim Atemanhalten.

Die Kopfschmerzen bei *Cactus* sind zusammenziehend oder drückend. Alle Kopfschmerzen sind sehr heftig und gehen aufgrund ihres kongestiven Charakters

mit intensiver Hitze des Kopfes einher. Drücken oben auf dem Kopf, als ob der Scheitel eingedrückt würde; dies wird jedoch durch harten Druck gegen die schmerzhafte Stelle gebessert. „Drückender Schmerz, als läge ein Gewicht auf dem Scheitel, besser durch Druck." Oftmals scheinen die Patienten eine falsche Vorstellung von dem Druck zu haben, den sie im Kopf verspüren. Wenn der Blutandrang zum Kopf hin am stärksten ist, beschreiben sie es als Gefühl, als ob der Kopf von außen nach innen eingequetscht würde; obwohl der entstehende Blutandrang zum Gehirn eigentlich Druck von innen nach außen erzeugt und man daher annehmen würde, dass er durch äußerlichen Druck gelindert würde. Dennoch geben sie ein starkes Wundheitsgefühl an und meinen, der Kopf würde nach innen gedrückt. Andere hingegen haben das Gefühl, das man erwarten würde, nämlich als würde von innen nach außen gedrückt. „Drückender Schmerz auf dem Scheitel wie durch ein Gewicht; besser durch Druck, aber schlechter durch Geräusche, das Hören von Reden oder starkes Licht." Diese Modalitäten finden sich bei einigen Kopfschmerzarten. Außerdem geht es dem Patienten durch Hören von Stimmen deutlich schlechter. Das Geräusch geht durch seinen Kopf hindurch; das Gehirn scheint so empfindlich zu sein, als ob das Geräusch eine feste Substanz wäre, die dagegen geschleudert würde. Rechtsseitiger Kopfschmerz. Pulsierender Kopfschmerz. Heftiger, pulsierender Schmerz im Kopf. Spannender Schmerz im Kopf; auf dem Scheitel. Engegefühl quer über dem Scheitel, als ob die Kopfhaut immer enger über den Schädel gezogen würde. Es kann kein Zweifel darüber bestehen, dass bei all diesen Beschwerden eine ausgeprägte Hirnkongestion vorliegt. Die Augen zeigen es, das Gesicht zeigt es und auch die Hitze des Kopfes zeigt es. *Cactus* wird bei drohendem Apoplex mit heftiger Kongestion empfohlen, wenn das Gesicht tiefrot oder purpurn ist und der Patient die Pulsationen im Gehirn und am ganzen Körper verspürt.
Cactus hat dieselben heftigen Kopfkongestionen, die wir auch bei *Belladonna* finden. Bei *Belladonna* kommt es jedoch zu einer heftigen Hitze des ganzen Körpers, einer Fieberhitze, die man bei *Cactus* nicht antrifft. Das Fieber bei *Cactus*-Patienten ist eher moderat, und die Hitze befällt eher die obere Körperhälfte, vor allem den Kopf und den Hals. Vollheit und Aufgedunsenheit des Halses. Gefühl, als würde sich der Kopf aufgrund des Druckes des Blutes im Kopf ausdehnen, jedoch ohne starken Temperaturanstieg. Auch bei *Cactus* kann es zu Fieber kommen, die genannten Beschwerden treten jedoch ohne Fieber auf. Bei *Belladonna* hingegen, wenn das Pulsieren auftritt, ist der Patient sehr heiß, er brennt am ganzen Körper. Brennen kommt bei *Cactus* zuweilen ebenfalls vor, aber dies ist nicht vergleichbar mit *Belladonna*. Hitze im Kopf durch geistige Anstrengung ist ein starkes Symptom von *Cactus*. Es tritt unter anderem auf bei Personen, die sich das Kaffeetrinken abgewöhnen wollen, und hier ist *Cactus* häufig das Heilmittel.

Hals

Der *Cactus*-Patient klagt zuweilen über ein Würgegefühl am Hals, wie durch einen engen Kragen. Zusammenziehendes Gefühl und Spannen der Haut und Muskeln am ganzen Körper. Würgegefühl am Hals mit Zusammenschnürungsgefühl am Herz. Würgegefühl am Hals bei Hysterie; Globus hystericus; als ob eine Kugel oder ein Kloß im Hals hochsteigt, der Patient muss andauernd schlucken und würgen, bekommt Krämpfe und der linke Arm wird taub.

Anmerkung Exkurs

Krämpfe treten bei *Cactus* besonders im linken Arm auf. Völlige Taubheit des linken Armes bei Herzbeschwerden mit Vorgeschichte von Rheuma oder bei Hysterie. Die rheumatische Vorgeschichte ist immer ein Anlass, in einem Fall an *Cactus* zu denken. Das Gesicht des Patienten ist hellrot und verfärbt sich langsam bläulich. Bei bestehender Herzschwäche werden das Gesicht und die Lippen blau. Wir benötigen *Cactus* als Heilmittel bei Patienten mit Zusammenschnürungsgefühl am Hals, Blutandrang zum Kopf, blauem Gesicht mit gesprenkelten Lippen, Taubheit der linken Hand und Zusammenschnürungsgefühl am Herz. Die linke Hand ist eigenartig schwach oder taub, kitzelt oder kribbelt wie Ameisenlaufen. Ein weiteres Charakteristikum von *Cactus* sind Hämorrhagien (Blutungen). Dies ist jedoch keinesfalls überraschend. Jegliche Arznei mit solchen Beschwerden an Herz und Blutgefäßen, hat bisweilen auch mehr oder weniger ausgeprägte Erschlaffung der Blutgefäße, und es kommt naturgemäß zu Blutungen. Bei *Cactus* treten zweierlei Blutungen ein: Blutungen aufgrund einer Erschlaffung der Blutgefäße bei Herz- oder Gefäßerkrankungen, und Blutungen durch heftige Kongestion eines Bereichs. Der Blutandrang zum Kopf ist auch bei einem nur mäßig plethorischen Patienten so heftig, dass er aus der Nase blutet oder Blut aus dem Hals aufräuspert. Bei heftigem Blutandrang zur Brust kommt es zu blutigem Auswurf aus der Brust. Die Blutungen aus der Brust entstehen bei *Cactus* jedoch aufgrund einer Kongestion, weniger durch Tuberkulose. Gebärmutterkongestion mit Blutungen. Kongestion der Nieren und Blase mit Blut im Urin. Bei chronisch Herzkranken, wo die Erschlaffung der Blutgefäße schon deutlich ausgeprägt ist, kommt es zu Blutungen aufgrund dieser Erschlaffung.

Starkes Pulsieren wird an ungewöhnlichen Stellen empfunden, beispielsweise im Magen oder den Eingeweiden; manchmal auch in den Extremitäten, den Füßen und Händen, aber genauso gut auch im Kopf. Klopfen im ganzen Körper. Um die Ansatzstellen des Zwerchfells am Brustkorb herum hat der Patient das Gefühl, als ob ein Faden immer enger geschnürt würde; dies kann auch im unteren Brustbereich auftreten. Ein weiteres eigenartiges Symptom ist folgendes: Der Patient hat das Gefühl, als greife ihn etwas so eng um die Taille, dass es ihm den Atem nimmt und er nach Luft schnappen muss; er muss etwas dagegen tun, denn es umfasst ihn immer enger. *Cactus* führt zu einer Kongestion der Därme; zu Entzündungen des Uterus; Magenentzündungen; und dabei kommt es zu diesem Umklammerungsgefühl.

Rektum und Stuhl

Cactus ist ein Heilmittel bei Hämorrhoiden; die Pfortader und die unteren Rektalvenen sind erschlafft und es bilden sich Hämorrhoiden. Die Erschlaffung der Venen ist so ausgeprägt, dass sich Gefäßknoten bilden, die heftig bluten. Blutende Hämorrhoiden. Zusammenschnürungsgefühl im After. *Cactus* ist auch hilfreich bei beschwerlichster Verstopfung oder bei Verstopfung, die im Zusammenhang mit Hämorrhoiden auftritt.

Harnwege und Urin

Paralytische Blasenschwäche. Harnverhalt. Der Blasenhals ist derart zusammengeschnürt, dass lange Zeit kein Urin fließen kann und es dadurch zum Harnverhalt kommt. In den Nieren kommt es zu einer Kongestion, dass die Harnproduktion unterdrückt wird. Blutiger Urin; mit Blutklumpen. *Cactus* ist eine Arznei, bei der das Blut schnell verklumpt. Das austretende Blut verklumpt so schnell und verdichtet sich, dass es den Durchgang verstopft. Blutungen in die Blase verlegen den Blasenausgang. Bei Blutungen in die Vagina bildet sich ein dicker Blutpfropf, der nur schwer ausgeschieden werden kann und auf die Harnröhre drückt, sodass es zur Harnverhaltung kommt – wie ein riesiger Tampon. In den *Leitsymptomen* steht daher: „Miktion durch Blutklumpen verhindert", sowohl durch Klumpenbildung in der Scheide als auch in der Blase.

Weibliche Geschlechtsorgane

Entzündungen der Eierstöcke und der Gebärmutter. *Cactus* ist eine Arznei, die sie kennen müssen, wenn eine junge, plethorische, kräftigen Frau an heftigen Gebärmutterkongestionen während der Menstruation leidet und aufgrund von heftigem Umklammerungsgefühl und Krämpfen in der Gebärmutter laut aufschreit. Sobald die Monatsblutung einsetzt oder kurz davor kommt es zu heftigen Krämpfen. Die zirkulären Fasern ziehen sich zusammen und die Patientin beschreibt das Gefühl, als ob ein Band um die empfindliche und blutgefüllte Gebärmutter festgezogen würde. Die Gebärmutter füllt sich mit Blutklumpen, und die Krämpfe, die entstehen um diese Klumpen auszutreiben, sind wehenartig; sie muss erneut vor Schmerzen aufschreien, und es vergeht eine gewisse Zeit, bis das Blut ungehindert fließen kann und eine Linderung einsetzt. Auch wenn dieser Zustand bei rheumatisch veranlagten Frauen eintritt, die unter mehr oder weniger starkem Gelenkrheuma mit Umklammerungsschmerzen und Zusammenschnürungsgefühl leiden, heißt das Heilmittel *Cactus*. Die Erregung und die gellenden Schreie können noch von den Nachbarn gehört werden. Erstickungsanfälle können bei diesen Schmerzen aufgrund der Herzbeschwerden ebenfalls eintreten, und das Zusammenschnürungsgefühl des Herzens geht normalerweise mit dem Zusammenschnürungsgefühl der Gebärmutter einher. Bei den Herzbeschwerden von *Cactus* scheint es, als würde der Patient versterben, weil er keine Luft bekommt.

Brust und Herz

Zusammenschnürung der Brust. Brustbeklemmung, als ob eine schwere Last auf der Brust liegt und das Leben aus ihm herauspresst – so stark sind die Konstriktion und der Blutandrang. Der Blutandrang setzt plötzlich ein und kommt und geht zumeist ohne Entzündung. Ein heftiger Blutandrang zur Brust, mit heftiger Atemnot und Herzkonstriktion, vergeht ohne Entzündung. Andererseits führt *Cactus* auch zu pneumonieähnlichen Zuständen, die Lunge kongestioniert und es bildet sich eine Entzündung mit dem typischen blutigen oder blutgestreiften Auswurf. *Cactus* ist ebenfalls ein Mittel bei hypostatischer Lungenkongestion. Der Patient kann sich nicht hinlegen, er muss sich im Bett aufsetzen; es kommt bei der Perkussion zu einer Dämpfung in den unteren Lungenflügeln,

die aufgrund einer Absonderung von Serum in die Lungenflügel immer weiter nach oben steigt. Diese hypostatische Kongestion entsteht aufgrund einer Herzschwäche. *Cactus* wird diese Beschwerden oftmals ein paar Mal lindern, wenn es sich um Patienten handelt, die sich im Endstadium einer Nierenentzündung [Bright'sche Krankheit] oder einer Herzwassersucht befinden. Es wird den Tod noch etwas hinauszögern. "Kann nur atmen mit hochgezogenen Schultern und in Rückenlage." Der Patient liegt angelehnt oder sitzt ganz aufrecht. „Periodische Erstickungsanfälle, mit Ohnmacht; kalter Schweiß im Gesicht."
Bezüglich der Herzbeschwerden steht in den *Leitsymptomen*:„Gefühl, als würde das Herz von einer Hand zusammengedrückt oder gequetscht." „Rheumatische Herzbeschwerden." „Das Herz schien mehrere Stunden lang wie von einer eisernen Hand gepackt." „Schmerz in der Herzregion." „Starkes Druckgefühl am Herzen, unter der linken Achsel, erstrecht sich bis zum linken Rücken." Oftmals erstreckt sich der Schmerz in die linke Hand hinunter und geht mit Taubheitsgefühl und gelegentlich auch Schwellung der Hand einher. Taubheit, Prickeln, Schwellung. „Dumpfer Schmerz in der Herzgegend." „Drückender Schmerz in der Herzregion, schlechter durch Druck." „Zusammenziehender Schmerz in der Herzgegend, erstreckt sich in den linken Bauch." „Manchmal das Gefühl, als ob jemand das Herz fest packen würde." „Anfallsweiser Herzschmerz"; es ist diese Art von Konstriktionen, die periodisch in heftigen Anfällen auftreten. „Akute Herzentzündung." „Chronische Herzentzündung." „Herzklopfen, Tag und Nacht andauernd, schlimmer beim Gehen und nachts beim Liegen auf der linken Seite."

Modalitäten

Ein weiteres Charakteristikum von *Cactus* ist, dass die Brustbeschwerden oftmals um 11 Uhr auftreten oder schlechter werden, um 11 Uhr morgens oder 11 Uhr nachts. Bei Wechselfieber kommt es zu Fieberfrost mit heftigem Blutandrang zum Kopf um 11 Uhr. Regelmäßige Anfälle sowohl um 11 Uhr als auch um 23 Uhr, oder manchmal um 11 Uhr und manchmal um 23 Uhr. Täglicher Frost um 11 Uhr. *Cactus* hat intermittierendes Fieber kongestiven Typs geheilt, wenn die Kongestionen hier und da aufgetreten sind, besonders aber am Kopf, wenn es hier zu Konstriktionen, Kongestionen und Kontraktionen kam.

Cadmium sulphuricum — Cadm-s.

Cadmiumsulfat.

Allgemeines

Cadmium sulphuricum wurde bislang nur ungenügend geprüft, sodass an dieser Stelle lediglich eine begrenzte Auswahl an Symptomen dieses Mittels wiedergegeben werden kann. Eine Arznei kann erst dann als vollständig geprüft angesehen werden, wenn sie auf allen Ebenen des Menschen eine Wirkung gezeigt und Spuren hinterlassen hat – am Gedächtnis und am Verstand, aber auch an den Organen und deren Funktion; d. h. wenn ein Gesunder die Arznei eingenommen hat, bis all diese Bereiche affiziert wurden und die daraus entstehenden Symptome als unmittelbare Folge der Arznei angesehen werden können. Jede Arznei wirkt auf die eine oder andere Weise auf all diese Ebenen, aber keine Arznei ist vollständig geprüft, bis nicht bekannt ist, wie diese Bereiche betroffen sind.

Geist und Gemüt

Cadmium sulphuricum-Patienten haben eine Abneigung gegen jegliche Arbeit, sowohl gegen körperliche als auch gegen geistige. Ängstlichkeit wurde bislang zwar eher durch Heilungen bestätigt als durch Arzneimittelprüfungen hervorgebracht, aber das Symptom ist deutlich genug, dass wir es in eine Reihe mit *Arsenicum* stellen können. Auch bei der auftretenden Erschöpfung kommt es *Arsenicum* sehr nahe, außerdem wirkt das Mittel auch auf die gleichen Organe. Besonders zu erwähnen sei hier die Wirkung auf den Magen, bei der es *Arsenicum* ähnelt; die Magenschleimhaut ist gereizt und es kommt zu Erbrechen; der Patient ist sehr schwach. Die Magenreizung und das Erbrechen gleichen jenen Zuständen, die bei schleichenden Fiebererkrankungen auftreten, beispielsweise bei Gelbfieber. Das Erbrochene ist schwärzlich, und auch hierin ähnelt es wiederum *Arsenicum.* Aber im Gegensatz zum *Arsenicum*-Patienten möchte sich der *Cadmium sulphuricum*-Patient überhaupt nicht bewegen – teilweise aufgrund einer Trägheit, teilweise aber wegen einer Verschlechterung durch Bewegung, die wiederum an *Bryonia* erinnert. Durch das gesamte Arzneimittelbild zieht sich also einerseits die Angst und Erschöpfung von *Arsenicum* und gleichzeitig die Abneigung gegen Bewegung von *Bryonia.*

Anmerkung Exkurs

Cadmium sulphuricum ist darüber hinaus gekennzeichnet von krampfartigen und nervösen Beschwerden. Es wirkt auf die Muskeln wie *Zincum* und kommt in der Natur auch nur zusammen mit *Zincum* vor. Hering hat verschiedene Untersuchungen angestellt, um zu beweisen, dass Substanzen, die man in der Natur stets zusammen antrifft, eine Art Verwandtschaft besitzen. Er verdeutlichte es an *Tellurium,* das in der Natur als Goldtellurid vorkommt. Es könnte tatsächlich sein, dass so eng zusammenhängende Substanzen sich in mancher Hinsicht ähneln, aber dies ist eher nebensächlich, da jede Substanz auf ihre eigene Wirkung hin untersucht werden muss. Wir dürfen uns beim Studium von Arzneimittelprüfungen keinen Vermutungen hingeben. Jede Arznei muss entsprechend den eigenen Symptomen verordnet werden, und hierfür gibt es keinen Ersatz. Wenn ein Mittel nicht wirkt, kann der Homöopath den Patienten lediglich erneut untersuchen und nach neuen Symptomen und einer anderen Arznei Ausschau halten.

Kopf und Schwindel

„Schwindel; Zimmer und Bett scheinen umherzuwirbeln." Die Symptome des Kopfes, die Angst und der Schwindel treten auch bei chronisch verlaufenden Magen-Darm-Reizungen, bei anhaltenden Fiebererkrankungen und Gelbfieber auf; sie gehen mit großer Mattigkeit und blutigem oder schwarzem Erbrechen einher. Blitzartige Schmerzen im Kopf; Pulsieren in den Schläfen. Das Mittel ist weniger angezeigt bei gewöhnlichen Kopfschmerzen, sondern eher bei Kopfschmerzen, die bei schleichenden Fiebererkrankungen begleitend auftreten; es kommt zu starkem Blutandrang im Kopf; auch bei schneidenden Kopfschmerzen, wie sie bei Gelbfieber auftreten.

Augen

Die Augensymptome sind sehr zahlreich. Es kommt zu Entzündungen mit lokalem Charakter. Hartnäckige, chronische Bindehautentzündung mit eitrigen Absonderungen. Augenentzündungen, die bei jeder Erkältung und jedem Wetterwechsel erneut auftreten. Verdickung der Bindehaut. Skrofulöse Augenentzündungen. Geschwürige Stellen an der Hornhaut; alte Narben, die immer wieder aufbrechen. *Cadmium sulphuricum* ist ein wunderbares Heilmittel bei chronischen Augenleiden. Hornhauttrübungen mit langsam fortschreitender Entzündung. Druck über den Augen. Lähmung der Augenlider; Ptose. Normalerweise affiziert *Cadmium sulphuricum* nur eine Gesichtsseite und das Auge auf einer Seite. Auch lähmungsartige Beschwerden kommen vor, ähnlich wie bei *Causticum*, und meistens ist nur eine Körperseite betroffen. Wenn sich der Patient nach einem Schlaganfall langsam erholt, aber Schwäche in einem Arm und einem Bein zurückbleibt, konkurriert es mit *Phosphorus*.
Empfindungsstörungen treten mal hier und mal da auf. Ameisenlaufen an der Haut und an tiefer gelegenen Geweben. Gefühl, als wäre der betroffene Körperteil „eingeschlafen“ oder als würden Ameisen in den Extremitäten, in den Muskeln oder auf der Haut krabbeln. Hyperästhesie oder Anästhesie. Taubheitsgefühl einzelner Körperteile, beispielsweise der Nase oder einer Hand, aber auch an einzelnen Stellen. Auch hierin ähnelt es wieder *Causticum*. Die gelähmten Teile sind zuweilen schmerzhaft oder kribbeln.

Nase

Chronischer Nasenkatarrh, der sich bis zur kariösen Zerstörung der Nasenknochen ausgeweitet haben kann. Geschwüre in der Nase. Schmerzen in den Nasenknochen. Viel Niesen; Schnupfen; Furunkel; Abszesse.

Mund und Zähne

Der Geschmack ist bei *Cadmium sulphuricum* ebenfalls beeinträchtigt. Das Mittel passt bei schleichenden, anhaltenden Fiebererkrankungen wie Bauchtyphus, Fleckfieber oder Gelbfieber, die mit dunklen Zahnbelägen, dunkler, blutender Zunge und Mundtrockenheit einhergehen. Die Zunge ist schwerfällig, der Patient kann sie kaum bewegen. Schlucken fällt schwer. Die Schlundmuskulatur wird beeinträchtigt und es kommt zu Schluckbeschwerden. Zusammenschnürungsgefühl in der Speiseröhre. Heftiger Durst. Sobald der Patient kaltes Wasser trinkt, nach dem er ein Verlangen hat, bekommt er eine Gänsehaut und die Haare sträuben sich (wie bei *Capsicum*).

Magen

Die stärksten und wichtigsten Symptome betreffen jedoch den Magen. Der Magen stellt die Verdauungstätigkeit ein und alles, was der Patient zu sich nimmt, selbst Flüssigkeiten und leicht verdauliche Speisen, führt zu einer Übersäuerung;

es kommt zu saurem Aufstoßen oder die Speisen werden vermischt mit Blut oder Galle wieder erbrochen. Ranziges Aufstoßen. Nach dem Aufstoßen ist der Patient sehr erschöpft. Die Übelkeit ist sehr quälend und kann vom Mund bis in den Bauch hinunter empfunden werden, wie bei *Ipecacuanha, Antimonium tartaricum* und *Arsenicum*. Heftige Übelkeit mit Kaltschweißigkeit. Erbrechen von gelb-grünem Schleim. Schon das Berühren der Lippen kann Übelkeit auslösen. Beim Betrachten der bislang geschilderten Magensymptome denkt der erfahrene Arzt natürlich sofort an eine Gastritis; der Patient erbricht auch die leichtesten Speisen. Reizung der Magenschleimhaut im Anschluss an langwierige Erkrankungen wie zerebrospinale Meningitis, Typhus oder Gelbfieber. Der Magen stellt seine Tätigkeit ein, sodass nichts mehr verdaut, sondern alles erbrochen wird. Der Patient erholt sich von der Krankheit, hat aber dennoch einen Reizmagen und möchte sich nicht bewegen. Bei *Arsenicum* treten die Erschöpfung und die Magenreizung gleich zu Beginn der fieberhaften Erkrankung auf, mit Hitze und Ruhelosigkeit. Die Beschwerden bei *Cadmium sulphuricum* entwickeln sich nach dem Fieber, und trotz seiner Angst möchte sich der Patient absolut ruhig verhalten. Der *Arsenicum*-Patient läuft aufgrund seiner Angst, seiner Todesangst, im Zimmer umher und wandert von Bett zu Bett oder von Stuhl zu Stuhl. Der *Cadmium sulphuricum*-Patient scheint sagen zu wollen: „Sprecht mich nicht an, lasst mich in Ruhe. Lasst mich in Frieden sterben." Er will sich überhaupt nicht bewegen, und dieser Zustand setzt erst am Ende einer fieberhaften Erkrankung ein. Viele dieser Patienten versterben schließlich, weil sie nichts zu sich nehmen können – aber *Cadmium sulphuricum* wird ihre Rettung sein. Wenn Sie einen Patienten mit Krebs haben, mit brennenden Schmerzen, Erschöpfung und Erbrechen, wird diese Arznei die Symptome auf Wochen hin lindern. Ich habe Krebspatienten erlebt, deren Schmerzen durch Schmerzmittel gelindert wurden, bis sie nichts mehr bei sich behalten konnten; *Cadmium sulphuricum* hat ihren Zustand deutlich verbessert. Es ist auch ein wunderbares Mittel bei *Magenreizungen von Krebspatienten*, ein hervorragendes Palliativum. *Kaffeesatzartiges Erbrechen.*

Brennende und schneidende Magenschmerzen. Magenbeschwerden, wie sie bei Schwangeren oder auch Alkoholikern auftreten. Das Brennen im Magen erstreckt sich nach oben in die Speiseröhre; die aufsteigende Magensäure brennt die gesamte Speiseröhre hinauf bis in den Rachen und den Mund. Saurer, scharfer Magensaft. Kältegefühl im Magen. Cholera infantum mit Magenreizung.

Abdomen

Bauchschmerzen mit Erbrechen. Lanzinierende Schmerzen im Abdomen. Aufgrund dieser Schmerzen können wir erkennen, dass diese Arznei eine tiefgehende Wirkung auf die Leber, die Milz, den Magen und andere Baucheingeweide hat. Drohendes Gangrän.

Fieber und Schweiß

Rezidivierendes Fieber mit Erbrechen, Durchfall und großer Erschöpfung. Manchmal erholt sich ein Patient nach Gelbfieber ziemlich gut, aber durch einen Luftzug zieht er sich eine leichte Erkältung zu, es kommt zu einer plötzlichen Schwäche, zum Erbrechen einer schwarzen Substanz und vielleicht gar zum Tod. Bei diesen Beschwerden steht *Cadmium sulphuricum* auf einer Stufe mit *Carbo vegetabilis*, welches in den Händen eines guten Verordners früher in solchen Fällen das Hauptmittel war.

Caladium seguinum **Calad.**

Arum seguinum; Schierlings-Caladium, Schweigrohr. *Araceae.*

Allgemeines

Caladium ist eine wundervolle Arznei. Bestimmt hatten Sie, wenn Sie sich schon einmal damit auseinandergesetzt haben, Probleme mit dem Verständnis des Mittels. Das liegt wohl daran, dass die Prüfpersonen bei den Arzneimittelprüfungen offensichtlich nicht wussten, wie sie ihre Symptome beschreiben und erklären sollen. Sie konnten ihre Empfindungen nicht schildern, weil diese so eigenartig waren, und ebenso wenig konnten sie von ihrem Gemütszustand berichten.

Geist und Gemüt

Der *Caladium*-Patient versucht sich an etwas zu erinnern, das scheinbar während des Tages passiert ist. Er kann sich jedoch nicht daran entsinnen, ob es tatsächlich vorgefallen ist oder nicht. Er denkt immer und immer wieder darüber nach, aber er ist sich nie richtig sicher. Schließlich geht er hin und überprüft durch Beobachtung oder auch durch Berührung, ob seine Vermutung stimmt, ob beispielsweise ein Gegenstand noch da ist, wo er ihn geglaubt hat. Sobald er aber wieder weggeht, ist er schon wieder unschlüssig, ob es denn jetzt so gewesen ist oder nicht. Er ist unschlüssig in Bezug auf Sachen, die tatsächlich passiert sind. „Sehr vergesslich, er kann sich nicht erinnern…" Diese Symptomatik hat zum Gebrauch von *Caladium* bei einer Vielzahl an geistigen Störungen und Gedächtnisverlusten geführt, bei denen diese Zerstreutheit vorliegt. Der Patient kann an der Schwelle zum Schwachsinn oder auch zum Wahnsinn sein. Den ganzen Tag über ertappt er sich dabei, wie er Dinge betrachtet, die er eigentlich erledigen sollte. Ob er es erledigt hat oder nicht, es ist ihm schlicht entfallen, sein Gedächtnis ist stellenweise lükkenhaft. Der Patient ist geistesabwesend; dies kann auch bei akuten Erkrankungen auftreten und sich bis hin zu Bewusstlosigkeit steigern. Zum Mittelbild gehören auch Zustände von Hirnkongestion mit mehr oder weniger geistiger Erregung. Viel wichtiger ist jedoch die Erschöpfung der Geisteskraft; der Patient kann keine geistige Tätigkeit verrichten, es ist ihm unmöglich. Er kann nicht denken; und je mehr er Gedanken er sich über etwas macht, desto größer wird seine Erschöpfung und der Gegenstand seines Denkens rückt in immer weitere Ferne. Je mehr er sich anstrengt, desto weniger kann er sich auf etwas konzentrieren. Es ist daher nicht verwunderlich, dass die Prüfpersonen selbst nicht in der Lage waren, diese Beschwerden in Worte zu fassen und uns damit eine nachvollziehbare Darstellung der Arzneimittelprüfung zu vermitteln. Nur indem wir zwischen den Zeilen lesen, das Arzneimittel in der Praxis anwenden und seine Symptome studieren, können wir dieses Gewirr auflösen. „Geistesabwesend; vergesslich." Bei akuten Zuständen oder wenn das Fieber längere Zeit andauert, kommt es zu Delirium, geistiger

Erregung, Bewusstlosigkeit oder Benommenheit. *Caladium* ist ein Heilmittel bei kontinuierlichen Fiebererkrankungen.
Eine der wichtigsten Entscheidungen, die wir treffen müssen, wenn wir uns mit dem Geistes- und Gemütszustand einer Arznei auseinandersetzen, ist die, ob wir das Mittel bei hysterischen Zuständen, Delirien in den verschiedensten Fieberphasen, oder bei Psychosen einsetzen. Um diese Entscheidung treffen zu können, müssen wir uns an denjenigen Prüfungssymptomen orientieren, die uns eine Vorstellung von der Geschwindigkeit des Mittels bei der Entwicklung der Symptome vermitteln. Wenn wir beispielsweise das Delirium von *Belladonna* oder *Bryonia* verstehen wollen, um bei einem betreffenden Patienten herauszufinden, welches der beiden sein Heilmittel sein könnte, dann schauen wir uns die Prüfungssymptome an, die bezüglich des Fiebers aufgetreten sind, und erhalten so eine Idee des Mittels. Die Geschwindigkeit, mit der sich die Fiebersymptome jeweils entwickeln, sagt einiges über die Art des Deliriums aus – sofern wir es nicht bereits von dem Delirium des Patienten selbst wissen. Wir werden also feststellen, dass bei *Belladonna* kein kontinuierliches Fieber auftritt; und da das Wesen des Heilmittels dem Wesen der Krankheit entsprechen muss, wäre es unsinnig und nutzlos, den zahlreichen Empfehlungen in der Literatur zu folgen, die dazu raten, *Belladonna* bei jeglichem akutem Delirium verordnen, auch bei typhösen Fiebern. Dieser Fiebertyp wird unter anderem durch *Bryonia* abgedeckt, und *Bryonia* ist in vielen derartigen Fällen hilfreich, wenn die Symptome dem Mittelbild ähneln. Denn die Geschwindigkeit, mit der sich typhöses Fieber entwickelt entspricht der Geschwindigkeit von *Bryonia*, welches auch bei anhaltendem, typhösem Fieber wirksam ist. *Belladonna* hingegen hat intermittierendes oder remittierendes Fieber, daher ist das akute *Belladonna*-Delirium ähnlich dem akuten Delirium bei remittierendem Fieber. Um dies jetzt auf *Caladium* zu übertragen: *Caladium* hat kontinuierliches Fieber; das Fieber ist zwar nicht sonderlich ausgeprägt, aber es ist ein anhaltendes Fieber. Es kann zu Bewusstlosigkeit bis hin zu Koma kommen. „Delirantes, unverständliches Gemurmel." „Geistige Erschöpfung." *Caladium* ist *hilfreich* bei schleichenden, erschöpfenden typhoiden Fiebern, bei denen der Patient vor sich hin murmelt. Es handelt sich nicht um ein aktives Delirium, vielmehr ist der Patient schwach und träge, halb bewusstlos; sehr häufig kommt er auch in einen komatösen oder stuporösen Zustand, wie bei *Phosphoricum acidum*. Er dämmert vor sich hin.
Caladium ist auch angezeigt bei Personen mit Vergesslichkeit, die aufgrund von sexuellen Ausschweifungen oder übermäßigem Tabakgenuss körperlich und geistig erschöpft sind. Es passt bei alten Lüstlingen, die keinen Geschlechtsverkehr mehr ausüben können. Sie haben ein nahezu unbezähmbares Verlangen nach dem anderen Geschlecht, aber sie können den Geschlechtsakt nicht mehr vollziehen. Sie hängen lasziven Gedanken nach, stehen an der Straßenecke und reizen sich am Anblick der vorüber ziehenden jungen Frauen auf, wobei ihnen etwas Samenflüssigkeit in die Hose tröpfelt; diesen Zustand finden wir auch bei *Picricum acidum* und *Selenium*. Man kann diese Patienten jedoch nur heilen, wenn sie auch wirklich den Wunsch haben, sich zu ändern, und sich zu einem anderen Leben anleiten lassen. Ohne diesen Schritt geht es nicht. Und diejenigen, die sich weiterhin an diesen Dingen ergötzen, sind es auch nicht wert,

dass man sich mit ihnen abgibt. Die Arzneien werden bei ihnen nicht wirken. Wenn er geheilt werden möchte, muss der Patient die Arznei mit seinem Willen zur Gesundung unterstützen.
Caladium-Patienten sind extrem nervös, sie haben zuweilen Angst vor ihrem eigenen Schatten. Die ganze Nacht über liegen sie wach im Bett mit wollüstigen Gedanken oder haben Angst. Angst um die Zukunft; vor ansteckenden Krankheiten, selbst wenn diese gar nicht herumgehen. Die Angst wechselt ab mit einem gegensätzlichen Zustand, in dem der Patient völlig außer Stande ist, Gefahren richtig einzuschätzen und sich gedankenlos in jegliche Gefahr begibt. Es ist eine idiotische Tapferkeit. Zusammenfassend können wir über die Gemütssymptomatik von *Caladium* sagen, dass die Patienten in einem extremen Erregungszustand sind.

Kopf und Schwindel

Schwindel beim Schließen der Augen, er kann nicht bei geschlossenen Augen gehen oder stehen. *Caladium* steht aber ansonsten in keiner ausreichenden Beziehung zu lokomotorischen Ataxie, um hier von Nutzen zu sein. Schwankendes, schwindliges Gefühl nachdem er sich hingelegt und die Augen geschlossen hat, wie in einem Schaukelstuhl. Übelkeit und Erbrechen morgens, mit Stechen in der Magengrube. Er öffnet die Augen und fragt: „Wo bin ich? Was wollt ihr hier?" In den Arzneimittellehren finden sich bei *Caladium* viele dieser unklaren Symptome. Die Geistes- und Gemütssymptome sind jedoch die wichtigsten. Das gesamte Nervensystem ist in größter Erregung. Der Patient ist voller Furcht; er fährt beim Geräusch einer zuschlagenden Tür oder beim Rascheln der Zeitung zusammen. Er kann beim geringsten Geräusch nicht schlafen. Seine Aufgaben führt er sehr hastig aus, so stark ist die nervöse Erregung.

Modalitäten/Magen

Dem Patienten geht es allgemein durch Wärme und in einem warmen Zimmer schlechter, an der frischen, kühlen Luft fühlt er sich besser. Dennoch möchte er für seinen Magen lieber warme Getränke. Er hat ein Verlangen nach Bier, ohne eigentlichen Durst zu haben. Er isst, obwohl er keinen Hunger hat, und trinkt, obwohl er nicht durstig ist. Aufstoßen. Eigenartige nervöse Beschwerden ziehen sich durch das gesamte Mittelbild und sind ein Hinweis für den engen Zusammenhang der Arznei zu neurasthenischen und hysterischen Patienten.

Haut und Schweiß

Die Haut ist sehr empfindlich. Gefühl von Krabbeln, Kriechen auf der Haut; Spinnwebgefühl. Der Patient hat das Gefühl, als würde eine Fliege über das Gesicht krabbeln. Der Schweiß riecht süßlich, und wenn er sich in einem Raum mit mehreren anderen Personen aufhält und schwitzt, umkreisen ihn die Fliegen als einzigen. Der süßliche Geruch des Schweißes lockt die Fliegen an.

Herz

Tabakherz. Die nervösen Symptome durch Tabakkonsum ähneln denen von *Caladium*, und *Caladium* ist hilfreich bei allen nervösen Zuständen, die bei

Rauchern auftreten. Es hat oftmals den Patienten sogar vom Rauchen abgebracht und beseitigt auch das unwiderstehliche Verlangen, das Raucher von dem Bruch ihrer Gewohnheit zurückhält. *Caladium* ist ebenfalls wirksam bei Kopfschmerzen und geistigen Störungen bei Rauchern.

Rektum und Stuhl

Weiche, gelbe, teigige, breiige Stühle, wie bei Typhus. Messerartige Stiche im Rektum.

Harnwege und Urin

Auch zahlreiche Harnsymptome gehören zum Mittelbild von *Caladium*. Der Urin ist übel riechend, faulig und spärlich.

Magen

Pulsieren im Magen nach Gehen. Leeregefühl; flatterndes Gefühl im Magen.

Weibliche Geschlechtsorgane

Heftiges Jucken, besonders an den Genitalien. *Caladium* ist hilfreich bei sehr nervösen Frauen, die an Pruritus vulvae (Juckreiz der Scheide) leiden, der sie die ganze Nacht über wach hält und mit starker sexueller Erregung einhergeht. Das herausragendste Symptom von *Caladium* bezüglich der weiblichen Geschlechtsorgane ist Juckreiz. Die Patientin muss sich andauernd kratzen, dass sie diese Qual sowohl körperlich als auch geistig stark beeinträchtigt.

Männliche Geschlechtsorgane

Bei Männern kommt es zu einem heftigen sexuellen Verlangen, gleichzeitig ist jedoch der Penis erschlafft. Impotenz. Morgendliche Erektionen im Halbschlaf, die vergehen, sobald der Patient ganz erwacht. Wenn das sexuelle Verlangen am stärksten ist, kann er den Geschlechtsakt nicht ausüben. Es kommt zu heftigen und schmerzhaften, unwillkürlichen Erektionen ohne Sexualverlangen. Hingegen kommt es beim geschlechtlichen Höhepunkt nicht zur Ejakulation. Auch Absonderungen aus der Harnröhre treten bei *Caladium* auf, und es ist hilfreich bei Gonorrhö. Auch robuste, kräftige Personen leiden nach Unterdrückung der Harnröhrenabsonderung gelegentlich unter Impotenz. *Caladium* hat diese ebenso häufig geheilt wie *Thuja*. Juckender Ausschlag an den Hoden.

Schlaf

Es gibt auch bezüglich des Schlafs ein paar merkwürdige Symptome. Der Patient wird aufgrund eines krabbelnden Gefühls wach gehalten. Schlaflosigkeit durch Juckreiz, besonders an den Genitalien. Er ächzt und stöhnt vor Angst im Schlaf, dass sogar die Zimmernachbarn daran aufwachen. Der Schlaf ist ruhelos, ängstlich, mit lebhaften Träumen, an die er sich besser erinnern kann als an die Tagesgeschehnisse. Der Patient fällt nach dem Erwachen wieder in den Schlaf und träumt den Traum an der Stelle weiter, an der er aufgewacht ist.

Calcium arsenicosum, Calcarea arsenicosa Calc-ar.

Calciumarsenit. $Ca_3(AsO_4)_2$.

Allgemeines

Da diese Arznei die chemische Verbindung zweier gut geprüfter und tief wirkender Mittel darstellt, erscheint es nahe liegend, dass wir es auch hier mit einem lange und tief wirkenden Mittel zu tun haben, das auf viele chronische Erkrankungen passt. Tatsächlich reicht seine Wirkung tief genug, dass *Calcarea arsenicosa* einige der hartnäckigsten Epilepsiefälle geheilt hat, und es hat bei dieser Art von Krankheit schon öfter von sich zu hören gemacht. Ausgeprägte körperliche und geistige Schwäche. Zittrige und lähmige Schwäche. Gefühl, als wäre der Körper leicht und würde in der Luft schweben. Ohnmachtsanfälle. Epilepsie mit Aura, die in der Herzgegend verspürt wird. Ausgesprochene Trägheit. Schmerz und herabsinkendes Gefühl in der Herzregion mit anschließenden Krämpfen. Schwäche, Schwindel oder momentane Blindheit. Konvulsionen bei Erkrankungen der Herzklappen. Für gewöhnlich verschlimmern sich die Beschwerden des Patienten abends und nachts. Er ist kälteempfindlich und ihm mangelt es an Lebenswärme. Er hat eine Abneigung gegen frische Luft. Ängstlichkeit mit körperlichen Beschwerden. Viele Beschwerden treten durch Treppensteigen auf. Brennende Schmerzen treten bei *Calcarea arsenicosa* ebenso auf wie bei *Arsenicum*. Es hat viele Fälle von Albuminurie im frühen Stadium geheilt. Es ist auch ein hilfreiches Mittel bei Bleichsucht. Aufgedunsenheit ist ebenfalls ein wichtiges Merkmal der Arznei, wie auch bei *Arsenicum* und *Calcarea carbonica*. Die Symptome *verschlechtern sich durch die geringste Anstrengung*, es kommt zu Ohnmacht, Herzklopfen und Schwäche. Die linke Körperseite wird hauptsächlich affiziert.

Geist und Gemüt

Folgende Geistes- und Gemütssymptome weisen oftmals auf *Calcarea arsenicosa* als Heilmittel hin: Zorn und Beschwerden durch Zorn und Ärger. Angst tritt vorwiegend abends, nachts, im Bett, im Fieberfrost und beim Erwachen auf. Angst: um die Zukunft; um das Seelenheil; nachts. Der Patient hat die Neigung, an anderen herumzukritisieren. Verlangen nach Gesellschaft. Geistige Verwirrung beim Erwachen. Er kann sich nicht konzentrieren. Wahnideen; sieht Tote, Phantome, Phantasiegebilde; sieht Dinge brennen, schlimmer nachts und beim Augenschließen. Zweifelt an der Genesung, am Seelenheil. Unzufrieden; reizbar. Furcht vor dem Tod nachts, vor Einsamkeit, vor dem Verrücktwerden. Jeglicher Vergnügung gegenüber ist er abgeneigt. Wahnsinn. Unentschlossenheit. Reizbarkeit. Andauerndes Klagen. Lebensüberdruss; Abscheu vor dem Leben. Gedächtnisschwäche. Boshaft; starrköpfig. Empfindlich und leicht beleidigt. Extreme Ruhelosigkeit, besonders nachts; wirft sich im Bett hin und her; im Fieber; während der Menses. Extreme Traurigkeit abends und im Fieber.

Kopf und Schwindel

Es kommt zu einem heftigen Blutandrang zum Kopf mit Schwindel und generalisierten Krämpfen. *Calcarea arsenicosa* hat viele chronische Kopfschmerzen hervorgerufen und geheilt. Ein besonderes Merkmal der Kopfschmerzen ist, dass sie von der Seite, auf der der Patient liegt, zur anderen überwechseln, auf der er nicht liegt; und sobald er sich umdreht, wechselt auch der Kopfschmerz. Diese Modalität tritt jedoch nicht bei allen Kopfschmerzen auf, für die *Calcarea arsenicosa* das Heilmittel ist. Viele kleine, eigenartige Symptome können vorkommen, beispielsweise dass der Kopfschmerz während geistiger Anstrengung besser wird, danach aber viel stärker wieder einsetzt.

Gesicht

Ödeme im Gesicht, an Schläfen und Ohren, Ödeme der Lider. Ekzem im Gesicht und an der Kopfhaut. Kälte des Kopfes. Blasses, kränkliches, gedunsenes Gesicht.

Nase

Fließschnupfen. Niesen.

Magen

Abneigung gegen jegliche Speisen, aber Durst auf kaltes Wasser. Aufstoßen und Erbrechen nach dem Essen. Es kommt leicht zu einer Magenverstimmung, besonders nach Milch und kalten Speisen. Magenschmerzen nach Trinken von kaltem Wasser. Gefühl eines Gewichts im Magen nach dem Essen. Schmerz in den Lenden nach Weintrinken. Sodbrennen und Übersäuerung des Magens. Angst wird im Magen verspürt. Brennender, stechender, nagender Magenschmerz. Auftreibung von Magen und Bauch. *Calcarea arsenicosa* hat Magengeschwüre geheilt.

Harnwege und Urin

Starkes Wundheitsgefühl in der Nierengegend. Der Urin ist spärlich, brennend, und enthält Eiweiß und Zylinder.

Männliche Geschlechtsorgane

Schmerz in den Samensträngen nach Anstrengung und Weintrinken.

Weibliche Geschlechtsorgane

Wund machende, gelbe Leukorrhö. Übel riechende, blutige Leukorrhö; bei übel riechender Leukorrhö es vergleichbar mit *Kalium arsenicosum* und *Kalium phosphoricum*. *Calcarea arsenicosa* ist ein nützliches Mittel bei Gebärmutterkrebs, wenn ein brennender, scharfer, übel riechender, blutiger Ausfluss besteht. Es stellt, sofern die Symptome übereinstimmen, auch den Menstruationsfluss wieder her. Reichliche oder spärliche Monatsblutung; zu häufige und zu lang anhaltende Blutung. Schmerzen kurz vor der Menstruation. Metrorrhagie. Brennende Schmerzen in Gebärmutter und Scheide.

Hals

Ziehen, wie durch einen Faden, vom Kehlkopf nach hinten. Trockenheit des Kehlkopfes. Stimmverlust vor einem epileptischen Anfall.

Brust und Herz

Erstickungsanfälle und Herzklopfen nachts im Bett. Brennende Hitze in der Brust und Herzschmerzen vor einem epileptischen Anfall. Blutwallung in der Herzregion. Klopfen in den Blutgefäßen, besonders im Kopf und Rücken, was den Patienten aus dem Bett treibt. Schmerzen im Herz und Herzklopfen. Angina pectoris. Zuschnürungsgefühl im Herz. Herzklopfen mit Hitze des Gesichts; durch die geringste Anstrengung oder Aufregung; schlimmer abends und nachts. Jeder vierte Herzschlag setzt aus. Der Puls ist beschleunigt.

Rücken und Extremitäten

Heftiger Rückenschmerz zwischen Schulterblatt und Kreuzbein. Rückenschmerz oder Brustschmerzen erstrecken sich in die Arme. Ödeme an Händen und Füßen. Schwäche der Beine.

Schlaf

Der Schlaf ist durch heftige Träume gestört. Herzklopfen und Erstickungsgefühl im Schlaf. Gegen Ende der Nacht liegt der Patient wach im Bett und schwitzt stark.

Wenn Sie diese wundervolle Arznei studieren und dabei die Gemeinsamkeiten von *Arsenicum* und *Calcarea carbonica* im Hinterkopf behalten, werden Sie ein tiefer gehendes Wissen erlangen. Auf jeden Fall benötigen wir weitere Prüfungen des Mittels, besonders der höheren Potenzen.

Calcium carbonicum, Calcarea carbonica — Calc.

Austernschalenkalk. *$CaCO_3$ und verschiedene Spurenelemente.*

Allgemeines

Wenn Sie jemanden in einen *Calcarea carbonica*-Zustand versetzen wollten, könnten Sie ihm über die Nahrung so lange Kalk oder kalkhaltiges Wasser verabreichen, bis seine Verdauungsorgane davon so geschwächt wären, dass sie den Kalk nicht länger assimilieren können. Dann würde dem Gewebe allmählich das entzogen, was sie bräuchten, und wir hätten den *Calcium carbonicum*-Zustand, einen Kalkmangel, um den es letztendlich hierbei eigentlich geht. Säuglingen, denen Kalkwasser in die Muttermilch gegeben wird, werden nach kurzer Zeit zu Kalkopfern. Sie werden bald kein Calzium aus der Muttermilch mehr aufnehmen können, und sie geraten in den *Calcium carbonicum*-Zustand, den wir hier gleich näher beschreiben werden. Die „natürlichen" *Calcium carbonicum*-Patienten hingegen sind diejenigen, denen diese Störung angeboren ist, die aufgrund einer ererbten Störung kein Calzium über die normale Ernährung aufnehmen können; sie werden dick und schlaff, ihre Knochen sind schlecht entwickelt. Die Knochen enthalten mehr knorpelige Substanz als Calzium, sie krümmen sich und es entwickeln sich Knochenerkrankungen und Destruktionen. Schlechte Zahnsubstanz oder vollkommen fehlende Zähne. Die Knochen stellen ganz einfach ihr Wachstum ein, der Patient entwickelt einen Marasmus. Welch idiotische Vorstellung ist es, dem Säugling Kalkwasser zu trinken zu geben, wenn er doch

keinen Kalk verdauen kann. Ist es nicht genauso unverständlich wie so vieles in der Allopathie? Und doch benutzen auch Homöopathen zuweilen allopathische Arzneien. Sie verwenden die geringsten Potenzen, die sie bekommen können, und es wäre schon sehr merkwürdig, wenn diese Substanzen in den Händen eines Homöopathen bessere Heilerfolge erbrächten als in denen eines Allopathen. Dennoch ist es erstaunlich, dass eine einzige Gabe der richtigen Potenzstufe, die auf die Ebene der Störung passt, dazu führt, dass der Säugling beginnt, die Nahrung zu verdauen. Er nimmt die Kalkanteile auf, die er für seine Knochen, oder wo er den Kalk sonst benötigt, braucht. Auf einmal beginnen seine Zähne zu wachsen, die Knochen wachsen und die Beine werden fest genug, dass er anfangen kann zu gehen; sie werden ihn tragen. Er ist erstaunlich, welche Veränderungen unter den verschiedenen Arzneien eintreten, die für die Störungen der Haare, der Knochen und Nägel passen. Die Arznei muss jedoch gehörig potenziert sein, um die Störung zu erreichen. Sie darf natürlich nicht als Ursubstanz verabreicht werden, denn das Kind verkümmert durch die rohe Substanz. Sie werden vier bis sechs Wochen, nachdem Sie eine einzige Gabe des hinreichend potenzierten Mittels gegeben haben, sehen, dass die Nägel, die gewellt, uneben und fleckig waren, jetzt deutliche Ränder bekommen und weich und gleichmäßig wachsen. Oder denken Sie an die kleinen, hässlichen Zahnkronen und die deformierten und schwarzen Zahnstummel, die durch das Zahnfleisch brechen; aber wenn die Kinder mit dem passenden homöopathischen Mittel behandelt werden, erkennen sie, dass sich dort, wo die Zähne nachwachsen, ein Rand abzeichnet; von diesem Rand an sehen die Zähne gesund aus, und die kleinen Zähnchen werden weich und rund. Es ist, als ob das Kind einen Impuls bekommen hätte, damit die Zähne besser wachsen. Derselbe Vorgang setzt wahrscheinlich auch an den Knochen ein, indem das Periost beginnt, einen gesunden Knochen aufzubauen. Dies ist der *Calcium carbonicum*-Zustand, bei dem der Patient Kalk benötigt, den er jedoch nicht bekommen kann, da er übersättigt ist; oder weil er aufgrund einer Verdauungsstörung keinen Kalk aus der Nahrung aufnehmen kann; der Kalk läuft durch ihn hindurch, ohne in den Stoffwechsel einzugehen. Diesen Vorgang finden wir bei vielen Krankheiten – die Unfähigkeit des Organismus, aus der Nahrung die Bestandteile aufzunehmen und zu verwerten, die er benötigt. Aber wäre dennoch nicht jeder ein Einfaltspinsel, wenn er glaubte, dass seine Verordnung die Ursache für die Zahnbildung wäre? Man kann mit hohen Potenzen kein Zahnbein aufbauen; sie versetzen den Organismus einfach in einen besseren Gesundheitszustand, sodass die Verdauung und Assimilation richtig ablaufen können und die Gewebe verbessert werden. Gesundheit tritt ein und Schönheit, das Haar wächst kräftig, die Haut wird besser und die Nägel werden besser.
Die *Calcium carbonicum*-Konstitution ist es jedoch, die wir hier kennen lernen möchten. Wir müssen nicht wissen, dass der betroffene Patient mit Kalk „vergiftet" wurde, denn dies würde uns nicht viel nützen – es ist nicht der Hinweis, der uns zum richtigen Mittel führt. Wenn die Kalkverdauung durch die Aufnahme von zu viel Kalk gestört wurde, könnte vielleicht eins von zehn anderen Mitteln angezeigt sein, um die Störung zu beheben. Es ist nicht in jedem Fall *Calcium carbonicum*, welches die bestehenden Symptome abdeckt. Aber die Arznei, welche die gesamte Symptomatik abdeckt, wird den Organismus von

einem abnormalen in einen normalen Zustand versetzen, die Verdauung wird sich regulieren, das Wachstum wird fortschreiten und der Organismus wird gedeihen. Der *Calcium carbonicum*-Patient muss anhand der Symptomatik erkannt werden, nicht aufgrund der Tatsache, dass er mit Kalk „vergiftet" wurde; wahrscheinlich haben die meisten Patienten, die wir mit *Calcium carbonicum* behandeln, niemals Kalkpräparate eingenommen. Sie wurden niemals damit vergiftet, sondern haben von Geburt an eine Kalkverwertungsstörung.

Das Arzneimittelbild von *Calcium carbonicum* weist eine Vielzahl an *Kongestionen* auf, es kommt zu Blutandrang zum Kopf und Kälte der Füße; der Kopf ist heiß. Auch in der Brust kann es zu Kongestionen kommen. *Calcium carbonicum* passt in hohem Maße auf bleichsüchtige, anämische, blasse und wächserne Typen, die trotzdem aber übergewichtig sind. Die Patienten können sowohl fett, schlaff und blass, andererseits aber auch abgemagert sein. Abbau der Muskulatur. Abmagerung am Hals und von dort an nach unten. Anämische Zustände; die Patienten sehen blass, wächsern und kränklich aus, mit blassen Lippen, blassen Ohren, blassen Fingern; blass und gelblich. Bleichsucht [Chlorose] ist ein Begriff, der besonders für anämische Zustände bei Mädchen verwendet wird. Zahlreiche Arzneien können hierfür indiziert sein, aber *Calcium carbonicum* ruft ebenfalls diese besondere Art der Anämie hervor, die wir als Bleichsucht kennen und führt auch zu perniziöser Anämie.

Ausgeprägte *Erschlaffung* der Gewebe im ganzen Körper, insbesondere der Muskeln und Venen; die Gefäßwände können derart erschlaffen, besonders in den Unterschenkeln und am After, sodass es zu ausgeprägten Hämorrhoiden bzw. Unterschenkelvarizen kommt. Die Venen sind erweitert, brennen, schmerzen, bluten oder Blut sickert heraus. Entzündete und schmerzhaft geschwollene Gelenke.

Ein weiteres ausgeprägtes Merkmal, das sich durch das Mittelbild zieht, ist die Neigung zum Befall der *Drüsen und besonders der Lymphknoten.* Vor allem die Halslymphknoten, aber auch alle anderen Lymphknoten sind befallen. Die mesenterialen Lymphknoten entzünden sich und werden hart und werden groß wie Pekannüsse. *Calcium carbonicum* ist ebenfalls nützlich bei tuberkulösen Drüsenaffektionen. Kalzifizierende destruktive Prozesse, kalzifizierende und verhärtete Drüsen und Lymphknoten. *Calcium carbonicum* ist ein wertvolles Mittel bei Verhärtungen von Geschwüren, dem Geschwürsgrund und dem Gewebe um das Geschwüre herum. Es hat daher eine wundervolle Wirkung zur Palliation und zum Zurückdrängen von malignen Geschwüren, die nahezu immer eine verhärtete Basis haben. Alte Krebsgeschwüre werden stark in ihrem Wachstum gehemmt, das heißt die konstitutionelle Verfassung wurde durch das Mittel so weit verbessert, dass der Patient selbst mehr Widerstandskraft besitzt und das Geschwür zu heilen beginnt. Bei Krebserkrankungen, die normalerweise innerhalb von sechzehn Monaten zum Tode führen, wird der Patient durchaus noch fünf Jahre unter *Calcium carbonicum* leben können, sofern es indiziert ist. Dies ist schon mal etwas, und vermutlich ist es auch das einzige, was man bei einem Krebsgeschwür erwarten kann. Bei Affektionen von Drüsen, wenn die regionären Lymphknoten infiltriert und hart sind, mit brennenden und stechenden Schmerzen, und die Wucherung bereits das umliegende Gewebe erfasst und sich zu eigen gemacht hat, sodass es zu Verklebungen des Gewebes

kommt, dann ist die Lage sehr ernst. Es handelt sich zumeist um bösartige Wucherungen und sie unterscheiden sich vollkommen von den Fällen, wo die Lymphknoten locker unter der Haut liegen, sich verschieben lassen und nicht verwachsen sind. Die kanzerösen Erkrankungen gehen mit brennenden und stechenden Schmerzen einher. *Calcium carbonicum* heilt, sofern die Symptome übereinstimmen, zahlreiche Geschwüre, beispielsweise Fettwucherungen oder zystische Geschwüre; so stark ist der Zusammenhang zwischen dem Mittel und den Wucherungsprozessen der Drüsen und Lymphknoten.
Eine weitere Eigenschaft der Arznei sind pyämische Prozesse, bei denen sich Abszesse tief in den Muskeln bilden, beispielsweise im Hals, im Oberschenkel oder im Bauch. Sie werden erstaunt sein zu erfahren, dass *Calcium carbonicum* die Abszesse zur Heilung bringt, natürlich nur sofern die Symptome übereinstimmen, ohne diese zu eröffnen. Ich habe schon oft einen Abszess abheilen gesehen, bei dem deutlichste Wellenbewegungen vorhanden waren oder wenn der Eiter bei der Punktion nachweisbar war. Nicht nur die Abszesse, auch der zugrunde liegende pyämische Zustand sind unter der Arznei verschwunden. Wir haben nur wenige Arzneien, die dazu imstande sind. Bei *Calcium carbonicum* gibt es eine Besonderheit. Warum beschleunigt es die Resorption der Eiterflüssigkeit und unterstützt die Kalkeinlagerung in den betreffenden Geweben? Die Erklärung ist umfassender, als ich zu erklären in der Lage bin, aber wenn die Symptome übereinstimmen, bringt *Calcium carbonicum* dies fertig. *Sulphur* und *Silicea* beschleunigen, sofern die Symptome passen, die Eiterung und leiten den Eiter nach außen ab. *Calcium carbonicum* hingegen hat eine besondere Wirkung, es führt zu einer Konzentration und Kontraktion. Je nach Fall ist somit mal die eine Arznei angezeigt, und mal die andere. Es kann jedoch auch sein, dass beispielsweise *Silicea* angezeigt ist, sich der Abszess jedoch an einer heiklen Stelle befindet. Wenn man jetzt *Silicea* verordnen würde, dann wären die Folgen davon, dass sich nämlich der Abszess in das umliegende Gewebe ausbreitet, sehr gefährlich. In diesem Falle müsste der Chirurg den Abszess sorgfältig drainieren. Wenn der Abszess sich hingegen an einer ungefährlichen Stelle befindet, ist es für den Patienten bei weitem besser, wenn er das benötigte Mittel bekommt. Es kommt zuweilen vor, dass die Knochenhaut aufgrund eines Hammerschlags, der durch die Muskulatur durchgedrungen ist, verletzt und geprellt ist. Es kommt zu einer Entzündung, und rasch bildet sich Eiter. Wenn *Calcium carbonicum* aufgrund der Konstitution des Patienten indiziert ist, wird eine Operation vollkommen nutzlos und sogar höchst schädlich sein. Mit seiner alten Sichtweise wird der Arzt, der nichts über die Homöopathie und die Wunder, welche die homöopathischen Arzneien vollbringen können, weiß, die Hände vor Entsetzen über dem Kopf zusammenschlagen: „Wenn sie hier die Eiterung zur Resorption in das umliegende Gewebe bringen, dann kommt es zu einer Blutvergiftung und der Patient wird sterben.“ Unter der Wirkung von *Calcium carbonicum* wird die Resorption zwar einsetzen, der Patient wird sich jedoch augenblicklich erholen; er hört auf zu schwitzen, sein Schüttelfrost verschwindet, er fühlt sich wohl, sein Appetit nimmt zu und er wird kräftiger, bis alles vorbei ist. Auch darüber hinaus geht es ihm gut. Vom herkömmlichen medizinischen Standpunkt aus betrachtet kann man keine Schlussfolgerung zie-

hen, welche Probleme unter homöopathischer Behandlung auftauchen werden. Wir können dies nur von homöopathischem Standpunkt aus und von dem, was wir wissen. Und wenn Sie hören, dass jemand immer und immer wieder erfolglos versucht hat, mit homöopathischen Mittel zu heilen, dann denken Sie daran, dass er damit lediglich seine eigene Fehlbarkeit unter Beweis gestellt hat. Die Homöopathie ist in der Lage, jedem intelligenten Anwender ihre Wirksamkeit zu demonstrieren. Jeder intelligente Arzt, der sich an die homöopathischen Gesetzmäßigkeiten hält und das Mittel entsprechend der Symptome verordnet, wird sehen, dass sich der Fall wie zuvor beschrieben entwickelt.

Ein weiteres großes Merkmal von *Calcium carbonicum* ist seine Fähigkeit, Polypen entstehen zu lassen. Bei Patienten, die *Calcium carbonicum* benötigen, treten Polypen in der Nase, den Ohren, der Vagina, der Blase oder sonst wo auf. Außerdem kommt es zu Bildung von zystischen Wucherungen und kleinen, eigenartigen Papillomen.

Die Bildung von Exostosen ist bei *Calcium carbonicum* ebenfalls außergewöhnlich. Diese Störung entsteht aufgrund der unregelmäßigen Kalkverteilung. Man könnte denken, dass die Natur versucht, den Kalk gleichmäßig an die Stellen zu verteilen, wo er am dringendsten benötigt wird. Aber wenn dieses „Knochensalz" fehlt, lagert er sich zuweilen an einer Stelle vermehrt ab und fehlt dagegen an anderen Stellen fast vollständig. Der eine Knochen enthält dann dementsprechend mehr knorpelige Anteile, während es beim anderen zu knöchernen Wucherungen kommt. Auch Knochenerweichung oder Knochenmissbildungen können auftreten, woraus folgende Keynote entstanden ist: „Spätes Laufen lernen bei Kindern" – die Beine sind zu schwach. Es ist jedoch weniger ein verspätetes Lernen, wie man läuft, sondern vielmehr kann das Kind aufgrund der schwachen Knochen erst spät laufen. Es weiß, wie man läuft, aber es kann nicht laufen. Bei *Natrium muriaticum* kommt es aufgrund einer Störung im Gehirn dazu, dass das Kind spät verschiedene Sachen *lernt*. „Verzögerte Entwicklung der Knochengewebe." „Verkrümmungen der Knochen." Die Muskeln des *Calcium carbonicum*-Patienten sind schlaff und es kommt zu Gelenksbeschwerden, beispielsweise Hüftgelenkserkrankungen. Das Mittelbild ist *voller rheumatischer Beschwerden*; rheumatische und gichtige Gelenkserkrankungen.

Der *Calcium carbonicum*-Patient ist fröstelig und empfindlich gegen kalte Luft und rauen Wind. Er reagiert empfindlich auf heraufziehende Stürme und einsetzendes kaltes Wetter, und bei Wetterwechsel hin zu kalt kann er kaum warm werden; er möchte es aber immer warm haben. Manchmal kommt es zu Blutandrang in den Kopf und der Kopf ist berührungsempfindlich; zumeist hat der Patient dabei jedoch ein Kältegefühl im Kopf und an der Kopfhaut. Der Körper ist nahezu immer kalt bei Berührung und der Patient friert und will sich dick anziehen. Seine Füße sind kalt. Er schwitzt an verschiedenen Bereichen oder auch an einzelnen Stellen; an der Stirn, im Gesicht, am Nacken, an der Brust oder an den Füßen. Empfindlichkeit gegen Kälte und Schwäche ziehen sich durch das gesamte Mittelbild. Schwäche in den Beinen. Es herrscht ein Mangel an Ausdauer mit Verschlimmerung durch jegliche Anstrengung; der Patient gerät leicht außer Atem. Es sind fette, schlaffe, anämische Personen, die manchmal einen molligen Eindruck machen und oftmals ein gerötetes Gesicht haben,

denen es jedoch an Ausdauer fehlt, und die bei der geringsten Anstrengung Fieber oder Kopfschmerzen bekommen. Zahlreiche Beschwerden werden durch Verheben ausgelöst, durch Anstrengung, oder Gehen, insbesondere wenn der Patient durch das Gehen ins Schwitzen kommt; und diese Beschwerden treten sehr schnell auf, da er den Schweiß nicht durch Ausruhen unterbinden kann, ohne dabei krank zu werden. Wenn er schwitzt und sich danach längere Zeit ausruht, sodass er sich wohl fühlt, hört der Schweiß rasch auf und er bekommt einen Frostanfall oder Kopfschmerzen.
Schwach, müde, ängstlich. Schweratmigkeit. Herzschwäche. Schwäche am ganzen Körper. Die Muskeln können nicht über längere Zeit hinweg angestrengt werden, und dasselbe gilt auch für den Geist. Er kann nicht längere Zeit geistiger Arbeit nachgehen. Der *Calcium carbonicum*-Patient ist *andauernd müde.* Er leidet an einem Kalkmangel, da er den Kalk aus der Nahrung nicht richtig aufnehmen kann. Dadurch gerät er in einen Zustand mit geschwollenen Drüsen und Lymphknoten, Abmagerung am Hals und an den Gliedmaßen, während der Fettansatz am Bauch immer mehr zunimmt. Dies kann man vorwiegend bei Kindern beobachten; das Kind hat einen dicken Bauch, abgemagerte Gliedmaßen und auch der Hals ist abgemagert. Schwellung der Drüsen und Lymphknoten. Blass, schlaff und kränklich. *Calcium carbonicum* ist angezeigt bei Personen, die rasch zunehmen, ohne dass es zu einer Zunahme der Körperkraft kommt; sie nehmen zu und werden schlaff, bleiben jedoch schwächlich. Es ist auch hilfreich, wenn die Patienten nach einer Erkrankung fett und schlaff werden, und kurz darauf setzt Ödembildung ein. Der *Calcium carbonicum*-Patient kann nur mit Mühe Treppen steigen; seine Beine sind so matt und auch die Brust ist schwach, sodass er dabei keucht und nach Luft schnappt. Bei ihm zeigen sich alle Anzeichen von muskulärer Schlaffheit und Schwäche. Der Ernährungszustand sämtlicher Gewebe ist beeinträchtigt. Früher wurden diese Patienten als „skrofulös“ bezeichnet, heutzutage nennen wir diesen Zustand „psorisch“, wobei *Calcium carbonicum* eins unserer tiefstwirkenden antipsorischen Mittel ist. Es greift tief in die Lebensvorgänge ein und beeinträchtigt nachhaltig jeden Bereich im Organismus.

Geist und Gemüt

Kommen wir nun zu den *Geistes- und Gemütssymptomen*, die bei *Calcium carbonicum* alle durch einen Zustand von *Schwäche* gekennzeichnet sind. Der Patient ist zu keiner fortdauernden geistigen Tätigkeit in der Lage. Durch geistige Anstrengungen wird er sehr müde. Außerdem leidet er an zahlreichen Ängsten. Geistige Arbeit ermüdet ihn sowohl physisch als auch psychisch; er bekommt Schweißausbrüche, wird aufgeregt, reizbar und unruhig. Starke Beeinträchtigung der Gefühle; nach Gefühlerregung bekommt er tage- oder gar wochenlang Beschwerden, und insbesondere durch Sorgen, Ärger oder sonstige emotionale Störungen wird er erschöpft. „Unfähigkeit für geistige Anstrengung.“ Der Patient kann sich lange Zeit nach einer Aufregung, nach Sorgen oder nach Gemütserregung keinen klaren Gedanken fassen. *Calcium carbonicum* ist sehr von Nutzen bei Beschwerden durch anhaltende Sorgen, lang andauernde geschäftliche Belastungen oder Aufregung. Ein eigenartiges Gefühl ist charakteristisch für diese

Arznei, und es unterscheidet sich deutlich von anderen Mitteln; der Patient spürt seine geistige Erschöpfung, und er glaubt, dass diese Schwäche und seine Unfähigkeit zu zusammenhängendem Denken und Handeln in Geisteskrankheit münden. Er sinnt darüber nach und ist schließlich davon überzeugt, dass er verrückt ist oder kurz davor steht, irr oder schwachsinnig zu werden; und er macht auch schon einen solchen Eindruck, denn er denkt, dass er verrückt oder schwachsinnig wird und dass die Leute es bemerken werden. Er glaubt, dass die Leute ihn argwöhnisch ansehen, sodass er Sie ebenfalls misstrauisch beobachtet und sich fragt, warum Sie ihn nicht daraufhin ansprechen. Er denkt, dass er verrückt wird und dass andere seinen Zustand beobachten; und das geht ihm die ganze Zeit durch den Kopf. Er denkt den ganzen Tag darüber nach und wird dadurch sehr stark aufgewühlt; auch in der Nacht muss er daran denken und findet deshalb nicht in den Schlaf. Er liegt die ganze Nacht hindurch wach und denkt nach. *Calcium carbonicum* führt zu Kleinlichkeiten im Denken, d. h. zu einer geistigen Beschränktheit, es zwingt den Patienten, sich über unwesentliche Dinge den Kopf zu zerbrechen und darüber andauernd nachzugrübeln. Er muss sich mit Sachen auseinandersetzen, die er nicht aus dem Kopf bekommen kann. Wenn er sich dann an seine Bekannten wendet, um ihnen zu erzählen, wie er sich fühlt, dann sagen sie ihm natürlich: „Warum denkst Du nicht einfach an etwas anderes, das führt ja doch zu nichts." Aber ihm erscheint es wichtig, und er kann diese Gedanken nicht einfach beiseite legen. Alle diese Dinge zusammen bringen ihn zu der Überzeugung, dass er verrückt wird; er kann schließlich nicht mehr rechnen, sich nicht mehr richtig in eine Sache hineindenken oder etwas auf den Grund gehen. Vielleicht war er früher sogar einmal ein Philosoph, aber jetzt hat er die Fähigkeit zu philosophischem Denken verloren. Ihm fehlt jetzt der geistige Tiefgang. Er zieht seine Schlussfolgerungen mehr aus seinen Gefühlen heraus als dass er sie verstandesmäßig überdenkt. Und so folgert er Dinge entsprechend dem, wie er es gerne hätte – nicht so, wie sie sind. Man könnte dabei fast denken, dass er verrückt werden möchte, da er so viel darüber redet. Er kann keinerlei Argumente von irgendjemandem bezüglich seines Zustandes annehmen, und dies wird mit der Zeit immer schlimmer. Auch den Beteuerungen des Arztes, zu dem er bislang immer Vertrauen gehabt hatte, kann er keinen Glauben mehr entgegenbringen. Es scheint aussichtslos, mit ihm darüber zu diskutieren. Sein Gemütszustand ist jedoch noch nicht angegriffen genug, als dass man sich mit ihm nicht über andere Dinge unterhalten kann – seine psychische Verfassung hingegen ist tabu. Er bildet sich irgendwelche Sachen ein, wobei man sich wundert, warum er sich so eingehend mit diesen Dingen auseinandersetzt, da es sich um so unwichtige Kleinigkeiten handelt. Und dies ist auch der Fall, wenn er schließlich geisteskrank oder schwachsinnig wird, oder aber einen allgemeinen Zusammenbruch erleidet. Dies ist dann ein passiver Zustand, indem er dasitzt und über seine kleinen Probleme nachdenkt, die eigentlich völlig belanglos sind. „Sitzt den ganzen Tag da und zerbricht Holzstöckchen oder verbiegt Nadeln mit den Fingern." Er macht belanglose Dinge und beschäftigt sich damit die ganze Zeit über, sodass er sich dadurch mehr und mehr erschöpft. Jegliches Nachdenken wird ihm dann unmöglich. Er kann keine Rechenaufgabe lösen, da er beim Nachrechnen immer zu einem anderen Ergebnis kommt. So kann er nicht einmal die leichtesten Additionen oder Subtraktionen ausführen. Er denkt über all das so stark nach und glaubt, dass ihn die anderen alle dabei beobachten, bis er schließlich, sobald er zur Ruhe kommt und die Augen schließt, irgendwelche Phantasiegebilde sieht. Er sagt sich: „Jetzt werde ich schlafen, und dann ist alles vorbei." Er legt sich schlafen, muss die Augen aber gleich wieder aufmachen, da er fürchterliche Gespenster sieht und er darüber in Aufregung gerät. Er kann seine Gedanken nicht davon befreien. Er kann nicht einschlafen, da ihn seine Gedanken so gefangen halten oder weil er alle möglichen eingebildeten Dinge sieht. Sein Geist ist durcheinander, ohne Kongruenz. Ein gesunder Geist kann solche Torheiten abschütteln, der *Calcium carbonicum*-Patient hingegen grübelt ständig darüber nach. Der *Calcium carbonicum*-Patient führt Selbstgespräche. Wenn er alleine im Bett liegt oder dasitzt, führt er mit allen möglichen Personen, mit denen er jemals zu tun hatte, irgendwelche Gespräche über alle nur denkbaren Themen. Dieser Zustand weitet sich aus, und der Patient hält seine Einbildungen schließlich für real. Sie sehen also, wie weit der Patient von einer normalen geistigen Verfassung entfernt ist, aber dennoch ist er nicht reif für das Irrenhaus – trotz all dieser eigentümlichen Symptome. Denn wenn er in Gesellschaft ist, kann man sich mit ihm wie mit einem ganz normalen Menschen unterhalten. Sobald er aber alleine ist und niemanden hat, mit dem er reden kann, macht er eigenartige Sachen. In Gesellschaft hat er sich sehr stark unter Kontrolle und beherrscht sich, daher treten diese Eigenheiten in Anwesenheit anderer nicht zutage. Er zeigt das gleiche Verhalten, wenn er ins Delirium gerät oder krank wird. Er zupft an den Fingern und verhält sich eigenartig. Bei geschlossenen Augen sieht er eingebildete Sachen und Gesichter von Personen. „Bildet sich ein, dass jemand neben ihr herläuft." In der Prüfung von *Silicea* kam dieses Symptom sehr deutlich heraus. Es wurde aber auch bei *Petroleum* und *Calcium carbonicum* beobachtet. Bei Menschen mit guter gesundheitlicher Verfassung, mit klarem Verstand, wird diese Störung eher nicht auftreten. Bei nervösen Personen jedoch, und insbesondere auch bei Frauen, finden wir sie häufig. „Geistige Verwirrung mit schrecklichen Einbildungen." „Sieht sich von Hunden umringt und kämpft gegen sie." Hier ist eine Empfindung, die vor allem bei neurasthenischen Frauen vorkommt: „Hat das Gefühl, als müsste sie im Zimmer auf und ab rennen und schreien." Sie glaubt, nicht anders zu können und schreien zu müssen. Dies tritt auf bei Patientinnen, die durch einen Todesfall in der Familie fürchterlich aufgebracht und aufgeregt sind, beispielsweise wenn die Mutter ihr Kind oder ihren Ehemann verliert, oder aber die Frau verliert ihren Verlobten. Ihr Herz ist gebrochen und sie ist in völliger Aufregung, einem hysterischen Zustand. Aber ich habe dies auch bei Männern beobachtet. Ich erinnere mich dabei an einen Mann, der aufgrund von Geschäftssorgen in einen solchen Zustand geriet. Er hatte denselben Drang, nämlich im Haus umherzulaufen. Er sagte, er habe das Gefühl, als müsse er in die Luft gehen, aus dem Fenster springen oder sonst was machen. Dies entspricht dem Gemütszustand bei Hysterie oder starker nervöser Erregung. „Denkt und spricht nur von Mord, Feuer, Ratten usw." Dahinter steckt dieselbe Idee, nämlich das Denken über unwichtige und törichte Dinge, die keinen anderen interessieren würden. Dennoch habe ich dies bei Patienten beobachten können und sie gefragt, warum sie dies tun. Im Allgemeinen sagen sie: „Ich habe lange Zeit versucht, damit aufzuhören. Aber nachdem ich es nicht konnte, machte ich damit einfach weiter. Und es schien mir gut zu tun." Die Patienten können auch über andere törichte Dinge als nur von Mord, Ratten usw. reden. Es geht nur darum, die Idee zu veranschaulichen, die dahinter steckt; die Patientin sitzt da, redet dumme Sachen und hat sich nicht unter Kontrolle. Sie denkt und denkt, und wenn sie es in Worte fasst, dann redet sie und redet. Es kann auch zu heftigen Schreianfällen kommen. Dann wird die *Calcium carbonicum*-Patientin sich weigern, etwas zu sagen und ruhig sein. Wenn sie alleine ist, kann es sein, dass sie Selbstgespräche führt. Sich mit jemand anderem zu unterhalten und ein Gespräch zu führen, lehnt sie ab und sitzt ganz still da. Zuweilen hat ein *Calcium carbonicum*-Patient auch eine Abneigung gegen seine Arbeit und kündigt. Er gibt sein gut gehendes Geschäft auf, für das er sich so aufgeopfert hat, geht nach Hause und macht dort keinen Finger krumm. Er sagt, dass das Geschäft nichts für ihn sei. Er sei der Arbeit müde, und wenn er wieder ins Geschäft ginge, würde er dabei verrückt werden. Er möchte nichts mehr davon sehen oder hören. Wie Sie an dem Beispiel sehen können, wird der Patient nicht durch irgendwelche berufliche Sorgen in den Zustand von Schwäche und Erschöpfung getrieben – obwohl auch das vorkommen kann; was ich hiermit meine ist vielmehr, dass er sich überarbeitet hat, bis er schließlich zusammengebrochen ist und nicht mehr weitermachen kann. Und genau am Höhepunkt seines Erfolges kündigt er den Beruf, geht heim und lässt alles hinter sich; daher sieht es aus, als wäre er einfach nur faul. Und wenn man den Patienten ansieht, könnte man tatsächlich meinen, dass er faul sei. Dennoch handelt es sich vielmehr um eine geistige Störung und keine Faulheit, wie sie einem Vagabunden eigen ist (obwohl auch diese sich manchmal mit Hilfe von *Calcium carbonicum* heilen lässt). Der Patient war sein Leben lang tüchtig, aber plötzlich tritt das Gegenteil ein. Im Gemütsbereich kommt es zu einer einschneidenden Veränderung und er bekommt Beschwerden. Die Patienten sind nicht in diesen faulen, untätigen Zustand hineingeboren, sondern sind erst mit der Zeit so geworden. Es ähnelt dem Symptom bei einem frommen Menschen, der stets aufrichtig war, und sich auf einmal wandelt und anfängt zu schwören. Natürlich wissen wir, dass es sich um eine geistige Erkrankung handelt. Andererseits haben wir auch Patienten, die nur im normalen Rahmen arbeitsam waren, die aber eine psychotische Arbeitswut entwickeln, sich Tag und Nacht abrackern und von früh bis spät auf sind. Auch hier handelt es sich um einen krankhaften Zustand. Wenn im Repertorium also die Rubrik „Fleiß" auftaucht, dann ist damit nicht die normale Geschäftigkeit gemeint, sondern der zu einem Symptom ausgeartete übermäßige Fleiß. Der Patient ist so geschäftig geworden, dass er eine Arbeitswut entwickelt hat. „Wimmern." „Niedergeschlagen und melancholisch." Es ist eigenartig, wenn ein fröhliches, strahlendes junges Mädchen von 8 oder 9 Jahren plötzlich traurig und melancholisch wird und anfängt, über die Zukunft und über Engel zu reden und darüber, dass sie sterben möchte und zu ihnen gelangen, und den ganzen Tag nur noch in der Bibel lesen möchte. Dies ist ein seltsamer Zustand, der jedoch von *Calcium carbonicum* geheilt wurde, aber auch von *Arsenicum*

und *Lachesis.* Die Mädchen sind meist altklug, haben am Kirchenunterricht teilgenommen und haben die dort gelernten Dinge etwas zu ernst genommen. Traurige und unglückliche Kinder sowie alte Leute, die plötzlich vom Leben genug haben und des Lebens überdrüssig geworden sind. Dieser Zustand ist ähnlich wie bei *Aurum.* Bei der Besprechung von *Aurum* habe ich erklärt, dass die höchste Liebe des Menschen die Liebe zum Leben ist; und wenn jemand aufhört, sein Leben zu lieben, davon genug hat und es verabscheut und sterben möchte, dann befindet er sich am Rande einer Psychose. Tatsächlich handelt es sich um eine Erkrankung auf der Willensebene. Es braucht nur einen genauen Blick um zu erkennen, dass ein Patient sowohl im Bereich der Affekte als auch des Intellekts erkranken kann. Der eine Bereich kann ziemlich normal sein, der andere hingegen völlig zerstört. Bei *Calcium carbonicum* können beide Bereiche gleichermaßen gestört sein. Ein Patient kann auf der Willensebene erkranken, sodass alle seine Neigungen und Verlangen beeinträchtigt sind; kein Gefühl ist mehr wie früher, bevor er krank geworden ist. Er hegt eine Antipathie gegen seine Familie oder gegen einzelne Familienmitglieder. Oder aber die Gefühlsebene ist einigermaßen intakt, aber der Intellekt ist gestört und der Patient unternimmt alle möglichen eigenartigen Sachen.
Der *Calcium carbonicum*-Patient hat viele Befürchtungen und Ängste. Lebensüberdruss; Hoffnungslosigkeit; Angst. Die ganze Welt erscheint ihm dunkel und schwarz. „Furcht, dass etwas Trauriges oder Schreckliches geschehen wird." „Furcht, den Verstand zu verlieren, oder dass andere Leute ihre geistige Verwirrung bemerken." „Furcht vor dem Tod; vor Schwindsucht; vor Unglück; vor dem Alleinsein." Die Befürchtungen und Ängste sind zahlreich, insbesondere wenn die Willenssphäre beeinträchtigt ist. Der Patient erschreckt bei jedem Geräusch. Er kann nicht schlafen, und entweder findet der Geist oder aber der Körper keine Ruhe. Der Schlaf wird durch schreckliche Träume gestört. Ruheloser Schlaf. „Große Angst und Beklommenheit." „Ruhelosigkeit und Herzklopfen." „Verzweiflung; Hoffnungslosigkeit." Diese Symptome müssen mit der leukophlegmatischen, blassen, schlaffen, kränklichen Konstitution zusammengebracht werden. „Mürrische und quengelige Kinder." „Erschreckt leicht." Viele Beschwerden treten nach geistiger Anstrengung, nach Aufregung, Ärger oder Schreck auf.

Kopf und Schwindel

Das Herz-Kreislauf-System des *Calcium carbonicum*-Patienten ist schwach, sodass es bei der geringsten Aufregung zu Herzklopfen kommt. Bei jeglicher körperlicher Anstrengung gerät er außer Atem; und die Anstrengung hat eine so große Wirkung auf die Blutzirkulation im Körper und im Gehirn, auf den Intellekt und auf das Sensorium, dass es fast bei jeglicher Gelegenheit zu Schwindel kommt, zusammen mit allen möglichen anderen Symptomen. Furcht, Angst und Schwindel. Wenn der Patient von seinen Gefühlen aufgewühlt wird, entwickelt sich ein Schwindel. Beim Treppensteigen steigt ihm das Blut in den Kopf und ihm wird schwindelig. Geistige Verwirrung und Schwindel nach geistiger Anstrengung. Durch emotionalen Schock, schlechte Nachrichten, geistige Erregung oder Ärger kommt es zu Schwindel. Mit dem

Schwindel treten geistige Verwirrung und Blutandrang zum Kopf auf, sowie kalte und mit Schweiß bedeckte Extremitäten. „Schwindel beim Steigen in die Höhe", d. h. durch die Anstrengung beim Gehen nach oben. Das Blut strömt in den Kopf und dem Patienten wird schwindelig. „Schwindel beim Treppensteigen oder beim Klettern auf eine Anhöhe; beim plötzlichen Aufrichten vom Bücken; beim Drehen des Kopfes, sogar in der Ruhe."

Eins der hervorstechendsten Symptome im Bereich des Kopfes ist der Schweiß, der bei der geringsten Anstrengung auftritt. Der Patient schwitzt im Gesicht, wenn er auch sonst nirgendwo schwitzt, und sein Kopf ist mit kaltem Schweiß bedeckt, während die restliche Haut sonst trocken ist. Dasselbe gilt auch für die Füße. Wenn die Füße des Patienten sehr kalt werden, fangen sie an zu schwitzen. Auch wenn sie warm sind, kommt es zu Fußschweiß. Normalerweise würde man natürlich denken, dass man beim Betreten eines kalten Zimmers aufhören würde zu schwitzen. Dem *Calcium carbonicum*-Patienten bricht in einem kalten Raum aber zuweilen der Schweiß aus – am Kopf und an den Füßen. Er schwitzt an der Stirn, sodass er bei jedem Luftzug fröstelt und Kopfschmerzen bekommt. Kälte der gesamten Kopfhaut; er muss den Kopf warm einwickeln. Bei Kopfkongestionen ist der Kopf jedoch warm, daher kommt es gelegentlich auch zu großer Hitze im Kopf. Die *Calcium carbonicum*-Kopfschmerzen sind betäubend und benebelnd; sie gehen mit geistiger Verwirrung einher. Der *Calcium carbonicum*-Patient leidet an einem Katarrh der Nase mit mehr oder weniger starker Absonderung; am besten geht es ihm dabei, wenn die Absonderungen reichlich sind. Wenn er jedoch er in die Kälte geht und die Absonderung aussetzt, bekomm er Kopfschmerzen. Kopfschmerz über den Augen. Kongestion des Kopfes; des Hinterkopfes. „Reißender Kopfschmerz über den Augen, die Nase hinunter" ist ein starkes Symptom von *Calcium carbonicum.* Manchmal hat der Patient dabei das Gefühl, als wäre dort ein großer Keil. Dieses Gefühl wird gebessert durch warme Umschläge. Es bessert sich im Dunkeln und verschlechtert sich mit dem Tageslicht. Der Patient muss sich in einem dunklen Zimmer hinlegen, um die Beschwerden zu lindern. Der Kopfschmerz nimmt während des Tages immer mehr zu und wird schließlich zum Abend hin so heftig, dass es zu Übelkeit und Erbrechen kommt. Es handelt sich um einen konstitutionellen Kopfschmerz, der manchmal alle zwei Wochen einsetzt. Er kann aber auch alle sieben Tage auftreten. Periodische Kopfschmerzen. Migräne. Für gewöhnlich tritt der Kopfschmerz periodisch auf, alle 7 oder 14 Tage, oder aber bei Aufenthalt in der Kälte oder durch Fahren im Wind. Der *Calcium carbonicum*-Patient ist sehr fröstelig, und wenn er sich stark verkühlt oder kalt wird, bekommt er Kopfschmerz oder Migräne. Der Kopfschmerz kann auch einseitig auftreten, insbesondere in der linken Kopfhälfte. Die Kopfschmerzen verschlechtern sich durch Geräusche und Sprechen, sie bessern sich abends und durch Liegen in einem dunklen Zimmer. Kopfschmerzen in den Schläfen, und dieser Schmerz scheint durch die Nasenwurzel zu ziehen. Auch Kopfschmerzen in der Supraorbitalregion erstrecken sich durch die Nase. Die Schläfenkopfschmerzen rufen ein Gefühl von Enge und Spannen in der Stirn hervor. Kopfschmerzen schlechter durch Bewegung, Gehen, Sprechen. Die meisten *Calcium carbonicum*-Kopfschmerzen gehen, sobald sie sehr heftig werden, mit Klopfen einher. Das Pulsieren ist dabei so stark, dass der Patient es nicht als einfaches „Klopfen" angibt, sondern als regelrechtes „Hämmern" beschreibt. Zumeist sind die Kopfschmerzen von drückendem oder reißendem Charakter. „Erschütternde Kopfschmerzen." Stechende, pulsierende Schmerzen im Kopf, als ob er gespalten würde. Kopfschmerz schlechter durch Erschütterung, durch Gehen. Manchmal hat der Patient ein Kältegefühl im Kopf; es ist, als wäre der Kopf empfindungslos, wie aus Holz. Er beschreibt dieses Taubheitsgefühl zuweilen auch als Gefühl, als hätte er eine Kappe oder einen Helm auf dem Kopf. Alle diese Empfindungen sind schwer zu beschreiben, und manchmal handelt es sich um ein und dasselbe. Die Kopfschmerzen von *Calcium carbonicum* sind mehr oder weniger kongestiv. Eine Eigentümlichkeit ist, dass je heftiger die inneren Organe kongestioniert sind, desto kälter wird die Körperoberfläche des Patienten. Bei Beschwerden in Brust, Magen oder Eingeweiden werden Hände und Füße eiskalt und schweißbedeckt. Der Patient liegt bisweilen mit Fieber und heißem Körper im Bett, aber die Kopfhaut ist mit kaltem Schweiß bedeckt. Dies ist eigentümlich. Es lässt sich durch von pathologischer Seite her nicht erklären, und wenn ein Symptom so eigenartig ist, dass man keine Erklärung dafür findet, dann wird es sehr wertvoll und ist bezeichnend für eine Arznei; es handelt sich um ein Symptom, das generell niemals ausgelassen werden darf, wenn man für einen Patienten verschreibt. Da es so ausgeprägt ist, handelt es sich fast um ein Allgemeinsymptom. Es kommt zu Brennen am Scheitel, gleichzeitig ist die Stirn oft kalt; oder aber der ganze Kopf fühlt sich kalt an außer an einer brennenden Stelle am Scheitel. Der *Calcium carbonicum*-Patient hat also einen kalten Kopf und eiskalte Füße beim Gehen in der kalten Luft oder bei kaltem Wetter; sobald die Füße jedoch im Bett warm werden, tritt das Gegenteil ein, und sie brennen so stark, dass er sie unter der Decke hervorstreckt. Unerfahrene Verordner haben für dieses Symptom oftmals *Sulphur* verschrieben, denn es ist ein Keynote von *Sulphur*. Alle Keynote-Verordner geben *Sulphur*, sobald der Patient im Bett die Füße unter der Decke hervorstreckt; aber das Brennen und die Hitze der Füße kommt bei zahlreichen Arzneien vor, sodass wir nicht nur auf *Sulphur* beschränkt sind.

Bei *Calcium carbonicum* sind die Schädelknochen und der äußere Kopf affiziert. Es kommt zu einer verzögerten Knochenentwicklung. Die Fontanellen stehen lange Zeit offen. Es bilden sich ein Hydrozephalus und Ergüsse in die Hirnhäute; die Knochen wachsen nicht und halten mit dem Wachstum des Kopfes nicht Schritt; daher gehen die Suturen immer weiter auseinander, der Kopf wird immer breiter und größer. Bei Kindern mit Hydrozephalus tritt für gewöhnlich dieser Kopfschweiß auf. Das Kind liegt nachts auf dem Kissen und der Schweiß am Kopf durchnässt das Kissen ringsherum; der Schweiß tritt besonders nachts auf. Auch bei Patienten, die an Gehirnerweichung leiden, ist das Kissen um den Kopf herum nass. Kinder mit Zahnungsschwierigkeiten haben schreckliche Träume, schreien in der Nacht auf und das Kissen ist im Bereich des Kopfes nass. Alte, plethorische Patienten mit heruntergekommener Konstitution oder dicke, schlaffe, lymphatische Patienten mit vergrößerten Drüsen und kaltem Kopfschweiß. Es kommt zu Haarausfall; nicht jedoch auf die Art, wie es im Alter vorkommt, sondern an einzelnen Stellen. Man sieht bei den Patienten kahle

Stellen an der Seite des Kopfes oder am Hinterkopf; an zwei oder drei Stellen sind Haarbüschel ausgefallen. Auch Hautausschläge am Kopf und im Gesicht kommen vor. Ekzeme an der Kopfhaut bei Kindern und Säuglingen. „Dicke Schorfe am Kopf, mit gelbem Eiter.“ Übel riechende Hautausschläge.

Augen

Auch an den Augen treten zahlreiche Beschwerden auf, und *Calcium carbonicum* ist eines der wichtigsten Mittel für den Augenarzt, wenn er weiß, wie man es anwendet. Es ist nicht für jede Augenentzündung das richtige Mittel, wohl aber bei den dickleibigen, schlaffen Patienten, bei denen sich jede Erkältung in den Augen festsetzt und dort zu einer Entzündung führt. Und insbesondere wenn es dann nach wenigen Tagen zu Geschwüren an der Hornhaut kommt, sollten Sie an *Calcium carbonicum* denken. Bläschen bilden sich, brechen auf und breiten sich zu kleinen Geschwüren aus. Durch Nasswerden der Füße, Fahren im Wind oder bei feuchtkaltem Wetter bekommt der Patient Augenbeschwerden. Hornhautgeschwüre. Bei allen Beschwerden im Bereich der Augen oder des Kopfes ist die Lichtscheu so ausgeprägt, dass der *Calcium carbonicum*-Patient schon gewöhnliches Tageslicht nicht aushält und Sonnenlicht extrem schmerzhaft ist. Oftmals beginnen die Augenentzündungen schon durch Aufenthalt im Sonnenlicht, durch konzentriertes Sehen oder durch sonstige Augenanstrengung. Alle möglichen Anstrengungen führen zu Kopfschmerzen und Augenbeschwerden. Spannung einzelner Augenmuskeln aufgrund der Schwäche eines einzelnen Augenmuskels. Es kommt zu Akkomodationsstörungen, schlechter bei jeglicher Augenanstrengung. Hier erkennen sie, dass es sich ähnlich verhält wie bei den Allgemeinsymptomen, d. h. es kommt zu einer Verschlechterung durch Anstrengung. Der *Calcium carbonicum*-Patient kann sich nicht über längere Zeit anstrengen, und dies betrifft sowohl einzelne Körperteile als auch den gesamten Patienten. Wie Sie wissen erfordern Lesen, Schreiben und konzentriertes Sehen auf einen Gegenstand große Anstrengungen. Bei *Calcium carbonicum* geht es zum einen dem betroffenen Bereich selbst als auch dem ganzen Körper schlechter durch Anstrengung. *Calcium carbonicum* hat Katarrakt geheilt. Auch andere Augenleiden treten in Verbindung mit Kopfbeschwerden oder Fieber auf, und wenn sich der Patient durch starke Anstrengung erschöpft hat. Er gerät dabei leicht in einen Zustand der Unruhe und geistigen Verwirrung ähnlich wie bei einem Delirium, und beim Schließen der Augen sieht er schreckliche Dinge und Gespenster. Noch lange bevor man bei der Untersuchung des Auges mit dem Ophthalmoskop etwas an der Retina oder an sonstigen Geweben des Auges feststellen kann, klagt der Patient darüber, dass er Nebel oder Rauch im Gesichtsfeld sieht, als würde er durch einen Schleier oder durch eine Wolke blicken. Wie er sich auch ausdrückt, alles hat die gleiche Bedeutung. „Trübsichtigkeit.“ Schwachsichtigkeit. Die Augenmuskeln sind schwach. Er leidet an Trübsichtigkeit, die allmählich – während er immer schwächer wird – in Blindheit übergeht. Sämtliche Symptome im Bereich der Augen, die Kopfschmerzen und die nervösen Symptome verschlechtern sich durch Lesen, Schreiben und konzentriertes Sehen auf einen Gegenstand. Nach solcherlei Anstrengung ist er sehr erschöpft und bekommt reißende Schmerzen über den Augen und hinter den Augen im Kopf. Es handelt sich um einen eigenartigen Kopfschmerz, unter dem der *Calcium carbonicum*-Patienten des öfteren zu leiden hat. Der Schmerz kann dabei in jedem Bereich des Kopfes auftreten. *Calcium carbonicum* ist ein hervorragendes Mittel bei Überanstrengung der Augen. Das Mittel hat auch zahlreiche Fälle von Hornhauttrübung geheilt (*Barium iodatum*). Bei lange bestehenden Fällen kann eine Heilung jedoch niemals versprochen werden. Es handelt sich dabei um die Folgeerscheinung einer Erkrankung, und der Behandler weiß nie, wann er diese Folgeerscheinungen beseitigen wird. Der intelligente Homöopath verschreibt niemals für die Krankheitsfolgen, er verschreibt für den Patienten. Eine Hornhauttrübung ist kein Symptom an sich, sondern die Folge einer Erkrankung. Aber oftmals wird die Hornhauttrübung, wenn der Homöopath ein Mittel entsprechend dem Allgemeinzustand des Patienten verordnet hat, sich nach einer Weile zurückbilden. Der Patient erholt sich und er fühlt sich immer besser. Seine Beschwerden beginnen nachzulassen, und nachdem die Symptome verschwunden sind, werden auch pathologische Veränderungen anfangen zu verschwinden. Lassen Sie sich also nach der Verordnung nicht entmutigen, wenn die pathologischen Zustände nicht auf Anhieb verschwinden. Denn wenn alle Symptome des Patienten verschwunden sind, er gut isst und schläft und es ihm insgesamt gut geht, dann ist es nicht ausgeschlossen, dass auch die Hornhauttrübung vergeht. Dies ist schon in manchen Fällen passiert. Ich habe Patienten, die wieder in die Praxis kamen, Jahre nachdem ich sie – da sämtliche Symptome verschwunden waren – als geheilt entlassen hatte. Ich war damals töricht genug und hatte ihnen gesagt: „Also ich glaube nicht, dass dieser Zustand verschwinden wird. Aber es geht ihnen gut und es gibt nichts, wofür ich ihnen noch etwas verordnen könnte, die weitere Einnahme eines Mittels wäre unnötig." Sechs Monate später jedoch kam der Patient wieder und sagte: „Herr Doktor, glauben sie, dass ihre damalige Behandlung etwas mit dem Verschwinden der Beschwerden zu tun hat? Sie sind fast allesamt weg." Ich erzähle Ihnen dies nur, um Ihnen eine Vorstellung davon zu geben, wie lange es braucht, bis die Ordnung im System wieder hergestellt ist und bis die Natur selbst das schlechte Gewebe ersetzt und an gleicher Stelle durch gesundes Gewebe ersetzt hat, um ein Organ wieder herzustellen. Dies braucht Zeit, und am besten rechnet man mit allem. Es kann eben auch sein, dass die Medizin alles vollbracht hat, wozu sie in der Lage war. Ich habe noch eine weitere Beobachtung gemacht: Sogar wenn eigentlich keine Symptome mehr zurückgeblieben und auch nach längerer Zeit des Abwartens keine weiteren Symptome aufgetreten waren, hat eine weitere Gabe derselben Arznei, die auf den letzten Symptomrest hin verordnet wurde, dem Patienten noch einmal einen großen Schub gegeben, und pathologische Veränderungen sind verschwunden. *Calcium carbonicum* ist also wie gesagt ein wichtiger Helfer für den Augenarzt, und jeder Arzt sollte bei Augenbeschwerden ein ebenso guter Verordner sein wie der Augenarzt, denn wir verordnen für den gesamten Patienten. Dies betrifft auch den Augenarzt. Ich zweifle daran, ob es bei einer Verordnung ein Spezialgebiet geben kann, denn der homöopathische Arzt verordnet für den *Patient*. Die Verordnung bezieht sich auf den gesamten Patienten, egal ob dieser an einer Erkrankung der Augen, der Ohren, des Halses, der Lunge usw. leidet.

Ohren

An den Ohren finden wir bei *Calcium carbonicum* vielerlei Symptome. Es kommt zu einer dicken, gelben Absonderung aus dem Ohr. Kaltes, frostiges Wetter erzeugt Ohrenleiden. Durch Kaltwerden oder Abkühlen, durch Aufenthalt in der Kälte oder durch feuchtkaltes Wetter bekommt der Patient zusätzlich zu anderen Beschwerden mit großer Wahrscheinlichkeit auch Ohrenleiden. Wie bei anderen katarrhalischen Erkrankungen auch geht es dem Patienten stets besser, solange reichliche Absonderungen bestehen. Aber durch Aufenthalt in der Kälte wird diese Absonderung etwas unterdrückt, wodurch sich die Entzündung etwas verstärkt, und es kommt zu Klopfen in den Ohren und zu Kopfschmerzen. Dieser Vorgang tritt bei jedem Aufenthalt in der Kälte erneut auf. Und egal ob der Katarrh in der Nase, in den Augen oder in den Ohren sitzt, er geht immer mit Kopfschmerzen einher. Der *Calcium carbonicum*-Patient wird durch kaltes Wetter oder durch Kälteexposition so stark beeinträchtigt, und er ist so kälteempfindlich, dass es ihm nahezu unmöglich ist, sich warm genug anzuziehen und sich vor der Kälte zu schützen. Er ist schlaff, schwach, anfällig und empfindlich gegenüber der Umgebung. Bei Ohrenbeschwerden kann es zu Schwerhörigkeit, Mittelohrabszess, Tubenkatarrh usw. kommen. Stets geht damit jedoch Kopfschmerz einher. Außerdem sind alle Lymphknoten rund um das Ohr mit betroffen.

Nase

Der Katarrh im Bereich der Nase ist bei *Calcium carbonicum* sehr beschwerlich. Alte, hartnäckige, sich hinschleppende Katarrhe mit dicker, gelber Absonderung. Dicke Borken bilden sich in der Nase. Morgens schnaubt er riesige Mengen blutig-schwarzer Klumpen aus. Einen Teil der Nacht atmet er durch die Nase, dann jedoch geht die Nase zu und er atmet durch den Mund. *Calcium carbonicum* hat viele Fälle von Nasenpolypen geheilt. Der Homöopath, der sich ganz auf die Symptome des Patienten verlässt, kann nach Durchsicht des Falles sicher sein, das richtige Mittel gefunden zu haben, und er weiß, dass es mit großer Wahrscheinlichkeit für den ganzen Patienten passt, obwohl er alleine auf das Symptombild hin verordnet hat. Er sagt: „Dieser Patient benötigt zweifellos *Calcium carbonicum.*“ Nach der Verordnung schickt er ihn nach Hause, und nach drei oder vier Wochen steht der Patient wieder in der Praxis, zeigt dem Arzt ein Taschentuch mit einer gelatineartigen, zähen Substanz darin und sagt: „Herr Doktor, sehen sie mal, was aus meiner Nase herauskam. Meinen sie, ihre Arznei hat etwas damit zu tun?“ Vielleicht wusste der Arzt gar nicht, dass der Patient Polypen hatte, und es macht auch keinen Unterschied in der Arzneiwahl. Die Verordnung ist die gleiche, ob Polypen vorhanden sind oder nicht. Wir können die Polypen auch vor unserer Verordnung nicht abschnüren und entfernen, daher müssen wir diese Methode denjenigen lassen, die sich nicht mit Homöopathie auskennen. Und deshalb ist die Untersuchung hier auch nicht so wichtig wie für die Therapeuten, die für die Polypen verordnen und den Patienten selbst außer Acht lassen. Affektionen der Nasenknochen und -knorpel, d. h. die Katarrhe halten so lange an und sind so tief sitzend, dass die Knochen und Knorpel der Nase infiltriert werden und zugrunde gehen. Die

Chirurgen schneiden die Knochen heraus, entfernen Knorpelgewebe und führen Operationen durch, die zu zahlreich sind, um sie hier alle zu nennen; und jeder Patient erhält die gleiche Operation. Aber anstatt dass er dadurch geheilt wird, muss er sogar danach noch zu einem homöopathischen Behandler. Er sollte jedoch eigentlich zuerst geheilt werden, und wenn es dann noch etwas gibt, was entfernt werden muss, kann er sich immer noch operieren lassen.

Gesicht

Das Gesicht des *Calcium carbonicum*-Patienten sieht kränklich aus, ist kalt und mit kaltem Schweiß bedeckt. Er schwitzt im Gesicht bei der geringsten Anstrengung, manchmal auch nachts, insbesondere auf der Stirn. „Kalter Schweiß im Gesicht." „Blasses und kachektisches Gesicht", wie wir es von fortgeschrittenen Krebserkrankungen und Schwindsucht her kennen. Das Gesicht ist fahl, blass, gedunsen und sieht kränklich aus. Hautausschläge im Gesicht. Ausschläge um die Lippen; rissige Lippen, der Mund ist wund und roh. Die Lippen sind rissig und bluten. Schmerzhafte Schwellung der Parotisdrüse, der Unterkiefer- und Unterzungendrüsen. Die Drüsen und Lymphknoten sind bei allen *Calcium carbonicum*-Beschwerden mit beteiligt.

Hals

Calcium carbonicum ist ein wichtiges Mittel bei *chronischen Halsentzündungen*. Das Aussehen des entzündeten Bereiches allein reicht hierbei jedoch für eine Verordnung nicht aus. Die Halsbeschwerden treten bei Leuten auf, die sich so häufig eine Erkältung zuziehen, dass sie kaum eine überstanden haben, ehe die nächste schon wieder ansteht. Somit leidet der Patient unter einer chronischen Halsentzündung. Zu Anfang könnte es sich auch um eine *Belladonna*-Halsentzündung handeln, was sogar sehr wahrscheinlich ist. Noch bevor der Patient jedoch darüber hinweg ist, fängt er sich schon die nächste ein. Denken Sie daran, dass diese leichte Verkältlichkeit eine Eigenart des *Calcium carbonicum*-Patienten ist. Er erkältet sich bei jedem Luftzug, bei jedem Kaltwerden und bei nassem Wetter. Sobald er sich von der *Belladonna*-Halsentzündung erholt – oder glaubt, dass er sie überstanden hat – erkältet er sich schon wieder. Vielleicht hat *Belladonna* zwei oder drei Mal gut angeschlagen, dann jedoch entwickelt sich ein chronischer Zustand. Es bilden sich kleine, rötliche Stellen im Hals, vielleicht auch kleine Geschwüre, und diese Veränderungen breiten sich im ganzen Rachen aus. Die Beschwerden erstrecken sich auf den Gaumen, es kommt zu einer wunden Zunge und einem anhaltenden Trockenheits- und Würgegefühl im Rachen. Schließlich werden die Tonsillen befallen und es zieht nach oben in die Choanen, die sich mit dickem, gelbem Schleim füllen. Es kommt zu chronischen Entzündungen. Das Gaumenzäpfchen kann gedunsen und geschwollen sein. „Hals geschwollen, rot, ödematös.", aber in Flecken. Der Patient hat starke Schmerzen im Hals beim Schlucken, trockenes erstickendes Gefühl.

Magen

Die Magentätigkeit ist beim *Calcium carbonicum*-Patienten verlangsamt. „Aufgenommene Speisen verbleiben lange Zeit im Magen", sie werden nicht verdaut und es kommt zur Magenübersäuerung. „Saures Erbrechen." Getrunkene Milch wird sauer. Der *Calcium carbonicum*-Patient kann ohnehin keine Milch vertragen. Seine Verdauung ist verlangsamt und schwach. Er hat ein Schwellungs- und Vollheitsgefühl im Magen, der Bauch ist nach dem Essen aufgetrieben. Alles Genossene wird im Magen sauer und führt zu einer Magenverstimmung. Verdauungsschwäche. Der *Calcium carbonicum*-Patient hat ein großes Verlangen nach Eiern. Bereits kleine *Calcium carbonicum*-Kinder verlangen nach Eiern, und sie möchten zu jeder Mahlzeit Eier haben, sie können sie auch besser verdauen als alles andere. Es ist sehr selten, dass Kleinkinder von Natur aus ein Verlangen nach Eiern haben. Die *Calcium carbonicum*-Kinder haben kalte Füße, abgemagerte Extremitäten, einen großen Kopf und ein vergrößertes Abdomen; der Bauch ist aufgetrieben und hat die Form einer umgedrehten Untertasse; aufgeblähter Bauch und schlanke Extremitäten; die Kinder sind kalt und empfindlich gegen Kälte; sie haben eine blasse, wächserne Haut. Es kommt auch völlige Appetitlosigkeit vor, ohne Verlangen nach irgendwelchen Speisen – außer vielleicht nach Eiern. Abneigung gegen Fleisch; gegen warme Speisen. Gleichzeitig besteht Vergrößerung von Drüsen und Lymphknoten, sogar Kropf. Flatulenz.

Rektum und Stuhl

Saures Erbrechen und saurer Durchfall, d. h. der Durchfall hat einen beißenden, sauren Geruch; dieser Durchfall tritt insbesondere bei Kindern auf. Bei Säuglingen wird die Milch unverdaut wieder ausgeschieden; der Stuhl riecht sauer und beißend. Er macht die Teile, über die er fließt, wund; die Gesäßbacken sind an den Stellen, wo die volle Windel die Haut berührt, wund und roh. Es kann auch vorkommen, dass der *Calcium carbonicum*-Patienten am Bauch abmagert; die Darmwinde entweichen und der Bauch wird schlaff. Zumeist ist der Bauch jedoch aufgrund der Blähungen aufgetrieben. Wenn der Bauch schlaff ist, können bei der Untersuchung Knötchen im Bauch festgestellt werden. Die mesenterialen Lymphknoten sind hart und können manchmal durch das abgemagerte Abdomen ertastet werden. Es besteht eine Neigung zu Tuberkulose, und Tabes mesenterica [Mesenteriallymphknotentuberkulose] ist eines der natürlichen Endstadien der Calcium-Konstitution; hierbei kommt es zu den Affektionen der mesenterialen Lymphknoten mit tuberkulösen Einlagerungen. Es tritt eine saure, wässrige Diarrhö auf, die Patienten magern allmählich ab, insbesondere an den Extremitäten. Jede Erkältung führt zu mehr Verdauungsbeschwerden und zu mehr saurem Erbrechen. Die Diarrhö kann nicht gestoppt werden, denn sobald sich der Patient wieder eine Erkältung zuzieht, tritt der Durchfall erneut in Erscheinung. Im akuten Anfall führt *Dulcamara* oft zu einer Linderung, aber wenn der Durchfall mehrere Male wieder zurückgekehrt ist, kann *Dulcamara* nicht mehr helfen, und *Calcium carbonicum* tritt als eines der Heilmittel auf den Plan.

Calcium carbonicum ist darüber hinaus ein äußerst hilfreiches Mittel bei hartnäckigen, chronischen Fällen von Stuhlverstopfung. Der Stuhl des *Calcium carbonicum*-Patienten ist für gewöhnlich weiß oder kalkartig, sowohl bei mäßigem Durchfall als auch bei Verstopfung. Bei Säuglingen kann man dies aufgrund der

aufgenommenen Milch erklären. Aber auch wenn der Patient keine Milch zu sich nimmt, sondern sich normal ernährt, fehlt dem Stuhl der Gallenfarbstoff und er ist sehr hell, gelb oder weiß. Bei einer Verstopfung ist der Stuhl oftmals sehr hell und hart.
Bei *Calcium carbonicum* tritt eine Art der Verdauungsstörung, eine Gärungsdyspepsie auf, welche die Besiedlung des Darmes mit Würmern begünstigt. Daher leiden *Calcium carbonicum*-Kinder oft an Wurmbefall. Sie haben Würmer im Stuhl, und auch im Erbrochenen finden sich Würmer. *Calcium carbonicum* beseitigt diese Dyspepsie, sofern die Symptome übereinstimmen, sodass sich die Würmer nicht länger im Darm halten können. Die Symptome verschwinden und man fragt sich, was aus den Würmern geworden ist. Es soll dem homöopathischen Arzt nicht darum gehen, Wurmmittel zu verordnen, sondern er soll die Verdauung insoweit regulieren, dass sich die Würmer nicht im Darm ansiedeln können. Denn Würmer können sich bei gesundem Magen und gesundem Darm nicht einnisten. Ob die Würmer durch das richtige Mittel ausgetrieben oder abgetötet werden, oder was sonst mit ihnen geschieht, weiß ich nicht. Sie durch Abführmittel oder allopathische Wurmkuren beseitigen zu wollen, hieße den Teufel mit dem Beelzebub auszutreiben. Denn dadurch verschlechtert sich lediglich die ohnehin gestörte Verdauung und das Leiden mehrt sich. Dies trifft für alle Wurmarten im Magen und im Rektum zu. All diese Würmer werden sich ausbreiten, wenn sie eine Zusammensetzung der Verdauungssäfte vorfinden, die ihnen behagt und in denen sie ihre Eier ablegen können. Sie nisten sich ein und wachsen. Ich schätze, dass ich in den letzten zwanzig Jahre mindestens 25 Mal mit Hilfe von *Calcium carbonicum* Bandwürmer zum Verschwinden gebracht habe, wobei ich zumeist nicht einmal gewusst hatte, dass Würmer vorhanden waren. Ich habe einfach nur auf den Patienten hin verordnet und war mir seines Wurmbefalls nicht bewusst. Auch andere Mittel kommen bei Würmern in Frage, aber *Calcium carbonicum* ist eins der Hauptmittel.

Männliche Geschlechtsorgane

Der *Calcium carbonicum*-Patient leidet an einer sexuellen Schwäche mit allgemeiner Erschlaffung und Schwäche. Manchmal hält ihn ein außergewöhnliches sexuelles Verlangen in der Nacht wach. Aber aufgrund seiner sexuellen Schwäche wird jegliche Befriedigung des Verlangens von Schwäche im Rücken, Schweiß und allgemeiner Schlappheit gefolgt, sodass er aufgrund der Leiden gezwungen ist, längere Enthaltsamkeit zu üben.

Weibliche Geschlechtsorgane

Auch die *Calcium carbonicum*-Frau ist in ähnlicher Weise beeinträchtigt. Es darf Sie nicht überraschen, wenn Sie von all der konstitutionellen Schwäche hören, die bei diesen Frauen so gewöhnlich ist, dass es zu Unfruchtbarkeit kommt. Die Patientinnen sind so müde, so erschöpft und völlig außerstande für den Vorgang der Fortpflanzung. Und gleichermaßen wie die männlichen *Calcium*-Patienten, leidet sie auch an Erschöpfung, Schwellung, Schlaflosigkeit und allgemeiner Schwäche nach jedem Beischlaf. Die Beckenorgane fühlen sich schlapp an, die Gebärmutter drängt nach unten. Die Patientin hat das Gefühl, als ob die Organe herausgedrückt würden. Sowohl bei Männern als auch bei Frauen kommt es zu allgemeiner Schwäche und Erschlaffung der Sexualorgane. *Calcium carbonicum* hat die Neigung, Warzen, Polypen und gestielte Wucherungen an den Geschlechtsorganen zum Wachsen zu bringen, die leicht bluten und weich und schwammig sind.

Die Monatsblutung der *Calcium carbonicum*-Frau ist zu stark und dauert zu lang; daher tritt sie auch immer wieder zu früh ein, oftmals alle drei Wochen, dauert eine Woche, mit heftigen Blutungen. Die Menstruation ist *zu früh, dauert zu lang und ist zu reichlich. Calcium carbonicum* ist bei derlei Beschwerden jedoch erst angezeigt, wenn alle Symptome zusammen das Bild von der *Calcium carbonicum*-Patientin ergeben. Es kommt Ihrnen manchmal vielleicht in den Sinn, aufgrund von fünf oder sechs Keynotes *Calcium carbonicum* zu verordnen. Wenn die Patientin jedoch eine *Pulsatilla*-Patientin wäre, würden Sie dann erwarten, dass Sie sie mit *Calcium carbonicum* heilen können? Stellen Sie sich einmal vor, dass eine Patientin stets Wärme meidet und dicke Kleidung ablehnt und ein Verlangen nach frischer Luft hat, aber dennoch dutzende Keynotes von *Calcium carbonicum* aufweist. Sie würden jedes Mal feststellen, dass *Calcium carbonicum* nicht hilft. Solange Sie nicht die Lokalsymptome mit den Allgemeinsymptomen kombinieren, sowie umgekehrt die Lokalsymptome mit den allgemeinen Symptomen, solange das Mittel dem Patienten nicht in- und auswendig entspricht – im Allgemeinen und Besonderen –, solange kann keine Heilung erwartet werden. Daher sage ich, dass man nicht auf Keynotes hin verordnen sollte, sondern auf die Symptome des ganzen Patienten.

Dieser Zustand der großen Erschlaffung, den wir bei jeder *Calcium carbonicum*-Patientin antreffen, manifestiert sich auch in einer reichlichen, dicken, anhaltenden Leukorrhö, wobei der Ausfluss Tag und Nacht andauert. Scharfe Leukorrhö, die zu Juckreiz, Beißen und Brennen führt. „Dicke und gelbe Leukorrhö", von einer Monatsblutung zur nächsten andauernd, vermischt sich manchmal auch mit der Blutung. „Vaginalpolypen. Brennen und Wundheitsgefühl in den Geschlechtsteilen" aufgrund der Leukorrhö. „Jucken und Roheit" durch die Leukorrhö. Uterusblutungen durch Überheben; durch Aufregung; durch Schock, Furcht, große Gemütsbewegung oder durch Überanstrengung der Muskeln. Dies sind die Zustände der Schlaffheit und Schwäche. Die Patientin kann sich weder geistig noch körperlich anstrengen.

Die Beschwerden der Schwangerschaft sind im Allgemeinen durch Schlaffheit und Schwäche geprägt. Drohender Abort. Nach der Niederkunft kommt es zu Schwäche und Erschöpfung; Schweiß. Schwäche durch Stillen des Kindes.

Atemwege und Husten

Der *Calcium carbonicum*-Patient leidet an einer schmerzlosen Heiserkeit. Die Stimmbänder sind schlapp und können keine größere Belastung ertragen; es handelt sich fast um eine lähmungsartige Schwäche. Zuweilen kommt es zu reichlicher Schleimansammlung im Kehlkopf. Starke Reizung und Schwäche des Kehlkopfes. Es handelt sich nicht um das Brennen und die Rauheit, die wir bei *Belladonna* oder *Phosphorus* finden, sondern um eine schmerzlose Heiserkeit. Die *Phosphorus*-Heiserkeit ist schmerzhaft, bei *Belladonna* ist sogar sehr schmerzhaft, sodass der Patient nicht ohne Schmerzen sprechen kann. Aber der *Calcium carbonicum*-Patient wundert sich, warum er so viele Beschwerden im Kehlkopf hat, da er darin überhaupt nichts verspürt. Dies wird immer schlechter, und aufgrund der Neigung zu Tuberkulose, muss man auch an eine tuberkulöse Laryngitis denken. Wenn das Mittel rechtzeitig gegeben wird, kann es diese Tuberkuloseneigung aufheben. Die Arznei hat Kehlkopftuberkulose geheilt. Es kommt zu starkem Schleimrasseln, rasselnden Atemgeräuschen. Es sammelt sich viel Schleim in der Luftröhre, im Kehlkopf, in den Bronchiengängen und in der Brust. Starke Atemnot. Die Atemnot tritt beim Treppensteigen auf, beim Gehen gegen den Wind oder bei irgendwelchen sonstigen Anstrengungen. Es kommt auch zu Asthma, Herzschwäche, Schwäche der Brust und drohender Schwindsucht. Sie werden den Zustand der Lungen oft schon an der Atmung erkennen, denn alle Patienten, die am Rand einer Schwindsucht stehen, sind müde und schwächlich. Sie sind zu müde und schwach, um größere Atemanstrengungen zu vollbringen, sodass Schwierigkeiten bestehen beim Treppensteigen, beim Klettern auf einen Hügel oder beim Laufen gegen den Wind.

Die Lungenbeschwerden sind ein Hauptansatzgebiet für *Calcium carbonicum*. Es kommt zu Bluterbrechen, lang anhaltendem Husten, reichlichem Auswurf eines dicken, gelben Schleims oder sogar Eiters, Geschwüren oder Abszessen. Kitzelhusten. Bei der drohenden Schwindsucht kommt es zur beginnenden Abmagerung, Blässe, Empfindlichkeit gegen Kälte, kalte Luft, nasses Wetter und gegen Wind. Der Patient erkältet sich und sämtliche Beschwerden setzen sich in der Brust fest. Es kommt zur allmählichen Abmagerung der Glieder, der Patient ist ständig müde. Das Mittel entspricht derselben konstitutionellen Schwäche, die dem ersten Stadium der Schwindsucht entspricht oder ihm vorausgeht. Die Arznei behebt die Erkältungsneigung des Patienten, was den Anfang der Heilung darstellt. Nach *Calcium carbonicum* wird der Patient anfangen, sich besser zu fühlen. Das Mittel verbessert seinen Allgemeinzustand und führt sogar dazu, dass sich tuberkulöse Ablagerungen verkapseln. Es verwandelt sie von der käsigen in die kalzifizierte Form, und verkalkte Herde wurden noch lange danach in den Lungen festgestellt. Selbst Patienten mit weit fortgeschrittener Tuberkulose haben mit Hilfe von *Calcium carbonicum* noch lange Zeit gelebt und erreichten einen guten allgemeinen Gesundheitszustand. Natürlich wird man normalerweise erwarten, dass ein Patient mit fortgeschrittener Tuberkulose versterben wird. Und setzen Sie Ihren Glauben und Ihre Erwartungen an die Heilung der Schwindsucht nicht zu hoch an. Immer mal wieder kommt jemand daher mit einer neuen Heilmethode der Schwindsucht. Aber wer sich mit der wahren Natur der phthisischen Zustände auskennt, kann diesen Dingen nicht allzu viel Vertrauen entgegenbringen, und ich verliere meinen Respekt für jemanden, der eine Heilkur für die Schwindsucht propagiert. Er muss entweder verrückt sein, oder noch schlimmeres. Im Allgemeinen ist er nur hinter dem Geld her, das man damit machen könnte. Kaum jemand, der sich mit dem Krankheitsbild auskennt, kann ruhigen Gewissens der Welt eine Heilmethode gegen Tuberkulose vorstellen. Diesem Leiden vorzubeugen, ist das, was wir tun wollen; und dies ist die große Wirksphäre von *Calcium carbonicum*. Der Auswurf ist oftmals süßlich, wie bei *Phosphorus* und *Stannum*. Weißer, gelber, dicker Auswurf. Wir könnten sämtliche Allgemeinsymptome besprechen, das Wundheitsgefühl, die Empfindlichkeit, die verschiedenen Schmerzarten, die Mattigkeit und die vielen anderen Symptome dieser Art, aber sie sind zu zahlreich, um sie alle aufzuzählen. Außerdem sind sie wenig charakteristisch, sodass Sie, wenn Sie die verschiedenen Schmerzarten vorgetragen bekommen und diese studieren, nicht viel besser dran sind. Sie müssen die Konstitution, das Wesen, den Charakter von *Calcium carbonicum* studieren.

Rücken und Extremitäten

Es gibt zahlreiche Rückensymptome, unter finden wir Schwäche in allen Abstufungen. Der *Calcium carbonicum*-Patient hat einen so schwachen Rücken, dass er nicht aufrecht sitzen kann. Beim Sitzen im Stuhl gleitet er nach unten und stützt sich mit dem Hinterkopf an der Rückenlehne ab. Die Wirbelsäule ist schwach und empfindlich, die Nackenlymphknoten sind geschwollen. Ein weiteres ausgeprägtes Merkmal der Wirbelsäule ist, dass wenn es im Wachstum zu einer mangelhaften Kalkeinlagerung kommt, sich Deformitäten und Verkrümmungen bilden. Es wird Sie vielleicht überraschen, aber *Calcium carbonicum* ist auch hier überaus hilfreich und hat diese Beschwerden oftmals ohne Stützapparat oder sonstige Hilfsmethoden geheilt, wenn es rechtzeitig verabreicht wurde. Wenn Sie einen Säugling vor sich haben, bei dem sich eine Schwäche der Wirbelsäule zeigt, lassen Sie ihn flach auf dem Rücken in seinem Bettchen liegen und geben Sie ihm das passende Mittel – manchmal wird dies *Calcium carbonicum* sein – und nach einer Weile wird die Verkrümmung nachlassen und das Kindchen wird aufrecht sitzen. Diese wundervollen Dinge geschehen unter der Verwendung von *Calcium carbonicum*, sofern die Symptome übereinstimmen.

Im Bereich der Extremitäten treten sämtliche rheumatische Beschwerden auf, die man sich vorstellen kann. Gichtige Affektionen mit Schwellung der Gelenke. Die Gicht betrifft vorwiegend die kleinen Gelenke an den Zehen und Fingern. Rheumatische Gelenkbeschwerden durch jegliche Einwirkung von Kälte, bei jedem Wetterwechsel hin zu kalt und insbesondere durch feuchtkaltes Wetter. Die Füße sind immer kalt oder feuchtkalt, außer nachts im Bett; nachdem der Patient sie wärmer als alles andere eingepackt hat und sie anfangen aufzuwärmen, tritt das Gegenteil ein und sie brennen vor Hitze. Die Füße brennen im Bett, obwohl sie zuvor so kalt waren, dass der Patient sie dicker eingewickelt hat, als er es am restlichen Körper ertragen würde. Feuchtkalte Füße. Spätes Laufen bei Kindern. Schwerfälligkeit, Unbeholfenheit, Steifheit. Steifheit tritt bei *Calcium carbonicum* überall auf. Steifheit zu Beginn der Bewegung; nachts; beim Aufstehen vom Sitzen. Steifigkeit in allen Gelenken zu Beginn der Bewegung; und wenn es kalt wird oder der Patient in einen kalten Regen kommt, bekommt er immer Beschwerden. Er leidet an

Frostigkeit, Steifigkeit, Rheuma. Das Rheuma tritt bei jedem Wetterwechsel hin zu kalt ein.

Schlaf
Der Schlaf des *Calcium carbonicum*-Patienten ist stark gestört. Er kann spät einschlafen, manchmal nicht vor 2, 3 oder gar 4 Uhr morgens. Er hat einen Gedankenandrang und sieht beim Schließen der Augen schreckliche Bilder. Zähneknirschen; das schlafende Kind kaut, schluckt und knirscht mit den Zähnen. Schlaflosigkeit während eines Großteils der Nacht. Kalte Füße nachts im Bett.

Calcium fluoratum, Calcarea fluorica **Calc-f.**
Calciumfluorid, Flussspat. *CaF_2*.

Allgemeines
Diese chemische Verbindung von Kalk und Flurwasserstoffsäure ergibt eine Arznei mit neuen Eigenschaften und Möglichkeiten. Wie sehr auch immer jemand mit einem oder gar beiden dieser zwei Elemente vertraut sein mag, man kann dennoch nicht die Heilkräfte dieser Verbindung daraus ableiten. Ich werde an dieser Stelle über die Heilkräfte des Mittels im Bezug auf Verhärtungen und Infiltrationen von Drüsen und Lymphknoten, Zellgewebe und knöchernen Strukturen berichten. Knotenbildungen im Verlauf von Sehnen, Exostosen, steinharte Lymphknoten, knöcherne Infiltrationen im Periost, „Reiskörperchen" im Knorpel wurden durch diese Arznei auf wundervolle Art geheilt, auch wenn darüber hinaus nur wenige Symptome vorhanden waren. *Calcarea fluorica* heilt selbstverständlich immer, sofern die Symptome übereinstimmen; aber wir benötigen weitergehende Prüfungen des Mittels, damit wir öfter entsprechend individualisieren können.
Ich möchte Ihnen den Fall einer Patientin mit rezidivierendem Fibrom in der Kniekehle berichten. Nach der operativen Entfernung kehrte es zurück und wuchs bis auf die Größe einer Faust an. Das Bein konnte bis zu 45 Grad angewinkelt werden, und das Knie wurde immer unbeweglicher. Ihr wurde *Calcarea fluorica* aufgrund der vorliegenden Symptome und der Verhärtung des Tumors verordnet. Der Tumor bildete sich daraufhin allmählich zurück und das Bein wurde wieder wie früher. Die Patientin hat mittlerweile ein gesundes Kind zur Welt gebracht, und ihr Bein ist nach wie vor vollkommen in Ordnung. Die Behandlung liegt inzwischen zehn Jahre zurück.

Modalitäten
Calcarea fluorica-Patienten sind empfindlich gegen Kälte, Zugluft, Wetterwechsel und gegen feuchtes Wetter. Die Beschwerden bessern sich durch Wärme und warme Umschläge und verschlechtern sich in Ruhe.
Calcarea fluorica ist ein wichtiges Mittel bei Gicht mit reichlichem, blassem Urin und Durchfall. Der Patient ist traurig und niedergeschlagen. Die Arznei hat fluktuierende Schwellungen am Schädel bei Säuglingen geheilt, die auch Kephalhämatome genannt werden.

Augen
Verschwommenes Sehen nach Augenanstrengung. Katarakt. Das Mittel heilt Hornhautgeschwüre, wenn die Ränder hart sind. Es heilt auch harte, kleine Flecken auf der Hornhaut und Konjunktivitis.

Nase
Adenoide Wucherungen und dicke, gelblich-grüne Absonderungen aus der Nase wurden ebenfalls durch diese Arznei geheilt. Übelriechender, chronischer Nasenkatarrh.

Mund und Zähne
Spärliche Bildung des Zahnschmelzes.

Hals
Schmerz, Geschwürbildung und Granulation im Rachen, schlimmer durch Kälte, besser durch warme Getränke. Die Schmerzen sind nachts schlimmer. Große, verhärtete Tonsillen werden durch *Calcium floricum* geheilt, wenn *Baryta carbonica* keine Wirkung erzielt hat.

Abdomen
Schmerz in der Leber nachts, beim Liegen auf der schmerzhaften Seite, besser durch Bewegung. Schneidende Schmerzen in der Leber, besser im Gehen.

Rektum und Stuhl
Durchfall bei Gichtkranken. Jucken an After und juckende Hämorrhoiden, die schmerzhaft sind und bluten. Analfissur. Verstopfung.

Harnwege und Urin
Reichlicher, wässriger Urin. Stark riechender Urin. Der Urin schmerzt beim Wasserlassen.

Männliche Geschlechtsorgane
Verhärtung der Hoden. Knotige Verhärtungen an den Hoden.

Weibliche Geschlechtsorgane
Varizen an der Vulva. Gebärmutterfibrom. Harte Knoten in der weiblichen Brust.

Atemwege und Husten
Trockenheit und Kitzeln in der Kehle. Der Patient möchte die Stimmbänder freiräuspern. Heiserkeit nach lautem Lesen. Stoßweiser Husten nach dem Essen und in kalter Luft, ausgelöst durch Kitzeln im Kehlkopf. Krampfhusten.

Rücken und Extremitäten
Calcarea fluorica hat Exostosen im Winkel der 8. Rippe geheilt. Außerdem Lumbago, der sich in Ruhe verschlimmerte und durch Wärme gebessert wurde,

nachdem Rhus toxicodendron versagt hatte. Rückenschmerz, erstreckt sich ins Kreuzbein. Verhärtete Halslymphknoten.

Schlaf

Lebhafte Träume und unerfrischender Schlaf. Der Patient springt aus dem Bett, während er träumt.
Die Arznei ähnelt bei Eiterungen *Silicea.*

Calcium iodatum, Calcarea iodata* Calc-i.

Calciumjodid. *CaJ_2.*

Allgemeines

Die Symptome dieser Arznei erscheinen oder verschlimmern sich morgens, nachmittags, *abends*, NACHTS und *nach Mitternacht. Calcarea iodata* hat schon viele Abszesse herbeigeführt und geheilt. Der Patient hat ein großes Verlangen nach frischer Luft, und frische Luft kann Symptome sowohl hervorrufen als auch bessern. Neigung zu Anämie. Allgemeine physische Angst. Gefühl wie eingeschlafen in einzelnen Körperteilen. Bewegungen wie bei Chorea. Durch Kaltwerden verbessern sich viele Symptome, obwohl auch eine starke Erkältungsneigung besteht, und kaltes Wetter verschlimmert den Zustand. *Calcarea iodata* ist ein äußerst nützliches Mittel bei Tuberkulose. Es hat Konvulsionen geheilt; klonische und epileptischer Konvulsionen, mit Fallneigung. Konvulsive Bewegungen. Viele Symptome treten vor dem Essen auf und bessern sich nach dem Essen, wobei sich einige Symptome auch vor und nach dem Essen verschlechtern. Abmagerung. Körperliche Anstrengung ist dem Patienten unmöglich. Ohnmachtsanfälle, v. a. in warmen Räumen. Viele Symptome werden durch Fasten hervorgerufen. Innerliches Völlegefühl. Innerliche Blutungen. *Calcera iodata* ist ein sehr nützliches Mittel bei Verhärtungen, insbesondere wenn diese infolge von Entzündungen auftreten. Ausgeprägte Mattigkeit; Liegen bessert, aber Liegen im Bett verschlechtert wiederum, da es dem Patienten in der Bettwärme schlechter geht. Blutwallungen durch den Körper. Zahlreiche, eher milde Schmerzen durchziehen den Körper; brennende, schneidende, ruckende, kneifende, drückende, stechende, reißende Schmerzen. Dem Patient macht jedoch eher eine große Schwäche zu schaffen als die Schmerzen. Er schwitzt sehr schnell und fröstelt beim Schwitzen. Pulsieren im ganzen Körper. Viele Symptome sind rechtsseitig. Schwellung erkrankter Körperteile und Drüsen; Schwellung mit Eiterung. *Zittern und Zucken.* Sowohl die Symptome als auch der Allgemeinzustand des Patienten verschlimmern sich durch *Wärme, durch warme Luft, in der Bettwärme, im warmen Zimmer oder durch warme Umschläge.* GROSSE ALLGEMEINE SCHWÄCHE; *morgens; während den Menses.*

Geist und Gemüt

Der *Calcarea iodata*-Patient gerät bei Kleinigkeiten in Zorn. Häufige Angstanfälle, Angst wegen Kleinigkeiten. Furcht: vor Geisteskrankheit; vor Unglück; vor Menschen. Abneigung gegen Gesellschaft. Geistige Verwirrung. Wahnideen: sieht

Tote. Verzweifelung. Unzufriedenheit. Entmutigung. Stumpfheit des Geistes. Gleichgültigkeit. Faulheit. Unentschlossenheit. Schlechter durch geistige Anstrengung. Ungeduld. Reizbarkeit bei Kopfschmerz. Die Symptome gleichen Wahnsinn und Manie. Lustig. Geistige Erschöpfung. Ruhelos und ängstlich. EXTREME TRAURIGKEIT; *Weinen.* Abgestumpfte Sinne; beginnt im Schlaf.

Kopf und Schwindel

Schwindel morgens beim Aufstehen; beim Gehen. Schwindel bei Kopfschmerz.

Der Kopf fühlt sich kalt an. Kongestionen, Hitze und Schweregefühl im Kopf, besonders während den Menses. Krustige Hautausschläge an der Kopfhaut: Haarausfall. *Calcarea iodata* hat Hydrozephalus geheilt. Jucken der Kopfhaut. Kopfschmerz: morgens; vor den Menses; beim Bewegen des Kopfes; durch Geräusche; beim Fahren gegen kalten Wind; beim Bücken; beim Reden; beim Gehen; im warmen Zimmer; durch Einhüllen des Kopfes. Kopfschmerz mit Schnupfen und Katarrh. Der Patient muss sich bei Kopfschmerzen hinlegen. Hochbinden der Haare verschlechtert den Kopfschmerz. Schmerz in der Stirn über den Augen; Hinterkopf; Schläfen; *Scheitel*; Seiten des Kopfes, insbesondere auf der rechten Seite. Hinterkopfschmerz vor den Menses. Stechender Schmerz in der rechten Schläfe. Schießende Kopfschmerzen; im Hinterkopf. Kopfschmerz wie wund und zerschlagen. Stechende Kopfschmerzen; Hinterkopf; Schläfen; Scheitel. Betäubende Kopfschmerzen. Reißender Kopfschmerz; Schläfen. Schweiß an der Kopfhaut; Stirn. Pulsieren im Kopf; Stirn; Schläfen.

Augen

Trübe Augen. Konjunktivitis. Skrofulöse Augenentzündung. Tränenfluss. Schmerz in den Augen. Brennen in den Augen. Die Augäpfel sind Berührungsempfindlich. Hervortreten der Augen, Exophthalmus. *Erweiterung der Pupillen.* Rötung der Augen; der Lider. Eingefallene Augen. Schwellung oder Zucken der Lider. Schwäche der Augen. Nebelsehen. Trübsichtigkeit. Farbensehen. Funkensehen.

Ohren

Katarrh der Eustachischen Röhre. Absonderungen aus den Ohren. Die Ohren sind heiß. Ohrgeräusche: Summen, Brummen, Klingeln und Brausen. Ohrenschmerzen; drückend; ziehend. Überempfindliches Gehör, später Schwerhörigkeit.

Nase

Katarrh der Nase und der Choanen. Rötung, Schwellung der Nase. Schnupfen; FLIESSSCHNUPFEN; Stockschnupfen. Nasenabsonderung: wund machend; fötid; eitrig; dick; wässrig; gelb. Trockenheit in der Nase. Nasenbluten. Die Nase ist verstopft. Geruchssinn verloren. Häufiges *Niesen.*

Gesicht

Das Gesicht ist kalt, eingefallen. Zucken der Gesichtsmuskeln. Gesichtsfarbe: erdfahl, *blass*, rot, *gelb*. Schuppige Ausschläge im Gesicht. Gesichtsschmerz. Schwellung der Unterkieferdrüse.

Mund und Zähne

Aphthen im Mund. Das Zahnfleisch blutet schnell. Die Zunge ist trocken. Fissuren in der Zunge. Übler Mundgeruch. Schmerzen in Zahnfleisch, Zähnen. Brennen der Zunge. Speichelfluss. Schwellung von Zahnfleisch und Zunge. Mundgeschmack: adstringierend; bitter; schlecht; sauer; süßlich. Geschwüre im Mund.

Hals

Trockenheit und Zusammenschnürungsgefühl im Hals. Vergrößerte Tonsillen, wabenförmig, mit kleinen Krypten. Zäher Schleim im Hals. Halsschmerz beim Schlucken; drückender Schmerz. Schwellung des äußeren Halses. Zahlreiche Halslymphknoten sind hart. *Calcarea iodata* hat KROPF und sogar exophthalmischen Kropf geheilt.

Magen

Der Appetit ist VERMEHRT. Heißhunger oder *Appetitlosigkeit*. Abneigung gegen Speisen. Verlangen nach Stimulanzien. Saures oder leeres Aufstoßen. Wasseraufschwulken. Sodbrennen. Völle und Hitzewallungen im Magen. Schluckauf. Übelkeit nachts und nach dem Essen. Magenschmerz nach dem Essen; brennend; *krampfartig*; schneidend; drückend; stechend; WUNDHEITSGEFÜHL. *Pulsieren* im Magen. Extremer, unstillbarer Durst. Erbrechen beim Husten; nach dem Essen. Erbrechen von Galle, Blut, Speisen.

Abdomen

Das Abdomen ist aufgetrieben, tympanitisch. Vergrößerung des Abdomens; mesenteriale Drüsen; Milz. Flatulenz; eingeklemmte Blähungen. Härte der Leber und der mesenterialen Lymphknoten. Bauchschmerz: während den Menses; brennend; krampfartig; *schneidend*. Schmerz im Hypochondrium; in der Leber. Drückender Schmerz im Hypogastrium. Pulsieren und Rumoren im Abdomen.

Rektum und Stuhl

Verstopfung; Untätigkeit des Rektums. Schwierige Stuhlentleerung. Harte Stühle. Diarrhö: abends; nach dem Essen; erschöpfend. Stuhl: blutig; reichlich; wässrig; weiß; gelb; mit Abgang von reichlichen Blähungen. Hämorrhoiden. *Jucken* am After. Brennen am After nach Stuhlgang. Tenesmus nach Stuhlgang. Erfolgloser Stuhldrang.

Harnwege und Urin

Harnretention oder unterdrückter Urin. Häufiger Harndrang nachts. Häufiges Wasserlassen nachts. Unwillkürlicher Harnabgang. Häufiges Urinieren, wenn er beschäftigt ist. Stechender Schmerz im Blasenhals, mit häufigem Harndrang. *Calcarea iodata* war hilfreich bei Morbus Addison. Urin: scharf; albuminös; trüb; dunkel; blassrot; reichlich; mit üblem Geruch und einem Häutchen an der Oberfläche.

Männliche Geschlechtsorgane

Ausbleibende Erektionen. Unwillkürlicher Samenabgang. Vermehrtes Sexualverlangen ohne Erektionen. Schmerzen, Schwellung und Verhärtung in den Hoden.

Weibliche Geschlechtsorgane

Auch bei Frauen ist das Sexualverlangen vermehrt. Kongestion des Uterus. Leukorrhö: scharf; blutig; reichlich; gelb. Amenorrhö. Menses: reichlich; unregelmäßig; schmerzhaft; unterdrückt. Metrorrhagie. Schmerz in Ovarien und Uterus. Sterilität. Tumor an den Ovarien. Schmerz in beiden Eierstöcken vor den Menses.

Atemwege und Husten

Katarrh von Kehlkopf und Luftröhre. Zusammenschnürungsgefühl. Krupp. Laryngitis. Schleimansammlung in den Atemwegen. Schmerz im Kehlkopf. Kehlkopftuberkulose. Kitzeln im Kehlkopf. HEISERKEIT. Atmung: beschleunigt; asthmatisch; schwierig nachts und beim Treppensteigen. Kurzatmigkeit. Rasselnde Atmung. Erstickungsgefühl.

Husten: morgens; abends; nach Mitternacht; asthmatisch; TROCKEN; durch Kitzeln oder Reizung in Kehlkopf und Luftröhre; kurz; *krampfartig*. Auswurf: morgens; blutig; grünlich; Schleim; übel riechend; eitrig; zäh; gelb. Heftiger, harter Husten nach Pneumonie.

Brust und Herz

Angst in Brust und Herz. Entzündung, Katarrh der Bronchiengänge. Zusammenschnürungsgefühl am Herz. Verhärtung der Mammae. Pleuritis. Brustbeklemmung. Bruschmerzen beim Husten. Schmerzen im Herz. Brennende, schneidende, drückende Brustschmerzen. Rohheitsgefühl. Stechende Schmerzen beim Husten. Stiche in den Mammae. Herzklopfen; nachts. SCHWINDSUCHT. Herzzittern. Das Mittel hat berührungsempfindliche, knotige Tumoren in den Mammae geheilt, die beim Bewegen des Armes schmerzhaft waren.

Rücken und Extremitäten

Schmerz im Kreuzbein. Wundheitsgefühl in der Wirbelsäule. Stechender Schmerz in Rücken und Lumbalregion.

Vergrößerte Fingerspitzen. Kälte von Armen; Händen; Unterschenkeln; Füßen. Krämpfe in den Füßen. Hitze der Hände. Schwere der Glieder; Füße. Jucken der Glieder. Gefühllosigkeit der Hände; Finger; Beine; Unterschenkel. Schmerz in Gliedern; Gelenken; Arme; Ellbogen; Knie. Schweiß an Händen; Handflächen; FÜSSEN. STEIFHEIT der Glieder. Schwellung von Händen; Unterschenkeln; Knien; Füßen. Ödematöse Schwellungen. Zittern der Arme; Hände; Beine. Zucken der Arme; Oberschenkel; Unterschenkel. Schwäche der Arme; Knie.

Schlaf

Träume: ängstlich; erotisch; von Verstorbenen; lebhaft. Alpträume. Unruhiger Schlaf. Schläfrigkeit abends. Schlaflosigkeit. Zu frühes Erwachen.

Frost, Fieber und Schweiß

Frost: äußerlich; innerlich. Schüttelfrost. Tertiana. Der Frost wird durch Wärme nicht gebessert. Fieber nachmittags; abwechselnd mit Frost. *Hitzewallungen*. Hektisches Fieber. Schweiß morgens; nachts; im Bett; bei GERINGER ANSTRENGUNG; bei Bewegung. Reichlicher, kalter Schweiß.

Haut
Kälte oder Brennen der Haut. Rote und gelbe Flecken an der Haut. Trockene Haut. Hautausschläge; schuppig. Furunkel. Herpes. Exanthem. Erysipel.

Calcium phosphoricum, Calcarea phosphorica **Calc-p.**
Calciumphosphat. *$Ca(PO_4)_2$*.

Allgemeines
Während der Wachstumsphase benötigen viele Kinder diese Arznei. Wenn sich die Schädelknochen langsam entwickeln oder mit dem Wachstum des Kindes nicht mithalten, ist dieses Mittel oft angezeigt. Auch wenn das Kind abmagert, verspätet bestimmte Dinge wie beispielsweise Laufen lernt, wenn die Beine zu schwach sind, um den Körper tragen zu können, oder auch wenn die geistige Entwicklung verzögert ist, dann sollte unter anderem diese Arznei genauer betrachtet werden (genauso wie *Barium carbonicum, Borax, Phosphoricum acidum, Natrium muriaticum, Calcarea carbonica*). Schlaffe, welke, abgemagerte Kinder. Verzögertes Zusammenwachsen der Knochen nach Knochenbrüchen, geschwollene Kondylen sind die Symptome, die in allen Materia Medicae als herausragende Symptome dieser Arznei aufgeführt werden. *Calcarea phosphorica* hat Polypen in Nase, Rektum und Gebärmutter geheilt, sowie vergrößerte Lymphknoten an Hals, Leisten und Bauch. Rachitis mit offenen Fontanellen und Diarrhö bei abgemagerten Kindern. Rheumatische Schmerzen in Gelenken und Gliedern, schlechter bei kaltem Wetter oder bei jedem Wetterwechsel zu kalt. Blasse, wächserne Haut; Anämie. Nächtliche Wachstumsschmerzen bei schnell wachsenden Kindern. Neigung zu Schwindsucht. Knochenkrankheiten. Rasche Geschwürbildung. Juckende, brennende Hautausschläge. Die Patienten sind *empfindlich gegen Kälte* und Erschütterung. Die Schmerzen sind schießend, ziehend, brennend, drückend. Schüttelfrost, der sich nach unten ausbreitet. Trockene Hitze abends. Reichlicher Nachtschweiß.

Modalitäten
Die Beschwerden bei *Calcarea phosphorica* bessern sich allgemein in Ruhe, sie treten bei Bewegung auf und werden durch Anstrengung stark verschlimmert. Steifheit beim Bewegen im Bett. Allgemeine körperliche Schwäche. Taubheit vieler Körperteile. Zittern. Furcht erzeugt viele Beschwerden; unter anderem Herzklopfen.
Stöße wie Elektroschocks, die so heftig sind, dass der Patient nicht stehen bleiben kann. Epileptische Krampfanfälle. Krampfanfälle bei Kindern, wobei das Mittel in der anfallsfreien Zeit gegeben werden muss, um eine bestmögliche Wirkung zu erzielen.

Geist und Gemüt
Auf der geistigen Ebene des *Calcarea phosphorica*-Patienten zeigt sich vor allem eine Ermüdung und Schwäche des Gehirns. Das Gedächtnis ist schwach und

der Patient kann nicht über eine längere Zeit einer geistigen Arbeit nachgehen. Er meidet geistige Anstrengung. Geistige Trägheit. Schwachsinn (Imbezillität). Geistig geschwächte Kinder. Das Kind greift sich mit den Händen an den Kopf und schreit. Denken an die Beschwerden führt dazu, dass sie auftauchen oder sich verschlechtern. Äußerst mürrisch, unzufrieden. Beschwerden durch schlechte Nachrichten, Kummer, unglückliche Liebe, Ärger. Der Patient such die Einsamkeit, um seinen Gedanken nachzuhängen und um die Anstrengung, die sich in Gesellschaft ergibt, zu meiden. Unzufrieden mit seiner Umgebung, geht von einem Ort zum andern.

Kopf und Schwindel

Schwindel bei Aufenthalt in kaltem Wind, durch körperliche und geistige Anstrengung, beim Aufstehen vom Sitzen und beim Gehen in kalter Luft. Die Kopfsymptome sind dennoch ausgeprägter. Dumpfe Kopfschmerzen bei Schulkindern, die von der Schule immer mit Kopfschmerzen heimkommen. Der Kopf ist empfindlich gegen Erschütterung, Druck und gegen einen Hut. Der Patient möchte den Kopf mit kaltem Wasser waschen, sich ruhig verhalten und allein sein. Klopfen und Brennen im Kopf. Rheumatischer Kopfschmerz, der scheinbar im ganzen Kopf sitzt; bei kaltem Wetter, Aufenthalt im kalten Wind; er verschlechtert sich durch Gehen, Anstrengung, nachts. *Calcarea phosphorica* hat häufig die Entstehung eines Hydrocephalus verhindert. Stirnkopfschmerzen; Stirnkopfschmerz und Augenbeschwerden verschlechtern sich außerdem durch Druck eines Hutes. Schweiß an der Kopfhaut; die Stirn ist berührungsempfindlich. Reißende Schmerzen in den Schädelknochen. Kälte des Hinterkopfes. Ekzem, Geschwüre an der Kopfhaut.

Augen

Calcarea phosphorica ist angezeigt bei Kindern, die nach einer Hirnkongestion schielen, Durchfall bekommen und abmagern. Glänzende, feurige Ringe vor den Augen. Augenschmerzen durch Lesen bei künstlichem Licht. Verschwommenes Sehen. Wundheitsgefühl der Augäpfel. Die Augenschmerzen verschlechtern sich beim Drandenken. Hornhautgeschwüre. Hitzegefühl in den Augen. Tränenfluss.

Ohren

Rheumatisches Reißen in den Ohren bei Wetterwechsel zu kalt. Die Ohren sind sehr kalt. Schmerzen werden tief im Ohr empfunden. Vergrößerte, schmerzhafte Parotisdrüse. Hautausschläge um die Ohren. Ohrgeräusche nach Stuhlgang. Trockener Mittelohrkatarrh.

Nase

Calcarea phosphorica ist hilfreich bei chronischen Nasenkatarrhen, wenn die Allgemeinsymptome übereinstimmen. Nasenpolypen. Eiskalte Nase. Fließschnupfen in einem kalten Zimmer, verstopfte Nase im warmen Zimmer. Nasenbluten.

Gesicht
Blasses, wächsernes Gesicht, schmutzig aussehende Haut. Rheumatische Gesichtsschmerzen bei jedem Kälteeinbruch. Kalter Gesichtsschweiß. Gesichtsneuralgie nachts, in kalter Luft; schlimmer durch Anstrengung, besser durch Hitze; Druckempfindlichkeit (*Magnesium phosphoricum* hat Besserung durch Hitze und Druck). Dunkle Flecke und Pusteln im Gesicht. Die geschwollene Oberlippe ist schmerzhaft, hart und brennt.

Mund und Zähne
Die Zähne kommen verzögert und zerbröckeln früh. Die Zähne sind empfindlich gegen Berührung, Druck oder beim Kauen. Beschwerden bei zahnenden Kindern. Fauliger Mundgeschmack. Bitterer Geschmack morgens. Zungenbelag morgens. Die Zunge ist geschwollen, taub und steif.

Hals
Heranwachsende Kinder, die an Halsbeschwerden leiden. Vergrößerte Rachenmandeln. Jede Erkältung setzt sich in den Tonsillen fest (*Barium carbonicum, Alumina*). Viel Schleim im Hals. Trockenheit im Hals nachts.

Magen
Verlangen nach gesalzenem Speck und geräuchertem Fleisch. Großer Appetit. Säuglinge wollen die ganze Zeit gestillt werden. Der Magen wird leicht verstimmt. Kalte Getränke, Eiscreme oder Obst führen zu Magenverstimmung und rufen Schmerz oder Durchfall hervor. Magenschmerzen nach dem Essen. Aufstoßen und Übelkeit. Wundheitsgefühl im Magen. Saures Aufstoßen, Übelkeit und Erbrechen. Brennen im Magen. Übelkeit durch Aufräuspern von Schleim aus dem Hals oder Kehlkopf. Erbrechen bei Säuglingen, Kindern und bei Frauen in der Schwangerschaft. Heftiger Magenschmerz; Durchfall schlimmer durch Essen kleinster Mengen. Nagendes Leeregefühl im Magen.

Abdomen
Nach Verkühlung kommt es zu Schmerzen und Wundheitsgefühl in der Lebergegend, schlechter nach dem Essen und durch Bewegung; der Patient möchte sich still verhalten. Stechende Leberschmerzen durch tiefes Atmen oder durch plötzliche Bewegung. Pulsieren in der Leber. Schneidende Schmerzen in der Milz. Herabsinkendes Gefühl im Bauch. Brennen im Bauch, das in die Brust aufsteigt. Bauchschmerzen bessern sich durch Blähungsabgang. Kolikschmerzen, danach Durchfall. Nabelgeschwüre bei Neugeborenen. Bewegungen im Bauch durch Blähungen, als ob etwas Lebendes darin wäre. Der Bauch ist groß und schlaff.

Rektum und Stuhl
Schwindsucht mit Durchfall. Die Stühle sind grün-schleimig und wie heißes Wasser; weiße, breiige Stühle; reichliche, übel riechende Darmgase. Diarrhö nach Obst, Eiscreme, kalten Getränken oder Ärger. Morgendlicher Durchfall bei Schwindsüchtigen. Sehr übel riechende Stühle. Verstopfung mit schwer

zu entleerenden, harten Stühlen. Bluten aus Rektum und After während des Stuhlgangs. Hervortretende Hämorrhoiden, die so schmerzhaft sind, dass der Patient wochenlang das Bett hüten muss; der Schmerz wird schlimmer im Stehen, beim Gehen oder durch Berührung und bessert sich durch Wärme. Wie auch die allgemeinen Beschwerden verschlechtert er sich durch Wetterwechsel zu kalt. Die Hämorrhoiden jucken, brennen und sondern gelben Eiter ab. Jucken am After abends. Stechender Schmerz am After, mit oder ohne Hämorrhoiden. Blasen und Abszesse um und nahe dem After, mit Absonderung von Blut und Eiter. Analfisteln bei Tuberkulosekranken. Analfissuren mit brennenden, stechenden Schmerzen.

Harnwege und Urin

Blasenschwäche und Reizblase. Blasenkatarrh. Häufiger Harndrang. Reichlicher Harnabgang. Schmerz im Blasenhals vor und nach dem Wasserlassen. Die geleerte Blase ist schmerzhaft. *Calcarea phosphorica* hat Diabetes mellitus geheilt. Heftiger Schmerz in der Nierengegend.

Männliche Geschlechtsorgane

Vermehrtes Sexualverlangen. Schmerzhafte Erektionen. *Calcarea phosphorica* hat viele Fälle von chronischer Gonorrhö mit schleimig-eitriger Absonderung und scharfen Schmerzen in der Harnröhre und Prostatadrüse geheilt. Gonorrhoischer Rheumatismus nach langem Aufenthalt in der Kälte, schlechter durch Wetterwechsel nach kalt (*Medorrhinum*).

Weibliche Geschlechtsorgane

Calcarea phosphorica ist ein hervorragendes Mittel bei Frauenleiden. Beschwerden in der Pubertät bei Mädchen, die nur langsam heranreifen, werden oft durch *Calcarea phosphorica* geheilt. Aus einer Erkältung, die während der ersten Menstruationsblutung auftritt, resultieren oftmals schmerzhafte Monatsblutungen, die sich bis in die Wechseljahre fortsetzen – bis sie durch dieses Mittel geheilt werden. Heftiges Krampfen in Gebärmutter und Leisten einigen Stunden, bevor der Monatsfluss einsetzt; besser, wenn die Blutung in vollem Gange ist. Die Patientin muss vor Schmerzen laut aufschreien. Heftige sexuelle Erregung (wie bei *Platina, Gratiola, Origanum*). Gefühl von Schwäche und Herabsinken im Becken. Gebärmutterprolaps während Stuhlgang und beim Wasserlassen. Gebärmutterpolypen. Wehenartige Schmerzen zu Beginn der Menses. Reichliche Monatsblutung mit sehr dunklen Klumpen und Schleimhautfetzen. Eiweißartige Leukorrhö, Tag und Nacht. Klopfen und Kitzeln in den äußeren Genitalien. Brennen in Scheide und Gebärmutter während der Menses. Das Kind lehnt die Muttermilch ab. *Calcarea phosphorica* könnte auch Schwangeren verabreicht werden, die ein oder zwei *Calcarea phosphorica*-Babies zur Welt gebracht hat. Das nächste Kind wird daraufhin kräftiger zur Welt kommen und eine bessere Konstitution haben.

Atemwege und Husten

Man kann bei *Calcarea phosphorica*-Patienten oft beobachten, dass sie Schleim aus dem Kehlkopf aufräuspern, bevor sie reden oder singen können. Heiserkeit;

trockener, stoßweiser Husten tagsüber und nachts. Tuberkulöse Kehlkopfentzündung. Erstickungsanfälle bei der geringsten Anstrengung oder beim Treppensteigen. *Calcarea phosphorica* ist angezeigt bei dünnen, blassen, kränklichen Personen mit trockenem, stoßweisem Husten, der sich bei kaltem, feuchtem Wetter verschlechtert. Es ist auch hilfreich bei Rheumatikern. Gelber Auswurf. Stechende Brustschmerzen. Abmagerung um die Brust. Schwierige Expektoration. *Calcarea phosphorica* ist ein sehr nützliches Mittel bei Tuberkulose mit Bluthusten. Reichlicher Schweiß an der Brust. Rasseln in der Brust mit schwieriger Expektoration, ähnlich wie bei *Causticum*. Die Brust ist berührungsempfindlich. Herzklopfen mit Zittern der Glieder.

Rücken und Extremitäten

Die Rückenschmerzen bei *Calcarea phosphorica* verschlechtern sich morgens und bei kaltem, stürmischem Wetter und gehen mit Steifigkeit einher. Der Rücken ist empfindlich gegen Zugluft. Rückenschmerzen durch Verheben oder bei Anstrengung. Wirbelsäulenverkrümmung. Reißende, schießende Schmerzen in der Wirbelsäule. Wundheitsgefühl im Ileosakralgelenk. Schmerz in der Lendengegend und im Kreuzbein während der Menses.

Rheumatische Gliederschmerzen bei kaltem Wetter, schlimmer durch Bewegung, besser in Ruhe und durch Wärme. Zittern in allen Gliedern. Steifheit nach Ruhe und morgens. Schmerzen in den Knochen, wie Wachstumsschmerzen. Gichtige Finger und Zehen, die bei kaltem Wetter schmerzen. Geschwüriger Schmerz an den Nagelwurzeln. Heftigst reißende, schießende Schmerzen in den Unterschenkeln, was wahrscheinlich daran liegt, dass die Unterschenkel bis zu den Knien immer kalt sind, und die kalten Körperteile bei *Calcarea phosphorica* immer die betroffenen Teile sind. Scharfe Schmerzen in den Sehnen der Unterschenkel. Heftige, bohrende Schmerzen in den Knien und in den langen Röhrenknochen. Schmerzen und Wundheitsgefühl im Schienbein. Ziehender Schmerz im Schienbein. Wadenkrämpfe. Unterschenkelgeschwüre; chronisch, reaktionslos, ohne Granulationsbildung. Rheuma der Sprunggelenke. Karies des Fersenbeins. Feines Stechen und schießender Schmerz in den Zehen.

Schlaf

Schläfrigkeit tagsüber und abends. Schlaflosigkeit bis nach Mitternacht oder noch länger. Sehr schläfrig morgens. Lebhafte Träume. Kinder schreien auf im Schlaf. Wegen der fürchterlichen Träume wacht der Patient erschreckt auf.

Calcium silicatum, Calcarea silicata* **Calc-sil.**

Calciumsilikat. $CaSi_2O_5$.

Allgemeines

Das Kalk-Silikat ist ein sehr tief wirkendes Mittel. Die Symptome treten zu jeder Tages- und Nachtzeit auf: *morgens,* vormittags, nachmittags, ABENDS, NACHTS oder *nach Mitternacht.* Äußerst tief greifend wirkt *Calcium silicatum* auf Haut, Schleimhäute, Knochen und Drüsen. *Dicker, grünlich-gelber Eiter* ist ein besonderes Merkmal der Abszesse, katarrhalischen Absonderungen und Geschwüre; dicker, grünlich-gelber Auswurf. Der *Calcium silicatum*-Patient hat eine ausgesprochene Abneigung gegen frische Luft, er ist überaus empfindlich gegen Zugluft. Einer der *Calcium silicatum*-Prüfer fühlte sich allerdings im Freien besser. Er reagierte sehr empfindlich auf Wein und alkoholische Stimulanzien. Deutliche Blässe bei Anämien. Schwäche und Atemlosigkeit nach dem Treppensteigen, ähnlich *Calcium carbonicum*. Abneigung gegen Baden, Baden verschlechtert, besonders kaltes Baden verschlechterte bei einem Prüfer, der immer das kalte Baden genossen hatte. Verschlimmerung nach dem Frühstück. *Calcium silicatum* hat schon Epitheliome und Lupus heilen können. Aus dem, was wir über *Calcium* und über *Silicea* wissen, folgt, dass *Calcium silicatum* ein Mittel der Wahl bei Karies-Erkrankungen ist, sofern die Symptome übereinstimmen. Wechsel von warmem zu kaltem Wetter verschlimmert alle Symptome. Viele Symptome verschlechtern sich auch nach dem Koitus. Schlechter durch Kälte allgemein, durch kalte Luft, durch sich verkühlen oder nach dem Verkühlen, bei kaltem oder feuchtem Wetter. Der Patient erkältet sich bei kaltem Wetter, es scheint fast, als würde er sich ständig erkälten. Viel innere Stauung. Gefühl der Zusammenschnürung von Körperöffnungen, Krampfneigung. Große Verbesserung des Allgemeinzustandes bei Patienten, die unter Epilepsie leiden: Die Anfälle verlaufen leichter und treten in größeren Abständen auf.

Die Venen des *Calcium silicatum*-Patienten sind stark erweitert, er empfindet ein Völlegefühl in vielen Körperteilen. Die Symptome verschlimmern sich beim und *nach dem Essen*. Ausgeprägte Abmagerung, besonders bei Kindern, die an ererbter Tuberkulose erkrankt sind. Schwäche, Nachtschweiß und Samenergüsse. Die kleinste Anstrengung steigert und zögert viele Symptome hinaus. Die Patientin fühlt sich von Ohnmachtsanfällen übermannt, die Muskeln erschlaffen. Der Patient fühlt sich mit einer leichten Diät oder wenn er fastet besser. Kaltes Essen, Kuhmilch und kalte Getränke verschlimmern viele Beschwerden. Die Schleimhäute bluten schnell. Blutungen aus dem Hals, aus der Nase, dem Kehlkopf und der Brust. Der Patient friert ständig, ausgesprochener Mangel an Lebenswärme. Einem fröstеligen Prüfer wurde nach der Mittelprüfung warm, also konnten wir eine heilende Wirkung feststellen. Sehr starke Verschlimmerung durch Überhitzung. Der Körper fühlt sich schwer an, die Organe drängen herab. Innere und äußerliche Entzündungen, in *Knochen* und in *Drüsen*. Äußerste Empfindlichkeit gegen Erschütterungen im Körperinnern. Mattigkeit am Tag und nachts, schlimmer am Abend und nachts; Patient muss ständig liegen.

Die Muskeln, Sehnen und Gelenke des *Calcium silicatum*-Patienten sind schwach und sehr schnell überanstrengt. Diese Schwäche ähnelt der von *Arsenicum* und *China*, es ist, als läge ein Flüssigkeitsverlust vor. Dem Patienten geht es im Bett auf dem Rücken liegend am besten. Liegen bessert die meisten Symptome, nachdem der Patient eine Weile gelegen hat, scheint es ihm tatsächlich wieder sehr gut zu gehen. Sobald er aber aufsteht und geht, kehrt die Mattigkeit wieder, und er muss sich erneut hinlegen. Viele Symptome treten mit der Menstruation auf, vor, während und nach der Menstruation. Sämtliche Symptome verschlimmern sich durch Bewegung. Vermehrte, grünlich-gelbe Schleimabsonderungen. Taubheit einzelner Körperteile, Taubheit der Körperteile, auf denen der Patient

gelegen hat oder derjenigen, die schmerzen. Die Schwäche deutet darauf hin, dass das Mittel bei Beschwerden hilft, die nach Onanie auftreten. Das Blut scheint vom Körper in den Kopf zu schießen, begleitet von Hitzewallungen. Bohrende, SCHNEIDENDE, zuckende, drückende, gequetschte, *stechende* oder *reißende* Schmerzen. Brennen im Körperinnern. Sämtliche Funktionen der Organe und Drüsen sind weitreichend beeinträchtigt und verlangsamt. Verlangsamte Verdauung, die Därme und die Leber arbeiten verlangsamt. Ausgeprägte Periodizität bei vielen Symptomen. Schwitzt der Patient, so unterdrükken Zugluft oder kalte Luft die Schweißabsonderung, der Patient wird schwach und sämtliche Symptome verschlimmern sich. Pulsieren im gesamten Körper - innerlich sowie äußerlich.
Der *Calcium silicatum*-Patient ist überall äußerst empfindlich, empfindlich gegen Schmerzen, innere Empfindlichkeit. Die Knochen fühlen sich bei Berührung wund an. Die Symptome gleichen den Symptomen nach sexuellen Ausschweifungen. Die Schwäche und viele andere Symptome verschlimmern sich beim Stehen. Steifheit im Körper, im Rücken und in den Gliedern bei Kälte, nach körperlicher Anstrengung oder nach dem Schwitzen. Schwellungen durch Wassersucht und Entzündungen. Die betroffenen Körperteile schwellen an, die *Drüsen* schwellen an und verhärten sich. Berührung verschlimmert die Beschwerden in vielen Körperteilen, der Patient fürchtet sich davor, angefasst zu werden. Ein starkes Zittern überall und in den Gliedern, häufiges Muskelzucken. *Calcium silicatum* ist sehr hilfreich dabei, bösartige Geschwüre in den Brüstdrüsen einzugrenzen. Verschlimmerung durch Abdecken, durch schnelles Gehen und Gehen in der kalten Luft. Große Schwäche, besonders am Morgen beim Erwachen, nach der kleinsten körperlichen Anstrengung, durch geistige Anstrengung und Gehen im Freien. Große nervöse Schwäche. *Der Patient ist immer erschöpft.* Feuchtes Wetter löst sämtliche Beschwerden aus. Es scheint, als käme der Patient kaum durch den Winter, so sehr verstärken sich seine Symptome. Im gleichen Maße bessern sich alle Symptome im Sommer.

Geist und Gemüt

Kommen wir zu den zahlreichen und von Heftigkeit geprägten Gemütssymptomen von *Calcium silicatum*. Der Patient ist geistesabwesend und reizbar, schnell verärgert, und die Symptome verschlimmern sich nach Ärger und beim Alleinsein. Ängstlichkeit im Bezug auf die Gesundheit abends im Bett und in der Nacht. Verschlimmerung während der Menses und beim Erwachen am Morgen. Verlangt viele Dinge, ist sie aber schnell wieder leid; sie verlangt das Unerreichbare, nichts passt ihr und sie ist äußerst kritisch. Unfähigkeit, den Geist auf das Gelesene oder Gehörte zu konzentrieren. Die Patientin hat ihr gesamtes Selbstvertrauen verloren. *Geistige Verwirrung* am Morgen beim Erwachen und am Abend, nach dem Essen, nach *geistiger Anstrengung* und beim Sitzen. Trost irritiert sie, sie ist eigensinnig und ängstlich, ja sogar feige. Die Patientin sitzt lange an einem Ort und starrt in die Luft, sie antwortet nicht, wenn sie angesprochen wird. Passives Delirium, die Patientin spricht und handelt, als sei sie geistesgestört. Sie spricht zu Menschen, die schon längst verstorben sind. Sie spricht unsinnig und töricht. Redet zusammenhängend,

aber über unmögliche Dinge. Sie beantwortet Fragen korrekt, aber fängt kurz darauf an, vor sich hin zu murmeln. Möchte aus dem Fenster steigen, Glaubt, ihr lange verstorbener Ehemann sei im Nebenzimmer und ist äußerst traurig, wenn man sie nicht zu ihm lässt. Ihren lebenden Sohn spricht sie mit dem Namen eines längst Verstorbenen an. Sie murmelt törichte Dinge und sieht tote Menschen. Die ganze Nacht wandert sie schlaflos in ihrem Zimmer hin und her. Es scheint, als sähe und spreche sie mit toten Freunden, ihrem toten Sohn und ihrem toten Ehemann. Sie möchte ihrem toten Mann Abendessen bereiten. Sie glaubt, ihr Ehemann würde verhungern, wenn sie ihn nicht findet. Zahlreiche Wahnvorstellungen von toten Menschen, sie sieht tote Menschen und tote Körper, sie sieht Hunde und Gestalten in der Nacht. Schreckliche Visionen, sieht ihr unsympathische Menschen, wenn sie halb erwacht ist. Sie phantasiert, hört Stimmen toter Menschen und antwortet auf das, was die Toten sagen. Unzufrieden, *Verzweiflung,* mutlos wegen ihrer Krankheit, glaubt, sie sei unheilbar. Abgestumpfter Geist. Eingebildete Ängste und Ärger nach geistiger Anstrengung. Emotional, lacht und weint leicht, erhöhte Einbildungskraft. Geistige Anstrengung verschlimmert alle geistigen und auch einige physische Symptome. Große Furcht in der Nacht, Furcht vor einer Gehirnverletzung, mit starken Kopfschmerzen am Morgen, Furcht wegen familiärer oder finanzieller Angelegenheiten, Angst oder Furcht vor Arbeit oder jeglicher Anstrengung. Beschwerden durch Furcht. Der *Calcium silicatum*-Patient ist so vergesslich, dass er sich nicht einmal an den eben gesprochenen Satz erinnern kann. *Schnell verängstigt,* ständig in großer Eile. Viele hysterische Beschwerden, nachts hat er reichlich Einfälle, tagsüber zu wenig. Viele der Gemütssymptome und die Erscheinung des Patienten lassen auf eine drohende Geistesschwäche schließen. Der Patient ist sehr ungeduldig mit allem und jedem. „Vollkommen ambitionslos", keinerlei Verlangen nach körperlicher oder geistiger Arbeit und eine starke Abneigung gegen körperliche Anstrengung. Er ist äußerst unentschlossen. Ausgeprägte Gereiztheit am Morgen, am Abend, nach dem Koitus, durch Trost, bei Kopfschmerzen und durch Kleinigkeiten. Klagen und Jammern. Lüsternheit. Abscheu gegenüber dem Leben. Sehr schwaches Gedächtnis. Beim Sprechen macht er Fehler, setzt Wörter an die falschen Stellen. Launisch, mürrisch, Besserung durch Beschaftigung; während der Mittelprüfung sanft und nachgiebig. Extreme geistige Erschöpfung, der Patient ist nachts ängstlich und ruhelos; Traurigkeit am Morgen und während des Tages sowie bei Hitze. Grundlose *Depression.* Abgestumpfte Sinne; empfindlich gegen Geräusche und leichten Tadel eines Freundes. Die Gemütssymptome verschlimmern sich durch sexuelle Ausschweifungen. Schreien im Schlaf. Leichtes Erschrecken; Aufschrecken im Schlaf. Benommenheit und Selbstmordneigung. Der Patient ist nicht gewillt zu sprechen oder angesprochen zu werden, möchte nur ruhig dasitzen.
Ängstlichkeit, Schüchternheit. Die *Calcium silicatum*-Patientin reagiert eher unbewusst und verhält sich rein automatisch, Lebensmüdigkeit. Weinen nachts im Schlaf; sie kann es kaum vermeiden, vor lauter eingebildeten Ängsten und Sorgen zu schluchzen; sitzt einfach da und kann stundenlang weinen. Ihr eigener Wille ist fast vollkommen verschwunden, große Abscheu vor geistiger Arbeit.

Kopf und Schwindel

Man kann auch einige Schwindelsymptome bei *Calcium silicatum* beobachten. Schwindel am Morgen beim Aufstehen, nach dem Aufstehen, abends, mit der Neigung, bei Kopfschmerzen nach hinten zu fallen. *Schwindel* beim Nach-Oben-Sehen, im Liegen und durch geistige Anstrengung, begleitet von Übelkeit. Schwindel beim Aufstehen aus einer gebückten Haltung, beim Sitzen, beim Bücken und beim Gehen an der frischen Luft.

Kälte des Kopfes, vor allem des Hinterkopf und im Scheitel. Blutandrang im Kopf nachts und beim Husten. Zusammenschnürungsgefühl in der Stirn, Hautausschläge auf der Kopfhaut, Krusten, Ekzeme, Pusteln; der Kopf neigt dazu, nach vorne zu fallen; deutliches Völlegefühl im Kopf. Das Haar ist borstig und fällt aus. Hitze im gesamten Kopf, schlimmer in der Stirn und am Abend. Schweregefühl im Kopf am Morgen, Schweregefühl in der Stirn. *Wasserkopf.* Jucken der Kopfhaut und Juckreiz am Hinterkopf. Gefühl, das Gehirn bewege sich.

Die Kopfschmerzen sind überall im Kopf äußerst heftig. *Schlimmer* am Morgen, aber der Patient fühlt sie auch nachmittags und abends, sie halten die ganze Nacht lang an. Verschlimmerung der Kopfschmerzen durch *kalte Luft* und ZUGLUFT, beim Treppensteigen und bei Frauen, wenn sie sich die Haare aufbinden. Nach dem Koitus, beim Kaltwerden, durch Erkälten, durch kaltes und feuchtes Wetter, mit Schnupfen einhergehend, nach dem Essen und auch wenn der Patient sich überhitzt. Bei Hitze sind die Kopfschmerzen hämmernd. Verschlimmerung durch *Erschütterung* und durch *Lichteinwirkung.* Der Patient muss sich hinlegen. Verschlimmerung vor und nach der Menses, durch *geistige Anstrengung,* durch das Bewegen im Raum, durch Bewegen des Kopfes und *durch Geräusche.* Die Schmerzen sind anfallsartig. *Calcium silicatum* hat periodische Kopfschmerzen geheilt, die sich jeden Tag oder einmal in der Woche eingestellt haben; pulsierende Kopfschmerzen.

Die Schmerzen sind schlimmer *nach dem Schlafen,* durch Stimulanzien, durch Bücken und starkes Auftreten sowie durch Erkälten. Kopfschmerzen können auch durch *Überanstrengung der Augen,* durch Berührung, durch Gehen, durch Wein und Schreiben ausgelöst werden. Die Schmerzen erstrecken sich in den Hinterkopf und den Nacken. Dumpfe Schmerzen tief im Gehirn, Pulsieren bei Bewegung. Starke Schmerzen in der Stirn am Morgen, gleich bleibende dumpfe, starke Schmerzen, besser nach dem Essen und bei Beschäftigung, aber schlimmer durch geistige Anstrengung und *Bewegung* sowie beim Erwachen und Schreiben. Besserung durch absolute Ruhe. Kopfschmerzen morgens beim Erwachen, die sich beim Liegen oder Aufstehen verschlimmern, durch Beschäftigung, Stehen oder Gehen bessern. Heftige pulsierende Kopfschmerzen in der Stirn und über den Augen, schlimmer durch Gehen oder Bewegung, besser durch Liegen, Hitze oder Druck. Starke Schmerzen im Hinterkopf und an den Seiten des Kopfes, schlimmer rechts. Heftige Schmerzen in den Schläfen und im Scheitel, brennende Kopfschmerzen, berstende Kopfschmerzen, hauptsächlich im Scheitel, schneidende Schmerzen und Ziehen in Stirn und Hinterkopf, dumpfe Schmerzen im ganzen Kopf am Morgen. Mit den Schmerzen geht ein Zucken einher, wie zuckender Schmerz. Drückende Schmerzen in der Stirn, im *Hinterkopf,* in den Hinterkopfseiten, in den *Schläfen* und im *Scheitel.* Nach außen drückende Schmerzen in der Stirn und schießende Schmerzen im ganzen Kopf oder im Hinterkopf. Die Kopfhaut ist sehr berührungsempfindlich, das Gehirn ist äußerst empfindlich gegenüber Bewegungen, vor allem bei ruckartigen Bewegungen, fast als sei es geprellt. Stechende Schmerzen in der Stirn, im Hinterkopf, in den Kopfseiten und Schläfen. Die Schmerzen sind so heftig, dass der Patient sich wie *betäubt fühlt*. Reißen in der Stirn und im Stirnhökker, im Hinterkopf und in den Schläfen. Schweißbildung auf der gesamten Kopfhaut, Schweißbildung auf der *Stirn*. Pulsieren in der Stirn und im ganzen Kopf. Gefühl von Schütteln oder wellenartiger Bewegung im Gehirn. Zucken der Kopfmuskeln.

Augen

Die Augenlider sind mit Eiter verklebt. Das Mittel hat *Katarakte* geheilt. Die Augen sondern dicken, grünlich-gelben Schleim und Eiter ab. Die Augenlider sind schwer. Bindehautentzündungen und Entzündungen der Lider mit dicken Absonderungen. Injizierte dunkle Venen, Jucken der Augen. Tränenfluss im Freien, Tränenfluss des rechten Auges, begleitet von Schnupfen. *Calcium silicatum* hat Hornhautopazitäten und Hornhautgeschwüre geheilt. Starke Schmerzen in den Augen, schlimmer durch Licht sowie vor und während eines Sturmes, die Augen sind gerötet. Die Schmerzen sind brennend, schneidend, drückend, als sei Sand in den Augen, wund, wie geprellt, stechend und *reißend. Lähmung* des Sehnervs. *Photophobie*. Pulsieren in den Augen, die Pupillen sind zusammengezogen. Ausgeprägte Rötung der Augen, besonders der inneren Augenwinkel, der Lider und Augenvenen. Punkte auf der Cornea, die Lider sind geschwollen und zucken. Das Mittel hat Geschwüre der Cornea geheilt. Die Augen sehen müde aus. Der Patient sieht Farben vor den Augen, Punkte, schwebende Punkte oder dunkle Farben. Er ist geblendet und kann mit seiner normalen Brille nicht lesen; er fürchtet, blind zu werden. Hypermetropie. Angestrengtes Sehen verursacht Kopfschmerzen und viele nervöse Symptome, Flackern vor den Augen, Nebelschleier vor den Augen; trübe Sicht; Funken vor den Augen.

Ohren

Zum Symptomenbild von *Calcium silicatum* gehören vielfältige Absonderungen. Die Ohren sondern eine übel riechende, *eitrige, dicke*, gelbe und grünlich-gelbe, blutige oder wässrige Substanz ab. Flattern in den Ohren, die Ohren sind heiß. Jucken tief in den Ohren. Ohrgeräusche, Knacken in den Ohren beim Kauen. Flattern in den Ohren, Hämmern, Klingeln, Tosen und Pfeifen; heftiger ziehender, ruckender, stechender und reißender Ohrenschmerz. Pulsieren mit und ohne Schmerzen; die Ohren sind innen geschwollen, verstopftes Gefühl. Vermehrte Ohrenschmalzbildung, Zucken der Ohren. Zunächst überempfindliches, später *vermindert*.

Nase

Wie bei den Ohren können wir ähnliche Absonderungen auch bei den Nasensymptomen finden. Hier kann *Calcium silicatum* heimtückische katarrhalische Erkrankungen der Nase und der *Choanen* verursachen. Bei tuberkulösen Zuständen kann sich der Katarrh bis zu den Nasennebenhöhlen ausweiten. Chronischer Schnupfen mit Husten, *Schnupfen* mit ständigen Absonderungen im Freien, wobei sich der Patient besser fühlt. *Calcium silicatum* hat viele Fälle von Heuschnupfen geheilt. Reichliche Absonderungen am Morgen beim Erwachen, die am Tag weiß und glänzend sind. Krusten werden aus der Nase abgesondert. Harte Krusten, wundfressend, grünlich, *übel riechend, eitrig, dick* und *gelb* oder *gelblich-grün;* reichliche, blutige, dünne oder wässrige Absonderungen. Extrem trockene Nase. Nasenbluten mit hellrotem Blut beim Putzen der Nase. Jucken in der Nase; verstopfte Nase nachts und morgens beim Aufstehen. *Calcium silicatum* ist ein äußerst hilfreiches Mittel bei *Ozäna*. Starker Schmerz hoch oben in der Nase, in der Nasenwurzel; wundes Gefühl im NasenInneren. Stechende Schmerzen in der Nase. Das Mittel hat Polypen geheilt. Der Patient hat zunächst einen überempfindlichen Geruchssinn, der später vermindert ist und schließlich vollkommen verloren geht. Niesen, Geschwüre in der Nase, die Nase schwillt an.

Gesicht

Lassen Sie uns nun das Gesicht des *Calcium silicatum*-Patienten betrachten. Es erscheint sehr blass, von erdiger Farbe. Die Lippen sind bläulich und rissig. Rotes Gesicht während Kopfschmerzen; umschriebene Rötung der Wangen; trockenen Lippen. Hautausschläge im Gesicht, auf den Wangen, am Kinn, auf der Stirn, auf den Lippen und auf der Nase sowie um den Mund. *Akne,* Furunkel, Mitesser, *Ekzeme,* Herpes und Pickel; schorfige Ausschläge im Gesicht. Das Gesicht ist heiß und rot. Die Ohrspeicheldrüse entzündet sich und eitert. Schmerzen im Gesicht durch Kälte, Besserung durch *Wärme*. Die Schmerzen im Gesicht sind bohrend, ziehend, stechend und reißend. Schweißbildung im Gesicht und auf der Kopfhaut. Drüsenschwellungen, Schwellungen der Ohrspeicheldrüsen und der *Unterkieferdrüsen*.

Mund und Zähne

Die Schleimhäute und der Mund sind mit Aphthen übersät, das Zahnfleisch blutet. Die Zunge ist weiß belegt, der Mund ist sehr trocken, manchmal starke Schleimbildung. Übel riechender, eitriger Mundgeruch. Die Zunge ist sehr wund, es bildet sich reichlich Speichel und es fällt dem Patienten schwer zu sprechen. Schwellung des Zahnfleischs und der Zunge; schlechter, alkalischer, bitterer Geschmack im Mund morgens, metallisch, eitrig und sauer. Oftmals hat der Patient keinen Geschmack. Geschwürbildungen auf den Schleimhäuten, links auf der Unterlippe; stechende, brennende, splitterartige Schmerzen, die sich ausbreiten und sehr druckempfindlich sind. Schmalzartige, entzündete Mundränder; kleine Geschwüre rechts. Die Zähne lockern sich und fühlen sich an, als seien sie zu lang. Karies der Zähne; Zahnschmerzen in der Nacht. Die Zähne sind sehr wund, wenn der Patient kaut. Die Schmerzen verschlimmern sich bei kalter Luft und durch jede Art von Kälte im Mund, beim Essen, nach dem Schlafen. Besser durch äußerliche Wärme und Wärme im Mund. Die Schmerzen sind bohrend, grabend, ziehend, *ruckend*, durchdringend, drückend, *stechend* und reißend.

Hals

Entzündung des Halses, des Rachens und der Tonsillen, begleitet von Trockenheit und Rötung. Ständiger Drang, sich zu räuspern, schlimmer am Morgen. Zäher Schleim im Hals; Kloßgefühl im Hals. Verkühlt sich der Patient, so hat er starke Halsschmerzen, ebenso beim Husten und Schlucken. Schmerzen und Brennen; splitterartige Schmerzen beim Schlucken. Stechende Schmerzen beim Schlucken, das Schlucken fällt schwer. Die Tonsillen und das Zäpfchen sind geschwollen, Geschwüre bilden sich im Hals. Die Halsdrüsen sind geschwollen und schmerzen. Die Drüsen im Nacken verhärten sich. *Calcium silicatum* hat Fälle von Kropf geheilt.

Magen

Ängstliches Gefühl im Magen. Der Appetit ist zuerst gesteigert, dann entsteht Heißhunger, schließlich mangelt es an Appetit und es besteht eine Abneigung gegen Speisen, vor allem gegen Milch und Fleisch. Einige *Calcium silicatum*-Prüfer haben ein starkes Verlangen nach sauren Speisen und Milch. Kälte- und Leeregefühl im Magen, nicht durch Essen gebessert. Flaues Gefühl in der Magengrube. Aufstoßen morgens nach dem Essen; bitteres, leeres, saures oder nach gegessenen Speisen schmeckendes Aufstoßen. *Saures Aufschwulken, Sodbrennen.* Schluckauf. Völlegefühl im Magen nach dem Essen, Abneigung gegen Speisen. Übelkeit *morgens,* nachmittags, abends, nachts, beim Essen und nach dem Essen, besser nach leerem Aufstoßen, bei Kopfschmerzen und beim Gehen. Magenschmerzen abends und nachts; nach kalten Getränken, beim Husten, nach dem Essen und beim Gehen im Freien. Die Schmerzen sind brennend, krampfartig, *schneidend, drückend, wie geprellt* und stechend. Drückende Schmerzen am Abend nach dem Essen, als ob sich ein Gewicht im Magen befinden würde. Im Magen pulsiert es, Gefühl eines Steins im Magen; deutliches Spannungsgefühl. Durst nachmittags und *nachts. Brennender, extremer Durst.* Erbrechen morgens und abends, beim Husten nachdem etwas getrunken wurde, nach dem Essen, während Kopfschmerzen, nach dem Trinken von Milch. Erbrechen von Galle, bitteren Substanzen, schwarzem *Blut, Speisen,* Schleim oder wässrigen Substanzen.

Abdomen

Das Abdomen ist nach dem Essen gebläht, es bilden sich Wassereinlagerungen im Abdomen, die Leber ist vergrößert. Blähungen, begleitet von Grummeln und Völlegefühl. Das Abdomen und die Leber sind stark verhärtet, das Bauchfell entzündet. Durch die Blähungen entsteht ein Gefühl von Bewegung im Abdomen. Schmerzen morgens und *nachts,* Schmerzen vor der Menses; Schmerzen im rechten Hypochondrium, in der Leber und in der Lendengegend. Die Schmerzen sind brennend, *krampfartig,* schneidend, *drückend,* stechend, reißend, stechend, als würde etwas im Inneren herumgedreht; stechende Schmerzen in den Seiten und in der Leber. Deutliche Spannung im Abdomen, tympanitischer Klopfschall im Abdomen.

Rektum und Stuhl

Sehr starke Obstipation, inaktives Rektum. *Schwer abzusetzender* Stuhl, Lähmungsgefühl im Rektum. Zusammenschnürung des Anus; Obstipation, einhergehend mit trockenem Stuhl, *hart*, knotig, *voluminös, weich und hell*, große Anstrengung beim Austreiben. Schmerzlose Diarrhö mit reichlichem Stuhl, ruhrartig, *übel riechend*, sogar faulig, sauer, käsig, dünn und wässrig. Ruhr mit blutigem, spärlichem Stuhl. Reichlicher, übel riechender Blähungsabgang. *Calcium silicatum* hat Analfisteln geheilt. Jucken und Krabbeln am Anus. Beim Stuhlgang treten Hämorrhoiden hervor, die bei Berührung wund schmerzen, schlimmer durch Laufen. Der Stuhlgang ist begleitet von Blutungen aus dem Anus und dem Rektum, Juckreiz nach dem Stuhlgang. Feuchtigkeit am Anus, Brennen beim und nach dem Stuhlgang. Die Schmerzen sind drückend, stechend und *reißend*, ausgeprägte Wundheit des Anus. Lähmungsgefühl im Rektum. Zusammenschnürung des Rektums, so dass nur bleistiftdicke Stühle passieren können. Dieser Zustand wurde durch *Calcium silicatum* geheilt. Tenesmus. Der Patient hat starken Stuhldrang, auch während des Stuhlgangs; vergeblicher Stuhldrang.

Harnwege und Urin

Blasentenesmus und Harnverhaltung, drückende Schmerzen in der Blase und Blasenkatarrh mit viel Schleim im Urin. Harndrang in der Nacht, der sich bei Bewegung verschlimmert und beim Liegen bessert. Plötzlicher Harndrang, vergeblicher Harndrang. Häufiges Harnlassen nachts; unwillkürlicher Urinabgang nachts im Schlaf, unbefriedigendes Harnlassen. Spärlicher Urin.

Männliche Geschlechtsorgane

Die Prostatadrüse ist vergrößert und gespannt. Abgang von Prostataflüssigkeit, wenn sich der Patient beim Stuhlgang anstrengt.
Eitrige, grünliche oder gelbe Absonderungen aus der Harnröhre, Schneiden und Brennen während des Harnabgangs. *Calcium silicatum* hat Harnröhrenstrikturen sowie Diabetes Mellitus geheilt. Zunächst reichlicher, später spärlicher Urin; er ist rot verfärbt, wolkig, brennend, enthält Schleim und eitriges oder sandiges Sediment.
Nächtliche Erektionen, ohne dass der Patient daran denkt oder träumt. Hautausschläge auf der Vorhaut des männlichen Genitals. *Calcium silicatum* hat Wasserbruch und Hodenverhärtung geheilt. Deutliche Rötung der Glans penis, Juckreiz der Glans penis und des Skrotums; stechende Schmerzen im Penis. Fauliger Schweiß auf den männlichen Genitalien. Schweiß auf dem Skrotum. *Samenergüsse.* Die sexuelle Leidenschaft ist erhöht, starkes sexuelles Verlangen ohne Erektionen. Die Hoden sind geschwollen.

Weibliche Geschlechtsorgane

Weibliche Patientinnen haben ebenfalls ein gesteigertes sexuelles Verlangen; Hautausschläge auf der Vulva, begleitet von starkem Juckreiz. Schwere des Uterus, und Uterusprolaps. Wundfressende, blutige, *reichliche* Leukorrhö, vor und nach der Menses, milchig, weiß oder eitrig, gelb oder gelblich-grün. Der Menstruationsfluss ist beißend, hellrot, reichlich, zu früh, langwierig oder spärlich. Er kann ganz ausbleiben oder unterdrückt sein, schmerzhaft und unregelmäßig. Zwischenblutungen; Schmerzen im Uterus, dumpf, brennend, wehenartig und reißend. Wundheit der Genitalien, Geschwüre der Labien, der Vagina und des äußeren Muttermundes.

Atemwege und Husten

Chronische Reizung der Luftwege, der Luftröhre und des Kehlkopfes. Katarrhalische Erkrankungen der Luftröhre und des Kehlkopfes mit reichlichem gelblich-grünem Schleim, rohem, wie wundem Gefühl im Kehlkopf und in der Luftröhre, Tuberkulose des Kehlkopfes. Der Patient kratzt sich ständig am Kehlkopf und spürt ein Kitzeln in der Luftröhre und im Kehlkopf. Schnelle, *asthmatische*, tiefe Atmung; erschwert während des Hustens und im Liegen. Rasselnde, kurze, seufzende und erstickte Atmung.

Calcium silicatum ist eines unserer besten Hustenmittel bei Schwindsüchtigen. Der Husten fängt in der Nacht an, aber auch morgens nach dem Aufstehen und am Abend im Bett. Husten in kalter Luft, bei kaltem, feuchtem Wetter, bei Asthma oder durch kalte Getränke. *Calcium silicatum* hat einen trockenen Nachthusten mit viel Auswurf am Morgen; Husten bei Fieber; hüstelnder, heiserer Husten; Husten, der durch Kehlkopf- und Luftröhrenreizungen ausgelöst wird. Heiserer Husten, besonders morgens. Anfallsartiger, krampfartiger Husten am Abend, der den ganzen Körper quält. Schlimmer durch Liegen und Sprechen; am Morgen nach dem Aufwachen setzt äußerst heftiger Husten ein. Der Auswurf am *Morgen* ist *blutig, grünlich-gelb, reichlich*, übel riechend, *eitrig*, dick, zäh, manchmal weiß. *Calcium silicatum* hat Lungen- und Achselhöhlenabszesse geheilt und hat selbst krebsartige Geschwüre der Mammae eingegrenzt. Ebenso hat es aussichtslose Fälle von katarrhalischen Bronchienerkrankungen, Zusammenschnürungen der Brust, Hautausschläge auf der Brust und Abschürfungen der Brustwarzen geheilt.

Lungenblutungen sowie chronische Entzündungen der Bronchien und der Lungen. Brustbeklemmungen. Der Milchfluss ist unterdrückt oder bleibt ganz aus. Schmerzen in beiden Lungenflügeln und Schmerzen in der Brust beim Husten, beim Einatmen oder bei tiefem Atmen. Schmerzen in den Seiten der Brust. Die Brustschmerzen sind brennend, *drückend;* Wundheit, Stechen und ein rohes, wundes Gefühl in der Brust. Stechende Schmerzen beim Einatmen in beiden Brustseiten und in den Brustdrüsen. Herzklopfen in der Nacht, nach dem Essen, durch Anstrengung und sogar bei der kleinsten Bewegung. Auf der ganzen Brust bildet sich Schweiß. *Schwindsüchtige Zustände* und extreme Brustschwäche.

Rücken und Extremitäten

Der Rücken des *Calcium silicatum*-Patienten fühlt sich kalt an, er hat ein Kältegefühl im hinteren Nackenbereich und im Kreuzbein. Hautausschläge in der Halsgegend mit Pickeln und Pusteln. Starker Juckreiz auf dem Rücken, *starke Rückenschmerzen,* vor allem *in der Nacht.* Rückenschmerzen *während der Menses*, bei Bewegung und beim Aufstehen aus dem Sitzen sowie während die Patientin sitzt. Schmerzen in der Halswirbelgegend, im Schulterblatt und in der Wirbelsäule zwischen den Schulterblättern sowie Schmerzen in der Lendengegend *beim Aufstehen aus einer sitzenden Position*, Schmerzen im

Steißbein. Starke Schmerzen im Rücken, im Kreuzbein und in der Lendengegend, wenn die Patientin aus einer sitzenden Position aufsteht. Ziehende und drückende Schmerzen in der Lendengegend. Die Wirbelsäule ist an vielen Stellen äußerst berührungsempfindlich. Stechende Schmerzen in der Halsgegend, in den Schulterblättern, in der Lendengegend und im Kreuzbein. Reißende Schmerzen in der Zervikalregion. Schweiß bildet sich auf dem Rücken, schlimmer im Nacken. *Steifheit des ganzen Rückens, besonders der Zervikalregion, steifer Nacken.* Spannung im Zervikalbereich. *Rückenschwäche* und Schwäche der Lumbalregion.

Calcium silicatum ist ein Mittel für gichtige Gelenkkapselknötchen in den Fingern, Schwerfälligkeit in den Gliedern, Knochenkaries, aufgesprungene Hände und chronisches Muskelzucken. Kälte aller Gliedmaßen, der Hände, der Handflächen, der unteren Gliedmaßen, BEINE und FÜSSE, abends und nachts. Kontraktionen der Sehnen der Hände und Finger. Viele Hühneraugen, schmerzhaft, wund und stechend. Rissige Hände und Finger, Krämpfe in den Händen und unteren Gliedmaßen, in den *Waden*, den *Füßen*, den *Fußsohlen* und *Zehen.* Hautausschläge, Blasen und Furunkel an den oberen Gliedmaßen, Blasenbildung an den oberen Gliedmaßen und an den Fingern. Juckende Hautausschläge mit Pickeln an den unteren Gliedmaßen. Furunkel an den Oberschenkeln, Nagelbettentzündung an den Fingern. Hitze der Hände, Handflächen und Füße. Schwergefühl in allen Gliedern, besonders in den *Beinen* und *Füßen. Calcium silicatum* ist sehr hilfreich bei Hüftgelenkserkrankungen mit Entzündungen der Gelenke. Starkes Jucken aller Glieder, der Oberschenkel und Beine. Die Nägel wachsen seit zwei Jahren nicht mehr, sind hart und spröde. Ausgeprägte Taubheit in allen Gliedern, die oberen Gliedmaßen sind taub beim Darauf-Liegen. Taubheit der *Hände* und *Finger*, der unteren Gliedmaßen, in den Beinen und Füßen, beim Sitzen. Rheumatische und gichtige Schmerzen in den Gliedern, *Gelenken* und *Knochen*, abends und nachts. Schmerz in den oberen Extremitäten nachts, schlimmer durch Kälte, durch Bewegung oder wenn nach etwas gegriffen wird. Schmerzen in den Schultern, den Oberarmen, Ellbogen, Unterarmen, Fingern und Fingergelenken. Schmerzen in den unteren Gliedmaßen und im Ischiasnerv. Heftige Schmerzen in den Hüftgelenken, als würden sich Abszesse bilden; Schmerz in den Oberschenkeln, Knien, Waden, Füßen und Zehen. Dumpfer Schmerz in allen Gliedern, Steifheit vor allem bei kaltem, feuchtem Wetter. Dumpfe Schmerzen in den Schultern, schlimmer durch Bewegung. Brennende Füße und Fußsohlen. Ziehende Schmerzen in den Ober- und Unterarmen, in den Handgelenken und in den Händen, den Knien und Beinen. Wunde, zerschlagene Schmerzen in den oberen Gliedmaßen und Oberschenkeln. Gefühl, als seien Hand- und Fußgelenk verstaucht. Stechende Schmerzen in den *Gelenken,* in den Schultern, Oberarmen, Ellbogen, Handgelenken und Fingern sowie in der Hüfte, in den Knien, Waden, Fußgelenken, in den Füßen und in den Fußsohlen, in der Ferse und in den Zehen, ganz besonders in den *großen Zehen.* Reißende Schmerzen in der Schulter, im Oberarm, im Ellbogen, im Unterarm, im Handgelenk, in der Hand und den Fingern sowie in den Fingergelenken. Reißende Schmerzen ziehen durch die Oberschenkel

und Knie, durch *Beine,* Waden und *Füße*, durch die Fußsohlen und Zehen und auch hier ganz besonders durch die großen Zehen.
Lähmungsgefühl in den oberen Gliedmaßen und in den Händen sowie in den unteren Gliedmaßen. Kalter Schweiß bildet sich auf allen Gliedern, kalter Schweiß an den Händen und *Handinnenflächen* sowie kalter Schweiß an den Füßen. *Übel riechender, kalter* Fußschweiß. Steifheit aller Glieder, *Gelenke, Hände* und *Finger* sowie der unteren Gliedmaßen und der Knie. Die Hände, *Knie*, Beine, *Knöchel* und Füße schwellen an. Kribbeln der Finger und Zittern der Oberarme, der Hände und der unteren Gliedmaßen. Zucken der oberen Gliedmaßen, der Oberschenkel und der Beine. Geschwüre der *unteren Gliedmaßen* und der *Beine.* Krampfadern. Warzen auf den Händen, vor allem auf der Daumenrückseite und dem Daumenballen, große, harte Warzen. Schwäche in allen Gliedern, vor allem in den *Gelenken.* Schwäche der Oberschenkel, *Knie, Beine,* Waden und Füße.

Schlaf

Träume von Zorn, *Furcht,* vom Geschäft, verwirrte oder amouröse Träume, Träume von den Toten und vom Tod oder Sterben, von Krankheiten, fantastische Träume, Träume von Feuer, *entsetzliche* und *schreckliche* Träume von Mord, sehr lebendige Alpträume, ärgerliche Träume, Träume von kranken Menschen oder von der Fürsorge für kranke Menschen; das scheußliche Gesicht einer alten Frau erschien einer Patientin im Traum. Der Schlaf ist ruhelos, Schläfrigkeit morgens, am Vormittag und am *Abend,* nach dem Abendessen, *nach dem Essen;* Schlaflosigkeit *vor Mitternacht;* Schlaflosigkeit mit Schläfrigkeit, Schlaflosigkeit durch Gedankenandrang; Patient kann nach dem Erwachen nicht wieder einschlafen, unerquicklicher Schlaf; frühes und häufiges Erwachen. Gähnen.

Frost und Fieber

Frost am Morgen, am Vormittag und am Abend, im Freien, bei kalter Luft, sogar im Bett und nach dem Essen. Innerlicher und äußerlicher Frost, Schüttelfrost oder Frost begleitet von Zittern, wenn der Patient nicht zugedeckt ist. Ein warmer Raum bringt keine Linderung; Verlangen nach Wärme, diese bessert aber nicht. Frost beim Stuhlgang.
Fieber am Vormittag und Nachmittag, besonders am *Abend* und in der *Nacht.* Fieber abwechselnd mit Frost; trockene Hitze nachts im Bett. Äußerliche Hitze begleitet von Fösteligkeit; Hitzewallungen. *Calcium silicatum* ist hilfreich bei Fieber mit sehr großen Schwankungen, dem Febris hectica. Leichtes Fieber abends und nachts. Hitze mit feuchter Haut. Schweißbildung am Morgen und in der zweiten Nachthälfte. Schweiß mit großer Angst. Kalter Schweiß hauptsächlich an den Extremitäten, Schweiß durch Husten, während und nach dem Essen, durch geistige und auch körperliche Anstrengung, durch Bewegung und vom Gehen. *Übermäßiger* heißer Schweiß. Schweiß auf einzelnen Körperteilen und vor und nach dem Schlaf. Übel riechender, saurer Schweiß. Deckt sich der Patient während des Schwitzens ab, so kann dies viele Symptome hervorrufen. Wird die Schweißbildung durch Zugluft oder weil der Patient nicht zugedeckt ist unterdrückt, so leidet der Patient sehr.

Haut

Brennen der Haut nach Kratzen, die Haut fühlt sich kalt an; die Haut an Händen und Fingern ist eingerissen und bläulich verfärbt. Zahlreiche Leberflecke oder blasse, rote, *weiße* oder gelbe *Flecke*. Trockene, brennende Haut, Schwitzen ist unmöglich. Beißende Hautausschläge, *brennend, juckend, geschwürig zerfallend* und stechend. Furunkel, Aufplatzen oder Schuppenbildung der Haut. Ekzeme und Herpes. *Trockener, juckender, verkrustender* und stechender Herpes. Die Ausschläge sondern eine weiße, eiterähnliche Substanz ab. Der Patient hat viele Pickel, *Pusteln* und rote Ausschläge, wobei die Ausschläge nach dem Kratzen *schorfig* und *schuppig* werden. Eiternde Ausschläge, knötchenförmige Urticaria, wenn sich der Patient kratzt. *Bläschen* an vielen Stellen. Wundrosen, begleitet von Schwellung, Kratzen verschlimmert. Wucherungen aus der Haut mit Ameisenlaufen und Gänsehaut. Verhärtungen und Intertrigo. Juckreiz mit und ohne Ausschlag, juckend, beißend, brennend, krabbelnd oder stechend, Kratzen verschlimmert. Der Juckreiz kann durch Wärmebestrahlung gelindert werden. *Calcium silicatum* hat Lupus geheilt. Die Haut wird nach dem Kratzen feucht. Sie ist sehr empfindlich; wundes Gefühl sowie wunde, raue Hautstellen. Grobes und feines Stechen nach dem Kratzen. Hautgeschwüre, bläulich, brennend, krebsartig, *krustig, tief, wundfressend;* übel riechend, Absonderung von gelbem Eiter; *fistelartige, faule, schmerzlose, sich verhärtende*, stechende und *ungesunde* Geschwüre.
Schmerzhafte Warzen, hart, entzündet, stechend, eiternd und vertrocknet. *Calcium silicatum* hat unterschiedliche Arten zystischer Wucherungen geheilt.

Calcium sulphuricum, Calcarea sulphurica **Calc-s.**

Gips. $CaSO_4 \cdot 2\,H_2O$.

Allgemeines

Diese Arznei wurde von Dr. Schüßler vor vielen Jahren in die Heilkunde eingeführt, und es wurde entsprechend der Theorie der von ihm begründeten Biochemie sehr häufig eingesetzt. Auf diese Weise wurden viele exzellente Heilungen vollbracht, welche zumeist auch als homöopathische Heilungen angesehen werden können, obwohl die Methode doch eine recht grobe Form der Homöopathie darstellt. Wenn man die geheilten Fälle studiert, kann man viele Symptome erkennen, die von den Therapeuten als nicht wichtig angesehen wurden. Diese Symptome jedoch stellen oftmals die Grundlage einer weiteren Betrachtungsweise oder weiterer klinischer Untersuchungen dar. Es wurden auch viele fragmentarische Prüfungen des Mittels durchgeführt, welche viele der in den Heilungsberichten aufgeführten Symptome lieferten. Der Autor dieser Prüfungen hat oftmals Schüßlers 12. Potenz angewendet, später die 30., die 200. und noch viel höhere Potenzen. Daraus haben wir viele wertvolle Symptome erhalten. Einige dieser Symptome sind bei den Kranken unter dem Einfluss dieses Mittel aufgetreten und wurden seither bestätigt, sodass die folgenden Symptome jetzt also die beste Grundlage darstellen, auf die wir hin verordnen können. Die beste Beschreibung, die diesem Mittel je zuteil wurde, steht in der *Materia Medcia of the tissue remedies* von Boericke und Dewey.

Die Neigung zur Bildung von Abszessen an jedem Körperteil ist ein starkes Merkmal von *Calcarea sulphurica*, und hierin ähnelt es *Pyrogenium*. Ein Abszess, der sich geöffnet hat und nur langsam, unter andauernder Absonderung von gelbem Eiter abheilt, ist eine starke Indikation für diese Arznei. Der Patient hat ein Verlangen nach frischer Luft, ist dennoch zugluftempfindlich und erkältet sich leicht. *Calcarea sulphurica* ist nützlich bei malignen Wucherungen, nachdem die Geschwürbildung eingesetzt hat, und ist unter diesen Umständen ein exzellentes Palliativum. Es ist ein tief wirkendes Konstitutionsmittel sowie ein Antipsorikum, und wenn es früh genug gegeben wird, wird es verhindern, dass ein Krebsgeschwür auf die herkömmliche Weise endet. *Calcarea sulphurica* ist ein nützliches Mittel bei Knochenaffektionen und Knochenkaries. Während der Patient allgemein eher kalt ist, möchte er bei Lokalen Erkrankungen oftmals lieber aufgedeckt sein. Beispielsweise bei Krupp oder Kopfschmerzen spürt er die Wärme zu stark, obwohl Schmerzen im Körper oftmals durch Wärme gebessert werden. Er ist überempfindlich sowohl gegen Kälte als auch gegen Wärme. Beschwerden setzen nach Kaltwerden ein. Erkältungsneigung bei Zugluft oder durch geringste Auslöser. Der Patient ist empfindlich gegen kaltes, feuchtes Wetter. *Calcarea sulphurica* heilt die zugrunde liegende Basis von Epilepsie, epileptiformen und hysterischen Krampfanfällen. Dem Patienten geht es bei jeder Bewegung schlechter. Seine Muskeln sind schlaff, er hat Neigung zu Blutungen. Wenn gut gewählte Arzneien nur kurze Zeit wirken und die Symptome mit dem Mittel übereinstimmen, sollte neben *Sulphur, Psorinum* und *Tuberculinum* auch an *Calcarea sulphurica* gedacht werden. Beschwerden durch Überanstrengung von Muskeln und Sehnen, wie etwa durch Verheben; beispielsweise ein lahmer Rücken kann dadurch entstehen. Durch die Brust und den Kopf, zuweilen auch in den Gliedern, kommt es zu heftigem Blutandrang, Hitzewalllungen und Pulsieren. Masturbation und sexuelle Ausschweifungen schwächen den Organismus, sodass die konstitutionellen Schwächen hervortreten und spürbar werden. *Calcarea sulphurica* ist eine derjenigen Arzneien, welche den Körper bei diesen Störungen in einen besseren Gesundheitszustand versetzen. Knochenschmerzen tagsüber und nachts. Pulsieren am ganzen Körper. Stehen verschlechtert viele Beschwerden, besonders aber die der Gelenke. Geschwollene und verhärtete Drüsen und Lymphknoten. Zucken aller Muskeln am Körper. Viele dieser Beschwerden verschlechtern sich beim Erwachen. Allgemein verschlechtern sich viele Symptome durch Gehen und besonders durch schnelles Gehen, durch Warmwerden, durch Überhitzung. Der Patient möchte sich entblößen. Verschlechterung in Bettwärme, im warmen Zimmer, durch warme Umschlägen. Ausgeprägte körperliche Schwäche.

Dicke, gelbe Absonderungen aus den Schleimhäuten. Dicke, blutige Absonderungen. Eitrige Exsudationen in seröse Höhlungen. Absonderungen von blutigem Eiter aus Abszessen, Geschwüren und aus den Schleimhäuten. Lang andauernde Eiterungen. Der Patient möchte sich ruhig verhalten.

Die zuvor genannten Allgemeinsymptome herrschen bei vielerlei Lokalbeschwerden vor, und es scheint, als wäre der körperliche Zustand mehr oder weniger von diesen Symptomen durchdrungen.

Geist und Gemüt

Der Patient ist geistesabwesend, reizbar und gerät leicht in Zorn. Er wird schwach nach Zorn und nach Aufregung. Er hat eine Abneigung, auf Fragen zu antworten. Er bekommt schnell Angst, besonders nachts im Bett, während der Nacht und im Liegen. Angst mit Furcht im Fieber. Angst um die Zukunft. Angst um sein Herz und allgemein um seine Gesundheit; um sein Seelenheil. Die Angst bessert sich im Freien. Angst morgens beim Erwachen. Viele Stimmungsschwankungen und Launenhaftigkeit. Abneigung gegen Gesellschaft. Geistige Verwirrung morgens beim Erwachen und auch wieder abends. Dies wird gebessert im Freien. Geistesverwirrung durch geistige Anstrengung. Widersprüchliche und gegensätzliche Stimmungslagen.
Zahlreiche kleinere Wahnideen, Launen und eigenartige Einbildungen. Der Patient sieht schreckliche Bilder nachts beim Einschlafen. Visionen. Starke Zweifel an der Genesung in der Fieberhitze. Er hat ein Verlangen nach Stimulantien, um seine zittrige Schwäche zu überstehen. Immer unzufrieden. Ausgeprägte geistige Trägheit. Andauernd in einem ängstlichen Zustand. Furcht vor dem Tod; dass etwas Böses über ihn kommt; vor dem Wahnsinn und vor Unglück, nachts. Vergesslich. Er ist voller Hass gegenüber Personen, die nicht mit ihm einer Meinung sind. Immer in Eile. Hysterisch. Ungeduldig. Geistige Schwäche bis hin zu Schwachsinnigkeit. Gleichgültig gegenüber seiner Umgebung. Unentschlossenheit. Extreme Reizbarkeit abends. Reizbarkeit nach dem Koitus. Er beklagt sich, weil man ihm nicht die richtige Wertschätzung entgegenbringt. Lebensüberdruss. Boshaftigkeit. *Calcarea sulphurica* ist besonders hilfreich bei geschwächter Konstitution aufgrund von Trunksucht. Schwäche von Geist, Gedächtnis und Körper. Einige Gemütszustände, die sich morgens beim Erwachen verschlechtern und mit Traurigkeit einhergehen, verwandeln sich abends in Freude oder sogar ausgesprochene Heiterkeit. Stammeln beim Reden und setzt Wörter an die falsche Stelle. Stimmungsschwankungen. Mürrisch. Hartnäckig. Leicht beleidigt. Geistige Erschöpfung. Geschwätzig. Ruhelosigkeit. Niedergeschlagenheit morgens, abends dagegen heiter. Traurig während Schwitzen. Dumpfe Sinne. Er sitzt und denkt über eingebildetes Unglück nach. Er möchte nicht angesprochen werden. Leichtes Aufschrecken. Abgestumpftheit. Argwohn. Möchte nicht reden. Quälender, anhaltender Gedankenzustrom. Während geschäftigem Nachdenken schwinden die Gedanken. Er wird zaghaft, schüchtern und ängstlich, die Unterhaltung mit ihm wird sehr ermüdend. Weinen beim Schwitzen. Abneigung gegen körperliche und geistige Arbeit. Ausgesprochene Trägheit.

Kopf und Schwindel

Schwindel ist ein gewöhnliches Merkmal bei *Calcarea sulphurica*-Patienten. Der Schwindel tritt morgens beim Aufstehen oder dann wieder abends auf und wird gebessert an der frische Luft. Schwindel mit Übelkeit und Neigung zu fallen. Epileptischer Schwindel. Schwindel bei schnellen Kopfbewegungen, beim Bücken und schnellen Gehen. Kälte des Kopfes und besonders des Scheitels. Blutandrang im Gehirn, schlechter abends und nachts, nach Alkohol, beim Husten, während der Menses, durch unterdrückte Menses und in einem warmen Zimmer; besser im Freien.

Zusammenziehungsgefühl im Kopf, besonders an der Stirn und am Hinterkopf. Viele Schuppen bilden sich an der Kopfhaut. Hautausschläge an der Kopfhaut mit dicken, gelben Krusten. Ekzeme, Pickel auf der Kopfhaut. Kältegefühl im Kopf, besonders in der Stirn. Ameisenlaufen auf der Kopfhaut. Haarausfall. Hitze des Kopfes morgens und abends. Hitzewallungen. Hitze in der Stirn und am Scheitel. Schweregefühl in der Stirn und am Hinterkopf. Jucken, Brennen an der Kopfhaut. Viele hartnäckige, chronische Kopfschmerzen sowie periodische Kopfschmerzen wurden durch *Calcarea sulphurica* geheilt. Kopfschmerzen morgens beim Erwachen. Kopfschmerzen, die nachmittags einsetzen, den ganzen Abend und die ganze Nacht über andauern und sich an der frischen Luft bessern. Katarrhalische Kopfschmerzen. Kopfschmerzen beim Husten, nach dem Essen oder durch eine Magenverstimmung. Kopfschmerzen durch warm werden, verschlechtert durch Erschütterung. Die Kopfschmerzen zwingen ihn dazu, sich hinzulegen. Kopfschmerz schlechter durch Sehen nach oben. Kopfschmerz bei Frauen vor und während der Menstruation. Die Kopfschmerzen verschlechtern sich durch geistige Anstrengung, Bewegen des Kopfes, Bewegung und Lärm. Periodische Kopfschmerzen mit Übelkeit und Erbrechen. Druck lindert die Kopfschmerzen. Pulsieren bei nahezu allen Kopfschmerzen. Lesen verschlechtert die Kopfschmerzen. Aufstehen aus dem Liegen führt zu Pulsieren und verschlechtert den Kopfschmerz. Kopfschütteln verschlechtert. Der Patient erwacht aus dem Schlaf mit Kopfschmerzen. Die Kopfschmerzen werden durch Alkohol, im Stehen, beim Bücken, durch Sonnenhitze, Reden, Gehen, Baden oder durch kaltes Wetter verschlimmert. Kopfschmerzen durch Kaltwerden, dennoch bessern sich die Kopfschmerzen an der kühlen Luft. Häufig sitzen die Kopfschmerzen in der Stirn und treten morgens oder nach dem Abendessen auf. Sie verschlechtern sich durch Bücken oder Gehen. Heftiger Schmerz über den Augen. Hinterkopfschmerz; Schmerz am Scheitel und in den Seiten des Kopfes. Viele dieser Kopfschmerzen sind von drückendem Charakter und verschlechtern sich durch geistige Anstrengung. Stechender Kopfschmerz beim Husten. Stechender Kopfschmerz in Stirn und Schläfen. Reißender Kopfschmerz im oder um den Kopf herum; besser im Liegen. Klopfen im Kopf und in den Schläfen. Gefühl, als hätte er einen Hut auf, um 16 Uhr.

Augen

Bei *Calcarea sulphurica* finden wir zahlreiche Augensymptome, zumeist katarrhalische oder psorisch bedingte. Die Lider sind morgens verklebt. Diese Arznei hat einige schwere Fälle von Katarakt geheilt. Es hat Doppeltsehen hervorgerufen und geheilt. Chronische Augenentzündung mit Absonderung von dickem, gelbem Eiter. Hornhautgeschwüre. Jucken und Brennen der Augen, schlechter morgens. Drückender Augenschmerz abends. Die Augen sind schmerzhaft bei Berührung. Lichtscheu. Rötung der Augen, wie rohes Fleisch. Rötung, Fissuren der Augenwinkel. Zucken der Lider. Trübsichtigkeit, Nebelsehen. Flimmern vor den Augen.

Ohren

Übel riechende, eitrige Absonderungen aus den Ohren. Dicke, blutig-eitrige Ohrenabsonderung infolge von Scharlach; mit Schmerzhaftigkeit und Vergrößerung der rechten Parotis. Hautausschläge hinter dem Ohr. Jucken im und hinter dem Ohr. Summen, Brummen, Klingeln, Rauschen und Singen in den Ohren. Stechende Ohrenschmerzen. Pulsieren oder Verstopfungsgefühl in den Ohren. Das Mittel heilt Katarrhe der Eustachischen Röhre, sofern die Symptome übereinstimmen. Schwellung der Parotis und Schwellung hinter den Ohren.

Nase

Hartnäckige Nasenkatarrhe wurden durch *Calcarea sulphurica* geheilt. Schnupfen mit reichlicher Absonderung, besser im Freien. Stockschnupfen. Das Nasensekret ist blutig, wundmachend, übelriechend, eitrig, dick, gelb oder grünlich-gelb. Bei einseitigen Schnupfenfällen hat sich das Mittel in der Praxis bestens bewährt. Borken bilden sich in der Nase, in den Nasenöffnungen. Trockenheitsgefühl in der Nase. Nasenbluten morgens. Üble Gerüche aus der Nase. Jucken in der Nase und an der Nasenspitze. Verstopfung der Nase, sodass der Patient durch die Nase keine Luft bekommt und durch den Mund atmen muss. Karies der Nasenknochen. Verlust des Geruchssinns. Häufiges Niesen, besser im Freien. Schwellung der Nase.

Gesicht

Rissige Lippen und Hitzewallungen im Gesicht. Blasses, kränkliches Gesicht. Viele Hautausschläge im Gesicht: Furunkel, Ekzeme, Flechten, Pickel, Pusteln; juckende Ausschläge; schorfige Ausschläge. Bläschen. Jucken des Gesichts. Gesichtsschmerz durch Kaltwerden. Schneidende Gesichtsschmerzen. Kalter Gesichtsschweiß. Schwellung der Drüsen und Lymphknoten, geschwollene Unterkieferdrüsen.

Mund

Trockenheit von Mund und Zunge. Hitzegefühl im Mund. Entzündung und Schwellung der Mundschleimhaut und der Zunge. Viel Schleim im Mund, morgens. Übler Mundgeruch. Wundheit und Brennen an der Innenseite der Lippen. Brennen der Zunge. Speichelfluss. Erschwertes Sprechen aufgrund von Steifigkeit und Schwellung der Zunge. Zahnfleischschwellung. Mundgeschmack schlecht, bitter, metallisch, sauer, süßlich. Geschwüre an Mundschleimhaut, Zunge und Rachen. Bläschen im Mund. Dicker, gelber Belag an der Zungenwurzel.

Hals

Erstickungsgefühl ist für *Calcarea sulphurica* genauso charakteristisch wie für *Hepar sulphuris*. Rötung und Schwellung des Rachens. Trockenheit und Entzündung der Rachenschleimhaut und der Tonsillen. Kloßgefühl im Hals. Schleimansammlung im Rachen. Dicker, gelber Schleim wird aus den Choanen aufgeräuspert. Halsschmerz beim Schlucken. Drückender Halsschmerz. Gefühl wie rau oder wund im Hals. Stechender Halsschmerz. Aufräuspern von Schleim aus dem Rachen. Schlucken ist erschwert. Schwellung und Eiterung der Rachenmandeln. Geschwüre im Rachen. Der äußere Hals ist geschwollen, die Lymphknoten sind vergrößert und schmerzhaft.

Magen

Vermehrter Appetit, Wolfshunger, oder aber völliger Appetitverlust. Abneigung gegen Kaffee, Fleisch und Milch. Verlangen nach Obst, kalten Getränken, Saurem, salzigen Sachen, Süßigkeiten. Extremer Durst.
Auftreibung des Bauches nach dem Essen. Leeregefühl im Magen. Aufstoßen nach dem Essen. Leeres Aufstoßen. Aufstoßen sauer, bitter, faulig, sauer. Aufstoßen von Speisen. Wasserzusammenlaufen im Mund. Schweregefühl im Magen, wie ein Gewicht. Der Patient neigt beim geringsten Anlass zu Verdauungsbeschwerden. Übelkeit abends. Übelkeit mit Kopfschmerz und Schwindel. Magenschmerzen abends; nach dem Essen. Brennender, krampfender, schneidender, nagender, drückender Magenschmerz nach dem Essen. Druckempfindlichkeit des Magens. Stechende Magenschmerzen. Klopfen im Magen. Gefühl eines Steines im Magen. Erbrechen nachts; nach dem Essen; bei Kopfschmerzen. Erbrechen von Galle; Blut; Schleim. Bitteres oder saures Erbrechen.

Abdomen

Starkes Kältegefühl im Bauch, mit Auftreibung nach dem Essen. Völlegefühl nach dem Essen. Schweregefühl im Bauch. Viele Bauchschmerzen sind kolikartig und setzen nachts ein. Brennende, krampfende, schneidende, ziehende, zerrende Bauchschmerzen. Wundheitsgefühl im Bauch. Stechende Bauchschmerzen. Schmerzen in der Lebergegend; drückend, stechend, wie wund. Klopfen, Rumpeln und Auftreibung des Bauches.

Rektum und Stuhl

Hartnäckige Stuhlverstopfung. Schwierige Stuhlentleerung. Erfolgloser Stuhl drang. Analfistel. Schmerzloser Analabszess. *Calcarea sulphurica* hat ebenso wie *Sulphur* morgendlichen Durchfall geheilt, außerdem ist es sehr hilfreich bei Durchfall von Kindern. Durchfall schlimmer nach dem geringsten Essen. Schmerzloser Durchfall. Ameisenlaufen und heftiges Jucken im Mastdarm. Blutungen aus Mastdarm und After. Äußere Hämorrhoiden. Inaktivität des Rektums. Unwillkürlicher Stuhlabgang. Feuchtigkeit am After, erzeugt Jucken und Beißen. Schmerzen im After während und nach dem Stuhlgang. Brennende Schmerzen im After während dem Stuhlgang. Drücken, Stechen und Wundheitsgefühl im After. Tenesmus. Mastdarmvorfall. Der Stuhl ist blutig, trocken, hart, knotig, groß; lienterisch, weich, weiß, gelb und eitrig.

Harnwege und Urin

Calcarea sulphurica ist ein wertvolles Mittel bei Blasenkatarrh mit Absonderung von reichlichem, gelbem Eiter. Das Mittel hat auch chronische Nierenentzündung geheilt. Es ist auch bei Harnröhrenabsonderungen von Nutzen, wenn die Absonderung gelb, blutig oder oftmals auch schleimig-eitrig ist. Brennen in der Harnröhre beim Wasserlassen.

Männliche Geschlechtsorgane

Calcarea sulphurica ist bei Impotenz ein exzellentes Mittel, sofern auch andere Symptome übereinstimmen.

Weibliche Geschlechtsorgane

Auch bei Frauen, die bereits mehrere Fehlgeburten hinter sich haben, ist es ein wichtiges Mittel – vorausgesetzt, die Symptome passen. Exkoriation der Labien. Entzündung der Labien, mit Eiterung. Jucken der äußeren Genitalien aufgrund der Leukorrhö. Dicker, gelber, blutiger Ausfluss; oder aber wundmachender, blutiger, brennender, reichlicher, dicker und gelber Ausfluss. Jucken der Labien während der Menstruation. Jucken der Genitalien nach der Menstruation. Jucken hoch oben in der Scheide. Ausfluss vor und nach den Menses. Amenorrhö. Die Monatsblutung ist reichlich, dunkel, setzt zu häufig oder zu spät ein. Unregelmäßige Menstruation. Zuweilen ist die Blutung blass, lang anhaltend, spärlich, unterdrückt. Verzögerte erste Regelblutung. Gebärmutterblutungen. Schmerzen in der Gebärmutter während der Menstruation. Herabdrängendes Gefühl im Becken während der Menses, wie bei einem Prolaps. Brennen in den Genitalien. Gebärmutterprolaps. Schwellung der Labien. Uterusmyome. Geschwüre an den Genitalien und am Gebärmuttermund.

Atemwege und Husten/Brust und Herz

Katarrh von Kehlkopf und Luftröhre, mit Trockenheit und Entzündung. Reichlicher Auswurf eines gelben, zuweilen blutigen Schleims. Rauheit und Wundheit in den Atemwegen. Drohende Schwindsucht. Der Patient muss sich häufig räuspern. Hartnäckige Heiserkeit. *Calcarea sulphurica* gilt seit langem als wichtiges Mittel bei Krupphusten. Kruppartiger Husten mit viel Würgen; der erfahrene Therapeut denkt hierbei zu Recht zunächst an *Hepar sulphuris*; man darf jedoch nicht vergessen, dass bei *Hepar sulphuris* der kruppartige Husten durch Aufdecken einer Hand oder der Brust schlechter wird und der Patient sehr empfindlich gegen Zugluft und frische Luft ist. Für den *Calcarea sulphurica*-Patienten hingegen ist das Aufdecken angenehm. Er wirft die Decke von sich, möchte frische Luft einatmen, und es scheint, als ob er dabei besser atmen kann und weniger hustet. Es erscheint eigenartig, dass es einen so großen Unterschied zwischen den Sulphiden und Sulphaten des Calciums gibt.

Schweratmigkeit abends und nachts; schlechter beim Treppensteigen, im Liegen und beim Gehen. Rasselnde, kurze Atmung. Erstickungsgefühl und giemende Atemgeräusche. *Calcarea sulphurica* ist ein hervorragendes Mittel bei Asthma, wenn die Symptome übereinstimmen.

Der *Calcarea sulphurica*-Husten verschlechtert sich abends und nachts; er wird an der kühlen Luft besser – im Gegensatz zu *Hepar sulphuris*. Asthmatischer Husten. Krupphusten morgens beim Erwachen und nach einem Mittagsschlaf. Trockener Husten nachts. Stoßweiser Husten. Heiserer Husten. Lockerer, rasselnder Husten. Der Husten erschüttert den ganzen Körper. Kurzer, trockener Husten. Krampfartiger und anfallsartig einsetzender Husten. Reichlicher Auswurf morgens. Der Auswurf ist blutig, grünlich, eitrig, dick, zäh und gelb.

Abszess in der Achsel. Angstgefühl in der Herzgegend. Katarrh der Luftröhre und der Bronchien. Bluthusten. *Calcarea sulphurica* ist ein Mittel bei schlecht behandelter Lungenentzündung und nach den Folgen einer Lungenentzündung. Hepatisation der Lunge. Brustbeklemmung. Rohheitsgefühl in der Brust. Wundheitsgefühl in der Brust beim Husten oder beim Einatmen. Brennender Schmerz in der Brust. Schneiden in der Brust. Herzklopfen nachts; ängstliches; schlechter beim Treppensteigen; bei schwindsüchtigen Patienten. Lungeneiterung. Schwächegefühl in der Brust. Jucken und Brennen der äußeren Brust.

Rücken und Extremitäten

Kältegefühl im Rücken. Die Arznei hat sich bei der Behandlung von Wirbelsäulenverkrümmung in der Lendengegend, wenn sich der Patient nur mit Mühe aufsetzen konnte, als wertvoll erwiesen.

Die Symptome an den Extremitäten entsprechen denjenigen einer Gichtkonstitution. Gichtige Gelenke. Ungeschickte, unbeholfene Finger aufgrund der Gichtablagerungen in den Gelenken. Kälte der Extremitäten, der Hände, der Unterschenkel und der Füße. Wadenkrämpfe. Hautausschläge, Pickel und Bläschen an den Extremitäten. Hitze der Hände. Schwere der unteren Gliedmaßen. Diese Arznei war von großem Nutzen bei zahlreichen Fällen von Hüftgelenksentzündung. Jucken der Extremitäten, oftmals auch mit Brennen. Brennen an Händen und Füßen; brennende Handflächen und Fußsohlen. Taubheit der Hände, der unteren Gliedmaßen und der Füße. Gliederschmerzen während des Fieberfrosts. Rheumatische Gliederschmerzen. Gichtige und rheumatische Gelenkschmerzen. Schmerzen in den oberen Gliedmaßen nachts. Schmerzen in Schulter, Ellbogen, Handgelenk und *Fingern*. Schmerzen in den unteren Gliedmaßen; Ischialgie; rheumatische Schmerzen. Schmerzen in Hüfte, Oberschenkel und Knie. Brennende Schmerzen in den Füßen. Schmerzen in den unteren Gliedmaßen; ziehend, stechend und reißend. Lähmung sowohl der oberen als auch der unteren Gliedmaßen. Schweiß an Händen und Füßen. Der Fußschweiß ist kalt und übelriechend. Steifheit der Arme. Ausstrecken der Beine verschlechtert. Rheumatische Schwellung an Knien und Unterschenkeln. Ödematöse Schwellung der Füße und Unterschenkel. Kribbeln in den Fingern, wie eingeschlafen. Zittern der Hände und der Beine. Unterschenkelgeschwüre. Brennende, juckende Schorfe. Varizen. Schwäche der Beine, Knie, Unterschenkel und Knöchel.

Schlaf

Unruhiger Schlaf. Beängstigende und schreckliche Träume. Schläfrigkeit abends. Schlaflosigkeit vor Mitternacht und nach 15 Uhr. Schlaflosigkeit durch Gedankenzustrom.

Fieber und Schweiß

Calcarea sulphurica hat viele Fälle von chronischem, intermittierendem Fieber mit abendlichem Frost geheilt. Frost beginnt in den Füßen. Schüttelfrost. Fieber abends und nachts. Abendliches Fieber, abwechselnd mit Frostigkeit, dann folgt Fieberhitze, die jedoch ohne Schweiß abläuft; mit Schmerzen in den Beinen, besser durch Gehen. Hitzewallungen. Hektisches Fieber. Nächtlicher Schweiß.

Kalter Schweiß. Schweiß bei der geringsten Anstrengung. Reichlicher, saurer Schweiß.

Haut

Die Arznei weist zahlreiche Hautsymptome auf, wie man aus dem Studium von *Sulphur* und *Calcarea carbonica* bereits erwarten würde. Brennen und Jucken. Abschuppung. Rissige Haut. Die Haut ist im Winter nach dem Baden rissig, besonders an den Händen, wie beim Salzfluss. Leberflecke. Blasse oder gelbliche Haut bis hin zu ausgeprägter Gelbsucht. Trockenheit der Haut. Als Hautausschläge treten auf: brennende, nässende oder trockene Ekzeme, Flechten, schuppige, schorfige Bläschen. Furunkel. Juckende, brennende Ausschläge. Das Mittel heilt Psoriasis, falls die Symptome passen. Flüchtiges Exanthem. Eiternde Hautausschläge. Urtikaria. Tuberkel. Exkoriation und Intertrigo. Ameisenlaufen. Jucken im Bett. Jucken und Brennen. Jucken und Kribbeln. Jucken, besser durch Kratzen. Empfindliche Haut. Verletzungen heilen langsam; unheilsame Haut. Geschwüre; blutend, brennende; schuppige, krustige und tiefe Geschwüre. Die Geschwüre sondern übelriechenden, dicken, gelben, blutigen Eiter ab. Geschwüre mit Fistelbildung. Faulige, indolente Geschwüre. Verhärtete Geschwüre. Klopfende Geschwüre. Schmerzhafte Geschwüre. Warzen.

Calendula officinalis* **Calen.**

Ringelblume, Totenblume, Sonnenwendblume. *Asteraceae/Compositae.*

Die Prüfung von *Calendula* ist nahezu wertlos, so dass wir sie derzeit nicht als Leitfaden für die innere Anwendung dieses Mittels verwenden können. Bisher konnte ich nur einige wenige Dinge aus dieser Prüfung herausfiltern.

Bei Verletzungen wie tiefe, äußerliche Schnittwunden und offene Verletzungen kommt man nicht ohne *Calendula* aus. Lokal und verdünnt angewandtes *Calendula* hält die Wunde geruchlos, mindert die Eiterbildung und fördert die Granulation auf beste Art und Weise. So hilft es dem Chirurgen bei der Behandlung von äußerlichen Wunden. Zur Versorgung offener Wunden und schwerer Schnittverletzungen benötigen Sie lediglich *Calendula*. Es lindert die lokalen Schmerzen und Beschwerden. Wie Sie sehen, haben wir es hier nicht mit Beschwerden zu tun, die aufgrund eines bestimmten Zustandes im Inneren des Organismus bestehen, sondern mit solchen, die durch äußere Umstände verursacht wurden. Nichts fördert die Heilung äußerlicher Verletzungen so wunderbar wie die Ringelblume. Einige Menschen nennen dieses Vorgehen nicht homöopathisch, aber hier handelt es sich um die gleichen Menschen, die „Mücken seihen und Kamele verschlucken". Finden sich konstitutionelle Symptome, setzen Sie jegliche Wundversorgung aus und richten Sie Ihre gesamte Aufmerksamkeit auf diese konstitutionellen Symptome. Manchmal gibt es keine verschreibungswürdigen konstitutionellen Symptome. Sind sie jedoch vorhanden, sollte man sich darauf beschränken, die Wunde sauber zu halten. Unterdrücken Sie auf keinen Fall Symptome, die Sie möglicherweise zu dem passenden Mittel leiten.

Camphora

Camph.

Cinnamomum camphora, Laurus camphora; Kampferbaum, Kampferlorbeer. *Lauraceae.*

Allgemeines

Das Kampferfläschchen im Haus ist ein großes Übel, da Kampfer die meisten unserer Arzneimittel antidotiert. In potenzierter Form dagegen heilt Kampfer viele Beschwerden. Es passt bei akuten Beschwerden, die mit nervöser Erregung einhergehen, bis hin zu Raserei, mit Spasmen und Konvulsionen und schließlich Erschöpfung. Der *Camphora*-Zustand ist gekennzeichnet durch Konvulsionen und Kälte. In der akuten Phase der *Camphora*-Erregung leidet der Patient unter extremer Erregbarkeit bis hin zur Raserei, oder er gerät in einen anderen Extremzustand, bei dem die Reizbarkeit fehlt und es zu Empfindungslosigkeit, Bewusstlosigkeit und Kälte kommt. Beide Extreme können bei einem Patienten beobachtet werden – das eine früher, das andere später. Der Patient kann vom Zustand extremer geistiger Erregung und Heftigkeit in den Zustand der Entkräftung und Erschöpfung kommen, bei dem der Körper blau und kalt ist, der Patient aber dennoch aufgedeckt sein muss.

Geist und Gemüt

Der Gemütszustand des *Camphora*-Patienten ist gekennzeichnet durch Angst und extreme Furcht; Furcht vor Menschen; vor fremden Umgebungen, vor der Dunkelheit; die Dunkelheit ist voller Geister; er traut sich im Dunkeln nicht aus dem Bett; alles was sich bewegt ist ein Gespenst, und die Gegenstände im Zimmer werden lebendig und erschrecken ihn. Raserei. Gleichzeitig mit diesem Zustand kommt es zu Harnwegsbeschwerden, ähnlich denen von *Cantharis* und aufgrund dieser Ähnlichkeit sind die Mittel komplementär und antidotieren einander. Wenn eine Frau sich mit der spanischen Fliege vergiftet hat und Raserei und Erregung auftritt, wird *Camphora* als Antidot wirken.

Die Details der Gemütssymptome verdienen eine nähere Betrachtung. Der Patient gerät in einen Zustand, der Schwachsinnigkeit ähnelt. Gemüt und Gedächtnis sind stark beeinträchtigt. Der Patient schließt die Augen, als ob er schläft, und beantwortet keine Fragen. Delirium mit Hitze, Zorn und Manie; er will aus dem Bett oder sogar aus dem Fenster springen. Schreit und ruft um Hilfe. Wirft sich angstvoll im Bett hin und her. Angst, fast mit Bewusstseinsverlust. Diese Symptome indizieren *Camphora* bei Kindbettfieber, Hirnkongestion oder Schockzuständen bei heftigen Organentzündungen. Durch den Schock kommt es zu einer Verwirrung, die mit großer Heftigkeit einsetzt. Je mehr der Patient leidet, desto eher wird er kalt. Wenn es ihm jedoch kalt ist, muss er sich aufdecken, sogar im kalten Zimmer. Dies ist ähnlich wie bei *Secale*. Bei *Secale* will sich der Patient trotz seiner Kälte in einem kalten Zimmer abdecken; es kommt auch zu Raserei, und daher gibt es nichts, was *Secale* in dem bislang Gesagten von *Camphora* unterscheidet. Aber ein anderes Merkmal zieht sich durch das Arzneimittelbild von *Camphora*, an dem wir eine Unterscheidung machen können: Die Frostigkeit, Raserei und Hitze vermischen sich sehr häufig. Wenn der *Camphora*-Patient in den Kältezustand kommt, durchlaufen

ihn anfallsweise Hitzewallungen; die *Hitzewallungen* treten zusammen mit reißenden, brennenden Schmerzen auf, entweder im entzündeten Organ oder entlang den Nerven.
Der *Camphora*-Patient ist sehr schwierig zu pflegen, denn nichts und niemand passt ihm. Wenn sich eine Blasenentzündung entwickelt, kommt es zu heftigen Schmerzen und Empfindlichkeit, und die Heftigkeit des Leidens versetzt ihn in Raserei. Dann tritt die Kälte ein und der Patient möchte abgedeckt sein, verlangt nach frischer Luft und möchte das Fenster geöffnet haben. Bevor man diesem Wunsch jedoch nachkommen kann, bekommt er eine Hitzewelle, möchte zugedeckt sein, die Heizung soll angeschaltet werden, und er möchte eine Wärmflasche. Aber dieser Zustand vergeht ebenso rasch, und während die Krankenschwester noch die Wärmflasche bringt, möchte er das Fenster geöffnet haben und alles kühl haben. Sie sehen, dass es sich hierbei um ernsthafte Zustände handelt. Dieses Beschwerdebild tritt auf bei Opisthotonus, Konvulsionen, Entzündungen des Gehirns, der Leber, Nieren, Blase, nach heftigem Schock und Kälte mit starker Erschöpfung. Sie werden dies beispielsweise bei einem Patienten finden, der stundenlang um sein Leben gekämpft hat; und wenn die Aufregung vorbei ist, kommt es zu einer Gegenreaktion, die man mit einem Wirbelwind vergleichen kann. Der Patient hat bis zur Erschöpfung gekämpft und ist jetzt abgeschlagen, kalt und blau. Dies sind die Situationen, bei denen die alten Hausmütterchen mit ihren Kampferfläschchen einen guten Ruf erlangt haben. Aber potenzierter Kampfer wird dem Patienten mehr helfen als das Kampferfläschchen. Es wird ihm zu einem erquickenden und heilenden Schlaf verhelfen.
Camphora ist hilfreich im Klimakterium, wenn es zu Hitzewallungen und Schweißausbrüchen im warmen Zimmer kommt. Gliedmaßen und Abdomen sind sehr kalt und die Patientin friert beim Abdecken, aber sie schwitzt übermäßig, wenn sie sich zudeckt. Sie kann es nicht ertragen, zugedeckt zu sein, um sich zu wärmen, obwohl sie sehr unter der Kälte leidet.

Kopf

Sehr viele Kopfschmerzen kommen bei *Camphora* vor; klopfender Schmerz. Schmerz im Kleinhirn wie zusammengeschnürt. Im gesamten Hinterkopf und Nacken klopft es wie von Hammerschlägen, schlechter beim Beugen des Kopfes nach vorn; brennende und stechende Kopfschmerzen. Stirnkopfschmerz.
Wir haben von der Anwendung von *Camphora* bei Cholera gehört, einer Krankheit, die den Patienten schnell auszehrt. Das Gesicht ist in Fällen, die uns an *Camphora* denken lassen, kalt, blau und eingefallen, mit wenig Schweiß. Der Patient hat wenige Darmentleerungen, er erbricht und schwitzt nur wenig. Aber plötzlich wird er kalt, blau und kollabiert, wie gelähmt, und verfällt in Stupor.

Konvulsionen/Gesicht

Konvulsionen mit Schaum vor dem Mund. Blaue Lippen, Kiefersperre, Tetanus. Kalter Schweiß im Gesicht beim Erbrechen. Erysipelatöse Hautveränderungen im Gesicht.

Magen

Verlangen zu trinken, ohne Durst. Es kann auch zu unstillbarem Durst kommen, den der Patient auch mit riesigen Mengen kalten Wassers nicht stillen kann. Das Wasser kann nicht kalt genug sein, und er kann nicht genug davon bekommen, aber er erbricht es bald wieder. Es besteht eine ausgeprägte Magenreizung, und alles, was der Patient zu sich nimmt, wird erbrochen. Die Zunge ist blau und kalt, sogar der Atem ist kalt. Alles, was aus dem Körper kommt ist kalt. Die ausgeatmete Luft aus der Brust ist so kalt, als käme sie aus dem Keller, wie bei *Carbo vegetabilis* und *Veratrum album*. Die Zunge ist kalt und zittert. Dieser Zustand tritt bei Cholera auf. Während dem gesamten Fieberfrost tritt Brennen auf. Der Patient hat das Gefühl, als würde er innerlich brennen, oder als wäre er innerlich roh oder wund; manchmal tritt das Brennen auch ohne Hitzegefühl auf.
Der Magenschmerz bei Gastritis ist bei *Camphora* so heftig, dass der ängstliche Gesichtsausdruck dem von *Arsenicum* gleicht. Heftige Angst wird im Magen empfunden und der Patient meint, sterben zu müssen. Brennende, reißende Schmerzen im Magen, mit Würgen und Erbrechen. Krämpfe in Magen und Darm, die sich in andere Körperteile erstrecken, bis es zu Konvulsionen und Opisthotonus kommt. Angst in der Magengrube treibt ihn zur Verzweiflung. Gefühl von Hitze oder Kälte im Magen. Koliken und Brennen im Abdomen. Kältegefühl im Abdomen.

Rektum und Stuhl

Es kommt zu reiswasserartigen Stuhlentleerungen wie bei Cholera; mit Angst, Ruhelosigkeit, Muskelkrämpfen, Krämpfen in der Brust, Erschöpfung, zunehmende Kälte und Blauwerden; der Patient möchte sich abdecken und verfällt schließlich in Kollaps. *Camphora*, *Cuprum* und *Veratrum album* sind nach wie vor die Hauptmittel bei asiatischer Cholera. Bei *Camphora* kommt es zu Erschöpfung, Zyanose, Kälte mit gleichzeitigem Verlangen sich abzudecken, bei kaltem und trockenem Körper. Bei den beiden anderen Mittel treten ebenfalls alle Symptome auf, die zur Cholera dazugehören. Bei *Cuprum* jedoch ist die Kälte und die Erschöpfung nicht so ausgeprägt, es besteht eher eine Neigung zu Krämpfen. Je mehr der Patient unter Krämpfen leidet, desto eher ist *Cuprum* indiziert. Je reichlicher die Darmentleerungen, je stärker das Erbrechen und der Schweiß, desto eher denken wir an *Veratrum*. Kälte und spärliche Absonderungen sprechen für *Camphora*, Kälte und reichliche Absonderungen hingegen für *Veratrum*.
Nach einer Erkältung kommt es zu schneidenden Schmerzen im Abdomen mit unwillkürlichem Abgang von dunkelbraunem, kaffeesatzartigem Stuhl. Tenesmus. Bei Cholera, die durch *Camphora* geheilt werden kann, muss der kalte und zyanotische Patient manchmal Würgen und versucht zu Erbrechen; leidet an fürchterlichem Tenesmus, um ein bisschen Stuhl abzusetzen, gleichzeitig treten hier und da Konvulsionen auf. Diese Darmbeschwerden nehmen allmählich immer weiter zu, bis überhaupt kein Stuhl mehr abgeht, es kommt zur Darmlähmung. Das Rektum ist wie zusammengeschnürt und sehr schmerzhaft.

Harnwege und Urin

Auch im Urogenitaltrakt treten viele Beschwerden auf. Brennen beim Wasserlassen. Strangurie. Häufiges Wasserlassen. Häufiger Drang, mit Schwierigkeiten beim

Urinieren. Derselbe Zustand wie beim Rektum tritt in der Blase auf, es kommt zu Harnretention mit fürchterlicher Qual. Der Patient sitzt auf der Toilette und muss stark pressen, um Wasser zu lassen, aber die Blase ist gelähmt. Der Urin ist rot, blutig, und geht tropfenweise ab wie bei *Cantharis*. Tenesmus des Blasenhalses.

Männliche Geschlechtsorgane

Camphora steigert die sexuelle Erregbarkeit bis ins Unerträgliche. Manchmal kann dies nach hohen Dosen im Extrem beobachtet werden, in anderen Fällen tritt das Gegenteil ein. In der Prüfung kommt sowohl sexueller Erethismus als auch Schwäche und Impotenz vor. Ich kannte eine Französin mit krankhaftem Verlangen, ihre Söhne bei sich zu Hause zu behalten. Sie dachte, sie könne dies nur erreichen, indem sie sie von den Mädchen fernhält. Um ihr Sexualverlangen zu zerstören, legte sie jedem ein Säckchen mit Kampfer unter das Kopfkissen. Beide wurden impotent. Bei manchen Prüfern jedoch kam es zu sexuellem Erethismus, wie bei *Cantharis*.

Atemwege und Husten

Camphora erzeugt Schnupfen mit reichlicher Absonderung aus der Nase und den Atemwegen, von der Nase bis hinunter zu den Bronchien. Bronchitis bei Kindern und alten Leuten. Alte, ausgemergelte Leute erkälten sich bei jedem Wetter erkälten und werden kalt und fröstelig. *Antimonium crudum*, *Ammonium carbonicum* und *Camphora* sind wundervolle Arzneien bei Menschen jenseits des achtzigsten Lebensjahres, bei denen jede Erkältung lebensbedrohlich wird. Bei alten Menschen verläuft eine Erkältung anders als bei jungen. Sie werden erschöpft, abgeschlagen und bekommen ein Schleimrasseln auf der Brust, sodass die Familie glaubt, es handele sich um das Todesröcheln und Großvaters letztes Stündchen habe geschlagen. Diese drei Arzneien passen in jenen Fällen, denn ihre Symptomatik entspricht dem fortgeschrittenen Pneumoniestadium. *Antimonium tartaricum*, *Antimonium crudum*, *Ammonium crudum* und *Camphora* sind in Fällen angezeigt, in denen das Hitzestadium fehlt. *Camphora* hat nur wenig Hitze; es besteht zwar das Gefühl von Hitze, aber es tritt kein ausgeprägtes Hitzestadium auf. Es gibt aber auch noch andere Symptome bei dieser Arznei, die man bei alten Leuten findet.

Krämpfe

Rucken der Muskeln, Zittern und Zucken. Krampfzustände mit Zittern. Zittern der Zunge.

Fieber und Schweiß

Der allgemeine *konstitutionelle* Zustand des *Camphora*-Patienten ist geprägt von Kälte und extremer Empfindlichkeit gegen Kälte. Bei akuten Entzündungszuständen ist der Patient kalt und möchte sich abdecken. Im akuten Zustand leidet er unter heftigem Durst, bei chronischen Beschwerden jedoch unter Durstlosigkeit, wie bei *Arsenicum*.
Ein wichtiges Merkmal von *Camphora*, das man sich bei akuten Erkrankungen immer wieder vor Augen rufen sollte, ist dass der Patient im Fieber und bei Schmerzen zugedeckt sein möchte. Der Fieberfrost jedoch wird durch Kälte gebessert, er möchte es noch kälter haben.

Cannabis indica **Cann-i.**

Cannabis sativa var. indica; Indischer Hanf, Haschisch, Marihuana. *Cannabaceae.*

Allgemeines

Beim *Cannabis indica*-Patienten breitet sich ein eigenartiges, ekstatisches Gefühl im Körper und in den Sinnen aus. Gliedmaßen und andere Körperteile erscheinen vergrößert. Ein Gefühl der Glückseligkeit fährt durch die Glieder. Die Gliedmaßen zittern. Eine ausgeprägte Schwäche breitet sich im ganzen Körper aus. Die Symptome ähneln denen der Katalepsie. Anästhesie und Verlust der Tiefensensibilität. Viele Beschwerden bessern sich in der Ruhe.

Geist und Gemüt

Überschwängliche Stimmung und Heiterkeit. Wundersame Einbildungen und Halluzinationen. Gefühl der Ausdehnung von Zeit und Raum. Der Patient meint, durch den Weltraum geschleudert zu werden. Er scheint zwei Existenzen zu besitzen, in zwei Bewusstseinszuständen zu sein oder in zwei Sphären zu leben. Wahnideen. Der Patient redet zusammenhangloses Zeug. Er lacht über ernste Anmerkungen. Lachen und Weinen. Krampfartiges Lachen, macht Scherze. Stöhnen und Weinen. Furcht vor dem Tod; verrückt zu werden; vor der Dunkelheit. Große Traurigkeit. Die Gemütssymptome des Patienten werden durch Gehen an der frischen Luft gebessert. Ein gegenteiliger Zustand herrscht bei Schwäche vor. Dem Patient schwinden die Sinne und er fällt hin. Er wechselt rasch zwischen Rationalität und Irrationalität hin und her. Vergisst Wörter und Gedanken, kann seine Sätze nicht beenden. Seine Gedanken schwirren wild durcheinander und verhindern vernünftiges Sprechen. Sein Kopf ist voll von unfertigen Ideen und Hirngespinsten. Ständig drängen sich ihm wundersame Theorien auf. Geschwätzigkeit. Er hat seine Gedanken nicht unter Kontrolle und kann nicht vernünftig über etwas nachdenken. Jeder Versuch zum Nachdenken wird durch Anflüge von wilden Einbildungen und Theorien unterbrochen. Eine Vision nach der anderen drängt sich seiner Wahrnehmung auf. Er hört Stimmen, Glocken, Musik, gerät in ekstatische Verwirrung.

Kopf und Schwindel

Der *Cannabis indica*-Patient hat das Gefühl, als würde sich die Schädeldecke öffnen und schließen oder als würde sie angehoben und wieder herabgesenkt. Pulsierender Schmerz durch den Kopf. Gefühl eines Gewichts im Hinterkopf, mit Klopfen. Heftige Schläge im Gehirn beim Wiedererlangen des Bewusstseins und beim Aufwachen aus dem Schlaf. Stechender Schmerz in den Schläfen. Spannung der Kopfhaut. Empfindliche Kopfhaut.

Augen

Trübsichtigkeit. Hellsehen. Buchstaben laufen beim Lesen zusammen.

Ohren

Überempfindliches Gehör. Klingen und Summen in den Ohren; Klopfen in den Ohren.

Gesicht
Das Gesicht ist blass und eingefallen. Irrer oder auch dummer Gesichtsausdruck. Kränkliches, ausdrucksloses Antlitz.

Mund und Zähne
Zähneknirschen im Schlaf. Stammelnde Sprache. Metallischer Geschmack im Mund. Verlangen nach Wasser, gleichzeitig Furcht davor, es zu trinken.

Abdomen
Flatulenz mit Auftreibung des Bauches, gebessert durch Aufstoßen.

Harnwege und Urin
Die Harnwegsbeschwerden von *Cannabis indica* sind sehr zahlreich. Nierenentzündung mit brennenden Schmerzen. Wundheitsgefühl in den Nieren, mit dumpfem Schmerz. Stechender Schmerz in den Nieren. Andauernde oder häufige Harnentleerung. Der Urin brennt beim Wasserlassen. Vor, während und nach dem Wasserlassen kommt es zu Brennen und Stechen in der Harnröhre. *Cannabis indica* hat viele Fälle von Gonorrhö geheilt. Sie ist nützlich im ersten Stadium und heilt die Symptome, die auch bei *Cannabis sativa* auftreten. Der Patient muss lange warten, bis der Urin läuft. Harntröpfeln nach dem Wasserlassen. Viel Schleim im Urin. Die Arznei ist hilfreich bei Penisverkrümmung aufgrund von Gonorrhö. Das gonorrhoische Sekret hat eine gelbe Farbe.

Geschlechtsorgane
Das sexuelle Verlangen ist bei *Cannabis indica*-Patienten beiderlei Geschlechts vermehrt. Schmerzhafte Dauererektion.

Weibliche Geschlechtsorgane
Die Menstruation ist reichlich und dünnflüssig; schmerzhaft; anfallsweise, wehenartige Schmerzen. Gebärmutterspasmen. Drohende Fehlgeburt nach Gonorrhö. Die Menses kehren alle zwei Wochen wieder.

Brust und Herz
Krampfartige Brustbeklemmung mit Erstickungsanfällen.
Herzklopfen im Schlaf. Drückender Schmerz im Herz mit Erstickungsanfällen, die ganze Nacht hindurch. Herzstechen. Langsamer oder schneller und unregelmäßiger Puls; flatternd. Nervöser Puls.

Rücken und Extremitäten
Rückenschmerz während der Menses. Schmerz in der Brustwirbelsäule, verhindert einen aufrechten Gang.
Paralytische Schwäche der Gliedmaßen mit Zittern und Beben. Taube Glieder und Fußsohlen. Stechende Schmerzen in den Fußsohlen. Die Beschwerden werden besser in Ruhe, Bewegung verschlechtert. Heftige Schmerzen in den Beinen beim Gehen.

Schlaf
Der *Cannabis indica*-Patient ist schläfrig, aber er kann nicht einschlafen. Zucken der Glieder im Schlaf. Träume von Leichen. Prophetische Träume. Alpträume.

Haut
Prickeln der Haut. Ameisenlaufen und Jucken der ganzen Haut. Gefühl, als wäre die Haut eng über den Körper gespannt. Anästhesie.

Cannabis sativa **Cann-s.**
Hanf. *Cannabaceae.*

Allgemeines
Die Ähnlichkeit dieser Arznei mit *Cannabis indica* ist wirklich bemerkenswert und hat dazu geführt, dass man glaubte, beide seien identisch. Das eine Mittel wurde oftmals durch das andere ersetzt, und so hat eine Arznei auch Symptome geheilt, die von der anderen hervorgerufen wurden. Die Gemütssymptome und Harnwegsbeschwerden sind bei beiden sehr ähnlich. Das Gefühl des Öffnens und Schließens wurde von beiden Mitteln geheilt.

Geist und Gemüt
Dinge erscheinen dem *Cannabis sativa*-Patienten fremd und unwirklich. Er kommt sich vor wie in einem Traum. Er ist verwirrt bezüglich der eigenen Identität. Er macht Fehler beim Schreiben und Sprechen und versteht nicht, was er liest oder was andere sagen. Geräusche im Zimmer scheinen von weit her zu kommen. Wenn er spricht meint er, ein anderer würde sprechen (*Alumina*). Er hat das Gefühl, als würden ihm die Sinne schwinden. Vormittags ist der Patient verzweifelt, nachmittags lebhaft. Furcht vor dem Zubettgehen. Hysterisches Gefühl im Hals. Angst im Magen. Verwirrung und Schwindel.

Kopf und Schwindel
Blutandrang zum Kopf, als würde es aus dem Magen kommen. Gefühl von Öffnen und Schließen des Scheitels; es beginnt beim Erwachen, dauert den ganzen Tag an und verschlechtert sich durch Lärm. Kaltes Gefühl auf kleinen Stellen des Kopfes, als würde ein Tropfen kaltes Wasser darauf getropft. Ameisenlaufen.

Augen
Konjunktivitis und variköse Venen in den Augen. Sandgefühl in den Augen.

Ohren
Ohrgeräusche.

Nase
Gefühl, als wäre die Nase vergrößert. Nasenbluten. Druck an der Nasenwurzel. Trockenheit in der Nase. Eine Wange ist rot, die andere blass. Ekelhafter Mund-

geschmack. Sprechen fällt schwer. Trockener Mund und Rachen. Abneigung gegen Fleisch. Aufstoßen bitter, sauer; leeres Aufstoßen.

Harnwege und Urin
Nierenentzündung. Geschwüriger Schmerz in der Nierengegend. Vorhautödem bei Gonorrhö. Dicke, gelbe, gonorrhoische Absonderung. Brennen in der Urethra während und nach dem Wasserlassen. Stechender Schmerz in der Urethra während der Urin fließt. Urethra empfindlich, geschwollen. Penisverkrümmung. Brennen am Beginn und Ende der Miktion. Stechen in der Urethra, wenn er nicht uriniert. Überaus schwieriges und schmerzhaftes Wasserlassen. Schmerz erstreckt sich von der Harnröhrenmündung an der Urethra entlang nach hinten beim Urinieren. Herausdrängendes Gefühl an der Harnröhrenöffnung nach dem Wasserlassen, bei einer Frau. Heftiger Harndrang. Anhaltender oder häufiger Harndrang. Unwillkürlicher Harnabgang. Heftiger Schmerz am Ende der Miktion. Blutiger Urin. Krampfartiger Verschluss des Blasenhalses am Ende der Miktion. Entzündung der Urethra. Entzündung und starke Schwellung der Harnröhrenmündung, mit brennendem Schmerz beim Wasserlassen, bei Frauen.

Geschlechtsorgane
Heftige sexuelle Erregung bei beiderlei Geschlecht. Starke Schwellung der Vorhaut. *Cannabis sativa* hat den Ruf, bei Frauen mit Unfruchtbarkeit von Nutzen zu sein. Reichliche Monatsblutung. Leukorrhö bei kleinen Mädchen (*Sepia*). Gonorrhö. Nachgeburtliche Uterusblutungen. Drohender Abort.

Atemwege und Husten
Bronchialkatarrh. Bronchitis mit pfeifenden Atemgeräuschen. Asthma; muss das Fenster geöffnet haben. Grüner, zäher Auswurf. Salziges Sputum. Husten mit blutigem Auswurf. Stechender Schmerz in der Pleura. Asthma mit Blasensymptomen. Herzklopfen.

Rücken und Extremitäten
Druck wie von einer scharfen Spitze im Steißbein. Heftige Schmerzen in der Achillessehne. Stechen der Haut am ganzen Körper beim Schwitzen. Taubheit der Fingerspitzen.

Cantharis — **Canth.**
Lytta vesicatoria; Spanische Fliege, ein metallisch-grüner Ölkäfer. *Meloidae.*

Allgemeines
Das herausragendste Merkmal dieser Arznei ist der entzündliche Zustand, und das wichtigste Charakteristikum der Entzündung ist die rasche Entwicklung hin zu einem Gangrän. Entzündungen nehmen normalerweise mehrere Tage lang einen bestimmten Verlauf, aber wenn diese Arznei auf einen Körperteil aufgebracht oder innerlich eingenommen wird, endet die Entzündung rasch mit dem Absterben des betroffenen Bereichs. Bei innerlicher Einnahme greift

sie fast augenblicklich die Harnwege an und führt zu Urämie, was die Gemütssymptome deutlich herausbringt; die lokale Entzündung setzt rasch ein, was den Patienten schnell sehr heftig erkranken lässt. Starke Dosen führen durch die giftige Wirkung zu alarmierenden Beschwerden. Der gesamte Organismus gerät durcheinander. Die schwerwiegendsten Symptome betreffen dabei normalerweise die Harnwege. Dieser Bereich kann bereits in einem frühen Stadium gangränös werden.

Geist und Gemüt

Die Gemütssymptome von *Cantharis* sind auffallend. Die führenden Gemütssymptome sind *plötzlicher* Bewusstseinsverlust mit rotem Gesicht. Der Patient verfällt in einen plötzlichen Stupor. Geistige Verwirrung. Viele eigenartige Ideen stürzen auf ihn ein. Die Gedanken sind in Aufruhr und schwirren durcheinander, als würden sie einem äußeren Einfluss unterliegen. Hitze des Kopfes, Wahnsinn, Delirium, mit *großer Erregung und Raserei*; die Anfälle werden durch den Anblick von grellen oder glänzenden Gegenständen, das Berühren des Kehlkopfes oder durch Wassertrinken hervorgerufen, wie bei Tollwut. Furcht und Gedankenverwirrung. Die Gedanken nehmen oft eine Richtung, die durch die entzündeten Teile vorgegeben wird. Wenn die Blase und die Genitalien entzündet sind, wird durch die Reizung und Kongestion der Teile oftmals der Sexualtrieb geweckt, was zu sexuellen Gedanken bis hin zu sexueller Manie führt. Der heftige sexuelle Wahnsinn, der bei den genannten Entzündungen vorkommt, tritt zusammen mit den entsprechenden Gedanken auf. Der Sexualtrieb spielt vollkommen verrückt. Die Erektionen des männlichen Genitales sind schmerzhaft und ausgesprochen heftig. Der Penis ist entzündet und wund, mit Schmerzen beim Koitus, dennoch tritt die sexuelle Raserei auf. Unverschämtheit. Blasphemie. Ruhelosigkeit endet in Raserei. Wegen seiner Ruhelosigkeit muss sich der Patient andauernd bewegen; Raserei und Delirium, vermischt mit sexuellem Wahnsinn. Dieses Verhalten des *Cantharis*-Patienten ähnelt dem, was wir von *Hyoscyamus*, *Phosphorus* und *Secale* kennen; es ist ein heftiges Delirium, vermengt mit sexuellen Phantasien und obszönem Reden. In manchen Fällen kommt es zum Singen von unzüchtigen Liedern und zum Schwatzen über das männliche Genital, Urin oder Kot – ein wildes Gerede über Dinge, über die man als anständiger Mensch nicht spricht. Durch die Krankheit jedoch reden auch sittsame Personen auf diese Art, so dass man überrascht ist, wo sie diese Sprache aufgeschnappt haben. In solchen Fällen ist es ratsam, alle Anwesenden außer der Krankenschwester und dem Arzt aus dem Zimmer zu schicken. Ich habe eine alte Mutter erlebt, die sich weinend und händeringend gefragt hat: „Wo hat meine Tochter nur diese Ausdrücke her?“ Die Tochter kann jedoch nichts dafür. Es handelt sich einfach um eine Harnwegserkrankung, ausgelöst durch eine Verkühlung; oder eine Menstruationsstörung, weil die Mutter es versäumt hat, ihrer Tochter zu sagen, was sie in Bezug auf die Menstruation wissen sollte. Dadurch kommt es zu einer Entzündung der Eierstöcke, der Gebärmutter oder äußerer Geschlechtsteile. Der Urin brennt und die äußeren Geschlechtsteile entzünden sich, oder es entwickelt sich eine Harnretention und sexueller Wahnsinn. Dies ist der *Cantharis*-Zustand.

Kopf und Schwindel

Heftiger, berstender, lanzinierender Kopfschmerz, wie Messerstiche [bei zerebrospinaler Meningitis]. Dieser entzündliche Zustand hat heftige Wirkungen auf das Gemüt des Patienten. *Brennende Schmerzen* ziehen sich durch das gesamte Arzneimittelbild. Brennen im Kopf, Klopfen und Stechen. Bewusstlosigkeit und Delirium. Brennen in den Seiten des Kopfes. Stiche in den Kopfseiten und am Hinterkopf. Lanzinierender Schmerz tief im Gehirn. Haarausfall.

Augen

Nur selten ist *Cantharis* bei reinen Augenbeschwerden angezeigt, zumeist treten sie zusammen mit den beschriebenen Kopfsymptomen oder dem Gemütszustand auf. Erysipel im Gesicht mit großen Blasen. Brennen in den Augen. *Gelbsehen.* Brennen und Wehtun der Augen. Erysipel der Augen, mit Neigung zur Gangränbildung. Hitze der Augen, heiße Tränen.

Gesicht

Erysipel im Gesicht, am Nasenrücken, auch die Lider sind mit betroffen. Normalerweise wird in diesem Zustand eher *Rhus toxicodendron* verwendet, aber wenn es sich um ein heftiges Geschehen handelt, ist *Cantharis* oftmals angezeigt und vorzuziehen. Auch bei *Rhus toxicodendron* treten die Bläschen und das Brennen auf, aber bei *Cantharis* ist das Erysipel von einer Konsultation zur nächsten dunkel, fast *schwarz* geworden. Eine rasche Verschlechterung ist eingetreten, und es sieht ganz danach aus, als würde sich ein Gangrän bilden. Der betroffene Bereich und die umgebende Haut brennen *bei jeder Berührung*. Dies ist bei *Rhus toxicodendron* nicht der Fall. Bei *Cantharis* brennen die Bläschen bei Berührung wie Feuer. Die von *Cantharis* hervorgerufenen Hautausschläge *brennen bei jeder Berührung*, sei sie auch noch so leicht.

Der Patient kommt schließlich in einen Zustand der Erschöpfung, wird blass, bekommt einen hippokratischen Gesichtsausdruck und stirbt. *Cantharis* entspricht heftigsten Krankheitsformen, sogar Gangrän oder Entzündung des Darmes, der Blase, des Gehirns, des Rückenmarks und der Lunge. Eingefallenes und hippokratisches Gesicht. Lungenentzündung mit Gangränbildung, Erschöpfung. Der betroffene Lungenflügel brennt wie Feuer und der Patient expektoriert augenblicklich einen aashaft stinkenden, dünnen, blutigen, wässrigen Auswurf. Der Zustand hat sich erstaunlich rasch entwickelt, und in kurzer Zeit wird der Patient sterben; seine Nase ist spitz, der Gesichtsausdruck hippokratisch, es kommt zu Harnverhalten. Ich kann mich an einen Patienten erinnern, der gerade einen länger andauernden Alkoholrausch hinter sich hatte. Ich hatte den Patienten abends in einem soeben beschriebenen Zustand verlassen. Aus seinem Mund tröpfelte blutiger Speichel und er war kurz davor, zu sterben. Dieser Zustand hatte sich innerhalb einer Nacht entwickelt, nachdem er in seinem betrunkenen Zustand fast erfroren wäre. Ohne *Cantharis* wäre er vor dem Morgengrauen gestorben, aber so expektorierte er am nächsten Morgen ein rostiges Sputum und erholte sich gut. Zum Arzneimittelbild von *Arsenicum* gehört ebenfalls Brennen in der Lunge und Auswurf von schwarzem Sputum; es gibt Anzeichen von Lungenentzündung, gleichzeitig bestehen Ruhelosigkeit,

Angst und all die anderen Symptomen, die wir von *Arsenicum* kennen. *Arsenicum* wird einen solchen Zustand augenblicklich kurieren. Heftige Arzneimittel wie *Arsenicum* und *Cantharis* werden in jenen Fällen gebraucht, bei denen es wirklich um Leben und Tod geht.

Magen, Abdomen, Rektum und Stuhl, Harnwege und Urin

Brennen im Hals. Starker Durst, mit Brennen im Rachen und im Magen. Durst mit Abneigung gegen alle Flüssigkeiten; das Verlangen von Mund und Hals werden sozusagen durch die Abneigung des Gemüts aufgehoben. Durst im Hals und Abneigung gegen Trinken im Kopf. Heftiges Brennen in Magen, Pylorus, Abdomen. Das Abdomen ist geschwollen und tympanitisch gebläht; lanzinierender Schmerz, Schneiden und Stechen. Wo immer es zu einer raschen Entzündung in den Eingeweiden kommt, es entwickelt sich Durchfall mit blutigem Schleim oder Blut. Wässrige, blutige Flüssigkeiten aus Darm und Magen. Auch bei den Augen kann es zur selben blutig-wässrigen Flüssigkeitsabsonderung kommen. An Stellen, wo diese Flüssigkeit mit der Haut in Kontakt kommt, brennt es und wird wund. Blutiger Urin.

Stuhldrang beim Wasserlassen. Der Patient sitzt mit heftigem Stuhl- oder Harndrang auf der Toilette und glaubt, dass es ihm besser gehen würde, wenn er nur ein paar Tropfen mehr Urin lassen oder ein bisschen mehr blutigen Stuhl absetzen könne. Aber die Besserung bleibt aus. Alle betroffenen Teile sind entzündet, brennen wie Feuer. Vergeblicher, schmerzhafter Harndrang nicht nur bei leerer Blase, sondern oftmals auch wenn sie voll ist. Harnretention oder Abgang von ein oder zwei Tropfen Urin. Heftiger Blasentenesmus; mit schneidenden, lanzinierenden, messerstichartigen Schmerzen im Blasenhals. Die Schmerzen schießen in verschiedene Richtungen. Heftige Schmerzen in der Blase mit häufigem Harndrang. Anhaltender Tenesmus. Schließlich tritt auch Angst auf und der Patinent kann in Raserei verfallen; heftiger Stuhl- und Harndrang mit sexueller Erregung, was ihn heftigst quält. Der gesamte Urogenitaltrakt ist entzündet und gangränös. Brennen beim Wasserlassen. Der blutige Urin brennt wie Feuer in der Blase und im Bereich der Genitalien, mit denen er in Berührung kommt. Harnretention oder Harnsuppression. Selten wird diese heftige Entzündung mit Brennen und Tenesmus von Rektum und Blase durch Gonorrhö ausgelöst, aber in diesen Fällen ist *Cantharis* indiziert. Die Heftigkeit und das rasche Einsetzen sind die Hauptmerkmale dieser Arznei. Die Schmerzen und die sexuelle Überreizung finden sich bei keinem anderen Mittel. Am nächsten kommt ihm dabei *Mercurius corrosivus.*

Weibliche Geschlechtsorgane

Die weiblichen Genitalien sind in allen Teilen überempfindlich. Entzündung von Ovarien und Uterus. Brennen in der Vagina. Membranöse Dysmenorrhö. Menstruation zu früh, reichlich, schwarz. Konvulsionen im Wochenbett. Plazentaretention. Brennende Schmerzen. Wenn keine Austreibungswehen zum Abstoßen der Nachgeburt eingesetzt haben, und gleichzeitig andere Symptome des Arzneimittels vorliegen, wird sich nach Gabe von *Cantharis* die Gebärmutter normal kontrahieren und die Nachgeburt austreiben.

Harnwege und Urin
Heftige lanzinierende Schmerzen durch Nieren und Rücken. Schmerzen in den Lenden, Nieren und im Abdomen. Der Schmerz beim Urinieren ist so heftig, dass der Patient schon beim Abgang eines Tropfens stöhnt und schreit.

Capsicum **Caps.**
Cayennepfeffer. *Solanaceae.*

Allgemeines
Die meisten Substanzen, die in der Küche als Gewürze Verwendung finden, werden im Laufe einer oder zwei Generationen als nützliche Arzneimittel dienen, da sich die Leute mit ihnen vergiften, wie beispielsweise mit Pfeffer, aber auch mit Stimulanzien wie Tee oder Kaffee. Deren giftige Wirkung auf die Eltern erzeugt bei Kindern eine Krankheitsdisposition, welche der durch sie hervorgerufenen Arzneikrankheit ähnelt.
Häufig finden wir *Capsicum* angezeigt bei fetten, schlaffen, rotgesichtigen Kindern von Biertrinkern und „Pfefferessern“ mit Reaktionsschwäche, schlaffer Konstitution und Varikosis, die sich überstimuliert haben. Es passt auch bei Menschen mit rosigem Gesicht, das aber kalt oder zumindest nicht warm ist, und das bei näherer Betrachtung von einem feinen Kapillarsystem durchzogen ist. Plump und rund, ohne Ausdauer, mit falscher Plethora wie bei *Calcium carbonicum.* Die Nasenspitze ist rot, der Patient hat rote Wangen, eine rote Färbung über den Wangen, rote Augen, leidet an rascher Erschöpfung. Diese Konstitutionstypen erholen sich nur langsam nach einer Krankheit und reagieren schlecht auf Arzneimittel. Sie sind schlaff, müde, träge. *Capsicum* ist das Heilmittel bei Schulkindern, die nicht lernen oder arbeiten können, Heimweh bekommen und nach Hause möchten. Gichtpatienten mit knackenden Gelenken und Gichtablagerungen in den Gelenken; die Gelenke sind steif, ungelenk, schwach, werden schnell kraftlos. Allgemeine Trägheit. *Capsicum*-Patienten sind fröstelig, mit Empfindlichkeit gegen frische Luft, möchten im warmen Zimmer sein. Sogar bei mildem Wetter frösteln sie an der frischen Luft. Sie sind empfindlich gegen Kälte und Baden.

Geist und Gemüt
Im Gemüt zeigt sich kein ungewöhnlicheres Symptom als dieses: *Heimweh.* Das Heimweh zieht sich durch das gesamte Arzneimittelbild und ist begleitet von roten Wangen und Schlaflosigkeit, einem Hitzegefühl im Rachen sowie Angst. Die Patienten sind überempfindlich gegen äußere Eindrücke, nehmen jede Kleinigkeit übel. Sie sind immer misstrauisch und schnell beleidigt. Extremer Eigensinn; der Patient ist niederträchtig. Sogar wenn sie etwas Bestimmtes möchten werden sie dagegen sein, wenn der Vorschlag von jemand anderem kommt. Nach Gefühlserregungen bekommen sie rote Wangen, aber gleichzeitig sind diese kalt, sogar bei Erhöhung der Körpertemperatur. Oder die eine Wange ist rot, die andere blass; oder beide sind abwechselnd rot und blass. Die Kinder sind unbeholfen und ungeschickt.

Capsicum-Patienten werden von andauernden Selbstmordgedanken nahezu überwältigt. Sie möchten sich nicht umbringen, widerstehen den Gedanken; dennoch dauern diese Gedanken an und quälen sie. Hartnäckige Gedanken kommen bei vielen Arzneimittelbildern vor, und man muss zwischen Impulsen und Verlangen unterscheiden. Wenn ein Patient ein Seil oder ein Messer möchte, um sich damit umzubringen, ist dies ein Unterschied zu einem Selbstmordimpuls. Ein Impuls zum Selbstmord ist etwas, das den Betreffenden überkommt, und er bringt sich tatsächlich um. Sie sollten daher bei einem Patienten immer versuchen herauszufinden, ob er vom Leben genug hat und sterben möchte, oder ob er Selbstmordimpulse hat, die er verdrängt. Manche Menschen liegen nachts wach und wünschen, tot zu sein, wofür es eigentlich keinen Grund gibt. Dies ist eine Störung des Willens, der Wille spielt verrückt. Bei einem anderen Patienten tauchen diese Gedanken plötzlich auf und er kann sie nicht verdrängen, die Gedanken quälen ihn. Der Unterschied bei den Arzneimitteln liegt oft in der Unterscheidung dieser beiden Zustände. Verlangen entstammt dem Willen, Impulse drängen sich in die Gedanken.

Kopf

Kopfschmerz, als ob der Schädel splittert beim Bewegen des Kopfes, beim Gehen oder Husten. Gefühl als ob der Kopf in Stücke fällt; hält den Kopf mit der Hand. Gefühl als wäre der Kopf vergrößert, schlechter durch Husten und Auftreten, besser im Liegen mit tiefem Kopf. Berstender und klopfender Schmerz. Kopfschmerz mit Pulsieren in Stirn und Schläfen. Kopfschmerz als ob das Gehirn zur Stirn herausgedrückt würde. Gefühl, als ob das Gehirn oder die geröteten Augen beim Bücken herausgedrückt würden.
Die Sinneswahrnehmungen sind gestört und überempfindlich. Überempfindlichkeit gegen Geräusche, Geruche, Berührung, überempfindlicher Geschmack; überempfindlich gegen äußere Eindrücke, gegen Beleidigung. Der Patient ist sehr reizbar.

Ohren

Ohrenschmerzen; mit Jucken; drückender Schmerz beim Husten, als ob ein Abszess aufbrechen würde. *Capsicum* hat eine besondere Wirkung auf die Innenohrknöchelchen und den Processus mastoideus. Abszesse um das Ohr. Karies der Knochen; Nekrose des Felsenbeins. *Capsicum* ist häufig indiziert bei Abszessen des Mastoids.

Nase

Alte, chronische Nasenkatarrhe. Der Patient zieht sich eine Erkältung in Nase und Hals zu, worauf sich dort Schleim ansammelt. Bei abgestumpften Patienten ist es oft schwierig, verwertbare Symptome zu erlangen, und man muss danach gehen, was man bei dem Kranken beobachtet, z. B. die Art des Auswurfs. Sie werden feststellen, dass manche derart behandelten Fälle geheilt werden und auch all die anderen Beschwerden verschwinden. Aber in wenigen Fällen von alten Katarrhen scheint nach dem best gewählten Mittel keine Wirkung einzutreten; bis der Arzt beobachtet, dass der Patient ein rotes Gesicht hat, das aber kalt ist, und dass die Nasenspitze rot und kalt, der Patient selbst fett und schlaff ist und keine Ausdauer besitzt. In der Schule kommt er nicht mit, und wenn er sich anstrengt, schwitzt er sofort. An der frischen Luft friert er. Jetzt hat der Arzt einen Schlüssel zum Patienten und untersucht den Patienten entsprechend diesem Schlüssel, nämlich dem Arzneimittelbild. Dieses Vorgehen ist normalerweise unsinnig und sollte niemals angewendet werden, außer als letzter Ausweg oder bei stumpfsinnigen Patienten. Wenn der Arzt *Capsicum* verordnet, wird es den Patienten wieder auf die Beine bringen. Es wird ihn vielleicht nicht heilen, aber danach werden *Silicea* oder *Kalium bichromicum* oder andere zuvor ohne Erfolg verordnete Mittel anschlagen und heilen.

Gesicht

In der *Reinen Arzneimittellehre* steht: „Heiße, rothe Nasenspitze." Die Haut ist rot und brennt, die Kapillaren sind kongestioniert. Die Wangen sind rot und fühlen sich heiß an, abwechselnd mit Blässe. Rote Punkte im Gesicht. Gesichtsschmerzen, die in den Knochen empfunden werden, bei Berührung. Die Schmerzen nehmen bei Berührung zu. Schmerz oder Empfindlichkeit im Jochbein. Druckempfindlichkeit über dem Mastoid. Schwellung in der Mastoidregion.

Mund und Zähne

Fauliger Geschmack im Mund, wie fauliges Wasser. Abgehustete Luft erzeugt einen übel riechenden Geschmack im Mund. *Heiße, scharfe Luft steigt den Hals hoch*, die beim Abhusten faulig schmeckt.
Flache, empfindliche, sich ausbreitende Geschwüre mit speckigem Grund auf Zunge und Lippen. Die Schleimhaut an den Lippen und an anderen Körperteilen bleibt in der erhobenen Position stehen, wenn man sie mit den Fingern anhebt, als Zeichen der schwachen Zirkulation. Dies zeigt die Schlaffheit von *Capsicum*. Die Haut wird bei Druck faltig. Die berührten Körperteile sind locker und schlaff, rot, fett und kalt. Ein *Capsicum*-Kind wird bei Masern schlecht auf Arzneimittel reagieren – bis es *Capsicum* bekommt. Die Haut ist feucht und kalt, und aufgrund der kapillären Kongestion kommt es zu einem masernartigen Ausschlag. Wenn das Kind alt genug ist, wird es über Kältegefühl klagen. Es leidet an Reaktionsmangel nach Hautausschlägen, nach Erkrankungen der Drüsen und Lymphknoten und nach Darmbeschwerden. Das Kind war vormals dick und schlaff, aber jetzt kommt es nicht mehr auf sein Gewicht.

Hals

Der *Capsicum*-Patient erkältet sich in Hals und Nase, und der Hals sieht aus als würde er bluten, so rot ist er. Es sieht aus wie ein feiner Ausschlag – gedunsen, verfärbt, purpurn, fleckig, schlaff und schwammartig; dunkelrot. Brennen und Geschwürbildung im Rachen. Die Uvula ist verlängert. Stechen im Hals. Vergrößerte, entzündete, schwammige Tonsillen. Nach einer Halsentzündung bleibt der Hals noch lange Zeit schmerzhaft. Brennender, drückender Halsschmerz, dunkelroter Hals; schlaffer, wunder Hals; Schluckschmerz, Dysphagie. Die Halsentzündung bleibt wochenlang bestehen, es tut sich nichts. Der Zustand wird nicht schlechter, aber auch nicht besser, es herrscht Reaktionsmangel.

Magen

Zu Beginn des Fieberfrostes hat der Patient Durst. Durst nach dysenterischem Stuhl, plötzliches Verlangen nach eiskaltem Wasser, was zu Frösteln führt. Verlangen nach Wasser vor dem Frostanfall, und wenn er es trinkt beschleunigt es den Frost. Das Wasser fühlt sich im Magen kalt an. Verlangen nach warmen, anregenden, scharfen Speisen. Dies beobachtet man bei Whiskytrinkern; sie verlangen nach Pfeffer, der wiederum das Verlangen nach Whisky steigert. Diese leicht vom Körper aufgenommenen Stimulantien verlangen nach weiteren Stimulantien, brauchen sozusagen Unterstützung. Dipsomanie.

Anmerkung Exkurs

Lassen Sie mich hier eine Anmerkung zur Alkoholsucht machen. Alkoholiker, die viele Drinks am Tag zu sich genommen haben, kommen manchmal in den Zustand, dass sie nachts aufstehen müssen, um sich einen Drink zu nehmen, ansonsten können sie am nächsten Morgen nicht aufstehen. Morgens werden die ersten drei oder vier Drinks wieder erbrochen, erst der nächste bleibt im Magen. Sie sind in einem Stadium, in dem sie immer wieder etwas zu sich nehmen müssen. Wenn sie zu lange schlafen, werden die ersten Drinks wieder erbrochen. Daher müssen sie nachts aufstehen, sonst bleibt der Whisky morgens so lange nicht im Magen, bis sie wieder ein paar Drinks zu sich genommen haben. Sie werden diesen Zustand beispielsweise bei Anwälten finden, die zum Bewältigen ihrer Arbeit häufig Stimulantien zu sich nehmen. Falls die Patienten zur Zusammenarbeit bereit sind, können *Nux vomica*, *Arsenicum* und *Capsicum* helfen. Ich habe einmal zu einem alten Trinker, der immer nur Champagner trank, gesagt, dass er damit aufhören müsse. Er jammerte nur: „Ich glaube nicht, dass das etwas bringt." Für ihn war das Leben ohne Champagner nicht lebenswert. Wenn diese Menschen wollen, dass man ihnen hilft, müssen sie mitarbeiten.

Rektum und Stuhl

Dysenterie. Tenesmus und Durst nach Stuhlgang, Schaudern nach Trinken. Wehtun und Brennen in Anus und Rektum. Heftiger Tenesmus gleichzeitig in Rektum und Blase. Hämorrhoiden; prolabierend, schmerzhaft, brennend, wie mit Pfeffer bestreut.

Harnwege und Urin/Männliche Geschlechtsorgane

Blasentenesmus; Strangurie. Brennender, beißender Schmerz nach dem Wasserlassen bei alter Gonorrhö, mit Reaktionsmangel. *Kremige Absonderung.* Beim Betrachten des Gesichts des Patienten sehen sie die Plethora. Sie bemerken auch, dass der Patient keine Ausdauer besitzt, plump, schlaff und kälteempfindlich ist und ein rotes Gesicht hat. Er reagiert bei Erkältungen schlecht auf Arzneimittel. Er hat gonorrhoischen Ausfluss oder eine kremige Absonderung mit Brennen beim Wasserlassen. *Capsicum* wird die Erkrankung manchmal augenblicklich stoppen. Kälte des Skrotums. Ödematöse Schwellung der Vorhaut. Schmerz in der Prostata nach Gonorrhö.

Kälte

Kälte der erkrankten Körperteile. Kälte an einzelnen Stellen. Kälte des ganzen Körpers.

Atemwege und Husten

Capsicum ist wirksam bei beschwerlicher, chronischer Heiserkeit. Der Patient hatte beispielsweise eine Erkältung, und zwei oder drei Mittel für den akuten Zustand wurden gegeben, *Aconit*, *Bryonia*, *Hepar* oder *Phosphorus* usw. Aber plötzlich werden sie sich dem chronischen, konstitutionellen Hintergrund seiner Heiserkeit bewusst. Der Patient ist rundlich, fröstelig, mit rotem Gesicht; seine Heiserkeit wird mit *Capsicum* verschwinden. Bei Husten ist es das Gleiche. Nach verschiedenen Fehlgriffen bei der Mittelwahl erkennen sie, dass es ein *Capsicum*-Fall ist, und dass sie niemals zur Wurzel der Beschwerden vorgedrungen sind. Dieses Beispiel zeigt, wie wichtig es ist von den Allgemeinsymptomen her zum Kern der Krankheit zu gelangen. Wenn es sich natürlich um ein heftiges akutes Leiden handelt, müssen sie ein Akutmittel geben. Aber wenn der Patient sich nur zögerlich erholt und die Heilung nur langsam voranschreitet, sollte das nächste Mittel den ganzen Patienten betreffen. Manchmal ist es *Sulphur*, *Phosphorus* oder *Lycopodium*, und manchmal ist es *Capsicum*. Wenn sich der Patient in einem guten konstitutionellen Zustand befindet, wird ein Akutmittel die geschilderten Beschwerden heilen. Die gichtigen, rheumatischen, schlaffen Patienten brauchen dafür jedoch ein Konstitutionsmittel.
Plötzliche Hustenanfälle erschüttern den ganzen Körper. Weinen nach dem Husten durch Kopfschmerzen. Stechen in den leidenden Körperteilen beim Husten. Jeder Hustenstoß erschüttert den betroffenen Körperteil. Der konstitutionelle Zustand ist vorrangig bei der Wahl des Arzneimittels zu betrachten, die Lokalsymptome müssen dem entsprechen. Das heißt, wir verordnen gemäß der Totalität der Symptome.

Carbo animalis — **Carb-an.**

Tierkohle aus Rindsleder.

Allgemeines

Carbo animalis ist eine tief und lang wirkende Arznei. Es passt bei Leiden, die schleichend entstehen, sich langsam entwickeln, chronisch werden und zuweilen malignen Charakter annehmen, bei Beschwerden anämischer, hinfälliger Menschen. Vaskuläre Beschwerden. Die Mittel der Carbo-Gruppe affizieren alle mehr oder weniger die Venen und rufen hier Erschlaffung und Lähmung hervor. Das besondere Merkmal von *Carbo animalis* ist, dass es die kleinen Venolen infiltriert. Sobald es zum Blutandrang in ein Organ kommt, wird es hart und verfärbt sich aufgrund der Infiltration bläulich – und tendenziell verbleibt dieser Zustand. Bei einer Entzündung einer Drüse oder eines Lymphknotens erschlaffen die Venen und infiltrieren, das Organ wird hart und schmerzhaft, das regionäre Gewebe verhärtet sich und die umliegende Haut verfärbt sich purpurn. Die axillären und zervikalen Lymphknoten werden bläulich und hart, ohne Tendenz zur Erweichung. Arzneien wie *Hepar sulfuris*, *Mercurius* und *Sulfur* beschleunigen, nachdem ein Lymphknoten infiltriert wurde, den Entzündungsvorgang und führen zu Nekrose, raschem Zerfall mit Eiterung. Aber *Carbo animalis* lähmt und infiltriert die kleinen Venolen des betroffenen Bereichs, ohne dass es zu Eiterbildung kommt.

Wie Sie sehen, befindet sich der Organismus des *Carbo animalis*-Patienten in einem trägen Zustand. Es gibt keine raschen Veränderungen, alles ist verlangsamt. Sogar Entzündungsprozesse laufen langsam ab, und sehr oft kommt es zu einer schleichenden, erysipelähnlichen Entzündung. Der betroffene Teil verfärbt sich bläulich und bei Druck bleiben die Abdrücke bestehen. Denken Sie nur an den Kontrast zu *Belladonna. Belladonna* führt zu Entzündungen der Drüsen und Lymphknoten, die anschwellen, heiß und empfindlich werden, so dass sie kaum berührt werden können. Zunächst wird der Bereich hellrot, dann dunkelrot. Wenn man sie in Ruhe lässt, bilden sie sich wieder zurück. Die Entzündung bei *Carbo vegetabilis* jedoch setzt allmählich ein, entwickelt sich langsam, es gibt keine Heilungstendenz. Die Venen erweitern sich hier und da am ganzen Körper und werden varikös. Der entzündete Bereich brennt heftig, wird hart und verfärbt sich bläulich. Brennen der Halslymphknoten. Träge Bubonen bei alten, gebrechlichen Menschen in den frühen Syphilisstadien entzünden und vergrößern sich, werden bläulich, hart und brennen. Das Mittel ist auch angezeigt bei Tumoren der Brustdrüse; es bildet sich ein bläulicher, hühnereigroßer Tumor. Es kommt nicht zur Eiterung, wie man eigentlich erwarten würde, der Zustand bleibt einfach so. Die Wucherung vergrößert sich nicht, aber wird hart.

Bei Frauen kommt es zu Brennen der Vagina, so dass sie den Frauenarzt bitten, bei der Untersuchung vorsichtig zu sein. Und wahrscheinlich wird dieser den gesamten Zervix entzündet, bläulich und vergrößert vorfinden. Die Patientin klagt dabei über Brennen wie von glühenden Kohlen.

Carbo animalis ruft eine Ulzeration des Gewebes an verschiedenen Körperteilen hervor, besonders aber an Drüsen und Lymphknoten. Kurze Zeit nach der Entzündung – nicht in den frühen Stadien – kommt es zur Geschwürsbildung, die aber nach kurzer Zeit zum Stillstand kommt, das Geschwür ist träge. Verhärtete Ulzera. Ein Bubo bricht auf und es bildet sich ein Geschwür. Plötzlich hört die Eiterung auf und das umliegende Gewebe wird hart und bläulich. Die lobenswerte Absonderung hört auf, eine blutig-eitrige Flüssigkeit tritt stattdessen aus und der Bereich um den Bubo brennt. Bei Geschwüren und Fistelöffnungen, bei denen die Ränder hart werden und brennen und die ein scharfes Sekret absondern, ist *Carbo animalis* häufig das passende Heilmittel.

Es überrascht nicht, dass diese Arznei eins der wichtigsten Mittel bei alten, hartnäckigen Krebsgeschwüren ist. Die Geschwüre brennen, sind alle von infiltriertem, verhärtetem, dunklem Gewebe umgeben und sondern eine scharfe, eitrige Flüssigkeit ab. *Carbo animalis* hat diese Beschwerden bei alten, schwachen Patienten mit Nachtschweißen und starken Blutungen geheilt. Bei unheilbaren

Fällen hat es die Beschwerden gelindert und manchmal das Krebsgeschehen über Jahre zurückgehalten; später entwickelte sich dennoch ein Rezidiv, woraufhin der Patient schließlich verstarb. *Carbo animalis* ist ein großartiges Palliativum gegen die Verhärtung und gegen die stechenden, brennenden Schmerzen, die durch den Krebs ausgelöst werden. Natürlich will ich nicht behaupten oder den Eindruck erwecken, dass ein Patient mit einer weit fortgeschrittenem Krebserkrankung wie beispielsweise Szirrhus komplett geheilt und das Krebsgeschwür endgültig beseitigt werden kann. Aber wir können dem Patienten Erleichterung verschaffen und zumindest vorübergehend eine Ordnung wieder herstellen, so dass er durch den Krebs nicht so sehr leiden muss. Bei den meisten Krebspatienten ist der Organismus in so einem gestörten Zustand, dass nur eine vorübergehende Einstellung der „Kampfhandlungen" erreicht werden kann. Jedem Therapeuten, der damit prahlt, wie viele Krebsfälle er schon geheilt hat, sollte daher mit Misstrauen begegnet werden. Konzentrieren Sie sich nicht zu sehr auf das Krebsgeschwür, denn es ist nicht der Krebs, sondern der Patient als Ganzes, den sie behandeln. Der ganze Patient ist krank, und wenn jemand so krank ist, dass es zur Entstehung von Krebs kommt, ist das Gleichgewicht in seinem Körper zu sehr durcheinander, als dass er wieder völlig geheilt werden könnte.

Die Prüfung von *Carbo animalis* weist das Erscheinungsbild einer zusammengebrochenen Konstitution auf. Das Mittel erzeugte bei den Prüferpersonen Symptome, wie sie normalerweise bei alten, geschwächten Personen mit schlechtem Regenerationsvermögen und Reaktionsmangel auftreten. Daher ist die Arznei ein großartiges Palliativum bei Patienten, die an malignen Infiltrationen und Indurationen leiden. Es kommt zu verdächtig aussehenden Verhärtungen um das Geschwür herum und am Geschwürsgrund. Verdächtig aussehende Lymphknotenverhärtungen. Das Gewebe entzündet sich, verhärtet und bleibt hart. *Carbo animalis* steht ganz oben auf der Liste derjenigen Arzneimittel, die einen solchen Zustand haben.

Hypertrophie zieht sich durch das ganze Mittelbild von *Carbo animalis.* Aufgrund von Gewebeansammlungen bilden sich Knötchen; dieser Vorgang kann an allen möglichen Stellen auftreten, beispielsweise an Drüsen, Lymphknoten und inneren Organen. Der Organismus ist aus dem Gleichgewicht geraten, und das Ergebnis ist eine gestörte Gewebewucherung. Große Erschöpfung und Energiemangel gehen mit Herzklopfen, Angst und unregelmäßigem Puls einher. Der Puls ist schwach, beschleunigt, unregelmäßig. Klopfen in den Blutgefäßen. Das ganze System ist in Aufruhr, was zuweilen als Hitzegefühl beschrieben wird. Hitze strömt durch den Körper, als wäre er gefüllt mit Dampf. Die Patienten klagen über ein schreckliches Gefühl in Brust und Kopf, wie ein Erdbeben. Diese Sensationen entstehen aufgrund einer Störung im venösen Herzanteil. Es kommt zu Hitzewallungen und Pulsationen hier und da.

Weibliche Geschlechtsorgane

Darüber hinaus besteht eine Neigung zu Hämorrhagien, wobei die Blutungsneigung eher Frauen betrifft als Männer. Die Menstruation setzt zu früh ein, dauert zu lange und ist sehr reichlich. Während der Monatsblutung ist die Patientin

so erschöpft und abgeschlagen, als würde sie sterben. Diese auffallende Schwäche lässt sich jedoch nicht mit dem großen Blutverlust erklären. Chronische Verhärtung und Vergrößerung des Uterus, die Jahr für Jahr zunimmt (*Aurum muriaticum natronatum*) Verhärtung des Zervix und des gesamten Uterus. Reichliche Leukorrhö. Stinkende Absonderungen aus der Gebärmutter. Ulzeration der Gebärmutter, die langsam in Malignität übergeht. Die Menstruation ist dunkel und stinkend. Schließlich kommt es bei dieser armen, schwachen Frau, die diese Beschwerden jahrelang mit sich herumgeschleppt hat, zu einem malignen Zervixgeschwür. Das Geschwür brennt, blutet andauernd und eine stinkende wässrige Flüssigkeit sickert heraus. Die brennenden Schmerzen im Uterus erstrecken sich bis in die Beine hinunter. Sobald diese Patientin sich ihr Kind zum Stillen an die Brust legt, bekommt sie ein Leeregefühl im Magen, ein flaues Gefühl in der Magengrube, und sie muss das Kind absetzen. Zum Arzneimittelbild von *Carbo animalis* gehören viele Gebärmuttersymptome mit Brennen, Stechen und Wundheitsgefühl. Die Patientinnen haben einen gelbbraunen Sattel über der Nase, der wie der gelbe Sattel von *Sepia* aussieht. Alle Arten von Gebärmutterbeschwerden kommen vor.
Blutandrang nach oben in den Kopf, worauf der Patient aus dem Schlaf aufwacht. Schreckliche Träume. Dieser arme Patient leidet an Störungen im Hirnstamm; er hat reißende Kopfschmerzen, besonders im Hinterkopf, wird allmählich immer kälteempfindlicher, frösteliger, wächserner, bis er zu Tuberkulose oder Krebs kommt, mit Varizen und all den beschriebenen Beschwerden.

Carbo vegetabilis — Carb-v.

Holzkohle, ausgeglühtes Birkenholz.

Allgemeines

Kommen wir nun zum Studium von *Carbo vegetabilis*, der pflanzlichen Kohle bzw. Holzkohle. Es handelt sich um eine vergleichsweise reaktionsschwache Substanz, die erst durch ausreichend starke Zerreibung zur stark wirkenden Arznei wird und medizinisch eingesetzt werden kann. Durch gehöriges Zerkleinern wird sie dem Wesen und der Natur von Krankheiten ähnlich und kann somit Kranke heilen. In der Schulmedizin wir die Arznei teelöffelweise in roher Form gegen Übersäuerung des Magens angewendet. Aber Hahnemann hat sich hier ein Denkmal gesetzt, denn die wahren Heilkräfte zeigen sich erst durch das Potenzieren. *Carbo vegetabilis* ist eines jener tief und lange wirkenden, antipsorischen Arzneimittel. Es greift tief in die Lebensvorgänge ein. In den Arzneimittelprüfungen entwickelten sich lange anhaltende Beschwerden, und dementsprechend heilt die Arznei Zustände, die seit langer Zeit bestehen und die sich langsam und schleichend entwickelt haben. *Carbo vegetabilis* wirkt besonders auf die Blutgefäße, genauer noch auf den venösen Kreislauf, die rechte Herzhälfte sowie das gesamte venöse System. Trägheit ist die passende Bezeichnung, die sich aufdrängt, wenn man sich mit der Pathogenese von *Carbo vegetabilis* beschäftigt. Die Begriffe Trägheit, Schwerfälligkeit und Turgeszenz kommen einem ständig in den Sinn, denn diese Zustände treten häufig in der

Symptomatologie des Mittels auf. Der gesamte Organismus ist schwerfällig, gedunsen, erweitert und geschwollen. Die Hände sind aufgedunsen; die Venen sind angeschwollen; der Körper fühlt sich voll und angeschwollen an; es kommt zu einem Völlegefühl im Kopf, als ob er voller Blut wäre. Die Füße fühlen sich taub an, sodass der Patient sie hochlegen möchte, damit das Blut wieder zurückfließen kann. Die Venen sind schlaff und gelähmt, ein Zustand vasomotorischer Lähmung. Außerdem sind die Venen erweitert und an den Extremitäten bilden sich Varizen.

Im Gemüt kommt es wie auch auf der körperlichen Ebene zu einer Verlangsamung. Geistige Tätigkeiten laufen langsam ab. Das Denken ist verlangsamt, träge, stupide und schwerfällig. Der Patient kann sich zu keiner Tätigkeit aufraffen, hat kein Verlangen, etwas zu unternehmen. Er will sich hinlegen und vor sich hindösen. Die Gliedmaßen sind schwerfällig und der Patient hat das Gefühl, als wären sie vergrößert. Die Haut sieht dunkel, fast schmutzig aus. In den Kapillaren kommt es zu einer Stauung, sodass das Gesicht purpurfarben wird. Anregende Speisen oder Getränke führen zu Blutandrang ins Gesicht. Wenn Sie ein paar Leute beim Wein trinken beobachten, können Sie den *Carbo vegetabilis*-Patienten an der einsetzenden Gesichtsrötung erkennen. Dies wird nach kurzer Zeit vorübergehen und sein Gesicht bekommt wieder die ursprüngliche bläuliche Färbung. Das Blut stagniert in den Kapillaren, die Haut ist in einem trägen und schwerfälligen Zustand.

Brennen zieht sich durch das gesamte Mittelbild: Brennen in den Venen, in den Kapillaren, im Kopf, Jucken und Brennen der Haut. Brennen in entzündeten Teilen. Inneres Brennen und äußere Kälte. Kälte mit Kreislaufschwäche, mit Herzschwäche. Eiseskälte. Hände und Füße sind kalt und entweder trocken oder feucht. *Kälte der Knie*; *der Nase*; der Ohren; der Zunge. Kälte im Magen mit Brennen. Ohnmacht. Kalter Schweiß am ganzen Körper, wie bei einem Kollaps. *Kollaps mit kaltem Atem, kalter Zunge, kaltem Gesicht.* Leichenartiges Aussehen. Trotz dieser Kälte hat der Patient jedoch das *Verlangen, dass ihm Luft zugefächert wird.*

Hämorrhagien sind ebenso typisch für *Carbo vegetabilis*. Aus entzündeten Oberflächen sickert Blut heraus. Schwarzes Blut läuft aus Geschwüren heraus. Blutungen aus der Lunge; dem Uterus; der Blase. Bluterbrechen. Die Blutungen sind passiv, und aufgrund der schlechten Zirkulation kommt es zu anhaltenden Sickerblutungen aus den Kapillaren. Das Mittel wird kaum bei aktiven, schwallartigen Blutungen helfen; hier sind eher Arzneien wie *Belladonna*, *Ipecacuanha*, *Aconitum*, *Secale* und andere angezeigt, bei denen die Blutungen heftig einsetzen. Bei *Carbo vegetabilis* handelt es sich vielmehr um ein passives Heraussickern von Blut aus den Kapillaren. Frauen leiden an dieser Art der Blutung; Blut sickert in kleinen Mengen die ganze Zeit aus der Gebärmutter, so dass die Menstruation verlängert ist. Oder nach der Entbindung bleibt eine anhaltende Sickerblutung bestehen, die normalerweise durch Kontraktionen der Blutgefäße gestoppt wird. Aber bei *Carbo vegetabilis* kontraktieren die Blutgefäße nicht, sie sind erschlafft und schwarzes, venöses Blut sickert aus ihnen heraus. Nach einer Operation kommt es ebenfalls nicht zur Kontraktion und Retraktion der Blutgefäße. Eine Verletzung der Haut blutet leicht. Auch wenn die verletzten Arterien und Venen alle verbunden wurden, die kleinen Venolen scheinen keine kontraktilen Fasern in ihren Wänden zu haben. Blutungen aus entzündeten Körperteilen. Herzschwäche; erschlaffte Venen.

Kommen wir nun noch einmal auf die Geschwüre von *Carbo vegetabilis* zu sprechen. Es ist nicht verwunderlich, dass bei Patienten mit den eben erwähnten erschlafften Blutgefäßen und dem schlaffem Gewebe keine Reparaturmechanismen ablaufen und es nicht zum Gewebsaufbau kommt. Bei Verletzungen entwickelt sich daher eine Nekrose. Und wenn sich einmal ein Geschwür gebildet hat, dann heilt es nicht. Das befallene Gewebe ist indolent, das Geschwür ist schmerzlos und sondert eine blutige, stinkende, scharfe, dünne Flüssigkeit ab. Aufgrund des schlaffen und trägen Zustandes des Gewebes kommt es überall zu Geschwürsbildung – an der Haut und Schleimhaut, im Mund und im Hals. Der Gewebsaufbau ist schwach oder kommt überhaupt nicht in Gang.

Sie können sich daher vorstellen, wie leicht sich in diesen betroffenen Teilen ein Gangrän entwickeln kann. Jede kleinste Entzündung oder Kongestion verfärbt sich schwarz oder bläulich und fängt sofort an zu nekrotisieren. Das alles führt zum Gangrän. *Carbo vegetabilis* ist ein wundervolles Mittel bei septischen Zuständen, besonders nach Operationen und nach Schock. Es ist ebenfalls hilfreich bei septischen Erkrankungen wie Scharlach, sowie Krankheiten, die mit Trägheit des Organismus einhergeht, mit bläulicher und fleckiger Haut.

Im Schlaf hat der Patient viele ängstliche Träume, es ist eine schreckliche Qual für ihn. Beim Einschlafen kommt es zu Angst, Rucken und Zucken und der Patient wird ganz verschreckt. Er hat furchtbare Einbildungen und sieht Gespenster. Er verfällt in einen benommenen, todesähnlichen Schlaf und hat schreckliche Visionen. Wenn er erwacht, ist er verängstigt und mit kaltem Schweiß bedeckt; er ist unausgeschlafen und völlig erschöpft. Aus lauter Angst möchte er überhaupt nicht Schlafen gehen. Er hat Angst im Dunkeln, und wenn er unter Dyspnoe leidet, hat er Angst vor dem Ersticken. Seine Angst ist so groß, dass er sich nicht hinlegen kann.

Geist und Gemüt

Gleichgültigkeit ist ein hervorstechendes Symptom von *Carbo vegetabilis*. Der Patient kann die Eindrücke, die bestimmte Ereignisse für gewöhnlich auslösen, nicht mehr wahrnehmen. Seine Gefühle sind praktisch erloschen; nichts, was man ihm sagt, scheint ihn zu berühren oder zu stören. In den *Chronischen Krankheiten* heißt es: „Gleichgültig hört er alles ohne Wohl- oder Missbehagen mit an, und ohne dabei etwas zu denken." Weder schreckliche noch vergnügliche Dinge scheinen ihn besonders zu berühren. Er weiß nicht einmal, ob er seine Frau und seine Kinder liebt oder nicht. Dies ist ein weiterer Aspekt der allgemeinen Trägheit, es ist eine Unfähigkeit zu denken oder zu überlegen. Alles zusammen ist die Folge der Turgeszenz. Schlaffheit der Venen. Der Kopf fühlt sich voll an; erweitert. Gedankenverwirrung, er kann nicht Denken. Er kann nicht erkennen, ob etwas so oder so ist, ob er seine Familie liebt oder nicht, ob er seine Feinde hasst oder nicht. Dumpf, dumm. Es gibt noch einen weiteren Zustand bei *Carbo vegetabilis*, nämlich Angst und nächtliche Furcht vor Gespenstern; Angst wie von Bedrückung der Brust; Angst beim Schließen der

Augen; beim Hinlegen abends; beim Erwachen. Leicht erschreckt. Aufschrecken und Zucken beim Einschlafen.

Kopf und Schwindel

Kopfschmerz tritt meist am Hinterkopf auf. Der gesamte Kopf ist wie geschwollen, voll, vergrößert. Gefühl als wäre die Kopfhaut zu eng oder als sei alles im Kopf angebunden. Schreckliche Schmerzen im Hinterkopf. Der Patient sich nicht bewegen, sich nicht umdrehen, nicht auf der Seite liegen; er erträgt keine Erschütterung weil er glaubt, der Kopf würde sonst platzen; Gefühl, als ob etwas den Hinterkopf umgreift. Dumpfer Schmerz im Hinterkopf. Heftiger drükkender Schmerz im unteren Teil des Hinterkopfs. Der Kopf fühlt sich schwer an. Bei Schmerzen im Hinterkopf hat der Patient das Gefühl, als würde der Kopf ins Kissen gedrückt oder als ob er den Kopf nicht aus dem Kissen heben könne. Der Patient kann den Kopf nicht aus dem Kissen heben (wie *Opium*). Schmerzhaftes Klopfen im Kopf beim Einatmen. Der *Carbo vegetabilis*-Patient atmet in kurzen Stößen, ruhig, bleibt dabei möglichst still, bis er schließlich einen tiefen Atemzug nehmen muss, der wie ein scharfes Stöhnen herauskommt. Kopfschmerz, als wäre die Kopfhaut zusammengezogen. Schmerzhafte Stiche durch den ganzen Kopf beim Husten; der ganze Kopf brennt. Heftige Hitze des Kopfes; brennende Schmerzen. Blutandrang zum Kopf mit anschließendem Nasenbluten. Kongestion zum Kopf mit krampfartigem Zusammenziehen, Übelkeit und Druck über den Augen. Gefühl, als würde sich ein Schnupfen entwickeln in einem überhitzten Zimmer. Viele dieser Kopfschmerzen entwikkeln sich nach einer Erkältung, einem Schnupfen oder durch das Abklingen eines alten Schnupfens.
Der *Carbo vegetabilis*-Patient leidet an chronischen Katarrhen. Es geht ihm immer besser bei freien Absonderungen aus der Nase, aber wenn er sich erkältet und die Sekretion ausbleibt, kommt es zur Kongestion des Kopfes. Er kann die Unterdrückung von Absonderungen überhaupt nicht vertragen. Kopfschmerz bei jeder Erkältung; in kaltem, feuchtem Wetter; wenn er einen kalten, feuchten Ort betritt und sich verkühlt. Heftiger Hinterkopfschmerz; oder Kopfschmerz über den Augen; oder Kopfschmerz im ganzen Kopf wie von Hammerschlägen. Diese Zustände ähneln denen von *Kalium bichromicum*, *Kalium iodatum* und *Sepia*. Häufig entstehen die Kopfschmerzen aufgrund fehlender katarrhalischer Absonderungen.
Die Haare fallen büschelweise aus. Hautausschläge am Kopf. *Carbo vegetabilis* hilft bei trägen Schulkindern, die langsam lernen und unter nächtlichen Angstanfällen leiden. Sie wollen nicht alleine schlafen oder ohne Begleitung in ein dunkles Zimmer gehen. Sie leiden unter Kopfschmerzen, die sich durch Druck der Mütze verschlechtern. Sie spüren den Druck noch lange nachdem sie die Mütze abgesetzt haben. Kalter Schweiß, insbesondere Schweiß am Kopf und an der Stirn. Der *Carbo vegetabilis*-Patient hat heftige Schweißausbrüche, zunächst an der Stirn. Der Schweiß ist kalt. Die Stirn fühlt sich bei Berührung kalt an und jeder Luftzug auf die Stirn erzeugt Schmerzen. Der Patient möchte die Stirn bedeckt, er ist sehr kälteempfindlich am Kopf. Wenn er sich erhitzt und am Kopf schwitzt, dann einen Luftzug an den Kopf bekommt, wird sein

Katarrh sofort aufhören und Kopfschmerz einsetzen. Seine Hände, Knie und Beine werden kalt und er schwitzt, was ihm keine Linderung verschafft.

Augen

Die Augensymptome von *Carbo vegetabilis* sind beschwerlich und treten oft gemeinsam mit den Kopfschmerzen auf. Brennender Schmerz in den Augen. Sie werden matt, tiefliegend, mit lichtstarren Pupillen. Der Patient fühlt sich geistig träge, er will nicht Denken. Er will sitzen oder liegen, denn jede Anstrengung erzeugt Kopfschmerzen. Wann immer ein Patient in einem solchen Zustand ist, zeigt es sich in den Augen. Sie wissen, dass er krank ist, denn der helle, leuchtende Glanz ist aus seinen Augen gewichen. Wenn er sich nur irgendwo hinlegen könnte – vorausgesetzt es ist nicht dunkel – dann würde es ihm gut gehen. Er möchte allein sein, ist müde und seine tägliche Arbeit erschöpft ihn. Er kommt nach Hause mit einem purpurfarbenen Gesicht, matten Augen, eingefallenem Gesichtsausdruck, ist müde im Kopf und kann nicht denken. Jede geistige Anstrengung erschöpft ihn. Er klagt über ein Gewicht im Kopf, Schmerz und Völle im Kopf, hat kalte Extremitäten. Das Blut steigt nach oben. Blutungen aus den Augen. Brennen, Jucken und Druck in den Augen. Die Augen werden durch Überanstrengung oder feines Arbeiten müde.

Ohren

Carbo vegetabilis ist eine der Arzneien, die bei Absonderungen aus den Ohren eingesetzt werden. Die Absonderungen sind übel riechend, wässrig, eitrig, scharf und wund machend, besonders wenn sie auf durchgemachte Malaria, Masern und besonders Scharlach zurückgehen.

Trägheit des venösen Systems. Die Venen scheinen bei allen lange zurückliegenden Beschwerden bei *Carbo vegetabilis* vorrangig betroffen zu sein. Insbesondere ist dies der Fall, wenn ein Patient von sich oder eine Mutter von ihrem Kind behauptet, dass es ihm nicht mehr gut geht seit einer Malaria. Die Tochter hat sich nie richtig von den Masern, von Typhus oder Scharlach erholt. Wir denken an *Carbo vegetabilis* in Fällen, bei denen die Symptome durcheinander sind und am Patienten schon so viel herumtherapiert wurde, so dass es keine Kongruenz in den Symptomen mehr gibt. Bei lange bestehenden Ohrenabsonderungen oder Kopfschmerzen, wenn alle Symptome unterdrückt wurden, ist *Carbo vegetabilis* oftmals ein Routinemittel. Es klärt die Symptome und bringt ruft eine heilende Absonderung aus diesem Ohr hervor. Es bringt die Reaktionsfähigkeit zurück, verbessert die Durchblutung und führt zu einer teilweisen Heilung des Falles, für den anschließend ein besseres Heilmittel gewählt werden kann.

Entzündung der Parotisdrüse oder Mumps. Wenn Mumps nach einer Unterkühlung die Stelle wechselt und bei einem Mädchen die Brustdrüsen befällt und bei einem Jungen die Hoden, gehört *Carbo vegetabilis* zu den Mitteln, welche die Ordnung wieder herstellen. Sehr häufig bringt es die Beschwerden wieder zum Ausgangsort zurück und führt zu einem sicheren Ende.

Schmerzen in den Ohren. Passive, übel riechende Absonderungen aus den Ohren. Taubheit. Geschwür des Innenohrs. Etwas Schweres scheint vor den Ohren zu liegen. Sie sind wie verstopft und das Hörvermögen nimmt ab.

Dies tritt oft in Fällen ein, die auf ein lange zurückliegendes Leiden zurückzuführen sind.

Nase

Der *Carbo vegetabilis*-Patient leidet ständig an Schnupfen. Er betritt ein warmes Zimmer; weil er aber glaubt, dass er gleich wieder hinausgeht, behält er seinen Mantel an. Sehr bald beginnt er zu erhitzen, aber er denkt immer noch, dass er gleich hinausgeht, und behält den Mantel an. Dann beginnt die Nase zu laufen, eine wässrige Absonderung, und er niest Tag und Nacht. Der Patient leidet bei Hitze und friert bei Kälte. Jeder Luftzug fröstelt ihn, und im warmen Zimmer schwitzt er. Er verträgt beides nicht. Er findet keinen erträglichen Platz, muss ständig Niesen und die Nase schnäuzen. Eventuell kommt es zu Nasenbluten. Nachts wird sein Gesicht bläulich. Der Schnupfen breitet sich weiter aus in den Hals und führt zu Rauheit und Trockenheit in Mund und Hals. Reichlich wässriger Schleim sammelt sich in den Choanen und dem Hals. Dann beginnt die Heiserkeit, und am nächsten Abend hat er eine ganz heisere Stimme, mit Rauheit in der Kehle und im Hals. Rauheit der Kehle beim Husten; schmerzhaft bei Berührung. Je mehr er hustet desto schlimmer wird die Rauheit. Dieser Zustand erstreckt sich in die Brust. Es kommt zur Absonderung von reichlichem, dünnem Schleim, der schließlich dick und gelblich-grün wird und einen üblen Geschmack hat. So läuft der Schnupfen bei *Carbo vegetabilis* ab.
Zusammen mit dem Schnupfen kommt es oftmals zu Magenstörungen, die häufig die Beschwerden von *Carbo vegetabilis* begleiten. Es kommt zu einer starken Gasaufblähung des Abdomens. Gemeinsam mit dem Schnupfen tritt Aufstoßen und Magenübersäuerung ein. Andererseits bekommt er auch immer einen Schnupfen, wenn er unter Magenbeschwerden leidet. Sobald der *Carbo vegetabilis*-Patient ein überhitztes Zimmer betritt, bekommt er leicht einen Schnupfen mit viel Niesen, Brustbeschwerden und einen Katarrh. Dieser katarrhalische Zustand der Nase ist nur ein kleines Beispiel dafür, was überall an den Schleimhäuten ablaufen kann. Katarrhe mit wässrigem Schleim und Blutungen. Zum Arzneimittelbild von *Carbo vegetabilis* gehören Katarrhe in Hals, Nase, Augen, Brust und Vagina, in Magen und Därmen. Alte Katarrhe der Blase. *Carbo vegetabilis* ist vorwiegend ein katarrhalisches Arzneimittel.
Frauen, die *Carbo vegetabilis* benötigen, fühlen sich am besten, wenn sie mehr oder weniger Vaginalausfluss haben. Es scheint eine Art Schutz zu sein. Die Absonderungen der Patientinnen, mit denen wir Ärzte es tagtäglich zu tun bekommen, sind unterdrückt durch lokale Anwendungen aller Art wie beispielsweise Spülungen. Die Patientin wird dadurch zum Fall für den Leichenbestatter oder zum elenden Wrack. Denn wenn man die Patientinnen mit ihren Katarrhen nicht von innen her heilt, sollte man die Absonderungen fließen lassen. Solange diese Absonderungen bestehen, geht es den Patientinnen gut.
Es ist ziemlich normal, dass der *Carbo vegetabilis*-Patient bei seinem Schnupfen eine Fieberhitze bekommt, aber bei den meisten anderen Beschwerden friert er, hat kalte Extremitäten, ein kaltes Gesicht, der ganze Körper, die Haut und der Schweiß sind kalt. Im frühen Stadium des Schnupfens und der Katarrhe tritt die Kälte gewöhnlich nicht auf, der Patient ist abends und nachts eher fiebrig.

Aber wenn er in das zweite Krankheitsstadium kommt, die Schleimabsonderung zunimmt, dann kommen die kalten Knie, die kalte Nase, kalte Füße und der kalte Schweiß.

Gesicht

Das Gesicht eines *Carbo vegetabilis*-Patienten ist ein genaueres Studieren wert. In seiner Erscheinung und seinem Ausdruck sehen wir vieles, was zum Allgemeinzustand gehört. Der Gesichtsausdruck und besonders die Augen zeigen den Gesundheitszustand des Patienten, die Schwere der Krankheit und die gesundheitsgefährenden Punkte. Das Gesicht ist blass und kalt, schweißbedeckt, die Lippen sind schmal, die Nase spitz und eingezogen. Die Lippen sind faltig, livide, leichenblass. Die Zunge ist bei der Untersuchung blass und kalt, der Atem ist kalt, trotzdem möchte der Patient, dass man ihm Luft zufächert. Dieses Verlangen tritt ein nach Cholera, Diarrhö, erschöpfenden Schweißen oder Beschwerden nach fieberhaften Erkrankungen. Manchmal, wenn ein Schnupfen auf die Brust übergegangen ist, kommt es zu starker Dyspnoe mit reichlich Auswurf, erschöpfenden Schweißen, starkem Kältegefühl, wobei der Patient jedoch Luft zugefächert bekommen möchte. Husten wird gefolgt von Dyspnoe, Erschöpfung, reichlichen Schweißen, gleichzeitig tritt Würgegefühl und Rauheit in der Brust auf, der Patient möchte Luft zugefächert haben. Das Gesicht ist kalt, ausgezehrt. Das Gesicht spiegelt die Leiden. Schmerz, Angst und Sorgen zeigen sich im Gesicht. Das Studium der verschiedenen Gesichtsausdrücke der Arzneimittel macht Freude und ist sehr gewinnbringend. Man sollte die Gesichter gesunder Menschen studieren, damit man ihre Intentionen am Ausdruck abwägen kann. Der Mensch zeigt seine Lebenseinstellung im Gesicht. Er zeigt seine Denkweise, seine Abneigungen, sein Verlangen, seine Vorlieben. Wie leicht man doch einen Menschen erkennen kann, der niemals etwas anderes geliebt hat außer Essen: Er hat ein epikureisches Gesicht. Und wie leicht können wir einen Menschen ausmachen, der nur das Geld liebt: das „geizige" Gesicht. Man kann Liebe zum Beruf im Gesicht sehen und man kann den Studierenden an seinem Gesichtsausdruck erkennen. Die genannten Beispiele beziehen sich nur auf die Vorlieben des Lebens der Patienten. Einige zeigen auch Hass; einen Hass gegen das Leben, das sie gezwungen sind zu leben. Hass gegen die Menschen, gegen das Leben. Jenen, die bei allem, was sie unternommen haben, enttäuscht wurden, steht der Hass ins Gesicht geschrieben. Wir erkennen diese Züge in unseren Arzneimitteln wie bei den Menschen. Das Studium des Gesichts bringt viel Freude. Ein vielbeschäftigter, gedankenvoller und beobachtender Arzt hat den Kopf voller Dinge, die er nie erzählt; Dinge, die er über das Gesicht weiß. So weist das Gesicht auf das Arzneimittel hin. Bei *Carbo vegetabilis* kommt es nach einem kleinen Schluck Wein zu einer heftigen Gesichtsrötung, bis zu den Haaren. Dies ist ein starkes Charakteristikum. Überall an der Haut kommt es zu einer Rötung. Manchmal entsteht dieser Blutandrang an umschriebenen Inseln, die zusammenwachsen und sich zu einer heftigen Rötung ausweiten, die bis zu den Haaren hochsteigt. Die Kapillardurchblutung ist bei diesem Arzneimittelbild so affiziert, dass manchmal ein Teelöffel Wein ausreicht, um diesen heftigen Blutandrang zu erzeugen.

Mund und Zähne

In den alten Büchern steht: „skorbutisches Zahnfleisch". Wir sprechen heutzutage von Parodontose, einer Ablösung des Zahnfleischs von den Zähnen. Zahnfleischbluten. Empfindliches Zahnfleisch. Die Zähne lockern sich. Manche sagen: „Die Zähne klappern im Mund". Die Mittel der Carbon-Gruppe erzeugen diesen Zustand. Das Zahnfleisch weicht zurück, wird schwammig, blutet leicht und ist empfindlich, die Zähne werden locker. Rascher Zahnzerfall. Zahnfleischbluten beim Zähneputzen. Beschwerden an Zähnen und Zahnfleisch nach Quecksilbermissbrauch. Die Zähne fühlen sich verlängert an und tun weh. Ziehen und Reißen in den Zähnen. Reißen in den Zähnen durch heiße, kalte oder salzige Speisen. Schmerzen sowohl durch heiße als auch kalte Sachen. Dies entspricht dem allgemeinen venösen Zustand des gesamten Systems.
Empfindliche Zunge. Entzündung der Zunge. Bei bestimmten schleichenden Fieberformen wie beispielsweise Typhus und Typhoid, verfärbt sich das Zahnfleisch schwarz und sondert ein schwarzes, blutiges, stinkendes, eitriges Exsudat ab, was sich auf der Zunge sammelt. Bei Reizung oder Berührung blutet es. Dieser Zustand tritt bei eitrigen Fieberformen wie beispielsweise Typhus auf. Das Arzneimittelbild von *Carbo vegetabilis* ist reich an diesen zymotischen Zuständen, die üblicherweise als „Blutvergiftung" bezeichnet werden. *Carbo vegetabilis* ist ein Rettungsanker bei schleichenden, typhoiden Fiebern, bei Scharlach, wenn sich der typhoide Zustand entwickelt, sowie in den letzten Stadien eines Kreislaufzusammenbruchs. Auch bei Cholera und Gelbfieber zum Zeitpunkt des Kreislaufzusammenbruchs, wenn die Kälte, kalter Schweiß, große Erschöpfung und Dyspnoe vorliegt und der Patient frische Luft zugefächert haben möchte. Große Erschöpfung und eine kalte Zunge.

Hals

Mund und Hals sind mit kleinen, purpurfarbenen Geschwüren belegt. Anfangs waren es kleine weiße Stellen, aber sie haben sich blau verfärbt und sondern eine schwarze Flüssigkeit ab. Diese aphthösen Geschwüre bluten leicht, brennen und stechen. Blasen bilden sich. Wundheit und Trockenheit des Mundes mit blutenden Aphthen. Dies sind die Merkmale von *Carbo vegetabilis* bei allen Erkrankungen in Mund und Hals. Zäher Schleim im Hals. Blutiger Schleim im Hals. Kleine Geschwüre, die zusammenlaufen, sich ausbreiten und sich zu einer festen Masse formen. Es bilden sich großflächige Geschwüre, die Schleimhaut bildet sich zurück und es beginnt zu bluten. Kleine schwarze Stellen entstehen. Speisen können nicht geschluckt werden, da der Hals so wund ist. Allgemein fühlt sich der Hals geschwollen an.

Magen

Der *Carbo vegetabilis*-Patient hat ein Verlangen nach Kaffee, Saurem, Süßigkeiten und nach salzigen Sachen. Er hat eine Abneigung gegen leicht verdauliche und gute Nahrungsmittel, zum Beispiel gegen Fleisch und Milch, die Blähungen hervorruft. Nun, wenn ich einen *Carbo vegetabilis*-Zustand erzeugen wollte, würde ich am Magen anfangen. Wenn ich diese Varizen und das schwache venöse System, die Völle und Kongestion, die Blähung, die Magen- und

Darmstörungen, die Beschwerden des Kopfes und des Geistes, die Trägheit des gesamten Systems hervorbringen wollte, würde ich den Patienten mästen. Ich würde ihn mit fetten Speisen, Süßigkeiten, Pudding, Kuchen und fetten Soßen und all diesem unverdaulichen Zeug vollstopfen und ihm viel Wein zu trinken geben. Dann hätte ich den *Carbo vegetabilis*-Patienten. Wenn Sie solche Leute in Behandlung haben und ihre Geschichte hören, werden Sie genug über sie wissen – dass sie Hackfleischpasteten lieben, dass sie sich jahrelang davon ernährt haben. Und jetzt sagen sie Ihnen: „Oh, Herr Doktor, es ist mein Magen, das ganze kommt nur vom Magen! Wenn sie mir nur den Magen wieder in Ordnung bringen könnten!" Aber was werden Sie mit ihm machen? Die Patienten haben sich in einen *Carbo vegetabilis*-Zustand gebracht, und es wird ein Weilchen dauern, bis Sie ihnen zu einer vernünftigen Ernährungsweise verhelfen. Jetzt müssen Sie ganz von vorne anfangen. Ich habe das Beispiel nur gebracht, um ihnen zu zeigen, wie der *Carbo vegetabilis*-Zustand entsteht, was für einen Magen der Patient hat und wie er gelebt hat. Er leidet an einem Brennen im Magen, einer Magenerweiterung, andauerndem Aufstoßen, Blähungen mit Abgang von stinkenden Winden. Vieles an dem Patient ist übelriechend und faulig. Der Schweiß stinkt. Er hat Sodbrennen und Aufstoßen von Speisen, die er gegessen hat.

Zum Arzneimittelbild von *Carbo vegetabilis* gehört auch Erbrechen am Ende des Froststadiums. Sistieren des Erbrechens bei fortbestehendem Durchfall. Erbrechen von Blut, dabei ist der Körper eiskalt, der Atem ist kalt, der Puls fadenförmig und intermittierend. Ohnmacht. Hippokratischer Gesichtsausdruck. Erbrechen von sauren, blutigen, galligen Massen.

Luftansammlung im Magen, der Magen fühlt sich erweitert an. Alle aufgenommenen Speisen scheinen sich im Magen in Luft zu verwandeln. Der Patient muss ständig Aufstoßen, was ihm für eine kurze Zeit Linderung verschafft. Er hat Krämpfe in den Därmen und im Magen, brennende Schmerzen, Angst. Magen und Darm sind erweitert. Alle diese Beschwerden werden gebessert durch Aufstoßen oder Blähungsabgang. Eine Besserung durch Aufstoßen erscheint normal, aber wenn wir das Arzneimittelbild von *China* studieren sehen wir, dass es dem Patienten durch Aufstoßen schlechter geht. Die Idee ist, dass der Patienten durch Aufstoßen eine Erleichterung erfährt, aber bei *Lycopodium* und *China* scheint dies nicht einzutreten. Diese Patienten müssen ständig aufstoßen, es geht ihnen jedoch danach nicht besser, sondern manchmal sogar scheinbar schlechter. Dem *Carbo vegetabilis*-Patienten geht es durch Aufstoßen deutlich besser. Dies ist zwar ein Lokalsymptom, aber es wird in diesem Fall zum Allgemeinsymptom. Kopfschmerz, rheumatische Schmerzen, Leiden verschiedenster Art bessern sich durch das Aufstoßen.

Diese Völle im Bauch verschlechtert alle Beschwerden. Die Völle, wie sie auch in den Venen vorkommt, tritt manchmal im Gewebe und unter der Haut auf, so dass es bei der Untersuchung zu Krepitationsgeräuschen kommt. Dies ist ein Merkmal von *Carbo vegetabilis* und tritt manchmal bei rheumatischen Schwellungen auf.

Nahrung bleibt lange Zeit im Magen liegen, wird sauer und faulig. Der Speisebrei geht über in den Darm, wird weiter zersetzt und führt schließlich zu stinkenden

Blähungen. Die Patienten leiden unter Koliken, brennenden Schmerzen, Völle und Auftreibung, die zu zusammenziehenden und krampfartigen Schmerzen führt. Der Patient klagt über ein Gefühl von Rohheit und Wundheit im Magen, das manchmal nach dem Essen oder nach Trinken von kaltem Wasser auftritt. *Carbo vegetabilis* hat Magengeschwüre geheilt. Es ist eine tief wirkende Arznei und kann alle Arten von Magenstörungen heilen, wie beispielsweise Beschwerden nach schwerverdaulichen oder zu herzhaften Speisen, Pastetchen, usw.

Abdomen

Die Leber gerät bei einem *Carbo vegetabilis*-Patienten, wie alle anderen Organe, in einen torpiden und trägen Zustand. Sie vergrößert sich. Das Pfortadersystem ist aufgestaut, es entwickeln sich Hämorrhoiden. Schmerz und Auftreibung der Leberregion. Empfindlichkeit und Brennen im Leberbereich, begleitet von geblähtem Magen und Darm. Spannungsgefühl in der Leberregion, der Bereich fühlt sich eingeengt an. Drückender Schmerz in der Lebergegend, der Bereich ist berührungsempfindlich.
Vieles von dem, was über die Blähung und Völle des Magens gesagt wurde, betrifft auch das Abdomen. *Carbo vegetabilis* kann bei langsam und schleppend verlaufenden Fiebern angezeigt sein, bei septischen Fiebern, wenn es zu der ausgeprägten Tympanie kommt mit Diarrhö, blutigen Absonderungen, Auftreibung und Flatulenz. Extrem stinkende Blähungen gehen ab. Ein ungewöhnliches Abdominalsymptom von *Carbo vegetabilis* ist, dass sich hier und da im Darm die Blähungen wie zu einem Klumpen ansammeln. Inkarzerierte Blähungen. Die Därme ziehen sich zusammen und halten die Blähungen an einer Stelle, so dass es sich wie ein Klumpen oder ein Tumor anfühlt, der aber schließlich verschwindet. Hier und da im Abdomen treten Blähungskoliken auf. Brennen im Abdomen. Egal um welche Beschwerden es sich handelt, bei *Carbo vegetabilis* kommt immer ein Brennen vor. Die betroffenen Körperteile brennen, fühlen sich voll an und gestaut.

Rektum und Stuhl

Diarrhö, Dysenterie, Cholera mit blutigem, wässrigem Stuhl. Cholera infantum; der Stuhl ist mit Schleim vermengt; wässriger Schleim vermischt mit Blut. Das Kind ist völlig erschöpft, kalt, blass, kaltschweißig. Nase, Gesicht und Lippen sind eingefallen und hippokratisch. Bei allen Durchfallerkrankungen weist die charakteristische Erschöpfung auf *Carbo vegetabilis* hin, in gleichem Maße oder sogar mehr noch als die Stuhlbeschaffenheit. Die Durchfälle bei *Carbo vegetabilis* sind alle stinkend, mit stinkender Flatulenz. Je mehr dünner, dunkler, blutiger Schleim dem Stuhl beigemengt ist, desto eher ist das Mittel indiziert. Jucken, Brennen und Wundheit am Anus und der Analregion sind starke Merkmale von *Carbo vegetabilis.* Diese Wundheit kommt bei allen Durchfallerkrankungen vor. Druckschmerzhaftigkeit des Abdomens. Die Gegend um den Anus ist bei Kindern wund, rot, roh, blutet und juckt. Jucken am Anus bei Erwachsenen. Darmgeschwüre. Die Neigung zu Geschwürbildung an den Schleimhäuten ist ein weiteres Charakteristikum des Arzneimittels und kann jeden Schleimhautbereich betreffen. Aphthen. Geschwüre der Peyerschen Plaques. Der Patient liegt im Bett und es sickert unwillkürlich eine dünne, blutige, serumartige Flüssigkeit aus dem After.

Harnwege und Urin

Chronische Blasenkatarrhe mit Schleim im Urin, besonders bei alten Leuten; mit kaltem Gesicht, kalten Extremitäten und kaltem Schweiß. Harnretention.

Männliche Geschlechtsorgane

Sowohl bei männlichen als auch weiblichen Genitalien kommt es zu Schwäche und Erschlaffung. Das männliche Genital hängt schlaff herunter, die Genitalien sind kalt und schweißig. Flüssigkeiten gehen unwillkürlich ab.

Weibliche Geschlechtsorgane

Bei Frauen zeigt sich die Erschlaffung durch ein herabdrängendes Gefühl; Herabdrängen des Uterus, als ob die inneren Organe heraus wollten. Die Gebärmutter drängt nach unten, so dass die Patientin nicht stehen kann. Gefühl, als wären die inneren Organe schwer und würden nach unten hängen.
Ein weiteres Merkmal von *Carbo vegetabilis* sind dunkle, sickernde Gebärmutterblutungen. Es sind selten die reichlichen, schwallartigen Blutungen – diese kommen bei *Carbo vegetabilis* auch vor –, sondern eher die Sickerblutungen. Die Menstruationsblutung sickert von einer Menstruationsperiode fast bis zur nächsten. Das Blut riecht faulig und ist dunkel, nahezu schwarz, mit kleinen Klümpchen und reichlich Serum. In den *Leitsymptomen* heißt es: „Metrorrhagie infolge von Uterusatonie". Atonie ist ein guter Name für diesen Zustand; Tonusverlust; Erschlaffung; Gewebeschwäche. Überall in der Konstitution von *Carbo vegetabilis* zeigt sich diese Atonie. Die Muskeln und Glieder sind ermüdet, der gesamte Mensch ist müde und schlaff. Die Blutungen von *Carbo vegetabilis* unterscheiden sich vollkommen von den schwallartigen Blutungen von *Belladonna*, *Ipecacuanha*, *Secale* und *Hamamelis*, wo das Blut in großen Mengen heraustritt. Anschließend kommt es bei diesen Patienten zu einer Uteruskontraktion, denn die für *Carbo vegetabilis* typische Erschlaffung ist hier nicht das Thema. Bei *Carbo vegetabilis* kommt es nicht zu einer Uteruskontraktion, weder bei der Entbindung, noch bei der Menstruation oder einer Zwischenblutung. Subinvolution aufgrund der Atonie, Fehlen der Kontraktion, Tonusmangel, Schwäche und Erschlaffung. Nach der Menstruation, der Entbindung und den verschiedenen Beschwerden der weiblichen Fortpflanzungsorgane kommt es zu einer Erschöpfungsperiode, die durch *Carbo vegetabilis* geheilt werden kann. Wenn der Arzt eine Patientin vor sich hat mit Plazentaretention, spärlichen Blutungen – eher ein Heraussickern als ein Fließen – und er sich erinnert, dass während der gesamten Schwangerschaft und Entbindung die Patientin träge und die Wehen schwach waren, wird er sagen: „Warum habe ich nicht schon früher an *Carbo vegetabilis* gedacht?" Die Frau hätte *Carbo vegetabilis* schon vor Monaten gebraucht. Jetzt verabreicht der Arzt also eine Gabe der Arznei, und ehe er noch weiter darüber nachdenken kann, treibt der Uterus die Plazenta aus. Jetzt müssen keine mechanischen Hilfsmittel mehr eingesetzt werden, die ansonsten nötig geworden wären.

Heutzutage hören wir viel von diesen einmischungsfreudigen Geburtshelferinnen mit ihren Kürettagen und den Neigungen, mal dieses und dann jenes oder wieder etwas anderes zu machen, sodass es einen als Homöopath regelrecht anwidert. Als ob diese Körperteile nicht von der Natur geschaffen wären und nicht selbst um sich Sorge tragen könnten. Ständig wird herumgetupft und durchgespült. Auch Injektionen von Biochloriden, die Krankheitskeime austreiben sollen, sind allesamt Unfug. In einem gesunden Organismus gibt es keine krank machenden Keime. Ein homöopathischer Arzt kann hunderte solcher Fälle heilen, ohne dass Probleme auftreten. Wenn er bereits im Voraus klar erkennt, welches Mittel der Frau fehlt, wird die Schwangerschaft ohne Schwierigkeiten verlaufen. Unregelmäßige Gebärmutterkontraktionen, die zu abnormalen Schwangerschaftsverläufen führen, werden allesamt vermieden, wenn die Frau vor der Entbindung in einen gesunden Zustand versetzt wird. *Carbo vegetabilis* ist eines der Mittel, welche die Frauen gut auf die Entbindung vorbereitet, das heißt die Symptome von *Carbo vegetabilis* kommen in solchen Situationen häufig vor. Die Frau ist oftmals ausgebrannt, erschlafft und müde. Eine Schwangerschaft bringt viele ungewöhnliche Zustände hervor, wie Übelkeit, Blähungen, üblen Geruch, Schwäche, erweiterte Venen. Die Schwangere wird ihnen erzählen, dass die Venenerweiterung in den Beinen von Druck herstammt, aber das ist normalerweise nicht der Fall. Ursache ist die Venenschwäche selbst.
Unterdrückter Milchfluss; Erschöpfung und Schwäche durch Stillen. Es ist nicht normal, dass eine gesunde Frau durch das Stillen erschöpft wird. Der Grund dafür ist, dass sie krank ist. Sie war bereits geschwächt, bevor sie mit dem Stillen begann. Die Schwäche sollte durch eine passend gewählte Arznei behoben werden. Dann kann sie ihr Kind wieder stillen, ohne an dem Flüssigkeitsverlust zu leiden. Dies ist der Zustand von Gesundheit. *Carbo vegetabilis* ist ein wichtiges Mittel bei diesen Frauen und ihren Kinder. Sie werden nach zehnjähriger homöopathischer Praxis erstaunt sein, dass Sie aufgrund der auf diese Art in der Schwangerschaft behandelten Frauen so wenige missgebildete Kinder in der Praxis haben, dass sie alle gut gewachsen und gediehen sind und sich ihre kleinen Defekte und Missbildungen verwachsen haben. Oft sind sie auch hübscher anzusehen als die meisten anderen Kinder, weil sie ordentlich versorgt wurden. Der Doktor beobachtet und studiert das Kind, gibt ihm hin und wieder etwas Medizin, die von der Mutter vielleicht ja für Zucker gehalten wird. Sie muss nicht wissen, dass es sich um Medizin handelt oder dass irgendetwas mit dem Baby nicht stimmt. Also beobachtet er die Entwicklung des Kindes, und führt es aus all seinen Krankheitstendenzen hinaus. Die Kinder, die unter der Fürsorge eines homöopathischen Arztes aufwachsen, werden nie an Tuberkulose oder Glomerulonephritis (Brightsche Krankheit) erkranken. Sie sind alle in einer guten Verfassung und werden erst in hohem Alter sterben – oder durch Geschäftssorgen ausgelaugt. Sie werden aber nicht einrosten. Es ist die Pflicht des Therapeuten, die Kinder zu beobachten. Sie von ihren ererbten Krankheitsdispositionen und gesundheitlichen Niedergängen zu bewahren, ist seine größte Lebensaufgabe. Dafür lohnt es sich zu leben. Wenn wir diese Tendenzen bei den Kindern ausbrechen sehen, sollten wir

jedoch niemals andeuten, dass sie vom Vater oder der Mutter herrühren. Das wäre nur beleidigend und richtet nur Schaden an. Das Wissen des Arztes um das, was er tut, ist sein Eigentum, und auch die Befriedigung, die er daraus zieht, gehört ihm. Er darf nicht erwarten, dass jemand das, was er getan oder was er vermieden hat, wertschätzt. Der Arzt, der nach Lob und Anerkennung für seine Taten strebt, hat kein Gewissen. Der edle, aufrichtige, wahrhaftige Arzt arbeitet im Verborgenen, im Dunklen, im Stillen, er verlangt nicht nach Lob. Er tut dies, wenn er zu einem Hausbesuch gerufen wird oder wenn die Eltern ihre Kinder in sein Sprechzimmer bringen. Dann kann er die Kinder genau studieren und ihre Symptome beobachten und sie untersuchen. Sobald die Mutter ihr Kind in die Sprechstunde bringt und nach Medizin verlangt, wird sie vielleicht wissen, dass ihr Kind eine Arznei erhält. Aber wenn sie keine Arznei möchte, lassen Sie die Frau im Glauben, dass ihr Kind Zuckerkügelchen bekommt, damit der Arzt besser mit ihm umgehen kann. Das ist genug, mehr müssen Sie nicht erklären.

Atemwege und Husten

Viele Beschwerden der Stimme gehören zum Arzneimittelbild von *Carbo vegetabilis*. Ich habe bereits beim Thema Schnupfen einige davon erwähnt. Ich habe erklärt, wie die Erkrankung sich von der Nase in den Hals, den Larynx und die Brust ausgebreitet hat. Viele Beschwerden des Larynx entstehen aufgrund einer Erkältung in der Nase, die sich schließlich im Larynx dauerhaft festsetzt und zu der *Carbo vegetabilis*-Pathologie führt. Denn nur selten setzt sich eine Erkältung bei *Carbo vegetabilis*-Patienten gleich zu Beginn im Larynx fest. Die meisten Arzneien haben eine bevorzugte Stelle, an der eine Erkältung beginnt. Zum Beispiel beginnt der Großteil der Erkältungen von *Phosphorus* in der Brust oder im Larynx. Ganz anders dagegen bei *Carbo vegetabilis*. Hier beginnt die Erkältung im Allgemeinen mit Schnupfen, der Larynx ist nur ein Ort, an den sich die Pathologie erstreckt. Wenn die *Carbo vegetabilis*-Erkältung in die Brust absteigt, kann es zu einem Befall der Bronchien oder der Lunge kommen. Dort setzt sie sich bevorzugt fest und es scheint, als würde sie dort bleiben. Schwäche in der Kehle durch Sprechen. Ermüdung des Larynx bei Rednern und Sängern, sowie bei schwächlichen, schlaffen Personen. *Die Heiserkeit setzt abends ein*. Morgens kann die Stimme noch ziemlich normal sein, aber sobald der Abend hereinbricht, wird die Stimme rau. Bei ernsteren Verlaufsformen kann es zu Stimmlosigkeit morgens kommen, aber Heiserkeit und raue Stimme sind charakteristischere Merkmale. Rauheit in Larynx und Trachea beim Husten. Einige Patienten beschreiben es als Brennen, manche als Rauheit. Ständige Schleimbildung im Larynx, den er aufräuspern und aushusten muss. Wir sehen die gleiche Schwäche in den Schleimhäuten wie im gesamten Organismus. Es zeigt sich keine Reparationsneigung, keine Heilungstendenz. Die katarrhalischen Beschwerden in Larynx und Trachea bessern sich nicht, dem Patienten geht es immer schlechter. Heiserkeit und Rauheit im Hals durch Reden, schlechter nachmittags und abends. Er muss abends so oft Schleim vom Hals aufräuspern, dass die Kehle wund und schmerzhaft wird.

Lassen Sie mich an dieser Stelle etwas anderes über die Materia Medica erzählen. Die meisten Prüfer unserer Arzneimittel sind Laien, daher besteht zuweilen Verwirrung bezüglich den Beschreibungen der Prüfungssymptome. Dieses muss der Homöopath wissen. Reizung im Hals durch Husten bedeutet nahezu immer Reizung des Larynx, obwohl der Prüfer den „Hals" angegeben hat. Geschwüriger Schmerz, Kratzen und Kitzeln im Larynx. Reizung des Larynx führt zu Niesen. Kehlkopftuberkulose. Der katarrhalische Zustand bei gleichzeitigem Reparationsmangel geht so lange weiter, bis die Kehlkopftuberkulose beginnt.
Carbo vegetabilis ist eine der besten Arzneimittel, die wir für das Anfangsstadium von Keuchhusten haben, mit all dem Würgen, Erbrechen und der Gesichtsröte. Es ist eine unserer wichtigsten Arzneien, wenn die Symptome verworren sind, wenn der Husten keine Arznei eindeutig indiziert oder in einem nur teilweise entwickelten Stadium verbleibt. Eine Gabe *Carbo vegetabilis* verbessert die Beschwerden in solchem Maß, dass weniger ausgeprägte Fälle von Keuchhusten in wenigen Tagen ausgelöscht sein können. Wenn das Mittel auch nicht dauerhaft heilt, so bringt es doch klarere Symptome hervor, die nach einem passenderen Mittel verlangen. Die meisten homöopathisch behandelten Keuchhustenfälle heilen unter dem sorgfältig gewählten Arzneimittel innerhalb von einer Woche bis zehn Tagen aus. Unbehandelt hält der Keuchhusten jedoch eine lange Zeit an, wird über 6 Wochen kontinuierlich schlechter und nimmt dann je nach Wetterlage ab. Wenn er im Herbst auftritt, dauert er manchmal den ganzen Winter lang. Der Keuchhusten ist somit für den homöopathischen Arzt eine gute Gelegenheit zu zeigen, dass an der Homöopathie etwas dran ist.
Der *Carbo vegetabilis*-Patient hat viel unter Atembeschwerden zu leiden. Erstickungsanfälle; er kann sich nicht hinlegen. Schwächegefühl in der Brust, als ob er keinen weiteren Atemzug nehmen könnte. Manchmal sind es die Folgen einer Herzschwäche, manchmal die einer Schleimansammlung in der Brust mit Atemwegsobstruktion. Für gewöhnlich ist das Letztere der Fall. Manchmal kommt es auch zu asthmatischen Atembeschwerden, und *Carbo vegetabilis* heilt Asthma. Der Patient sitzt aufrecht im Sessel am offenen Fenster oder ein Familienmitglied fächert ihm so schnell wie möglich Luft zu. Das Gesicht und die Extremitäten sind kalt, die Nase spitz und er ist leichenblass. Wenn Sie ihm die Hand dicht vor den Mund halten, werden Sie feststellen, dass der Atem kalt ist. Der Atem riecht übel, faulig. Die Extremitäten sind bis zum Stamm hin kalt; nicht nur die Hände, sondern die ganzen Arme; und auch nicht nur die Füße, sondern die ganzen Beine bis hin zum Rumpf sind kalt. Der Patient hat ein Wärmegefühl, aber die ganze Haut ist kalt.
Der *Carbo vegetabilis*-Patient hat rasselnden Husten mit Aufstoßen und Erbrechen. Husten morgens, mit viel Schleimrasseln in der Brust; die Brust füllt sich mit Schleim, und wenn er sich anstrengt, um zu Expektorieren, hustet und würgt oder erbricht er. Zu jeder Tageszeit kann durch die Schleimansammlung in der Brust ein würgender, erstickender Husten entstehen. Der Patient kann nicht Expektorieren. Der Schleim ist zäh, eitrig, gelb und dick. Die Vitalität ist sehr reduziert, es ist ein Zustand starker Erschlaffung. Es sind erschöpfte Personen oder alte Menschen. Personen, die durch Husten oder andauernde Anstrengung ausgelaugt sind. Erschöpfung. Katarrh der Brust mit reichlichem

Auswurf. Manchmal kommt es zu einem harten, trockenen, Reizhusten; aber schließlich, nach andauerndem Husten, beginnt sich der Schleim zu lösen und der Patient hustet große Schleimmengen ab. Trockener Reizhusten trotz Schleimrasseln, wobei der Husten nicht zu bessern scheint. Der Patient hustet und erschöpft sich, schwitzt und würgt. Es scheint, als würde er beim Husten ersticken. Schließlich gelingt es ihm, etwas Schleim abzuhusten, er wirft große Mengen dicken, eitrigen Schleim aus. Häufige und heftige Anfälle von Krampfhusten, die einige Minuten, manchmal sogar eine Stunde dauern. Kalter Schweiß, allgemeine Kälte und eingefallener Gesichtsausdruck. Dieser Zustand verschlechtert sich, wenn ein Hustenanfall einsetzt. Das Gesicht erscheint dann abgespannt, so stark nimmt ihn der Hustenanfall mit. Man kann dies in Fällen von langwieriger Tuberkulose, in fortgeschrittenen, unheilbaren Fällen beobachten. Unter diesen Umständen wirkt *Carbo vegetabilis* noch als hervorragendes Palliativum. Es scheint die Atemmuskulatur zu stärken, so dass der Patient den Schleim besser abhusten kann. Es lindert den Husten; das Würgen und die Dyspnoe werden gebessert, dem Patienten geht es allgemein vorübergehend besser.

Carbo vegetabilis ist ein wundervolles Palliativum bei vielen unheilbaren Krankheiten mit Dyspnoe und Schwäche der Brust. Bei Glomerulonephritis, Tuberkulose und Krebserkrankungen stoppt *Carbo vegetabilis* die heftigen Symptome und bringt eine starke Linderung. Es ist eines der Arzneimittel, mit denen Keuchhusten gleich zu Beginn behandelt werden sollte. Es erleichtert die Schwere des Krankheitsfalles und heilt manchmal in wenigen Tagen. Der Patient hustet, bis die Brust wund schmerzhaft ist, wie zerschlagen. Hustenanfälle die ganze Nacht. Er schläft in den Hustenanfall, wie *Lachesis*. Er wacht nachts hustend auf, mit Würgen, Schweiß und Erstickungsanfällen. Anschließend ist er zwei oder drei Stunden anfallsfrei, danach kommt wieder ein Hustenanfall, der diesmal ungefähr eine Stunde andauert. Er hat zwei oder drei heftige Hustenanfälle in der Nacht. Die Brust beginnt sich wieder zu füllen, er hört seine rasselnde Atmung und weiß, dass er über kurz oder lang wieder eine harte Zeit vor sich hat. Das geht so immer weiter, bis sich daraus ein Asthma entwickelt – ein Asthma, das als „feuchtes Asthma“ bezeichnet wird. Feuchtes Asthma entsteht normalerweise aufgrund von Kontraktionen der kleinen Bronchiengange, so dass andauernd ein leises Pfeifen in der Brust besteht. Bei jeder Erkältung nimmt das Pfeifen zu. Es kommt zum Abhusten von Schleim, zunächst in großen Mengen, der dann immer zäher und schließlich eitrig wird. Gleichzeitig leidet der Patient unter asthmatischer Dyspnoe. *Carbo vegetabilis* ist ein exzellentes Arzneimittel in jenen Asthmafällen, bei denen die Kurzatmigkeit so ausgeprägt ist, dass es nur zu einer teilweisen Sauerstoffaufnahme kommt, woraus ein heftiger Hinterkopfschmerz entsteht und der Patient das Verlangen hat, dass man ihm Luft zufächert. Alte Fälle von rezidivierendem Asthma. Bei jeder feuchtwarmen Wetterperiode setzt das Asthma ein. Die Asthmaanfälle von *Carbo vegetabilis* kommen gewöhnlich nachts. Der Patient geht zu Bett ohne Vorwarnung für einen Asthmaanfall. Er sagt nur: „Ich mag das Wetter nicht“, und erwacht in der Nacht mit einem Asthmaanfall. Er wacht auf mit einem Erstickungsanfall, springt aus dem Bett und geht zum Fenster oder möchte zugefächert bekommen. *Carbo vegetabilis* wird auch eingesetzt bei alten, schlecht behandelten Pneumoniefällen, wenn eine Bronchitis zurückbleibt; oder in Fällen, bei denen es zur Hepatisation kam, die sich nicht zurückgebildet hat, und noch einzelne Stellen an der Lunge und in den Bronchialgängen befallen sind, mit Schwäche auf der Brust. Schwäche auf der Brust beim Husten. Der Patient spürt, dass er nicht genügend Kraft in den Atemmuskeln der Brust hat, um kräftig zu husten oder richtig weiter zu atmen. Pneumonie im dritten Stadium, mit fötider Expektoration, kaltem Atem, kaltem Schweiß und Verlangen nach Luftfächern. Drohende Lungenparalyse. Diese Kombination von Symptomen wird durch *Carbo vegetabilis* hervorragend abgedeckt. Manchmal kehren die Asthmaanfälle eine Zeit lang wieder und dann kommt es zu einer Infiltration der Lunge mit Tuberkeln. Wenn *Carbo vegetabilis* rechtzeitig gegeben wird, kann es diese Infiltration verhindern.

Brust und Herz

Brustschmerz und Brennen in der Brust. Brennen in den Lungen; Brennen in den Seiten der Brust; Brennen beim Husten; Brennen hinter dem Sternum; Brennen über die gesamte Länge der Trachea; Brennen schlechter durch Husten; Gefühl wie roh sogar beim Atmen. Gefühl eines schweren Gewichts auf der Brust, Brustbeklemmung. Mit diesen Worten beschreibt der Patient seinen Zustand.
Viele Herzbeschwerden treten bei *Carbo vegetabilis* auf. Das Herz scheint sich abkämpfen zu müssen. Natürlich ist die venöse Herzseite betroffen. Die Venen sind gestaut, der gesamte Patient ist in einem venösen Zustand; die Venen verrichten ihre Arbeit mit äußerster Schwierigkeit. Es ist ein Zustand der Erschlaffung der Venen, es kommt zu Blutwallungen, die von manchen Autoren als „Blutwallungen“ und von anderen als „tumultartige Herzaktionen“ beschrieben werden, die im ganzen Körper gespürt werden. Pulsieren wird am ganzen Körper gespürt. Aufsteigende Hitzewallungen enden in Schweißausbrüchen. *Carbo vegetabilis* passt manchmal bei Frauen in den Wechseljahren. Es ist besonders auch bei Menschen im fortgeschrittenen Alter angezeigt.
Die Beschwerden von *Carbo vegetabilis* entstehen bei schwächlichen jungen Menschen oder bei Leuten im mittleren Lebensalter, die vorzeitig gealtert erscheinen; es ist auch hilfreich bei Zuständen des körperlichen Niedergangs, die man normalerweise im höheren Alter antrifft. *Carbo vegetabilis* erleichtert hervorragend die Beschwerden alter Menschen mit erweiterten Venen oder gestauten Venen und Kälte der Extremitäten. Es kommt zu einem Heraussikkern von Blut mit Herzklopfen – einer tumultartigen Herztätigkeit. Das Herz hämmert wie eine Maschine und erschüttert den ganzen Körper.
Der Puls des Patienten ist beinahe nicht tastbar. Aufgrund des heftigen Pulsierens scheint es, als müsse eine riesige Blutmenge durch die Adern fließen, tut es aber nicht. Es ist eine Schwäche des gesamten Gefäßsystems. Der Puls ist unregelmäßig, intermittierend, beschleunigt. Das Blut stockt in den Kapillaren. Vollständige Erschlaffung; bevorstehende Herzlähmung. Brennen in der Herzregion. Gleichzeitig kommt es zu einem heftigen Angstgefühl in der Brust, in der Herzgegend; der Patient hat das Gefühl, als ob er sterben würde oder als ob etwas Schlimmes passieren würde. Der Patient spürt das tumultartige Klopfen und wird dadurch völlig erschöpft.

Bei der Beschreibung des Mittels habe ich schon so viel über die Extremitäten gesagt, ihre Kälte und den kalten Schweiß, dass schon fast alle Symptome angesprochen wurden. *Carbo vegetabilis* ist ein exzellentes Arzneimittel bei konstitutionellen Beschwerden mit schmerzlosen varikösen Unterschenkelgeschwüren. Die Geschwüre sind vollkommen untätig; sie sondern eine dünne, wässrige oder aber eine dicke, blutige und eitrige Flüssigkeit ab. Brennende, schmerzlose Geschwüre; variköse Ulzera; Schwellung der Glieder. Gangrän aufgrund der schwachen Zirkulation. Gangrän bei alten Leuten; Altersgangrän. Die Gliedmaßen verkümmern, besonders die Zehen und die Unterschenkel, und werden dunkel. Es bilden sich Bläschen, die eine blutig-wässrige Flüssigkeit absondern. Brennen wie Feuer. Taubheitsgefühl. Gelenksteifigkeit. Wundmachende Schweiße zwischen den Zehen, mit Empfindungslosigkeit. Taubheit in den Gliedmaßen, auf denen der Patient liegt; wenn er auf der rechten Seite liegt, wird der rechte Arm taub. Wenn er sich auf die linke Seite dreht, wird der linke Arm taub. Die Durchblutung ist so schlecht, dass bei leichtem Druck bereits der betreffende Körperteil taub wird. Die Oberfläche ist kalt; kalte Extremitäten. Der Patient ist empfindungslos, schwach und stets müde, hat eine Abneigung gegen geistige und körperliche Arbeit. Gefühl einer Ohnmacht oder eines Kreislaufkollaps bei jeder kleinen Anstrengung.

Schlaf

Der Schlaf des *Carbo vegetabilis*-Patienten ist voller Träume. Er erwacht mit Dyspnoe oder kalten Gliedmaßen, besonders die Knie sind kalt. Die Beine sind angezogen im Schlaf. Der Schlaf ist unerquicklich und die Träume des Patienten entsprechen denen, welche die meisten Patienten haben, bei denen die Arzneimittel eine so heftige Wirkung auf die Venen, den Hirnstamm und das willkürliche Nervensystem haben. Schreckliche Träume. Träume von Feuer, Einbrechern, schreckliche und fürchterliche Träume. Angst, Ruhelosigkeit und Kongestion zum Kopf verhindern das Einschlafen. Blutandrang zum Kopf. Der Kopf fühlt sich heiß an, aber bei Berührung ist er kalt. Brennen in der Brust, aber die äußere Brust ist bei Berührung kalt; das gleiche tritt am Bauch auf. Das Gefühl innerer Hitze und Brennen bei äußerer Kälte ist ein wichtiges Merkmal von *Carbo vegetabilis*.

Fieber und Schweiß

Heftiges Fieber; heftiger Frost oder Schüttelfrost. Natürlich ist der Patient im Froststadium kalt, aber es gibt ein eigenartiges Merkmal: Er verlangt er nach kaltem Wasser; und wenn die Fieberhitze kommt, hat er keinen Durst. Dies ist eigenartig und ungewöhnlich. Es ist normal, dass ein Patient in der Fieberhitze Durst hat und im Froststadium durstlos ist. Aber bei diesem Patient beobachtet man Kälte, Schüttelfrost, einen kalten Atem und sogar im Froststadium manchmal kalten Schweiß; und Sie sehen, dass es eigenartig ist, dass dieser Patient so viel kaltes Wasser trinkt. Es ist auffallend, ungewöhnlich und selten und daher ein starker Hinweis auf *Carbo vegetabilis*. Im Froststadium von *Carbo vegetabilis* ist eine Körperseite normalerweise warm, während die andere kalt ist. Einseitiger Frost. Frost mit eiskaltem Körper; mit starkem Durst. Der Patient

schwitzt leicht, besonders am Kopf und im Gesicht. Erschöpfende Schweiße nachts oder morgens. Reichliche, faulige oder saure Schweiße.
Schleichende Fieber wie bei Gelbfieber, Typhus exanthematicus und abdominalis. Nachdem das Fieber etwas nachgelassen hat, kommt es zu lange dauernden Frostanfällen mit Reaktionsmangel. Der Patient scheint sich nicht zu erholen, aber er ist kalt, seine Knie sind kalt, der Atem ist kalt, er hat kalten Schweiß und eine Art lähmiger Schwäche. Leichenartiger Gesichtsausdruck. Zyanotisches Gesicht. Kälte der Extremitäten. Gelbfieber im letzten Stadium, mit Blutungen, ausgeprägter Blässe des Gesichts, heftigem Kopfschmerz, Zittern des Körpers, Kollaps mit kaltem Atem, kaltem Schweiß, kalter Nase. Nase und Gesicht sind eingefallen. Verminderung der Lebenskräfte ist ein wichtiges Merkmal von *Carbo vegetabilis.* Reaktionsmangel nach heftigen Anfällen, nach Schock oder heftigen Leiden. Bei geschwächten Personen, die dem Ende nah sind, an Dyspnoe, Kälte, reichlichen Schweißen, Erschöpfung, Kollaps leiden und ein leichenartiges Aussehen haben, muss *Carbo vegetabilis* verordnet werden.
Carbo vegetabilis ist angezeigt nach Operationsschock, wenn der Patient einen Kreislaufzusammenbruch erleidet und die Gefahr besteht, dass er an dem Schock verstirbt. Dieser Zustand tritt ein, noch bevor es zu einer Entzündung kommt, denn die Lebenskraft ist zu geschwächt, um noch eine Entzündung hervorrufen zu können. Das Herz ist zu schwach, um eine Entzündung zu produzieren. Eine Entzündung kommt immer nach einer Reaktion. Und wenn keine Reaktion eintritt, ist *Carbo vegetabilis* unser wichtigstes Heilmittel.

Carboneum sulphuratum — Carbn-s.

Schwefelkohlenstoff. CS_2.

Allgemeines

Carboneum sulphuratum ist ein tief wirkendes Arzneimittel, das häufig indiziert ist, das aber lange Zeit vernachlässigt wurde. Es ist eins unserer wichtigsten Mittel bei Beschwerden infolge von lange anhaltendem Alkoholmissbrauch. Schwäche und Atemnot beim Treppensteigen. Schwäche nach Überanstrengung der Muskeln. Ausgeprägte Mattigkeit und Verlangen, sich hinzulegen. EXTREME SCHWÄCHE morgens; bei alten Gewohnheitstrinkern; in der Sommerhitze; während der Mens; nach dem Stuhlgang. Schmerzhafte Mattigkeit morgens. *Carboneum sulphuratum* ist eine sehr wichtige Arznei, um das Tumorwachstum zurückzuhalten (wie *Graphites*), und es hat Lupus geheilt. Zwergenhaftigkeit an Körper und Geist. Allmählicher Muskelabbau bis hin zu ausgeprägter Abmagerung. Ein bleichsüchtiger Zustand wird durch das Mittel hervorgerufen. Es hilft bei chronischem Rheumatismus, besonders der Gelenke. Gichtablagerungen in den Gelenken. Rheuma mit und ohne Fieber. Steifheit von Körper und Gliedern. Wie *Carbo vegetabilis* ist es ein wirkungsvolles Mittel bei *Kollaps.* Konstriktionsgefühl; als wäre ein Band um die Teile gespannt. Konstriktion des Herzens. *Carboneum sulphuratum* passt bei klonischen und epileptischen Krampfanfällen. Muskelzuckungen. Die Lymphknoten sind geschwollen. Erweiterung der Blutgefäße und Varizen. Ausgeprägte venöse Stase in verschiedenen Bereichen. Inneres Völlegefühl und allgemeine venöse Stauung. Ödeme der Extremitäten. Gedunsenheit und geschwollene Drüsen. Drüsenverhärtung. Ohnmacht mit anschließender Benommenheit und Gedächtnisverlust. Mangel an Lebenswärme. Gefühl innerer und äußerer Schwere. Anästhesie der Haut und Schleimhäute. Taubheitsgefühl einzelner Körperbereiche und in den Teilen, auf denen er liegt. Reichliche Absonderungen von dickem, zähem Schleim. *Passive Blutungen.* Blutwallungen im Körper. Pulsieren am ganzen Körper. Puls spasmodisch und beschleunigt; langsam (52 Schläge pro Minute). Schmerzen in Knochen und Drüsen. Schmerzen vielerlei Art in allen Körperbereichen. Kurze und schnelle Schmerzanfälle und regelmäßigen Intervallen. Anfallsweise Schmerzen. Schmerzen wie wund im Körper und in den Gliedmaßen. Innere und äußere brennende Schmerzen. Schneidende, RUCKENDE und schießende Schmerzen. Drückender oder stechender und juckender Schmerz in allen Körperteilen. Heftige reißende Schmerzen, erstrecken sich nach unten. Wandernde, ruckende, stechende Schmerzen. Lähmungen; einseitige; von Organen; schmerzlose. Extreme Schmerzempfindlichkeit. Zittern am ganzen Körper, Neigung zu Tuberkulose an Lunge und Darm.

Modalitäten

Die Beschwerden und Symptome von *Carboneum sulphuratum* sind schlechter *morgens*, vormittags, nachmittags, ABENDS, NACHTS, vor Mitternacht. Viele Beschwerden verschlechtern sich durch Erschütterung und durch Auftreten. Die Patienten haben ein *großes Verlangen nach frischer Luft und geöffnetem Fenster*; es geht ihnen besser an der frischen Luft und schlechter bei Zugluft. Viele Beschwerden nach dem Baden; nach dem Frühstück. Der Patient reagiert empfindlich auf jeden Wetterwechsel, besonders aber bei feuchtwarmem Wetter. Druck lindert die meisten Symptome, der Patient ist jedoch auch extrem empfindlich gegen Kleiderdruck. Darüber hinaus ist er sowohl gegen Kälte als auch Hitze empfindlich. Kälte verschlechtert im Allgemeinen oder bringt viele Symptome hervor. Schlechter durch Kaltwerden, kalte Luft, Erkältungsneigung. Beschwerden durch Sommerhitze; dem Patient geht es sowohl in der Sommerhitze als auch im Winter schlechter. Er erkältet sich, wenn er sich überhitzt der kalten Luft aussetzt. Schlechter durch Wärme; warm einhüllen, im warmen Zimmer, im warmen Bett; dennoch Kälteempfindlichkeit. Es kann dem Patienten nach dem Essen sowohl besser als auch schlechter gehen. Liegen bessert die Beschwerden, ausgenommen die Atemwegs- und Kopfsymptome. Beschwerden vor, WÄHREND und *nach* den Menses. Bewegung verschlechtert alle Symptome und der Patient fürchtet sich vor Bewegungen. Symptome verschlechtern sich durch kalte Speisen; fette Speisen; Milch; warme Speisen; besser durch warme Getränke. Auch Wein verschlechtert alle Symptome und ruft Beschwerden hervor. Dem Patient geht es besser im Stehen. Gehen verschlechtert; Gehen an der frischen Luft verschlechtert.

Geist und Gemüt

Der Patient ist geistesabwesend. ZERSTREUT. Konzentration fällt schwer beim Lesen. Verwirrung morgens beim Erwachen; durch geistige Anstrengung;

bei Kopfschmerzen; wie betrunken. Geistesbenebelung, morgens; Denken fällt schwer. Gedächtnisschwäche; findet nicht das passende Wort; setzt Wörter beim Schreiben an die falsche Stelle. Vergesslichkeit; vergaß, was sie mit den Sachen tun wollte, und hielt sie in den Händen. Reizbarkeit morgens. Zuweilen ist der Patient so zornig, dass er alles, was ihm in die Hände kommt, kaputt macht. Er gerät in Zorn, wenn er angesprochen wird. Angst *morgens*; *nachts im Bett*; nachts; vor Mitternacht; Gewissensangst; mit Furcht; um die Zukunft; vor der Menses. Furcht; morgens; nachts; vor dem Tod; vor dem Wahnsinn; vor Unglück; vor Menschen; vor dem Gehen im Dunkeln. *Schreckhaftigkeit.* Delirium mit Phantasien, nachts; tobt und versucht zu beißen; zerbeißt Sachen im Delirium. Kapriziös. Freudig morgens nach reichlichem Blähungsabgang. Erheiterung, ähnlich wie bei Betrunkenheit. Fröhlichkeit und extravagante Heiterkeit. Singt und pfeift. Andauernder Stimmungswechsel; mürrisch; leicht beleidigt; wütend; geistige Erschöpfung. Abneigung gegen Gesellschaft. Sitzt still da. Will nicht angesprochen werden. Sehr gewissenhaft in Kleinigkeiten. Sieht eingebildete Dinge. Erregung nachts. Phantasiegebilde. Verzweiflung. Unzufriedenheit. Entmutigung. *Reizbarkeit. Immer in Eile. Hysterisches Verhalten.* Unentschlossenheit, Gleichgültigkeit und geistige Trägheit. Faulheit. Schlechter morgens. Imbezillität und Wahnsinn. Zuerst Gedankenzustrom, später Verwirrung und Eingenommenheit des Geistes. Religiöse Affektionen. Ruhelosigkeit nachts; schlechter vor Mitternacht. *Traurig* abends; während des Fieberfrostes; im Fieber; während Schweiß. Weint viel; abwechselnd mit Lachen; im Schlaf.Manie. Springt aus dem Fenster. Starrt mit leerem Blick ihre Hände an. Aufschrecken im Schlaf. Misstrauisch. Anfangs geschwätzig, später Abneigung gegen Reden. Redet im Schlaf. Anhaltende, quälende Gedanken. Furchtsamkeit. Bewusstlosigkeit. Gewalttätige Handlungen.

Kopf und Schwindel

Schwindel, morgens beim Aufstehen aus dem Bett; nachmittags; abends; besser im Freien; wie betrunken; während der Mens; im Sitzen; beim Bücken; Neigung zum Fallen nach vorn; beim Gehen; beim Gehen im Freien.

Kälte der Stirn. Zusammenschnürungsgefühl im Kopf wie von einem Band; in der *Stirn*; am Hinterkopf. Schuppen. Leeregefühl im Kopf. *Hautausschläge* am Kopf; *Krusten*; EKZEM; *juckend*; NÄSSEND; schuppig; Pickel; wund und schmerzhaft. Erysipel der Kopfhaut. Der Kopf fällt nach vorn beim Gehen. Schwankendes Gefühl im Kopf bei Kopfbewegungen. Völle des Kopfes; in der Stirn. *Haarausfall.* Hitze im Kopf, nachmittags; in der Stirn; IM SCHEITEL. Schwere des Kopfes; nach dem Frühstück. Hyperämie des Gehirns. Die Kopfhaut juckt heftig. Spürt Bewegungen im Kopf. Berührungsempfindliche Knötchen an der Kopfhaut. Taubes Gefühl am Scheitel. Kopfschmerz morgens im Bett; beim Erwachen; um 9 Uhr; nachmittags; abends; nachts; 22 Uhr; besser im Freien; schlechter beim Treppensteigen, Haare hochbinden; nach dem Frühstück; nach dem Abendessen; nach dem Essen; durch Erhitzung; durch Erschütterung; hartes Auftreten; geistige Anstrengung; Bewegung; Kopfschütteln; *nach Schlaf*; *nach Stuhlgang*; *im warmen Zimmer*. Kopfschmerz durch Kälte; im Fieberfrost; während Fieber. Rheumatischer Kopfschmerz. Katarrhalischer Kopfschmerz.

Kopfschmerz mit Nackenschmerzen. Pulsierender Schmerz bei Kopfbewegungen und beim Denken oder Lesen. Heftiger Kopfschmerz, steigert sich bis es zu Gemütsänderungen kommt. Schmerz in der Stirn morgens beim Erwachen, dauert den ganzen Tag, vormittags heftig. Schmerz im Hinterkopf abends und nachts. Schmerz in den Kopfseiten. Einseitiger Kopfschmerz, schlechter links. Schmerz in den Schläfen nachmittags, schlechter beim Schütteln des Kopfes und durch starkes Auftreten. Pulsierender Schmerz in den Schläfen morgens beim Erwachen; um 6 Uhr. Schmerz im SCHEITEL. Bohrender Schmerz in Stirn und Schläfen. Brennender Schmerz im SCHEITEL. Schneidender Schmerz in den Schläfen, schlechter nach dem Abendessen. Ziehender Schmerz in der Stirn; um 22 Uhr; im Hinterkopf; in den Schläfen. Dumpfer Kopfschmerz gegen Abend. Durchzuckender Stirnkopfschmerz. Drückender Schmerz im Kopf vormittags. Drückender Schmerz in der Stirn mit Schläfrigkeit, schlechter beim Lesen und Bücken; über den Augen; erstreckt sich in die Augen und Schläfen. DRÜCKENDER SCHMERZ IM HINTERKOPF; in den Schläfen; erstreckt sich zum Scheitel; im SCHEITEL, DEN GANZEN TAG ÜBER. Wunder Schmerz wie zerschlagen im Kopf. Stechender Schmerz in den Schläfen, schlechter links, erstreckt sich zum Hinterkopf. Reißende Schmerzen besser im Freien und in Ruhe; in der *Stirn*; im Hinterkopf; Seiten; Schläfen; schlechter links. Kalter Stirnschweiß. Die Kopfhaut ist beim Bürsten empfindlich. Klopfen in Hinterkopf und Schläfen. Elektrische Stöße im Kopf.

Augen

Die Lider sind Tag und Nacht verklebt. Scharfe, blutige, eitrige und gelbe Absonderungen aus den Augen. Trübe Augen. Ausschläge um die Augen herum; auf den Lidern. Pusteln auf den Oberlidern, juckend und brennend. Ausfallende Lider. Trachom. Die Augen fühlen sich heiß an. Schwere der Lider; mit Wundheitsgefühl beim Bewegen der Lider. Katarrhalische Entzündung der Augen und Lider. Die Konjunktiva ist von dunklen Venen durchzogen. Unempfindliche Kornea. Juckende Augen und *Lider*. Tränenfluss im Freien und beim Lesen. Augenschmerzen beim Bewegen der Augen; brennender Schmerz bei Kopfschmerz, morgens; beim Lesen; abends; an den Lidrändern beim Lesen; in den Canthi. Die Schmerzen sind schneidend, drückend; Sandgefühl; Wundheit, Stechen und Reißen. Augen wie nach hinten gezogen. Drückender Schmerz in den Augen abends mit starker Hitze darin. Stiche in den Augen beim Lesen und nach Stuhlgang. Pupillen verengt; oder erweitert. *Photophobie*. Beben der Lider. Rötung der Augen, Lider, Lidränder. Rezidivierende Gerstenkörner. Eingesunkene Augen, starrer Blick. Schwellung der Lider; Verdickung. Zucken der Lider. Geschwür auf der Hornhaut; auf den Lidern. Schwachsichtigkeit. Trübsichtigkeit; Gegestände erscheinen weit weg. *Doppeltsehen. Flackern vor den Augen*. Blindheit. Vergehen der Sicht. Myopie.

Ohren

Absonderungen aus den Ohren: blutig, fötid, übelriechend, eitrig. Rötung der Ohren. Ausschlag hinter den Ohren. Gefühl von Flattern in den Ohren. Die Ohren sind rot und heiß. Entzündung des Mittelohrs und des Hörkanals. Jucken in den Ohren. Ohrgeräusche; morgens; abends; nachts; Summen; Knacken; Zirpen; Flattern; Summen; Widerhall; KLINGELN, SAUSEN; Rauschen. Ohrenschmerzen nachmittags und abends; beim Schlucken. Drückender, STECHENDER und reißender Schmerz. Stechender Schmerz nach Stuhlgang, *schlechter rechts*. Pulsieren im Ohr. Gefühl im Ohr wie verstopft. Gehör zunächst überempfindlich, dann *Schwerhörigkeit* und schließlich Taubheit. Das Mittel hat „Ohrenhusten" geheilt.

Nase

Carboneum sulphuratum ist ein hilfreiches Mittel bei chronischem Nasenkatarrh. Die Nase ist kalt. SCHNUPFEN im Freien; mit Frost; anhaltender Schnupfen; mit Husten; Fließschnupfen; *trockener Schnupfen abends*. Absonderungen aus der Nase unterschiedlichster Art und Konstistenz. Klare, reichliche Absonderungen; mit Krusten und Abschuppungen; wund machende Absonderungen; *grünlich*; harte Klumpen; übel riechend; eitrig; *dick*; ZÄH; wässrig; dicker, gelber Eiter. Röte und Brennen der Nasenspitze. TROCKENHEIT IN DER NASE. Nasenbluten morgens und abends, mit dunklem Blut; beim Schneuzen. Jucken in der Nase. NASE VERSTOPFT. Fötider Geruch aus der Nase. *Ozaena*. Schmerz und Wundheitsgefühl in der Nase. Brennen an der Nasenwurzel. Das Mittel hat Nasenpolypen geheilt. Geruchsempfindlichkeit, später *Verlust des Geruchssinns*. *Häufiges Niesen*. Schwellung der Nase. Geschwüre hoch oben in der Nase.

Gesicht

Das Gesicht des Patienten ist gedunsen und bleich. Spannungsgefühl im Gesicht. Das Gesicht ist kalt und die Lippen sind *rissig*. *Bläuliche*, *dunkle*, BLASSE, kränkliche, gelbe Gesichtsfarbe. Trockene, brennende Lippen. Hautausschläge auf dem Kinn; um den Mund herum; auf der Nase. Akne rosacea an Gesicht und Stirn. Akne bei Trinkern. *Komedone*. Krustige Ausschläge an Gesicht und Nase. Herpes im Gesicht mit reißenden Gliederschmerzen. Feuchte, juckende Hautausschläge im Gesicht. Pickel, Pusteln, flüchtiges Exanthem. Rote Eruptionen auf *Wangen* und Nase. Schorfige, schuppige Hautausschläge im Gesicht. Flechten auf der linken Wange. Bläschen im Gesicht. Phlegmonöses Erysipel. Gesichtsausdruck ängstlich; verwirrt; kränklich; leidend; ausdruckslos. Hitze im Gesicht, abend; im Fieberfrost; BLUTWALLUNGEN. Jucken des Gesichts. Gesichtsschmerzen *in kalter Luft*; im Liegen. Brennen der Lippen und des Gesichts. Ziehende, stechende, reißende Schmerzen, wie wund und zerschlagen im Gesicht. *Kalter Gesichtsschweiß*. Kiefersperre. Eingefallenes Gesicht. Schwellung des Gesichts; ödematös; der Drüsen (Parotis, Submaxillardrüsen). Spannung in den Unterkiefermuskeln. Lippengeschwüre.

Mund und Zähne

Unempfindlichkeit von Mund und Zunge. Aphthen im Mund und auf der Zunge. Blutungen von Mund und Zahnfleisch. Die Zunge fühlt sich kalt an. Rissige Zunge. Zahnfleisch von den Zähnen gelöst. Zunge weiß belegt; Zunge und Mund sind trocken, morgens, mit unerträglichem Durst. Stinkender, eitriger Mundgeruch. Brennen von Mund und Zunge. Blutiger Speichel. Reichlicher

Speichelfluss. Sprechen fällt schwer; Stammeln. Schwellung des Zahnfleischs. Mundgeschmack schlecht; BITTER morgens; faulig, metallisch; Übelkeit erregend; teigig; salzig; sauer; süßlich. Kriebeln im weichen Gaumen nach dem Hinlegen. Geschwüre im Mund. Die Zähne sind stumpf und locker. Zahnschmerz abends und nachts; in kalter Luft besser; schlimmer durch Trinken von kaltem Wasser; während und nach dem Essen; beim Kauen; bei Berührung; durch warme Speisen und Getränke; durch äußere Wärme; sowohl vom Essen und Trinken warmer als auch kalter Sachen. Die Zahnschmerzen sind ziehend; ruckend; ruckend-stechend; pulsierend; *stechend*; *reißend*; ruckend-stechend um 9 Uhr; pulsierend abends und nachts. Reißen in den Zähnen nachmittags und in kalter Luft.

Hals

Halsentzündung bei kaltem Wetter mit Würgen. Trockenheit, Röte und Völlegefühl des Halses. Anhaltender Drang zum Räuspern. Halsentzündung mit Gangränneigung. Kloßgefühl im Hals. Schleimansammlung im Hals morgens; der Schleim ist zäh, mit salzigem Geschmack. Halsschmerz beim Husten; Schlucken; Leerschlucken. Brennen im Hals bis in den Magen hinunter. Brennen im Ösophagus. Rauheit und Wundheit des Halses. Stechender Schmerz beim Schlucken; im Ösophagus als ob ein Knochen darin steckte. Kratzen im Hals; Ösophagusspasmen. Anhaltende Neigung zum Schlucken. Schwierigkeiten beim Schlucken. Schwellung von Hals und Tonsillen. Ulzera im Hals. Verhärtung der äußeren Halslymphknoten. Schwellung der Nackenlymphknoten. *Schilddrüsenvergrößerung*.

Magen

Appetit vermindert oder Appetitverlust; schnelle Sättigung. HEISSHUNGER ohne Genuss; mit Abneigung gegen Speisen. Abneigung gegen fette Speisen; Fisch; FLEISCH; Milch. Kältegefühl im Magen. *Konstriktionsgefühl* im Magen. Verlangen nach Bier; kalte Getränke; saure Sachen. Magenerweiterung nach dem Essen. Leeregefühl im Magen. Leeres Aufstoßen; nach dem Essen; nach Milch; beim Gehen. Erfolgloses Aufstoßen. *Aufstoßen bessert*. Aufstoßen scharf; bitter; leeres Aufstoßen; Aufstoßen von Speisen; faulig; laut; Übelkeit erregend; ranzig; sauer. Wasseraufschwulken. Völle im Magen nach dem Essen. Nagender Schmerz im Magen. Sodbrennen nach dem Essen. Hitzewellen durch den Magen. Schweregefühl des Magens, Schluckauf und Abneigung gegen Speisen. Übelkeit morgens; nachmittags; nachts; nach dem Essen; mit Ohnmacht; besser nach Aufstoßen; bei Kopfschmerzen; beim Betreten eines Zimmers oder beim Gehen an die frische Luft. Magenschmerzen morgens; nachts; nach dem Frühstück; nach kalten Getränken; nach dem Essen; während den Menses. Brennen im Magen nach Stuhlgang. Krampfen und Kneifen im Magen. Drückender Schmerz im Magen nach dem Essen und nach Stuhlgang. Wundheitsgefühl im Magen. Stechen wie Messerstiche erstrecken sich vom Magen in den Rükken. Stechende Schmerzen. Pulsieren. Würgen bei Husten. *Gefühl, als wäre der Magen zusammengeschnürt*. Durstgefühl morgens; brennender Durst; im Fieberfrost; extrem starker Durst; während Fieberhitze; trinkt große Mengen

Wasser. Erbrechen morgens; beim Husten; nach dem Essen; bei Kopfschmerzen; während den Menses. Erbrechen: gallig; bitteres Wasser; Blut; grün; Schleim; sauer; wässrig.

Abdomen

Gefühl im Bauch, als ob Diarrhö einsetzen würde. Bauchauftreibung nach dem Essen; tympanitisch. Erguss im Bauchraum. Flatulenz; obstruktiv; in der Zökalregion. Völle nach dem Frühstück. Schweregefühl und Gurgeln. Verhärtetes Abdomen; Leber. Leberbeschwerden mit Schwellung der Beine. Bauchschmerzen morgens; nachmittags; nachts; als ob Diarrhö einsetzen würde; nach dem Essen; beim Einatmen; vor und während den Menses; bei Bewegung; bei *Druck*; in der Zökalregion; in den Hypochondrien nach Sitzen; im Hypogastrium; in der Leistengegend; *in der Leber*; linker Leberlappen; am Nabel. Brennender Schmerz im Abdomen; in den Hypochondrien; in der Leber. Bauchkrämpfe; morgens; 10 Uhr; nachmittags; nachts; vor Stuhlgang; nach Stuhlgang; im Nabel; im Hypogastrium. Schneidender Schmerz im Abdomen; vor Stuhlgang; im Hypogastrium. Ziehender Schmerz im Abdomen; im Nabel. Herabdrängendes Gefühl im Abdomen. Ruckende Schmerzen im Abdomen; linken Hypochondrium. Drückender Schmerz im Abdomen; im Hypogastrium; in der *Leber*. Wunder, zerschlagener Schmerz im Abdomen; in der *Leber*. Stechender Schmerz im Abdomen; in den Hypochondrien; im Hypogastrium; in der Leistengegend; Seiten des Bauches; Leber. Reißender Schmerz im Abdomen; in der Nabelgegend, erstreckt sich zur Blase. Nabelretraktion (*Plumbum*). Rumpeln im Bauch; vor Stuhlgang. *Gespanntes Abdomen*. Zittern nach Stuhlgang. Schwächegefühl im Bauch nach Stuhlgang.

Rektum und Stuhl

Verstopfung mit viel Aufstoßen; Stuhlgang *schwierig*; erfolgloses Drängen, unbefriedigende Entleerung. Diarrhö morgens; 5 Uhr; nach dem Frühstück; nachts; mittags; nach dem Essen; nach dem Abendessen; schmerzlos; mit viel Rumpeln; chronisch; Schmerz in der Nabelgegend mit dünnen, gelben, schaumigen Stühlen. STUHL ÜBEL RIECHEND; sauer; teigig; DÜNN; WÄSSRIG. Bei einigen Arbeitern, die viel mit Schwefelkohlenstoff zu tun haben, kommt es zu Verstopfung, bei anderen zu Durchfall. Dysenterie mit blutig-schleimigen Stühlen. Hautausschläge um den Anus. Abschürfungen am Anus und zwischen den Gesäßbacken. Analfisteln. REICHLICHE, STINKENDE FLATULENZ; beim Erwachen; Blähungsabgang bessert. Ameisenlaufen im Anus. Hellrote Blutungen. HÄMORRHOIDEN; bläulich; chronisch; äußere; groß; während den Menses; *sehr empfindlich*. *Untätigkeit des Rektums*. Unwillkürlicher Stuhlabgang beim Wasserlassen. *Feuchtigkeit am Anus*; juckend und brennend. Jucken am Anus morgens. Schmerz im Rektum nach Stuhlgang; während Stuhlgang. Brennen und Jucken am Anus. Brennen während Stuhlgang; nach Stuhlgang. Krampfende und stechende Schmerz an Anus und Blasenhals beim Wasserlassen. Schneiden und Drücken von innen nach außen. Wundheit am Anus; nach Stuhlgang. Stechender Schmerz im Anus; abends; während Stuhlgang; Stechen in Anus und Blasenhals, erstreckt sich zur Urethra beim Wasserlassen. Reißen im Anus. Tenesmus während Stuhlgang. Anhaltender Rektalprolaps. Stuhldrang morgens; nach dem Frühstück; 8 Uhr; 10 Uhr; während Stuhlgang. Wurmerkrankungen. Spul-, Faden- und Bandwürmer. Der Stuhl ist scharf, schwarz, *blutig*, braun, HART, knotig, lienterisch, hell, schafkotartig.

Harnwege und Urin

Blasenkatarrh mit schleimigem Harnsediment; Blasenschmerzen; Krampfen des Blasenhalses; drückendem Schmerz; Stiche im Anus und am Blasenhals, erstrecken sich zur Urethra während dem Urinieren. Blasenlähmung. Harnretention. Blasentenesmen. Vermehrter Harndrang; nachts; anhaltend; erfolgloses Drängen; schmerzhaft. Harnabgang tröpfelnd; Dysurie; schwacher Strahl; häufige Entleerung, besonders nachts; unwillkürliche Entleerung nachts, im Schlaf. Schleimige Absonderung aus der Harnröhre nach Gonorrhö. Blutung der Harnröhre. Jucken in der Harnröhre mit Gefühl eines Tropfens in der Harnröhre. Brennen in der Harnröhre beim Urinieren und während Stuhlgang. Schneidender Schmerz beim Wasserlassen. Urin scharf; albuminös; blutig; brennend; trübe werdend; dunkel; rot; reichlich; übel riechend; SPÄRLICH. Sediment eitrig; schleimig; weiß.

Männliche Geschlechtsorgane

Hodenatrophie. Heftige Erektionen. Fehlende Erektionen. Völlige Impotenz. Hydrozele. Entzündung der Eichel. Jucken der Genitalien; des Skrotums. Schmerz in den Hoden; in Ruhe. Brennen der Samenstränge. Ziehender Schmerz in den Hoden. Stechender Schmerz in den Hoden; Samensträngen. Schweiß an den Genitalien abends; auf dem Skrotum. Schlaffe Genitalien. Verfrühter Samenabgang bei Koitus. Emissionen nachts; schrumpelige Genitalien. Mangelndes Sexualverlangen. Schwellung der Vorhaut; Hoden; Nebenhoden. Tuberkulose der Hoden.

Weibliche Geschlechtsorgane

Atrophie der Eierstöcke. Gebärmutterkarzinom. Abneigung gegen Koitus. Hautausschläge und Abschürfung der Genitalregion. Entzündung des Uterus. Jucken der Vulva. LEUKORRHÖ SCHARF; blutig; brennend; reichlich; vor und nach der Mens; milchig-weiß; wässrig. Amenorrhö. Menses wund machend; schwarz; dunkel; verzögerte erste Mens; unregelmäßig; zu SPÄT oder zu früh; übel riechend; schmerzhaft; zunächst reichlich, dann nur noch SPÄRLICH; zu kurz; unterdrückt; schleichende, passive Uterusblutungen. Schmerzen in der Gebärmutter; brennend; wie wund; schwache Wehen. Frauen, die viel mit Schwefelkohlenstoff arbeiten, sind oftmals unfruchtbar. Tumor mit Zysten an der Vulva.

Atemwege und Husten

Katarrh der Atemwege. Konstriktionsgefühl des Larynx erzeugt Husten. Hitze im Larynx. Entzündung des Larynx. Reizung von Larynx und Trachea. Schleimansammlung im Larynx. Schmerz im Larynx. Brennen im Larynx. Rauheit in Larynx und Trachea. Wunder Larynx und Trachea. Kehlkopftuberkulose.

Rasseln in der Trachea. Der Patient muss andauernd Schleim aufräuspern. Empfindlicher Larynx. Kitzeln in Larynx und Trachea. Heiserkeit morgens und abends; bei Schnupfen; in feuchtem Wetter. Stimmverlust.
Beschleunigte Atmung. *Carboneum sulphuratum* hat sich bewährt bei Asthma. Asphyxie durch Alkohol und Kohlenstaub. *Atembeschwerden*; *abends*; nachts; Treppensteigen; im Zimmer; beim Husten; nach dem Essen; nach geringster Anstrengung; im Liegen; möchte das Fenster geöffnet haben; beim Einschlafen; beim Erwachen. Atmung rasselnd; kurz; seufzend. Erstickungsanfälle nachts und im warmen Zimmer. Keuchende und pfeifende Atmung.
Husten morgens; abends; NACHTS; vor Mitternacht; in kalter Luft; asthmatisch; beim Kaltwerden; durch Konstriktion des Larynx; trocken; hackend; heiser; durch Reizung von Larynx, Bronchien und Trachea; lockerer Husten morgens; beim Hinliegen abends; anfallsweise; durch Rauheit im Larynx; durch Kratzen im Larynx; kurzer Hustenanfall; Aufwachen aus dem Schlaf; spasmodischer Husten; erstickend; durch Sprechen; durch Kitzeln in Larynx und Trachea; Keuchhusten.
Auswurf tagsüber; morgens; *abends*; nachts; blutig; reichlich; GRÜNLICH; schleimig; übel riechend; eitrig; mit eitrigem und salzigem Geschmack; zäh; gelb. *Carboneum sulphuratum* hat anfallsweisen „Ohrenhusten“ geheilt.

Brust und Herz

Angst in der Brust; im *Herz*. Das Mittel hat bei Brustkrebs hervorragende Dienste geleistet. Hartnäckiger Bronchialkatarrh. Kältegefühl in der Brust. *Zusammenschnürungsgefühl in der Brust abends*. Pleuraerguss. Emphysem. Hautausschläge auf der Brust; Bläschen. Erysipel an den Mammae. Völlegefühl in der Brust. Hitze in der Brust. Lungenblutung. Verhärtung der Brustdrüsen. Entzündung der Bronchiengänge; Lungen; Pleura; Mammae. Jucken an der gesamten Brust, besonders in Achseln und an den Mammae. HEFTIGE BRUSTBEKLEMMUNG. Schmerz in der Brust beim Husten; bei Bewegung; in den Seiten der Brust; im Herz. Wehtun in der Brust. *Brennender* Schmerz; in der Mitte der Brust und auf der linken Seite. Schneidende Brustschmerzen; in der unteren Brust, erstreckt sich zum Rücken, beim Atmen. *Drückender Schmerz* in der Brust; Mammae; linke Seite. Gewühl wie roh oder wund in der Brust bei Husten. Stechende Schmerzen beim tiefen Einatmen, in der linken Seite der Burst bis durch zum Rücken; im Sternum, erstreckt sich nach oben; im Herz. Fliegende, brennende Stiche in der Brust. Reißende Schmerzen in der Brust. Herzklopfen abends, bei anämischen Patienten; mit Angst; bei der geringsten Anstrengung; durch Bewegung. Sichtbares, stürmisches Herzklopfen. Schweiß in der Achselhöhle. Die Arznei ist äußerst hilfreich bei Schwindsucht. Anhaltendes Schwächegefühl in der Brust.

Rücken und Extremitäten

Kälte des Rückens; Lumbalregion. Hautausschläge am Rücken. Gefühl wie von einer schweren Last quer auf seinen Schultern. Juckreiz am Rücken. Rückenschmerz: nachts; beim Atmen; während Fieberfrost; während den Menses; bei Bewegung; beim Sitzen. Schmerz in der Zervikalregion; zwischen den Schulterblättern. Schmerz in der Lumbalregion: morgens; beim Erwachen; während den Menses; beim Sitzen. Schmerz in der Lumbosakralregion morgens beim Erwachen. Schmerz im Kreuzbein morgens beim Erwachen; während den Menses. Schmerz im Steißbein. Wehtun im Rücken; Lumbalregion; Kreuzbein. Zerschlagenheitsgefühl in der Lumbalregion. Brennender Rückenschmerz; zwischen den Schulterblättern. Ziehender Schmerz in der Zervikalregion; Lumbalregion. Drückender Rückenschmerz; Lumbalregion. Stechender Rückenschmerz; Zervikalregion; Schulterblätter; Lumbalregion. Steifheit der Zervikalregion. Spannung im Rücken; Zervikalregion. Spannung in der Lumbalregion und im Kreuzbein beim Steigen. *Schwäche des Rückens*; Lumbalregion.

Unempfindlichkeit von Armen und Hände. Kalte Glieder; bei Kopfschmerz; Oberarme; Hände; Finger; Beine; Knie; Unterschenkel. Kalte FÜSSE abends im Bett. Konstriktionsgefühl in den Beinen. Kontraktion von Muskeln und Sehnen; Armen; Händen; Fingern. Rissige Haut an den Händen. Knacken in den Gelenken; rechte Schulter. Krämpfe in den Extremitäten; Arme; *Oberschenkel; Unterschenkel*; FÜSSE; FUSSSOHLEN; Zehen. Krämpfe in den WADEN, IM BETT. Blaue Nägel; während Fieberfrost. Abmagerung der Extremitäten. Hautausschläge an den Gliedern; Herpes am Handrücken; Pickel; Impetigo; Bläschen zwischen den Fingern. Wundheit zwischen den Gesäßbacken; zwischen den Oberschenkeln. Ameisenlaufen: Arme; Unterarme; Hände; Unterschenkel; Füße. Hitze der Hände; Handflächen; Füße; Fußsohlen. Schwere Glieder: Oberarme; *Beine; Unterschenkel; Füße*. Hüftgelenksentzündung. Jucken der Glieder: Arme; Oberarm; Unterarm; Hände; Beine; Oberschenkel. Phlegmasia alba dolens wurde mit dieser Arznei geheilt. Konvulsivische Bewegungen der Glieder, ähnlich wie bei Chorea. GEFÜHLLOSIGKEIT DER ARME; Beine. Gliederschmerz: während Fieberfrost; ANFALLSWEISE; *rheumatisch. Gelenkschmerzen; gichtig*. Schmerz in Armen; *nachts*. Lähmungsartiger Schmerz im linken Arm. Rheumatischer Schmerz in Schulter; Ellbogen bei Bewegung. Rheumatismus in Ellbogen; Hand; gichtig in der Hand. Schmerz in den Beinen; rheumatisch; schlechter bei Bewegung. Ischialgie nach Erkältung. Schmerz in den Oberschenkeln nach dem Mittagessen. Neuralgie in den Oberschenkeln; Knie; Hüfte; Kniekehle. Schmerz im Unterschenkel; rheumatisch. Schmerz in den Knöcheln; morgens; im Fersenbein beim Treppensteigen. Schmerz in den Füßen nach dem Mittagessen und beim Gehen. Wehtun im Unterarm. Brennender Schmerz; Schulter; Oberarm; Unterarm; Hand; Handfläche; Oberschenkel; Füße; Fußsohlen; Fußgelenke. Ziehender Schmerz; Schulter; Oberarm; Ellbogen; Unterarm; Handgelenk; Hände; Finger; Beine; Hüften; Oberschenkel beim Gehen; Kniekehle; Unterschenkel; Wade; Füße. Jucken und stechender Schmerz im Deltoideus. Ruckende Schmerzen in Hüfte und Knöchel beim Steigen. Ruckender, stechender Schmerz in sämtlichen Extremitäten; Bizeps; Finger; Daumen; Oberschenkel; Unterschenkel; Zehen. Drückende Schmerzen im linken Unterarm, schlechter beim darauf Lehnen; in der linken Ferse. Schmerz wie WUND UND ZERSCHLAGEN; *Gelenke*; Arme; Beine; Oberschenkel; Unterschenkel; Fußsohlen beim Gehen. Stechende Gliederschmerzen bei jedem Wetterwechsel; Gelenke; Arme; Oberarm; Ellbogen; Handgelenk; Hand; Finger; Beine; Hüften; Oberschenkel; Knöchel; Füße; in den Zehen beim Gehen. Stechender Schmerz in der *rechten Schulter*, bei nasskaltem Wetter, erstreckt sich den Arm nach unten. Reißen in allen Gliedern. Umherwandernde, plötzlich einsetzende Schmerzen; Gelenke; Arme; Schulter; Oberarm; Ellbogen; *Unterarm*; Handgelenk; Hände; Fingergelenke; Beine; Knie; Wade; Knöchel; Füße; Zehen; große Zehe. Lähmung der Extensoren von Handgelenk; Beine. Schweiß an Händen; FÜSSEN. Der Schweiß ist KALT, übel riechend, reichlich. Ruhelosigkeit von Unterschenkeln und Füßen. Steifheit der Glieder; Finger; Beine; Knie. Schwellung von Händen; Beinen; Unterschenkeln; Knöcheln; Füßen. Ödematöse Schwellung der Füße bei Leberaffektionen. Spannung in Kniekehle und Unterschenkeln. Kribbeln in den Extremitäten; Arme; Beine; Hände; Füße. Zittern; Arme; Unterarm; Hände; Beine. Zucken; Arme; Hand; Beine; Oberschenkel; Unterschenkel; Füße. Geschwüre an den Beinen; UNTERSCHENKEL; Füße; UM DIE NÄGEL. Varizen; *Beine*; UNTERSCHENKEL. Schwäche in allen Extremitäten; Gelenke; *Arme; Beine*; Oberschenkel; Knie; Unterschenkel.

Schlaf

Tiefer Schlaf morgens. Träume: ÄNGSTLICH; erotisch; von Gefahr; vom Tod; quälend; von vergangenen Ereignissen; fantastisch; schrecklich; von Geistern; unangenehm; lebhaft; VERDRIESSLICH. Spätes Einschlafen. Ruhelos die ganze Nacht. SCHLÄFRIGKEIT MORGENS; nachmittags; nach 15 Uhr; abends; nach dem Mittagessen; nach dem Essen; beim Lesen. Schlaflos vor Mitternacht; mit Schläfrigkeit; durch Denken; nach dem Erwachen. Der Patient ist nach Schlaf nicht erfrischt. Erwachen: schwierig; früh oder spät; häufig.

Fieber und Schweiß

Kälte morgens im Bett; nachmittags; *abends*; 19 Uhr; 20 Uhr. Eiseskälte. Frösteln während den Menses. Frost nach dem Essen; abends; während Schlaf. Frost, dann Schweiß. Fieber abends und *nachts*. NÄCHTLICHES FIEBER; mit Frösteln. Brennende Hitze nachts. Fieber ohne Frost. Trockene Hitze nachts. Äußerliche Hitze. Hitzewallungen. Fieber ohne Schweiß. SEPTISCHES FIEBER. Fieber mit Schaudern. Schweiß tagsüber; morgens; abends; nachts; während Angst. Kalter Schweiß; beim Husten; BEIM ESSEN; NACH DEM ESSEN; bei geringer Anstrengung oder Bewegung. Reichlicher Schweiß nachts. Schweiß während und nach Schlaf; übel riechend; sauer nachts. *Beschwerden treten auf*, wenn der Patient sich im Schweiß entblößt.

Haut

Unempfindlichkeit der Haut. Beißender Schmerz oder Brennen nach Kratzen. Kälte der Haut. Aufgesprungene, *rissige Haut im Winter*. Verfärbung: blau; rote Flecken; gelb. Leberflecke. Trockene, brennende Haut. *Hautausschläge*: beißend; Blasen; Furunkel; *brennend*; trocken; Ekzem; juckend; masernartig; phagedänisch; Pickel; Pusteln; Exanthem nach Kratzen. Hautausschläge mit Absonderungen; wund fressend; gelbe Flüssigkeit; klebrig. Herpes; schuppig; krustig; mit reißendem Schmerz. Herpes zoster. Nässende, schuppige Hautausschläge, schlechter nach Kratzen. KRÄTZE. Wund beißende Hautausschläge. Hautausschläge schlechter nach Kratzen. Eiternde Hautausschläge; Tuberkel; Urtikaria. Knötchen, schlechter nach Kratzen. Bläschen mit gelber Flüssigkeit gefüllt. *Erysipel mit starker Schwellung und mit Bläschen bedeckt.* WUNDHEIT; nach Kratzen. Wucherungen an der Haut. Ameisenlaufen am ganzen Körper. *Verhärtungen* der Haut. Jucken-Rucken am ganzen Körper. JUCKEN NACHTS; im warmen Bett. Jucken-Stechen an einzelnen Stellen oder überall. Durchbohrender Schmerz in der Haut; nach Kratzen. Geschwüriger Schmerz. GESCHWÜRE; schwarz; blutend; brennend; tief; indolent; verhärtet; schmerzhaft; phagedänisch; empfindlich, SCHWAMMIG; stechend; eiternd. Krebsgeschwüre. Absonderung aus den Geschwüren: blutig; reichlich; jauchig; ÜBEL RIECHEND; GELBER EITER. Fisteln. Ungesunde Haut; selbst *kleine Wunden eitern.*

Carduus marianus **Card-m.**

Mariendistel, Frauendistel, Milchdistel, Silberdistel. *Asteraceae/Compositae.*

Allgemeines

Carduus marianus ist eins der wichtigsten Lebermittel – sofern sie diesen Ausdruck bei einem Homöopathen entschuldigen. Zum Arzneimittelbild gehören vielerlei Schmerzen: drückende, ziehende, brennende Schmerzen; sie verschlechtern sich bei Bewegung. Der Patient ist sehr kälteempfindlich und neigt zu anfallsweisem biliösem Erbrechen in regelmäßigen oder unregelmäßigen Abständen. Ich habe mit dieser Arznei viele Fälle heftiger Kopfschmerzen geheilt, die mit Galleerbrechen geendet hatten, sowie Patienten, die viel Kalomel eingenommen hatten (*Sang.*). Ödematöse Schwellungen bei Lebererkrankungen. Die Arznei ist wirksam bei Hämorrhagien und Gelbsucht, wenn die Symptome passen.

Geist und Gemüt

Der Patient ist traurig, reizbar und weint. Er leidet unter kongestiven Kopfschmerzen; drückend, periodisch wiederkehrend. Völle und Schweregefühl im Kopf. Die Kopfhaut ist empfindlich gegen kalte Luft. Drücken der Augäpfel von innen nach außen. Gelbe Skleren. Brennen der Lidränder. Brennen in der Nase. Epistaxis.

Mund und Zähne

Mundgeschmack bitter, fade, oder auch völliger Geschmacksverlust. Schmutziger Zungenbelag. Der Patient hat kein Verlangen nach Speisen. Es besteht Übelkeit und Erbrechen von Schleim, später Galle. Schmerzhaftes Aufstoßen, danach Erbrechen einer sauren, grünlichen Flüssigkeit. Ziehende Schmerzen von links nach rechts im Magen. Brennen im Magen. Erbrechen von dunkelschwarzem Blut.

Abdomen

Am wichtigsten sind bei *Carduus marianus* jedoch die Lebersymptome. Ziehender Schmerz im rechten Hypochondrium beim Liegen auf der linken Seite, wie bei *Arnica*, *Magnesium muriaticum*, *Natrium sulphuricum* und *Ptelea*

trifoliatum. Drücken, Ziehen, Stechen im rechten Leberlappen. Diese Arznei regt den Gallenfluss in gesundem Maße an und beugt dadurch der Bildung von Gallensteinen vor. Sie hat oftmals die Neigung zu Gallenkoliken aufgehoben. Pfortaderkongestionen und Hämorrhoiden. Die Leber ist schmerzhaft, wie zerschlagen, und verhärtet; manchmal ist der linke Leberlappen betroffen, zumeist jedoch der rechte. *Carduus marianus* ist auch angezeigt, wenn die Leberbeschwerden mit Komplikationen wie Lungen- und Herzsymptome oder Hämopthoe einhergehen.
Ziehende, stechende oder brennende Bauchschmerzen. Das Abdomen ist aufgetrieben. Schneidende Bauchschmerzen. Die Stühle sind schwarz, hart und knotig oder lehmartig, acholisch. Brennen in Rektum und Anus. Juckende, blutende Hämorrhoiden. Hartnäckige Obstipation.

Harnwege und Urin
Brennen in der Harnröhre. Reichlicher, tiefgelber Urin mit viel Sediment. Trüber Urin. Harnretention.

Weibliche Geschlechtsorgane
Reichliche oder unterdrückte Menses. Gebärmutterblutungen bei Pfortaderkongestion. Zusammenziehen in der Vagina. Leukorrhö.

Brust
Leberhusten, wenn der untere rechte Lungenlappen chronisch kongestioniert ist. Brustschmerzen bei Schmerzen in der Leberregion. Stechender Brustschmerz. Ziehender Schmerz in der Brust, schlechter durch Bewegung.

Rücken und Extremitäten
Schmerzen unterhalb der rechten Scapula (ähnlich wie *Chelidonium* und *Aesculus*). Ziehender Rückenschmerz. Empfindliche Wirbelsäule.
Krampfartige, ziehende, drückende, rheumatische Gliederschmerzen. Heftige Schmerzen im rechten Deltamuskel. Schmerzen in den Hüftgelenken, schlechter beim Aufstehen vom Sitzen, Bücken und bei Bewegung. Neuralgische Schmerzen in den Beinen, schlechter durch Bewegung. Ödeme der Füße. Varizen. Geschwüre. Rheumatismus und Zucken der Muskeln. Krämpfe in Waden und Füßen. Gehen ist fast unmöglich.

Fieber
Gastrisches und biliöses Fieber.

Caulophyllum thalictroides* — Caul.
Frauenwurzel, Blauer Hahnenfuß. *Berberidaceae.*

Allgemeines
Caulophyllum ist hilfreich bei einer Schwäche der weiblichen Fortpflanzungsorgane. Aufgrund dieser Schwäche kommt es zu Sterilität oder zu Abort in den

ersten Schwangerschaftsmonaten. Während der Entbindung sind die Uteruskontraktionen zu schwach, um den Fötus auszutreiben, sie sind nur eine Qual für die Patientin. Wehenartige Schmerzen während der Menstruation, die in Ober- und Unterschenkel und sogar bis in die Füße und Zehen ziehen. Aufgrund der Inaktivität der Gebärmutter kommt es zu Gebärmutterblutungen. Die Muskeln und Bänder, mit denen die Gebärmutter in ihrer Position gehalten wird, sind schlaff. Es kommt zu einem Schweregefühl und sogar zu Prolaps der Gebärmutter. Subinvolution. Wundmachende Leukorrhö. Die Menses setzen zu früh oder spät ein. Die *Caulophyllum*-Patientin ist empfindlich gegen Kälte und möchte warme Kleidung, im Gegensatz zu *Pulsatilla*. Sie ist hysterisch wie *Ignatia*. Sie ist unruhig und besorgt. Die Patientin neigt zu Rheuma wie *Cimicifuga*, wobei nur die kleinen Gelenke betroffen sind. Nachwehen, die in der Leistengegend verspürt werden. Rheumatische Steifheit des Rückens, sehr empfindliche Wirbelsäule. Die Patientin ist schlaflos, ruhelos und überaus reizbar. *Caulophyllum* hat Chorea in der Pubertät geheilt, wenn die Menstruation spät eingesetzt hat.

Causticum **Caust.**

Tinctura acris sine Kali; Hahnemanns Ätzstoff.

Allgemeines

Causticum ist eine sehr tief wirkende Arznei. Sie ist angezeigt bei hinfälligen, gesundheitlich stark angeschlagenen Personen, die an chronischen Erkrankungen leiden. Nur selten ist das Mittel in Akutfällen indiziert. Die Beschwerden nehmen langsam zu und gehen mit einem Verfall der Gesundheit einher. Die Muskelkraft lässt allmählich nach, es kommt zu Lähmungen, wobei insbesondere die Speiseröhre, das Oberlid, die Blase sowie die Gliedmaßen befallen sind. Lähmungen des Rachens, wie sie bei Diphtherie auftreten kann. Es kommt zu einer starken Mattigkeit, zu Schlaffheit der Muskeln, zu unbeschreiblicher Erschöpfung und Schwere des Körpers. Die Muskeln zittern, beben, rucken und zucken. Muskelzucken im Schlaf.

Das nächste hervorstechende Merkmal von *Causticum* betrifft die Sehnen. Es bilden sich *Kontrakturen von Muskeln und Sehnen*. Die Sehnen sind verkürzt, wodurch es zu einer vorübergehenden oder andauernden Beugekontraktur kommt, sodass das betroffene Glied angezogen wird. Eine Kontraktion der Sehnen des Unterarms führt zu einer allmählich zunehmenden Flexion. Manchmal wird ein ganzer Muskel hart und verkürzt sich, so dass ein harter Strang ertastet werden kann.

Eng damit verwandt ist ein rheumatischer Zustand der Sehnen und Bänder an den Gelenken, welcher manchmal mit Schwellung, immer jedoch mit Schmerzen einhergeht. Schließlich kommt es zur Schrumpfung und Versteifung des Gelenks, es ankylosiert. Steifheit der Gelenke, wobei der Patient immer schwächer wird und in einen Zustand von Melancholie, Hoffnungslosigkeit, Angst und Furcht verfällt. Andauernd hat er das Gefühl von Hoffnungslosigkeit, dass etwas wie eine dunkle Wolke über ihm hängt, oder dass etwas Schreckliches

passieren wird. Dies sind allgemeine Merkmale von *Causticum*. Sie alle ergeben ein einziges Bild und gehören untrennbar zusammen.
Eine weitere Art der fortschreitenden Erkrankung ist Hysterie. Allmählich zunehmende Hysterie. Hysterische Krampfanfälle. Die Patientin verliert die Selbstkontrolle und sagt törichte Dinge. Ihr Nervensystem wird extrem empfindlich gegen Lärm, Berührung, Aufregung oder ungewöhnliche Ereignisse. Sie schreckt beim leisesten Geräusch auf, fährt auf beim Schlafen. Rucken und Zucken. Das *Causticum*-Kind erschreckt leicht oder fährt ohne Ursache zusammen.
Die paralytische Schwäche hängt mit der rheumatischen Diathese zusammen. Das Rheuma von *Causticum* ist ungewöhnlich. Der Patient kann weder Hitze noch Kälte ertragen, und beides verschlechtert sein Rheuma, seine nervliche Verfassung und das Allgemeinbefinden. Seine Schmerzen werden durch Hitze gebessert, aber sie nehmen bei trockenem Wetter zu. Starke Deformation der Gelenke; vergrößerte, weiche und infiltrierte Gelenke, immer schlechter in trokkenem Wetter. Die Schmerzen nehmen bei trockenem Wetter zu. Das Rheuma kann sowohl Muskeln als auch Gelenke betreffen. Dem Patienten geht es auch im kalten, trockenen Wind schlechter. Viele Menschen, die aus dem östlichen Flachland Amerikas in den Norden nach Colorado übergesiedelt sind, haben sich aufgrund des kalten, trockenen Windes Rheuma zugezogen. Lassen Sie einen solchen Patienten, wie ich ihn eben beschrieben habe, im kalten Wind fahren und er wird sich eine Gesichtslähmung auf der Seite zuziehen, die dem Wind ausgesetzt war. Eine lange Fahrt im kalten Ostwind, und am nächsten Tag hat der Patient eine einseitige Gesichtslähmung. Diese Art der Lähmung wird nahezu immer unter *Causticum* ausheilen.
Reißende, paralytische Schmerzen; betäubender Schmerz; heftige Schmerzen, die ihm fast die Sinne rauben. Die Schmerzen verbleiben meist über lange Zeit an einer Stelle. *Causticum* hat in vielen Fällen die blitzartigen Schmerzen einer lokomotorischen Ataxie gelindert.
Bei all den Beschwerden wird der Patient immer schwächer, bis er auf Dauer nicht mehr gehen und sich nicht einmal mehr aufsetzen kann. Er ist so müde und schwach, dass er sich hinlegen muss. Die Müdigkeit umfasst Körper und Geist. Dabei handelt es sich um eine paralytische Erschöpfung.
Causticum heilt konvulsive Symptome, beispielsweise Krämpfe, die mal hier und mal dort auftreten. Wenn der Patient sich erschreckt, kommt es mit ziemlicher Sicherheit zu einer Konvulsion. Die Patientin, die zu Hysterie neigt, bekommt hysterische Anfälle nach einem Schreck. Nervöse Mädchen, die eher zu Chorea neigen, reagieren mit Muskelzuckungen, die Tag und Nacht andauern. Chorea; sogar nachts. Lokale Chorea, Zuckungen einzelner Körperteile, der Zunge oder einer Gesichtsseite. Epileptische Anfälle bei Jugendlichen im Pubertätsalter, durch Schreck, durch Verkühlung oder durch Wetterwechsel. Epilepsie, Chorea, Lähmung und Hysterie verschlechtern sich während der Menses. Wie Sie sehen, handelt es sich bei *Causticum* um eine tief wirkende Arznei. Es besteht eine allgemeine Verschlimmerung durch Aufenthalt in kaltem, trockenem Wind. Das Mittel wirkt auch bei rheumatischen Beschwerden, die sich in Wärme, an feuchten Tagen oder bei nassem Wetter verschlechtern. Dies ist jedoch nicht so ausgeprägt.

Jede der genannten Beschwerden kann durch Baden in kaltem Wasser ausgelöst werden. Eine längere Periode von kaltem, trockenem Wetter verschlechtert die rheumatischen Beschwerden; Nasswerden oder Verkühlung durch Baden löst sie aus.

Geist und Gemüt

Causticum hat Wahnsinn geheilt – nicht die akute Manie mit heftigem Delirium, sondern die geistige Verwirrung der passiven Art, bei der das Gehirn ermüdet. Die Konstitution ist durch das lange Leiden und viele Sorgen zusammengebrochen, es kommt schließlich zur geistigen Verwirrung. Zunächst bemerkt der Patient seine Unfähigkeit, etwas zu tun, danach setzt eine Vorahnung ein, dass etwas Schlimmes passieren werde. Er vermag nicht zu denken und kann daher seinen Geschäften nicht nachkommen. Er wird allmählich schwachsinnig. Angstvolle und schreckliche Phantasien strömen auf ihn ein. Er fürchtet jederzeit, dass etwas Schreckliches passieren könne. Furcht vor dem Tod; dass der Familie etwas zustoßen könnte. Er erwartet ständig, dass etwas Fürchterliches passiert. Dies ist ein starkes Charakteristikum des Gemütszustandes eines *Causticum*-Patienten. Er tritt ein bei lange zurückliegenden Fällen von Geistes- und Gemütserkrankungen, nach anhaltenden Angstzuständen; nach lang andauernden Bemühungen aller Art. Angst vor dem Einschlafen. Zusätzlich dazu mangelt es dem *Causticum*-Patienten an Ausgeglichenheit. Alles reizt ihn. Je mehr er über seine Beschwerden nachdenkt, desto schlimmer werden sie. Beschwerden an Geist und Gemüt sowie andere Beschwerden nach lang anhaltendem Kummer und Sorgen. Beschwerden durch Furcht und lang anhaltenden Ärger. Müdigkeit durch geschäftlichen Ärger.
Die Unterdrückung von Hautausschlägen kann bei *Causticum*-Patienten die Gemütssymptome hervorbringen. Geistige Erschöpfung, Hoffnungslosigkeit, Verzweiflung treten nach Unterdrückung eines Hautausschlages mit Zinksalbe auf. Dem Patienten ging es ziemlich gut, solange er den Ausschlag hatte, aber sobald der Ausschlag verschwand, ging es psychisch bergab. Hautausschläge an einer Seite des Kopfes und des Gesichts, breiten sich über den ganzen Kopf aus. Dicke, krustige Ausschläge am ganzen Hinterkopf. Wenn diese Ausschläge bei Kindern unterdrückt werden, kann es zur Entstehung von Chorea kommen. Bei Erwachsenen kommt es zu Zittern, lähmiger Schwäche und den bereits genannten Gemütssymptomen, manchmal auch zu Nervenschmerzen.

Kopf und Schwindel

Die Unterdrückung eines Ausschlags im Gesicht führt häufig zu einer Fazialisparese. Die Behandlung und Unterdrückung eines alten Geschwürs mit Cremes und Salben zeigt ähnliche Ergebnisse. Der Patient leidet dann häufig unter heftigen kongestiven, pulsierenden Kopfschmerzen oder heftigen Stichen im Kopf, die abends schlechter werden. Aber die Kopfschmerzen sind normalerweise nicht genauer charakterisiert. Nur selten findet sich singulär ein herausragender *Causticum*-Kopfschmerz. Die Kopfschmerzen treten meist im Zusammenhang mit Rheuma oder Gichterkrankungen auf, die ebenfalls die Kopfhaut betreffen. Die Kopfhaut kontrahiert und verengt sich, wie die Kontrakturen in anderen

Körperbereichen. Rheumatischer Kopfschmerz; manchmal ist der Schmerz so heftig, dass es zu Übelkeit und Erbrechen kommt. Blindmachender Kopfschmerz mit anschließender Lähmung.
Torticollis. Der Kopf wird durch einseitige Verkürzung der Halsmuskeln zur Seite gezogen. *Causticum* ist das Heilmittel bei diesen Muskel- und Sehnenkontrakturen.

Augen

Causticum ist reich an Augensymptomen. Sehr oft klagt der Patient darüber, dass die Augenlider so schwer sind, dass er die Augen kaum offen halten kann. Dieser Zustand verschlechtert sich, bis es zur Lähmung der Lider kommt. Manchmal sieht der Patient einen Schleier vor den Augen; Nebelsehen. Flakkern vor den Augen. Die Luft scheint voller kleiner schwarzer Insekten zu sein. Dann wiederum sieht der Patient große schwarze oder grüne Flecke. Nachdem er ins Licht geschaut hat, erscheint ein grüner Fleck und verbleibt lange Zeit im Gesichtsfeld. Diplopie. Das Sehvermögen wird immer schlechter, bis hin zu Blindheit. Lähmung des Nervus opticus. Tränenfluss mit scharfen, brennenden Tränen. Augengeschwüre. Reichliche Augenabsonderungen; verklebte Lider; Lähmung der Augenmuskeln.
Causticum heilt skrofulöse Ophthalmie mit Geschwür auf der Cornea. Es hilft auch bei chronischer, eitriger Ophthalmie psorischen Ursprungs. Die Cornea ist von kleinen Venen durchzogen.

Gesicht

Neigung zu Warzenbildung ist ein weiteres wichtiges Merkmal von *Causticum.* Warzen im Gesicht, an der Nasenspitze, den Fingerspitzen, den Händen. Harte, trockene, hornige Warzen an verschiedenen Körperteilen.

Ohren

Ein weiteres Charakteristikum ist die reichliche, dicke, zähe, klebrige Absonderung aus den Schleimhäuten. Die katarrhalischen Beschwerden aus Nase und Hals breiten sich über die Eustachische Röhre in die Ohren aus. Es kommt zu brausenden, knackenden Ohrgeräuschen oder zu Widerhall. Starke Ansammlung von Ohrschmalz. Taubheit nach Katarrh und Taubheit nach Lähmung des Hörnervs. Heftige, reißende Ohrenschmerzen.

Nase

Der Schnupfen des *Causticum*-Patienten ist sehr lästig. Alte, atrophische Katarrhe mit Bildung von Borken in der gesamten Nasenhöhle. Postnasaler Katarrh mit Geschwüren, Granulationen und reichlicher dicker, gelber oder gelb-grüner Absonderung. Nasenbluten. Häufige Anfälle von scharfem, wässrigem Schnupfen. Jucken in der Nase. Eine Warze bildet sich an der Nasenspitze.

Gesicht

Heftige Gesichtsschmerzen. Gesichtsneuralgien nach Aufenthalt in der Kälte. Diese Schmerzen treten oft begleitend bei einer Gesichtslähmung auf. Reißende, stechende oder rheumatische Gesichtsschmerzen. Geschwüre um Mund und Nase. Fissuren der Lippen, der Nasenflügel und Augenwinkel. Fissuren scheinen sich durch den geringsten Anlass zu bilden. Analfissuren. Fissuren an der Haut um die Gelenke. Chronische Ekzeme mit Fissuren der Gelenkbeugen. Fistelöffnungen mit indurierten Rändern.

Mund und Zähne

Das Zahnfleisch wird skorbutisch und löst sich von den Zähnen. Zahnfleischbluten. Geschwüre des Zahnfleischs. Heftige reißende Schmerzen in den Zahnwurzeln nach Fahren im Wind. *Causticum* ist die Arznei für chronische Rheumatiker, die während jeder trockenen Wetterperiode an Zahnschmerzen leiden. Stechende, reißende, pulsierende Zahnschmerzen, sogar in den gesunden Zähnen, beim Einatmen von kalter Luft. Häufig rezidivierende Zahnfleischabszesse. Fauliger, saurer oder bitterer Mundgeschmack.

Hals

Wenn der paralytische Zustand die Zunge affiziert, kommt es zu stammelnder Sprache. Auch eine vollständige Lähmung von Pharynx und Ösophagus gehört zum Arzneimittelbild von *Causticum*. Daher ist die Arznei auch angezeigt bei den Folgen falsch behandelter Diphtherie, oder wenn das verabreichte Arzneimittel nicht ausgereicht hat, um die Erkrankung vollständig zu heilen.
Der Nahrungsbrei geht den falschen Weg hinunter und landet im Kehlkopf oder den hinteren Nasenöffnungen. Lähmung der Sprachorgane, der Zunge; Sprechen und Kauen sind erschwert. Der Patient beißt sich auf die Zunge oder die Wange beim Kauen. Eine postdiphtherische Lähmung ist ein ernsthafter Zustand, den nur wenige Arzneien heilen können. *Causticum* ist eine davon. *Lachesis* und *Cocculus* sind ebenfalls wichtig. Trockener Mund und Hals; raues Gefühl im Hals; der Patient muss aufgrund eines Völlegefühls im Hals andauernd schlucken, nervöses Gefühl im Hals. Dieses Symptom ist oft ein Vorzeichen einer Paralyse. Der *Staphisagria*-Patient muss bei Aufregung immer schlucken, was so lange anhält, bis er sich riesig darüber ärgert. Brennen; Rucken im Hals. Andauerndes Aufräuspern von dickem, zähem Schleim aus dem Larynx. Studieren Sie die Geräusche, welche die Patienten von sich geben, damit Sie erkennen, woher der Schleim kommt. Das Vorhandensein einer Heiserkeit zeigt an, dass das Problem im Kehlkopf sitzt.

Magen

Der *Causticum*-Patient setzt sich hungrig zu Tisch, aber wenn er die Speisen sieht, vergeht sein Appetit. Anblick, Geruch oder der Gedanke an die Speisen verdirbt den Appetit. Dies ist ein gewöhnliches Symptom bei Schwangeren. Obwohl sie hungrig ist, kann sie, sobald sie sich an den Tisch setzt, nichts essen. *Kalium carbonicum* hat ein Leere- und Schwächegefühl im Magen mit Abneigung gegen Speisen. *China* hat Heißhunger, aber erträgt den Anblick von Speisen nicht. Durst nach dem Essen; nach kalten Getränken; mit Abneigung gegen Wasser. Verlangen nach Bier, geräuchertem Fleisch, scharfen Speisen. Abneigungen gegen Süßigkeiten und feinem Gebäck. Die meisten Arzneimit-

tel mit Appetitverlust haben ein starkes Verlangen nach Süßem, Gebäck usw., *Causticum* hat jedoch eine Abneigung dagegen. Das Symptom „Durst mit Abneigung gegen Trinken" ähnelt sehr stark *Lachesis*. Die beiden Mittel haben auch eine Ähnlichkeit bei paralytischen Halsbeschwerden.
Causticum hat ein ungewöhnliches Symptom im Magen, nämlich das Gefühl, als ob dort Kalk gelöscht würde. Zittern im Magen; Brennen. Brot verursacht Schwere im Magen und Druck. Kaffee scheint alle Magenbeschwerden zu verschlechtern, aber ein Schluck kalten Wassers bessert sie. Viele Symptome von *Causticum* bessern sich durch einen Schluck Wasser. Der heftige Krampfhusten hört manchmal augenblicklich auf, nachdem der Patient einen Schluck Wasser getrunken hat. Das kalte Wasser scheint den Lähmungszustand teilweise zu mildern. Warmes Wasser an den Händen ruft bei diesen chronischen, sensitiven Spinalaffektionen Schmerzen hervor. Kaltes Wasser ist die einzige Möglichkeit der Linderung.
Zum Arzneimittelbild von *Causticum* gehören Aufstoßen, Übelkeit, Erbrechen, Auftreibung und heftige Magenschmerzen. Kneifende Magenkoliken.

Rektum und Stuhl

Im Rektum herrscht dieselbe Neigung zu lähmungsartiger Schwäche, wie sie bei *Causticum*-Patienten auch in anderen Körperbereichen vorkommt. Das Rektum ist inaktiv und füllt sich mit harten Fäzes, die unwillkürlich und unbemerkt abgehen. *Aloe* hat unwillkürlichen Stuhlabgang in Form von kleinen, harten Kugeln, was besonders bei Kindern auftritt. Sogar wenn sie alt genug sind, um diese Dinge zu verstehen, gehen immer noch kleine Kotkügelchen unbemerkt ab. Aufgrund des lähmungsartigen Zustandes des Rektums geht der Stuhl mit geringerer Anstrengung im Stehen als im Sitzen ab. Der *Sarsaparilla*-Patient leidet an Harnretention, die im Stehen gebessert wird. Er kann nur im Stehen Wasser lassen. Der *Causticum*-Patient ist verstopft, mit häufigem, erfolglosem Stuhldrang. Der Stuhl ist zäh und glänzend und wird nur mit größter Mühe entleert. *Analfissuren.* Jucken und Stechen im Rektum; exzessives Jucken Tag und Nacht. Hämorrhoiden; Pulsieren im Perineum. Fissuren und Hämorrhoiden, Pulsieren und Brennen wie Feuer. Die Hämorrhoiden werden infiltriert und verhärten sich.

Harnwege und Urin

Causticum heilt zwei Arten der Blasenlähmung; die eine affiziert die Austreibungsmuskeln der Blase, die andere betrifft den Schließmuskel der Blase, weshalb es zu einer unwillkürlichen Entleerung kommt. Der Urin geht so leicht ab, dass der Patient den Harnstrahl nicht bemerkt und im Dunkeln kaum glaubt, dass er uriniert – bis er sich durch Berührung davon überzeugt. *Causticum* ist ein nützliches Mittel bei bettnässenden Kindern. Vor allem ist es ein herrliches Arzneimittel bei Frauen, wenn der Urin unwillkürlich beim Husten abgeht. Harnretention bei Frauen; nach der Geburt. Blasenlähmung. Eine Frau, die sich zu sehr schämt, durch eine Menge neugieriger Männer bis ans Ende des Zugwagens zur Toilette zu gehen, stellt am Ende der Reise fest, dass sie kein Wasser mehr lassen kann. Harnretention nach Überanstrengung der Blasenmuskulatur.

Wenn die Patientin sich zu der Zeit verkühlt hat, könnte *Rhus toxicodendron* das Heilmittel sein. Rhus toxicodendron und *Causticum* sind zwei Hauptmittel bei lähmungsartiger Muskelschwäche nach Überanstrengung der Blasenmuskeln oder aufgrund von Überanstrengung und gleichzeitiger Verkühlung.

Weibliche Geschlechtsorgane

Causticum-Patientinnen leiden unter einer ausgeprägten Schwäche zur Zeit der Menses. Ängstliche Träume vor der Menstruation; Melancholie; krampfartige Schmerzen; Rückenschmerzen. Zahlreiche Beschwerden treten während der Menstruation auf. Genau zu dem Zeitpunkt, wenn die Monatsblutung einsetzt, kommt es zu krampfartigen Schmerzen. Bei Müttern, die ihre Kinder stillen, kommt es beinahe zu einem Versiegen der Milch als Folge von Erschöpfung, Nachtwachen und Angst. Die Brustwarzen werden wund und reißen ein, was ein weiteres Beispiel für die Neigung zur Bildung von Fissuren bei *Causticum* darstellt.

Atemwege und Husten

Bei einem *Causticum*-Patienten kommt es zu zahlreichen Beschwerden der Stimme. Als wir die Symptome von *Carbo vegetabilis* besprochen haben, hatte ich gesagt, dass die Heiserkeit abends schlechter wird. Die Heiserkeit von *Causticum* dagegen wird morgens schlechter. Der Patient erwacht morgens mit heiserer Stimme. In einem gewöhnlichen Krankheitsfall geht es ihm durch Umherbewegen und Abhusten von wenig Schleim besser. Plötzlicher Stimmverlust durch Stimmbandlähmung. Manchmal beginnen die Beschwerden mit einer Morgenverschlimmerung, nehmen den Tag über zu und dauern schließlich den ganzen Tag und die ganze Nacht.

Der Husten von *Causticum* ist hart und erfasst den ganzen Körper. Die Brust scheint mit Schleim gefüllt zu sein und der Patient meint, dass wenn er nur etwas tiefer husten könne, er den Schleim abhusten könnte. Er strengt sich an und hustet bis zur Erschöpfung oder bis er merkt, dass ein Schluck kaltes Wasser den Husten lindert. Aber das Wasser muss eiskalt sein. Der Husten ist hohl und klingt, als ob der Patient in ein Fass husten würde. Auswurf lindert ihn, wenn der Patient nur tief genug husten könnte, um den Schleim zu erreichen. Manchmal geht ein solcher Husten einer rasch fortschreitenden Tuberkulose voraus. *Causticum* ist ein tief wirkendes Arzneimittel und heilt Tuberkulose, besonders Schleimtuberkulose oder rasch fortschreitende Tuberkulose. Husten mit einem Gefühl, als könnte der Patient nicht tief genug husten, um den Schleim zu lösen; durch Kitzeln ausgelöst und von Rauheit begleitet. Der Husten weckt ihn aus dem Schlaf, abends und morgens. Husten, gebessert durch einen Schluck kalten Wassers; verschlechtert durch Beugen nach vorn. Anhaltender, quälender Husten. Unwillkürlicher Harnabgang bei jedem Hustenstoß. Grippe mit Schmerz und Zerschlagenheit der Glieder, wie zerschlagen. Keuchhusten, im katarrhalischen Stadium.

Brust und Herz

Wundheit und Enge der Brust. Brustbeklemmung; als ob ein Gewicht auf der Brust läge. Die Brust scheint sich mit Schleim zu füllen und der Patient hustet, bis er einen Mund voll davon hochbringt, woraufhin er sich einige Zeit lang besser fühlt. Leichenblass, schweißbedeckt.

Rücken und Extremitäten

Zum Arzneimittelbild von *Causticum* gehören zahlreiche Rückenbeschwerden. Schmerz und Steifigkeit; Steifheit beim Aufstehen vom Sitzen. Steifheit der Glieder, durch die Hüften und in den Rücken, sodass der Patient sich aus dem Sitzen oder Liegen mit größter Mühe aufrichtet. In den meisten Fällen werden die Rückenschmerzen durch Bettwärme und heiße Anwendungen gebessert. Nur die Fingerschmerzen werden manchmal durch Hitze ausgelöst.

Cenchris contortrix* **Cench.**

Ancistrodon mocasin, Agkistrodon contortrix; Mokassinschlange, Breitband-Kupferotter. *Crotalidae.*

Das Bulletin Nr. 24 des *National Museum* enthält eine Auflistung der nordamerikanischen Reptiliengattung Ancistrodon contortrix. Dr. Albert Günther, der den Artikel für *The Encyclopedia Britannica* verfasst hat, nennt die „Mokassinschlange" oder „Breitband-Kupferkopf" *Cenchris contortrix.* Er bescheinigt ihr eine Ähnlichkeit mit der Familie der Trigonocephalotiden, sie ist jedoch von kleinerem Wuchs. Sie lebt nahe den Wasserläufen und ist eng mit der Gattung Cenchris piscivarus verwandt, einer Wasserschlangenart.

Die verschiedenen Cenchris-Arten leben in den gemäßigten Zonen Nordamerikas. Ihr Gift hat eine tödliche Wirkung.

Prüfer:

1. Mrs. K., 6. Potenzstufe, einmalig eine Gabe.
2. Dr. Mary S., 6. Potenzstufe, einmalig eine Gabe.
3. Dr. Eliza M., 6. Potenzstufe, einmalig eine Gabe.
4. J. A. T., 6. Potenzstufe, einmalig eine Gabe.
5. Dr. Mary S., 2. Prüfung, 10 M.
6. Dr. Eliza M., 2. Prüfung, 10 M, einmalig eine Gabe.
7. Geo W. S, 6. und 30. Potenzstufe.

Allgemeines

Gedächtnisverlust. Betrunkenheitsgefühl. Angst, mit dem Gefühl dass sie *plötzlich* sterben wird [1] (am 8. Tag, hielt mehrere Tage an). Die Schrecken aus den Träumen der vorhergehenden Nacht schienen sie zu verfolgen (am 8. Tag). Sie konnte die Schrecken aus ihren Träumen nicht verbannen [1] (am 9. Tag). Sofort nach dem Hinliegen nachts wurde sie am ganzen Körper von einer schrecklichen Angst gepackt, vor allem aber am Herzen und durch die Brust, und schrie: „Ich werde sterben, ich werde sterben". Darauf folgte bald ein tiefer Schlaf, der bis zum nächsten Morgen nicht unterbrochen wurde, der aber voller schrecklicher Träume war. Nachmittags und abends glaubt sie, ihre Familie habe sich verschworen und wolle sie ins Irrenhaus stecken (dies hielt vier Nachmittage lang an und endete am 14. Tag der Prüfung). Argwohn gegenüber jedem. Melancholie (ein altes Symptom, das sich verschlimmert hat).

Keine Neigung, ihren normalen, vergnüglichen Tätigkeiten nach zu gehen [3]. Zornig, wenn sie gestört wird [3]. Unfähig, im Bett zu bleiben, muss auf und ab gehen, um sich zu beruhigen [3]. Möchte allein sein [3] (am 4. Tag). Nervös und reizbar [3] (am 14. Tag). Ich habe mich dabei erwischt, wie ich ins Leere gestarrt und dabei vergessen habe, was andere zu mir sagen, oder dass noch jemand anders im Zimmer ist [2] (am 4. Tag). Unfähig, sich zu konzentrieren [2] (am 4. Tag, 6. Potenzstufe und 10 M.). *Verträumt, geistesabwesend, nahm die falsche Bahn, ohne zu bemerken, wohin sie fuhr.* Fehlgeleitete Briefe [2] (am 13. Tag, 6. Potenzstufe 10 M.). Sehr niedergeschlagen und entmutigt [3] (am 7. Tag). So geistesabwesend und stupide, dass ich zittere und schaudere und meine Zähne eine gewisse Zeit lang klappern, bevor ich bemerke, dass mir kalt ist [5] (am 3. Tag). Voller Vorahnungen, niedergeschlagen ohne Grund, häufiges Seufzen [2] (am 21. Tag, 6, Potenzstufe und 10 M.). Weinen und sehr häufiges Seufzen, als ob sie sehr traurig wäre [2] (viele Tage lang, 6. Potenzstufe und 10 M.). Mangel an Entschlossenheit und Schwung, muss all meine geistigen Kraftreserven einsetzen, um mich aufzuraffen und auszugehen [5] (viele Tage lang). Schmerzhaftes Hinauszögern, Unentschlossenheit. Die Zeit vergeht zu langsam, scheint sich dahin zu schleppen. Ich möchte gerne weg gehen, aber ich kann mich nicht aus meinem Sessel erheben und umher bewegen. Wenn ich schließlich genügend Entschlossenheit aufbringe, gehe ich plötzlich [5]. Gefühl von Härte und Unnachsichtigkeit [5] (am 8. Tag). Selbstsüchtig, neidisch, leicht gekränkt. Vorübergehende Zornanfälle, 18 Uhr [5] (am 9. Tag; 18 Uhr und 20.30 Uhr am 14. Tag; 18.30 Uhr am 17. Tag). So heftiges Verlangen, in den Wald zu gehen, dass ich mich allein aufmache [5] (am 2. Tag). Tiefe Depression und Niedergeschlagenheit, gefolgt von großer Fröhlichkeit [5] (am 9. Tag). Wechsel von entgegen gesetzten Stimmungen und Verlangen [5] (am 9. Tag)

Kopf und Schwindel

Betrunkenheitsgefühl abends [3] (am 2. Tag). Betrunkenheitsgefühl begann um 16 Uhr, hielt 3 Stunden lang an; Gefühl zu fallen; unfähig, auf einer geraden Linie zu laufen; Schwanken hin und her auf dem Gehweg [3] (am 2. Tag). Dieselben Symptome um 16 Uhr (am 3. Tag). (Dieselben Symptome von 16-19 Uhr am 4. Tag, jeden Tag, 4 Wochen lang.) Schwindel kommt und geht, ohne Drang, ihren üblichen, vergnüglichen Pflichten nachzugehen; andauernd nervös und müde [3] (am 6. Tag). Schwindel. Zornig, wenn sie gestört wird [3] (am 6. Tag). Muss sich den ganzen Nachmittag hinlegen vor Schwindel [3] (am 9. Tag). Schwindel, am schlimmsten von 16-19 Uhr [3] (vom 2. bis 11. Tag). Beim Bahnfahren fuhr sie an der Haltestelle vorbei, an der sie eigentlich aussteigen wollte [3]. Das Gedächtnis ist 10 Minuten lang völlig ausgelöscht, aber andere haben ihr äußerlich nichts Außergewöhnliches angemerkt. Verträumtes Gefühl [2] (am 6. Tag). *Ohnmachtsanfälle.*

Innerer Kopf. Völlegefühl im Kopf [1] (am 18. Tag). Dumpfer Schmerz in der Stirn, der schließlich in den Hinterkopf zieht, der Stirnkopfschmerz verschwindet (am 1. Tag). Gefühl, als ob alles Blut aus dem Körper in den Kopf strömt (am 8. Tag). Heftiger Kopfschmerz in beiden Schläfen am Vormittag; kann keine Wärme im Zimmer ertragen; die Lippen sind trocken (am 13. Tag).

Kopfschmerz beidseitig in den Schläfen beim Aufstehen, verschwindet nach dem Frühstück [3] (am 4. Tag). Schläfenkopfschmerz; verschwindet nach dem Essen [3]. Kopfschmerz, nicht genauer definiert, mit Ekel vor Speisen [3]. Schmerz in der Stirnhöhle, Nase und Hals, als ob sie sich eine heftige Erkältung zugezogen hätte, aber ohne Schleimabsonderung [2] (am 4. Tag). Dumpfer Schmerz im Hinterkopf [2] (am 4. Tag). Dumpfer Schmerz im Stirnbein [2] (am 4. und 8. Tag). Dumpfer Schmerz im linken Stirnbein [5] (am 7. Tag). Starker Schmerz, beginnend im linken Stirnbein, erstreckt sich in die Zähne auf der rechten Seite [5] (am 16. Tag). Starker Schmerz über dem linken Auge [5] (am 9. Tag). Dumpfer Stirnkopfschmerz während der Menses (am 23. Tag). Dumpfes Klopfen im Scheitel (am 18., 19. und 20. Tag).
Äußerer Kopf: Wundes Gefühl an der Kopfhaut, nachdem der Kopfschmerz verschwunden ist (am 2. Tag). Jucken der Kopfhaut, besser durch Kratzen [2] (am 1. und 6. Tag – 6. Potenzstufe und 10 M.). Vorübergehendes Prickeln an der Kopfhaut, wie ein leichter elektrischer Strom [5] (am 4. Tag). Ein großer, trockener, schuppiger Pickel an der Kopfhaut, lang und schmal, oval [5] (am 12. Tag).

Augen
Augenschmerzen und Trübsichtigkeit [3]. Tränenfluss aus dem linken Auge; die Ränder des linken Auges sind gerötet [2] (am 7. Tag). Zucken des linken Augenlides [2] (am 17. Tag). Dumpfer Augenschmerz, mit Schwächegefühl [5] (am 16. Tag). Jucken der Augen; beginnt im linken Auge und erstreckt sich nach rechts [1] (am 17. Tag). Lidränder gerötet, besonders nachts [5] (einige Tage lang).

Ohren
Jucken der Ohren, nachts [3] (ein altes Symptom, das seit einem Jahr nicht mehr aufgetreten ist; am 5. Tag). Jucken der Ohren tagsüber [3] (am 7. Tag). Dumpfer Schmerz in und um das linke Ohr [5] (am 6. Tag).

Nase
Entsetzlicher Geruch in der Nase (am 1. Tag). Reichlicher dünner, wässriger Schleim [2]. Reichlicher Schleimfluss aus der Nase. Schnupfen. Die Nase ist kalt [2] (mehrere Tage lang). Kalte Nase [2] (am 6. Tag, um 19 Uhr). Schmerz in Hals und Nase; Kitzeln in der Nase, als ob sie laufen würde, aber beim Schnäuzen kommt nur wenig heraus [2] (am 5. und 6. Tag). Schmerz in der Nase auf der linken Seite, als wäre es in den Knochen, mit dumpfem Kopfschmerz [2] (am 7. Tag). Gelegentliches Niesen mit Tränen in den Augen [2] (am 6. und 8. Tag). Niesen morgens beim Erwachen [2] (am 7. Tag – 6. Potenzstufe und 10 M.; einige Tage lang). Heftiges Niesen morgens beim Erwachen [2] (am 6. und 8. Tag). Prickeln vom linken Nasenloch zum linken Auge (Tränenkanal). Geringe wässrige Absonderung aus dem linken Auge, Schwächegefühl im linken Auge [2] (am 6. Tag). Brennen in der Nase wie durch Pfeffer [2] (am 7. Tag). Die Nasenlöcher sind wund, v. a. links (am 7. Tag). Absonderung von gelbem Schleim, manchmal blutig [2] (am 7. und 9. Tag). Schleimabsonderung aus der Nase, variiert zwischen cremefarben und bernsteinfarben, leicht blutig [2] (am 8. Tag). Sie kann nicht durch die Nase atmen [2] (am 8. Tag – 6. Potenzstufe und 10 M.

Mehrere Tage lang). Kann nicht durch die Nase atmen [2] (am 9., 10. und 11. Tag). Leichtes Prickeln im linken Nasenloch [5] (am 4. Tag).

Gesicht

Hitzewellen zum Gesicht und in den Kopf [1] (am 1. Tag). Aufgedunsenes Gesicht, wie betrunken [1] (am 9. Tag). Schwellung über und unter den Augen [1] (am 9. Tag). *Betrunkenes Aussehen.* Fleckige Haut; violettes, dunkelrotes Gesicht. Trockene Lippen abends, bei Fieber, das um 15 Uhr begann [1] (am 10. Tag). Schwellung um die Augen, unter den Augenbrauen[1] (wie *Kalium carbonicum*; am 12. Tag). Sackartige Schwellung unter den Augen [5] (mehrere Tage lang). Gesichtsblässe während der gesamten Prüfung [3]. Blutandrang und Hitze im Gesicht [2] (am 1. Tag). Heftiges Brennen im Gesicht, schlimmer nachts [2] (am 6. und 7. Tag). Die Wangen wurden gegen 14 Uhr rot und heiß; sie wurden immer heißer und röter, bis sie um 22 Uhr schlafen ging; die Wangen wurden dunkelrot, wie ein Erysipel [2] (am 9. Tag). Jämmerlicher Gesichtsausdruck [2] (am 12. Tag). Brennen im Gesicht, 14 Uhr [2] (am 16. Tag). Brennen beginnt in der linken Wange und am linken Ohr, erstreckt sich zur rechten Wange, um 18.30 Uhr [5] (am 2. Tag). Blaue Ringe unter den Augen [5] (während der gesamten Prüfung). Fahles Gesicht [5]. Sehr kleine, rote Pickel in kleinen Grüppchen zwischen den Augen und auf der Oberlippe [5] (am 15. Tag). Die gleichen kleinen Pickel an der Nasenspitze [5] (am 16. Tag). Ameisenlaufen auf der linken Wange, als ob eine Fliege darauf herumkrabbelt; ebenso am Nasenseptum [7] (am 8. Tag). Lippen rissig und heiß. Rissige Gesichtshaut, Abneigung gegen Waschen [2] (am 18. Tag – 6. Potenzstufe und 10 M.).

Mund und Zähne

Schmerz durch die Kiefer nach dem Hinliegen nachts, dauert bis nach Mitternacht[1] (am 12. Tag). Zahnschmerz durch heiße oder kalte Getränke [5] (am 12. Tag). Die Zähne sind gereizt, sie spürt ihre Zähne [5] (am 12. Tag). Dumpfer Schmerz in den rechten oberen Zähnen beim Essen [5] (am 19. Tag). Mundtrockenheit abends [1]. Speichelfluss [2] (am 7. und 8. Tag). Reichlicher Speichelfluss [2] (am 8. Tag). Reichlicher Speichelfluss, läuft im Schlaf auf das Kopfkissen [7] (am 4. Tag – 30. Potenzstufe).

Hals

Andauerndes Aufräuspern von dickem, zähem, fadenziehendem Schleim, der schwer ausgeworfen werden kann [1, 5] (am 1. Tag). Der Hals ist voller Schleim; dick und gelb, leicht blutig, aus den Choanen, morgens beim Erwachen [2] (am 6. Tag). Während des Vormittags hat sie zwei Mal glänzenden, dicken Schleim aus dem Hals ausgeräuspert, der aussieht wie Gelatine mit bläulicher Färbung, leicht heraufgebracht [2] (am 6. Tag). Halsentzündung; Schmerz beim Leerschlucken, aber Schlucken von Wasser ist schmerzlos. Der ganze Hals ist entzündet, nach einer Stunde lokalisiert sich die Entzündung auf der linken Seite an der Tonsille und den linken Halsmuskeln; am nächsten Morgen wieder vorbei[1] (am 11. Tag). Der Hals fühlt sich wundgescheuert an, warme Getränke lindern [2] (am 4., 22. und 26. Tag – 6. Potenzstufe und 10 M.). Hals rechts geschwollen und gerötet [2] (am 6. und 7. Tag). Der Hals ist voll Schleim, gelb mit blutigen Stellen [2] (am 8. Tag). Der Hals fühlt sich überanstrengt an durch das Aufräuspern [2] (am 6. Tag). Leichtes Stechen im Hals beim Leerschlucken, aber schmerzlos beim Schlucken von Speisen und Getränken [2] (am 6. Tag). Rauheit im Hals mit vermehrtem Speichel, den sie schluckt [2] (am 7. Tag). Der Hals ist voll gelben Schleims, die Adern heben sich an der Uvula, dem Gaumen und im Rachen deutlich ab [2] (am 7. Tag). Rechte Halsseite (Rachen), hinter den hinteren Säulen des Gaumens, geschwollen und dunkelrot, mit stechenden Schmerzen [2] (am 7. Tag). Der Hals fühlt sich entzündet und voll an, sie muss oft schlucken, um atmen zu können [2] (am 8. Tag). Halsschmerz auf der rechten Seite [2] (am 8. Tag). Andauerndes Schlucken [2] (am 9. Tag). Der angesammelte Schleim ist schwer heraufzuräuspern, sie bekommt schlecht Luft und würgt beim Versuch, den Schleim hoch zu räuspern [2] (am 9. Tag). Die Eustachische Röhre ist mit Schleim gefüllt [2] (am 9. Tag). Musste eine halbe Stunde lang räuspern, um den Schleim aus dem Hals zu bekommen, damit sie schlafen konnte; *der Schleim war dick, zäh* und gelb [2] (am 9. Tag). Halsschmerz beim Leerschlucken, aber nicht beim Schlucken von festen Speisen oder Flüssigkeiten [2] (am 11. Tag).

Magen

Heftiger Durst auf kaltes Wasser, abends; jeden Abend während der gesamten Prüfungsdauer [1]. Heftiger Durst abends, mit Mundtrockenheit [1]. Abneigung gegen alle Speisen, die man ihr hinstellt; hat an allen etwas auszusetzen [3] (am 5. Tag). Appetitlosigkeit allem gegenüber beim Frühstück [3] (am 7. Tag). Verlangen nach gesalzenem Speck (am 7. Tag). Ekel vor Speisen beim Frühstück [3] (am 9. Tag). Kein Appetit [7].

Leeres Aufstoßen, geschmacklos, kurz nach dem Essen[2] (am 3. und 6. Tag). Erbrechen einer weißen, haferschleimartigen Substanz, mit Schleim und unverdauten Speisen [5] (am 2. Tag). Übelkeit > durch Eis; Wasser macht Beschwerden [6] (am 2. Tag).

Vorübergehendes Klopfen im Magen [5] (am 6. Tag). Akutes Krampfgefühl im Magen, > durch Aufstoßen.

Abdomen

Schmerz im Bereich des Zwerchfellansatzes, rechts[2] (am 3. Tag). Husten wird im Bereich des Zwerchfellansatzes gespürt [3]. Schmerzen um die Taille, im Bereich des Zwerchfellansatzes[2]. Gefühl, als wäre ein Band um die Hüften gebunden[2]. Schmerzen im Bereich des Zwerchfellansatzes beim Lachen [5] (am 9. Tag). Starker Schmerz im Bereich des Zwerchfellansatzes an beiden Seiten < tief Atmen [5] (am 11. Tag). Gefühl, als befinde sich eine leere Flasche im linken Hypochondrium, die beim Fahren durchgeschüttelt wird [7] (am 13. Tag).

Dumpfer Schmerz an zwei Stellen direkt über dem Schambogen um 10 Uhr, vergeht nach 2 Stunden [3] (am 2. und 3. Tag). Gefühl, als ob der Bereich unter dem Nabel nicht ausreichend gedehnt wäre beim Erwachen morgens (am 2. Tag). *Gürtel um die Taille waren die meiste Zeit der dreiwöchigen Prüfung unerträglich*[2]. Dumpfer Schmerz im Unterbauch[2] (am 2. Tag, 12. Tag – 6. Potenzstufe und 10 M.). Dumpfer Bauchschmerz beim Husten[2] (am 14. Tag).

Zeitweiser Schmerz an einer Stelle über dem Nabel[2] (am 11. Tag). Empfindung eines harten Klumpens im linken Bauch. Geblähtes Abdomen nach kleiner Mahlzeit, mit Diarrhö[7]. Starkes Rumpeln in den Därmen, linke Seite[7]. (am 11. Tag). Scharfer, schneidender Schmerz im linken Hypochondrium nach dem Frühstück, von oben nach unten; ein tiefer Schmerz, der den Atem nimmt und kurze Zeit andauert[7] (am 2 Tag – 30. Potenzstufe).

Rektum und Stuhl

Jucken und Wundheit des Afters[1] (am 13. Tag). Wundheit des Anus[5] (am 20. Tag). Blutende und schmerzhafte Hämorrhoiden[1] (am 13. Tag). Heftiger Stuhldrang; Abgang von Stuhl, bevor die Toilette erreicht werden kann[3] (am 3. Tag). Erfolgloser Stuhldrang; sie presst, bis sie das Gefühl hat, das Rektum sei prolabiert, hat aber keinen Stuhlgang[5] (am 3. Tag). Erwacht morgens mit Jucken am After[5] (am 13. Tag). Diarrhö mit Tenesmus (am 35. Tag). Musste beim Aufstehen morgens eilig zur Toilette gehen; der Stuhl war wässrig, dunkel, mit schwarzem, kaffeesatzartigem Sediment; der Stuhl ging nach und nach ab, sie musste lange Zeit auf der Toilette sitzen, und alle ein bis zwei Minuten ging nur etwas Stuhl ab[6] (am 2. und 40. Tag). Der Stuhl sah aus wie Haferkleie und war etwas fest[7] (am 10. Tag). Schwallartige, häufige Stuhlentleerungen; der Stuhl war wässrig, mit einem dunklen Sediment; zunächst schmerzlos; nach einigen Stunden starker Schmerz vor dem Stuhlgang[6] (20., 21. und 22. Tag). Blähungsabgang am Ende des Stuhlgangs. Schmerzloser und unwillkürlicher Stuhlgang beim Blähungsabgang. Beschmutzte das Bett zweimal im Schlaf[7] (am 10. Tag). Mehrere durchfallartige Stühle in der Nacht; reichliche, graue, nicht schwächende Stühle. Mehrere reichliche Stühle am Tag mit herausschießenden Blähungen; aufgedunsenes Abdomen nach einer kleinen Mahlzeit. Möchte bei den genannten Beschwerden in einem warmen Zimmer sein[7] (am 14. Tag). Mehrere Stühle, nicht so häufig; heute mit Schwäche, starkem Rumpeln im linken Abdomen. Reichlicher Stuhlabgang; jeder Stuhl scheint den Darm zu entleeren, aber er füllt sich kurz danach wieder. Gefühl, als seien die Eingeweide mit Wasser gefüllt (*Croton tiglium*). Die Stühle sind schaumig, wie Gischt [7] (am 16. Tag).

Harnwege und Urin

Urin geht beim Husten unfreiwillig ab[3]. Nächtlicher Harndrang, gleich nach dem Zubettgehen; sie muss zur Toilette gehen und lange pressen, bis ein paar Tropfen abgehen[5] (mehrere Tage lang). Häufiger Harndrang bei geistiger Anstrengung; Abgang von großen Mengen farblosen Urins[6] (einige Tage lang).

Männliche Geschlechtsorgane

Heftiges Sexualverlangen[4]. Kein Sexualverlangen (ungewöhnlich) seit Anfang der Prüfung[7] (am 10. Tag).

Weibliche Geschlechtsorgane

Gelbe Leukorrhö; sie hatte zuvor niemals Leukorrhö[1] (am 11. Tag). Heftiges Sexualverlangen bei einer Witwe, die seit langer Zeit kein Sexualverlangen mehr hatte. Schmerz im rechten Eierstock [3]. Herpetischer Ausschlag an der Labia majora [3]. Dumpfer Schmerz im unteren Rücken und Kreuzbeinbereich, nachts während der Menses[2] (am 23. Tag). Schmerzhaftigkeit im Steißbein und in den Glutealmuskeln, mit Bauchschmerz nachts, während der Menses [2] (am 23. Tag). Menstruation überreichlich, hellrot, mit dunklen Klumpen (am 23. Tag). Menses zwei Wochen verspätet [5] (ein altes Symptom; am 13. Tag). Schmerz im unteren Rücken während der Menses, beim Aufsitzen; muss sich hinlegen. Leicht zu Tränen gerührt. Klopfen um den Nabel [5] (am 13. Tag). Scharfe, schießende Stiche im linken Eierstock, bei Bewegung [5] (am 3. Tag). Schmerz im linken Eierstock während der Menses [5] (am 10. und 38. Tag). Krampfartige Uterusschmerzen bei jeder Menstruation, vier Monate lang [6]. Wehenartige Uterusschmerzen während der Menses.

Atemwege und Husten

Kehlkopf und Stimme: Leichte Heiserkeit, schlimmer nachts [2] (vom 26. bis 30. Tag – 6. Potenzstufe und 10 M.). Heiserkeit [2] (am 8. Tag).

Atemwege: Erstickungsgefühl abends beim Hinliegen [1] (am 7. Tag). Dyspnö, als sterbe er vor Angst [1] (am 7. Tag). Beim Einschlafen setzt die Atmung aus [1] (am 8. Tag). Gedanken an Träume aus der vergangenen Nacht verhindern das Einschlafen [1] (am 8. Tag). Erstickungsgefühl nach dem Hinliegen, mit Angst[2] in der Brust, als ob sie sterben würde, schlechter beim ersten Hinliegen. Sie muss mit dem Kopf in den Nacken gezogen schlafen, weil es sie sonst würgt [1] (am 9. Tag). Dyspnö beim Hinlegen, beim Gedanken an Schlaf bekommt sie starke Angst [1] (am 12. Tag). Sie sagt: „Hinlegen bringt nichts, sonst kommt wieder dieses Erstickungsgefühl"[1] (am 12. Tag). *Häufiges Seufzen*[2] (am 8. Tag). Sie kann nicht durch die Nase und nur schwer durch den Mund atmen, weil sich im Hals Schleim angesammelt hat [2] (am 9. Tag). Sie kann kaum genug Luft holen, um zu sprechen, sie muss mitten im Wort oder in einem kurzen Satz unterbrechen und nach Luft schnappen [2] (am 9. Tag). Starke Schweratmigkeit nachts, sie muss nach Luft schnappen und nach Atem ringen [2] (am 9. Tag).

Trockenes Hüsteln, setzt um 15 Uhr ein, dauert den ganzen Abend hindurch an [3]. Hustenreiz wird in der Magengrube verspürt [3]. Wundheitsgefühl im Magen beim Husten [3]. Husten beim schnellen Gehen oder beim Treppensteigen [3]. Hustet nur im Haus [3]. Husten nachts, nach dem Schlafengehen[2] (am 7. Tag). Husten mit einem Gefühl der Hilflosigkeit[2] (am 7. Tag). Erschütternder Husten mit Tränenfluss im linken Auge (am 7. Tag). Nur zwei Hustenstöße, ist aber sehr besorgt darüber; ein Gefühl der Hoffnungslosigkeit überkommt sie bei jedem Hustenstoß [2] (am 7. Tag). Dunkler, blutiger Auswurf; es scheint, als ob auch hellrotes Blut aus dem Hals kommt [2] (am 12. Tag). Husten scheint aus dem Zwerchfell zu kommen, wo er heftige Kontraktionen verursacht. Zu einer anderen Zeit verursacht er Kontraktionen des Nabels [2]. Auswurf schaumig, weiß, alle Gelbschattierungen morgens [2] (am 14. Tag). Lockerer Husten morgens, mit schaumigem Sputum [2]. Erschütternder Husten nachts [2] (am 18. und 19. Tag). Trockener, kurzer Husten um 16 Uhr, mit andauerndem Hustenreiz; dauert bis 22 Uhr. Sehr harter, trockener Husten mit vielen Hustenstößen [2] (am 14. Tag). Erschütternder, gewaltsamer, trockener Husten, erschüttert die

Brustwände, kann nicht unterdrückt werden, dauert mehrere Tage [2] (ab dem 16. Tag). Weißlicher, schleimiger, metallisch schmeckender Auswurf[2] (am 18. Tag). Husten nur abends [2] (am 20. Tag). Heiserer, anfallsweiser Husten mit weißlichem Auswurf[2] (am 21. Tag).
Vorübergehender starker Schmerz in den unteren Lungenflügeln; möchte deshalb nicht tief einatmen [5] (am 9. Tag).

Brust und Herz

Angst in der Herzgegend abends nach dem Hinlegen[1] (am 7. Tag). Angst in der Herzgegend mit Palpitation[1] (am 8. Tag). Angst in der Brust, als ob sie sterben wird, schlechter beim Hinliegen; sie muss mit dem Kopf in den Nacken gezogen schlafen, weil sie so würgt[1] (am 9. Tag). Gefühl, als sei die ganze Brust erweitert und das Herz empfindlich[1] (am 9. Tag). Gefühl, als sei das Herz erweitert oder angeschwollen und würde den ganzen Brustraum ausfüllen[1] (viele Tage lang). Angst in der Herzgegend, die ganze Nacht lang[1] (am 9. Tag). Extrem starke Wahrnehmung des Herzens[1] (am stärksten am 12. Tag, dauert einige Tage an). Puls morgens 120 Schläge [1.] Puls abends 105 [1.] Um 15 Uhr Gefühl von Herzflattern mit anschließendem Gefühl, als würde das Herz in den Bauch fallen; dann wurde der Puls schwach und es entwickelte sich ein Hitzegefühl, das bis nach Mitternacht andauerte[1] (am 10. Tag). Plötzliche scharfe, stechende Herzschmerzen, gefolgt von dumpfen Schmerzen, die allmählich verschwanden [2] (am 1. Tag). Klopfen oder Flattern unter der linken Scapula [2] (am 2. Tag). Plötzliches, scharfes Stechen in der Herzspitze, schlechter abends [2] (am 3. Tag). Schmerzen durch den Bereich des Zwerchfellansatzes hindurch, direkt bis unter die Herzspitze. Schmerz an den gleichen Stellen auf der rechten Seite; starker Schmerz, schlechter durch tiefes Einatmen [2] (am 3. Tag). Scharfes Stechen im Herzen [2] (am 4. Tag, hielt die ganze Prüfungsdauer über an – vier Wochen lang). Dumpfer Schmerz in der Herzgegend um 22 Uhr (am 7. Tag). Ziehender Schmerz in der rechten Brust, unterhalb der Brustdrüse, beim Hinlegen nachts (3 Nächte lang); hält sich die Hand an die schmerzhafte Stelle; > Liegen auf der betroffenen Seite und < Liegen auf der linken Seite [4]. Scharfe Stiche in der rechten Brust [2] (am 7. Tag). Vorübergehender dumpfer Schmerz in der Herzspitze [5] (am 2., 4., 9. und 17. Tag). Starker Herzschmerz um 22.30 Uhr (am 10. Tag). Scharfe, stechende Schmerzen unterhalb der rechten Brust [5] (am 13. und 16. Tag).
Starker, dumpfer Schmerz quer über die Brust, erstreckt sich in beide Achseln, < durch Druck; die Hand zur gegenüberliegenden Schulter zu bewegen verursacht Schmerzen in den Brustmuskeln [2] (am 6. Tag). Vorübergehendes Druckgefühl über dem unteren Teil des Sternums [5] (am 12. Tag).

Rücken und Extremitäten

Einschnürungsgefühl um den Hals tagsüber; Kleidung am Hals stört, sie bekommt ein Würgegefühl[1] (am 8. Tag). Schmerz wie wund unter dem linken Schulterblatt, Reiben > [1] (hält mehrere Tage an). Vorübergehendes LAHMES Stechen im Nacken [2] (am 4. Tag). Vorübergehender Schmerz im Kreuzbein [2] (am 5. Tag). Klopfen unter den Schulterblättern, dumpfer Schmerz im unteren

Rücken[2] (am 13. Tag). Vorübergehender dumpfer Schmerz im Nacken[2] (am 18. Tag). Dumpfer Schmerz im unteren Rücken[2] (am 21. Tag). Klopfen im Gesäß[2] (am 21. Tag). Empfindlichkeit im Steißbein und in den Glutealmuskeln beim Sitzen[2] (am 21. Tag). Erwachte mit Klopfen in der Vulva und im After, gefolgt von einem dumpfen Schmerz in der Kreuzbeingegend; besser durch Umhergehen (am 12. Tag). Klopfen in den Karotiden beim Hinliegen[5] (am 12. Tag). Erwachte in der Nacht mit Schmerzen in der Nierengegend, schlechter beim Liegen auf der linken Seite, besser beim Umdrehen auf die rechte Seite und Anziehen der Beine[7] (am 3. Tag).

Vorübergehender Schmerz in der Mitte des Unterarms, am Radius[2] (am 3. Tag). Hitze in den Handflächen abends[2] (am 3. Tag). Die Hände leicht aufgesprungen [2]. Die Hände sind mal eine Minute heiß und trocken, dann wieder kalt, dann schwitzen die Handflächen[5] (am 3. Tag). Dumpfer Schmerz im Metakarpalknochen des Daumens[5] (am 4. Tag). Dumpfer Schmerz im Polster des rechten und linken Daumens[5] (am 12. Tag). Dumpfer Schmerz in der linken Handfläche[5] (am 21. Tag). Jucken der linken Handfläche[5] (am 17. Tag). Die Hände sehen in kalter Luft rot aus und als ob an den kleinen Stellen Blut heraussickern würde. Im Haus sehen die Hände recht rau aus[5] (am 20. Tag).

Schmerz in den Füßen morgens[3] (am 7. Tag). Scharfes Stechen in der mittleren Zehe[3] (ein altes Symptom; am 5. Tag). Erwachte mit dumpfen Schmerzen in den vier kleineren Zehen des rechten Fußes, die beim Auftreten oder beim Bewegen des Fußes heftig wurden und nach Baden in heißem Wasser allmählich verschwanden[2] (am 19. Tag). Möchte die Füße hochlegen; überkreuzt unbewusst die Beine[5] (während der gesamten Prüfungsdauer). Reichlicher Fußschweiß, kann die Socken fast auswringen; der Schweiß ist weder scharf noch übel riechend[5] (am 12. Tag). Stechen und Brennen im Hühnerauge, kann ihre normalen Schuhe nicht ertragen; < in heißem Wetter[5] (am 21. Tag und an einigen darauf folgenden Tagen).

Hände und Füße werden zu Beginn der Prüfung taub[2]. Kleine Varizen[5].

Extreme Ruhelosigkeit nachts, muss sich andauernd bewegen[1] (wie *Rhus toxicodendron*; am 11. Tag). Kann nicht im Bett bleiben, muss umhergehen, um sich abzulenken, obwohl sie keinen Ärger hat[3] (am 6. Tag). Ruhelosigkeit nach dem Stuhlgang[7] (am 11. Tag). Ohnmacht aufgrund der Nervosität[6] (am 30. Tag).

Schlaf

Ungewöhnlich tiefer Schlaf die ganze Nacht hindurch[1] (am 7. Tag). Die Nacht war voller schrecklicher Träume von Betrunkenen, Toten, Nackten, Einbrechern, von Männern und Frauen mit unanständigem Verhalten[1] (am 7. Tag). Beim Nachmittagsschlaf setzte die Atmung aus und sie erwachte mit einem Erstickungsanfall[1] (am 8. Tag). Schlaflosigkeit bis 3 Uhr[1] (am 9. Tag). Schlaflosigkeit mit schrecklicher Angst und dem Gefühl, sie müsse sterben[1] (viele Nächte lang). Schlaflosigkeit bis 3 Uhr mit Angst. Schlaflosigkeit bis 1 Uhr (am 10. Tag). Schlaflosigkeit vor Mitternacht[1] (am 11. Tag). Ruhelosigkeit die ganze Nacht hindurch, sie konnte nicht lange genug in einer Position liegen, um schlafen zu können[1] (am 12. Tag). Träume, auf Feldern mit Kühen zu spazieren mit Angst, verletzt zu werden [3] (am 3. Tag). Träume von männlichen Tieren, die sie in den Feldern verfolgen, um sie zu verletzen [3] (am 6. Tag). Schlaflosigkeit bis Mitternacht [3]. Träume von kopulierenden Tieren (bei zwei Prüfern aufgetreten). *Träume von Vergewaltigung* (bestätigtes Symptom). Spätes Einschlafen; wollüstige Träume [3] (am 8. Tag). Spätes Einschlafen mit Träumen von Tieren; wollüstige Träume [3] (am 9. Tag). Träume von männlichen und weiblichen Sumpfschildkröten. Schlaflos nach diesen Träumen von Tieren [3] (am 13. Tag). Träume von Spaziergängen; nackten Menschen; wilden Tieren, die sie verfolgen [3] (am 14. Tag). Lebhafte Träume in der ersten Nacht [2]. Lebhafte, schreckliche Träume; vom Zerlegen lebender und toter Menschen; Wassergräben auf und ab zu gehen; von gefährlichen Maschinen; im Wachsein hatte sie das Gefühl, als wäre die Nabelgegend nicht ausreichend gedehnt (zusammengeschnürt) [2] (am 2. Tag). Verwirrte Träume [3] (am 3. Tag). Schläfrig in der Dunkelheit [2] (am 4. Tag). Schreckliche Träume; von Toten; von toten Säuglingen [2] (am 5. Tag). Sehr müde um 9 Uhr, kann kaum die Augen offen halten, während Leute mit ihr reden [2] (am 6. und 7. Tag). Lebhafte und angenehme Träume [2] (am 13. Tag). Lebhafte und fantastische Träume [2] (am 6. Tag). Lebhafte Träume (am 6., 7. und 8. Tag). Traum, dass alle oberen Schneidezähne gezogen wurden [7] (am 8. Tag). Träumte die ganze Nacht von Schlangen, die zum Angriff zusammengerollt waren; er wurde in die linke Hand gebissen, die anschwoll; der Puls stieg auf 160 Schläge pro Minute [7] (am 9. Tag). Kältegefühl im Bett, das nach Anziehen eines Pyjamas besser wurde [7] (am 10. Tag). Kälte des Körpers, vor allem im Gesäß, früh im Bett, um 20.30 Uhr [7] (am 10. Tag). Schläfrig um 11 Uhr, kurzes Schläfchen gehalten. Beißender Schmerz in der linken Schläfe beim Erwachen [7] (am 3. Tag – 30. Potenzstufe). Die ganze Nacht auf der linken Seite geschlafen, ohne sich zu bewegen. Träume, die Stadt oder alle Häuser niederzubrennen [7] (am 4. Tag – 30. Potenzstufe). Die Zunge ist trocken; Speichel läuft im Schlaf auf das Kissen (ungewöhnliches Symptom). Seit Beginn der Prüfung ist der Körper im Bett immer kalt [7] (am 5. Tag – 30. Potenzstufe)

Erstickungsgefühl nach Hinliegen abends[1] (am 7. Tag). Die meisten Beschwerden traten um 15 Uhr auf; Frostschauer, Fieber, Durst, Mundtrockenheit, Einschnürungsgefühl am Hals. Die meisten Symptome sind morgens besser. Müde um 10 Uhr, möchte sich hinlegen. Schneidender Schmerz im linken Hypochondrium während des Frühstücks. Schläfrig um 11 Uhr, machte ein Nickerchen.

Fieber und Frost

Frostschauer um 15 Uhr, mit eiskalten Händen und Füßen [1]. Hitzewallungen zum Gesicht und Kopf (am 1. Tag). Fieber um 15 Uhr, dauerte bis Mitternacht [1]. Fieber am Nachmittag und abends. Trockener Mund und Lippen, der Mund fühlt sich verdorrt an, mit heftigem Durst, Puls 105, Würgen und einem Gefühl, als würde sich die Brust füllen, was zu Einschnürungsgefühl und Schweratmigkeit führt[1] (am 10. Tag). Beträchtliches Frösteln [3] (am 10. Tag). Fröstelig den ganzen Morgen [3] (am 12. Tag). Sehr fröstelig, Frostschauer laufen alle paar Minuten über den Körper, nicht jedoch zwischen 9 und 10 Uhr [2] (am

5. Tag). Hitzegefühl im Körper, aber sie kann keine kalten Dinge anfassen, es fröstelt sie dabei [2] (am 7. Tag). Fröstelig nachts [2] (am 8. Tag). Hitzegefühl am ganzen Körper [2] (am 9. Tag). Gesicht und Hände fiebrig am Nachmittag [2] (am 12. Tag). Frostschauer in Rücken und Brust um 10 Uhr, Gesicht und Hände brennen noch immer [2] (am 12. Tag). Starkes Kältegefühl eine halbe Stunde lang, wird auch durch warmes Einhüllen nicht warm [2] (am 12. Tag). Ging um 23 Uhr zu Bett, fühlte sich noch immer fiebrig [2] (am 12. Tag). Erwachte um 5 Uhr, hatte noch immer das Gefühl von Fieberwellen [2] (am 13. Tag). Hände heiß und trocken um 10 Uhr, die Nase ist kalt [2] (am 14. Tag). Neigung zu Frösteln den ganzen Tag und noch mehr in der Nacht; muss sich warm einhüllen, auch wenn sie sich fiebrig fühlt [2] (am 14. Tag). Fröstelig um 11 Uhr [2] (am 16. Tag). Fröstelig, schaudert und zittert vor Kälte nachts im Bett [2] (am 16. Tag). Schaudern im Bett abends und nachts, obwohl (um 22 Uhr) mit mehreren Decken zugedeckt [2] (am 17. Tag). Empfindlich gegen Zugluft [2]. Wechsel von Frost und Hitze zwischen 18 und 22 Uhr [5] (am 8. und 9. Tag). Fröstelig, aber Brennen im Gesicht [5] (am 10. Tag). Fröstelig, aber Wärme verursacht dumpfe Kopfschmerzen und führt zu Erstickungsgefühl [5] (am 12. Tag). Hitze, beginnend in der linken Gesichtshälfte und breitet sich über den ganzen Körper aus gegen 16 Uhr6 (am 2., 3., 4., 16. und 17. Tag). Frostschauer zwischen 9 und 11 Uhr, schlechter durch die geringste Bewegung, sogar der Finger[6] (am 2., 3., 4., 16. und 17. Tag).

Wärmegefühl über der Leberregion [5] (viele Tage lang). Gefühl von Flattern und Schlagen oder Klopfen an einer kleinen Stelle an der Außenseite des rechten Oberschenkels, nahe der Mitte; begann um 17 Uhr. Um 18 und 19 Uhr das gleiche Gefühl unter der rechten Brust, wechselweise auch am Oberschenkel. Dieses Klopfen wird anschließend im linken Hypochondrium verspürt, dann in der Magengrube, dann im rechten Knöchel [5] (am 18. Tag). Klopfen in der linken Wade [5] (am 19. Tag). Klopfen unter der rechten Brust [5] (am 21. Tag). Wärmegefühl über der Lebergegend erstreckt sich zur Herzgegend [5] (am 19. Tag). Krampfgefühl [7] (am 1. Tag – 30. Potenzstufe). Gefühl, als ob der Rücken einen Krampf bekäme beim Sitzen auf den Füßen, < linke Seite; musste den Rücken mit den Händen halten; das Gefühl verging rasch [7] (am 3. Tag – 30. Potenzstufe). Beißendes Gefühl, wie durch eine Mücke [7] (am 3. Tag – 30. Potenzstufe).

Abszesse. Starker Schmerz im linken Darmbein [5] (am 1. Tag).

Modalitäten

Sofort nach dem Hinlegen: Erstickungsgefühl; Angst; Palpitation; Schwäche; Gefühl zu sterben. Fürchterliche Angst überkommt sie nachts beim Hinlegen, auch beim Hinlegen nachmittags. Sie muss sich mit dem Kopf in den Nacken gezogen hinlegen, es würgt sie sonst. Sie muss sich andauernd bewegen, was einen Moment zu beruhigen scheint; sie muss aufgrund der Ruhelosigkeit andauernd die Position wechseln. Empfindlich gegen Kleidung am Körper und am Hals. Die Symptome werden > durch Wärme, < abends und nachts. *Ruhelosigkeit.* Magenbeschwerden > durch Aufstoßen. Schnappende Empfindung im Rücken < durch Halten mit den Händen.

Haut
Eine Stelle an der rechten Wade wurde zuerst rot, dann kupferfarben; es schien tief in der Haut zu sitzen [3]. Alte Verbrennungsnarben, die während der Prüfung blau und tiefrot wurden, sind wieder abgeblasst [2]. Jucken am ganzen Körper; fliegt über den ganzen Körper [2] (am 10. und 13. Tag).

Anmerkung Exkurs
Allgemeines Angstgefühl wird im ganzen Körper verspürt [1]. Gefühl, als wäre der ganze Körper vergrößert und würde platzen [1]. Alle Beschwerden traten ein beim Hinliegen nachts [1]. Müde um 10 Uhr, möchte sich hinlegen. Schwaches, unwohles Gefühl den ganzen Tag über [3] (am 11. Tag). Starker Gewichtsverlust, Abmagerung von oben nach unten; zunächst um den Hals und im Gesicht, dann an der Brust, dann Oberschenkel und Beine. Die meisten Beschwerden traten nach 15 Uhr auf [1]. Erschöpft [2] (am 4. Tag). Ein Hund wurde gebissen und an seinem Nacken bildete sich ein Abszess, der sich drei Mal eröffnete; wenn er kurz davor war, sich zu eröffnen, kratzt sich der Hund heftig, bis sich der Abszess öffnet und eine gelbe, wässrige Flüssigkeit absondert. Enge Kleidung wird nicht ertragen [2] (während der gesamten Prüfungsdauer). Klopfen im ganzen Körper [2] (am 21. Tag). So müde, dass das Gewicht der Kleidung wie eine große Last erscheint [5] (am 4., 5. und 6. Tag). Aufgeblähtes Gefühl, hielt den ganzen Tag lang an [7] (am 13. Tag). Gewichtsverlust zwischen 9 und 18 Kilogramm während der Prüfung [7].
Verwandtschaft: *Chamomilla* antidotiert die Uterusblutungen. *Cenchris* antidotiert *Pulsatilla*. *Ammonium carbonicum* > die Allgemeinsymptome.

Chamomilla **Cham.**
Matricaria chamomilla; Echte Kamille. *Asteraceae/Compositae.*

Allgemeines
Der allgemeine konstitutionelle Zustand von *Chamomilla* ist geprägt durch eine *übermäßig große Empfindlichkeit*. Der Patient reagiert empfindlich auf jeglichen äußeren Eindruck, auf sein Umfeld, auf Personen und vor allem auf Schmerzen. Die konstitutionelle Reizbarkeit des *Chamomilla*-Patienten ist so stark, dass schon der geringste Schmerz zu Beschwerden führt, als würde er Höllenqualen durchleben. *Chamomilla* wirkt insbesondere auf das Nervensystem, und es ist v. a. ein Mittel für Frauen, die aufgeregt und extrem empfindlich sind.
Die Empfindlichkeit zeigt sich auch im Gemüt des Patienten. Starke Reizbarkeit. Empfindlichkeit und Reizbarkeit liegen beim Arzneimittelbild von *Chamomilla* untrennbar nebeneinander. Schmerzempfindlichkeit. Der Patient ist durch Gemütserregungen wie Kränkung und Ärger leicht betroffen; seine Nerven werden dadurch so empfindlich, dass Schmerzen, Konvulsionen, Koliken, Kopfschmerzen und andere nervös bedingte Beschwerden einsetzen. Das derart nervöse Kind bekommt dann, wenn es bestraft wird, Konvulsionen. Die überempfindliche, nervöse Frau leidet unter den Folgen von Ärger. Es kommt zu Rucken und Zucken der Muskeln nach Kränkung oder Aufregung. Diese

extreme Überempfindlichkeit der Nerven findet sich sonst nur bei wenigen Arzneimitteln, wie beispielsweise *Coffea*, *Nux vomica* und *Opium*. Natürlich werden Sie bei *Opium* zunächst an seine Stupor erzeugende Wirkung denken. Diejenigen unter Ihnen, die diesen schrecklichen Gemütszustand gesehen haben, welcher der Einnahme von reinem Opium folgt, werden verstehen, was ich mit der Empfindlichkeit meine. *Chamomilla* ist auch nützlich bei Konvulsionen bei Kindern.

Geist und Gemüt

Besonders auf dem Land ist es heutzutage nicht ungewöhnlich, dass junge Mütter und die Hebamme einem Neugeborenen Kamillentee gegen Koliken geben, und das Baby entwickelt daraufhin Konvulsionen. Niemand bringt dies mit dem Kamillentee in Zusammenhang, aber der Arzt wird sofort erkennen, sofern er das Arzneimittelbild von *Chamomilla* kennt, dass diese Konvulsionen durch Kamille ausgelöst wurden. Weiterhin sehen sie Rucken, die Konvulsionen, den heißen Kopf, die große Empfindlichkeit; gegen Geräusche und gegen anwesende Personen; sie sehen die große Reizbarkeit zwischen den Konvulsionen, Konvulsionen bei Kindern; die Kinder werden steif, rollen mit den Augen, verziehen das Gesicht. Es kommt zu Muskelzuckungen, sie werfen die Arme herum, schlagen die Daumen ein, beugen den Körper nach hinten. Dies ist für gewöhnlich das Erscheinungsbild der *Chamomilla*-Konvulsionen; jenen Konvulsionen, die bei überempfindlichen Kindern auftreten, die stark unter Zahnungsschmerzen zu leiden haben. Die Zahnung sollte normalerweise ein völlig normaler und gesunder Vorgang sein, aber es wird wie eine Krankheit betrachtet, und viele Ärzte verordnen der Reihe nach Medikamente für „zahnende Kinder". *Chamomilla* wurde ebenfalls als Arznei „gegen die Zahnung" missbraucht. Es stimmt zwar, dass viele Kinder während der Zahnungsperiode ein empfindliches Nervensystem haben, an Konvulsionen, Magenbeschwerden und Erbrechen leiden, aber ich sage dennoch, dass die Zahnung keine eigentliche Krankheit ist, sondern etwas ganz normales. Wenn die Kinder nämlich gesund wären, würden die Zähne ohne jegliche Beschwerden durchbrechen. Aber dies ist häufig nicht der Fall, und so kommt es zu einer verlangsamten Zahnung, diesem reizbaren Zustand, der Überempfindlichkeit, so dass das Kind nicht schlafen kann. Es wacht auf wie aus schrecklichen Träumen, aufgeregt, erbricht, hat Zahnungsdiarrhö – grüne, übel riechende schleimige Stühle, die aussehen wie gehacktes Gras. Diese Beschwerden treten dann auf, wenn nicht richtig nach dem Kind geschaut wurde. Oder die Mutter wurde nicht richtig auf das Muttersein vorbereitet. Tetanische Konvulsionen. Zucken der Lider. Gliederschmerzen. Allgemeine Hinfälligkeit. Ohnmacht. Neuralgische Schmerzen am ganzen Körper, mit Taubheitsgefühl. Zuckende, kribbelnde Schmerzen. Durchzuckende Stiche. Die Schmerzen werden zumeist durch Wärme gebessert, mit Ausnahme der Beschwerden der Zähne und Kiefer. Zahnschmerzen werden durch Kälte gebessert und durch Wärme verschlechtert. Aber die Ohren- und Gliederschmerzen bessern sich durch Wärme. Sie werden in den „Leitsymptomen" unter der Rubrik „Temperatur und Wetter" das Symptom „Schmerzen verschlechtern sich durch Wärme" im höchsten Grad finden, so als wäre es das wichtigste Symptom in der Rubrik; und darunter, im geringsten Grad, steht „Empfindlich gegen Kälte. Fröstelig“ und „Besser durch Wärme“; aber in Wirklichkeit betreffen die Schmerzen, die durch Wärme verschlechtert werden, die Zähne und Kiefer, und es ist ganz klar ein Lokalsymptom, das sich nur auf einen Körperteil bezieht, wohingegen der Allgemeinzustand des Patienten, ganz im Gegensatz dazu, durch Wärme gebessert wird. Die Schmerzen bei *Chamomilla* werden allgemein durch Wärme gebessert. Der ganze Patient fühlt sich in der Wärme besser. Somit handelt es sich bei dem Symptom „Schmerzen verschlechtern sich durch Kälte“ um ein Lokalsymptom, und es sollte hervorgehoben werden, dass es sich bei den Schmerzen, die für gewöhnlich durch Hitze schlechter werden, um Zahnschmerzen handelt.

Der wichtigste Bereich von *Chamomilla* ist der Gemütszustand. Er beeinflusst den gesamten Organismus und Sie werden sehen, dass jeder Bereich, der aufgegriffen oder studiert wird, den Gemütszustand des Patienten mit einschließt. *Chamomilla* hat mehr Symptome im Geistes- und Gemütsbereich als in irgendeinem anderen Bereich des Körpers. Weinen. „Jämmerliches Stöhnen. Gereizt.“ Die Reizbarkeit ist so groß, dass sie sich manchmal auf höchst merkwürdige Art zeigt. Die Patientin scheint rasend vor Schmerzen zu werden und vergisst all ihre Besonnenheit und Diplomatie; sie verliert ihren Großmut, nimmt auf die Gefühle anderer keine Rücksicht. Sie gerät leicht in Streit und schert sich nicht um die Gefühle der anderen. Wenn Sie also einmal als Arzt an das Bett einer Patientin treten, die in den Wehen liegt, die starke Schmerzen hat und sehr leiden muss, wundern Sie sich nicht, wenn sie sagt: „Herr Doktor, ich brauche Sie nicht, verschwinden Sie.“ Unter anderen Umständen hätte sie wie eine Dame gewirkt. Die fürchterlichen Schmerzen haben sie rasend gemacht, und dieser Zustand, diese Überempfindlichkeit gegen Schmerzen, wirkt sich aus auf das Gemüt der Patientin. Sie kann ihr Temperament nicht zügeln, sie kocht vor Wut. Das *Chamomilla*-Kind wiederum weint und brüllt und mäkelt an allem herum. Es verlangt ständig nach etwas anderem, weist es aber zurück, wenn man es ihm bringt. Wenn es etwas zu essen möchte oder etwas zum Spielen, und man bringt ihm die Sachen, wirft es sie weg; es schleudert sie quer durchs Zimmer. Es schlägt die Kinderschwester ins Gesicht, weil sie sich herausgenommen hat, etwas zu bringen, was es nicht verlangt hat oder weil sie die verlangten Sachen nicht holt. *Launenhaftigkeit.* Es scheint, als ob die Schmerzen und quälenden Beschwerden bei Kindern manchmal durch passive Bewegung, durch Herumtragen, gebessert würden; das Kind möchte die ganze Zeit getragen werden, beispielsweise bei Koliken und Darmbeschwerden, Ohrenschmerzen, abendlichem Fieber und allgemein bei den Beschwerden nach Kälte und bei Zahnungsbeschwerden. *Das Kind möchte getragen werden.* Die Schwester muss das Kind die ganze Zeit herumtragen. Gleichzeitig ist es ruhelos und möchte andauernd zu einem anderen Familienmitglied. Die Schwester trägt es zwei- oder dreimal im Zimmer auf und ab, dann möchte es zur Mutter; diese läuft zwei oder drei Mal mit ihm auf und ab, dann will es zum Vater. So geht es immer hin und her, es ist niemals zufrieden. Es scheint keinen Frieden zu haben. Wenn das Kind unter Ohrenschmerzen leidet, muss es vor lauter

scharfen, stechenden Schmerzen schreien. Es hält die Hand auf das betroffene Ohr. Der Schmerz verursacht häufig einen scharfen, durchdringenden Ton der Stimme. Auch Erwachsene können vor Schmerz nicht ruhig halten; es geht ihnen bei Bewegung jedoch nicht merklich besser, obwohl es so scheint. Sie bewegen sich, weil sie nicht still halten können. Der *Chamomilla*-Patient wirft sich im Bett hin und her – sofern er überhaupt drin bleibt. Er ist keinen Augenblick lang ruhig. Gleichzeitig tritt die Reizbarkeit auf; der Patient regt sich in seinem Schmerz heftig auf; er regt sich über den Schmerz auf; wird zornig über den Schmerz; er schimpft über den Schmerz; der Schmerz ist so eine Qual. Abneigung gegen Reden, er wird schnippisch. Der Patient sitzt in der schmerzfreien Phase andauernd da und starrt vor sich hin.
Zum Arzneimittelbild von *Chamomilla* gehören auch Melancholie und psychische Leiden, wenn der Schmerz nicht da ist. Dann sitzt der Patient da und grübelt nach. Er kann nicht dazu gebracht werden, auch nur ein Wort zu sagen. Traurigkeit. Das *Chamomilla*-Kind darf nicht berührt werden. Möchte tun, was es will. Will ständig etwas Anderes. Sowohl das *Chamomilla*-Kind als auch der *Chamomilla*-Erwachsene werden schnippisch. Beschwerden durch Widerspruch; durch Zorn. Konvulsionen durch Zorn. Wenn das *Chamomilla*-Kind an Keuchhusten leidet, wird es bei jedem Anlass, der es aufregt, einen Hustenanfall erleiden. Es wird quengelig, wird rot im Gesicht und fängt an zu husten. Streitsüchtig. Leicht verärgert oder zornig. Folgen von Verletzung der Gefühle. Dieses ist der Gemütszustand des *Chamomilla*-Kranken, und dieser Gemütszustand tritt wie gesagt bei allen Beschwerden auf, für die *Chamomilla* das Heilmittel ist; bei Entzündungen, Pneumonie, Bronchitis, Laryngitis, Otitiden, Erysipel, Kopfschmerzen, Fieber. *Chamomilla* kann diese Zustände heilen, wenn der charakteristische Gemütszustand und die charakteristischen körperlichen Symptome vorliegen.

Kopf und Schwindel

Die Kopfschmerzen, die durch *Chamomilla* geheilt werden können, betreffen empfindliche und nervöse Personen, besonders Frauen; nach Überanstrengung, Übermüdung. Zappelig. Reizbare Frauen, die an Kopfschmerzen leiden. Schon der geringste Kopfschmerz scheint unerträglich. Klopfende, reißende, berstende, kongestive Kopfschmerzen. Die Kopfschmerzen verschlechtern sich abends und beim Denken an die Schmerzen oder allgemein an die Leiden. Ein besonderer Zeitpunkt, an dem sich viele Beschwerden verschlechtern, ist um 9 Uhr – manchmal 9 Uhr morgens, manchmal 21 Uhr abends. Fieberhafte Zustände um 9 Uhr morgens. Schmerzen verschlimmern sich abends, besonders aber um 21 Uhr. Stechende, reißende Schmerzen in den Schläfen und im Kopf. Wandernde Schmerzen in den Schläfen. Drückender Kopfschmerz, sobald die Aufmerksamkeit darauf gelenkt wird; besser durch Denken an etwas anderes oder durch Beschäftigung; der Patient zwingt sich, etwas anderes zu denken oder zu tun. Kongestionen zum Kopf. Heftige Neuralgien in Gesicht, Zähnen, Ohren, Kopfseiten. Schmerzen im Mund werden durch Kälte gebessert, Schmerzen der Ohren und der Kopfseiten werden durch Wärme gebessert; Ohrenschmerzen besser durch Wärme.

Augen
Augenschmerzen. Augenentzündungen mit Blutungen aus den Augen. Heraussickern von blutigem Wasser aus den Augen bei Neugeborenen. Diese Beschwerden werden durch *Chamomilla* geheilt, wenn gleichzeitig die Reizbarkeit des Gemüts vorliegt. Reichliche, scharfe Augenabsonderungen; gelblich; eitrig. Heftiger Druck in den Augäpfeln. Tränenfluss bei Schnupfen mit viel Niesen. Verstopfte Nase. Kopfschmerz mit Reizbarkeit. Gleichzeitig ist eine Wange rot und heiß, die andere blass und kalt.

Ohren
Die Empfindlichkeit des *Chamomilla*-Patienten zeigt sich auch an den Ohren; das Gehör ist überempfindlich. Dröhnen, Klingeln und Singen in den Ohren. Stechende Ohrenschmerzen, durch Wärme gebessert. Drückender Ohrenschmerz. Sie sehen, wie das *Chamomilla*-Kind die Hände auf die Ohren legt, sobald der Schmerz einsetzt, und bösartig stöhnt, kreischt und schreit. Heftige Ohrenschmerzen. Wenn das Kind alt genug ist, um die Beschwerden zu beschreiben, klagt es über ein Hitzegefühl in den Ohren und ein Völlegefühl, als ob die Ohren verstopft wären. *Chamomilla* hilft bei nervösen, empfindlichen Personen, überwiegend Frauen, die nicht im Wind fahren können, ohne die Ohren zu bedecken. Die Ohren sind so empfindlich gegen Luft, auch wenn andere Teile des Gesichts oder des Kopfes dagegen unempfindlich sind. Manche Patienten können es nicht ertragen, wenn Wind an den Hals kommt. Andere wiederum haben eine zusätzliche Bedeckung zwischen den Schulterblättern. Bei *Chamomilla* sind vorwiegend die Ohren betroffen. Der ganze Körper ist empfindlich gegen Zugluft und gegen Kälte, der Patient möchte sich mit vielen Kleidungsstücken dagegen schützen.

Nase
Niesen; wässriger Schnupfen. Das Gesicht ist an einer Seite heiß, oft im Zusammenhang mit Schmerzen im Kopf und im Kiefer. Fließschnupfen; zäh, scharf, mit Verlust des Geruchsinns. Der Geruchssinn fehlt, solange die Erkältung andauert.

Gesicht
Reißender Gesichtsschmerz, betrifft manchmal gleichzeitig auch die Zähne. Es ist nicht selten, dass eine empfindliche Frau, die Beschwerden nach Verärgerung bekommt, beispielsweise nach Aufregung über ihre Angestellten, auf ihr Zimmer geht und aufgrund dieser Aufregung durch Zorn furchtbar quälende Gesichtsschmerzen bekommt. Wenn die äußeren Gesichtsnerven betroffen sind, wird der Schmerz durch Wärme gebessert; aber wenn es zu Zahnschmerzen kommt, bessert Kälte. Hitze des Gesichts bei gleichzeitiger Kälte des Körpers. Schweiß im Gesicht nach Essen oder Trinken. Ein gewöhnliches Merkmal bei *Chamomilla* ist Schweiß am Kopf, an der behaarten Kopfhaut. Manchmal treten diese Beschwerden bei Masern oder Scharlach auf. Schweiß am Kopf, einseitige Gesichtsröte. Bei Entzündungen kommt es zu einer einseitigen Schwellung der Wange; sie wird immer röter und schließlich dunkelrot, es bildet sich ein Erysipel und der

für *Chamomilla* typische Gemütszustand entwickelt sich. Hitze des Gesichts; einseitige Rötung des Gesichts. Brennen des Gesichts. Gesichtsneuralgie. Wenn irgendetwas Warmes in den Mund genommen wird, löst es Zahnschmerzen aus, manchmal mit Brennen und Klopfen in den Zahnwurzeln; reißende, stechende Zahnschmerzen, schlechter durch Reden; im Freien; im warmen Zimmer oder beim Warmwerden im Bett; alles was den Körper aufheizt verschlechtert. Die Zahnschmerzen bessern sich durch das Halten von kalten Getränken im Mund. Die Zahnschmerzen sind tagsüber völlig verschwunden, aber sobald die Nacht hereinbricht und der Patient ins warme Bett steigt, fangen diese schießenden, reißenden Schmerzen an; gleichzeitig tritt die Reizbarkeit, die Überempfindlichkeit gegen Schmerzen, der typische Gemütszustand, das heiße Gesicht auf; dann haben Sie die typischen *Chamomilla*-Zahnschmerzen.

Mund und Zähne

Schwellung und Entzündung des Zahnfleischs. Drohende Abszessbildung am Zahnfleisch. Zahnschmerz beim Eintreten in ein warmes Zimmer, die an der kalten Luft gebessert werden. Die *Chamomilla*-Zahnschmerzen können durch Verkühlung ausgelöst sein, indem sich der Patient schweißbedeckt der kalten Luft ausgesetzt hat; und dennoch werden sie durch Kälte gebessert. Zahnschmerzen durch Zugluft ausgelöst. Zahnschmerz schlechter nach dem Essen und vor Mitternacht. Die meisten Beschwerden von *Chamomilla*, die abends und nachts auftreten, verschwinden gegen und manchmal auch vor Mitternacht. Von Mitternacht bis zum Morgen sind nahezu alle Beschwerden von *Chamomilla* verschwunden. Viele Beschwerden vergehen am Tag. Verschlechterung in der ersten Nachthälfte. Die Zähne fühlen sich lang an. Geschwollenes Zahnfleisch. Das *Chamomilla*-Kind hält oftmals den Rand eines Glas mit kaltem Wasser an das Zahnfleisch; es hat eine Zahnfleischentzündung, das Zahnfleisch ist schmerzhaft, das Durchbrechen der Zähne ist sehr schmerzhaft und es scheint, als wolle es möglichst lange etwas Kaltes im Mund. Man würde nicht denken, dass so ein junges Geschöpf bereits ermessen kann, dass ihm das kalte Glas im Mund gut tun wird. Übel riechender Mundgeruch.

Hals

Die Spasmen, die am ganzen Körper des Kindes auftreten können, betreffen wahrscheinlich auch den Larynx; manchmal kommt es auch zu Spasmen des Larynx, ohne dass irgendwo anders Spasmen auftreten. Kehlkopfspasmen während des Hustens oder ohne Husten. Krampfartige Einschnürung des Kehlkopfs. Würgen. Spasmen im Hals. Der Hals ist wund und entzündet. *Chamomilla* heilt Halsentzündungen, wenn der Hals gleichmäßig gerötet ist und sich die Röte im gesamten Hals ausbreitet; dabei kommt es zu einer beträchtlichen Schwellung des Halses. Tonsillitis. Starke Rötung; wenn gleichzeitig die Reizbarkeit von *Chamomilla* vorhanden ist. *Chamomilla* wird niemals eine Halsentzündung heilen, es sei denn, es handelt sich um diese reizbaren Konstitutionen, die sehr schmerzempfindlich sind, leicht in Zorn geraten und dauernd verärgert sind. Diese Reizbarkeit verschwindet, wenn Sie *Chamomilla* gegen die Halsentzündung gegeben haben.

Magen

Appetitverlust. Starker Durst nach kaltem Wasser und Verlangen nach sauren Getränken. Unstillbarer Durst. Abneigung gegen Kaffee, warme Getränke, Suppen und flüssige Speisen. Die Abneigung gegen Kaffee ist eigenartig. *Chamomilla* und *Coffea* sind sich bei der allgemeinen Reizbarkeit des Organismus sehr ähnlich. Sie antidotieren sich gegenseitig. Wenn jemand zu viel Kaffee getrunken hat, beispielsweise eine Krankenschwestern, die sich die Nacht hindurch um ihre Patienten kümmern musste oder jemand, der müde und überarbeitet war, wird *Chamomilla* die Beschwerden aufgrund des übermäßigen Kaffeegenusses antidotieren.

Durstig und heiß während Schmerzen. Sobald die Schmerzen einsetzten – unabhängig von der Lokalisation – erhitzt sich der Patient und wird manchmal sogar fiebrig. Das Gesicht ist rot, besonders auf einer Seite. Der Kopf ist heiß; extreme Reizbarkeit.

Chamomilla hat viel mit Erbrechen zu tun. Aufstoßen von Gas, welches wie Schwefelwasserstoff riecht. Heftiges Aufstoßen. Der Patient versucht krampfhaft zu erbrechen. Es scheint ihm den Magen zu zerreißen. Kalter Schweiß am ganzen Körper. Erschöpfung. Es ist das gleiche, was auch bei der Einnahme von Morphium passiert. Wenn sie jemals einen Patienten gesehen haben, der von einem Arzt eine Überdosis Morphium bekommen hat – und ich hoffe nicht, dass sie jemals einen Patienten haben, der sie von ihnen bekommen hat – aber wenn sie beispielsweise in eine Stadt kommen mit einem allopathischen Arzt, der einem überempfindlichen Patienten Morphium verabreicht, werden sie diesen Zustand sehen. Die Schmerzen des Patienten werden vielleicht durch das Morphium kurzzeitig besser, aber dann kommt es zu diesem fürchterlichen Aufstoßen, der Patient würgt und erbricht, und er würgt sogar noch dann, wenn gar nichts mehr im Magen ist. *Chamomilla* wird diesen Zustand aufhalten, schon die erste Gabe, innerhalb weniger Minuten; und es wird das einzige Mittel sein, das sie benötigen. Es wird in jedem Fall das Erbrechen heilen, das in Folge einer Morphiumgabe aufgetreten ist, nachdem die Wirkung des Morphiums nachgelassen hat.

Abdomen

Koliken, besonders bei Kindern und Neugeborenen. Schmerzen in Magen und Abdomen. Das Kind krümmt sich und schreit, tritt um sich; möchte getragen werden; es ist extrem reizbar; die Koliken treten besonders abends auf; eine Gesichtsseite ist rot, die andere blass; das Kind verlangt nach Sachen, die es ablehnt, wenn man sie ihm bringt. Dies ist eine typische *Chamomilla*-Kolik. Die Blähungskoliken dauern den Bruchteil einer Minute, dann streckt sich das Kind wieder aus. Dies ist ein Anzeichen dafür, dass es sich um einen Krampf, eine Blähungskolik handelt. Von Erwachsenen, die diese Beschwerden haben, werden die Schmerzen als schneidend, brennend, kneifend bezeichnet. Kneifende Bauchschmerzen. Diese Schmerzart wird gewöhnlich als Kolikschmerzen bezeichnet. Darmkrämpfe. Kneifende Darmschmerzen; manchmal wie Stuhldrang. Das Abdomen ist aufgedunsen und gespannt wie eine Trommel. Manche Beschwerden im Abdomen bessern sich durch warme Anwendungen.

Darmkoliken beim Wasserlassen; dies ist ein ungewöhnliches Symptom. Koliken morgens. Tympanitische Auftreibung des Abdomens.

Rektum und Stuhl

Der typische Stuhl bei *Chamomilla* ist grasgrün oder sieht wie gehackte Eier aus; oder wie eine Mischung aus zerhacktem Gras und Eiern; gelblich und weiß; durchzogen von grasgrünem Schleim, wie zerhacktes Gras, zerhackter Spinat. Grünliche, schleimige Absonderungen; wie grünliches Wasser. Von Prüfern wurde geschildert, dass der Stuhl sich beim Stuhlgang heiß anfühlte. Der Stuhl riecht wie Schwefelwasserstoff. Reichliche oder auch spärliche Stühle, mit dysenterischem Drängen. Wässrige Diarrhö, sechs oder acht Stuhlentleerungen täglich. Schleimige Diarrhö. Grüne, wässrige, mit Schleim vermengte Stühle. Gelblich-braune Stühle. Auch Verstopfung gehört zum Arzneimittelbild von *Chamomilla*; kann den Stuhl nicht austreiben. Paralytische Schwäche des Rektums; Inaktivität des Rektums. Der Anus tritt hervor, mit Schwellung und Rötung.

Weibliche Geschlechtsorgane

Die vorher beschriebenen Frauen, die schmerzempfindlich sind, schnippisch, und die durch die geringsten Schmerzen heftig leiden, entwickeln während der Mens viele Symptome. Der Menstruationsfluss ist schwarz, klumpig, übel riechend. Krampfende, greifende, kneifende Schmerzen im Uterus, die sich durch Wärme bessern. Überempfindlichkeit gegen Schmerzen tritt während der Menses bei allen Beschwerden auf, zusammen mit dem Gemütszustand, der Reizbarkeit, dem schnippischen Verhalten. Egal ob Metrorrhagie oder Menorrhagie, das Blut enthält reichliche dunkle Klumpen. Menstruationskolik nach Zorn; heftige krampfende Schmerzen im Uterus während der Menses, wenn sie Grund zu großem Zorn hatte. Sexuelle Erregung, Emotionen und allgemein Störungen des Gemüts führen zu Krämpfen während der Menses bei einer Frau, die normalerweise nicht zu Krämpfen neigt; als ob sie sich verkühlt hätte. *Chamomilla* ist ein wichtiges Mittel bei membranöser Dysmenorrhö. Dieser Zustand bestand eventuell von der ersten Periodenblutung an. Jeden Monat scheidet die Frau unter heftigen, wehenartigen Schmerzen ein kleines Schleimhautgebilde, häufig mit klumpigem Blut aus. *Chamomilla* kann palliativ wirken. Es ist häufig nicht das konstitutionelle Mittel, das eine tiefgehende Heilung einleitet und dadurch die zukünftige Bildung dieser Schleimhautgebilde verhindert wie die tief wirkenden antipsorischen Arzneien. Aber es wirkt oft palliativ in heftigen Fällen mit dem gereizten Gemütszustand; auch fieberhafte Erkrankungen, die durch Wärme gebessert werden; krampfartige und kneifende, wehenartige Schmerzen; gelbe, wundmachende Leukorrhö. Exzessive Menstruation; das Blut ist dunkel, fast schwarz, klumpig, mit Schmerzen, die sich vom Rücken nach vorne erstrecken; Synkopen; Kälte der Glieder; reichlich Durst.

Schwangere geraten ebenfalls häufig in einen *Chamomilla*-Zustand. Unregelmäßige Gebärmutterkontraktionen; falsche Wehen. Die Wehen werden in falschen Körperteilen empfunden, v. a. im Rücken. Die Kontraktionen des Uterus sind höchst schmerzhaft, schneidend, reißend, die Patientin schreit vor Schmerz; sie verflucht die Schmerzen, verflucht den Arzt, verflucht jeden; sie treibt den Arzt aus dem Zimmer; vertreibt die Krankenschwester, ruft sie dann wieder herein; sie lehnt angebotene Sachen ab. Die Wehen kneifen mal hier und mal da, sind krampfend und zeigen, dass bestimmte Uterusmuskeln in die eine Richtung kontrahieren und andere in eine andere Richtung. Es kommt nicht zu gleichmäßigen, regelmäßigen Kontraktionen, die zum Austreiben der Leibesfrucht aus der Gebärmutter nötig sind. Wenn ein Arzt die Frau während der Entbindung betreuen darf, sollte er fähig sein, ein Mittel zu wählen, das diese unregelmäßigen Gebärmutterkontraktionen unterbindet oder gar rechtzeitig vor den Wehen verhindert. Die Kontraktionsschmerzen sind dabei nicht so schmerzhaft. Die Frau spürt zwar die Kontraktionen, aber oftmals sind sie schmerzlos. Sie werden nicht immer eine Frau auf die Geburt vorbereiten können, man wird es ihnen oft nicht erlauben. Frauen neigen besonders in der Zeit kurz vor der Entbindung dazu, eine eigene Vorstellung zu entwickeln und werden launisch und möchten es auf ihre Art durchgeführt haben. Dabei sollte die Frau während der gesamten Schwangerschaft unter homöopathischer Behandlung stehen, und oftmals auch darüber hinaus. Eine Frau begibt sich normalerweise eher zufällig während der Schwangerschaft in Behandlung. Beschwerden, die ihren angegriffenen Gesundheitszustand anzeigen, treten in dieser Zeit auf, die sonst nicht vorhanden sind. Bei einer Frau mit psorischer Konstitution können die Beschwerden bis zum Einsetzen der Schwangerschaft im Verborgenen schlummern; die Schwangerschaft kann jedoch als auslösende Ursache die Zustände hervorrufen, die in der Konstitution verankert sind. Daher benötigt der homöopathische Arzt einige Zeit, um den Fall zu studieren und der Frau ein Konstitutionsmittel zu verordnen, das auf den vorliegenden Beschwerden basiert und diese heilt. Es soll jedoch nicht nur die diese Beschwerden heilen und die Frau auf die Entbindung vorbereiten, sondern auch den gesamten gestörten Gesundheitszustand verbessern, sodass die Patientin frei von Kummer und Not weiter durchs Leben gehen kann, von vielen Störungen geheilt, die wahrscheinlich nicht ausgebrochen wären, bis ein anderer Auslöser sie hervorgebracht hätte.

Eine Frau, die etwas von der Homöopathie versteht, würde sich während der Schwangerschaft regelmäßig in konstitutionelle Behandlung begeben. Das heißt, sie würde dem Arzt alle Details aufzählen, alle bisherigen Leiden schildern, all ihre Beschwerden, damit er den Fall studieren kann. Die Symptome, die während der Schwangerschaft beobachtet werden, müssen zu den konstitutionellen Symptomen, die außerhalb der Schwangerschaft aufgetreten sind, hinzugefügt werden. Dies sind alles Anhaltspunkte für eine Störung des Gesundheitszustandes des gesamten Patienten. Und der Patient als Ganzes ist es, der behandelt werden soll, nicht seine Krankheit. Seine Beschwerden sind nur Ausdruck einer anderen Art der Erkrankung, einer Störung des Gesamtsystems. Die Beschwerden, die mit Hilfe von *Chamomilla* während der Schwangerschaft und vor der Entbindung geheilt werden können, sind unregelmäßige Uteruskontraktionen. Rigidität des Muttermundes. Es wird auch nach der Geburt eingesetzt bei Nachwehen. Bei all diesen Beschwerden besteht wie überall bei *Chamomilla* die typische Gemütsverfassung und die Schmerzempfindlichkeit. Postpartale

Blutungen. Jedes Mal, wenn das Neugeborene zum Stillen an die Brust gelegt wird, kommt es zu Uteruskrämpfen; oder zu Krämpfen im Rücken. *Chamomilla* heilt die Krämpfe. Die beiden Arzneien, an die man bei diesen Krämpfen im Rücken und den Uteruskrämpfen, die beim Säugen des Kindes auftreten, denken muss, sind *Chamomilla* und *Pulsatilla*. Diese beiden unterscheiden sich jedoch entschieden in ihren Gemütssymptomen. *Pulsatilla* ist sanft und mild, obwohl sehr launisch; *Chamomilla* dagegen ist aufbrausend und reizbar. Beide haben eine Schmerzempfindlichkeit, aber bei *Chamomilla* ist diese viel ausgeprägter als bei *Pulsatilla*.
Chamomilla wird eingesetzt bei Entzündungen der Brustdrüsen. Sie können jedoch nicht auf dieses Symptom alleine verordnen, und ich bin sicher, dass sie die *Chamomilla*-Patientin erkennen werden. Bei der Frau treten Konvulsionen auf. Zu Beginn der Schwangerschaft wird der Mann vielleicht noch das Zimmer der Frau betreten, um seine Frau zur Ordnung zu rufen. Das macht sie jedoch verrückt, und sie bekommt Konvulsionen. Der Doktor wollte vielleicht gerade wieder aus dem Zimmer gehen, aber jetzt sagt er sich: „Warum habe ich nicht viel eher daran gedacht, dieser Frau eine Gabe *Chamomilla* zu geben? Dadurch hätte ich diese Konvulsionen verhindern können." Die Patientin wird nach der Gabe *Chamomilla* sehr nachdenklich und schläft oftmals ein.

Atemwege und Husten

Zu den Atemwegsbeschwerden, die durch *Chamomilla* geheilt werden können, gehören Erstickungsanfälle und erschwertes Atmen, Laryngitis, die sie aber leicht selbst nachlesen können. Der Husten von *Chamomilla* hat einige hervorstechende Eigenschaften. Es handelt sich um einen trockenen, harten, hackenden Husten. Das Kind legt sich nachts schlafen, fängt an zu husten und wacht nicht davon auf; es hustet im Schlaf. Es ist etwas fiebrig, hat sich erkältet und eine Wange rötet sich. Wenn es aufwacht, nörgelt es herum. Das Kind wird zornig, wenn es sich erkältet hat und ein schwacher Husten, eine kleine Reizung im Hals oder den Bronchien einsetzt. Auf einmal wird das Kind sehr reizbar, möchte herumgetragen werden, und wenn es nicht beruhigt werden kann, wird es sehr zornig; es gerät in eine Anfall mit hartem Husten und erbricht. Hustenanfälle werden durch Zorn ausgelöst. Der Patient hustet bereits aufgrund einer Erkältung, aber wenn er in Zorn gerät, bekommt er einen heftigen Hustenanfall. Der Husten, die Brustsymptome und die Symptome im Larynx werden nachts allgemein schlechter. Das Fieber des *Chamomilla*-Patienten entwickelt sich bei einer Erkältung, bei Keuchhusten und bei den Brustbeschwerden in der Nacht. Die meisten Beschwerden werden nach Mitternacht besser. Von 21 Uhr bis Mitternacht verschlechtern sie sich. Trockener Husten, schlechter nachts und im Schlaf; durch eine Erkältung. Rauer, kratzender Husten bei Kindern im Winter, mit Kitzeln in der Halsgrube, schlimmer nachts. Trockener Husten im Schlaf. Der Husten wird beim warm werden im Bett besser. *Chamomilla* wird häufig bei Keuchhusten eingesetzt, wenn das Kind getragen werden will; es hält die Krankenschwester die ganze Zeit auf Trab. Es hustet, würgt und erbricht, ist sehr reizbar und launisch und hustet im Schlaf. Sie können nun leicht die anderen Brustsymptome erkennen, die durch *Chamomilla* geheilt werden. Sie gehen mit dem Gemütszustand, der Reizbarkeit und dem geschilderten Husten einher. Der Husten in der Brust unterscheidet sich nur geringfügig von dem Husten im Larynx und dem Erkältungshusten. Es handelt sich immer um denselben *Chamomilla*-Husten. *Husten im Schlaf.*

Rücken und Extremitäten

Bei nahezu allen Beschwerden, egal ob Fieber, Erkältung, akute Erkrankungen oder kurze Anfälle, kommt es zu einem Brennen in den Extremitäten. Stechende Gliederschmerzen. Muskelkrämpfe. Einschlafen der Glieder. Bei allen Schmerzen, speziell aber bei Gliederschmerzen, tritt ein Taubheitsgefühl auf oder ein Abgestorbenheitsgefühl; manchmal tritt auch eine völlige Empfindungslosigkeit der Haut auf, obwohl die Schmerzen entlang den langen Nervenfasern in den Extremitäten sehr heftig sind und der Patient eigentlich insgesamt schmerzempfindlich ist. Extreme Schmerzempfindlichkeit, aber die Schmerzen wiederum verursachen nachfolgend ein Taubheitsgefühl. In älterer Literatur wurde der Schmerz auch als „lähmender Schmerz" bezeichnet. Konvulsionen der Extremitäten; des gesamten Körpers. Krämpfe in den Beinen und Waden. Reißende Schmerzen in den Füßen nach heftigem Frostschauer. Brennen der Fußsohlen nachts; streckt die Füße aus dem Bett. Alle routinemäßigen Verordner verabreichen automatisch *Sulphur*, wenn der Patient nachts die Füße aus dem Bett streckt; obwohl es eine ganze Reihe von Mittelbildern mit heißen Füßen und brennenden Fußsohlen gibt, bei denen die Patienten natürlich alle die Füße aus dem Bett strecken, um sie abzukühlen. Es gibt keinen vernünftigen Grund, hier immer *Sulphur* zu verordnen.

Schlaf

Eine weitere Eigenart der *Chamomilla*-Schmerzen ist, dass sie gewöhnlich nachts einsetzen, manchmal vor Mitternacht, und so heftig sind, dass der Patient nicht still liegen kann. Wenn ein Kind diese Schmerzen hat, möchte es herumgetragen werden, was ihm gut zu tun scheint. Wenn diese nächtlichen Schmerzen bei einem Erwachenen auftreten, steht er aus dem Bett auf und geht im Flur auf und ab. Taubheitsgefühl verursachende Schmerzen, die durch Wärme gebessert werden; die Schmerzen treiben den Patienten nachts aus dem Bett; mit Zucken in den Gliedern. Überempfindlichkeit gegen Schmerzen. Starke Reizbarkeit.

Der *Chamomilla*-Patient kann nachts schlecht einschlafen. Er ist müde (wie *Belladonna*), aber kann nicht einschlafen. Wenn er am Tag dann zur Ruhe kommt, möchte er schlafen. Aber sobald es nachts Zeit für ihn wird, ins Bett zu gehen, ist er hellwach, schlaflos und ruhelos, besonders in der ersten Nachthälfte.

Manchmal hat der *Chamomilla*-Patient zahlreiche Einbildungen und ist in der ersten Nachthälfte so aufgeregt in seinen Bemühungen, endlich in den Schlaf zu kommen, dass er beim Einschlafen zuckt und ruckt, fürchterliche Träume hat und sich quält. Ängstliche Träume; er sieht schreckliche Gestalten und fährt aus dem Schlaf hoch; träumt von tödlichen Unfällen. Der Patient wird aufgrund der erfolglosen Schlafversuche geistig ausgebrannt und ist völlig ermüdet.

Chelidonium majus **Chel.**

Schöllkraut. *Papaveraceae.*

Allgemeines

Chelidonium ist eher angezeigt bei akuten Erkrankungen, obwohl es auch bestimmte chronische Zustände heilt. Es ist kein tief wirkendes Mittel. Es ist in seiner allgemeinen Wirkrichtung, Wirkungsdauer und -tiefe mit *Bryonia* vergleichbar. Früher wurde es in der Kräuterheilkunde prinzipiell bei gastrischen und intestinalen Katarrhen angewendet, bei akuten und subchronischen Leberbeschwerden und bei rechtsseitiger Pneumonie.
Die Haut des *Chelidonium*-Patienten ist fahl und geht zusammen mit oben genannten Beschwerden langsam in eine ausgeprägte Gelbsucht über. Subchronische Gastritis, mit Gelbsucht. Gastroduodenaler Katarrh. Kongestion der Leber und Wundheit der Lebergegend, mit Gelbsucht. Rechtsseitige Pneumonie, verkompliziert durch Leberbeschwerden oder Gelbsucht.
Diese Arznei scheint auf den ganzen Organismus einzuwirken, aber fast immer ist die Leber betroffen. Sie passt bei Zuständen, die von alten Leuten und Ärzten als „gallig" bezeichnet wurden. Der Patient ist insgesamt biliös, leidet an Übelkeit und Erbrechen. Erweiterung der Venen. Gelblich-graue Hautfarbe.

Geist und Gemüt

In der Arzneimittelprüfung haben sich wenige Geistes- und Gemütssymptome entwickelt, nicht genügend, um uns einen Eindruck von den Vorlieben und Abneigungen des Patienten zu geben. Wir erhalten keine klare Vorstellung von den intellektuellen Fähigkeiten. Es bedarf hierfür weitergehender Prüfungen, obwohl in vielen Körperbereichen ein Überfluss an Prüfungssymptomen besteht. Traurigkeit und Angst. Brüten über alle möglichen Probleme zieht sich durch den gesamten Gemütszustand.
Seine Angst gestattet dem Patienten keine Ruhe, sie quält ihn Tag und Nacht. Traurigkeit, als ob er ein Verbrechen begangen hätte; als ob etwas Schreckliches passieren werde. Der Patient ist so traurig, dass er glaubt, er müsse sterben. Verzweifeltes Weinen. Abneigung gegen geistige Anstrengung und Konversation. Wenn sie die Arzneien betrachten, die vorwiegend auf die Leber einwirken und die Lebertätigkeit herabsetzen, finden sie stets eine Art Melancholie; mit Herzbeschwerden, starke Reizbarkeit. Bei Leberbeschwerden kommt es zu einer Verlangsamung des Geistes, Unfähigkeit zu geistiger Tätigkeit, Geistesträgheit, Unfähigkeit zu Denken, verlangsamter Puls. Trägheit des gesamten Organismus.

Schwindel

Das gesamte Sensorium ist für gewöhnlich gestört, der Patient leidet an Schwindel. Alles dreht sich im Kreis. Schwindel tritt auf und lässt nicht eher nach bis Übelkeit und manchmal Erbrechen folgt. Es dreht sich so stark im Kopf, dass der Patient erbricht. Gedankenverwirrung. Verlust des Bewusstseins und Ohnmacht. Dies sind ebenfalls häufige Beschwerden bei Erkrankungen der Leber.

Abdomen

Die Geistes- und Gemütssymptome treten mehr oder weniger bei den folgenden Lebersymptomen auf: Schmerzen mit dumpfem Charakter, „Wundheit" in der Lebergegend. Schmerzen wie zerschlagen. Berührungsempfindlichkeit der Lebergegend. Heftige Schmerzen, die den gesamten rechten Leberlappen zu betreffen scheinen; führen zu einem Völlegefühl. Druck von der Leber nach oben, mit Atemproblemen. Druck nach unten in Leber und Magen, mit Übelkeit und Erbrechen. Danach heftiger Schmerz unter dem rechten Schulterblatt. Dumpfer Schmerz unter dem rechten Schulterblatt; scharfe, schießende Schmerzen unter dem rechten Schulterblatt. Diese treten auch bei Pneumonie und Pleuritis auf.

Chelidonium heilt Pneumonie und Pleuritis; es heilt verschiedene Arten der Leberstauung, wenn sich die Schmerzen nach hinten erstrecken und scheinbar im Rücken empfunden werden. Stechende Schmerzen in der Lebergegend erstrecken sich nach hinten zum Rücken. Starker Schmerz wird im Rükken verspürt. Manche Patienten beschreiben diese Schmerzen als schießende Schmerzen, manche als reißende Schmerzen und andere als scharfe Schmerzen, die durch das rechte Hypochondrium oder durch den rechten Leberlappen nach hinten zum Rücken ziehen. Schmerzen in der Lebergegend schießen zum Rücken und in die Schultern. Krampfartige Schmerzen in der Leberregion. Drückende Schmerzen in der Lebergegend. Diese Arznei passt bei Stauung oder Entzündung, Völle und Vergrößerung der Leber, bei subchronischen oder sogar akuten Fällen. Das rechte Hypochondrium ist gespannt und druckschmerzhaft.

Chelidonium hat Gallensteine geheilt. Therapeuten, die wissen, wie sie ein Mittel anwenden müssen, lindern eine Gallenkolik in wenigen Minuten. Wir haben Mittel, die auf die Ringfasern dieser kleinen Gallengänge wirken, dort zur Erweiterung führen und so die Gallensteine schmerzlos durchleiten. In einem Zustand vollkommener Gesundheit bilden sich natürlich keine Steine in der Galle, die in der Gallenblase gespeichert wird; öffnet sich aber der kleine Gallengang, bleibt ein kleiner Gallenstein, der sich in der Galle befindet, im Gang hängen. Er kratzt an der Schleimhaut dieser kleinen Röhre entlang, und dies führt zu einer Reizung. Wenn dieser Schmerz schießend, stechend wie von Messern, reißend, lanzinierend ist und nach hinten zum Rücken zieht, wird *Chelidonium* heilen. Nach dieser augenblicklichen Linderung wird der Patient sagen: „Oh, was für eine Erleichterung. Der Schmerz ist weg." Das Mittel hat den Spasmus gelöst, der enge Gallengang öffnet sich und der Stein passiert den Ductus choledochus communis. Jede Arznei, die aufgrund der passenden Symptomatik verordnet wird, wird Gallensteine heilen. Ein Patient, der im Bett liegt mit starker Fieberhitze, extremer Empfindlichkeit, der keine Berührung ertragen kann, vor Schmerzen schreit, ein rotes, heißes Gesicht und Gallensteine hat, wird durch *Belladonna* in 3 Minuten Linderung erfahren. Das Bild ist ein völlig anderes als bei *Chelidonium*. Auch *Natrium sulphuricum* und viele andere Arzneien haben Gallensteine in wenigen Minuten geheilt, wenn die Symptomatik übereinstimmt.

Atemwege

Nun zur Pneumonie, die überwiegend rechtsseitig auftritt oder sich vom rechten Lungenflügel zum linken ausbreitet. Die Rechtsseitigkeit der Lungenentzündungen ist bei *Chelidonium* sehr ausgeprägt, meist sind nur kleine Bereiche der linken Lunge betroffen. Die Pleura ist im Allgemeinen ebenfalls betroffen, daher kommt es zu stechenden, reißenden Schmerzen.

Anmerkung Exkurs

Ein Arzt wird nicht lange praktizieren müssen, bis er einen *Chelidonium*-Patienten bekommt, der mit hohem Fieber aufgerichtet im Bett sitzt, sich nach vorn auf die Ellbogen stützt und sich ganz ruhig hält, da seine Beschwerden sich durch Bewegung verschlechtern (wie *Bryonia*). All seine Schmerzen werden durch Bewegung extrem verschlechtert. Der Patient sitzt bewegungslos vor Schmerzen da; er kann sich nicht rühren, sich nicht umherbewegen. Der Schmerz wird sofort stechend, wie Messerstiche. Am nächsten Tag bemerkt der Arzt, dass seine Haut sich gelb verfärbt. Wenn sie ihn zu Beginn der Erkrankung sehen, können sie ihn mit *Chelidonium* heilen und eine Pneumonie verhindern. Die beschriebenen Beschwerden sind nicht ungewöhnlich bei Kindern, und höchst gewöhnlich bei Erwachsenen. Lassen sie sich nicht zu *Bryonia* verleiten. Sowohl *Bryonia* als auch *Chelidonium* haben eine heftige Verschlechterung durch Bewegung. Der *Bryonia*-Patient möchte auf der schmerzhaften Seite liegen oder auf dem Rücken, wenn die Pneumonie überwiegend den hinteren Teil des rechten Lungenflügels betrifft. Dem *Chelidonium*-Patienten geht es durch Druck und Bewegung schlechter. *Belladonna* hat ebenfalls extrem reißende Schmerzen in der rechten Lunge bei Pleuritis, aber bei *Belladonna* darf man diese rechte Seite nicht berühren, nicht darauf drücken. Der Patient muss auf der anderen Seite liegen und kann sich nicht bewegen. Der *Belladonna*-Patient erträgt keine Erschütterung des Bettes, denn er ist extrem bewegungsempfindlich. Ich erwähne diese drei Arzneimittel so ausführlich, weil sie einige Beschwerden gemeinsam haben. Die allgemeine Symptomatik ist jedoch unterschiedlich.
Der *Chelidonium*-Patient leidet an Husten mit Symptomen *in der rechten Brust*, Leberbeschwerden und Gemütssymptomen, die normalerweise auf diese zurückzuführen sind. Er erfährt eine heftige Verschlechterung durch Bewegung. Die Schmerzen bessern sich durch heiße Anwendungen. Der Schmerz erstreckt sich in den Magen und wird durch Hitze gebessert.

Magen

Geistes- und Gemütssymptome werden durch Essen gebessert. Der Patient hat ein Verlangen nach heißer Milch; heißen Flüssigkeiten. Warme Speisen bessern die Beschwerden der Leber, der Brust und des Magens. Galliges Erbrechen. Galliges Aufstoßen. Übelkeit und Aufstoßen während einer Angstattacke. Diese Beschwerden kommen gewöhnlich bei den zuvor beschriebenen Zuständen vor. Die Schmerzen scheinen, wenn sie heftig werden, auf den Magen zu schlagen und Erbrechen auszulösen. Sie werden durch heiße Anwendungen oder Speisen gebessert. Qualvolles Gefühl in der Magengrube. Anhaltender Magenschmerz, schlechter durch Bewegung und besser durch Aufstoßen. Konstriktionsgefühl und Empfindlichkeit in der Magengrube. Derlei Beschwerden werden alle durch Berührung verschlechtert und durch Essen gebessert. Anhaltender Magenschmerz, durch Essen gebessert. Zusammenziehender, kneifender Schmerz im Magen, besser durch Anziehen der Beine und Liegen auf der linken Seite, durch Essen.

Augen

Zum Arzneimittelbild von *Chelidonium* gehören viele Augenbeschwerden. Stechender Augenschmerz. Hornhauttrübung. Entzündungen. Augenschmerz, wie zerschlagen. Supraorbitalneuralgie, rechts. Das Mittel betrifft vorwiegend die rechte Seite.

Gesicht

Im Gesicht ist die Gelbfärbung das herausragendste Merkmal, danach kommt es zur schmutziggrauen Verfärbung. Blasses, schmutziggelbes Gesicht.

Kopf

Die Kopfschmerzen bei *Chelidonium* entstehen durch Hitze, im Gegensatz zu den Magen-, Leber- und Lungenbeschwerden, die ja durch Hitze gebessert werden. Die Kopfschmerzen verschlechtern sich durch Bewegung, Hitze, im warmen Zimmer, durch warme Anwendungen. Dies ist ein Unterschied zu inneren Beschwerden oder Allgemeinsymptomen. Zahlreiche Kopfschmerzen gehören zum Mittelbild. Periodische, gallige Kopfschmerzen mit Galleerbrechen. Sie entstehen nach Hitzeeinwirkung und Überhitzung und verschlechtern sich durch Bewegung. Der Patient möchte ganz still im dunklen Zimmer liegen. Die Kopfschmerzen bessern sich durch Erbrechen von Galle. Herkömmliche biliöse Migräne.

Rektum und Stuhl

Galliger Durchfall. Gelbsucht mit lehmartigen, blassen, fäkalen, wachsartigen Stühlen. Acholische Stühle. Helle Stühle. Fast weiße Stühle bei Kindern. Diarrhö abwechselnd mit Obstipation. Stühle braun, weiß, wässrig, mit grünem Schleim, dünn, teigig, hellgelb oder grau mit gelben Stellen.

Atemwege und Husten

Heiserkeit. Schmerz und Druckgefühl im Larynx beim Husten. Die Atemprobleme entstehen aufgrund der Lebersymptome, der Pneumonie und der Brustbeschwerden im Allgemeinen. Erschwerte Atmung mit kurzen Hustenanfällen. Kurze, beschleunigte Atmung. Angst, ersticken zu müssen. Erschwerte Atmung; Engegefühl über der Brust, als ob die Atmung verhindert würde. Es kommt auch zu nächtlichen, feuchten Asthmaanfällen. Diese treten bei jedem Wetterwechsel auf. Alle Atemwegsbeschwerden treten durch Wetterwechsel auf. Der Patient verträgt keine Wetterwechsel, er mag es weder zu kalt noch zu warm.
Rheumatische Beschwerden in Schultern, Hüften und Extremitäten durch Wetterwechsel. Husten zusammen mit Leber-, Lungen- und Brustsymptomen. Spasmodischer Husten. Der chronische Husten ist heftig, spasmodisch, trocken,

tritt anfallsweise auf. Spasmodischer Husten ohne Auswurf. Nachdem der Husten einige Zeit angedauert hat, kommt es zu wenig Auswurf. Wiederholte kurze Hustenanfälle. Kurze Hustenanfälle mit Auswurf von wenig grauem Schleim. Schleimrasseln; erschöpfender Husten.

Rücken und Extremitäten
In den Gliedmaßen kommt es zu rheumatischen und neuralgischen Schmerzen. Neuralgien der Extremitäten allgemein, zumeist heftig. Die Glieder fühlen sich schwer und steif an. Schlaffe Extremitäten. In einem späteren Krankheitszustand geht es dem Patienten immer schlechter, er bekommt ein schwaches Herz, schwache Zirkulation, gedunsene Glieder. Starke Ruhelosigkeit der Extremitäten. Zittern und Zucken der Glieder. Trägheit. Abneigung gegen Arbeit. Die Neuralgien betreffen gewöhnlich eher den Kopf und das Gesicht als die untere Körperhälfte oder die Extremitäten.

Fieber
Chelidonium ist wirksam bei heftigen Fieberanfällen, wie man sie bei Pneumonie mit Fieberfrost und Hepatitis findet. Es hat intermittierende Fieber geheilt, die nachmittags und abends auftraten.

Haut
Jucken der Haut. Ikterus. *Chelidonium* hat alte, eitrige Geschwüre geheilt.

China officinalis **Chin.**
Cinchona, Chinarindenbaum. *Rubiaceae.*

Allgemeines
Beginnen wir nun mit dem Studium von *Cinchona* oder *China*. Menschen, die aufgrund einer Malariaerkrankung viel an Neuralgien gelitten haben und durch wiederholte Hämorrhagien anämisch und krank geworden sind, entwickeln häufig Symptome, die nach diesem Mittel verlangen. *China* erzeugt eine allmählich zunehmende Anämie mit ausgeprägter Blässe und Schwäche. Es ist zuweilen angezeigt bei Plethorikern, aber dies ist eher die Ausnahme; sogar hier entwickeln sich Beschwerden in Richtung einer Kachexie, und dies wird durch die direkte Wirkung dieser Arznei verhindert. Im ganzen Körper kommt es zu einer allmählich sich steigernden Empfindlichkeit, einer allmählich zunehmenden Reizbarkeit der Nerven. Die Nerven dieser Patienten sind immer angespannt, sodass die Patienten fragen: „Herr Doktor, was ist bloß los mit mir? Ich bin so schrecklich nervös."
Überall kommt es zu windenden, reißenden, stechenden Schmerzen, in den Gliedern und am ganzen Körper. Und die Berührungsempfindlichkeit ist so stark, dass der Patient oftmals den genauen Verlauf der Nervenfasern beschreiben kann, z. B. der kleinen Nerven in den Fingern. So groß ist die Empfindlichkeit. Der *China*-Patient wird allmählich immer empfindlicher gegen Berührung, gegen Bewegung, gegen kalte Luft; er fröstelt an der frischen Luft. Die Schmer-

zen werden ausgelöst durch Aufenthalt im Wind, sowie durch kalte Luft und verschlechtern sich durch Bewegung und Berührung. Alte Malariaerkrankungen, die mit Chininpräparaten unterdrückt wurden; allmählich zunehmende Blässe, Blutlosigkeit, Kachexie, bis sich der Patient ständig erkältet, Leberbeschwerden und Magenverstimmungen bekommt; er wird von nahezu allem, was er tut, krank und elend. Er kann kein Obst essen, ohne Verdauungsbeschwerden zu bekommen; kann keine sauren Sachen essen. Er ist erschöpft, blass, wächsern, leidet an Schmerzen, wie man sie von Menschen her kennt, die mit Chininpräparaten behandelt werden, und bricht bei der geringsten Anstrengung in Schweiß aus.

Die Patienten bluten leicht, es kommt zu Blutungen aus allen Körperöffnungen, aus der Nase, dem Hals, dem Uterus. Nach den Blutungen setzen Beschwerden ein. Durch das ganze Mittelbild von *China* zieht sich zusammen mit den Blutungen als allgemeines konstitutionelles Zeichen eine Neigung zu Kongestion und auch zu Entzündungen. Entzündungen der blutenden Körperteile oder entfernter Teile. Eine Frau beispielsweise bekommt nach einem Abort eine Gebärmutterblutung, und ohne offensichtlichen Auslöser kommt es zu einer Entzündung der Gebärmutter oder der Lunge. Mit diesen Entzündungen geht eine starke Reizung der Gewebe einher, reißende Schmerzen, Muskelkrämpfe und schließlich Konvulsionen. Sie werden in einem solchen Fall kaum an ein anderes Mittel denken.

Secale ist die andere Arznei, die bei solchen Beschwerden eingesetzt wird, aber die beiden Mittel ähneln sich nicht. Die *Secale*-Patientin möchte abgedeckt sein und das Fenster geöffnet haben, sogar bei kaltem Wetter. Wenn eine *China*-Patientin, die in den Wehen liegt, jedoch einem Luftzug ausgesetzt ist, kann sie Konvulsionen bekommen. Mitten in den Wehen treten die Schmerzen auf und Konvulsionen setzen ein. Ein weiteres Merkmal der Entzündungen ist die rasche Entwicklung und Heftigkeit, das Gewebe wird schnell gangränös. Entzündungen nach Blutungen, die betroffene Stelle verfärbt sich sogleich schwarz.

Der *China*-Patient leidet an einer Blutfülle in den Venen. Es ist kein variköser Zustand, sondern eher eine Art Lähmung der Venenwände. Blutfülle in den Venen bei Fieber.

All diese Beschwerden entsprechen den Zuständen, wie wir sie bei Menschen mit schlechtem Gesundheitszustand finden, bei schwächlichen, empfindlichen Patienten und besonders bei empfindlichen Frauen. Empfindlichkeit gegen den Geruch von Blumen, gekochten Speisen oder Tabak. Schwach, schlaff, abgemagert, blass, mit schwachem Herzen, schwachem Kreislauf und Ödemneigung. Wassersucht zieht sich durch das gesamte Mittelbild; Anasarka und auch Hydrops von Körperhöhlen. Eine Besonderheit dieser Ödemneigung ist, dass sie nach Hämorrhagien einsetzt. Bei anämischen Patienten kommt es sofort nach dem Blutverlust zu Ödemen. Dies ist typisch für den *China*-Patienten.

Katarrhe können bei *China* an allen Schleimhäuten auftreten. Gastroduodenale Katarrhe, die in Ikterus enden. Chronische Leberbeschwerden mit Gelbsucht. Patienten, die lange Zeit unter dem Einfluss des Malariamiasmas gelebt haben. Schwach, empfindlich, anämisch. Diese Krankheiten kommen besonders im Süden und Südwesten der USA sowie entlang des Mississippi vor.

Periodizität wird als wichtigste Indikation für die Verwendung von *China* angesehen, aber das ist ein Fehler. Peridodizität ist das Symptom, für das die Schulmedizin Chinin verordnet. Bei *China* treten Beschwerden zwar auch periodisch auf, aber dies ist nicht ausgeprägter als bei vielen anderen Arzneien auch. Daher ist es nicht so oft angezeigt wie viele Behandler, die sich an eine routinemäßige Verordnung klammern, denken. Allopathen verordnen sofort Chinin, sobald Beschwerden periodisch auftreten. Dennoch ist Periodizität ein ausgeprägtes Merkmal für *China*. Schmerzen treten regelmäßig zur selben Tageszeit auf. Wechselfieber kehren regelmäßig wieder und verlaufen regelmäßig. Teil dieser Periodizität ist die nächtliche Verschlimmerung, die manchmal fast exakt um Mitternacht einsetzt. Beispielsweise Koliken, die regelmäßig um Mitternacht auftreten; vielleicht dauert es eine Woche, bis Sie darauf kommen, dass es sich um eine *China*-Kolik handeln könnte. Eine Patientin litt jede Nacht um 24 Uhr unter Koliken und Aufblähung des Abdomens. Nachdem sie mehrere Nächte stark gelitten hatte, heilte eine einzige Gabe *China* jede weitere Beschwerde. Nasenbluten setzt regelmäßig ein. Nächtliche Diarrhö. Zahlreiche schwallartige, schwärzliche, wässrige Stühle; nachts oder nur am Tage, oder nur *nach dem Essen*. Nach dem Essen kommt es zu einer allgemeinen Verschlechterung. Vergessen Sie nicht, dass es sich um einen fröstelnden Patienten handelt, der empfindlich ist gegen Zugluft, gegen Kälte, dessen Beschwerden nach Aufenthalt in kalter Luft einsetzen; er ist empfindlich gegen Berührung und Bewegung. Sein Gewebe ist extrem gereizt.

China ist bei Beschwerden in Folge von Verlusten von Blut oder anderen vitalen Flüssigkeiten indiziert, z. B. auch bei Personen, die durch sexuelle Exzesse krank wurden, durch Masturbation; Patienten, die dadurch schwach, müde und reizbar wurden. Schwäche und Kälte der Haut. Zucken und Rucken der Glieder. Ziehen und Krampfen in den Muskeln. Chronisch ruckende Bewegungen. Epileptiforme Konvulsionen. Paralytische Schwäche. Blutandrang zum Kopf. Klingeln in den Ohren. Schwarzwerden vor den Augen. Ohnmacht beim geringsten Anlass.

Geist und Gemüt

Dies ist das Bild der *China*-Kachexie, und wenn man diesen Zustand bedenkt, überrascht die Geistes- und Gemütsverfassung nicht. Es ist genauso, wie man sich diesen nervösen, empfindlichen Patienten vorstellt. Schwäche des Geistes. Unfähigkeit zu denken oder sich an etwas zu erinnern. Voller Ängste nachts. Furcht vor Tieren; Hunden; kriechenden Lebewesen. Der Patient möchte Selbstmord begehen, aber hat nicht den Mut dazu. Allmählich wird der Geist immer schwächer, er benutzt die falschen Ausdrücke oder setzt Wörter an die falsche Stelle. Er liegt nachts wach und schmiedet Pläne, theoretisiert, baut Luftschlösser, denkt an die wundervollen Dinge, die er eines Tages tun wird. Morgens wundert er sich dann, wie er so viele dumme Gedanken haben konnte. Nach dem Schlaf ist sein Geist klar und er betrachtet die Lebensumstände mit größerer Gelassenheit. Kann keine geistige Arbeit verrichten. Abneigung gegen Arbeit. Der Patient ist apathisch, gleichgültig, niedergedrückt, ruhig, kann nicht denken. Er kann seine Gedanken nicht kontrollieren, damit sie das

tun, was er möchte. Wie Sie sehen, handelt es sich dabei noch lange nicht um eine Geisteskrankheit.
Der Geistes- und Gemütszustand entwickelt sich nach einer Blutung. Schlaflosigkeit nach Blutverlust. Eine Frau beispielsweise litt nach einem starken Blutverlust Nacht für Nacht unter Schlaflosigkeit. Nach einem Blutverlust kann es zu Schwindel und Ohnmacht kommen. Dies ist eine natürliche Folge des Blutverlustes. Normalerweise jedoch verschwinden diese Beschwerden bei einer vernünftigen Ernährung nach ein paar Tagen wieder. Beim *China*-Patienten verschlechtern sie sich dagegen immer mehr. Nach einer heftigen Blutung bildet sich nicht wieder genügend Blut. Die Nahrung wird nicht assimiliert, der Schwindel dauert Tage und Wochen an. *China* wird die Ordnung wieder herstellen und die Beschwerden heilen.

Kopf und Schwindel

Kopfschmerzen kommen im Arzneimittelbild von *China* häufig vor. Kongestive Kopfschmerzen bei geschwächter Konstitution.; mit kalten Extremitäten und kaltem Schweiß am ganzen Körper. Reißende Kopfschmerzen. Drücken und Klopfen im Kopf. Die Kopfschmerzen setzen ein, sobald Zugluft an den Kopf kommt. Sie bessern sich im warmen Zimmer und verschlechtern sich durch Berührung, Bewegung, Kälte. Dies sind die Hauptmerkmale des *China*-Kopfschmerzes. Die geringste Berührung verschlechtert die Beschwerden. Aber merken Sie sich diese Ausnahme: *Starker Druck bessert* die Schmerzen des *China*-Patienten, aber leichter Druck verschlechtert.
Das Gewebe des Patienten ist überempfindlich; Empfindlichkeit entlang des Verlaufs der Nerven. Die Schmerzen werden durch Berührung und kalte Luft ausgelöst. Stiche im Kopf mit Pulsieren in den Schläfen, das mit den Fingern ertastet werden kann; harter Druck bessert, Berührung jedoch verschlechtert. Die Erschütterung und Bewegung beim Gehen verursachen Schmerzen im Kopf. Sogar das Drehen des Kopfes im Bett verschlechtert. Der Patient kann nicht in einem rüttelnden Fahrzeug fahren. Klopfender Kopfschmerz, schlechter durch Zugluft, im Freien, durch geringste Berührung; starker Druck bessert. Die Kopfhaut fühlt sich an, als ob stark an den Haaren gezogen würde; berührungsempfindliche Kopfhaut. Reichlicher Kopfschweiß. Kopfschmerzen nach sexuellen Ausschweifungen; Verlust vitaler Flüssigkeiten; schlechter nachts.

Augen

Kommen wir nun zu den Augenbeschwerden. Photophobie. Gelbe Skleren. Kalter Wind an den Augen führt zu Neuralgien, die durch Ruhe und Wärme gebessert werden. Nachtblindheit, Trübsichtigkeit. Sandgefühl in den Augen. Augenschmerzen schlechter durch Licht, besser im Dunkeln.

Ohren

Bei den Ohren und der Nase finden wir die gleiche Empfindlichkeit wie in den Augen; jedes noch so leise Geräusch schmerzt. Klingeln, Sausen, Summen und Singen, Zirpen wie von Grillen in den Ohren. Trockener Mittelohrkatarrh. Schwerhörigkeit ist nicht selten die Folge dieses Zustands. Die Beschwerden nehmen allmählich weiter zu, bis es zur völligen Taubheit kommt; die Ohrgeräusche halten lange Zeit an, nachdem der Patient die Fähigkeit verloren hat, Geräusche aus der Umgebung wahrzunehmen. Blutungen aus dem Ohr. Übelriechende, blutige, eitrige Absonderungen.

Nase
Häufiges Nasenbluten bei anämischen Patienten. Auch hier kommt es zu trokkenen Katarrhen. Trockener Schnupfen oder Fließschnupfen; Schnupfen, der nach Unterdrückung zu heftigen Kopfschmerzen führt. Gerüche verursachen Übelkeit. Geruchsempfindlichkeit gegen Blumenduft, den Geruch kochender Speisen, Tabak.

Gesicht
Das Gesicht des *China*-Patienten ist welk, eingesunken, gelblich, anämisch, kränklich. Im Fieber und manchmal auch im Froststadium wird das Gesicht rot, in der Apyrexie jedoch blass, kränklich und fahl. Gesichtsneuralgie; reißende, messerartig stechende Schmerzen bei den bereits genannten Modalitäten. Die Venen im Gesicht sind erweitert. Dies wird häufig im Fieber und im Schweißstadium bei *China*-Patienten im Wechselfieber beobachtet.

Mund und Zähne
Lockere Zähne, Zahnfleischschwellung. Zahnschmerz beim Kauen; die Zähne fühlen sich verlängert an. Zahnschmerz bei der geringsten Erkältung. Reißender Zahnschmerz bei stillenden Müttern, als ob die Zähne gezogen würden, sobald sie das Kind an die Brust legt. Exsudationen des Zahnfleischs. Schwärzliche Zähne und übler Geruch; Zahnfäule bei adynamischen Fiebern. Der Geschmacksinn ist extrem sensibel und übersteigert, nichts hat einen natürlichen Geschmack. Bitterer Mundgeschmack. Speisen schmecken bitter oder versalzen. Brennen wie Pfeffer auf der Zungenspitze. Trockenheit in Mund und Hals. Schlucken fällt schwer. Manchmal tritt bei *China*-Patienten Heißhunger auf, aber eine Abneigung gegen sämtliche Speisen ist ein ausgeprägteres Charakteristikum. Der *China*-Patient ist dem Essen gegenüber meist gleichgültig. So setzt er sich an den Tisch, das Essen schmeckt sehr gut und er isst, bis er satt ist. Aber es ist ihm eigentlich egal, ob er etwas zu essen hat oder nicht. Abscheu vor Speisen und großer Hunger. Hunger, trotzdem Appetitmangel. Gleichgültigkeit gegen Essen und Trinken. Nur während des Essens hat er etwas Appetit und der natürliche Geschmack für die Speisen kehrt zurück. Appetitlosigkeit. Abneigungen gegen alle Speisen; gegen Brot. Veränderlicher Appetit. Der Durst des *China*-Patienten weist eine Besonderheit auf, der Patient sagt: „Ich weiß, dass ich bald frösteln werde, denn ich habe jetzt Durst." Durst vor dem Frost, aber sobald der Frost einsetzt, ist der Patient durstlos. Wird ihm wieder warm, wird er wieder durstig; in der Zeit also, in denen die Zustände in einander übergehen, ist der Patient durstig, aber wenn der Frost beinahe verschwunden ist und ihm heiß ist, lässt auch der Durst nach und er möchte nur noch den Mund befeuchten. Aber sobald der Hitzeanfall verschwindet, trinkt er wieder riesige Mengen, und im Schweißstadium kann er *kaum genug Wasser haben*. Durst vor und nach dem

Frost und *Durst im Schweiß*, aber durstlos im Frost und in den Hitzeanfällen. Sie werden wahrscheinlich mehr Fälle von Wechselfieber mit *Ipacacuanha* und *Nux vomica* heilen, als mit *China*. Frost, Fieber und Schweiß sind bei *China* klar umrissen.

Magen
Der *China*-Patient bekommt Magenbeschwerden nach dem Essen von Fisch, Obst und durch Weintrinken. Das Abdomen ist beinahe zum Platzen aufgebläht. Die Patienten leiden aufgrund der heftigen Aufblähung unter andauerndem, lautem und heftigem Aufstoßen, das aber keine Erleichterung bringt. Bei *Carbo vegetabilis* kommt es schon durch leichtes Aufstoßen zu einer Besserung. Bei *Lycopodium* kann beides der Fall sein, mit Erleichterung oder ohne. Tympanitische Auftreibung von Abdomen und Magen bei schleichenden Fiebern. Der Patient kann sich aufgrund eines Wundheitsgefühls in den Eingeweiden nicht bewegen. Bluterbrechen. Manchmal kommt es nach den gastrischen Symptomen zu ödematösen Schwellungen der Extremitäten. Schluckauf. Übelkeit. Erbrechen, häufiges; von saurem Schleim, Galle, Blut; vorzugsweise nachts. Aufstoßen; schmeckt nach genossenen Speisen; bitteres; saures. Pulsieren und Rumpeln im Magen. Kältegefühl im Magen. Gärung nach dem Genuss von Obst. Hyperazidität des Magens. Magenbeschwerden nach Milch.

Rektum und Stuhl
Diarrhö. Reichliche, wässrige, schwärzliche Stühle. Gurgeln und Rumpeln im Abdomen. Stuhlgang sofort nach dem Essen und nachts. Zahlreiche Blähungen gehen ab. Diarrhö entwickelt sich allmählich. Die Stühle werden immer wässriger. Chronische Diarrhö mit Abmagerung und nächtlicher Verschlimmerung. *Petroleum* ist ebenfalls ein Mittel bei chronischer Diarrhö, allerdings mit Verschlimmerung tagsüber.

Weibliche Geschlechtsorgane
Bei männlichen *China*-Patienten tritt hauptsächlich im Bereich der Genitalien eine Schwäche auf, bei Frauen kommt es dagegen zu anderen Beschwerden. Bei *China*-Patientinnen mit Neigungen zu Gebärmutterblutungen können sich plötzliche, heftige Eierstockentzündungen bilden. Uterusblutungen. Uterusprolaps. Die Menses ist zu früh und überreichlich; schwärzlich, geronnenes Blut; Menstruationskoliken; Metrorrhagie. Schmerzen und Konvulsionen; die Konvulsionen setzen in der Mitte der Menstruation ein; Uteruskrämpfe während der Blutung; wehenartige Schmerzen; Klingeln in den Ohren; Schwarzwerden vor den Augen; die Patientin sinkt im Bett herab. Nach der Entbindung halten die Lochien zu lange an und sind überreichlich. Gesundheitliche Störungen durch zu langes Stillen; Zahnschmerzen; Gesichtsneuralgie.

Atemwege und Husten
Dyspnö mit Rasseln und Schleimansammlung in der Brust. Asthma. Druck in der Brust, wie durch einen heftigen Blutdandrang; heftige Palpitationen, blutiges Sputum, plötzliche Entkräftung. Trockener, erstickender Husten nachts;

profuse Nachtschweiße. Brustschmerzen, zunehmende Empfindlichkeit gegen Kälte und Wärme, Gesichtsröte mit kalten Händen.

Rücken und Extremitäten

Wunde Stellen entlang der Wirbelsäule. Reißende, zuckende Schmerzen in den Gliedmaßen, die durch Wärme und harten Druck besser und durch Berührung und Kaltwerden schlechter werden. Die Gliederschmerzen verschlechtern sich nachts. Schwäche der Knie, besonders beim Gehen.

Fieber

China heilt schleichende, remittierende oder intermittierende Fieberarten, Typhus- oder Malariafieber.

Chininum arsenicosum **Chin-ar.**

Chininarsenit.

Allgemeines

Chininum arsenicosum ist ein nützliches Mittel bei schwächlichen Konstitutionen; bei kalten, blassen, abgemagerten Patienten. Es heilt Beschwerden nach lang andauernden Eiterungen; nach Blutungen. Chronische Diarrhö, wenn Schwäche das hervorstechendste Merkmal ist. Völle in den Blutgefäßen. Sackartige Schwellungen und Ödeme. Abmagerung. Der Patient ist SCHLAFF (*Calcium carbonicum*), kann keine körperliche Anstrengung ausüben. Er fällt beim geringsten Anlass in Ohnmacht.

Die Beschwerden bei *Chininum arsenicosum* setzten vor allem nachts ein. Sie werden an der frischen Luft und beim Gehen im Freien schlechter. Zunehmende Anämie. Bleichsucht. Entzündete Körperteile werden schwarz. Der Patient ist empfindlich gegen Kälte und die meisten Beschwerden verschlechtern sich durch Kälte oder Kaltwerden. Erkältungsneigung. Es besteht ein Verlangen nach Wärme; nach warmen Speisen und Getränken. Dem Patienten geht es besser im warmen Zimmer. Er möchte sich hinlegen. Abneigung gegen Bewegung. Stechende und reißende Schmerzen. Periodizität ist bei dieser Arznei höchst ausgeprägt. Pulsieren am ganzen Körper. Der Puls ist beschleunigt, *schwach und unregelmäßig*. Beschwerden nach windigem, stürmischem Wetter. Der *Chininum arsenicosum* Patient ist empfindlich gegen Schmerz; *Berührung*. Viele Symptome verstärken sich im Schlaf; im Stehen. Zittern. Schwäche durch Gehen.

Geist und Gemüt

Gerät leicht in Zorn, weigert sich, zu reden oder Fragen zu beantworten. Sitzt stundenlang still da, ohne sich zu bewegen. Angst Tag und Nacht, aber schlechter abends; schlechter im Froststadium; Angst mit Furcht. Angst im Fieber; wird sogar wild. Angst beim Erwachen. Verlangt nach Dingen, die ihm egal sind, wenn er sie erhält. Furcht in der Nacht, dass etwas Böses über ihn kommt; vor Gespenstern. Kritisiert seine besten Freunde. Jammert. Geistesverwirrung morgens beim Aufwachen. Übermäßig gewissenhaft in Kleinigkeiten (*Silicea,*

Thuja). Delirium nachts; nach Blutverlust. Zahlreiche Wahnvorstellungen; fantastische; sieht schreckliche Bilder. Hochfliegende Phantasien. Verzweiflung im Froststadium, während Fieberhitze und anderer Leiden. Der Patient ist mit allem unzufrieden. Leicht entmutigt und zaghaft. Abgestumpft. Regt sich über Kleinigkeiten auf. Vergesslich. Anhaltender Gedankenzustrom; Gedankenüberladung nachts. Ungeduld während intermittierendem Fieber. Lebensüberdruss; Selbstmordneigung. Gleichgültigkeit gegenüber Vergnügen. Abneigung gegen Arbeit. *Reizbar* im Frost; beim Erwachen. Springt aus dem Bett im Fieber. Stöhnen im Fieber und im Froststadium. Gedächtnisschwäche. Leicht beleidigt. Ruhelosigkeit nachts und im Fieber. Ängstliche Ruhelosigkeit, treibt ihn aus dem Bett; treibt ihn zur Verzweiflung. Tiefe Traurigkeit, besonders im Fieber und im Frost, manchmal auch im Schweiß. Sentimental. Weinen. Überempfindlichkeit allgemein; gegen Geräusche. Gemütssymptome nach sexuellen Ausschweifungen und Flüssigkeitsverlusten. Abschweifende Sprache. Hochfahren beim Einschlafen, wie erschreckt. Liegt wie benommen da bei schleichenden Fiebern. Misstrauisch. Schüchtern. Frostschauer verschlimmern sich, wenn er daran denkt.

Kopf und Schwindel

Kopfschmerz schlechter durch geistige Anstrengung. Schwindel abends, mit Übelkeit; beim Gehen im Freien. Zerebrale Kongestion mit starker Hitze des Kopfes. Die Stirn wird kalt und schweißbedeckt. Konstriktionsgefühl des Kopfes. Starkes Klopfen in der Stirn. Schweregefühl im Kopf, morgens. Kopfbewegungen werden im Gehirn verspürt. Strömendes Gefühl im Gehirn, die rechte Halsseite und den Arm hinunter, der sich verdreht, schließlich Konvulsion. Heftige schießende Schmerzen im Kopf, hindern am Einschlafen. Schmerz im gesamten Kopf. Die Kopfschmerzen sind schlimmer morgens beim Erwachen und nachmittags, sie sind aber besonders stark in der Nacht. Nächtliche Kopfschmerzen. Kopfschmerzen werden durch kalte Luft ausgelöst. Die Kopfhaut ist empfindlich gegen Berührung, Haare kämmen und Haare hochbinden. Katarrhalischer Kopfschmerz. Der Kopfschmerz ist heftig im Fieber und im Frost und wird besser, wenn der Schweiß einsetzt; schlechter oder ausgelöst durch Kaltwerden. Heftiger Kopfschmerz bei Schnupfen; schlimmer bei Husten oder Erschütterung; nach dem Essen. Hämmernder Kopfschmerz. Kopfschmerz während der Menses. Geistige Anstrengung verschlimmert den Kopfschmerz. Nervöser Kopfschmerz. Kopfschmerz ausgelöst durch *Aufregung oder Lärm*. Anfallsweiser Kopfschmerz. Periodische Kopfschmerzen; alle zwei Wochen. Pulsierender Schmerz. Kopfschmerz schlechter durch Gehen. Neuralgischer Kopfschmerz, schlechter auf der linken Seite, besser durch Reiben. Schmerz wird tief im Kopf empfunden. Schmerz in der Stirn, vorwiegend auf der rechten Seite; im Hinterkopf nach Schlaf; an den Seiten des Kopfes abends; an Schläfen und Stirn, am Scheitel. Zerschlagenheitsschmerz am ganzen Kopf nach Fieber und nach Schlaf. Brennender Schmerz in der linken Hinterkopfregion, erstreckt sich morgens den Hals hinunter. Kopfschmerz berstend; drückend. Druck über den Augen. Drücken in Hinterkopf und Schläfen. Stechende und reißende Kopfschmerzen. Schweiß auf der Stirn. Beschwerden nach Entblößen des Kopfes in kalter Luft.

Augen

Augenentzündungen. Tränenfluss. Heftige Lichtscheu und Krämpfe der Musculi orbicularis. Reichlicher, heißer Tränenfluss. Großflächige Geschwüre an den Augen, schlechter von Mitternacht bis 3 Uhr. Skrofulöse Ophthalmie, schlechter um 1 Uhr. Flackern vor dem linken Auge. Augenschmerzen, nachts. Schmerz *brennend*, drückend. Eingefallene Augen. Trübsichtigkeit; *Schwachsichtigkeit*. Funkensehen.

Ohren

Ohrgeräusche; Dröhnen, Brummen, Klingen, Brausen, Singen. Stechende, brennende und reißende Ohrschmerzen. Gehör überempfindlich oder vermindert.

Nase

Chininum arsenicosum ist besonders hilfreich bei periodisch wiederkehrendem Schnupfen und häufigen Erkältungen der Nase, die einen Katarrh ständig aktiv halten. Fließschnupfen. Stockschnupfen. Schnupfen mit blutiger oder eitriger Absonderung. Trockenheit der Nase. Nasenbluten. Nase verstopft. Niesen. Exkoriierte Nasenwinkel.

Gesicht

Chlorotisches Gesicht. Lippen rissig; bläulich. Lippengeschwüre. Blasses, erdfahles Gesicht. Umschriebene Wangenröte mit bleichem Gesicht. Gesichtsfarbe kränklich; ikterisch. Ängstlicher Gesichtsausdruck. Die Gesichtsschmerzen, die durch *Chininum arsenicosum* geheilt werden, verschlimmern sich im Freien. Es sind brennende, reißende Schmerzen. Periodische Schmerzen. Schwellung der Submaxillardrüsen und der Parotis. Kalter Gesichtsschweiß. Ödematöse Gesichtsschwellungen.

Mund und Zähne

Brennende Geschwüre im Mund. Blutung der Mundschleimhaut. Rissige Zunge. Die Zunge ist *schwarz*, braun, weiß oder gelb. Trockenheit von Mund und Zunge. Hitzegefühl im Mund. Brennende, wunde Zunge; *wie roh*. Speichelfluss. *Schwellung von Zahnfleisch und Zunge*. Mundgeschmack schlecht, *bitter* beim Essen; fade, metallisch, salzig, *sauer*, süßlich. Bläschen auf der Zunge.

Nächtliche Zahnschmerzen, schlechter beim Aufeinanderbeißen der Zähne; durch Berührung; kalte Getränke. Die Schmerzen treten periodisch auf, sind ruckend, pulsierend, reißend, und bestehen seit einer Malariaerkrankung.

Hals

Chininum arsenicosum wird bei Diphtherie angewendet, wenn das Exsudat schwärzlich war und fauliger Mundgeruch auftrat. *Starker Halsschmerz beim Schlucken*. Kontraktionsgefühl des Halses. Trockenheit des Halses. Gangränöse Entzündung des Halses bei malignem Scharlach mit fauligem Mundgeruch. Hitzegefühl im Hals. Brennen im Hals. Stiche im Hals beim Schlucken. Schluckbeschwerden. Schwellung des inneren Halses. Andauerndes Räuspern.

Magen

Der Appetit des *Chininum arsenicosum* Patienten ist vermindert, oder aber es tritt Heißhunger auf. Kein Appetit auf das Frühstück. Starker Appetit, aber die Speisen schmecken nicht. Abneigung gegen reichhaltige und fette Speisen; *gegen Speisen allgemein*; *gegen Fleisch*. Der Patient hat ein Verlangen nach Wein, kalten Getränken, Saurem oder Süßem. Kältegefühl im Magen. Leeregefühl im Magen, besser nach dem Essen. Aufstoßen nach dem Essen; *bitter*; *sauer*; leeres oder von Speisen. Völlegefühl nach dem Essen. Sodbrennen. Gefühl eines schweren Gewichts im Magen nach dem Essen. Schluckauf. Der Patient neigt zu Verdauungsstörungen. Er kann keine Eier oder Fisch verdauen. Wasser schmeckt bitter. Übelkeit nach dem Essen; während Kopfschmerz. Magenschmerzen durch Husten; *nach dem Essen*. Brennende, krampfartige, drückende, stechende, reißende Magenschmerzen. *Wundheitsgefühl im Magen*. Würgen durch Husten. Starkes Durstgefühl abends, während des Schweißes; Durst auf kleine Schlucke im Fieber. Erbrechen nachts, beim Husten, nach dem Trinken, nach dem Essen, bei Kopfschmerzen; das Erbrochene ist *gallig*, *schwarz*, *blutig*, *schleimig*, *sauer*, wässrig. *Erbrechen von Speisen*. Übelkeit und Erbrechen, anschließend schläft der Patient ein. Plötzlicher Brechreiz um 2 Uhr.

Abdomen

Kältegefühl im Abdomen während des Frostschauers. *Auftreibung des Bauches* morgens, nach dem Essen; *tympanitisch*. *Aszites*. Vergrößerte Leber und Milz nach Malaria. *Flatulenz* bei Wechselfieber. Völlegefühl im Bauch. *Leberverhärtung*. Heftige, kolikartige Bauchschmerzen im Froststadium; bei Diarrhö; vor Stuhlgang; der Bauchschmerz wird gebessert durch Liegen auf dem Bauch. Heftiger Schmerz in der Lebergegend, im Hypogastrium, um den Nabel. Die Bauchschmerzen sind brennend, krampfartig, schneidend, reißend, wie wund, stechend. *Starkes Rumoren im Bauch* und Spannungsgefühl.

Rektum und Stuhl

Stuhlverstopfung mit harten, knotigen Stühlen. *Diarrhö* morgens, *nachmittags*, NACHTS, *nach Mitternacht*; nach kalten Getränken; durch Verkühlung; NACH DEM ESSEN; *durch Obst*; bei heißem Wetter. Dysenterie. Starke, übelriechende *Blähungen*. Blutungen aus dem After. Hämorrhoiden. Unwillkürlicher Abgang von Stuhl und Urin. Jucken des Afters. Feuchtigkeit um den After. Schmerz im After beim Stuhlgang; brennend; bei Diarrhö. Drückender, stechender Schmerz im After. Paralytische Schwäche des Rektums. Vergeblicher Stuhldrang. Der Stuhl ist biliös, *schwarz*, blutig, lehmfarben, *reichlich*, LIENTERISCH, übelriechend, *flüssig*, *wässrig*. Diarrhö bei Wechselfiebern.

Harnwege und Urin

Krampfartige Harnretention. Häufiger, erfolgloser Harndrang. Unwillkürlicher Harnabgang nachts; nach Stuhlgang. *Albuminöser*, *blutiger*, brennender, dunkler, *grünlicher*, blasser, reichlicher (nachts), übel riechender, *spärlicher* Urin; wird nach Stehen lassen trübe. Rotes und sandiges Sediment. Glukosurie. Klarer, wässriger Urin.

Männliche Geschlechtsorgane
Schwache Erektionen. Nächtliche Samenergüsse.

Weibliche Geschlechtsorgane
Jucken der Vulva. Exkoriierende, blutige, reichliche, übelriechende, dünne Leukorrhö; nach den Menses. Amenorrhö. Menses *reichlich*, *dunkel*, zu häufig, übel riechend, schmerzhaft, blass, verlängert. Unterdrückte Menstruation. Uterusblutungen. Uterusprolaps.

Atemwege und Husten
Katarrh von Larynx und Trachea. Rauheit, Wundheit des Kehlkopfs. Heiserkeit; raue Stimme. Die Atmung ist beschleunigt, *asthmatisch*, tief, rasselnd. Kurzatmigkeit. Dyspnö abends und nachts; im Liegen; mit Husten. *Erstickungsanfälle*; vormittags bei Tuberkulose; täglich um 9 Uhr. Der Patient muss während der Anfälle nach vorn gebeugt am offenen Fenster sitzen; jede andere Stellung verschlechtert seine Beschwerden. *Keuchen*. Pfeifende Atemgeräusche.
Husten *morgens*, nachmittags, *abends*, *nachts*; nach Mitternacht; asthmatisch. Der Husten wird ausgelöst durch tiefes Atmen, durch ein Völlegefühl in der Brust; Kitzeln in den Luftwegen; er verschlechtert sich *im Fieberfrost*; *im Fieber*; durch Bewegung; Sprechen. Husten trocken (nachts, im Fieber), erschöpfend, hackend, lockerer, spasmodischer, *erstickender* Husten. Reizung von Larynx und Trachea. Kurze Hustenanfälle. Reichlicher, blutiger, SCHLEIMIGER, übel riechender, *eitriger*, zäher, weißlicher Auswurf; schmeckt bitter, fade, salzig. Schwierige Expektoration.

Brust und Herz
Zusammenschnürungsgefühl in der Brust. *Brustbeklemmung*. Lungenblutung. Brustschmerzen, stechend beim Husten. Schmerzen in den Seiten der Brust. *Gefühl wie roh in der Brust*. Schwäche in der Brust. Schwäche der Atemmuskeln. Heftiger Schmerz im linken Brustbereich, wie mit einer glühend heißen Zange gepackt. Schmerz in der Gegend der 7. Rippe beim Einatmen.
Angstgefühl in der Brust, in der Herzregion. Angina pectoris mit Gedunsenheit. Stechende Herzschmerzen. *Herzklopfen*; ängstlich; *heftig*; schlechter durch geringste Anstrengung, Anlehnen an einen Stuhl. Gefühl, als würde das Herz aufhören zu schlagen. Voller Puls.

Rücken und Extremitäten
Kältegefühl im Rücken, nachts. Hautausschlag am Rücken. Rückenschmerz, im Fieberfrost. Schmerz in der Zervikalregion, am Schulterblatt, zwischen den Schulterblättern, in der Sakralregion, in der Wirbelsäule. Schmerz wie zerschlagen; reißend. Steifheit in der Zervikalregion. Schwaches Gefühl im Rücken. Wehtun der Wirbelsäule; wie wund.
Eiskalte Gliedmaßen; Kälte der Arme; *kalte Hände und Füße, kalte Knie, kalte Beine*. Wadenkrämpfe. Blaufärbung der Fingernägel. Hautausschlag an Armen und Beinen. Wundheit zwischen den Oberschenkeln. Schwere der Glieder, der Beine. *Chininum arsenicosum* hilft bei Folgen lang anhaltender Eiterungen des Hüftgelenks. Stechen

in den Gliedmaßen; in den Beinen. Taubheit der Gliedmaßen, Unterarme, Beine. Gänsehaut an den Beinen mit Frösteln. Die Handflächen sind heiß und trocken. Gliederschmerzen; rheumatisch (in den Gelenken). Gichtschmerzen. Schmerzen in Armen, Schultern, Knien; in allen Gliedern. Wandernde Gliederschmerzen. Schmerzhaftigkeit im linken Bizepsmuskel. Schmerzen in den Beugesehnen des linken Unterarms; in der radialen Seite nahe des Ellbogens. Brennen der Gliedmaßen; in den Füßen. Ziehender Schmerz in den Gliedmaßen; in den Armen; *Oberschenkeln*; *Knien*; Füßen. Stechender Schmerz in den Schultern; Oberarmen; *Hüften*; Oberschenkeln; Knien; Füßen. *Reißen in den Gliedmaßen*; den Armen; Schultern; Ellbogen; Handgelenken; Händen; *Fingern*; *Beinen*; *Oberschenkeln*; *Unterschenkeln*; Sprunggelenken, Füßen. *Ruhelosigkeit in den Gliedmaßen; den Unterschenkeln; Beinen; Füßen.* Steifheit der Gliedmaßen; Hände; Finger; Unterschenkel. Die Hände und Füße sind ödematös geschwollen. Zittern der Glieder; Hände; Beine. Schwäche der Glieder; *Beine*; Gelenke; Arme; *Knie*; *Oberschenkel.*

Schlaf

Der *Chininum arsenicosum*-Patient hat einen tiefen Schlaf. Schläfrig im Fieber. Er hat ängstliche Träume; vom Tod; von Unglück. Schreckliche, lebhafte, ärgerliche Träume. Er schläft spät ein, mit Ruhelosigkeit bis 3 Uhr. *Unruhiger Schlaf. Schläfrigkeit* nachmittags, abends. *Schlaflosigkeit*, vor Mitternacht. Der Schlaf ist unerquicklich. Er erwacht häufig; zu früh. Häufiges Gähnen.

Fieber und Schweiß

Chininum arsenicosum ist ein wirkungsvolles Mittel bei Wechselfieber. FIEBERFROST, morgens, *vormittags*, mittags, NACHMITTAGS, abends, nachts, um Mitternacht; *im Freien*; beim Gehen im Freien; im Bett. Verfrüht auftretender Frost. *Trinken verschlimmert den Frost.* Fieberfrost täglich oder jeden *zweiten* Tag. Heftiger *Schüttelfrost.* Frost wie kalte Wellen mit Gänsehaut am ganzen Körper. Besserung im warmen Zimmer; durch *äußere Wärme.* Nach dem Fieberfrost folgt hohes Fieber. Fieber ohne Frost nachmittags und abends. Fieber abwechselnd mit Frost. Brennendes Fieber. Der Patient ist die ganze Zeit fiebrig, aber schlimmer wird es in der Nacht. Trockene Hitze nachts. *Hektisches Fieber.* Hitze im Schlaf. Zuerst Frost, dann Hitze, dann Schweiß. Während der Fieberhitze möchte der Patient sich entkleiden.
Schweiß morgens, nachts; bei Angst; durch Husten; *mit Schwäche; bei geringster Anstrengung*; *nach Fieber*; durch Bewegung; *im Schlaf*; *nach dem Erwachen.* Der Schweiß ist KALT, REICHLICH, färbt die Wäsche gelb. Fieber durch Leben in feuchten Räumen. Malaria. Die Beschwerden des Patienten nehmen beim Schwitzen zu. *Fieber mit extremer Erschöpfung.*

Haut

Anästhesie der Haut. Brennen der Haut. *Die Haut ist kalt.* Bläuliche Verfärbung; blass; gelb; ikterisch (jeden Sommer). *Trockenheit der Haut.* Brennende Hautausschläge, Furunkel, Pickel. Urikaria nach Kratzen. Bläschen. *Ameisenlaufen.* Gänsehaut; juckend, brennend. *Empfindliche Haut*; Wundheitsgefühl. Feines Stechen auf der Haut. Ödematöse Schwellungen. Brennende, empfindliche, stechende Geschwüre auf der Haut.

Cicuta virosa Cic.

Wasserschierling. *Apiaceae/Umbelliferaae.*

Allgemeines

Dieses Mittel ist besonders aufgrund seiner Neigung zu Konvulsionen von Interesse. Es versetzt das gesamte Nervensystem in einen Zustand erhöhter Reizbarkeit, so dass bereits Druck auf einen Körperteil zu Konvulsionen führt. Die Konvulsionen erstrecken sich vom Zentrum zur Peripherie; der Kopf, das Gesicht und die Augen sind zuerst betroffen. Eine Aura, die im Magen verspürt wird, gibt eine Vorwarnung im Bezug auf die Konvulsion. Manche Beschwerden breiten sich von der Brust und speziell vom Herzen her aus; Rigor und Frostschauer beginnen in der Brust, mit Kältegefühl um das Herz; von dort aus erstrecken sich die Beschwerden in andere Körperteile. Die Konvulsionen beginnen oft an Kopf und Hals und erstrecken sich nach unten. Der gesamte Körper ist in einem solch angespannten Zustand, dass es nach einer Erregung wie ein Lauffeuer durch den gesamten Organismus zieht und die Konvulsionen verursacht. Jegliche Irritation in Hals oder Larynx erzeugt heftige Konvulsionen in diesen Bereichen. Beim Verschlucken einer Fischgräte, was normalerweise nur zu einer nadelstichartigen Empfindung führt, ist die Irritation so groß, dass ein Spasmus beginnt und sich auf andere Körperteile erstreckt. *Cicuta* war zusammen mit *Belladonna* früher ein Mittel gegen Tetanus und gegen die Krämpfe, die durch Splitter in der Haut oder unter den Nägeln verursacht wurden. Heutzutage sind die am häufigsten angezeigten Arzneien bei Nervenverletzungen *Ledum* und *Hypericum*.
Eine besondere Eigenheit einiger dieser Symptome ist ihre Ähnlichkeit zu Katalepsie. Es kann sich dabei um eine echte Katalepsie oder um einen ähnlichen Zustand handeln. Der Patient kann sich nicht mehr erinnern, was in dem Anfall geschehen ist oder was er gesagt hat. Er erkennt niemanden, aber wenn er etwas gefragt wird, antwortet er korrekt, um sich daraufhin wieder an nichts erinnern zu können. *Cicuta* reizt das zerebrospinale Nervensystem. Der Kopf ist nach hinten gezogen; Opisthotonus. Konvulsionen und Rigidität der Extremitäten. *Cicuta* hat Tetanus, Epilepsie und epileptiforme Konvulsionen geheilt. Bei heftigen Schmerzen, beispielsweise im Darm, kommt es zu konvulsiven Bewegungen und Krämpfen. Wenn der Magen verdorben oder verkühlt ist, oder wenn der Patient Ängste oder andere Gemütssymptome hat, setzen Konvulsionen ein. Der Patient ist extrem berührungsempfindlich, und eine Berührung oder gar Zugluft löst Konvulsionen aus. Die Konvulsionen breiten sich von oben nach unten aus, und dies ist das genaue Gegenteil von *Cuprum*. Die Konvulsionen von *Cuprum* breiten sich von den Extremitäten zum Zentrum hin aus; kleine Konvulsionen oder Krämpfe werden zuerst in den Fingern verspürt, dann in den Händen; später dann in der Brust und am ganzen Körper. Bei *Cicuta* erstrecken sich die kleinen Konvulsionen des Kopfes, der Augen und des Halses den Rücken hinunter in die Extremitäten, wo es zu heftigen Verdrehungen kommt. Die Konvulsionen von *Secale* dagegen beginnen manchmal im Gesicht.

Geist und Gemüt

Manchmal erkennt der *Cicuta*-Patient niemanden, aber wenn er berührt und angesprochen wird, antwortet er korrekt. Plötzlich kehrt sein Bewusstsein zurück und er erinnert sich nicht an das Geschehene. Er verwechselt die Gegenwart mit der Vergangenheit; hält sich für ein kleines Kind. Alles erscheint durcheinander und eigenartig. Er weiß nicht, wo er ist. Die Gesichter alter Bekannter kommen ihm unbekannt vor; er sieht sie an und fragt sich, ob es dieselben Leute sind, die er früher gekannt hat. Sein Haus und seine Familie erscheinen ihm fremd. Stimmen klingen eigenartig. Das Sehvermögen, der Geruchsinn und alle anderen Sinneswahrnehmungen sind gestört und wirr. Er ist verwirrt über sich selbst, über sein Alter und seine Lebensverhältnisse. Eine Frau verhält sich, nachdem sie einen kataleptischen Anfall gehabt hat, oft kindisch. Ein Mann denkt, er sei ein Kind und verhält sich auch so; er lacht kindisch, spielt mit Kinderspielzeug und hat andere kindische Verhaltenszüge. Der Patient glaubt, an einem fremden Ort zu sein, was ihm Angst bereitet. Er denkt mit Angst an die Zukunft. Geistige Abgestumpftheit; Gedanken- und Empfindungsverlust für eine gewisse Zeitdauer. Stunden- oder tagelanger Gedächtnisverlust, mit oder ohne Konvulsionen.

Ekstatische oder kataleptische Zustände gehen normalerweise in Konvulsionen über. *Natrium muriaticum* ähnelt *Cicuta* in gewisser Weise in den Gemütssymptomen; die *Natrium muriaticum*-Patientin läuft herum und verrichtet ihren gesamten Haushalt und andere Dinge und kann sich am nächsten Tag nicht mehr daran erinnern. *Nux moschata* ist ein anderes Mittel, bei dem es zu einem völligen Gedächtnisverlust bezüglich der Hausarbeiten kommt, eine völlige Gedankenzerstreuung.

Cicuta-Patienten haben eigenartige Nahrungsmittelverlangen, beispielsweise nach Kohlen und anderen merkwürdigen Dingen; aus ihrer Unfähigkeit heraus, zwischen Verdaulichem und Unverdaulichem zu unterscheiden, essen sie Kohlen und rohe Kartoffeln.

Die Patienten möchten allein sein; Abneigung gegen Gesellschaft. Singt, ruft, tanzt; spielt mit Kinderspielzeug, hüpft herum wie ein Kind. Liegt jammernd und wimmernd im Bett. Starke Aufregung; das Kind greift erschreckt nach der Kleidung von Umstehenden. Dies kommt häufig vor den Konvulsionen vor; panische Angst steht ihm ins Gesicht geschrieben, aber nach dem Krampfanfall können sie sich an die Angst nicht mehr erinnern. Der angstvolle Zustand kommt, nachdem der Anfall eingesetzt hat, noch bevor die Konvulsionen eingesetzt haben. Zwischen den Konvulsionen ist der Patient ruhig, sanft, gutmütig und nachgiebig; ganz im Gegenteil zu den Konvulsionen bei *Strychninum* und *Nux vomica*. Die Konvulsionen bei *Nux vomica* betreffen den ganzen Körper und werden durch Berührung und Zugluft verschlechtert, der Körper verfärbt sich blau und dunkelrot, aber zwischen den Konvulsionen ist der Patient sehr reizbar. Natürlich können Sie dies nicht beobachten, wenn der Patient von einer Konvulsion in die nächste gerät; aber wenn die Konvulsionen vorüber gehen, ist der Patient sehr reizbar. Der *Cicuta*-Patient ist außerhalb der Konvulsionen voller Trauer, Angst und düsterer Stimmung, sorgt sich um die Zukunft; traurige Geschichten ergreifen ihn zutiefst; er ist pessimistisch. Er fürchtet sich vor

Gesellschaft, möchte allein sein. Er ist argwöhnisch und menschenscheu; er verachtet andere. Selbstüberschätzung; *Cicuta* gleicht hierin *Platinum*, aber es gibt keine weiteren Gemeinsamkeiten der beiden Arzneimittel. Voller Furcht; Schreck löst Konvulsionen aus wie bei *Opium*, *Ignatia* und *Aconitum*.

Kopf und Schwindel

Zahlreiche Schwindelsymptome. Das gesamte Sensorium ist heftig erregt. Alles dreht sich wie im Kreis. Schindel beim Gehen, glasige Augen usw. Beschwerden nach Kopfverletzungen. Oftmals treten im Bereich der Verletzung keine Symptome auf; es kann eine Kompression des Gehirns vorliegen, aber alle Schmerzen betreffen andere Körperbereiche; Ziehen und Krämpfe in den Muskeln. Gehirnerschütterung und nachfolgende chronische Beschwerden, besonders Krämpfe. Halbseitenkopfschmerz; der Patient muss ruhig sitzen. Kopfschmerz mit dem Gefühl, als wäre das Gehirn beim Gehen lose im Kopf. Wenn der Patient über den genauen Schmerzcharakter nachdenkt, verschwindet der Schmerz. *Cicuta* hat zerebrospinale Meningitis mit Konvulsionen geheilt, die durch Bewegung verschlechtert wurden; gleichzeitig trat Fieber auf und fleckige Haut. Gemütssymptome und Kopfbeschwerden nach Verletzungen. Bevor sich eine zerebrospinale Meningitis entwickelt, sitzt der Patient da und redet, als ob nichts wäre; dann aber kommt er blitzschnell in einen anderen Zustand, in dem er niemanden mehr erkennt; er stolpert über seine Beine, wird ins Bett gelegt, und obwohl er Fragen richtig beantwortet, verbleibt er in einem halbbewussten Zustand, in dem er niemanden erkennt. Dieser Zustand kann in einen Krampfanfall übergehen. Der Kopf wird krampfartig nach hinten gezogen; der Kopf zuckt nach hinten; die Krämpfe beginnen im Kopf und erstrecken sich nach unten. Heftige Stöße in Kopf, Armen und Beinen. Der Kopf ist heiß, die Extremitäten kalt, wie bei den Konvulsionen von *Belladonna*. Schweiß auf der Kopfhaut im Schlaf. Das Kind rollt mit dem Kopf von einer Seite zur andern. Hitze des Kopfes.

Augen

Konvulsive Augenbeschwerden; die Pupillen sind erweitert und starr. Der Patient liegt unbeweglich auf der Stelle, mit starren, fixierten, glasigen, nach oben gedrehten Augen (wie *Cuprum*). Strabismus könnte der einzige Spasmus sein, an dem ein Kind aufgrund einer zerebralen Irritation leidet. Jedes Mal, wenn sich das Kind erschreckt, fängt es an zu schielen; auch bei Berührung oder wenn es sich erkältet, nach einem Sturz auf den Kopf oder auch periodisch kommt es zu Strabismus.

Nase

Die Nase des *Cicuta*-Patienten ist berührungsempfindlich. Berührung und Erschütterung rufen Beschwerden hervor; daher ist *Cicuta* so nützlich und ist oft das erste Mittel bei Verletzungsfolgen mit Irritabilität und Überempfindlichkeit der verletzten Teile.

Gesicht

Beschwerden durch Rasieren; *Cicuta* ist hilfreich bei Hautausschlägen im Bartbereich; Bartflechten; massive Ausschläge im gesamten Bartbereich. Hautausschläge

an den Wangen, wie ein Ekzem. Schwellung der Submaxillarlymphknoten. Erysipelatöse Hautausschläge.
Cicuta ähnelt *Conium* in seiner Eigenschaft, dass sich um die Lider und Lippen schon bei geringem Druck eine Verhärtung bildet. *Cicuta* hat Lippenepitheliome geheilt.

Hals
Die Halsbeschwerden von *Cicuta* sind überwiegend krampfartig. Nach Verschlucken einer Fischgräte, die in der Speiseröhre hängen bleiben, kommt es zu Krämpfen. Nach der Einnahme von *Cicuta* werden die Spasmen nachlassen und die Gräte kann entfernt werden. *Cicuta* ist hilfreich bei Halsverletzungen, die mit heftigem Würgen einhergehen, welches eine Untersuchung unmöglich macht.

Brust und Herz
Kältegefühl, Krämpfe in der Brust. Gefühl, als würde das Herz aufhören zu schlagen.

Rücken und Extremitäten
Krampfartige Rückenbeschwerden. Opisthotonus. Alle Beschwerden der Gliedmaßen haben einen krampfartigen Charakter.

Cimicifuga racemosa — Cimic.
Actea racemosa; Traubensilberkerze, Wanzenkraut, Schwarzer Kohosch. *Ranunculaceae*.

Allgemeines
Dieses Heilmittel wurde bislang nur spärlich geprüft, dennoch birgt es ein paar nützliche Aspekte in sich. Anhand seiner Prüfung können wir ersehen, dass es Ähnlichkeit mit einigen Erkrankungen aufweist, die besonders bei Frauen auftreten, und zwar namentlich bei hysterischen und rheumatischen Zuständen. Die Patientin fröstelt immer, Kälte macht ihr schnell zu schaffen. Sie ist empfindlich gegen feuchtkaltes Wetter, welches einen rheumatischen Zustand hervorruft. Dieser Rheumatismus tritt überall im Körper auf, nicht nur in Muskeln und Gelenken, sondern sogar entlang den Nervenbahnen. Die rheumatischen Beschwerden treten zusammen mit einer allgemeinen nervösen Störung auf, einem Mangel an geistiger Ausgeglichenheit oder schweren Störungen im Bereich des willkürlichen Nervensystems. Dies sind die einer Hysterie zugrunde liegenden Merkmale. Mit den Schmerzen kommt es gleichzeitig zu einem Wundheitsgefühl im ganzen Körper. Zittern, Taubheitsgefühl und Zucken der Muskeln. Die Patientin hat die willentliche Kontrolle über die Körpermuskulatur verloren. Das willkürliche Nervensystem ist sozusagen in Aufruhr, einhergehend mit Steifheit.
Erkältungsneigung, wodurch es zu Überempfindlichkeit an Drüsen und größeren Organen wie Leber und Uterus kommt. Beschwerden in diesen Organen

werden wie bei *Dulcamara* durch kaltes, feuchtes Wetter und durch Kaltwerden ausgelöst. Die Patientin ist überall empfindlich gegen Kälte, ausgenommen am Kopf. Durch Kälte verschlimmern sich sowohl lokale Beschwerden als auch das Allgemeinbefinden. Kopfschmerzen jedoch werden an der frischen Luft und durch Kälte gelindert, was eine Ausnahme betreffen eines Lokalsymptoms darstellt, denn das **allgemeine** Merkmal ist Verschlimmerung durch Kälte.
Die körperlichen Beschwerden wechseln sich mit einem furchtbaren Gemütszustand ab, einem Zustand überwältigender Traurigkeit oder Schwermut. Die Patientin ist gramgebeugt, sitzt da und bläst Trübsal, ist in traurige Gedanken versunken wie *Psorinum* und *Pulsatilla*. Dies kann augenblicklich wieder vorübergehen, durch Bewegung, Furcht, Erregung oder Kälte wird er hervorgerufen oder verstärkt. Häufig tritt ***muskuläre Schmerzhaftigkeit in Form eines Zerschlagenheitsgefühls am ganzen Körper*** auf, mit Ziehen und Zucken in den Muskeln. Dies lässt urplötzlich nach und hinterlässt ein vormals nervöses, hysterisches Mädchen in einem Zustand von Traurigkeit, in dem sie nur noch schweigend herumsitzt. Auf Nachfrage wird sie vielleicht in Tränen ausbrechen oder auf andere Weise ihre überwältigende Traurigkeit zum Ausdruck bringen. Auch bei den Kopfschmerzen kommt es zu ausgeprägter Traurigkeit. Stimmungsschwankungen. Die physischen und die psychischen Symptome verändern sich ständig, es besteht eine Veränderlichkeit sämtlicher Symptome. Das Muskelzucken dieser hysterisch-rheumatischen Konstitutionen hat die Ärzte eine Ähnlichkeit zu Chorea erkennen lassen. Der Rheumatismus kann innerhalb nur eines Tages in Veitstanz übergehen, jedoch können die choreatischen Bewegungen auch zusammen mit der Schmerzhaftigkeit der Muskeln fortbestehen. Muskelzucken, Schmerzhaftigkeit und Taubheitsgefühl treten oftmals gemeinsam auf.
Es gibt bestimmte Eigenschaften hinsichtlich der Chorea, die man sich merken sollte. Muskelzucken durch starke Emotionen oder Kaltwerden. Druck auf ein beliebiges Körperteil löst an dieser Stelle ein Zucken der Muskeln aus. Eine nervöse, rheumatische, hysterische Patientin muss nicht unbedingt ständig an Chorea leiden. Sobald sie sich aber nachts zur Ruhe begibt, beginnt **die gesamte Seite, auf der sie liegt, zu Zucken und verhindert so das Einschlafen.** Wenn sie sich auf den Rücken dreht, zuckt die Rücken- und Schultermuskulatur und macht das Einschlafen unmöglich. Dreht sie sich dann auf die andere Seite, fangen dort bald die Muskeln, auf die nun der Druck ausgeübt wird, an zu zukken. Dies macht sie so ruhelos und nervös, dass es sie beinahe in den Wahnsinn treibt. Ihr Geist ist mit allen erdenklichen Einbildungen beschäftigt, der Körper wird von innerer Unruhe geplagt, zumal es keine Position gibt, in der sie Ruhe finden kann. Manchmal sind die Muskeln so schmerzhaft, dass sie überhaupt nicht liegen kann; zuweilen ist es ein Taubheitsgefühl, dann wieder ein Muskelzucken. Dies sind eigentümliche Symptome, aber sie betreffen die gesamte Patientin, den Organismus im Allgemeinen, nicht nur einen Körperteil.

Geist und Gemüt

Voller Furcht, Angst und Ruhelosigkeit. Todesangst, Erregung, Misstrauen: „Will nicht einmal die Medizin einnehmen, denn irgendetwas scheint nicht in

Ordnung damit zu sein". Bei *Cimicifuga* finden wir Manie, wie sie bei nervösen, hysterischen Frauen auftritt, und das Mittel hat Wochenbettpychose geheilt. Wochenbettpsychose durch Kaltwerden während oder kurz nach der Entbindung. Dieses Heilmittel wirkt wie gesagt besonders gut bei Frauen, denn seine Symptome treten häufig in Verbindung mit Frauenleiden auf. Ein wichtiges Merkmal sind Gemütsbeschwerden, die auf das Verschwinden von Rheumatismus folgen. Der Rheumatismus bessert sich, aber die geistige Verfassung wird schlechter. Manchmal vergeht der Rheumatismus kurzfristig, ohne dass das Gemüt beeinträchtigt wird. Dies ist beispielsweise der Fall, wenn Diarrhö eingesetzt hat, mit starker Wundheit und Schmerzhaftigkeit in den Därmen, oder weil eine Uterusblutung Linderung gebracht hat. Es muss zu irgendeiner Erleichterung kommen, ansonsten wird, wie bei *Abrotanum,* eine ernsthafte Störung auftreten. Es muss zu einer Ausscheidung kommen, und die Menstruation oder eine Diarrhö bringen eine Linderung mit sich. Andernfalls wird das Gemüt in Mitleidenschaft gezogen, die Patientin wird schwermütig oder es kommt zu heftiger geistiger Erregung. Es gibt ein Symptom, dass sehr gut die von mir angesprochene Traurigkeit beschreibt: „Gefühl wie eingehüllt von einer schwarzen Wolke, die sich über sie gesenkt hat", während es ihr zur selben Zeit wie Blei auf dem Herzen lag. Dies ist ganz bildlich gemeint. Man könnte es mit dem Wort „Traurigkeit" ausdrücken. „Melancholie", „düstere Stimmung", „Niedergeschlagenheit" usw. ziehen sich durch das gesamte Mittelbild, aber der Ausdruck „Traurigkeit" beschreibt diesen Zustand am umfassendsten.

Kopf und Schwindel

Rheumatische Kopfschmerzen. „Wundes, zerschlagenes Gefühl im gesamten Kopf." „Zerschlagenes Gefühl im Hinterkopf. „Wundes, zerschlagenes Gefühl im Scheitel, als ob dieser wegfliegen wolle." „Gefühl, als ob kalte Luft auf das Gehirn bläst." Dennoch bessern sich die meisten dieser Kopfschmerzen durch Aufenthalt in kalter Luft. „Kopfschmerz ausgelöst durch Erkälten, Wetterwechsel, kaltes, feuchtes Wetter." Die Kopfschmerzen von *Cimicifuga* sind sehr zahlreich. Drückender Kopfschmerz. Viele der Kopfschmerzen sind intensiv und werden beschrieben, als würde ein Bolzen durch den Kopf bis in das Genick hinab getrieben. Wundheitsgefühl im Nacken. Schmerz im Nacken. Hysterische Mädchen bekommen häufig *Schmerz im Nacken.* Während des Kopfschmerzes sind die Augäpfel sehr schmerzhaft, insbesondere beim Drehen der Augen in eine Richtung. „Schmerz in den Augen, Schmerz wie zerschlagen im Kopf." „Schmerzhaftigkeit im Abdomen; wund und zerschlagen." „Wechsel von Diarrhö und Obstipation." „Diarrhö und körperliche Beschwerden wechseln sich ab."

Weibliche Geschlechtsorgane

Kommen wir nun zu den weiblichen Genitalien, die den Mittelpunkt für einen Großteil der Beschwerden dieses Heilmittels bilden. Routineverordner pflegen von *Cimcifuga* zu sagen, dass es die Entbindung erleichtert. Dies lässt sich aber legitimerweise von keinem Heilmittel behaupten, und derlei Redensarten ermutigen nur zu routinemäßigen Verordnungen. Tatsache ist aber, dass wenn dieses Heilmittel schwangeren Frauen in Übereinstimmung mit ihren Symptomen verabreicht wurde, damit tatsächlich die Niederkunft erleichtert werden konnte. Aber die Art und Weise, auf die es verabreicht wurde, war routinierte Anwendung; es wurde als Tinktur oder in der 2. oder 3. Potenz, selbst wenn es nicht indiziert war, so lange gegeben, bis die Patientin schließlich unter dem Einfluss des Mittels stand, weil es keine Ähnlichkeit zu dem Fall hatte. Aber ein homöopathischer Arzt praktiziert niemals auf diese Weise. Ein Heilmittel passt zu einem allgemeinen Beschwerdebildes, wenn die Symptome dieses allgemeinen Zustandes in dem Heilmittel wiedergefunden werden können. Merken Sie sich, dass es nur dann das passende Mittel ist, wenn *alle Symptome übereinstimmen.* „Schmerz in der Uterusregion, von einer Seite zur anderen schießend." „Herabdrängender und nach außen drückender Schmerz." Dieses herabdrängende Gefühl, in Verbindung mit den anderen allgemeinen Beschwerden, die die *Cimicifuga*-Patientin als Ganzes betreffen, deutet darauf hin, dass es ein sehr nützliches Heilmittel für *Gebärmuttervorfall* ist. Erschlaffung in diesen Bereichen gehören zur Pathogenese des Mittels. Denken Sie nicht, dass unsere Heilmittel nicht in der Lage wären, diese Zustände zu heilen, *wenn die Symptome passen.* Wahr ist, dass ein Heilmittel den Prolaps heilt, wenn die Symptome passen, *sonst nicht.* Wenn es zu der Patientin als Ganzes passt, wird das herabdrängende Gefühl verschwinden, die Patientin wird sich wieder wohl fühlen und die Untersuchung wird schließlich zeigen, dass sich der Zustand der Gebärmutter normalisiert hat. Sie können nicht alleine für den Prolaps eine Verordnung machen, Sie müssen für die Frau verschreiben. Sie können nicht für ein einzelnes Symptom verschreiben, weil es vermutlich fünfzig andere Heilmittel mit ebendiesem Symptom gibt.

Bei diesen Frauen mit hysterischer, rheumatischer Konstitution finden wir viele Menstruationsbeschwerden. Unregelmäßigkeiten der Monatsblutung. Diese kann zu reichlich, unterdrückt oder zu spärlich sein. Starker Schmerz während der Menses. *Je stärker die Blutung, desto heftiger ist der Schmerz.* Dies ist wiederum sehr außergewöhnlich. Normalerweise lindert die einsetzende Monatsblutung den Schmerz, aber bei diesem Heilmittel dauern die Schmerzen *während der Blutung* an. Für gewöhnlich kommt es zu Beginn der Monatsblutung zum heftigsten Schmerzanfall, bei einigen Frauen außerdem gleich nachdem die Blutung nachgelassen hat. Bei jeder Frau finden sich eigene Gesetzmäßigkeiten. Bei diesem Heilmittel gilt, dass die Leiden *während der Monatsblutung am stärksten* sind. Die schlimmsten Gemütssymptome, die heftigsten rheumatischen Beschwerden, das stärkste Zucken und Krampfen der Glieder und die Schlaflosigkeit treten während der Monatsblutung auf. Während den Menses kommt es auch zu epileptischen Krampfanfällen. Alle möglichen Nervenleiden. Schmerzhaftigkeit entlang der Nervenbahnen, in Muskeln oder Gelenken während der Menstruation. Die Gemütssymptome nehmen zu. Die Patientin ist kalt und fröstelig, muss sich warm anziehen oder in eine Decke einwickeln. „Rheumatisch bedingte Dysmenorrhö." „Schmerzhaftigkeit des Uterus und der Ovarregion." „Lahmes, zerschlagenes Gefühl überall; schmerzhafte Menstruation". Irgendjemand hat dieses Beschwerdebild einmal als „rheumatische Dysmenorrhö" bezeichnet, kein schlechter Name.

Viele Symptome treten auch während der Schwangerschaft auf. Das Mittel heilt alle möglichen Zustände bei diesen Frauen mit nervöser, rheumatischer, zappeliger Konstitution und Muskelzuckungen. Der Wechsel von Beschwerden ist dabei so bezeichnend, dass alternierende Zustände als in der Natur des Falles liegend angesehen werden können. Meist werden Sie feststellen, dass mit der Schwangerschaft zwar alle übrigen Beschwerden vergangen sind, es nun aber zu Übelkeit kommt. In all den Jahren hatte sie unter ihrer hysterischen Konstitution zu leiden, aber nun, da sie schwanger ist, ist ihr nur noch übel. Wenn eine Symptomgruppe sich extrem verschlimmert, klingen andere Symptome wiederum temporär ab, und so wechseln die Beschwerden ständig – wie bei *Pulsatilla.* Die Symptome müssen in ihrer Gesamtheit aufgenommen werden, um ein Bild der Patientin zu bekommen. Eine Frau mag Sie heute mit der einen Gruppe von Symptomen aufsuchen, in ein paar Wochen kommt sie vielleicht mit einer gänzlich anderen Gruppe wieder. Für diese Fälle ist es sehr schwierig, eine Verordnung zu treffen, und manchmal muss man die Symptome ein Dutzend mal aufnehmen und sie dann alle zu einem einzigen Bild zusammenfügen, als wären sie alle an einem Tag aufgetreten; erst dann können Sie eine Verschreibung machen. Hysterische Patienten sind aufgrund ihrer wechselnden Symptome und weil sie den Hang haben, den Doktor irrezuführen, schwer zu behandeln.

„Schaudern in der ersten Wehenphase." „Hysterische Reaktionen während der Wehen." Die Wehen vergehen vollständig oder sind so unregelmäßig, dass sie erfolglos bleiben. Der Muttermund öffnet sich nicht. Sobald aber regelmäßige Wehen einsetzen, kommen einige wichtige Symptome hervor. Eine Wehe beginnt und scheint befriedigend zu verlaufen; sie war zwei Drittel der Zeit regelmäßig und anhaltend, doch plötzlich schreit die Patientin auf und greift sich an die Hüfte – der Schmerz ist vom Uterus zur Hüfte gewandert und ruft dort einen Krampf hervor. Sie muss massiert und in eine andere Lage gedreht werden. *Cimicifuga* reguliert die Wehentätigkeit so, dass die nächste Wehe, die einsetzt, bis zum Ende fortbesteht. Die Frau ist während des Geburtsvorgangs emotional sehr beeinflussbar. Wenn sie irgendwelchen Emotionen ausgesetzt wird, z.B. dadurch, dass eine bewegende Geschichte im Raum erzählt wird oder wenn irgendetwas Aufregendes geschieht, hören ihre Wehen auf. Und wenn sie die Entbindung hinter sich gebracht hat, dann wird durch diese emotionale Labilität der Wochenfluss aufhören, gerade so, als hätte sie sich erkältet; sie bekommt Krämpfe und beschwerliche Nachwehen, der Milchfluss versiegt, sie fühlt sich überall wund und zerschlagen und bekommt Fieber.

Cimicifuga sollte mit *Caulophyllum* verglichen werden, welches die folgenden Symptome aufweist: Schwäche der weiblichen Fortpflanzungsorgane. Sterilität oder Abort in den ersten Schwangerschaftsmonaten als Folge von Schwäche. Während der Niederkunft sind die Kontraktionen des Uterus zu kraftlos, um den Fetus auszutreiben, sie sind nichts als eine Qual für die Patientin. Wehenartige Schmerzen während der Menstruation, mit ziehenden Schmerzen in Oberschenkeln und Beinen, und sogar in Füßen und Zehen. Uterusblutung durch Untätigkeit der Gebärmutter. Erschlaffung der Muskeln und Bänder des Uterus. Schweregefühl im Uterus oder sogar Prolaps. Subinvolution. Wundmachende Leukorrhö. Menses zu früh oder zu spät. Die *Caulophyllum*-Patientin ist im Gegensatz zu *Pulsatilla* sehr empfindlich gegen Kälte und möchte sich warm anziehen. Sie ist hysterisch, wie *Ignatia*. Sie ist verdrießlich und besorgt. Es besteht Rheumatismus, wie bei *Cimicifuga*, wobei jedoch eher die kleinen Gelenke betroffen sind. Später leidet sie an Nachwehen, welche in der Leistengegend gespürt werden. Rheumatische Steifheit des Rückens und sehr empfindliche Wirbelsäule. Die *Caulophyllum*-Patientin ist schlaflos, ruhelos und alles in allem sehr leicht erregbar. Dieses Heilmittel hat Chorea in der Pubertät geheilt, wenn die Menstruation verspätet eingesetzt hat.

Herz

Es überrascht nicht, dass bei so emotional erregbaren Wesen wie *Cimicifuga* ein jagender, schneller Puls und unregelmäßige Herztätigkeit besteht. Aber viele der auffallendsten hysterischen Merkmale sind vorhanden, ohne dass die Herztätigkeit in irgendeiner Form beeinträchtigt ist. „Gefühl in der Herzgegend, als ob das Herz wund und vergrößert wäre."

Rücken und Extremitäten

„Hinterkopf und Genick schmerzhaft." Der Kopf ist durch *Kontraktionen der Nackenmuskeln* nach hinten gezogen. *Heftige Schmerzen den Rücken hinab.* Rheumatismus im Rücken. Wegen der verspannten Rückenmuskulatur ist es der Patientin unmöglich, auf dem Rücken zu liegen. Sie kann auch nicht auf der Seite liegen aufgrund der verkrampften, zuckenden Muskulatur. „Taubheitsgefühl der Glieder. Zittern. Wundheitsgefühl."
Die Nervensymptome sind nichts anderes als eine Wiederholung dessen, was ich bereits erwähnt habe. „Hysterische Spasmen. Konvulsionen. Zittern der Beine; kaum in der Lage, zu Gehen." Das Taubheitsgefühl ist von der Art, wie sie bei Paralyse auftritt. Paralytische Schwäche.
Die besten Wirkungen wurden mit den 30., 200., 1000. und noch höheren Potenzen erzielt, sowie durch der Verabreichung der Arznei in einzelnen Gaben. Einige seiner Zustände haben Ähnlichkeit mit denen von *Caulophyllum*. Vergleichen Sie es auch mit *Pulsatilla*, *Sepia*, *Natrium muriaticum*, *Lilium tigrinum* und *Ignatia*.

Cina maritima **Cina**

Artemisia maritima; Wurmsamen. *Asteraceae/Compositae.*

Allgemeines

Cina ist vorwiegend ein Mittel für Kinder, wobei es aber auch bei Beschwerden von Erwachsenen passt. Allerdings denkt man bei Erwachsenen eher selten an *Cina*. Ein Hauptmerkmal, das sich durch das gesamte Mittelbild zieht, ist körperliche und geistige *Empfindlichkeit*. Das Kind möchte etwas haben, weiß jedoch nicht was. Es geht ihm schlechter durch Berührung und sogar, wenn man es nur ansieht oder wenn es Fremde sieht. Die Haut ist berührungsempfindlich. Die Kopfhaut, der Hals, die Schultern und Arme sind sehr empfindlich, fast wie zerschlagen. Die Hyperästhesie betrifft sowohl die körperliche als auch die geistige Ebene. Die routinemäßige Verordnung von *Cina* bei Wurmerkrankungen sollte nicht nachgeahmt werden. Wenn man sich vielmehr bei der Arzneiwahl von den Symptomen des Patienten leiten lässt, wird man ihn heilen, und die Würmer werden verschwinden.

Geist und Gemüt

Der *Cina*-Patient stört sich an allem, es geht ihm nach dem Essen selbst einer kleinen Mahlzeit schlechter. Das Kind isst beispielsweise etwas zu Abend, träumt daraufhin die ganze Nacht, ruckt und zuckt im Schlaf und wacht erschreckt auf. Es erzählt aufgeregt von seinen Träumen und hält sie für wahr; es sieht Hunde, Geister und schreckliche Gestalten, von denen es geträumt hat. Der Traum hält im wachen Zustand an. Das Kind schreit und zittert vor Angst, wenn es wach ist; es weint und klagt. Während es dem kleinen Patienten schlechter geht, wenn man ihn anfasst, möchte er dennoch getragen und beschäftigt werden wie ein *Chamomilla*-Kind, obwohl er nicht so schrecklich reizbar ist wie *Chamomilla*; aber er möchte getragen werden. Zuerst jedoch, wenn man ihn aus seinem Kinderbett holt, schreit er; die erste Berührung verschlechtert. Diese Verschlechterung bei Berührung und die Empfindlichkeit ziehen sich durch die Konvulsionen und die fiebrigen Zustände, mit Delirium, glasigen Augen, eingezogenem Mund und weißen Ringen um Nase und Mund. Wenn der Magen des Patienten verstimmt ist, kommt es nach dem Essen zu Konvulsionen, der Kopf wird in den Nacken gezogen und die Augen werden glasig. Der Magen ist übersäuert und dem Kind stößt ständig saure Milch oder saure Luft auf. Das ganze Kind riecht sauer. Die Mutter meint, das Kind habe diesen Geruch aufgrund eines Wurmbefalls; der gleiche Geruch tritt jedoch auch ohne Würmer auf. Während der Konvulsionen kommt es zu Bewusstlosigkeit und Schaumbildung vor dem Mund. Halluzinationen des Geruchsinns, des Sehens und des Geschmackssinns während Delirium, nach Erkältung oder beim Erwachen aus dem Schlaf; wacht mit Wahnvorstellungen auf. Sachen schmecken und riechen anders. Geschmacks- und Tastsinn sind überscharf oder verändert.

Kopf und Schwindel

In einigen Fällen von Hydrocephalus internus, bei denen es nicht zu einer Zunahme des Schädelumfangs kommt, aber die Gehirnflüssigkeit in den Ventrikeln und im Zentralkanal vermehrt ist, kommt es zu *Cina*-Symptomen. Der Kopf rollt hin und her; ständige Kopfschmerzen; Empfindlichkeit gegen Erschütterung; der Patient kann entlang der Wirbelsäule nicht berührt oder abgeklopft werden, ohne Kopfschmerzen zu bekommen. Es geht ihm in der Sonne immer schlechter; der Kopf ist in der Sonne heiß, die Füße sind kalt. *Cina* wird einige dieser Fälle heilen. Die Patienten können keinerlei Störung ertragen; alles löst Konvulsionen aus. Die Kinder können nicht bestraft werden, weil sie sofort Konvulsionen bekommen. Wenn der dritte und vierte Gehirnventrikel verschlossen ist, ist keine Heilung mehr möglich. Der innere Druck wird ständig weitersteigen und die Patienten werden daran versterben. Diese angeborenen Zustände sind unheilbar.

Dumpfer Kopfschmerz mit Empfindlichkeit der Augen. Kopfschmerz vor und während epiliptischer Anfälle und nach Wechselfieberanfällen. Empfindliche Kopfhaut vor und während des Kopfschmerzes. *Cina*-Kinder können nicht gekämmt werden und *Cina*-Frauen müssen bei Beschwerden des Kopfes und neuralgischen Beschwerden ihre Haare herunterhängen lassen. Gleichzeitig sind die Füße kalt und es tritt Juckreiz an der Haut auf, aber die Kopfbeschwerden überwiegen. Leichteste Störungen des Gemüts führen zu Verdauungsbeschwerden und Diarrhö. Die Beschwerden verschlechtern sich im Sommer; die Sommerhitze affiziert das Gehirn, verhindert die Hirnfunktionen und es kommt zu Durchfall mit grünen, schleimigen oder weißlichen Stühlen; das Kind erbricht.
Cina wirkt vorwiegend auf das Gehirn; Befehle werden vom Gehirn nicht richtig verarbeitet, es entstehen Magenbeschwerden und dadurch breiten sich Würmer aus. Wenn der Patient durch *Cina* geheilt ist, wird wieder normaler Magensaft produziert, der die Würmer austreibt. Das Kind rollt mit dem Kopf hin und her. Die Schmerzen bessern sich manchmal durch das Hin- und Herbewegen des Kopfes. Sie können dies bei empfindlichen Frauen beobachten, die ihr Haar offen tragen müssen; das Rollen des Kopfes bessert ihre Beschwerden, nicht Schütteln des Kopfes, wie es oft zu lesen steht, das wäre zu heftig.

Augen

An den Augen kommt es zu Farbensehen aller Art. Gegenstände erscheinen gelb. *Cina* ist hilfreich bei empfindlichen, nervösen Frauen, denen es durch angestrengtes Sehen immer schlechter geht und die vom Nähen Schmerzen in Kopf und Augen bekommen. Diesbezüglich ähnelt es *Ruta*. *Cina* ist hier nicht so angezeigt bei jungen Leuten, eher aber wenn bei Frauen mittleren Alters die Alterssichtigkeit beginnt und sie ihre Augen bei feinen Arbeiten oder Lesen anstrengen. Reibt die Augen und kann danach besser sehen. Beim Aufstehen aus dem Bett Schwarzwerden vor den Augen; sieht verschiedene Farben, besonders aber gelb. Strabismus bei Wurmerkrankgungen, welche aufgrund von Hirnerkrankungen auftreten.

Gesicht

Das Gesicht ist eingesunken, blass, die Nasenflügel sind eingezogen. Blauer Ring oder grauer Streifen um den Mund herum, was die Mutter für ein sicheres Wurmzeichen hält. Das Kind reibt seine Nase mit den Händen oder am Kissen oder an der Schulter der Krankenschwester. Es bohrt in der Nase, bis es blutet. Der kränkliche Ausdruck ist besonders auffallend, aber es ist ein Zeichen einer Hirnstörung, einer zentralen Störung. Die Gehirnsymptome sind bei *Cina* am wichtigsten. Wenn das Kind erschreckt, geschlagen oder ausgeschimpft wird, kommt es zu einer Störung im Gehirn und zu Magenproblemen. Es bekommt Verdauungsbeschwerden und Würmer siedeln sich an; weiße oder blaue Verfärbungen um den Mund, Zähneknirschen im Schlaf. Noch bevor das Kind Zähne hat, macht es Kaubewegungen, es bewegt den Kiefer hin und her. Die Zähne sind empfindlich gegen kalte Luft und kaltes Wasser.

Hals
Blutungen aus Mund und Nase. Kann keine Flüssigkeiten schlucken; sie gluk-kern die Speiseröhre hinunter; vor und nach Konvulsionen. Wenn Kopfsymptome vorliegen, laufen getrunkene Milch und Wasser mit lautem Gluckern die Speiseröhre hinab. Dieses Symptom tritt auch bei Diarrhö und Erbrechen durch Hirnaffektionen auf. *Arsenicum* und *Cuprum* sind ebenfalls Arzneien, bei denen es zu gluckernden Geräuschen im Ösophagus nach dem Schlucken kommt. Choreaartige Bewegungen erstrecken sich in die Zunge.

Magen und Stuhl
Der *Cina*-Patienten ist nach dem Essen immer noch hungrig. Der Magen ist voll, und dennoch ist er hungrig. Man könnte annehmen, dass es nach dem Erbrechen zu einer Abneigung gegen Essen kommt, aber bei *Cina*-Patienten herrscht ein leeres, hungriges Gefühl im Magen. Wenn bei einem Patienten nach dem Essen ein nagendes Gefühl im Magen herrscht, oder wenn ein Kind alles, was es bei sich halten kann, gegessen hat und dennoch nach der Flasche schreit, denken sie an *Cina*. Auch wenn das Kind seinen Magen entleert, indem es die Speisen erbricht und dann nach mehr schreit. Schaudern nach Trinken von Wein, als ob es Essig wäre. Der Bauch ist hart und aufgetrieben. Oftmals lässt sich das *Cina*-Kind vornüber auf den Bauch fallen und schläft in dieser Lage ein. Sobald es auf die Seite gedreht wird, erwacht es. Wenn es in den Armen der Mutter liegt, schläft es mit dem Bauch auf der Schulter der Mutter; aber wenn sie es dann im Bett zur Seite dreht, wird es wach. Wenn Sie ein Kind in Behandlung haben mit reichlichen, schwallartigen, übel stinkenden Stühlen, die im Liegen auf dem Bauch gebessert werden und der Patient in jeder anderen Lage immer wieder Stuhlgang hätte, dann ist *Podophyllum* das Heilmittel. Es wäre nicht *Cina*. Die *Cina*-Stühle sind nicht sehr reichlich, und oftmals weißlich.

Atemwege und Husten
Würgender Husten morgens. Kurzer, hackender Husten nachts. Krampfartiger Husten. Keuchhusten. Überempfindlichkeit gegen Berührung; Zittern; Krämpfe; Chorea. Krampfhaftes Gähnen. Das Kind kann nicht einschlafen, wenn es nicht auf dem Bauch liegt oder sich ständig bewegt.

Cinnabaris — Cinnb.
Zinnober, Rotes Quecksilbersulfid. *HgS.*

Allgemeines
Die Symptome verschlimmern sich nachts, durch Bettwärme und durch Schwitzen, wie bei *Mercurius*. Verschlimmerung sowohl durch Wärme als auch durch Kälte. Katarrhalische Entzündungen. Feigwarzen (*Thuja*). Geschwüre. Viele Beschwerden durch Essen. Syphilis in allen Stadien. Eiternde Drüsen; Schanker. Am Besten studiert man dieses Mittel als eine Form von *Mercurius* mit einigen eigenen Charakteristiken. *Cinnabaris* ist ein tief wirkendes Mittel bei Sykose.

Geist und Gemüt

Der Patient möchte allein sein. Abneigung gegen geistige Arbeit. Vergisst Dinge, die er tun wollte. Sein Kopf ist so voller Gedanken, dass es ihn vom Schlafen abhält.

Kopf und Schwindel

Die Schmerzen im Kopf sind heftig, schlimmer nach dem Essen; besser durch Wärme und Druck. Völlegefühl im ganzen Kopf. Einschnürungsgefühl. Schmerzen in der kalten Stirn, die durch Wärme nachlassen. Reißen in der Stirn vor der Menstruation. Schmerzen in der Stirn und auf dem Scheitel am Morgen, schlimmer durch Liegen auf der linken Seite und auf dem Rücken, besser durch Liegen auf der rechten Seite und nach dem Aufstehen. Schießende Schmerzen in der linken Kopfseite mit Speichelfluss und vermehrter Harnbildung. Kopfschmerzen mit Nasenbluten. Empfindlichkeit von Kopfhaut und Schädel. Supraorbitalneuralgie.

Augen

Stechende und dumpfe Schmerzen in den Augen. Bindehautentzündungen; schlimmer nachts. Rote, gestaute Augenlider. Ptosis. Geschwächte Sehkraft. Iritis syphilitischen Ursprungs. Die Symptome verschlimmern sich nachts. Anfallsweise stechende Schmerzen durch Bettwärme.

Ohren

Dröhnen in den Ohren nach dem Essen. Jucken in den Ohren.

Nase

Kältegefühl an einem bestimmten Punkt an der Nasenwurzel. Druckgefühl in den Nasenknochen. Schnupfen mit schmutzigem, gelbem Schleim aus den Choanen. Nasenbluten; Schmerzen im Rücken und in den Gliedern.

Mund und Zähne/Hals

Die Zahnsymptome ähneln den Symptomen bei *Mercurius*.
Die Zunge ist jeden Morgen weiß belegt. Fauler, metallischer und bitterer Geschmack. Wunder Mund, Geschwüre. Speichelfluss. Entzündungen in Mund und Hals mit großem Durst, schlimmer in der Nacht. Trockener Mund und zäher Schleim im Hals. Völlegefühl im Hals, mit ständigem Bedürfnis zu schlukken. Trockenheit im Hals.

Magen

Abneigung gegen Essen. Aufstoßen und Erbrechen. Empfindlicher Magen.

Abdomen

Syphilitische Bubonen.

Rektum und Stuhl

Dysenterie, schlimmer nachts; blutige schleimige Stühle; starker Tenesmus. Durchfälle mit grünlichem Stuhl, schlimmer nachts. Heraustreten des Anus während des Stuhlganges.

Harnwege und Urin
Reichliches Urinieren. Schmerzen wie von einem Geschwür in der Harnröhre während des Urinierens, es weckt den Patienten nachts auf. Albuminurie.

Männliche Geschlechtsorgane
Entzündungen der Penisdrüsen mit reichlicher Eiterabsonderung. Gesteigertes sexuelles Verlangen. Schwellung der Vorhaut mit großem Juckreiz. Warzen an der Vorhaut und am Frenulum, die bei Berührung bluten. Schanker an der Vorhaut mit einem Gangrängeruch. Entzündete und geschwollene Schanker, hart, Eiter absondernd. Indurierter oder vernachlässigter Schanker.
Gonorrhö mit gelblichgrünen Absonderungen; starke Schmerzen während des Urinierens. Symptome verschlimmern sich nachts oder durch Bettwärme sowie bei kalter Luft. Hodenverhärtung.

Atemwege
Syphilitische Kehlkopfgeschwüre bei tuberkulösen Patienten. Heiserkeit am Abend.

Herz
Schneller Pulsschlag am Abend und in der Nacht.

Rücken und Extremitäten
Steifer Hals mit Schmerzen die bis zum Hinterkopf hochschießen. Stechende Schmerzen an beiden Seiten der Brust- und Lendenwirbelsäule, schlimmer beim tiefen Atmen.
Schmerzen in den Gliedern in der Nacht. Empfindlichkeit bei plötzlichem Wetterwechsel. Lahmheit, Zerschlagenheitsgefühl und Steifheit in allen Gliedern. Schmerzen verschlimmern sich bei Bewegung. Syphilitische Knoten an den Schienbeinen. Schmerz in der Achillessehne und im Fersenbein nach dem Gehen. Taubheit in den Füßen. Kalte Füße, Tag und Nacht. Wandernde Gicht.

Haut
Brennendes Jucken der Haut, schlimmer nach Kratzen. Juckreiz überall. Rötungen und rote Punkte auf der Haut. Pusteln. Gangränöse Geschwüre. Erhöhte Geschwüre. *Cinnabaris* ist ein Antidot zu *Hepar sulfuris* und *Nitricum acidum*. Es ist sehr nahe mit *Thuja* verwandt.

Cistus canadensis — Cist.
Helianthemum canadense; Kanadische Zistrose, Ziströschen; Rock Rose. *Cistaceae.*

Allgemeines
Cistus canadensis ist ein tief wirkendes Arzneimittel, ein Antipsorikum. Es ähnelt *Calcarea carbonica* ist jedoch milder in der Wirkung. Zum Mittelbild gehört die gleiche Erschöpfung durch Anstrengung, Dyspnö, Schweiß und Kälte wie wir sie

von *Calcarea carbonica* kennen. Ihre Aufmerksamkeit wird auf dieses Mittel insbesondere bei schweren und typischen Krankenfällen gelenkt. Ich erinnere mich an meine erste Begegnung mit *Cistus.* Ich hatte mir vorgenommen, es hin und wieder zu studieren und bin dabei zu dem Schluss gekommen, dass es sich nur um ein nebensächliches Mittel handelt. Dann jedoch kam eine 19-jährige Frau in meine Behandlung. Ihre zervikalen Lymphknoten waren vergrößert und hart, ebenso auch die Parotis. Sie hatte eine übel riechende Otorrhö, ihre Augen waren entzündet und eiterten. Sie hatte Fissuren an den Augenwinkeln, ihre Lippen waren rissig und bluteten, und sie hatte ein nässendes Ekzem an den Fingerspitzen. Der Zustand passte nicht auf *Calcarea carbonica*, aber nach eingehendem Studium kam ich zu dem Schluss, dass das kleine Mittel *Cistus* genau das gesuchte Heilmittel war. Und obwohl sie schon zahlreiche homöopathische Mittel bekommen hatte – gut und schlecht gewählte – wurde sie durch *Cistus* geheilt. Die Drüsen sind entzündet, schwellen an und eitern. Es heilt Karies der Knochen und alte Geschwüre. Es ist ein Arzneimittel für skrofulöse Konstitutionen. Es ist hilfreich bei chronischer Diarrhö mit vergrößerten Drüsen, selbst bei schlaffen, kränklichen und blassen Patienten, die nicht Treppensteigen können, ohne außer Atem zu kommen.
An allen Schleimhäuten kann es zur Absonderung von dickem, gelblichem, übel riechendem Schleim kommen; daher passt *Cistus* auch bei alten, beschwerlichen Katarrhen. Schleimansammlung in der Brust, dem Patienten geht es besser, nachdem er Schleim ausgeworfen hat; wenn die Brust dann jedoch frei ist, wird sie schmerzhaft, wie wund.
Zum Arzneimittelbild von *Cistus* gehören verschiedene Arten von Hautausschlägen; herpetische, flechtenartige, schuppige, nässende Ekzeme an Händen und Fingerspitzen mit rissigen, blutenden Fingern im Winter und durch Waschen in kaltem Wasser.
Alle Beschwerden verschlechtern sich durch geistige Anstrengung. Der Patient ist reizbar. Sein Husten, Kopfschmerz und seine Schmerzen verschlechtern sich durch geistige Anstrengung. Kopfschmerzen, die zum Ohr schießen. Schießende, reißende Schmerzen in entzündeten Körperteilen. Rötliche Absonderungen aus den Ohren, die auf einen Hautausschlag zurückzuführen sind. Der Patient fühlt sich nach geistiger Anstrengung wie gelähmt und Aufregung verschlechtert seinen Zustand, wie bei *Calcium carbonicum* und *Borax.* Sobald er fastet, bekommt er Kopfschmerzen, genau wie *Lycopodium*, und der Kopfschmerz wird nach dem Essen besser. Stirnkopfschmerz mit Kältegefühl. In einem warmen Zimmer beginnt der Patient zu schwitzen und kühlt ab, und je mehr er schwitzt, desto kälter wird er. Stirnkopfschmerz mit kaltem Schweiß; und je kälter er wird, desto stärker werden die Schmerzen. Heftige Kopfschmerzen mit starker Erschöpfung. Gefühl innerer Kälte in der Stirn, besonders im warmen Zimmer. Drückender Schmerz an der Nasenwurzel bei Kopfschmerz. Die Parotis ist so stark vergrößert, dass sie den Kopf zur Seite drückt. Die mesenterialen Drüsen schwellen bei chronischer Diarrhö an; die Schwellung könnte tuberkulös bedingt sein. Drüsenschwellung, mit oder ohne Hautausschlag.
Am ganzen Körper hat der Patient ein krabbelndes Gefühl; Ameisenlaufen, Kitzeln und Kriechen wie durch Ameisen, ohne Hautausschlag. Er kratzt sich, bis die Haut wund ist, um das Jucken und Prickeln zu lindern. Hautausschläge im Gesicht; Ekzem. Hautausschläge um die Ohren.

Nase

Kältegefühl oder Brennen in der Nase, was vom Patienten nur schwer unterschieden werden kann. Bei einem akuten Schnupfen füllt sich die Nase mit dickem, gelbem Schleim; nachdem der Schleim ausgeschnäuzt und die Nasenhöhle entleert wurde, kommt es hier zu einer Reizung; ein Patient könnte es als Wundheitsgefühl beschreiben, ein anderer als Kältegefühl, wieder ein anderer als Brennen. Wenn sich die Nase wieder mit Schleim füllt, kommt es zu einer Besserung. Bei *Arsenicum* ist der Schleim so scharf, dass es dadurch in der Nase brennt; bei *Antimonium crudum*, *Aesculus* und *Cistus* jedoch entsteht das Brennen oder das Wundheitsgefühl, wenn die Nase entleert wurde. Das Gefühl von Wundheit, Kälte oder Brennen wird durch die eingeatmete Luft verursacht. Bei einer Schnupfenepidemie war dies einmal das stärkste Symptom, der brennende Schmerz in der Nase, der durch eingeatmete Luft verursacht wurde. Aber es ist nicht der akute Schnupfen, bei dem wir den Wert dieses Mittels sehen, es handelt sich vielmehr um alte, chronische Fälle mit dicken Absonderungen und Kältegefühl oder Brennen in der Nase beim Einatmen. Scharfes Stechen, unerträgliches Jucken, dicke Krusten und Brennen am rechten Jochbein.

Gesicht

Cistus hat Fälle von Lupus des Gesichts geheilt. Karies des Oberkiefers. Offene, blutende Krebsgeschwüre an der Oberlippe. Lupus exedens. Schmerz in allen Gesichtsknochen. *Cistus* heilt alte, tief sitzende, fressende Geschwüre an Knöchel und Schienbein mit reichlicher scharfer Absonderung, Ameisenkrabbeln und Drüsenschwellungen; die Beschwerden werden durch Baden schlechter, der Patient ist überempfindlich gegen frische Luft und fühlt sich nur wohl in großer Wärme.

Mund und Zähne

An den Zähnen des *Cistus* -Patienten kommt es zu allen möglichen Beschwerden. Das Zahnfleisch bildet sich zurück, die Zähne werden locker; skorbutisches Zahnfleisch.

Hals

Das gleiche Gefühl wie in der Nase tritt auch im Hals auf – Wundheit und Kälte. Mund und Hals sind voller Schleim. Raues Gefühl im Hals, wie voller Sand. Trockene Stellen im Hals. Der Hals sieht bei alten, atrophischen Katarrhen glänzend aus, wie glasiert. Jede Erkältung schlägt sich im Hals nieder. Heiße Luft wird überall als angenehm empfunden. In chronischen Fällen kann es zu skrofulösen Lymphknotenschwellungen kommen, und der Patient hat ein Verlangen nach Wärme; er geht zur Heizung und dreht sie auf. Er möchte die warme Luft in der Nase, im Hals und in den Lungen spüren. Patienten, die kurz davor stehen, eine Tuberkulose zu entwickeln, haben solch ein Hitzeverlangen; es sind fröstelige Patienten. Sie fühlen sich nicht kalt an, aber sie fühlen sich fröstelig. Aufräuspern von gummiartigem Schleim, besonders morgens; das Zahnfleisch ist entzündet und trocken. Eiterung der Halslymphknoten.

Magen
Die *Cistus* -Patienten haben ein Verlangen nach scharfen Speisen, insbesondere nach etwas Erwärmendem, Aufbauendem, Anregendem; nach Hering, Käse; etwas Starkem.

Brust und Herz
Chronische Verhärtung und Entzündung der Brustdrüsen. Die linke Brustdrüse ist entzündet und eitert, verbunden mit einem Völlegefühl in der Brust. Es besteht eine Empfindlichkeit gegen kalte Luft bei Lymphknotenentzündungen. Hier zeigt sich wieder die Neigung von *Cistus,* Drüsenvergrößerungen hervorzurufen, und dies sollte uns an das Mittel bei allen Wucherungen denken lassen, wenn die umliegenden Lymphknoten betroffen sind. Die zervikalen Lymphknoten sind in einer Reihe vergrößert, perlschnurartig, wie beispielsweise bei Morbus Hodgkin; und nur wenige Arzneien haben diese perlschnurartige Schwellung.

Haut
Jucken an Haut und Schleimhaut. Das Jucken in den Ohren wird durch Kratzen nicht gebessert, der Bereich wird aber durch das andauernde Kratzen und Reiben ganz wund. Andauerndes Jucken in Augen und Hals. Das andauernde Jucken in der Brust führt zu Hustenreiz. Jucken am After und anderen Körperöffnungen; der Patient kratzt, bis die Stellen wund sind und bluten.
Skrofula. Schwellung und Eiterung der zervikalen Lymphknoten.

Rücken und Extremitäten
Zosterartige Hautausschläge am Rücken. Skrofulöse Geschwüre am Rücken. Brennen und Zerschlagenheitsschmerz im Steißbein, schlechter durch Berührung. Dies ähnelt *Carbo animalis*, bei dem das Steißbein brennt, sobald man darauf drückt; hauptsächlich betrifft dies nervöse Frauen nach leichten Verletzungen.
Flechten an den Händen; Bläschen aus denen nach Kratzen eine Flüssigkeit heraussickert. Krankheiten der Nägel. Harte, verdickte Schwielen mit tiefen Rissen an den Händen von Arbeitern.

Fieber
Die Fiebersymptome von *Cistus* wurden durch die bisherigen Prüfungen noch nicht klar herausgearbeitet. In chronischen Fällen kommt es zu reichlichem Schweiß mit Erschöpfung. Nachtschweiße.

Clematis erecta — Clem.
Aufrechte Waldrebe. *Ranunculaceae.*

Allgemeines
Clematis wurde bislang nur teilweise geprüft, daher wird es nur bei wenigen Krankheitszuständen eingesetzt; diese jedoch sind so wichtig, dass wir das Mittel nicht übergehen können. Bläschenausschläge mit nahezu erysipelartigem Charakter gehören zum Mittelbild von *Clematis.* Ein Gemütszustand, der na-

hezu immer bei den Prüfungen aufgetaucht ist, ist Furcht vor dem Alleinsein; dennoch besteht gleichzeitig eine Abneigung gegen Gesellschaft. Der *Clematis*-Patient fürchtet sich vor gesellschaftlichen Verpflichtungen und es scheint ihm, als wäre er von schrecklichen und fürchterlichen Dingen umgeben, die ihn beunruhigen. Dies bedrückt ihn.
Clematis scheint auf sykotische Diathesen zu passen, und zwar sowohl was die Geistes- und Gemütssymptome, als auch was die Allgemeinsymptome angeht. Es scheint auch nach Zuständen unterdrückter Gonorrhö hilfreich zu sein, denn nach dieser Unterdrückung bildet sich häufig dieser Gemütszustand und die Lymphknoten entzünden sich.
Die Hautausschläge von *Clematis* sind ziemlich merkwürdig. Man würde nicht glauben, dass eine so harmlos aussehende Pflanze so viele Beschwerden erzeugen könnte; aber es gibt Menschen, die genauso empfindlich auf diese Rebe reagieren wie auf *Rhus toxicodendron* bzw. Giftsumach, und die beiden Pflanzen ähneln einander auch sonst in vielen Belangen. *Clematis* erzeugt ähnliche Vergiftungszustände wie *Rhus toxicodendron*. Es gibt aber viele andere Pflanzen, die einen ähnlichen Vergiftungszustand, einen ähnlichen bläschenartigen Ausschlag hervorrufen wie *Rhus toxicodendron*; sie alle müssen daher auch mehr oder weniger aufgrund ihrer gegenseitig antidotierenden Wirkung eingesetzt werden. Und es ist in einem vorliegenden Fall hilfreich zu wissen, welche Pflanze zu den Vergiftungserscheinungen geführt hat. Die Hautausschläge von *Croton tiglium*, *Ranunculus bulbosus*, *Anacardium* und *Clematis* ähneln sich manchmal so sehr, dass man sie nur schwer unterscheiden kann. Die Mittel sind einander so ähnlich, dass sie sich alle gegenseitig antidotieren. Sie wirken alle tiefer als *Rhus toxicodendron*. *Ranunculus bulbosus*, die kleine Butterblume, hat Epitheliome der Augenlider geheilt, außerdem auch kanzeröse Beschwerden; daher können wir sagen, dass es tief auf die Gewebe einwirkt.
Am äußeren Kopf zeigt sich bei *Clematis* bereits ein Teil der Beschwerden; ein Bläschenausschlag mit heftigem Jucken, Stechen und Krabbeln. Dieser *Clematis* Ausschlag kann überall am Körper auftreten. Er wird durch Waschen verschlechtert, fängt nach dem Waschen an zu brennen und zu beißen, es bildet sich fast eine Entzündung. Vergleichen Sie diese Merkmale mit den Beschwerden, die es im Inneren hervorruft. An Zähnen und Kiefer kommt es zu heftigen Schmerzen, aber während der Hautausschlag durch kalte Anwendungen schlechter wird, bessert sich dieser Schmerz durch Halten von kaltem Wasser im Mund, verschlimmert sich aber durch Wärme sehr, sogar durch Bettwärme. Aber auch der Hautausschlag wird in der Bettwärme schlechter, ebenso durch kaltes Waschen. Wir müssen jede Kleinigkeit beachten, wenn wir unterscheiden wollen, ob es sich um einen *Rhus*-Ausschlag, einen *Clematis*-Ausschlag oder eine andere Art von Ausschlag handelt. Der *Clematis*-Bläschenausschlag füllt sich mit einer gelben Flüssigkeit, das Gewebe unter den Bläschen verhärtet sich. *Clematis* erzeugt Hautausschläge, die Herpes oder Ekzemen stark ähneln und die sich ausbreiten. Um die Augen kommt es zu Bläschenausschlägen. Zunächst sind es Bläschen, später kommt es dann zu Geschwüren. Leichte und schwere Herpesformen. Herpes zoster, der an jedem

Körperteil auftreten kann. Brennen und Beißen in den Augen; schlechter beim Augenschließen. Iritis. Die Augen sind entzündet, vorstehend, trübe. Chronische Reizung der Augenlider.

Mund und Zähne

Die Zahnschmerzen von *Clematis* verschlechtern sich in der Bettwärme, was auch eine allgemeine Modalität darstellt. Sie treten nachts auf und werden durch Halten von warmen Speisen im Mund schlimmer, kalte Sachen dagegen bessern. Stechende und ziehende Zahnschmerzen; schlechter nachts; kurzzeitige Besserung durch Halten von kaltem Wasser im Mund; besser durch Einziehen von kalter Luft; schlechter in Bettwärme. Die Zahnschmerzen sind tagsüber erträglich, aber sobald sich der Patient ins Bett legt und eine horizontale Position einnimmt, werden die Schmerzen unerträglich. Schmerz in kariösen Zähnen, besser, wenn der Patient kaltes Wasser im Mund hält oder kalte Luft einzieht.

Abdomen

Schwellung der Leistenlymphknoten ist ein Charakteristikum von *Clematis*, sogar im Zusammenhang mit Szirrhus, unterdrückter Gonorrhö und Gelenkrheuma. Schmerz und Schwellung des rechten Samenstrangs, schlechter nachts, durch Gehen und in der Bettwärme. Obwohl das Mittel auf beide Körperseiten einwirkt, betrifft es doch eher die rechtsseitigen Lymphknoten.

Harnwege und Urin

Zahlreiche Blasenbeschwerden werden durch *Clematis* hervorgerufen. Anhaltender Harndrang, heftigster Tenesmus. Der Harnfluss stoppt und setzt wieder ein. Die Urethra ist druckschmerzhaft. Die Harnentleerung ist bemerkenswert langsam, nur mit einem schwachen Strahl aufgrund der verkleinerten Urethra.

Es liegt in der Natur von *Clematis*, Gewebe zu infiltrieren und eine Entzündung hervorzurufen. Daher ist es nützlich in jenen Fällen von Gonorrhö, die nur langsam abgeklungen sind und die durch Injektionen behandelt wurden. Durch die schleichende Urethritis wird das umliegende Gewebe infiltriert und die Harnröhre fühlt sich wie eine große Peitschenschnur an; die Urethra wird druckschmerzhaft und der Prozess schreitet fort, bis der Durchgang fast verstopft ist. Wenn *Clematis* indiziert ist, werden Sie überrascht sein zu sehen, dass nach der Mittelgabe der Ausfluss wieder einsetzt und kurz darauf die alte Striktur verschwindet. Nach zwei oder drei Monaten spürt der Patient nichts mehr davon. Ein weiteres Charakteristikum von *Clematis* bezüglich der Harnwege ist, dass der Patient die Blase nicht auf einmal entleeren kann. Er hat immer das Gefühl von Restharn in der Blase, und auch wenn er fertig sein müsste, tröpfelt immer noch etwas Harn nach. Dies ist ein gewöhnliches Merkmal bei einer Striktur. Unfähigkeit, den Harn auf einmal zu entleeren. Zu Beginn des Urinierens brennt es am heftigsten, beim Urinieren sticht es in der Harnröhre, und nach dem Wasserlassen brennt es immer noch. Absonderung von dickem Eiter aus der Urethra.

Männliche Geschlechtsorgane

Clematis ist nur selten im ersten Gonorrhöstadium indiziert, wenn die Entzündung am stärksten ist, sondern eher wenn die Gonorrhö chronisch zu werden droht, oder wenn Folgebeschwerden nach unterdrückter Gonorrhö auftreten. Häufig kommt es zu einer Entzündung der Hoden, für die *Clematis* das Heilmittel ist. Eigentümlicherweise ist hier die rechte Körperseite häufiger betroffen als die linke. Intermittierender Harnfluss; der Harnfluss setzt aus und beginnt wieder, wenn die Harnröhre noch entzündet ist. Der rechte Samenstrang ist sehr empfindlich. Aufwärtsziehender Schmerz in den Hoden und im Samenstrang. Schmerzhafte, entzündete und geschwollene Hoden. Orchitis mit sehr schmerzhafter Schwellung und Verhärtung. Sie haben nachdem die Schwellung abgeklungen ist vielleicht *Pulsatilla* gegeben, was zu diesem Zeitpunkt das richtige Mittel war. Es hat die Beschwerden jedoch nicht endgültig geheilt, es bleibt noch eine Verhärtung in diesem Bereich zurück. Diese wird dann durch *Clematis* geheilt werden. Schwellung der rechten Seite des Skrotums, die sich verdickt; das Skrotum hängt auf der betroffenen Seite nach unten.

Weibliche Geschlechtsorgane

Es liegen bedauerlicherweise nur unzureichende Prüfungen von *Clematis* an Frauen vor, denn es wäre gut zu wissen, ob es die Ovarien in gleicher Weise affiziert wie die Hoden. Es wurde aber klinisch angewendet und hat viele Beschwerden bei Frauen geheilt, besonders Entzündungen der Brustdrüsen. Geschwüre und Verhärtungen der Brustdrüse. Szirrhus der Brust mit Verhärtung und Ulzeration. Szirrus der linken Brustdrüse mit Stechen in der Schulter; dies ist ein klinisches Symptom. Verschlechterung der Beschwerden nachts. Die Patientin verträgt es nicht, aufgedeckt zu werden.

Extremitäten

Clematis hat rheumatische Beschwerden der Gliedmaßen nach unterdrückter Gonorrhö geheilt. Ausgeprägte nervöse Schwäche und Muskelzuckungen. Schmerz beim Hinliegen und vor dem Einschlafen. Zucken, Rucken, wie elektrische Stöße in den Gliedmaßen.

Fieber

Clematis hat auch fieberhafte Zustände geheilt, aber diese sind nicht sehr charakteristisch.

Haut

Bläschenausschlag am ganzen Körper. Herpetischer Ausschlag hier und da; herpetische Konstitution. Bläschen- und Pulstelausschlag; aus dem ersteren tritt eine klare, wässrige Flüssigkeit, aus letzterem eine eitrige Flüssigkeit aus. Gelbe Bläschen und gelbe Pusteln; beides ist charakteristisch für *Clematis*. Dunkle, brennende Ausschläge mit heftigem Jucken. Geschwüriger Herpes. Jauchige, sich ausbreitende Geschwüre.

Cocculus indicus **Cocc.**

Anamirta cocculus; Kockelskörner, Tollkörner, Fischkörner. *Menispermaceae.*

Allgemeines

Wir werden uns beim Studium dieser Arznei wie üblich zunächst mit den Allgemeinsymptomen und der Psyche beschäftigen. *Cocculus* verlangsamt alle Aktivitäten von Körper und Geist, wodurch eine Art von paralytischer Schwäche erzeugt wird. Sämtliche Funktionen sind verlangsamt. Alle Sinneseindrücke erreichen das Gehirn nur langsam. Wenn man den *Cocculus*-Patienten an seinem großen Zeh zwickt, dann dauert es eine Weile, bevor ihm ein „Autsch" entfährt. Er beantwortet Fragen nur langsam und erst nach sehr langem Nachdenken, wobei bereits das Nachdenken einen großen Aufwand für ihn bedeutet. Dasselbe gilt für alle Funktionen des Nervensystems wie Denken, Aktivität der Muskulatur, usw. Der Patient kann keine muskuläre Anstrengung ertragen, da er so schwach und abgeschlagen ist. Zunächst kommt es zu dieser Verlangsamung, dann tritt ein sichtbarer paralytischer Zustand auf, und schließlich eine vollständige Lähmung, die lokalisiert oder generalisiert sein kann.

Es gibt ganz bestimmte Ursachen, die diese Erscheinungen hervorrufen. Eine Frau, die ihren kranken Ehemann pflegt, oder eine Tochter, die ihren Vater pflegt, wird durch Angst, Sorgen und auch aufgrund von Schlafmangel völlig erschöpft. Sie ist am Ende völlig ausgelaugt und zu keinerlei körperlichen oder geistigen Anstrengung mehr fähig. Ihre Knie sind schwach, der Rücken ist schwach, und wenn es für sie an der Zeit ist, schlafen zu gehen, kann sie nicht einschlafen. Erkrankungen, die auf diese Weise entstehen, entsprechen den Beschwerden, die durch Vergiftung mit *Cocculus* hervorgerufen werden. Daher ist *Cocculus* seit der Zeit Hahnemanns bis zum heutigen Tag ein bewährtes Arzneimittel bei Beschwerden durch die Pflege kranker Menschen. Es handelt sich dabei aber nicht um jene Beschwerden, wie sie in der professionellen Krankenpflege entstehen, da die Kombination aus Beunruhigung, Besorgtheit und lange bestehendem Schlafmangel nötig ist, um den *Cocculus*-Zustand auszulösen. Dies kommt bei einer pflegenden Mutter oder Tochter vor, oder sogar bei einer Krankenschwester, wenn sie die Ängste der Familienmitglieder auf sich nimmt. Eine Ehefrau, die ihren an Typhus oder einem anderen langwierigen Leiden erkrankten Mann pflegt, ist am Ende selbst körperlich und geistig entkräftet, kann nicht schlafen, leidet an kongestive Kopfschmerzen, Übelkeit, Erbrechen und Schwindel. Dies ist ein Beispiel dafür, wie ein *Cocculus*-Fall typischerweise beginnt. Eine Frau, die sich in einem derartigen Erschöpfungszustand befindet, möchte dann vielleicht einen Ausflug machen und bekommt Migräne, Rückenschmerzen, Schwindel, Übelkeit und Erbrechen. Sobald sie sich in den Zug setzt und losfährt, geht auch schon die Migräne los. Sie fährt zwei oder drei Kilometer Meilen weiter, schließlich wird ihr jedoch übel und sie muss erbrechen. Sie fühlt sich schwach und STERBENSELEND.

Sobald sich der *Cocculus*-Patient in den Wagen setzt, bekommt er schlimme Kopfschmerzen, Übelkeit und Schwindel. Er verträgt keine Bewegung. Seine Beschwerden verschlimmern sich durch Reden, Bewegung, Bewegung der Augen, Fahren. Er braucht viel Zeit, damit er den Kopf vorsichtig drehen kann,

um sich umzusehen. Auch um sich zu bewegen, um zu denken, sozusagen für alle Handlungen braucht er viel Zeit. Sämtliche Abläufe im Organismus sind verlangsamt.
Er ist zittrig, müde, reizbar. Die Hände zittern, wenn er nach etwas greift oder er ergreift es ungeschickt und lässt es fallen. Koordinationsschwierigkeiten ziehen sich durch dieses Mittelbild, weshalb *Cocculus* erfolgreich bei lokomotorischer Ataxie angewendet wurde. Wankender Gang und Empfindungslosigkeit. Taubheitsgefühl ist ein ausgeprägtes Merkmal dieses Arzneimittels. Taubheit der unteren Extremitäten, der Fingern, der Schulter, einer Seite des Gesichts. Beschwerden durch Besorgtheit.
Das Nervensystem ist in einem äußerst gereizten Zustand. Schon das geringste Geräusch oder die kleinste Erschütterung ist unerträglich. Bekanntermaßen verschlechtern sich bei *Belladonna* die Beschwerden durch Erschütterung. So verhält es sich auch mit *Cocculus*, und dies ist fast so ausgeprägt wie bei *Belladonna*. *Cocculus* ähnelt *Belladonna* auch hinsichtlich der Schlaflosigkeit und anderen Allgemeinsymptomen. Das Gefühl von Seekrankheit und Benommenheit wird manchmal am gesamten Körper verspürt; es ist eine Art von Schwächegefühl, manchmal gefolgt von Bewusstseinsverlust oder paralytischer Gelenksteifigkeit. Steifheit der Gelenke ist ein weiteres Charakteristikum von *Cocculus*. Dieses Symptom bezieht sich zwar eigentlich auf die Extremitäten, aber es ist so ausgeprägt, dass ich es hier erwähnen werde. Ausgestreckte Glieder, die eine Weile in dieser Position gehalten werden, sind beim anschließenden Beugen schmerzhaft. *Cocculus*-Patienten, die aufgrund von Angst und Sorge entkräftet sind, legen sich auf den Rücken, strecken ihre Beine aus und können nur unter größten Schwierigkeiten wieder aufstehen. Der hinzugerufene Arzt erkennt auf einen Blick, was los ist. Er beugt die Beine des Patienten, worauf dieser kurz aufschreit. Aber nach dem Beugen ist er erleichtert und kann sogar aufstehen und herumgehen. So etwas finden Sie bei keinem anderen Arzneimittel! Dieses Symptom hat nichts mit einer Entzündung zu tun. Es ist eine Art von paralytischer Steifheit, eine Lähmung des müden Körpers und des Geistes. Oft treten dabei auch die für *Cocculus* typischen Kopf- und Rückenschmerzen und andere Leiden auf. Ein Mann legt sein Bein ausgestreckt auf einen Stuhl; er kann es aber nicht mehr beugen, ohne dabei die Hände zur Hilfe zu nehmen. Solche Symptome sind merkwürdig. Ohnmacht beim Bewegen des Körpers, durch Schmerzen im Bauch oder durch Koliken. Trotz all dieser Verlangsamungen des Denkens und der Handlungen bleibt der Patient extrem empfindlich gegenüber Leiden und Schmerzen.
Spasmen durchziehen den Körper wie elektrische Schläge. Krämpfe nach Schlafmangel. Nervosität, Erregtheit, Ängstlichkeit und Schlafmangel des Patienten setzen sich fort, bis Krämpfe hinzukommen. Tetanie. Chorea. Anfälle von paralytischer Schwäche mit Schmerzen; Lähmung des Gesichts, der Augen, der Gliedmaßen oder gar der Muskeln des gesamten Körpers. Sogar durch Diphtherie wurden ganz ähnliche Zustände ausgelöst, wie ich sie bereits als Folge von Schlafmangel und Ängsten geschildert habe. Ich erinnere mich an einen Fall von Lähmung der unteren Extremitäten, der vor vielen Jahren von einem hervorragenden homöopathischen Arzt behandelt wurde. Das war eine jener Situationen, die mich in den frühen Tagen meines Schaffens sehr beeindruckt

haben. Es handelte sich um ein kleines Mädchen mit Lähmung der Beine infolge einer Diphtherie, und man hatte bereits alle Hoffnung aufgegeben. Aber Dr. Moore (er war damals 80 Jahre alt) sah sich den Fall noch einmal genau an. Ich kannte sowohl die Familie als auch Dr. Moore. Er studierte den Fall sorgfältig und gab schließlich *Cocculus* CM. Bereits einige Tage später konnte das Kind die Beine wieder bewegen und ihre Beschwerden waren vollkommen verschwunden. Ich staune heute noch darüber. Es war eine sehr gute Verschreibung, die in vollkommener Übereinstimmung mit allen Einzelheiten dieses Falles stand. Dr. Moore war ein Schüler von Lippe und Hering.

Geist und Gemüt

Sie können sich vielleicht bereits vorstellen, was passiert, wenn sich die geistigen Aktivitäten durch Sorge und Schlafmangel aufgrund der häuslichen Krankenpflege verlangsamen. Der Patient nähert sich allmählich der Imbezillität. Und wenn man sich einen echten *Cocculus*-Fall ansieht, fragt man sich, ob der Patient nicht schon seit ein oder zwei Jahren zusehends geisteskrank geworden ist, da in seinem Kopf eine völlige Leere zu herrschen scheint. Sein Blick schweift in die Ferne, nur langsam dreht er die Augen in Richtung des Fragenden und antwortet nur mit Mühe. Ein derartiger Zustand kann bei nervlicher Entkräftung oder auch bei Typhus eintreten, und er ähnelt dem *Phosphoricum acidum*-Zustand so sehr, dass diese beiden Arzneien sehr sorgfältig von einander unterschieden werden müssen. Die Zeit vergeht für den *Cocculus*-Patienten sehr schnell, und es ist ihm am Morgen unbegreiflich, dass schon eine ganze Nacht vorüber ist. Aufgrund seiner Benommenheit kommt ihm eine Woche vor wie ein Augenblick. Er ist schwer von Begriff und kann nicht die richtigen Worte finden, um seine Gedanken auszudrücken. Sein Verstand arbeitet so langsam. Er kann sich nicht erinnern, was zuletzt vorgefallen ist, und er vergisst, was er gerade eben gelesen hat. Schon das geringste Geräusch ist unerträglich. Er hat Schwierigkeiten beim Sprechen, denn die Zunge gehorcht dem Willen nicht. Verwirrung des Geistes und Schwierigkeiten mit der Aussprache. Eine Idee kommt ihm in den Sinn und er fixiert sich darauf. Er kann sie nicht abwandeln oder umsetzen, sie bleibt einfach wo sie ist, und wenn er spricht, so wird er etwas sagen, das einen erkennen lässt, dass er immer noch an der gleichen Idee festhält. So scheint er sich in einem Zustand von Imbezillität zu befinden. Geistige Umnachtung mit Schwindel. Die allermeisten Gemütssymptome sind begleitet von Schwindel. Der Patient liegt da in einem Zustand von scheinbarer Bewusstlosigkeit, und doch nimmt er alles wahr, was passiert und ist zeitweise sogar fähig, sich zu erinnern und das Erlebte zu beschreiben. Trotzdem zwinkert er nicht einmal; bewegt keinen einzigen Muskel. Es gibt manchmal Anzeichen von Verzückung, es bildet sich ein Lächeln in seinem Gesicht. Er weiß genau, was vor sich geht, verharrt dabei jedoch mit vollständiger Erschlaffung der Muskulatur, ohne zu sprechen und scheinbar ohne jemanden erkennen zu können. Völlig erschlafft und trotzdem wissend, was vor sich geht. Das ähnelt einer Katatonie. Unfähig zu denken. Fürchtet den Tod. Hat das Gefühl, als könnte jeden Moment etwas Schreckliches passieren. All dies ist das Ergebnis von Kummer, Besorgtheit, Beunruhigung und länger andauerndem Schlafmangel. Der Schwindel wird üblicherweise von

Übelkeit begleitet. Ein Patient, der *Cocculus* benötigt, kann nicht aus dem Fenster eines Autos schauen, kann nicht von einem Boot hinunterschauen und das sich bewegende Wasser ansehen, ohne sofortige Übelkeit zu verspüren.

Kopf und Schwindel

Vielleicht können Sie jetzt schon vermuten, wie die Symptome des Kopfes sein müssen. Mit den Kopfschmerzen gehen Benommenheit, extreme Übelkeit und Symptome des Magens einher. Kopfweh wird durch Fahren in einem Wagen oder an Deck eines Schiffes verursacht; Kopfweh durch Bewegung. Kann die Augen nicht auf sich bewegende Objekte fokussieren; Benommenheit, Schwindel und Kopfweh. Blutfülle des Kopfes, drückende, pochende Kopfschmerzen. Kopfschmerzen, als würde der Schädel bersten oder wie ein riesiges Ventil, das sich öffnet und schließt. Migräne mit Schwindel. Kopfweh vom Arbeiten in der Sonne. Migräne nach einer Autofahrt.

Augen

Getrübte Sicht und Beeinträchtigung des Sehvermögens. Paralytische Schwäche der Augenmuskeln, wie auch der Akkomodationsmuskulatur. Das Gesicht wirkt blass und kränklich. Leichenblässe mit Schmerzen im Gesicht, Schwindel und Übelkeit. Reißende Schmerzen im Gesicht. Neuralgie des Gesichts. Aufgeblähtes Gesicht. Beben und Zucken der Gesichtsmuskeln. Lähmung der Gesichtsmuskulatur. Taubheit des Gesichts. Stechen, Zucken, Taubheit, Lähmung, reißende Schmerzen.
Entkräftung und nervliche Erschöpfung begleiten fast alle Beschwerden von *Cocculus*.

Magen

Magensymptome: Abscheu gegenüber Essen. Metallischer Geschmack im Mund. Bitterer Geschmack im Mund. Saurer, ekelhafter Geschmack im Mund; keine Speise reizt ihn. Er liegt krank, hat ein wenig Fieber oder eine „Erkältung". Kopfweh, Schwindel, Übelkeit, Ekel. Intermittierendes Fieber mit Schmerzen in den Gliedmaßen, besonders in den Knien und den Knochen der Beine, mit jener eigentümlichen Steifheit, Übelkeit und Abscheu gegenüber Essen. Bei intermittierendem Fieber oder vielleicht auch bei schwach ausgeprägten Typhuszuständen finden wir diese Abneigung gegenüber Essen mit Übelkeit. Man geht zum Krankenbett und fragt die Schwester, „Was haben Sie dem Patienten zu essen gegeben?" und der Patient würgt. Der Gedanke an Essen lässt den Patienten Brechreiz verspüren. Die Krankenschwester wird uns sagen, dass der Patient jedes Mal würgt, wenn sie Essen nur erwähnt. Der Gedanke an Essen oder der Geruch von Essen aus einem anderen Zimmer, oder von der Küche verursacht dem Patienten Übelkeit. Dies taucht in zwei Mittelbildern auf: *Cocculus* und *Colchicum*.

Hals

Paralytische Zustände. Lähmung der Speiseröhre. Kann nicht schlucken. „Paralytischer Zustand des Rachens nach Diphtherie." Wunder Rachen mit schleichendem Fieber. Das Fieber ist schon verschwunden, aber der Patient erholt sich nicht, er leidet häufig unter nervösem Zittern, Taubheit, Zwicken der Muskeln und großer Schwäche.

Magen
Gefühl, als krabbele ein Wurm im Magen. Magenspasmen. Heftige Anfälle von Magenschmerzen, heftige Magenkrämpfe.

Abdomen
Zusammenschnürende, zwickende, kneifende Schmerzen. Der Schmerz in den Eingeweiden fühlt sich an, als wären die Gedärme *zwischen scharfen Steinen eingequetscht*. Das verursacht Ohnmacht und Erbrechen. Kolikartige Schmerzen in den Eingeweiden; große Auftreibung des Bauches, so wie man es bei Typhus vorfindet; Spannung des Bauches nach Trinken; flatulente Koliken. Reißende, schneidende, krampfartige Schmerzen in den Gedärmen. In die Gedärme ausstrahlende Schmerzen bei Diarrhö.

Rektum und Stuhl
Lähmung des Rektums. Unfähigkeit, beim Stuhlgang zu pressen. Stuhldrang und Brennen im Rektum. Neigung zum Stuhlgang, aber die peristaltische Bewegung der oberen Gedärme fehlt.

Weibliche Geschlechtsorgane
Reichliche Menstruationsblutung, Menstruation zu früh, dauert zu lange. Die Periode kommt zwei Wochen zu früh. Bei Frauen, die durch Kummer, Sorgen und länger andauernden Schlafmangel entkräftet sind, kommt die Monatsblutung zu früh, reichlich und verlängert. Kopfweh, Schwindel, Übelkeit. Heftige, krampfartige Schmerzen in den Eingeweiden, packende Schmerzen in der Gebärmutter während der Menstruation. Und trotzdem kann solch eine Patientin auch an einer Unterdrückung des Menstruationsflusses leiden, oder sogar wochen- oder monatelang überhaupt keine Menstruation haben. Oder genau zu der Zeit, zu welcher die Periode beginnen sollte, findet eine ausgiebige *Leukorrhö anstelle der Menstruation* statt. Die Frau ist abgemagert, wird immer kränklicher und bleichsüchtiger. Das Gesicht ist grünlich, gelb und fahl. „Leukorrhö anstelle der Menstruation", oder „reichliche Leukorrhö zwischen den Perioden".

Herz
Das Herz ist schwach, der Puls kraftlos.

Extremitäten
Paralytische Schwäche in den Gliedmaßen, Taubheit, Zucken der Muskeln, Zittern, Flattern, Gefühlsverlust, Kraftlosigkeit, muskuläre Schwäche in allen Gliedern. Taubheit und paralytisches Gefühl in den Gliedern. Ungeschicklichkeit der Finger und Hände. Beim Versuch, die eine Hand mit der anderen zu fassen, findet man wandernde Taubheit, oder eine eher anhaltende Taubheit, die mit paralytischer Schwäche einhergeht, manchmal wechselhaft; manchmal ist eine

Seite taub und die andere gelähmt. Die Fußsohlen schlafen ein. Taubheit der Fußsohlen, so wie wir es bei Gangataxie kennen; kalte Füße. Die Knie geben durch die Schwäche nach. Schwankt beim Gehen und droht, auf eine Seite zu fallen. Knie steif. Lähmung der unteren Extremitäten, aus dem Kreuz, fortschreitend. Entstanden durch Kälte oder durch Missbrauch von *Quecksilber*. Lähmung der unteren Gliedmaßen mit Steifheit, Taubheit und Prellungsgefühl.

Schlaf

Schlaflosigkeit durch lang andauernde Pflege eines Kranken und Nachtwache; das ist ein Symptom, auf das ich Ihre Aufmerksamkeit schon so oft gelenkt habe. Angsterfüllte, schreckliche Träume; Folgen von Schlafmangel und Nachtwache. „Der leichteste Schlafmangel beeinträchtigt ihn."

Coccus cacti **Coc-c.**

Dactylopius coccus cacti; Kochenillelaus, eine rote Schildlaus, lebt auf Opuntien.

Allgemeines

Das Studium dieses kleinen Mittels wird nach so vielen schwierigen Arzneibildern wie eine kleine Verschnaufpause sein. Nach ausführlicheren Prüfungen wird sich *Coccus cacti* zweifellos als tief wirkendes Konstitutionsmittel offenbaren. Obwohl es einige tief liegende und chronische Leiden geheilt hat, wurde es bislang vor allem für akute Erkrankungen verwendet. Dies liegt jedoch lediglich an den unzureichenden Arzneimittelprüfungen und an unserem allgemein fehlenden Wissen darüber. So wurden erst sehr wenige Gemütsymptome herausgearbeitet. Eingesetzt wird es – da es bei diesen Indikationen gut nachgewiesen ist – hauptsächlich bei katarrhalischen Zuständen der Atemwege sowie bei Keuchhusten, mit Ansammlung von reichlichem, zähem, gallertartigem Schleim. Große Mengen dieses Schleimes bilden sich in der Nase, im Rachen und überhaupt im gesamten Bereich der Atemwege, aber auch in der Vagina. Selbst der erfahrene Homöopath denkt zumeist an *Kalium bichromicum* bei Patienten mit einer dickflüssigen, zähen, gallertartigen Schleimsonderung. Dies liegt daran, dass er fast ausschließlich die Leitsymptome studiert hat. Aber man sollte sich daran erinnern, dass auch anderen Arzneien neben *Kalium bichromicum* dieses Symptom aufweisen.

Atemwege und Husten

Im Mittelbild von *Coccus cacti* finden wir krampfartigen Husten, Keuchhusten oder Husten von Alkoholikern. Der chronisch katarrhalische Zustand eines *Coccus cacti*-Patienten entwickelt sich insbesondere im Winter, und zwar mit Einbruch des kalten Wetters. Er dauert an, bis es wieder wärmer wird. Der Patient friert, und seine Beschwerden setzen bei kaltem Wetter ein. Er ist sehr kälteempfindlich und erkältet sich leicht. Trotzdem muss man genau unterscheiden zwischen dem Patienten an sich und seinen Symptomen, denn beides steht in völligem Gegensatz zueinander. Wenn er durch Aufenthalt in der Kälte krank geworden ist, so wird sich sein Zustand dennoch im warmen

Zimmer verschlechtern, an der kalten Luft jedoch bessern. Sein Husten setzt im warmen Zimmer ein oder wenn ihm in seinem Bett zu warm geworden ist, oder aber nachdem er etwas Warmes getrunken hat. Es geht ihm durch kalte Getränke und in einem kühlen Zimmer besser, hingegen kommt es zu einer Verschlimmerung durch Anstrengung, Warmwerden oder Erhitzung. Somit wendet sich, sobald die Krankheit eingesetzt hat, die Anfälligkeit hinsichtlich Wärme oder Kälte ins Gegenteil.
Dieses Phänomen tritt auch bei vielen anderen Mitteln auf. Ich habe mehrere Briefe von Ärzten erhalten, in denen stand: „Wie kann es sein, dass in Ihrem Repertorium und in von Bönninghausens *Therapeutischem Taschenbuch* manche Arzneien sowohl in der Rubrik „Besserung durch Kälte" als auch „Verschlimmerung durch Kälte" aufgeführt sind? Es kann doch bestimmt nicht beides zugleich zutreffen." Aber es ist tatsächlich so, dass diese Mittel beides aufweisen, entweder unter verschiedenen Vorraussetzungen, oder aber unter den gleichen. Manchmal handelt es sich um primäre Symptome, manchmal um sekundäre. Die Mittel müssen gründlich erforscht werden, um zu herauszufinden, wie es zu so gegensätzlichen Modalitäten kommen kann. Bei von Bönninghausen gibt es hinsichtlich der Modalitäten keine Unterscheidung, ob sie sich auf die Allgemeinsymptome oder aber auf die Lokalsymptome beziehen. Und wenn seiner Ansicht nach ein Symptom durch einen bestimmten Umstand auffallend verschlechtert wird, so schreibt er es fett gedruckt, sogar wenn die allgemeine Modalität genau entgegengesetzt ist. Am Beispiel von *Phosphorus* lässt sich dies gut verdeutlichen. Wenn man *Phosphorus* sorgfältig studiert, so stellt man fest, dass sich alle Brustbeschwerden durch Kälte, kalte Luft und Kaltwerden verschlechtern. Ein Patient erkältet sich und die Beschwerden setzen sich auf der Brust fest. Der Husten und das Reizungsgefühl in der Brust verschlimmern sich durch Kälte und Kälteexposition. Dennoch verlangt der Patient nach kalten Speisen für seinen Magen, dem Magen geht es durch kalte Speisen und Getränken besser. Sollte er an Kopfschmerz leiden, so wird sich dieser durch Kälte bessern, und auch hier möchte er kalte Speisen im Magen haben. Wenn er Magenbeschwerden hat, so werden sie sich durch etwas Warmes verschlimmern; um seinen Durst zu löschen verlangt er nach kaltem Wasser, doch sobald es im Magen warm geworden ist, erbricht er es wieder. Sie sehen also, dass sich die Beschwerden von *Phosphor* sowohl durch Kälte, als auch durch Wärme verschlimmern. Die Gliederschmerzen bei *Phosphorus* bessern sich durch Hitze.
Der chronische Husten beginnt wie bereits erwähnt am ehesten bei kaltem Wetter und dauert den ganzen Winter über an, dabei bildet sich reichlich Schleim in der Brust. Es handelt sich um einen krampfartigen Husten, der den Patienten sehr anstrengt. Das Gesicht läuft violett an. Endlich würgt er lange Fäden eines zähen Schleimes heraus, der Mund und Rachen ausfüllt und ihm daher Brechreiz verursacht. Das liegt daran, dass der Schleim so klebrig und zäh festsitzt, dass er nicht auf die übliche Weise ausgeworfen werden kann. Also muss der Patient erbrechen. Somit kommen wir zu einem hervorstechenden Merkmal dieser Arznei: Alles, was mit dem Rachen, der Innenseite des Mundes oder auch nur mit dem Zahnfleisch in Kontakt kommt, löst Würgereiz und Husten aus. Dies tritt insbesondere bei chronischen Erkrankungen sehr sensibler Menschen

auf, die sich nicht einmal die Zähne putzen oder den Mund ausspülen können, ohne gleich würgen oder manchmal gar erbrechen zu müssen.
Es besteht eine allgemeine Hyperästhesie der Haut und der Schleimhäute, Empfindlichkeit gegen den Druck der Kleidung.
Die Brustbeschwerden gehen oft mit Atemnot einher. Bei jedem Schritt wird der Patient kurzatmig. Er kann keine Anhöhe hinaufsteigen, ohne einen Erstickungsanfall zu bekommen. Nachdem er große Schleimmengen ausgeworfen hat, wird der Husten besser und es geht ihm für zwei, drei oder vier Stunden gut, bis schließlich der nächste dieser schrecklichen Hustenanfälle einsetzt. Die Anfälle verschlimmern sich üblicherweise nachts, wenn dem Patienten im Bett warm wird. In einem kühlen Zimmer und nur leicht zugedeckt wird er es längere Zeit aushalten, ohne husten zu müssen.
Der Keuchhusten dieses Mittels hat einen ähnlichen Charakter. Das erkrankte Kind wird bei Ihrer Visite komplett zugedeckt im Bett liegen. Es möchte das Zimmer kalt haben und die Mutter wird Ihnen mitteilen, dass sie einen Hustenanfall verhindern kann, wenn sie ihr Kind nur schnell genug dazu bringt, einen Schluck kaltes Wasser zu trinken. Der Brustkorb füllt sich solange mit Schleim, bis die normale Atmung stark eingeschränkt ist und der Schleim abgehustet werden muss. Dennoch versucht das Kind, den nächsten Hustenanfall hinauszuzögern, hält den Atem an und verhindert so das Abhusten. Sie werden erstaunt sein, wie schnell *Coccus cacti* den Charakter dieses Hustens ändern kann. Ein erstes sichtbares Anzeichen der Besserung ist eine leichtere Atmung. Der Husten verliert an Heftigkeit, der Brechreiz verschwindet, und nach 7 bis 10 Tagen wird auch der Husten vergangen sein. Der Husten verschlimmert sich typischerweise nach dem Essen, nach dem Aufwachen oder in einem warmen Zimmer.
Carbo vegetalis ist oftmals in den frühen Stadien des Keuchhustens angezeigt. Auch wenn es die Erkrankung nicht heilt, so wird es zumindest die Symptome deutlich herausbringen und somit ein brauchbares Krankheitsbild für eine zweite Verschreibung liefern.
Bluthusten von schwarzem, geronnenem Blut; schlimmer durch Anstrengung.

Nase und Hals

Absonderungen von dickflüssigem, gelbem Schleim aus der Nase; verstopfte Nase mit häufigem Niesen. Große Trockenheit der Nase. Die Atemwege brennen, nachdem sie vom Schleim befreit wurden. Der Brustkorb brennt vom bloßen Ausatmen. Halsentzündung mit Rötung. Gaumendach und Rachen sind – soweit bei der Inspektion einsehbar – stark gerötet. Kitzeln in der Kehle. Gefühl eines Haares oder eines Krümels hinter dem Kehlkopf. Der Rachen ist sehr empfindlich. Das Brennen im Hals verschlimmert sich durch Wärme, besonders in der Wärme des Bettes und durch warme Getränke. Heiße Getränke hingegen rufen keine Verschlimmerung hervor. Die Beschwerden bessern sich durch kalte Getränke. Wenn dem Patienten im Bett warm wird oder wenn das Zimmer geheizt wird, greift er sich an die Kehle und beginnt zu husten. Bei der Untersuchung des Rachens ruft die leichteste Berührung am Gaumen oder auch nur am Zahnfleisch einen Brechreiz hervor, manchmal auch dann, wenn alles ganz normal aussieht. Der Patient kann sich nicht räuspern, ohne dabei zu würgen. Beim Schlucken von Speisen kommen diese gleich wieder hoch und lösen Brechreiz und Würgen aus.

Magen

Der Patient hat großen Durst und trinkt oft und reichlich Wasser. Ekelhafter Geschmack im Mund, den er nie loswird. Übelkeitsgefühl, das im Rachen gespürt wird. Erbrechen von weißem, bitter schmeckendem Schaum.

Zähne

Zahnschmerzen; plötzlich ziehende Schmerzen in den Zähnen, schlechter durch Kälte und Berührung.

Geist und Gemüt

Die Gemütssymptome von *Coccus cacti* umfassen hauptsächlich Depression und Ängstlichkeit. Große Traurigkeit; über allem scheint eine dunkle Wolke zu hängen. Besorgtheit. Traurigkeit mit dem Wunsch, Selbstmord zu begehen; dies verschlimmert sich nach Schlaf und besonders zwischen 2 und 4 Uhr früh. Der Gemütszustand kann mit Gesprächigkeit und Heiterkeit abwechseln, wie bei *Lachesis*. Und wie bei *Lachesis* verschlechtern sich auch manche Symptome nach dem Schlaf. Der Patient erwacht am Morgen mit Kopfschmerz an der Schädelbasis oder an der Stirn, der sich durch körperliche oder geistige Anstrengung, nach dem Hinlegen, beim Husten und nach dem Schlaf verschlimmert; manchmal bessert langsame Bewegung.

Harnwege und Urin/Weibliche Geschlechtsorgane

Eine weitere auffallende Eigenschaft von *Coccus cacti* ist seine Wirkung auf die Nieren, wo es Symptome hervorruft, die einer akuten Glomerulonephritis ähneln. Albuminurie. Dunkelrotes Harnsediment. Schmerz erstreckt sich von der Niere in die Blase und weiter entlang der Beine, schlechter durch Bewegung. Nierenkoliken. Harndrang, aber die Patientin kann solange kein Wasser lassen, bis ein großer Klumpen Menstruationsblut aus der Scheide herausgespült wurde. Bei *Coccus cacti* ist vor allem die rechte Seite des Herzens betroffen, die Gefäße werden brüchig und es kommt zu Sickerblutungen mit Bildung von großen Blutklumpen. Diese Symptome lassen z. B. an eine Frau mit einer uterinen Blutung denken. Es gibt Blutungen der Gebärmutter, bei denen das Blut frei fließen kann, langsam koaguliert und sich kaum Klumpen in der Scheide bilden. Aber bei dieser Arznei bilden sich die Koagel sehr schnell und die Vagina füllt sich so stark, dass die Blase nicht entleert werden kann, solange der Blutklumpen nicht ausgeschieden wurde. Gebärmutterblutungen sind ein wichtiges Merkmal dieser Arznei. Häufige, lang andauernden Monatsblutungen. Große, harte, schwarze Blutklumpen sammeln sich in der Gebärmutter an und werden durch wehenartige Schmerzen ausgestoßen, um sich anschließend erneut zu bilden. Entzündung von Uterus und Vagina mit reichlich dickflüssigem, weißem, gallertartigem, zähem Schleim. Die Vulva ist wund; die Patientin kann dort den Druck der Kleidung nicht ertragen.

Männliche Geschlechtsorgane
Beim *Coccus cacti*-Mann tritt Impotenz mit dumpfen Schmerzen in den Lenden auf. Des Weiteren kommt es zu dumpfen Schmerzen in der Nierenregion mit Albuminurie, schwerem Harnsediment usw. Es entspricht genau dem Zustand eines Kindes, das sich nach Scharlach eine Erkältung zugezogen hat.

Coffea **Coff.**
Coffea cruda, Coffea arabica; Ungeröstete Kaffeebohne. *Rubiaceae.*

Allgemeines
Dieses Mittel ist durch eine generelle Überempfindlichkeit gekennzeichnet, mit Empfindlichkeit des Gesichtssinnes, des Gehörs, des Geruchs, das Tastsinnes; der Patient ist überempfindlich gegen Schmerzen. Diese große Empfindlichkeit nimmt zuweilen erstaunliche Formen an, und so kommt es beispielsweise, dass *Schmerzen durch Lärm verstärkt werden.* Die Empfindlichkeit des Gehörs ist so groß, dass Geräusche als schmerzhaft empfunden werden. Schmerzen im Gesicht, Zahnschmerzen, Kopfschmerzen; Schmerzen in den unteren Extremitäten – überall zeigt sich die Verschlimmerung durch Lärm. Alle möglichen Sinnesstörungen finden wir in dieser Arznei, und sie werden allesamt durch Lärm verschlimmert. Sogar das bloße Öffnen der Tür und das Läuten der Türglocke ist dem Patienten eine Qual. *Coffea*-Patienten sind so empfindlich, dass sie Geräusche hören, die ein Gesunder überhaupt nicht wahrnehmen würde. Es gibt wohl kein anderes Arzneimittel in der Materia Medica, das auch nur annähernd diese schmerzhafte Empfindsamkeit des Gehörs aufweist, außer vielleicht *Nux vomica.* Jene Ärzte, die das nicht wissen, greifen deshalb für gewöhnlich auf *Nux vomica* zurück, wenn die Schmerzen des Patienten durch Stimmen in einem anderen Zimmer, durch Lärm oder durch die Geräusche von Kindern zunehmen. Viele Menschen reagieren auf Lärm mit einer zunehmenden Nervosität, oder aber ihre Kopfschmerzen oder andere Beschwerden im Kopfbereich werden durch Geräusche verstärkt. Es ist jedoch eigentümlich, wenn Schmerzen in den Extremitäten durch Geräusche zunehmen. Es scheint, als würde der *Coffea*-Patient durch Lärm so sehr gestört, dass er den Schmerz nicht länger ertragen kann.
Der Zustand von *Coffea* wird durch Emotionen oder heftige seelische Erregung hervorgerufen, insbesondere durch Freude oder eine „freudige Überraschung". Als Resultat kommt es zu Schlaflosigkeit, nervöser Aufregung, Neuralgie, Muskelzucken, Zahnschmerzen, Gesichtsschmerzen, Rötung des Gesichts und heißem Kopf.
Sie könnten zum Beispiel an das Krankenbett einer Frau gerufen werden, die sich wegen einer wichtigen Sache stark verausgabt hat. Sie hat jeden Tag unaufhörlich geschuftet und hatte dabei auch Erfolg. Aber wenn sie jetzt ins Bett fällt, findet sie nicht in den Schlaf. Sie weint, leidet an Neuralgien und befindet sich fast in einem deliranten Zustand. Ihr Herz pocht, ihr Puls jagt und sie hat Ohnmachtsanfälle. Ohne *Coffea* könnte es für sie sogar tödlich enden. Kaffeetrinker, die eine schwierige Angelegenheit hinter sich bringen mussten und schließlich zusammenbrechen, können in ähnlicher Weise betroffen sein.

Der *Coffea*-Patient reagiert empfindlich auf Wein, und schon eine kleine Menge davon steigert die Nervosität und löst Schlaflosigkeit, Röte und Hitzewallungen des Gesichts, Fiebrigkeit und große Erregtheit aus. Es ist nicht unbedingt ein Rauschzustand, sondern eher eine gesteigerte nervöse Erregtheit. *Coffea* hat eine derart schmerzhafte Empfindlichkeit der Haut, wie man sie sich kaum vorstellen kann. Ich erinnere mich an einen besonderen Fall: Eine Frau ließ ihr Bein aus dem Bett heraushängen, und es war entlang einer Seite feuerrot. Als ich mich näherte, um es genauer zu untersuchen, rief sie nur: „Oh, berühren Sie es bloß nicht, ich ertrage dort keine Berührung; nicht einmal ich selbst kann es anfassen." Auf meine Nachfrage, wie lange es denn gebraucht hatte, bis sich dieser Zustand entwickelt hatte, sagte sie, dass es nur eine Stunde gedauert hatte. Ein derartiges Symptom finden wir häufig bei Kaffeetrinkern. Es besteht kein Fieber. Die Hautstelle ist rot, heiß, mit heftig stechenden und brennenden Schmerzen, und die Erscheinung verschwindet genauso schnell wie sie aufgetaucht ist. Der Zustand des empfindlichen Körperteils verschlimmert sich durch kalte Luft, durch Wind oder bloßes Anfächern, durch Bewegung, und selbst durch Wärme. Verschlimmerung, wenn jemand im Zimmer umherläuft. Die Frau, die ich vorhin erwähnte, heulte auf, als ich näher an das Bett herantrat. Ich habe es schon viele Male erlebt, dass derlei Beschwerden innerhalb von Minuten durch *Coffea* gelindert wurden.

Geist und Gemüt

Ohnmacht durch plötzliche Gemütserregung. Hysterie, Nervosität, Weinen. Jämmerliches Weinen bei Schmerzen; Zittern und Weinen durch verletzte Gefühle, schon bei der geringsten Vernachlässigung. Größte geistige und körperliche Erschöpfung. Große Unruhe; der Patient liegt die meiste Zeit der Nacht wach im Bett. Die durch Kaffee hervorgerufene Schlaflosigkeit ist selbst Laien bekannt. Krankenschwestern trinken Kaffee, um in den Nächten bei ihren Patienten wach bleiben zu können. Der *Coffea*-Patient ist schnell im Denken und Handeln. Er ist so voller Ideen, dass er in der Nacht wach liegt, Pläne schmiedet und an tausend verschiedene Dinge denkt. Er ist schlichtweg unfähig, jene Gedanken zu verdrängen, die seinen Verstand überfluten. Er hört die Glocken weit entfernter Kirchtürme (wie bei *Opium*, *China* und *Nux vomica*) und sogar jedes noch so leise Hundegebell. Die Aktivität des Gehirns und die geistige Erregung sind so groß, dass er auch eingebildete Geräusche zu hören glaubt. Das Gedächtnis ist lebhaft, mit schneller Auffassungsgabe; voller Ideen. Erhöhte Fähigkeit zu denken und zu diskutieren. *Coffea* steigert zunächst die geistige Leistungsfähigkeit, aber nach einer Weile folgt die Gegenwirkung und der Patient wird benommen und schläfrig. Die Phantasien und Visionen nehmen jedoch kein Ende. Phantastische Traumbilder drängen sich in seinen Verstand. Er erinnert sich an Dinge, an die er schon seit Jahren nicht mehr gedacht hat, z. B. an Gedichte, die man ihm als Kind vorgelesen hat. Er bekommt leuchtende Augen, die Pupillen sind erweitert, sein Gesicht ist rot und blutgefüllt, der Kopf ist heiß.

Bei all diesen nervösen Zuständen scheut der Patient die frische Luft. Er ist extrem empfindlich gegenüber Kälte, Wind und kaltes Wetter. Beschwerden kommen bei kaltem Wetter auf, oder durch kalte Luft. Aber im Gegensatz dazu *bessern* sich Schmerzen im Mund und im Kiefer, *wenn er eiskaltes Wasser einige Zeit im Mund behält.* Das gilt sowohl für Zahnschmerzen wie auch für Schmerzen des Gesichts, die er tief im Kiefer spürt. Heißer Kopf; Entzündung des Zahnfleisches. Zerreißende, zerrende Zahnschmerzen, hervorgerufen durch Kälteexposition und durch Emotionen wie Aufregung oder Freude. Die Zahnschmerzen verschlimmern sich durch Bewegung und durch warmes Essen, sie bessern sich durch Eis oder eiskalte Dinge. Der Patient kann keinen warmen Tee trinken, da der Schmerz dadurch zunimmt. Hier haben wir ein Lokalsymptom, und solche Lokalsymptome stehen bisweilen im genauen Gegensatz zu den Allgemeinsymptomen. Bestimmte Quellen führen bei *Coffea* eine „Besserung durch Kälte" auf, aber das bezieht sich nur auf die Symptome in Gesicht und Kiefer. Hingegen ist die Verschlimmerung durch Kälte die allgemeine Modalität. Der *Coffea*-Patient hat eine Abneigung gegen kalte Luft und Wind; er ist nicht gerne im Freien, es sei denn, es ist sehr warm und windstill. „Neuralgische Zahnschmerzen, völlig gebessert durch Halten von kaltem Wasser im Mund, aber sie setzen erneut ein, sobald das Wasser warm wird." „Zahnschmerzen während der Menstruation." „Beschwerden anämischer Kindern während der Zahnung." Solche nervösen, reizbaren Kinder reden unentwegt auf die Krankenschwester und ihre Mutter ein, haben leuchtende Augen, ein rotes Gesicht und können nicht einschlafen. *Coffea* wird den jungen Patienten beruhigen und sogar das Wachstum der Zähne auf schmerzlose Art fördern. Das ist die Beschreibung eines überreizten Kindes mit vielen nervösen, geistigen und zerebralen Beschwerden. So ein Kind ist extrem empfindlich; es erkältet sich leicht. Der Routineverordner gibt einem Kind mit heißem Kopf, heißem Gesicht und pochenden Karotiden für gewöhnlich *Belladonna*, und sollte das nicht helfen, so gibt er mehr *Belladonna*. Er steigert die Dosis so lange, bis das Kind Prüfsymptome entwickelt. Er macht daraus ein *Belladonna*-Kind, obwohl eigentlich *Coffea* die heilende Arznei gewesen wäre. In den meisten Fällen, in denen eigentlich *Belladonna* indiziert wäre, ist das Kind träge und benommen, und vor allem möchte es gerne schlafen. Bei *Coffea* finden wir jedoch Erregtheit. Das Kind hört Dinge, die für die Mutter nicht wahrnehmbar sind und bildet sich Dinge ein. Es wacht erschreckt auf, als ob es etwas gesehen hätte. Das Kind sieht die tollsten Dinge in seinem Zimmer und sucht so lange, bis es schließlich merkt, dass sie nicht da sind. Dies sind deutliche Merkmale von *Coffea*.

Kopf und Schwindel

Manchmal ist der Kopf des *Coffea*-Patienten so heiß, das Gesicht so gerötet und die Augen so leuchtend, dass man einen Schlaganfall fürchten muss. Die Patienten werden Ihnen häufig sagen, dass sie ein „Geräusch" in ihrem Kopf hören, ein Klingeln oder Brausen im Hinterkopf. Eigentlich nehmen wir Geräusche mit dem Ohr wahr, aber merkwürdigerweise täuschen uns hier die Ohren, denn das Brausen scheint aus dem Hinterkopf zu kommen. Manchmal wird es von einem Gefühl wie ein Prickeln oder Blubbern im Kopf begleitet. Wenn der Patient sagt, „Ich habe ein Geräusch im Kopf", dann wissen Sie, dass er üblicherweise „im Ohr" meint; manchmal kommt es aber gleichzeitig mit einem Brausen, Klingeln und Summen in den Ohren auch zu einer eigenartigen

Vibrationsempfindung im Kopf, die von dem Patienten fälschlicherweise als Geräusch bezeichnet wird. Ich erwähne das, weil der *Coffea*-Patient tatsächlich ein Knistern oder Sprudeln im Hinterkopf verspürt. Fürchterliches Gefühl im Kopf, als ob er zu klein wäre. Kopfschmerzen, als würde etwas Hartes auf die Oberfläche des Gehirns drücken. Man würde hier natürlich ohnehin annehmen, dass durch die vorhin beschriebene zerebrale Kongestion ein Druck im Kopf entsteht. „Kopfschmerzen, als ob das ganze Gehirn zerrissen, zerquetscht oder in kleine Stücke zerschmettert würde; schlimmer bei Bewegung, durch Lärm oder Licht.“ Die Symptome der Augen und des Kopfes verschlimmern sich durch Lärm oder Licht. „Unerträgliche Kopfschmerzen. Der Kopf fühlt sich klein an, und als wäre er mit einer Flüssigkeit gefüllt.“ „Nervöse, hysterische Kopfschmerzen.“ „Einseitige Kopfschmerzen.“ Es gibt noch ein weiteres Kopfsymptom, das recht häufig ist, nämlich ein Gefühl, als ob ein Nagel in den Kopf getrieben würde. Das Kopfweh von *Coffea* verschlimmert sich durch Gehen und Bewegung; sogar beim langsamen Umhergehen im Haus meint der Patient, einen Luftzug am Kopf zu spüren. Gleiches trifft für auch für Schmerzen in anderen Körperteilen zu. Sollte ein *Coffea*-Patient Schmerzen in der Hand haben, so werden diese sich verstärken, wenn er seine Hand durch die Luft schwingt. Der Schmerz verschlimmert sich sowohl durch die Bewegung, als auch durch den Luftzug. Auf diese Weise möchte ich Ihnen veranschaulichen, wie empfindlich der Patient gegenüber Luft ist, insbesondere an schmerzhaften Körperteil im Bezug auf kalte Luft; wenn er sich gegen die Luft bewegt, sogar gegen stehende Luft, spürt er es genau. Die Besserung der Zahnschmerzen durch Kälte ist hingegen eine Ausnahme, es handelt sich um ein Lokalsymptom.

Gesicht

Neuralgien des Gesichts sind eine häufige Auffälligkeit bei älteren Kaffeetrinkern. Wenn empfindliche Menschen beginnen, Kaffee zu trinken und sich schließlich daran gewöhnen, dann sagen sie häufig, dass sie ohne ihren Kaffee nicht mehr auskommen. Sie brauchen einfach ihren Kaffee. Solche Personen sollten mit dem Kaffeekonsum aufhören, denn wenn der Kaffee zum Krückstock geworden ist, so ist das ein klarer Hinweis zur Abgewöhnung. Dasselbe gilt für Tee oder jedes andere Getränk. Diese Menschen reagieren manchmal überempfindlich auf Kaffee, dennoch trinken sie ihn in großen Mengen; das Gesicht wird rot, Kopfschmerzen und andere Symptome von *Coffea* setzen ein. Das Absetzen von Kaffee ruft Prüfsymptome hervor, und Sie sollten *Chamomilla* und *Nux vomica* als Antidote studiert haben. Bei all diesen Arzneien finden Sie unterschiedliche, entgegengesetzte Wirkungen. Lassen Sie mich dies am Beispiel von *Opium* verdeutlichen: Erstwirkung von *Opium* ist eine Stuhlverstopfung. Wenn man aber mehrere Gaben nacheinander verabreicht, lässt der eigentliche Effekt nach und eine Diarrhö setzt ein. Opiumesser können daher kaum damit aufhören, da sie ansonsten aufgrund des Entzuges Durchfall bekommen. Sollten Sie je an einem *Opium*-Fall arbeiten, bei dem Durchfall besteht, so lässt sich dieser fast immer durch *Pulsatilla* heilen. Aber es gibt auch Personen, bei denen die Wirkung von vornherein umgekehrt ist. Oft rufen dann schon kleine Mengen von *Opium* Dysenterie hervor, und im Falle einer Dosissteigerung kommt es sogar zu blutiger Dysenterie und zur Entzündung im Darmtrakt. Natürlich handelt es sich hierbei zuerst um die eigentliche Mittelwirkung, auf die eine Gegenreaktion des Körpers folgt.

Weibliche Geschlechtsorgane

Eine Frau, die regelmäßig Kaffee trinkt, kann unter verfrühten und langwierigen Monatsblutungen zu leiden haben. Auch Gebärmutterblutungen sind nicht selten. Ein weiteres Merkmal von *Coffea* ist, dass die Frau während ihrer Menstruation aufgrund einer Hyperästhesie im Unterleib die Binde kaum erträgt (*Platinum*). Die Vagina ist heiß und empfindlich, und dies verhindert oft den Geschlechtsverkehr. In den Büchern heißt es: „Starke Empfindlichkeit der weiblichen Genitalien mit allgemeiner Gereiztheit. Sie befindet sich in einem Zustand der Ekstase." „Blutungen aus der Gebärmutter mit äußerster Empfindlichkeit der Genitalien und wollüstigem Jucken." Metrorrhagie; mit großen, schwarzen oder zuweilen auch hellroten Klumpen. „Verschlimmerung der Monatsblutung durch jede Bewegung, verbunden mit heftigen Schmerzen in den Leisten und Todesangst." Äußerste Empfindlichkeit der Vulva mit wollüstigem Juckreiz ist ein starker Hinweis auf *Coffea*, und Sie werden solche Symptome bei Kaffeetrinkerinnen oft vorfinden.
Auch während und nach der Entbindung sehen wir bei der Frau diese große Reizbarkeit und sämtliche nervösen Erscheinungen. Das gesamte Nervensystem ist angegriffen, mit den Nachwehen setzt dann der bereits beschriebene Gemütszustand ein; die Patientin wird extrem empfindlich gegenüber Schmerzen, sie schreit auf und bildet sich alle möglichen Sachen ein, hört Geräusche usw. Ihre Schmerzen verschlimmern sich durch Bewegung und durch Lärm. Sie möchte, dass alle im Haus still sind.
Krämpfe bei Kindern. „Konvulsive Krämpfe im Wochenbett. Extreme Reizbarkeit." „Herzklopfen, mit flatterndem Puls." „Starkes und schnelles Herzklopfen mit äußerster Nervosität, Schlaflosigkeit und Erethismus des Gehirns, verursacht durch unerwartete, freudige Nachrichten." Man denke an eine Frau, die kurz vor der Entbindung steht und plötzlich eine gute Nachricht bekommt. Sie ist vor Freude ganz außer sich, und dieses Symptom wird die gesamte Entbindung beeinflussen. Auch das Kind ist betroffen, und sogar die Muttermilch ändert sich und fließt wie von selbst heraus. Nachblutungen sind sehr wahrscheinlich, außerdem kommt es zu großer Nervosität, Reizbarkeit und Angst.

Colchicum autumnale **Colch.**

Herbstzeitlose, nackte Jungfer. *Liliaceae.*

Allgemeines

Es ist ziemlich eigenartig, dass *Colchicum* in der traditionellen Medizin so häufig bei Gicht angewendet wurde. In all den alten Lehrbüchern wird es für diese Krankheit empfohlen, und die Arzneimittelprüfungen bestätigen die Tatsache, dass *Colchicum* zu vielen Gichtzuständen passt. Es ist angezeigt bei akutem Rheumatismus, harnsaurer Diathese und rheumatischen Beschwerden ganz

allgemein, ob diese nun mit oder ohne Schwellungen einhergehen. Die traditionelle Medizin kann uns aber nicht sagen, bei welcher speziellen Form von Gicht oder Rheumatismus man es verabreichen soll, es ist eine reine Erfahrungsheilkunde. „Wenn es Gicht ist, so versuche *Colchicum.*“ Die Frage, wie es mit dem *Patienten* weitergeht, sollte die Arznei versagen, wurde nie gestellt. Es war vielmehr ein „Machen Sie ihre Verordnung und bleiben Sie dabei“. Die Arznei wurde solange verabreicht, bis der Patient, dessen Zustand sich immer mehr verschlechterte, schließlich von einem Arzt zum anderen geschickt wurde. Aber es ist wahr, dass *Colchicum* bei Gichtbeschwerden passt. Bei nasskaltem Wetter lässt die Harnproduktion nach oder es werden weniger feste Bestandteile im Urin ausgeschieden. Dies ist der Hergang bei den Arzneimittelprüfungen von *Colchicum*, und es ist schon viele Male bestätigt worden. Es ist allgemein bekannt, dass solch ein Zustand Gicht hervorrufen oder verstärken kann. Wenn der Urin zu wenig feste Bestandteile enthält, diese also nicht abfiltriert werden, kann dies nicht ohne Folgen bleiben – der Patient bekommt Gicht.
Colchicum-Beschwerden verschlimmern sich durch kaltes, feuchtes Wetter, z. B. durch kalte Herbstschauer. Verschlimmerung durch alles, was zu einer Schwächung führt. Die Beschwerden verstärken sich auch bei extremer Sommerhitze; durch die Hitze kommt es zu einer Abnahme des Harnflusses bzw. zur Verringerung der gelösten Bestandteile im Urin, es entsteht ein „Sommerrheumatismus“.
Ein hervorstechendes Merkmal, das sich durch das gesamte Symptomenbild dieser Arznei zieht, ist die Neigung der Beschwerden, von einem Gelenk zum anderen zu wandern, von einer Seite zur anderen, von unten nach oben oder von oben nach unten. Rheumatische Zustände mit oder ohne Schwellung; mal hier, dann dort, die Beschwerden wechseln ständig den Ort. Ein weiteres Charakteristikum ist die allgemeine Neigung zu Ödemen. Die Hände und Füße schwellen an, und auf Fingerdruck bilden sich Dellen im Gewebe. Wasseransammlung in der Bauchhöhle, im Perikard oder in der Pleura – es bilden sich Ergüsse in allen serösen Zwischenräumen. Entzündliche und rheumatische Schwellungen; ödematöse Schwellungen mit blassem Harn. Ob reichlich oder spärlich, der Harn bleibt blass.
Rheumatismus der Muskeln und der Gelenkkapseln. Wenn die rheumatischen Beschwerden einige Zeit bestehen, werden sich irgendwann Herzsymptome zeigen. Bei Herzbeschwerden mit Klappendefekten denkt der tüchtige Arzt in erster Linie an eine rheumatische Vorgeschichte. Lassen Sie mich an dieser Stelle sagen, dass ein großer Teil des Studiums der Mittelbilder hauptsächlich aus der Beobachtung von Kranken besteht. Ein fleißiger Arzt lernt auch ohne Bücher dazu, obwohl er sich natürlich in die entsprechende Literatur einlesen sollte, damit er sich sowohl durch das Gelesene als auch durch seine Beobachtungen ein Wissen über die allgemeine Natur von Krankheiten aneignen kann. Wenn er sich die Krankengeschichte des Patienten anhört oder eine körperliche Untersuchung durchführt, so weiß er, wie solch ein Fall üblicherweise verlaufen wird und was zu erwarten sein wird. Er kennt den natürlichen Verlauf der Erkrankung und erkennt daher sogleich, was daran eigenartig oder ungewöhnlich ist. Denn ohne Kenntnis dessen, was bei einer Krankheit normal ist, bleiben ihm die speziellen Eigenheiten eines Falles verborgen. In Ihren Büchern über Symptomatologie, Pathologie, Diagnose usw. können Sie zwar viel Allgemeines über die Krankheiten lernen, aber je erfahrener

Sie in der homöopathischen Praxis werden, desto genauer wird Ihr Bild von diesen Dingen werden, denn unsere Materia Medica lehrt Sie eine noch gründlichere Beobachtung. Wer mit der Materia Medica vertraut ist, lernt jedes kleine Detail der Erkrankung zu erfassen und ihm nachzugehen, um so das Individuelle eines jeden Falles zu erkennen. Man kann also sagen, dass ein jahrelanges Studium von Krankheit, kranken Menschen und der Materia Medica ein viel umfassenderes Wissen über die Leiden der Menschheit eröffnet, als es durch die bloße Ausübung traditioneller Medizin jemals erlangt werden könnte. Die traditionelle Medizin betäubt sozusagen die Fähigkeit zur genauen Beobachtung.
Alle Beschwerden dieses Mittels verschlimmern sich durch Bewegung, egal ob es sich um Schmerzen oder Beschwerden des Kopfes, des Darmes, der Leber oder des Magens handelt. Diese Verschlimmerung ist so heftig, dass der Patient jede Bewegung fürchtet. Es ist beinahe so ausgeprägt wie bei *Bryonia*. Der Patient hat eine Abneigung gegen Bewegung, da sie seine Leiden verschlechtert. Darüber hinaus kommt es zu einer Verschlimmerung durch Kaltwerden und bei kaltem, feuchtem Wetter. Der *Colchicum*-Patient ist frostig und kälteempfindlich. Für gewöhnlich sind Rheumatiker empfindlich gegenüber Kälte, aber es gibt ein paar Ausnahmen. Niemand hat mehr unter Rheuma zu leiden als der *Ledum*-Patient, und bei ihm finden wir beide Seiten: Einerseits ist ihm kalt, aber dennoch werden seine Schmerzen bei Kälte besser! Bei *Colchicum* hingegen bessern sich die Schmerzen durch Wärme oder warmes Einwickeln. Bei Bewegung nehmen seine Leiden zu. Die Beschwerden dieser Arznei gehen mit großer Erschöpfung einher, beispielsweise Schwäche der Gliedmaßen oder nervlicher Erschöpfung wie bei Typhus. Der Patient wird allmählich schwächer, wie jemand, der eine Nephritis entwickelt. Sein Schwächezustand besteht schon seit einiger Zeit, und er hat ein bleiches, wächsernes Gesicht. Auf Druck bleibt an den ödematösen Händen und Füßen eine Delle zurück. Die Harnuntersuchung ergibt eine Albuminurie und der Urin wird durch das Albumin schwarz wie Tinte. Die Gewebe sind außer gewöhnlich stark gereizt, es besteht ein Wundheitsgefühl und Empfindlichkeit gegen Berührung und Bewegung; Zerschlagenheitsgefühl in den Gelenken und im gesamten Körper. Berührung und Bewegung lösen ein schmerzhaftes Gefühl im Körper aus, ähnlich wie elektrische Vibrationen. Große Schwäche und Erschöpfung. Schon bei der geringsten Anstrengung gerät er in Atemnot. Er muss sich niederlegen und möchte sich nicht bewegen; seine Kraft schwindet, und es hat den Anschein, als würde bei Bewegung oder Anstrengung die Lebensenergie aus ihm heraus fließen; er ist müde und abgeschlagen. Solche Symptomen treten für gewöhnlich im Zuge einer Nephritis oder bei Fieberkontinua auf. *Colchicum* ist angezeigt bei Beschwerden der Niere und der Leber. Abgeschlagenheit, Entkräftung, Angst. Die Muskeln zucken, und der Patient hat das Gefühl, als würden elektrische Schläge durch den Körper ziehen. Bei Vergiftungen mit der Herbstzeitlosen und bei zu langen Arzneimittelprüfungen konnte auch paralytische Schwäche beobachtet werden. Der Unterkiefer hängt herunter, die Muskeln sind kraftlos und schlaff. Der Patient liegt auf dem Rücken und rutscht vor Schwäche im Bett herab, wie jemand, der an Typhus oder schleichendem, rheumatischem Fieber oder anderen Erkrankungen mit Fieberkontinua leidet. Lähmung einer oder mehrerer Extremitäten oder anderer Körperteile.

Der *Colchicum*-Patient schwitzt fast ständig, sogar bei Fieber, und manchmal ist der Schweiß kalt. Jeder Luftzug, der über ihn streicht, unterdrückt den Schweiß und führt so zur Lähmung der Extremitäten; außerdem kommt es zur Unterdrückung des Harnflusses bis hin zur Harnretention. All dies sind Hinweise auf die tief greifende Störung im Organismus und auf den Charakter der Erkrankung. Es kommt zu schleichenden Krankheitsverläufen, entkräftenden Krankheiten oder Erkrankungen, die mit nervösem Zittern und großer Erschöpfung einhergehen. Nachdem die akuten Beschwerden verschwunden sind, folgen Ödeme und große Schwäche. Ödeme nach Scharlach.
Bei all diesen Beschwerden treten auch deutliche Symptome im Magen-Darm-Trakt auf, ähnlich wie bei *Cocculus*. Dem Patienten wird beim Geruch von Speisen oder allein beim Gedanken an Essen übel und er muss erbrechen. Auch wenn man in seiner Anwesenheit vom Essen redet, entwickeln sich Übelkeit, Brechreiz und er muss würgen. Er kann die Speisen nicht einmal anfassen. Die Schwäche bei den zuvor beschriebenen, schleichenden Krankheitszuständen unterscheidet sich nur geringfügig von der, die wir von *Cocculus* kennen.

Geist und Gemüt

Bei *Colchicum* kommt es zu Delirium, Erschöpfung, Niedergeschlagenheit und großer Schmerzempfindlichkeit. Die Schmerzen scheinen sein Gemüt anzugreifen und bringen psychische Symptome hervor. Geistige Verwirrung; verminderte Auffassungsgabe. Der Patient versteht nicht, was er liest.

Kopf und Schwindel

Die Kopfschmerzen haben allesamt rheumatischen Charakter. Häufig fühlt sich der ganze Schädel wie wund und zerschlagen an. Die Kopfhaut ist sehr empfindlich. Druckgefühl im Kopf. Gefühl, als wäre der Kopf eingeschnürt. Drückende oder berstende Kopfschmerzen. Hitze im Kopf. Ziehende Schmerzen in der Kopfhaut. Auch die Kopfschmerzen verschlimmern sich durch Bewegung.

Augen

Die Augensymptome sind ebenfalls rheumatisch bedingt und treten insbesondere im Zuge von Rheumatismus oder rheumatischem Fieber auf. Sehr häufig kommt es bei rheumatischem Fieber zu Iritis, und dies ist ein deutliches Charakteristikum von *Colchicum*. Ulzera der Augenlider, Gerstenkörner und Tränenfluss im Freien. Die Tränen sind wund machend und führen zu Rötung der Lider.

Nase

Der *Colchicum*-Patient erkältet sich rasch, mit häufigem Niesen und verstopfter Nase. Nasenbluten bei Rheumatikern und Gichtkranken. Ein Merkmal sticht bei *Colchicum* jedoch besonders deutlich hervor: Der Patient ist nämlich so geruchsempfindlich, dass er Dinge riechen kann, die andere überhaupt nicht wahrnehmen. Manche Gerüche verursachen ihm Übelkeit, und bei starken Gerüchen gerät er fast außer sich. Schon wenn man nur vom Essen spricht und beispielsweise „Suppe“ oder „Fleischbrühe“ sagt, wird ihm schlecht. Und auch obwohl Vorkehrungen getroffen und alle Türen geschlossen wurden, kann er dennoch alles riechen, was in der Küche gekocht wird. Dieses Merkmal zieht sich wie ein roter Faden durch das Arzneimittelbild. Im Falle von Typhus kommt es zu einer außerordentlich großen Erschöpfung – wiewohl Typhus ohnehin genug Kräfte raubt. Er kann keine Milch, keine rohen Eier und keine Suppe zu sich nehmen, da er schon bei dem bloßen Gedanken daran würgen muss. Dieser Zustand dauert tagelang an, und seine Angehörigen sind in Sorge, dass er sich zu Tode hungern wird. Diese Verschlimmerung durch Gerüche ist so stark, dass sie von ihm Besitz zu ergreifen scheint. Sie hat Einfluss auf seinen Appetit, seine Schwäche und seinen Magen und ist somit also eine sehr ausgeprägte Eigenheit. Beachten Sie, dass Gerüche auch etwas mit Vorlieben für gewisse Dinge zu tun haben, die man eigentlich mag. Somit handelt es sich bei *Colchicum* um eine Umkehrung dieser Vorlieben. Vorlieben sind jedoch stets allgemeine Merkmale, ganz gleich ob sie sich über die Augen, Nase oder den Tastsinn manifestieren. Zunächst diese Umkehrung es als Abscheu gegen Gerüche in sein Leben. Sobald es bei schleichenden Krankheitsformen – wie zum Beispiel bei kontinuierlichem, erschöpfendem Fieber oder bei rheumatischen Beschwerden – auffällt, wird es zu einem Allgemeinsymptom. Wenn dieser Hass nur einzelne Dinge betreffen würde, so wäre es ein Lokalsymptom, aber wie Sie sehen können, breitet sich diese Eigenheit schließlich bis ins Innerste des Patienten aus. Seine Geruchsempfindlichkeit beinhaltet Hass und wird zu einem geistigen Symptom, das in der Folge zu einem Bestandteil des Menschen wird. Er behauptet von sich selbst, dass er Gerüche, den Geruch von Essen und den Gedanken daran hasst. Erwähnen Sie nicht das Wort „Essen“ in der Gegenwart eines *Colchicum*-Patienten, sondern geben Sie ihm lieber vorher *Colchicum* und schon bald wird er etwas zu essen verlangen. So kann der Hass auf Essen aufgehoben werden. Stellen Sie sich einmal vor, welch vitale Bedrohung es für einen Menschen sein muss, wenn er das hasst, was ihn am Leben erhält.

Mund und Zähne

Die Zähne sind sehr empfindlich, insbesondere beim Darauf-Beißen. Zähneknirschen. Rheumatische Beschwerden am Kiefer und an den Zähnen. Das Zahnfleisch zieht sich zurück und nach einer Weile lockern sich die Zähne.

Magen

Der Patient hat eine Abneigung gegen Essen, schon allein der Anblick und v. a. der Geruch von Speisen ekelt ihn. Beim Geruch von Fisch, Eiern, fettem Fleisch oder Brühen wird ihm übel, zuweilen wird er gar ohnmächtig. Der *Colchicum*-Patient kann großen Durst haben oder durstlos sein, oder diese zwei Zustände wechseln sich ab. Übelkeit und Erbrechen sind sehr wichtige Eigenarten bei *Colchicum*. Übelkeit und Brechreiz, ausgelöst durch Schlucken von Speichel. Übelkeit, Aufstoßen und heftiges Erbrechen von Schleim und Galle. Heftiges Würgen, danach reichliches und heftiges Erbrechen von Gegessenem und Galle.

Abdomen

Manchmal hat der Patient ein Kältegefühl im Magen, manchmal hingegen ein brennendes Gefühl. Es kann auch vorkommen, dass gleichzeitig ein Gefühl von

Kälte und Brennen auftritt. *Colchicum* ist im Repertorium in beiden Rubriken vertreten und in den Arzneimittelprüfungen bestätigt, aber es ist zuweilen schwierig, diese Empfindungen auseinander zu halten, bis man nicht selbst ein Stück Eis und etwas sehr Heißes gegessen hat.
Die Bauchorgane dieses Patienten bieten uns aber noch mehr Symptome. Das Abdomen ist gespannt und tympanitisch aufgetrieben, mit großem Wundheitsgefühl im gesamten Abdomen. Es ist die gleiche Auftreibung, wie wir sie bei Typhus vorfinden. Sollten Sie jemals auf dem Land als Arzt tätig sein und es kommt zu der Situation, dass sich die Kühe des Bauern über ein frisches Kleefeld hermachen, sich regelrecht damit voll fressen und danach so aufgebläht sind, dass man befürchten muss, sie können jeden Moment platzen, so bieten Sie doch Ihre Dienste an und geben Sie den Kühen ein paar Kügelchen *Colchicum*. Schon nach ein paar Minuten werden die Tiere von ihren Darmwinden befreit sein, und sowohl Sie als auch der Bauer werden erstaunt sein; und vielleicht können Sie ihn so von der Homöopathie überzeugen. Manche Bauern haben früher ein Fleischermesser in die Bauchhaut der Kuh zwischen den letzten kurzen Rippen hineingestoßen, um dadurch die Winde herauszulassen. Auch das hat der Kuh geholfen, aber *Colchicum* ist allemal besser als ein Fleischermesser. *Colchicum* ist auch bei Pferden oftmals das passende Mittel, wenn das Abdomen tympanitisch aufgetrieben ist. Es wirkt bei Mensch und Tier.
Krampfartige Schmerzen im Abdomen; kolikartige, reißende Schmerzen; brennende, kneifende Schmerzen; der Patient muss sich vor Schmerz zusammenkrümmen. Sie verschlimmern sich durch Bewegung. Der Bauch ist bei den Koliken sehr empfindlich und wie wund. Die Koliken verschlimmern sich durch Essen und bessern sich durch Zusammenkrümmen.

Rektum und Stuhl

Bei *Colchicum* kommt es zu einer ähnlichen Diarrhö wie sie bei schleichenden fieberhaften Erkrankungen auftritt. Ruhrartige oder diarrhoische Stühle von gallertartiger Konsistenz, mit heftigen Krämpfen des Schließmuskels. In der Bettpfanne bilden sie eine feste Masse aus gallertartigem, klumpigem Schleim. Der Stuhlgang bereitet dem Patienten äußerst große Schmerzen. Starkes Wundheitsgefühl im Bauch. Die betroffenen Teile sind erschlafft, bis hin zum Rektumprolaps. Eitrige, dunkle, blutig-schleimige Stühle. Blutige Absonderungen aus den Gedärmen, begleitet von fürchterlicher Übelkeit. Dysenterie mit Absonderung von weißem Schleim und heftigen Tenesmen. Eitriges, dunkles Blut und Schleim kommen aus den Gedärmen. Diarrhö mit heftigen, kolikartigen Schmerzen. Blutige Stühle mit Geschabsel aus den Eingeweiden und Hervortreten des Anus. Profuse, wässrige Stühle bei feuchtwarmem Wetter oder im Herbst. Wässrige, gallertartige, schleimige Stühle.

Harnwege und Urin

Brennen in der Harnröhre beim Urinieren. Die Harnentleerung ist schmerzhaft. Entzündung der Nieren oder der Blase. Blasentenesmen. Harnretention. Nierenversagen, mit spärlichem Harnfluss und Ödemen. Der Urin ist dunkelbraun, fast schwarz wie Tinte, und enthält Albumin. Prinzipiell entspricht diese Arznei einer akuten Nephritis.

Atemwege/Brust und Herz

Große Atemnot, mit schnellen und kurzen Atemzügen; das Herz schlägt heftig. Die Atmung ist beschleunigt. Der Herzschlag ist so laut, dass man ihn überall im Zimmer hören kann. Herzklopfen; Engegefühl des Brustkorbes. Der Patient hat ein Gefühl, als läge ein großes Gewicht auf seiner Brust; er kann nicht einatmen. Hydrothorax; der Pleuraspalt ist mit seröser Flüssigkeit ausgefüllt, was zu Atemnot führt. Die Herztöne sind gedämpft, undeutlich und sehr schwach. Stechende, reißende Schmerzen in der Muskulatur des Brustkorbes.

Extremitäten

Paralytische Schmerzen in den Armen. Verdickte Fingergelenke. Hieran erkennt man auch, welch schleichende Form von Krankheit und welch trägen Kreislauf diese Arznei erzeugt. Der Patient ist so schwach, dass er beim Gehen die Knie aneinander schlägt. Schmerzen am ganzen Körper, wie zerschlagen. Schwellung der Gelenke. Bei *Colchicum* sind ohnehin die Gelenke am meisten betroffen. Muskulärer Rheumatismus. Taubheitsgefühl, Ödeme und Schwellungen der Gliedmaßen.

Colocynthis **Coloc.**

Citrullus colocynthis; Koloquinte. *Cucurbitaceae.*

Allgemeines

Das Hauptmerkmal von *Colocynthis* sind starke, reißende, neuralgische Schmerzen, die so heftig sind, dass der Patient keinen Moment ruhig bleiben kann. Manchmal bessern sie sich durch Bewegung, oder es scheint zumindest so, als würden sie sich in der Ruhe verschlimmern. Außerdem werden sie durch Druck und manchmal auch durch Hitze gelindert. Die Schmerzen treten insbesondere im Gesicht, im Bauch und entlang der Nervenbahnen auf.
Diese Schmerzen haben einen sehr ungewöhnlichen Auslöser, nämlich Ärger begleitet von Empörung. Deswegen finden wir die Beschwerden von *Colocynthis* bei Menschen, die hochmütig und leicht gekränkt oder verärgert sind. Dem Ärger folgen heftige, neuralgische Schmerzen im Bereich des Kopfes, der Augen, sowie entlang der Wirbelsäule und in den Eingeweiden.
Neben der extremen Ruhelosigkeit gehen die Schmerzen mit großer Schwäche einher. Ein Patient mit chronischer Diarrhö und heftigen Darmkoliken wird dabei zuweilen so schwach, dass er kaum noch in der Lage ist zu sprechen. Es ist keinesfalls selten, dass als Begleiterscheinung der *Colocynthis*-Schmerzen ein Mattigkeitsgefühl bis hin zu Ohnmacht auftritt. Entlang der Nervenbahnen kommt es zu kneifenden Schmerzen, in manchen Fällen auch zu Taubheitsgefühl, Kribbeln und Prickeln. In dem betroffenen Körperteil kribbelt es wie von Ameisen.

Für viele Ärzte ist *Colocynthis* eine Standardarznei bei Ischialgien; erst wenn die gewünschte Wirkung ausbleibt, nehmen sie die Symptome des Falles auf, um die wirklich passende Arznei herauszufinden. Eine solche Vorgehensweise ist durch nichts zu entschuldigen. Wenn sich der Schmerz durch harten Druck oder durch Hitze bessert, oder wenn er sich durch Ausruhen verschlimmert und den Patienten zur Verzweiflung treibt, wird *Colocynthis* üblicherweise heilen. Aber es ist nicht in jedem Fall indiziert. Manche Arzneien wirken eher auf Muskeln und Sehnen, andere hingegen auf Knochen und Periost, wieder andere hauptsächlich auf die großen Nervenbahnen. Die Schmerzen von *Colocynthis* treten in der Regel im Bereich von größeren Nerven auf.

Geist und Gemüt

Die Geistes- und Gemütsymptome dieser Arznei sind nicht sehr auffällig. Sobald bei einem Prüfer von *Colocynthis* Schmerzen entlang des Nervenverlaufs einsetzen, wird er gereizt; alles „geht ihm auf die Nerven". Sein Zustand verschlimmert sich durch Ärger. Er schreit vor Schmerzen laut auf, geht im Zimmer umher und wird immer unruhiger, je länger der Schmerz andauert. Er hat keine Lust zu sprechen, Fragen zu beantworten oder Bekannte zu sehen. Er regt sich über seine Freunde auf und möchte lieber alleine sein, da er mit diesen schrecklichen Schmerzen schon genug auszuhalten hat.

Die Schmerzen werden oft von Erbrechen und Durchfall begleitet, besonders wenn sie im Bauch sitzen. Die kolikartigen Schmerzen treten anfallsweise auf und nehmen an Intensität zu. Der Patient verspürt eine zunehmende Übelkeit, bis er sich schließlich übergeben muss, und selbst nachdem der Mageninhalt vollkommen entleert ist, muss er weiter würgen.

Colocynthis ruft im Nervensystem einen Zustand hervor, der demjenigen ähnlich ist, den wir bei Personen sehen, die sich jahrelang mit verschiedenen Ärgernissen herumplagen mussten. Ein Mann, dessen Geschäfte schon lange Zeit schlecht laufen, wird reizbar und ist am Ende nervlich völlig erschöpft. Oder eine Frau, die auf ihren untreuen Ehemann Tag und Nacht aufpassen muss, um ihn von anderen Frauen fern zu halten, wird allmählich emotional immer empfindlicher und reizbarer, bis sie schließlich beim kleinsten Anlass die Fassung verliert. Dies ist der Zustand, den *Colocynthis* bei einer Prüfung hervorruft.

Nur selten wird diese Arznei bei robusten, kräftigen und gesunden Menschen, die aus heiterem Himmel erkranken, angezeigt sein. Viel wahrscheinlicher wird es bei den soeben beschriebenen Personen passen, oder aber bei Menschen, die dazu neigen, sich zu überessen.

Kopf und Schwindel

Reißende Schmerzen in der Kopfhaut, die durch Ärger oder Erschöpfung hervorgerufen werden. Die Schmerzen bessern sich durch Druck und Hitze, sie werden schlimmer, wenn sich der Patient nicht bewegt. Anhaltende, nagende Schmerzen im Kopf. Schmerzvolles, reißendes, wühlendes Gefühl im gesamten Gehirn, das bei Bewegung der Augen unerträglich wird. Stärkste Schmerzen durchziehen den gesamten Kopf, schlechter beim Bewegen der Augen. Der Patient schreit aufgrund der heftigen, drückenden, reißenden

Kopfschmerzen laut auf. Intermittierende Kopfschmerzen bei Patienten mit Neigung zu rheumatischen, gichtigen oder nervösen Beschwerden. Reißende oder zusammenschraubende Kopfschmerzen. Heftiges periodisches oder intermittierendes Kopfweh. So ähnlich lauten die Formulierungen in den „Leitsymptomen". Aber der besondere Schmerzcharakter ist nicht so wichtig wie die Umstände, die wahrscheinlich zu seiner Entstehung geführt haben sowie die Lebensverhältnisse, in denen der Patient bisher gelebt hat. Die Lebensverhältnisse eines Patienten zu kennen, ermöglicht uns ein umfassendes Wissen über den Patienten selbst.

Augen

Dieselben heftigen, neuralgischen Schmerzen treten auch im Auge auf. Rheumatische Iritis, schlechter am Abend und in der Nacht. Heftige, brennende, schneidende und stechende Augenschmerzen. Brennende Schmerzen sind für das Auge charakteristischer als für andere Bereiche von Kopf und Gesicht. Scharfe, schneidende oder drückende Schmerzen in den Augen.

Gesicht

Die Schmerzen im Gesicht sind besonders erwähnenswert, denn *Colocynthis* ist eines der am häufigsten angezeigten Mittel bei Gesichtsneuralgien. Es gibt drei Arzneien, die bei Gesichtsschmerzen öfter indiziert sind als alle anderen, nämlich *Belladonna*, *Magnesium phosphoricum* und *Colocynthis*. Die Schmerzen von *Belladonna* sind so heftig wie bei keiner anderen Arznei, und sie gehen mit Gesichtsröte, blitzenden Augen, heißem Kopf und mit großer Berührungsempfindlichkeit einher. Bei *Colocynthis* setzen die Schmerzen wellenartig ein, sie bessern sich durch Hitze und durch Druck, verschlimmern sich in der Ruhe und werden durch Aufregung oder Ärger hervorgerufen; darüber hinaus betreffen sie im Allgemeinen die linke Seite. Die Schmerzen von *Belladonna* hingegen sind eher rechtsseitig und werden durch Kälte ausgelöst. Bei *Magnesium phosphoricum* sind die Schmerzen typischerweise reißend und ziehen blitzartig an den Nervenbahnen entlang; sie werden durch Hitze oder Druck gelindert.

Der Gesichtsausdruck des *Colocynthis*-Patienten ist aufgrund der Heftigkeit der Beschwerden von Angst geprägt. Das Gesicht ist schmerzverzerrt, unabhängig davon, an welcher Stelle der Schmerz lokalisiert ist. Schließlich wird es blass und die Wangen werden blau. Reißende Schmerzen in den Wangenknochen, genauer gesagt am Austrittspunkt des Nervus infraorbitalis. Manchmal fühlt sich dieser Schmerz an wie durch einen heißen Draht ausgelöst, oder aber wie ein kalter Nagel; zuweilen ist er auch reißend, brennend oder stechend. Oft verteilt er sich über das Gesicht, den Aufzweigungen der kleinen Nervenäste folgend, üblicherweise auf der linken Seite. Der Patient schreit auf vor Schmerz und ist sehr unruhig. Reißende oder brennende Schmerzen, die sich über Ohren und Kopf ausdehnen. Alle Schmerzen bessern sich durch Druck, aber nur am Anfang; denn nachdem die die Schmerzen einige Tage lang an Heftigkeit stetig zugenommen haben, werden die betroffenen Bereiche sehr empfindlich, sodass Druck nicht mehr ertragen wird.

Magen

Abneigung gegen Essen. Heftiger Durst. Kolikartige Bauchschmerzen, hervorgerufen durch Trinken bei Überhitzung oder durch Essen von schwer verdaulicher Speisen. Bauchkrämpfe nach Kartoffeln. Kartoffeln und stärkehaltige Nahrungsmittel bekommen dem *Colocynthis*-Patienten nicht, ebenso wie bei *Alumina*. Das Erbrechen unterscheidet sich bei *Colocynthis* von dem der meisten anderen Arzneien. Vor dem Erbrechen besteht keine Übelkeit, und erst wenn die Schmerzen ausreichend stark werden, setzen zugleich Übelkeit und Erbrechen ein. Der Patient erbricht den Mageninhalt und würgt so lange weiter, bis die Heftigkeit seines Leidens nachlässt. Die Magenschmerzen sind zusammenschnürend, krampfartig und wühlend, als würde der Magen von Fingern gepackt.

Abdomen/Weibliche Geschlechtsorgane

Ähnliche Schmerzen treten auch im Unterleib auf; die Besserung durch festen Druck und Zusammenkrümmen ist hier deutlicher ausgeprägt als bei den Magenschmerzen, wobei durch das Zusammenkrümmen ja ohnehin der Druck erhöht wird. Sie treten anfallsartig auf und nehmen an Heftigkeit zu, bis dem Patienten schließlich übel wird und er erbricht. Die Schmerzen gehen mit großer Ruhelosigkeit und einem flauen, leeren Gefühl in der Magengrube einher. Der Leidende beugt sich über die Lehne eines Stuhles oder über das Brett am Fußende seines Bettes, sofern er nicht mehr fähig ist, das Krankenbett zu verlassen. In den *Leitsymptomen* finden wir mehrere Seiten zu diesem Thema, die uns zeigen, wie umfangreich diese Arznei bei abdominellen Beschwerden eingesetzt werden kann, sofern diese Symptome vorhanden sind. Ich empfehle Ihnen, sie alle durchzulesen.

Die Schmerzen im Unterbauch werden durch Anziehen der Beine und durch Pressen der Fäuste gegen den Bauch gelindert. Bei den heftigen neuralgischen Schmerzen der Ovarien von *Colocynthis* presst die betroffene Frau das Bein der schmerzenden Seite fest gegen ihren Bauch und hält es dort. Der Arzt fragt daraufhin: „Was ist denn passiert, dass Sie solche Schmerzen haben?“ Ihre Antwort könnte beispielsweise lauten: „Mein Diener hat ein wenig verschmutztes Wasser auf einem hübschen Teppich verschüttet. Wir haben ein bisschen darüber gestritten, und hier haben Sie nun das Ergebnis.“

Kolikartige Schmerzen durch Ärger mit Empörung; besser durch Zusammenkrümmen und schlechter in aufrechter Haltung, im Stehen oder durch Beugen nach hinten. *Colocynthis* ist auch angezeigt bei Koliken von Säuglingen, sofern sich diese durch Liegen auf dem Magen bessern; sobald man sie anders hinlegt, fangen sie gleich wieder an, aufzuschreien.

Rektum und Stuhl

Die gleichen Symptome begleiten auch die Diarrhö und die Dysenterie von *Colocynthis*. Die Stühle bestehen aus weißem Schleim, sind sehr dickflüssig, Faden ziehend und gallertartig, zuweilen sogar blutig. Zunächst können die Entleerungen reichlich, stark riechen und breiig sein, aber später werden sie spärlich, wässrig, gelb und fast geruchlos. Diarrhö und Dysenterie durch Ärger mit Empörung; schlimmste Tenesmen während des Stuhlgangs. Schon der kleinste

Bissen verursacht Koliken und Stuhldrang. Wässrige Stühle nach dem Essen. Viele dieser Beschwerden werden durch Hitze und Bettwärme gelindert.

Conium maculatum Con.

Cicuta maculatum; Gefleckter Schierling. *Apiaceae/Umbelliferae.*

Allgemeines

Bei diesem Mittel handelt es sich um ein tief und lang wirkendes Antipsorikum. Es ruft eine solch umfassende und anhaltende Störung im Organismus hervor, dass nahezu alle Gewebe betroffen sind. Die Beschwerden werden oft durch eine Erkältung ausgelöst, wobei sämtliche Drüsen und Lymphknoten in Mitleidenschaft gezogen werden. Schon bei der kleinsten Erkältung werden die Drüsen und Lymphknoten hart und schmerzhaft. Bei tief sitzenden Erkrankungen kommt es in der Umgebung von Geschwüren oder entzündeten Bereichen zu einer Infiltration des Gewebes; die Lymphknoten entlang der Lymphbahnen werden perlschnurartig tastbar. Die axillären Lymphknoten entzünden sich und ulzerieren. Die Lymphknoten an Hals, Leiste und Bauch vergrößern sich. Ulzerierte Teile verhärten sich. In der Umgebung eines Abszesses der Brustdrüse bilden sich Knötchen. Knötchen in der Brust, sogar wenn noch keine Milch produziert wurde; Knötchen, Verhärtungen und vergrößerte Lymphknoten bilden sich überall unter der Haut. *Conium* wurde in beträchtlichem Ausmaße bei malignen Erkrankungen der Drüsen und Lymphknoten verwendet, da es auf diese Gewebe von Anfang an einwirkt und sie infiltriert, sodass sie allmählich steinhart werden, wie beim Szirrhus.

Ein weiteres wichtiges Merkmal, das sich durch das gesamte Mittelbild zieht, ist seine Wirkung auf das Nervengewebe. Alle Nerven befinden sich in einem Zustand großer Schwäche, was wiederum Zittern und Zucken der Muskeln hervorruft. Schon die geringste körperliche Anstrengung führt zu großer Erschöpfung. Es kommt zu einer allmählich zunehmenden paralytischen Schwäche, ähnlich wie bei *Cocculus*. Der Patient ist körperlich und geistig völlig entkräftet, oder besser gesagt sind all seine körperlichen und geistigen Aktivitäten verlangsamt. Die Leber wird hart, vergrößert sich, und ihre Funktionen sind verlangsamt. Die Blasenmuskulatur ist schwach, sodass die Blase nur unvollständig entleert werden kann. Manchmal kommt es sogar zur völligen Blasenlähmung mit Verlust der Kraft zur Harnentleerung. Dies alles zeigt die Eigenschaft des Mittels, eine fortschreitende paralytische Schwäche zu erzeugen.

Hysterie. Hypochondrische Gemütszustände mit Nervosität, Zittern und Muskelschwäche. In frühen Stadien steht die rasche Ermüdbarkeit im Vordergrund, aber mit fortschreiten der Pathologie kommt es schließlich zur Lähmung sämtlicher Gliedmaßen.

Viele der Beschwerden, wie beispielsweise Ulzera oder Lähmungserscheinungen, sind schmerzlos. Große körperliche und geistige Schwäche sowie Kraftlosigkeit der Muskeln. Erschöpfung, zittrige Schwäche. Lähmung der Beine und der Hüfte. *Conium* ist angezeigt bei psychischen oder nervösen Symptomen mit Zittern bei Witwen bzw. Witwern, bei denen es durch den Tod des Partners plötzlich zum Ausbleiben jeglicher sexuellen Aktivität kommt. Wenn Menschen mit beträchtlicher sexueller Energie schlagartig der Möglichkeit beraubt werden, diese auszuleben, so gerät der betroffene Mann oder die betroffene Frau in einen Zustand zittriger Schwäche und kann sich auf nichts mehr konzentrieren, was andere sagen. Bei Frauen ist dies nicht so ausgeprägt und kommt nicht so häufig vor wie bei Männern. Wenn sich jedoch dieser Zustand bei einer Frau mit ungewöhnlich regem Sexualleben entwickelt, kann es zu Blutstau in der Gebärmutter und in den Ovarien kommen. Hier wäre *Apis* passender als *Conium*. Bei Hysterie und Aufregung ist *Conium* hingegen zumeist die richtige Arznei, und vielen seiner Beschwerden liegt eine hysterische Ursache zugrunde.

Geist und Gemüt

Conium hat eine derart tief greifende Wirkung, dass es mit der Zeit eine Art von Imbezillität hervorruft. Der Verstand setzt aus. Zunächst kommt es zu einer Ermüdung des Geistes, ähnlich wie bei den Muskeln. Der Patient ist nicht mehr imstande, einer geistigen Tätigkeit nachzugehen. Das Gedächtnis lässt nach. Er kann sich nicht konzentrieren, kann nicht mehr nachdenken, und so wird er schließlich schwachsinnig. Die Unfähigkeit, über längere Zeit einer geistigen Tätigkeit nachzugehen und die Aufmerksamkeit auf ein bestimmtes Thema zu richten, sind zwei der wichtigsten Symptome dieser Arznei. Es kann sich auch periodisch einsetzender Wahnsinn entwickeln, wobei Imbezillität bei *Conium* viel häufiger vorkommt als Wahnsinn. Wenn Sie den Geisteszustand solch eines Patienten untersuchen, so werden Sie aufgrund bestimmter Symptome denken, er befinde sich in einem Delirium, aber das trifft die Sache nicht ganz. Es handelt sich vielmehr um eine sich langsam entwickelnde Geistesschwäche. Es ist nicht jener schnell einsetzende, aktive Zustand, wie wir ihn bei fieberhaften Erkrankungen vorfinden; vielmehr ist es sozusagen ein fieberloses Delirium. Passive Formen von Wahnsinn. Sein Denken ist verlangsamt, und dieses Stadium dauert Wochen oder gar Monate an, sofern er sich überhaupt je wieder davon erholt. Im Unterschied dazu sind bei jenen Fällen, die mit leichter Erregbarkeit und mehr oder weniger stark ausgeprägter Gewalttätigkeit und geistiger Überaktivität einhergehen, Mittel wie *Belladonna*, *Hyoscyamus*, *Stramonium* oder *Arsenicum* angezeigt. Bei *Conium* finden Sie von alledem nichts. Der Geisteszustand von *Conium* entwickelt sich so schleichend, dass die Familie zunächst nichts davon bemerkt. Nach und nach haben sich bei ihm irgendwelche Sonderlichkeiten entwickelt, und wenn die Familienangehörigen über die vielen eigenartigen Dinge nachdenken, die er getan und gesagt hat, so beginnen sie sich zu fragen, ob er nicht vielleicht verrückt wird. Tatsächlich aber bewegt er sich in Richtung Imbezillität. Der *Conium*-Zustand ist geprägt von Langsamkeit und Passivität. Der Patient ist völlig gleichgültig und zeigt an nichts Interesse, besonders wenn er im Freien umherspaziert. Er hat keine Lust, sich in der Nähe anderer Leute aufzuhalten oder mit Passanten zu sprechen; er neigt sogar eher dazu, sie plötzlich anzugreifen oder zu beschimpfen. Das ist natürlich eine geisteskranke Tat. Er ist traurig und bedrückt. Eine tiefe Traurigkeit erfasst seinen Geist und kehrt alle vierzehn Tage wieder. Hier zeigt sich die zweiwöchentliche Periodizität des Mittels. Der *Conium*-Patient sitzt betrübt in der Ecke des Zimmers, obwohl es

für seine Niedergeschlagenheit eigentlich keinen Grund gibt. Ein Hypochonder, der mit solchen Launen und Ansichten umherwandert, dass andere Leute versuchen werden, ihn mittels Argumenten vom Gegenteil zu überzeugen, aber je mehr sie das versuchen, desto trauriger wird er. Mürrisch, reizbar, verärgert. Alles stört und ärgert ihn. Nicht einmal die kleinste Aufregung kann er ertragen, sie verursacht ihm körperlichen und geistigen Stress, Schwäche und Traurigkeit. Manchmal finden wir die Symptome von *Conium* bei Menschen, die an Kummer gelitten haben; das Erinnerungsvermögen solcher Patienten ist geschädigt. Häufig fängt die Erkrankung damit als erstes Symptom an. Sie vergessen alles und können sich nie an Dinge erinnern, so wie sie es gerne würden. Daher werden sie allmählich schwächer und schwächer, am Ende sogar geistesschwach. Wenn sich die Erkrankung hauptsächlich in der Psyche manifestiert, so resultiert Geistesschwäche; wenn sie sich aber eher körperlich manifestiert, so wird es mit Lähmung enden. Es ist auch nicht selten, dass eine allgemeine paralytische Schwäche einsetzt, bei der Körper und Geist gemeinsam betroffen sind. Dieser Zustand dauert solange an, bis schließlich ein deutliches Symptom erscheint, das entweder in Richtung Geistesschwäche oder in Richtung Lähmung geht, aber nicht mehr beides zugleich. Erst dann scheint es, als würde sich der Körper stabilisieren und auch so bleiben. In solchen Fällen wird manchmal ein Punkt erreicht, an dem eine Art Trennung zwischen Körper und Geist stattfindet. Wenn es unter einer homöopathischen Behandlung je dazu kommen sollte, dass sich die körperlichen Symptome bessern, aber die Geist-Gemütsymptome schlimmer werden, so wird der Patient nie geheilt werden. Es gibt solche Fälle. Ich persönlich sehe es äußerst ungern, wenn sich das Physische bessert, während sich die Psyche verschlechtert, egal in welchem Ausmaß. Es geht hierbei nicht um jene Verschlimmerung, die durch das Mittel selbst verursacht wurde. Wenn sich die Psyche nicht bessert, so bedeutet das für uns, dass es dem Patienten generell schlechter geht. Es gibt keinen besseren Beweis für die gute Wirkung einer Arznei als eine Besserung der geistigen Symptome.
Conium-Patienten vertragen nicht das geringste alkoholische Getränk. Jegliches stimulierende Getränk oder Wein verursacht Zittern, Erregtheit, psychische Schwäche und Entkräftung. Solche Patienten haben oft Kopfweh. Wenn es ihnen schlechter geht, treten die Kopfschmerzen auf. Stechende, reißende Schmerzen im Kopf; ein Pochen im Kopf. Es handelt sich um Voranzeichen eines Nachlassens der Fähigkeiten des Gehirns. Neuralgien.

Kopf und Schwindel

Muskelschwäche allgemein und im Besonderen in einer Gesichtshälfte. Lähmung der oberen Augenlider. Prickelnde Schmerzen. Diese findet man als Begleiterscheinung eines generellen Zusammenbruchs. Bei plötzlichem, heftigem Blutandrang in den Kopf oder bei ebenso plötzlichen und heftigen Attacken von Kopfweh mit Augenschmerzen und Gesichtsschmerzen würde man nicht daran denken, einem Patienten *Conium* zu verabreichen. Dies würde man eher bei solchen Beschwerden tun, die mit einer systemischen langsam voranschreitenden Erkrankung einhergehen. Stechende, lanzinierende Schmerzen wie Messerstiche entlang des Verlaufs von Nerven im Gesicht, in den Augen und im Kopf. Stechen und Brennen auf

dem Scheitel. Oft verleiten diese Symptome den homöopathischen Arzt zu einer genauen körperlichen Krankenuntersuchung. Wichtiger als die Untersuchung sind aber jene Symptome, die auf das richtige Mittel hinweisen.
Aufregung führt zu Kopfschmerzen. Taubheit der Kopfhaut ist eines der häufigen Symptome von *Conium*. Es handelt sich hierbei um ein Allgemeinsymptom; wo auch immer die Beschwerden auftreten, kann Taubheitsgefühl damit verbunden sein, zum Beispiel Taubheit bei Schmerzen, oder auch sehr oft Taubheit bei Schwächezuständen. Lähmungen werden von Taubheit begleitet. Migräne mit Harnverhalten. Starkes Schwindelgefühl. Im Zimmer scheint sich alles zu drehen. Verwirrtes Gefühl im Kopf. Sitzt häufig in Gedanken verloren da. Schwindel und Druck im Kopf bei unverändertem Puls. Der Schwindel verschlimmert sich beim Bücken. Das leichteste alkoholische Getränk führt bei ihm schon zum Rausch. Schwindel beim Drehen des Kopfes, als würde er sich im Kreise drehen, oder beim Aufstehen von einem Stuhl; Schlimmer im Liegen, *als drehe sich das Bett im Kreise*, nachdem sich der Patient im Bett gedreht oder auch nur umgesehen hat. Der Schwindel von *Conium* setzt häufig ein, wenn man *im Bett liegend die Augäpfel umherrollt oder verdreht*. Das ist ein wenig wie bei *Cocculus*, nicht nur wegen des Schwindels, sondern viel mehr wegen der allgemeinen Verlangsamung der Muskeln.

Augen

Die Muskelparese oder Schwäche, die man am ganzen Körper vorfindet, ist auch an den Augen vorhanden. Der *Conium*-Patient hat eine Schwäche aller Muskeln des Auges, sodass er nicht fähig ist, ein sich bewegendes Objekt zu verfolgen, ohne migräneartige Kopfschmerzen mit Störungen von Sehfähigkeit und Verstand zu erleiden. Mit dem Auto fahren, schnelle Bewegungen zu beobachten und Unvermögen, etwas schnell zu fokussieren – man müsste es wohl eher die Verlangsamung der Akkommodation nennen – all das verursacht viele Beschwerden. Unfähigkeit, einem sich schnell bewegenden Objekt mit der ausreichenden Schnelligkeit zu folgen, sodass Kopfschmerzen aufkommen. „Die Objekte erscheinen rot oder in den Farben des Lichtspektrums gestreift; verschwommene Flecken; Doppeltsehen; geschwächte Sehfähigkeit. Kurzsichtigkeit; nach längerem Lesen fließen die Buchstaben ineinander." All das entsteht aufgrund der unzureichenden Akkommodation. „Träge Adaption des Auges an unterschiedliche Entfernungen. Die Sicht wird verschwommen, wenn er gereizt ist. Schwäche und Blendung der Augen, verbunden mit Schwindel. *Lichtscheu ohne Entzündungszeichen der Augen*." Die Pupille kann sich nicht an den Unterschied zwischen starkem und gedämpftem Licht anpassen und der Patient leidet darunter. Ausgeprägte Photophobie und Tränenfluss. Photophobie ohne Hyperämie irgendeines Gewebes, sei es innerhalb oder außerhalb des Augapfels. Manchmal sind die Pupillen verengt, manchmal sind sie erweitert. *Conium* hat Ulzera der Hornhaut geheilt. „Brennen in den Augen beim Lesen." Einschießende, starke, schneidende, brennende Schmerzen in den Augen. Die Augenlider verhärten sich, werden dicker und schwerer, sodass sie herabfallen. Er kann sie nur unter Schwierigkeiten anheben. Man sieht also, wie sich diese Lähmung auf alle Muskeln des Körpers ausdehnt und sogar die Psyche auf ähnliche Weise in Mitleidenschaft zieht. „Er konnte die Augenlider nur schwerlich heben, sie schienen wie von einer schweren Last hinuntergedrückt. Ein Brennen auf der gesamten Oberfläche der Lider; Hordeola; Lähmung der Augenmuskeln."

Gesicht

Ein wichtiges Symptom ist die Schwellung der Drüsen im Gesicht, um die Ohren und unter dem Unterkiefer. Die Parotis ist geschwollen und hart. Die gleiche, allmählich stärker werdende Verhärtung finden wir in der Gl. submaxillaris und der Gl. sublingualis. Vergrößerung von Drüsen einer Halsseite bei Krebserkrankungen. *Conium* hat Epitheliome von Lid, Nase und Wangen geheilt. Ulzerationen mit Verhärtungen an den Lippen. Tief unterhalb des Ulcus findet man die Verhärtung, sowie eine Kette von Knoten entlang der Gefäße, welche die Lymphe vom Ulcus ableiten. (Kent schreibt „Gefäße, die Lymphe zu dem Geschwür hin leiten", aber nach heutigem Wissensstand entstehen die wahrscheinlich gemeinten Lymphknoten-Metastasen im Abflussgebiet von Lymphbahnen und nicht entlang des venösen Zuflusses; Anm. d. Übers.)

Hals

Parese der Speiseröhre, die sich zu kompletter Paralyse entwickelt; Schluckbeschwerden; die Speisen gleiten nur bis zu einem gewissen Punkt hinab und bleiben dort stecken. Ein Speisebrocken, der den unteren Ösophagus-Sphinkter nahe der Cardia passieren soll, steckt fest und wird sich nur unter großer Anstrengung weiterbewegen. „Seltsame Empfindung des Hochkommens im Hals mit einem Gefühl der Verstopftheit, als ob dort etwas fest sitzen würde. Völlegefühl im Hals wie ein Kloß, verbunden mit unwillkürlichen Schluckversuchen. Völle im Hals bei unterdrücktem Rülpsen. Druckgefühl in der Speiseröhre, als käme ein runder Gegenstand aus dem Magen hoch." Es handelt sich hierbei um ein Symptom der Nerven, das vor allem bei nervösen Frauen beobachtet wurde und Globus hystericus genannt wird. Wenn eine Frau so traurig ist, dass sie eigentlich Weinen müsste und dann schluckt und würgt, so wird sie einen derartigen Kloß im Hals verspüren. Nervöse Zustände, einem Zusammenbruch nahe; des Lebens überdrüssig; sieht nichts in seiner Zukunft als Krankheit, Sorge, Gelähmtheit und Geistesschwäche. Wenn solche Patienten ihre klaren Momente haben, so weinen sie, werden sehr traurig wegen der vergrößerten Drüsen und ihrer Schwäche und bekommen einen Kloß im Hals.

Magen

Das Mittelbild von *Conium* enthält viele Magenbeschwerden; Magengeschwüre; Magenkrebs. Diese Arznei ist eine der wichtigsten palliativen Maßnahmen bei Magensymptomen, sofern alle anderen Symptome übereinstimmen. Es kann Krebserkrankungen für eine Weile lindern, danach treten die Beschwerden aber wieder auf, denn wenn die Symptome erst einmal so fortgeschritten sind, dass *Conium* angezeigt ist, so gibt es oft keine Hoffnung mehr auf eine Heilung.

Abdomen

Das Abdomen ist hart und sehr empfindlich. Zwickende, stechende Schmerzen, kolikartige, schneidende Schmerzen und krampfartige Schmerzen. Bei Frauen ein Gefühl des Absinkens im Abdomen, als ob die Gebärmutter nach unten drängen würde.

Rektum und Stuhl

Häufiger als Diarrhö hat man Obstipation mit erfolglosem Stuhldrang, zu hartem Stuhl oder Lähmung des Rektums. Unvermögen, beim Stuhlgang zu pressen, der Inhalt des Rektums kann wegen der paralytischen Schwäche aller Muskeln, die an der Defäkation beteiligt sind, nicht ausgeschieden werden. Pulsieren und Leeregefühl im Bauch nach einem normalen Stuhlgang. Die Frau muss beim Stuhlgang so stark pressen, dass es zum Gebärmuttervorfall aus der Scheide kommt. Nach jedem Stuhlgang zittrige Schwäche und Herzklopfen.

Harnwege und Urin

Der Harnfluss kommt und geht. Der Patient strengt sich sehr an, um endlich Wasser lassen zu können, doch dann wird er müde und gibt auf. Der Harnstrahl versiegt plötzlich, aber dann fängt es wieder an zu fließen, ohne dass er irgendeinen Druck ausgeübt hätte, und so passiert es zwei oder drei Mal während der Miktion. Unregelmäßige Muskeltätigkeit während der Miktion. „Intermittierender Harnfluss mit schneidenden Schmerzen nach der Miktion. Der Harn blieb trüb, auch wenn er etwas gestanden hatte."

Männliche Geschlechtsorgane

Schwäche der sexuellen Kräfte des Mannes; Impotenz. Obwohl er das heftigste sexuelle Verlangen haben kann, ist er impotent. „Größtes sexuelles Verlangen mit partieller oder kompletter Unfähigkeit. Nächtlicher Samenabgang ohne Träume. Samenergüsse sind schmerzvoll." Die Samenbläschen befinden sich in einem katarrhalischen Zustand, verbunden mit einer ausgeprägten Wundheit, sodass er bei einer Ejakulation schneidende Schmerzen wie Messerstiche verspürt, als wäre der Samen eine Säure. Unterdrücktes sexuelles Verlangen hat schädliche Auswirkungen bei Witwern und Männern, die an regelmäßigen Beischlaf gewöhnt waren. „Sexuelle Schwäche. Unzureichende Erektion, die nur eine kurze Zeit anhält; Schwäche nach dem Beischlaf. Geschwollene und verhärtete Hoden." Die Schwellung und Härte der Hoden tritt erst allmählich zu Tage. „Absonderung von Samenflüssigkeit bei jeder Gemütsbewegung, aber ohne wollüstige Gedanken, oder während des Stuhlganges, verbunden mit Juckreiz der Vorhaut." Wir haben hier also eine seltsame Vermischung von gesteigerter Gereiztheit der betroffenen Körperteile wie dem Blasenhals, den Sexualorganen und der Prostata, gepaart mit Schwäche und Impotenz.

Weibliche Geschlechtsorgane

Erinnern Sie sich, dass wir beim Mann von Verhärtung und Vergrößerung der Hoden gesprochen haben; bei der Frau finden wir analog dazu Verhärtung und Vergrößerung der Eierstöcke und der Gebärmutter. „Uterine Krämpfe bei zu früh einsetzenden und sehr spärlichen Monatsblutungen." Wundheitsgefühl im Bauch in frühen Phasen einer Schwangerschaft, sogar die Bewegungen des Fötus sind schmerzhaft. Brennende, stechende, reißende Schmerzen im Gebärmutterhals.

Große Wundheit der Brüste. Dieses Mittel zeigt sowohl ein Zusammenschrumpfen der Brustdrüsen, als auch Vergrößerung und Verhärtung. Unterdrückte Menstruation, schmerzvolle Menstruation, pochende, reißende, brennende Schmerzen in der Gebärmutter, in den Ovarien und im kleinen Becken. *Conium* hat bindegewebige Tumore der Gebärmutter geheilt und krebsartigen Wucherungen der Cervix uteri Einhalt geboten. Eine der gefährlichsten Krebsarten überhaupt bei Frauen ist ein Krebsgeschwür der Cervix. Es ist von allen Krebserkrankungen die am schwierigsten zu behandelnde. Dieser Krebs schreitet sehr schnell voran, aber *Conium* ist eines jener Mittel, das die Entzündungsreaktion verlangsamen und die Blutungen etwas eindämmen kann. *Conium* hat bei Arzneimittelprüfungen auch Verhärtung und Infiltration der Cervix hervorgerufen.

Atemwege und Husten

Schweratmigkeit. Fast ständiger, trockener Husten, schlechter beim Liegen im Bett. Husten, sobald er sich niederlegt. Der Patient ist gezwungen, sich aufzusetzen und alles abzuhusten. Ein tiefer Atemzug verursacht Husten. Das sind die wichtigsten Merkmale des Hustens von *Conium*.

Brust

Heftige Stiche in der Brust. Schmerzhafte Schwellung der Brüste. Rasende, reißende Schmerzen im Brustkorb.

Rücken und Extremitäten

Bezüglich des Rückens ist Schwäche die größte Auffälligkeit, manchmal mit Schmerzen verbunden. Man spricht auch von lanzinierenden Schmerzen. „Folgen von Prellungen und Stößen der Wirbelsäule." Nach Verletzungen, besonders im Bereich der Lende, findet man Schmerzen und blutgefüllte Venen der unteren Extremität. Rheumatische Schmerzen; Lähmung der unteren Extremität; Ulzerationen. Alle diese Leiden *bessern sich durch das Herabhängenlassen der Gliedmaßen*. *Conium* unterscheidet sich hierin von vielen anderen Mitteln. Es ist wohl bekannt, dass man die Schmerzen etwas lindern kann, wenn man seine Füße auf einen Stuhl legt oder im Bett hoch lagert. Aber dieser Patient, der unter Rheumatismus mit Ulzera und anderen seltsamen Beschwerden der Beine leidet, wird sich niederlegen und seine Beine bis zu den Knien über die Bettkante hinaushängen lassen. Jemand sollte sich einmal verpflichten, eine gute Erklärung für dieses seltsame Symptom zu finden, damit wir zumindest bei einer Sache den Lehren der Pathologie folgend verschreiben könnten. Aber bis heute gibt es dafür keine plausible Theorie. Torkelnder Gang bei Männern mittleren Alters.

Schweiß

Es gibt noch ein weiteres außergewöhnliches Merkmal dieses Mittels: Der Patient schwitzt ausgiebig während des Schlafes. Manchmal berichtet ein Patient, dass er schon schwitzt, wenn er nur die Augen schließt. Es stimmt tatsächlich, dass er kurz vor dem Einschlafen nur die Augen zumachen muss, und schon bricht ihm der Schweiß aus.

Durch die Tatsache, dass *Conium* eine solch ausgeprägte Verhärtung und Infiltration von entzündeten Geweben hervorruft, kommt es leicht zur Bildung von Stenosen an Stellen, an denen eine Entzündung bestanden hat. Strikturen der Harnröhre und Stenosen des Gebärmuttermundes sind mit *Conium* geheilt worden.

Crotalus horridus **Crot-h.**

Nordamerikanische Klapperschlange. *Crotalidae.*

Allgemeines

Unser erster Impuls wäre es, gegen die Verwendung von Substanzen wie *Crotalus*, *Lachesis*, *Apis* und andere Tiergifte zu protestieren, und es ist verständlich, dass ein Laie mit Grauen auf die Verschreibung solcher Substanzen blickt. Werden sie aber regelgerecht eingesetzt, werden wir uns der Misere bewusst, die nach einer solchen Maßnahme verlangt, haben wir uns versichert, dass es keinen Ersatz dafür geben kann und wir nur potenzierte Arzneien verwenden, die vollkommen rein sind, da sie zu ihrer Essenz reduziert worden sind, dann wird das Grauen bald vorübergehen. Tatsächlich sind Krankheiten, die den Einsatz von Substanzen wie *Crotalus* verlangen, sehr schwerwiegend. Sitzen Sie am Krankenbett eines *Crotalus*-Patienten mit dem Gefühl, dass der Tod sehr nahe sein muss, da der Kranke einen fürchterlichen Anblick bietet, oder sagt eine Mutter bzw. ihr Ehemann in Bezug auf das kranke Kind Ihnen plötzlich: „Herr Doktor, tun Sie alles in Ihrer Macht stehende, um das Leben des Kindes zu retten; Sie müssen einfach alles versuchen, damit unser krankes Kind noch geheilt werden kann.“, so ist dies eine solche Situation.
Die Symptome von *Crotalus* sind sehr eigenartig. Diese Arznei hat ein hervorstechendes Wesen. Sie kann durch nichts ersetzt werden, da es kein anderes Mittel gibt, das insgesamt gesehen die gleichen Merkmale aufweist. Am ähnlichsten sind die anderen Schlangengifte, aber *Crotalus* ist das fürchterlichste unter ihnen, außer vielleicht *Ancistrodon mokeson (Cenchris contortrix, der Kupferkopf).* Nach Schlangenbissen sehen wir die schrecklichsten Auswirkungen; entweder endet der Biss sofort tödlich, oder erst nach einem sehr schnellen Verlauf. In jedem Falle handelt es sich um die stärkste Form einer toxischen Sepsis. Die Schlangengifte bestehen vermutlich aus Cyaniden in Verbindung mit Natrium oder anderen Salzen. Man weiß, dass Alkohol das natürliche Lösungsmittel der Cyanide ist, daher ist es in großen Mengen bei Schlangenbissen eingesetzt worden. Oft hat es das Leben verlängert oder sogar gerettet. Überlebt ein Patient einen solch heftigen Angriff auf seine Gesundheit, so wird er sein Leben lang unter chronischen Nachwirkungen leiden. Diese Nachwirkungen liefern die Quelle für unsere gesammelten Symptome. Auch Hunde, die von Schlangen gebissen worden sind, entwickelten jene chronischen Beschwerden. Dabei ist eine besondere Periodizität aufgefallen, die Symptome treten nämlich *immer im Frühling auf,* wenn das kalte Wetter abnimmt und die wärmeren Tage beginnen. Ich hatte einmal das Glück, das Schicksal eines Hundes verfolgen zu können, der von einer *Cenchris* gebissen worden war und überlebt hatte. Der

Biss befand sich im Halsbereich, und genau dort bildete sich, solange der Hund lebte, jeden Frühling ein großer Abszess. Dies hielt an bis ins hohe Alter, als er schließlich daran starb. Die Periodizität von Schlangengiften hat einen Bezug zum Frühling, wenn das warme Wetter einsetzt.
Ein weiteres allgemeines Merkmal von *Crotalus* – wie auch der meisten anderen Schlangengifte – ist, dass der Patient *während des Schlafens eine Verschlimmerung seiner Beschwerden erfährt.*
Die Giftwirkung von *Crotalus horridus* ähnelt in den Anfangsstadien den septisch-infektiösen Zuständen, wie wir sie von Scharlach, Diphtherie, Typhus und schleichende Formen von Blutvergiftung kennen. Das sind jene Fälle, die sich mit rasanter Geschwindigkeit entwickeln; das Blut zerfällt in seine Bestandteile, alle Blutgefäße erschlaffen, Blutungen treten aus allen Öffnungen des Körpers, und es entwickelt sich eine schnell tiefer werdende Bewusstseinstrübung, wie bei jemandem, der berauscht oder betäubt zu sein scheint. Geistige und körperliche Entkräftung, die einen fast paralytischen Charakter aufweist. Scharlach im fauligen Stadium, ebenso Typhus oder Diphtherie, diese noch in Verbindung mit ausgedehnten Blutungen. Der ganze Körper erscheint blau und gelb marmoriert. Eine Gelbsucht entwickelt sich mit erstaunlicher Geschwindigkeit, die Augen werden gelb und die Haut wird gelblich marmoriert. Blau gefleckt. Schwarze und blaue Flecken wie nach Prellungen, vermischt mit gelben Stellen. Nach Blutungen wird die Haut extrem anämisch. Sie ist gelb, blass und blutleer. Der ganze Körper hat einen wächsernen Aspekt. Blutungen aus Ohren, Augen, Nase, Lungen, aus allen Schleimhäuten, aus den Gedärmen und aus der Gebärmutter. Eine allgemeine Neigung zu Hämorrhagien. *Crotalus* ist angezeigt bei Erkrankungen, die von der bösartigsten und fauligsten Art sind und sich in einer ungewöhnlichen Geschwindigkeit entwickeln, sodass der faulige Zustand in ungewöhnlich kurzer Zeit erreicht wird. Jemand, der durch einen Biss von *Crotalus* vergiftet worden ist, versinkt bald in diesem berauschten, betäubten, und halb-bewusstlosen Zustand voller fauliger Erscheinungen. Er fühlt sich, als schwebe der Tod über ihm. Sobald das Blut herausrinnt, wird es schwarz. Manchmal ist es sehr flüssig.
Eine entsetzliche Nervosität herrscht vor. Zittern der Gliedmaßen, zittrige Schwäche. Wenn der Patient die Zunge herausstreckt, zittert sie. Schon nach der leichtesten Anstrengung ist er sehr müde. Plötzlicher Verlust der Lebenskraft. Eine paralytische Schwäche durchzieht den ganzen Körper. Muskelzukken, Zittern der Gliedmaßen. Es kommt bei typhusartigen Erkrankungen, wie zum Beispiel bei Formen von Gelbfieber mit großer Entkräftung, bei denen sich dieses Mittel bewährt hat, zu einem Herabgleiten im Krankenbett. Diese Art von Gelbfieber ist von *Crotalus* geheilt worden. Konvulsive Krämpfe und Lähmung. Man findet Muskelzucken wie bei Chorea, lokalisierte Spasmen und hysterische Erscheinungen.

Geist und Gemüt

Es lohnt sich, die Gemütssymptome dieses Mittels genauer zu betrachten. Bei jenem schwach ausgeprägten Delirium von *Crotalus* mit Murmeln und Selbstgesprächen handelt es sich um eine besondere Art von Redseligkeit. Hierbei unterscheidet es sich von *Lachesis*. In beiden Mittelbildern finden wir Redseligkeit. Diejenige von *Lachesis* ist so hastig und schnell, dass der Patient einem Besucher, der gerade anfangen wollte, ihm etwas zu erzählen, sofort ins Wort fällt und die Geschichte anstelle des Erzählers beendet, obwohl er eigentlich nichts darüber weiß, so überaktiv ist sein Verstand. In Gegenwart eines *Lachesis*-Patienten ist es keinem erlaubt, eine Geschichte selbst zu beenden. Sobald jemand beginnt, etwas zu erzählen, wird er sagen: „Oh, ja, ich verstehe“, und schon wird er auf ein anderes Thema überleiten und schließlich bei etwas völlig anderem landen. *Crotalus* zeigt dieses Verhalten zwar auch, aber kurze Zeit nachdem der Patient zu reden begonnen hat, murmelt er nur noch vor sich hin und stolpert auf eine unbeholfene Weise über seine eigenen Worte. Es ist ein schwacher, passiver Zustand ähnlich einem Rausch; bei *Lachesis* ist es hingegen eine stürmische Erregtheit. „Delirium mit Mattigkeit, Benommenheit, Stupor.“ Das sagt alles. „Gesprächiges Delirium mit dem Verlangen, aus dem Bett zu fliehen.“ Trotzdem ist das Delirium eher passiv. Seine Bewegungen sind langsam. „Murmelndes Delirium bei Fleckfieber. Traurigkeit.“ Seine Gedanken handeln ständig vom Tod. „Exzessive Empfindlichkeit. Beim Lesen ist er zu Tränen gerührt. Melancholie mit Ängstlichkeit und Furcht. Unruhig, ängstlich und blass mit kaltem Schweiß. Gereizt, grollend und wütend bei der kleinsten Belästigung.“

Kopf und Schwindel

Bei Bewegung entsteht Schwindel. Wenn er sich ruhig verhält, hat er Schmerzen. Beim Schlafengehen verspürt er den Schmerz und wird durch noch heftigere Schmerzen geweckt. Je länger er schläft, desto heftiger werden die Schmerzen im Kopf.

Er „schläft sich in seine Beschwerden hinein“. Alle Schlangengifte haben mehr oder weniger diese Eigenschaft. Die Kopfsymptome treten nach dem Schlaf auf, obwohl sie sich schon während des Schlafes entwickelt haben. Je länger er schläft, desto schlimmer werden die Kopfschmerzen. Das Kopfweh wütet dermaßen heftig und beschwerlich im Hinterkopf, dass es für ihn unmöglich ist, seinen Kopf aus dem Kissen zu erheben. Seine Nackenmuskeln sind so schwach, dass er sich mit den Händen dabei unterstützen muss. Dasselbe gilt auch für *Lachesis*. Es handelt sich um Kopfschmerzen bei blutgefülltem Kopf mit wächsernem, gelb-violett marmoriertem Gesicht, als ob er Prellungen erlitten hätte. „Kopfschmerzen, die sich bis in die Augen ausdehnen. Gallige Kopfschmerzen, die alle paar Tage auftreten.“ Schlimme Migräne, verbunden mit Schwindel und Pochen in der Spitze des Kopfes. Dumpfe, pulsierende Kopfschmerzen. „Dumpfe, schwere, pochende Kopfschmerzen im Hinterkopf.“ Es kann sich aber auch der gesamte Kopf in einem blutgefüllten Zustand befinden. Er ist verwirrt und benommen. Der Kopf fühlt sich zu groß und überfüllt an, als würde er bersten. Kopfschmerzen, die in Wellen auftreten, als würden sie vom Rücken her aufsteigen, eine hinaufdrängende Woge von Blut, wie ein Schwall nach oben schießenden Blutes. Wellenartige Kopfschmerzen, die durch Bewegung oder Erschütterung hervorgerufen werden, oder durch das Umdrehen im Bett, durch Aufsetzen oder Niederlegen. Eine Veränderung der Liegeposition löst neue Wellen aus. So etwas wird auch bei *Lachesis* beschrieben, und ich konnte es mit eigenen Augen sehen, es beginnt weit unten an der Wirbelsäule und strömt dann pulssynchron nach oben.

Augen

Blutungen aus den gelblich verfärbten Augen. „Blut wird von den Augen abgesondert, es brennt in den Augen, es besteht Rötung mit Tränenfluss." Druckgefühl in den Augen, als würden sie aus dem Kopf herausgedrückt werden. Lähmung der Oberlider. Die Schleimhäute der Augenlider sind entzündet.

Ohren

Ein aufwallendes Gefühl in den Ohren. „Empfindlich gegenüber Geräuschen." Dumpfe Schmerzen und Pochen in den Ohren. Übel riechende, reichliche, gelbe, widerwärtige Absonderungen aus den Ohren. Das Blut sickert tropfenweise aus den Ohren heraus, bei septischen Zuständen, schleichenden Formen von Scharlach oder Diphtherie. In solchen Fällen rinnt das Blut auch aus den Augen und reichlich aus der Nase. Bei diesem Mittel ist der Blutandrang im Kopf sehr heftig und es kommt zu Nasenbluten.

Nase

Crotalus hat alle möglichen Arten von übel riechenden Ausflüssen der Nase geheilt, wenn sie mit starken Blutungen verbunden waren. Abscheuliche, übel riechende, eitrige Absonderungen aus der Nase. Ozäna.

Gesicht

Entzündung der Parotis. Bläuliche Verfärbung des Gesichts. Das Gesicht erscheint gelb, ausgeprägte Gelbsucht. *Crotalus* ist auch angezeigt bei Mädchen mit einem wächsernen, anämischen oder gelbgrünlichen Aussehen, bei denen die Monatsblutung schon seit längerem nicht aufgetreten ist und die außerdem Pickel und Pusteln bekommen.

Mund und Zähne

Der Patient erwacht nachts oft zähneknirschend. Der Mundgeschmack ist faulig, schlecht. Entzündetes Zahnfleisch. Zahnfleischbluten. Entzündung des Halses mit Blutungen. Brennen in Hals und Mund. Zitternde, bebende und geschwollene Zunge. Die Zunge zittert, wenn sie herausgestreckt wird. Auch die Hände zittern, wenn sie bewegt werden. Jene Fälle von Diphtherie, bei denen das Blut langsam aus Nase und Mund rinnt, haben einen eher schleichenden Charakter, und die Patienten sind ohne eine gut gewählte Arznei dem Tod geweiht. Der Hals ist in einem solchen Zustand mit diphtherischen Pseudomembranen ausgefüllt, die einen dunklen Aspekt haben. Blutungen überall im Hals. Wunder Mund mit Blutungen. Ulzerationen im Mund, auch nach dem Missbrauch von *Mercurius*, bei Patienten, denen in der Nacht viel Speichel aus dem Mundwinkel auf das Kissen heraussickert. Blutende Geschwüre im Mund. Schluckbeschwerden. Maligne Diphtherie.

Magen
Es ist ihm unmöglich auf der rechten Seite oder auf dem Rücken liegen, ohne sofort schwarz-gallig erbrechen zu müssen. *Crotalus horridus* ist ein großartiges Gallemittel, zum Beispiel bei Migräne mit Galleerbrechen in großen Mengen. Die verschiedenen schleichenden Formen von Krankheit, die den Einsatz von *Crotalus* verlangen, beginnen oft mit dem Erbrechen von großen Mengen an Galle, manchmal ist sie mit Blut vermischt.
Magenschmerzen, ein Kältegefühl, als würde sich ein Stück Eis im Magen oder im Bauch befinden. Der Magen ist gereizt, der Patient kann nichts bei sich behalten und erbricht ständig Blut. *Crotalus* hat Magengeschwüre geheilt. Es hat das Wachstum von Magenkrebs sehr gut eingedämmt, sofern es mit viel Erbrechen von Galle und Blut verbunden war. Es gab viele Fälle von Erbrechen, bei denen das Blut keine Neigung zur Koagulation aufwies. Bei all diesen verschiedenen Formen von Magengeschwüren, Krebserkrankungen und schleichenden septischen Zuständen haben wir es fast immer mit einer Gelbsucht zu tun; Gelbsucht verbunden mit einer mehr oder weniger großen Blutungsneigung; das Fieber steigt nur selten stark an; manchmal ist die Temperatur sogar unterhalb des Normalbereiches, aber dafür hat man dunkle Sickerblutungen aus Mund und Nase, sowie spärlichen Harn, der dunkel, blutig und reich an Albumin ist.

Abdomen
Das Abdomen ist stark gebläht, ähnlich wie das tympanitisch geblähte Abdomen bei Typhus oder bei schleichender Sepsis. In den Gedärmen finden wir Ulzerationen und Blutungen. Große Schmerzen und Wundheit im Bauch, verbunden mit Taubheitsgefühl. Empfindung, als sei das Innere des Abdomens aus Holz. „Stuhl schwarz, dünnflüssig wie Kaffeesatz. Ruhrartige Beschwerden septischen Ursprungs durch fauliges Wasser oder verdorbenes Essen. Diarrhö durch giftige Absonderungen."

Weibliche Geschlechtsorgane
Entzündung der Ovarien und der Gebärmutter. Schleichender Typhus. Blutungen. Entweder mit dunklen Klumpen, oder das Blut neigt überhaupt nicht zur Gerinnung und fließt immer weiter. Die Patientinnen leiden sehr unter dem Klimakterium. Hitzewallungen. Gelbsucht. Blutungen aus der Gebärmutter oder aus anderen Körperteilen. Gebärmutterkrebs mit starken Blutungen und abstoßendem Geruch. Die Patientin wird gelb, ikterisch und sehr erschöpft, mit einer marmoriert erscheinenden Haut, einem geschwollenen Gesicht und geschwollenen Beinen, besonders entlang des Verlaufs von Venen. Phlegmasia alba dolens (akutes Ischämiesyndrom, Anm. d. Übers.). Verschlimmerung durch die leichteste Berührung. Schlimmer bei Erschütterung oder Bewegung.

Herz
Man hat einigen Grund anzunehmen, dass es sich hierbei um eine Herzarznei handeln müsste, durch die große kardiale Schwäche, die es hervorruft. Die anderen Schlangengifte wie *Naja*, *Lachesis* und *Elaps* haben allerdings mehr

klinische Anwendung gefunden als *Crotalus horridus*. *Crotalus* scheint das Herz zu schwächen, und zugleicht schwächt es den gesamten Körper, und seine Beschwerden sind eher allgemeiner Natur.

Haut

Marmorierte Erscheinung der Gliedmaßen. Extremitätengangrän.
Die Haut um Furunkel, Karbunkel und Ausschläge herum ist purpurfarbenen, blau, marmoriert, gesprenkelt oder fleckig. *Crotalus* erzeugt Eiterbeulen, Abszesse und eine Effloreszenz, die einem Karbunkel ähnelt, verbunden mit Brennen und heftigen Schmerzen, deren Besonderheit ein teigiges Zentrum darstellt. Um den Furunkel oder Karbunkel herum ist die Haut viele Zentimeter weit ödematös geschwollen. In dem Ödem bleiben Dellen zurück, wenn man mit dem Finger darauf drückt. Aus der Eiterbeule, dem Abszess oder dem Karbunkel fließt dickflüssiges, schwarzes Blut, das nicht koaguliert. Karbunkel, die auf dem Nacken und dem Rücken entstehen, beginnen als eine kleine Pustel, zu der sich allmählich immer mehr hinzugesellen. Sie sind von kleineren Pusteln und Papeln umgeben, und auch hier bleibt eine Delle nach Fingerdruck zurück. In Bezug auf diese Karbunkel sollten Sie sich besonders *Arsenicum*, *Anthracinum*, *Lachesis*, *Secale* und *Crotalus* genauer anschauen. Alle diese Mittel zeigen in ihrem Mittelbild maligne Manifestationen.
Auch während des Wochenbettfiebers sickert fortgesetzt schwarzes, abstoßendes Blut heraus, das nicht koaguliert; Blutungen aus allen Körperöffnungen, also auch aus der Gebärmutter. Denken Sie an eine schwangere Frau, die an Typhus erkrankt ist. Sie erleidet eine Fehlgeburt, worauf ein schleichender septischer Zustand mit den soeben beschriebenen Symptomen einsetzt. Es scheint, als würde sie nach dem Abort verbluten. Das Blut gerinnt nicht und fließt ohne Ende. Oder denken Sie an eine Frau, die während einer Typhuserkrankung ihre Monatsblutung bekommt. Es handelt sich dabei nicht um eine echte Menstruation, das heißt, es gibt keine Ähnlichkeit mit der normalen Regelblutung. Die Blutung ist reichlich, dunkel und flüssig, ein beständiges Herausquellen, begleitet von all den schwerwiegenden Symptomen wie vorhin beschrieben. Besonders sticht die leicht verwirrte Geistesverfassung, der komatöse Zustand hervor; es scheint, als hätte die Patientin einen Rausch, sie liegt da wie eine Tote. Wird sie aufgeweckt, zittert jeder einzelne Muskel; die Zunge zittert, wenn sie herausgestreckt wird, und sie ist nicht fähig, sich auszudrücken. *Crotalus* könnte ihr das Leben retten. Es ist fast ein Ding der Unmöglichkeit, an einen Krankheitszustand zu denken, der noch gravierendere Ausmaße annehmen könnte, als solch einer, wie er durch Schlangengifte verursacht wird. Wenn ein Arzt solche Symptome aufkommen sieht, so denkt er unverzüglich an eine spezielle Gruppe von Arzneien, die so einen Zustand abdecken, wie zum Beispiel *Baptisia*, *Arsenicum*, *Secale* und eben alle Schlangengifte, manchmal auch *Arnica*, *Phosphor* und *Pyrogenium*.

Schlaf

In Fällen, die eher chronisch verlaufen, gerät der Betroffene durch seinen Schlaf in eine schreckliche Situation. Er schreckt völlig verängstigt aus dem Schlaf

auf; er hat abscheuliche Träume von Mord und Totschlag, er träumt vom Tod und von Leichen, seine Träume handeln von den Toten und vom Aufenthalt auf Friedhöfen; er träumt sogar vom Geruch der Kadaver. Solange er wach ist, fühlt er sich müde und dumm, er kann nicht rechnen, macht Fehler beim Schreiben, er vertauscht Sätze und macht Fehler innerhalb der Wörter. Er ist nicht fähig, sich um seine Geldangelegenheiten zu kümmern, da er nicht einmal mehr zusammenzählen kann. Entweder schläft er, oder er durchläuft lange und anstrengende Phasen des Wachseins.
Jede kleine Veränderung in Richtung wärmeres Wetter bringt ihn in Bedrängnis. Große Reizbarkeit, wetterfühlig, wird leicht durch seine Umgebung gestört und gerät sehr leicht in einen überreizten Zustand heller Aufregung. Auch dies sind Merkmale dieser Arznei. Diesem Muster folgend ist er sehr misstrauisch seinen Freunden gegenüber und nicht fähig, auf einer rationalen Grundlage zu argumentieren. Er verlangt nach berauschenden Getränken und ist unfähig, seinem Verlangen zu widerstehen. Diese wunderbare Ähnlichkeit mit alten Trinksüchtigen hat dazu geführt, *Crotalus* auch bei einem Delirium tremens einzusetzen; hier haben wir diese verwirrte Geistesverfassung, den violetten Gesichtsaspekt, die besondere Art von Hunger eines Alkoholikers und das anfallsartige Verlangen nach Alkohol. Man hat also guten Grund zu der Annahme, dass diese Arznei, sofern richtig angewendet, bei dicken, robusten und berauschten Alkoholikern stark genug sein könnte, um ihre Begierde nach hochprozentigen Getränken zu beseitigen.

Croton tiglium **Crot-t.**

Krotonölbaum. *Euphorbiaceae.*

Allgemeines

Wenn Crotonöl auf die Haut aufgetragen wird, so ruft es Bläschen und Pusteln auf einem entzündeten Untergrund hervor. Die betroffenen Stellen sind stark gerötet und wund. Oft verschlimmert sich die Entzündung, bis sie einem Erysipel ähnlich sieht. Noch häufiger aber ähnelt der Ausschlag einem vesikulären Ekzem. Solch ein Ausschlag entwickelt sich im Laufe einiger Tage, bis er schließlich wieder austrocknet und ein paar Tage später dann abschuppt.
Im Falle einer Überdosierung, wie zum Beispiel bei einer zu lange dauernden Arzneimittelprüfung, oder auch bei der Verwendung der Rohsubstanz, oder wenn der Prüfer ausgesprochen empfindlich auf dieses Mittel reagiert haben sollte, kommt es zu sich abwechselnden Zuständen: Die inneren Beschwerden wechseln sich mit den äußeren ab. Wenn erst einmal der Ausschlag aufgetreten ist, so sind die inneren Erscheinungen, wie zum Beispiel Rheumatismus, Husten oder gewisse Darmsymptome nicht mehr vorhanden. Wenn wir jeden dieser Bereiche einzeln studieren, so werden wir sehen, dass jedes Symptom für sich sehr interessant ist.
Zunächst wollen wir uns mit dem Husten beschäftigen. Es handelt sich um einen asthmatischen Husten, der in der Mitte der Nacht einsetzt und den Patienten nicht selten aus dem Schlaf reißt. Attacken von heftigem Husten, verbunden

mit Atemnot und Würgen. Verschlimmerung in der Nacht und beim Hinlegen, sodass er gezwungen ist, sich aufzusetzen, sich im Bett abzustützen oder sich in einem Sessel mit Lehne aufzurichten. Seine Freunde fragen sich schon, ob er nicht bald völlig erschöpft und aufgezehrt sein wird. Sollte es sich um ein Kind handeln, so wird man sich fragen, ob es nicht eventuell Keuchhusten sein könnte. Die Atemwege sind extrem gereizt, sodass schon das Einatmen von Luft den Husten hervorruft. Der Patient reagiert sehr empfindlich auf tiefe Atemzüge. Der Zustand setzt sich eine Weile fort, bis schließlich ein Ausschlag irgendwo am Körper ausbricht. Ein Ausschlag mit Bläschen und Pusteln, die in Gruppen oder einzelnen Herden stehen, der sich entzündet, rot wird und am Ende austrocknet und abschuppt. Nachdem er verschwunden ist, tritt der Husten wieder auf. Dieser Zustand kann auch chronisch werden. Sollte dies der Fall sein, so ist es von großem Nutzen, diese Arznei gut zu kennen.
Die zweitwichtigsten Symptome sind die Darmbeschwerden. Vielleicht sind dies sogar die bekanntesten aller Symptome von *Croton*, einmal abgesehen vom Ausschlag. Es passt gut sowohl bei akuten als auch bei chronischen Durchfällen. Es eignet sich gut bei infantiler Cholera. Ein besonderes Merkmal ist die extreme Plötzlichkeit, mit der es zum Abgang von Stuhl kommt. Der *gelbe, wässrige oder breiige Stuhl scheint im Schwall* herauszukommen; weiche, dünnflüssige Faeces, die *im Schwall* abgehen. Das ist so ausgeprägt, dass manchmal Patienten vom Land zu uns kommen und es in ihren Worten so ausdrücken: „Es schaut aus wie bei der Gans " Es schießt alles mit einem einzigen Spritzer heraus. Die Mutter sagt über den kleinen Patienten: „Sie würden überrascht sein, Herr Doktor, welch großen Stuhlandrang er hat, und doch kommt alles mit nur einem Spritzer heraus." Diese Aussage ist sehr anschaulich. Viele Arzneien zeigen Stuhlverhalten und einen lange dauernden, mühsamen Stuhlgang, der einfach seine Zeit braucht. Auch bei den meisten Formen von Diarrhö braucht der Stuhlgang etwas länger, mit vielen kleinen Spritzern von dünnflüssigen Faeces oder Wasser. Bei *Croton* ist dieses Symptom also etwas ganz Besonderes. Auch wenn es vielleicht nicht immer genau so sein muss, so ist dieser heftige Schwall von dünnflüssigen, gelben Faeces oder Wasser ein ganz hervorstechendes Merkmal dieses Mittels. Dabei ist der Bauch sehr empfindlich und stark aufgetrieben; man hört viele gurgelnde Geräusche in den Gedärmen, und wenn der Arzt seine Hand auf den Patienten legt, kann man dieses Gurgeln sogar spüren, als ob der Bauch voller Wasser wäre. Wahrscheinlich sind Colon und Rektum tatsächlich voller Flüssigkeit, ansonsten würde der Stuhl wohl kaum in solch einem stürmischen Schwall abgehen. Eine weitere Besonderheit, die häufig mit den Durchfällen von *Croton tiglium* vergesellschaftet ist, bezieht sich auf Druckempfindlichkeit. Druck, der auf den Bauch oder um den Nabel herum ausgeübt wird, verursacht Schmerzen im Rektum, Stuhldrang, und ein Gefühl, als würde das Rektum beim Stuhlgang prolabieren. Klinisch ist es so beschrieben worden, als wandere der Schmerz die Gedärme entlang nach unten, den ganzen Weg hinunter bis zum After. Die Trinken von ein wenig Wasser oder einem Schluck Milch, was ja normalerweise ein geeignetes Nahrungsmittel bei solch einem Durchfall wäre, verursacht beizeiten einen plötzlichen Stuhldrang; sofort nach dem Essen muss er auf die Toilette. So sehen also die allgemeinen

Merkmale der Diarrhö von *Croton tiglium* aus. Wenn einmal ein Säugling daran erkrankt, so leidet er unter großer Erschöpfung, einem tympanitischen Abdomen, er scheint regelrecht dahinzuschwinden und in den Gedärmen rumpelt es recht heftig. Sobald der Säugling einen Mund voll Milch zu sich nimmt oder an der Mutterbrust saugt, wird auch schon ein Schwall von flüssigem oder breiigem Stuhl herausgestoßen.

Augen

Eine weitere äußerst wichtige Symptomengruppe bezieht sich auf die Augen. *Croton* hat Augensymptome von entzündlichem Charakter, außerdem findet man um die Augen herum und auf den Lidern viele Bläschen und Pusteln. Pusteln sogar auf der Hornhaut, die Augenlider sind granulomatös entzündet. Entzündung aller Gewebe des Auges, auch Iris und Konjunktiven sind betroffen. Alle Blutgefäße des Auges sind erweitert, dadurch erscheint es gerötet und roh, wie wund. Beim Ektropionieren der Augenlider sieht man stark entzündetes und granulomatöses Gewebe, die Konjunktiven sind übersät mit Bläschen und Pusteln. Zusammen mit dieser Entzündung tritt ein Gefühl auf, das wir bei den Augenbeschwerden von *Croton tiglium* recht häufig finden. Es ist das Gefühl, als würde das Auge an einer Schnur nach innen gezogen, oder als würden die Sehnerven die Augen in den Kopf hineinzerren. Dieses Gefühl, als würde die Augenrückseite wie mit einer Schnur hineingezogen werden, ist auch eine Besonderheit von *Paris quadrifolia*, aber die Begleitsymptome sind unterschiedlich. *Paris quadrifolia* würde man eher bei Kopfschmerzen verwenden, die durch Überbeanspruchung der Augen entstanden sind, wie zum Beispiel bei Kupferstechern oder Menschen, die mit feinen Nadeln arbeiten. In solchen Fällen leidet man unter neuralgischen Kopfschmerzen, die wahrscheinlich durch übermäßige Anstrengung der Augen entstehen. Hier sind die Augenschmerzen nicht mit Entzündungszeichen verbunden, sondern es handelt sich eher um dumpfe Schmerzen, die man vielleicht rheumatisch oder neuralgisch nennen könnte. In jedem Falle treten sie zusammen mit dem Gefühl auf, die Augen würden in Richtung Gehirn hineingezogen werden. Aber bei stark entzündeten Zuständen, so wie ich es vorhin beschrieben habe, begleitet von dem Gefühl, eine Schnur ziehe an den Augen, ist *Croton tiglium* das Mittel der Wahl.

Kopf/Stuhl

Ein lästiges Ekzem der Kopfhaut bei Säuglingen, entweder rein vesikulär oder durchmischt mit ein paar Pusteln. Die Bläschen trocknen aus und fangen danach an zu schuppen, und dann entsteht daraus eine gerötete, raue, entzündete Oberfläche, die sehr berührungsempfindlich ist. Nachdem die erste Abschuppung fast abgeschlossen ist, kommt bereits die nächste Aussaat von Bläschen und Pusteln hervor, und während sich eine Stelle schon vollkommen erholt hat, ist die nächste wieder voller Bläschen. Auf diese Weise setzt sich das chronische Ekzem immer fort. Die Effloreszenzen befinden sich oft um die Augen herum, auf den Schläfen, über das Gesicht verteilt und auf dem Scheitel. Es schaut fast genau so aus wie bei *Sepia*, sodass diese zwei Mittel oft überhaupt nicht voneinander unterschieden werden können. *Sepia* hat die gleiche mit Pusteln durchsetzte

Bläschenbildung, die leicht blutende und raue Oberfläche und das fortwährende Auftreten von neuen Ausschlägen. *Sepia* wird häufiger eingesetzt als *Croton tiglium*, wenn die Kopfhaut aufgeraut ist und leicht blutet, beim Milchschorf, oder überhaupt bei kindlichen Ausschlägen. Bei *Croton tiglium* haben Säuglinge unter diesen Umständen sehr oft regelrechte Anfälle von schwallartigem Durchfall, die schon bei der geringsten Magenverstimmung oder Verdauungsstörung einsetzen. Dieses Symptom ist eine große Hilfe bei der Mittelfindung. Wenn diese beiden Symptomengruppen kombiniert vorkommen, also die Symptome der Kopfhaut und die Diarrhö, so kann man sich fast nicht mehr in der Wahl des Mittels irren. Sollte sich der Durchfall einmal länger hinziehen, dann werden Sie bemerken, dass sich der Zustand des Kopfes stetig verbessern wird und man könnte schon meinen, dass Ihr Patient sicherlich bald von seinen Kopfhautbeschwerden befreit sein wird. Aber sobald der Durchfall etwas nachlässt, bricht schon wieder ein neuer Ausschlag am Kopf hervor. Wenn die Diarrhö chronisch wird, verschwindet der Ausschlag als externes Ventil, aber wenn sich auf der anderen Seite die Diarrhö bessert, so wird der Ausschlag wieder schlimmer. In solch einer Situation scheint es notwendig zu sein, ein Ventil zu haben. Die Schleimhäute sind nichts anderes als die innere Haut des Körpers, so wie das Integumentum die äußere Haut darstellt, und diese Symptome dieses Mittels zeigen sich im Besonderen entweder auf den Schleimhäuten oder an der Haut.

Brust

Es gibt noch eine weitere Erscheinung, die Sie sich gut einprägen sollten, ein Gruppe von Symptomen, die mit der Laktation in Verbindung stehen. Bis zu einem gewissen Zeitpunkt nach der Entbindung kann sich für die Mutter noch alles völlig normal entwickeln, aber dann wird sie schlagartig Schmerzen in einer der beiden Brustdrüsen verspüren, es ist wieder so ein Gefühl, als würden sie an einer Schnur nach innen gezogen werden. Es fühlt sich für sie so an, als wäre hinter der Brustwarze eine Schnur befestigt, die einen Zug nach hinten ausübt, eine scharfer, ziehender, stechender Schmerz, der sie sogar in manchen Fällen dazu zwingt, Tag und Nacht hin und her zu gehen. Obwohl es scheinbar eine kleine Sache ist, handelt es sich um ein sehr wichtiges Symptom von *Croton tiglium*. Wir haben dieses Gefühl, als würde an einer Schnur daran gezogen werden, schon beim Auge gesehen und finden es nun bei der Brust wieder. Dieses Symptom gibt es außerdem noch beim Nabel, sehr ähnlich wie bei *Plumbum*, ein Ziehen im Nabel bei Druck von außen, wie mit einer Schnur. Wenn man solche Dinge miteinander verknüpft, kann man sie als essenziellen Teil des Wesens einer Arznei zu verstehen. So kann man das Mittel leichter lernen. Ich habe schon einmal eine Frau von diesem schmerzvollen Ziehen in der Brustwarze geheilt. Ich sah, wie sie auf und ab ging und dass ihr Leid sehr stark gewesen sein muss, da ihr manchmal Tränen in den Augen standen. Sie litt unter diesem Zustand schon einige Nächte lang, was uns zeigt, das *Croton tiglium* auch Schmerzen heilen kann, die schon seit langem bestehen und äußerst lästig sind. Die Brust war schon mit verschiedenen äußeren Packungen und Hitzeanwendungen behandelt worden. Es hatte aber nichts geholfen, auch daran sollte man sich erinnern.

Magen

Bei infantiler Cholera haben wir natürlich die typischen Symptome wie zum Beispiel Erbrechen. Es tritt bei *Croton tiglium* nicht sehr häufig auf, ist aber zumindest vorhanden. Also kann bei Fällen von infantiler Cholera, in denen das Erbrechen keine so wichtige Rolle spielt wie die ungehemmten Gedärme, *Croton tiglium* das richtige Mittel sein. Es wurde auch von einem anderen Symptom berichtet, das von großem Wert ist. Exzessive Übelkeit mit Verlust des Sehsinns, Schwindel, Verschlimmerung nach dem Trinken und mit häufigem Ausfluss von gelblich-grünem Wasser aus dem Darm; übermäßige Übelkeit mit viel Wasser im Mund. Diese exzessive Übelkeit ist viel auffälliger als das Erbrechen. Die Übelkeit von *Croton* ist vergleichbar mit derjenigen von *Ipecacuanha*, aber bei *Ipecacuanha* gibt es wiederum nichts, was sich nur annähernd so wie die Stühle von *Croton tiglium* verhält. *Ipecacuanha* hat nur spärliche kleine Stuhlgänge, jede Minute ein kleiner Schwall mit Tenesmen. Bei der infantilen Cholera von *Ipecacuanha* ist Erbrechen das wichtigste Symptom und bei der Entleerung des Magens kommt es zu überwältigendem Würgen mit anschließender Erschöpfung, auch die Stühle sind sehr dürftig; ganz anders *Croton tiglium*, bei dem die Stühle sehr voluminös sind. Übelkeit ist immer vorhanden, aber Erbrechen nur selten und sehr spärlich.

Differentialdiagnose

Ein weiteres Merkmal dieser Arznei, das in Betracht gezogen werden sollte, ist seine Beziehung zu *Rhus*. Es ist ein Antidot von *Rhus*. *Croton tiglium* steht der *Rhus*-Familie (im Besonderen *Rhus toxicodendron*) sehr nahe in Bezug auf seine bläschenartigen Ausschläge. Weitere Vertreter sind *Anacardium*, *Sepia* und *Anagallis*. Die Ausschläge von *Croton tiglium* wählen für ihren Ausbruch sehr oft die Genitalregion. Bei *Rhus* verhält es sich genau so, und wenn die Genitalien der Hauptsitz eines Ausschlages nach einer Überdosis von *Rhus* geworden sind, so wird *Croton tiglium* normalerweise das passende Antidot dazu sein. Auch wenn die Ausschläge vor allem den Bereich rund um die Augen und die Kopfhaut betreffen, so wirkt es häufig als Antidot. Wenn sich jedoch die Symptome auf die Handflächen beschränken, so ist *Croton* nicht das passende Mittel, sondern man sollte stattdessen *Anagallis* verwenden. *Anagallis* wirkt auf die Handflächen genau so, wie *Croton tiglium* auf die Genitalien. Wenn Sie sich *Anagallis* anschauen, so werden Sie bemerken, das seine Ausschläge zuerst ausbrechen und danach wieder abschuppen, aber sobald eine Hautoberfläche den Anschein erweckt, als wäre sie nun verheilt, kommt auch schon der nächste Schub. *Rhus* ähnelt dem insofern, als dass es ebenso an den Handflächen hervortritt, aber im Gegensatz zu *Anagallis* wiederholt sich der Ausschlag von *Rhus* nicht auf schon entzündeten Oberflächen. In einem *Croton*-Ausschlag brennt es ein bisschen, aber kein Vergleich zu *Rhus*. Die brennenden Schmerzen von *Rhus* sind fast so stark wie Feuer. Sie verschlimmern sich durch frische Luft und bessern sich durch Eintauchen der betroffenen Stelle in Wasser, das so heiß wie möglich ist, sodass man es gerade noch ertragen kann. Menschen, die unter diesen *Rhus*-Ausschlägen leiden, reden sogar davon, ihre Hände zu verbrühen, damit nur endlich das Jucken und Brennen ein Ende habe. Dasselbe gilt auch für *Croton tiglium*, aber hier ist der Ausschlag normalerweise so wund, dass er gar nicht berührt werden kann. Ist er aber nur so leicht ist, dass der Patient ihn anfassen kann, so beruhigt schon das geringste Reiben den Juckreiz. Bei *Rhus* hingegen verschlimmert Berührung den Juckreiz. In schweren Fällen einer Vergiftung mit *Rhus* wird der Patient seine Finger weit auseinandergespreizt halten, sofern sie mit großen Blasen gespickt sind. Es ist ihm unmöglich die befallene Stelle zu berühren, da er dadurch ein derart wollüstiges Jucken bekommt, dass er verrückt werden könnte. Obwohl sich dies bei *Croton tiglium* anders verhält, sind sich die beiden Mittel dennoch ähnlich genug, um sich gegenseitig zu antidotieren. Sie müssen dazu nicht exakt gleich sein, aber zumindest eine ausreichende Ähnlichkeit aufweisen. Es ist natürlich so, dass Mittel, deren Symptome durch Kratzen eine Linderung erfahren, auch bessere Antidote für jene Mittel sind, die ebefalls durch Kratzen gelindert werden. Je ähnlicher, desto besser; wenn sich verschiedene Mittel auf einer allgemeinen Ebene ähnlich sind, so können sie sich gegenseitig antidotieren und sogar die gleichen Krankheiten heilen. Verschiedene Arzneien können sich, obwohl sie sich auf der allgemeinen Ebene sehr unterscheiden, dennoch bei Lokalsymptomen so ähnlich sein, dass sie diese lokalen Erscheinungen auch zum Verschwinden bringen können. Hierbei bleibt allerdings die Grundkrankheit unbeeinflusst. Das Mittel ist in diesem Fall nicht ähnlich genug, um die Grundkrankheit zu heilen, sondern hat nur einige Beschwerden beseitigt. Dies ist die erbärmlichste Art der Verschreibung, da es nur die Erscheinungsform einer Krankheit abwandelt, ohne aber etwas an ihrem eigentlichen Wesen zu verändern. Auf diese Weise könnte ein wirklich schlechter Arzt sein Unwesen treiben, in dem er für eine Gruppe von Symptomen immer das eine Mittel nimmt und für eine andere Gruppe immer das andere Mittel. Dem Patienten würde es am Ende noch schlechter als vorher gehen. Wenn sich die Mittel zumindest in ihrer allgemeinen Natur ähnlich sind, dann haben die kleinen oberflächlichen Symptome nicht diese große Wichtigkeit.

Haut

„Häufiges, ätzendes Jucken auf der Eichel und dem Hodensack." „Vesikulärer Ausschlag auf Hodensack und Penis." Dieses Mittel eignet sich für vesikuläre und pustulöse Ausschläge der Genitalorgane. Es ist eng verwandt mit *Petroleum*, das dünne, rote, vesikuläre und granulomatöse Erhebungen aufweist, die mit einem dünnen, roten Hautausschlag der Genitalien vergesellschaftet sind. Es juckt heftig und verschlimmert sich manchmal durch Kratzen, das aber solange fortgesetzt wird, bis es brennt und schließlich sogar zu bluten anfängt. Erst dann kommt es zu einer Erleichterung.

Culex musca* — Culx.

Stechmücke. *Culicidae.*

Allgemeines

Benötigt Ihr Patient dieses Mittel, so wird er Ihnen ein Bild präsentieren, das wahrlich in Flammen steht. Er brennt förmlich überall und würde Ihnen auch gern die brennenden Stellen benennen, und vielleicht ist ihm dies sogar möglich. Der Juckreiz und das Brennen sind bei diesem Mittel überall präsent, der Patient reibt und kratzt sich überall dort, wo die Ausschläge erscheinen.

Geist und Gemüt

Die Gemütssymptome sind genau diejenigen, die Sie auch erwarten würden, wenn Sie dem körperlichen Symptomenbild von *Culex musca* folgen. Erwartungsgemäß werden Sie eine große Ungeduld und Streitlust vorfinden, genauso wie Angst und Furcht vor dem Tod, ein schwaches Gedächtnis und eine Abneigung gegenüber jeder Art von Arbeit. Der Patient ist so sehr mit Kratzen beschäftigt, um seinen Juckreiz zu lindern und um eine Linderung für die damit einhergehende Unruhe zu finden, dass jegliche Unterbrechung ihn noch ungeduldiger und streitsüchtiger macht.

Kopf und Schwindel

Die dumpfen Stirnkopfschmerzen beginnen beim Erwachen um fünf Uhr morgens, verschwinden aber wieder, wenn der Patient noch eine Weile liegen bleibt. Im Laufe des Vormittags stellen sich die Schmerzen dann wieder ein, der Patient hat ein starkes Druck- und Völlegefühl in der Stirn. Sein Gesicht ist erhitzt und Anfälle, die bis zum Nachmittag dauern, verschlimmern diese Schmerzen und Hitze noch. Am Nachmittag dann breiten sich die Schmerzen bis in den äußeren rechten Teil des Augenhöhlenrandes, wandern bis in den Hinterkopf hinein und werden von einer starken Übelkeit begleitet, die bis zum Abend andauert. Manche der Kopfschmerzen ziehen vom Cerebellum bis in die Stirn oder zur rechten Schläfe, wobei die bohrenden Schmerzen in den Schläfen mehrmals am Tage auftreten. Die Schmerzen kommen und gehen, sind quer über der Stirn lokalisiert, erstrecken sich bis über die Augen und hinterlassen einen reißenden Schmerz hinter den Augäpfeln. Sämtliche Kopfschmerzen werden durch die kleinste Bewegung verschlimmert und von einem intensiven Schwindel begleitet, der am Nachmittag beginnt und in einem Punkt hinter dem rechten Auge lokalisiert werden kann. Die Kopfhaut juckt und sticht.

Augen

Im rechten Auge besteht ein Völlegefühl, das sich zur Ohrspeicheldrüse und von dort bis zur Unterzungendrüse erstreckt und schließlich die ganze rechte Seite des Gesichts und des Kopfes beeinträchtigt. Die Lidränder sind wund und verkrustet, die Lidentzündungen verschlimmern sich am Morgen und sondern ein klebrige Flüssigkeit ab. Die Augäpfel sind ebenfalls entzündet und man kann geschwürartige Auswüchse finden. Der Patient hat reißende Schmerzen in den Augäpfeln und kann vor lauter Schmerzen die Augen nicht mehr offen halten, sie fühlen sich erschöpft an.

Ohren

Die Ohren des *Culex musca*-Patienten machen sich durch Beschwerden wie das Anschwellen der Ohrspeicheldrüsen und einem wunden Gefühl bei Druck bemerkbar. Der Patient hat Schmerzen, als würde er an Mumps erkranken.

Schneidenden Schmerzen in beiden Ohren, gefolgt von wässrigen Absonderungen. Diese Absonderungen haben den gleichen klebrigen Charakter wie auch der Speichel des Patienten.

Nase

Wässrige Absonderungen, mit blutigen Krusten in der Innenseite der Nase, kleinere Krusten kommen aus der Nase und können trocken oder feucht und blutig sein. Sie sind normalerweise gemischt mit reichlich grünlichen oder hellfarbenen Absonderungen, Verstopfungsgefühl des Kopfes. Das Stechen und Kitzeln ist ständig präsent, der Patient muss sich reiben und kratzen, denn seine Nase juckt innen wie außen gleich stark. Je mehr er allerdings reibt, desto mehr brennt sie auch, so dass er für kurze Zeit aufhört, bis er sich wieder genötigt fühlt, zu kratzen und zu reiben. Dies führt er so lange fort, bis sich nur noch wenig Haut auf seiner Nase befindet und er so gezwungen wird, das Reiben und Kratzen zu unterlassen.
Die Nasenspitze ist leuchtend rot verfärbt, wie bei einer Schnapsnase. Die Nase ist geschwollen, der Ausschlag auf der Nase enthält eine farblose Flüssigkeit. Sobald die Schwellung nachlässt, setzt ein starker Juckreiz ein und Reiben steigert nur noch den Wunsch des Patienten, sich noch mehr zu reiben.
Schmerzen in den Choanen, in denen sich auch grüne Krusten bilden. Das Entfernen dieser Krusten zieht Blutungen nach sich. Nasenbluten am Morgen und in der Nacht, wenn der Patient seine Nase putzt. Die Röte ist vergleichbar mit der Röte bei Wundroseerkrankungen, leuchtend, rot und sehr berührungsempfindlich. Besonders auffällig ist diese Röte zu Beginn auf der rechten Seite, von der sie sich zu beiden Seiten der Nase und über das Gesicht ausbreitet. Der Patient hat ein anhaltendes, aber erfolgloses Bedürfnis zu niesen.

Gesicht

Im rechten Wangenknochen hat der Patient Schmerzen, welche am nächsten Tag in den linken Wangenknochen ziehen. Hier kann man auch einen der charakteristischen roten Punkte von *Culex musca* erkennen. Es handelt sich um einen ungefähr 10 Cent großen Punkt, der sich anfühlt, als wäre roter Pfeffer in ihn eingerieben. Vom Wangenknochen aus schießen Schmerzen am Abend weiter bis in die Schläfen und in die Stirn. Bei jedem Aufeinandersetzen der Kieferknochen verschlimmern sich diese Schmerzen noch. Die Unterkieferdrüsen sind geschwollen und reagieren auf Druck sehr empfindlich. Der Hautausschlag auf dem Gesicht und zwischen den Augen enthält eine farblose Flüssigkeit, unter den Augen ist die Haut geschwollen und aufgedunsen. *Culex musca* entsprechend können wir eine starke Hitze und Röte auf der gesamten rechten Gesichtshälfte vorfinden, wobei sich diese wund und verletzt anfühlt.

Mund

Der Patient befeuchtet ständig seine Lippen. Dies ist eigentlich ein Symptom, welches wir bei vielen Mitteln vorfinden, vielleicht durch Nervosität hervorgerufen, aber bei diesem Patienten lindert es die Trockenheit und das ständig präsente Brennen. Sein Speichel ist von solch einer Konsistenz, dass

die Lippen klebrig sind. Der schlecht schmeckende, weißliche Speichel hinterlässt vor allem morgens beim Erwachen einen schlechten Geschmack im Mund, einen kranken Geschmack, als ob der Patient warmes Mineralwasser getrunken hätte. Die Zunge des Patienten ist trocken und weiß belegt und zudem beim Erwachen dick geschwollen. Oftmals verspürt er in der Zunge eine starke Taubheit. Der Patient hat periodische Anfälle von Speichelbildung, die monatelang anhalten können. Nachts ist sein Kissen von Speichel getränkt und während des Tages sammelt sich soviel Speichel an, dass der Patient ständig schlucken muss.
Wenn Sie ein Mittel aufgrund nur eines Symptoms verschreiben würden, dann würden Sie wahrscheinlich eher an *Mercurius* denken. Der gesamte Zungenrand ist mit einer doppelten Reihe von schmerzhaften kleinen Bläschen bedeckt. *Culex musca* konnte schon einen Fall heilen, bei dem die Zunge taub war und sich zudem noch auf der Zungenspitze, als Folge von Scharlach, Geschwüre gebildet hatte.

Hals
Wenn der Patient am Morgen aufsteht, muss er zusätzlich zu seinen gesamten anderen Beschwerden auch noch dunkelgrüne Krusten aus dem Rachen räuspern, sowie fadenartigen zähen, mit dunklem Blut besetzten Schleim aus der Luftröhre hinaushusten, wobei grüne Krusten den grünen Absonderungen aus der Nase gleichen.
Starkes Brennen mit Trockenheit und Wundgefühl im Hals sowie in den Choanen, vor allem wenn der Patient feste Speisen oder Flüssigkeit schluckt. Die rechte Halsseite ist fast ständig wund.

Magen
Der Appetit ist gesteigert, aber der Patient kann die Speisen nicht verdauen, sie säuern im Magen. Der Patient hat Heißhunger, und er muss seine Mahlzeit pünktlich auf die Minute bekommen, da er sonst vollständig ermattet. Ganz besonders hungrig und matt fühlt er sich am Morgen und kann es kaum abwarten, bis das Frühstück zubereitet ist. Bei diesem übersäuerten Zustand des Magens würden Sie wahrscheinlich Übelkeit erwarten, welche auch während des Tages und nachts eintritt. Manchmal ruft schon der Gedanke an Speisen bei dem Patienten Übelkeit hervor. Er muss würgen und kann trotzdem nicht erbrechen, der verstimmte Magen schmerzt, und der Patient leidet an übel riechendem Aufstoßen.
Durst auf kaltes Wasser, aber das Wasser verursacht Brennen im Magen und Stuhldrang, gefolgt von weichem und dunkelbraunem, übel riechendem Stuhl und starken Verkrampfungen, die mehrere Tage anhalten können und langsam in schmerzlose Diarrhö übergehen.

Abdomen
Auf dem Abdomen bilden sich 10 Cent große Flecken mit Pickeln direkt auf den Flecken, die jucken und brennen. Diese Art Ausschlag ist der typische Ausschlag dieses Mittels und tritt überall am Körper auf.

Harnwege
Rechts in der Nierengegend verspürt der Patient einen dumpfen Schmerz, der sich den Rücken hinauf bis in den Hinterkopf ausweitet.

Rektum und Stuhl
Der Patient hat beim Stuhlgang Grummeln und starke Krämpfe im Abdomen, es gehen übel riechende Winde ab. Diese Koliken stellen sich gegen 10 Uhr ein und können zwischen einer und drei Stunden anhalten. Das normale morgendliche Verlangen nach Stuhlgang ist abhanden gekommen, der Stuhl ist spärlich und klumpig und kann nur mit großer Anstrengung abgesetzt werden. Der erste Teil des Stuhles ist hart und zerkratzt den Anus. Dann folgt weicher Stuhl, und nach dem Stuhlgang hat der Patient das Gefühl, als sei er noch nicht fertig. Er bemüht sich vergeblich so lange, bis er Blut ausscheidet (*Mercurius*).
Der Anus juckt und brennt, er ist kochend heiß und roh, wie wund und wie von einem Biss.

Männliche Geschlechtsorgane
Die Penisspitze brennt und sondert eine streng riechende Flüssigkeit ab. Der Juckreiz auf den Hoden entsteht durch Punkte wie Bienenstiche. Es handelt sich wie gewöhnlich um umschriebene Punkte, die anschwellen, brennen und jucken. Reiben verschlimmert den Juckreiz, das Stechen und Brennen.

Weibliche Geschlechtsorgane
Juckreiz und Brennen auf den großen Schamlippen, wie sie sich durch das gesamte Mittelbild zieht. Der Juckreiz der Vulva ist so intensiv, dass die Patientin meint, sie könnte in Stücke zerreißen. Dieses Symptom kehrte in Abständen jahrelang zurück und konnte durch die Gabe von *Culex musca* geheilt werden.
Die Menses setzt zu früh ein; starker, dunkler und klumpiger Menstruationsfluss. Die Patientin hat so heftige Uterusschmerzen, dass sie im Bett bleiben muss.

Atemwege und Husten
Starke Heiserkeit am Morgen. Heiserkeit, die so heftig ist, dass der Patient kaum ein Wort sprechen kann.
Tief seufzende Atmung. Der Patient hat ständig den Wunsch, tiefer zu atmen. Sein Atem ist faulig, und es scheint, als könne er ihn selber riechen.
Ein starkes Brennen in der Brust verursacht heftigen Husten, einen pfeifenden erstickenden Husten, begleitet von einem roten Gesicht und wässriger Absonderung aus den Augen. Der Husten kann morgens allerdings auch so trocken und abgehackt sein, dass der Patient das Gefühl hat, er müsse erbrechen. Mit dem Husten verspürt der Patient im unteren Rückenbereich Schmerzen, und er hustet kleine Mengen gelblichweißen Schleim ab. Manchmal kann man den Patienten ununterbrochen 15 Minuten lang husten hören, was mit lautem Einatmen endet. Der Patient läuft dabei im Gesicht blau an, die Augen treten hervor, und schließlich wird er sehr schläfrig, schwitzt aber viel dabei. Er hat ein ständiges Bedürfnis zu niesen und zu husten, abwechselnd mit starken

Schleimabsonderungen aus dem Hals, wobei die Schleimabsonderungen aber nicht die Hustenneigung lindert.
Wundheit in der rechten Lungenspitze, verschlimmert durch tiefes Atmen oder durch das Anheben des rechten Armes. Gelegentlich spürt der Patient dumpfe Schmerzen im unteren Teil der rechten Lunge. Es handelt sich um einen schmerzhaften Zustand, bedenkt man das Bedürfnis, tief zu atmen, begleitet von Brustbeklemmung und einem Angstgefühl in der Brust. Außer den eben genannten Symptomen leidet der Patient noch unter einigen anderen Brustsymptomen. So hat er ein Völlegefühl in der rechten Lunge, und beim Bücken oder Nach-Vorne-Lehnen, ja sogar beim Heben des rechten Armes, überkommt ihn ein wundes Gefühl. Zusätzlich hat er das Gefühl, als schlinge sich ein Gummiband um die rechte Lunge. Nicht alle Schmerzen sind dumpf, der Patient hat auch plötzlich schneidende Schmerzen die hinauf und hinab laufen und eine Minute lang anhalten; ein rohes, wie wundes und geprelltes Gefühl in der rechten Brust. Ziehende, krallende Schmerzen in der rechten Lunge ziehen bis zur linken Lunge hinüber und verweilen dort. Diese Schmerzen können jeden Tag mehrere Stunden anhalten. Bei diesen beschriebenen Zuständen kann man in der Tat ein starkes Wundheitsgefühl beim Bücken, beim Vorwärts-Lehnen oder beim Heben des rechten Armes erwarten.

Brust und Husten

Culex musca hat wenige Herzsymptome, was angesichts der vielen Lungensymptome ein Glück ist. Gelegentliche schneidende Schmerzen, die weder heftig sind, noch lange andauern; ebenso Schmerzen in den rechten Brustmuskeln oder eine Schwellung der rechten Halsseite.

Extremitäten

Heiße Hände und Finger, mit Brennen mit starken Schmerzen, wie bei Erfrierungen. Das Brennen der Handinnenflächen und des Daumens fühlt sich an, als wären sie gegen Brennnesseln gerieben. Es brennt und juckt so stark, dass der Patient meint, seine Haut abziehen zu müssen, um Erleichterung zu finden. Trotz dieser heftigen Beschwerden fühlen sich die Handrücken kalt und wie betäubt an.
Auf den Armen bilden sich rosarote, verfärbte, brennende Ausschläge, die sich durch Hitze verschlimmern. Die Arme und Hände des Patienten sind taub und prickeln. Ein immerwährendes Jucken ist bei diesem Mittel überall präsent, genau wie die für *Culex musca* typischen Hautausschläge, die eine farbige Flüssigkeit absondern und stark brennen, wenn der Patient sich kratzt. Auch der Wunsch des Patienten, sich vor lauter Beschwerden die Haut abzureißen, ist ein typisches Merkmal für dieses Mittel. Kälte der rechten Hand, während die linke Hand warm ist.
Die unteren Glieder fühlen sich schwer an, und eine unangenehme Ruhelosigkeit kann durch frische Luft gelindert werden. Die Füße des Patienten sind ausgesprochen müde, da der Patient sich die ganze Zeit im Freien bewegen muss, um überhaupt Linderung zu erlangen. Er wünscht sich einen Platz, an dem er seine armen, müden und schweren Glieder endlich ausruhen kann. 10 Cent

große Flecken mit kleinen Pickeln auf den Oberschenkeln, die wie Flohbisse jucken und brennen. Dumpfe Schmerzen von den Knien abwärts, und keine Position lindert die Schmerzen, sodass der Patient schließlich aufsteht und ins Freie geht. Aber selbst das Gehen in der frischen Luft bringt dem Patienten nur unzureichende Linderung, denn die Fußsohlen sind sehr empfindlich und auf den Fußrücken juckt es äußerst heftig.

Schlaf

Natürlich ist auch der Schlaf des Patienten ruhelos, er wirft sich im Bett hin- und her, die Bettwärme lässt ihn häufig erwachen und am Morgen muss er sehr zeitig aufstehen und sich bewegen, damit er Linderung erfährt. Er hat keinen erquickenden Schlaf, denn seine Träume handeln von Streitereien, Kämpfen und vom Tod.

Fieber

Hitzewallungen überkommen den Patienten, als würde unmittelbar Frost folgen; gefolgt von warmem, streng riechendem und klebrigem Schweiß. Dieselbe Klebrigkeit kann man auch im Speichel des Patienten bemerken.

Haut

Die Haut des Patienten quält ihn derart, dass er es fast nicht mehr aushalten kann. Sie juckt, brennt und ist heiß. Alles zusammen führt dazu, dass er sich äußerst elend fühlt. Kratzen bessert zwar etwas, aber sofort nach dem Kratzen verschlimmert sich der Zustand. Er kann einfach keine Ruhe finden, weder zu Hause noch woanders, weder im Bett noch außerhalb des Bettes. An eine Vergnügungsstätte ist überhaupt nicht zu denken. Der Patient muss sich kratzen, was seinen Zustand verschlimmert, und doch kratzt er sich immer wieder, um diesen schrecklichen Juckreiz zu lindern. Man kann in der Tat behaupten, dass dieses Mittel zahlreiche äußerliche Beschwerden aufweist.

Modalitäten

Zusammengefasst lässt sich sagen: *Culex musca* ist ein rechtsseitiges Mittel mit einem merkwürdigen Vergiftungsgefühl. Am ganzen Körper verspürt der Patient stechende Schmerzen wie von Nadeln, blitzartige Schmerzen, die hier und da einschießen und durch leichten Druck verschlimmert, aber durch starken Druck gelindert werden können.
Kopf-, Nasen-, und Gliedersymptome scheinen sich bis 19 Uhr zu verstärken und nach 20 Uhr zu bessern, können nach ein oder zwei Stunden sogar verschwunden sein. Am heftigsten scheinen die Symptome von 18 bis 19 Uhr aufzutauchen.
Sämtliche Symptome, Schmerzen, Juckreiz und Brennen verschlimmern sich in einem warmen Raum und bessern sich an der frischen Luft, obwohl der Patient so müde und schwach ist, dass er sich kaum bewegen kann, kaum noch gerade gehen kann und ein schmerzendes wundes Gefühl am ganzen Köper verspürt. Trotzdem ist er so nervös, dass er unmöglich stillhalten kann, seine Hände und Füße sind fast ständig in Bewegung.

Cuprum metallicum Cupr.

Kupfer, Element 29. *Cu.*

Allgemeines

Cuprum ist vorwiegend ein *Krampfmittel.* Die Neigung zu Krämpfen tritt bei fast allen Beschwerden in Erscheinung, die *Cuprum* hervorruft oder heilt. Hinsichtlich der Heftigkeit finden wir bei den Krämpfen alle möglichen Abstufungen, das Spektrum reicht von bloßen Zuckungen einzelner Muskeln bis hin zu generalisierten Krampfanfällen und Epilepsien. Erste Anzeichen des einsetzenden Anfalls sind ein Ziehen in den Fingern, ein Einklappen der Daumen oder ein Zucken der Muskeln. Es kommt zu Zucken, Zittern und Schaudern, aber auch zu tonischen Kontraktionen, bei denen sich die Hände stark verkrampfen. In solch einem Fall sind die Daumen als erste betroffen; sie werden in die Handfläche gezogen, danach werden sie von den restlichen Fingern mit großer Kraft umschlossen. Die Verkrampfung nimmt in Fingern, Zehen und restlichen Extremitäten immer mehr zu und weitet sich aus, bis schließlich alle Gliedmaßen völlig kraftlos sind. Tonische Kontraktionen, bei denen die Extremitäten mit großer Kraft hochgezogen werden. Die Kontraktionen der Muskeln sind überall so heftig, dass es scheint, als würde das gesamte Knochengerüst in Stücke gerissen. Oft werden die Kontraktionen aber auch klonisch und gehen mit ruckartigen Bewegungen und Muskelzucken einher.
Bei *Cuprum* finden wir viele *Geistes- und Gemütssymptome.* Delirien der verschiedensten Art treten auf, wie z. B. zusammenhangloses Plappern, bei dem der Patient alle möglichen zusammenhanglosen Dinge erzählt. Gedächtnisverlust. Im Verlauf der unterschiedlichsten Erkrankungen wie Cholera oder anderen Fieberformen, im Wochenbett, bei Dysmenorrhö oder Hirnkongestion usw. kommt es zu Delirium, Bewusstlosigkeit und Muskelzucken. Die Augen verdrehen sich in verschiedene Richtungen, aber meistens nach oben-außen bzw. unten-innen. Der Patient leidet unter Nasenbluten und Sehstörungen. Zwischen den Krampfanfällen ist er im Delirium, redet zusammenhanglos, ist boshaft und gewalttätig; zuweilen ist er auch weinerlich oder kreischt. Der Krampfanfall beginnt für gewöhnlich mit einem lauten Schrei. Es wurde auch schon beschrieben, dass er brüllt wie ein Kalb.
Nach den Anfällen *kann der Patient wie tot aussehen* oder wie berauscht. Die Krämpfe enden manchmal in einem Zustand der Stase, bei der das Gehirn seine Aktivität einstellt und die Muskulatur völlig regungslos ist oder nur mehr ein bisschen zittert. Dies ist oft eines der Leitsymptome bei Keuchhusten, für den *Cuprum* angezeigt ist. Lassen Sie mich dies in den Worten einer Mutter ausdrücken, so wie sie ihr krankes Kind beschreiben würde. Dies wird Ihnen sicherlich besser in Erinnerung bleiben, als wenn ich nur aus der Materia Medica zitiere. Die Mutter wird uns also sagen, dass sich das Gesicht ihres Kindes während dieses heftigen Keuchhustenanfalls bläulich-livid verfärbt, die Fingernägel blass werden, die Augen sich nach oben verdrehen und das Kind solange hustet, bis es keine Luft mehr bekommt. Danach liegt es lange Zeit bewusstlos da, sodass die Mutter fürchtet, ihr Kind hätte den letzten Atemzug getan. Aber dann kommt es wieder unter heftigem, krampfhaftem Schnappen nach Luft

zu sich, als hätte man es gerade wiederbelebt. An diesem Beispiel sehen Sie all die gewaltsamen Eigenschaften eines krampfartigen Keuchhustens. Zusätzlich zu dem, was Ihnen die Mutter gesagt hat, werden Sie vielleicht noch einige weitere Symptome bemerken, aber das gesamte Erscheinungsbild dieses Falles weist auf einen *Cuprum*-Keuchhusten hin. Die Mutter kann den Hustenanfall unterbinden, wenn sie dem Kind rechtzeitig etwas kaltes Wasser zu trinken gibt. Das kalte Wasser lindert insbesondere die Verkrampfung, also wird es sich die Mutter bald angewöhnt haben, so schnell wie möglich ein Glas kaltes Wasser zu holen. Auch das Kind erkennt bald, dass es sich damit Erleichterung verschaffen kann. Immer wenn bei *Cuprum* die Atemwege betroffen sind, kommt es zu *krampfartiger Atmung* bzw. Dyspnö. Außerdem ist ein rasselndes Atemgeräusch hörbar. Je größer die Atemnot ist, desto wahrscheinlicher ist es, dass die Daumen eingeklappt werden und sich die anderen Finger verkrampfen.
Im unteren Bereich des Brustkorbs, in der Gegend des Schwertfortsatzes, treten krampfartige Beschwerden auf, die äußerst beschwerlich sein können. Zuweilen besteht ein so heftiges *Einschnürungsgefühl*, dass der Patient meint, sein Tod stünde unmittelbar bevor. Ein anderes Mal hingegen fühlt es sich an, als würde ein Messer vom Processus xiphoideus bis zur Wirbelsäule *hineingebohrt*. Manche Patienten beschreiben es als Gefühl eines Kloßes im betroffenen Bereich, andere wiederum als Gefühl einer Luftansammlung im Magen. Dies raubt der Stimme ihren Klang, und es hat den Anschein, als würde man das Leben aus dem Patienten herausquetschen. Die Beschwerden können auch in Form von Koliken oder Neuralgien auftreten. Wenn man das Engegefühl in der Magengegend genauer untersucht, fällt sogleich die Veränderung der Stimme auf. Der Patient sitzt bei Ihrem Besuch aufrecht im Bett und sagt mit kratziger und piepsiger Stimme, dass er bestimmt bald sterben werde, wenn nicht bald etwas getan wird. Er ist in einem schrecklichen Zustand. *Cuprum* heilt diese Beschwerde sehr rasch. Das Einschnürungsgefühl und die Atemnot treten auch manchmal bei Cholera und bei schmerzhaften Regelblutungen auf. Auch Krämpfe der Bronchien gehen mit diesem Konstriktionsgefühl und nervöser, krampfhafter Atmung einher. Der Patient kann nicht tief Luft holen.
Das gesamte Mittelbild von *Cuprum* ist voller *Krämpfe*. Krämpfe in den Extremitäten und in den Muskeln des Brustkorbes, mit Zittern und Schwäche. Bei älteren oder vorzeitig gealterten Patienten ist es ein nützliches Mittel für nächtliche Krämpfe der Waden, Fußsohlen, Zehen und Finger. Bei geschwächten, nervösen oder zittrigen älteren Patienten erfüllt *Cuprum* einen ganz eigenen Zweck. Wenn z. B. ein älterer Mann, der längere Zeit alleine gelebt hat, heiratet, dann kann es vorkommen, dass ihn Muskelkrämpfe am Geschlechtsverkehr hindern. Sobald er sich dem Sexualakt hingeben möchte, wird er von Krämpfen in den Waden und in den Fußsohlen heimgesucht. Dieses Mittel passt auch besonders bei jungen Männern, die durch einen lasterhaften Lebenswandel, beispielsweise mit hochprozentigen Spirituosen, durchzechten Nächten oder anderen Ausschweifungen *vorzeitig gealtert* sind. Solche Personen haben mit großer Wahrscheinlichkeit unter Krämpfen zu leiden. *Cuprum* und *Graphites* sind Arzneien bei Krämpfen, die unter solchen Umständen aufkommen. Doch während es bei *Cuprum* zu Muskelkrämpfen kommt, die den Geschlechtsakt

gleich zu Beginn verhindern, entstehen die Krämpfe bei *Graphites* erst während des Aktes. Dennoch stehen sich die zwei Mittel hierin sehr nahe, sodass letztlich die Konstitution des Patienten darüber entscheidet, welches Mittel gegeben werden sollte. Auch *Sulphur* hat diesen Zustand schon geheilt.
Bei krampfartigen Beschwerden, die während der Monatsblutung einsetzen, ist *Cuprum* ebenfalls hilfreich. *Schmerzvolle Regelblutung, verbunden mit Krämpfen*, die in den Fingern beginnen und sich über den gesamten Körper ausdehnen. Tonische Kontraktionen, die wie hysterische Manifestationen aussehen. Sie können sogar hysterisch sein, was nicht gegen die Heilung durch *Cuprum* spricht, solange die Kontraktionen eine krampfartige oder konvulsive Komponente besitzen. Heftige Dysmenorrhö, verbunden mit Delirium; die Augen drehen sich nach oben, das Gesicht ist verzerrt und es treten epilepsieartigen Erscheinungen auf.
Bei einer Epilepsie, die den Einsatz von *Cuprum* verlangt, kommt es vor dem Anfall zu Kontraktionen und Zuckungen von Fingern und Zehen. Der Patient fällt mit einem Schrei zu Boden, und während des Anfalls gehen Urin und Fäzes ab. Das Mittel ist angezeigt bei Epilepsie, die entweder mit dem vorhin beschriebenen heftigen Zusammenschnürungsgefühl im unteren Bereich des Brustkorbes beginnt, oder aber mit Kontraktionen in den Fingern, die sich über den gesamten Körper und alle Muskeln ausbreiten.
Manchmal ist diese Arznei auch in der Zeit des Wochenbettes der Frau, vor oder nach der Entbindung, angezeigt. Es kann zu Urämie kommen oder nicht; der Harn ist auf jeden Fall spärlich und enthält viel Albumin. Im Verlauf der Wehen wird die Patientin plötzlich blind, sie hat das Gefühl, als würde das Licht aus dem Zimmer entweichen. Dann hören die Wehen auf und Krämpfe setzen ein, zunächst in den Fingern und Zehen. Wenn Sie jemals zu so einem Fall gerufen werden sollten, denken Sie an *Cuprum*. Es wird schwer sein, diesen Zustand ohne *Cuprum* in den Griff zu bekommen.
Cuprum ist angezeigt bei *Cholera* mit wässrigen, schwallartigen Stuhlentleerungen und reichlichem Erbrechen. Magen und Darm werden vollständig entleert, der Patient läuft blau an, seine Extremitäten sind kalt und es kommt zu Muskelzucken, Krämpfen der Gliedmaßen, Finger, Zehen und des Brustkorbs. Der Patient ist kalt, seine Haut bläulich marmoriert und allmählich wird er kollaptisch; seine Fingernägel, Zehennägel, Hände und Füße sind ganz blau. Es gibt einige Arzneien, die in solchen Fällen *Cuprum* ähneln. Natürlich würden wir bei der echten Cholera nach Mitteln suchen, die choleraartige Absonderungen, mehr oder weniger krampfartige Zustände, ausgeprägte Blaufärbung, Kälte, Ermattung und Kollaps hervorrufen. An dieser Stelle möchte ich auf die Beobachtung Hahnemanns hinweisen. Hahnemann hat nie einen Fall von Cholera gesehen, aber er erkannte aufgrund von Krankenberichten, dass die Krankheit bestimmte Erscheinungen hervorruft, die den Symptomen von *Cuprum*, *Camphora* und *Veratrum* ähneln, und dass der allgemeine Aspekt der Cholera genau dem Bild dieser Mittel entspricht. Und diese drei Arzneien sind in der Tat die typischen Cholera-Mittel. Alle drei weisen die allgemeinen Eigenschaften der Cholera auf, ihre Wesenszüge und ihr allgemeines Bild. Alle drei haben das erschöpfende Erbrechen, den Durchfall, die Kälte, die Kollapsneigung und die Hinfälligkeit aufgrund des Flüssigkeitsverlustes.

Exkurs: DD

Aus dem bisher Gesagten können Sie erkennen, dass sich ein *Cuprum*-Fall insbesondere durch *Krämpfe* auszeichnet. Es sind schlimmste Muskelkrämpfe, und dieses Leitsymptom überschattet alle anderen Symptome. Der Patient hat so unter Krämpfen zu leiden, dass er durch die Muskelkontraktionen vor Schmerz laut aufschreien muss. *Camphora* ist die kälteste dieser drei Arzneien; der *Camphora*-Patient ist kalt wie eine Leiche. Auch bei *Camphora* treten die bläulichen Verfärbungen und die mit Erschöpfung einhergehenden Ausscheidungen auf, dies ist aber weniger ausgeprägt als bei *Cuprum* und *Veratrum*. Aber während die Patienten bei letzteren Mitteln zugedeckt sein möchten, verlangt der *Camphora*-Patient, dass alle Fenster weit geöffnet sind, damit es so kühl wie möglich ist. Obwohl ihm kalt ist, möchte er abgedeckt bleiben und alle Fenster geöffnet haben. Lassen Sie mich an dieser Stelle ein weiteres Merkmal von *Camphora* erwähnen. Denn auch dieses Mittel hat einige Konvulsionen, die schmerzhaft sind, und *erst wenn dieser Schmerz eingesetzt hat*, hat der Patient schließlich das Verlangen, zugedeckt zu werden und die Fenster zu schließen. Auch bei schmerzhaften Darmkrämpfen möchte er zugedeckt werden. Das heißt also, dass der *Camphora*-Patient es immer dann warm haben möchte und zugedeckt sein will, wenn er fieberhafte Beschwerden (und Fieber ist sehr selten bei *Camphora*) oder Schmerzen hat. Aber *wenn ihm kalt ist*, möchte er abgedeckt sein und frische Luft haben. Bei einer Cholera weisen folglich zumeist die extreme Kälte des Patienten und die bläuliche Verfärbung auf *Camphora* hin. Die Ausscheidungen bei *Camphora* können sowohl ausgiebig als auch sehr spärlich sein. Der Patient erkrankt zuweilen überaus plötzlich, mit Kälte, bläulicher Verfärbung der Haut und Erschöpfung, hat aber fast überhaupt kein Erbrechen oder Durchfall; es ist ein Zustand, der auch *Cholera sicca* genannt wird. Dies ist die Eigenart von *Camphora.* Ein weiteres hervorstechendes Merkmal des Mittels ist die ausgeprägte Kälte des Körpers ohne den Schweiß, der normalerweise bei dieser Krankheit eintritt. *Cuprum* und *Veratrum* haben kalten, klebrigen Schweiß. Auch beim *Camphora*-Patient kann Schweiß auftreten, häufiger jedoch ist er sehr kalt, blau, die Haut ist *trocken* und er will außerdem abgedeckt werden. Das ist wirklich bemerkenswert. Befassen wir uns nun also mit *Veratrum*, und Sie werden sehen, dass wir drei sehr ähnliche Arzneien vor uns haben, die alle perfekt bei Cholera passen und die doch so verschieden sind. Die Eigenheit von *Veratrum* sind seine *reichlichen und erschöpfenden Absonderungen*: reichliches Schwitzen, reichliche Darmentleerungen, reichliches Erbrechen und ausgeprägte Kälte des Schweißes. Es kommt auch zu Krämpfen und der Patient mag es lieber warm; sein Zustand bessert sich durch warme Getränke und durch die Anwendung von Wärmflaschen, die den Schmerz und das Leiden lindern.

Bei diesen drei Arzneien besteht eine Tendenz in Richtung Kollaps und Tod. Um es noch einmal zu wiederholen: *Cuprum* in Fällen mit *krampfartigem* Charakter; *Camphor* in Fällen, die durch *extreme Kälte* und mehr oder weniger Trockenheit gekennzeichnet sind; *Veratrum* schließlich, wenn als Merkmale *reichliches* Schwitzen, Erbrechen und Stuhlgang auftreten. Eigentlich ist es nicht viel, was man sich hier merken muss, aber es ist ausreichend, um sich mit Zuversicht an eine Cholera-Epidemie heranwagen zu können.

Bei choleraähnlichen Zuständen gibt es weitere Arzneien, die *Cuprum* ähneln und die daher in Betracht gezogen werden sollten. Auch *Podophyllum* beispielsweise hat Krämpfe, hauptsächlich im Darmtrakt; die Durchfälle sind schmerzlos, aber schwallartig und ebenfalls mit viel Erbrechen verbunden. Somit eignet sich auch dieses Mittel für die akute Gastroenteritis. Die Krämpfe von *Podophyllum* sind überaus heftig und der Patient hat das Gefühl, als würden seine Gedärme zusammengeknotet. Der wässrige Stuhl ist zunächst gelb, und wenn man ihn etwas stehen lässt und später wieder untersucht, sieht es aus, als wäre Maismehl untergerührt. Der Geruch ist fürchterlich – der typische *Podophyllum*-Stuhl eben. Würde man sagen, es riecht wie verfaultes Fleisch, so beschreibt das den Gestank nicht ganz; der Geruch ist nicht unbedingt aashaft, und trotzdem riecht es schrecklich widerwärtig und durchdringt alles. Die Stuhlentleerungen sind reichlich und schwallartig, verbunden mit einer fürchterlichen Erschöpfung. „Ich frage mich, woher das alles kommen kann", wird die Mutter über die erschöpfende Diarrhö ihres Säuglings oder Kleinkindes sagen. Der Stuhl schießt pausenlos heraus, verbunden mit einem Gefühl der Leere und äußerster Flauheit im gesamten Bauchraum. *Phosphorus* weist in diesem Zusammenhang ebenfalls Ähnlichkeiten mit *Cuprum* auf. Auch der *Phosphorus*-Patient leidet unter Darmkrämpfen, erschöpfender Diarrhö und Auszehrung, als ob er dem Tode nahe wäre. Typischerweise jedoch ist die Haut sehr heiß, mit innerlichem Brennen, und alle Flüssigkeiten, die er zu sich nimmt, führen zu glucksenden Geräuschen; sobald sie in den Magen gelangen, fängt es an zu gluckern, und so geht es die gesamte Darmpassage hindurch. Ein Schluck Wasser scheint glucksend durch den ganzen Darm zu fließen. Das Glucksen von *Cuprum* hingegen beginnt schon im Rachen; wenn der Patient schluckt, gluckst es in der Speiseröhre.

Konvulsive Krämpfe am gesamten Körper, mit Zuckungen, ruckartigen Bewegungen, Zittern und bläulicher Verfärbung der Haut. All seine Handlungen gehen mit Krämpfen und Konvulsionen einher. Auch sämtliche Schließmuskeln sind verkrampft. Bei einer Kupfer-Vergiftung sind alle Muskelaktivitäten unregelmäßig, gestört und krampfartig. Vergessen Sie das nicht, wenn wir auf die einzelnen Körperbereiche genauer eingehen. Die Unterdrückung bzw. das Zurücktreiben von Hautausschlägen geht zuweilen mit Durchfall und Konvulsionen einher, oder aber nur mit Konvulsionen. Denken Sie an Masern oder Scharlach, bei dem der Ausschlag durch Kaltwerden oder Aufenthalt im Wind unterdrückt wurde, worauf Krämpfe eingesetzt haben. Derartiges sehen wir v. a. bei *Zincum* und *Cuprum*, manchmal auch bei *Bryonia*. Zucken der Gliedmaßen durch plötzliche Unterdrückung eines Scharlachexanthems, verbunden mit Harnverhalten, Chorea, etc. Verkrampfung der Brustmuskeln, Krämpfe in den Waden oder Krämpfe am ganzen Körper aufgrund von unterdrückten Hautausschlägen oder Ausscheidungen, die schon lange bestanden. Die betreffende Person ist sehr geschwächt und völlig erschöpft durch die ständige Erregung, und allein diese Ausscheidungen haben ihn gerade noch am Leben gehalten. Sie sind für ihn eine Art Sicherheitsventil. Sollten sie einmal plötzlich unterbunden werden, so treten die Konvulsionen wieder ein. Das ist *Cuprum.*

Eine Frau litt schon seit langem unter reichlicher Leukorrhö, worauf ein unwissender Arzt meinte, sie solle Spülungen durchführen. Dadurch unterdrückte sie den Ausfluss einige Tage lang, doch sie bekam hysterische Konvulsionen, Muskelkrämpfe, Ziehen in den Muskeln sowie Kontraktionen in Fingern und Zehen. Das Gleiche gilt auch für die Unterdrückung von Absonderungen aus alten Geschwüren oder Fisteln. *Cuprum* kann Absonderungen, die schlagartig unterdrückt wurden, woraufhin es zu Konvulsionen kam, wieder in Gang setzen. Das Mittel bringt die Konvulsionen zum Stillstand und lässt die Ausscheidungen wieder fließen.

Zum Mittelbild von *Cuprum* gehören auch Knochenkaries und Altersgangrän, und so ist es auch angezeigt bei alten, runzligen Achtzigjährigen, deren Finger und Zehen aufgrund der schwachen Durchblutung stellenweise schon dunkel verfärbt sind.

Die Nerven des *Cuprum*-Patienten sind andauernd unter Hochspannung. Der Patient hat das Gefühl, jeden Moment in die Luft zu gehen. Er will fürchterliche Dinge tun und ist sehr impulsiv. Er muss einfach etwas tun, ist rastlos und wirft sich herum – es ist ein ständiges Gefühl der Unbehaglichkeit. Nervöses Zittern. Er ist immerzu müde. Solange der Patient nicht unter Krämpfen zu leiden hat, besteht große muskuläre Schwäche und körperliche Erschöpfung. Im Schlaf kommt es zu Zuckungen und ruckartigen Bewegungen. Aufschrecken aus dem Schlaf. Zähneknirschen bei Erkrankungen des Gehirns. Entzündungen hören plötzlich auf und man fragt sich, was da passiert sein könnte. Unvermittelt setzen daraufhin Wahnsinn, Delirium, Konvulsionen und Blindheit ein; auch Zeichen der Stauung und Entzündung des Gehirns erscheinen mit unerwarteter Plötzlichkeit. Es kommt zur Metastasis, die Beschwerden gehen von einem Körperteil zum andern über. So kann es nach Unterdrückung eines Hautausschlags, nach unterdrückten Absonderungen oder nach einer unterdrückten Diarrhö zum Überspringen der Beschwerden auf das Gehirn kommen, sodass der Verstand beeinträchtigt und der Patient wahnsinnig wird; er verfällt in ein wildes, überaktives, manisches Delirium. *Cuprum* ist in seiner Wirkung wahrlich nicht passiv. Alles ist von großer Heftigkeit gekennzeichnet: Der Durchfall, das Erbrechen, die Krämpfe, all das tritt mit äußerster Heftigkeit ein; im Delirium und im Wahnsinn kommt es zu seltsamen und gewaltsamen Handlungen. Hysterische Beschwerden und Krämpfe können sich aus heiterem Himmel in eine echte Chorea verwandeln, um anschließend ebenso rasch wieder abzuklingen. Dies zeigt die Plötzlichkeit, mit der die Beschwerden bei *Cuprum* sich ändern können. Dieser andauernde Wechsel der Beschwerden ist jedoch nicht allgemein bekannt. Allgemeine Muskelkrämpfe, Krampfhusten, Krämpfe im gesamten Körper. Das Gesicht des Patienten verfärbt sich bläulich. Das Kind bekommt keine Luft und droht zu ersticken, sodass seine Mutter glaubt, es werde nie wieder zum Leben erwachen. Krämpfe der Thoraxmuskeln, des Kehlkopfs oder des gesamten Respirationstrakts, die so schlimm sind, dass es den Anschein hat, als würde das Kind ersticken.

Atemwege und Husten

Cuprum ist ein wichtiges Mittel bei Keuchhusten. Bei jedem Keuchhustenanfall gerät der Patient in diesen fürchterlichen Krampfzustand. Rucken der Muskeln.

Extremitäten

Bei *Cuprum* treten Krämpfe der Extremitäten mit allen möglichen Formen von Kontraktionen auf, wie wir sie z. B. bei hysterischer Konstitution vorfinden. Konvulsionen im Wochenbett. Krämpfe, bei denen eine Extremität zuerst gebeugt und danach ausgestreckt wird – ein ständiger Wechsel von Flexion und Extension. Bei einem Kind können Sie beispielsweise beobachten, wie sein Bein kräftig und unerwartet vorschnellt, dann ruckartig zum Bauch gezogen wird und anschließend wieder plötzlich ausgestreckt wird. Es gibt außer *Cuprum* nur wenige Arzneien, die dieses Symptom aufweisen, wobei *Tabacum* eine davon ist. Krämpfe mit abwechselnder Beugung und Streckung der Glieder sind typische Merkmale von *Cuprum*. Konvulsionen der Gliedmaßen, Zucken und Rucken der Muskeln. Von diesem Symptomenbild sehen wir bei einem bestimmten Menschen natürlich nur einen kleinen Teil, dafür hat der nächste vielleicht wieder ganz andere Symptome von *Cuprum*.

Kopf

Heftiger Blutandrang zum Kopf, heftige Kopfschmerzen. Prickelnder, heftiger Schmerz am Scheitel. Kopfschmerz wie zerschlagen. Krabbeln am Scheitel. Stiche in den Schläfen. Blutstau im Gehirn. Meningitis. Kopfweh nach epileptischen Anfällen. Hirnlähmung mit Symptomen von Kollaps. Beschwerden von anderen Organen gehen im Sinne einer Metastasis auf das Gehirn über.

Augen

Kommen wir nun zum Gesicht. Dort finden wir Krämpfe und Zuckungen der Augenmuskeln; die Lider zucken. Schmerzen der Augen wie zerschlagen. Durch die Verkrampfung der Augenmuskeln kommt es zum abwechselnden Zucken der Augen. Die Augäpfel drehen sich schnell bei geschlossenen Augen. Die Lider schließen krampfartig, als würden sie zuschnappen. Entzündung des Periosts im Bereich der Augen und des retrobulbären Fettgewebes, sowie der Tränendrüsen. Geschwürige Stellen an der Hornhaut.

Gesicht

Gesicht und Lippen sind blau verfärbt. Bei Konvulsionen und bei Keuchhusten läuft das Gesicht purpurn an; die Lippen werden blau.

Mund

Entzündung und Lähmung der Zunge. Nicht selten finden wir bei *Cuprum* eine Lähmung nach Krämpfen. Die Heftigkeit der Krämpfe scheint eine Reaktion im Sinne einer paralytischen Schwäche hervorgerufen zu haben, ein Gefühl der Taubheit und des Kribbelns mit Verlust der Beweglichkeit. „Krämpfe im Rachen, hindern am Reden.“ Zusammenschnürungsgefühl beim Schlucken.

Magen

Großer Durst auf kalte Getränke. Viele Beschwerden bessern sich durch Trinken von kaltem Wasser, u. a. auch die Krampfanfälle. Husten wird in manchen

Fällen durch Einatmen von kalter Luft ausgelöst, durch Trinken von kaltem Wasser jedoch lässt der Hustenreiz wieder nach, wie bei *Coccus cacti.* Verlangen nach warmen Speisen und Getränken. Er isst hastig. Verdauungsbeschwerden nach Milch.
Übelkeit, Erbrechen und Diarrhö sind alle mehr oder weniger mit Krämpfen verbunden. Magenkrämpfe. Krämpfe der Brustmuskeln mit Durchfall und Erbrechen. Krämpfe in Waden, Fingern und Zehen. Druckgefühl im Magen. Periodisch wiederkehrende Krämpfe, beispielsweise in Magen und Darm. *Cuprum* hat Koliken geheilt, die in Form heftiger Krämpfe mit unglaublicher Regelmäßigkeit im Abstand von zwei Wochen immer wieder auftraten. Der Patient hat so heftige Schmerzen im Magen und unterhalb des Schwertfortsatzes, dass er glaubt, sie könnten ihn das Leben kosten. Wenn sie nicht beseitigt werden, so wird er auch sicherlich in kurzer Zeit versterben. Einschnürungsgefühl über dem Brustkorb mit Erstickungsgefühl, verbunden mit Krämpfen in den Unterschenkeln. *Cuprum* wirkt tief auf die Lebensprozesse ein, sodass es schon oft bei alten Menschen, die lange Zeit unter Hysterie litten, die hysterische Krampfneigung innerhalb kürzester Zeit vollkommen beseitigen konnte. Das Besondere bei *Cuprum* ist, dass die Daumen im Frühstadium der Krampfanfälle langsam nach innen klappen und nur mit großer Mühe wieder angehoben werden können. Sodann werden sie gleich wieder zurückgezogen und von den anderen Fingern fest umklammert, was äußerst schmerzhaft ist. Bei Kindern und hysterischen Personen mit solchen Krämpfen entfaltet *Cuprum* eine tiefe Wirkung und löscht diese Neigung zu Konvulsionen und Krämpfen völlig aus.

Harnwege

Urämische Konvulsionen. Konvulsionen mit unterdrücktem oder nur sehr spärlichem Harnfluss. In der Blase befindet sich kein Harn.

Weibliche Geschlechtsorgane

Cuprum ist bei jungen Mädchen angezeigt, die gerade ihre ersten Monatsblutungen bekommen haben und bei denen es zu heftigen Krämpfen in den Extremitäten, im Bauch und in der Gebärmutter sowie zu Durchfall kommt. Epileptische Krämpfe treten bei jeder Menstruation auf. Während bzw. nach der Menses, oder auch nach Unterdrückung derselben, hat die Patientin heftige, unerträgliche Bauchkrämpfe. Und derlei Fälle sind nicht einmal selten. Pubertierende Mädchen können betroffen sein, die ein Bad nehmen und deren Mütter etwas zu prüde und empfindlich waren, um ihren Töchtern zu sagen, was auf sie zukommt, und die ihnen nicht beigebracht haben, dass sie zu bestimmten Zeiten nicht kalt baden sollten. Denn wenn die Monatsblutung einsetzt, so kann diese durch ein kaltes Bad unterdrückt werden, wodurch wiederum Krämpfe entstehen. Und hier eignet sich dann u. a. *Cuprum.* Man könnte diese Krämpfe als hysterische Konvulsionen bezeichnen, und in den meisten Fällen nehmen sie auch einen solchen Charakter an; es kann aber auch zu Chorea kommen. Anstelle von Krämpfen kann sich die Krankheit aber auch in Form von Hirnkongestion mit heftigem Delirium zeigen. Und selbst die

Unterdrückung von Fußschweiß kann zum Ausbleiben der Regelblutung und zu konvulsiven Krämpfen führen.
Die wundervolle Wirkung von *Cuprum* bei anämischen Zuständen und Bleichsucht ist weniger bekannt. Es ist eine tief wirkende Arznei und beeinflusst mit großer Macht die Willenssphäre, die Vorlieben und Abneigungen. Es eignet sich u. a. bei jungen Mädchen, die immer ihren eigenen Weg gegangen sind und denen nie etwas in die Quere gekommen ist. Wenn sie älter werden, in die Pubertät kommen und sich einer entsprechenden Disziplin unterordnen müssen, um in ihre Rolle als Frau hineinzuwachsen, bekommen sie Anfälle von Wahnsinn und leiden unter Krämpfen. *Cuprum* kann solchen Mädchen helfen und sie sensibilisieren, was die Wirkung des Mittels auf den Willen zeigt.

Atemwege und Husten
Krampfartige Atmung; ausgeprägte Atemnot, asthmatisches Atmen. Anfälle von krampfartigem Asthma mit heftigsten Hustenkrämpfen. Trockener, harter und beschwerlicher Husten, mit Rasseln in der Brust und Krämpfen. Trockener Krampfhusten mit Erstickungsgefühl. Das Gesicht verfärbt sich rot oder purpurn.

Cyclamen europaeum **Cycl.**
Alpenveilchen. *Primulaceae.*

Allgemeines
Ausgeprägte Abgestumpftheit der Sinne bzw. der Sinnesorgane ist ein hervorstechendes Merkmal dieses Mittelbildes. Der Patient hat eine Abneigung gegen Bewegung, obwohl sich durch *Bewegung* und beim Gehen der Schmerz und die meisten anderen Beschwerden *bessern.* Überanstrengung hingegen führt zu Schwäche und verschlimmert viele Leiden. Am Abend setzt eine Schwäche ein, die sich jedoch durch Umhergehen bessert. Die Muskulatur ist schlaff. In der Nacht ist der Patient äußerst unruhig. Ausgeprägte Mattigkeit.
Es besteht auch eine Abneigung gegen frische Luft, obwohl an der frischen Luft manche Beschwerden besser werden, insbesondere der Schnupfen und der Husten. Der Patient ist empfindlich gegen Kälte und kalte Luft, aber auch Überhitzung bereitet ihm Beschwerden.
Stechende Schmerzen.

Geist und Gemüt
Ein auffälliges Merkmal im Bereich der Geistes- und Gemütssymptome sind die Stimmungsschwankungen. Übermäßiger Gedankenandrang abwechselnd mit ausgeprägter Gedächtnisschwäche. Freudige Gefühle treten im Wechsel mit großer Gereiztheit auf. Eine heitere Stimmung schlägt plötzlich um in Ernsthaftigkeit oder Reizbarkeit. Aufgrund von Kummer und Angst befindet sich der Patient in ständiger Aufregung. Geistige Trägheit verhindert jegliche Denkarbeit. Er ist in Gedanken versunken, möchte allein sein und denkt viel

über die Zukunft nach. Seine Antworten sind ohne Zusammenhang; geistige Verwirrung.
Abneigung gegen Arbeit und Furcht vor der frischen Luft. Er möchte lieber im warmen Zimmer bleiben und allein sein. Er bleibt eine lange Zeit völlig still. Aufregung, verbunden mit Zittern. Sie verfällt in eine Art Trauer, als hätte sie jemandem etwas angetan (*Aurum*). Sie ist weinerlich und grübelt über ihren Kummer, den sie sich nur einbildet. Sie fühlt sich, als wäre sie alleine auf dieser Welt und als würde sie von allen verfolgt (*China*).
Eigensinnig und tadelsüchtig.

Kopf und Schwindel

Schwindel beim Gehen an der frischen Luft; alles dreht sich wie im Kreis; besser im Zimmer und im Sitzen. Es wird ihm schwarz vor den Augen und er fällt, als wäre er ohnmächtig geworden.
Die Kopfschmerzen sind überwältigend und lassen sie fürchten, sie könnte dadurch all ihre Sinne verlieren. Es ist wie ein Bohren, Sausen und Drücken in der Stirn und in den Schläfen. Heftige Schmerzen in der Stirn. Die Schmerzen werden durch das Liegen auf der Seite oder auf dem Rücken schlimmer. Einseitige Schmerzen. Schmerzen am Morgen und am Abend, die sich durch Erbrechen bessern; Verschlechterung durch Bewegung und an der frischen Luft. Während der Schmerzen ist die Sicht getrübt. Ein Gefühl des Drückens im Scheitel, als wäre das Gehirn mit einem Tuch umwickelt, sodass es ihm alle Sinne raubt. Kopfschmerzen, die mit einem Flimmern vor den Augen verbunden sind, wenn er sich morgens erhebt. Ein Pulsieren im Kopf. Das Blut strömt in den Kopf; sein Geist ist ängstlich und verwirrt; verschwommenes Sehen; Schwindel; allgemeines Kälteempfinden, besonders nach dem Abendessen. Die Kopfschmerzen bessern sich durch kalte Auflagen. Kopfweh, das durch Magenverstimmungen entsteht. Der Kopf fühlt sich an, als hätte er eine feste Kappe auf. Reißende Schmerzen in der Kopfhaut.

Augen

Der Patient sieht innerhalb seines Gesichtsfeldes Flecke, Nebel, bläuliche Farben, Flimmern und glitzernde Objekte; verschiedenste Farben – von gelb bis grün; glühende Funken, Rauch; er sieht schwarze Flecke wie kleine Fliegen; ein Ring befindet sich rund um Lichter; seine Sicht ist getrübt. Diplopie. *Konvergenter Strabismus.* Erweiterte Pupillen. Hemiopie. Hitze und Brennen in den Augen. Ödematöse Augenlider. Schwellung der Oberlider. Trockenheit und Jucken der Lider. Während der Kopfschmerzen ist die Sicht getrübt. Das Sehvermögen, der Geruchssinn, das Hörvermögen und der Geschmackssinn sind in ihrer Funktion beeinträchtigt.

Ohren

Das Gehör ist dumpf. Man hat ein Brummen, Klingeln oder Tosen in den Ohren. Ziehende Schmerzen.

Nase

Der Geruchsinn ist abgeschwächt. Trockenheit der Nase. Trockener oder fließender Schnupfen, schlimmer im warmen Zimmer, besser an der frischen

Luft oder im kühlen Raum. Im warmen Zimmer kommt es zu wässrigem Ausfluss und häufigem Niesen, das an der frischen Luft völlig aufhören kann. Sich in der frischen Luft zu bewegen ist für den Patienten der angenehmste Zeitvertreib. Während des Schnupfens hat er drückende Schmerzen über dem Nasenbein. Die Erkältung entsteht durch Überhitzung und durch überwärmte Zimmer.

Gesicht

Blasses, kränkliches Gesicht; bei Frauen findet man unterhalb der Augen dunkle Ringe. Die Stirn ist zusammengezogen und gerunzelt.

Mund und Zähne

Trockene Lippen. Taubheit der Oberlippe.
Bohren, Stechen oder Reißen in den Zähnen. Zuckungen in den Zähnen in der Nacht.
Der Geschmackssinn ist verloren oder völlig verändert; er ist schlecht, fad, eitrig oder ranzig; *alle Speisen schmecken zu salzig*. Die Zunge ist weiß oder gelblich. Brennende Blasen auf der Zunge. *Gesteigerter Speichelfluss*. Die Zungenspitze brennt. *Der Speichel schmeckt salzig*. Klebriger Schleim im Mund.

Hals

Der Rachen ist trocken, brennt und kratzt.

Magen

Appetitverlust oder sogar Abneigung gegenüber dem Essen. Der Patient hat keinen Durst, außer in den Abendstunden, wenn er fiebert. Er hat ein Verlangen nach Limonade (*Nitricum acidum*, *Belladonna*, *Sabina*), aber Abneigung gegenüber Brot, Butter, und anderen fettigen Speisen; manchmal verlangt er nach Nicht-Genießbarem. Fleisch ekelt ihn an, auf Sardinen hat er jedoch einen Heißhunger. Schon nach dem ersten Bissen ist er satt (*Lycopodium*), danach widert ihn das Essen an. Der Magen ist schwach. Nach dem Essen setzt Übelkeit ein. Er verträgt kein Schweinefleisch. Die Magensymptome sind denen von *Pulsatilla* sehr ähnlich. Die Beschwerden verschlimmern sich nach dem Konsum von Kaffee. Nach dem Essen muss er sich übergeben. Erbrechen am Morgen. Ein wässriger Schleim wird erbrochen. Aufstoßen. Die Schmerzen im Magen und das Brennen in der Speiseröhre bessern sich durch Umhergehen. Völlegefühl, als hätte er zuviel gegessen. Nach dem Essen hat er ein Gefühl der Schwere im Magen. Stechende Magenschmerzen.

Abdomen

Kolikartige Abdominalschmerzen, die sich durch Auf-Und-Ab-Gehen bessern. Das gesamte Abdomen ist sehr empfindlich, selbst das Hypogastrium. Am Abend kommt es nach dem Essen zu nagenden Schmerzen. Ein Rumpeln und Glucksen im Bauch. Anfallsartige Krämpfe während der Nacht, die sich durch Umherwandern bessern. Stechende Schmerzen im Bauch und in der Leber.

Rektum und Stuhl

Nach dem Genuss von Kaffee kommt es zu Diarrhö. Durchfall bei chlorotischen Frauen, die unter Migräne und unregelmäßigen Monatsblutungen leiden. Wässriger, erzwungener Stuhlgang, der geruchlos, bräunlich und gelb ist. Diarrhö am Abend. Verstopfung; der Stuhl ist hart. Übelkeit. Koliken vor und nach dem Stuhlgang. Danach wieder Stuhldrang. Blutende Hämorrhoiden. Ziehende, drückende Schmerzen um den After herum, als würde er an einem kleinen Punkt eitern.

Harnwege und Urin

Häufiger Harndrang. Vergebliches Verlagen, Wasser zu lassen. Der Harn ist reichlich und wässrig. Flockiges Sediment; auf dem Harn schillert ein Häutchen. Der Patient hat ein Stechen in der Harnröhre, verbunden mit dem Verlangen, zu urinieren.

Männliche Geschlechtsorgane

Bei Männern ist das sexuelle Verlangen verringert. Die Prostata ist gereizt; stechende Schmerzen; Stuhl- und Harndrang (*Nux vomica*).

Weibliche Geschlechtsorgane

Bei Frauen *Chlorose* und unregelmäßige Monatsblutungen mit Herzklopfen. Sie wird immer schwächer; Ohnmachtsanfälle setzen ein; sie wird blass und anämisch.

Diese Symptome sind sehr wichtig, wenn sie mit einer spärlichen Monatsblutung oder Amenorrhö verbunden sind.

Die Monatsblutung kann entweder zu früh oder zu spät einsetzen; sie kann unregelmäßig oder unterdrückt sein; entweder reichlich und verlängert oder spärlich. Wenn der Blutfluss reichlich ist, bessern sich die Gemütssymptome. Die Blutung ist schwarz und klumpig. Während der Regelblutung hat die Frau wehenartige Schmerzen, die im Kreuzbein beginnen und sich auf beiden Seiten der Scham nach unten ziehen. Uterine Hämorrhagien. Sie scheut die frische Luft. Die Monatsblutung ist unterdrückt, das Herz klopft spürbar. Die Patientin ist weinerlich, verspürt einc Abneigung gegen Gesellschaft und scheut die frische Luft. Das Blut strömt in den Kopf, aber die Regelblutung ist spärlich. Unterdrückte Menstruation durch Überanstrengung oder durch Überhitzung. Während der Monatsblutung ist sie sehr matt. Nach der Periode hat sie Milch in den Brüsten. Beschwerden nach dem Abstillen (*China*).

Atemwege und Husten

Der Kehlkopf kratzt stark in der Nacht und ist voll weißlich-dickem Schleim. Im Kehlkopf und in der Luftröhre verspürt der Patient ein Kribbeln. Beklemmungsgefühl im Brustkorb. Es kommt zu einem erstickenden Husten, verursacht durch das Kratzen und die Trockenheit der Luftröhre. Der Husten setzt während des Schlafs durch die Trockenheit und die Einengung des Kehlkopfes ein. Der Husten bessert sich an der frischen Luft, sogar wenn ein kalter Wind weht.

Brust und Herz
In der Mitte des Brustbeins hat der Patient ein Druckgefühl. Im Brustkorb fühlt er sich schwach. Ein Stechen in der Brust und im Herzen. Sowohl in Bewegung, als auch während Ruhephasen kommt es zu reißenden, stechenden Empfindungen und Kurzatmigkeit.
Herzklopfen und anämische Herzgeräusche. Der Herzschlag ist turbulent; ausgeprägte Mattigkeit. Der Puls ist schwach. Gefühl, als würde die Luft aus den Brustwarzen entweichen. Die Brustdrüsen sind geschwollen und enthalten Milch bei nicht schwangeren Frauen. Nach der Monatsblutung ist die Brust geschwollen und sehr hart.

Rücken und Extremitäten
Der Hals ist steif und voller ziehender Schmerzen. Es zieht den Rücken entlang herab und bessert sich durch das Nach-Hinten-Ziehen der Schultern. Im Bereich der rechten Niere hat man ein Stechen, das sich beim Einatmen verschlimmert.
Während des Sitzens schmerzt das Kreuzbein, wenn man sich erhebt, hört es auf.
Ziehende und reißende Schmerzen in den Extremitäten. Hyperästhesie der Haut. Die Muskeln sind schlaff. Ziehende, reißende Schmerzen in den Armen. Ihre Hände fühlen sich so schwach an, dass sie das Gefühl hat, sie lässt alles fallen, was sie in ihren Händen hält. Schreibkrämpfe. Ziehende Schmerzen in den Beugemuskeln der Beine. Brennende Wundheitsschmerzen an den Fersen. Die Zehen fühlen sich nach dem Gehen wie tot an. Schwache Gliedmaßen.

Schlaf
Der Schlaf ist nicht erholsam und wird durch ängstliche, unruhige Träume gestört; furchterfüllte, lebhafte Träume. Ruheloser Schlaf. Es braucht lange, bis er in den Schlaf findet. Er wacht früh auf, möchte aber erst spät zu Bett gehen. Alpträume. Der Patient erwacht sehr früh, ist dann aber zu müde und schläfrig, um sich aus dem Bett zu erheben. Während der Träume kommt es zu Samenabgang.

Fieber und Schweiß
Frösteln, Fieber und Schwitzen. Das Frösteln kann durch warme Kleidung nicht gebessert werden. Während der Monatsblutung fühlt sie sich frostig. Vor allem am Abend setzt dieses Frösteln ein, es kann aber auch am Vormittag beginnen, danach wird das Gesicht ganz hitzig. Hitze und Frösteln wechseln einander ab. Den ganzen Körper durchzieht ein Gefühl der Hitze, besonders das Gesicht und die Hände. Die Hitze ist verbunden mit einer Venenschwellung (*China*). Auch nach dem Essen breitet sich dieses Hitzegefühl aus. In der Nacht schwitzt der Patient während des Schlafs, der Schweiß riecht abstoßend. Manchmal schwitzt nur die untere Körperhälfte.

Haut
Nachts im Bett kommt ein Juckreiz auf. Nach dem Kratzen wird die Stelle taub, oder der Juckreiz geht auf eine andere Körperstelle über.

Digitalis purpurea **Dig.**

Fingerhut. *Scophulariaceae.*

Allgemeines

In der Anwendung nach der alten Schule hat dieses Mittel mehr Unheil angerichtet als jede andere Substanz aus ihrem Arzneischatz. Jedem Patienten mit beschleunigtem Herzschlag oder irgendeinem anderen Herzproblem wurde *Digitalis* verabreicht. Auf diese Weise hat dieses Mittel mehr Todesfälle verursacht als alle anderen. Wird es bei Tachykardie gegeben, ruft es bald eine Art Herzlähmung hervor; nachdem das Herz seinen „Schrittmacher" verloren hat, kommt es zur Dekompensation, die Kräfte des Patienten schwinden und schließlich stirbt er. Die Allopathen wissen nicht, dass viele ihrer Patienten die Fieberzustände, Lungenentzündungen und andere akute Erkrankungen überlebt hätten, wären sie nicht mit diesem Medikament nach der alten Schule in Form von Tinkturen mit derart vielen Tropfen behandelt worden, bis am Ende das Herz immer langsamer wurde. Sie nennen es ein Sedativum, und auf ihre Weise haben sie sogar damit Recht. Es macht den Patienten wirklich sehr ruhig. Haben Sie schon einmal gesehen, wie ausgesprochen ruhig ein Patient aussieht, der gerade beim Bestatter gewesen ist und nun seine feinsten Kleider trägt? Das macht *Digitalis* mit dem Patienten. Zu einem solchen Sedativum wird es in den Händen eines Allopathen. Ein homöopathischer Arzt verschreibt niemals ein Mittel, um den Puls herunterzudrücken. Seine Verschreibungen richten sich an den Patienten in seiner Gesamtheit, und das Herz sorgt dann für sich selbst.

Digitalis ist kein gutes Mittel bei Fieber, Denn aus den Arzneimittelprüfungen geht hervor, dass es angezeigt ist, wenn der Puls *zu langsam* ist, und nicht wenn er – wie normalerweise bei Fieber – zu schnell ist!

Diese Arznei führt zu ausgeprägten Leberstörungen. Die Leber ist gestaut, vergrößert und schmerzhaft. Die Lebergegend ist sehr empfindlich – dabei ist der Puls jedoch langsam. Das Mittel führt zu Darmträgheit und Inaktivität der Leber; die Stühle werden acholisch, farblos, kittartig – der Puls ist dabei immer verlangsamt. Wenn Sie hier Gelbsucht hinzufügen, haben Sie ein hervorragendes Symptomenbild von *Digitalis*. Gelbsucht, verbunden mit verlangsamtem Puls, einem unbehaglichen Gefühl in der Leber und hellem Stuhl. Selbst wenn Sie *Digitalis* nicht kennen, Sie können es hier kaum verfehlen. Und man könnte noch eine ganze Reihe von kleinen Symptomen anhängen, das ändert jedoch nichts am Gesamtaspekt der Erkrankung. Das Heilmittel hierfür heißt *Digitalis*.

Geist und Gemüt

Ein weiteres Merkmal der Arznei ist neben seiner Wirkung auf das Herz, die Leber und den Darm, ein Gefühl von Leere oder Flauheit im Magen. Der Patient glaubt, er werde sterben, und dies wird durch Essen überhaupt nicht gebessert. Es handelt sich um ein nervös bedingtes, fürchterliches Flauheitsgefühl, das viele Herzprobleme begleitet. Es sollte Sie nicht überraschen, dass man bei *Digitalis* eine ausgeprägte nervliche Erschöpfung vorfindet, sowie Ruhelosigkeit und große Nervenschwäche. Der Patient meint, er zerspringe in Stücke. Ängstlichkeit. Ängstliche Unruhe. Er hat das Gefühl, etwas werde passieren. Es scheint fast so, als wäre der Patient erfüllt von Angstgefühlen und Unruhe. Mattigkeit, Trägheit, Erschöpfung und extreme Entkräftung. Schon der geringste Auslöser führt zu Ohnmacht. Diese Zustände beginnen mit einem schrecklichen Gefühl von Schwäche im Magen-Darm-Trakt an.

Schlaf

Der Schlaf des Patienten ist voller schrecklicher Alpträume. Träume vom Fallen – dies finden wir sehr häufig bei kardialen Erkrankungen. Wenn der Herzschlag im Schlaf zu stark absinkt und unregelmäßig wird, und dadurch die Blutzufuhr zum Gehirn nicht mehr ausreicht, dann entsteht dieser turbulente Zustand. Stöße durchziehen den Körper wie elektrische Schläge, wie innere Zuckungen. Plötzliche Muskelbewegungen, als würde ein elektrischer Strom durch den Körper fließen. Dies alles ist verbunden mit langsamem Puls und ohnmachtartiger Schwäche. Bei Menschen, die hin und wieder unter Herzanfällen leiden, werden die Lippen bläulich-blass und das Herz scheint zuweilen ganz auszusetzen. Gesicht und Finger werden blau. Der Patient möchte gerne auf dem Rücken liegen. Nachts bekommt er Muskelzuckungen und schreckt häufig aus dem Schlaf auf.

Herz

Die Herzsymptome von *Digitalis* sind zahlreich, aber keines ist so wichtig wie der verlangsamte Herzschlag. Zu Beginn der Erkrankung ist der Puls stets langsam. Dann wiederum kann es sein, dass er beschleunigt ist und blitzartig rast. Der Patient ist ängstlich, unruhig, hat fürchterliche Träume und ein flaues Gefühl im Magen. Die zusammen klingt schon wie das fortgeschrittene Stadium bei *Digitalis* – aber mich interessiert, ob der Puls zu Beginn verlangsamt war. Der Patient selbst weiß das selten, aber vielleicht sagt jemand anderer, dass anfangs der Puls bei 48 Schlägen lag; dann ist es *Digitalis*. Wenn der Puls vorher jedoch schnell war, dann brauchen Sie nicht mehr an *Digitalis* zu denken, denn hier wird es keine guten Dienste tun. Der *Digitalis*-Puls ist zunächst langsam und bleibt vielleicht auch einige Tage so, bis das Herz dann sozusagen erbebt, der Herzschlag wird unregelmäßig, setzt kurz aus und das Herz hört scheinbar ganz auf zu schlagen. Und nun kommt es zu all diesen seltsamen Erscheinungen. Die Schwäche ist die bestimmende Eigenschaft des Pulses von *Digitalis*, und all seine anderen Charakteristika ordnen sich dem unter. Zunächst ist der Puls langsam, manchmal auch kräftig, beispielsweise wenn Rheumatismus auf das Herz überzugehen droht. „Heftiger, aber nicht sehr rascher Puls." Plötzlicher, heftiger Herzschlag mit unregelmäßigem Rhythmus. Bereits die geringste Bewegung verstärkt die ängstliche Unruhe und das Herzklopfen. Wenn der Puls stark verlangsamt ist – teilweise unter 40 Schlägen –, und der Patient nur leicht den Kopf dreht, dann beginnt der Puls zu flattern und die Herztätigkeit nimmt wieder zu. Wenn er sich im Bett umdreht, dann hat er das Gefühl, als bliebe sein Herz stehen. Wenn er sich bewegt, verspürt er ein Flattern am gesamten Körper. Dann legt es sich wieder, und der Puls ist abermals so langsam wie vorher; aber schließlich ändert es sich erneut und das Flattern bleibt die ganze Zeit bestehen.

Digitalis ist angezeigt bei Herzklopfen infolge von Kummer. Der Patient hat plötzlich das Gefühl, als würde das Herz stehen bleiben. Herzflattern. Bei bestehender Herzschwäche führt schon die geringste körperliche Anstrengung zu beschwerlicher und unregelmäßiger Herzaktion. Denken Sie an einen Menschen mit vergrößerter Leber, verlangsamtem Puls, Gelbsucht und blassem Stuhl, der darüber hinaus noch unter quälendem Husten zu leiden hat. *Digitalis* ist eigentlich kein ausgesprochenes Hustenmittel, es sei denn es handelt sich um einen kardial bedingten Husten. Der Husten tritt zumeist um Mitternacht auf; der Auswurf sieht aus wie „gekochte Stärke". Husten mit blutigem Auswurf bei hypostatischer Lungenkongestion. Der Husten wird durch Sprechen, Gehen, Trinken von etwas Kaltem oder durch Beugen des Körpers nach vorn ausgelöst. Solche Hustenformen sind stets Begleiterscheinungen anderer Beschwerden.

Atemwege und Husten

Gleiches gilt auch für die Atmung: Die Atembeschwerden gehen mit Herz- und Leberbeschwerden einher. Die Atmung ist unregelmäßig; der Patient bekommt nur mühsam Luft. Er hat das ständige Verlangen, tief Luft zu holen. Sobald er eingeschlafen ist, scheint der Atem immer schwächer zu werden, sodass er erwacht und nach Luft ringt. Dasselbe finden wir auch bei *Lachesis*, *Phosphorus*, *Carbo vegetabilis* und ein paar anderen Mitteln. Es sind jene Mittel, die auf das Kleinhirn wirken und dort eine Kongestion hervorrufen. Wenn ein Patient einschläft, dann meldet das Großhirn dem Kleinhirn: „Nun bist du also dran, das Atmen ein Weilchen zu regeln, ich werde langsam müde." Aber das Kleinhirn ist dem nicht gewachsen. Es ist gestaut, und sobald das Großhirn seine Ruhephase einlegt, fällt sozusagen auch das Kleinhirn in den Schlaf – und der Patient hat darunter zu leiden. So entstehen also die Erstickungsanfälle. Das Kleinhirn überwacht die Atmung solange der Patient schläft, während das Großhirn in den Wachphasen dafür zuständig ist. Wenn wir hierüber noch keine Kenntnis hätten, so könnten wir aus den Arzneimittelprüfungen Rückschlüsse darauf ziehen.
Nachts hat der Patient Angst, er könne ersticken. Lassen Sie uns dieses Symptom einmal genauer unter die Lupe nehmen. Der Patient weiß aus Erfahrung, dass er immer beim Einschlafen einen Erstickungsanfall bekommt. Daher fürchtet er sich vor dem Einschlafen: Aus Angst zu ersticken. Das ist also der Grund für seine nächtliche Erstickungsangst. Dasselbe passiert natürlich auch, wenn er tagsüber einschläft. Er atmet ausschließlich in tiefen Atemzügen. *Digitalis* ist eine hilfreiches Mittel bei Blutfülle in den unteren Lungenanteilen. Der Patient setzt sich im Bett auf, und bei der Perkussion stellt man eine Dämpfung in den unteren Lungenbezirken und sonoren Klopfschall in den oberen Bereichen fest. Sobald er sich zurücklegt, bekommt er keine Luft. Der *Digitalis*-Patient liegt für gewöhnlich am liebsten ohne Kissen flach auf dem Rücken, aber natürlich nur, wenn die Lunge nicht angestaut ist. Bei einer Lungenhypostase würde er in dieser Position ersticken. Wenn in einem solchen Fall der Puls anfangs verlangsamt war und nun schneller geworden ist, so kann *Digitalis* von großem Nutzen sein.

Harnwege/Männliche Geschlechtsorgane

Nun zu einem Symptom im Bereich des Urogenitaltrakts. Ohne *Digitalis* wüsste ich nicht, was ich bei Patienten mit chronisch vergrößerter Prostata tun würde. Es sind Männer, die unter einem ständigen Harndrang leiden. *Digitalis* ist ein wertvolles Mittel bei älteren Herren oder Junggesellen, die über Monate oder Jahre hinweg katheterisiert waren, da sie nicht mehr normal urinieren konnten, oder bei denen immer Restharn in der Blase zurückgeblieben war. Es führt zu einer Verkleinerung der Prostata und hat daher solche Leiden schon oft geheilt. Wassersucht bei Harnunterdrückung. Auch bei urämischen Beschwerden und in den verschiedenen Stadien einer Nephritis treten Symptome auf, die auf *Digitalis* hinweisen. Harnretention; unwillkürliches Harntröpfeln. Spermatorrhö. Nächtlicher Samenabgang, insbesondere bei Männern, die sich jahrelang sexuellen Ausschweifungen oder der Onanie hingegeben haben. Vergrößerte Prostata.

Dieses Mittel ist imstande, eine chronische Gonorrhö zu heilen. Darüber hinaus hat es Entzündungen jenes dünnen Häutchens geheilt, das die Eichel des männlichen Gliedes umhüllt. Ödematöse Schwellung der Genitalien.

Magen/Abdomen

„Appetitverlust und heftiger Durst." Die meisten Ärzte geben *Sulphur*, wenn ein Patient viel trinkt und wenig isst. Die Übelkeit von *Digitalis* weist ganz eigene Merkmale auf und unterscheidet sich von der Übelkeit, die wir von *Ipecacuanha* oder *Bryonia* her kennen. Bereits der Geruch von Essen löst beim Patienten fürchterliche Übelkeit aus, ein Gefühl von Flauheit und Schwäche im Magen; gleichzeitig treten Herzbeschwerden, Gelbsucht und Leberstörungen auf. Der Patient fühlt sich sterbenselend. Manchmal kann die Übelkeit durch Essen gelindert werden, aber dieses Flauheitsgefühl bleibt bestehen, was darauf hinweist, dass es nichts mit Hunger zu tun hat. „Beständige Übelkeit." Äußerste Empfindlichkeit in der Magengrube. Gefühl von Flauheit und Schwäche in der Magengrube, als würde er sterben. Die Lebergegend ist verhärtet, schmerzhaft und druckempfindlich. Denken Sie an die Leber- und Herzbeschwerden, an die Gelbsucht, den langsamen Puls, an das schreckliche Flauheitsgefühl im Magen, an die Vergrößerung der Prostata sowie an den grauen Stuhl, und schon haben Sie die wichtigsten Symptome von *Digitalis.*

Geist und Gemüt

Nach all dem, was ich bisher gesagt habe, dürfte es Sie nicht überraschen, dass der *Digitalis*-Patient die ganze Zeit über von einer fürchterlichen Angst heimgesucht wird. Er möchte am liebsten alleine sein; Traurigkeit, Verzweiflung, Melancholie und Ruhelosigkeit. Er kann sich nicht entscheiden, irgendetwas zu tun, das er eigentlich tun sollte. Die Beschwerden von Magen, Darm und Leber entsprechen genau dem, was man manchmal bei einem Alkoholiker findet, der versucht, von der Flasche wegzukommen. Er ist völlig entkräftet; der Herzschlag setzt aus, ist unregelmäßig, schwach und langsam; er ist traurig und melancholisch, kann sich zu nichts aufrappeln. *Digitalis* kann helfen, ihn wieder auf den rechten Weg zu bringen.

Drosera rotundifolia **Dros.**

Sonnentau. *Droseraceae.*

Allgemeines

Drosera wurde früher hauptsächlich bei Keuchhusten eingesetzt, aber das Mittel bietet uns ein viel breiteres Anwendungsspektrum. Denn wenn wir die Erschöpfung betrachten, die es hervorruft, sowie die Krämpfe, die mit den verschiedensten Beschwerden einhergehen, so stellen wir fest, dass es sich um eine viel umfassendere Arznei handelt.

Das Mittel ist angezeigt bei epileptiformen Krämpfen, anhaltender Schlaflosigkeit, sowie bei Ruhelosigkeit und Angstzuständen. Der Patient bildet sich ein, ständig verfolgt zu werden. Hitzewallungen. Viele Beschwerden setzen in der Nacht ein, sodass er sich sogar vor der Nacht fürchtet; er leidet unter Ängstlichkeit und Schlaflosigkeit und hat Angst vor Geistern. Ausgiebiges Schwitzen beim Erwachen. Krampfartiger Husten. Er hat Angst davor, alleine zu sein und begegnet auch engsten Freunden mit Argwohn. Geistige Verwirrung und ausgeprägte Benommenheit.

Stechende Schmerzen an verschiedenen Körperstellen, aber besonders im Kopf, sodass der Patient seinen Kopf mit den Händen stützen muss. Beim Husten muss er sich den Brustkorb halten oder fest auf den Bauch drücken. Drückende, kongestive Kopfschmerzen.

Fressendes Jucken an verschiedenen Körperstellen bei masernartigen Ausschlägen. Die Augäpfel treten beim Husten infolge von Masern oder während Konvulsionen hervor und werden kongestioniert. Stechende Schmerzen in den Augen.

Ohren

Ohrgeräusche: Rauschen, Brummen und Trommeln. Ohrenschmerzen bei Kindern. Stechen in den Ohren.

Gesicht

Blutungen an verschiedenen Stellen, insbesondere aus Nase, Rachen, Kehlkopf; aus den Bronchien bei Anfällen von Krampfhusten. Normalerweise ist das Gesicht bleich und eingesunken, aber sobald er hustet, wird das Gesicht rot, blutgefüllt und violett, so wie bei *Belladonna* und *Cuprum*. Das Gesicht fühlt sich heiß an, während die Extremitäten kalt sind.

Mund

Bei vielen Beschwerden dieser Arznei treten stechende Schmerzen auf. Auch eitriger Geschmack im Mund ist ein häufiges Symptom und kommt bei Lungen- und Kehlkopftuberkulose sowie bei Keuchhusten vor. Blutiger Speichel und Blutungen aus dem Mund.

Hals/Atemwege und Husten

Das Schlucken von festen Speisen bereitet dem Patienten Schwierigkeiten, denn eine Verengung von Rachen, Kehlkopf oder Speiseröhre verhindert die Passage des Geschluckten. Krampfhaftes Zusammenschnüren zieht sich durch das gesamte

Arzneimittelbild. Die Hände beginnen zu krampfen, nachdem der Patient längere Zeit einen Gegenstand – beispielsweise den Besenstiel – festgehalten hat.
Im Rachen kommt es zu Brennen und Kratzen. Stechende Schmerzen im Rachen, der dunkelrot oder gar purpurn verfärbt ist. Meiner Ansicht nach ist das folgende klinische Symptom von *Drosera* von großer Relevanz: Besonders nach dem Essen kommt es zu Kratzen im Kehlkopf und zu Husten. In den Arzneimittelprüfungen hat *Drosera* einen Husten hervorgerufen, der durch Trinken ausgelöst wird. Insbesondere nach dem Essen oder Trinken von etwas Kaltem setzt der Husten ein, ausgelöst durch ein Kitzeln und ein Einschnürungsgefühl im Kehlkopf.

Magen
Übelkeit und Erbrechen. Morgens erbricht der Patient Blut und Galle; beim Husten würgt er zuvor geschluckte Speisen und Schleim herauf. Er muss so lange husten, bis er würgt und erbricht.
Zusammenschnürende Schmerzen in der Magengrube und in den Seiten des Abdomens. Kolikartige Bauchschmerzen nach sauren Speisen.

Hals
Der wohl beschwerlichste Reizzustand dieser Arznei betrifft jedoch den Kehlkopf, wo es zu Krämpfen, Brennen sowie dem Gefühl der Umklammerung und Zuschnürung kommt. Heiserkeit und anhaltende Reizung mit Kratzen im Kehlkopf führen zu einem beständigen Hustenreiz. Schleim sammelt sich im Kehlkopf; oder aber es besteht ein Trockenheitsgefühl im Kehlkopf. Kitzeln am Kehlkopf erzeugt einen heftigen Krampfhusten, durch den der Patient aus dem Schlaf gerissen wird; der Husten setzt alle paar Stunden ein, wobei die Intensität zunimmt. Hier zeigt sich der enge Bezug dieser Arznei zu Keuchhusten, bei dem sie sich oft als überaus hilfreich erwiesen hat. Gefühl einer Feder im Kehlkopf. Laryngospasmus. Während der Hustenanfälle kommt es zuweilen sogar zu Krämpfen in den Extremitäten. Der Husten wird entweder durch die Schleimansammlung oder durch Kitzeln im Kehlkopf ausgelöst. Solche Zustände treten bei Katarrhen oder Tuberkulose des Kehlkopfes, Laryngitis und bei Keuchhusten auf.

Atemwege und Husten
Die krampfartigen Beschwerden im Brustkorb und im Kehlkopf rufen Schweratmigkeit und Erstickungsanfälle hervor. Der Patient hat das Gefühl, als wäre etwas in seiner Brust, das ihn beim Reden oder Husten am Atmen hindert. Die Schweratmigkeit und der Husten setzen vor allem nach Mitternacht und nach dem Aufwachen ein. Er bekommt zuweilen aufgrund der Atemnot keinen Ton heraus. Bei den Krämpfen im Kehlkopf läuft das Gesicht violett an. Beklemmendes Gefühl im Brustkorb. Die Erstickungsanfälle treten entweder beim Husten oder im Liegen auf. Beim Reden wird die Atmung asthmatisch, mit Zusammenschnürungsgefühl im Kehlkopf. Tief klingender, heiserer Husten; oder rauer, kratzend Husten. Lauter, krampfartiger Keuchhusten. Beim Keuchhusten kommt es zu Brustenge sowie zu einem Zusammenschnürungsgefühl in Brustkorb, Rachenmuskulatur und Kehlkopf. Der Keuchhusten setzt

anfallsweise alle 2-3 Stunden ein, wobei es zu einer heftigen Verschlimmerung nachts nach dem Hinlegen sowie gegen 2 Uhr morgens kommt. Der Patient verspürt ein äußerst quälendes Kitzeln im Kehlkopf, das einen anfallsartigen, trockenen Husten hervorruft. Krampfartiger Husten. Husten in Begleitung von spinalen Reizungen. Heftiger, krampfartiger Husten bei jungen Mädchen, die an Tuberkulose erkranken. Husten mit Auswurf von hellrotem oder dunklem, klumpigem Blut. Blutiges Sputum. Der krampfartige Husten entsteht oft während einer Masernerkrankung, oder aber danach, wenn die Reizung des Kehlkopfes bestehen bleibt. *Drosera* und *Carbo vegetabilis* sind die am häufigsten indizierten Arzneien bei Masern.
Beim Niesen oder Husten kommt es zu heftigem Stechen in der Brust. Der Patient drückt sich mit der Hand fest auf den Brustkorb, um dies zu lindern. Der Husten ist so heftig, dass er sich den Brustkorb halten muss. Zusammenschnürungsgefühl, Brennen und Stechen in der Brust. *Drosera* ist bei chronischer Bronchitis mit Krampfhusten sehr hilfreich. Es ist darüber hinaus ein großartiges Palliativum für den krampfartigen Husten, der während des gesamten Verlaufs einer Lungentuberkulose auftritt. Aufgrund des Hustens besteht bei diesen Brustbeschwerden auch ein Zerschlagenheitsgefühl zwischen den Schulterblättern und im Rücken. Hände und Füße sind kalt, die Extremitäten sind ganz blau. Durch den Husten kommt es zuweilen zu Krämpfen in den Extremitäten oder gar allgemeinen Konvulsionen.

Fieber und Schweiß
Besonders bei an Tuberkulose Erkrankten kommt es im Verlauf dieser Hustenkrämpfe zu Fieberanfällen. Kälteschauer, Frösteln und einseitiger Kälte. Fieberhitze und Frösteln bei Keuchhusten und bei Entzündungen des Kehlkopfes. Sowohl die Fieberhitze als auch der Husten verschlimmern sich nach Mitternacht. Kalter Schweiß auf der Stirn und an den Extremitäten. Nach dem Fieber schwitzt der Patient am gesamten Körper. Reichlicher Schweiß überall beim Husten. Der Husten endet mit großer Erschöpfung.

Dulcamara — Dulc.
Solanum dulcamarum; Bittersüßer Nachtschatten. *Solanaceae.*

Allgemeines
Dieses Mittel scheint insbesondere auf die Schleimhäute zu wirken. Anscheinend hat *Dulcamara* die Neigung, Ausscheidungen an die Oberfläche zu bringen oder sie zu wieder zum Verschwinden zu bringen, sowohl in akuter als auch in chronischer Form.
Der *Dulcamara*-Patient fühlt sich durch jeglichen Wetterumschwung beeinträchtigt, sei es von warmem zu kaltem, von trockenem zu feuchtem Wetter, oder beim plötzlichen Abkühlen des schwitzenden Körpers. Sein Zustand bessert sich bei trockenem, ausgeglichenem Wetter; Kälte und Feuchtigkeit verschlimmern all seine Beschwerden. Am Abend, während der Nacht und in Ruhe fühlt er sich ebenfalls schlechter.

Dulcamara ruft Katarrhe von Magen, Darm, Nase, Augen und Ohren hervor, außerdem kommt es zu Entzündungen der Haut mit Ausschlägen. Unabhängig davon, welches dieser Symptome Sie sich genauer ansehen, werden Sie erstaunt sein, wie stark die Verfassung des Patienten durch einen Wetterumschwung beeinträchtigt werden kann.

Es ist ein großartiges Mittel bei Durchfall gegen Ende des Sommers, wenn die Tage heiß sind und die Nächte kalt, und wenn der Stuhl von veränderlicher Konsistenz ist; Säuglingsdiarrhö. Es scheint fast so, als würde überhaupt keine Verdauung stattfinden; gelber, schleimiger Stuhl; gelb-grüner und unverdauter Stuhl; häufiger Stuhlgang, bei dem Blut und eine ziemliche Menge an Schleim abgeht, was auf einen ausgeprägten katarrhalischen Zustand hinweist. Diese Beschwerden können besser oder schlechter werden; auch mit ganz gebräuchlichen Arzneien kann dem Patienten geholfen werden. Oft hat man mit *Pulsatilla* Erfolg, da es scheint, als würden *Pulsatilla*-Symptome vorherrschen, manchmal können die Beschwerden auch mit *Arnica* gelindert werden. Aber jedes Mal, wenn sich das Kind erkältet, treten die Beschwerden wieder auf und der Arzt erkennt recht bald, dass er noch nicht das richtige Mittel gefunden hat, das alle Symptome in ihrer Gesamtheit abdeckt. Diese Situation ist oft unangenehm, da man erst nach zwei oder drei Rezidiven alle relevanten Symptome beisammen hat. Es ist gar nicht so leicht herauszufinden, dass diese Anfälle von Diarrhö eigentlich durch Kälte ausgelöst werden.

Jedes Jahr, wenn die Frauen am Ende der Saison ihre Säuglinge aus den Bergen zurückbringen, sehen wir einige Fälle von *Dulcamara*. Man muss einmal selbst gegen Ende der Sommerperiode in den Bergen gewesen sein, um diesen Zustand zu verstehen. Wenn Sie zu dieser Zeit in die nördlichen oder westlichen Berge gehen, werden Sie bemerken, dass die Sonnenstrahlen untertags mit einer großen Intensität herunterbrennen. Aber sobald sich die Sonne anschickt, langsam unterzugehen, werden Sie gleich nach ein paar Schritten einen kalten Luftzug verspüren, der Sie bis in die Knochen erschaudern lässt. Das macht den Säugling krank; es ist zu heiß, um das Kind mitten am Tag hinauszulassen, also bringt man es erst am Abend in seinem Kinderwagen ins Freie; im Haus hat das Kind tagsüber an Überhitzung gelitten, und abends kommt es nun in diesen Luftzug. *Dulcamara* eignet sich für genau diese Beschwerden, die durch solche Umstände entstanden sind. Dasselbe gilt für einen Erwachsenen, der am Tag in der gleißenden Hitze der Sonne gewesen ist und sich in der Nacht in einen derart kalten Luftzug begibt. Es geht also um jene Zeit, in der die Tage heiß und die Nächte kalt sind, wie es im Herbst verkommt, wenn sich der Sommer dem Ende zu neigt und sich der Winter langsam nähert; es ist diese Mischung von heißer Luft und kaltem Luftzug. Wenn man zum Beispiel nach einem heißen Tag einen Aufstieg in die Berge beginnt, geht man zunächst durch eine Luftschicht, die so beschaffen ist, dass man schwitzt. Schon in der darauf folgenden Minute gerät man in eine Zone mit dermaßen kalter Luft, dass man sich am liebsten eine Jacke anziehen würde, aber dann kommt schon wieder eine Schicht heißer Luft, und so geht es immer fort. In so einer Situation wird der Schweiß abwechselnd hervorgerufen und dann wieder unterdrückt. Die Symptome von *Dulcamara* scheinen genau solch eine Ätiologie zu besitzen. Und aus dieser

Erfahrung heraus nehmen wir uns die Freiheit, die Schlussfolgerung zu ziehen, dass *Dulcamara* solche Zustände auch heilen kann. Früher haben mir diese Säuglinge, die aus den Bergen heimgekehrt sind, viele Rätsel aufgegeben, und meine Verschreibungen richteten sich immer nach den momentan sichtbaren Symptomen. Eines Tages dachte ich dann in Ruhe über den Grund dafür nach und verstand, dass sie ja gerade aus Gebieten kamen, die von abwechselnder Hitze und Kälte geprägt waren. Es handelte sich manchmal um Säuglinge, die nach Hause geeilt kamen, weil der Durchfall in den Bergen nicht geheilt werden konnte, aber schon eine einzige Dosis von *Dulcamara* hätte gereicht, damit sie dort bleiben und im selben Klima hätten weiterleben können. Chronische, rezidivierende Dysenterie durch Kälte. Wenn man eine Dosis *Dulcamara* gibt, so stärkt diese den Patienten, damit er sich nicht mehr ständig verkühlt.
Es gibt Menschen, die sich durch ihren Beruf tatsächlich in einem Zustand von *Dulcamara* befinden. Denken wir zum Beispiel einmal an die Eisverkäufer, die Eishändler und die Arbeiter in Kühlräumen; sie arbeiten in kalten Räumlichkeiten mit Eis. Während des Sommers ist es jedoch sehr heiß, also wärmen sie sich immer wieder etwas auf, wenn sie nach draußen gehen. Dann gehen sie wieder zurück in ihre kalten Arbeitsräume. Ich habe diese Geschehnisse mit eigenen Augen gesehen und hatte Gelegenheit, den weiteren Verlauf zu verfolgen. Solche Menschen werden gelegentlich von Darmbeschwerden und diversen katarrhalischen Erkrankungen heimgesucht, aber im Allgemeinen leiden sie unter Durchfallerkrankungen. Sie müssen ihre Arbeit trotzdem weiterführen, denn schließlich verdienen sie damit ihren Lebensunterhalt. *Dulcamara* heilt solche chronischen Durchfälle, sofern die anderen Symptome dazu passen. *Arsenicum* ist ein weiteres Mittel, das sich für diese Patienten eignen würde, wenn die Symptome im Einklang damit stehen würden. Meistens passt hier aber eher *Dulcamara*, da es ja das Wesen dieser Arznei ist, sich zu erkälten, und zwar durch Aufenthalt an kalten, feuchten Orten, durch unterdrücktes Schwitzen, oder durch den Übertritt von einem heißen Klima in ein eisig kaltes Haus bzw. in eiskalte oder kalte Räume. Bei unseren klimatischen Bedingungen entstehen die Beschwerden durch Überanstrengung oder Überhitzung. Reißt man sich dann die Kleider vom Leib, wird man sogleich von einem Kälteschauer erfasst, der den Schweiß unterdrückt; daraufhin kann Fieber einsetzen und die Knochen können schmerzen. Diese Schmerzen werden begleitet von einem Zittern der Muskeln. Während das Fieber besteht, befindet der Patient sich in einem unglücklichen Zustand, kann sich an nichts erinnern, vergisst sogar, was er gerade sagen wollte, vergisst die Worte, die normalerweise seine Gedanken ausdrücken würden und gerät in einen benommenen Zustand der Verwirrung. Dieses Mittel passt bei Erkältungen, bei denen die Blutzirkulation des Gehirns träge wird, verbunden mit Zittern und einem Frösteln, als wäre die Kälte bis in die Knochen vorgedrungen.
Das Mittelbild von *Dulcamara* ist geprägt von Rheumatismus, von rheumatischen Schmerzen, alles ist schmerzhaft und fühlt sich wie geprellt an, alle Gelenke sind entzündet, gerötet, berührungsempfindlich und geschwollen. Es eignet sich gut in Fällen von entzündlichem Rheumatismus, der durch eine Schweißunterdrückung ausgelöst wurde, die ihrerseits durch den Wechsel von hohen zu niedrigen Temperaturen bzw. durch den Aufenthalt in kaltem, feuch-

tem Wetter hervorgerufen wurde. Verschlimmerung am Abend, in der Nacht und während Ruhepausen.

Augen

Bei *Dulcamara* finden wir zudem viele chronische Beschwerden. Es kommt zu einem katarrhalischen Zustand der Augen, zu eitrigen Absonderungen, dickflüssig-gelben Ausscheidungen und zu Trachomen; die Augen werden jedes Mal, wenn der Patient sich erkältet, sehr rot; „Jedes Mal, wenn er sich erkältet, schlägt es auf die Augen", ist ein häufiger Satz über den Patienten. Der Arzt wird häufig gefragt, „Warum, Herr Doktor, habe ich es immer mit den Augen zu tun, wenn ich mich erkälte? Wenn ich mich in die Kälte begebe, oder wenn ich meinen Mantel ausziehe, nachdem ich mich erhitzt habe, muss ich wirklich aufpassen." Wenn es in der Nacht kalt wird und er sich die Kleider ausgezogen hat, so erkältet er sich. Wenn ein kalter Regen einsetzt, erkältet er sich und seine Augen entzünden sich. Diese Augenbeschwerden können in den allermeisten Fällen durch *Dulcamara* wirksam geheilt werden. In Bezug auf das Auge selbst ist es eigentlich nur ein ganz normaler Katarrh, aber das Wichtige ist die Weise, in der dieses Symptom entsteht. Es entspricht dem Wesen eines solchen Patienten, dass sich seine Augen immer dann entzünden, wenn er sich erkältet; auch bei einigen anderen Mitteln kommt dies vor, aber bei *Dulcamara* ganz besonders.

Nase

Dulcamara hat auch schleimige Absonderungen aus der Nase mit Auflagerungen von blutigen Krusten; die ganze Zeit über schnäuzt er dickflüssigen, gelben Schleim heraus. Der Schnupfen von Säuglingen oder Kindern verschlimmert sich immer bei kaltem und feuchtem Wetter. *Dulcamara* ist eine sehr nützliche Arznei bei Patienten, die zu Ihnen sagen: „Herr Doktor, ich kann bei kaltem oder feuchtem Wetter nicht durch die Nase atmen, meine Nase ist ganz verstopft." oder „Ich muss immer mit offenem Mund schlafen." Denn das sind katarrhalische Erkrankungen, bei denen sich die Nase immer dann verstopft, wenn kalter Regen einsetzt.

Es ist eine ausgesprochen herbstliche Arznei. Während des Sommers geht es den *Dulcamara*-Patienten eigentlich sehr gut, denn ihre Verschleimungen verschwinden größtenteils. Aufgrund der ausgeglichenen Temperaturen scheinen ihnen die warmen Tage und warmen Nächte gut zu bekommen, aber sobald der erste kalte Nacht oder der erste kalte Regenschauer auftauchen, sind alle ihre Beschwerden wieder da; es kommt zu einer Steigerung des Rheumatismus und der katarrhalischen Ausscheidungen.

Haut

Unsere Mütter kannten diese Arznei schon seit langem und haben *Dulcamara* in Form einer Salbe verwendet. Man kann beobachten, wie in nahezu jeder ländlichen Gegend, in der dieses Kraut wächst, *Dulcamara* von alten Damen gesammelt und zu einer Salbe gegen Geschwüre verarbeitet wird. Denn es ist wahrlich erstaunlich, wie gut dieses Mittel schmerzende Wunden lindern kann, wenn es äußerlich aufgetragen wird, und zwar unabhängig davon, ob als Lösung,

Salbe, oder in welcher Form auch immer. Aber es wird natürlich zu einer noch besseren Arznei, wenn es als Konstitutionsmittel eingesetzt werden kann. Als innerlich eingenommene Arznei wirkt es einfach besser. Es ruft Geschwüre sowie eine Neigung zur Entwicklung von Ulzerationen an den Schleimhäuten hervor. Diese Geschwüre können gewebszerfressend werden. Anfangs ist es manchmal nicht mehr als ein herpetischer Ausschlag, der sich dann aber ausbreitet und mit gelbem Eiter einhergeht. Die Granulationen, die normalerweise nach so einer Läsion folgen, bleiben aus. Das Geschwür frisst sich förmlich ins Gewebe hinein, ohne Anzeichen einer Heilung an der Oberfläche. Besonders im Bereich des Schienbeins entstehen solche offenen Stellen, die sich sogar bis zur Knochenhaut und bis in den Knochen ausbreitet, sodass es zu Nekrosen und Knochenkaries kommt. Wir haben es hier also mit Erkrankungen der Schleimhäute und der Haut zu tun, die zunächst vesikulär sind, dann aber aufbrechen und sich (in tiefer gelegene Gewebe, Anm. d. Übers.) hineinfressen. Dieses Mittel hat insbesondere einen Bezug zu sehr empfindlichen und blutenden Geschwüren, die mit falschem Granulationsgewebe verbunden sind, also fressende Ulzera. Diese Tatsache ist nicht vielen geläufig, denn diese Erfahrungen machen nur diejenigen, die sich das Arzneimittel genau anschauen. An dieser Stelle sei noch einmal gesagt, wie seltsam es auch klingen mag, dass auch *Arsenicum*, welches ich schon ein oder zwei Mal erwähnt habe, genau diesen Zustand hervorrufen kann. *Arsenicum* ist das Hauptmittel in Bezug auf zerfressende Geschwüre, also phagedänische Ulzera. *Arsenicum* ist eine typische Arznei für sich ausbreitende Entzündungen und Geschwüre, und zwar besonders für solche, die aus einem Bubo entstanden sind, der sich geöffnet hat und nun nicht mehr heilen will.
Ein weiteres Merkmal dieses Mittels ist seine Fähigkeit, über den gesamten Körper verteilte Ausschläge hervorzurufen. Es ist ein großartiges Mittel bei eruptiven Hauterscheinungen, da es Bläschen und Verkrustungen, die entweder trocken und braun oder feucht sein können, sowie Herpes produziert. *Dulcamara* ruft Ausschläge hervor, die einer Impetigo so ähnlich sind, dass es bei dieser Erkrankung schon gute Dienste geleistet hat. Man denke zum Beispiel an eine Art Ausschlag mit multiplen kleinen Blasen; dieses Mittel ruft kleine Blasen hervor, die sich ausbreiten. Vergrößerung und Verhärtung der Drüsen. Ausschläge, an der Kopfhaut, die dem Milchschorf so ähnlich sehen, dass *Dulcamara* hierbei von großem Nutzen war. Extreme Schmerzhaftigkeit und Juckreiz, der durch Kratzen nicht gebessert werden kann. Der Patient muss sich solange kratzen, bis die Stelle offen ist und blutet. Ausschläge, die im Gesicht auftreten, außerdem auf der Stirn, überall auf der Nase, aber besonders an den Wangen, die durch diese Verkrustungen gänzlich bedeckt werden; Säuglingsekzem. Wenige Wochen alte Kinder bekommen plötzlich einen Ausbruch dieses Ausschlages an der Kopfhaut. In diesem Fall ist *Dulcamara* eines der Mittel, die Sie kennen müssen. Es ist allerdings fast gleich häufig indiziert wie alle anderen Mittel, die in Frage kommen. Das sind *Sepia*, *Arsenicum*, *Graphites*, *Dulcamara*, *Petroleum*, *Sulphur* und *Calcium*, die alle ungefähr gleich häufig sind, aber unter den besagten klimatischen Bedingungen ist *Sepia* wahrscheinlich noch am häufigsten angezeigt.
Alle katarrhalischen und rheumatischen Beschwerden sowie die Ausschläge auf der Haut sind verbunden mit den Verschlimmerungen, die der Konstitution von

Dulcamara eigen sind. Ganz egal, um welche Symptome es sich handelt, der Gesamtzustand des Patienten verschlechtert sich bei kaltem und feuchtem Wetter.

Kopf

„Katarrhalische und rheumatische Kopfschmerzen bei nasskaltem Wetter." Wenn die Kopfschmerzen das Hauptproblem sind, so nehmen die Verschleimungen einen anderen Verlauf, als wenn der Katarrh die vordergründige Beschwerde darstellt. Diese Symptome können also auf zwei verschiedene Arten verlaufen. Manche *Dulcamara*-Patienten beginnen zu niesen und bekommen einen Schnupfen, sobald sie sich durch kaltes, feuchtes Wetter erkältet haben. Bald darauf kommt es zu reichlich dickflüssigem und gelbem Ausfluss aus der Nase. Auf der anderen Seite hat *Dulcamara* in der ersten Krankheitsphase auch manchmal einen trockenen Katarrh, und erst in der nächsten Phase treten die flüssigen Schleimabsonderungen auf. Jemand, der unter den Kopfschmerzen von *Dulcamara* leidet, hat einen trockenen Katarrh. Wann auch immer sich dieser Patient erkälten sollte, bekommt er anstelle des üblichen katarrhalischen Ausflusses zunächst ein heftiges Niesen und verspürt danach eine Trockenheit in den Atemwegen. Es kommt also zu einem Nachlassen der normalerweise stattfindenden Ausscheidungen, die ihm Erleichterung verschaffen würden. Dann weiß der Patient, dass er nun aufpassen muss, denn im Verlauf seiner Beschwerden wird es zu neuralgischen Schmerzen kommen, die vom Hinterkopf ausgehen und schließlich über den gesamten Kopf verteilt sein werden. Kopfschmerzen bei Blutandrang mit neuralgischen Schmerzen und trockener Nase. Jede Periode von nasskaltem Wetter führt zu diesen Kopfschmerzen. Der Katarrh ist aber nicht jedes Mal so akut, dass der Patient dem viel Beachtung schenken würde. In diesen Fällen spricht er auch nicht viel darüber. Das Kopfweh von *Dulcamara* ist sehr schwerwiegend, begleitet von schrecklichen Schmerzen. Geht der Patient mit der fixen Idee zum Arzt, nur endlich diese Kopfschmerzen los zu werden, so muss man erkennen, dass es sich um einen unterdrückten katarrhalischen Zustand handelt, bei dem die Ausscheidungen nachgelassen haben und die Nase trocken geworden ist. Sobald der Ausfluss wieder in Gang kommt, lösen sich die Kopfschmerzen. Zudem gehören auch noch solche katarrhalischen Kopfschmerzen zum Bild eines *Dulcamara*-Patienten, die die folgenden Ursachen haben: nasskaltes Wetter, Überhitzung, das Heraustreten in einen kalten Luftzug, nachdem man überhitzt war oder solch eine Art von Überhitzung, bei der man zu viele Kleider trug und anschließend durch das Ablegen der Kleidung schlagartig abkühlte.

Haut

Eine Form von Ausschlag, die sehr oft eine Hauterscheinung von *Dulcamara* darstellt, ist die Ringflechte, Herpes circinatus Manchmal entsteht diese Erkrankung im Gesicht oder auf der Kopfhaut. Kinder haben gelegentlich auch am Capillitium Ringflechten. *Dulcamara* führt in nahezu all diesen Fällen zur Heilung.

Ohren

Ein *Dulcamara*-Kind ist sehr anfällig für Ohrenschmerzen.

Nase

„Trockener Schnupfen, Bewegung bessert, Ruhe verschlimmert. Schon die geringste Entblößung gibt dem Schnupfen einen neuen Aufschwung, Verschlimmerung durch kalte Luft.“ Manche verschnupfte Patienten halten es im warmen Zimmer nicht aus, andere hingegen möchten gerade im warmen Zimmer sein. Aber der Schnupfen von *Dulcamara* verschlimmert sich, wenn man hinaus an die frische Luft geht, und bessert sich durch Bewegung. Im Unterschied dazu bessert sich der Schnupfen von *Nux vomica* an der frischen Luft. So ein Patient leidet unter starken Schmerzen in der Nase. Normalerweise hat ein *Nux-vomica*-Patient das Verlangen nach Wärme, warmer Luft und warmen Räumlichkeiten, aber sobald er einen Schnupfen bekommt, wandelt sich alles ins Gegenteil; nun möchte er geradezu in Bewegung und an der frischen Luft sein. Er begibt sich hinaus in die kühle Luft, da so seine qualvollen Beschwerden gelindert werden können. Im warmen Zimmer hat er ein kitzliges Gefühl in der Nase, Sekret fließt Tag und Nacht. Der Schnupfen von *Nux vomica* verschlechtert sich innerhalb des Hauses, während der Nacht und im warmen Bett, sodass die Absonderungen sogar über das ganze Kissen rinnen. Bei *Dulcamara* fließt der Schnupfen vermehrt in der Wärme bzw. im Haus, aber weniger an der kalten Luft oder in einem kalten Zimmer. Wenn sich der Patient mit einem *Dulcamara*-Schnupfen in ein kaltes Zimmer begibt, fängt sein Nasenbein an zu schmerzen, er muss niesen und wässrige Absonderungen fließen aus der Nase. Unter diesen Bedingungen kommt es bei einem *Nux-vomica*-Patienten zu einer Erleichterung der Beschwerden. Wie *Nux vomica* hat auch *Allium cepa* die Verschlimmerung im warmen Zimmer und die Besserung an der kalten, frischen Luft. Sobald sich der Patient ins warme Zimmer begibt, fängt er auch schon an zu niesen. Da wir die Bedeutung solcher Symptome besser verstehen wollen, ist es manchmal einfach notwendig, sich bis ins kleinste Detail damit zu befassen und jeden einzelnen Fall genauestens zu untersuchen.

Wir kommen nun zu einem Zustandsbild, das Sie des Öfteren im Herbst vorfinden werden, so um den 20. August herum. Manchmal wird es Heuschnupfen genannt. Jedes Jahr, wenn die Nächte kälter werden und kaltes, feuchtes Wetter mit herbstlichen Regenschauern einsetzt, bekommt der Patient eine verstopfte Nase. Er muss ständig niesen und möchte seine Nase warm halten. Ich habe gelegentlich solche Patienten gesehen, die dann im warmen Zimmer saßen und sich heiße, soeben ausgewrungene nasse Tücher über Gesicht und Nase gelegt haben, um ihre Qualen, ihre Verschleimungen und die Verstopfung der Nase etwas zu lindern. Hitze bessert die Verstopfung der Nase. Manchmal können diese Patienten durch solche heißen Tücher über der Nase wieder gut atmen, aber sobald sie hinausgehen in die kalte Luft der Nacht oder an einen anderen kalten Ort, leiden sie wieder sehr unter ihren Beschwerden, insbesondere, wenn noch ein feuchter Herbstregen hinzukommt. Auf der anderen Seite gibt es wiederum Fälle von Heuschnupfen, die vor allem am Tag sehr leiden und die es an den kältesten Ort zieht, den sie finden können. Manchmal treibt es sie sogar in die Berge, nur um an einen kühlen Ort zu gelangen. Solche Dinge weisen uns auf eine bestimmte

Konstitution hin; der Zustand des Patienten bringt Zeichen und Symptome hervor, die dem intelligenten Arzt den richtigen Weg zur Heilung aufzeigen. Wenn sich der innere Zustand eines Patienten nicht durch Zeichen und Symptome bemerkbar machen würde, so hätten wir keine Möglichkeit, ihn durch Arzneimittel zu heilen.
„Reichlicher Ausfluss von Wasser aus der Nase und aus den Augen, schlimmer an der frischen Luft", „Besserung im geschlossenen Raum; schlechter beim Aufwachen am Morgen, etc." Der *Dulcamara*-Patient ist dermaßen empfindlich gegenüber frisch gemähtem Gras oder trocknenden Kräutern, dass er gezwungen ist, zu diesen Zeiten solchen ländlichen Gebieten fern zu bleiben. In Bezug auf Heuschnupfen müssen wir uns besonders jene Arzneien heraussuchen, deren Beschwerden sich im Herbst verschlimmern. Es gibt andere Zustände, die dem Heuschnupfen sehr ähnlich sind, wie zum Beispiel der „Rosenschnupfen", der im Juni auftritt. Es gibt noch weitere derartige Erkrankungen, die im Frühling aufkommen und manchmal durch *Naja* oder *Lachesis* geheilt werden können. Wir müssen also genau beobachten, zu welcher Jahreszeit oder Tageszeit die Verschlimmerung stattfindet, ob bei Tag oder Nacht; ob sich feuchte oder trokkene bzw. heiße oder kalte Arzneien dafür eignen. Wir müssen die Modalitäten der Mittel genau studieren.

Atemwege

Der *Dulcamara*-Patient wird oft sehr kränklich und die katarrhalischen Absonderungen drohen sich in den Bronchien zu konzentrieren, sich also an den Schleimhäuten der Atemwege abzulagern. Viele erwachsene Patienten versterben an einer akuten Tuberkulose, die durch *Dulcamara* hätte geheilt werden können. Unter solchen Fällen werden sie oft auch jene finden, deren Beschwerden sich immer bei feuchtkaltem Wetter verschlimmern, die also genau in den Bereich von *Dulcamara* hineinpassen. Es würde ihnen besser gehen, wenn sie in den Süden auswanderten, wo ein durchgehend warmes Klima herrscht. Der *Dulcamara*-Patient ist sehr krankheitsanfällig, immer bedroht durch akute Tuberkulose; blasses Gesicht mit kränklich-gelber oder fahler Farbe. Das zeigt uns, dass diese Arznei eine tiefe Wirkung auf das Leben des Patienten hat und Störungen hervorrufen kann, die sonst bei sehr kranken Patienten vorgefunden werden, zum Beispiel bei chronisch Kranken oder bei Menschen, deren Lebenskraft derart gestört wurde, dass sie den Körper nicht mehr von selbst heilen können.

Hals

Auch der Hals ist für einen großen Teil der Beschwerden verantwortlich. Es handelt sich hierbei um Menschen, die durch jede Phase von feuchter Kälte oder durch Überhitzung eine Halsentzündung bekommen. Wenn sie ihre Kleiderschichten einfach abwerfen oder an einen kalten Ort kommen, entsteht die Halsentzündung. Der *Dulcamara*-Patient sagt: „Nun, inzwischen weiß ich schon, wie es ablaufen wird; im Moment habe ich Kälteschauer; ich verspüre schon ein Aufkommen der Heiserkeit in meinem Hals." So entsteht die Halsentzündung; der Hals füllt sich mit gelbem Schleim; die Mandeln entzünden sich und es kommt zu einer regelrechten Tonsillitis. Der Hals kann aber auch ganz gleichmäßig betroffen sein; gelegentlich wird er rot, entzündet und trokken, andere Male ist er eher mit Schleim gefüllt. In jeder Nacht füllt sich der Rachen mit dickflüssigem, gelbem, zähem Schleim, der dann in großen Mengen hochgeräuspert wird. Solche Erkältungen, die sich zunächst auf die Nase beschränken und erst im weiteren Verlauf den Rachen beeinträchtigen, sind „post-nasale Katarrhe" von der schlimmsten Sorte, denn sie entwickeln sich schleichend und schrittweise, bis schließlich der gesamte Respirationstrakt von einer katarrhalischen Entzündung befallen ist. Jede Erkältung, die sich der Patient zuzieht, verschlimmert den Katarrh, wo immer er sich auch befinden mag, ob in der Nase oder im Brustkorb. Der Katarrh wird immer wieder von neuem angefacht. Jeder erfahrene Arzt hat sicherlich schon viele Patienten gehabt, bei denen er sich für eine gewisse Zeit nicht in der Lage sah, den Fall zu lösen, da es ihm nicht möglich war, die Konstitution des Patienten zu erkennen, die diesen ständigen Erkältungen zugrunde liegen musste. Also rätselt er lange, was es sein könnte, und richtet seine Verschreibungen nach den akuten Episoden, die er also palliativ behandelt. Die akuten Krankheitsepisoden könnten zum Beispiel wie *Belladonna*, *Bryonia*, *Ferrum phosphoricum*, *Arsenicum*, etc. aussehen; der Arzt behandelt diese Episoden, ohne den zugrunde liegenden konstitutionellen Zustand des Patienten in Betracht zu ziehen. So eine Praxis ist ein ziemlich profitables Geschäft für jemanden, der kein großes Gewissen oder nur wenig Intelligenz besitzt. Aber ein gewissenhafter Arzt ist um seinen Patienten besorgt und weiß, dass er nicht das tut, was er eigentlich tun sollte, solange er dieses eine Arzneimittel nicht gefunden hat, das die Konstitution des Patienten erfassen kann. Erkältungen nicht nur zu heilen, sondern zu verhindern, dass eine Erkältung überhaupt auftritt, das ist wahre Heilkunst.

Harnwege

Es gibt eine Form der akuten Nephritis, die *Dulcamara* heilen kann. Nach dem, was wir bisher über das Wesen dieses Mittels gesagt haben, vermuten Sie wahrscheinlich schon, worum es bei dieser Art der Nephritis gehen muss: Entstanden ist sie nach einem plötzlichen Wechsel zu feuchtkaltem Wetter, nach Scharlach, nach Malaria oder nach jeder anderen akuten Erkrankung, die übel ausgegangen ist – wie zum Beispiel bei einem Patienten, der sich zu früh der Kälte ausgesetzt hat und sich „erkältet" hat. Diese Nephritis führt dann dazu, dass die Füße anschwellen, dass die Extremitäten und das Gesicht einen wächsernen Aspekt bekommen, dass der Harn reich an Albumin wird und dass der Patient einen ständigen Harndrang verspürt. *Dulcamara* ist hierfür ein geeignetes Mittel, sofern auch die konstitutionellen Symptome übereinstimmen.

Blasenkatarrh, bei dem es zu reichlichem Ausfluss von Schleim bzw. schleimigem Eiter im Harn kommt; wenn der Harn eine Weile stehen bleibt, zeigt sich ein dickes, eitriges, gelblich-weißes Sediment; konstanter Harndrang; jedes Mal, wenn er sich nur ein bisschen erkältet, wird der Harn blutig, die Frequenz der Miktion steigt an, der Urin wird sehr reizend, der Blasenkatarrh lodert wieder auf wie eine Flamme und alle Symptome verschlimmern sich bei kaltem, nassem

Wetter sowie durch Verkühlung; Besserung, wenn dem Patienten warm ist. Sie sehen also, ganz egal, ob es Katarrh der Niere oder der Blase ist, ob es ein Anfall von Dysenterie oder ein plötzlich einsetzender Durchfall ist, jede Kälteperiode ruft eine Steigerung der Beschwerden hervor.
Es gibt noch ein weiteres Symptom, das oft ganz unerwartet inmitten von vielen anderen erwähnt wird. Nachdem Sie schon lange auf der Jagd nach charakteristischen Symptomen waren, sagt der Patient plötzlich: „Herr Doktor, wenn ich mich erkältet habe, muss ich mich richtig beeilen mit dem Wasser lassen; wenn ich mich an einem kalten Ort befinde, dann muss ich gleich auf die Toilette, entweder für den Stuhlgang oder um zu urinieren." Auch hier sehen wir, dass die Symptome aufkommen, wenn dem Patienten kalt ist, und sich bessern, wenn ihm warm ist. Alle möglichen katarrhalischen Beschwerden der Blase, die im Sommer besser und im Winter schlechter werden.

Atemwege und Husten

Trockener, quälender Husten im Sinne von „Wintererkältungen", die im Sommer verschwinden und im Winter wiederkommen. Auch *Psorinum* hat einen trockenen, quälenden Winterhusten, ebenso *Arsenicum.*
„Husten durch feuchte, kalte Luft oder durch nass werden." „Trockener und heiserer Husten, aber auch rau und locker, begleitet von reichlichem Auswurf von Schleim und schlechtem Hörvermögen; katarrhalisches Fieber." Der Husten verschlimmert sich im Liegen und in einem warmen Zimmer. Er bessert sich an der frischen Luft.

Weibliche Geschlechtsorgane

„Vor der Regelblutung bekommt sie einen Ausschlag im Gesicht." „Den Ausschlag hat sie als Vorläufer der Monatsblutung, verbunden mit außergewöhnlicher sexueller Erregung und herpetischen Eruptionen." Die Fieberblasen von *Dulcamara* sind sehr unangenehm. Die Patienten erkranken an diesen Fieberblasen an Lippen und Genitalien. Jedes Mal, wenn der Patient sich erkältet, kommt es zu Herpes labialis und Herpes preputialis. „Katarrhalische Beschwerden bei feuchtkaltem Wetter." „Die Brüste sind geschwollen, hart, entzündet und schmerzhaft." „Als Folge einer ‚Erkältung', die sich in den Brustdrüsen festgesetzt zu haben scheint, werden sie geschwollen, inaktiv, schmerzlos und juckend."

Rücken und Extremitäten

Rheumatische Lahmheit und Steifigkeit im Rücken durch eine Erkältung, besser durch Bewegung. Ziehende Schmerzen in der Lendenregion, die sich während Ruhepausen bis in die unteren Extremitäten ausdehnen. Steifer Nacken jedes Mal, nachdem der Patient Kälte ausgesetzt war. Stechende, reißende, rheumatische Schmerzen in den Gliedmaßen, nachdem man sich der Kälte ausgesetzt hat, besser durch Bewegung, schlechter in der Nacht oder am Abend, verbunden mit etwas Fieber. Schmerzhaftes Gefühl am gesamten Körper, wie nach einer Prellung.

Haut

Warzen an Händen, Fingern und im Gesicht.

Eupatorium perfoliatum Eup-per.

Durchwachsener Wasserhanf. *Asteraceae/Compositae.*

Allgemeines

Wenn ich mich mit den alten Hausmitteln auseinandersetze, erstaunt es mich immer wieder, wie umfassend die medizinischen Eigenschaften dieser Arzneien bereits durch ihren häuslichen Gebrauch erforscht wurden. Ein Tee dieser Heilpflanze galt in den östlichen Staaten der USA, in ländlichen Gebieten und unter den ersten Siedlern als Mittel gegen Erkältungen. Bei jeglichen Erkältungserscheinungen, Fließschnupfen, Knochenschmerzen, hohem Fieber oder Erkältungskopfschmerz hatte die gute Hausfrau alter Schule schon ihren Wasserdost-Tee bereitgestellt. Mit Sicherheit hat er hierbei gute Dienste geleistet, und die Arzneimittelprüfungen bestätigen seine Anwendung. Sie zeigen, dass Wasserdost bei Gesunden Symptome hervorruft, die eine starke Ähnlichkeit mit den Erkältungen aufweisen, unter denen die alten Bauern üblicherweise litten.

Die *gewöhnlichen winterlichen Erkältungen* in den östlichen und nördlichen Gebieten der USA gehen einher mit Schnupfen, viel Niesen, Kopfschmerzen mit einem Gefühl, als würde der Kopf bersten und schlimmer durch Bewegung, sowie Frostigkeit mit dem Verlangen, warm eingehüllt zu sein. Die Knochen schmerzen so stark, als würden sie brechen; es besteht Fieber, Durst und eine allgemeine Verschlechterung durch Bewegung. Solche gewöhnlichen, alltäglichen Erkältungen sprechen manchmal auf *Eupatorium* an, manchmal auch auf *Bryonia.* Diese beiden Arzneien sind einander sehr ähnlich, wobei Knochenschmerzen bei *Eupatorium* stärker ausgeprägt sind. Wenn dieser Zustand ein paar Tage anhält, setzt sich die Erkältung in der Brust fest und eine Pneumonie kann entstehen; oder aber es kommt zu einer Hepatitis mit Ikterus bzw. zum so genannten „biliösen Fieber“. Solche Fieberformen verlangen häufig den Einsatz von *Bryonia* oder *Eupatorium*, wobei jedes Mittel eigene Besonderheiten aufweist. Beide Arzneien sind besonders nützlich in den nördlichen Gegenden der USA sowie in Kanada. In wärmeren Klimazonen kommt diese Art der Erkältung nicht sehr häufig vor. Dennoch ist auch in diesen Gegenden ist *Eupatorium* häufig indiziert, und zwar bei Fieber, Gelbfieber, biliösem Fieber, Dengue-Fieber und Wechselfieber. Das Mittel scheint somit in unterschiedlichen klimatischen Bedingungen bei unterschiedlichen Beschwerden von Nutzen zu sein.

Im Westen und Südwesten der Vereinigten Staaten, in den Niederungen entlang der großen Flüsse, heilt *Eupatorium*-Beschwerden, die mit einem Zerschlagenheitsgefühl im Rücken beginnen; ein Schaudern breitet sich vom Kopf bis zu den Füßen aus, begleitet von Kälteempfindlichkeit, Stauungskopfschmerz, Gesichtsröte, Gelbfärbung von Haut und Augen, Schmerzen im Abdomen und in der Lebergegend, Übelkeit durch den bloßen Anblick oder den Geruch von Speisen sowie Unfähigkeit, das Gegessene bei sich zu behalten. Die Knochen schmerzen wie zerbrochen, es kommt zu hohem Fieber, der Harn wird mahagonifarben, die Zunge hat einen dicken, gelben Belag und der Patient leidet unter Übelkeit mit galligem Erbrechen. Dies ist das Bild der Beschwerden von *Eupatorium*, wie sie in den Südstaaten auftreten. Die hervorstechendsten Symptome sind *das*

gallige Erbrechen, die Knochenschmerzen, als ob die Knochen brechen würden, die Magenschmerzen nach dem Essen und die Übelkeit beim Gedanken an oder Geruch von Speisen. Es kommt leicht zu einer Magenreizung, und schon der bloße Gedanken an Essen führt zu Würgen. Eigentlich möchte der Patient sich ruhig verhalten, aber die Schmerzen sind so heftig, dass er sich einfach bewegen muss, also hat es den Anschein, als wäre er unruhig.
Eupatorium hat sich als sehr nützlich erwiesen bei Epidemien von *Wechselfieber* in den Tälern. Einige Zeit vor dem Fieberanfall kommt es als eines der ersten Anzeichen zu Übelkeit, außerdem gelegentlich auch zu anfallsweise auftretendem Galleerbrechen. Gegen 7 oder 9 Uhr beginnt der Patient zu frösteln, ein Frostschauer läuft den Rücken hinab und breitet sich von dort in die Extremitäten aus; eigentlich hat er heftigen Durst, aber die Kälteschauer verschlechtern sich derart durch das Trinken, dass er es kaum noch wagt, einen Schluck kaltes Wasser zu nehmen. Sowohl vor als auch nach dem Kälteschauer bestehen Schmerzhaftigkeit und Pulsieren im Hinterkopf, sowie heftigste Schmerzen im Hinterkopf und im Rücken. Während des Fieberfrosts möchte er mit mehreren Decken zugedeckt werden. Der Durst zieht sich durch alle Fieberstadien. Am Ende des Fieberfrostes kommt es zu Erbrechen; und zwar oft erst dann, wenn die Hitze eingesetzt hat, aber bevor er zu schwitzen anfängt. Dann erbricht er reichlich, zunächst den Mageninhalt und danach Galle. Wenn die Hitze beginnt, hat der Patient das Gefühl, am ganzen Körper zu brennen, manchmal so, als wäre er voller elektrischer Funken. Intensive Hitze, ein Brennen im Scheitel, seine Haut und seine Füße brennen. Das Brennen ist viel stärker, als es durch die bloße Hitze gerechtfertigt wäre. Ein Charakteristikum dieser Arznei ist der spärliche Schweiß; trotz des heftigen Fieberfrosts und des ausgeprägten Fiebers, das nur langsam wieder vergeht, ist der Schweiß nur spärlich. Die Knochen schmerzen, *als würden sie gerade brechen.* Während der Fieberschauer schmerzt der Kopf, als würde er bersten, es klopft, zieht, sticht und brennt; der Patient beschreibt seine Kopfschmerzen mit Worten, die eine ausgeprägte Gewaltsamkeit ausdrücken; wahrscheinlich entstehen die Kopfschmerzen durch Blutstauung. Man könnte annehmen, es würde ihm etwas Erleichterung verschaffen, wenn sich das Fieber legt und er ein bisschen zu schwitzen anfängt. Die trifft weitgehend zu, nur seine Kopfschmerzen verschlechtern sich sichtbar über das Ende des Anfalls hinweg. Manchmal dauern sie sogar den ganzen Tag und die ganze Nacht; der darauf folgende Tag wird gänzlich frei von den Kopfschmerzen sein, aber schon am dritten Tag um ca. sieben oder neun Uhr früh kommen wieder die gleichen Beschwerden auf, und zwar mit steigender Intensität. Gelegentlich sind diese Anfälle auch fortgesetzt, ein Anfall geht in den nächsten über und der Patient gerät so in eine Art remittierendes Fieber, ohne jegliche Pausen. Je länger so etwas andauert, desto größer wird die Stauung der Leber, bis der Harn schließlich voller Galle ist, der Stuhl weißlich wird, das Fieber weiter ansteigt, die Übelkeit größer wird, die Zunge spitz, lang und trocken wird, die Kopfschmerzen extrem schmerzhaft werden - und schon ist ein verschleierter Fieberzustand entstanden.
Es gibt Fälle von intermittierendem Fieber, die mit einem heftigen Schüttelfrost beginnen und sich mit Kopfschmerzen ohne Schwitzen fortsetzen – sollte der

Patient doch schwitzen, verschlimmert dies die Kopfschmerzen–, welche weiter in allen Stadien des Anfalls von Durst begleitet sind und mit Erbrechen von Galle am Ende der Hitze oder während der Hitze einhergehen. Das Ganze ist begleitet von schrecklichen Knochenschmerzen. Die Ärzte im Westen (der USA, Anm. d. Übers.), die ihre Materia Medica gut studiert haben, wissen, dass sie in solchen Fällen mit *Eupatorium* ein sicheres Heilmittel in der Hand haben. Die richtige Zeit für die Verabreichung der Dosis ist am Ende eines Anfalls. Die beste Wirkung eines Mittels erhält man, wenn die Reaktion (des Körpers auf einen Anfall, Anm. d. Übers.) am ausgeprägtesten ist. Diese Gegenreaktion setzt ein, nachdem der Krankheitsanfall vergangen ist. Diese Tatsache trifft für jedes anfallsartige Leiden zu, bei dem es möglich ist, bis ans Ende eines Anfalls zu warten. Während solch einer Attacke können Sie die Beschwerden nicht wirklich lindern. Ganz im Gegenteil, oft verstärkt man sie noch, wenn das Mittel zu diesem Zeitpunkt gegeben wird. Warten Sie bis ans Ende eines Anfalls, so können Sie die Stärken ihrer Arznei voll ausschöpfen und der nächste Anfall wird sich erst gar nicht entwickeln oder zumindest leichter verlaufen. Wenn es im gleichen Moment doch noch zu einem weiteren Anfall kommen sollte, so können Sie versichert sein, dass es keinen nächsten mehr geben wird. Wenn das Mittel am Ende eines Anfalls verabreicht worden ist, so kommt es bei intermittierendem Fieber nicht selten dazu, dass der nächste Anfall schon innerhalb der ersten 24 Stunden nach der Arzneigabe eintritt; in solch vermischten Fällen befinden sich die Patienten oft in einem völlig ungeordnetem Zustand. Wer das nicht weiß, würde es mit der Angst zu tun bekommen und wäre sofort bestürzt. Man würde sich fürchten, dass es dem Patienten schlechter gehen könnte, aber man muss nichts weiter tun, als das Ende dieses Anfalls abzuwarten und schon wird man sehen, dass Zyklus und Periodizität der Erkrankung durchbrochen wurden.

Wenn dieses Mittel offensichtlich bei intermittierendem Fieber angezeigt gewesen ist und es sich trotzdem als nicht ausreichend stark erwiesen hat, um die Erkrankung an der Wurzel zu packen und auszulöschen, so gibt es noch zwei andere Mittel, die beide gut als Folgemittel dienen können. Dies sind *Natrium muriaticum* und *Sepia*. Diese zwei Mittel haben eine enge Verwandtschaft mit *Eupatorium* und werden dann eingesetzt, wenn *Eupatorium* uns im Stich gelassen hat, natürlich immer unter der Vorraussetzung, dass die Symptome passen.

Dieses Mittel hat auch einen chronischen konstitutionellen Zustand, und zwar finden wir ihn *im gichtartigen Wesen* von *Eupatorium*. Es ist ein sehr nützliches Mittel bei Gicht. Es beinhaltet die typische Schmerzhaftigkeit der Gicht, die knotigen Entzündungen der Fingergelenke und Ellbogengelenke, Schmerzen und gichtartige Schwellung der großen Zehe, sowie eine rote Geschwulst am Gelenk der großen Zehe. Bei Menschen, die anfällig für Harnsäure-Steine sind, kommt es zu Ablagerungen rund um die Fingergelenke. Wenn sich diese Gichtkranken eine Erkältung zuziehen, bekommen sie Knochenschmerzen und Gelenksentzündungen. Der Patient wird uns mitteilen, dass ihm fröstelt. Die Haut wird gelb, der Harn ist mit Galle angereichert, der Stuhl wird weißlich und der Patient ist allgemein schwach.

In vielen Fällen haben diese Patienten schon jahrelang auf Burgunderwein zurückgegriffen, um ihre gichtkranken Gelenke zu besänftigen und ihre Schwäche zu lindern. Manche unserer homöopathischen Arzneien können ihr Leid bessern, aber bei jenen alten Gichtkranken, die immer schon Wein getrunken haben, kann man nicht von einem Tag auf den anderen den Wein absetzen. Während sie einen Anfall haben, geht es ganz sicher nicht, da sie sich schon so sehr daran gewöhnt haben. Der Burgunder ist jene Art von Wein, die von den Gichtkranken sehr häufig verwendet wird, aber ein Schotte mit Gicht wird sich denken, dass er nichts anderes braucht, als immerzu ein bisschen von seinem schottischen Whisky, und während des Anfalls ist es ziemlich unmöglich, ihm das wegzunehmen. So wie es sein Brauch war, muss es auch eine Weile fortgeführt werden, sonst würde er seiner Meinung nach sicherlich schwächer werden. In Wahrheit aber schadet es ihm nur. Es ist daher ein schwieriges Unterfangen, mit Gichtkranken zu streiten, die daran gewöhnt sind, ihre Stimulanzien zu sich zu nehmen. So können Sie die Homöopathie nicht in ihrem ganzen Ausmaß nutzen; Sie können Ihre Patienten nicht dazu bringen, auf ihre Stimulanzien zu verzichten, da ja Schwäche folgen würde. Menschen, die hingegen keine regelmäßigen Weintrinker gewesen sind, sollten es auch jetzt nicht werden, da der Wein die Wirkung des homöopathischen Mittels stört.

Kopf und Schwindel

Diese Gicht-Patienten haben schreckliche Migräneanfälle. Schmerzen in der Schädelbasis und im Hinterkopf, verbunden mit gichtigen Gelenken. Sie werden oft als *arthritische Kopfschmerzen* bezeichnet, also eigentlich Gichtkopfschmerzen bzw. Kopfschmerzen, die mit schmerzhaften Gelenken in Zusammenhang stehen. Manchmal treten die Kopfschmerzen auch abwechselnd mit Schmerzen in den Gelenken auf. Kongestive Kopfschmerzen, der Schmerz wird an der Schädelbasis empfunden, mit einem mehr oder weniger pochenden Gefühl; der Schmerz verteilt sich im ganzen Kopf und ruft einen allgemeinen Anfall von Blutfülle hervor. Manchmal setzen diese Kopfschmerzen ein, wenn sich der Schmerz in den Gelenken gebessert hat. Je stärker die Kopfschmerzen, desto geringer sind die Schmerzen in den Extremitäten. Das Gleiche gilt auch anders herum: Wenn die Gicht die Extremitäten befällt, wird das Kopfweh schwächer. Kopfschmerzen, die sich *jeden dritten oder jeden siebten Tag verschlimmern*, mit einer ungefähren Periodizität einsetzend. Das Kopfweh wird begleitet von Übelkeit und Galleerbrechen, Übelkeit schon beim Gedanken an Essen oder dem bloßen Geruch von Essen. Diese gichtkranke Person ist auch anfällig für Schwindel, wobei die Empfindung, als würde sie beim Auftreten von Kopfschmerzen auf die linke Seite fallen, besonders deutlich hervorsticht. Der Schwindel setzt am Morgen ein; wenn der Patient aufsteht, hat er das Gefühl, er würde nach links schwanken, und er muss aufpassen, sich nicht tatsächlich nach links zu drehen. Dieses Symptom des nach links Schwankens und des Schwindels, der mit Übelkeit, Erbrechen und heftigen Schmerzen im Hinterkopf und in den Knochen endet, ist manchmal das erste Anzeichen eines aufkommenden intermittierenden Fiebers.

Dieses Mittelbild beinhaltet auch noch andere Erscheinungen der Gicht: einschießende Schmerzen in den Schläfen, von der rechten zur linken Seite des

Kopfes; es durchfährt den ganzen Kopf; stechende, ziehende Schmerzen in den Extremitäten und in den Knochen. Das Kopfweh ist dermaßen heftig, dass es Übelkeit im Magen verursacht. Bei den Kopfschmerzen der Gicht, bei intermittierendem Fieber gegen Ende einer intensiven Hitze und bei periodischen Kopfschmerzen ist der Verlauf immer der gleiche: Die Schmerzen werden so intensiv, dass es bald zu Übelkeit kommt und der Patient daraufhin Galle erbricht. *Eupatorium* ist mit seinen Symptomen für gichtartige Zustände nicht so häufig verwendet worden, wie es hätte sein können. Bei intermittierendem Fieber ist es eine gut bekannte Arznei; bei Kopfschmerzen wird es nur gelegentlich verwendet. Nur hin und wieder erkennt jemand seinen großen Vorteil bei Kopfschmerzen und bei remittierenden Fieberzuständen. Bei Gicht und bei rheumatischen Erkrankungen kann es zu den Symptomen passen und ist daher von größerem Nutzen als allgemein bekannt.

Es ist nicht der Sinn unserer Vorlesungen, die Grundlagen von Krankheiten zu erörtern. Ich betrachte die Gicht nicht als eine Krankheit, sondern als eine umfassende Gruppe von Symptomen, die einen rheumatischen Charakter haben und beim Menschen auftreten; eine große Ansammlung von Symptomen, die man gichtartig nennen kann, also eine Neigung der Gelenke zu Vergrößerung und gichtartige Ablagerungen im Harn. Die üblicherweise so genannte Lithämie ist eine Gichtkonstitution. Der Gichtzustand im Organismus des Patienten ist nur ein oberflächlicher oder scheinbarer Auslöser; der wirkliche Grund liegt im Miasma. Wenn ich also von Gicht spreche, meine ich nicht den Namen einer Krankheit, sondern eine Gruppe von Erscheinungen, die oft in großen Städten auftreten, aber weniger häufig auf dem Land, wo die Menschen auf Bauernhöfen leben, viel Bewegung haben, sich vollwertig ernähren und nicht so eng zusammenleben. Angeblich entsteht diese Erkrankung durch Weintrinken. Wenn ich zu meinen Patienten sage, dass ihre Symptome ein bisschen der Gicht ähneln, so bekomme ich oft zur Antwort, „Dabei habe ich überhaupt nicht die Angewohnheit, Wein zu trinken. Ich lebe nicht auf großem Fuße.“ Denn so etwas führt natürlich schon zu einer Gichtneigung.

Augen

Schmerzhafte Wundheit der Augäpfel wie bei *Bryonia* und *Gelsemium*. Die Augäpfel sind sehr berührungsempfindlich und werden auf Druck wund; der Patient hat das Gefühl, er habe einen Schlag gegen das Auge bekommen; wunde Schmerzen im Auge, wie nach einer Prellung.

Nase

Schnupfen mit Schmerzen in jedem Knochen.

Rektum und Stuhl

Die biliösen Anfälle hören oft mit Durchfall auf; reichliche, grüne Absonderungen, grüne und flüssige oder halbflüssige Stühle. Wenn sich der Anfall hinzieht, bis es schließlich zu einer einzigen großen Entleerung der Gedärme kommt, so wird dieses Symptom verschwinden und der sekundäre Zustand setzt ein, nämlich eine Verstopfung mit hell gefärbtem oder gallelosem Stuhl.

Atemwege und Husten

Wasserdost hat einen trockenen, abgehackten, quälenden Husten, der den ganzen Körper zu erschüttern scheint, als würde es den Patienten zerreißen. Der Zustand ist so schmerzhaft wund, und der Patient leidet durch jedwede Bewegung. In den Atemwegen, besonders in den Bronchien, finden sich viele Beschwerden. Ein Husten mit kapillärer Bronchitis, der den gesamten Körper des Patienten erschüttern, analog zu *Bryonia* und *Phosphor*. Der Patient ist extrem empfindlich gegenüber kalter Luft, so sehr wie bei *Nux vomica*. *Nux vomica* hat auch Knochenschmerzen, als würden sie brechen. Dieser Patient möchte das Zimmer warm und den gesamten Körper mit Kleidung bedeckt haben, was ihm Erleichterung verschafft; oft führt schon das leichteste Anheben der Decken zu einer Zunahme der Frostigkeit des Patienten. Dies gilt ebenso für *Eupatorium*, also stehen sich diese zwei Mittel sehr nahe. Der *Nux-vomica*-Patient hat ein fürchterlich reizbares Gemüt; der *Eupatorium*-Patient hingegen ist überwältigt von Traurigkeit. Ein *Nux-vomica*-Patient würde kaum etwas über das Sterben sagen, er ist einfach zu gereizt, um in Gedanken in die „nächste Welt" zu gehen. Nicht so bei *Eupatorium*, dieser Patient ist voller Traurigkeit.

Extremitäten

Es gibt noch andere Zustände, die bei dieser Arznei sekundär entstehen. Nach Malaria-Anfällen, bei Gichterkrankungen etc. kommt es zu einem Anschwellen der unteren Extremität, zu ödematösen Schwellungen. Ein Malaria-Fieber, das sich länger hingezogen hat, ist häufig begleitet von Schwellungen der unteren Extremitäten. Bei solch einer sich hinziehenden Malaria muss sich *Eupatorium* mit *Natrium muriaticum*, *China* und *Arsenicum* messen lassen. Sobald der größte Teil der Symptome verschwunden ist und nur Anämie und Ödeme der unteren Extremitäten übrig geblieben sind, ist es in schlecht vorbehandelten Fällen ein sehr schwieriges Unterfangen herauszufinden, welche Arznei man verabreichen sollte. In einem solchen Fall muss der Homöopath den Patienten nochmals genau untersuchen, um die Symptome zu finden, die er zum Zeitpunkt des intermittierenden Fiebers hatte, bevor dieses mangelhaft behandelt wurde. Sind die Extremitäten inzwischen geschwollen und erhält man Symptome, die zeigen, dass er schon zu Beginn *Eupatorium* gebraucht hätte, so wird *Eupatorium* immer noch in der Lage sein, das Ödem der Extremitäten zu heilen. Es kann sogar den Fieberfrost zurückbringen, also einen ordentlichen Zustand, mit dem man eine gute Verschreibung tätigen kann. Hätte er zu Beginn *Arsenicum* gebraucht, so wird auch diese Arznei seinen Schüttelfrost zurückbringen, kann ihn aber auch sogleich beenden und somit seine Symptome heilen. Das Problem hierbei ist nämlich, dass die Symptome nur unterdrückt und nicht geheilt worden sind. Also kann die Arznei, die er für seinen Fieberfrost gebraucht hätte, aber nie bekommen hat, genau die sein, die er jetzt braucht. Denken Sie an *Eupatorium* bei ödematösen Schwellungen der Füße und Knöchel sowie bei gichtartigen Schwellungen, die allesamt einen entzündlichen Charakter haben. Sehr häufig haben diese Symptome einen engen Bezug zu Hydrarthrosis, daher muss man *Eupatorium* mit *Arsenicum* vergleichen. Gichtartige Entzündung der Knie. Überall in dieser Arznei liest man von Knochenschmerzen.

Modalitäten

Es ist eigentümlich, dass homöopathische Mittel zu einem bestimmten Zeitpunkt ihr Bild zeigen. Auch Krankheiten haben diese Eigenart, und wir müssen erkennen, dass es etwas Besonderes ist, wenn sie in einem regelmäßigen Zyklus bzw. mit einer regelmäßigen Periodizität immer wiederkehren. Nehmen wir zum Beispiel Kopfschmerzen, die alle sieben Tage auftreten, oder Kopfschmerzen, die einmal alle zwei Wochen kommen. Es gibt Mittel, die Verschlimmerungen alle sieben Tage, alle drei Tage oder alle vierzehn Tage haben, die ihre Symptome genau auf diese Art zum Vorschein bringen. Seien Sie nicht überrascht, sollte Ihr Patient völlig unter dem Einfluss von *Aurum* stehen, wenn er alle 21 Tage eine charakteristische Verschlimmerung aufweist. Es gibt eine ziemlich große Anzahl von Arzneimitteln, die eine vierzehntägige Verschlimmerung haben, zum Beispiel *China* und *Arsenicum*. Aber es gibt auch herbstliche oder winterliche Verschlimmerungen, oder Verschlimmerungen im Frühling oder durch kaltes Wetter, oder im Sommer durch Hitze. Manche Arzneien haben sogar die beiden letztgenannten Modalitäten zugleich.

Euphrasia officinalis **Euphr.**

Augentrost. *Scrophulariaceae.*

Allgemeines

Euphrasia ist ein Mittel, welches kurze Zeit wirkt und bei akuten katarrhalischen Erkrankungen mit oder ohne Fieber von großem Nutzen ist.

Kopf

Kopfschmerzen, die zusammen mit Schnupfen und Augensymptomen auftreten, Kopfweh abends, als hätte man sich den Kopf angeschlagen. Stechende Schmerzen im Kopf. So starkes Kopfweh, als würde der Kopf bersten, wobei es zu einer Blendung der Augen durch Sonnenlicht kommt. Es handelt sich um katarrhalische Kopfschmerzen mit profusen, wässrigen Absonderungen aus der Nase und den Augen.

Augen

Augenkatarrh mit reichlichen, scharfen, wässrigen Absonderungen mit oder ohne Schnupfen. Schneidende Schmerzen in den Augen, die sich bis in den Kopf erstrecken; ein Gefühl wie von Sand in den Augen. Gefühl der Trockenheit, ein Brennen und Beißen in den Augen. Es fühlt sich an, als wäre Staub in die Augen geraten. Heftiges Jucken der Augen, die den Patienten zum Reiben und Zwinkern veranlassen, zusammen mit reichlichem Tränenfluss. Die Pupillen sind stark verengt, die Konjunktiven stark geschwollen und schmerzhaft, mit Rötung und erweiterten Blutgefäßen. Iritis durch Rheuma bzw. in Verbindung mit rheumatischen Gelenkbeschwerden. Reichlich dick- oder dünnflüssige Absonderungen. Generalisierte Entzündung aller Gewebe des Auges. Ulzerationen der Hornhaut. Dieses Mittel hat Pannusbildungen geheilt. Pustulöse Entzün-

dungen. Hornhauttrübungen nach Augenverletzungen. *Euphrasia* eignet sich für die heftigsten Formen akuter Konjunktivitis.
Amblyopie, begleitet von Entzündung der Konjunktiven und Augenlider. Reichlicher Tränenfluss und Brennen. Die Schleimhäute der Lider und Augäpfel sind injiziert, rot und gefäßreich. Verklebungen der Augenlider am Morgen. Reichlicher, scharfer Tränenfluss mit fließenden Absonderungen aus der Nase während eines Schnupfens. Trockenheit der Lider, die Ränder der Augenlider sind rot, geschwollen und brennen. Die Augenlider sind sehr empfindlich und geschwollen. Die Lidränder jucken und brennen. Eiterungen der Lidränder. Ausgeprägte Schwellungen der Augenlider, verbunden mit Entzündung. Leichter Ausschlag um die Augen herum, zusammen mit aufegedunsenen Augenlidern. Verschwommene Sicht. Lähmung des dritten Hirnnervs.

Nase
Die zweitwichtigste Gruppe von Symptomen steht in Zusammenhang mit der Nase. Niesen und Fließschnupfen. Die Absonderungen sind milde, was jedoch mit einem scharfen Tränenfluss zusammenfällt. Die nasalen Schleimhäute sind geschwollen. Profuser, milder Fließschnupfen. Nachdem dieser Schnupfen für ein oder zwei Tage bestanden hat, dehnt sich die Erkrankung auf den Kehlkopf aus und es kommt zu einem starken Husten. Der Schnupfen verschlimmert sich in der Nacht und im Liegen. Der Husten ist schlimmer während des Tages und *bessert sich im Liegen.* Diese Arznei hat Fiebersymptome und einen masernähnlichen Ausschlag; nach genauer Erwägung der jeweiligen Symptome kann man daher erkennen, dass *Euphrasia* den Symptomen, wie sie bei Masern auftreten, sehr ähnlich ist. Es ist eine großartige Arznei für Masern, obwohl sie nicht so häufig wie *Pulsatilla* angezeigt ist. Der Grund ist, dass diese Kombination von Symptomen nicht sehr häufig anzutreffen ist.

Hals
Heiserkeit am Morgen. Irritation des Kehlkopfes, die ihn zwingt zu husten, gefolgt von einem Druckgefühl unter dem Brustbein. Reichliche Sekretionen im Kehlkopf führen zu einem lockeren Husten und einem Rasseln im Brustkorb. Es fällt dem Patienten schwer, tief Luft zu holen. Der Husten an sich beinhaltet eine sehr seltene Symptomengruppe: Husten mit reichlichem Auswurf während des Schnupfens oder danach.

Brust
Atembeschwerden, die sich nachts beim Liegen bessern. Schlechter am Morgen, wenn der Patient umherwandert, verbunden mit reichlichem Auswurf. Heftiger Husten durch ein Kitzeln im Kehlkopf. Der fehlende Husten in der Nacht verleiht diesem Mittel Ähnlichkeit mit *Bryonia* oder *Manganum.* Die Atemnot und der Husten *bessern sich durch Hinlegen.* Auf der anderen Seite verschlechtern sich die Schnupfensymptome in der Nacht und durch das Liegen. Sollte es bei grippalen Infekten oder Influenza zu solchen Symptomen kommen, so wird *Euphrasia* zu einer sehr nützlichen Arznei. Der reichlich aus Kehlkopf und Luftröhre abgesonderte Schleim ähnelt oft dem Schleim am

Ende schlimmer Erkältungen. Das Abhusten geht leicht und fast ohne echtes Husten. Der Schleim kommt ohne große Anstrengung heraus. Die drückenden Schmerzen unter dem Brustbein zeigen uns, dass die Luftröhre besonders stark vom Katarrh betroffen ist. Die Augenschmerzen und der Schnupfen werden im Freien schlimmer. Der Husten wird manchmal durch frische Luft ausgelöst. Windreiche Wetterbedingungen führen zu Fließschnupfen. Kalte Luft und Wind verursachen den Tränenfluss.

Fieber

Er ist ein frostiger Patient und es wird ihm einfach nicht warm im Bett. In dieser Arznei finden wir Frost, Fieber und Schwitzen. Der Fieberfrost ist jedoch das dominierende Symptom. Das Fieber tritt hauptsächlich während des Tages auf, begleitet von einem roten Gesicht und kalten Händen. Die Hitze läuft den Körper hinab. Das Schwitzen ist oft auf die Vorderseite des Körpers beschränkt. In der Nacht schwitzt er im Schlaf. Der Schweiß hat einen eigenartigen Geruch, der manchmal sehr abstoßend ist und am reichlichsten an der Brust entsteht. Dieses Mittel eignet sich im Besonderen bei katarrhalischem Fieber, Influenza und Masern. Sofern die Symptome passen, kann es einen schlimmen Masernfall in eine sehr leichte Form verwandeln, bei der sich der Patient besser fühlt, der Ausschlag herauskommen kann, das Fieber unter Kontrolle ist und die katarrhalischen Symptome wie Husten, Schnupfen und andere gelindert werden. Strömende, heiße, brennende Tränen, verbunden mit Ausschlag, Lichtscheu und reichlicher Schleimabsonderung aus der Nase. Während der Masern kommt es zu intensiv pochenden Kopfschmerzen, geröteten Augen, durch Fieber bedingte Lichtscheu und trockenen Husten.

Ferrum arsenicosum* **Ferr-ar.**

Ferrum arsenicicum; Eisenarsennit. $As_2Fe_2O_6 \cdot Fe_2O_3$.

Allgemeines

Allgemein verschlimmern sich die Beschwerden dieses Mittels am Morgen beim Aufwachen, am Nachmittag, am Abend und in der Nacht, sowohl vor Mitternacht als auch danach. Abneigung gegen frische Luft und Verschlimmerung im Freien. Generelle körperliche Unruhe und Ängstlichkeit. Bleichsucht, Anämie. Bei anämischen Patienten kommt es zu Chorea. Im Allgemeinen verschlimmert kalte Luft die Beschwerden, der Patient ist sehr kälteempfindlich. Verschlimmerung im kalten Zimmer, wenn dem Patienten kalt wird. Er erkältet sich leicht. Seine Lebenskraft ist durch Malaria, ererbte Schwindsucht und epilepsieartige Krämpfe bzw. tonische Krämpfe geschwächt. Die Blutgefäße sind erweitert. Innere und äußere Ödemneigung. Viele Beschwerden verschlechtern sich oder entstehen nach dem Essen. Abmagerung. Der Patient fällt leicht in Ohnmacht. Er nimmt nur Speisen zu sich, die leicht verdaulich sind. Butter wird nicht vertragen und bringt den ganzen Körper durcheinander. Kalte Getränke, fettiges Essen, Saures und Essig verschlimmern. Völlegefühl. Blutungsneigung. Entzündete Körperteile verhärten sich. Entzündungen der Drüsen und der

Organe. Gesteigerte körperliche Reizbarkeit. Empfindlich gegenüber Erschütterungen. Muskelzucken.
Der Patient fühlt sich träge und muss sich hinlegen, besonders nach Blutungen oder Flüssigkeitsverlust. Liegen verschlimmert viele Beschwerden. Je länger er liegt, desto unruhiger wird er, sodass er schließlich aufstehen und umhergehen muss. Bewegung führt zwar zur Besserung des Zustands des Patienten, aber die regionalen Entzündungen verschlimmern sich dadurch. Verlangen nach Bewegung. Katarrhalische Erkrankungen. Taubheit von Händen und Füßen sowie an schmerzenden Körperstellen. Aufwallungen des Blutes im Körper und im Kopf. Knochenschmerzen. Ziehende, drückende, lähmende Schmerzen. Wundheitsgefühl; stechende, reißende Schmerzen, wie geprellt. Periodisch wiederkehrende Beschwerden. Schwitzen führt nicht zu einer Linderung der Symptome. Plethorische Menschen. Generelles Pulsieren, pulsierende Schmerzen, Pulsieren an verschiedenen Stellen. *Ferrum arsenicosum* ist ein tief wirkendes Antipsorikum. Die meisten Beschwerden verschlechtern sich in Ruhe. Hilfreich in Malariafällen, in denen bereits viel Chinin eingenommen wurde. Erschlaffung aller Muskeln, verbunden mit einem Schweregefühl im ganzen Körper. Körperliche Anstrengung oder Rennen verschlimmert, mäßige Bewegung bessert. Schmerzempfindlich. Stilles Sitzen verschlimmert, aber im ersten Moment, nachdem man sich niedergesetzt hat, kommt es zu einer Besserung. Manche Beschwerden entstehen während des Schlafes oder erst beim Aufwachen. Verschlimmerung durch langes, regungsloses Stehen. Ausgeprägte Schwellung der betroffenen Körperstellen. Ödematöse Schwellungen. Schwellung der Drüsen. Zittern. Krampfadern. Langes Gehen schwächt den Patienten, aber langsames Umherwandern bessert. Verschlimmerung beim Gehen in der kalten Luft. Schnelles Gehen verschlimmert. Ausgeprägte allgemeine Schwäche, besonders am Abend, durch den Einfluss von Malaria oder durch Flüssigkeitsverlust. Überanstrengung oder Gehen führt zu paralytischer Schwäche. Die Beschwerden von *Ferrum arsenicosum* verschlimmern sich bei kaltem Wetter, kaltem Wind und im Winter.

Geist und Gemüt

Jähzornig durch Widerspruch. Ängstliche Unruhe in der Nacht. Ängstlichkeit, als hätte er sich ein Verbrechen zu Schulden kommen lassen, begleitet von Furcht, besonders während Fieber. Heiterkeit. Konzentration fällt schwer. Am Morgen beim Aufwachen und am Abend kommt es zu geistiger Verwirrung. Gewissenhaft in Bezug auf Kleinigkeiten. Denkt an den Tod. Unzufrieden, zerstreut und leicht erregbar. Furcht vor Menschenmengen, vor dem Tod, vor Menschen, vor jeder Art von Unheil. Vergesslich. Hysterisch. Gleichgültig. Unentschlossen und leicht reizbar. Heiterkeit und Lachen. Wechselnde Stimmungen, wechselnde Gemütssymptome. Eigensinnig und streitsüchtig. Religiöse Gemütsbewegungen des Geistes; Gewissensbisse, Reue. *Ruhelosigkeit* nachts, er fährt aus dem Bett. Wirft sich im Bett umher, besonders wenn ihm heiß ist. Extreme Traurigkeit abends, wenn er alleine ist. Überempfindlich gegenüber Geräuschen. Ernste Stimmung. Abstumpfung des Geistes. Unwillig zu sprechen. Es stört ihn, wenn er andere Leute reden hört, er reagiert sehr empfindlich auf ihre Stimmen. Gelassenheit. Bewusstlosigkeit. Weinen.

Kopf und Schwindel

Schwindel. Während der Kopfschmerzen, beim Hinunterschauen und beim Aufstehen hat er die Tendenz zu fallen, begleitet von Übelkeit. Beim Gehen torkelt er und sieht nur verschwommen.
Kältegefühl auf der Kopfhaut. Hyperämie des Gehirns. Spannung in der Kopfhaut. Leeregefühl oder auch Völlegefühl im Kopf. Haarausfall. Hitze im Kopf, begleitet von kalten Füßen. Hitzewallungen im Kopf. Schweregefühl im Kopf, besonders im Bereich der Stirn. Die Kopfhaut juckt. Heftige Kopfschmerzen morgens, nachmittags und abends; Verschlimmerung an der kalten Luft, aber Besserung im Freien. Katarrhalische Kopfschmerzen. Schmerzen im Kopf, wenn ihn fröstelt. Kalte Anwendungen bessern. Kopfweh begleitet von Schnupfen. Schmerzen beim Husten und nach dem Essen. *Hämmernde Kopfschmerzen.* Kopfschmerzen vor und während der Monatsblutung sowie bei Bewegung des Kopfes. Anfallsartige Schmerzen. Periodisch wiederkehrende Kopfschmerzen. Pulsierende Schmerzen. Autofahren, Schütteln des Kopfes und Sitzen verschlimmern. Schmerzen in der Stirn, schlimmer auf der rechten Seite, abends stärker. Schmerzen oberhalb der Augen, im Hinterkopf, an den Seiten des Kopfes, in den Schläfen, besonders jeweils auf der rechten Seite. Die Schläfen, die Stirn und der Scheitel sind betroffen. Bohrende Schmerzen in den Schläfen. Ein Bersten, Ziehen und Nach-Außen-Drücken. Drückendes Gefühl in Stirn, Schläfen und Scheitel. Wundheit. Stechen in den Schläfen. Reißende Schmerzen. Pulsieren im ganze Kopf: in der Stirn, im Hinterkopf, in den Schläfen und im Scheitel. Empfindungen wie von Erschütterungen im Gehirn.

Augen

Die Augenlider kleben in der Nacht zusammen. Schleimige Absonderungen aus den Augen. Die Augen wirken glanzlos. Skrofulöse Entzündung der Augen. Blutgefäße injiziert. Tränenfluss. Das Öffnen der Lider fällt dem Patienten schwer. Schmerzen in den Augen; es brennt wie Sand in den Augen. Lähmung des N. opticus. Vorstehende Augen. Gerötete Augen und Lider. Seine Augen wirken eingesunken. Schwellung der Augen und der Augenlider. Gelbe Skleren. Sehstörungen.

Ohren

Übel riechender Ausfluss aus dem Ohr. Juckreiz. Ohrgeräusche wie Brummen, Klingeln, Tosen und Singen. Ohrenschmerzen, Stechen in den Ohren. Schwerhörigkeit.

Nase

Chronischer Katarrh. Schnupfen. Blutiger Ausfluss aus der Nase, mit Krusten, wund machend, grünlich, eitrig, wässrig. Nasenbluten. Niesen.

Gesicht

Dunkle Ringe um die Augen. Blasses, kränkliches, erdiges, wächsernes Gesicht. Grünlich. Kränklicher, leidender Gesichtsausdruck. Blasse Lippen. Während des Fieberfrostes ist das Gesicht rot, fahl und ikterisch. Trockenheit der Lippen. Hitze des Gesichts. Hitzewallungen. Hippokratischer Gesichtsausdruck. Schmerzen, Schweiß und Schwellung im Gesicht.

Mund und Zähne

Zahnfleischbluten. Die Zunge ist trocken, weiß und taub. Brennende Zunge. Gesteigerter Speichelfluss. Der Mund ist gangränös entzündet und wund. Geschwollenes Zahnfleisch. Der Mundgeschmack ist bitter, fade, faulig, und süßlich.

Hals

Einschnürung und Würgen im Hals. Der Rachen fühlt sich heiß an. Kloßgefühl im Hals. Halsschmerzen beim Schlucken. Der Hals brennt. Er ist entzündet und wund. Schluckbeschwerden.

Magen

Ängstlichkeit, die im Magen empfunden wird. Der Appetit ist gesteigert, Heißhunger, trotzdem kann er sein Essen nicht genießen. Fehlender Hunger. Abneigung gegen Essen, gegen Fleisch. Zusammenschnürung. Verlangen nach Brot und sauren Speisen. Geblähter Magen. Aufstoßen nach dem Essen. Das Aufstoßen ist vergeblich, bitter, leer, faulig, sauer; Aufstoßen von Speisen. Aufschwulken, Völlegefühl, Sodbrennen. Hitzegefühl. Übelkeit vor und nach dem Essen und während der Schwangerschaft. Schmerzen nach kalten Getränken und nach dem Essen. Brennende, krampfartige, drückende Empfindungen nach dem Essen. Wundheit. Pulsieren. Extremer Durst, aber auch durstlos bei chronischen Erkrankungen.

Erbrechen am Morgen und in der Nacht, nach dem Trinken oder Essen, beim Husten, begleitet von Kopfschmerzen. Erbrechen während Fieber und während der Schwangerschaft. Der Patient erbricht Blut, Gegessenes und Säure.

Abdomen

Einschnürung der Abdominalmuskulatur. Das Abdomen ist durch Winde gebläht. Aszites. Blähungen. Völlegefühl. Gurgeln in den Gedärmen. Verhärtung des Abdomens. Hitzegefühl bzw. Schweregefühl im Bauch. Darmentzündung. Die Bauchhaut juckt. Die Leber ist gestaut, träge und geschwollen. Schmerzen im Abdomen nachts, beim Husten, nach dem Essen und während der Monatsblutung. Anfallsartige Schmerzen. Wärme bessert. Schmerzen in den Hypochondrien, im Hypogastrium, im Bereich der Leber und an den Seiten des Abdomens. Krämpfe vor dem Stuhlgang, durch Winde verursacht. Schmerzhaftigkeit im Hypogastrium und im Bereich der Leber. Nervöse Unbehaglichkeit im Abdomen. Rumpeln. Vergrößerte Milz. Leber und Milz sind geschwollen.

Rektum und Stuhl

Verstopfung. Einschnürungsgefühl. *Diarrhö* morgens, nachmittags, *nachts, besonders nach Mitternacht.* Der Durchfall ist zehrend, schmerzlos und wird begleitet durch den Abgang von Winden. Er tritt während des Zahnens, *nach dem Trinken*, besonders von kaltem Wasser, und nach dem Essen auf. Verschlimmerung durch Bewegung. Blutungen aus dem After. Große äußere Hämorrhoiden. Unwillkürlicher Stuhlabgang. Analer Juckreiz. Feuchter After. Schmerzen während des Stuhlgangs. Brennen während und nach dem Stuhlgang. Stechen. Tenesmen während des Stuhlgangs. Lähmung des Rektums. Analprolaps während des Stuhlgangs. Erfolgloser Stuhldrang, tritt nach Absetzen des Stuhls wieder auf. Der Stuhl selbst ist wundmachend, blutig, braun, hart, unverdaut, schleimig, wässrig. Häufiger Stuhlgang.

Harnwege und Urin

Schmerzen in der Blase. Tenesmen. Ständiger Harndrang. Unwillkürliches Urinieren in der Nacht.
Nierenschmerzen. Brennen in der Harnröhre während des Urinierens.
Der Harn ist eiweißreich, blutig, brennend, dunkel, rot, reichlich oder spärlich. Schleimiges Sediment. Wenn er eine Zeitlang gestanden hat, wird er wolkig.

Männliche Geschlechtsorgane

Samenerguss.

Weibliche Geschlechtsorgane

Entzündung der weiblichen Geschlechtsorgane, insbesondere des Uterus. Die Genitalien jucken. Leukorrhö, *wundmachend*, dünnflüssig und weiß. Amenorrhö. Der Regelfluss kann hellrot oder dunkel, reichlich oder spärlich, zu früh, in die Länge gezogen, unterdrückt, schmerzvoll oder blass sein. Gebärmutterblutungen. Schmerzen in der Gebärmutter. Brennen der Schamlippen. Uterusprolaps.

Atemwege und Husten

Katarrhalische Entzündungen und Verschleimungen von Kehlkopf und Luftröhre. Brennen und aufgerautes Gefühl in den Atemwegen. Heiserkeit. Stimmverlust. Das Atmen wird durch den Husten unterbrochen. Die Atmung ist asthmatisch und erschwert, vor allem abends, nachts, durch Husten und im Liegen. Diese erschwerte Atmung geht mit einem Rasseln in der Brust, Kurzatmigkeit und Erstickungsgefühl einher. Asthma nach Mitternacht.
Husten am Morgen beim Aufstehen, am Abend im Bett, beim Hinlegen, nachts, vor Mitternacht; Husten durch kalte Luft, im Freien, durch das Gehen im Freien; asthmatischer Husten, tiefes Atmen verschlimmert den Zustand; Husten nach dem Trinken. Trockener Husten am Abend. Husten nach dem Essen. Erschöpfender Husten. Husten während Fieber durch eine Reizung der Luftröhre. Lockerer Husten, der im Liegen schlimmer wird; Husten im Bett, Bewegung verschlimmert; Husten beim Aufstehen; er muss sich aufsetzen, um den Hustenreiz zu lindern. Krampfartiger Husten. Reden verschlimmert. Kitzelnder Husten. Ein Kitzeln im Kehlkopf und in der Luftröhre. Keuchhusten.
Auswurf tagsüber, morgens, abends. Auswurf blutig, mit Blutstreifen durchzogen, reichlich; erschwertes Abhusten. Grünlicher Schleim, übel riechend, eitrig, Übelkeit erregend, faulig, süßlich, dick, klebrig, weißlich und gelb.

Brust und Herz

Ängstliche Unruhe in der Brust bei Herzbeschwerden. Brustkatarrh. Gefühl der Einengung des Brustkorbs und des Herzens. Völlegefühl im Brustkorb. *Lungenblutungen.* Hitzegefühl in der Brust. Entzündungen der Lungen. Herzgeräusche, auch anämischer Art. *Beklemmungsgefühl im Brustkorb* am Abend. Brustschmerzen durch Husten. Schmerzen im Brustbein und an den Seiten des Brustkorbs. Wundheitsgefühl und Stechen in der Brust beim Husten. In der Nacht Herzklopfen mit ängstlicher Unruhe. Krämpfe im Brustkorb.

Rücken und Extremitäten

Kältegefühl im Rücken. Rückenschmerzen in der Nacht, während der Monatsblutung und während des Stuhlgangs. Schmerzen in der Zervikalregion, zwischen den Schulterblättern und in der Lumbalregion. Dumpfer Schmerz im Rücken. In der Lende Schmerzen wie nach einer Prellung. Reißende und pulsierende Schmerzen im Rücken. Steifer Nacken.
Die Extremitäten bzw. die Hände und Füße sind kalt. Kontraktion der Finger und Zehen. Krämpfe in den Händen, Oberschenkeln, Waden, Füßen und Fußsohlen. Die Fingernägel sind blau verfärbt. Schweregefühl der Gliedmaßen, besonders der Füße. Taubheit der Hände, Finger, Beine und Füße. Gliederschmerzen; rheumatische Schmerzen der Gelenke. Gichtartige Schmerzen. Rheumatische Schmerzen in der oberen Extremität: in den Schultern, Ellbogen, Handgelenken und Händen. Schmerzen in den unteren Extremitäten. Ischiasbeschwerden, schlimmer nachts. Paralytische Schmerzen in den Oberschenkeln, Knien, Knöcheln, Füßen und Fersen. Schmerzen in allen Gliedern. Ziehende Schmerzen in den oberen Extremitäten und in den Oberschenkeln. Wunder Schmerz in den Gliedern, besonders in den Armen. Stechen in den Gliedern: in den Schultern, Hüften und Oberschenkeln. Ziehen in den Schultern, Oberarmen und Oberschenkeln. Paralytische Schwäche der Gliedmaßen. Ruhelosigkeit aller Extremitäten, insbesondere der Beine. Steifheit der Gelenke in Armen, Händen, Fingern, Beinen, Knien und Füßen. Schwellung der Arme, Hände, Knie, Knöchel und Füße. Varizen an den Beinen. Schwäche der Glieder und Gelenke; Knie, Beine und Knöchel.

Schlaf

Ängstliche Träume. Unruhiger Schlaf. Schläfrigkeit nachmittags und abends. Schlaflosigkeit vor Mitternacht. Schläfrigkeit mit Schlaflosigkeit. Zeitiges Erwachen.

Fieber und Schweiß

Das Mittelbild beinhaltet Frost, Fieber und Schwitzen. Frösteln am Morgen, mittags, abends und *nachts*, sogar im Bett. Fieberfrost alle drei oder vier Tage. Frösteln, begleitet von Zittern. Das Fieber ist sehr intensiv und folgt auf den Frost; Verschlimmerung nachmittags und abends. In der Nacht kommt es zur Fieberspitze. Fieber nach Mitternacht. Fieber ohne Frösteln nachmittags, abends und nachts. Fieber durchmischt mit Frösteln. Trockene Hitze. Hitzewallungen, die nach oben schießen. Chronisches intermittierendes Fieber, verbunden mit einer Vergrößerung von Milz und Leber. Innere Hitze und äußerliche Kälte. Die Hitze kommt nach dem Schlafen auf. Schwitzen Tag und Nacht. Der Patient schwitzt morgens und nachts. Das Schwitzen dauert lange an; Schwitzen im Liegen, bei Bewegung, bei ängstlicher Unruhe, im Bett, während des Stuhlgangs, beim Husten, nach dem Essen oder bei der kleinsten Anstrengung, einhergehend mit großer Erschöpfung. Der Schweiß ist *klebrig*, kalt und reichlich. Schwitzen während des Schlafs und danach; der Schweiß ist übel riechend und sauer, er färbt das Laken gelb. Schwitzen verschlimmert die Symptome.

Haut

Die Haut brennt oder ist kalt. Leberflecken. Bleiche Hautfarbe. Rote Flecken. Trockenheit der Haut. Die Haut ist sehr empfindlich. Wundes Gefühl der Haut. Geschwollene Haut. Ödeme. Brennende Geschwüre. Vertrocknete Warzen.

Ferrum iodatum* **Ferr-i.**

Eisenjodid. *FJ_2*.

Allgemeines

Morgens, nachmittags, *abends*, NACHTS, nach Mitternacht. Dem Patienten geht es im Freien besser. Deutlich feststellbare Anämie. Allgemeine körperliche Ängstlichkeit; *Chlorose*; choreisches Muskelzucken; der Patient erkältet sich ständig; Stauung der Organe und Drüsen; äußerliche und innerliche Ödeme. Die Symptome verschlimmern sich nach dem Essen. Abmagerung. Deutliche Verschlechterung durch Anstrengung. Ohnmacht bei anämischen Patienten. Blutungen aus vielen Körperteilen. Verhärtung der Drüsen. Mangelnde körperliche Reizbarkeit. Hinlegen und im Bett liegen verschlimmert viele Symptome. Gefühl, in einer verkrampften Haltung zu liegen. Schlimmer vor, während und nach der Menses. Bewegung verschlimmert viele Symptome; Bedürfnis, sich zu bewegen. Katarrhalische Zustände aller Schleimhäute. Blutandrang selbst in Ruhe; Pulsieren im Körper und den Gliedmaßen; beim Aufwachen; schneller Puls. Viele Symptome verschlimmern sich durch Berührung. Die Drüsen sind geschwollen. Gehen verschlimmert viele Symptome. Schlimmer durch Wärme und warme Kleidung. Schwäche durch leichte Anstrengung; während der Menses; durch Gehen.

Geist und Gemüt

Sehr reizbar und leicht erzürnt. Ängstlichkeit und Abneigung gegen Gesellschaft. Dumpfheit des Geistes, die Konzentration fällt beim Lesen schwer; Geistesverwirrung abends; zu gewissenhaft in Bezug auf Kleinigkeiten; sehr erregbar; hysterisches Verhalten und Lächerlichkeit; wechselhafte Launen; Gleichgültigkeit; Unentschiedenheit; *Traurigkeit*. Ruhelos nachts; Aufschrecken aus dem Schlaf. Benommenheit. Weinen.

Kopf und Schwindel

Schwindel beim Laufen.

Hitze und Hyperämie des Kopfes; Schweregefühl im Kopf; schlimmer im warmen Zimmer; besser im Freien; in der Stirn. Jucken der Kopfhaut. Schmerzen im Kopf morgens; nachmittags; besser im Freien, schlimmer im Haus; Husten verschlimmert; bei Schnupfen; Druck des Hutes verschlimmert; muss sich hinlegen; Liegen bessert; vor der Menses; Bewegung des Kopfes verschlimmert; besser durch Druck der Hand; *pulsierend*; Lesen verschlimmert; Rauchen verschlimmert; Laufen verschlimmert; Schreiben verschlimmert; schlimmer im warmen Zimmer. Schmerzen in der Stirn; schlimmer rechts am Abend; besser im Freien; besser, wenn der Patient im Luftzug steht; Husten verschlimmert, ebenso der Druck des Hutes, Lesen, Schreiben, Bewegung, der Aufenthalt in einem warmen Raum und Rauchen; schlimmer über den Augen, über dem linken Auge, erstreckt sich zum Scheitel. Schmerzen im Hinterkopf; an den Seiten des Kopfes; schlimmer links, in den Schläfen, im Scheitel. Schneidende Schmerzen vom Nasenbein in den Hinterkopf. Drückender Schmerz in der Stirn; schlimmer rechts; schlimmer in einem warmen Zimmer; in den Schläfen; im Scheitel. Scharfe Schmerzen von unter den Augen nach oben bis in den Scheitel. Stechende Schmerzen im Kopf, in den Schläfen. Reißende Schmerzen im Kopf. Pulsieren im Kopf; in der Stirn; in den Schläfen.

Augen

Bindehautentzündung, mit viel Eiter, wenn man die Augen aufzwingt; die Bindehaut ist bläulich-rot; Augenjucken; Tränenfluss. Schmerzen in den Augen durch Licht; drückender Schmerz, Brennen der Lider; Schneiden, wie von Sand; Stechen; Photophobie. Hervortreten der Augen; exophthalmischer Kropf. Rötung der Augen; bläulich-rot, der Lider; *geschwollene Lider*. Schwache Augen. Die Augen sind gelb verfärbt. Eine Wolke von Funken vor den Augen nach dem Frühstück.

Ohren

Geräusche in den Ohren; Summen, Klingeln, *Tosen*. Schneidende Schmerzen in den Ohren. Beeinträchtigtes Hören.

Nase

Nasenkatarrh; morgens; Absonderungen aus den Choanen, blutig, reichlich, *krustig*; WUND FRESSEND; grünlich, *eitrig, dick, wässrig*, gelb. Fließschnupfen, schlimmer morgens, mit reichlich Schleim vom Kehlkopf. Gefühl von Trockenheit in der Nase. Nasenbluten beim Schnäuzen; durch Husten. Verstopfung der Nase; morgens, abends; besser nach dem Naseputzen; schneidende Schmerzen in der Nasenwurzel, erstrecken sich in den Hinterkopf. Niesen nachts. Die Nase ist geschwollen; Geschwüre in der Nase.

Gesicht

Das Gesicht ist *blass, erdig*, sogar *chlorotisch*; ROT; umschriebene Rötung; fahl; kränklich; GELB. Ekzeme und Bläschen im Gesicht; kränklicher Ausdruck. Hippokratisches Gesicht; geschwollen, aufgedunsen, aufgebläht; geschwollene Unterkieferdrüsen.

Mund und Zähne
Zahnfleischbluten. Dick belegte, gelbe Zunge. Trockenheit in Mund und Hals; brennende Zunge; Speichelfluss; schlechter Geschmack morgens; bitter, fade, metallisch, übel riechend, eitrig, wie Pfefferminz, sauer, süßlich. Schmerzen in den Zähnen.

Hals
Schaben von Schleim aus Hals und Nase; klebriger Schleim. Speisen scheinen sich den Hals hinaufzuschieben, als seien sie nicht geschluckt worden; der Ösophagus arbeitet in umgekehrter Richtung. Brennen und Drücken im Hals. Kitzeln und Schaben in Hals und Kehlkopf. Geschwollene Zervikallymphknoten. Exophthalmischer Kropf.

Magen
Der Appetit ist wechselhaft; vermindert, *vermehrt, unersättlich*, Heißhunger, appetitlos, ohne Genuss des Essens, schnelles Sättigungsgefühl. Atonischer Zustand des Magens; Abneigung gegen Essen; gegen Fleisch. Auftreibung des Magens durch Blähungen. Aufstoßen; bitter, nach dem Essen; leer, fettig, von Speisen, ranzig, sauer, heftig, Aufschwulken. Der Patient fühlt sich, als hätte er zu viel gegessen, selbst nach einer kleinen Mahlzeit. Hitzewallungen im Magen. Sodbrennen. Schweregefühl nach dem Essen. Abscheu vor Speisen. Übelkeit nach dem Essen. Schmerzen im Magen; nach dem Essen; Brennen; Krämpfe, nach dem Essen; Elendigkeit mit Übelkeit und Kopfschmerzen; Drücken nach dem Essen; Wundheit in der Magengrube mit Kneifen im Rücken hinter dem Magen. Pulsieren im Magen. Spannung. Durst am Abend; starker Durst; extremer Durst. *Erbrechen*; beim Husten; nach dem Trinken; nach dem Essen; Erbrechen von Blut; von Speisen.

Abdomen
Gefühl eines Bandes, an dem gezogen wird, das den Anus und den Nabel verbindet, begleitet von einem schneidenden Gefühl jedes Mal, wenn er sich aus gebückter Position aufrichtet. Auftreibung des Abdomens nach Essen oder Trinken. Vergrößerte Leber oder Milz ohne Fieber. Flatulenzen. Völlegefühl, „vollgestopftes" Gefühl. Hitze im Abdomen. Schmerzen im Abdomen; nach dem Essen; während der Menses; in den Hypochondrien; in der Leistenregion, erstreckt sich über das Hypogastrium; in der Leber; in der Milz; im Nabel; Krämpfe vor dem Stuhlgang; Stechen in den Seiten des Abdomens, schlimmer beim Heben der Arme und beim Laufen. Stechen in den Hypochondrien und in der Leistengegend beim Laufen; Wundheit in der Leistengegend beim Laufen. Kollern im Abdomen vor dem Stuhlgang. Das Abdomen fühlt sich bei Druck wie ein Gummiball an; geschwollenes Abdomen.

Rektum und Stuhl
Stuhlverstopfung; eine Woche lang kein Stuhlgang, abwechselnd mit Diarrhö; schwer abzusetzender Stuhl, erfolglose Anstrengung. Zusammenschnürung des Anus. DIARRHÖ; häufiger Stuhlgang; morgens, nach dem Essen; blutiger

Stuhl; Schleim; wässrig. Flatus; äußerliche Hämorrhoiden; Jucken des Anus; Gefühl, als sei der Anus zusammengepresst; Gefühl wie von Würmern im Rektum; als bohre sich eine Schraube in den Anus; Krabbeln im Anus; Schmerzen im Anus; Brennen nach dem Stuhl. Stechen beim Abgang von hartem Stuhl; Tenesmus; Stuhldrang nach dem Stuhlgang; blutiger Stuhl; braun, *hart*, schleimig, spärlich, weich, wässrig.

Harnwege und Urin
Häufiges Wasserlassen, unwillkürlich, mit Tenesmus. Schmerzen in beiden Nieren, schlimmer links. Gonorrhoische Absonderungen aus der Harnröhre; begleitet von Jucken und Krabbeln. Brennen beim Wasserlassen. Gefühl, als blieben Tropfen von Urin in der Fossa navicularis zurück, die nicht herausgepresst werden können. Der Urin ist eiweißhaltig und von niedrigem spezifischem Gewicht. Das Mittel hat heilend gewirkt, wenn Zucker im Urin gefunden wurde. Der Urin ist dunkel, rot, reichlich und blass, spärlich, weiß. Der Urin riecht *süßlich*.

Männliche Geschlechtsorgane
Quälende, schmerzhafte Erektionen nachts; fehlend. Schlaffes Skrotum. Samenabgang. Erhöhte Libido.

Weibliche Geschlechtsorgane
Bei Frauen ist das Mittel eingesetzt worden, um Aborte zu verhindern. Jucken und Wundheit der geschwollenen Vulva. Es hat Ödeme der Ovarien geheilt. *Leukorrhö*, beißend, heiß, reichlich, *wie Stärke*; vor oder nach den Menses; dünn und wässrig; ausbleibende Menses, reichlich, zu häufig oder spät, schmerzhaft, UNTERDRÜCKT. Metrorrhagie. *Herabdrängendes Gefühl im Becken; während sie sitzt, fühlt sie, wie etwas heraufdrückt*. Es ist ein äußerst hilfreiches Mittel bei allen Arten von Prolaps und Verlagerungen.

Atmemwege und Husten
Reizung und viel Schleim in Kehlkopf und Luftröhre. Schmerzen im Kehlkopf; Brennen. Kitzeln in den Luftwegen. Heiserkeit und Aphonie.
Asthmatische Atmung; erschwert nachts und bei Bewegung; rasselnd, kurz, erstickend, keuchend.
Husten am morgens, nachmittags, abends, asthmatisch, *trocken*, während Fieber, durch Reizung in Kehlkopf und Luftröhre, locker, durch Bewegung, kurz, krampfartig, durch Sprechen, durch ein Kitzeln in den Luftwegen. Auswurf am Morgen; blutig, *reichlich*, schwierig, grünlich, heraufgeräuspert, blutiger Schleim, übel riechend, eitrig, faulig schmeckend, *klebrig*, weißlich, gräulichweiß, gelb.

Brust und Herz
Ängstlichkeit in der Brust und im Herzen. Krebs in der rechten Brust wurde sehr günstig beeinflusst. Brustkatarrh. Blutandrang in Brust und *Herz*. Blutungen der Lungen und Luftwege. Entzündung der Bronchien; der Lunge. Herzmurmeln.

Beklemmungsgefühl in der Brust. Schmerzen in der Brust beim Husten; in den Seiten der Brust; auf der rechten Seite, vom Herzen zur Achsel; Stechen beim Husten. *Herzrasen* NACHTS; *durch die geringste Anstrengung; durch Bewegung*; durch Aufstehen; beim Umdrehen im Bett; im Schlaf.

Rücken und Extremitäten

Schmerzen im Rücken während der Menses; in der Dorsalregion; in der Lumbalregion während der Menses; im Kreuzbein; drückender Schmerz, wie durchgebrochen, in der Lumbalregion, nachts; stumpfer Schmerz in der Dorsalregion, zu beiden Seiten der Wirbelsäule; erstreckt sich durch die Brust; stechende Schmerzen im Rücken. Steifheit im Rücken beim Aufstehen aus dem Bett.
Kalte Hände und Füße abends; Krämpfe in den Füßen. Hitze der Hände; Schwere der Glieder; untere Extremitäten; der Füße. Taubheit der Finger, Beine, Füße. Schmerzen in den Gliedmaßen; in den Gelenken; gichtig, rheumatisch; rheumatischer Schmerz in den oberen Gliedmaßen; rheumatischer Schmerz im rechten Oberarm; im Ellbogen, in der *Hüfte*, im Oberschenkel, in der rechten Tibia; rheumatische Schmerzen erstrecken sich von linken Fußrücken nach oben, abends. Drückender Schmerz in der Schulter. Ziehender Schmerz in den unteren Gliedmaßen; in den Oberschenkeln; in den Sehnen des rechten Hand- und linken Fußrückens. Wunde, wie zerschlagene untere Gliedmaßen, Oberschenkel, Unterschenkel, Stechen, obere Gliedmaßen und Schulter; Reißen in den oberen Gliedmaßen und den Hüften. Lähmung der oberen Gliedmaßen; Gefühl der Lähmung in der Schulter; im rechten Arm abends beim Schreiben. Ruhelose Füße. Ödematöse Schwellung in den unteren Extremitäten; Unterschenkel und Füße. Schwäche der Gliedmaßen, der unteren Gliedmaßen. Zittern und Schwäche in den Gliedmaßen beim Gebrauch der Hände und beim Gehen.

Schlaf

Ängstliche Träume; verwirrt, von Toten; vom Kämpfen; von vergangenen Ereignissen; fantastisch; von Räubern; Alpträume; unangenehm; *lebendig*. Träumt, er sei zwischen zehn und zwanzig Meter groß. Ruheloser Schlaf. Schläfrigkeit am Morgen und am Abend. Schlaflosigkeit; häufiges Erwachen.

Fieber und Schweiß

Frost *nachts*; Kälte im Bett, besser durch Aufstehen; Frösteligkeit abends, gefolgt von Hitze und Schweiß; Schüttelfrost; Aufenthalt in einem warmen Zimmer bessert den Frost nicht. Fieber nachmittags und abends, mit Frösteligkeit. Trokkene Hitze. Hitzewallungen; innere Hitze, mit Frost. Intermittierendes Fieber, begleitet von dem Verlangen, sich abzudecken.
Schwitzen am Morgen; nachmittags, *abends; im Bett; klamm, kalt, reichlich*, bei der geringsten ANSTRENGUNG, schlimmer bei Bewegung.

Haut

Die Haut brennt oder ist kalt; gelbliche Farbe; Leberflecke. Trockene Haut. Urtikaria. Geschwollene Haut.

Ferrum metallicum **Ferr.**

Eisen, Element 26. *Fe.*

Allgemeines

Wenden wir uns nun dem Studium von *Ferrum metallicum* zu. In der alten Schule wurden Eisenpräparate traditionellerweise bei Anämie verabreicht. Die Ärzte haben es in großen Mengen in Form einer Eisenchloridtinktur und als Eisenkarbonat verordnet. Sobald ein Patient anämisch, blass, wächsern und schwach wurde, war Eisen sein Tonikum. Es stimmt, dass Eisen eine Anämie hervorruft, und es wäre höchst erstaunlich für jeden, der die Arzneimittelprüfungen von *Ferrum metallicum* gelesen hat, wenn die allopathischen Ärzte mit diesen verabreichten Gaben nicht eine zusätzliche Blutarmut hervorrufen würden. Und es stimmt auch, dass bei den Prüfungen sowie in den Fällen, in denen Eisenpräparate exzessiv verordnet wurden, der Patient eine blasse, grünlich-gelbe, wächserne Haut bekommt, mit kränklichem, anämischem Gesicht. Die Lippen werden blass, die Ohren verlieren ihre rosige Farbe, die Haut am ganzen Körper wird wächsern und es kommt zu Blutungsneigung; das Blut ist dabei zuweilen klumpig, für gewöhnlich sind es jedoch reichlich, dünne, flüssige, sehr dunkle Blutungen. Die Klumpen setzen sich ab und der flüssige Anteil sieht braun, schmutzig und wässrig aus. Der Patient magert allmählich ab. Er sieht blass und wächsern aus, die Muskeln werden schlaff, er verliert an Ausdauer. Sämtliche Muskelfasern ermüden bei jeglicher Anstrengung. Temporeiche Körperübungen oder irgendeine außergewöhnliche Anstrengung sind unmöglich. Schnelle Körperübungen oder Bewegungen führen zu Schwäche, Atemnot, Schlappheit und Mattigkeit.

Ein eigentümliches Merkmal zieht sich durch sämtliche konstitutionellen Zustände von *Ferrum*: Alle *Schmerzen und Leiden treten in Ruhe auf.* Herzklopfen setzt in Ruhe ein, desgleichen Atemnot und sogar Schwäche. Dem Patienten geht es besser, wenn er sich langsam umherbewegt, aber jede *Anstrengung ermüdet* ihn und verursacht Mattigkeit. Jegliche *schnelle* Bewegung verschlimmert die Beschwerden. Die Schmerzen bessern sich, wenn er im Haus langsam umhergeht, sodass er sich dabei nicht anstrengt oder ermüdet. In vielen Fällen kommt es zu ödematösen Schwellungen. Bei Druck bleibt eine Delle bestehen, die Haut ist blass, aber dennoch ist das Gesicht gerötet, wie bei Plethora. Bei jeglicher Erregung wird das Gesicht rot, ebenso im Fieberfrost. Auch nach Wein oder Stimulanzien rötet sich das Gesicht, und die Patientin, obwohl sie schlaff, matt und müde ist, wird nicht für krank gehalten und bekommt von ihren Bekannten kein Mitgefühl. Sie ist schlapp, leidet an Herzklopfen und Atemnot, großer Schwäche und Unfähigkeit, irgendeiner Tätigkeit nachzugehen. Sie hat das Gefühl, sich hinlegen zu müssen – dennoch ist das Gesicht gerötet. Dies wird als so genannte Pseudoplethora bezeichnet. Die Blutgefäße sind erweitert, varikös, die Gefäßoberfläche ist erschlafft. Aus diesem Grund kommt es leicht zu Blutungen, Sickerblutungen aus den Kapillaren und Blutungen aus allen Körperteilen: Hämorrhagien aus Nase, Lungen, Uterus. Die Frauen haben stark unter Uterusblutungen zu leiden, besonders während und nach dem Klimakterium. *Ferrum* ist sehr nützlich, wenn Symptome dieses merkwürdigen

anämischen Zustandes vorliegen, der als Chlorose bezeichnet wird und der bei Mädchen zur Zeit der Pubertät oder in den Jahren danach auftritt. Es besteht nahezu keinerlei Monatsblutung, aber ein Husten entwickelt sich, begleitet von starker Blässe. Diese Krankheit ist so verbreitet, dass sämtliche Mütter damit vertraut sind und sie fürchten. In einer gut gehenden Praxis werden Sie zahlreiche solcher Fälle haben.
Manchmal sind die ersten Monatsblutungen reichlich, dann tritt eine große Schwäche auf. Dies geht mehrere Jahre so weiter, bis sich irgendwann so etwas wie eine Regelmäßigkeit eingespielt hat. Bei derartigen Fällen bekamen die Mädchen von den Ärzten der alten Schule immer Eisenpräparate in großen Mengen verordnet, aber je mehr Eisen sie einnahmen, desto schlechter ging es ihnen.
Kongestion, vorwiegend von unten nach oben, mit rotem Gesicht, heißem Kopf und Kälte der Extremitäten. Aber die Hitze von Kopf und Gesicht steht überhaupt nicht im Verhältnis zur Rötung. Sie werden feststellen, dass diese Kongestion nach oben bei *Ferrum* während eines Fieberfrosts einsetzt, bei septischem Fieber oder anderen Fieberformen, und der Kopf ist dabei nicht immer heiß, sondern manchmal auch kalt. Das Gesicht kann rot und kühl sein.
Ein weiteres großes Merkmal von *Ferrum* sind Beschwerden durch Flüssigkeitsverlust (wie bei *China*); lang anhaltende Blutungen mit Schwäche, die lange Zeit andauert. Es gibt keine Reparationsmechanismen, keine Assimilation. Die Knochen sind weich und biegen sich leicht; es kommt zu Verkrümmungen. Abgemagerte und schwächliche Kinder. Trockenheit der Gelenke, weshalb sie bei Bewegung knacken. Plötzliche Abmagerung mit Pseudoplethora.
Rötung des Gesichts, eine gesunde, blühende Farbe, bei jemandem, der nicht schnell gehen kann oder keinerlei Anstrengung erträgt. Dennoch bessern sich manche Beschwerden von *Ferrum* durch Beschäftigung, wenn der Patient etwas tut, oder durch leichte Körperübungen, denn die Beschwerden setzen in Ruhe ein. Übererregbarkeit und Überempfindlichkeit der Nerven. Überempfindlichkeit gegen Schmerz. Die empfindliche Frau, die *Ferrum* benötigt, hat ein gerötetes Gesicht und klagt häufig, weil man ihr kein Mitleid entgegenbringt. Sie sieht überhaupt nicht krank aus, dennoch schnauft sie beim Treppensteigen; sie fühlt sich schwach und möchte sich hinlegen.
Unruhig, wenn der Patient sich still verhält; muss die Glieder ständig bewegen. Reißende Gliederschmerzen; drückender Schmerz in den Extremitäten. Diese Schmerzen vergehen, wenn er sich ruhig und sanft umherbewegt, wie bei *Pulsatilla*. Aber *Ferrum* ist ein sehr kaltes Mittel, es geht dem Patienten durch Wärme besser, ausgenommen die Schmerzen an Nacken, Gesicht und Zähnen, die sich durch Kälte bessern. Die meisten Schmerzen hingegen bessern sich durch Wärme, der Patient möchte sich warm halten und scheut frische Luft oder Zugluft.
Schwäche und Erschöpfung, schon Reden schwächt ihn. Erschöpfung mit unregelmäßigem und beschleunigtem Puls, oder mit zu langsamem Puls; Herzklopfen. Dann kommt es zur paralytischen Schwäche, die Glieder versagen. Lähmungsartige Zustände durch Anämie oder Blutungen. Ohnmachtsanfälle durch Blutungen. Rucken und Zucken der Muskeln, Chorea, Katalepsie.

Geist und Gemüt

Sie können sich leicht ein Bild von der Art der Gemütssymptome machen, denn sie ähneln den körperlichen Beschwerden. Der Patient ist geistig verwirrt und weinerlich. Niedergeschlagenheit, geistige Mattigkeit und Depression. Der höchste Grad an Niedergeschlagenheit und Verzweiflung. Ängstlich bei der geringsten Ursache. Reizbarkeit. Das leiseste Geräusch wie das Rascheln von Papier, macht den Patienten wild. Es löst nervöse Erregung und Ruhelosigkeit aus. Er muss aufstehen und sich bewegen. Erregung beim geringsten Widerspruch.

Kopf und Schwindel/Gesicht

Jegliche plötzliche oder schnelle Bewegung, die geringste Hast, führt zu Schwarzwerden vor den Augen, Schwindel, alles dreht sich im Kreis und er muss sich hinsetzen. Und bei alldem ist das Gesicht gerötet. Beim Alleinsein und in der Ruhe wird das Gesicht blass und kalt, aber durch die geringste Erregung röten sich die Wangen.

Die Kopfschmerzen sind von kongestivem Charakter, mit Blutandrang nach oben. Es besteht ein Gefühl von Völle und Auftreibung, mit rotem Gesicht. Völle und Auftreibung der Augen, Völle am Nacken. Herzklopfen. Exophthalmischer Kropf. Die Kopfschmerzen bessern sich durch Druck. Durch Druck werden die Venen unterstützt. Klopfen wie von Hämmern im Kopf. Jede schnelle Bewegung verschlechtert den Kopfschmerz, ebenso wie Husten. *Schmerz in Kopf und Hinterkopf durch Husten.* Diese Schmerzen werden zuweilen durch sanftes Gehen gebessert. Treppensteigen, Hinsetzen oder Aufstehen von einem Stuhl ruft sämtliche Schmerzen von *Ferrum* hervor – es sei denn, der Patient ist dabei sehr behutsam. Jegliche plötzliche Bewegung führt zu hämmernden Schmerzen und starkem Ausdehnungsgefühl im Kopf. Und dann setzen mehr oder weniger schießende, reißende Schmerzen ein. Klopfen im Hinterkopf durch Aufstehen oder Husten, denn Husten ist ebenfalls eine plötzliche Bewegung. Geistige Verwirrung mit hämmernden Kopfschmerzen. Blutandrang zum Kopf. Kongestiver Kopfschmerz durch Erregung, Erkältung, Einwirkung von Kälte; der Schmerz dauert drei oder vier Tage, oder aber eine ganze Woche. Das Gesicht ist gerötet und natürlich kalt, der Kopf ist etwas erhitzt, aber nicht so heiß, wie man erwarten würde.

Augen

Rötung der Augen, gestaute Gefäße. Große Schwäche, Atemnot und Herzklopfen. Schreiben oder geistige Arbeit führt zu erneutem Einsetzen der Kopfschmerzen. Große Empfindlichkeit der Kopfhaut. Die Patientin muss die Haare herunterhängen lassen. Gemütsbeschwerden und Kopfschmerzen treten in Folge von Blutungen oder begleitend dazu auf, außerdem auch bei Frauen im Wochenbett. Gedunsenes Aussehen um die Augen. Alle möglichen Arten von Sehstörungen durch Kongestion. Venöse Stase, Schwellung der Lider, eiterartige Absonderung.

Ohren

Überempfindlichkeit gegen Geräusche, Klingeln in den Ohren.

Nase

Die Symptome im Bereich der Nase sind zahlreich. Erkältungen und katarrhalische Beschwerden, enden mit Nasenbluten. Nasenbluten bei der geringsten Ursache, bei Kopfschmerz während der Menses. Borken bilden sich in der Nase.

Gesicht

Gerötetes Gesicht mit ödematöser Schwellung der Beine. Gerötetes Gesicht bei Fieberfrost. Durst während des Frosts ist ein hervorstechendes Merkmal von *Ferrum*. Während der Menses leidet die Patientin unter heftigen Schmerzen, und sobald die Schmerzen einsetzen, rötet sich das Gesicht.

Magen

Nichts von dem, was in den Magen gelangt, wird verdaut, aber dennoch besteht keine besondere Übelkeit. Übelkeit ist eine Ausnahme bei *Ferrum*. Speisen gelangen in den Magen und werden ohne Übelkeit wieder erbrochen – der Magen entleer sich einfach. Manchmal kommt es zu mundvollem Aufstoßen von Speisen, wie bei *Phosphorus*. *Phosphorus* war die Arznei sämtlicher alter Meister bei mundvollem Erbrechen von Speisen, bis der Magen leer war. Heißhunger. In den Quellen heißt es: „Die doppelte Menge einer gewöhnlichen abendlichen Mahlzeit war kaum ausreichend." Alle Speisen schmecken bitter. Feste Nahrung ist trocken und fade. Nach dem Essen kommt es zu Aufstoßen. Hitze im Magen. *Aufschwulken von Speisen*. Krampfartiger Druck im Magen nach Aufnahme geringster Speisen oder Getränke, besonders aber nach Fleisch. Abneigung gegen Fleisch, Eier und saures Obst. Abneigung gegen Milch und den gewohnten Tabak und Bier. Süßer Wein wird vertragen, nicht jedoch saurer Wein und alle sauren Dinge. Die Zunge fühlt sich an wie verbrannt. Sobald der Magen leer ist, hört das Erbrechen auf, bis er wieder etwas isst. Erbrechen von Speisen, unmittelbar nach Mitternacht. Das Erbrochene schmeckt sauer.

Ferrum ist gelegentlich auch in der Schwangerschaft angezeigt. Wenige Wochen nach Beginn der Schwangerschaft, kommt es zu mundvollem Erbrechen der genossenen Speisen. Es besteht keine Übelkeit, aber das Gesicht ist gerötet und die Frau ist schlaff und schwach. Sie erbricht ohne Übelkeit. Völle und Druck im Magen. Magendruck nach dem Essen. *Ferrum* ist ein ungewöhnliches Mittel aufgrund dieses eigentümlichen Magens; er ist wie ein Ledersack, er verdaut nichts. Er leert sich genauso leicht, wie er gefüllt wurde.

Rektum und Stuhl

Ferrum hat beschwerliche Diarrhö, mit scharfem, wässrigem, wund machendem Stuhl. Morgendliche Diarrhö. Viele der Patienten sind alte Lebemänner mit zusammengebrochener Konstitution, die lange Zeit an Obstipation gelitten haben. Chronische Obstipation mit erfolglosem Stuhldrang und harten, schwierigen Stühlen.

Erschlaffung zieht sich durch die gesamte Pathogenese des Mittels. Aufgrund dieser Erschlaffung kommt es zu Prolaps von Rektum, Vagina und Uterus. Herabdrängendes Gefühl im Unterleib, als ob die Organe herauskommen würden – was sie manchmal tatsächlich machen.

Harnwege und Urin
Auch die Blase ist erschlafft. Der Blasensphinkter ist schlaff und der Muskeltätigkeit fehlt jegliche Regelmäßigkeit. Daher kommt es zu unwillkürlichem Harnabgang bei plötzlicher Bewegung, beim Gehen oder Husten. Bei Kleinkindern tröpfelt der Harn den ganzen Tag; solange sie spielen besteht Harntröpfeln und die Wäsche ist ständig nass. Dies bessert sich, wenn sich das Kind völlig ruhig verhält. Die Blase ist schlaff und müde und kann den Harn nicht zurückhalten; sobald sie teilweise gefüllt ist, entweicht der Inhalt. Diese Erschlaffung zieht sich durch das gesamte Mittelbild und verleiht ihm seinen besonderen Charakter, wie bei einem Menschen. Sie wissen, was jeder Ihrer Freunde bei bestimmten Gelegenheiten am ehesten tun wird. So verhält es sich auch mit einem Mittel. Sie sollten wissen, was es am wahrscheinlichsten tun wird, um zu wissen, was es bei der Heilung von Krankheit vermag.

Weibliche Geschlechtsorgane
Schwäche und Erschlaffung der Genitalien findet sich bei *Ferrum metallicum* ebenfalls häufig. Auch die Menstruationsblutung wird von seiner Wirkung ergriffen. Reichliche, wässrige Blutung. Metrorrhagie oder unterdrückte Menses; Amenorrhö ohne jegliche Blutung, nur ein Weißfluss. Unterdrückte Menses mit großer nervöser Erregung, gerötetem Gesicht, Schwäche und Herzklopfen. Prolaps der Vagina. Unempfindlichkeit der Vagina während des Koitus. Metrorrhagie. Die Menses ist zu früh und zu reichlich, sie dauert zu lang.

Atemwege und Husten
Erschwertes Atmen. Schmerzen und Beschwerden in der Brust. Schweratmigkeit mit dem Gefühl einer großen Last auf der Brust. Erstickungsanfälle nachts. Katarrhalische Zustände der Atemwege. Kongestion der Brust. Atemnot. Krampfartiger Husten, wie bei Keuchhusten, tritt in heftigen Anfällen auf. Husten nach jeder Mahlzeit, mit Würgen und Erbrechen des gesamten Mageninhalts. Husten wird im Kopf verspürt. Husten schlimmer durch zu viel Konsum von Weinbrand, Tabak oder Tee. Husten nach Flüssigkeitsverlust, z. B. nach Blutungen. Brustbeschwerden nach Uterusblutung und anderen Hämorrhagien. Aushusten von Blut. Lungenblutung. Das Mittel ist hilfreich bei Leuten, die durch Masturbation geschwächt sind und die zu Tuberkulose neigen.

Brust und Herz
Herzklopfen durch Schreck, Erregung oder Anstrengung. Verlangsamte Herztätigkeit mit schnellendem Herzimpuls. Fettige Herzdegeneration. Puls beschleunigt *gegen Abend.* Pulsieren durch den ganzen Körper, Gefühl wie von kleinen Hämmerchen.

Rücken und Extremitäten
Rheumatische Gliederschmerzen, besser durch Wärme und sanfte Bewegung, schlechter durch Kälte, Anstrengung oder schnelle Bewegung. Schmerzen im Deltamuskel werden bei dem Mittel häufiger erwähnt als Schmerzen in anderen Teilen, aber Schmerzen in diesem Bereich sind nicht ausgeprägter als Schmerzen

anderswo. Reißende Schmerzen durch die Glieder. *Unfähigkeit, den Arm zu heben. Lähmungsartige Schmerzen*, d. h. die Schmerzen rufen Taubheitsgefühl hervor. Schmerzen mit Gefühl, als ob er die Kraft verlieren würde, die Teile zu bewegen. Heftige Schmerzen im Hüftgelenk kommen ebenso häufig vor wie die Schmerzen in der Schulter. Lippe schreibt: „Rheumatismus in der linken Schulter", aber er kommt genauso häufig auch in der rechten Schulter vor. *Rheumatische Schmerzen beidseitig in den Deltamuskeln*. Heftiger Schmerz in den Muskeln und entlang der Nerven. Kneifender Schmerz im rechten Deltoid, bohrender Schmerz in der rechten Schulter, schlechter durch Bewegung und den Druck der Bettwäsche, besser durch Wärme. Reißende und stichelnde Schmerzen. Die *Ferrum*-Schmerzen setzen nachts ein, denn der Patient versucht, sich im Bett ruhig zu verhalten. *Ferrum-Schmerzen setzen in Ruhe ein*. Wenn sich der Patient tagsüber behutsam bewegt, sind die Schmerzen geringer. Kälte der Glieder, und dann wieder Hitze der Handflächen und Fußsohlen wechseln sich ab. Bei all der Schwäche und Erschöpfung kommt es zu wassersüchtigen Zuständen, sodass Hände und Füße anschwellen.

Fieber und Schweiß

Abendlicher Frost oder Frösteln mit Fieber, kalte Hände und Füße, gerötetes Gesicht. Eiskalte Füße im Frost. Frost besser nach dem Essen. Durst mit dem Frost. Reichlicher Schweiß, der die Wäsche gelb färbt. Sämtliche Symptome verschlechtern sich beim Schwitzen. Nachtschweiße mit starkem Geruch. Alle Fiebersymptome bessern sich durch langsames Umherbewegen. Das Mittel ist angezeigt bei intermittierendem Fieber nach Missbrauch von Chinin.

Anmerkung Exkurs

In den Arzneimittellehren steht, dass *Ferrum* ein Mittel für Diarrhö im Endstadium von Tuberkulose ist. Nun, das stimmt zuweilen, wenn der Patient auf den Tod vorbereitet ist. *Ferrum* wird die Diarrhö stoppen, aber anschließend wird der Patient nicht mehr lange zu leben haben. Die Diarrhö ist nicht außergewöhnlich schmerzhaft. Sie ist beschwerlich, aber schmerzlos, und auch die Nachtschweiße sind schmerzlos. Unterdrücken Sie diese nicht, denn man sollte sie so belassen wie sie sind. Lassen Sie den Patienten einem friedlichen Ende entgegentreten. Das beste Mittel für Diarrhö im Endstadium von Tuberkulose ist *Saccharum lactis* als Rohsubstanz, in kleinen Mengen verordnet und so oft wie vom Patienten und den Umstehenden benötigt.

Ferrum phosphoricum — Ferr-p.

Eisenphosphat. $Fe_2(PO_4)_2$.

Allgemeines

Das Mittel ist angezeigt bei großer Schwäche mit Verlangen, sich hinzulegen. Nervosität nachts. Rheumatische Zustände. Während Dr. Schüßlers Nachfolger die Arznei im ersten Stadium von Entzündungsfieber anwendeten, sind die höheren Potenzen bei chronischen Krankheiten hilfreich. Es ist ein tief wirkendes

Antipsorikum, es steht *Ferrum metallicum* und *Phosphoricum acidum*, aus denen es zusammengesetzt ist, in nichts nach. Viele Jahre lang habe ich mich an die Indikationen Dr. Schüßlers gehalten, aber mit Hilfe von neuen Prüfungen, homöopathischen Verschlimmerungsreaktionen und klinischer Erfahrungen, weist mir die folgende Symptomauflistung den Weg zur Verordnung dieses wertvollen homöopathischen Heilmittels.
Manche Beschwerden verschlechtern sich morgens, manche nachmittags, andere wiederum treten abends und nachts bzw. nach Mitternacht auf. Der Patient ist empfindlich gegen frische Luft, und viele seiner Symptome verschlechtern sich im Freien. Die bemerkenswertesten Merkmale des Mittels sind Anämie und Bleichsucht (wie bei *Ferrum metallicum*). Die allgemeine körperliche Angst entspricht eher *Phosphoricum acidum*. Mangel an Lebenswärme, sowie Verschlimmerung in kalter Luft und durch Kaltwerden. Erkältet sich ständig. Kongestion des Kopfes und innerer Organe, mit Fieber und gerötetem Gesicht. Die allgemeine Schwäche ähnelt dem Zustand geringer Vitalität bei ererbter Schwindsuchtneigung. Ödematöse Zustände. Beschwerden verschlechtern sich nach dem Essen und durch körperliche Anstrengung. Ohnmachtsanfälle. Auch kalte Getränke rufen Symptome hervor. Verschlimmerung durch saure Speisen. Vaskuläre Völle und Erweiterung der Venen. Hämorrhagische Zustände sind ein charakteristisches Merkmal, wie bei *Ferrum metallicum, Phosphoricum acidum* und *Phosphorus.* Auch die Nervosität bei Hysterie und Hypochondrie zeigt sich bei diesem Mittel. Wundheitsgefühl im ganzen Körper, besonders jedoch in den kongestionierten Teilen; mit Verschlimmerung durch Erschütterung und Gehen. Beschwerden durch Verheben, Überanstrengung der Muskeln sowie Verstauchungen. Viele Symptome verschlechtern sich beim Liegen im Bett und in der Ruhe, sie bessern sich durch langsames Umhergehen (wie *Ferrum metallicum*); die ausgeprägte Mattigkeit jedoch zwingt ihn, sich hinzulegen. Bewegung im Sinne einer Anstrengung verschlechtert die Beschwerden, aber langsame Bewegung bessert sie. Gefühllosigkeit einzelner oder erkrankter Körperteile. Blutandrang in Körper und Kopf. Stechende, reißende Schmerzen. Abwärts reißende Schmerzen. Pseudoplethora. Heftiges Pulsieren durch den ganzen Körper und im Kopf. Kräftiger, voller, beschleunigter Puls. Allgemeine Überempfindlichkeit, Empfindlichkeit gegen Schmerz. Stehen verschlechtert viele Beschwerden. Zittern der Glieder. All das zusammen ergibt ein breit und tief wirkendes Mittel. Bei *Ferrum phosphoricum* tritt ausgeprägter Zorn auf, bis hin zu Gewalttätigkeit; es erzeugt Schwäche, Kopfschmerz, Zittern, Schweiß und andere nervöse Manifestationen. Angst nachts; nach dem Essen; während Fieber; als ob er jemandem großes Unrecht angetan hätte; mit Furcht; um die Zukunft. Hypochondrische Angst. Vergnügt, gesprächig und ausgelassen. Ungewöhnliche Erregung, vermischt mit Traurigkeit. Die Arznei wurde bei Delirium tremens angewendet. Abneigung gegen Gesellschaft, fühlt sich besser beim Alleinsein. Der Patient kann sich nicht konzentrieren, nachdenken oder gewöhnliche Fragen beantworten. Unfähigkeit zu studieren bzw. zu lernen. Geistige Verwirrung beim Versuch zu denken; morgens; abends; nach dem Essen; besser durch Waschen des Gesichts mit kaltem Wasser. Ist mit allem unzufrieden, was er besitzt, und mit seiner Umgebung. Sehr erregbar abends. Aufgrund der Völle im Kopf befürchtet er,

einen Schlaganfall zu bekommen. Furcht vor Gehen in einer Menschenmenge; vor dem Tod; dass ihm ein Übel zustoßen werde; vor Unglück; vor Menschen. Vergesslich. *Ferrum phosphoricum* ist ein exzellentes Mittel für hysterische Mädchen, sofern die anderen Symptome übereinstimmen.

Geist und Gemüt

Zahlreiche Gedanken und außergewöhnliche Geistesklarheit (*Coffea*). Extreme Gleichgültigkeit gegen jegliches Vergnügen und gegen aufregende Ereignisse. Abneigung gegen Arbeit. Aufgrund des Symptoms „Sauen fressen ihre Jungen auf" könnte man auch bei Wochenbettpsychose an dieses Mittel denken. Die Pathogenese umfasst so viele Anzeichen zerebraler Hyperämie, warum also nicht auch Psychosen? Reizbarkeit. Stimmungsschwankungen. Mürrisch. Stur. Ruhelosigkeit nachts im Bett; wirft sich im Fieber oft umher. Traurigkeit abends; vor den Menses. Übermäßige Empfindlichkeit gegen Geräusche. Benommenheit. Abneigung gegen Reden; Denken; geistige Arbeit. Weinen.

Kopf und Schwindel

Schwindel durch Hyperämie des Gehirns; nachmittags; während Frost; beim Schließen der Augen; während Kopfschmerz; beim Sehen nach unten; während den Menses; beim Aufrichten; beim Aufstehen aus dem Bett. Schwindel mit Neigung nach vorne zu fallen. Schwindel wie berauscht. Schwindel mit Übelkeit. Taumelt beim Gehen, mit Schwinden des Sehvermögens. Gefühl, als ob der Kopf nach vorn gedrückt wird, beim Gehen.
Kältegefühl im Kopf. Der Scheitel ist empfindlich gegen kalte Luft. Hyperämie des Gehirns. Gefühl von Zusammenschnürung der Kopfhaut. Leeregefühl im Kopf; während den Menses. Völlegefühl im Kopf. Haarausfall. Der Kopf fühlt sich heiß an. Hitzewallungen, und rotes Gesicht. Hitze im Kopf; Scheitel; während den Menses. Gefühl wie von einem Gewicht in Stirn und Hinterkopf. Jucken der Kopfhaut. Kopfschmerz; morgens im Bett; nachmittags; abends. Kalte Luft bessert die allgemeinen Kopfschmerzen, Treppensteigen verschlechtert sie. Blindmachende Kopfschmerzen. Katarrhalische Kopfschmerzen. Kopfschmerz während Fieberfrost, schlechter beim Schließen der Augen, besser durch kalte Anwendungen; mit Schnupfen; Verschlechterung beim Husten, nach dem Essen, durch Erregung. Kopfschmerz während den Menses, schlechter durch Licht und Geräusche; bei Bewegung; durch Bewegen des Kopfes. Hämmernder Kopfschmerz. Kopfschmerz schlechter durch Erschütterung. Der Patient muss sich hinlegen, und Liegen bessert die Kopfschmerzen. Anfallsweise auftretende Kopfschmerzen. Druck bessert den Kopfschmerz. Pulsierender Schmerz. Fahren im Wagen verschlechtert die Kopfschmerzen. Kopfschmerz schlechter durch Sitzen, Bücken, Gehen. Einhüllen des Kopfes erzeugt oder verschlechtert den Kopfschmerz. Pulsieren in Kopf und Schläfen, schlechter auf der rechten Seite. Kopfschmerz mit heißem, rotem Gesicht und Erbrechen von Speisen. Heftiger Stirnkopfschmerz mit Nasenbluten, welches bessert. Die Kopfschmerzen betreffen insbesondere die rechte Stirnseite, schlechter morgens beim Erwachen; abends; durch Husten; besser im Freien. Schmerz über den Augen. Schmerz im Hinterkopf; beim Husten; bei Erschütterung; während den Menses. Schmerzen

in den Seiten des Kopfes und in den Schläfen, im Scheitel. Schmerz im Scheitel, während reichlicher Menses. Bohrender Schmerz in den Schläfen. Berstender Kopfschmerz. Drückender Schmerz im gesamten Kopf; Stirn; Stirnhöcker; Schläfen. Drückender Schmerz im Scheitel, wie von einem Stein. Herausdrükkender Schmerz. Wundheitsgefühl von Kopfhaut, Hinterkopf, Scheitel. Stechende Kopfschmerzen; in Stirn; über den Augen; Seiten des Kopfes; Schläfen; Scheitel. Stechender Schmerz im Hinterkopf, erstreckt sich zur Stirn. Reißende Kopfschmerzen. Allgemeines Pulsieren im Kopf, schlechter durch Bewegung und Bücken. Starkes Pulsieren in der Stirn; im Hinterkopf beim Bücken; in den Schläfen; im Scheitel. Stöße im Kopf.

Augen

Absonderung von Schleim aus den Augen. Konjunktivitis mit Photophobie. Blindheit beim Bücken. Blutgefäße in den Augen vergrößert. Tränenfluss. Lider halb geöffnet. Schmerzen in den Augen; intensives Wehtun, Brennen. Sandgefühl in den Augen. Stechende Schmerzen. Gefühl, als ob die Augen heraustreten. Röte der Konjunktiva, der Augäpfel und der Lider. Eingefallene Augen. Schwellung der Lider. Gelbe Skleren. Vergehen der Sicht wie bei Ohnmacht.

Ohren

Eitrige Otorrhö. Jucken im Ohr. Ohrgeräusche; Brausen; Summen; Brummen, Klingeln und Singen. Katarrh der Eustachischen Röhre. Entzündliche Ohrenschmerzen. Otitis media. Schmerzen tief im Ohr. Ziehender, stechender Schmerz. Schmerzhaftigkeit und Schwellung der Parotis. Empfindlichkeit gegen Geräusche. Schwerhörigkeit.

Nase

Katarrh. Schnupfen; mit blutiger Absonderungen. Borken bilden sich in der Nase. Absonderung wund machend, eitrig. Bei der Verordnung des Mittels entsprechend der Schüßlerschen Biochemie in niederen Potenzen wurde sein Einsatz auf das akute Schnupfenstadium begrenzt. Für die homöopathische Anwendung hingegen taugt diese Einschränkung nicht. Oder wer käme auf die Idee, *Ferrum metallicum, Phosphoricum acidum* oder *Phosphorus* auf die ersten Stadien einer akuten Erkrankung zu beschränken?
Nasenbluten bei Schnupfen, während Fieber oder Kopfschmerz, wenn der Kopf heiß und voll ist. Nasenbluten morgens, beim Schneuzen der Nase, beim Husten. Häufiges Niesen.

Gesicht

Bleichsüchtiges Gesicht. Dunkle Ringe unter den Augen. Erdfahles, blasses Gesicht. Blasse Lippen. Rotes Gesicht abwechselnd mit Blässe. Umschriebene Wangenröte. Rotes Gesicht während Fieber; bei Kopfschmerz. Gelbe Gesichtsfarbe. Leberflecke. Trockenheit der Lippen. Hitze des Gesichts; Hitzewallungen; beim Sizten; bei Zahnschmerz; bei Schmerz. *Hippokratisches* Gesicht. Entzündung und Schwellung der Parotis. Schmerz im Gesicht, durch Entzündung des Zahnfleischs, Neuralgie, besser durch kalte Anwendungen, schlechter bei

Bewegung. Pulsierende, stechende Schmerzen. Schweiß im Gesicht. Eingefallenes Gesicht. Ödematöse Schwellung, durch Zahnschmerz.

Mund und Zähne

Blutungen aus Mund und Zahnfleisch. Zunge dunkelrot und geschwollen; weiß. Trockener Mund. Entzündung von Zahnfleisch, Fauces, Zunge und Tonsillen. Zahnschmerz, mit rotem, heißem, geschwollenem Zahnfleisch; besser durch Halten von kaltem Wasser im Mund, schlechter durch warme Sachen. Zahnschmerz nach dem Essen. Brennen der Zunge. Speichelfluss. Mundgeschmack fade, eitrig, süßlich.

Hals

Zusammenschnürungsgefühl im Hals. Röte und Entzündung von Rachen und Tonsillen. Geschwollene Tonsillen. Hitzegefühl im Hals. Kloßgefühl im Hals. Halsschmerz beim Schlucken. Brennen im Hals. Wundheitsgefühl.

Magen

Appetit vermindert oder fehlt völlig. Heißhunger ohne Genuss der Speisen. Abneigung gegen Speisen, Fleisch, Milch. Verlangen nach sauren Sachen. Auftreibung des Magens nach dem Essen. Aufstoßen, nach dem Essen. Bitteres, leeres, fauliges, saures Aufstoßen. Aufstoßen von Speisen. Aufschwulken von Wasser. Völlegefühl nach dem Essen. Hitze im Magen. Schluckauf. Verdauungsstörung. Gastritis. Übelkeit nach dem Essen, während Schwangerschaft. Plötzliche Anfälle von Übelkeit, können jeden Moment einsetzen; wecken den Patienten manchmal aus dem Schlaf; dauern kurzzeitig an. Übelkeit wird im Hals verspürt. Übelkeit beim Gehen. Magenschmerz nach dem Essen. Brennen im Magen. Magenkrämpfe. Druck im Magen nach dem Essen. Wundheitsgefühl. Großer Durst auf Wasser. Erbrechen; morgens; beim Aufstehen; beim Husten; nach dem Trinken; nach dem Essen; während Fieber; bei Kopfschmerz; in der Schwangerschaft; beim Fahren im Wagen. Heftiges Erbrechen; von Blut; Speisen; grün; sauer. Erbrechen bei Entzündung und Schmerz im Magen.

Abdomen

Das Abdomen ist aufgetrieben, Leber und Milz sind vergrößert. Viel Flatulenz, Völle, Rumoren und Gurgeln im Bauch. Das Abdomen ist hart. Gefühl wie von einem Gewicht im Bauch. Peritonitis. *Ferrum phosphoricum* ist bei vielen Leberbeschwerden das Heilmittel. Heftiger Schmerz im Darm; anfallsweise; morgens; abends; nachts; beim Husten; während Diarrhö; nach dem Essen; während den Menses; vor Stuhlgang; beim Gehen. Schmerz im Darm, als ob die Menses einsetzen würden. Schmerz im Hypochondrium, in der Leber. Krampfartige, kolikartige Bauchschmerzen. Herabdrängendes, drückendes Gefühl. Schmerz wie wund und zerschlagen. Spannung.

Rektum und Stuhl

Verstopfung mit schwierigem Stuhlgang. Gefühl von Zusammenschnürung des Afters. Diarrhö; morgens; nachmittags; nachts; nach Mitternacht; nach dem Essen. Schmerzlose Diarrhö. Blähungen. Blutungen aus dem After, aus Hämorrhoiden. Hämorrhoiden, äußerlich. Unwillkürlicher Stuhlabgang. Jucken des Afters. Feuchtigkeit am Anus. Schmerz im Rektum während Stuhlgang; bei Ruhr und Fieber. Brennen während und nach Stuhlgang. Tenesmus. Anhaltender Schmerz im Rektum durch Entzündung, schlechter durch Druck auf den Magen. Analprolaps, während Stuhlgang. Erfolgloser Stuhldrang. Der Stuhl ist wund machend, blutig, braun, hart, lienterisch, schleimig, dünn, wässrig. Häufige Stuhlentleerungen. Grüner, schleimiger oder wässriger Stuhl.

Harnwege und Urin
Blutungen aus Harnblase oder Harnröhre. Blasenentzündung mit Fieber. Schmerz in Blase und Blasenhals. Tenesmus. Harndrang; anhaltend; häufig; mit Schmerz in Blasenhals und an der Penisspitze; muss sofort urinieren, was den Schmerz bessert; schlechter beim Stehen. Harndrang nur tagsüber. Plötzlicher Harndrang. Muss sich beeilen, um auf die Toilette zu kommen, ansonsten geht Urin ab. Häufiges Urinieren. Unwillkürliches Wasserlassen tagsüber, besser im Liegen; nachts im Schlaf; beim Husten; beim Gehen. Nierenschmerz mit Fieber. Urin eiweißhaltig; blutig; brennend; wird trüb beim Stehen lassen; dunkel; rot; reichlich bei Kopfschmerz; riecht wie Ammoniak; spärlich; viel Sediment; schleimig; viel Harnsäure; hohes spezifisches Gewicht.

Männliche Geschlechtsorgane
Postgonorrhoische, schleimige Harnröhrenabsonderung. Gonorrhö mit Hitzegefühl in der Harnröhre, im Entzündungsstadium; spärliche, wässrige oder schleimige Absonderung. Blutungen aus der Harnröhre. Brennen in der Harnröhre während der Miktion. Beschwerliche nächtliche Erektionen und Samenergüsse. Erektionen schwach oder völlig ausbleibend. Sexuelles Verlangen vermehrt oder völlig fehlend.

Weibliche Geschlechtsorgane
Bei Frauen kommt es zu leicht veränderten Symptomen, mit Abneigung gegen Koitus oder stark vermindertem Sexualverlangen. Neigung zu Abort. Leukorrhö; wund machend; vor den Menses; milchig; dünn; weiß. *Ferrum phosphoricum* ist insbesondere angezeigt bei bleichsüchtigen Mädchen. Amenorrhö. Monatsblutung hellrot; klumpig; reichlich oder spärlich; dunkel; zu häufig; intermittierend; unregelmäßig; verspätet; schmerzhaft; blass; lang anhaltend; dünn; wässrig. Unterdrückte Menses. Metrorrhagie. Schmerzen in der Vagina während des Koitus. Dysmenorrhö mit Fieber und rotem Gesicht. Herabdrängendes Gefühl in den Beckenorganen, mit dumpfem Schmerz im Bereich der Eierstöcke. Uterusprolaps. Sterilität. Empfindlichkeit der Vagina.

Atemwege und Husten
Akuter Katarrh der Luftwege. Entzündung des Kehlkopfs, mit Schleim, rohem Gefühl und Rasseln in der Brust, Fieber und rotem Gesicht. Schleimansammlung in Kehlkopf und Luftröhre. Trockenheit, Brennen, Rauheit im Kehlkopf. Heiserkeit bei Schnupfen. Stimme schwach. Stimmlosigkeit.

Asthmatische Atmung. Krampfartiges Asthma. Atemnot; abends; nachts; mit Husten; beim Liegen. Rasselnde Atemgeräusche. Kurzatmigkeit. Erstickende Atmung. Stechen in der Brust beim tiefen Einatmen.
Husten tagsüber; morgens beim Aufstehen; abends; nachts. Husten schlechter durch kalte Luft. Husten asthmatisch; akut. Kurzer, krampfartiger und sehr schmerzhafter Husten. Tiefes Einatmen verschlechtert den Husten. Anhaltender Husten, mit Schnupfen. Trockener Husten. Husten nach dem Essen; erschöpfend; mit Fieber. Hüsteln. Husten durch Reizung in Kehlkopf und Luftröhre. Lockerer Husten. Husten schlechter durch Liegen; Reden. Husten im Bett. Anfallsweise auftretender Husten. Husten mit rasselnden Atemgeräuschen. Krampfhusten. Kitzelhusten. Quälender Husten, schlechter beim Gehen. Keuchhusten. Husten beim Berühren des Kehlkopfes oder Beugen des Kopfes nach vorn. Vermehrter Husten durch Erkältung bei Schwindsucht.
Auswurf tagsüber; morgens. Auswurf blutig, hellrot, dunkel, reichlich oder spärlich, schwierig, schaumig, grünlich, schleimig, übel riechend, eitrig, dick, zäh, weißlich, gelb.

Brust und Herz
Angstgefühl in Brust und Herzregion. Bronchialkatarrh. Blutandrang zur Brust. Zusammenschnürungsgefühl in Brust und Herz. Völlegefühl. Lungenblutung. Hitze in der Brust. Entzündung der Bronchiengänge, Lunge und Pleura. Brustbeklemmung. Schmerzen in der Brust beim Husten, beim Einatmen. Schmerzen in den Seiten der Brust, beim tiefen Einatmen. Wundheitschmerz in der Brust beim Husten. Stiche in der Brust, Seiten der Brust, beim Husten; schlechter durch Husten und Atmen. Rechsseitige Pleuritis. Herzklopfen nachts, mit Angst. Herzklopfen bei Anstrengung und Bewegung, beim Sitzen, beim schnellen Gehen. *Ferrum phosphoricum* ist ein wertvolles, wenn auch nur vorübergehend einzusetzendes Mittel bei akuten Erkältungen im Verlaufe von Schwindsucht, ebenso bei akuter Schwindsucht. Krämpfe in der Brust mit Erstickungsgefühl, Fieber und gerötetem Gesicht. Rheumatismus im oberen Brustbereich.

Rücken und Extremitäten
Kälte im Rücken. „Verrenkung" in Nacken oder Rücken. Rückenschmerz; nachts; während den Menses; bei Bewegung; beim Aufstehen vom Sitzen; beim Sitzen; beim Gehen. Schmerz in der Zervikalregion, zwischen den Schulterblättern. Schmerzen in der Lumbalregion während den Menses. Intensiver, unbestimmter Rückenschmerz. Stechende, reißende Rückenschmerzen. Nackensteife.
Kälte der Extremitäten. Kalte Hände und Füße. Kalte Füße; abends im Bett; während Kopfschmerz. Kontraktion der Finger als Folge von Rheumatismus. Krämpfe in Oberschenkeln, Unterschenkeln, Waden, Füßen. Blaue Fingernägel. Heiße Hände, Handflächen, Fußsohlen. Schwere der Glieder. Entzündung der Gelenke. Gefühllosigkeit von Händen und Fingern, Unterschenkeln, Füßen. Rheumatischer Schmerz in rechter Schulter und Oberarm; ziehend; schlechter durch heftige Bewegung des Armes, besser durch sanfte Bewegung (*Ferrum metallicum*); mit Berührungsempfindlichkeit des Armes. Gefühl wie abgestorben in der rechten Hand, kann mit ihr nichts heben. Akuter Rheuma-

tismus des rechten Schultergelenks; rot, geschwollen und wund schmerzend. Rheumatismus des rechten Deltamuskels; des Handgelenks; des Kniegelenks, mit Fieber. Gichtige Gelenkbeschwerden. Ischialgie. Schmerz in den Oberschenkeln. Wunder Gliederschmerz, wie zerschlagen. Stechende Schmerzen in den Extremitäten; Arme; Schultern; Hüften. Reißende Schmerzen in Schultern; Oberarmen; Hüften. Schießender Schmerz in beiden Knien, erstreckt sich die Beine nach unten, mit Fieber. Ruhelosigkeit der Beine. Steifheit der Arme; Füße. Gelenkschwellung; Arme; Unterarme; Hände; Füße. Ödematöse und rheumatische Schwellung. Große Schwäche der Glieder, Gelenke, Knie, Unterschenkel. Der Rheumatismus geht von einem Gelenk auf das andere über, schlechter durch die geringste Bewegung.

Schlaf

Zahlreiche Träume; ängstliche, verwirrte, lebhafte Träume; vom Versagen. Alpträume. Spätes Einschlafen. Ruheloser Schlaf. Schläfrigkeit abends. Schlaflosigkeit vor Mitternacht, mit Schläfrigkeit. Wenn er einmal aufwacht, kann er nicht mehr einschlafen.

Fieber und Schweiß

Frost nachmittags; 13 Uhr; täglich. Frost nachts im Bett. Schüttelfrost. Das Fieber überwiegt jedoch. Fieber tritt zu jeder Zeit auf, mit Entzündung von Organen, Gelenken oder Schleimhäuten. Fieber ohne Frost. Trockene Hitze mit Durst. Hitzewallungen. Hektisches Fieber und Nachtschweiße. Innerliche Hitze. Remittierendes Fieber. Hitze nach Schlaf. Schweiß tagsüber, morgens; kalt und klebrig; mit großer Schwäche; bei der geringsten Bewegung; nach Fieber; reichlich; im Schlaf.

Haut

Brennen der Haut. Kälte der Haut. Abschuppung. Blasse, rote Haut. Trockene Haut. Ameisenlaufen. Große Empfindlichkeit der Haut. Wundheitsgefühl. Geschwüre. Kleine, schrumpelige Warzen.

Fluoricum acidum **Fl-ac.**

Fluorwasserstoffsäure, Flusssäure. *HF.*

Allgemeines

Es dauert lange, bis sich bei diesem Mittel während einer Arzneimittelprüfung die Symptome entwickeln. Es handelt sich um eine sehr tief wirkende Arznei, ein Antipsorikum, Antisyphilitikum und ein Antisykotikum. So langsam, wie sich die Symptome in der Prüfung entwickeln, so zögerlich setzt die Wirkung der Arznei ein. Es entspricht den am tiefsten sitzenden, langwierigsten und schwierigsten Krankheiten, den Miasmen, und passt daher zu sehr langsamen und schleichenden Krankheitsformen. Obwohl auch fieberhafte Wirkungen zum Wesen des Mittels gehören, sind dies nicht die häufigsten Beschwerden, für die es in Betracht kommt. Denn die typischste Fieberwirkung ist sehr langsam und schleichend. Es

entspricht Zuständen von Überhitzung des Organismus, alte Fälle von nächtlichen Fieberanfällen, die Woche für Woche und Jahr für Jahr einsetzen.
Für gewöhnlich sind *Fluoricum acidum*-Patienten warmblütig, aber es treten auch Zustände auf, die von Kälte geprägt sind. Abends und nachts scheint sich große Hitze im Körper zu bilden, ohne einhergehenden Anstieg der Körpertemperatur. Die Haut wird sehr heiß. Dem Patienten geht es oftmals schlechter durch warme Dinge, durch Zudecken und warme Luft; in einem warmen Zimmer bekommt er Erstickungsanfälle wie *Pulsatilla*. Er möchte Gesicht und Kopf in kaltem Wasser baden, was für ihn sehr wohltuend ist. Die Füße brennen und werden nachts unter der Bettdecke hervorgestreckt. Er sucht im Bett nach einer kühlen Stelle für seine Hände und Füße. Handflächen und Fußsohlen schwitzen, und der Schweiß ist scharf und wund machend; Wundheit durch Schweiß zwischen den Zehen. Der Schweiß ist übel riechend. Übel riechender, scharfer Schweiß zwischen den Zehen. Brennen, außergewöhnliche Hitze und scharfe, wund machende Absonderungen sind Begriffe, die zahlreiche Symptome näher bestimmen. Scharfer Tränenfluss oder sonstige Absonderungen aus dem Auge. Scharfes, wund machendes Nasensekret, wund machender Schweiß usw. Gefühl von Brennen und brennender Schmerz in einzelnen Körperteilen. Hitze bildet sich im Körper. Dies ist der chronische Zustand. Verschlimmerung durch Wärme, durch äußere und innere Wärme, gehört zur Pathogenese dieses Mittels. Ein weiteres, hervorstechendes Merkmal ist die Verschlimmerung durch Trinken von Tee oder Kaffee. Warme Getränke verursachen Diarrhö, Flatulenz oder Magenbeschwerden und rufen Verdauungsstörungen hervor, die sich auf verschiedene Arten manifestieren. Die Symptome verschlechtern sich beim Stehen und Sitzen, sie bessern sich an der frischen Luft.
Fluoricum acidum wirkt sehr tief. Es stört die funktionalen Abläufe, sodass es zu eigentümlichen Veränderungen an Nägeln, Haaren und an der Haut kommt; sie alle sind nur mangelhaft entwickelt. Sobald ein Mittel zu solchen Veränderungen in der Lage ist, dann wissen wir, dass das Mittel tief auf den Organismus einwirkt und eine lange Wirkungsdauer besitzt. Es kommt zu Krustenbildungen an einzelnen Stellen an der Haut, die anscheinend keine Heilungstendenz besitzen. Ein Schorf bildet sich, aber unter dem Schorf scheint das Gewebe nicht abzuheilen. Das Haar verliert seinen Glanz, fällt aus, und wenn man das einzelne Haar unter dem Mikroskop genauer betrachtet, dann scheint es nekrotisiert zu sein. Man kann kleine, ausgefranste Geschwürchen entlang des Haares erkennen. Die Haarspitzen sind trocken, das Haar wird stumpf, splittert und bricht, zerfranst büschelweise und wird glanzlos. Die Nägel sind verkrüppelt und länglich gefurcht; sie wachsen zu schnell, aber sie wachsen unregelmäßig, d. h. sie sind deformiert und verkrüppelt, an einigen Stellen zu dick, an anderen wiederum zu dünn; sie sind spröde und brechen leicht ab. An schlecht durchbluteten Stellen oder dort, wo die Haut dicht über dem Knochen oder Knorpel liegt, wie beispielsweise an den Ohrknorpeln und Gelenken, besteht eine Neigung zu allmählichem Verfall des Gewebes. Über dem Schienbein bilden sich Geschwüre. Die Durchblutung an Händen und Füßen ist schlecht, sie werden kalt. Abends jedoch kommt es aufgrund der zu dieser Zeit auftretenden fiebrigen Hitze im Körper zu Hitze und Brennen in

den Extremitäten. Morgens jedoch und tagsüber sind die Extremitäten kalt. Der Patient ist blass und kränklich, zuweilen wird er wächsern. Ödematöse Schwellungen bilden sich. Ödeme an den Extremitäten und insbesondere an den Beinen. Ödeme an bestimmten Körperteilen; am Penis. Wenn sich ein Patient mit derartig geschwächter Konstitution, der an Beschwerden im Bereich der Knochen oder des Knorpels leidet, mit Gonorrhö infiziert, kommt es zu einer enormen Schwellung des Penis, die sich scheinbar durch nichts beeinflussen lässt. *Fluoricum acidum* heilt diese Schwellung. *Cannabis sativa* hat dasselbe Symptom, es ist jedoch hauptsächlich bei kräftigen, robusten Konstitutionen hilfreich. *Fluoricum acidum* wird die Manifestation des Trippers, die Bildung von Feigwarzen bei sykotischen Patienten verhindern. Es ist ohnehin ein Heilmittel bei Feigwarzen. Es erzeugt und heilt verhärtete, trockene Warzen und trockene Schorfe an der Haut, sowie rupiaähnliche Schorfe. Es ist von Nutzen bei syphilitischer Rupia.
Knochenaffektionen sind ein hervorstechendes Merkmal bei *Fluoricum acidum*. Nekrose, insbesondere der langen Röhrenknochen, aber auch der Ohrknöchelchen. Das Mittel ruft eine übel riechende, scharfe Otorrhö hervor. Es erzeugt übel riechende Ozaena, sowie wund machende Nasenabsonderung mit Nekrose der Nasenknochen. Es ist analog zu *Silicea* und gleichzeitig eines seiner natürlichen Folgemitteln in Fällen, in denen *Silicea* zu häufig von Behandlern wiederholt wurde, die nicht wissen, dass *Silicea* eine lange und nachhaltig wirkende Arznei ist, die am besten als Einzelgabe wirkt. *Fluoricum acidum* antidotiert nicht nur die Folgen von *Silicea*- Missbrauch, sondern folgt auch gut auf *Silicea*. Wenn Sie über etwas Praxiserfahrung verfügen, werden Sie über die pendelartige Wirkung zwischen Hitze und Kälte bei verschiedenen komplementären Arzneien erstaunt sein. Um dies zu verdeutlichen, werde ich die Arzneireihe beschreiben, der *Fluoricum acidum* zugeordnet wurde und in die es natürlicherweise gehört. Nehmen wir zunächst eine warmblütige Patientin, die andauernd – insbesondere jedoch abends – unter Hitze leidet, sei es durch zu warme Kleidung oder zu hohe Raumtemperaturen; eine Patientin, die niedergeschlagen und weinerlich ist, eventuell auch blondes Haar hat. Nun, Sie werden sagen, dass ich hier versuche, eine *Pulsatilla*-Patientin zu beschreiben. So weit, so gut; jeder kann das erkennen. Die *Pulsatilla*-Patientin ist warmblütig, aber nachdem Sie das Mittel verordnet haben, stellen Sie fest, dass die Patientin ins andere Extrem verfällt und fröstelig wird und sich warm anziehen möchte. *Silicea* ist das natürliche Folgemittel von *Pulsatilla*, und Sie werden staunen, wie oft eine Patientin nach dem *Pulsatilla*-Zustand in einen *Silicea*-Zustand übergeht. *Silicea* reicht tiefer in den Fall hinein, führt somit zu einer tieferen Heilung, und es ist das chronische *Pulsatilla*. Natürlich gibt es noch weitere Folgemittel von *Pulsatilla*, aber *Silicea* ist häufiger angezeigt als alle anderen. Kommen wir nun zum zweiten Schritt. Die Patientin ist von einem warmen in einen kalten Zustand übergegangen. Das Stadium der Überhitzung wurde verlassen, und die Patientin ist zu einer *Silicea*-Patientin geworden. Aber wenn *Silicea* eine Zeit lang verabreicht wurde, heilt es diesen Kältezustand, es beseitigt die Frostigkeit (bedenken Sie jedoch, dass *Silicea* zuweilen auch Anteile von *Pulsatilla* in sich trägt und manche Beschwerden durch Überhitzung verschlimmert werden); die

Patientin kommt unter *Silicea* wieder in diesen Wärmezustand zurück, wird warmblütig, möchte warme Kleider und Decken von sich werfen und will sich nur leicht zudecken. Dann ist es Zeit für das nächste Mittel aus dieser Reihe, nämlich für *Fluoricum acidum. Fluoricum acidum* folgt auf *Silicea* ebenso gut wie *Silicea* auf *Pulsatilla.* Sie bilden eine Dreiergruppe. Es gibt noch andere Mittel, die Dreiergruppen bilden, am häufigsten denkt man dabei an *Sulphur, Calcarea carbonica* und *Lycopodium*; *Sulphur, Sarsaparilla* und *Sepia*; sowie *Colocynthis, Causticum* und *Staphisagria.* Diese Mittel folgen einander und wechseln sich auf diese Weise gegenseitig ab. Lassen Sie sich aufgrund dieser Tatsachen jedoch nicht zu routinemäßigen Verordnungen hinreißen, es sei denn, die Symptome passen. Das Wissen um die Folgemittel hilft Ihnen jedoch, daran zu denken, dass Arzneien eine gewisse Ähnlichkeit besitzen. Es stimmt, dass sich *Pulsatilla, Silicea* und *Fluoricum acidum* auf ganzer Linie hinsichtlich der Natur ihrer Symptome ähnlich sind. *Pulsatilla* passt mehr bei akuten Störungen oder im Frühstadium einer chronischen Erkrankung, sozusagen bei den aktiveren oder heftigeren Manifestationen. Es kappt die Spitze der Erkrankung, woraufhin eine Arznei folgen muss, die dazu komplementär ist, wobei stets die aufkommenden Symptome in Betracht gezogen werden müssen. Es gibt Fälle, für die ein so tief wirkendes Mittel wie *Silicea* nachteilige Folgen hätte, wenn es gleich zu Beginn der Behandlung gegeben wird, d. h. es käme zu unnötigen Leiden. Aber wenn man mit *Pulsatilla* beginnt, kann man die Beschwerden lindern und auf *Silicea* sozusagen vorbereiten – vorausgesetzt, die Symptome der beiden Mittel stimmen überein. Bei sehr ernsthaften Erkrankungen greift man am besten zunächst zu *Pulsatilla*, und sowie das Mittel den Weg geebnet hat, lässt man *Silicea* nachfolgen.

Denken Sie an *Fluoricum acidum* bei bösartigen Knochenkrankheiten wie Nekrose und Karies, bei Fistelmund, Zahnfisteln, Tränengangsfisteln und Fisteln am After; bei Gewebsverkalkungen, Deformation der Nägel, Haare und Zähne; Affektionen der Oberschenkel- und Unterschenkelknochen, mit chronischen Fisteln zu den Knochen, aus denen Eiter herausläuft, der alle umliegenden Teile wund macht.

Die Patientin ist überempfindlich. Es geht ihr schlechter, wenn die Darmbewegungen nicht regelmäßig sind. Sie leidet, wenn die Monatsblutung etwas verspätet eintritt. Auch wenn dem Harndrang nicht unmittelbar nachgegeben werden kann, bekommt sie Beschwerden. In den *Leitsymptomen* heißt es: „*Kopfschmerz jeden Morgen, besser durch Urinieren*“. Das ist alles, was bei Hering darüber steht, aber es gibt ein analoges Symptom dazu, nämlich: „Wenn dem Harndrang nicht gleich nachgekommen wird, nimmt der Kopfschmerz zu und wird schlechter, bis der Patient uriniert.“ Dies ist ein eigentümliches Symptom, das bei einer Fallbearbeitung zuweilen auf *Fluoricum acidum* hinweist. Heftiger, kongestiver Kopfschmerz mit Klopfen und Vollheit. Heftiger Hinterkopfschmerz, schlechter durch Bewegung.

Wenn wir die tiefe Wirkung des Mittels in Betracht ziehen, werden wir darüber hinaus erkennen, dass es auch bei einigen Erkrankungen des Gehirns angezeigt ist. Bei Leuten, die sich geistig überarbeitet haben, die Tag und Nacht damit zugebracht haben, ein Geschäft zu eröffnen oder am Laufen zu halten, bei denen

das Gehirn andauernd beansprucht war, ist *Fluoricum acidum* möglicherweise das passende Mittel. Es ist auch hilfreich bei jungen Männern, die ihr Nervensystem durch häufige Masturbation geschwächt haben und die an Niedergeschlagenheit und Melancholie, einhergehend mit tiefer Traurigkeit, leiden. Insbesondere ist es angezeigt bei denjenigen Störungen im Organismus, die auftreten, wenn Männer häufig die Geliebte wechseln. Es kommt vor, dass ein Mann sich mit einer Frau allein nicht zufrieden gibt und sich immer eine andere Geliebte nimmt, sodass er schließlich zum Lüstling wird. Wenn ein junger Mann nicht von den Frauen lassen kann, dann ist es an sich noch nicht so schlimm, solange er sich nur an eine hält; kritisch wird es nur, wenn ihm die eine nicht mehr genug ist und er schließlich auf der Straße jedem weiblichen Wesen nachstellt, das vorübergeht. *Fluoricum acidum* ist das passende Mittel für diesen Zustand, ebenso wie *Picricum acidum* und *Sepia*; darüber hinaus sind diese Arzneien besonders angezeigt in jenem Zustand geistiger Erschöpfung und dem, was man als „ordinäres Gemüt" bezeichnet. Es zeigt sich beispielsweise beim Lebemann, der allen möglichen Dingen hinterher läuft, um seine Phantasien anzuregen. Anders hingegen trifft es den Mann, der mit seiner Frau zu Hause bleibt. Er bekommt eine Abneigung gegen seine Kinder, seine liebsten Freunde und gegen seine Frau, d. h. er hat all die edle, wahre und aufrichtige Zuneigung, Freundschaft und Kameradschaft verloren, wogegen er jedoch ankämpft. Ein aufrichtiger Mann sieht seine Frau als besten Freund an, bei dem er bleiben und den er nicht alleine zurücklassen würde. Für ihn ist das Zuhause das Schönste auf der Welt. Wenn dieser Mann jedoch in den Zustand verfällt, dass er das Zuhause verlassen möchte, dass ihn daheim alles stört und alles aufregt, dass er seine Kinder nicht mehr so liebt wie zuvor, dann benötigt er *Fluoricum acidum*. „Gefühl von Gleichgültigkeit gegenüber geliebten Menschen." Der *Sepia*-Zustand ist ähnlich, jedoch ist *Sepia* häufiger bei Frauen angezeigt. Die Frau sagt: „Herr Doktor, es gibt etwas, das ich sehr bedaure. Ich mag meine Kinder nicht mehr, mein Zuhause, meine Kollegen, meinen Ehemann und auch meine Freundinnen. Ich bin irgendwie wie entfremdet." Dies ist die Aussage einer *Sepia*-Patientin. Dass ein Mann in einem derartigen Zustand häufiger *Fluoricum acidum* benötigt, die Frau eher *Sepia*, ist jedoch nicht zwangsläufig der Fall. *Sepia* entspricht zumeist Beschwerden von Uterus und Ovarien bzw. Frauenleiden (vgl. *Calcarea carbonica*)
Zu *Fluoricum acidum* gehört übermäßiger sexueller Erethismus. Der Patient wird von Erektionen die ganze Nacht über wach gehalten. Dieser lüsterne Zustand drängt sich ihm auf, und zwar nicht nur, wenn er mit einer Frau zusammen ist, sondern er ist immer vorhanden. Zu Begin einer Gonorrhö wird dieser Zustand von Priapismus und heftigem, unkontrollierbarem Sexualtrieb mit Schwellung der Vorhaut zuweilen von *Fluroricum acidum* beseitigt. Es kann jedoch auch sein, dass dieser Priapismus nach *Cantharis* verlangt, aber dieses Mittel unterscheidet sich von seinem Wesen her völlig von *Fluoricum acidum.*

Geist und Gemüt

Schweigsamkeit und Stille; sitzt da und sagt überhaupt nichts. Diese Schweigsamkeit ist ähnlich wie bei *Pulsatilla*, und sie zeigt sich oftmals bei Geisteskranken, die in der Zimmerecke sitzen und den ganzen Tag überhaupt nichts reden. Sie geben kein einziges Wort von sich und antworten kaum, wenn man sie anspricht. Eine Patientin sitzt in der Zimmerecke und macht überhaupt nichts; sie isst, wenn man ihr Speisen anbietet und wird auf ihr Zimmer gebracht, wenn es an der Zeit ist. Sie widersetzt sich niemandem und antwortet nicht. Solch einen Zustand finden wir bei *Pulsatilla*, und es ist eng verwandt mit diesem Mittel. Es hat etwas Psychotisches an sich, es handelt sich jedoch vorwiegend um Ermüdung und Erschöpfung des Gehirns. Geistige Erschöpfung durch Überarbeitung oder durch sexuelle Ausschweifungen.

Anmerkung Exkurs

Fluoricum acidum passt nach *Silicea* bei Rückenmarksbeschwerden, die mit Lähmung, Zittern und Taubheit in den Fußsohlen einhergehen. Es wird häufig das Fortschreiten von strukturellen Nervenerkrankungen aufhalten und verhindern, dass sich die Situation verschlimmert.
Ein herausragendes und hilfreiches Merkmal dieser Arznei ist seine Fähigkeit, Varizen und variköse Geschwüre zu erzeugen. Überall werden die Venen varikös, besonders jedoch am Unterschenkel, und zwar insbesondere nach einer Schwangerschaft. Hämorrhoiden treten nach dem Stuhlgang hervor. Anus und Rektum prolabieren und es kommt aufgrund der Hämorrhoiden zur leichten Blutung. Variköse Zustände mit sehr alten Geschwüren an den unteren Extremitäten. Die Varizen werden geschwürig. Sie können vielleicht vorhersagen, welche Art von Geschwür und welche Arten von Geschwürrändern *Fluoricum acidum* erzeugen wird. Wir sehen die schwache Blutzirkulation, die Neigung zur Bildung von harten Krusten und verhärteter, horniger Haut und Hautausschlägen. Wir können jetzt also leicht mutmaßen, dass die entzündlichen Ränder eines Geschwürs verhärten, hart und glatt werden. Es handelt sich um alte, indolente Geschwüre. Wenn eine Stelle einmal aufgebrochen ist, verschließt sie sich nicht wieder. Bei einem Knochenbruch fügen sich die Knochenenden nicht wieder an einander, es kommt nicht zum Zusammenwachsen. Bei den Knochenbeschwerden und Geschwüren finden wir fötide, scharfe, dünne, wässrige Absonderungen. Zuweilen sind die Absonderungen auch sehr spärlich, dennoch aber scharf und machen die Umgebung wund. Erhabene Ausschläge und Schorfe um die Geschwüre.
Aufgrund der trägen Durchblutung könnte man glauben, dass ein Taubheitsgefühl vorhanden ist, was auch tatsächlich stimmt. Die Ohrmuscheln werden taub, die Kopfhaut wird taub, der Patient hat das Gefühl, als ob der Hinterkopf aus Holz wäre. Die Kopfhaut verliert ihr Empfindungsvermögen, das Haar fällt aus und es bilden sich Krusten. Die Extremitäten werden taub, es kommt zu Taubheit der Füße und Hände, die sich nach oben erstreckt. Taubheitsgefühl mit oder ohne Wassersucht. Taubheitsgefühl bei Rückenmarksbeschwerden, Gehirnerkrankungen. Taubheit in dem Glied, auf dem er nicht liegt.
„Milchschorf; trockene Schuppen; sehr starkes Jucken, kahle Stellen. Karies des Schläfenbeins; periodische Absonderung von übel riechendem Eiter. Die gesamte linke Kopfseite ist im Wachstum verzögert, das linke Auge erscheint kleiner." Dies ist zwar ein klinisches Bild, aber es ist sehr signifikant.
Die Verwendung des Mittels bei Syphilis darf nicht übergangen werden. Es sind langwierige Fällen mit Exostosen, Karies und Nekrose; Fälle, die mit Quecksilber

oder anderen Medikamenten behandelt wurden, bis sich Geschwüre entwickelt haben; oder es sind diejenigen Beschwerden der Nase, die wir so oft bei syphilitischen Zustände beobachtet haben. Der Patient schnaubt kleine Knochenstücke aus der Nase aus und leidet unter starkem Schmerz in der Nase. Die Nasenknochen sind allesamt zerstört und die Nase wird flach, als ob sie nur ein weicher Fleischklumpen mit Löchern darin wäre. Die Uvula ist abgefressen und die Tonsillen werden durch syphilitische Geschwüre durchlöchert. Langwierige, schleichende Arten von Geschwüren und Hautausschlägen. Die Zähne werden kariös, brechen ab oder ulzerieren an den Wurzeln. Fistelöffnungen bilden sich an den Zahnwurzeln und sezernieren andauernd. Diese Arznei hat oftmals das Geschwür an der Wurzel entfernt, die Fistelöffnung verschlossen, den Schmerz geheilt und den Zahn gerettet.

Hals

Chronische Geschwüre im Hals müssen bei *Fluoricum acidum* nicht gezwungenermaßen syphilitisch sein, jedoch ist es besonders hilfreich in den Spätstadien der Syphilis. Bei den frühen Geschwüren passt es nicht so gut wie bei denjenigen, die im Zusammenhang mit der tertiären Syphilis auftreten, mit Schwächezuständen, Gehirnerkrankung und nervösen Symptomen, die jahrelang andauern, wobei der Patient äußerlich als geheilt gilt. Sehr häufig kehren die Beschwerden dann im Hals in Form kleiner Gummata zurück. Insbesondere *Silicea* deckt einen solchen Zustand ab, und *Silicea* ist auch eines der nützlichsten Mittel gegen die Folgen von Quecksilber. In potenzierter Form sind *Silicea* und *Mercurius* einander feindlich, dennoch antidotieren Hochpotenzen von *Silicea* materielle Gaben von Quecksilber.

Magen

„Verlangen nach kaltem Wasser und andauernd hungrig." Oftmals klagt der Patient über ein „flaues" Gefühl im Magen. Er isst andauernd und es geht ihm durch Essen besser. Aber die Besserung hält wie bei *Jodum* nicht lange an und schon bald wird er wieder hungrig. Derartige Arzneien wirken sehr tief. Wir sehen, dass sie bis an die Wurzel der Assimilation und Nutrition reichen.
Der *Fluoricum acidum*-Patient hat ein Verlangen nach scharfen, gut gewürzten Speisen. Der Appetit muss bei ihm angeregt werden, er braucht einen Anreiz zum Essen. Zuweilen ist der Appetit sehr wechselhaft, und obwohl er einen überwältigenden Hunger verspürt, kann er nichts essen. Dennoch geht es ihm besser, wenn das Essen im Magen ist. Besserung nach dem Essen.

Rektum und Stuhl

Fluoricum acidum ist angezeigt bei den übelsten Arten von chronischer Diarrhö bei Personen mit dieser schwachen, matten Konstitution mit schleichenden Beschwerden. „Morgendliche Diarrhö." *Der Juckreiz am Anus ist manchmal sehr heftig.* Hervortreten des Anus beim Stuhlgang. Reichliche Blutung nach dem Stuhlgang. Obstipation mit Hämorrhoiden. Jucken um den und im Anus, im Perineum usw.

Abdomen
Diese Arznei passt auch zur Wassersucht bei Säufern. Häufig handelt es sich dabei um leberbedingte Ödeme. Alle Narben werden am Rand rot, umgeben von heftig juckenden Bläschen. Trockene, schuppige Ausschläge am Körper.

Fieber und Schweiß
„Gefühl, als ob heißer Dampf aus dem Poren des Körpers strömt." Diese Empfindung großer Hitze tritt besonders unter der Bettdecke auf, nicht bei Fieber. Der Patient hat kein Fieber, vielmehr ist es ein chronischer Zustand, bei dem er Hitze abgibt, ohne Durst oder Temperaturerhöhung.

Gelsemium sempervirens **Gels.**
Gelsemium lucidum; Falscher Jasmin. *Loganiceae.*

Allgemeines
Schaut man sich die Wetterbedingungen in rauen Klimazonen wie zum Beispiel Minnesota, Massachusetts oder Kanada an, stellt man fest, dass die dortigen Kälteperioden sehr intensiv sind und dass die Menschen, nachdem sie dieser Kälte ausgesetzt waren, sehr schnell heftige Beschwerden entwickeln. Auf diese Art entstehen Fälle von *Belladonna* oder *Aconitum. Gelsemium*-Beschwerden aber werden nicht auf diese Weise ausgelöst, noch beginnen sie auf diese heftige Art. Die Beschwerden von *Gelsemium* sind schleichender und beginnen mit einer gewissen Langsamkeit. Die Symptome einer *Gelsemium*-Erkältung zeigen sich erst einige Tage, nachdem der Patient der Kälte ausgesetzt war, während sich *Aconitum*-Erkältungen schon einige Stunden danach bemerkbar machen. Ein *Aconitum*-Kind, das während des Tages dem trockenen, kalten Wetter ausgesetzt war, bekommt noch vor Mitternacht einen Kruppanfall. Aber im Süden (der USA) entwickeln sich Krankheiten sehr langsam. Genau wie die Menschen selbst, so sind auch ihre Organfunktionen und ihre Reaktionen verlangsamt. Ihre Erkältungen entstehen nicht durch heftige Kälte, sondern durch Überhitzung. Daher bekommen sie Erkältungen und Fieberzustände, die einen schleichenden, malariaartigen Charakter haben. Sie leiden an Kopfschmerzen und Stauungsbeschwerden, die nicht plötzlich entstehen. Betrachten wir nun die klimatischen Bedingungen, die Menschen und das Tempo der Arzneien, dann sehen wir, dass sich *Gelsemium* für warme Klimazonen eignet, während *Aconitum* eher für ein kälteres Klima passend ist. Bestimmte akute Beschwerden des Nordens ähneln *Aconitum*, während ähnliche Beschwerden im Süden eher Symptome hervorbringen, die *Gelsemium* ähneln. Die Erkältungen und Fieberzustände milder Winter passen mit größerer Wahrscheinlichkeit zu diesem Mittel, während die Erkältungen und Fieberzustände, die in harten Wintern auftreten, eher zu *Belladonna* oder *Aconitum* passen. Tatsächlich treten bei *Aconitum* Beschwerden wie Fieber und Dysenterie auch bei heißem Wetter auf, diese unterscheiden sich von jenen Beschwerden, die im Winter auftreten.
Gelsemium wurde hauptsächlich bei akuten Beschwerden eingesetzt worden. Bei sich länger hinziehenden akuten Erkrankungen und bei solchen, die chro-

nischen Erkrankungen ähneln, ist es sehr hilfreich. Bei chronischen miasmatischen Krankheiten hingegen ist es nicht die passende Arznei. Trotz seines langsamen Beginns wirkt dieses Mittel nur recht kurz. In dieser Hinsicht verhält sich *Gelsemium* wie *Bryonia*. Die Beschwerden von *Bryonia* beginnen langsam, weshalb es sich auch für jene Fieberzustände eignet, wie sie in den südlichen Klimazonen vorkommen. Aber es kommt bei *Bryonia* ebenso zu plötzlichen und heftigen Beschwerden, wenn auch nicht in dem Ausmaß, wie wir es von *Belladonna* kennen.

Bei *Gelsemium* finden wir in der Hauptsache Stauungssymptome. Zerebrale Hyperämie, das Blut fließt in Richtung Gehirn und Rückenmark. Die Extremitäten werden kalt, während der Kopf und der Rücken warm sind. Die Symptome treten hauptsächlich im Gehirn und im Rückenmark auf. Im Kontext von Erkrankungen des Gehirns treten Krämpfe der Extremitäten, Verkrampfungen der Finger, Zehen und der Rückenmuskulatur auf. Kälte der Finger und Zehen; manchmal sind die Beine bis zu den Knien eiskalt, während der Kopf heiß und das Gesicht violett ist. Während des Blutandrangs ist das Gesicht violett und marmoriert. Die Augen sind prall gefüllt, die Pupillen sind erweitert (manchmal zusammengezogen). Die Augen befinden sich in einem Zustand von deutlichem Blutstau, begleitet von Tränenfluss und Zuckungen. Der Patient fühlt sich benommen und spricht dummes, zusammenhangloses Zeug, als wäre er in einem Delirium. Er ist vergesslich. So verhält es sich im Verlaufe eines intermittierenden Fiebers, das sich allmählich in Richtung eines Stauungsfrosts entwickelt. Eine ausgeprägte Kälte läuft vom unteren Bereich der Wirbelsäule den Rücken hinauf bis zum Hinterkopf. Der Patient erschaudert, als würde man ihm Eis den Rücken hinauf reiben. Auch die Schmerzen erstrecken sich den Rücken hinauf. Die Kälte der Extremitäten, die dunkelrote Gesichtsfarbe, die benommene Geistesverfassung, die glasigen Augen und die erweiterten Pupillen gehen einher mit einem Überstrecken des Kopfes und einer Steifheit der Nackenmuskulatur, sodass der Nacken nicht mehr gerade gehalten werden kann. Der Patient hat außerdem heftige Schmerzen den Rücken entlang nach oben und ein Kältegefühl in der Wirbelsäule. Solch ein Zustand erinnert an eine zerebrospinale Meningitis. Schmerzen an der Gehirnbasis und im Nacken. Alle Beschwerden werden begleitet von einer sehr heißen Haut, einer sehr hohen Körpertemperatur und Kälte der Extremitäten. Manchmal kündigen sich diese Beschwerden durch ein heftiges Frösteln an. *Gelsemium* ist ein sehr wichtiges Mittel, das man in Betracht ziehen sollte, wenn solche Symptome bei intermittierenden Fiebern auftreten und sich im Verlauf einiger Tage die Zunge zu belegen beginnt, Übelkeit aufkommt, die schließlich mit Galleerbrechen endet, und es anstelle einer Unterbrechung zu einem kontinuierlichen Fieber kommt, das von einem Anfall direkt in den nächsten übergeht, wobei immer nachmittags die Temperatur höher steigt. Das Frösteln verschwindet praktisch, und zurück bleibt ein Typhus-artiger Zustand mit trockener Zunge, recht wenig Durst, ausgeprägten Kopfsymptomen und geistiger Benommenheit. Bleibt dieser Zustand viele Tage bestehen, so stellt sich ein Delirium und alle Merkmalen von Typhus ein. Die Art des Fiebers ändert sich völlig, vom intermittierenden zum kontinuierlichen Typus. *Gelsemium* ist ein hilfreiches Mittel bei einem

Stauungsfrost mit hohen Temperaturen am Nachmittag, wenn der frostige Anteil verschwindet und sich das Fieber ist die Kontinua-Form wandelt. Es ist auch ein sehr wichtiges Mittel bei Fieber am Nachmittag ohne Frösteln bei Säuglingen und Kindern. In Malariagebieten ist es üblich, dass Säuglinge remittierende Fieberattacken haben, während Erwachsene unter intermittierendem Fieber leiden. Nur gelegentlich kann man beobachten, dass ein Kind oder Säugling einen eindeutigen Fieberfrost entwickelt. Häufiger kommt es zu remittierendem Fieber, ein Fieber am Nachmittag, das sich am Morgen wieder legt und am nächsten Nachmittag von einem erneuten Fieberanfall gefolgt wird. Bei *Gelsemium* liegt das Kind genau so regungslos da wie bei *Bryonia*, aber es liegt eine ausgeprägtere Blutfülle des Kopfes vor; wie bei *Bryonia* sehen wir ein tiefrotes Gesicht und eine Verdunklung der Hautfarbe.
Ein bedeutendes Merkmal dieses Mittels zieht sich durch alle fieberhaften Beschwerden: die spinale Meningitis, den Blutandrang im Gehirn, die intermittierenden oder remittierenden Fieberzustände, die in ein kontinuierliches Fieber übergehen, oder sogar die Erkältung, begleitet von Niesen, einem heißen Gesicht und roten Augen. Es handelt sich um ein ausgeprägtes Schweregefühl und eine große Müdigkeit im gesamten Körper sowie in allen Gliedern. Der Kopf kann nicht einmal vom Kissen gehoben werden, so schwer und müde fühlt er sich an. Auch in den Extremitäten fühlt der Patient diese große Schwere. Der *Bryonia*-Patient liegt regungslos da, weil seine Schmerzen bei Bewegung schlimmer werden. Er hat eine Abneigung gegen Bewegung, weil er weiß, dadurch verschlimmert sich sein Leid.
Das Herz ist schwach, und auch der Puls ist schwach, weich und unregelmäßig. Während des Fiebers kommt es zu Herzklopfen, einhergehend mit Schwäche und unregelmäßigem Puls. Im Bereich des Herzens besteht ein Gefühl der Schwäche und Flauheit, das sich oft bis zum Magen erstreckt. Der gesamte untere Teil des linken Brustkorbs ist betroffen, und das Gefühl erstreckt sich bis über den Magen, wodurch es zu einem Hungergefühl ähnlich dem von *Ignatia* und *Sepia* kommt. Durch *Gelsemium* zieht sich ein hysterisches Element, ein nervöser, nagender Hunger.
Nervöse Beschwerden des Herzens wie bei *Digitalis*, *Cactus* und *Sepia*. *Sepia* ist nicht als eine so große Herzarznei bekannt wie zum Beispiel *Cactus*, aber es hat schon viele Fälle von Herzbeschwerden geheilt. *Sepia* hat z.B. eine Endokarditis geheilt, und ein Mittel, das eine Endokarditis an der Wurzel packt, muss ein tief wirkendes Mittel sein. Der Patient hat das Gefühl, wenn er aufhört sich zu bewegen, höre sein Herz auf zu schlagen.
Bei den Kopfschmerzen von *Gelsemium* handelt es sich um Stauungskopfschmerzen. Die heftigsten Schmerzen sind im Hinterkopf lokalisiert und fühlen sich manchmal an wie ein Hämmern. Jeder Pulsschlag fühlt sich wie der Schlag eines Hammers auf die Schädelbasis an. Diese Kopfschmerzen sind so heftig, dass der Patient nicht imstande ist aufzustehen. Er liegt einfach nur völlig erschöpft da, als sei er vor Schmerzen gelähmt. Es gibt eine Form von Hinterkopfschmerz, die den Patienten zum Gehen oder zum Rollen des Kopfes zwingt. Gewöhnlich jedoch bringt das Liegen im Bett Erleichterung, der Kopf wird mit vielen Kissen abgestützt und ruht völlig regungslos. Das Gesicht ist gerötet, die Haut dunkel,

der Patient ist benommen. Nachdem die Kopfschmerzen eine Weile angehalten haben, scheint Blutandrang im gesamten Kopf zu herrschen. Es besteht großer Schmerz, der zu schrecklich ist, ihn zu beschreiben. Der Patient ist nicht mehr fähig, seine Symptome mitzuteilen und erscheint sehr benommen. Er liegt von Kissen gestützt im Bett, seine Augen sind glasig, die Pupillen erweitert, das Gesicht marmoriert und die Extremitäten ganz kalt. Bei *Gelsemium* kommen auch neuralgische Kopfschmerzen in den Schläfen und oberhalb der Augen vor, die begleitet sind von Übelkeit und Verschlimmerung durch Erbrechen. Die Kopfschmerzen bessern sich nach Ausscheiden einer reichlichen Menge an Urin. Vermutlich bestand nur spärlicher Harn, der nun frei wird, woraufhin sich die Kopfschmerzen bessern.

Geist und Gemüt

Im Mittelbild herrscht viel nervöse Aufregung. Beschwerden durch Furcht, durch Scham, durch Schreck mit Furcht und durch plötzliche Überraschungen, die von Furcht begleitet werden. Ein Soldat, der in die Schlacht zieht, hat unwillkürlichen Stuhlabgang; unwillkürlicher Stuhl- oder Harnabgang durch Furcht oder durch von Furcht begleitete Überraschungen. Plötzlichen überwältigt durch eine Überraschung, wird der Patient kraftlos, schwach und erschöpft. In seinen Gliedern breitet sich Müdigkeit aus, und er ist nicht mehr fähig, widrigen Umständen etwas entgegen zu setzen. Sein Herz klopft. Dies ähnelt *Argentum nitricum. Argentum nitricum* hat die Eigenart, dass jemand, der sich gerade für die Oper anzieht, plötzlich Diarrhö bekommt. Dies verursacht eine mehr oder weniger plötzliche Erschöpfung, und die Person muss mehrere Male auf die Toilette gehen, bevor sie sich weiter anziehen kann. Menschen, die in der Öffentlichkeit auftreten sollen, werden durch einen plötzlichen Anfall von Diarrhö aufgehalten. Man denke zum Beispiel an eine Dame, die kurz vor dem Treffen mit ihren Freunden einen Anfall von Diarrhö bekommt, da sie bei diesem Treffen einer großen Aufregung entgegen sieht. Die Erwartungsspannung ruft den Durchfall hervor. Dieser Zustand entspricht *Argentum nitricum. Gelsemium* und *Argentum nitricum* stehen in so enger Beziehung zueinander, dass es gelegentlich so scheint, als könnten sie sich gegenseitig die Arbeit abnehmen.
Zum Mittelbild gehören auch Lähmungszustände der Schließmuskeln, die in Fällen von fieberhaften Erkrankungen in unwillkürlichem Abgang von Stuhl und Urin resultieren. Der Patient leidet auch unter einer paralytischen Schwäche der Extremitäten und besonders der Hände. Mit diesen paralytischen Zuständen gehen Schmerzen entlang der Wirbelsäule und in der Muskulatur des Rückens einher; ein Ziehen und eine Verkrampfung der Rückenmuskeln, sowie Schmerzen unterhalb des linken Schulterblatts.

Augen

Es kommt zu vielen Sehstörungen; Doppelbilder, verschwommene Sicht, ein Schleier erscheint vor den Augen; der Patient ist verwirrt in Bezug auf Sehen und Blindheit. Im Zusammenhang mit einem Frösteln entstehen diese Symptome immer kurz vor Anfällen von Kopfschmerzen, begleitet von Übelkeit, und von Stauungskopfschmerzen.

Der Patient sieht alle möglichen Objekte; sein Gesichtsfeld scheint voller schwarzer Flecke oder voll Rauch, oder er sieht kleine Wellen in verschiedenen Farben. Das Mittel ist hilfreich bei allen Gewebsentzündungen des Auges und der Augenlider. Die Augäpfel oszillieren von einer Seite zur anderen. Das Herabsinken der Augenlider bzw. die Ptosis ist ein deutliches Merkmal und entspricht der paralytischen Natur von *Gelsemium.* Die Muskulatur ist erschlafft und kann die Lider nicht oben halten. Die Augenlider schließen sich von selbst, wenn der Patient stetig schaut; sie fallen einfach hinab.

Allgemeines

Im Allgemeinen ist der *Gelsemium*-Patient durstlos, großer Durst bildet eine Ausnahme. Er schwitzt reichlich und erschöpfend, Bewegung verschlimmert, oder scheint eher noch unmöglich zu sein. Der Patient scheint unfähig bzw. zu schwach, sich zu bewegen, eine Eigenschaft, die sich durch alle Beschwerden hindurchzieht. Gelegentlich hilft dieses Mittel bei Schnupfen, der einhergeht mit Niesen und wässrigen Absonderungen aus der Nase sowie Kälte in den Extremitäten. Die Beschwerden wandern in den Hals hinunter, rufen dort eine Entzündung hervor, die mit Rötung, Schwellung und Vergrößerung der Tonsillen sowie einem heißen Kopf und Blutandrang im Gesicht einhergeht. Dieser Zustand wird wie alle fieberhaften Erkrankungen von einem Schweregefühl in den Extremitäten begleitet. Das rote Gesicht, die Schwere der Extremitäten und die Halsentzündung, die allmählich und jeden Tag etwas stärker geworden ist, bis es schließlich zu einer wirklich heftigen Entzündung geworden ist, all das führt Sie zu *Gelsemium.* Dies ist ganz besonders dann der Fall, wenn der Patient am gesamten Körper unter einer lähmenden Schwäche leidet. Beim Fortschreiten der Halsbeschwerden kann es dazu kommen, dass die Speisen und Getränke aufgrund einer Lähmung der am Schluckakt beteiligten Muskeln wieder durch die Nase hochkommen. Auch die Zunge wird von einer Lähmung befallen und kann nicht mehr richtig funktionieren. In einigen Fällen tritt die paralytische Schwäche nicht deutlich genug hervor, um beobachtete Phänomene zu erklären, nichtsdestotrotz liegt eine Unkoordiniertheit der Muskulatur und eine gewisse Ungeschicklichkeit vor. Der Patient will einen bestimmten Gegenstand in die Hand nehmen, greift aber nach etwas anderem. Greift er zu, so fühlt sich seine Hand schwach an. Er ist ungeschickt und tollpatschig, seine Muskeln machen dies und jenes, aber nicht das, was sie tun sollten. Das Zittern, die Unkoordiniertheit und die Lähmung machen sich besonders während starker Aufregung und danach bemerkbar. Sie treten zusammen mit der fieberhaften Erkrankung auf und bleiben danach noch für eine Weile bestehen. *Gelsemium* ist hilfreich bei Lähmungen, die mit einem Fieber beginnen. In den Nerven des gesamten Körpers spürt man ein Reißen, das durch eine Entzündung verursacht zu sein scheint. Mit dem Mittel wurden Ischiasbeschwerden geheilt, die mit reißenden Schmerzen und einer ausgeprägten Schwäche der Glieder einhergingen. Manchmal liegt ein Verlust der Empfindung vor; Taubheit der Nasenspitze, der Ohren, der Zunge, der Finger, der Hände und Füße, Taubheit überall, besonders der Haut.

Männliche Geschlechtsorgane

Die Geschlechtsorgane eines männlichen Patienten befinden sich im gleichen Zustand wie der gesamte Mann. Samenflüssigkeit tropft heraus; Impotenz, Verlust der Fähigkeit, den Beischlaf zu vollziehen; die Genitalien sind erschlafft.

Schlaf

Der Schlaf ist bei *Gelsemium* stark gestört. Der Patient kann nicht einschlafen; jede kleine Aufregung hält ihn wach. Dafür hat er in ausgeprägten Fieberzuständen einen sehr tiefen Schlaf bis hin zum Koma. Befindet der Patient sich nicht in diesem komatösen Schlaf, so ist er während des Blutandrangs voller nervöser Erregtheit. Er liegt wach, denkt nach, und denkt doch an nichts Konkretes, da sein Geist nicht ordentlich funktioniert.

Die Entzündung jedes beliebigen Organs kann *Gelsemium*-Symptome hervorrufen: Entzündung der Gebärmutter, der Ovarien, des Magens, der Lunge oder des Rektums. In den Organen kommt es zu einem Blutstau sowie zu einer starken Entzündungsreaktion. Die Entzündung weist keine Merkmale auf, die besonders auf *Gelsemium* hinweisen – *Gelsemium* sollte nie lediglich aufgrund einer Entzündung gegeben werden. Sind aber die Gemütssymptome präsent, das Delirium, das gerötete Gesicht, das zum Kopf strömende Blut, die kalten Extremitäten, das *ausgeprägte Schweregefühl der Glieder*, die Störungen der Sinne und die Lähmung der Schließmuskeln, dann ist *Gelsemium* das Mittel der Wahl bei Entzündungen jedes Organs. Im Falle eines höchst peinigenden, heftigen und sich rasch ausbreitendem Erysipels, das in wenigen Tagen zum Tod führen könnte, deuten alle Symptome auf *Gelsemium* hin, und obwohl *Gelsemium* möglicherweise noch kein Erysipel hervorgerufen hat, wird es in diesem Fall das Fortschreiten der Erkrankung in wenigen Stunden aufhalten, und der Patient wird schnell genesen. *Gelsemium* hat schon oft ein Erysipel, begleitet von der *Gelsemium*-typischen dunkelroten Farbe und anderen oben beschriebenen Allgemeinsymptomen, geheilt, obwohl es bereits gefährlich weit über das ganze Gesicht und die Kopfhaut ausgebreitet war. Wenn wir die Materia Medica gründlich gemeistert haben, schauen wir nicht danach, ob eine Arznei bestimmte Formen von Entzündungen und dergleichen hervorruft, sondern ziehen vor allem den Gesamtzustand des Patienten in Betracht.

Glonoinum **Glon.**

Nitroglycerin. $C_3H_5N_3O_9$.

Allgemeines

Das wichtigste Merkmal dieses Mittels sind Blutwallungen zum Kopf und zum Herzen. Patienten beschreiben häufig ein Gefühl, als ströme das Blut aus dem gesamten Körper in Richtung des Herzens. Dies ist begleitet von einem Hitzegefühl oder von einem Gefühl, als würde es im Bereich des Herzens bzw. in der linken Thoraxhälfte kochen. Der Patient klagt über Blutwallungen im Kopf, eine warme, glühende Empfindung im Kopf bzw. ein Gefühl von intensivem Glühen, das vom Magen oder vom Brustkorb ausgeht und in

den Kopf hochwandert, gelegentlich mit Bewusstseinsverlust einhergehend. Es kommt auch zu wellenförmigen Empfindungen im Kopf, als würde der Schädelknochen rhythmisch gehoben und gesenkt, oder als würde er sich ausdehnen und anschließend wieder zusammenziehen. Damit verbunden sind stärkste Schmerzen, manchmal so, als würde der Kopf bersten, manchmal mit einem ausgeprägten Wundheitsgefühl im Kopf bzw. einem Wundheitsgefühl, das im Schädelknochen wahrgenommen wird. Eine weitere Begleiterscheinung der Blutwallungen ist ein ausgeprägtes Pochen synchron zur Hitze des Herzens. Wenn sich der Schädel so wund anfühlt, dann ist das Pochen wie das Schlagen von Hämmern, und jeder Pulsschlag ist schmerzhaft. Es tritt schmerzhaftes, aber auch schmerzloses Pulsieren auf. Dieses Pulsieren ist enorm, und wenn es im Kopf am stärksten geworden ist, spürt man es auch in den Extremitäten. Die Finger und Zehen pulsieren, es pulsiert durch den Rücken, der gesamte Körper scheint zu pochen. Nach einer Weile setzt die Wundheit des Schädels ein und damit auch das schmerzhafte Pochen, jedes Pochen ist sehr schmerzhaft. In diesem Stadium scheint der Kopf bei jeder Erschütterung durch Schritte, bei jeder kleinen Bewegung zerquetscht zu werden. Das Pochen wird durch Bewegung schmerzhafter. Das mit diesen Beschwerden einhergehende Erbrechen erleichtert. Die Kopfsymptomatik bessert sich im Freien und häufig auch durch kalte Anwendungen, sie verschlechtert sich bei Wärme. Hinlegen oder Liegen mit tiefer liegendem Kopf verschlimmert. Große Kälte in den Extremitäten. Die Extremitäten sind kalt, blass und schwitzen, während der Kopf heiß und das Gesicht errötet, purpurfarben oder hellrot ist. Die Pupillen sind erweitert und die Augen rot. Schreitet dieser Zustand etwas weiter fort, wird die Zunge trocken, rot und anschließend braun. Der Patient verspürt trotz sehr trockenen Mundes keinen großen Durst. Die Augenlider trocknen und kleben an den Augäpfeln. Gelegentlich trocknet die Haut aus und wird heiß, das Gesicht ist rot und glänzend. Alle möglichen Abstufungen von geistiger Verwirrung bis hin zum Bewusstseinsverlust treten auf.
Habe ich nicht soeben ausführlich einen typischen Sonnenbrand beschrieben? Bemerkenswert ist auch, dass sich *Glonoinum*-Symptome in der Sommerhitze verschlimmern und im Winter bessern. Die dumpfen und anhaltenden Kopfschmerzen verschlimmern sich durch warmes Wetter und bessern sich durch Kälte. Sie werden schlimmer in der Sonne und besser im Schatten. *Glonoinum*-Patienten bedienen sich aller möglichen Hilfsmittel, um die Sonnenhitze von ihrem Kopf fernzuhalten. Leidet der Patient bereits jahrelang unter diesen Beschwerden und haben sie sich chronifiziert, wird er niemals ohne einen Sonnenschirm in die Sonnenhitze hinausgehen.

Kopf und Schwindel

Glonoinum hat einen Bezug zu den kongestiven Zuständen des Kopfes, die plötzlich auftreten. Dies ist ganz besonders der Fall, wenn sie durch Hitze, durch künstliches Licht oder durch eine andere helle Lichtquelle ausgelöst sind. Buchhalter leiden unter diesen Kopfschmerzen, besonders jene, die auf ihrem Schreibtisch oder über ihrem Kopf künstliches Licht habe, welches große Hitze abstrahlt. Das helle Licht, verbunden mit der Hitze, die dem Kopf so nahe ist, verursacht bei diesen Menschen Kopfschmerzen. Die Kopfschmerzen bessern sich, wenn man an die kalte Luft geht. Der Kopf schmerzt den ganzen Tag, wenn der Patient über seinen Büchern sitzt, und wenn er abends nach Hause geht und sich hinlegt, treten die Kopfschmerzen wieder auf. Er muss seinen Kopf im Bett auf Kissen stützen, denn er möchte seinen Kopf hoch legen. Kalte Umschläge um den Kopf lindern, das Kopfweh bessert sich durch langen Schlaf. Durch einen kurzen Mittagsschlaf wird es im Allgemeinen nicht besser. Manchmal werden die Kopfschmerzen durch ein kurzes Schläfchen noch schlimmer, aber nach einem guten, langen Nachtschlaf fühlt der Patient sich erfrischt. Seine Füße und Hände erwärmen sich, der fieberartige Zustand und das Pochen im ganzen Körper legen sich und morgens erwacht er ohne Beschwerden. Geht er aber hinaus in die Sonne, oder begibt er sich wieder in künstliches Licht, kehrt er wieder mit den Kopfschmerzen heim. Seit elektrische Lampen in Gebrauch sind, werden die Lampen nicht mehr so heiß, aber Gaslampen strahlen enorme Hitze ab.

Ein Kind erkrankt an zerebrospinaler Meningitis, der Kopf ist überstreckt, das Gesicht ist sehr heiß, rot und glänzend, die Augen sind blutgestaut oder glasig, der Kopf und der obere Teil des Körpers sind sehr warm, die Füße, Hände und die unteren Körperpartien sowie die Gliedmaßen sind kalt und mit kaltem Schweiß bedeckt. Zum Gehirn und zum Rückenmark besteht ein äußerst heftiger Blutandrang. Krämpfe setzen ein, Krämpfe in sämtlichen Gliedern, der Kopf und der gesamte Körper sind überstreckt. Es liegt ein Opisthotonus vor. Am Kopf ist Kälte angenehm, an den Extremitäten Hitze. Ein warmes Zimmer verstärkt die Krämpfe. Sind die unteren Extremitäten in einem kühlen Raum bedeckt und ist das Fenster geöffnet, bessern sich die Krämpfe und der Patient kann leichter atmen. Verbunden mit dieser Blutfülle des Kopfes sind Atembeschwerden und hörbares Herzklopfen.

Die Kopfsymptome verschlimmern sich durch Schütteln oder Erschütterungen, durch Bücken oder durch das Nach-Hinten-Beugen des Kopfes, nachdem man sich niedergelegt hat oder beim Treppensteigen. Sie verschlimmern sich außerdem durch feuchtes Wetter, in der Sonne, beim Arbeiten unter künstlichem Licht, nach Überhitzung begleitet von reichlichem Schwitzen und durch den Druck eines Hutes. Das Gewicht der Kopfbedeckung ist ein häufiger Grund für die Verschlimmerung von Kopfschmerzen bei Schulkindern. Die Kleinen arbeiten den ganzen Tag in einem heißen, stickigen Raum und fühlen sich im Freien besser, aber das Gewicht der Kopfbedeckung scheint eine Belastung zu sein. Dies ist auch bei *Nitricum acidum* und *Calcium phosphoricum* der Fall.

Auch durch Wein oder andere alkoholische Getränke und durch geistige Anstrengung geht es dem *Glonoinum*-Patienten schlechter. Hat er Kopfschmerzen, kann er weder denken noch schreiben. Außerdem zittert er, und auch dieses Hindernis macht ihm das Schreiben unmöglich. Seine Finger zittern und pochen, sodass er nicht in der Lage ist, seine Arbeit zu verrichten oder Feinarbeiten mit den Fingern oder Händen auszuführen.

Eklampsie mit genau den Symptomen, die ich bereits beschrieben habe, kann auftreten. Ebenso kann Fieberfrost mit Blutandrang oder jede Art von Blutandrang zum Gehirn mit der gleichen Heftigkeit auftreten.

Auch eine mildere Form von Beschwerden, ein Zustand, der dem chronischen Typus der Krankheit entspricht, kann die Verwendung dieses Mittels notwendig machen. Zu dieser milderen Form kommt es, wenn der Patient unter etwas leidet, das man eine Hyperämie des Gehirns nennen könnte, einen Andrang des Blutes in Richtung Kopf. Hierbei kann der Patient sich noch auf den Beinen halten. Dieses Phänomen tritt anfallsweise zu Zeiten auf, zu denen er es am wenigsten erwartet: Während er die Straße entlang geht, fühlt er einen Andrang zum Gehirn, wie Hitzewallungen und Erröten, seine Hände zittern, die Hände und Füße werden ganz kalt und er bricht in Schweiß aus; er blickt um sich und weiß nicht mehr, wie er nach Hause gelangen könnte, er weiß nicht mehr, wo er wohnt. Er blickt in die Gesichter seiner Freunde und sie erscheinen ihm fremd. Er verirrt sich, obwohl er schon in der Nähe seines Zuhauses ist. Es handelt sich um eine Verwirrung, die schnell wieder vergeht, sodass er sich bald besser fühlt. Aber die Abstände zwischen diesen Anfällen verkürzen sich, und sie entsprechen den frühen Stadien einer Gehirnerweichung. Der Blutandrang zum Gehirn geht mit Schwindel einher; der Patient schwankt und stolpert und muss sich festhalten. Ganz besonders leidet er unter diesen Beschwerden an einem warmen Tag, bei Hitze oder durch das Sonnenlicht.

Denken Sie an dieses Mittel bei drohender Apoplexie oder wenn es schon dazu gekommen ist, wenn der heftige Druck bestehen bleibt. Das Blutgerinnsel kann vielleicht zunächst das Leben des Patienten nicht bedrohen, es kann sich noch außerhalb der lebenswichtigen Bereiche befinden, aber wenn der Blutandrang weitergeht, wird dieses Gerinnsel größer. Mittel wie *Opium* und *Glonoinum* senken den Blutdruck, wenn die Symptome dazu passen. Sie regulieren den Kreislauf und können den Patienten vor dem Tod retten. Ein Arm oder ein Bein bleibt vielleicht eine Weile gelähmt, aber nach vielen Wochen oder Monaten kann die Bewegungsfähigkeit wiedererlangt werden und der Patient erholt sich. Wäre aber das passende Mittel, den Blutdruck zu senken, nicht verabreicht worden, hätte die fortgesetzte Blutstauung sicherlich in ein paar Tagen zum Tode geführt. Im Mittelbild finden wir die röchelnde Atmung, das Koma, die Vorgeschichte und das allgemeine Erscheinungsbild eines Apoplex-Patienten. Die wichtigsten Merkmale sind aber die intensive Hitze, die bei einem apoplektischen Geschehen häufig vorkommt, zusammen mit der glänzenden Haut und der Kälte der Extremitäten!

Opium ist das am häufigsten angezeigte Mittel, aber man darf es nicht in großen Mengen verabreichen. Hochpotenzen wirken am besten, und eine einzige Gabe ist ausreichend.

In einem berichteten Fall heißt es: „rasende Versuche, aus dem Fenster zu springen." Die Kopfschmerzen waren so intensiv, dass der Patient gewalttätig wurde und versuchte, aus dem Fenster zu springen. Ich kann Ihnen versichern, dass diese Kopfschmerzen mit jenem Andrang des Blutes in Richtung Kopf einhergingen. Das Gefühl des kontinuierlichen Hämmerns auf jeden Teil des Schädels reicht völlig, um jemanden in einen rasenden Zustand zu versetzen. Er kann sich nicht hinlegen, und er kann nicht gehen, da jeder Schritt die Erschütterung noch verstärkt. Sie sehen also, warum das Wort „rasend" hier so treffend gewählt ist. Der Patient wird rasend vor Schmerz. Ein weiterer gebräuchlicher

Ausdruck ist „Abneigung gegen Umhergehen". Der Patient möchte es in seinem Zimmer absolut ruhig haben. Sitzt er aufrecht in seinem Bett, werden Sie einen *Glonoinum*-Patienten oft mit beiden Händen auf seinen Kopf drückend vorfinden, und zwar mit aller Kraft, bis seine Arme schließlich völlig erschöpft sind. Er hat ein Verlangen nach Druck auf seinem Kopf von allen Seiten. Am liebsten hätte er den Kopf bandagiert oder eine fest anliegende Haube aufgesetzt. Die Kopfschmerzen werden schlimmer beim Nach-Hinten-Beugen oder beim Nach-Vorne-Beugen. Es gibt Phasen, in denen die Kopfschmerzen so schlimm sind, dass es nicht ertragen wird, sich nach hinten auf das Kissen zu legen. Der Patient hat ein ausgeprägtes Schweregefühl im Kopf. Wenn Sie die Berichte über diese Kopfschmerzen durch Blutstauung durchlesen, wird Ihnen auffallen, dass jeder Patient seine Kopfschmerzen auf eine unterschiedliche Weise beschreibt, und doch erzählen alle die gleiche Geschichte: Die Geschichte eines sehr heftigen Blutandrangs zum Kopf.

„Einige Monate nach einer gewaltsamen Erschütterung durch den Fall von einer Kutsche ist eine Empfindlichkeit des oberen Rückenbereiches und des Nackens entstanden." Es gibt zwei Hauptcharakteristika der Heilung durch *Glonoinum*, nämlich: „Verschlimmerung durch Wein und Verschlimmerung durch Hinlegen." Die weiteren Symptome könnten auch auf andere Arzneien hinweisen, aber diese zwei Merkmale finden sich nur hier. Hatte man schon vor dem Lesen eines Falles Kenntnis der Materia Medica, ist es interessant zu beobachten, welche Symptome sich bewahrheiten; kennt man die Materia Medica jedoch nicht, ist der Fall einfach nur verwirrend. Wenn wir nun die Beschreibung des Falles noch einmal überfliegen, so sehen wir gleich, dass diese beiden Hauptcharakteristika bestätigt sind und auch der Rest recht konsistent ist. Der Schmerz beginnt sehr häufig im Hinterkopf und erstreckt sich zur Stirn, aber der ganze Kopf befindet sich in einem Zustand des Pochens. Aber uns fällt ganz besonders die „Verschlimmerung durch Bewegung und durch das geringste Geräusch" auf. Dieser Patient sitzt stundenlang in völliger Stille und Ruhe da. Es wird Sie erstaunen zu erfahren, wie lang ein *Glonoinum*-Patient dasitzen kann, ohne auch nur einen Muskel zu bewegen, da jede Bewegung so schmerzhaft ist. Oder auch „Verschlimmerung durch Liegen mit tiefhängendem Kopf und nach dem Schlafen." Für Sie ist es wichtig zu wissen, was dieses Schlafen bedeutet. Wie ich schon vorher sagte, geht es dem Patienten oft nach einem kurzen Schlaf schlechter. Häufiger allerdings ist eine Erleichterung nach einem längeren Schlaf. Wenn er lang genug schlafen kann, legen sich seine Beschwerden, außer es handelt sich um einen Schlaf mit Blutandrang oder Koma, dann ist es etwas anderes. „Besserung durch Kälte und durch Druck von außen." „Der Scheitel ist brennend heiß, ebenso der obere Rückenbereich." Der ganze oberste Teil des Kopfes fühlt sich an, als wäre er von heißem Eisen bedeckt, als wäre ein Ofen in der Nähe. Hitze, insbesondere im Nacken und zwischen den Schulterblättern. Diese brennende Hitze scheint ganz oben auf dem Kopf zu entstehen und erstreckt sich nach unten zwischen die Schulterblätter; ein Gefühl der Hitze wie durch ein heißes Band. „Bläuliches Gesicht, der Gesichtsausdruck ist benommen, dümmlich." Das Gesicht ist leuchtend rot, aber wenn der Zustand sich verschlimmert, färbt sich das Gesicht dunkler ein, und je länger diese Beschwerden bestehen, umso düsterer wird es. Dies trifft sowohl für die Apoplexie als auch für den Sonnenstich zu. Kurz nach einem Sonnenstich ist das Gesicht leuchtend rot, sehr heiß und glänzend, aber während die Hitze ansteigt, wird das Gesicht dunkelrot bis purpurfarben. Bei all diesen zerebralen Blutstauungen kommt es zu einem dümmlichen, benommenen Gesichtsausdruck, der Zustand kann sogar in ein Koma übergehen. „Häufiges und tiefes Einatmen." Diese Blutfülle des Kopfes ist häufig begleitet von Erbrechen, Herzklopfen, Magenschmerzen, großen Atembeschwerden und schließlich Bewusstseinsverlust. In einem anderen klinischen Fallbericht lesen wir: „Jeder Pulsschlag fühlt sich an, als würde der Kopf bersten." Nehmen wir nun einmal an, die Schädelknochen seien bereits sehr empfindlich und wund, und der Kopf sei so voll wie möglich mit Blut gefüllt. Nun fängt man auch noch an, auf die Blutsäule zu hämmern. Man versteht also, dass die Schmerzen hier äußerst intensiv sein müssen und dass dieser Zustand bald in Benommenheit übergeht. „Eingefallene Augen, bläuliche Blässe unterhalb der Augen." „Rote Augen mit Lichtscheu; optische Täuschungen. Schwarze Flecken vor den Augen; Blindheit." „Trotz des hohen Fiebers ist das Gesicht blass." Bei all diesen zerebralen Blutstauungen von großer Heftigkeit beginnt der Puls zu fluktuieren; er wird sogar klein, drahtig und hart, manchmal auch unregelmäßig oder auch langsam.

Hals

Eine weitere häufige Begleiterscheinung dieser Blutstauungen ist eine Schwellung im Bereich des Halses. Völlegefühl im Hals. Der Kragen muss geöffnet werden, da er Würgen verursacht, als würde der Patient ersticken. Sogar im oben erwähnten chronischen Fall eines Patienten, der an der Straßenecke steht und aufgrund der Blutwallungen im Kopf nicht mehr weiß, wie er nach Hause kommen soll, ist dieser Zustand von Würgen begleitet, und der Kragen im Bereich des Halses ruft, wie bei *Lachesis,* eine Unbehaglichkeit hervor. Der Patient würgt, und der Hals schwillt unter den Ohren an. Es ist nicht nur ein Gefühl, sondern es kommt auch tatsächlich zu einer Schwellung. Schwellung im Bereich von Hals und Rachen, unter dem Kinn und Schwellung der Drüsen.

Weibliche Geschlechtsorgane

Die nächste Stelle im Text, die die allgemeine Symptomatik dieses Mittels herausstellt, steht in Verbindung mit der Menstruation. Die Monatsblutung kommt nicht in Gang, sie ist verspätet, mit heftigem Blutandrang zum Kopf, heftigen Kopfschmerzen und all den schon beschriebenen Symptomen. Diese Blutstauungen können auch während der Periode erst entstehen. Auch wenn Blutungen aus der Gebärmutter plötzlich versiegen, oder wenn ein anderer reichlicher Blutfluss aus irgendeinem Körperteil plötzlich aufhört, erkrankt die Patientin mit großer Heftigkeit und das Blut rauscht ihr in den Kopf.

Brust und Herz

Es gibt viele Zustände und Beschwerden im Leben eines Patienten, bei denen es zu Blutwallungen in Richtung Kopf kommt und *Glonoinum* das Mittel der Wahl ist: So zum Beispiel bei Menschen, die bei jeglicher Anstrengung unter Herzklopfen mit Atemnot leiden; der Patient kann nicht bergauf gehen, kann nicht einmal den Gehweg entlang gehen, ohne dass Herzklopfen und Atemnot entstehen. Jede kleine Anstrengung oder Aufregung ruft einen Blutstrom zum Herzen und Ohnmachtsanfälle hervor; Ohnmachtsanfälle bei Frauen, die eigentlich nicht ohnmächtig werden sollten. Ausgeprägte Schwäche, Herzklopfen, Zittern der Gliedmaßen, Zittern einer oder beider Hände, wie bei einer Lähmung. „Angestrengte Herzaktivität" ist ein wichtiges Merkmal dieser Arznei; es pulsiert überall. Flattern im Bereich des Herzens. Der Puls ist schnell, unregelmäßig, langsam oder schnell und drahtig. Manche Menschen sind offensichtlich plethorisch, die geringste Anstrengung beeinträchtigt sie stark, in ihrem gesamten Körper pulsiert es; Pulsieren im warmen Zimmer. Manchmal bessert das Öffnen eines Fensters, wenn es draußen kühl ist, oder Luft zufächern, kalte Luft oder kalte Auflagen auf den Kopf bessern.

Anmerkung Exkurs

Im Sinne dieses Mittels im Folgenden noch einige klinische Anwendungen: „Kinder, die nachts krank werden, nachdem sie an einem offenen Feuer gesessen haben, oder nachdem sie dort eingeschlafen sind." „Üble Folgen von Haareschneiden." *Belladonna* wird im Allgemeinen für Erkältungen verwendet, die durch Haareschneiden entstanden sind. „Beeinträchtigungen, nachdem man der Sonne ausgesetzt war" „Üble Folgen von Sonnenstich."

Graphites **Graph.**

Reißblei.

Allgemeines

Die Beschwerden von *Graphites* verschlimmern sich *morgens*, *abends* und NACHTS, insbesondere vor Mitternacht. Es ist eine nützliche Arznei für Menschen, die krankhaft adipös sind oder die einmal sehr dick gewesen sind und nun abmagern; oder für Menschen, die eher zu Stuhlverstopfung als zu Durchfall neigen. Besonders angezeigt ist es bei Frauen in diesem Zustand, deren Monatsfluss verspätet einsetzt, blass ist, kurz anhält und spärlich ist; oder bei Patienten mit katarrhalischen Absonderungen, die eiweißreich und klebrig sind. Das entspricht einer besonderen Allgemeinverfassung eines kranken Menschen, die nicht erklärbar ist und weder bei krankhaften Zuständen, noch bei vielen Arzneien häufig vorkommt. Es ist daher sonderlich, ungewöhnlich und auffallend. Wunde Stellen der Hautoberfläche sind bei *Graphites* generell durch solche klebrige und zähe Absonderungen gekennzeichnet.
Es handelt sich bei diesem Mittel – wie bei allen Carbon-Verbindungen – um eine sehr tief wirkende Arznei, und geht einher mit Verhärtung und Brennen an der Basis von Geschwüren, entzündeten Geweben und alten Narben; daher seine große Nützlichkeit bei krebsartigen Wucherungen und bei Ulzerationen. Die kanzeröse Entartung in alten Narben ist ein wichtiges Merkmal dieser Arznei. Kontraktion der Sehnen, insbesondere in der Kniekehle. Es kommt zu Sickerblutungen, wobei als Folge der übergeordneten Anämie und Bleichsucht des

Patienten blasses Blut austritt. Hautausschläge, katarrhalische Absonderungen, Monatsblutungen, Geschwüre, Atemluft und Schweiß verbreiten einen abstoßenden Geruch (ähnlich wie bei *Carbo vegetabilis, Psorinum, Kalium phosphoricum, Kalium arsenicosum*). Wenn Hautausschläge oder Absonderungen durch irgendeine Ursache plötzlich verschwunden und schwerwiegende chronische Beschwerden als Folge daraus entstanden sind, so ist *Graphites* eine der Arzneien, an die man in diesem Falle denken sollte. Skrofulöse Erkrankungen und Schwellungen der Drüsen und Lymphknoten; *rezidivierende Flechten* an allen möglichen Stellen, besonders um den After und die Genitalien. Brennen an vielen Körperstellen, besonders in alten Narben; allgemeine Neigung zu Ödemen; Schwäche in Muskeln und Sehnen nach Überanstrengung durch Überheben.
Der *Graphites*-Patient ist sehr kälteempfindlich und braucht warme Kleidung; er reagiert sowohl empfindlich auf Kälte im Winter als auch auf Wärme im Sommer; er fühlt sich unwohl im warmen Zimmer und hat ein Verlangen nach frischer Luft, die er als angenehm empfindet. Verschlimmerung im warmen Bett. Beschwerden können entstehen, wenn ihm entweder kalt oder auch warm wird; die Kopfschmerzen werden schlimmer im warmen Zimmer und bessern sich im Freien. *Graphites* hat tief sitzende Beschwerden der Wirbelsäule geheilt, wobei der Patient in solchen Fällen gerne völlig eingehüllt im kalten Luftzug vor einem offenen Fenster liegt. Hier erkennt man leicht die Ähnlichkeit zu *Carbo vegetabilis*, das oftmals heilt, wenn der Patient möchte, dass man ihm Luft zufächert. *Starkes Verlangen nach Luft ist ein wichtiges Merkmal aller Carbonate*, und doch verkühlt sich der Patient leicht und ist auch genauso *rasch überhitzt*. Beschwerden, die durch Überhitzung entstehen, haben eine Beziehung zu den Carbonaten. Und auch der *Graphites*-Patient wird krank durch Überhitzung; Anstrengung verschlimmert all seine Symptome. Bewegung verstärkt alle Symptome, ausgenommen der Empfindungslosigkeit und dem allgemeinen Gefühl der Trägheit, die in Ruhe auftreten. Extreme Schwäche; der Patient ist zuweilen so schwach, dass er sich hinlegen muss. Lähmung in verschiedenen Teilen, insbesondere der unteren Extremitäten; ein Gefühl der Lähmung oder der Trägheit durchzieht den Körper und die Gliedmaßen. Der Patient wird nach einem Bad krank und ist sehr empfindlich gegen kaltes, feuchtes Wetter. Woran es liegt, dass Hautausschläge ausgerechnet in den Gelenkbeugen auftreten, müssen andere erklären, aber eben dies ist auch eine Eigenart bei dieser wundervollen Arznei. Dasselbe gilt auch für die Wundheit und Exkoriation in diesen Bereichen. Kataleptische Zustände sind bei *Graphites* sehr ausgeprägt, wobei der Patient zwar bei vollem Bewusstsein ist, aber dennoch nicht genug Kraft hat, sich zu bewegen oder zu sprechen. Ein Gefühl von Zittern durchzieht den ganzen Körper. Plötzlicher Kräfteverfall und rasch einsetzende Schwäche. Zusammenschnürung in vielen Körperteilen. *Graphites* hat viele Formen von konvulsiven Krämpfen geheilt. Es ist zwar keine typische Arznei für Konvulsionen, aber bei chronischen Krankheiten, bei denen die Krämpfe nur eines von vielen Elementen der Krankheit sind, passt sie oft sehr gut. Mit dieser Arznei wurden schon viele Fälle von Epilepsien, epileptischen Hysterien und epileptiformen Krämpfen geheilt, sofern die Totalität der Symptome als Grundlage für die Verschreibung diente. Ein ausführlicher Vergleich der Symptome zeigt uns,

dass diese Arznei hauptsächlich in der linken Seite des Körpers ihre Wirkung entfaltet. Der Patient ist überempfindlich gegen Schmerzen, und insbesondere die äußeren Teile sind empfindlich.
Die Schmerzen sind *brennend*, ziehend, drückend. Wundheitsgefühl. Stechen und Reißen. Ein Taubheitsgefühl ist für *Graphites* jedoch charakteristischer als irgendeine Schmerzsensation. Die Bildung von Fissuren in allen Kommissuren und im After, verbunden mit verhärteten, eingerissenen und blutenden Hautstellen, sowie die Neigung zur Bildung von Atheromen auf der Kopfhaut und an anderen Stellen sind Merkmale dieser Arznei, die nicht übersehen werden sollten. Diese Beschwerden, zusammen mit den charakteristischen Geistes- und Gemütssymptomen, ergeben ein so deutliches Bild der gestörten Lebenskraft, dass selbst ein Anfänger das Mittel kaum verfehlen dürfte. Es wirkt so tief und breit wie *Sulfur*, wobei insbesondere bei chronischen Fällen die ausgeprägte Ähnlichkeit zu dieser großen Arznei deutlich wird.

Geist und Gemüt

Der Patient wird sehr unruhig bei dem Versuch, einer geistigen Arbeit nachzugehen, darüber hinaus hat er eine ausgeprägte Furcht davor. Er ist äußerst niedergeschlagen, wobei dies noch durch Musik verschlimmert wird. Die Traurigkeit ist zuweilen so groß, dass er nur noch an den Tod und an die Erlösung denkt. Kummer und Verdruss bringen all seine quälenden psychischen Leiden erneut hervor. Ständig wechselnde Stimmungen. Obwohl er sich an alle Ereignisse seiner Jugend erinnern kann, vergisst er kurz zurückliegende Vorkommnisse. Verlangsamtes Denken und Geistesschwäche, schlimmer morgens. Abends ist der Patient oft erregt, hastig und fröhlich. Extreme Reizbarkeit und Ungeduld; jede Kleinigkeit regt ihn auf und er kritisiert herum. Unentschlossenheit ist ein ausgeprägtes Charakteristikum von *Graphites*. Der Patient kann sich nicht dazu entschließen, etwas zu tun oder es zu lassen. Starke geistige Aktivität am Abend und in der ersten Nachthälfte, sodass ein Einschlafen vor Mitternacht unmöglich ist. Ängstlich und besorgt am Morgen, erregt am Abend. Extreme ängstliche Unruhe, bis zur Verzweiflung.

Kopf und Schwindel

Schwindel morgens beim Erwachen; abends; beim Sehen nach oben; beim Aufrichten vom Bücken. Er muss sich wegen des Schindels hinlegen. Schwindel mit der Neigung, nach vorne zu fallen.
Sofern die oben stehenden Allgemeinsymptome bei irgendeiner bestimmten Krankheit stark hervortreten, werden auch die folgenden Lokalsymptome durch diese Arznei geheilt.
Hyperämie des Gehirns am Abend in einem warmen Zimmer; häufige Anfälle von Blutandrang zum Kopf und Gesicht, mit Ohnmacht. Taubheitsgefühl im ganzen Kopf. Brennende Stelle am Scheitel. Ziehen, Drücken und Reißen in der Stirn oberhalb der Augen. Stechende Schmerzen in den Schläfen. Schmerzen, die sich von den Schläfen zu den Seiten des Gesichts und zu den Schultern erstrecken. Einseitige Kopfschmerzen am Morgen beim Erwachen. Reißen auf einer Seite des Kopfes, das sich zu den Zähnen und in die Seiten des Halses

erstreckt. Drückender Schmerz an Scheitel und Hinterkopf. Zusammendrükkende, zusammenschnürende Schmerzen in Hinterkopf und Nacken. Schmerzen, als wäre der Kopf taub. Heftige Kopfschmerzen während der Menses. Die Kopfschmerzen werden für gewöhnlich hervorgerufen durch Verkühlung oder durch Sehen in ein helles Licht; sie verschlimmern sich im warmen Zimmer und sind besser im Freien. Ausgeprägtes Wundheitsgefühl an der Kopfhaut. Juckreiz der Kopfhaut, mit oder ohne Hautausschläge. Ekzem an der Kopfhaut, aus dem eine klebrige Flüssigkeit heraussickert. Ekzem hinter den Ohren. Fissuren hinter den Ohren, die bluten. Schuppige Hautausschläge an der Kopfhaut. Haarausfall; mit kahlen, glänzenden Stellen an der Kopfhaut.

Augen

Extreme Empfindlichkeit der Augen gegen Sonnenlicht, mit reichlichem Tränenfluss. Bei keiner anderen Arznei ist die Photophobie ausgeprägter als bei *Graphites.* Schmerzen in und über den Augen, wenn der Patient lange durch ein sonnendurchstrahltes Fenster blickt. Beschwerden durch Überanstrengung der Augen. Beim Schreiben erscheinen Buchstaben doppelt; beim Lesen fließen die Buchstaben ineinander; Flimmern vor den Augen und feurige Zick-Zack-Linien, die gerade außerhalb des Gesichtsfeldes erscheinen, am Abend. Nebelsehen. Schwarzwerden vor den Augen während der Menses. Brennende, drückende und stechende Schmerzen in den Augen. *Graphites* hat Hornhautgeschwüre geheilt. Rezidivierende pustulöse Entzündung der Hornhaut. Keratitis pustulosa bei Kindern, mit Fissuren in den Canthi, extreme Lichtscheu und Gesichtsekzem. Starke Kongestion und Erweiterung der Venen der Bindehäute. Chronischer Tränenfluss im Freien; scharfe Tränen. Die eingerissenen Canthi bluten leicht und jucken heftig. Eitrige Absonderungen aus den Augen; die Augenlider verkleben miteinander in der Nacht. Hitzegefühl in den Augen. Die Lider sind sehr geschwollen, die Lidränder sind rot, wund und bluten leicht; manchmal sind sie auch verhärtet. Geschwüre an den Lidrändern. Die Augenlider sind mit Krusten bedeckt. Ekzem der Augenlider und um die Augen herum. Getrockneter Schleim in den Wimpern. *Graphites* ist hilfreich bei Gerstenkörner an den Lidern, mit ziehenden Schmerzen, besonders wenn sie oft wiederkehren. Zystische Tumoren der Lider.

Ohren

Absonderung von zähem, klebrigem Eiter aus den Ohren; oder aber blutige, übel riechende Absonderung. Ohrgeräusche; Knacken, Brummen, Zischen, Klingeln, Rauschen, Brausen; Widerhall und Echos. Heftiges Brausen nachts, die Ohren fühlen sich verstopft an; donnernde und rollende Geräusche in den Ohren. Schwerhörigkeit unterschiedlicher Ausprägung; der Patient hört besser bei Lärm oder wenn er in einem fahrenden Zug sitzt. Taubheit mit ekzematösem Hautausschlag auf und hinter den Ohren. Stechende Ohrenschmerzen in kalter Luft. Starke Schwellung der Ohren.

Nase

Überempfindlicher Geruchssinn; erträgt keinen Duft von Blumen. Geruchsverlust mit Trockenheit in der Nase oder bei Schnupfen. Die Absonderungen aus der Nase sind blutig, schleimig oder eitrig, sehr übel riechend, zäh, dickflüssig, manchmal gelb. *Graphites* ist eine äußerst nützliche Arznei bei chronischem Nasenkatarrh. Sehr schmerzhafte Trockenheit in der Nase. Die Knochen und Knorpel der Nase werden sehr berührungsempfindlich. Andauerndes Niesen und Fließschnupfen sind bei diesem Mittel so ausgeprägt wie bei *Carbo vegetabilis*. Häufige wiederkehrender Schnupfen, den ganzen Winter lang, schlimmer in kalter Luft; der Schnupfen dehnt sich bis zum Kehlkopf aus, wie bei *Carbo vegetabilis*; die wunden, rissigen Nasenlöcher sind mit Schorfen bedeckt und harte Schleimpropfen verstopfen die Nase bis weit nach oben. Geschwüre in der Nase. Fissuren der Nasenlöcher, die brennen und verhärten.

Gesicht

Das Gesicht sieht blass, wächsern und kränklich aus. Im Gesicht bilden sich Ekzem und flechtenartige Hautausschläge, die eine klebrige Feuchtigkeit absondern. Juckreiz mit oder ohne Hautausschläge. Gefühl wie von Spinnweben im Gesicht. Die Mundwinkel sind eingerissen, die geschwürig werden, die Ränder verhärten sich und es brennt stark darin. Auch an der übrigen Gesichtshaut bilden sich Risse, sie wird wund und blutet. Erysipel des Gesichts, mit Ausdehnung von rechts nach links. Ausfall der Barthaare. Auf den Lippen bilden sich Krusten und das Kinn ist von Ausschlägen bedeckt. Die Unterkieferdrüsen sind geschwollen und verhärtet.

Mund und Zähne

Das Zahnfleisch zieht sich von den Zähnen zurück. Brennen und Stechen der Zähne. Ziehende Schmerzen in den Zähnen bei kaltem Wind. Reißen in den Zähnen, schlimmer durch Wärme. Der Geschmack im Mund ist bitter, salzig, sauer oder wie von verdorbenen Eiern; der Mundgeschmack am Morgen erregt Übelkeit; saurer Geschmack nach dem Essen. Die Zunge ist weiß belegt. Brennende Blasen auf der Unterseite und Spitze der Zunge. Schmerzhafte Geschwüre auf der Unterseite der Zunge. Fauliger Geruch des Zahnfleisches und des Mundes. Der Atem riecht wie Urin. Trockenheit des Mundes beim Erwachen, auch beim Erwachen nachts. Speichel läuft aus dem Mund in der Nacht. Chronische Halsentzündung mit Ulzerationen und Schwellung. Schwellung der Tonsillen. Nächtliche Schmerzen im Rachen. Reichlicher weißer, zäher Schleim im Hals als Fortsetzung des nasalen oder postnasalen Katarrhs. Ständiges Gefühl von Würgen bzw. Zusammenschnürung im Rachen, wodurch das Schlucken erschwert wird. Ständige Krämpfe im Rachen, die den Patienten zum Würgen zwingen.

Magen

Heißhunger. Heftiger Durst am Morgen mit trockenem Mund und innerem Fieber. Abneigung gegen Fleisch, gekochte Speisen, Fisch, Salz, Süßigkeiten. Der Patient muss schnell etwas essen, um sein Erstickungsgefühl und das brennende Nagen im Magen zu lindern. *Magenschmerzen, besser durch Essen.* Aufstoßen bitter; sauer; faulig; mit dem Geschmack der genossenen Speisen; wie grünliches Wasser. Ranziges Sodbrennen nach dem Essen. Häufige Übelkeit während der

Menses, mit Zittern; sie erbricht alles, was sie isst. Erbrechen, Stuhlentleerung und kalter Schweiß. Gefühl im Magen wie bei Magenverstimmung. Die Flatulenz ist bei *Graphites* so ausgeprägt wie bei *Carbo vegetabilis*, ebenso auch die Erleichterung durch Aufstoßen. Brennen, Zusammenschnürung, Pulsieren und Krampfen im Magen sind häufige Symptome. Völlegefühl, Aufblähung und Drücken im Magen sind nahezu konstant anzutreffende Merkmale von *Graphites*. Würgereiz beim Schlucken von Speisen (wie *Mercurius corrosivus*). Der Katarrh des Magens mit innerer Hitze treibt ihn zum Essen und Trinken. Die Magenschmerzen verschlimmern sich durch kalte Getränke und bessern sich durch warme Milch; periodische Magenschmerzen mit Erbrechen von genossenen Speisen kurz nach dem Essen. *Graphites* ist eine wundervolle Arznei für alte Alkoholiker (wie *Carboneum sulfuratum*), wenn die Symptome passen.

Abdomen

Es ist auch ein nützliches Mittel bei Verhärtung, Schwellung und Entzündung der Leber mit Schweregefühl und peinigenden Schmerzen. Stiche in beiden Hypochondrien. Brennen im linken Hypochondrium, wenn der Patient darauf liegt. Empfindlichkeit gegen Kleidung im Bereich der Leber. Der Patient leidet stark unter Flatulenz im Abdomen; eingeklemmte Blähungen verursachen krampfartige Schmerzen, Aufblähung und plagen den Patienten andauernd. Alles, was der Patient zu sich nimmt, scheint im Bauch zu gären und sich in Gas zu verwandeln. Der Patient verspürt im Bauch ein Rumpeln und Bewegungen; ein ausgeprägtes Brennen und Kneifen. Krämpfe im Bauch kurz nach dem Essen; der Druck der Kleidung auf dem Bauch wird nicht vertragen. Die geringste Unachtsamkeit hinsichtlich der Ernährung verursacht vermehrte Flatulenz, Rumpeln im Bauch und Durchfall. Der Bauch ist ödematös aufgetrieben. Herpes zoster an den Seitens des Bauches; Flechten am Unterbauch und in der Leistengegend. Harte Schwellungen der inguinalen Lymphknoten. Ödem der Bauchdecke.

Rektum und Stuhl

Reichlicher Abgang von übel riechenden Winden aus dem Anus Tag und Nacht. Obwohl Diarrhö nicht so häufig wie Verstopfung vorkommt, ist es doch bei manchen Patienten ein deutliches Merkmal. Die Diarrhö ist schmerzlos, aber mit viel Flatulenz und mit wässrigen, braunen, eitrigen, unverdauten Stühlen; der Stuhl ist wund machend und führt zu einer starken Wundheit des Afters. Analfissuren. Starkes Brennen am After. Chronische Diarrhö; schon bei der geringsten Unüberlegtheit in Bezug auf das Essen entsteht ein neuerlicher Anfall. Sowohl bei Durchfall als auch Verstopfung kommt es zum Abgang von reichlichem weißem, gelleeartigem Schleim. Absonderung von Schleim aus dem After und ständige Feuchtigkeit in der Aftergegend. Große Hämorrhoiden, die äußerst schmerzhaft und voller Fissuren sind.

Verstopfung mit großem, hartem, knotigem Stuhl, der nur schwer entleert werden kann. Durch die Wundheit und die Fissuren am After ist die Entleerung zuweilen extrem schmerzhaft. Lange, schmale Stühle (wie bei *Phosphorus*). Heftiges Brennen im After. Analprolaps. *Graphites* hat viele Fälle von blutenden Hämorrhoiden geheilt, die schon lange bestanden, und die mit extremer

Wundheit, Fissuren und einem ausgeprägten Brennen einhergingen. Heftige Schmerzen während des Stuhlgangs. Fehlender Stuhldrang, viele Tage lang. Es bedarf viel Zeit und großer Anstrengung, den Stuhl abzusetzen. Das Mittel passt oft bei Patienten, die ohne Einläufe oder Abführmittel keinen Stuhlgang haben. Heftiger Juckreiz des Afters; Ekzeme und Flechten um den After und den After mit einbeziehend. Diese Arznei hat Milieuveränderungen des Magen-Darm-Trakts beseitigt, die ein Auftreten von Bandwürmern begünstigen und hat die Patienten dadurch von den Wurmleiden befreit.

Harnwege und Urin

Der Harn fließt in schwachem Strahl. Nach dem Stehen lassen wird der Urin trüb und es lagert sich viel rotes oder weißes Sediment ab; des Weiteren bildet sich an der Oberfläche ein schillerndes Häutchen. Nach der Miktion kommt es noch längere Zeit zu Harntröpfeln. Brennen in den Harnwegen und im Blasenhals, wenn der Patient nicht uriniert. Schmerzen im Kreuzbein und im Steißbein beim Urinieren.

Männliche Geschlechtsorgane

Heftige sexuelle Erregung und nächtlicher Samenabgang. Die Erregung während des Koitus ist so stark, dass die Ejakulation unmittelbar nach der Einführung des Penis erfolgt. Auch der gegenteilige Zustand kommt vor, nämlich Abneigung gegen Koitus und fehlenden Erektionen. *Graphites* ist eine sehr nützliche Arznei bei Impotenz nach übermäßiger Masturbation und sexuellen Ausschweifungen. Samenabgang bei schwacher Erektion. Flechten an der Vorhaut. Exkoriation und Fissuren an der Eichel. Schwellung der Hoden. Ödematöse Schwellung von Hodensack und Penis. Hydrozele bei kleinen Jungen, auch schon im Säuglingsalter. Juckreiz und nässende Hautausschläge am Hodensack. Diese Arznei hat klebrige, postgonorrhoische Absonderungen aus der Harnröhre geheilt.

Weibliche Geschlechtsorgane

Bei Frauen führt dieses Mittel zu einer Abneigung gegen Koitus. Vergrößerung und Verhärtung der Ovarien. Große Empfindlichkeit von Gebärmutter und Ovarien. *Graphites* hat ovarielle Tumoren geheilt. Schmerzen in der Gebärmutter, wenn die Patientin ihre Hände in die Höhe streckt. Gefühl des Herabdrängens im Bereich der Gebärmutter. Mit Hilfe dieser Arznei wurden blumenkohlartige Wucherungen der Gebärmutter geheilt; das Mittel hat darüber hinaus das Wachstum eines Gebärmutterhalskrebses eingedämmt, der mit Brennen und eitrigem, blutigem Ausfluss einhergegangen war; hier ähnelt es *Carbo animalis*. Die Menses setzt spät ein, ist unregelmäßig, von kurzer Dauer, spärlich, blass oder mit wenigen dunklen und kleinen Gerinnseln vermischt. Die Monatsblutung kann auch erst nach sechs bis acht Wochen eintreten. Unterdrückung oder sehr späte Menses bei bleichsüchtigen Mädchen. Die erste Monatsblutung ist verspätet. Leukorrhö anstelle der Menses (*Cocculus*). Ödem der Vulva. Stoßweise Leukorrhö Tag und Nacht. Trockenheit und Hitze der Vagina; oder auch Kälte der Vagina. Extreme Mattigkeit während der Monatsblutung. Viele Symptome kommen während der Menses auf; trokkener Husten, reichliches Schwitzen; Ödem der Füße; Heiserkeit; Schnupfen; Kopfschmerzen; Übelkeit, insbesondere morgens. Heftiger Juckreiz der Vulva vor der Monatsblutung; ausgeprägte Exkoriation der Genitalien und zwischen den Oberschenkeln während der Menses; wund machende Leukorrhö vor der Monatsblutung. Die Leukorrhö ist weiß, gelblich-weiß, dünnflüssig, klebrig, übel riechend. Wunde, rissige Brustwarzen bei stillenden Frauen. Brustkrebs, der in der zurückgebliebenen Narbe eines alten Abszesses entsteht.

Atemwege und Husten

Der Kehlkopf ist berührungsempfindlich. Heiserkeit am Abend (wie bei *Carbo vegetabilis*). Nächtliche Trockenheit des Kehlkopfes; tagsüber hingegen reichliche Absonderung eines klebrigen Schleims.
Beim Einschlafen hat der Patient das Gefühl zu ersticken (wie *Lachesis*) und er wacht oft in der Nacht auf und ringt nach Atem; Gefühl der Zusammenschnürung des Brustkorbs.
Anfallsartiger Husten, ähnlich wie Keuchhusten; dem Husten folgt Auswurf von reichlich weißem, klebrigem Schleim; die Anfälle können zu jeder Zeit auftreten. *Graphites* hat Keuchhusten geheilt. Husten durch Kitzeln im Kehlkopf oder in der Luftröhre: Heftiger nächtlicher Husten. Tiefes Einatmen verursacht Husten. Wundheitsgefühl in der Luftröhre; stechende Schmerzen im Brustkorb.

Brust und Herz

Gefühl von Zusammenschnüren in der Herzgegend; Gefühl wie elektrische Schläge im Herzen. Herzklopfen bei Bewegung oder Anstrengung, mit starkem Pulsieren im ganzen Körper und in den Extremitäten. Der Puls ist voll und hart, tagsüber langsam, morgens jedoch beschleunigt. Schneller Puls abends nach dem Essen, verbunden mit Fieber. Juckender Flechtenausschlag am Brustkorb. Herpes zoster an der linken Seite des Brustkorbs, mit Schmerzen. *Graphites* ist nützlich, um das Entstehen einer Schwindsucht abzuwenden.

Rücken und Extremitäten

Die zervikalen Lymphknoten sind vergrößert, hart und schmerzhaft. Schmerzlose Schwellung der Halslymphknoten. Die Wirbelsäule ist sehr empfindlich gegen Erschütterungen des Bettes. Schmerzen im unteren Rücken, als wäre „die Wirbelsäule gebrochen;" Schmerzen im Kreuzbein mit Taubheit der unteren Gliedmaßen; Schmerzen im Kreuzbein und im Steißbein beim Urinieren. Juckreiz und Nässen über dem Steißbein. Ziehende und reißende Schmerzen in den Extremitäten. Schwäche aller Gliedmaßen. Gefühl der Lähmung in den Extremitäten; Flechten und Ekzeme an den Gliedmaßen. Ausgeprägtes Taubheitsgefühl der Arme; in Ruhe und beim darauf Liegen. Taubheit und Kälte der Finger und Hände. Rheumatische und reißende Schmerzen in der Schulter, schlimmer auf der linken Seite. Flechten in Achsel und Ellenbeuge. Hornige Schwielen auf den Handflächen. Die Haut an den Händen ist hart, rissig, heiß und blutet. Psoriasis an Händen und Fingern. Wunde, nässende Stellen zwischen den Fingern. Die Fingernägel sind dick und brüchig; sie werden schwarz und fallen ab. Große Hitze der Handflächen.

Beißen und Wundheit zwischen den Gesäßbacken. Exkoriation oben zwischen den Oberschenkeln beim Gehen. Viele Hautausschläge am Oberschenkel, aber insbesondere Flechten und Ekzem; die Hautausschläge sondern eine klebrige Flüssigkeit ab. Taubheit der unteren Extremität in Ruhe; die Beine sind schwach und schwer, als wären sie gelähmt. Ödem der Beine und Füße. Flechten in Leiste und Kniekehle. Kalte Füße abends im Bett. Reichlicher, übel riechender Fußschweiß. Geschwüre an Füßen und Beinen. Reißen in Oberschenkeln, Unterschenkeln, Füßen und Zehen. Brennende Hitze in den Fußsohlen und Fersen. Gichtartiges Reißen in den Zehen. Sich ausbreitende Blasen an den Zehen, die geschwürig werden. Die Zehennägel werden schwarz; dicke und deformierte Zehennägel. Die Nägel schmerzen. Eingewachsene Zehennägel.

Schlaf

Lebhafte, ängstliche, schreckliche und verdrießliche Träume. Schlaflos vor Mitternacht; Schläfrigkeit tagsüber. Nächtliche Schmerzen im Schlaf. Häufiges Erwachen. Morgens nicht erholt.

Fieber und Schweiß

Graphites sollte häufiger bei chronisch rezidivierendem Wechselfieber eingesetzt werden. Fieberfrost am Abend, mit Reißen in den Extremitäten. Fieber und Frost miteinander vermischt. Der Patient möchte in allen Fieberstadien warm zugedeckt sein. Der Fieberfrost ist schlimmer nach dem Essen, besser nach Trinken und im Freien. Nächtliches Fieber nach vorangegangener Frostigkeit, aber ohne Schweiß. Trockene Hitze am Abend und in der Nacht, besonders vor Mitternacht. Ängstliche Unruhe und Ruhelosigkeit im Fieber. Hände und Fußsohlen sind im Fieber sehr heiß, zuweilen sogar brennend heiß. Frost mit Fieber, gefolgt von Schweiß. Der Patient schwitzt bei der geringsten Anstrengung. Schweiß auf der Vorderseite des Körpers; der Schweiß ist übel riechend, kalt und färbt die Wäsche gelb. Reichlicher Nachtschweiß bei allgemeiner Schwäche und Tuberkulose. Bei vielen chronischen Beschwerden kommt es zum völligen Erliegen der Schweißproduktion.

Haut

Juckreiz der Haut am gesamten Körper, mit oder ohne Hautausschläge. Der Juckreiz ist schlimmer in der Nacht im warmen Bett. Juckreiz und Brennen mit Hautausschlägen. Hitze der Haut nachts. Exkoriation der Haut, besonders in den Gelenkbeugen. Jede Verletzung eitert. Risse an Fingerspitzen, Brustwarzen, Mundwinkeln, After und Vulva sowie zwischen den Zehen. Juckende Flecken an der Haut. Erysipel, das im Gesicht beginnt und sich auf andere Bereiche ausdehnt; oder es beginnt im Gesicht auf der rechten Seite und wandert nach links. Juckreiz im Bereich von Krampfadern. Juckende Hämorrhoiden. Flechten und Ekzeme, aus denen eine klebrige Flüssigkeit sickert. Krustige und schuppige Geschwüre. Harte, schmerzhafte Narben. Alte Geschwüre mit wildem Fleisch und Brennen. Juckende und stechende Geschwüre mit verhärtetem Grund und Rändern.

Gratiola officinalis **Grat.**

Gottesgnadenkraut. *Scrophulariaceae.*

Allgemeines

Gratiola ist eine wertvolle Arznei bei nervöser Entkräftung und ausgeprägter Mattigkeit, mit geistiger und körperlicher Schwäche. Dieses Mittel steht in enger Beziehung zu *Coffea* und *Nux vomica* und ist besonders nützlich bei Kaffeetrinkern mit neuralgischen Schmerzen und Willensschwäche. Bei hypochondrischen Patienten und bei Frauen kommt es zu Melancholie und zu Nymphomanie. Konvulsive Erkrankungen mit Bewusstseinsverlust. Die Beschwerden bessern sich im Freien, aber der Patienten fröstelt im warmen Zimmer (wie *Pulsatilla*). Die Beschwerden betreffen vorwiegend die linke Seite. Der Körper verströmt fortwährend feuchte Ausdünstungen. Katarrhalische Zustände von Magen und Darm mit Krämpfen. Der Patient ist willensschwach und hat eine Abneigung gegen Arbeit. Niedergeschlagenheit und Launenhaftigkeit. Der ist sehr reizbar und hypochondrisch. Zukunftsangst. Beschwerden durch übermäßigen Stolz. *Gratiola* ist ein wichtiges Mittel gegen die üblen Folgen von Kaffee und Alkohol. Nervöse Beschwerden in Verbindung mit Magen- und Darmproblemen.

Kopf und Schwindel

Schwindel während und nach dem Essen; beim Schließen der Augen; beim Lesen; beim Aufstehen vom Sitzen; bei Bewegung. Schwindel mit zerebraler Hyperämie.

Hitze- und Vollheitsgefühl im Kopf. Gefühl, als würde der Kopf kleiner werden. Pulsieren im Kopf, insbesondere in den Schläfen. Blutwallungen zum Kopf, nach dem Aufrichten aus einer gebückten Haltung. Die Kopfsymptome bessern sich im Freien und verschlechtern sich oder entstehen im warmen Zimmer. Schmerzen im Hinterkopf morgens beim Erwachen, besser beim Aufstehen oder beim Liegen auf dem Gesicht. Migräne, Übelkeit, Erbrechen oder Ekel vor Essen, mit Schwindel, besser im Freien. Schmerzen im Hinterkopf durch Niesen. Der Kopf fühlt sich kalt an und ist sehr empfindlich gegen kalte Luft. Kältegefühl am Scheitel. Stirnrunzeln bei Kopfschmerzen. Juckreiz der Kopfhaut; auch die Augen und Ohren jucken.

Augen

Nebelsehen beim Lesen. Grüne Objekte erscheinen weiß. Schmerzen in den Augen, als wäre Sand darin.

Nase

Juckreiz in der Nase.

Ohren

Der Patient hat das Gefühl, als wäre sein Gesicht brennend heiß, aber es fühlt sich kalt an. Schwellung der Oberlippe morgens. Spannungsgefühl und Kitzeln im Gesicht; das Gesicht fühlt sich geschwollen an. Gesichtsröte.

Mund und Zähne
Zahnschmerzen durch Kaltes, das in den Mund kommt. Zähneknirschen bei Hirnaffektionen.

Hals
Rachenschmerzen, wodurch der Patient ständig schlucken muss; viel Schleim im Rachen, der nicht ausgeworfen werden kann.

Magen
Heftiger Durst. *Leeregefühl im Magen nach dem Essen.* Leeregefühl bei Appetitlosigkeit. Verlangen nach Brot und nichts anderem. Übelkeit, besser nach dem Essen und durch Aufstoßen. Erbrechen von bitterem, saurem Wasser und Schleim. Angstgefühl im Magen. Krämpfe im Magen nach dem Essen. Ein schweres Gewicht scheint von einer Seite zur anderen zu wandern, wenn sich der Patient sich umdreht, verbunden mit Übelkeit und Aufstoßen. Auftreibung des Magens nach dem Essen. Druck im Magen nach dem Essen. *Ausgeprägtes Kältegefühl im Magen.* Krämpfe und heftige Schmerzen im Magen, Schmerzen, die rasch ansteigen und sich zum Rücken und zu den Nieren ausdehnen.

Abdomen
Kältegefühl im Bauch. Kolikartige Krämpfe mit Übelkeit. Ein Rumpeln im Bauch mit Auftreibung nachmittags und abends. Schwellung der mesenterialen Lymphknoten. Zwicken im Bauch, besser nach dem Abgang von Winden.

Rektum und Stuhl
Diarrhö mit reichlicher, schwallartiger Entleerung; gelb oder gelblich-grün, schaumige, wässrige Stühle. Ausgiebiges wässriges Erbrechen und Entleerung, wie bei einer akuten Gastroenteritis. Reichlicher grüner, wässriger Stuhl. Die Diarrhö wird durch das Trinken von großen Mengen Wasser hervorgerufen, da der Patient einen heftigen Durst verspürt. Während der Diarrhö ist er oft empfindlich gegen frische Luft und Zugluft, welche Stuhldrang verursachen. *Gratiola* hat voll ausgeprägte und rasch verlaufende asiatische Cholera geheilt. Grüne Stühle und grünes Erbrechen, unwillkürlicher Stuhlabgang. Vor dem Stuhlgang Übelkeit, Rumoren, schneidende Schmerzen, Tenesmen. Während dem Stuhlgang Übelkeit, Brennen im Rektum, große Überanstrengung. Nach dem Stuhlgang Brennen im Rektum; Tenesmen; Schmerzen im Steißbein; Kälteschauer; Bauchschmerzen. Vorfall von stechenden, brennenden Hämorrhoiden. Reißen und Stechen im After. Zusammenschnürung des Afters. Jucken am After. Spulwürmer.

Harnwege und Urin
Brennen in der Harnröhre während und nach dem Urinieren. Spärlicher Urin; wird nach dem Stehen lassen trübe. Unwillkürlicher Harnabgang.

Männliche Geschlechtsorgane
Stechen im linken Samenstrang mit Ausstrahlung durch den Bauch zum Brustkorb.

Weibliche Geschlechtsorgane

Gratiola ist eine äußerst nützliche Arznei bei Frauen mit ausgeprägtem Reizzustand der Genitalien bzw. mit stark erregtem Sexualverlangen; es ist eines unserer besten Mittel bei Nymphomanie. Wenn das sexuelle Verlangen so heftig wird, dass es die Frau zur Selbstbefriedigung treibt, so sind mitunter folgende Arzneien angezeigt: *Gelsemium, Gratiola, Origanum, Nux vomica, Phosphor, Platina* und *Zincum*. Die Monatsblutung ist zu früh und reichlich. Heftige Schmerzen in der rechten Brustdrüse beim Bücken und während der Menstruation, schlimmer beim Aufstehen. Leukorrhö mit Schmerzen im Kreuzbein.

Brust und Herz

Heftiges Herzklopfen nach dem Stuhlgang (*Conium*) mit Beklemmungsgefühl des Brustkorbs. Hitzegefühl in Brust, Kopf und Händen, verbunden mit Gesichtsröte.

Rücken und Extremitäten

Rheumatische Schmerzen in den Armen. Wundheitsschmerzen in den Beinen wie nach einer Prellung, nach dem Gehen. Reißen im Schienbein beim Sitzen, besser beim Gehen.

Schlaf

Schläfrigkeit nach dem Essen. Tiefer Schlaf.

Haut

Jucken und Brennen der Haut, nach dem Kratzen.

Guajacum officinale — Guaj.

Pockenholz, Guajakholzbaum. *Zygophyllaceae.*

Allgemeines

Guajacum ist eine sehr tief wirkende Arznei, sogar tief genug, um die Symptome von *rheumatischen, gichtigen* und *tuberkulinischen* Konstitutionen zu heilen und die Ordnung im Organismus wieder herzustellen. Die Patienten leiden unter Diarrhö, die Sehnen sind verkürzt und es bilden sich leicht Abszesse, katarrhalische Beschwerden und Bronchitiden. Ziehen, Spannen und Kontraktionen der Muskelfasern. Schmerzhafte, geschwollene Gelenke. Der Schmerz der rheumatischen Gelenke verschlimmert sich durch Wärme (*Lac caninum, Ledum, Pulsatilla*) und wird durch Kälte besser. Gichtige Abszesse der Gelenke. Die Knochen werden porös oder es bilden sich Eiterungen, wobei insbesondere Schienbeine und Knöchel betroffen sind. Überempfindlichkeit des Periosts. Stechende Schmerzen sind charakteristisch für dieses Mittel, und das Brennen ist so ausgeprägt wie bei *Arsenicum album*. Die Gliedmaßen sind kontrahiert und steif. Alle Sekretionen sind übel riechend. Ziehende, reißende Schmerzen. Erkältungen erstrecken sich auf alle Glieder, es kommt zu Schmerzen in den Gelenken und Ziehen in den Muskeln. Sein Leiden verstärkt sich durch die *geringste Bewegung* oder durch *Anstrengung*. Die Erschöpfung nimmt allmählich zu. Progrediente Abmagerung. *Guajacum* ist eine hervorragende Arznei für das Anfangsstadium einer Tuberkulose, wenn die Symptome übereinstimmen. Der progrediente Charakter der Erkrankung, die körperliche und geistige Schwäche und die tiefen konstitutionellen Beschwerden sind hierbei die Ausschlag gebenden Merkmale von *Guajacum*. Diese häufig vernachlässigte Arznei ist auch sehr hilfreich bei psorischen Fällen, die durch Syphilis oder die Behandlung mit Quecksilber oder anderen starken Substanzen verkompliziert wurden. Es ist eng verwandt mit *Causticum*, *Sulphur* und *Tuberculinum*.

Geist und Gemüt
Geistesabwesend am Morgen. Trägheit und Niedergeschlagenheit. Eigensinnig, verdrießlich und vergesslich.

Kopf und Schwindel
Schwindel beim Aufstehen.
Rheumatische Schmerzen auf einer Seite des Kopfes, mit Ausdehnung zum Gesicht. Gichtige Kopfschmerzen. Gefühl, als sei das Gehirn locker. Stechen im Kopf. Schmerzen in der Stirn, im Hinterkopf und tief im Gehirn. Reißende Kopfschmerzen. Gefühl, als wären die Blutgefäße erweitert. Neuralgie der linken Gesichtshälfte und des Kopfs. Klopfende Kopfschmerzen, besser durch Druck und durch Gehen; schlimmer durch Sitzen und Stehen. Hierbei handelt es sich um eine Ausnahme der Regel, da die sich meisten Symptome durch Bewegung verschlechtern. Schwitzen am Kopf und im Gesicht, beim Gehen im Freien.

Augen
Gefühl, als würden die Augen hervorstehen. Schwellung der Augen. Erweiterte Pupillen.

Ohren
Reißen im linken Ohr. Starke Ohrenschmerzen.

Nase
Schmerzen in den Nasenknochen. Die Nase ist geschwollen. Fließschnupfen.

Gesicht
Schmerzen der Knochen von Gesicht und Nase sowie in den Zähnen. Das Gesicht ist gerötet, gedunsen und fleckig. Hitzegefühl im Gesicht am Abend. Scharf stechende Schmerzen im rechten Jochbein. Anfallsartige Schmerzen im Gesicht, im Kopf und im Hals, jeden Tag um 18 Uhr, andauernd bis 4 Uhr morgens. Dumpfe Schmerzen im linken Unterkiefer.

Mund und Zähne
Reißen und Stechen in den Zähnen. Zahnschmerzen beim Aufeinanderbeißen der Kiefer.

Hals
Tonsillitis, schlimmer durch warme Getränke; *Guajacum* kann die Eiterung verhindern. Starkes Brennen im Hals.

Mund
Speisen schmecken anders. Die Zunge ist dick belegt, weiß oder braun.

Magen
Abneigung gegen Speisen und gegen Milch. Starker Durst. Erbrechen großer Mengen eines wässrigen Schleims, gefolgt von Erschöpfung. Übelkeit durch das Gefühl einer Verschleimung im Rachen. Brennen im Magen und im Bauch. Gefühl von Zusammenschnüren im Magen, mit Angst und Atemnot. Starke Blähungen.

Rektum und Stuhl
Morgendliche Diarrhö (*Sulphur*). Wässrige Stühle. Verstopfung mit hartem, bröckligem, übel riechendem Stuhl.

Harnwege und Urin
Anhaltender Harndrang, sogar nach der Miktion. Der Urin ist reichlich und übel riechend. Schneidende Schmerzen in der Harnröhre, wenn der Urin hindurchfließt. Stechen im Blasenhals nach erfolglosem Pressen zum Urinieren.

Männliche Geschlechtsorgane
Nächtlicher Samenabgang ohne erotische Träume. Ausfluss aus der Harnröhre.

Weibliche Geschlechtsorgane
Chronische Entzündung der Ovarien. Ausbleibende Monatsblutung. Membranöse Dysmenorrhö. Erschaudern in den Mammae, mit Gänsehaut.

Atemwege und Husten
Kehlkopfkrämpfe. Beschwerliches Atmen. Herzklopfen.
Trockener, harter Husten mit Fieber, schließlich Besserung durch Auswurf. Reichlicher, fauliger Auswurf, wie Eiter. Blutiger Auswurf.

Brust und Herz
Rheumatismus der Brustmuskulatur, mit großen Schmerzen bei Bewegung. Stechende Schmerzen in der Brust durch Bewegung und Atmen. Die stechenden Schmerzen scheinen von der Pleura zu kommen. Chronischer Bronchialkatarrh mit fauligem Auswurf, wenn sich der Rheumatismus bis zum Brustkorb ausgedehnt hat. Schleimschwindsucht bei Rheumatikern und Gichtikern. Brustschmerzen nach dem Fahren im Freien.
Herzklopfen. Rheumatische Herzaffektionen. Beschleunigter, schwacher Puls.

Rücken und Extremitäten
Rheumatische Steifheit des Nackens und des Rückens. *Stechen im Nacken und im Rücken.* Ziehende Schmerzen im Rücken zwischen den Schulterblättern.

Alle Schmerzen *verschlimmern sich durch Bewegung und Hitze* und bessern sich in Ruhe.
Ziehende, reißende, stechende Schmerzen in den Armen. Rheumatische Schmerzen in Oberarm und Schulter. Schmerzen der Fingergelenke, und danach in der ganzen Hand. Heiße Hände. Stechen im rechten Daumen. All diese Schmerzen verschlimmern sich ebenfalls durch Bewegung und durch Hitze.
Verkürzung der Kniesehnen; das Knie ist durch die Kontraktion der Kniesehnen gebeugt. Der rechte Unterschenkel ist geschwollen und zum Oberschenkel hingezogen. Schmerzen in den Oberschenkeln, mit Ausdehnung zu den Knien. Reißende, ziehende Schmerzen in den Beinen. Schmerzen im Schienbein. Gichtige Abszesse im Knie. Einschießende Schmerzen in das Bein, vom Fuß bis zu den Knien. Erweichung des Schienbeins und der Knöchel. Schmerzen in allen Gliedern, schlimmer durch Bewegung und Hitze. Schwäche von Armen und Beinen. Taubheit der unteren Extremität. Steifheit der Gliedmaßen. Schwäche der Extremitäten nach Anstrengung. Gelenkrheumatismus, schlimmer durch Hitze und Bewegung. Schmerzen in den Gliedern bei einer Erkältung.

Schlaf

Ruheloser Schlaf. Schlaflosigkeit. Erwacht aus dem Schlaf von einem Gefühl, als würde er fallen. Alpträume beim Liegen auf dem Rücken. Unerholsamer Schlaf.

Fieber und Schweiß

Frostigkeit, gefolgt von Fieber am Abend. Brennendes Fieber. Heiße Hände. *Nachtschweiß.* Ausgiebiges Schwitzen.
Bei Arzneiprüfern, die schwitzten, waren keine Harnwegssymptome aufgetreten.

Hamamelis virginiana* — Ham.

Hamamelis dioica; virginische Zaubernuss, Hexenhasel. *Hamamelidae.*

Allgemeines

Zu den auffallendsten Merkmalen dieser Arznei gehören venöse Stauungen und Blutungen. Die Venen aller oder nur einzelner Körperteile sind erweitert. Krampfadern an vielen Stellen, mit ausgeprägter Schmerzhaftigkeit der Varizen. Es kommt zu blutigen Absonderungen an den Schleimhäuten, und *Hamamelis* hat schon oft Purpura hämorrhagica geheilt. Düstere, purpurfarbene Hautfarbe, mit gefüllten Venen. Entzündung der Venen an beliebiger Stelle, aber insbesondere an den Beinen und am After. Blutende Krampfadergeschwüre, mit dunklem Blut. Die Geschwüre sind dunkel, mit schwarzem Grund, und es sickert dunkles, fast schwarzes Blut heraus. Die dunklen Blutungen sind charakteristisch für *Hamamelis* und können an sämtlichen Stellen auftreten; nur in Ausnahmefällen kommt es zu hellroten, dünnflüssigen Blutungen. Das Mittel eignet sich besonders bei nervösen, empfindlichen und reizbaren Patienten. Wie bei *Arnica* besteht ein Zerschlagenheitsgefühl am ganzen Körper, das nicht auf einzelne Partien begrenzt ist. Die Venen sind besonders empfindlich gegen Druck. Darüber hinaus finden wir eine große Empfindlichkeit gegen Erschütterung wie bei *Belladonna*, wobei im Gegensatz dazu nur jene Muskeln und Venen betroffen sind, die geschwollen und entzündet sind. Ausgeprägte Schwäche mit oder ohne Blutungen; die Schwäche steht in keinem Verhältnis zum Blutverlust. Vikariierende Blutungen sind ein starker Hinweis auf *Hamamelis*.

Geist und Gemüt
Der Patient ist körperlich und geistig ermüdet. Er hat eine Abneigung gegen geistige Arbeit. Beim Sprechen vergisst er Wörter. Er ist reizbar, niedergeschlagen und stumpfsinnig, mit rezidivierenden Blutungen.

Kopf und Schwindel
Pulsierende Schmerzen über dem linken Auge. Gefühl, als wäre ein Bolzen von einer Schläfe zur anderen hineingetrieben und würde immer enger zugeschraubt. Morgens beim Erwachen berstende Kopfschmerzen, schlimmer beim Bücken. Die Kopfschmerzen treten zusammen mit venösen Kongestionen in anderen Körperteilen auf. Das Eigenartige an diesen Zuständen ist, dass der Patient oft sehr empfindlich gegen Kälte und kalte Luft ist. Ekchymose mit extrem schmerzhafter Empfindlichkeit des Kopfes, der Augen oder des Gesichtes. Kopfschmerzen durch Überanstrengung der Augen.

Augen
Ekchymose der Augäpfel. Wundheitsschmerz in den Augen. Blutgestaute Konjunktivalgefäße, aus denen Blut heraussickert. Entzündung und Ulzeration der Augäpfel.

Nase
Häufig wiederkehrendes Nasenbluten, mit dunklem Blut. Nasenbluten während der Menses, oder wenn die Menstruation ausbleibt. Nasenbluten reichlich, dunkel, klumpig.

Mund
Das Zahnfleisch blutet leicht und ist schwammig.

Hals
Der Rachen ist dunkelrot, chronisch kongestioniert und von Krampfadern durchzogen. Auch die Tonsillen sind kongestioniert und mit Varizen bedeckt. Der Patient leidet unter Wundheit des Halses mit Heraussickern von dunklem Blut.

Magen/Abdomen
Durstlosigkeit und Abneigung gegen Trinken. Übelkeit, Bluterbrechen und Empfindlichkeit des Magens. Klopfen im Magen. Blutiges Erbrechen mit schwarzen Gerinnseln. Berührungsempfindliche Krampfadern sind an der Bauchdecke sichtbar. Brennen im Magen und im Bauch.

Rektum und Stuhl

Dysenterie; *Hamamelis* ist angezeigt, wenn der Stuhl sehr viel Blut enthält, nicht hingegen bei den für gewöhnlich bei Dysenterie auftretenden schleimigen Stuhlentleerungen mit wenig Blut. Reichliche, dunkle Blutungen aus Hämorrhoiden. Üblicherweise besteht Stuhlverstopfung. Ulzerationen des Darms, des Rektums und des Afters; mit viel dunklem Blut. Portale Kongestion und Hämorrhoiden, mit reichlichen Blutungen. Hämorrhoiden; prolabierend; pulsierend und mit starken Blutungen; auch wenn diese Beschwerden nach der Entbindung auftreten. Es kommt zu krampfartigen Kontraktionen des Anus mit intensiv brennenden Schmerzen. Jucken am After.

Harnwege und Urin

Hamamelis hat Hämaturie geheilt, bei der über Wochen täglich blutiger Urin entleert wurde. Heftiger Harndrang.

Männliche Geschlechtsorgane

Heftiges sexuelles Verlangen bei Männern. Laszive Träume und nächtlicher Samenabgang. Schmerzen entlang des Samenstranges zum Hoden hinunter. Krampfadern am Samenstrang.

Weibliche Geschlechtsorgane

Schmerzhafte Empfindlichkeit von Ovarien und Gebärmutter. Gebärmutterblutungen mit reichlich dunklen Blutklumpen; manchmal auch mit hellrotem Blut. Aktive oder passive Gebärmutterblutung. Anfallsartige Schmerzen im linken Eierstock. Vikariierende Monatsblutung; mit Blutungen aus Nase oder Magen. Subinvolution mit ausgeprägter Empfindlichkeit der Gebärmutter und gelegentlichen Blutungen. Die Monatsblutung ist reichlich, dunkel, klumpig. Akute Vaginitis mit Kontraktion und Blutungen. Schmerzhafte Empfindlichkeit der Vagina während des Beischlafs. Vaginale Krämpfe. Blutungen bei schwangeren Frauen oder bei der Entbindung. Krampfadern während der Schwangerschaft. Diese Arznei war von Nutzen bei Phlegmasia alba dolens in der Schwangerschaft.

Atemwege und Husten

Hamamelis ist überaus nützlich bei Husten, der mit dem Auswurf von viel dunklem Blut einhergeht. Husten aufgrund von Varizen im Rachen. Mundvolles Aufräuspern von Blut aus dem Kehlkopf und der Luftröhre. Das Mittel ist bei blutigem Husten bei Tuberkulose angezeigt, insbesondere wenn dieser rezidivierend auftritt.

Rücken und Extremitäten

Schmerzhafte Empfindlichkeit der Wirbelsäule, besonders im Halsbereich. Schmerzen im Bereich der Lendenwirbelsäule, reißend oder wie zerbrochen. Zerschlagenheitsgefühl in allen Gliedern. Dumpfes Zerschlagenheitsgefühl in den Oberschenkeln. Schmerzhaftigkeit der Venen der Oberschenkel und Unterschenkel. Krampfadern der Unterschenkel, mit oder ohne Ulzerationen;

schlimmer während der Schwangerschaft; die Krampfadern sind während der Schwangerschaft derart schmerzhaft, dass die Patientin weder gehen noch stehen kann. Prickeln und Stechen in den kongestionierten Venen.

Helleborus niger **Hell.**

Christrose, Schneerose, Schwarze Nieswurz. *Ranunculaceae.*

Allgemeines

Alle Beschwerden von *Helleborus* gehen mit einer mehr oder weniger stark ausgeprägten Benommenheit einher. Manchmal handelt es sich um einen vollständigen Stupor, manchmal ist er nur partiell, aber Benommenheit und Trägheit sind immer vorhanden.

Helleborus ist ein nützliches Mittel bei Erkrankungen des Gehirns, des Rückenmarks, des Nervensystems, und bei Erkrankungen auf der Geistes- und Gemütsebene. Dies gilt insbesondere bei akut entzündlichen Krankheiten des Gehirns und des Rückenmarks sowie ihrer Meningen. Außerdem ist es hilfreich bei Zuständen, in denen sich der Patient am Rande einer Psychose befindet. Es kommt zu einer eigenartigen Art von Imbezillität bzw. Betäubung von Körper und Geist. Der Extremzustand entspricht einer Bewusstlosigkeit. Völliger Bewusstseinsverlust in Verbindung mit zerebraler Kongestion oder Entzündung, welche in einen Hydrozephalus übergegangen ist; mit zerebrospinaler Meningitis oder Gehirnentzündung, mit Betäubung. Selbst in den Frühstadien der Erkrankung fehlt bei *Helleborus* die Wildheit des akuten Deliriums, wie wir sie von *Stramonium* oder *Belladonna* kennen. Das Delirium von *Helleborus* ist passiv. Das Mittel kommt aber auch in Betracht, wenn die Wildheit des Deliriums abgeklungen ist und der Patient sich nun in einem besinnungslosen Zustand befindet. Er liegt auf dem Rücken, hat die Augen halb geöffnet, rollt den Kopf hin und her, der Mund steht offen, die Zunge ist trocken, die Augen haben ihren Glanz verloren und er starrt ins Leere. Er starrt die Person an, die mit ihm spricht. Er wartet sehr lange mit seiner Antwort, oder er antwortet überhaupt nicht.

Heftige Anfälle von Gehirnbeschwerden gehen häufig schnell vorüber, die passiveren Zustände dauern länger an, und hier sollte man an *Helleborus* denken. Die Benommenheit und das allmähliche Abmagern eines *Helleborus*-Patienten ziehen sich oft über Wochen, manchmal sogar über Monate hin. Er liegt mit angezogenen Beinen auf dem Rücken; das Gesicht sieht blass und kränklich aus. Wenn er etwas gefragt wird, so antwortet er langsam. In den Quellen lesen wir: „Betäubung fast bis hin zu Schwachsinn." Eine weitere häufig anzutreffende Formulierung lautet: „Nachlassende Macht des Geistes über den Körper." Wenn der Patient sich nicht fest darauf konzentriert, bewegen sich die Muskeln nicht; sie gehorchen der Willenskraft nicht. Es ist eine Art von Lähmung, aber „Betäubung" ist der treffendere Ausdruck. Der Patient kann sich nicht konzentrieren; er kann seine Aufmerksamkeit nicht auf etwas richten oder einem Gedanken nachgehen. Er erscheint halb schwachsinnig.

Bei *Helleborus* kommt es eher selten zu Delirien, falls aber doch, so murmelt der Patient dabei vor sich hin. Es ist eher eine Benommenheit, ein Zustand von „nichts machen“ oder „nichts sagen“. Dennoch kommt es offensichtlich zu einer geistigen Verwirrung; der Patient kann keinen Gedanken fassen. In vielen Fällen kann er in sehr späten Stadien der Erkrankung aus seinem Zustand erweckt werden, woraufhin man den Eindruck bekommt, er würde versuchen zu denken bzw. zu antworten oder sich zu bewegen. Aber er starrt den Arzt einfach nur mit halboffenen Augen und benommenem Gesichtsausdruck an und zupft an seinen Fingerspitzen.

Wenn der *Helleborus*-Patient etwas gefragt wird, ist er nicht in der Lage zu erzählen, was ihm durch den Kopf geht, es sei denn er wird kräftig aufgerüttelt. Aber wenn man ihn so aus seinem Zustand reißt, redet er von Geistern oder sagt, dass er Teufel sieht. In seiner Vorstellung sieht er Bilder, über die er gelesen hat oder die er in Abbildungen gesehen hat, wie zum Beispiel den Teufel mit Hörnern und einem Schweif. Ein junger Mensch, der noch nie etwas vom Teufel oder von Geistern gehört hat, würde natürlich keine derartigen Einbildungen in seinem deliranten Zustand entwickeln. Die Halluzinationen entsprechen stets dem, was er in seinem bisherigen Leben sich vorzustellen gelernt hat.

Helleborus hat einen eigenartigen, quasi hysterischen Zustand, eine Art von Wahnsinn. Die Patientin bildet sich ein, dass sie sich durch ihre Sünden ihr Seelenheil verwirkt hat. Wie *Aurum* glaubt sie, dass sie etwas Falsches gemacht oder eine unverzeihliche Sünde begangen hat. So nah reicht diese Arznei an den Wahnsinn heran. Eine alte Frau, die von den Frauen in der Gegend beschuldigt wurde, einen Diebstahl begangen zu haben, nahm es sich so zu Herzen, dass sie sich erhängte. Dieser Suizid hatte solch eine Auswirkung auf die Frauen des Dorfes, dass eine nach der anderen sich selbst beschuldigte, den Tod der alten Frau herbeigeführt zu haben.“

Der auffälligste Typus von *Helleborus*-Patienten ist das kranke Kind. Besonders bei Kindern zwischen zwei und zehn Jahren entwickelt sich dieser Typus. Das Anstarren – auf dem Rücken liegend und mit halbgeschlossenen Augen starrend – ist typisch für dieses Mittel. Manchmal bewegen sich die Lippen, ohne ein Geräusch von sich zu geben. Die Lippen bewegen sich, als wollte das Kind etwas sagen, aber wenn man nachfragt, so sind die Worte, die es aussprechen wollte, verloren und vergessen.

Bei Hydrocephalus kommt es zu einem schrillen Schrei, dem Cri encéphalique. Das Kind schreit im Schlaf auf. Es führt seine Hand zum Kopf und kreischt, wie *Apis*. Aber der Hydrocephalus bei *Apis* ist viel aktiver und akuter. Der *Apis*-Patient wirft die Decke von sich; der *Helleborus*-Patient kümmert sich nicht um die Decke, ihn kümmert überhaupt nichts. Man kann ihn nicht leicht stören. Er liegt mit angezogenen Gliedern auf dem Rücken; es kommt häufig zu Automatismen der Arme und Beine. Manchmal ist eine Seite gelähmt, aber die andere macht diese automatischen Bewegungen weiter.

Helleborus ist von Nutzen bei jener schleichenden Krankheitsform, die man unter dem Namen „apathischer Typhus“ kennt. Die bereits erwähnten Symptome führen einen auch hier zum Mittel. Der Patient ist gleichgültig gegenüber allen äußeren Eindrücken. Den Patienten stört es kaum, berührt zu werden, zu warm oder gar nicht zugedeckt zu werden. Er scheint nicht empfindlich zu sein gegen Hitze, Kälte, Stechen, Zwicken oder Anfassen. Teilnahmslos. Was in den Quellen „hartnäckige Stille“ genannt wird, ist wohl eher eine apathische Stille, eine Unfähigkeit zu sprechen. Es hat den Anschein, als verweigere er die Antwort, aber das stimmt nicht, er weiß gar nicht, wie er antworten soll; er ist nicht in der Lage zu denken.

Geist und Gemüt

Fixe Ideen bei Menschen, von denen gesagt wird, dass sie ein bisschen „aus dem Gleichgewicht“ geraten, also seltsam seien. Diese fixe Idee bleibt einfach; es gibt keine Möglichkeit sie mittels Argumenten davon abzubringen. Eine Frau entwickelt zum Beispiel die fixe Idee, dass sie an einem bestimmten Tag sterben wird – und nichts kann das wieder aus ihrem Kopf bringen. Anders als bei *Aconitum* besteht hier keine Todesangst. *Aconitum* hat Angst vor dem Tod und sagt die Todesstunde voraus. Eine andere Patientin hat zum Beispiel die fixe Idee, dass sie eine Sünde begangen hat, die sie vielleicht genauer beschreiben und benennen wird, oder vielleicht nur vage erwähnt – aber für sie ist es sehr real.

Ist die Patientin in der Lage, aufzustehen, so erscheint sie traurig, denn sie sitzt nur da und sagt nichts. Sie scheint in einer kummervollen Stimmung zu sein. Aber es ist nicht jenes ausgeprägte Jammern mit Herumgehen und verzweifeltem Händeringen, wie bei *Aurum*. Es ist ein apathischer Zustand; sie scheint traurig und melancholisch zu sein, obschon sie vielleicht ein wenig denkt. Jeder Versuch der Tröstung verschlimmert den Zustand nur noch, solange die Patientin noch fähig ist zu denken. Wie bei *Natrium muriaticum* verschlimmern sich die Beschwerden durch Trost, aber die Beschwerden von *Natrium muriaticum* sind überhaupt nicht wie diese hier. Wenn der *Helleborus*-Patient in der Lage ist, über seine Symptome nachzudenken, so scheinen sie sich zu bessern.

Manchmal kommt es bei diesem Mittel zu konvulsiven Bewegungen, aber sie sind eher wie Automatismen. Bewegungen, die in keinem Bezug zum Willen des Patienten zu stehen scheinen. Er vollführt einfach Bewegungen, wie jemand, der sich in einem Zustand von Geistesabwesenheit bewegt.

Der *Helleborus*-Patient ist überall betäubt. Das ganze Sensorium befindet sich in einem betäubten Zustand, ein Betäubung, eine Abstumpfung der allgemeinen Sensibilität. Im Text steht: „Uneingeschränkte Sehkraft.“ Trotzdem sieht der Patient nur unvollkommen; er beachtet das Objekt nicht, auf das er seinen Blick gerichtet hat; das heißt, dass obwohl sein Gesichtsfeld normal erscheint, kann er sich nicht daran erinnern, wenn man ihn danach fragt, was er gesehen hat; es hat keinen Eindruck in seinem Gedächtnis oder seinem Geist hinterlassen.

Kopf und Schwindel

Schwindel, mit Übelkeit und Erbrechen. Schwindel durch Bücken. Trotz der generellen Betäubung rollt und wirft sich der Kopf umher. Das Kind liegt auf dem Rücken und rollt den Kopf von einer Seite zur anderen. Die Augen sind teilweise geöffnet, und es bohrt den Hinterkopf ständig in sein Kissen. Dies geschieht teilweise unwillkürlich und teilweise, um das Ziehen der Nackenmuskulatur etwas zu lindern, denn diese Muskeln verkürzen sich bei fortschreitender Erkrankung immer mehr, so wie es auch bei einer ze-

rebrospinalen Meningitis geschieht. Dies hält an, bis der Kopf so weit wie möglich nach hinten gezogen wurde.
Brennende Hitze im Kopf; einschießende Schmerzen; drückende Schmerzen im Kopf durch Blutandrang. Heftige und dumpfe Schmerzen im Hinterkopf. Betäubtes Gefühl im Hinterkopf. Es fühlt sich wie Holz an; Völlegefühl, Blutandrang und Druckgefühl. Die Kopfschmerzen, die Bewegungen des Kopfes und das Aussehen des Gesichtes entsprechen denjenigen Zuständen, wie sie bei Blutstau des Gehirns auftreten.
Ich habe Kinder nach einer mittelmäßig akuten und eher passiven ersten Phase gesehen, die wochenlang in diesem stumpfsinnigen Zustand dalagen und *Helleborus* gebraucht hätten, bevor sie es erhielten. Sobald es verabreicht wurde, setzte die Genesung ein; nicht unmittelbar, aber allmählich. Denn bei diesen langsamen, hartnäckigen und stumpfsinnigen Fällen von Gehirn- und Rükkenmarkserkrankungen wirkt auch das Mittel langsam. Manchmal kommt es anscheinend zu keiner Veränderung, bis schließlich am Tag nach der Verabreichung des Mittels, oder sogar erst in der anschließenden Nacht, Schwitzen, Durchfall oder Erbrechen einsetzt – eine Reaktion also. Hierbei darf man nicht eingreifen, und keine Arznei darf gegeben werden, denn es sind Zeichen einer Reaktion. Wenn das Kind genügend Lebenskraft hat, um sich zu erholen, so wird es das nun tun. Wird aber das Erbrechen durch ein anderes Mittel unterbrochen, so wird die Wirkung von *Helleborus* antidotiert. Lassen Sie das Erbrechen, den Durchfall oder den Schweiß in Ruhe, und es wird innerhalb eines Tages wieder verschwinden.

Anmerkung Exkurs

Das Kind wird sich aufwärmen und innerhalb von einigen Tagen wieder zu Bewusstsein kommen – und dann, was wird dann passieren? Stellen Sie sich diese betäubten Finger, Hände und Glieder vor, diese betäubte Haut überall. Welche völlig natürliche Sache wird sich wohl als Beweis des Erwachens dieses stumpfsinnigen Kindes entwickeln? Für Sie ist es wichtig, das zu wissen. Es ist nicht wirklich Teil dieses Unterrichts der homöopathischen Materia Medica, aber Sie müssen wissen, was Sie nach der Gabe dieser Arznei zu erwarten haben. Es handelt sich um eine klinische Beobachtung, die sie bei Fällen von *Helleborus* oder *Zincum* sehen können. *Zincum* ist eventuell sogar noch tiefer als *Helleborus* in seinem fürchterlichen Zustand der Betäubung. Nun, die Finger des Kindes werden also anfangen zu kribbeln. Während das Kind die normale Funktion seiner Nerven wiedererlangt, werden die Finger zu kribbeln beginnen. Die Nase und die Ohren kribbeln. Das Kind fängt an zu schreien, es wirft sich vor und zurück und rollt sich im Bett umher. Die Nachbarn werden kommen und sagen, „Ich würde diesen Arzt fortschicken, wenn er nichts tut, um diesem Kind zu helfen“, aber wenn Sie das tun, so können Sie sicher sein, dass Sie in vierundzwanzig Stunden ein totes Baby haben werden. Dieses Kind ist auf dem Weg der Gesundung; lassen Sie es in Ruhe. Sie werden niemals in der Lage sein, einen solchen Fall zu bewältigen, wenn Sie den Vater nicht alleine in ein anderes Zimmer bitten und ihm erklären, wie es nun weitergehen wird. Nehmen Sie nicht die Mutter und sagen Sie ihr kein Wort darüber, außer sie

ist eine außergewöhnlich vorzügliche Mutter, denn das ist schließlich ihr Kind und sie hat Mitleid. Sie wird weinen, wenn sie das Kind weinen hört; sie wird den Kopf verlieren und auf den Vater des Kindes einreden, dass jener Sie hinauswerfe. Aber Sie nehmen den Vater in weiser Voraussicht schon vorher zur Seite und erzählen ihm, was passieren wird; erklären Sie es ihm so, dass er es selbst versteht, und sagen Sie ihm vor allem, dass er sein Kind verlieren wird, wenn den Symptomen nicht ihr Lauf gelassen wird, wenn das Mittel in seiner Wirkung gehindert werden sollte.
Es sind weniger die schrecklichen Schmerzen, sondern vielmehr der Juckreiz, das Kribbeln und das Ameisenlaufen, was den Anschein eines extremen Leidens erweckt. Manchmal dauert es für jeden Teil des kindlichen Körpers bis zu einer Woche, bis all diese Symptome von selbst verschwinden – aber wesentlich ist, *dass sie verschwinden*, wenn man sie in Ruhe lässt.
All das wird Sie nervös machen. Sie sollten nicht bei der Familie bleiben und den Fall zu lange beobachten, denn wenn Sie dies tun, so werden Sie das Mittel wechseln. Ich habe noch von keiner einzigen Heilung wie dieser in den Händen eines Arztes der alten Schule gehört.

Gesicht

Das Gesicht zeigt ein sehr kränkliches Aussehen; es ist eingesunken, begleitet von allmählicher Abmagerung. Es sieht rußig aus, so als wäre Ruß in die Nasenlöcher und in die Augenwinkel gekommen. Man würde meinen, der Patient sei dem Tode geweiht, was wahrscheinlich auch zutrifft – dies wäre allerdings nur ohne *Helleborus* der Fall. Diese Arznei passt in Fällen, von denen der Allopath keine Ahnung hat und für die es ihm auch geeigneten Medikamenten fehlt. Seine Prognose ist immer ungünstig. Das Gesicht ist natürlich auch Ausdruck der psychischen Symptome. Die Stirn ist gerunzelt und in kalten Schweiß gebadet. Blässe des Gesichts mit Hitze des Kopfes. Zucken der Gesichtsmuskulatur. Bei genau dieser Art von Erkrankung des Gehirns finden wir die Fältelung der Augenbrauen und das Runzeln der Stirn. Ein ähnliches Runzeln kennen wir von *Lycopodium*, aber dort sind die Beschwerden in der Lunge lokalisiert. Bei *Helleborus* sind die Nasenlöcher erweitert und rußig. Sie flattern nicht sehr, aber sie sind extrem erweitert. Die Augäpfel sind glasig, die Augenlider klebrig.

Fieber/Magen/Rektum und Stuhl

In diesen Fieberzuständen hat der Patient einen heftigen Durst und einen unüblichen Heißhunger. Die Übelkeit und das Erbrechen sind unauffällig. In frühen Stadien der Arzneimittelprüfung kommt es zu Diarrhö und Dysenterie mit reichlich weißem und gelatineartigem Stuhl; Stuhl, der ausschließlich aus blassem, zähem Schleim besteht. Anschließend entsteht eine paralytische Verstopfung. Diese entkräfteten und abgemagerten Fälle von Erkrankungen des Gehirns, wie sie soeben beschrieben wurden, liegen tagelang ohne einen Stuhlgang bzw. ohne jegliche Darmtätigkeit da. Nach ein oder zwei Tagen reagieren sie nicht einmal mehr auf Einläufe. Der Stuhl ist spärlich, hart und trocken. Bei der Reaktion auf dieses Mittel setzen aber auch häufig Diarrhö, Schweiß oder Erbrechen ein; manchmal sogar alle drei zusammen.

Harnwege und Urin
Harnverhalten oder Unterdrückung des Harnflusses; manchmal tröpfelt er heraus – es kommt zu unwillkürlichem Harnabgang. Der Harn fließt in schwachem Strahl; blutiger Urin.

Rücken und Extremitäten
Der Patient liegt auf dem Rücken, mit angezogenen Extremitäten, oder er rutscht im Bett herunter. Ausgeprägte Schwäche und Erschlaffung; seine Muskeln verweigern jegliche Aktivität. Konvulsive Krämpfe bei Säuglingen. Epilepsie mit Bewusstseinsverlust. Traumatischer Tetanus.

Schlaf
Ständige Somnolenz; der Patient kann nicht so weit geweckt werden, dass er das volle Bewusstsein erlangt. Soporöser Schlaf.

Hepar sulphuris **Hep.**
Kalkartige Schwefelleber.

Allgemeines
Der *Hepar sulphuris*-Patient ist sehr *frostig.* Er ist empfindlich gegen Kälte und muss sich außergewöhnlich warm anziehen, wenn er in die kalte Luft hinausgeht. Er möchte das Schlafzimmer stark geheizt haben und fühlt sich in einem Zimmer behaglich, in dem die Raumtemperatur deutlich höher ist als sie für einen gesunden Menschen normalerweise angenehm ist. Kälte erträgt er einfach nicht und all seine Beschwerden verschlimmern sich in der Kälte. Wenn ihm während des Schlafens kalt wird oder wenn er sich draußen im kalten, trockenen Wind aufhält, so bekommt er Beschwerden von zumeist entzündlichem oder rheumatischem Charakter. Schon wenn er nachts eine Hand oder einen Fuß unter der Bettdecke hervorstreckt, setzen Symptome ein. Daher möchte er im Bett stets die Decke eng am Hals anliegen haben.
Der Patient reagiert auch *überempfindlich* gegen äußerliche Eindrücke, gegen seine Umgebung und insbesondere auch gegen Schmerzen. Was bei anderen nur ein leichtes Ziepen oder eine unangenehme Empfindung wäre, wird beim *Hepar sulphuris*-Patient zu einem intensiven Leiden. Aber die Schmerzen von *Hepar sulphuris* können durchaus auch sehr heftig und scharf stechend sein. Entzündete Körperstellen, Hautausschläge, Furunkel oder Eiterungen gehen mit scharf stechenden Schmerzen einher. Dieser Schmerz ist zuweilen so intensiv, dass es wie ein *splitterartiges Stechen* beschrieben wird. In Geschwüren kommt es zu Schmerzen wie von Holzsplitter; es ist ein scharfer und schneidender Schmerz, als würden Splitter das Geschwür aufreißen. Eine ähnliche Empfindung tritt auch bei Halsentzündungen auf; der Patient hat das Gefühl, als hätte er eine Fischgräte oder einen Holzsplitter verschluckt. Diese Schmerzsensation entspricht dem allgemeinen Charakter dieses Mittels, denn es überall auf: in Entzündungen, Geschwüren, Pusteln, Furunkeln und Hautausschlägen; immer scheinen Splitter im Gewebe zu stecken. Hautausschläge sind *berührungsempfindlich,* was auf eine

heftig ein und verschlimmert sich am Abend bis vor Mitternacht. Das Kind erwacht aus dem ersten Schlaf mit einem heiseren, bellenden Krupphusten. Eine Gabe *Aconitum* kann hierbei völlig ausreichend sein und den Fall heilen, zuweilen wirkt es jedoch nur palliativ. Dann schläft das Kind ein, und gegen Morgen – oder zumindest nach Mitternacht – bekommt es den nächsten Anfall, was uns zeigt, dass *Aconitum* nicht ausreichend gewirkt hat. Solch einen Fall kann man mit *Hepar sulphuris* unter Kontrolle bringen. Wenn der Krupphusten jedoch nach Mitternacht einsetzt und das Kind erschreckt aus dem Schlaf hochfährt, zu ersticken droht und sich mit einem trockenen, heiseren und hell klingenden Husten, der sich wie ein trockenes Keuchen anhört, im Bett aufsetzt, so wird in nahezu allen Fällen *Spongia* die passende Arznei sein. Sollte jedoch auch *Spongia* nicht ausreichen und nur palliativ wirken, sodass es zu einer morgendlichen Verschlimmerung kommt, die anzeigt, dass die Beschwerden zurückkehren, dann ist *Hepar sulphuris* das Folgemittel. *Aconitum*, *Hepar sulphuris* und *Spongia* sind eng miteinander verwandt und sie alle sind wahrlich großartige Arzneien gegen Krupphusten.
Trockener, anfallsartiger Husten vom Abend bis Mitternacht, manchmal sogar die ganze Nacht hindurch, verbunden mit Erstickungsanfällen, Würgen und Kruppanfällen; tagsüber etwas produktiver Husten. Rauheit und Kratzen im Kehlkopf; schlimmer in kalter Luft oder durch das Entblößen einer Hand oder eines Fußes im Bett.
Manchmal sitzt der Katarrh tiefer unten in der Luftröhre, die durch das viele Husten sehr wund wird. Der überempfindliche und fröstelige Patient leidet schon tage- und wochenlang an einem rasselnden, bellenden Husten mit ausgeprägtem Wundheitsgefühl in der Brust, schlimmer morgens und abends. Der Husten geht mit Erstickungsanfällen, Würgen und sogar Erbrechen einher; er verschlimmert sich an der kalten Luft und durch das Hervorstrecken der Hand aus dem Bett. Der Patient hustet und schwitzt. Die ganze Nacht hindurch schwitzt er sehr viel, ohne dass es dadurch jedoch zu einer Linderung kommt. Dieser nächtliche Schweiß begleitet sehr viele Beschwerden von *Hepar sulphuris*. Der Patient schwitzt sehr leicht, sodass er beim Husten oder bei der leichtesten Anstrengung gleich schweißnass ist.

Ohren

Hepar sulphuris ist angezeigt bei katarrhalischen Entzündungen der Ohren. Eine plötzliche Mittelohrentzündung setzt ein, ein Abszess bildet sich, das Trommelfell reißt ein und es kommt zu einem blutigen Ausfluss sowie zu stechenden, reißenden Schmerzen. Zunächst hat der Patient das Gefühl, als wäre das Ohr verstopft, dann verspürt er ein Bersten und Drücken, und schließlich platzt das Trommelfell. Es treten auch entzündliche Erkrankungen des Ohres auf, die mit einer dickflüssigen, übel riechenden, blutig-eitrigen Absonderung mit käsigen Partikeln einhergehen, die nach altem Käse riecht.

Augen

Augenärzte sind aus Geschäftsgründen von *Hepar sulphuris* wenig angetan. Denn wenn es indiziert ist, bringt es die Augen sehr rasch wieder in Ordnung, sodass ein ansonsten langwieriger Fall schnell geheilt ist, die Augenspülungen somit hinfällig werden. Auch bei den Augen haben wir die übel riechenden, dickflüssigen, eitrigen Absonderungen. Augenentzündungen, die mit kleinen Geschwüren an der Hornhaut einhergehen. Es bilden sich Geschwüre an der Hornhaut, mit Granulationen und einer blutigen, übel riechenden Absonderungen. Die Augen sind gerötet, die Lider sind entzündet, drehen sich nach außen und an den Lidrändern bilden sich Ulzerationen. Alle sogenannten skrophulösen Augenerkrankungen können durch *Hepar sulphuris* abgedeckt werden, wenn der typische konstitutionelle Zustand vorhanden ist. Allein der konstitutionelle Zustand des Patienten weist den Weg zum richtigen Mittel. Oftmals sind die Symptome der Augen unspezifisch; der Patient hat vielleicht einfach ein entzündetes Auge mit katarrhalischen Absonderungen, wofür eine große Anzahl verschiedener Antipsorika in Betracht käme; aber wenn Sie sich den Zustand des Patienten genauer ansehen und die Allgemeinsymptome dieses Mittels vorfinden, so wird allein *Hepar sulphuris* heilen. Die *Allgemeinsymptome führen uns zu dem Mittel, das auch die Augen heilen wird.* Daher ist verständlich, dass die Möglichkeiten eines Augenspezialisten oft sehr beschränkt sind, solange er nicht weiß, wie er alle Symptome des Patienten herausbringen und aufgrund der Symptomtotalität das richtige Mittel wählen kann.

Harnwege und Urin
Bei *Hepar sulphuris* gibt es noch weitere katarrhalische Entzündungen, nämlich Blasenkatarrhe, die mit eitrigen Absonderungen und reichlich schleimig-eitrigen Ablagerungen im Urin einhergehen. Geschwüre der Harnblase. Die Blasenwände verhärten sich, sodass die Blase fast keine Kraft mehr hat, den Harn auszutreiben; der Harn fließt im schwachen Strahl oder tropft nur noch heraus. Beim Mann kann der Strahl auch senkrecht hinunterfallen. Der Patient ist nicht in der Lage, den Urin kraftvoll herauszupressen. Die Blase ist wie gelähmt. Es brennt in der Blase, mit häufigem, fast anhaltendem Harndrang. Auch an der Harnröhre kann sich eine katarrhalische Entzündung bilden, was einer Gonorrhö sehr ähnelt; daher war *Hepar sulphuris* bei frostigen Patienten mit lange bestehendem gonorrhoischem Ausfluss oftmals sehr hilfreich. Der Harnröhrenausfluss ist dick, weiß und riecht nach Käse. Geschwüre und kleine entzündete Stellen bilden sich in der Harnröhre. Es sticht entlang der Harnröhre, und beim Urinieren hat der Patient ein Splittergefühl in der Harnröhre.

Weibliche Geschlechtsorgane
Es kommt zu einer reichlichen Leukorrhö mit demselben üblen, käsigen Geruch. Der Ausfluss ist so stark, dass die Patientin eine Binde benutzen muss. Eine Patientin, die durch *Hepar sulphuris* geheilt wurde, hat mir berichtet, dass die Binden derart abstoßend riechen, dass sie sogleich gewechselt und gewaschen werden müssen, da sich der Geruch ansonsten im ganzen Zimmer ausbreitet. *Kalium phosphoricum* ist ebenfalls ein Mittel, das bei fürchterlich stinkenden Absonderungen in Frage kommt; der Geruch ist dabei so durchdringend, dass man ihn bei einer Patientin, die an einer solchen Leukorrhö leidet, schon wahrnehmen kann, sobald sie das Zimmer betritt.

Anmerkung Exkurs

Ein wichtiger Wirkungsbereich von *Hepar sulphuris* umfasst Zustände, die nach Quecksilberbehandlungen auftreten. Heutzutage trifft man viele alte Leute, die Behandlungen mit *Calomel* zum Opfer gefallen sind und denen dadurch der Speichel sozusagen davonläuft. Sie haben die „blaue Pille" gegen rezidivierende Gallenbeschwerden eingenommen haben, um damit die Gallenproduktion anzukurbeln, bis sie schließlich in einen dermaßen fröstеligen Zustand gerieten, als säße ihnen die Kälte in den Knochen. Sie schwitzen am Kopf, ihre Knochen schmerzen, und jeder Temperaturwechsel von warm nach kalt bzw. jede kalt-feuchte Wetterperiode macht ihnen zu schaffen. Sie sind wie lebende Barometer. *Hepar sulphuris* ist die passende Arznei für derlei Zustände. Die Patienten neigen zu Knochenerkrankungen und zittern immerzu. Obwohl sie hin und wieder eine Verschlimmerung durch Wärme verspüren, sind sie in der Regel überaus fröstelig und frieren leicht. Bei akuten Folgen der Quecksilberintoxikation kommt es zu Verschlimmerungen durch Bettwärme; alte Menschen hingegen, die schon vor Jahren damit vergiftet wurden, werden nahezu blutleer und sehr frostig; sie können sich gar nicht genug Kleidung anziehen, um warm zu werden. Diese Menschen werden welk, runzlig und leiden unter rheumatischen Gelenkbeschwerden. Hier deckt sich die Symptomatik dann mit *Hepar sulphuris*, das somit zu einem wertvollen Antidot gegen derlei Zustände nach Quecksilbervergiftungen wird. *Hepar sulphuris* ist sowohl Komplementärmittel als auch Antidot zu potenziertem *Mercurius*. Wenn sich die Wirkung *Mercurius* im Sinne eines Heilmittels erschöpft hat, oder wenn es unsachgemäß gewählt war und den Fall durcheinander gebracht hat, sodass es notwendig wird, das natürliche Komplementärmittel oder ein Antidot folgen zu lassen, um den Fall für eine weitere Mittelgabe vorzubereiten, so denke man an *Hepar sulphuris* als eines seiner natürlichen Folgemittel. Es dürfte bekannt sein, dass *Silicea* nicht gut auf *Mercurius* folgt. *Silicea* bringt sicherlich keinen großen Nutzen, wenn *Mercurius* noch immer wirkt oder bereits gewirkt hat. Das ist der Zeitpunkt, an dem *Hepar sulphuris* zu einer interkurrenten Arznei wird. Denn *Silicea* folgt gut auf *Hepar sulphuris*, und *Hepar sulphuris* folgt gut auf *Mercurius*. Somit wird *Hepar sulphuris* zu einem Zwischenmittel in der Abfolge dieser Arzneien.

Auch bei alten Fällen von Syphilis ist *Hepar sulphuris* eine wirkungsvolle und zuweilen völlig ausreichende Arznei, sofern die Symptome übereinstimmen. Es passt auf die Mehrheit der syphilitischen Symptome, wobei es nur die individuellen Symptome des an Syphilis erkrankten Patienten abdecken muss. *Hepar sulphuris* wird insbesondere bei chronischen Fällen von Syphilis, wenn die Symptome mit Quecksilber behandelt und unterdrückt wurden, sodass die Krankheit nunmehr latent ist und jederzeit erneut aufbrechen kann, sowohl auf die Syphilis als auch auf die Quecksilberfolgen eine entschiedene Wirkung haben. Es kann die Dinge wieder ins rechte Lot bringen und eine Entwicklung einleiten, die zu einer klaren Folgeverschreibung führen wird. In seiner Beziehung zur Syphilis und zum Quecksilber ist *Hepar sulphuris* ein enger Verbündeter von *Staphysagria*, *Asa foetida*, *Nitricum acidum*, *Silicea* usw. *Hepar sulphuris* ist besonders in jenen Fällen von Syphilis die passende Arznei, bei denen große Mengen von Quecksilber verabreicht wurde, bis sich selbst damit schließlich die

Symptome der Erkrankung nicht mehr unterdrücken ließen. Es ist beispielsweise in chronischen Fällen angezeigt, bei denen das syphilitische Miasma die Nasenknochen befallen und angefressen hat, sodass die Nase einsinkt bzw. bei denen es zu einer großflächigen Ulzeration kommt. Man begegnet diesen Leuten zuweilen auf der Straße, und sie haben ein großes Pflaster über ihrer Nase oder der davon übrig gebliebenen Öffnung, die in den Nasenraum hineinführt. Wenn der Patient heftige Schmerzen im Bereich der Nasenknochen hat, ist der Nasenrücken so empfindlich, dass er nicht berührt werden darf, und in der Nasenwurzel hat er das Gefühl, als würde ein Splitter darin stecken. Denken Sie an *Hepar sulphuris* bei übel riechenden Absonderungen aus der Nase, bei stinkender Ozaena und bei alten Fällen von Quecksilber-Behandlungen, wenn der Patienten bis in die Knochen friert. Das Mittel hat viele derartige Fälle geheilt; es hat die Geschwüre vollständig zur Ausheilung gebracht und auch die Katarrhe geheilt. *Hepar sulphuris* hat den Heilungsprozess der erkrankten Knochenanteile in Gang gesetzt, indem es die Eiterung beschleunigte und somit die Ordnung im Organismus wieder herstellte.

Die syphilitischen Affektionen erstrecken sich auch auf den Rachen, es bilden sich Ulzerationen des weichen Gaumens, die das Gaumenzäpfchen wegfressen; es sind kleine Geschwüre, die sich vereinigen und anfangs den weichen Gaumen zerstören, um anschließend auf den knöchernen Anteil des Gaumendachs überzugehen. Wenn der Patient zur Inspektion des Rachens den Mund öffnet, strömt daraus ein widerlicher Geruch hervor, es riecht wie verdorbener Käse. Arzneien, die bei dieser Art von Ulzeration bei alten Syphilitikern oft nützlich sind oder die einen besonderen Bezug dazu haben, sind *Kalium bichromicum*, *Lachesis*, *Mercurius corrosivus*, *Mercurius* und *Hepar sulphuris*. In jenen Fällen von Syphilis hingegen, die mit Quecksilber behandelt wurden, denke man insbesondere an *Hepar sulphuris* und *Nitricum acidum*. *Nitricum acidum* ist sehr eng verwandt mit *Hepar sulphuris*; der Patient ist ebenso frostig und hat dieses Gefühl von Holzsplittern im Rachen und in den entzündeten Körperteilen; auch bei ihm bilden sich Geschwüre im Rachen, auf den Tonsillen und im Kehlkopf. *Nitricum acidum* steht häufig im Wettstreit mit *Hepar sulphuris*, und man sollte die beiden Mittel stets gegeneinander abwägen. Beiden ist das Gefühl von Fischgräten oder Holzsplittern im Rachen eigen.

Bei syphilitischen Erkrankungen und chronischen Folgen der Quecksilberintoxikation werden auch die Knorpel des Kehlkopfes befallen. Wenn der Fall jedoch nicht syphilitischen, sondern sykotischen Ursprungs ist, so bilden sich kleine oder große, weiße und gallertartige Polypen im Kehlkopf; diese sind wie wund und führen zu Stimmverlust oder zu einer rauen, kratzigen Stimme; wenn die Polypen auch Erstickungsanfälle oder Atembeklemmungen hervorrufen, so ist *Hepar sulphuris* eine der in Frage kommenden Arzneien. *Hepar sulphuris*, *Calcium carbonicum*, *Argentum nitricum*, *Nitricum acidum* und manchmal auch *Thuja* sind Arzneien, die einen Bezug zu solchen Erkrankungen haben.

Kommen wir nun zu den früheren syphilitischen Erscheinungen; auch im syphilitischen Schanker kann das Splittergefühl auftreten; dann kommt es zur Bildung eines Bubo, der ein eitriger oder nicht-eitriger Lymphknoten sein kann und mit einem Schanker oder einem harmlosen Geschwür auf dem Penis assoziiert ist. Diese Beschwerden sind häufig Indikationen für *Hepar sulphuris*, wenn die passende Konstitution dafür vorhanden ist. *Hepar sulphuris* hat auch sykotische Warzen. Es ist nützlich bei alten Fällen einer Gonorrhö; auch, wenn der Patient das Gefühl eines Splitters in der Harnröhre hat. Bei entzündlichen Strikturen und Einschnürungen kommt es zu einer Neigung zur Bildung von Geschwüren, und damit verbunden zu einem Splittergefühl. *Argentum nitricum*, *Nitricum acidum* und *Hepar sulphuris* wirken ganz ähnlich in Bezug auf diese Art von Entzündung und können die entzündliche Striktur heilen, bevor es zu einer kompletten und permanenten bindegewebigen Striktur kommt. Es kommt nur sehr selten vor, dass man mit seinen Heilmitteln in der Lage ist, Strikturen zu heilen, nachdem sie permanent geworden sind und nun schon seit vielen Jahren bestehen. Aber solange die Entzündung da ist, gibt es noch Hoffnung. Ich erinnere mich an einen sehr alten Fall, der durch *Sepia* geheilt werden konnte. Zunächst wusste ich überhaupt nichts von der Striktur und verschrieb *Sepia* nach den Symptomen des Falles, woraufhin der Patient mit ausgeprägten Beschwerden in der Harnröhre zurückkam und mit schließlich gestand, dass er eine Gonorrhö gehabt hatte und seit Jahren an dieser Striktur litt. Diese Entzündung wurde wiedererweckt und nachdem sie ihren Lauf gegangen war, blieb die Harnröhre völlig frei passierbar zurück und der Patient hatte nie mehr Probleme mit der Striktur. Das war ein außergewöhnliches Ergebnis. Ich habe schon viele Male unter den größten Bemühungen für Patienten verschrieben, um das gleiche zu erreichen, und ich konnte sich auch auf andere Weisen heilen, aber die Striktur blieb. Erinnern wir uns also daran, dass *Hepar sulphuris* Feigwarzen, chronischen sykotischen Ausfluss oder chronische Gonorrhö, übel riechende, käsige Absonderungen, das Gefühl von Holzsplittern in der Harnröhre und entzündliche Strikturen hat, welche mit Schwierigkeiten beim Urinieren assoziiert sind, was sogar so weit gehen kann, dass es zu einer Blasenschwäche kommt und der Harn senkrecht nach unten tropft.

Rücken und Extremitäten

Hepar sulphuris hat sich durch seine Fähigkeit, um Fremdkörper herum eine Eiterung in Gang zu bringen, als sehr wertvoll erwiesen. Denken wir zum Beispiel an einen Fremdkörper unter der Haut oder an einer unbekannten Stelle. Vielleicht handelt es sich um die Spitze eines Projektils, nachdem das Projektil selbst schon entfernt worden ist, oder auch um einen Holzsplitter, der unter dem Nagel eitert. Der Fremdkörper ist so klein, das man ihn kaum sehen kann. Oft wird auch davon ausgegangen, dass der Splitter schon völlig entfernt worden ist, aber dann kommt es zu einer Entzündung. *Hepar sulphuris* beschleunigt die Eiterung und heilt den Finger, da es all diese Dinge in sich trägt, wenn es *durch die Allgemeinsymptome des Patienten indiziert ist*. *Silicea* ist eine weitere Arznei, die in der Lage ist, eine Entzündung oder Eiterung in Gang zu bringen und kann kleine Fremdkörper entfernen, die man nicht lokalisieren kann. Wenn der Arzt aber die genaue Lokalisation des Splitters kennt, so versteht es sich von selbst, dass er nicht die Wirkung einer Arznei abwartet, sondern alle notwendigen Schritte unternehmen wird, um diesen Splitter zu entfernen. Aber gelegentlich kommt es vor, dass die Spitze einer Nadel am

Fingerknochen einer Näherin abbricht und dass kleine Teile dieser Nadel im Finger stecken bleiben und nicht mehr aufgefunden werden können, ohne alles aufzuschneiden, was die Patientin jedoch ablehnt. *Hepar sulphuris* oder *Silicea* können das entfernen. Es wird sich ein kleiner Abszess bilden und das kleine Ding wird abgesondert werden.

Anmerkung Exkurs

Wissend, dass diese zwei Arzneien die Tendenz haben, eine Eiterung in Gang zu bringen, wann immer man es mit Fremdkörpern zu tun hat, so sollte man zum Beispiel im Falle eine Kugel, die in der Lunge eingekapselt wurde und deren Symptome nun nach dem Einsatz von *Hepar sulphuris* oder *Silicea* verlangen, immer gut überlegen, ob es nicht gefährlich wäre, in diesem Fall eine Arznei zu geben, die eine Eiterung in Gang setzt. Es könnte sein, dass diese Kugel an einer lebenswichtigen Stelle sitzt, an einem Geflecht von Arterien, und es wäre natürlich von Vorteil, an dieser lebenswichtigen Region keine Eiterung hervorzurufen. Tuberkulöse Ablagerungen sind häufig an Stellen, wo es leicht herausgeeitert werden kann, hier ist die Wirkung der Arznei die gleiche wie bei einem Fremdkörper. Daher kommt es oft vor, dass nach der Verabreichung von *Hepar sulphuris* eine Menge Furunkel am ganzen Körper entstehen, da es überall in der Haut kleine Ansammlungen von Talg gibt, welche auf diese Weise herausgeeitert werden. Auch *Sulphur* hat diese Wirkung, also sollte man vorsichtig sein und nicht *Silicea*, *Sulphur* oder *Hepar sulphuris* zu oft oder in zu hohen Dosen bei Patienten verabreichen, die eingekapselte Tuberkel in der Lunge haben. Rokitansky fand in seinen zahlreichen Obduktionen eine große Anzahl von eingekapselten verkästen Ablagerungen in den Lungen von Patienten, die ihre Erkrankung überlebt hatten und darüber hinweg gekommen waren; es wurde eingekapselt und war daher absolut ungefährlich, und der Patient war an einer anderen Ursache verstorben. Es könnte gefährlich sein, diese Arzneien mit einer Neigung zur Eiterung zu verabreichen, und man sollte zumindest sehr vorsichtig von ihnen Gebrauch machen. Wenn man erst einmal sehr viele Fälle gesehen hat, so wird man einsehen, dass man manche von ihnen umgebracht hat. Wenn unsere Heilmittel nicht stark genug wären, um die Leute zu töten, so wären sie auch nicht stark genug, um kranke Menschen zu heilen. Es ist gut, wenn Sie realisieren, dass sie es mit Rasierklingen zu tun haben, wenn sie Hochpotenzen einsetzen. Ich wäre lieber in einem Raum mit einem dutzend Schwarzer, die einen mit Rasierklingen zerfetzen wollen, als in den Händen eines unwissenden Verschreibers von Hochpotenzen. Denn sie können fürchterlichen Schaden anrichten, aber auch erstaunlich viel Gutes tun.

Im Gegensatz zu *Hepar sulphuris* (obwohl *Hepar sulphuris* eine Form von *Calcium* ist), besitzt *Calcarea carbonica* keine solche Tendenz zu Einschmelzungen. Es führt zu keiner Entzündungsreaktion rund um Fremdkörper oder zu einer Tendenz sie herauszueitern, sondern es verursacht bindegewebige Ablagerungen rund um Kugeln oder andere Fremdsubstanzen im Fleisch. Es lässt tuberkulöse Ablagerungen härter werden und führt zu Kontraktion und Einkapselung.

Viele exzellente homöopathische Ärzte haben zu mir gesagt: „In Bezug auf die Gefahr von *Sulphur* bei Tuberkulose stimme ich nicht mit Ihnen überein. Ich habe schon Fälle von Tuberkulose mit *Sulphur* geheilt.“ Das habe ich auch schon getan, viele sogar. Aber ich habe damit nicht heilbare Fälle gemeint, sondern jene Fälle, die schon weit fortgeschritten waren und schwerwiegende Symptome hatten. Es ist wichtig, alle Elemente eines Falles zu kennen; wenn Sie dann eine Arznei verabreichen und ihren Patienten damit umbringen, so wissen Sie zumindest, was Sie getan haben. Es ist besser, zu wissen, was man getan hat, wenn man seinen Patienten umgebracht hat, als sich unwissend zu stellen und so weiterzumachen und noch mehr Patienten auf diese Weise zu verlieren.

Hydrastis canadensis — Hydr.

Kanadische Gelbwurz, Kanadisches Wasserkraut. *Ranunculaceae.*

Allgemeines

Hydrastis ist eine langsame, tief wirkende Arznei, die bei vielen Ernährungsstörungen zur Anwendung kommt, bei denen es zu Abmagerung, katarrhalischen Entzündungen, Ulzerationen und sogar zu malignen Entartungen kommt. Fehlerhafte Assimilation. Man denke an *Hydrastis*, wenn der Großteil des Symptomenkomplexes den Magen betrifft. Das Verlangen und die Abneigungen liefern uns oft den Schlüssel zur der sehr komplexen Totalität der Symptome dieser Arznei. Bei *Hydrastis* ist das flaue, leere Hungergefühl, verbunden mit einem Ekel vor Essen ein auffallendes, sonderliches, ungewöhnliches und daher eigenheitliches Symptom. Es ist ein Charakteristikum dieses Mittels, da es ein sich um ein Allgemeinsymptom handelt und die Patienten es so wiedergeben. Die ganze Zeit überwiegt eine ausgeprägte Schwäche. Katarrhalische Symptome mit einem dickflüssigen, zähen, fadenziehenden *gelben*, manchmal weißen Schleim, der von jeder Schleimhaut ausgehen und mit Ulzerationen einhergehen kann. Haut- oder Schleimhautgeschwüre, die sich tief in das Gewebe hineinfressen und dickflüssigen, zähen, gelben Eiter absondern. Am Grund des Geschwürs kommt es zu Verhärtungen der Lymphknoten. Falsches Granulationsgewebe, das bereits bei der leichtesten Berührung leicht und viel blutet. Dieses Mittel war bei der Behandlung maligner Geschwüre sehr hilfreich. Bei solchen Geschwüren bringt es dem Patienten, selbst wenn es zu keiner Heilung kommt, eine deutliche Erleichterung, da der üble Geruch beseitigt, der Schmerz gemildert und die Zerstörung aufgehalten wird. Das bei diesen Geschwüren so häufig vorkommende Brennen ist ein wichtiges Symptom von *Hydrastis*. Wenn in Fällen von chronischen Magenbeschwerden die Schwäche und die Abmagerung im Laufe von Monaten oder Jahren schlimmer geworden sind, so kommt es zu Ohnmachtsanfällen. Dies findet man ebenfalls im Mittelbild von *Hydrastis*. Bei chronischen Erkrankungen, wenn das Gewebe beeinträchtigt ist, das Gemüt aber nicht. Das erstaunliche Fehlen von Gemütssymptomen, ausgenommen die allgemeine Entmutigung aufgrund des langen Leidens und der Schwäche, ist auffallend. Vermutlich kämen die Vorlieben und Abneigungen des Gemüts doch noch zum Vorschein, wenn man dieses Mittel noch sorgsamer prüfen würde. Alle Symptome bessern sich in Ruhe. Kleine Wunden bluten und eitern.

Kopf und Schwindel
Die Kopfschmerzen sind solcher Art, wie sie im Allgemeinen in Verbindung mit Magenbeschwerden und anhaltenden Nasenkatarrhen angetroffen werden. Sie sind nicht besonders charakteristisch. *Hydrastis* hat Ekzeme mit dicken Krusten geheilt.

Augen
Die Augen und das Gesicht sind ikterisch. Ulzeration der Hornhaut. Dickflüssige, gelbe, zähe und schleimige Absonderungen aus den Augen. Chronische Entzündung der Augenlider. Entzündung, Verdickung und Rötung der Lidränder.

Ohren
Otorrhö mit einem dickflüssigen, zähen und eitrigen Ausfluss. Reichlich schleimige Absonderungen. Katarrh der Eustachischen Röhre mit vielen Ohrgeräuschen. Die Ohren sind rot, geschwollen und mit Schuppen bedeckt; Fissuren hinter den Ohren, wenn die Ohrläppchen angewachsen sind.

Nase
Die Nase ist verstopft, mit fadenziehendem, gelbem oder weißem Schleim. Die Luft fühlt sich in der Nase kalt an, das Septum ist wund und ulzeriert. Fadenziehender Schleim zieht sich von den Choanen bis in den Rachen. Wundheit beider Nasenlöcher mit einem ständigen Verlangen, sich zu schnäuzen. Schnupfen mit Ausfluss, spärlich im Zimmer und reichlich im Freien. Blutiger, eitriger Ausfluss aus der Nase. Dickflüssiger, weißer oder gelber Ausfluss. In der Nase bilden sich ständig große Borken.

Gesicht
Das Gesicht ist kränklich, eingefallen, bleich, wächsern, kachektisch oder ikterisch. *Hydrastis* ist von großem Nutzen bei einem Epitheliom von Gesicht, Nase oder Lippen.

Mund und Zähne
Die Zunge ist gelb, groß, schlaff und schwammig. Sie fühlt sich an wie verbrannt.

Ulzerationen von Mund, Zahnfleisch und Zunge, die sich ausdehnen und brennen. Aphthen bei Kindern und bei stillenden Müttern. Reichliche Absonderung eines fadenziehenden, goldgelben Schleimes. Abschürfungen des Mundes. Alte Quecksilber-Fälle.

Hals
Eine lange bestehende katarrhalische Wundheit des Rachens, mit Granulationen, Geschwüren, Abschürfungen und Brennen. Dicker, zäher, gelber Schleim, der in Fäden herausgezogen werden kann.

Magen

Weder Hunger noch Durst, Abscheu gegen Essen. Fast alle Speisen führen zu einer Magenverstimmung. Mundvolles Aufschwulken von Essen (wie bei *Phosphor* oder *Ferrum*). Erbricht jegliches Essen und behält nur Wasser oder Milch im Magen. Saures oder fauliges Aufstoßen, Aufstoßen von Speiseresten. *Leeres, flaues Gefühl im Magen mit Ekel vor Speisen und einer hartnäckigen Verstopfung, ohne Bedürfnis nach Stuhlgang* ist eine Kombination von Symptomen, die im Allgemeinen *Hydrastis* erfordert. Pulsieren im Magen. Magengeschwür mit Brennen. Dieses Mittel eignet sich für einen verdächtigen Knoten im Bereich des Pylorus. Schweregefühl im Magen nach dem Essen. Der Magen scheint lediglich ein ganz gewöhnlicher Sack zu sein; die Verdauung ist langsam und langwierig. Völlegefühl nach dem Essen, das eine lange Zeit anhält. Das leere, flaue Gefühl bessert sich nicht nach dem Essen. Saures Erbrechen. Chronischer Magenkatarrh. Langsame Verdauung.

Abdomen

Aus den folgenden Gründen muss es sich bei dieser Arznei um ein nützliches Lebermittel handeln: Die Haut ist ikterisch; der Stuhl ist hell, sogar weiß, was auf das Fehlen der Gallensäfte hinweist, und der Patient hat ausgeprägte Beschwerden im Bereich der Leber. Nützlich bei chronischen Leberstörungen. Die Leber ist vergrößert, hart und knotig.

Krampfartige Schmerzen. Koliken, Flatulenz und ein geblähter Bauch. Mit *Hydrastis* sind viele der Beschwerden geheilt worden, die üblicherweise mit einer schlechten Verdauung und einer gestörten Leberfunktion einhergehen. Katarrh und Ulzerationen des Darmes. Scharf schneidende Schmerzen im Bereich der Milz.

Rektum und Stuhl

Dieses Mittel hat hartnäckige Hämorrhoiden, Ulzerationen und Fissuren des Anus geheilt. Erschlaffung und Vorfall des Anus. Chronische Diarrhö mit gelbem, dünnflüssigem Stuhl, manchmal sogar wässrig. Entzündung des Anus. Die Stühle sind acholisch, weiß, weich, wundmachend, grünlich und enthalten viel zähen Schleim. Harte, knotige Stühle. Die hartnäckigste Verstopfung; tagelang kein Bedürfnis nach Stuhlgang. Lähmung des Rektums. Diese Arznei heilt eine Verstopfung, wenn die Symptome des Magens passen. Dieses Mittel war von großem Nutzen in langwierigen Fällen, wenn Einläufe keine Wirkung mehr zeigen und der Stuhl bis weit nach oben zurückgehalten wird oder einfach nicht nach unten ins Rektum geht, um den Stuhldrang auszulösen. Bei Verstopfung oder Diarrhö mit einem Flauheitsgefühl im Magen, mit Zittern im Bauch und mit Herzklopfen.

Harnwege und Urin

Der Harn ist spärlich oder unterdrückt. Chronischer Blasenkatarrh mit viel zähem Schleim im Harn, wodurch der Harnfluss erschwert wird.

Männliche Geschlechtsorgane

Katarrh der Urethra. Chronische Gonorrhö, bei der ein gelber Ausfluss auch nach langer Zeit bestehen bleibt. Reichlicher, schmerzloser Ausfluss. Erschlaffung von Hoden und Hodensack. Übel riechender Schweiß der Genitalien.

Weibliche Geschlechtsorgane
Dickflüssige, gelbe, zähe Leukorrhö, manchmal auch weiß oder übel riechend. Abschürfungen der Vagina. Wundheit der Vagina während des Geschlechtsverkehrs. Blutungen nach dem Koitus. Gebärmutterblutungen. Reichlicher Menstruationsfluss. Erschlafftes Gefühl des Herabdrängens im kleinen Becken. Intensiver Juckreiz der Vulva. Epitheliom der Brustdrüse.

Atemwege und Husten
Es kommt zu den hartnäckigsten Katarrhen von Kehlkopf, Luftröhre und Bronchien, begleitet von reichlich dickem und fadenziehendem Schleim sowie Ulzerationen. Wundheit der Atemwege. Brustkatarrh bei alten Menschen.
Der Husten ist trocken und hart; Auslöser ist ein Kitzeln im Kehlkopf. Wundheit im Brustkorb. Rasselnder Husten. Dickflüssiger, gelber, zäher, manchmal weißer Auswurf bei alten Menschen oder bei chronischem Husten.

Brust und Herz
Herzklopfen, verursacht durch eine langsam fortschreitende Schwäche.

Rücken und Extremitäten
Schwäche und Steifheit des Rückens in der Lendenregion, sodass der Patient umhergehen muss, bevor er seinen Rücken aufrichten kann. Er muss sich mit den Armen abstützen, um von einem Stuhl aufzustehen.
Rheumatische Schmerzen in den Armen. Schwäche und rheumatische Schmerzen in den Beinen. Geschwüre an den Beinen und um die Knöchel, mit stechenden, brennenden Schmerzen; die Ränder der Geschwüre sind erhöht und verhärtet; sie schmerzen in der Nacht im warmen Bett, berührungsempfindlich. Ödeme der Füße.

Haut
Wärme und Waschen verschlimmert die Geschwüre und Hautausschläge. Die Haut neigt zu Abschürfungen. Urticaria am gesamten Körper, schlimmer nachts. Fissuren an Mund und Anus. *Ulzerationen. Dekubitus.* Lupus exedens.

Hyoscyamus niger **Hyos.**
Schwarzes Bilsenkraut. *Solanaceae.*

Allgemeines
Im Mittelbild finden sich zahlreiche Symptome wie Krämpfe, Kontraktionen, Zittern, Beben und Muskelzuckungen. Krämpfe robuster Menschen, die mit einer großen Heftigkeit einsetzen. Krämpfe, die den gesamten Organismus des Patienten betreffen, sie beginnen nachts und gehen mit Bewusstlosigkeit einher. Krämpfe bei Frauen zum Zeitpunkt ihrer Menstruation; und schließlich die kleineren Krämpfe und Kontraktionen einzelner Muskeln. Kleine Zuckungen und ruckartige Bewegungen. Bei schleichenden Krankheitsformen treten vor allem Zuckungen und ruckartige Bewegungen auf. Ein Beispiel ist eine schlei-

chende Typhuserkrankung, die mit ausgeprägter Entkräftung und Zuckungen einhergeht. Wenn der Patient in ausreichendem Maße bei Bewusstsein ist, so nimmt er diesen Zustand selbst wahr, hauptsächlich aber können es die andern sehen. Es verdeutlicht die große Energielosigkeit des Nervensystems. Herabgleiten im Bett, Muskelrucken. Alle Muskeln zittern und beben, eine ständige Übererregung, die das gesamte System durchzieht. Es ist ein Zustand der Reizbarkeit und Erregbarkeit. Krampfartige Zuckungen der Gliedmaßen, alle möglichen eckigen Bewegungen werden ausgeführt, Automatismen. Choreatische Bewegungen. Es kommt aber auch zu eckigen Bewegungen der Arme und zum so genannten „Flockenlesen" im Bett. In seinem Delirium greift der Patient nach etwas. Allmählich größer werdende Schwäche, sei es im Falle eines kontinuierlichen Fiebers, bei dem es zu einem Delirium oder einer Erregung kam, oder im Falle von Wahnsinn mit Übererregtheit der Nerven und des Geistes. Erregbarkeit, begleitet von sich allmählich steigernder Schwäche. Völlige Entkräftung, sodass der Patient im Bett herabgleitet und sein Kiefer schließlich nach unten fällt. Die Vermischung von ruckartigen Bewegungen, Tremor, Zittern, Schwäche und krampfartigen Muskelbewegungen sind sehr auffällige Merkmale. Säuglinge, die Krämpfe entwickeln. „Er fällt plötzlich mit einem Schrei zu Boden und krampft. Krämpfe bei Kindern, insbesondere durch Schreck. Konvulsive Krämpfe nach dem Essen." Dem Kind wird nach dem Essen schlecht, es erbricht und krampft. „Es kreischt und wird bewusstlos." In den alten Büchern steht, das Kind krampfe aufgrund von Wurmbefall; auch die Mutter bekommt kurz nach der Geburt Krämpfe, die sogenannten Puerperalkrämpfe. „Krämpfe während des Schlafs. Erstickungsanfälle und Krämpfe unter der Geburt. Spastische Zehenkrämpfe."

Geist und Gemüt

Der geistige Zustand macht den größten Teil des Arzneimittelbildes von *Hyoscyamus* aus. Reden, passives Delirium, Einbildungen, Illusionen, Halluzinationen; Erwachen und Reden als Manifestation eines Deliriums, und anschließend Stupor. Diese Zustände wechseln sich ab. Der Patient redet oder schreit im Schlaf auf, und er redet, murmelt oder führt Selbstgespräche. Dann gibt es auch Zeiten der Wachheit, in denen es zur Durchmischung von Delirium, Einbildungen und Halluzinationen kommt. Manchmal befindet sich der Patient in einem Zustand der Halluzination, und schon im nächsten Moment hat er eine Einbildung. Das bedeutet, für eine gewisse Zeit hält er seine Halluzinationen für wahr, und so werden diese Halluzinationen zu Wahnideen. Dann wiederum sieht er Dinge, von denen er weiß, dass sie nicht real sind. Dies sind dann wieder Einbildungen. Trotzdem hat er viele Halluzinationen. Er sieht alle möglichen Dinge, geradezu unbeschreibliche Dinge, in seinen Halluzinationen. Er stellt sich alle möglichen Dinge vor, die andere Menschen oder ihn selbst betreffen, und er wird misstrauisch. Das Misstrauen ist ein wichtiger Teil der akuten Erkrankungen bei *Hyoscyamus*; es gehört auch zur Manie im Wahnsinn. Er verdächtigt seine Frau, dass sie ihn vergiften will; dass seine Frau ihm untreu sei. Er misstraut allen. „Er weigert sich, das Mittel einzunehmen, da er sagt, sie sei vergiftet." „Er glaubt, verfolgt zu werden, dass alle Menschen gegen ihn sind und dass alle seine Freunde nicht mehr länger seine Freunde sind. Er unterhält sich mit eingebildeten Menschen." Er spricht, als würde er mit sich selbst reden, aber glaubt wirklich, dass jemand an seiner Seite sitzt, mit dem er spricht. Manchmal spricht er zu den Toten; er erinnert sich an Begegnungen in der Vergangenheit mit schon Verstorbenen. Er ruft eine tote Schwester oder seine Ehefrau herbei und beginnt eine Unterhaltung mit ihr, so als wäre diese Person tatsächlich da.

In diesem sonderbaren Gemütszustand zeigt *Hyoscyamus* eine weitere Grille. Zum Beispiel klebt vielleicht eine seltsame Tapete an der Wand. Der Patient liegt nun da und sieht sie sich an, und wenn er es irgendwie schafft, die Muster in Reihen zu ordnen, so wird ihn das Tag und Nacht beschäftigen. Er möchte sogar Licht haben, damit er sie in Reihen anordnen kann. Wenn er eingeschlafen ist, träumt er noch davon. Dann erwacht er und macht sich wieder an dieselbe Arbeit; es ist immer das Gleiche. Manchmal bildet er sich ein, dass Dinge Würmer, Ungeziefer, Ratten, Katzen oder Mäuse seien, und er führt sie um sich herum, so wie das Kinder mit ihren Spielzeugwagen machen – er ist wie ein Kind. Sein Geist ist dergestalt beschäftigt; so etwas gibt es nicht zwei Mal auf dieser Welt. Vielleicht werden Sie genau diesen Zustand kein zweites Mal erleben, aber Sie werden etwas Ähnliches sehen, einen ähnlichen Zustand, in dem der Geist des Patienten schwelgt, sind seltsame und lächerliche Dinge. Ein Patient hatte es zum Beispiel mit einer Reihe von Wanzen zu tun, die eine Wand hinaufwanderten. Er hatte sie mit einer Schnur zusammengebunden und war sehr gereizt, weil er die letzte einfach nicht anbinden konnte. *Hyoscyamus* hat diesem Mann sehr geholfen. Genau diese Formulierung finden Sie nicht in den Originalquellen, aber in Analogie zu den Beschreibungen der Originaltexte spreche ich davon. Der Patient befindet sich in wechselnden Zuständen. In der einen Minute rast er, in der nächsten schimpft er in der Erregtheit seines Deliriums, und im Moment danach verfällt er in Stupor. Befindet er sich in einem typhusartigen Zustand, so gleitet er nach einer Weile in einen tiefen Stupor ab. In frühen Stadien kann er noch wachgerüttelt werden und korrekte Antworten auf Fragen geben. Er scheint sogar zu wissen, was man ihm gesagt hatte; aber schon einen Moment nach seiner letzten Antwort scheint er wieder in einen tiefen Schlaf zu verfallen. Also rüttelt man ihn und stellt eine weitere Frage, die er dann auch beantwortet, aber sogleich ist wieder in seinem tiefen Schlaf. Dieses typhusartige Delirium wird immer tiefer, immer passiver, und er murmelt mehr und mehr, bis er schließlich in eine völlige Bewusstlosigkeit verfällt, aus der er nicht mehr erweckt werden kann. In diesem Zustand liegt er manchmal tage- oder wochenlang da. Währenddessen magert er immer mehr ab. Er liegt in diesem tiefen Stupor da, solange die Arznei nicht verabreicht wird. Er liegt einfach da, zupft an den Bettlaken und murmelt. Auch wenn er im Stupor ist und offenbar nicht begreift, was um ihn herum vorgeht, so macht er doch passive Bewegungen, murmelt, spricht mit sich selbst, und hin und wieder stößt er einen schrillen Schrei aus. Er zupft an seinen Fingern, als hielte er etwas in seinen Fingern, obwohl nichts dort ist. Auf dieselbe Weise zupft er an den Betttüchern. Er zupft auch an seinem Nachthemd, einfach an allem, was er zwischen seine Finger bekommt. Oder er zupft einfach in der Luft herum, er greift nach etwas, als würde er nach Fliegen greifen. Dieses passive Delirium schreitet fort, bis er sich in einem tiefen Stupor befindet und nur noch wie ein Toter daliegt. Im Stadium des Wahnsinns entwickelt er manchmal eine Art von Wildheit, aber nicht sehr oft. Dieses Mittel ist eher passiv, der Patient redet und schwatzt, sitzt ruhig in einer Ecke und nuschelt, oder liegt auch nur da oder geht umher. „Er nimmt sich vor, die üblichen Dinge zu erledigen, die alltäglichen Pflichten." Da ist zum Beispiel die Hausfrau, die aufstehen und die Dinge tun möchte, die sie gewöhnlich im Haushalt erledigt; oder der Böttcher, der seine Fässer machen will und seinem Geschäft nachgehen möchte. Der Patient möchte seine gewohnte Beschäftigung im Geiste fortführen, er spricht darüber, er will die Tagesgeschäfte fortführen und bleibt weiterhin geschäftig, also ist es ein geschäftiger Wahnsinn. Auch das Delirium wird zu einem geschäftigen Delirium.

Differentialdiagnose

Damit Sie eine Vorstellung bekommen, welche Ausmaße die allgemeine Form des Wahnsinns von *Hyoscyamus* annimmt, vergleiche ich dieses Mittel mit *Stramonium* und *Belladonna* vergleichen. Wie Sie schon in der Vorlesung über *Belladonna* hörten, ist *Belladonna* heftig und geht mit höchstem Fieber einher. Es kommt zu einer ausgeprägten Erregung. Wenn wir *Stramonium* besprechen, so werden Sie sehen, dass das Delirium und der Wahnsinn dort mit einer extremen Gewalttätigkeit zum Ausdruck gebracht werden. Diese drei Arzneien sind so eng miteinander verwandt, dass man einiges über sie erfahren kann, wenn man sie miteinander vergleicht. Betrachtet man den Gemütszustand von *Hyoscyamus*, so ist es wichtig zu erkennen, dass der Wahnsinn nur selten mit sehr viel Fieber einhergeht. Manchmal besteht schleichendes Fieber, aber wenn man in Bezug auf Fieberzustände an *Hyoscyamus* denkt, so wäre die Reihenfolge der Intensität die folgende: *Belladonna*, *Stramonium*, *Hyoscyamus*. *Belladonna* wird parallel zu seinen Gemütszuständen sehr heiß. *Stramonium*, das gewalttätigste, fast schon mörderische und aktivste der drei, entwickelt in der Regel während des Fiebers nur mäßige Hitze. *Hyoscyamus* hat in seinem Wahnsinn ein niedriges Fieber, manchmal auch überhaupt keines. Zieht man aber die Heftigkeit der Delirien oder die manischen Handlungen in Betracht, so ändert sich die Reihenfolge wieder. Die Reihenfolge nach der Heftigkeit des Verhaltens des Patienten wäre *Stramonium*, *Belladonna*, *Hyoscyamus*. Hierbei können Sie gut erkennen, dass *Hyoscyamus* – obwohl wir nur solche Mittel genommen haben, die diesem Mittel am ähnlichsten sind – am Ende der Liste steht. Es ist ein eher passives Mittel, während die ersten beiden aktiverer Natur sind. Die Manie bei *Hyoscyamus* ist passiv. Der Patient wird nicht gewalttätig. Dennoch kann er manchmal Mordgedanken haben oder ausagieren, sie sind aber dann mit großer Wahrscheinlichkeit eher selbstmörderisch. Manchmal spricht und schwatzt der Patient, manchmal sitzt er aber auch nur da und sagt nichts. „Voller Einbildungen und Halluzinationen, sowohl im Schlaf als auch im Wachzustand. Religiöse Gemütsbewegung" bei Frauen, die ungewöhnlich fromm gewesen sind; sie entwickeln die Wahnidee, dass sie sich durch Sünden ihre Erlösung verwirkt haben. Sie glauben, schreckliche Dinge getan zu haben.

„Sie bildet sich ein, jemanden ermordet zu haben, dass sie etwas Fürchterliches getan habe. Sie kann die Hoffnung, die sie im Wort Gottes liest, nicht auf sich selbst beziehen." Sie sagt: „Damit bin nicht ich gemeint, das bezieht sich nicht auf mich, damit ist jemand anders gemeint."
„Der Patient glaubt, am falschen Ort zu sein. Er denkt, er sei nicht zu Hause. Er sieht Menschen, die nicht anwesend sind oder waren. Er fürchtet sich davor, alleingelassen zu werden. Er hat Angst, vergiftet oder gebissen zu werden." Diese Phasen werden manchmal zu einer echten Angst; ihr Ursprung liegt in dem Misstrauen, über das wir bereits gesprochen haben. Er hat den Verdacht oder die Angst, dass diese Dinge tatsächlich stattfinden werden. Er bildet sich ein, sie werden stattfinden, und daher verdächtigt er alle seine Freunde.
Eine weitere Besonderheit, die sich durch das Mittelbild zieht und den Wahnsinn und die Fieberdelirien kennzeichnet, ist die Furcht vor Wasser, vor fließendem Wasser. Natürlich tritt bei der „Hydrophobie" (= Tollwut, Anm. d. Übers.) Angst vor Wasser auf – diese Krankheit wurde nach diesem auffallenden Merkmal benannt. Aber auch andere Mittel sind durch Angst vor Wasser gekennzeichnet. „Ängstliche Unruhe beim Hören von fließendem Wasser. Furcht vor Wasser." Dieses Merkmal gibt es bei *Belladonna*, *Hyoscyamus*, *Cantharis* und natürlich bei der Nosode *Hydrophobinum (= Lyssinum, Anm. d. Übers.)*. Auch *Stramonium* hat diese Wasserangst. *Stramonium* hat vor allem Angst, das aussehen könnte wie Wasser, glitzernde Objekte, Feuer oder Spiegel. Furcht vor Dingen, die auf irgendeine Weise eine Ähnlichkeit mit Flüssigkeiten und daher auch die Geräusche von Flüssigkeiten machen. Mit *„Hydrophobinum* wurde das „unwillkürliche Urinieren beim Hören von fließendem Wasser" geheilt. Es hat ebenso eine chronische Diarrhö geheilt, wenn dieses Symptom vorhanden war.
Hyoscyamus „gibt kurze und abrupte Antworten auf eingebildete Fragen." Er glaubt, dass ihm jemand eine Frage gestellt hat und antwortet darauf. Daher werden Sie auf Typhuspatienten treffen, die auf Fragen antworten, die Sie nicht gestellt haben. Der Patient bildet sich ein, im Zimmer seien Menschen und stellten ihm Fragen. Sie werden nichts anderes als diese Antworten hören; der Patient ist in einem Delirium oder wahnsinnig. „Er murmelt zu sich selbst gewandt absurde Dinge. Er schreit plötzlich auf."
Es gibt noch eine weitere Form des Deliriums, und hier können wir zwei Phasen unterscheiden. Der Patient möchte nackt sein; er möchte sich all seiner Kleider entledigen, und dies muss genauer untersucht werden, sonst versteht man dieses Symptom nicht gleich. *Hyoscyamus* hat überall am Körper so empfindliche Nerven, dass er die Berührung der Kleidung auf der Haut nicht erträgt und sie daher auszieht. Das kommt bei Wahnsinn und manchmal auch bei einem Delirium vor, wobei der Patient keine Ahnung hat, dass er gerade seinen Körper zur Schau stellt. Er scheint völlig schamlos geworden zu sein, aber er denkt überhaupt nicht an Schamlosigkeit, er denkt nicht einmal daran, dass er etwas Ungewöhnliches tut, denn er tut es ausschließlich wegen der Hyperästhesie der Haut.
In diesem Wahnsinn gibt es eine weitere Phase, nämlich Obszönität. Sie kann zeitweise sehr heftig werden, so heftig, dass niemand außer dem alten Arzt sich eine Vorstellung davon machen kann, wie schrecklich sie ist und wie fürchterlich die Auswirkungen auf die Menschen im Zimmer sein können. Bei einer Frau, einer

Ehefrau oder einer Tochter zeigt sich diese Obszönität auf folgende Weise: Sie entblößt ihre Genitalien, sodass jeder sie sehen kann, der das Zimmer betritt. Es gab Momente, in denen eine Frau in heftigen Anfällen von Obszönität ihre Kleidung hochgerafft und dem Arzt ihre Genitalien gezeigt hat, als er in das Zimmer kam. „Heftige sexuelle Erregung und Nymphomanie. Obszönitäten. Die Sprache wird mit Urin, Fäkalien und Kuhdung ausgeschmückt.“ Alles Mögliche wird in diesem Zustand von Wahnsinn und Delirium geäußert – und doch handelt es sich nur um eine Krankheit.

„Der Patient ist gewalttätig und schlägt Menschen. Er schlägt und beißt. Er singt ständig und spricht sehr hastig. Erotische Manie, begleitet von Eifersucht. Lüsterne Besessenheit. Er singt Liebeslieder. Er liegt nackt im Bett oder ist in der Sommerhitze in einen Stoff eingewickelt“, nicht etwa, weil ihm etwa kalt wäre, sondern aus einer Laune heraus. Beschwerden, die mit diesen Geisteszuständen einhergehen können, treten möglicherweise bei einer jungen Frau durch enttäuschte Gefühle auf, wenn sie zu dem Schluss kommt, dass der junge Mann, dem sie ihr Vertrauen geschenkt hatte, sich ihrer völlig unwürdig erwiesen hat. Das treibt sie in den Wahnsinn, und einer dieser Zustände kann sich entwickeln.

Augen

Patienten, die ein anhaltendes Fieber, Krämpfe oder Wahnsinn überstanden haben, leiden dann unter Lähmungen der Augen bzw. der Augenmuskulatur. „Sehstörungen. Weitsichtigkeit. Ziehendes Spannungsgefühl in einigen Muskeln, Lähmung in anderen. Strabismus.“ *Hyoscyamus* ist hier eine der am häufigsten indizierten Arzneien. Strabismus, der durch eine Erkrankung des Gehirns entstanden ist, sollte mit Hilfe eines homöopathischen Mittels geheilt werden. Bei Fieberzuständen von *Hyoscyamus* kommt es zu ausgeprägten Beschwerden des Gehirns, danach bleibt eine Neigung zu muskulärer Schwäche der Augen, zu Augenbeschwerden, zu Blutfülle der Retina und zu Sehstörungen zurück. Diplopie. „Undeutliches Sehen. Nachtblindheit. Die Augen sehen verzerrt aus. Krampfartige Bewegungen der medialen geraden Augenmuskeln.“ „Die Pupillen sind erweitert und lichtunempfindlich.“ Manchmal sind sie auch kontrahiert, aber bei den schleichenden Typhusformen, die mit Bewusstlosigkeit einhergehen, sind sie mit großer Wahrscheinlichkeit erweitert. Wenn sich der Patient von diesen schleichenden Krankheitsformen erholt hat, kommt es wiederum zu einem Zittern der Augenlider und zu ruckartigen Bewegungen der Lider und der Augenmuskeln, sodass die Augäpfel unruhig sind. Sie bewegen sich aufgrund kleiner Krämpfe der verschiedenen Muskeln des Augapfels. Diese Symptome treten entweder während des Fiebers auf oder danach. Das Kind krampft oder hat periodische Krampfanfälle, bei denen es innerhalb von sieben bis zehn Tagen zu fünfzehn bis fünfzig Krampfanfällen kommt. Es kann sein, dass diese Krämpfe mit *Belladonna* oder *Cuprum* oder einem der anderen zahlreichen Mittel behandelt wurden, aber im Anschluss daran kommt es zu den oben beschriebenen Augenbeschwerden, zu Strabismus und Sehstörungen. „Das betrachtete Objekt springt auf und ab.“ Die Buchstaben springen beim Lesen herum.

Krampfartige Beschwerden, periodische Beschwerden und anfallsartige Beschwerden von nervösem Charakter in verschiedenen Bereichen ziehen sich durch das Mittelbild. Sie treten besonders beim Husten, bei den Magenbeschwerden und bei den Baucherkrankungen.

Mund und Zähne/Hals

Der Mund bietet uns viele unterschiedliche Symptome. Er ist sehr trocken, „so trocken wie verbranntes Leder." Die Zunge schmeckt wie das Leder einer Schuhsohle, da sie so trocken ist. Manchmal sagt der Patient, „Meine Zunge ist so trocken, dass sie in meinem Mund klappert." Sehr stark ausgeprägte Trockenheit von Mund, Hals und Nase, überall dort, wo sich Schleimhäute befinden. Die Schleimhäute sind trocken, rissig, rot, und in Fällen von schleichendem Typhus bluten sie. Am Ende der zweiten und Anfang der dritten Woche sind die Zähne mit schwarzem Blut bedeckt, die Lippen sind rissig und bluten. „Die Zunge ist rissig und blutet. Der Patient ist bewusstlos, nur durch heftiges Rütteln oder wiederholtes Rufen kann man ihn wecken", sodass er seine zitternde Zunge herausstreckt, die trocken und mit Blut und Rissen übersät ist. „Sordes (= brauner, schleimiger Belag, Anm. d. Übers.) auf den Zähnen" bei schleichenden Fieberformen. „Zuckungen der Gesichtsmuskulatur bei dem Versuch, die Zunge herauszustrecken." Sie zittert wie bei *Lachesis*, aufgrund der ausgeprägten Trockenheit klebt sie an den Zähnen. Der Unterkiefer hängt erschlafft nach unten und der Mund steht weit offen. Der ganze Mund ist trocken und riecht abstoßend. Manchmal wird der Unterkiefer während eines Fiebers starr wie bei einer Kiefersperre, er kann dann nur noch unter großen Schwierigkeiten bewegt werden. „Er beißt die Zähne fest aufeinander. Pulsierende Schmerzen in den Zähnen. Rucken, Pochen, Reißen in den Zähnen. Sordes auf den Zähnen;" und Patienten, die unter schleichenden Fieberformen leiden, knirschen im Schlaf mit den Zähnen. Auch Kinder knirschen nachts mit den Zähnen, entweder während der Krämpfe oder dazwischen, aber auch bei Blutfülle und wenn sie sich in dem oben beschriebenen komatösen Zustand befinden. Im Originaltext lesen wir, „Die Zunge ist rot, braun, rissig und hart. Sie sieht aus wie verbranntes Leder. Die Zunge gehorcht nicht der Willenskraft. Erschwerte Bewegung der Zunge; sie ist steif und kann nur unter großen Schwierigkeiten hervorgeschoben werden. Er beißt sich beim Sprechen in die Zunge." Es kommt zu einer Lähmung der Zunge. „Verlust der Sprache. Der Patient stößt unverständliche Laute aus. Er spricht, als schäme er sich. Er hat Schwierigkeiten mit dem Sprechen." Die Muskeln von Hals, Rachen, Zunge und Speiseröhre, die am Schluckakt beteiligt sind, werden steif und gelähmt, sodass der Patient Schluckbeschwerden bekommt. „Speisen, die den Rachen hinunterrutschen, kommen wieder nach oben in die Nase." Flüssigkeiten kommen aus der Nase heraus oder laufen in den Kehlkopf hinein. „Der Anblick von Wasser, das Hören von fließendem Wasser oder der Versuch, Wasser zu schlucken, verursacht eine krampfartige Zusammenschnürung der Speiseröhre."

Magen/Abdomen

Weitere sehr wichtige Merkmale dieses Mittels betreffen die Magen- und Abdominalsymptome. Erbrechen. Furcht vor Wasser. Unstillbarer Durst. Abneigung gegen Wasser, die vom Magen auszugehen scheint; eine Art Furcht des Geistes vor Wasser. Dehnung des Magens. Ausgeprägte Magenschmerzen. Augenscheinliche Trockenheit des Magens, wie sie auch im Mund vorkommt; das eine geht mit dem anderen einher. Brennen und Schmerzen im Magen; liegt keine Entzündung vor, kommt es zu Bluterbrechen. Stechende, kolikartige Schmerzen, Auftreibung. Das gesamte Abdomen ist aufgetrieben. „Erstaunliche Auftreibung des Bauches, nahezu berstend.“ Es fühlt sich an wie eine Trommel, tympanitischer Klopfschall. „Ausgeprägte Wundheit; durch diese Wundheit kann der Bauch kaum berührt werden. Kann nur unter sehr großen Schwierigkeiten und sehr langsam und vorsichtig angefasst oder gedreht werden. Schneidende Schmerzen im Abdomen.“ Bei schleichendem Typhus Entzündung sämtlicher Eingeweide, begleitet von ausgeprägter Auftreibung des Bauches. Petechien auf dem Abdomen, wie sie bei Typhus vorkommen.

Rektum und Stuhl

Der Durchfall dieses Mittels ist demjenigen sehr ähnlich, wie bei schleichenden Formen von kontinuierlichem Fieber vorkommt. „Blutungen der Gedärme; Ulzerationen der Peyerschen Plaques,“ und gelber, maisbreiartiger Stuhl. Bei *Hyoscyamus* finden wir den weichlichen Stuhl mit breiiger Konsistenz, wie er bei Typhus vorkommt. Wieder handelt es sich um eine wässrige, schrecklich übel riechende und blutige Flüssigkeit. Der Stuhlgang und die Darmpassage sind die meiste Zeit über schmerzlos. „Schmerzlose Absonderungen aus den Gedärmen. Wässriger Schleim, manchmal geruchlos, aber üblicherweise sehr übel riechend.“ Ein weiterer Aspekt der Erkrankung ist, dass der Patient den Stuhlabgang nicht wahrnimmt. Es ist ein unwillkürlicher Stuhlgang. Sowohl Harn als auch Stuhl gehen ab, ohne dass der Patient davon Kenntnis nimmt. Der Stuhl ist wässrig, blutig oder schaumig. Hysterische Frauen und junge Frauen, die unter Anfällen von Durchfällen und blutigen Stühlen leiden. Erschlaffter Zustand der Gedärme, der in Verbindung steht mit einer Erschlaffung der Gebärmutter. „Durchfall während der Schwangerschaft. Durchfall während Typhus. Lähmung des analen Schließmuskels. Blasenlähmung nach der Geburt, sodass der Harn ohne jeglichen Harndrang in der Blase verbleibt.“ Das Standardmittel bei Harnverhalt nach der Geburt ist *Causticum. Causticum* hilft wie *Rhus toxicodendron* wunderbar gegen die Auswirkungen einer Überanstrengung von Muskeln und anderen Körperteilen. Die heftigen Anstrengungen, die eine Frau unter der Geburt durchleben muss, lassen die Muskulatur des Beckens in vielen Fällen ermüdet, erschlafft und gelähmt zurück.

Weibliche Geschlechtsorgane

Ein weiteres Merkmal dieses Mittels, das schon vorher erwähnt wurde und welches eigentlich eher zu den Allgemeinsymptomen als zu den Lokalsymptomen gehört, ist das heftige sexuelle Verlangen. Heftiges sexuelles Verlangen bei jungen Mädchen, die so nie zuvor ein solches Verlangen hatten. Es entsteht und tritt nur während einer Gehirnentzündung auf.

„Wehenartige Schmerzen durch Erkältung.“ Eine Erkältung schlägt sich auf die Gebärmutter nieder und bringt schmerzhafte Menstruationsblutungen hervor. Bei *Hyoscyamus* finden wir verschiedene Arten von Krämpfen; Krämpfe in den

Fingern und Zehen, Krämpfe hier und da in den Muskeln; zeitweilige Lähmung usw. Unterdrückte Menses. Es gibt viele Erkrankungen in Verbindung mit Monatsblutung, Schwangerschaft und Geburt, die einen hysterischen Charakter haben. Zuckungen, Husten, Verstopfung, Durchfall usw., die alle zur hysterischen Natur gehören. „Wochenbettkrämpfe. Heftige Muskelzuckungen am Beginn der Krämpfe. Hellrote Blutung nach einer Fehlgeburt. Fehlender Harndrang."

Atemwege und Husten

Als nächstes sehen wir uns Stimme, Kehlkopf, Atmung und Husten an. Zusammenschnürung des Kehlkopfs. Ausgeprägte Verschleimung von Kehlkopf und den Atemwegen, dadurch werden Stimme und Sprache des Patienten rau. Heiserkeit mit trockenem und entzündetem Rachen. Sprechschwierigkeiten. Hysterische Stimmlosigkeit. *Hyoscyamus* und *Veratrum* sind zwei Mittel, die eine nervöse, hysterische Frau heilen können und sie zur Vernunft bringen können.
„Beschwerliche krampfartige Atmung durch Krämpfe im Brustkorb. Scheinbarer Atemstillstand; Rasseln in der Brust." Hysterischer Husten. Empfindliche, hysterische Mädchen oder auch empfindliche Frauen, die an spinaler Reizung leiden und einem anfallsartigen Husten leiden, der periodisch auftritt und durch Erregung ausgelöst wird. Wenn sich diese Patientin hinlegt, so kommt es tagsüber, nachts, oder zu jeder anderen Zeit zu einem krampfartigen Husten mit Kontraktionen im Kehlkopf, Krämpfe im Kehlkopf, Würgen, Erstickungsanfällen und Erbrechen. „Röte des Gesichts mit Erstickungsanfällen." Es ist ein trockener, abgehackter und erstickender Husten, der den ganzen Körper erschüttert und bei spinalen Erkrankungen vorkommt. „Ein Kitzeln im Kehlkopf. Trockener, abgehackter und krampfartiger Husten, schlimmer im Liegen, besser im Sitzen, schlimmer nachts, nach dem Essen, Trinken, Reden oder Singen. Trockener, krampfartiger, anhaltender Husten."
Aber der für dieses Mittel charakteristische Husten ist ein trockener, quälender und lästiger Husten, schlimmer beim Hinlegen. Er betrifft jungen Frauen oder Mädchen mit wunden Stellen an der Wirbelsäule vom Steißbein bis zum Gehirn, wunde Stellen, die manifest werden, wenn man sich gegen einen Stuhlrücken lehnt. Diese Frauen erkälten sich vorher meist, mit Symptomen im Kehlkopf, aber manchmal ist der Husten ausschließlich durch einen nervösen Anfall bedingt. Manchmal ist es eine spinale Reizung, also ein spinaler Husten, und zwar bei Patienten, die eine Krümmung der Wirbelsäule haben. „Kehlkopfkrämpfe während Husten. Husten, der nach Mitternacht schlimmer wird; der Husten weckt den Patienten aus seinem Schlaf. Husten in kalter Luft und durch Essen oder Trinken. Husten nach Masern. Heftiger krampfartiger Husten." Der Husten ist äußerst Kräfte zehrend. Der Husten dauert manchmal solange, bis der Patient mit Schweiß bedeckt und völlig erschöpft ist und sich nach vorne beugt, um etwas Erleichterung zu erfahren; er hustet bis zur Erschöpfung. „Krämpfe der Brustmuskulatur. Muskelkontraktionen auf einer Seite des Halses. Spinale Meningitis mit Krämpfen."

Rücken und Extremitäten

Paralytische Schwäche der Gliedmaßen. Krämpfe der Muskeln. Muskelzuckungen. Häufige Zuckungen der Muskeln von Händen und Füßen.

Schlaf

Viele Beschwerden treten während des Schlafs auf. Für diesen nervösen Patienten stellt der Schlaf eine große Unannehmlichkeit dar. Es gibt einerseits Zeiten von Schlaflosigkeit, aber auch tiefen Schlaf. „Schlaflos oder ständiges Schlafen." Der Patient ist wach, oder er schläft; manchmal murmelt er. „Lang anhaltende Schlaflosigkeit. Laszive Träume. Er liegt auf dem Rücken, setzt sich plötzlich auf und legt sich anschließend wieder hin." Das bedeutet, der Patient erwacht aus dem Schlaf, sieht sich um und fragt sich, von welch schrecklichen Dinge er geträumt hat; seine Träume scheinen real zu sein. Er sieht sich überall genau um, kann aber keine Gegenstände aus seinen Träumen erkennen, legt sich daher wieder hin und schläft weiter. In dieser Weise verbringt er die ganze Nacht. Er schreckt angsterfüllt hoch. Er schreit auf und zuckt im Schlaf mit den Muskeln. Zähneknirschen. Lachen im Schlaf. Bei solch ausgeprägten Beschwerden des Gehirns, wie sie zu diesem Mittel gehören, kann man mit dieser Art von Träumen, Ängsten, Störungen, Zuckungen und Zittrigkeiten im Schlaf rechnen.

Fieber

Die Fieberzustände dieses Mittels entsprechen schleichenden Fieberformen, Fieberkontinua und einem typhösen Fieber.

Hypericum perforatum **Hyp.**

Hypericum officinarum; Johanniskraut, Sonnenwendkraut. *Hypericaceae.*

Allgemeines

Das Studium der Arzneimittelprüfungen von *Hypericum* erinnert an eine Gruppe von Verletzungen, die sensible Nerven betreffen. Daher ist es nicht überraschend, dass dieses Mittel bei der Behandlung der Folgen solcher Verletzungen verwendet wird. Die homöopathische Chirurgie macht in großem Ausmaße von *Arnica*, *Rhus toxicodendron*, *Ledum*, *Staphysagria*, *Calcium carbonicum* und *Hypericum* Gebrauch. Diese Mittel werden standardmäßig eingesetzt, wenn der Arzt mit Beschwerden konfrontiert ist, die einen chirurgischen Eingriff nötig machen könnten, oder wenn die Folgen von Verletzungen zu behandeln sind. *Arnika* findet Verwendung bei Prellungen, wenn die Verletzung „blau und grün" und wund aussieht oder der Patient diese Empfindungen berichtet. Dieses Mittel hat einen besonderen Bezug zum akuten Stadium, so lange, bis die Wundheit und das Zerschlagenheitsgefühl des verletzten Körperteils oder auch des ganzen Körpers verschwunden sind. Bei Überanstrengung von Muskeln und Sehnen erweist sich die Wirkung von *Arnica* allerdings als unzureichend. Eine gründliche Untersuchung von *Rhus toxicodendron* zeigt, dass dieses Mittel angezeigt ist bei der Schwäche von Sehnen und Muskeln, die *Arnica*-Zuständen folgen. Es ist ebenfalls hilfreich bei zerschlagenen und rheumatischen Empfindungen, die bei jedem Gewitter aufkommen und bei fortgesetzter Bewegung abklingen. Für den Überrest von Schwäche, der selbst nach *Rhus toxicodendron* bestehen bleibt, steht uns *Calcium carbonicum* zur Verfügung.

Differentialdiagnose

Diese drei Arzneien stellen eine Abfolge von Mitteln dar, und es ist sehr wichtig, *Hypericum* davon zu abzugrenzen. In Bezug auf geprellte oder überanstrengte Sehnen und Muskeln ist *Hypericum* jedoch nur eine kleinere Arznei; es gehört eher zu einer anderen Gruppe von Beschwerden. *Hypericum* und *Ledum* sind sehr ähnliche Arzneien und müssen miteinander verglichen werden. *Ledum* hat ein ausgeprägtes Wundheitsgefühl wie *Arnica* und wird oft an seiner Stelle verwendet; aber *Hypericum* und *Ledum* müssen beide in Betracht gezogen werden, wenn sich eine Nervenverletzung in Richtung Entzündung entwickelt hat. Nicht die Muskeln, Knochen und Blutgefäße – wie bei *Arnica, Rhus toxicodendron* und *Calcium carbonicum* – sind der hauptsächliche Wirkbereich dieser zwei Mittel, sondern die Nerven. Wurden Finger- oder Zehenspitzen gequetscht oder durch eine Risswunde in Mitleidenschaft gezogen, wurde ein Nagel abgerissen oder bei einem Hammerschlag ein Nerv zwischen Hammer und Knochen eingequetscht, entzündet sich dieser Nerv, und der Schmerz kann entlang des Verlaufs des Nervs nach oben verfolgt werden. Dehnt er sich schrittweise vom verletzten Körperteil in Richtung des Körpers aus, ist er zudem noch begleitet von stechenden, peinigenden Schmerzen, die kommen und gehen, oder von Schmerzen, die vom Ort der Verletzung in Richtung des Rumpfes einschießen, dann handelt es sich um eine gefährliche Situation. In dieser Situation sollte man in erster Linie an *Hypericum* denken, denn kaum eine andere Arznei wird hierbei eine Rolle spielen. Es ist nicht nötig zu erwähnen, dass ein Wundstarrkrampf droht.

Manchmal beißt ein heimtückischer Hund eine Person in den Daumen, die Hand oder das Handgelenk und bohrt einen seiner großen Zähne durch den N. radialis oder einen seiner Äste in der Hand und verursacht dadurch eine Risswunde. In den frühen Stadien der Verletzung zeigen sich möglicherweise noch keine *Hypericum*-Symptome, aber sie werden sich allmählich entwickeln und Sie werden sie behandeln müssen. Schneiden Sie den Arm nicht ab, sondern heilen Sie ihn! Für alle diese Verletzungen – Stich-, Schnitt-, Quetschungs- und Risswunden – haben wir heilende Mittel.

Manchmal klafft eine Wunde und schwillt an, ohne irgendwelche Heilungstendenz zu zeigen. An den Rändern ist sie trockenen und glänzend; sie ist rot und entzündet, begleitet von stechenden, brennenden und reißenden Schmerzen; sie scheint nicht zu heilen. Für solch eine Wunde brauchen wir *Hypericum*. Damit kann man Tetanus verhindern. Jeder Behandler weiß, dass sich nach der Verletzung von sensiblen Nerven ein Wundstarrkrampf entwickeln kann. Ein Arzt der alten Schule fürchtet den Arm hinauf schießenden Schmerzen nach einer Verletzung. Denken Sie zum Beispiel an einen Schuster, der mit der Ahle in die Spitze seines Daumens sticht oder an einen Tischler, der seinen Finger mit einem Messinghefter einklemmt, danach aber nicht viele Gedanken daran verschwendet. Doch schon in der nächsten Nacht breiten sich heftige, einschießende Schmerzen den Arm entlang aus. Der allopathische Arzt betrachtet das als eine ernste Angelegenheit, da er Tetanus befürchtet. Setzen diese Schmerzen ein, kann *Hypericum* ihnen Einhalt gebieten, und von dieser Phase der Krankheit an bis zu fortgeschrittenen Stadien von Tetanus mit Opisthotonus und Kieferklemme ist *Hypericum* immer das Mittel der Wahl. In diesem Mittelbild finden wir viele Symptome, wie man sie von Tetanus kennt, oder auch Symptome, die normalerweise zu Tetanus führen. Außerdem finden wir viele Symptome einer aufsteigenden Neuritis.

Es könnte sich aber auch um eine alte Narbe handeln, die mit einem harten Gegenstand in Kontakt gekommen ist und nun verletzt, geprellt, innerlich zerrissen, zerschlagen wurde. In der Narbe setzen stechende, reißende Schmerzen ein, es brennt und sticht, ohne Erleichterung. Die Schmerzen ziehen in Richtung des Rumpfes, entlang des Verlaufs der Nerven. Es handelt sich um eine schmerzhafte Narbe, mit Schmerzen, die den Nerven folgend in Richtung des Körperzentrums einschießen. Hier ist *Hypericum* die passende Arznei.

Es gibt auch noch andere Arzneien – wir alle kennen *Arnica,* aber stellen Sie sicher, dass Sie *Arnica* nur dort verwenden, wo es angezeigt ist. In der ersten Phase einer Verletzung, wenn es zu ausgedehnten Blutergüssen gekommen ist und keine dieser Schmerzen vorhanden sind, wie ich sie eben beschrieben habe, ist *Arnica* das Standardmittel für die ersten Stunden nach Prellungen, Stößen und Erschütterungen. Es kann im menschlichen Körper einen Zustand erzeugen, als hätte er eine Prellung erlitten. Aber Sie werden sehen, dass *Arnica* nur in diesem einen Fall geeignet ist. *Arnica* sollte niemals so bei Wunden verwendet werden, wie Laien es tun, denn wenn es in seiner ganzen Kraft eingesetzt wird, kann es ein Erysipel hervorrufen.

Handelt es sich um Prellungen von Knochen, Knorpeln, Sehnen oder Sehnenansätzen oder Prellungen im Bereich von Knorpeln oder Gelenken, so ist *Ruta* besser als jedes andere Mittel; wenn wir die Arzneimittelprüfung von *Ruta* studieren, so überrascht uns nicht, dass dieses Mittel genau solche Symptome hervorbringt, wie wir sie von diesen Zuständen kennen. Langwierige, wunde Prellungen an Knochen, in Gelenken und auf Knorpeln.

Häufig spielt auch *Ledum* eine wichtige Rolle als präventives Mittel. Es kann vorsorglich gegeben werden, wenn die Fingerspitzen verletzt wurden, wenn ein Patient auf einen Nagel oder Reißnagel tritt oder wenn ein Splitter unter den Fingernagel oder im Fuß steckt. Wenn sich ein Pferd einen Nagel eintritt, so ziehen Sie ihn heraus und geben ihm eine Dosis *Ledum*; damit vermeiden Sie weitere Probleme wie z.B. Wundstarrkrampf. Solche Stichwunden, Rattenbisse, Katzenbisse, usw. werden allesamt durch *Ledum* ungefährlich. *Ledum* verhindert zum Beispiel die einschießenden Schmerzen, die üblicherweise einsetzen, und die Nerven werden nicht in Mitleidenschaft gezogen. Können wir dieses Mittel sogleich verabreichen, vermeiden wir Probleme. Auch bei einem eher dumpfen Schmerz im verletzten Körperteil ist *Ledum* immer noch die angezeigte Arznei; wenn die Schmerzen aber von der Wunde ausgehend dem Nerv folgend den Arm entlang nach oben schießen, dann entspricht dieser Zustand eher *Hypericum.*

Eine nervöse Frau tritt tagsüber auf einen Reißnagel. Den ganzen Tag lang kann sie die Eintrittsstelle fühlen. Sie legt sich in ihr Bett, aber sie hat so heftige Schmerzen, dass sie den Fuß nicht still halten kann. *Ledum* vermag hier weiteres Ungemach zu verhindern, aber wenn dieser Zustand bis in den Morgen anhält, schießen die Schmerzen das Bein entlang nach oben, und der Einsatz von *Hypericum* wird notwendig. Ich habe schon den Gebrauch von *Ledum* erwähnt, wenn sich ein Pferd einen Nagel eintritt. Wenn nun solch ein Nagel durch den dünnen Teil des Hufs eindringt und das Hufbein trifft, so wird dieses Pferd nahezu unweigerlich an Tetanus sterben. Die Tierärzte kennen kein Heilmittel für diesen Fall. Obwohl sie einen Umschlag, Einreibungen und dergleichen einsetzen, wird dieses Pferd an Tetanus sterben. Wird aber eine Dosis *Ledum* verabreicht wird, bevor der Wundstarrkrampf eingesetzt hat, so ist das Tier vor Tetanus gefeit. Sollten die Zuckungen bereits angefangen haben, so zeigt *Ledum* keine Wirkung mehr. In diesem Falle muss *Hypericum* gegeben werden. *Hypericum* eignet sich für Risswunden, und wenn es sich um einen Riss an Körperstellen handelt, die durchzogen sind von kleinen und sensiblen Nerven, so geben Sie es am besten sofort. Verschwenden Sie keine Zeit mit *Arnica*, nur weil Schmerzhaftigkeit besteht, denn die Wundheit ist von geringerer Bedeutsamkeit als die Gefahr, die von verletzten Nerven in Risswunden ausgeht. Bei Stichwunden geben Sie sogleich *Ledum*. Den Folgeerscheinungen – welcher Art sie auch seien – muss natürlich im Einklang mit dem Zustand und den individuellen Symptomen des Patienten begegnet werden.

Verletzungen der Wirbelsäule stellen eine andere Gruppe von Beschwerden dar, die ebenfalls *Hypericum* verlangen. Ich erinnere mich an einen solchen Fall, wie man ihm öfter begegnet. Wir lesen oder hören häufig von solchen Fällen, aber in diesem Fall konnte der Patient leider nicht gerettet werden: Ein plötzlicher Ruck ließ einen Mann, der hinten in einem Wagen stand, auf sein Steißbein stürzen. Er dachte nicht weiter darüber nach und ging nach Hause. In der Folge des Sturzes litt er unter Schmerzen im Kopf und an verschiedenen anderen Stellen des Körpers. Mehrere Ärzte wurden gerufen, aber keiner konnte die Ursache der Schmerzen finden. Nach zehn Tagen starb er schließlich. Der Mann wurde auf den Bauch gedreht, und man sah, dass sein Steißbein schwarz war und sich ein Abszess im Bereich der Muskulatur zu bilden begann. Hätte man dies eher gewusst, hätte man mit *Hypericum* sein Leben retten können. Ich habe schon häufig beobachtet, wie *Hypericum* ähnliche Zustände heilen konnte. Verletzungen des Steißbeins gehören zu den schwierigsten und gefährlichsten Verletzungen, mit denen ein Arzt überhaupt in Berührung kommt, genau diese Art von Verletzungen: Man fällt nach hinten und schlägt auf einen Stein oder ähnliches, was zu einer Prellung des Steißbeins führt. Am Steißbein selbst bemerkt man kurz danach nur sehr wenig; eine genaue Untersuchung offenbart nichts weiter als eine Druckschmerzhaftigkeit. Häufig werden aber Schmerzen beschrieben, die die Wirbelsäule hinauf- und die Extremitäten hinunterschießen. Hinzu kommen schießenden Schmerzen am gesamten Körper und oft auch krampfartige Bewegungen. Wenn solche Symptome bestehen, sollte jeder Arzt weise genug sein, die Verletzung zu finden, aber selbst äußerst scharfsinnige Ärzte übersehen sehr leicht eine Verletzung des Steißbeins. Viele Frauen erleiden eine Verletzung des Steißbeins während der Geburtswehen, und wie leicht diese auch sein mag, die Schmerzhaftigkeit bleibt noch jahrelang bestehen. Solch eine Frau hat ständig Beschwerden, durch diese Verletzung ist sie immer hysterisch und nervös. Diese Verletzungen können durch *Hypericum* geheilt werden, wenn es frühzeitig eingenommen wird. Das Mittelbild zeigt diese Symptome. Leichte Entzündung oder Reizung des unteren Teils des Rückenmarks; es fühlt sich

gerissen und wund an; es besteht ein dumpfer Schmerz, der bestehen bleibt, bis die Folgen der Verletzung an der betreffenden Stellen behoben wurden. Selbst nach Jahren konnten solche Verletzungen noch geheilt werden, und zwar durch *Carbo animalis*, *Silicea*, *Thuja* oder andere Mittel, je nach Indikation.
Hypericum hat auch einen Bezug zu Verletzungen der Wirbelsäule im oberen Bereich. Es passiert nicht selten, dass jemand beim Herabsteigen einer Treppe nach hinten fällt. Plötzlich rutschen ihm die Füße weg, er schlägt mit dem Rücken gegen eine Stufe und erleidet eine schlimme Verletzung. Manche werden hier sofort *Rhus toxicodendron* verabreichen; von anderen weiß ich, dass sie sogleich *Arnica* geben. Aber in diesem Fall muss sofort *Hypericum* gegeben werden, um jene Art von Entzündung zu verhindern, die von solch einer Verletzung herrühren kann. Danach werden andere Symptome auftreten, wie zum Beispiel ein Ziehen oder rheumatische Beschwerden, welche den Einsatz von *Rhus toxicodendron* und schließlich von *Calcium carbonicum* erfordern. Lange bestehenden Schwächezustände des Rückens, verbunden mit Schmerzhaftigkeit beim Aufstehen von einem Stuhl, werden oft durch *Rhus toxicodendron* geheilt, das nächste Mittel wäre *Calcium carbonicum.* Vor allen anderen aber muss *Hypericum* die Fasern des Rückenmarks und der Hirnhäute heilen. Meningeale Beschwerden entstehen häufig durch diese Art von Verletzungen, es kommt zu einem Ziehen in der Rückenmuskulatur, ein Gefühl der Kontraktion oder der Einengung. Stechende, einschießende Schmerzen im Rücken in verschiedene Richtungen; sie schießen auch die Beine hinunter. Die Wahrscheinlichkeit eines Tetanus ist bei Rückenverletzungen nicht so groß wie bei Verletzungen von sensiblen Nerven. Manchmal sind die Rückenverletzungen aber noch beschwerlicher, da sie sich so lange hinziehen.
Menschen, die eine Verletzung der Wirbelsäule oder des Steißbeins erlitten haben, leiden jahrelang unter verschiedenen Symptomen, die viele unterschiedliche Mittel zu indizieren scheinen. In vielen Arzneimittelprüfungen finden wir Symptome, die nach diesen Verletzungen auftreten. Natürlich heilt auch *Hypericum* all jene Symptome, die in der Prüfung aufgetreten sind. Seine Wirkung zielt auf Nervenscheiden und Hirnhäute. Es treten stechende, reißende und zerreißende Schmerzen entlang der Nerven am jeweiligen Ort der Verletzung auf.
Es gibt noch eine weitere Arznei, die wir kennen müssen. Wenn es sich um eine saubere Schnittwunde handelt, die durch ein scharfes Instrument hervorgerufen wurde, oder wenn Sie die Haut auf diese Weise mit einem Messer geöffnet haben, während Sie chirurgisch tätig waren, wenn Sie z.B. den Bauchraum geöffnet haben und die Bauchwände ein ungesundes Aussehen annehmen und es zu stechenden, brennenden Schmerzen kommt, so ist *Staphysagria* dasjenige Mittel, das binnen Kurzem gesundes Granulationsgewebe hervorbringen kann. *Staphysagria* ist auch ein großartiges Mittel bei Dehnungen von Schließmuskeln. *Staphysagria* ist das natürliche Antidot gegen Dehnung. Wenn die Harnröhre einer Frau gedehnt werden musste, um einen Blasenstein zu entfernen, so ist *Staphysagria* von Nutzen. Ich erinnere mich an einen Fall von gedehnter Harnröhre; nach der Operation litt die Patientin unter großen Qualen, sie schrie und weinte, war in kalten Schweiß gebadet, hatte einen heißen Kopf und einem kaltschweißigen Körper. Sie bekam *Staphysagria*, und schon nach wenigen Minuten konnte

sie einschlafen. Bis zu diesem Zeitpunkt hatten ihre Beschwerden bereits sechs Stunden angedauert, und nichts hatte ihr Erleichterung gebracht. In Fällen, in denen Kälte, Blutfülle des Kopfes und reißende, zerrende Schmerzen durch die Aufdehnung von Schließmuskeln oder durch Auseinanderziehen der Körperteile im Verlauf einer Operation auftreten, wird mit großer Wahrscheinlichkeit der Tod eintreten. *Staphysagria* hat einen engen Bezug zu dem Reißen, Dehnen und Aufreißen von Muskelfasern, welches dieses Leiden verursacht.
Wurde bei einer Operation viel geschnitten, und ist der Patient danach völlig entkräftet bzw. erfroren, sickert Blut heraus und ist der Atem fast kalt, so wird ein Kenner der Materia Medica, sofern er gerade in der Nähe ist, natürlich sagen: „Warum gibt man diesem Mann nicht *Carbo vegetabilis*?“ Ja, das kann man machen, aber es wird dem Patienten nicht helfen. Dieses Mittel könnte Sie enttäuschen. Aber sofern Sie Chirurg sind und Ihre chirurgischen Mittel besser kennen als ein Kenner der Materia Medica, so werden Sie sagen: „Nein, in diesem Fall brauche ich *Strontium carbonicum*.“ Dieses Mittel lindert den Blutandrang im gesamten Körper; dem Patienten wird warm und er verbringt eine ruhige Nacht. *Strontium carbonicum* ist das *Carbo vegetabilis* des Chirurgen.
Zuletzt sei erwähnt, dass wir manchmal Chloroform zu antidotieren haben, und da es hier um Schmerzen geht, werden die bisher besprochenen Arzneien keine Wirkung zeigen; mit einer Dosis *Phosphor* können Sie ihr Chloroform fast unverzüglich antidotieren, da *Phosphor* das natürliche Gegenmittel zu Chloroform ist. *Phosphor* bringt das Erbrechen zum Stillstand. Bei *Phosphor* beobachten wir ein ähnliches Erbrechen wie bei Chloroform. *Phosphor* mag kalte Speisen, kaltes Wasser im Magen, und muss erbrechen, sobald sich das Wasser im Magen erwärmt hat. Dasselbe gilt für Chloroform. Warum sollten sich also diese beiden Substanzen nicht gegenseitig antidotieren?

Ignatia amara — Ign.

Strychnos ignatii; Ignatiusbohne. *Loganiaceae.*

Allgemeines

Ignatia wird häufig bei sensiblen, zierlichen Frauen und Kindern benötigt und eignet sich in diesen Fällen besonders gut. Außerdem passt es gut bei hysterischen Frauen. Sie können mit *Ignatia* keine wahre Hysterie heilen, aber Sie können damit sanfte, sensible, filigrane, feine, hoch gebildete und überreizte Frauen von ihren nervösen Beschwerden befreien, wenn es zu solchen Krankheitserscheinungen kommt, die den Symptomen einer Hysterie ähneln. Die hysterische Diathese ist eigentümlich und schwer zu verstehen. Eine Frau, die überarbeitet, überreizt und emotional ist, wird Dinge tun, die sie selbst nicht erklären kann. In ihrer Erregung handelt sie, als wäre sie verrückt geworden. Nachher bereut sie ihre Taten, während hingegen eine echte hysterische Frau immer stolz auf ihre Taten ist. Unabhängig davon, wie töricht sie gewesen ist, würde solch eine Frau ihren Stolz zur Schau stellen. Unsere Bemühungen jedoch sollten jenen gelten, die solch ein Verhalten unbewusst imitieren, aber eigentlich nur Gutes wollen.

Geist und Gemüt

Denken Sie zum Beispiel an eine Frau, die zu Hause Streit hatte. Sie ist verstört und erregt und entwickelt Krämpfe. Sie zittert und bebt. Sie legt sich mit Kopfschmerzen zu Bett. Ihr ist übel. *Ignatia* ist ihr Mittel, auch wenn ihr großes Leid widerfährt, wenn es um unerwiderte Gefühle geht. Ein sensibles, nervöses junges Mädchen merkt, dass sie ihre Gefühle dem Falschen eröffnet hat; der junge Mann hat sie enttäuscht; sie bekommt einen Weinanfall und Kopfschmerzen; sie fängt an zu zittern, sie wird nervös und findet keinen Schlaf mehr. *Ignatia* wird diesem Mädchen darüber hinweg helfen. Stellen Sie sich eine Frau vor, die ihr Kind oder ihren Ehemann verliert. Es handelt sich um eine sensible, zarte Frau, die sehr unter diesem Kummer leidet. Sie bekommt Kopfschmerzen, sie ist erregt und zittert, sie weint und findet keinen Schlaf; sie hat sich nicht mehr unter Kontrolle. Obwohl sie sich wirklich sehr bemüht, bringt sie dieser Kummer an den Rand der Verzweiflung. Sie ist nicht mehr fähig, ihre Emotionen oder ihre Erregung unter Kontrolle zu halten. *Ignatia* kann diese Frau beruhigen und ihr über diesen schwierigen Moment hinweghelfen. In allen Fällen, in denen diese durch Kummer ausgelösten Zustände immer wiederkehren, in denen der Patient ständig bei seinen Problemen und bei den Ursachen dafür verweilt und sich die Situation so fortwährend wiederholt, ist *Natrium muriaticum* die passende Arznei. Sie wird den Fall lösen. Dieses Mittel kann den Patienten stärken und helfen, das Leid zu ertragen.

Das Mittel ist insbesondere von Nutzen bei Personen, die sich in der Schule, in der Wissenschaft, in der Musik oder in den Künsten überarbeitet haben. Natürlich ergibt es sich ganz von selbst, dass sich besonders sensible Mädchen den Künsten zuwenden, zum Beispiel der Musik oder der Malerei. Nehmen Sie das Beispiel einer Tochter, die nach Jahren des Musizierens aus Paris zurückkommt und nun nicht mehr in der Lage ist, irgendetwas zu tun. Bei jeder Kleinigkeit bricht sie zusammen. Jedes Geräusch bringt sie aus der Fassung. Nächtelang findet sie keinen Schlaf. Sie ist leicht reizbar, schlaflos, sie zittert und zuckt und hat Krämpfe in den Muskeln; sie weint vor Aufregung und durch jedes Wort, das sie verstört. *Ignatia* wird diese junge Frau wunderbar stärken. Manchmal kann es sogar die komplette Krankengeschichte abschließen. Aber besonders bei jenen überempfindlichen Mädchen ist *Natrium muriaticum* oft das passende Mittel in chronischen Fällen. Es ist in chronischen Fällen die natürliche Ergänzung zu *Ignatia*. Es sollte verwendet werden, wenn die Probleme immer wieder auftreten und *Ignatia* keine anhaltende Wirkung mehr zeigt.

Nun zu einem weiteren Punkt, in dem sich *Ignatia* und *Natrium muriaticum* sehr ähnlich sind. Man denke an ein sensibles und übermüdetes Mädchen, das nicht mehr in der Lage ist, seine Gefühle zu kontrollieren, nachdem es in der Schule oder in ihrer Musik oder in ihren Künsten hart gearbeitet und sich völlig verausgabt hat. Die Zuneigung des Mädchens fällt auf jemanden, den sie normalerweise verschmähen würde. Es mag sich um eine einmalige Angelegenheit handeln, möglicherweise sogar vollkommen unverständlich. Dieses Mädchen verliebt sich in einen verheirateten Mann, und sie sagt niemandem außer ihrer Mutter etwas davon. Sie liegt nächtelang wach und schluchzt. Sie sagt: „Mutter, warum mache ich das? Dieser Mann geht mir einfach nicht aus dem Sinn.“ Es handelt sich um einen Mann, der sie zu Zeiten, da sie vernünftig genug wäre, nichts mit ihm anfangen zu wollen, überhaupt nicht interessieren würde. Aber nun muss sie einfach an ihn denken. *Ignatia* kann den Verstand dieses Mädchens wieder ins Gleichgewicht bringen, wenn die Situation erst seit kurzem besteht. Andernfalls braucht man *Natrium muriaticum* als Folgemittel. Wir wissen nicht einmal halb so viel über den menschlichen Geist wie wir zu wissen glauben. Wir kennen nur seine Ausdrucksformen. Diese Dinge gehören zum Wirkbereich dieser Arznei. Jemand, der die Materia Medica gut kennt, kann sein Wissen in vollem Ausmaß anwenden und erkennen, was sich ähnlich ist.

Rücken und Extremitäten

Im Mittelbild von *Ignatia* findet sich auch Zittern der Gliedmaßen. Nervöse, zittrige Aufregung. „Körperliche Schwäche, die plötzlich einsetzt. Hysterische Schwächezustände und Ohnmachtsanfälle. Ohnmächtig werden in einer Menschenmenge." Dieses Mittel ist besonders nützlich bei weinerlichen, nervösen, traurigen, nachgiebigen und sensiblen Gemütern. „Zucken und Rucken. Konvulsive Zuckungen." Kinder, die nach Bestrafung im Schlaf einen Krampfanfall erleiden. „Konvulsive Krämpfe bei Kindern in der ersten Phase der Zahnung. Kindliche Krämpfe durch Schreck." Das Kind ist kalt und blass, und hat einen fixen, starren Blick, wie bei *Cina*. „Krämpfe mit Bewusstseinsverlust. Heftige konvulsive Krämpfe. Tetanische Krämpfe. Wundstarrkrampf nach Schreck. Chorea nach Gemütserregung, nach Schreck oder Kummer." Mädchen, die unter Chorea leiden. Epilepsie oder epileptiforme Erscheinungen nach Gemütsbewegung. Paralytische Schwäche. „Ausgeprägte geistige Gefühlsregung." Nach Pflege von Kranken und Nachtwache. Verlust (der Bewegungsfähigkeit, Anm. d. Übers.) eines Armes durch Lähmung, als hätte man eine Gehirnblutung erlitten. In ein paar Stunden geht es vorüber und der Arm ist wieder so gesund wie eh und je. Das ist eine so genannte hysterische Lähmung. „Taubheitsgefühl des einen oder des anderen Armes. Kribbeln und Stechen im Arm."

Ignatia ist voller Überraschungen. Kennen Sie sich mit Krankheit, pathologischen Zuständen und ihren Erscheinungsformen gut aus, so können Sie erkennen, ob Sie bei einer bestimmten Erkrankung überrascht sein sollten oder nicht. Sie wissen dann, was ungewöhnlich ist und was bei einer bestimmten Krankheit häufig vorkommt. Bei *Ignatia* finden Sie das Ungewöhnliche und Unerwartete. Sie sehen zum Beispiel ein entzündetes Gelenk oder eine entzündete Körperstelle mit Hitze, Rötung, Pulsieren und Schwäche. Sie gehen mit größter Vorsicht an die Sache heran, aus Angst, dass es schmerzhaft sein könnte. Normalerweise haben Sie auch völlig recht mit dieser Annahme. Aber Sie bemerken, dass überhaupt keine Schmerzen bestehen und manchmal sogar harter Druck bessert. Ist das nicht eine Überraschung? Sie werfen einen Blick in den Rachen. Er ist geschwollen, entzündet, rot; der Patient klagt über einen wunden Hals und Schmerzen. Natürlich würden Sie den Rachen normalerweise nicht mit Ihrem Holzspatel berühren, aus Angst, es könnte wehtun. Sie haben allen Grund zur Annahme, dass das Schlucken von festen Speisen Schmerzen verursachen müsste. Aber wenn Sie den Patienten fragen, wann er Schmerzen verspürt, so wird er antworten: „Wenn ich nichts Festes schlucke." Die Schmerzen bessern sich durch das Schlucken von festen Speisen, durch den Druck. Zu allen anderen Zeiten schmerzt der Hals.

Auf der geistigen Ebene macht der Patient die unverantwortlichsten und unerwartesten Dinge. Er scheint keine Arbeitsregeln, keine Weltanschauung, keinen gesunden Menschenverstand und keine Urteilsfähigkeit zu besitzen. Stets findet man das Gegenteil dessen, was man erwarten würde. Dem Patienten geht es besser, wenn er auf der schmerzhaften Seite liegt. Anstatt den Schmerz zu vergrößern, verringert es ihn. „Schmerzen, als würde ein Nagel in einer Seite des Kopfes stecken.“ Linderung stellt sich nur ein, wenn der Patient auf dieser Seite liegt oder darauf drückt. Dann geht der Schmerz vorüber.

Magen

Die Verdauungssymptome sind genauso eigenartig. Vielleicht kommt eines Tages eine merkwürdige Patientin zu Ihnen, die alles erbricht, was sie in ihren Magen aufnimmt. Also raten Sie ihr, leichtes Essen zu sich zu nehmen, etwas Toast und nur die einfachsten Speisen, da sie schon seit Tagen erbricht und ihre Angehörigen sich Sorgen machen, sie könne verhungern. Sie probieren alles aus, aber sie kann nichts bei sich behalten. Schließlich sagt sie zu Ihnen: „Wenn ich nur etwas Krautsalat und ein paar gehackte Zwiebel haben könnte, ich glaube, damit käme ich gut zurecht.“ Es handelt sich um einen hysterischen Magen: Die Patientin isst etwas rohen Kohl und ein paar gehackte Zwiebeln, und von diesem Moment an geht es ihr gut. Diejenigen Speisen, die normalerweise schwer zu verdauen sind, bessern die Übelkeit, anstatt sie zu verstärken. Milch und Toast und andere leicht bekömmliche und warme Speisen hingegen, wie man sie gewöhnlich in solchen Fällen isst, verderben den Magen nur noch mehr und verstärken die Übelkeit. Die Patientin hat ein Verlangen nach kaltem Essen, welches auch verdaut werden kann, während warmes Essen zu Verdauungsstörungen führt.

Atemwege und Husten

Der Husten weist ähnliche Merkmale auf. In der Regel führt eine Reizung des Halses dazu, dass ein Mensch hustet. Husten wird ausgelöst durch brennende Schmerzen im Kehlkopf oder in der Luftröhre, durch Reizungen, durch Kitzeln oder durch ein Völlegefühl und das Verlangen, etwas auszuwerfen. Husten bessert all dies. Aber wenn eine *Ignatia*-Patientin eine Reizung des Kehlkopfes oder der Luftröhre verspürt, so passiert wiederum etwas Unerwartetes: Je mehr sie hustet, umso größer wird der Hustenreiz, bis die Reizung so stark und der Husten so ausgeprägt ist, dass sie einen Krampfanfall erleidet. *Ignatia*-Patienten sind dafür bekannt, dass der Hustenreiz umso größer wird, je mehr sie husten, und so sind sie bald in Schweiß gebadet. Sie sitzen in ihrem nassen Nachthemd aufrecht im Bett, leiden unter Brechreiz, würgen und husten, sind völlig mit Schweiß bedeckt und erschöpft. Sollten Sie jemals an das Bett einer solchen Patientin gerufen werden, so warten Sie nicht ab. Sie werden den Husten nicht lang genug aufhalten können, damit Ihnen die Patientin etwas darüber sagen könnte. Das Einzige, das Sie bemerken werden, ist, dass der Husten in der Zwischenzeit noch heftiger geworden ist. *Ignatia* beendet den Husten sofort.

Ohne jeglichen Auslöser setzt im Kehlkopf ein krampfartiger Zustand ein. Jede kleine Störung, eine geistige Beeinträchtigung, ein Schrecken, ein Leiden oder ein Kummer bringt eine junge, sensible Frau dazu, nach Hause in ihr Bett gehen, und dort geht der Kehlkopfkrampf weiter. Es handelt sich um einen Stimmritzenkrampf, den man im ganzen Haus hören kann. *Ignatia* beendet ihn sofort (*Gelsemium*, *Moschus*).

Geist und Gemüt

Nervöse Beschwerden und Probleme aller Art treten zur Zeit der Menstruation auf. Der Geist befindet sich ständig in Eile und in einem Zustand der Erregung. Niemand kann ihr die Aufgaben schnell genug erledigen. Das Gedächtnis wird unzuverlässig. Der Verstand scheint sich in einer Art von Verwirrung aufzulösen. Die Patientin findet sich in ihrem eigenen Kopf nicht mehr zurecht. Sie kann sich nicht mehr an ihre Musik, an die Regeln oder an ihre Unterrichtsmethoden erinnern. All diese Dinge sind verschwunden, sie befindet sich in einem Zustand der Verwirrung. Sie ist völlig erschöpft und nervös.
Dann kommt es zu Phantasien, lebhafte Phantasien ähnlich einem Fieberdelirium, jedoch ohne Fieber oder Frost. Sie treten nach Aufregung auf. Die Patientin kommt zum Beispiel nach einem emotional aufwühlenden Ereignis nach Hause und verfällt in solch einen Zustand, der für sich betrachtet einem Fieberdelirium ähnelt. Aber bei genauer Betrachtung handelt es sich nicht um ein Fieberdelirium. Es ist eine momentane hysterische Gemütserregung, in der das geistige Gleichgewicht verloren gegangen ist. Die Patientin redet über alles Mögliche und sieht die verschiedensten Arten von Dingen; es ist jedoch ein hysterischer Wahnsinn, denn nachdem sie sich etwas ausgeruht hat oder am nächsten Morgen ist alles verschwunden. Aber nachdem diese Anfälle einmal angefangen haben, treten sie immer öfter auf, und die Patientin gibt ihren Anfällen auch immer leichter nach. Ohne Behandlung wird sie zu einer echten Wahnsinnigen, ein wahres geistiges Wrack, sodass Aufregung, Kummer und Wahnsinn sich zu einer gemeinsamen Ursache und Wirkung vermischen. Zunächst setzen diese Anfälle bei der monatlichen Periode ein, dann treten sie auch zu anderen Zeitpunkten auf, und schließlich werden sie durch jede kleine Beeinträchtigung ausgelöst, z.B. wenn sie verärgert wird oder ihr jemand widerspricht. „Sie möchte gern allein sein und über den Unannähmlichkeiten brüten, die oft nur eingebildet sind. Sie seufzt und schluchzt. Zeitweise ist sie schweigsam, aber dann ist sie wieder gesprächig und schwatzt und spricht mit sich selbst." Nach einer kurzen Zeit kommt sie in einen Zustand, in dem sie es genießt, ihre Anfälle zu haben und die anderen damit zu erschrecken. Ein wirklich hysterischer Mensch zeigt dieses Verhalten von Geburt an, und *Ignatia* würde nichts Gutes bewirken. Wurde dieser Zustand jedoch durch Umstände ausgelöst, wie sie oben beschrieben wurden, so ist *Ignatia* von größtem Nutzen. Dieses Mittel hat große Ähnlichkeiten mit *Hyoscyamus*. „Ein Gefühl des ständigen Schreckens oder die Besorgnis, dass etwas passieren wird."
All diese Gemütszustände werden von einem Gefühl der *Leere im Magen* und im Bauchraum begleitet. Leeregefühl und Zittern. „Melancholie nach einer enttäuschten Liebe, mit Wirbelsäulensymptomen." „Großer Kummer nach dem Verlust von nahe stehenden Menschen oder Dingen. Ihre zittrigen Hände stören sie sehr beim Schreiben. Furcht vor jeder Kleinigkeit." Sie verfällt immer mehr

in einen Zustand, in dem sie gänzlich unfähig ist, etwas zu unternehmen. Sie ist nicht einmal mehr in der Lage, einem Freund einen Brief zu schreiben.
Der *Ignatia*-Patient ist kein Einfaltspinsel oder von trägem Geiste oder gar dümmlich, sondern einfach jemand, der müde geworden ist durch Überlastung, der durch Überreizung und ständiges Weitermachen in solch einen Zustand geraten ist. Bei schwächlicher körperlicher Konstitution kann es auch durch gesellschaftliche Aufregung dazu kommen. Unsere derzeitige gesellschaftliche Situation ist ein guter Nährboden für die Entwicklung einer Hysterie. Ein typischer geselliger Geist befindet sich ständig im Zustand der Verwirrung. Man stellt Fragen, ohne auf die Antworten zu warten. Viele Mittel befinden sich in genau diesem Zustand: Es handelt sich hier um einen Mangel an Konzentrationsfähigkeit, allerdings um eine besondere Art von fehlender Konzentrationsfähigkeit. Furcht, Angst, ängstliche Unruhe, Weinen, all das zieht sich durch das Bild von *Ignatia*. „Empfindliche Veranlagung; überempfindlich." Überreizt, heftig.
Ein weiteres Element von *Ignatia* findet sich in dieser Rubrik: „Sie denkt, sie habe ihre Pflicht vernachlässigt." Hier besteht eine große Ähnlichkeit mit *Pulsatilla*, *Helleborus* und *Hyoscyamus*, nur eine *Aurum*-Patientin glaubt tatsächlich, sie habe großes Unrecht begangen. „Sie denkt, sie habe ihre Pflicht vernachlässigt." Bei diesen Dingen verweilt sie gedanklich sehr lange. „Melancholie nach großem Kummer."

Kopf und Schwindel

Im Mittelbild treten viele Kopfschmerzen auf, und sie sind allesamt kongestiv, drückend oder reißend, oder es handelt sich um Kopfschmerzen, als stecke ein Nagel in einer Seite des Kopfes oder in einer Schläfe; Liegen auf der schmerzenden Stelle bessert. Alle Formen von Kopfweh bessern sich durch Wärme. Dem Patienten geht es im Allgemeinen besser durch Wärme und schlechter durch Kälte. Er hat ein Verlangen nach kalten Dingen für seinen Magen, aber äußerlich braucht er warme Dinge. Ruckende Kopfschmerzen, pochende Kopfschmerzen, kongestive Kopfschmerzen. Kopfschmerzen bei nervösen und sensiblen Menschen. Betroffen sind jene, deren Nervensystem durch Ängstlichkeit, Kummer oder geistige Arbeit überlastet ist. „Kopfschmerzen durch zu viel Kaffee, durch Rauchen, durch das Inhalieren von Rauch, durch Tabak oder Alkohol." Kopfschmerzen, ausgelöst durch angestrengte Aufmerksamkeit. „Kopfschmerzen, die sich durch Wärme und Ruhe bessern; schlimmer durch kalten Wind oder plötzliches Drehen des Kopfes; Verschlimmerung durch Pressen beim Stuhlgang, durch Erschütterung, durch Eile oder durch Aufregung." Nach- Oben-Blicken verstärkt die Schmerzen; Verschlimmerung durch Bewegung der Augen, durch Lärm und durch Licht. „Schmerzen im Hinterkopf; schlimmer durch Kälte, besser durch äußerliche Hitze. Die Kopfschmerzen bessern sich während des Essens, aber kurz danach werden sie wieder schlimmer."

Augen

„Sehstörungen. Zickzack-Linien. Undeutliches Sehen." Extrem nervöse Augen. „Beißende Tränen. Weinen."

Gesicht

Das Gesicht ist entstellt, verkrampft, blass und von kränklichem Aussehen. Schmerzen im Gesicht. „Heftige, reißende Schmerzen im Gesicht.“ Lassen Sie mich das so ausdrücken: Manche dieser überlasteten Mädchen, die aus Paris zurückkommen, wie ich es vorhin beschrieben habe, und nun durch ihre Musik so überarbeitet sind, entwickeln heftige Gesichtsschmerzen oder irgendwelche anderen hysterischen Schmerzen. Andere kommen vielleicht mit heftigen Kopfschmerzen zurück; wieder andere weisen den vorhin beschriebenen geistigen Zustand und die Verwirrung auf; und manche leiden unter den gesamten hysterischen Beschwerden. Anhaltende Erregung. Musikalische Exzesse. Manche dieser Mädchen kommen sogar völlig angeschlagen zurück, sie leiden unter schmerzhafter Menstruation, ovariellen Schmerzen, hysterischen Zuständen und Verlagerungen innerer Organe, wie zum Beispiel Vorfall der Vagina und des Rektums. „Reißende, von Anus und Vagina nach oben in den Körper in Richtung Nabel schießende Schmerzen.“
Seltsame Abneigungen ziehen sich durch das Arzneimittelbild von *Ignatia*. Es ist fast unmöglich sich ein Bild davon zu machen, was in einer dieser feinfühligen Damen vor sich geht, nachdem sie ein Angebot unterbreitet bekam. Man kann sich nicht darauf verlassen, dass sie vernünftig oder rational ist. Am besten ist es, über alle Dinge so wenig wie möglich zu sagen. Machen Sie keine Versprechungen, hören Sie zu, geben Sie sich weise, nehmen Sie ihre Tasche und gehen Sie nach Hause, nachdem Sie ihre Verschreibung getätigt haben, denn alles, was Sie sagen, wird verdreht werden. Es gibt wirklich nichts, was Sie sagen könnten, was ihr gefallen könnte.

Fieber und Schweiß

Durst, wenn man ihn nicht erwarten würde. Durst während Frost, aber nicht während Fieber, sollte sie sich in einem fieberhaften Zustand befinden. Dieses Mittel eignet sich auch für intermittierende Fieber. Erregbare, nervöse Kinder und Frauen, die an intermittierendem Fieber leiden.

Ipecacuanha **Ip.**

Uragoga ipecacuanha, Cephalis ipecacuanha; Brechwurzel. *Rubiaceae.*

Allgemeines

Ipecacuanha findet ein breites Anwendungsgebiet bei akuten Erkrankungen. Die meisten Akutbeschwerden dieses Mittels beginnen mit Übelkeit und *Erbrechen*. Die fieberhaften Zustände beginnen mit Rückenschmerzen zwischen den Schulterblättern, die sich den Rücken hinunter erstrecken; Gefühl, als würde der Rücken brechen; mit oder ohne Schauer, mit hohem Fieber, Galleerbrechen und zumeist Durstlosigkeit. Das ist das allgemeine Erscheinungsbild einer beginnenden *Ipecacuanha*-Erkrankung, sei es nun Fieber, Magenbeschwerden, Schüttelfrost bei Wechselfieber oder Gallenbeschwerden.
Der Magen ist verstimmt. Es kommt zu Völlegefühl und schneidenden Schmerzen im und unterhalb des Magens, die von links nach rechts ziehen. Auch die

schneidenden, kolikartigen Schmerzen ziehen von links nach rechts. Der Patient ist nicht in der Lage, sich zu rühren oder normal zu atmen, solange der Schmerz nicht abgeklungen ist. Er ist durch den messerstichartigen Schmerz im Bereich des Magens oder oberhalb des Nabels, der von links nach rechts zieht, in einer Position völlig fixiert. Gleichzeitig treten Entkräftung und Übelkeit auf.
Alle Beschwerden von *Ipecacuanha* werden mehr oder weniger von *Übelkeit* begleitet; jeder kleine Schmerz und jede Beschwerde geht mit Übelkeit einher. Das Leiden scheint sich im Magen zu konzentrieren und ruft die Übelkeit hervor. Es kommt zu andauernder Übelkeit und Würgen. Husten verursacht Übelkeit und Erbrechen. Der *Ipecacuanha*-Husten ist ein trockener, quälender Reizhusten, mit Erstickungsgefühl, Übelkeit und Erbrechen. Der Patient hustet so lange, bis sein Gesicht rot geworden ist und er einen Würge- und Brechreiz verspürt. Bei jeder kleinen Blutung an einer beliebigen Stelle kommt es zu Übelkeit, ohnmachtartiger Schwäche und Flauheitsgefühl im Magen. Daher auch der Nutzen dieses Mittels bei Gebärmutterblutungen mit hellroter Blutung und Übelkeit; schon die geringste Blutung geht mit Ohnmacht oder einer Synkope einher, aber diese ausgeprägte, überwältigende Übelkeit zieht sich durch alle Beschwerden dieses Mittels. Obwohl zuweilen Durst vorhanden ist, besteht üblicherweise Durstlosigkeit. *Ipecacuanha* wirkt somit am besten bei durstlosen Patienten. Die Fieber- und Frostzustände von *Ipecacuanha* sind oft mit Schmerzen im Hinterkopf verbunden; es handelt sich um einen Zerschlagenheitsschmerz in Hinterkopf und Nacken, der manchmal den Rücken hinunter zieht; darüber hinaus kommt es zu einem Ziehen in der Nackenmuskulatur. Außerdem besteht eine kongestive Fülle im Kopf, mit Zerschlagenheitsgefühl in Kopf und Hinterkopf; der ganze Kopf schmerzt.
Bei *Ipecacuanha* tritt zuweilen die gleiche Ruhelosigkeit auf wie bei *Arsenicum*, aber die Entkräftung von *Ipecacuanha* erscheint anfallsweise, während diejenige von *Arsenicum* fortdauert. Sie werden es mit *Ipecacuanha*-Patienten zu tun haben, die sich so stark im Bett umherwerfen wie *Rhus toxicodendron*-Patienten; sie drehen sich, werfen sich umher und bewegen andauernd die Hände und Füße. Dies ist insbesondere der Fall, wenn die Wirbelsäule in irgendeiner Weise betroffen ist. Zum Mittelbild gehören auch Symptome, die einem Wundstarrkrampf ähneln, ebenso Opisthotonus. Es hat sich als nützliche Arznei bei zerebrospinaler Meningitis erwiesen, die mit Galleerbrechen, Schmerzen im Nacken und Hinterkopf und Ziehen in der Rückenmuskulatur einherging, sodass der Kopf nach hinten gezogen wurde. *Ipecacuanha* wird Fälle heilen, in denen die zerebrospinale Meningitis so weit fortgeschritten ist, dass der Patient stark abmagert ist, sein ganzer Körper sich nach hinten überstreckt, die Zunge rot und rau ist, er alles, selbst die einfachsten Speisen, erbricht und es zu einer ständigen Übelkeit und Galleerbrechen kommt. Es heilt, auch wenn alle Arzneien bisher nur eine momentane Palliation zu sein schienen. Ebenso heilt *Ipecacuanha* lange bestehende Fälle von Gastritis, bei denen nicht einmal mehr ein Tropfen Wasser im Magen gehalten werden kann; alles wird gleich wieder erbrochen, der Patient muss unaufhörlich würgen und hat scharf schneidende Schmerzen im Magen, Schmerzen im Rücken unterhalb der Schulterblätter, als würden die Knochen brechen, Galleerbrechen, ständige Übelkeit und eine ausgeprägte Kraftlosigkeit.

Magen/Abdomen/Rektum und Stuhl

Der Magen ist leicht reizbar. Dieses Mittel heilt auch, wenn das Abdomen aufgetrieben und empfindlich ist – also ein tympanitischer Zustand – und wenn Galle erbrochen wird. *Ipecacuanha* hat sich als nützliche Arznei bei epidemischer Ruhr erwiesen, wenn der Patient gezwungen ist, fast die ganze Zeit über auf der Toilette zu sitzen und nur ein wenig Schleim oder ein wenig hellrotes Blut absetzen kann; es kommt zu einer Entzündung der unteren Partien des Darms, des Rektums und des Dickdarms. Die Tenesmen sind schrecklich, und sie brennen. Ständiger Stuhldrang, aber nur etwas Schleim und Blut können abgesetzt werden. Damit verbunden ist eine konstante Übelkeit. Während der Patient sich beim Stuhlgang anstrengt, ist der Schmerz so groß, dass Übelkeit aufkommt und er Galle erbrechen muss. Gelegentlich erkranken ganze Familien daran. Die Krankheit breitet sich in einem ganzen Tal aus und kann eine echte Epidemie werden; meistens handelt es sich aber um ein endemisches Geschehen. Bei Säuglingen ist dieses Mittel angezeigt, wenn eine choleraartige Diarrhö aufgetreten ist, die in einem ruhrartigen Zustand endete, begleitet von ständigen Tenesmen und dem Ausstoßen von ein wenig blutigem Schleim. Zusätzlich erbricht das Kind auch noch alles, was es isst. Es kommt zu Übelkeit, Erbrechen, Entkräftung und einer ausgeprägten Blässe. *Ipecacuanha* eignet sich auch in Fällen, in denen der mehr oder weniger reichliche Stuhl grün ist und das Kind häufig große Mengen von grünem Schleim absetzt. Viel Weinen beim Stuhlgang, große Anstrengung, grüner Schleim wird abgesetzt. Das Kind erbricht grünen Schleim und eine grüne, geronnene Substanz; die Muttermilch färbt sich grün und wird erbrochen.

Atemwege und Husten

Die Brustbeschwerden von *Ipecacuanha* sind sehr interessant. *Ipecacuanha* ist der „Freund des Säuglings" und auch häufig indiziert bei der Bronchitis von Säuglingen. Die gewöhnliche schlimme Erkältung, die schließlich bei Säuglingen mit gravierenden Brustbeschwerden endet, ist eine Bronchitis. Nur sehr selten bekommt ein Säugling eine echte Pneumonie, üblicherweise ist es vielmehr eine Bronchitis mit rauen Rasselgeräuschen. Das Kind hustet, würgt und droht zu ersticken. Die rauen Rasselgeräusche sind im ganzen Zimmer zu hören. Die Beschwerden haben sich ziemlich schnell entwickelt: Das Kind ist bleich, sieht schrecklich krank und manchmal auch sehr ängstlich aus. Die Nase ist wie bei einer gefährlichen Erkrankung eingefallen und spitz, und auch die Atmung ähnelt derjenigen von gefährlichen Krankheitsfällen. *Ipecacuanha* vermag diesen Zustand bisweilen in eine einfache Erkrankung zu verwandeln, es beendet die Erkältung und heilt das Kind. In den alten Büchern wurde die Pneumonie von Säuglingen separat und klar beschrieben, und die typischen Symptome entsprachen denjenigen von *Ipecacuanha*. Beim gemeinsamen Studium von *Ipecacuanha* und *Antimonium tartaricum* bezüglich ihrer Brustbeschwerden werden Sie eine ausgeprägte Ähnlichkeit der Symptome feststellen. Danach werden Sie sagen: „Wie kann ich diese beiden Mittel unterscheiden? Beide haben einen rasselnden Husten und rasselnde Atmung, ja sogar das Erbrechen ist ihnen gemeinsam." Nun, die Symptome von *Ipecacuanha* treten in der Phase der Reizung der Bronchien auf, während die emetischen Symptome von *Antimonium tartaricum* in der Phase der

Entspannung einsetzen. Das bedeutet, dass die *Ipecacuanha*-Symptome sehr rasch als akute Symptome auftreten, während die emetischen Beschwerden von *Antimonium tartaricum* sich langsam entwickeln. Das letztgenannte Mittel eignet sich nur selten bei Symptomen, die sich innerhalb von 24 Stunden entwickeln. Zumindest gehören die Symptome von *Antimonium tartaricum*, die sich innerhalb von 24 Stunden entwickeln, nicht zu dieser Gruppe von Symptomen. Diese Symptome treten erst viele Tage später auf, wenn sich die Bronchitis bereits ihrem Ende zuneigt und eine Lähmung der Lunge droht. Es handelt sich nicht um das Stadium der Reizung, nicht um die Atemnot durch Reizung, auch nicht um die damit einhergehenden Erstickungsgefühle, sondern um die Erstickungsgefühle durch Exsudation und drohende Lungenlähmung. Wenn die Lunge zu schwach ist, um den Schleim auszustoßen, dann entsteht der rasselnde Husten. Dann kommt es zu einer ausgeprägten Entkräftung, zu einer tödlichen Blässe des Gesichts und zu rußigen Nasenlöchern. Nun erkennen wir, dass diese zwei Arzneien nicht gleich sind. Erst wenn wir das Tempo dieser zwei Arzneien genauer untersuchen, sehen wir, dass sich die Beschwerden unterscheiden. Es geht weniger darum, dass sie zu verschiedenen Stadien der Erkrankung gehören, obwohl das auch zutrifft, sondern vielmehr darum, dass *Ipecacuanha* seine Symptome sehr schnell entwickelt und schnell zur Krise führt, während *Antimonium tartaricum* seine Symptome nur langsam entwickelt und erst nach vielen Tagen zur Krise führt.

Der große Wert von *Ipecacuanha* bei Keuchhusten wird deutlich, da zu seinem Mittelbild die anfallsartige Qualität, das rote Gesicht, das Erbrechen und der Würgereiz, der den Husten begleitet, gehört. Das rote Gesicht, die Durstlosigkeit und das heftige Keuchen, das mit konvulsiven Krämpfen, Würgen und Erbrechen von allem, was er isst, einhergeht, all das sind Symptome, die Sie üblicherweise vorfinden werden.

Es gibt alte, unheilbare Fälle von Asthma, die durch *Ipecacuanha* gelindert werden. Solche Patienten tragen eine Flasche dieser Arznei mit sich, von der sie sagen, dass sie ihnen große Erleichterung bringt. *Ipecacuanha* ist von Nutzen in Fällen von feuchtem Asthma und von asthmatischer Bronchitis, wenn die Patienten unter feuchtem Wetter und unter plötzlichen Wetterwechseln leiden; jede kleine Erkältung ruft diesen Befall der Bronchien hervor. Der Patient droht zu ersticken, er muss beim Husten würgen oder etwas Blut spucken. Nachts muss er sich zum Atmen aufsetzen; die Anfälle sind nicht ungewöhnlich und häufig. Diese Patienten sagen, dass sich ihr Zustand durch *Ipecacuanha* bessert. Es überrascht uns nicht, dass *Ipecacuanha* diese asthmatische Atmung bessern kann, da es genau die entsprechenden Symptome aufweist. Manche dieser Krankheitsfälle sind unheilbar, dabei geht es um Menschen höheren Alters. Dieses Mittel schafft umso größere Linderung, je klüger es verabreicht wird. Eine Prise *Ipecacuanha* kann einen Anfall zum Stillstand bringen, sodass sich der Patient besser fühlt und daraufhin sein normales Leben als Asthmatiker weiterführen kann, bis er sich wieder erkältet. Der Husten ist rasselnd und asthmatisch.

Weibliche Geschlechtsorgane

Ich habe schon auf die Blutungen hingewiesen, denn diese stellen ein weiteres großes Einsatzgebiet für *Ipecacuanha* dar. Aufgrund seiner Wichtigkeit bei Blutungen könnte ich ohne *Ipecacuanha* meinen Beruf nicht mehr ausüben. Wenn ich hier von Blutungen spreche, so meine ich nicht jene Blutungen durch aufgeschnittene Arterien, Blutungen, bei denen die Chirurgie zu Hilfe genommen werden muss. Ich meine Blutungen wie zum Beispiel Gebärmutterblutungen, Nierenblutungen, Magen- oder Darmblutungen, oder auch Lungenblutungen. Sie müssen ihre Blutungsmittel gut kennen; andernfalls werden Sie gezwungen sein, mechanische Maßnahmen einzuleiten. Gut ausgebildete homöopathische Behandler sind aber in der Lage, ohne diese Maßnahmen auszukommen. Sogar bei den heftigsten Formen von Gebärmutterblutungen braucht der homöopathische Arzt keine mechanischen Mittel, außer natürlich, wenn ein mechanisches Übel die Ursache dafür ist. Dies gilt nicht für Sanduhrkontraktionen, Retention der Nachgeburt oder Fremdkörper in der Gebärmutter, denn unter solchen Umständen ist eine Operation immer notwendig. Hier muss unterschieden werden. Aber wenn wir einfach nur das dynamische Element berücksichtigen müssen, wenn es ausschließlich um eine erschlaffte Oberfläche geht, die blutet, so ist das homöopathische Mittel das einzige Werkzeug, welches die Aufgabe gut lösen wird. Wenn ständig Blut aus der Gebärmutter heraussickert, der Blutfluss aber hin und wieder zu einem regelrechten Blutstrom anschwillt und die Frau bei jedem kleinen Schwall von hellrotem Blut glaubt, ohnmächtig zu werden, oder wenn es zu Schnappatmung kommt und die Menge des Blutflusses nicht ausreicht, um solch eine Entkräftung, Übelkeit, Synkope oder Blässe auszulösen, so ist *Ipecacuanha* das passende Mittel. Ist mit dem Herausströmen von hellrotem Blut eine überwältigende Todesangst verbunden, dann heißt das Mittel *Aconitum*. Hatte ihre Patientin unter der Geburt einen heißen Kopf und einen unstillbaren Durst nach eiskaltem Wasser und ist nach der Geburt alles in geordneten Bahnen verlaufen, wurde selbst die Plazenta schon ausgestoßen wurde und Sie haben wirklich keinen Grund, eine Blutung zu erwarten, und kommt es schließlich doch noch dazu, so wird *Phosphor* fast immer das passende Mittel sein. Bei jenen verblühten Frauen, mager und schlank, die fast immer unter der Hitze leiden und es daher gerne kühl haben und keine Decke brauchen, die zu Sickerblutungen aus der Gebärmutter neigen und nun eine alarmierende Blutung erleiden, die entweder mit Blutgerinnseln vermengt ist oder nur aus heraussickerndem, dunklem, flüssigem Blut besteht, werden Sie es kaum ohne *Secale* schaffen. Eine einzige Dosis eines der genannten Mittel auf die Zunge wird die Blutung schneller stoppen als große Mengen von starken Medikamenten. Die Blutung wird so schnell eingedämmt sein, dass Sie im Vergleich zu Ihren früheren Erfahrungen überrascht sein werden. Sie werden sich fragen, ob es nicht sein könnte, dass die Blutung von selbst versiegt ist. Bei reichlichem Menstruationsfluss ist *Ipecacuanha* oft angezeigt, wenn die Frau sich verkühlt hat oder einen traumatischen Schock erlitten hat. In Fällen, in denen die Frau sonst nie unter größeren Gebärmutterblutungen während der Menstruationsperiode leidet, ist sie natürlich in Aufruhr, da sie so etwas noch nie zuvor hatte. Der Blutfluss hält mit großer Wahrscheinlichkeit viele Tage an und geht mit Schwäche einher. All ihre Kräfte scheinen mit dem kleinen Blutstrom zu schwinden. *Ipecacuanha* heilt sie und bringt den Menstruationsfluss zu einem normalen Ende. Zum Glück gibt es in der Natur auch die Tendenz, Blutungen zu stoppen, und das ist immer gut. Es gibt eine große Zahl von Mitteln, die Blutungen zum Stillstand bringen können, und diese müssen Sie immer griffbereit aufbewahren. Man braucht sie für Notfälle. Sie müssen einfach jene Arzneien kennen, die heftigen Symptomen und heftigen Anfällen entsprechen. *Ipecacuanha* ist voller Blutungen. Erbrechen von großen Blutklumpen, kontinuierliches Erbrechen von Blut in Verbindung mit Ulzerationen. Bei Menschen, die unter heftigen Anfällen von Blutungen leiden, und die sehr leicht bluten, also eine Blutungsneigung aufweisen, kann *Ipecacuanha* die Blutung zeitweilig unter Kontrolle bringen, sofern die Symptome übereinstimmen.

Harnwege und Urin

Heftige Rückenschmerzen im Bereich der Nieren, schießende Schmerzen und häufiger Harndrang. Der Harn enthält Blut und kleine Blutgerinnsel. Der Urin ist extrem rot und mit Blut vermengt, das sich am Boden der Toilettenschüssel absetzt und die ganze Wand mit einer Schicht Blut so breit wie die Klinge eines Messers auskleidet. Die Toilettenschüssel wird nach jedem Wasserlassen diese Auskleidung mit Blut aufweisen; jeder Anfall von Nierenschmerzen geht dieser Art von Urin einher. *Ipecacuanha* stoppt die Blutung. Es stimmt jedoch, dass *Ipecacuanha* nicht länger das passende Mittel ist, wenn der Patient solange geblutet hat, bis er anämisch geworden ist und nun unter Ödemen leidet; das natürliche Folgemittel ist dann *China*, welches dem Patienten soweit helfen kann, dass er abschließend noch eine antipsorische Arznei braucht.

Nase

Dann gibt es auch noch die „Erkältungen". Einfacher, gewöhnlicher Schnupfen bei Kindern. Setzt sich eine Erkältung in der Nase fest und ist die Nase in der Nacht verstopft, oder hat ein Erwachsener Schnupfen, der mit einer Verstopfung der Nase, dem Ausschnäuzen von Schleim und Blut aus der Nase und viel Niesen einhergeht, oder wandert die Erkältung weiter nach unten und wird von Heiserkeit gefolgt, die sich mit Wundheitsgefühl bis in die Luftröhre und schließlich bis in die Bronchien ausdehnt und zu Erstickungsanfällen und zu einem Befall der Brust führt, so denken Sie immer an *Ipecacuanha.* Der Erkältungen von *Ipecacuanha* beginnen oft in der Nase und breiten sich recht schnell in den Brustkorb aus. Mit dieser Art von Erkältungen gehen starke Blutungen einher, das Blut ist hellrot. Bei jeder dieser Erkältungen kommt es zu ausgeprägten Blutungen; es besteht eine Neigung zu Nasenbluten bei Erkältungen. Die Entzündung, die alle Schleimhäute bei *Ipecacuanha* befällt, ist sehr heftig. Die Reizung tritt plötzlich ein und die Schleimhaut entzündet sich so schnell, dass sich die betroffenen Stellen purpur färben und stark anschwellen, wobei es scheint, als wären Blutungen das Einzige, was auf natürliche Weise bessert. Verstopfung der Nase und Geruchsverlust; die Nase ist so verstopft, dass er nicht durch sie atmen kann.

Gesicht

Bei den Kopfsymptomen, den Erkältungen, dem Keuchhusten, den Frostzuständen und bei vielen der entzündlichen Beschwerden rötet sich das Gesicht.

Es ist hellrot oder bläulich rot und die Lippen färben sich blau; beim Fieberfrost sind die Lippen und die Fingernägel blau. Der Frost ist heftig, manchmal hat er einen kongestiven Charakter, und er geht oft mit einer Starre einher. Der ganze Körper zittert und die Zähne klappern.

Rücken und Extremitäten

Ipecacuanha ist nicht ausreichend bekannt als wirksames Mittel bei Krämpfen. Konvulsive Krämpfe in der Schwangerschaft. Konvulsionen bei Keuchhusten; fürchterliche Krämpfe, die gesamte linke Seite betreffend und gefolgt von einer Lähmung; klonische und tonische Krämpfe von Kindern und hysterischen Frauen. Wundstarrkrampf, Steifheit des Körpers, verbunden mit Rötung des Gesichts. All das sind wichtige Merkmale von *Ipecacuanha*, die jedoch nicht in ausreichendem Maße herausgearbeitet wurden, und es ist nicht ausreichend bekannt, ob dieses Mittel diese Zustände so markant aufweist. Arzneien wie *Belladonna* sind in den Büchern und in Abhandlungen über Krämpfe häufiger erwähnt, und doch ist *Ipecacuanha* sicherlich eine genauso wichtige Arznei, die man im Hinblick auf ihren Bezug zu Krämpfen und ihre Wirkung auf das Rückenmark studieren sollte.

Haut

Symptome, die nach unterdrückten Hautausschlägen entstehen, weisen sehr häufig auf *Ipecacuanha* hin. Wenn ein Ausschlag nicht herauskommt oder durch Erkältungen wieder zurückgedrängt wurde, so folgen manchmal akute Magen- und Darmbeschwerden. Durch unterdrückte Hautausschläge können sich Erkältungen in der Brust festsetzen. *Ipecacuanha* kann auch Erysipele heilen, wenn das Erbrechen, der Frost, die Rückenschmerzen, die Durstlosigkeit und die überwältigende Übelkeit vorhanden sind.

Wenn der Hautausschlag bei Scharlach nur langsam hervorkommt, so reicht *Ipecacuanha* oft aus, um die entstandene Übelkeit und das Erbrechen zu lindern. Anstelle eines Hautausschlages kommt es zu *Ipecacuanha*-Symptomen des Magens mit Übelkeit und Erbrechen. *Ipecacuanha* stoppt die Übelkeit und das Erbrechen und bringt den Ausschlag zum Vorschein, wodurch die Erkrankung einen milderen Verlauf nimmt.

Jodum, Iodum **Iod.**

Iodium; Jod, Element 53. *J.*

Allgemeines

Dieser Arznei ist in all ihren akuten und chronischen Beschwerden eine besondere Art von *Ängstlichkeit* eigen, die sowohl im Körper als auch im Geist verspürt wird. Anscheinend ist dieser ängstliche Zustand auch von einem Schaudern begleitet, der den ganzen Körper solange durchfährt bis ihn der Patient durch Bewegung oder Lagewechsel aufhebt. Die Ängstlichkeit setzt ein, wenn er versucht sich ruhig zu verhalten. Sein ängstlicher Zustand wird umso stärker, je mehr er versucht, ganz ruhig zu bleiben. Während er es versucht, wird er überwältigt von den verschiedensten Impulsen, z.B. Sachen zu zerreißen, sich zu töten, einen Mord zu begehen oder gewalttätig zu werden. Er kann einfach nicht ruhig bleiben, also geht er Tag und Nacht auf und ab. Dieselbe Eigenschaft sehen wir auch bei *Kalium iodatum*, auch der *Kalium iodatum*-Patient geht ständig auf und ab. Aber es gibt einen Unterschied. Der *Kalium iodatum*-Patient kann lange Strecken gehen, ohne Ermüdungserscheinungen zu entwickeln, sodass er durch das Gehen seine ängstliche Unruhe verringern kann. Bei *Jodum* hingegen kommt es zu ausgeprägter Erschöpfung; der Patient erschöpft sich völlig durch das Gehen, außerdem schwitzt er schon bei der kleinsten Anstrengung. *Jodum* entspricht jenen Fällen von Krankheit, in denen sich etwas Schreckliches zu entwickeln scheint; der Patient ist offenbar dabei, den Verstand zu verlieren. Es drohen Wahnsinn oder andere schwerwiegende Krankheitsformen, wie man sie zum Beispiel bei fortgeschrittenen Stadien von unterdrückter Malaria, bei lange bestehendem Schüttelfrost oder bei drohender Tuberkulose vorfindet, und zwar insbesondere bei abdomineller Tuberkulose.

Hypertrophie ist ein hervorstechendes Merkmal dieser Arznei. Es kommt zu Vergrößerung von Leber, Milz, Ovarien, Hoden, Lymphknoten, überhaupt aller Drüsen mit Ausnahme der Brustdrüsen. Die weiblichen Brüste atrophieren, während alle anderen Drüsen größer, knotig und hart werden. Diese Vergrößerung der Drüsen kann man insbesondere bei den Lymphknoten des Bauchraumes, bei den mesenterialen Lymphknoten beobachten.

Eine Besonderheit von *Jodum* ist außerdem, dass der übrige Körper verkümmert, während die Drüsen immer größer werden. Diese Sonderbarkeit kann Sie später einmal an *Jodum* erinnern, denn im gleichen Verhältnis wie der Körper an Gewicht verliert und die Gliedmaßen abmagern, kommt es zu einer Vergrößerung der Drüsen. Diesen Zustand kennen wir von Marasmus. Der ganze Körper verkümmert, die Muskeln schwinden, die Haut legt sich in Falten und das Gesicht des Kindes bekommt das Aussehen eines kleinen alten Menschen, aber die Drüsen unter den Armen, in der Leiste und im Bauch sind vergrößert und hart. Die mesenterialen Lymphknoten fühlen sich wie Knoten an. Die gleiche Tendenz kann man bei lange bestehenden Fällen von Malaria unter Behandlung der Allopathen beobachten, wenn Chinin und Arsenik in großen Mengen angewendet wurden und die Frostanfälle andauern; das Gesicht und der Oberkörper sind abgemagert, die Haut sieht verschrumpelt und gelb aus; es entwickelt sich eine Diarrhö, Leber und Milz sind vergrößert und man kann die Lymphdrüsen des Bauchraumes ertasten. Auch in früheren Phasen der Erkrankung, wenn solche fortgeschrittenen Zustände noch nicht eingetreten sind, können wir vorab erkennen, dass dieser Krankheitsfall in Richtung eines *Jodum*-Zustandes fortschreitet.

Nehmen wir nun als Beispiel einen Patienten, der an intermittierendem Fieber leidet, das durch Malaria oder durch Aufenthalt in feuchten Kellern hervorgerufen wurde. Dem Patienten wird zunehmend heißer, wobei es sich nicht immer um eine Fieberhitze handelt, manchmal ist es nur ein Hitzegefühl. Er möchte in kaltem Wasser gebadet werden und möchte sein Gesicht und seinen Körper mit einem kalten Schwamm abkühlen. Im warmen Zimmer muss er husten und bekommt Erstickungsanfälle. Er fürchtet die Hitze geradezu, denn er schwitzt und erschöpft sich leicht. Und genau bei diesen körperlichen Zuständen entwickeln sich akute Erkrankungen wie beispielsweise akute Schleimhautentzündungen, Gastritis, Hepatitis, eine Entzündung der Milz, Diarrhö, Krupp oder eine Halsentzündung. Der Rachen ist gerötet, geschwollen und mit weißen Flecken bedeckt, welche sich bis in den Kehlkopf erstrecken. Eventuell bilden sich darauf auch Ablagerungen, ähnlich wie bei Diphtherie. *Jodum* hat schon Fälle von Diphtherie geheilt, wenn die diphtherischen Exsudate selbst im Stuhl vorhanden waren. Bei einer Konstitution, die zu solchen Erscheinungen tendiert, kann sich auch ein exsudativer Krupp bilden. Auch hier können wir im Voraus erkennen, dass sich der Patienten in Richtung eines *Jodum*-Zustandes bewegt. In jeder Körperregion werden seltsame, kleine Dinge abgestoßen. Wenn wir die *Jodum*-Konstitution nicht in ihrem vollem Ausmaß erfassen, so werden wir nicht in der Lage sein, eine entsprechende Tendenz bei Patienten zu erkennen, wenn sich seine Krankheit ungünstig entwickeln sollte.

Geist und Gemüt

Der Gemütszustand eines *Jodum*-Patienten ist geprägt von Erregung, ängstlicher Unruhe, krankhaften Impulsen und Melancholie. Er möchte immer irgendetwas tun, ist immer in Eile. Er verspürt in sich den Impuls, jemanden zu töten. In dieser Hinsicht steht *Jodum* in enger Beziehung zu *Arsenicum* und *Hepar sulfuris*. Auch *Arsenicum*- und *Hepar sulfuris*-Patienten haben den Impuls, jemanden umzubringen, und zwar völlig grundlos und ohne dass man sie vorher beleidigt hat. Der Unterschied liegt in der Reaktion auf Wärme, denn während *Jodum* warmblütig ist, sind *Arsenicum*- und *Hepar sulfuris*-Patienten immer frostig. Der Impuls zu Gewalttätigkeit überkommt den *Jodum*-Patienten plötzlich und unvermutet. Es gibt Arzneien, bei denen ohne Grund die eigentümlichsten Impulse auftreten. Diese Impulse treten z. B. bei Erkrankungen von impulsivem Wahnsinn auf. Der Patient hat den Drang, Gewalt auszuüben oder seltsame Dinge zu tun, und wenn ihn dann nach dem Grund für diesen Impuls fragt, so kann er es nicht sagen. Der Patient kann in allen anderen Belangen vollkommen gesund erscheinen und beispielsweise ein ausgezeichneter Geschäftsmann sein. Bei Arzneien spiegelt sich diese Eigenart wider. Diese Zeichen sind jedoch Vorläufer der eigentlichen Erkrankung. Von *Hepar sulphuris* kennen wir den Fall eines Barbiers, der einmal den Impuls verspürte, seinem Kunden mit der Rasierklinge die Kehle durchzuschneiden, während er ihn rasierte. Die *Nux vomica*-Patientin hat den unerklärlichen Impuls, ihr Kind ins Feuer zu werfen, oder ihren Ehemann zu töten, den sie eigentlich innig liebt. Der Gedanke kommt ihr einfach in den Sinn und wird immer stärker, bis sie schließlich nahezu wahnsinnig wird, die Kontrolle über sich verliert und diesen inneren Trieb in die Tat umsetzt. Ein *Natrium sulphuricum*-Patient würde sagen: „Herr Doktor, Sie können nicht erahnen, wie viel es mich kostet, dem Wunsch zu widerstehen, mich selbst zu töten. Der Impuls, es zu tun, kommt mir einfach so in den Sinn." *Jodum* hat den Impuls, zu töten, aber nicht aufgrund von Wut oder eines besonderen Sinnes für Gerechtigkeit, sondern einfach so, völlig grundlos. Oftmals ist ein überwältigender Zorn die Ursache für Gewalttätigkeit – nicht hingegen bei *Jodum*. Während der Patient völlig gelassen dasitzt und

nachdenkt oder etwas liest, verspürt er hin und wieder den Impuls, gegen sich selbst Gewalt anzuwenden, und diese Gedanken werden mit der Zeit so stark, dass es am Ende in eine Art impulsiven Wahnsinn übergeht.
Sowohl Körper als auch Geist des *Jodum*-Patienten werden immer schwächer. Er wird vergesslich und kann sich nicht mehr an die einfachsten Dinge erinnern, sie verschwinden einfach aus seinem Geiste. Er vergisst, was er gerade sagen oder tun wollte. Er geht weg und lässt seine Einkäufe liegen. Seine Vergesslichkeit ist sehr umfassend. Denken Sie jedoch daran, dass der Patient ständig gezwungen ist, irgendetwas zu tun, damit er seine Impulse und seine Ängstlichkeit vertreiben kann. Seine Angst ist für ihn äußerst ermüdend und quälend, solange er keine Beschäftigung hat. Obwohl er geistig völlig entkräftet ist, ist er gezwungen, sich weiterhin zu beschäftigen und seine Arbeit fortzusetzen, was die Erschöpfung seines Geistes natürlich noch weiter steigert. Einem Mann, dem durch Überarbeitung, Unruhe und anstrengende literarische Tätigkeiten eine Erweichung des Gehirns droht, würden Sie natürlich sagen: „Sie müssen aufhören zu arbeiten! Sie müssen sich jetzt unbedingt ausruhen." Aber jener antwortet: „Warum? Wenn ich das tue, so sterbe ich oder werde vollkommen verrückt." Zu solch einem Zustand kommt es bei *Jodum* oder bei *Arsenicum*, aber es gibt einen großen Unterschied, mithilfe dessen man die Trennlinie zwischen diesen zwei Arzneien sofort erkennen kann. Der *Jodum*-Patient ist warmblütig und hält sich am liebsten an einem kühlen Ort auf, um dort zu arbeiten, zu denken oder sich einfach nur zu bewegen, während der *Arsenicum*-Patient Hitze, ein warmes Zimmer und warme Kleider braucht, und außerdem unter der Kälte leidet. *Jodum* macht Hitze zu schaffen. Während sich also die Ruhelosigkeit und die Ängstlichkeit, die bei beiden Arzneien sowohl körperlich als auch geistig vorhanden ist, als gemeinsames Merkmal abzeichnet, würden wir niemals an *Arsenicum* denken, wenn es sich um einen warmblütigen Patienten handelt; auf der anderen Seite würden wir bei einem kaltblütigen und fröstelnden Patienten niemals an *Jodum* denken.

Anmerkung Exkurs

Unter den zuvor angesprochenen Allgemeinsymptomen wurde auch die Neigung zu vergrößerten Drüsen erwähnt. *Jodum* hat schon oft eine ganze Reihe von Symptomen geheilt, die in Verbindung mit der beschriebenen Konstitution auftreten, nämlich Vergrößerung des Herzens, Vergrößerung der Schilddrüse und hervorstehende Augäpfel. Wenn Sie nun einen dieser Patienten vor sich haben (nehmen wir einmal an, er wurde von jemandem an Sie überwiesen, der keinen besseren Namen für das Symptombild hat als „exophthalmischer Kropf"), dann wären jene Merkmale, die zur Krankheitsbezeichnung führten, keine Indikation für unsere Arznei. Die Indikationen findet man vielmehr unter jenen Begleitumständen, die ich vorhin genannt habe. Die hervorstehenden Augen, die vergrößerte Schilddrüse, die Herzhypertrophie und die anderen Herzstörungen stehen nicht im Mittelpunkt. Wenn der Patient abgemagert und bleich ist, an Herzbeschwerden leidet, vergrößerte Drüsen hat und auch noch all die anderen Symptome dieser Arznei aufweist, so dürfen Sie jedoch nach der Verabreichung von *Jodum* eine endgültiges Abklingen jener Symptomgruppe erwarten, die den Krankheitsnamen ausgemacht haben.

Kopf und Schwindel

Beschwerden des Gehirns, sowohl akut, als auch chronisch, verlangen manchmal den Einsatz von *Jodum.* Der Kopf pocht, der Körper pocht, überall kommt es zu Pulsieren. Das Pochen breitet sich bis in die Fingerspitzen und in die Zehen aus. Pochen in der Magengrube. Heftige Pulsationen, die in den Armen verspürt werden. Pulsationen im Rücken. Pochen im Schläfenbein. Es kommt zu heftigen kongestiven Kopfschmerzen. Die Kopfschmerzen verschlimmern sich durch Bewegung, aber dem *Patienten* an sich geht es durch Bewegung besser. Er bewegt sich, weil sich seine Angst und Unruhe durch die Bewegung bessert, aber jede Bewegung verstärkt die Kopfschmerzen und das Pulsieren. Diese Unterscheidungen sind notwendig, und zu differenzieren, was den Patienten als Ganzes betrifft, und was nur für einen Körperteil zutrifft, ist essentieller Bestandteil des Studiums der Materia Medica. All das, was den gesamten Patienten umfasst, ist ein Allgemeinsymptom. Das, was nur für einen Körperteil zutrifft, ist ein Lokalsymptom. Diese können einander auch im Widerspruch zueinander stehen, was einem Studenten der Materia Medica manchmal große Schwierigkeiten bereiten kann, wenn sowohl Verschlimmerung durch Bewegung, als auch Besserung durch Bewegung unter der gleichen Arznei aufgeführt sind. Wir können jedoch nur aus den Quellen der Materia Medica, also aus den Arzneimittelprüfungen, und anhand der Reaktion auf die Gabe einer Arznei herausfinden, was davon für einen Körperteil und was für den ganzen Menschen gilt. Gelegentlich sehen wir einen Patienten, der zwar in einem warmen Zimmer sein möchte, der aber den Kopf aus dem Fenster streckt, um die Kopfbeschwerden zu lindern. In diesem Fall bessern sich die Beschwerden des Kopfes durch Kälte, jene die körperlichen Symptome hingegen durch Wärme. Dies ist ein typisches Merkmal von *Phosphorus;* bei Kopf- und Magensymptomen bessert Kälte, bei Brust- und sonstigen Körpersymptomen jedoch verschlimmert Kälte. Wenn also ein *Phosphorus*-Patient unter Erbrechen und Kopfsymptomen leidet, so möchte er ins Freie hinausgehen und verlangt nach kalten Speisen oder Getränken. Wenn er aber Brustsymptome und Gliederschmerzen hat, so würde er am liebsten ins Haus gehen und möchte es warm haben. Und genau so, wie wir das bei den Patienten beobachten können, ist es auch im Studium einer Arznei. Wir müssen hier genau unterscheiden.

Augen

Wie erwartet kommt es bei dieser geschwächten Konstitution zu allen möglichen Arten von *Augenbeschwerden.* Mit der Abmagerung und der gelben Gesichtsfarbe der zuvor beschriebenen Konstitution gehen die so genannten skrofulösen Augenerkrankungen einher, mit Hornhautgeschwüren, katarrhalischen Beschwerden, Absonderungen aus den Augen und Vergrößerungen der kleinen Augenliddrüsen. Optische Illusionen mit hellen Farben. Entsprechend der Pathogenese kommt es auch zu Ödemen. Ödematöse Schwellungen der Lider und des Gesichts unterhalb der Augen. *Jodum* hat auch Ödeme der Hände und Füße, und diese Neigung findet sich auch bei *Kalium iodatum* wieder, das ödematöse Schwellungen aufweist, wie sie bei Erkrankungen der Nieren vorkommen. Es hat gar die Fähigkeit, das Fortschreiten einer Brightschen Nephritis in frühen Stadien zum Stillstand zu bringen.

Magen
Ein weiteres wichtiges Merkmal, das sich durch alle Beschwerden von *Jodum* hindurchzieht, ist der große *Hunger*. Der Patient ist immer *hungrig*. Gewöhnliche Mengen in regelmäßigen Abständen reichen ihm einfach nicht aus. Er isst auch zwischen den Mahlzeiten und ist trotzdem stets hungrig. Darüber hinaus bessern sich viele seiner Beschwerden nach dem Essen. All seine Ängste, die Unruhe und das Elend von *Jodum* steigern sich, wenn er hungrig ist. Wenn der Magen leer ist, leidet er an Magenschmerzen, was ihn regelrecht zum Essen zwingt. Während des Essens vergisst er seine Beschwerden, da er ja beschäftigt ist. Es ist wie eine Bewegung, sein Geist ist mit etwas anderem beschäftigt. Während er isst, oder während er in Bewegung ist, geht es ihm besser. Trotz seines Hungers und des vielen Essens *magert er immer mehr ab*. „Er führt ein gutes Lebens, und trotzdem wird er immer dünner“ war eines von Herings Leitsymptomen für *Jodum*. Wie bei *Natrium muriaticum* oder *Abrotanum* kommt es zu Abmagerung, während der Patient gleichzeitig einen enormen Hunger hat. Die Ernährung ist einfach so gestört, dass es zu keinem Aufbau von Fleisch kommt, daher die Abmagerung.

Nase
Der *Katarrh* der Nase ist eine Bemerkung wert. Der *Jodum*-Patient leidet unter Verlust des Geruchsinnes. Der Schleimhaut ist verdickt; schon beim geringsten Anlass verkühlt er sich; er niest ständig und hat einen reichlichen, wässrigen Ausfluss aus der Nase. Ulzerationen der Nase mit blutigen Borken; er bläst Blut aus der Nase. Seine Nase ist vollkommen verstopft, sodass er nicht durch die Nase atmen kann. Jedes Mal, wenn er sich verkühlt, verstärkt sich die Verstopfung, und da er sich immer wieder erkältet, wird sein Leiden zu einem hartnäckigen Katarrh. Den Allgemeinzustand des Patienten habe ich schon beschrieben. Der Patient ist das Erste, an das man denken muss. Seine Konstitution ist die erste Sache, die wir wissen wollen, d.h., was für den Patienten als Ganzes gilt. Erst danach können wir uns darum kümmern, was für jeden seiner Körperteile zutrifft. Die Schleimhaut der Nase ist ständig von Ulzerationen betroffen bzw. hat eine Neigung zu Ulzerationen. Manchmal sind diese kleinen Geschwüre sehr tief.

Mund und Zähne
Entlang der Zunge und im ganzen Mundbereich gibt es Aphthen. Die gesamte Mundhöhle ist mit aphthösen Flecken bedeckt. Die allgemeine Neigung zu Exsudaten habe ich schon erwähnt; weiße, samtartige oder weiß-gräuliche oder blasse aschgraue Absonderungen kommen im wunden Hals zum Vorschein und sind auf allen Schleimhäuten der Nase und überall im Rachen. Der Rachen scheint mit diesen samtartigen, aschgrauen Erscheinungen ausgekleidet zu sein. Mit diesen Rachensymptomen und seiner Neigung zu Ulzerationen hat *Jodum* einen breit gefächerten Einsatzbereich bei Erkrankungen des Rachens. Es ist von Nutzen bei Vergrößerungen der Tonsillen, wenn die Tonsillen mit Exsudationen bedeckt sind und wenn die beschriebene körperliche Konstitution vorhanden ist. Vergrößerte Gaumenmandeln bei hungrigen, verkümmerten Patienten. Oft sehen wir, wie Patienten, die eine Mandelentzündung erleiden, langsam in Richtung eines *Jodum*-Zustandes fortschreiten.

Differentialdiagnose

Wie ein *Pulsatilla*-Patient leidet er ständig unter der Hitze; gelegentlich kann es Ihnen passieren, dass Sie in frühen Stadien der Erkrankung, bevor es zu organischen Veränderungen gekommen ist, *Jodum* mit *Pulsatilla* verwechseln. Aber wenn Sie den Patienten aufmerksam beobachten, werden Sie die Neigung zur Abmagerung und auch die sonstigen Unterschiede zwischen den beiden Arzneien bald erkennen. Sie sind beide heiß, sie sind beide reizbar, sie sind beide voller seltsamer Absichten. Der *Pulsatilla*-Patient ist einfach viel launischer, weint mehr, leidet unter einer ausgeprägteren Traurigkeit und hat einen ständigen Mangel an Appetit, während der *Jodum*-Patient immer viel essen möchte. Obwohl der *Pulsatilla*-Patient mit der Zeit immer nervöser wird, nimmt er oft kräftig zu. Der *Jodum*-Patient wird immer dünner und hat einen enormen Heißhunger, der nicht gestillt werden kann und unter dem er sehr leidet; er muss einfach alle paar Stunden etwas zu sich nehmen und fühlt sich danach besser; er hat auch einen großen Durst. Wenn er lange ohne Essen auskommen muss, so werden seine Beschwerden stärker und zwar unabhängig davon, um was es sich handelt. Jede Krankheit von *Jodum* wird mit großer Wahrscheinlichkeit durch Fasten noch verstärkt.

Abdomen

Bei *Jodum* kommt es auch zu Verdauungsstörungen, die durch Überessen hervorgerufen werden. Das Essen wird sauer, der Patient leidet unter saurem Aufstoßen, verbunden mit einer ausgeprägten Flatulenz, Rülpsen, unverdauten Stühlen, Diarrhö und wässrigen, käsigen Stühlen. Seine Verdauung funktioniert immer weniger. Sie wird einfach immer schwächer, bis er am Ende von dem, was er gegessen hat, fast überhaupt nichts mehr verdauen kann, und doch wird sein Verlangen immer größer. Er muss sich also übergeben und bekommt Durchfall, sodass er immer mehr abmagert; denn das ist wie eine Kerze, die an beiden Enden brennt. Es ist nicht verwunderlich, dass er so extrem schwach geworden ist, da er nur einen geringen Anteil von dem, was er zu sich nimmt, auch assimilieren kann. Die Nahrungsmittel fungieren als Fremdsubstanzen, die seine Gedärme und den Magen durcheinander bringen. In dieser problematischen Situation kommt es nun zu einer Verhärtung und Vergrößerung von Leber und Milz, und außerdem zu einer Gelbsucht. Der Stuhl ist hart, klumpig und weiß, farblos oder lehmfarben, manchmal auch weich und breiig; es scheint, als wäre keine oder nur wenig Galle darin enthalten. Dieses Krankheitsstadium wird schrittweise schlimmer, bis sich eine Hypertrophie der Leber entwickelt. Schließlich sinkt die Bauchdecke ein und offenbart diese Vergrößerung der Leber und die vergrößerten Lymphdrüsen. Diese sind sehr knotig und so hart wie bei einer mesenterialen Tuberkulose. *Jodum* ist angezeigt bei tuberkulösen Zuständen der mesenterialen Lymphknoten, einhergehend mit Diarrhö, Abmagerung, ausgeprägtem Hunger, großem Durst, Verkümmerung der Brustdrüsen, einer runzeligen oder wie getrocknetes Rindfleisch aussehende Haut und einem fahlen Gesichtsausdruck. Wenn die Arznei früh genug verabreicht wird, nämlich bevor es zu strukturellen Veränderungen gekommen ist, so vermag sie das Fortschreiten der Krankheit einzudämmen und sie zu heilen.

Rektum und Stuhl
Jodum ist eine sehr nützliche Arznei bei *chronischen morgendlichen Durchfällen* von abgemagerten, skrophulösen Kindern.

Anmerkung Exkurs
Wenn der konstitutionelle Zustand dieser Arznei vorhanden ist, so hat das Vorrang gegenüber den variablen Stuhlbeschaffenheiten, die der Patienten aufweisen kann. Wenn Sie also eine deutliche ausgeprägte Konstitution erkennen können und wenn es sich um eine Krankengeschichte mit einer großen Anzahl an Allgemeinsymptomen handelt, die Sie mit der Arznei in Verbindung bringen können, so verlieren die wenigen Symptome der Diarrhö an Wichtigkeit. In diesem Fall ist der konstitutionelle Zustand des Patienten das, was „sonderlich, eigenheitlich und ungewöhnlich" ist. Fast jede Form von diarrhöischem Stuhl kann geheilt werden, wenn der konstitutionelle Zustand von der Arznei abgedeckt wird. Wenn es sich jedoch um eine akute Diarrhö handelt, die bei einem Patienten mit kräftiger Konstitution zu Tage tritt, und wir nichts weiter vorfinden, als die Diarrhö, dann ist es wirklich notwendig, all die kleinen Details zu erkennen, denn in diesem Fall werden die Charakteristika der Diarrhö zu den „sonderlichen, eigenheitlichen und ungewöhnlichen" Merkmalen.

Harnwege/Männliche Geschlechtsorgane
Harninkontinenz bei alten Menschen. Beim Manne mit all den genannten konstitutionellen Symptomen ist *Jodum* dann besonders geeignet, wenn die Hoden verkümmert sind, wenn es zu Impotenz gekommen ist, wenn es in Träumen zu Verlust von Samen kommt oder wenn ein Verlust des sexuellen Instinkts bzw. der sexuellen Kraft vorliegt; oder auch bei einem überreizten Zustand, einer Übererregbarkeit des sexuellen Instinkts entsprechend; es eignet sich auch, wenn die Hoden vergrößert und hart, also induriert und hypertrophiert sind, wie alle anderen Drüsen; oder wenn es zu einer Orchitis, einer Entzündung und Vergrößerung der Hoden gekommen ist.

Weibliche Geschlechtsorgane
Schwellung und Verhärtung von Uterus und Ovarien. *Jodum* hat Tumoren der Ovarien geheilt, wenn solch eine Konstitution, wie ich sie beschrieben habe, vorhanden war. Mit dieser Arznei konnte ein Schwinden der Brustdrüsen geheilt werden. Die Brüste wurden wieder rundlicher und die Patientin nahm insgesamt wieder mehr zu.
Die natürliche Eigenschaft von *Jodum*, Katarrhe hervorzurufen, wird sehr gut durch die *Leukorrhö* illustriert. Leukorrhö der Gebärmutter, verbunden mit Schwellung und Verhärtung der Zervix. Die Gebärmutter ist vergrößert und weist eine Neigung zu Metrorrhagien auf. Leukorrhö, die zu einer Wundheit der Oberschenkel führt. Die Absonderungen von *Jodum* sind ätzend. Der Ausfluss aus der Nase führt zu Exkoriationen der Lippen, die Absonderungen aus den Augen führen zu Exkoriationen der Wangen und der Ausfluss aus der Scheide führt zu Exkoriationen der Oberschenkel. Die Leukorrhö ist dickflüssig, schlei-

mig und manchmal auch blutig; „chronische Leukorrhö, äußerst ergiebig zu den Zeiten der Menses, die Oberschenkel wundmachend und die Kleidung angreifend."

Atemwege und Husten

Diese Arznei hat einen sehr heftigen Husten; es kommt zu schwerwiegenden Atembeschwerden, Atemnot mit Symptomen des Thorax. Kruppartiger, erstikkender Husten, trotz der zarten Konstitution des Patienten. Nochmals muss ich betonen, dass Sie nicht in der Lage sein werden, diese unzähligen respiratorischen Symptome zu verwerten, wenn Sie beim Lesen der Symptome nicht immer auch an den konstitutionellen Zustand des Patienten denken, da sie so zahlreich sind und viel dieser so genannten Beschwerden enthalten, wodurch Ihnen das Individualisieren schwer fallen könnte.

Rücken und Extremitäten

Zum Schluss gibt es noch eine weitere Erscheinung, auf die ich gerne Ihre Aufmerksamkeit lenken würde. *Jodum* eignet sich gut für Menschen mit Veranlagung zur Gicht und zu Vergrößerungen der Gelenke, wenn diese Patienten in der Vergangenheit einmal gut ernährt waren, aber später einmal mager geworden sind, und obwohl sie nun immer hungrig sind, scheint ihnen das Essen nicht gut zu bekommen. Die Gelenke sind vergrößert und empfindlich. Viele Gichtpatienten brauchen es warm im Zimmer, aber der *Jodum*-Patient braucht ein kühles Zimmer. Seine Gelenkschmerzen verschlimmern sich durch die Wärme des Bettes. An einem kühlen Ort geht es ihm wirklich gut und er hält sich gern im Freien auf. Dann wird er immer schwächer; sein Allgemeinzustand bessert sich jedoch durch Bewegung und Essen und er leidet unter einer ausgeprägten, ängstlichen Unruhe von Körper und Geist. *Jodum* vermag seine Gichtanfälle einzudämmen und wird ihm eine Zeit lang ein angenehmes Leben verschaffen.

Kalium arsenicosum* **Kali-ar.**

Kaliumarsenit, Fowlersche Lösung. KH_2AsO_3.

Allgemeines

Hierbei handelt es sich um eine sehr tief und lang wirkende Arznei, die von traditionellen Medizinern als Fowlersche Lösung[1] in großem Ausmaß missbraucht wurde. Sie wurde in großen Mengen als Mittel gegen Wechselfieber verordnet, nachdem Chinin versagt hatte. Auch wurde sie als Tonikum bei Hauterkrankungen aller Art, bei Syphilis, Anämie und vielen anderen Erkrankungen verwendet. Passt sie zu den Symptomen des Patienten, ist sie bei all diesen Beschwerden ein hervorragendes Mittel. Die Vergiftungssymptome, die nach dem Missbrauch

1 Die Fowlersche Lösung (Liquor Kalii arsenicosi) war ein vom 18. Jahrhundert bis zur Mitte des 20. Jahrhunderts bekanntes Medikament, das lange als medizinisches. Hauptbestandteil der Fowlerschen Lösung war die hochgiftige Arsenverbindung Kaliumarsenit, die zur Geschmacksverbesserung mit

durch die traditionelle Anwendung auftraten, haben den Homöopathen ein stabiles Fundament geliefert, auf dem sie aufbauen können. Dem alten Arzt war nur allzu gut bekannt, dass die Fowlersche Lösung abgesetzt werden musste, wenn der Patient bleich, wächsern und schwach wurde und Schwellungen unterhalb der Augen auftraten. Wer kennt nicht die „dick machenden" Kräfte dieses Medikaments! Pferde werden dick und bekommen ein glänzendes Fell, wenn sie die Fowlersche Lösung eine Zeit lang eingenommen haben. Jockeys wussten das nur allzu gut. Sie verkauften ein Pferd, das eigentlich schon am Ende war, als gesundes Tier. Aber das Pferd brach bald zusammen, wurde kurzatmig, schwitzte leicht, wurde schwach und arbeitsunfähig. Man sagte dann: „Dieses Pferd ist wohl mit Arsenik aufgeputscht worden." In den alten medizinischen Zeitschriften findet man unzählige Beschreibungen der Auswirkungen einer Überdosierung dieser Substanz. Die Grundlage für diese Arzneimittelstudie liefern die Zusammenfassung der Folgen nach Medikationen entsprechend der alten Schule, einige pathogenetische Symptome sowie weitreichende klinische Beobachtungen nach Gebrauch dieser Arznei in potenzierter Form. Man sollte der klinischen Meinung des Verfassers der Studie nicht allzu viel Vertrauen schenken. Das Mittel sollte gemäß der Vorgaben ausprobiert werden, bis Arzneimittelprüfungen genauere Wirkungen festlegen.

Modalitäten

Es kommt zu einer morgendlichen und abendlichen Verschlimmerung, und in der Nacht treten vielerlei Beschwerden auf; besonders um Mitternacht und von 1 bis 3 Uhr früh leidet der Patient sehr. Seine Frösteligkeit ist sehr ausgeprägt. Er ist extrem empfindlich gegen Kälte, seine Beschwerden verschlimmern sich durch Kälte, durch kalte Luft, durch Kaltwerden oder wenn er einen kalten Raum betritt. Abneigung gegen frische Luft. Der Patient erkältet sich durch einen Luftzug oder durch Erhitzung. Anämie. Bleichsucht. Er sieht blass und wächsern aus und ist mit Schweiß bedeckt. Treppensteigen ruft Erstickungsanfälle und Husten hervor und bringt die Schwäche von Körper und Gliedern zum Vorschein. Die Drüsen verkümmern, und in den Extremitäten breiten sich Taubheitsgefühle und Prickeln aus. Absterben von Zellen ist ein ausgeprägtes Symptom. Krebsgeschwüren ist durch diese Arznei schon viele Male Einhalt geboten worden. Auch Lupus wurde damit geheilt.

Die Schwäche, die durch dieses Mittel hervorgerufen wird, hat große Ähnlichkeit mit jener Schwäche von Patienten, die Tuberkulose oder Nephritis entwickeln. Das Mittel hat auch klonische Krämpfe verursacht – und geheilt. Konvulsive Muskelbewegungen bei vollem Bewusstsein sind keine Seltenheit. Es hat Epilepsie geheilt, auch wenn diese hysterisch bedingt war. Das Mittel hat Ödeme des Gesichts, der Augenlider und der Gliedmaßen, sowie Aszites ausgelöst. Während der Einnahme kommt es zu einer Zunahme an Gewicht und Körperumfang, aber nach dem Absetzen magert die Prüfperson wieder ab. Die meisten Beschwerden verschlimmern sich nach dem Essen oder nach Anstrengung. Alle Muskeln sind schlaff. Mattigkeit und Ohnmachtsanfälle. Wenn sich der Patient überhitzt und dann Eiscreme isst, treten viele Beschwerden auf. Verschlimmerung durch kalte Speisen, kalte Getränke, Milch und fettes Essen. Es kommt zu Ameisenlaufen am ganzen Körper. Das Mittel führt zur Entzündung vieler Organe und Drüsen, insbesondere des Magens, der Leber und der Nieren. Ausgeprägte Furcht vor Bewegung. Katarrh der Schleimhäute. Vielerlei Schmerzen; brennende, stechende und reißende Schmerzen. Die Periodizität des Mittels zeigt sich am deutlichsten jeden dritten Tag. Pulsieren, das am ganzen Körper verspürt wird. Es ist ein tief wirkendes Antipsorikum, das sich bei rheumatischen oder gichtartigen Erkrankungen oft als sehr nützlich erweist. In den Händen der traditionellen Ärzte hat es die Syphilis geheilt, aber in Hochpotenzen heilt es viele verschiedene spezifische Beschwerden – sofern die Symptome übereinstimmen. Manche Symptome treten beim Einschlafen auf, aber auch während und nach dem Schlaf kommt es zu ausgeprägten Verschlimmerungen. Rheumatische und gichtige Steifheit aller Gelenke, sowie Ödeme von Unterschenkeln und Füßen. Schwellungen durch Entzündung der Gelenke und Drüsen. Zittern durch Lärm oder durch plötzliche, unerwartete Bewegungen. Angespannte Muskulatur. Zucken von Muskeln. Der Patient ist äußerst berührungsempfindlich. Ulzerationen der Haut, besonders an Unterschenkeln und Schleimhäuten, die Geschwüre brennen und breiten sich aus. Entblößen ruft Schmerzen hervor und verstärkt viele Beschwerden. Die Symptome verschlimmern sich beim Erwachen. Schnelles Gehen verschlimmert die meisten Symptome, insbesondere die Atembeschwerden und die Schwäche. Wärme bessert hingegen die meisten Beschwerden. Der Patient ist so schwach, dass er sich nicht einmal im Bett aufsetzen kann. Die Ruhelosigkeit von Arsen ist häufig vorhanden.

Geist und Gemüt

Das anteilige *Arsenicum* drückt den Gemütssymptomen seinen Stempel auf. Ängstlichkeit bis zur größten Seelenqual, verbunden mit großer Furcht. Ängstlichkeit am Morgen beim Erwachen, aber noch deutlicher am Abend und in der Nacht. Der Patient ist ohne ersichtlichen Grund voller Angst, vor allem um seine Gesundheit; ängstlich vor dem Stuhlgang; er erwacht mitten in der Nacht mit Angst und Furcht. Er hat Angst davor, zu Bett zu gehen. Er hat Angst vor dem Tod oder vor einer Menschenmenge, und doch fürchtet er sich vor dem Alleinsein. Angst, dass etwas passieren könnte. Furcht vor Menschen. Er ist schnell verängstigt und schreckt sehr leicht auf. Er hat schreckliche Wahnvorstellungen und Einbildungen. Er verzweifelt in Bezug auf seine Genesung. In seinen nächtlichen Wahnzuständen sieht er tote Menschen. Er denkt immerzu an den Tod und er ist sich sicher, dass er bald sterben wird. Er ist sehr verdrießlich und will keine Fragen beantworten. Er verhält sich wie ein Wahnsinniger. Wankelmütig und verwirrt. Er ist ständig unzufrieden. Sehr erregbar. Geistige Anstrengung verstärkt die psychischen Symptome und die Kopfbeschwerden. Er ist immer in Eile und sehr erregbar. Viele hysterische Symptome, begleitet von Krämpfen und Ohnmachtsanfällen. Gleichgültig gegenüber allen Vergnügungen. Kann sich zu nichts entschließen, was er gerne machen möchte. Schon am Morgen beim Erwachen ist er sehr verärgert. Während Kopfschmerzen und Fieberfrost ist er sehr gereizt. Er hat den Impuls, seinen Freunden gegenüber gewalttätig zu werden, oder jemanden umzubringen. Er beklagt sich und jammert. Gedächtnisschwäche. Er wird mürrisch, streitsüchtig und nörgelt, schimpft mit allen um ihn herum. Die *Kalium arsenicosum*-Patientin ist geistig und körperlich ruhelos, besonders abends und nachts; ängstlich wirft sie sich die ganze Nacht umher, während Hitze und während Fieberfrost, sowie während der Monatsblutung. Traurigkeit am Abend, beim Alleinsein und bei Fieber. Sie ist überempfindlich gegen Geräusche, besonders gegen Stimmen. Die Patientin gerät so außer sich, dass sie kreischt. Es gibt aber auch lange Perioden der Schweigsamkeit, während derer sie es ablehnt, auf Fragen zu antworten; auch wenn jemand in diesen Phasen neben ihr sitzt, weigert sie sich, zu sprechen. Beim Einschlafen und im Schlaf schreckt sie leicht durch ein Geräusch auf. Sie denkt an Tod und Selbstmord. All ihren besten Freundinnen gegenüber ist sie misstrauisch. Beharrliche, quälende Gedanken halten den Patienten oft in der Nacht wach, er hat eiskalte Beine und Füße, der Kopf aber ist sehr heiß. Er wird immer schüchterner. Weinen nachts ohne Grund, Weinen im Schlaf.

Kopf und Schwindel

Schwindel am Abend, während Kopfschmerzen und beim Gehen im Freien, verbunden mit Übelkeit. Der Patient schwitzt sehr schnell an der Stirn, Beschwerden und Schmerzen setzen ein, wenn der Kopf entblößt wird. Kongestive, pulsierende Kopfschmerzen mit dem Gefühl, als führen elektrische Schläge durch den Kopf. Der Kopf fühlt sich kalt an und ist empfindlich gegen kalte Luft und gegen Luftzug. Der Nacken ist steif und der Kopf wird auf eine Seite gezogen. Wenn der Patient Kopfschmerzen hat, fühlt sich der Kopf schwer und vergrößert an. Auf der Kopfhaut bilden sich trockene oder feuchte Hautausschläge mit Krusten. Dieses Mittel hat viele Fälle von Ekzemen geheilt. Durch die Unterdrückung von Hautausschlägen der Kopfhaut ist es schon oft zu einer chronischen und periodisch auftretenden Migräne gekommen, die ein Leben lang anhielt oder zumindest solange, bis sie mit einer ähnlichen Arznei geheilt werden konnte. Solche Kopfschmerzen beginnen am Nachmittag oder am Abend und werden nach Mitternacht sehr heftig, sie verschlimmern sich durch kalte Luft oder durch Luftzug. Kopfschmerzen, die durch Behandlung eines chronischen Katarrhs auftreten, oder Kopfschmerzen, wie sie bei einem Schnupfen oder bei Magenverstimmungen entstehen. Rheumatische Kopfschmerzen. Kongestive Kopfschmerzen während Fieberfrost, Fieber oder während der Monatsblutung. Alle Kopfschmerzen dieses Mittelbildes verschlimmern sich nach dem Essen, beim Liegen, während Bewegung, durch Lärm, nach dem Schlafen, durch Stehen, sowie durch Gehen in kalter Luft; sie bessern sich durch Sitzen, äußerliche Hitze, heiße Getränke und Einhüllen des Kopfes. Die Schmerzen setzen anfallsartig ein und die Kopfschmerzen haben oft periodischen Charakter. Die Schmerzen treten in der Stirn, oberhalb der Augen, im Hinterkopf und in den Scheitelknochen auf. Die Seiten des Kopfes fühlen sich wund an. Die Schmerzen sind zumeist brennend, stechend und reißend. Drücken nach außen oberhalb der Augen, sowie Stechen beim Husten. Reißende Schmerzen über den Augen und im Hinterkopf. Viele dieser Kopfschmerzen entstehen durch unterdrückte Malaria, wobei die Patienten meist berichten, dass sie erst eintraten, nachdem das Wechselfieber anscheinend geheilt (?) wurde. Diese Arznei ist ein exzellentes Antidot bei Chininmissbrauch.

Augen
Katarrhalische Entzündungen der Augen, wund machende Schleimabsonderungen und Zusammenkleben der Augenlider am Morgen. Es kommt zu Gefäßinjektion, reichlichem Tränenfluss, die Augäpfel fühlen sich vergrößert an. Die Augen erscheinen glasig, blass, fischartig. Das Öffnen der Augenlider ist aufgrund der Trockenheit beschwerlich. Ödem unterhalb der Augen, die Lider sind geschwollen. Ulzerationen der Hornhaut. Gelbe Augen wie bei Ikterus, die Tränenflüssigkeit ist scharf und wund machend. Starrer Blick, erschrecktes Aussehen. Flecken auf der Hornhaut. Rötung der Augen, sowie der Augenlider. Nächtliche Schmerzen, schlimmer durch Bewegung und durch Lesen, besser durch Wärme. Die Schmerzen sind brennend, reißend und drückend. Gefühl, als sei Sand in den Augen. Beißender Schmerz beim Lesen. Im Gesichtsfeld erscheinen Farben, grün und gelb. Trübsichtigkeit und Nebelsehen. Funkensehen. Asthenopie. Verlust des Sehsinns.

Ohren
Die Ohren prickeln und sind heiß. Geschwollene Ohren. Hautausschläge an den Ohren. Kalte Ohren. Blutige, übel riechende und gelbe Otorrhö. Juckreiz tief innen im Gehörgang. Ohrgeräusche: Summen, Knacken, Brummen, Klingeln, Tosen, Rauschen; nach Chinineinnahme. Ohrenschmerzen abends und nachts, besser durch Hitze; Verschlimmerung an der kalten Luft. Die Schmerzen sind brennend, stechend und reißend. Das Gehör ist zunächst übermäßig scharf, später beeinträchtigt, und schließlich kommt es zu vollständiger Taubheit.

Nase
Diese Arznei heilt chronische Nasenkatarrhe, die seit der Kindheit bestehen, wenn der Ausfluss wund machend, blutig, brennend, dickflüssig, grünlich oder gelb ist. Eitrige und übel riechende Nasenabsonderung. Nächtliche Trockenheit der Nase. Verstopfung der Nase. Nasenbluten. Juckreiz der Nase, außen und innen. Häufiges und heftiges Niesen.

Gesicht
Kachektisches, ängstliches, erschrockenes Aussehen. Blass, wächsern und bleichsüchtig. Blasse, bläuliche oder sogar schwarze Lippen. Schwarze Ringe unter den Augen. Das Gesicht ist eingefallen und hager. Es ist mit Hautausschlägen bedeckt; Ekzeme, Herpes, Schorfe, Bläschen. Kleieartige Hautausschläge im Bereich des Bartes. Ausschläge auf der Nase und um den Mund herum. Das Gesicht macht einen kränklichen, abgemagerten und leidenden Eindruck. Juckreiz des Gesichts. Entzündung der Ohrspeicheldrüse und der Glandulae submaxillares. Reichlich Schweiß im Gesicht. Zuckungen der Gesichtsmuskulatur. Ulzera im Gesicht und auf den Lippen. Epitheliom der Lippen. Gesichtsödem. Geschwollene Lippen. Gesichtsschmerzen an der kalten Luft, besser durch Hitze. Periodisch einsetzende, rheumatische und neuralgische Schmerzen. Die Schmerzen sind brennend, stechend und reißend.

Mund und Zähne

Aphthen und Ulzera im Mund. Trockenheit von Mund und Zunge. Die Zunge ist rot und weißlich belegt. Entzündung der Zunge. Blutendes Zahnfleisch. Übler Mundgeruch. Der Mund und die Zunge sind wund, wie roh und brennen. Exkoriation der Zunge. Zahnfleisch und Zunge sind geschwollen. Der Mundgeschmack ist übel, bitter, fade, faulig, sauer oder süßlich. Bläschen im Mund und auf der Zunge.
Die Zähne schmerzen und zwar vor allem beim Kauen. Zahnschmerzen durch kalte Getränke, während der Monatsblutung, erstrecken sich zum Ohr, in den Kopf und in die Schläfen; Besserung durch Wärme. Pulsierende, reißende Zahnschmerzen.

Hals

Gefühl in Rachen und Kehlkopf, als würde etwas auseinander gezwängt. Entzündung mit Hitze und Trockenheit. Vom Magen bis in den Rachen aufsteigendes Globusgefühl, ähnlich dem Globus hystericus, mit Besserung durch Aufstoßen. Würgen mit reichlichem Speichelfluss. Rauheit und Kratzen im Hals. Krämpfe der Speiseröhre. Das Schlucken ist sehr beschwerlich und schmerzhaft. Es kommt zu Wundheit, Brennen und Stechen im Rachen. Ulzera im Rachen.

Magen

Eine Vielzahl verschiedener Leiden tritt im Magen auf. Ausgeprägtes Angstgefühl. Es ist ein Angstgefühl, das vom Magen bis zur Wirbelsäule geht, verbunden mit Herzklopfen. Heißhunger oder völlige Appetitlosigkeit. Abneigung gegen Speisen, insbesondere Fleisch. Kältegefühl im Magen. Verlangen nach Saurem, Süßigkeiten und warmen Getränken. Die Verdauung ist schlecht und es kommt leicht zu einer Magenverstimmung mit flatulenter Auftreibung. Leeres, flaues Gefühl mit Mattigkeit. Bitteres oder leeres Aufstoßen von Speiseresten oder saurer Flüssigkeit nach dem Essen; Aufschwulken von Flüssigkeit. Völlegefühl nach dem Essen. Schweregefühl nach dem Essen, wie von einem Stein im Magen. Sodbrennen. Hartnäckigste Formen von Gastritis, sowohl akut, als auch chronisch. Abscheu gegen Speisen. Die meisten Beschwerden des Patienten gehen mit einer heftigen Übelkeit einher. Übelkeit während Fieberfrost, nach kalten Getränken, beim Husten, nach dem Abendessen, nach dem Essen, bei Kopfschmerzen, während der Monatsblutung und beim Stuhlgang. *Kalium arsenicosum* hat Schwangerschaftsübelkeit geheilt. Die Schmerzen sind brennend, krampfend, schneidend, drückend, stechend, wie wund; sie setzen in der Nacht ein und verschlimmern sich nach dem Essen oder nach kalten Getränken; Besserung durch Hitze. Würgereiz beim Husten. Pulsieren im Magen. Engegefühl im Magen. Extremer Durst während Fieberhitze, Verlangen nach warmen Getränken im Fieberfrost. Bei chronischen Beschwerden ist der Patient durstlos, so wie bei *Arsenicum*. Erbrechen von Galle, Speisen, Schleim; saures oder wässriges Erbrechen; Verschlimmerung morgens und nachts, beim Husten, nach Trinken von kaltem Wasser, nach dem Essen und bei Kopfschmerzen.

Abdomen

Kältegefühl im gesamten Bauchraum; der Patient braucht daher viel Wärme. Auftreibung des Bauches nach dem Essen. Tympanitische Auftreibung und Ödem. Flatulente Auftreibung. Entzündung des Darmes und des Peritoneums mit Ulzerationen. In der Nacht hat der Patient ausgeprägte Bauchschmerzen. Schmerzen beim Husten, bei Diarrhö, nach dem Essen, während der Monatsblutung, beim Stuhlgang. Alle Schmerzen treten anfallsartig auf und sind heftig, mit Besserung durch Wärme. Schmerzen im Bereich der Leber und im Hypogastrium. Gallensteinkoliken. Brennende Schmerzen im ganzen Bauch. Krämpfe vor dem Stuhlgang, anhaltender Stuhldrang. Schneidende Schmerzen im Bauch und in der Leber. Drückende Schmerzen in der Leber. Wundheitsgefühl im Bauch und in der Leber. Stechen in Bauch, Leber und Leiste. Pulsieren im Bauch. Ausgeprägtes Unwohlsein im Bauchraum. Rumpeln vor dem Stuhlgang. Zuckungen der Bauchmuskulatur.

Rektum und Stuhl

Verstopfung, abwechselnd mit Diarrhö. Zusammenschnürung des Afters. Heftige Diarrhö in der Nacht, nach Mitternacht, nach kalten Getränken, nach dem Essen und nach Milch. Ausgeprägte Schmerzen während und nach dem Stuhlgang. Unwillkürlicher Stuhlabgang. Juckreiz und Hautabschürfungen im Bereich des Afters. Hämorrhoiden und Blutungen aus dem After. Äußere und innerliche Hämorrhoiden, mit Verschlimmerung durch Gehen. Bei Hämorrhoiden und Diarrhö brennt es während und nach dem Stuhlgang, wie durch ein glühend rotes Eisen. Die Schmerzen sind schneidend, drückend oder stechend, oder wie wund. Während und nach dem Stuhlgang kommt es zu Tenesmen. Lähmung und erfolgloser Stuhldrang. Dickdarmkatarrh. Der Stuhl ist scharf, schwarz, blutig, braun, reichlich, schaumig; oder er ist spärlich, wässrig, weiß und schaumig; oder hart, trocken, dunkel und knotig. Manchmal ist er hell, übel riechend oder eitrig und gelb.

Harnwege und Urin

Blasenentzündung. Harnretention. Harndrang nachts, anhaltend, häufig, erfolglos. Harntröpfeln oder beschwerliches und schmerzhaftes Urinieren. Häufiges Urinieren in der Nacht. Inkontinenz. Gefühl, nicht fertig zu sein. Entzündung der Nieren. Schneidende und stechende Schmerzen. Schneiden entlang der Harnleiter. Dieses Mittel hat sich als nützlich bei M. Addison erwiesen. Blutungen aus der Harnröhre und Brennen während der Miktion. Während der Schwangerschaft ist der Harn albuminhaltig. Der Harn ist blutig, wolkig und verursacht Brennen. Die Farbe des Harns ist schwarz, grünlich oder rot. Reichlicher Urin. Spärlicher Harn mit einem Häutchen auf der Oberfläche. Reichliches, rotes Sediment, mit Schleim und Eiter. Das spezifische Gewicht des Urins ist vermindert. Der Harn ist wässrig und klar.

Männliche Geschlechtsorgane

Die Hoden sind hart, schmerzhaft und geschwollen. Samenabgang und schwächliche Erektionen.

Weibliche Geschlechtsorgane

Mit diesem Mittel konnte das Fortschreiten eines Gebärmutterkrebses eingedämmt werden. Seine Anwendung wird in der Literatur bei blumenkohlartigen Wucherungen mit fauligen Absonderungen erwähnt. Juckreiz der Vulva. Wund machende, brennende, übel riechende, faulige, gelbe Leukorrhö; schlimmer nach der Menses. Amenorrhö. Scharfe, hellrote, reichliche, häufige, übel riechende, schmerzhafte, blasse, anhaltende, spärliche oder unterdrückte Menses. Gebärmutterblutungen. Brennen der Genitalien. Schmerzen in der Gebärmutter. Stechen in den Eierstöcken. Uterusprolaps.

Atemwege und Husten

Katarrh von Kehlkopf und Luftröhre. Gefühl wie auseinandergezwängt in Rachen und Kehlkopf. Trockenheit im Kehlkopf. Rohes, wie wundes Gefühl und Kratzen im Kehlkopf. Heiserkeit und Stimmverlust.
Die Atmung ist beschleunigt, ängstlich unruhig und asthmatisch in der Nacht, schlimmer zwischen 2 und 3 Uhr. Atembeschwerden abends und nachts, schlimmer zwischen 2 und 3 Uhr, beim Husten, bei Anstrengung, im Liegen, bei Bewegung und beim Gehen. Rasselnde Atemgeräusche. Kurzatmigkeit. Erstickungsanfälle. Pfeifen und Giemen.
Der verfrorene, anämische Patient hat einen morgendlichen Husten mit reichlich Auswurf und einen nächtlichen Husten, der eher trocken ist. Der Husten verschlimmert sich nach Mitternacht, insbesondere zwischen 2 und 3 Uhr. Hüsteln nachmittags und abends. Der Husten wird schlimmer an der kalten Luft, nach kalten Getränken und durch Kaltwerden; Verschlimmerung abends im Liegen und bei Bewegung. Der Husten setzt ein bei Fieberfrost, Fieber und bei Schnupfen. Es ist ein asthmatischer Husten mit Würgereiz, manchmal ist er auch krampfartig und erstickend. Der Patient verspürt den Hustenreiz in Kehlkopf und Luftröhre, wobei er bis zur Erschöpfung husten muss.
Morgendlicher und abendlicher Auswurf, der blutig, reichlich, beschwerlich, grünlich, eitrig, zäh oder gelb sein kann. Er schmeckt bitter, widerlich, faulig oder süßlich.

Brust und Herz

Starke Ängstlichkeit und Beklemmungsgefühl in der Brust. Dieses Mittel hat hartnäckige Fälle von Bronchialkatarrh geheilt. Zusammenschnürungsgefühl von Brust und Herz. Pleuraerguss. Lungenblutungen. Entzündung der Bronchien, des Endokards, des Perikards, der Lungen und der Pleura. Herzgeräusche. Beklemmung von Herz und Brust. Ängstliches und heftiges Herzklopfen. Schwächegefühl in der Brust. Die Arznei ist äußerst nützlich bei drohender Schwindsucht, insbesondere dann, wenn sich bereits Kavernen in der Lunge gebildet haben. Der Patienten wird einfach nicht warm, nicht einmal im Sommer oder in einem warmen Zimmer mit warmer Kleidung; kalte Getränke rufen viele Symptome hervor. Die Schmerzen in der Brust verschlimmern sich durch Husten und durch Einatmen. Am meisten werden die Schmerzen in den Seiten der Brust und im Herzen verspürt. Der Schmerz ist brennend, schneidend, stechen oder wie wund. Die stechenden Schmerzen betreffen vorwiegend die linke Seite, sie sind schlimmer beim Husten.

Rücken und Extremitäten

Der Rücken ist kalt und empfindlich gegen kalte Luft und Luftzug. Rückenschmerzen bei Fieberhitze und während der Monatsblutung. Schmerzen in der Zervikalregion, im Bereich der Schulterblätter und zwischen den Schulterblättern. Schmerzen in der Lumbalregion und im Kreuzbein. Brennende und ziehende Schmerzen im Rücken. Schmerz wie zerschlagen. Empfindliche Wirbelsäule. Steifheit des Rückens.

Kalte Hände und Füße. Kalte Füße am Abend im Bett. Kalte Extremitäten bei Fieber. Durch Muskelkontraktion bleiben die Knie gebeugt, sodass der Patient seine Füße nicht bewegen kann. Hühneraugen auf den Handflächen und Fußsohlen. Krämpfe in den Ober- und Unterschenkeln. Während des Fieberfrosts sind die Nägel blau. Herpes im Bereich der Schultern. Pickel und Bläschen an den Extremitäten. Fissuren an Ellbogen und Handgelenken. Bläschen an den Armen. Pickel und Bläschen an den Händen. Hautausschläge an Ober- und Unterschenkeln. Bläschen an den Fußsohlen. Wundheit zwischen den Oberschenkeln. Ameisenlaufen der Glieder. Brennende Hitze der Füße. Schweregefühl der Beine. Gefühllosigkeit der Finger. Jucken der Hände, Beine und Füße. Taubheitsgefühl der Extremitäten, Hände, Finger und Füße. Rheumatische und neuralgische Gliederschmerzen im Fieberfrost, an der kalten Luft, besser durch Hitze. Schulterschmerzen. Ischialgie, erstreckt sich nach unten. Schmerzen in den Hüften, Oberschenkeln, Knien und Beinen. Schmerzen in den Knien wie zerschlagen. Brennende Schmerzen in den Händen, Fingern, Füßen und Fußsohlen. Ziehende Schmerzen in Beinen, Knien, Tibia und in den Füßen. Stechende Gliederschmerzen, wenn die Beine kalt sind, besonders im Knie, im Fuß und in der Ferse. Reißende Schmerzen in Schultern, Oberarmen, Ellbogen, Handgelenken, Händen und Fingern; außerdem auch in Hüfte, Oberschenkel, Unterschenkel und im Fuß. Lähmung der oberen und unteren Extremitäten. Fußschweiß. Ruhelosigkeit der Beine. Steifheit der Knie. Ödematöse Schwellung von Händen, Knien, Unterschenkeln und Füßen. Spannung in Kniekehle und Kniesehnen. Zittern der Gliedmaßen. Zuckungen der Oberschenkel. Geschwüre an den Unterschenkeln. Krampfadern der Beine. Schwäche aller Glieder, aber am ausgeprägtesten in den Beinen.

Schlaf

Der Schlaf ist durch die vielfältigsten Träume stark gestört. Die Träume sind ängstlich, fantastisch, schrecklich oder lebhaft; sie handeln von Liebe, von Toten oder vom Tod, von Feuer oder Unglück. Alpträume. Der Patient schläft spät ein. Sein Schlaf ist ruhelos; er wirft sich im Bett umher und dreht sich die ganze Nacht. Am Nachmittag und abends ist er schläfrig. Schlaflosigkeit vor Mitternacht, aber nach Mitternacht ist es noch schlimmer. Schläfrigkeit, aber er kann nicht einschlafen. Wenn er aufwacht, kann er nicht mehr einschlafen. Er erwacht sehr früh und kann nicht mehr einschlafen. Quälendes Gähnen.

Fieber und Schweiß

Konstitutionelle Verfrorenheit ist ein ausgeprägtes Merkmal dieses Mittels. Intermittierendes Fieber mit Frost, Fieber und Schwitzen. Der Fieberfrost kann zu jeder Zeit einsetzen, zumeist jedoch tritt er am Nachmittag ein. Frösteln durch Trinken von kaltem Wasser, durch Gehen im Freien und durch Bewegung. Die Periodizität ist nicht sehr ausgeprägt. Bei diesem Mittel kommt es zu Fieberfrost mit Schwitzen. Der Anfall kann täglich auftreten, oder aber jeden dritten oder vierten Tag. Es kommt zu einem heftigen Schüttelfrost. Der Frost setzt zumeist um 16 Uhr, 20 Uhr oder 1 Uhr ein. Zimmerwärme bessert den Fieberfrost. Fieber mit oder ohne Frost. Trockene äußerliche Hitze. Hitzewallungen. *Kalium arsenicosum* hat sich als hilfreich bei hektischem Fieber erwiesen. Die Hitze ist sehr intensiv. Innerliche Hitze mit äußerlichem Frost. Oftmals fehlt der Schweiß. Bei chronischem intermittierendem Fieber ist es ein sehr nützliches Mittel. Der Patient schwitzt reichlich in der Nacht, sowohl durch seine große Schwäche als auch durch das Fieber. Er schwitzt beim Essen, bei der kleinsten Anstrengung, bei Bewegung und im Schlaf. Der Schweiß ist kalt und übel riechend. Wenn durch das Betreten eines kaltfeuchten Zimmers oder Kellers der Schweiß unterdrückt wird, so entstehen Beschwerden, die große Ähnlichkeit mit diesem Mittel haben.

Haut

Auf der Haut findet man entzündete Flecken. Die Haut brennt an einzelnen Stellen und nach dem Kratzen. Es handelt sich um ein exzellentes Mittel, die Ausbreitung einer malignen Erkrankung aufzuhalten, da die Symptome sehr häufig von dieser Arznei abgedeckt werden. Die Haut ist kalt. Abschuppung, mit oder ohne Hautausschläge. Blasse, wächserne oder gelbe Haut. Leberflecke, rote und gelbe Flecke. Die Haut ist trocken und brennt. Unfähigkeit zu schwitzen. Die Beschwerden dieses Mittels stehen oft in Verbindung mit Hautausschlägen. Es kommt zu feuchten oder trockenen Ausschlägen. Es bilden sich Blasen und blutige Hautausschläge. Die Ausschläge brennen. Darüber hinaus kommt es zu kleieartigen oder mehligen Hautausschlägen. Dieses Mittel hat schon viele Ekzeme geheilt. Juckender, schuppender, flechtenartiger Hautausschlag. Die Hautausschläge jucken und brennen heftig. Sie sind schmerzhaft, breiten sich schnell aus und gehen oft in fressende Geschwüre über. Psoriasis; muss kratzen, bis die Stelle feucht wird. Pusteln. Exanthem. Krustige, schuppende Ausschläge. Feines Stechen in der Haut nach dem Kratzen. Noduläre Urticaria. Bläschenartige Hautausschläge. Nach dem Kratzen entstehen Bläschen.

Wenn die Symptome passen, heilt dieses Mittel auch Erysipel. Intertrigo. Juckreiz beim Entkleiden und beim Warmwerden im Bett. Jucken, Brennen, Kribbeln und feines Stechen. Berührungsempfindliche Haut. Stechende Schmerzen nach dem Kratzen. Ödematöse Schwellungen brennen. Schmerzen in der Haut, als würde sich ein Geschwür bilden. Blutende, brennende, schmerzlose, fressende und eiternde Ulzera mit jauchig-blutigen Absonderungen und aufgeworfenen Rändern. Neigung zu Warzenbildung.

Kalium bichromicum Kali-bi.

Kaliumbichromat, Kaliumdichromat. $K_2Cr_2O_7$.

Allgemeines

Diese Arznei wird von den meisten Ärzten durch ihre reichlichen, fadenziehenden und schleimigen Absonderungen von allen Schleimhäuten leicht erkannt. Aber es ist genauso eine äußerst wichtige Arznei bei rheumatischen Erkrankungen der Gelenke mit Schwellung, Hitze und Rötung, wenn die Beschwerden von einem Gelenk zum anderen wandern. Die Knochen im ganzen Körper fühlen sich wie zerschlagen an, auch Karies der Knochen gehört zur Pathogenese dieses Mittels. Ein ausgeprägtes Merkmal dieser Arznei ist der Wechsel zwischen katarrhalischen Symptomen und rheumatischen Schmerzen. Schleimhautexsudationen, die eine gewisse Ähnlichkeit mit Krupp haben, treten in Kehlkopf, Luftröhre und auch im Rektum auf. Daher ist es nicht überraschend, dass sich *Kalium bichromicum* als sehr wirksame Arznei bei Diphtherie erwiesen hat. Wie bei allen anderen *Kaliumsalzen* auch kommt es zu Abmagerung. Kachektische Zustände sind ebenso Teil des Arzneimittelbildes wie auch maligne Erkrankungen mit Geschwürbildung; dieses Mittel ist insbesondere im Stadium der Ulzeration angezeigt. Geschwürbildung ist ein hervorstechendes Merkmal dieser Arznei. Die Ulzera sind rot und sehr tief; man sagt, sie sehen aus wie ausgestanzt. Gichterkrankungen sind bei dieser Arznei eine genau so häufig auftretende Eigenschaft wie bei allen anderen *Kaliumsalzen*. Es hat besondere Ähnlichkeit mit *Causticum* hinsichtlich des Knackens in den Gelenken. Syphilitische Erkrankungen in den fortgeschrittensten Stadien wurden damit schon geheilt. Dieses Mittel hat auch stechende Schmerzen wie *Kalium carbonicum*. Es hat jedoch ein sehr eigenes Merkmal, und zwar sehr heftige Schmerzen, die sich auf einen sehr kleinen Punkt beschränken, nicht größer als die Spitze eines Daumens. Wandernde Schmerzen von einer Stelle zur anderen, sowie *von einem Gelenk zum anderen wandernder Rheumatismus*. Schmerzen in allen Körperteilen. Die Schmerzen sind manchmal sehr heftig, manchmal schießend, manchmal stechend bzw. fein stechend. Brennende Schmerzen sind ein wichtiges Symptom dieser Arznei. Die Schmerzen entstehen sehr schnell und verschwinden auch wieder plötzlich.

Modalitäten

Der Patient ist sehr kälteempfindlich. Mangel an Lebenswärme. Tatsächlich möchte er am liebsten eingehüllt und warm zugedeckt werden, und viele seiner Beschwerden werden auch viel besser, wenn er es im Bett angenehm warm hat. All seine Schmerzen und sein Husten bessern sich durch die Wärme des Bettes, und doch gibt es auch andere Beschwerden, wie zum Beispiel rheumatische Krankheiten, die bei heißem Wetter einsetzen. Der Husten bessert sich bei warmem Wetter und ist schlimmer im Winter. Katarrhalische Entzündungen von Kehlkopf und Luftröhre sind schlimmer im Winter, und zwar besonders bei nasskaltem Wetter, wenn der Schnee schmilzt, wie bei *Calcarea phosphorica*. Empfindlichkeit gegen kalten Wind. Erinnern wir uns daran, dass auch *Causticum* empfindlich gegen kalten und trockenen Wind ist. Generell sind alle *Kaliumsalze* empfindlich gegen kaltes, trockenes Wetter, aber bei *Kalium bichromicum* kommt es zu ständigen

Halsbeschwerden im Winter und bei nasskaltem Wetter, mit Verschlimmerung in nasskaltem Wind. Es handelt sich hierbei um eine äußerst nützliche Arznei bei septischem oder zymotischem Fieber. Viele der Beschwerden verschlimmern sich zwischen 2 und 3 Uhr, wie bei *Kalium carbonicum*. Die meisten Beschwerden werden am Morgen schlimmer, und doch entstehen manche erst in der Nacht. Ein ausgeprägtes Merkmal von *Kalium bichromicum* ist das große Schwächegefühl und die Müdigkeit. Wenn der Schmerz in den Extremitäten abgeklungen ist, so fühlen sich die Glieder danach sehr matt und müde an. Ausgeprägte Entkräftung und kalter Schweiß. Jeden Tag kommt es zur selben Uhrzeit zu Neuralgien, was uns die Periodizität dieses Mittels anzeigt. Wie auch die anderen *Kaliumsalze* hat diese Arznei Epilepsie geheilt. Fadenziehender Speichel und Schleimabsonderungen aus dem Mund während der Konvulsionen haben dazu geführt, dass dieses Mittel bei Epilepsie eingesetzt wurde. Im Allgemeinen werden die Symptome, und vor allem die Schmerzen, schlimmer durch Bewegung. Ausgenommen sind Ischiasschmerzen und manche Schmerzen in den Beinen, welche durch Bewegung besser werden. Pulsieren am ganzen Körper.
Es gibt nur sehr wenige Geistes- und Gemütsymptome, da diese Arznei bisher nur in Form der Ursubstanz geprüft wurde. Um die psychischen Symptome zum Vorschein zu bringen, müsste man es erst in potenzierter Form prüfen.

Kopf und Schwindel

Bei dieser Arznei kommt es zu heftigen Kopfschmerzen, welche meistens mit katarrhalischen Entzündungen in Verbindung stehen. Ein *Kalium bichromicum*-Patient leidet immer mehr oder weniger an einem Nasenkatarrh; wenn er sich dem kalten Wetter aussetzt, so wird der Katarrh trocken; sodann entstehen heftige Kopfschmerzen. Kopfschmerzen während Schnupfen, wenn der Schnupfenausfluss etwas nachlässt. Die Kopfschmerzen beginnen oft mit Trübsichtigkeit. Die Schmerzen sind sehr heftig. Der Kopfschmerz bessert sich durch Wärme, besonders durch warme Getränke; Besserung durch Druck; schlimmer durch Bücken, Bewegung und Gehen; schlimmer nachts und sogar noch schlimmer am Morgen. Der Schmerz ist pulsierend, schießend und brennend. Die Kopfschmerzen setzen mit Schwindel ein. Oft sind die Kopfschmerzen nur halbseitig. Es hat sich als sehr nützliches Mittel bei syphilitischen Kopfschmerzen erwiesen. Schmerzen oberhalb der Augen und in der Stirn. Die Arznei ist von großem Nutzen, wenn die Kopfschmerzen mit Würgereiz und Erbrechen verbunden sind; oder wenn der Schmerz sehr heftig und auf eine sehr kleine Stelle beschränkt ist, nicht größer als ein Punkt, der mit der Daumenspitze bedeckt werden kann; oder wenn die Kopfschmerzen periodisch wiederkehren und mit Schwindel einhergehen. Die Kopfschmerzen bessern etwas sich im Freien, sofern es nicht zu kalt ist.
Dieses Mittel hat ein Kopfhautekzem mit dicken und schweren Krusten geheilt, aus denen eine gelbe, dickflüssige und klebrige Substanz abgesondert wurde.

Augen

Tageslicht führt zu Photophobie. Funkensehen; Trübsichtigkeit bevor Kopfschmerzen einsetzen, wie ich schon erwähnte. Rheumatische Krankheiten, welche die Augen befallen; diese wurden daher auch als rheumatische Augenerkrankungen bezeichnet. Granulationen der Augenlider. Ulzerationen der Hornhaut. Das Geschwür ist sehr tief und es pulsiert in seinem Inneren. Die Augen sind stark entzündet und rot. Die Lider sind rot und geschwollen. Injektion von Augen und Lidern. Kruppartige Entzündung der Augen. Die Augen brennen und jucken. Entzündung der Augenschleimhäute mit reichlichem Ausfluss von dickem Schleim. Die Lidränder sind rot und geschwollen. Dieses Mittel hat Bindehautpolypen mit Lidschwellung und fadenziehendem Schleim geheilt.

Ohren

Gelbe und zähe Absonderungen aus den Ohren, mit stechenden Schmerzen und Pulsieren in den Ohren. Chronische Mittelohreiterung mit perforiertem Trommelfell; ekzematöse Hautausschläge an den Ohren; Juckreiz des gesamten äußeren Ohres.

Nase

Die Symptome der Nasenwege sind sehr zahlreich. Die hervorstechendsten sind die katarrhalischen Symptome, welche sowohl akut, als auch chronisch sein können und mit reichlichem, dickflüssigem, zähem, gelbem oder weißem Schleim einhergehen. Übler Geruch aus der Nase. Das Trockenheitsgefühl der Nase ist für den Patienten sehr beschwerlich. Geruchsverlust und Verstopfung der Nase nachts, mit dickem, gelbem Schleim, der zu zäh ist, um ihn auszuschneuzen. In Verbindung mit dem Katarrh kommt es zu heftigen Schmerzen an der Nasenwurzel. Auf der gesamten Nasenschleimhaut bilden sich Geschwüre. Ulzera, Krusten und Schleimpfropfen; der Patient schneuzt sich ständig, ohne jeglichen Erfolg. Schließlich jedoch schnäuzt er große, grüne Borken oder Schorfe von hoch oben in der Nase heraus. Manchmal werden sie nach hinten in die Choanen gezogen. In den Nasenhöhlen brennt und pulsiert es. In diesem Zustand von Ulzeration und Katarrh kommt es den ganzen Vormittag zu schießenden Schmerzen von der Nasenwurzel in den äußeren Augenwinkel. Extremes Wundheitsgefühl im Inneren der Nase. Die ausgeatmete Luft fühlt sich heiß an und verursacht ein brennendes Gefühl. Bei feuchtem Wetter bekommt der Patient Schnupfen und sein Katarrh wird stärker. Es kommt auch zu brennenden, wundmachenden und wässrigen Absonderungen aus der Nase, wie bei einem akuten Katarrh. Fließschnupfen, mit wund machendem Sekret und Geruchsverlust. Einhergehend mit dieser chronischen Erkrankung kommt es zu einer Septumperforation und zu drückenden Schmerzen im Sinus frontalis. Hierbei kann man eine eigenartige Begebenheit beobachten. Auf dem nasalen Septum bilden sich Schorfe; wenn diese Schorfe aber entfernt werden, so entstehen Photophobie, Trübsichtigkeit und schließlich heftige Stirnkopfschmerzen. Manchmal wird das Septum auch durch Ulzerationen zerstört. Reichlich dickes Blut wird aus der Nase ausgeschnäuzt. *Kalium bichromicum* hat all diese Krankheitszustände geheilt, auch wenn sie syphilitischer Natur waren. Es hat nasale Polypen und Lupus der Nase geheilt.

Gesicht

Die Gesichtsknochen fühlen sich oft sehr wund an, mit schießenden Schmerzen in den Wangenknochen. Schmerzen im Wangenknochen beim Husten. Wie bei *Mercurius* gehen die katarrhalischen Entzündungen mit ausgeprägten Beschwerden der Wangenknochen einher. Dieses Mittel hat Lupus exedens der Nase, Ulzerationen der Lippe und Impetigo geheilt. Schwellung der Ohrspeicheldrüse ist ein häufig vorkommendes Symptom in den Arzneimittelprüfungen von *Kalium bichromicum.*

Mund und Zähne

Die Zunge ist glatt und glänzend, manchmal auch rissig. Das kann insbesondere bei schleichenden Fieberformen beobachtet werden, beispielsweise bei Typhus. Die Zunge ist oft belegt; dicker, gelber Belag an der Zungenwurzel. Am Zungenrücken heben sich die Papillen der Zunge hervor, sodass sie wie eine Erdbeerzunge aussieht. Die Zunge kann aber auch einen dicken, braunen Belag aufweisen. Ein Haargefühl an der Zungenwurzel scheint die Prüfpersonen stark beeinträchtigt zu haben. Dieses Mittel hat Ulzerationen der Zunge hervorgerufen und geheilt; sogar bei syphilitischen Geschwüren war es eine nützliche Arznei. Tiefe Geschwüre, wie ausgestanzt, mit stechenden Schmerzen.
Ausgeprägte Trockenheit des Mundes; fadenziehender Speichel und Schleim; Geschwüre überall im Mund; aphthöse Stellen; Ulzera am Gaumendach; sogar wenn es sich um syphilitische Geschwüre handelt, ist diese Arznei äußerst hilfreich. Tiefe Geschwüre im Mund, wie ausgestanzt.

Hals

Die Halssymptome sind überaus zahlreich, sodass ich hier nur einige der charakteristischsten erwähnen werde. Halsentzündung im Allgemeinen; alle Gewebe des inneren Halses werden in Mitleidenschaft gezogen, die Entzündung erstreckt sich nach oben in die Nase und nach unten bis in den Kehlkopf, es kommt sogar in großem Ausmaß zu Ulzerationen mit reichlich fadenziehendem Schleim. *Kalium bichromicum* hat diphtherische Exsudationen des Rachens geheilt, unabhängig davon, ob sie auf den Rachen beschränkt waren, oder sich bis in den Kehlkopf erstreckten. Ein wichtiges Merkmal im Halsbereich ist die ödematös geschwollene Uvula. Dieses Symptom finden wir auch bei *Apis*, *Kalium iodatum*, *Lachesis*, *Muriaticum acidum*, *Nitricum acidum*, *Phosphor*, *Sulphuricum acidum* und *Tabacum*. Tiefe Ulzera im Rachen und an den Tonsillen. Durch die übermäßige Geschwürbildung kann es zur Zerstörung des gesamten weichen Gaumens kommen. Entzündung der Tonsillen, mit Schwellung und Rötung; der äußere Hals ist ebenfalls geschwollen; Mandelentzündung mit Eiterung. Bei diesen Halsentzündungen kommt es oftmals zu schießenden Schmerzen, die sich bis zu den Ohren erstrecken. Auch die Venen des Rachens sind erweitert. An verschiedenen Stellen der Fauces und der Nase kommt es ebenso zu einem Haargefühl wie auf der Zunge. Ein trockenes, brennendes Gefühl im Hals tritt sehr häufig auf. Ein recht charakteristisches Symptom von *Kalium bichromicum* ist der intensive Schmerz an der Zungenwurzel, wenn die Zunge herausgestreckt wird. Es kommt zu ausgeprägten Exsudationen im Rachen, die zwar nicht diphtherisch bedingt sind, der Diphtherie aber ähneln.

Magen

Die Magensymptome sind ebenfalls sehr zahlreich. Der Patient hat eine Abneigung gegen Fleisch, und – eigenartigerweise – ein Verlangen nach Bier, welches ihm jedoch Übelkeit und Durchfall verursacht. Das Essen liegt ihm wie ein Gewicht im Magen; die Verdauung scheint ihren Dienst zu versagen; nach dem Essen kommt es zu einem Druckgefühl wie durch ein schweres Gewicht und zu reichlichem, übel riechendem Aufstoßen. Die Übelkeit entsteht sehr plötzlich, manchmal während dem Essen oder kurz nach dem Essen; der Patient erbricht alle Speisen, die dann bereits sauer sind, als wären sie im Magen innerhalb kurzer Zeit sauer geworden. Der Patient erbricht also saure, unverdaute Speisen, sowie Galle, Blut, bitteren und gelben, fadenziehendem Schleim. Diese Arznei ist sehr nützlich bei Übelkeit und Erbrechen von Alkoholikern und Biertrinkern. Wenn ein Biertrinker ein einem Punkt angelangt ist, an dem er sein Bier nicht mehr verträgt, da es ihn krank macht, so wird ihm *Kalium bichromicum* von großem Nutzen sein. Im Magen kommt es außerdem zu Kälte- und Wundheitsgefühl. Es ist eine sehr nützliche Arznei bei Magengeschwüren; wenn solch ein Ulcus von krebsartiger Natur ist, so lindert dieses Mittel die Schmerzen, stoppt das Erbrechen und bringt dem Patienten für eine lange Zeit Erleichterung. In anderen Worten führt es zu Palliation des Leidens. Manche der Magenschmerzen und auch die Übelkeit bessern sich durch Essen, aber das ist eher die Ausnahme. Der Patient verspürt ein flaues Gefühl im Magen, das ihn oft zum Essen veranlasst. Chronischer Magenkatarrh ist ein wichtiges Merkmal und vielleicht sogar eine Erkrankung, die im Allgemeinen bei *Kalium bichromicum*-Patienten immer vorhanden ist.

Abdomen

Leberschmerzen, heftige, zusammenziehende Schmerzen, die sich in die Schulter erstrecken und somit den Schmerzen von *Crotalus horridus* ähneln. Leberschmerzen durch Bewegung. Dumpfe Schmerzen im Bereich der Leber. Diese Arznei ist von Nutzem bei Lebererkrankungen, die mit Gallensteinen assoziiert sind. Es kann die Leberfunktion wieder herstellen, sodass gesunde Galle erzeugt wird und sich die Gallensteine wieder auflösen. Stechende Schmerzen in Leber, sowie in der Milz, bei Bewegung.

Das Abdomen ist tympanitisch aufgetrieben und sehr empfindlich. Der Patient hat stechende und schneidende Schmerzen. Flaues Gefühl im Bauch mit Übelkeit nach dem Essen, worauf Erbrechen und dann Diarrhö folgt. Das ist die Reihenfolge, in der diese Symptome normalerweise auftreten. *Kalium bichromicum* ist eine sehr nützliche Arznei bei gastrointestinalen Erkrankungen. Ulzera des Darmes bei typhösen Erkrankungen.

Rektum und Stuhl

Diese Arznei hat ebenso wie *Sulphur* eine morgendliche Diarrhö. Diarrhö bei Tuberkulose. Diarrhö bei Typhus. Wässrige Stühle. Die Stühle sind braun und

wässrig, oder auch schwärzlich und wässrig. Oft kommt es beim Stuhlgang zu ausgeprägten Tenesmen. Chronische morgendliche Diarrhö. Diarrhö nach dem Genuss von Bier wie bei *Aloe*, *China*, *Gambogia*, *Lycopodium*, *Muriaticum acidum* und *Sulphur*.
Die Stühle sind häufig lehmfarben. Sie können aber auch blutig sein, wie bei der Ruhr. Nach dem Verschwinden von Rheuma kann es sowohl zu Diarrhö als auch zu Ruhr kommen. Es scheint, als würden rheumatische Erkrankungen dazu neigen, sich mit diarrhöischen Erkrankungen abzuwechseln. Bei heißem Wetter kann der Patient Diarrhö und Ruhr entwickeln; im Winter kommt es eher zu Beschwerden der Brust und zu Katarrhen der Atemwege. Bauchschmerzen vor dem Stuhlgang; ausgeprägte Schmerzen während des Stuhlgangs, Krämpfe und Tenesmen. Tenesmen nach dem Stuhlgang wie bei *Mercurius*. Verstopfung mit hartem, knotigem Stuhl, nach dem Stuhlgang folgt ein heftiges Brennen in den betroffenen Körperteilen. Brennen im After nach dem Stuhlgang. Rektumprolaps. Nach dem Absetzen von hartem Stuhl folgt Brennen im Rektum. Der Patient leidet unter dem Gefühl wie von einem großen Pflock im Rektum. Ausgeprägtes Wundheitsgefühl im After. Er leidet auch sehr unter Hämorrhoiden, die nach dem Stuhlgang vorfallen und stark schmerzen.

Harnwege und Urin
Rückenschmerzen mit blutigem Urin einhergehend. Schießende Schmerzen im Bereich der Nieren, verbunden mit Harndrang tagsüber. Unterdrückung des Urins mit Nierenschmerzen. Fadenziehender Schleim im Harn. Schmerz im Steißbein vor dem Wasserlassen, danach besser Brennen in der Fossa navicularis während dem Urinieren.

Männliche Geschlechtsorgane
Beim Mann kommt es im Allgemeinen zu fehlendem sexuellem Verlangen. Starke, zusammenziehende oder zusammenschnürende Schmerzen in der Peniswurzel und ausgeprägter Juckreiz der Schamgegend. Tiefe, ausgestanzte Schanker, die sehr hart sind. Stechende Schmerzen in der Prostata beim Gehen. Fadenziehender, zäher und schleimiger Ausfluss aus der Harnröhre.

Weibliche Geschlechtsorgane
Die ausgeprägte Neigung zu Erschlaffung bei heißem Wetter betrifft insbesondere auch Frauen. Die *Kalium bichromicum*-Patientin leidet im Sommer, bei heißem Wetter unter Prolaps. Es ist eine sehr nützliche Arznei für Frauen bei Subinvolutio uteri. Das Menstruationsblut enthält oft Schleimhautfetzen, die der Patientin Beschwerden bereiten. Die Periode ist zu früh. Wundheit der Vagina. Die Schamlippen schwellen an und jucken. Wie bei katarrhalischen Entzündungen an anderen Schleimhäuten kommt es auch hier zu gelben, fadenziehenden Absonderungen. Es hat sich als äußerst nützliches Mittel bei Schwangerschaftserbrechen erwiesen, wenn auch die anderen Symptome übereinstimmen. Darüber hinaus ist es von Nutzen, wenn die Muttermilch fadenziehend wird.

Atemwege und Husten

Auch am Kehlkopf treten viele Symptome auf, und wie üblich gehen die Beschwerden mit reichlich dickem und fadenziehendem Schleim einher. Chronische Heiserkeit, raue Stimme, trockener Husten, Schwellungsgefühl im Kehlkopf oder Gefühl, als ob sich ein Stofffetzen im Kehlkopf befindet. Katarrh des Kehlkopfs. Krupp. Husten beim Atmen. Membranöser Krupp. Diphtherie. Brennen, Wundheit und Rauheit des Kehlkopfs. Rasseln in der Luftröhre. Diese Symptome entstehen bei nasskaltem Wetter und im Winter. Sie gehen mit viel Husten und Unbehaglichkeit einher. Manchmal sind diese Symptome nachts im warmen Bett völlig verschwunden und der Patient fühlt richtiggehend wohl; bei kaltem Wetter geht es ihm immer schlechter. Die Symptome treten auf, wenn das kalte Wetter im Herbst einsetzt, und sie dauern den ganzen Winter an. Beim Atmen kommt es zu Giemen; Engegefühl an der Bifurkation der Luftröhre. Ein ziemlich charakteristischer Schmerz im Brustkorb ist der Schmerz vom Brustbein bis zum Rücken, der mit katarrhalischen Erkrankungen und mit Husten zusammen auftritt. Der Husten wird durch ein Kitzeln im Kehlkopf und in der Bifurkation verursacht; trockener, harter Husten; häufige Hustenstöße. Ausgeprägtes Wundheitsgefühl in der Brust beim Husten und beim tiefen Einatmen. Husten mit Schmerzen im Brustbein, die bis zum Rücken hindurchgehen. Husten mit stechenden Schmerzen in der Brust. Lauter, harter Husten. Wenn der Patient am Morgen erwacht, fängt dieser heftige Husten an. Oft geht es ihm besser durch Hinlegen und im warmen Bett; Verschlimmerung durch Entkleiden, durch Einwirkung von Kälte, durch Essen, durch tiefes Einatmen. Die Reizung der Atemwege und der Husten nehmen bei Aufenthalt an der kalten Luft stark zu. Der Husten ist zuweilen würgend, gelegentlich ist es ein heiserer Husten. Manchmal ähnelt er einem Keuchhusten, ist krampfartig und zusammenziehend.

Der Auswurf, der mit dem Husten einhergeht, ist fadenziehend, gelb oder gelblich-grün. Er kann auch blutig sein, und manchmal kommt es zur Expektoration von großen Mengen an geronnenem Blut. Es besteht ausgeprägtes Schleimrasseln in der Brust. Katarrhalische Erkrankungen im Winter, den gesamten Winter andauernd. Katarrhalische Erkrankungen alten Menschen, mit viel Schleimrasseln in der Brust.

Kalium bichromicum ist eine äußerst nützliche Arznei bei Schwindsucht, Lungenblutungen und Kavernen in den Lungen. Die Patienten klagen über ein Kältegefühl in der Brust, für gewöhnlich in der Herzgegend. Nach dem Essen wird ein Druckgefühl am Herzen oder in der Nähe des Herzens verspürt. Herzklopfen. Das Mittel hat Hypertrophie des Herzens mit Herzklopfen geheilt.

Rücken und Extremitäten

Wie in allen anderen Körperteilen kommt es auch im Rücken zu Frostigkeit, und zwar insbesondere im Nacken. Messerstichartige Schmerzen in Hals- und Brustwirbelsäule. Stechende Schmerzen in der Nierengegend. Dumpfe Rückenschmerzen. Viele Rückensymptome von *Kalium bichromicum* sind von rheumatischem Charakter und wandern von einer Stelle zur anderen. Die rheumatischen Schmerzen verschlimmern sich beim Bücken und – ebenso wie die anderen Schmerzen – durch Bewegung. Eine Ausnahme davon sind Schmerzen am Kreuzbein, die in der Nacht beim Liegen auftreten und die sich durch Bewegung bessern. Schmerzen im Kreuzbein beim Aufrichten aus dem Sitzen. Schmerzen im Steißbein beim Aufstehen nach dem Sitzen. Schmerzen im Steißbein zu Beginn des Hinsetzens und beim Sitzen. Die Extremitäten sind morgens beim Aufstehen steif. Wandernde Schmerzen, besonders in den Gelenken. Rheumatische Schmerzen, die von einer Stelle zur andern wandern. Gliederschmerzen, die durch Kälte und Bewegung schlimmer werden. Sie bessern sich durch Wärme und in der Ruhe. Periodische Gliederschmerzen, die regelmäßige zu bestimmten Zeiten wiederkehren. Die Knochen sind empfindlich gegen Berührung oder tiefen Druck. Knacken in den Gelenken. Rheumatische Schmerzen betreffen häufig die Schultern. Lahmheit in den Gliedern. Brennen in den Unterarmen. Rheumatische Schmerzen in den Ellbogen. Schwächegefühl in Händen und Fingern, mit ausgeprägter Ungeschicklichkeit. Krampfartige Kontraktionen der Finger. Gefühl in den Knochen der Hände und Finger wie zerschlagen, Empfindlichkeit gegen harten Druck. Häufig kommt es zu rheumatischen Schmerzen in den Fingern. Auch im Bereich der unteren Extremitäten treten rheumatische Schmerzen auf; sie erstrecken sich von den Hüften bis zu den Knien und verschlimmern sich bei Bewegung und beim Gehen. Die große Ausnahme bilden die sehr heftigen Schmerzen im Ischiasnerv, die bei heißem Wetter oder Wetterwechsel schlimmer werden und die sich bei Bewegung, in der Bettwärme und beim Beugen des Beines bessern. Ziehende Schmerzen im Schienbein treten ebenfalls häufig auf. Dieses Mittel hat tiefe Unterschenkelgeschwüre geheilt, die aussahen wie ausgestanzt. Brennen in den Knöcheln, Wundheitsgefühl der Fersen. Auch Geschwüre an den Fersen wurden mit Hilfe von *Kalium bichromicum* geheilt.

Schlaf

Der Schlaf ist äußerst ruhelos. Aufschrecken aus dem Schlaf, Drehen und Umherwerfen im Bett. Die Brustbeschwerden sind beim Erwachen schlimmer.

Haut

Auf der Haut kommt es zu Pusteln, Furunkeln, Ekzemen, Blasen, Herpes, Gürtelrose, Geschwüren, Knötchen, eiternden Knötchen und Hautausschlägen von syphilitischer Natur.

Kalium bichromicum*

Die folgenden Symptome wurden erst kürzlich mit *Kalium bichromicum* geheilt. Man findet sie in Allen's *Encyclopaedia of Pure Materia Medica*, Seite 237:

Magen

Verdauungsschwäche, sodass es schon durch die leichtesten Speisen zu Magenverstimmung kommt (Chromwäscher). Inkarzerierte Blähungen im Magen und im gesamten unteren Bauchbereich. (Zlatarovich)
Ausgeprägte Schwäche des Magens am Morgen. (Lackner)
Leeregefühl im Magen, und trotzdem fehlender Appetit beim Abendessen. (Marenzeller)

Flaues Gefühl im Magen vor dem Frühstück. (Dr. R. Dudgeon)
Der Patient erwacht in der Nacht mit einem ausgeprägten Gefühl der Unbehaglichkeit im Magen, sowie mit Wundheit und Empfindlichkeit einer kleinen Stelle links des Xyphoids, was große Ähnlichkeit mit den Symptomen der Arzneimittelprüfung von Drysdale aufweist.
Plötzliche und heftige Magenschmerzen, in der vorderen Wand, ein brennender und zusammenziehender Schmerz. (Zlatarovich)
Der gleiche Patient klagte über eine Übersättigung schon nach nur einem Bissen, woraufhin das sodann eingenommene *Lycopodium* keine Besserung brachte.
Es kam auch zu schneidenden Schmerzen wie mit Messern, und der Patient war nicht in der Lage, Kartoffeln oder irgendwelche stärkehaltige Nahrung zu verdauen.
Es lagen keine katarrhalischen Symptome der Nase oder der Bronchien vor, auch waren keine dicken, fadenziehenden Schleimabsonderungen vorhanden, sodass *Kalium bichromicum* nicht in Betracht gezogen wurde. Doch allein die Magensymptome führten schließlich zur Verordnung dieser Arznei, da der Patient keine anderen wichtigen Symptome aufwies.
Die Besserung ist war deutlich und soweit ich weiß anhaltend.
Wie Sie bemerken werden, habe ich hauptsächlich die Sprache des Prüfers verwendet, da sie die Symptome des Patienten so perfekt beschreibt.
Beim Durchlesen der Angaben aus der Arzneimittelprüfung unterstrich der Patient diejenigen Symptome, die seinen Beschwerden entsprachen. Die Arznei wurde schließlich aufgrund dieser Symptome ausgewählt, was den Prüfungen wirklich einen großen Stellenwert zukommen lässt. Und die Tatsache, dass diese Arzneimittelprüfungen von mehreren Prüfern durchgeführt wurden, macht sie noch wertvoller und hilfreicher.

Kalium carbonicum — Kali-c.

Kaliumkarbonat. K_2Co_3.

Allgemeines

Einen *Kalium carbonicum*-Patienten zu studieren ist sehr schwer, und auch das Studium des Mittels selbst ist mühsam. Das Mittel wird nicht so oft verwendet, wie es verwendet werden sollte. Der Grund dafür liegt in seiner komplexen und verwirrenden Natur. Im Mittelbild tritt eine Vielzahl widersprüchlicher und wechselhafter Symptome auf. Daher hat das Mittel einen Bezug zu Patienten, die ihre Symptome zurückhalten oder die nur sehr ungenaue Symptome berichten.
Der Patient ist launisch, jähzornig, *in höchstem Grade reizbar*. Er streitet mit seiner Familie und mit allem und jedem. Er möchte niemals alleine sein. Ist er doch allein, ist er *voller Ängste* und Einbildungen. Furcht vor der Zukunft, vor dem Tod, vor Geistern. Wenn er gezwungen ist, allein im Haus zu sein, so kann er aus Angst nicht schlafen, oder aber er bekommt im Schlaf schreckliche Alpträume. Er findet einfach nicht zur Ruhe, er ist voller Einbildungen und Ängste. „Was, wenn das Haus zu brennen anfängt?“ „Sollte ich nicht dies oder jenes tun?“ oder „Was ist, wenn dies oder jenes passiert?“

Der Patient ist überempfindlich gegen alles, er reagiert *empfindlich auf jede atmosphärische Schwankung.* Er findet einfach nie genau die richtige Temperatur in seinem Zimmer und ist empfindlich gegen jede Art von Luftzug oder Luftzirkulation im Zimmer. Er erträgt es nicht, wenn ein Fenster geöffnet ist, nicht einmal im entferntesten Bereich des Hauses. Nachts steht er aus dem Bett auf und schaut nach, von wo der Luftzug kommen könnte. Seine Beschwerden verschlimmern sich bei nassem und kaltem Wetter. Er ist *kälteempfindlich* und fröstelt ständig. Die Kälte verspürt er insbesondere an den Nerven, sämtliche Nerven schmerzen bei Kälte. Neuralgien mit schießenden Schmerzen hier und dort treten bei Kälte auf, und wenn der betroffene Körperteil warm gehalten wird, so geht der Schmerz auf eine andere Stelle über. All seine Schmerzen ziehen zu den Körperteilen, die kalt sind. Bedeckt er eine Körperstelle, so wandert der Schmerz an die unbedeckte Stelle.
Das Mittelbild weist viele stechende, brennende und reißende Schmerzen auf, die von einem Ort zum anderen übergehen. Natürlich treten bei *Kalium carbonicum* auch Schmerzen auf, die an einer Stelle bleiben, aber normalerweise *wandern die Schmerzen* in alle Richtungen. Schneidende Schmerzen, wie durch Messer. Schmerzen wie durch heiße Nadeln, stechend und brennend. Diese Schmerzen werden im Inneren des Körpers gefühlt, und wenn Körperöffnungen trocken sind. Brennen im Anus und im Rektum, das beschrieben wird, als würde ein heißes Schüreisen in diese Körperöffnung eingeführt; Brennen wie Feuer. Hämorrhoiden brennen wie glühende Kohlen. Das Brennen von *Kalium carbonicum* ist dem von *Arsenicum album* ähnlich.

Modalitäten

Durch das Textstudium wird ersichtlich, dass bei diesem Mittel die Symptome gewöhnlich um *2, 3 oder 5 Uhr morgens* auftreten. Der Husten von *Kalium carbonicum* beginnt oder hat seine ausgeprägteste Verschlimmerung um 3, 4 oder 5 Uhr. Fieber setzt zwischen 3 und 5 Uhr ein. Der *Kalium carbonicum*-Patient, der unter asthmatischer Atemnot leidet, bekommt um 3 Uhr einen Anfall, der ihn aus dem Schlaf reißt. Er erwacht mit verschiedenen Symptomen und bleibt bis 5 Uhr morgens wach, aber danach bessert sich sein Zustand merklich. Natürlich kommt es auch zu anderen Uhrzeiten zu den verschiedensten Beschwerden, aber das ist die schlimmste Zeit für den Patienten. Er erwacht um 3 Uhr nachts mit Furcht, insbesondere mit Furcht vor dem Tod oder vor der Zukunft, und macht sich um alles Sorgen. Hierdurch wird er zwei bis drei Stunden lang wach gehalten. Erst danach fällt er wieder in einen tiefen Schlaf.
Sein Körper ist kalt. Es ist viel Kleidung nötig, um ihn zu wärmen. Trotz der Tatsache, dass dem Patienten kalt ist, schwitzt er reichlich; *reichlicher, kalter Schweiß* am Körper. Schweiß bei der geringsten Anstrengung. Schweiß auf der Stirn, an schmerzhaften Stellen. Kalter Stirnschweiß bei Kopfschmerzen.

Kopf

Neuralgien der Kopfhaut, der Augen und der Wangenknochen in Verbindung mit schießenden Schmerzen in den Nerven. Heftige Schmerzen da und dort im Kopf, als würde der Kopf zermalmt. Schneidende und messerstichartige

Schmerzen im Kopf. Heftige kongestive Kopfschmerzen, als wäre der Kopf voll. Der Kopf ist auf einer Seite heiß und auf der anderen kalt; die Stirn ist mit kaltem Schweiß bedeckt.

Nase

Katarrhalische, kongestive Kopfschmerzen. Jedes Mal, wenn der Patient in die Kälte hinausgeht, wird die Nase frei und die Schleimhäute werden trocken und brennen. Kehrt er in ein warmes Zimmer zurück, fängt die Nase an zu laufen und verstopft, sodass er nicht mehr durch die Nase atmen kann. Dennoch fühlt er sich zu diesem Zeitpunkt am behaglichsten. Die Nase ist folglich im warmen Zimmer verstopft, an der frischen Luft hingegen wird sie frei. Ist die Nase wieder frei, sodass der Patient durch die Nase atmen kann, sind die Kopfschmerzen am stärksten. Die eingeatmete kalte Luft verursacht Schmerzen und Brennen in den Nasengängen, sie fühlt sich heiß an. Die Patienten leiden an chronischen Katarrhen. Setzen sie sich Wind aus, so versiegen die katarrhalischen Absonderungen und Kopfschmerzen setzen ein. Die Kopfschmerzen entstehen also durch den kalten Wind. Immer, wenn die Absonderungen durch einen kalten Luftzug zum Stillstand gebracht werden, entstehen Kopfschmerzen, und wenn die Absonderungen sich wieder lösen, wird auch das Kopfweh wieder besser. Neuralgische Schmerzen in den Augen, in der Kopfhaut und die Wangenknochen durchdringend, die durch den Stillstand der chronischen katarrhalischen Absonderungen entstanden sind. Wenn die Absonderungen wieder in Gang kommen, hören diese Schmerzen auf.
Der chronische Nasenkatarrh geht mit *dickflüssigen, gelben Absonderungen* der Nase einher; Trockenheit der Nase abwechselnd mit Verstopfung. Jemand, der an chronischem Katarrh leidet, leidet unter diesen Absonderungen auch morgens. Die Absonderungen füllen die Nase mit gelbem Schleim an. Am Morgen schnäuzt und hustet der Patient trockene und harte Krusten heraus, die die Nasenwege verlegen und sich auch in den Rachen und den Hals erstrecken. Diese Krusten sind sehr trocken, so als hätten sie sich teilweise auf die Schleimhaut aufgelagert. Wenn sie herausgeschnäuzt werden, kommt es zu Blutungen. Die Blutungen kommen von den Stellen, wo sich die Krusten abgehoben haben.

Hals/Ohren/Atemwege und Husten

Der Patient leidet unter Halsschmerzen, er erkältet sich ständig, und die Erkältung setzt sich im Hals fest. Er leidet auch unter vergrößerten Tonsillen, einhergehend mit einer Vergrößerung und chronischen Verhärtung einer oder beider Ohrspeicheldrüsen. Große Knoten unterhalb des Ohrs und hinter dem Kiefer. Diese Knoten wachsen und werden härter, gelegentlich schmerzen sie auch; schießende, stechende Schmerzen, wenn der Patient sich im Freien bewegt. Trifft Luft auf diese vergrößerten Drüsen, werden sie wund und schmerzen. Aufenthalt an einem warmen Ort bessert. Akute Erkältungen erstrecken sich in die Brust, aber *Kalium carbonicum* passte am besten bei chronischen Katarrhen der Brust und bei chronischer Bronchitis.
Die *Brust* ist sehr häufig auf dieselbe Weise in Mitleidenschaft gezogen wie die Nase. Es kommt zu Trockenheit und trockenem, bellendem, hackendem

Husten in kalter Luft. Bei Wärme wirft der Patient reichlich Schleim aus, und das ist genau der Zeitpunkt, an dem es ihm am besten geht, da der Auswurf ihn zu entlasten scheint. Er leidet meistens an einem trockenen Hüsteln mit morgendlichem Auswurf. Der Husten beginnt mit einem trockenen Hüsteln und steigert sich allmählich oder manchmal auch sehr schnell zu einem heftigen, *krampfartigen Husten mit Würgen oder Erbrechen*. Beim Husten hat der Patient das Gefühl, der Kopf würde zerspringen.

Gesicht

Das Gesicht ist geschwollen, die Augen scheinen hervorzustehen und man erkennt ein weiteres Phänomen, das häufig bei *Kalium carbonicum* anzutreffen ist: Eine besondere Form der *Schwellung zwischen den Augenlidern und den Augenbrauen*, die beim Husten anschwillt. Ihre Aufmerksamkeit sollte diesem besonderen Detail gelten, denn es kann sein, dass das Gesicht bis auf dieses kleine Säckchen oberhalb des Lids und unterhalb der Augenbraue keine andere Schwellung aufweist. Manchmal erreicht die Schwellung das Ausmaß eines kleinen Wasserbeutels. Eine solche Schwellung wurde von *Kalium carbonicum* hervorgerufen, und manchmal führt allein dieses Symptom dazu, dieses Mittel genauer zu untersuchen, um festzustellen, ob nicht auch der Rest des Falles zu dieser Arznei passen könnte. Bönninghausen berichtet von einer Keuchhustenepidemie, bei der die Mehrheit der Erkrankten *Kalium carbonicum* benötigte und wo dieses auffallende Merkmal vorhanden war. Keine Arznei sollte jedoch jemals lediglich aufgrund eines Symptoms gegeben werden. Führt ein eigentümliches Symptom Sie zu einem bestimmten Mittel, so müssen Sie die Krankheit und die Arznei gründlich studieren, um sicherzugehen, dass die zwei einander ähnlich genug sind, dass Sie eine Heilung erwarten können. Jede Abweichung von dieser Regel ist verderblich und führt zu der Gewohnheit, Mittel nach einzelnen Symptomen zu verschreiben.

Atemwege und Husten

Bei einem trockenen, abgehackten, ununterbrochenen, würgenden Husten mit Keuchen, mit Nasenbluten, mit Erbrechen des gesamten Mageninhaltes und mit Auswurf von blutgestreiftem Schleim handelt es sich um einen Keuchhusten, der üblicherweise mit *Kalium carbonicum* geheilt werden kann. Dies gilt besonders dann, wenn dieses sonderliche und auffallende Merkmal einer sackartigen Schwellung unterhalb der Augenbraue und oberhalb der Augenlider vorhanden ist, also eine Auftreibung der Augen.
Es gibt einige Fälle von Pneumonie, bei denen im *Stadium der Hepatisation Kalium carbonicum* angezeigt ist (ähnlich *Sulphur*). Auch nach Ausheilen der Pneumonie denken Sie an *Kalium carbonicum*, wenn sich bei dem Patienten jede Erkältung immer in der Brust festsetzt und mit den oben beschriebenen Symptomen einhergeht. Der Körper ist empfindlich gegen Wetterwechsel, kalte Luft und Nässe. Der Patient leidet unter kontinuierlichem trockenem, hackendem Husten mit Würgereiz, die Verschlimmerung tritt zwischen 3 und 5 Uhr früh ein, und er leidet unter wandernden neuralgischen Schmerzen. Diese Symptome steigern sich allmählich, und der Patient gibt an, sie treten seit der

Pneumonie auf. Er sagt: „Herr Doktor, seit ich die Lungenentzündung hatte, ist es mir nie mehr wirklich gut gegangen." Der katarrhalische Zustand hat sich im Brustkorb festgesetzt, und es ist zu einer chronischen Erkältungsneigung gekommen. Solche Fälle drohen in eine Tuberkulose überzugehen, und ohne *Kalium carbonicum* wird sich der Patient kaum noch erholen können. Bei katarrhalischen Zuständen, die dazu neigen, sich im Brustkorb anzusiedeln, sollte man außer an *Kalium carbonicum* auch noch an *Phosphor*, *Lycopodium* und *Sulphur* denken.

Ein weiteres Allgemeinsymptom, das zu dieser Arznei gehört, ist die Neigung zu Ödemen. Ödeme überall im Körper. Die Füße und Finger schwellen an; auf den Handrücken bleiben nach Druck Dellen zurück und das Gesicht sieht wächsern und aufgetrieben aus. Das Herz ist schwach. Ich kann inzwischen auf eine recht große Zahl an Fällen von Herzverfettung zurückblicken, bei denen ich mit Hilfe von *Kalium carbonicum* jeden Ärger hätte verhindern können, wenn ich die Krankengeschichte schon von Anfang an besser durchschaut hätte. Solche Fälle sind heimtückisch, denn die Indikationen für *Kalium carbonicum* müssen schon früh erkannt werden; andernfalls wird die Erkrankung des Patienten durch ein weiteres Fortschreiten unheilbar. Dieser eigenartige Zustand von Schwäche und kraftlosem Kreislauf, der schließlich in Ödemen und vielen anderen Komplikationen endet, ähnelt dem Mittelbild von *Kalium carbonicum.* Bei dieser Arznei geht das Herannahen aller Symptome mit einer gewissen Hinterlistigkeit vonstatten. Der Patient hat ein unauffälliges Aussehen, er ist abgezehrt und hat eine ausgeprägte Atemnot beim Bergaufgehen oder sogar schon beim Gehen auf flachem Boden. Die Untersuchung der Lungen zeitigt zwar ein recht gutes Ergebnis, aber schließlich setzen doch Beschwerden ein. Es kommt zu einem Zusammenbruch und zu organischen Veränderungen. Im Nachhinein werden Sie auf die Krankengeschichte zurückblicken und sagen: ‚Hätte ich doch bloß schon am Anfang des Falles gesehen, was ich jetzt sehe. Dann wäre dieser Patient geheilt worden.' Die Anfangsphasen von Mitteln lernen wir auf die gleiche Weise kennen wie die Anfangsphasen von Krankheiten. Derjenige homöopathische Arzt verhält sich klug, der noch einmal einen Blick auf einen Fall wirft, an dem er oder jemand anderer gescheitert ist, um sich die Anfänge und die ersten Erscheinungsformen der Krankheit genau anzusehen. Diese Art von Studium ist für den homöopathischen Arzt genauso gewinnbringend, wie es die pathologischen Obduktionen für die Ärzte der alten Schule sind.

Mund und Zähne

Die *Zähne* zeigen einen eigentümlichen Zustand. Das Zahnfleisch nimmt eine skorbutische oder skrofulöse Beschaffenheit an. Es löst sich von den Zähnen, die daraufhin verfallen, sich verfärben und lösen, sodass sie schon in jungen Jahren gezogen werden müssen. Jedes Mal, wenn der Patient sich durch Wind oder bei rauem Wetter erkältet, leidet er unter Zahnschmerzen. Die Schmerzen setzen bereits ein, wenn die Zähne noch nicht gelb oder verfault sind; stechende, reißende Zahnschmerzen. Übler Geruch, der von der Zähnen ausgeht; Eiter sickert aus der Umgebung der Zähne hervor. Der Mund ist voller kleiner Geschwüre und kleiner aphthöser Flecken. Die Schleimhaut ist blass und ulzeriert leicht. Die Zunge ist weiß, mit üblem Geschmack; grau belegt, einhergehend mit Kopfschmerzen begleitet von Übelkeit.

Magen

Während sich viele Symptome von *Kalium carbonicum* nach dem Essen verschlimmern, so bessern sich auch manche danach. Ist der Magen leer, so pocht es in der Magengrube. Ein Pochen tritt am gesamten Körper auf, ein Pulsieren bis in die Finger und Zehen. Es gibt keine Stelle, die nicht pulsiert. Der Patient wird dadurch wach gehalten. Oft fehlt bei diesen Pulsationen sogar das Gefühl von Palpitationen im Bereich des Herzens. Es kommt aber auch zu heftigem Herzklopfen.

In vielen *lange bestehenden Fällen von Dyspepsie* ist *Kalium carbonicum* das passende Mittel. Nach dem Essen fühlt sich der Patient, als müsste er gleich platzen, so aufgebläht ist er. Ausgeprägte Flatulenz; Winde werden nach oben ausgerülpst oder nach unten als Flatus abgesetzt; übel riechender Flatus. Das Rülpsen geht mit dem Aufstoßen von Flüssigkeit einher, saure Flüssigkeiten, welche die Schmerzen in den Zähnen verursachen; sie führen zu Abschürfungen oder Schmerzen in Rachen oder Mund. Magenschmerzen nach dem Essen; Brennen im Magen nach dem Essen. Flaues Gefühl im Magen, das nicht einmal durch Essen gebessert wird. Ein besonderes Merkmal von *Kalium carbonicum* ist ein Zustand von *Ängstlichkeit, die im Magen verspürt wird*, als handele es sich um eine Art Furcht. Eine meiner allerersten Patientinnen konnte es noch besser ausdrücken, als es in den Büchern steht. Sie sagte: „Herr Doktor, irgendwie unterscheidet sich meine Angst von der Angst anderer Menschen. Ich fühle meine Angst im Magen.“ Sie sagte, wenn sie ängstlich sei, schlage es ihr immer auf den Magen. „Schlägt eine Tür zu, so fühle ich es genau hier.“ (im Epigastrium). Das ist ein wirklich auffälliges und sonderliches Phänomen. Kurz darauf stieß ich auf ein weiteres Merkmal von *Kalium carbonicum*. Durch eine kleine Ungeschicklichkeit meinerseits traf mein Knie den Fuß eines Patienten, der ein wenig über die Kante des Bettes hervorragte, und der Patient sagte: „Oh!“ Ganz sicher war dies wieder ein Fall von *Kalium carbonicum*, da ein *Kalium carbonicum*-Patient immer verängstigt ist. Alles zieht in den Magen, und wenn dieser Patient an der Haut berührt wird, so verspürt er Ängstlichkeit, Furcht oder Besorgnis, und zwar in der Magenregion. Sie könnten nun vielleicht denken, dies stehe mit dem Solarplexus in Verbindung, aber dem homöopathischen Arzt geht es allein um das Symptom selbst. Ein *Kalium carbonicum*-Patient ist an den *Fußsohlen derart empfindlich*, dass schon das Streifen des Leintuchs ein Schauergefühl durch den Körper schickt. Fester Druck stellt kein Problem dar, er stört nicht, aber alles Unvorhergesehene versetzt den Patienten in Erregung. Der *Kalium carbonicum*-Patient reagiert überempfindlich auf alles ihn Umgebende sowie auf Berührung; Erschaudern durch die einfachste und leichteste Berührung, selbst wenn harter Druck als angenehm empfunden wird. Äußerst kitzlig an den Fußsohlen und Füßen. Schon oft zogen Patienten, deren Füße ich untersuchte, diese weg, erschauderten und riefen aus: „Kitzeln Sie meine Füße nicht!“ Wahrscheinlich hatte ich sie so sanft berührt, dass mir nicht einmal aufgefallen war, sie überhaupt berührt zu haben. Auch bei *Lachesis* ist sanfte Berührung schmerzhaft, während harter Druck als angenehm empfunden wird, wobei die Kitzeligkeit allerdings nicht so ausgeprägt ist. Bei *Lachesis* ist die Bauchdecke derart empfindlich, dass schon das Streifen des Leintuchs Schmerzen verursacht. Ich habe schon *Lachesis*-Patienten gesehen, die mit Hilfe eines Reifens ein leichtes Leintuch daran hinderten, die Bauchdecke zu berühren. In solchen Fällen wissen Sie, dass Sie sich in der Sphäre von *Lachesis* befinden und es sich um jene Menschen handelt, die nicht einmal die leichteste Berührung am Hals ertragen und beim Tragen einer Kette unter großer Unbehaglichkeit leiden. All das unterscheidet sich jedoch von der Kitzligkeit von *Kalium carbonicum.* Ich habe Patienten gesehen, deren Haut tatsächlich so berührungsempfindlich war, dass ich es nicht wagte, sie zu berühren, es sei denn, sie wussten genau, wo ich sie berühren würde. „Ich werde nun Ihren Puls fühlen, bitte stillhalten." Hätte ich die Hand ohne Vorwarnung berührt oder meine eigene Hand ausgestreckt, um den Puls zu fühlen, so wäre der Patient erschaudert. Dieser Zustand entspricht *Kalium carbonicum* genau. Diese Merkmale müssen häufig durch genaues Studium der Arzneimittelprüfungen und durch anschließendes Verknüpfen der Fakten herausgearbeitet werden. Symptome, die die Überempfindlichkeit eines Patienten betreffen, sind von großem klinischem Wert. Die Möglichkeiten unserer Materia Medica sind etwas Wunderbares. Sie könnten jedoch noch viel schneller entwickelt werden, wenn eine große Anzahl homöopathischer Ärzte die Materia Medica genau und klug anwenden würde und wenn diese Ärzte genau beobachteten, was sie sehen und es dann wörtlich berichteten. Heutzutage gibt es leider nur eine sehr kleine Anzahl von homöopathischen Ärzten, die in einem Gremium zusammenkommen und Dinge sagen, die es wert sind, gehört zu werden. Ihre Zahl ist bedauerlich gering, wenn wir in Betracht ziehen, wie lange es die Bücher Hahnemanns schon gibt.

Abdomen

Es gibt viele alte chronisch *leberkranke* Menschen, die über nichts anderes reden als über ihre Leber. In der Praxis sprechen sie jedes Mal über ihre Leber, über das Völlegefühl in der Leberregion, über die Schmerzen, die durch das rechte Schulterblatt und durch die rechte Seite des Brustkorbs nach oben ziehen, verbunden mit einem erheblichen Anteil an Beklemmung und Auftreibung; Galleerbrechen und erhebliche Magenverstimmung, Völlegefühl nach dem Essen; Durchfallattacken abwechselnd mit Verstopfung, die viele Tage lang anhält und mit großen Anstrengungen beim Stuhlgang einhergeht. Periodische Gallenkoliken bei Verstopfung; er kann sich abends nicht hinlegen; Atembeschwerden nachts bzw. um 3 Uhr früh, insbesondere bei Patienten, die überempfindlich gegen feuchtkaltes Wetter sind und ständig am Feuer sitzen wollen. Diese Leberkranken können oft mittels *Kalium carbonicum* gründlich geheilt werden. Manchmal haben sie schon zu allen möglichen Mitteln gegriffen, die den Gallefluss fördern, und Medikamente zu sich genommen, die abführen oder Erbrechen verursachen. Diese Mittel jedoch verschlimmern das Problem lediglich. *Kalium carbonicum* geht der Krankheit auf den Grund und packt das Übel an der Wurzel.

Im Bauchraum finden wir viele Symptome von *Kalium carbonicum.* Menschen, die unter wiederholten *Koliken* leiden, schneidende Schmerzen, mit Auftreibung, mit Schmerzen nach dem Essen, Verstopfung oder Diarrhö. Koliken mit schnei-

denden, reißenden Schmerzen, der Patient muss sich zusammenkrümmen; die Koliken kehren in kurzen Abständen wieder. Starke Flatulenz. In der akuten Kolik könnten Sie an *Colocynthis* oder eine der anderen Akutmittel denken, die Koliken in zwei oder drei Minuten heilen können. Diese Akutmittel, die Koliken so rasch bessern, zeigen allerdings keine so deutliche Wirkung mehr, wenn sie das zweite oder dritte Mal gegeben werden. Sie werden dann nach einem passenden Antipsorikum suchen müssen, ein Mittel, welches den gesamten Fall abdeckt. Achten Sie nur auf die akute Kolik, betrachten Sie den Fall einseitig. Nachdem die Kolik vorbei ist (nehmen wir zum Beispiel an, sie sei durch *Colocynthis* geheilt worden), untersuchen Sie nun den gesamten Patienten und betrachten die ganze Krankengeschichte, wodurch Sie schließlich erkennen, dass alle Symptome durch *Kalium carbonicum* abgedeckt werden. Nach der Verabreichung dieser Arznei können Sie davon ausgehen, dass der Patient keinen weiteren Anfall mehr erleiden wird. So wirkt *Kalium carbonicum*. Es handelt sich um eine tief und lang wirkende Arznei, die tief in das Leben des Patienten eingreift. Sie heilt Erkrankungen, die aufgrund der Psora, aufgrund der Unterdrückung von Hautausschlägen in der Kindheit, oder aufgrund des Verschließens alter Geschwüren oder Fistelgängen entstanden sind. Seitdem litten die Patienten unter Beschwerden. Die wandernden Schmerzen und das Frösteln bessern sich durch Hautausschläge, durch das Fließen von Absonderungen, durch Blutungen, durch Geschwüre, die sich tief hinein fressen und frei abfließen können, sowie durch das Aufbrechen von Fistelgängen.
„Schneidende Schmerzen im Bauch, als würde er in Stücke gerissen." „Heftiges Schneiden, der Patient muss vornüber gebeugt dasitzen und mit beiden Händen pressen oder sich weit zurücklehnen, um Erleichterung zu erlangen; er kann nicht aufrecht sitzen." „Schneidende und ziehende Schmerzen wie falsche Wehenschmerzen." Mit den Schmerzen und dem Schneiden im Bauch geht eine ausgeprägte Kälte einher; der Patient braucht Hitze, heiße Getränke und heiße Warmflaschen. Im Bauchraum hat er ein chronisches Kältegefühl, eine innerliche und äußerliche Kälte. In manchen Fällen wäre es grausam, eine Dosis *Kalium carbonicum* zu verabreichen, solange die Kolik noch im Gange ist. Mit großer Wahrscheinlichkeit würde eine unnötige Verschlimmerung erfolgen, wenn dieses Mittel als Konstitutionsmittel passt und alle Symptome von *Kalium carbonicum* abgedeckt wären. Es gibt viele kurz wirkende Mittel, die den Schmerz rasch lindern können, und erst am Ende der Kolik würde man das Konstitutionsmittel geben. Kann der Patient den Schmerz bis zu seinem Abklingen ertragen, ist es besser, ohne jegliche Mittelgabe zu warten, bis er vorüber geht. Manchmal ist auch das grausam, und in diesem Fall sollten die kurz wirkenden Arzneien gegeben werden. Alle Beschwerden, die periodisch auftreten, die nach dem Essen bestimmter Speisen wiederkehren oder wenn der Patient bestimmten Umständen ausgesetzt war, oder solche, die mit einer zeitbezogenen Periodizität auftreten – all diese Zustände sind von chronischer Natur; es handelt sich dabei nicht um akute Beschwerden. Sie sind Teil eines chronischen Miasmas, eine Seitenansicht, und jeder dieser Fälle benötigt früher oder später ein konstitutionelles Mittel. Es ist tatsächlich möglich, schon bei der ersten Visite die heftigsten Schmerzen zu lindern, aber dann müssen Sie

eine Schicht tiefer gehen und verhindern, dass Ihr Patient mehr Beschwerden entwickelt. Geben Sie nur *Belladonna* oder *Colocynthis* oder ein anderes Mittel, das ausschließlich die Kolik abdeckt, wird das Problem zurückkehren. Damit haben Sie den Patienten nicht geheilt, sondern nur palliativ behandelt. Deckt andererseits *Kalium carbonicum* einmal nur die Symptome der oben beschriebenen Kolik ab und passt nicht zur gesamten Konstitution des Patienten, so wirkt eine konstitutionelle und lang wirkende Arznei wie *Kalium carbonicum* in ihrer Gesamtheit. Die Wirkung setzt dann nicht so langsam wie gewohnt ein, und sie geht nicht mit einer Verschlimmerung einher.
„Die Bauchmuskeln schmerzen bei Berührung; Schwellung der Drüsen." Im Bauchraum kommt es nach Peritonitis oder nach Darmbeschwerden auch zu Flüssigkeitserguss in den Peritonealraum. Dies geht häufig, aber nicht immer mit Ödemen der Extremitäten einher. Bei leberbedingten Ödemen ist dieses Mittel besonders hilfreich.

Rektum und Stuhl

Im Mittelbild findet sich eine große Zahl von Beschwerden im Hinblick auf das Rektum, den Anus und den Stuhlgang. Es kommen die hartnäckigsten und größten *hämorrhoidalen Tumore v*or, sie brennen und bluten ausgiebig, sind extrem berührungsempfindlich und schmerzhaft und hindern den Patienten am Schlafen. Er ist gezwungen, auf dem Rücken zu liegen und die Gesäßbakken auseinander zu halten, da der Druck auf die äußeren Hämorrhoiden sehr schmerzhaft ist. Die Hämorrhoiden können nicht mehr reponiert werden; das Innere des Rektums ist stark gedehnt und geschwollen. Hämorrhoiden, die nach dem Stuhlgang hervortreten, reichlich bluten und sehr schmerzhaft sind; sie müssen zurückgeschoben werden und brennen noch lange nach dem Zu-Bett-Gehen wie Feuer. Stuhlgang verschlimmert sehr; der Stuhl ist hart und knotig. große Anstrengung ist notwendig, um ihn abzusetzen. Analfisteln. Das Brennen bessert sich zeitweilig durch Sitzen in kaltem Wasser.
Zum Mittelbild gehören *chronische Diarrhö* oder auch Diarrhö abwechselnd mit Verstopfung. Wenn wir es wie so oft mit einer Vielzahl von Lokalsymptomen zu tun haben, müssen wir uns auf Allgemeinsymptome stützen, die für diese Arznei charakteristisch sind. Den Büchern entnehmen wir viel weniger Informationen zur Diarrhö, als wir durch den klinischen Gebrauch kennen. „Schmerzlose Diarrhö mit Kollern im Abdomen und Brennen beim Stuhlgang, nur tagsüber; chronische Krankheitsfälle mit Schwellung unterhalb der Augenbrauen." Dies sind nur einige wenige Symptome, hier handelt es sich aber um ein wichtiges und weitreichendes Mittel bei chronischer Diarrhö alter, ausgemergelter oder schwächlicher, bleicher Patienten mit schlechter Verdauung, ausgeprägter Flatulenz und Auftreibung des Bauches sowie mit gestörter Leberfunktion.

Harnwege und Urin

Auch Nieren, Blase und Harnröhre verursachen Beschwerden, die vor allem katarrhalischer Natur sind. Absonderungen aus der Blase, reichliche, eitrige Absonderung eines dickflüssigen, zähen Schleims, der sich im Harn ablagert. Gleichzeitig tritt starkes Brennen auf; Brennen in der Harnröhre, während und nach der Miktion. „Der Harn fließt nur langsam, begleitet von Wundheitsgefühl und Brennen.“ *Kalium carbonicum* hat einen engen Bezug zu *Natrium muriaticum* mit vielen seiner alten und lange bestehenden Blasenbeschwerden. Beide Mittel sind hilfreich in alten Fällen von postgonorrhoischen Absonderungen und den einer Gonorrhö folgenden, lang andauernden Harnwegsbeschwerden. Sie decken die spärlichen, weißen, postgonorrhoischen Absonderungen ab, die bestehen bleiben. In beiden Fällen schmerzt das Harnlassen. Bei *Natrium muriaticum* tritt das Brennen *nach dem Urinieren* auf. Sind die Absonderungen spärlich und postgonorrhoisch, ist das Brennen sehr ausgeprägt, tritt es nur nach dem Urinieren auf, und ist der Patient extrem nervös und zappelig, dann wird *Natrium muriaticum* heilen. Tritt das Brennen während und nach dem Urinieren auf und weist der Patient die soeben beschriebene ausgemergelte Konstitution auf, so müsste *Kalium carbonicum* die passende Arznei sein. In einigen dieser alten Fälle liegt jedoch völlige Schmerzlosigkeit vor, die Patienten verspüren weder während noch nach der Miktion Schmerzen. In diesem Fall haben wir es mit einer völlig unterschiedlichen Gruppe von Mitteln zu tun. Für einen jungen Arzt sind lange bestehende, chronische Absonderungen infolge einer Gonorrhö ebenso mühsam zu behandeln wie alles andere, auf das er jemals treffen könnte. Viele Mittel kommen in Frage, es gibt nicht viele Symptome, und in vielen Fällen war der Patient noch nicht sehr lange bei diesem Arzt in Behandlung. Daher kennt er den konstitutionellen Zustand des Patienten nicht sehr gut, und der Patient kann ihm nur von dem Ausfluss berichten. „Ich habe lediglich diesen Ausfluss, Herr Doktor.“ Sie bringen den Patienten einfach nicht dazu, sich an seine Symptome zu erinnern; er hat vergessen, dass er um 3 Uhr früh aufwacht und bis 5 Uhr früh nicht mehr einschlafen kann, er hat einfach all seine nervösen Krankheitserscheinungen vergessen. Aber bei Patienten, die Sie schon vorher in Behandlung hatten und deren konstitutionellen Zustand Sie kannten, bevor diese Erkrankung aufgetreten ist, sollten keine größeren Schwierigkeiten auftreten.

Männliche Geschlechtsorgane

Die Tatsache, dass sämtliche Symptome nach dem Koitus oder nach sexueller Erregung ausgelöst werden, ist ein Hinweise darauf, dass *Kalium carbonicum*-Patienten eine schwächliche Konstitution haben und sich auf einen völligen Zusammenbruch zu bewegen. Bitte merken Sie sich, dass der Beischlaf für den Menschen eine natürlich Sache darstellt, sofern er regelrecht durchgeführt wird. Wenn aber das, was natürlich ist, von einer großen Kraftlosigkeit gefolgt wird und dies schon eine lange Zeit andauert, so haben wir es mit einem Bruch in der Konstitution zu tun. Etwas Grundlegendes stimmt nicht. Bei *Kalium carbonicum verschlimmern* sich wahrscheinlich alle Symptome *nach dem Koitus.* Die Sinne des Patienten werden schwach, seine Sicht ist geschwächt, er ist allgemein nervös und zittrig; er ist schlaflos und schwach und zittert und schlottert bis zu ein oder zwei Tage nach dem Koitus. Ähnliche Symptome werden auch bei Frauen beobachtet. Trotz der Tatsache, dass der Patient geschwächt ist, hat er ein exzessives sexuelles Verlangen. Das ist nicht in Ordnung. Es kommt zu sexueller Übererregbarkeit, die nicht mehr der Willenskraft gehorcht, und

der männliche Patient leidet unter ausgiebigen und häufigen Samenergüssen, nächtlichen Träumen und sexueller Entkräftung. Junge Männer, die sich selbst befriedigt haben oder sich auf exzessive Weise sexuellen Genüssen hingegeben haben, treten dann mit geschwächten Genitalien in den Ehestand und sind nicht mehr zeugungsfähig; schließlich kommt eine Abscheu hinzu und es nicht verwunderlich, dass es so viele Scheidungen auf der Welt gibt. Wenn ein Patient noch jung ist, so können manche dieser Beschwerden durch eine ordentliche Lebensführung und durch korrekte Homöopathie beseitigt werden.
Bei *Kalium carbonicum* gibt es viele Beschwerden, die das männliche Genital betreffen; Unbehaglichkeit und Empfindlichkeit der Hoden. Ein Hoden ist geschwollen und verhärtet. Juckreiz, brennende Schmerzen und unangenehme Empfindungen im Hodensack. Empfindungen, die den Patienten ständig daran erinnern, dass er Geschlechtsorgane besitzt. Ständige Reizung, die seine Aufmerksamkeit auf die Genitalien zieht, hervorgerufen durch häufigen Geschlechtsverkehr, Laster und Exzesse. *Phosphor* ist eine Arznei, die in diesem Wirkungsbereich fälschlich angewendet werden kann. Viele Ärzte betrachten dieses Mittel als eines der besten Mittel bei Schwäche der Geschlechtsorgane. Bei *Phosphor* sind die Indikationen in Bezug auf die Genitalien extreme Erregbarkeit, zu starke Erektionen oder eine ungewöhnliche Potenz der Geschlechtsorgane. Hüten Sie sich vor dem Verabreichen dieser Arznei bei Impotenz oder Schwäche, da diese Zustände oft mit sehr schwacher Konstitution einhergehen. Hier versagt *Phosphor* nicht nur in der Heilung, sondern es scheint die Schwäche auch noch zu verstärken. Wie Sie sehen werden, handelt es sich dabei um eine Schwäche der Lebenskraft. Patienten, die unter geschwächter Lebenskraft leiden, die immer müde, schwach und entkräftet sind und zu Bett gehen wollen, diese Patienten werden durch *Phosphor* noch schneller ausbrennen.

Weibliche Geschlechtsorgane

Kalium carbonicum ist eine wichtige Arznei für Frauen, denn im Mittelbild finden sich viele weibliche Beschwerden und Symptome, die man mit großer Wahrscheinlichkeit bei kranken Frauen vorfindet. Es ist hilfreich in Fällen von unstillbaren *Gebärmutterblutungen* bei blassen Frauen mit wächserner Haut und Blutungsneigung; unablässige Blutungen nach Abort. Bei der Patientin wurde bereits eine Curettage und alle möglichen anderen Behandlungen durchgeführt, aber es sickert immer Blut. Während der Menstruation fließt das Blut reichlich und ist klumpig. Anschließend, nach einer auf ungefähr zehn Tage verlängerten Menstruation, während derer sie eine starken Blutfluss hat, geht ihr Zustand wieder in eine Sickerblutung über. Diese dauert bis zum nächsten Monat, wenn die Blutung wieder stärker wird und weitere zehn Tage einer ausgiebigen Monatsblutung folgen. *Kalium carbonicum* hat schon eine Reihe von fibrösen Tumoren geheilt, lange bevor sie in die Phase eingetreten waren, in der es schwierig ist, sie zu heilen. Erinnern Sie sich daran, dass diese Fibrome eine natürliche Tendenz haben, im Klimakterium nicht mehr weiter zu wachsen. Danach schrumpfen sie sogar ohne jegliche Therapie, aber die geeigneten Mittel können die Blutungen zu einem Stillstand bringen, verhindern ein weiteres Wachstum des Tumors und führen zu einer ausgeprägten Größenabnahme nach einigen Tagen.

Kalium carbonicum wird häufig bei *Schwangerschaftserbrechen* verwendet, aber um herauszufinden, wann es das *Mittel der Wahl* bei Schwangerschaftserbrechen ist, müssen wir den gesamten konstitutionellen Zustand in Betracht ziehen. *Ipecacuanha* heilt das Erbrechen in der Schwangerschaft nicht, obwohl es es vielleicht temporär zu lindern vermag, da es sich hierbei um eine Arznei handelt, die lediglich mit der Übelkeit übereinstimmt. In einer Vielzahl der Fälle sind Übelkeit und Brechreiz nur nachgeordnete Symptome der heilenden Arznei. Die Beschwerden müssen im Zusammenhang mit der Konstitution der Patientin gesehen werden, und die heilende Arznei muss eine konstitutionelle Arznei sein. *Sulphur*, *Sepia* und *Kalium carbonicum* sind einige der häufig indizierten Mittel. Manchmal braucht man auch *Arsenicum album*. Natürlich könnte das passende Mittel auch *Ipecacuanha* sein, wenn die Schwangere sich einfach eine Magenverstimmung zugezogen und einige Male gallig erbrochen hat. Weist eine Schwangere überhaupt keine konstitutionellen Symptome auf, und stellen Sie selbst nach genauer Untersuchung des Krankheitsfalles nichts als Übelkeit fest, und zwar überwältigende, furchtbare Übelkeit mit kontinuierlichem Erbrechen Tag und Nacht, so wird eine einfach Dosis von *Symphoricarpus racemosus* helfen. Das ist jedoch eine Verschreibung aufgrund eingeschränkter Information, die nur in einseitigen oder eingegrenzten Fällen erfolgen sollte. Dieses Mittel ist keine lang wirkende oder konstitutionelle Arznei und wirkt fast so wie *Ipecacuanha*.

Es kann passieren, dass Sie in den Kreissaal kommen und die Gebärende Schmerzen im Rücken unterhalb der Taille angibt. Die Wehenschmerzen sind sehr schwach und reichen nicht aus, um die Geburt voranzubringen. Es ist jene Art von Schmerzen, die dazu führt, dass die Frau den Schrei „Mein Kreuz, mein Kreuz!" ausstößt. Die Schmerzen erstrecken sich entlang der Gesäßbacken und der Beine nach unten. Rückenschmerzen, als würde der Rücken durchbrechen. Nach einer guten Verschreibung werden diese Schmerzen zu Wehen, die sich als ausreichend erweisen, um den Fötus auszutreiben. Wenn Sie diese Beschreibung hören, sehen Sie sich die ganze Krankengeschichte der Patientin noch einmal genau an. Schauen Sie sich die zurückliegenden Wochen an, während derer sich die Frau in der letzten Phase ihrer Schwangerschaft befand. Sie erkennen jetzt all die vagen Dinge, das Frösteln und andere Merkmale ihrer Konstitution, für die Sie schon so lange das passende Mittel zu finden versuchten. All dies gipfelt nun zum Zeitpunkt der Niederkunft in einer bestimmten Gruppe von Schmerzen. Hätten Sie dies schon sechs Wochen früher erkannt und ihr *Kalium carbonicum* verabreicht, so hätten Sie ihr diese schwierige Geburt ersparen können. Es handelt sich um eine schwierige, langwierige Geburt; die Gebärmutter scheint sehr schwach zu sein, und die Wehen sind kraftlos; die Schmerzen sind im Rücken lokalisiert und bewegen sich nicht in das Zentrum des Geschehens, wie sie es eigentlich tun sollten. Diese Schmerzen können Sie aber auch täuschen und eine andere Form annehmen. Sie beginnen dann im Rücken, scheinen zur Gebärmutter zu wandern und laufen schließlich den Rükken hinauf. Dies könnte Sie natürlich völlig von *Kalium carbonicum* abbringen und eher an *Gelsemium*-typische Schmerzen denken lassen. Manchmal sind diese Schmerzen so heftig, dass sie die Kontraktionen der Gebärmutter eher zu

hindern als zu fördern scheinen. Wenn die Kontraktionen aussetzen, die Frau aufschreit und möchte, dass ihr die Hüften gerieben werden, und wenn die Schmerzen eher auf den Seiten des Abdomens als in der Mitte lokalisiert sind, also Schmerzen im Bereich der breiten Ligamente, dann kann *Cimicifuga* die Wehenschmerzen normalisieren. *Pulsatilla* hingegen ist die passende Arznei, wenn deutliche Kontraktionen völlig fehlen. Es handelt sich um Fälle, in denen sich scheinbar nichts tut, inaktive Fälle, wenn der Muttermund ausreichend erweitert worden ist, die Organe entspannt sind und eigentlich eine einfache und leichte Geburt vorhergesagt worden ist, aber nichts geschieht. Es ist ein Zustand der Inaktivität. Häufig wird *Pulsatilla* bereits in fünf Minuten zu einer sehr starken Kontraktion der Gebärmutter führen, manchmal sogar auf fast schmerzlose Weise.
„Ihr Rücken schmerzt beim Gehen so sehr, dass sie sich am liebsten auf der Straße hinlegen würde, etc. etc." Die Schmerzen scheinen der Patientin all ihre Kraft und Stärke zu nehmen. Nach der Geburt gibt es eine Neigung zu anhaltendem Blutfluss, der wie oben beschrieben zu jeder Menstruationsperiode anschwillt.

Brust und Herz

Herzschwäche, *kardiale Dyspnö*; der Patient ist kurzatmig und kann nicht mehr gehen oder kann sich nur sehr langsam bewegen. Hier entsteht eine Herzverfettung. Durch die Atemnot und die Erstickungsanfälle ist der Patient so kurzatmig, dass er nicht einmal zum Trinken oder Essen innehalten kann; er atmet schnell und schwach, aber nicht tief. Atemnot mit heftigem, unregelmäßigem Herzklopfen, ein Pochen, das den gesamten Körper erschüttert, ein Pulsieren, das bis in die Spitzen der Finger und Zehen gespürt wird. Heftiges Pulsieren; der Patient kann nicht auf der linken Seite liegen; begleitet von stechenden, den Brustkorb durchziehenden Schmerzen und Husten. Alte Asthma-Patienten, die sich nicht hinlegen können, unter schwachem Puls, Herzklopfen und dem gleichen, oben beschriebenen Pulsieren leiden. Die einzige annähernd bequeme Position scheint zu sein, dass der Patient nach vorne gebeugt sitzt und die Ellbogen auf einen Stuhl aufstützt. Die Anfälle sind heftig, lang andauernd und besonders schlimm zwischen 3 und 5 Uhr früh und beim Liegen im Bett. Um 3 Uhr früh wird der Patient von den asthmatischen Anfällen geweckt. Bei feuchtem Asthma oder wenn die Brust sich mit Schleim anfüllt, kommt es zu asthmatischer Atemnot, zu grobblasigem Rasseln in der Brust sowie zu lauter, rasselnder Atmung. Patienten, die immer ein Rasseln in der Brust haben, einen rasselnden Husten und erstickte Atmung; bei jedem Regen, Nebel oder kaltem, nebligem Wetter bekommt der Patient feuchtes Asthma; asthmatische Atmung mit einer ausgeprägten Schwäche der Brust, schlimmer zwischen 3 und 5 Uhr früh. Der Patient ist blass, kränklich, anämisch und klagt über stechende Schmerzen in der Brust.

Atemwege und Husten

Der *Husten* dieser Arznei ist einer der heftigsten aller Arzneimittel unserer Materia Medica. Er erschüttert den gesamten Körper des Patienten. Unablässiger

Husten, begleitet von Würgen und Erbrechen; er setzt um 3 Uhr morgens ein; ein trockener, hackender, schwerer, quälender Husten. „Husten mit Erstickungsanfällen und Würgen um 5 Uhr früh. Ausgeprägte Trockenheit des Rachens zwischen 2 und 3 Uhr früh." Denken Sie an *Kalium carbonicum*, wenn nach Erkrankungen wie zum Beispiel Masern eine katarrhalische Entzündung aufgrund des Reaktionsmangels infolge der Psora zurückbleibt. Der Husten, der auf Masern folgt, ist sehr oft ein *Kalium carbonicum*-Husten. *Kalium carbonicum*, *Sulphur*, *Carbo vegetabilis* und *Drosera* sind bei den Hustenformen, die auf Masern oder Lungenentzündungen folgen, möglicherweise häufiger indiziert als andere Mittel.

Der *Auswurf* ist reichlich, sehr übel riechend, zäh, klumpig, blutgestreift oder auch wie Eiter: dickflüssig gelb oder gelblich grün. Sehr häufig hat er einen scharfen, käsigen Geschmack, es ist ein kräftiger Geschmack wie von altem Käse. Brustkatarrh. Trockener Husten Tag und Nacht mit Erbrechen von Gegessenem und und sauer riechendem Schleim, schlimmer nach dem Essen oder Trinken und vormittags bis mittags. Bei *Kalium carbonicum* ist nichts so auffallend wie die die Brust durchziehenden, *wandernden, stechenden Schmerzen* und das *Kältegefühl der Brust*. Die ausgeprägte Atemnot, das vorübergehende Stechen und die Stiche in der Pleura sind wichtige Merkmale dieser Arznei. *Kalium carbonicum* passt in vielen Fällen, in denen die Beschwerden ihren Ursprung in einem Katarrh haben und vom unteren Teil der Lungen nach oben wandern. Dieses Mittel ist nicht so häufig indiziert in Fällen, wo die Lungendämpfung in der Spitze von einem oder beiden Lungenflügeln begonnen hat. Sehr oft kann dieses Mittel künftige Erkrankungen verhindern, wenn Tuberkulose in der Familienanamnese vorkommt. Haben Sie keine Angst, in solchen Fällen antipsorische Mittel zu verabreichen. Seien Sie aber vorsichtig, wenn die Tuberkulose des Patienten so weit fortgeschritten ist, dass sich Kavernen, latente Tuberkulome oder eingekapselte, verkäste Tuberkulome in der Lunge gebildet haben, denn Ihre Antipsorika könnten eine gefährliche Exazerbation entfachen. Sie sollten allerdings nicht davon ausgehen, dass es gefährlich ist, *Sulphur* zu geben, nur weil die Eltern des Patienten an Tuberkulose verstorben sind. *Sulphur* könnte vielleicht genau das Mittel sein, welches verhindert, dass das Kind dem Schicksal seiner Eltern folgt. *Kalium carbonicum* ist oft geeignet und wirkt als Akutmittel in fortgeschrittenen Stadien einer Tuberkulose, wenn es nicht primär als konstitutionelles Mittel indiziert war. In diesem Falle wird es zu einem Palliativum für die Tuberkulose. Wäre es hingegen schon primär als Konstitutionsmittel indiziert gewesen, so würde es in den letzten Wochen des Patienten nur Schaden anrichten. Aber zum Glück sind sehr viele Homöopathen nicht in der Lage, die (richtige konstitutionelle, Anm. d. Übers.) homöopathische Arznei herauszufinden. Hat der Patient noch genug gesundes Lungengewebe, um gesund zu werden, kann *Kalium carbonicum* Wunder bewirken, sofern die Symptome übereinstimmen.

Anmerkung Exkurs

Vor einem Aspekt von *Kalium carbonicum* möchte ich Sie jedoch warnen. Bei Gicht ist es ein sehr gefährliches Mittel. Wenn ein alter Gichtkranker zu Ihnen kommt, dessen vergrößerte Finger- und Zehengelenke immer wieder einmal

wund und entzündet sind, so könnten Sie denken, *Kalium carbonicum* sei in diesen Fall indiziert: Der Patient fühlt sich von eben jenem Wetter belästigt, er ist bleich und kränklich, seine Beschwerden setzen zwischen 2 und 3 Uhr früh ein und er hat schießende Schmerzen. Aber diese Gichtpatienten sind sehr oft unheilbar. Sollte dies der Fall sein, ist das Unterfangen, sie heilen zu wollen, ein schreckliches Unglück, denn die Verschlimmerungen würden sehr lange andauern. Wenn Sie einem dieser unheilbaren Patienten *Kalium carbonicum* in einer sehr hohen Potenz geben, so wird es ihrem Patienten schlechter gehen und die Verschlimmerung wird schwerwiegend und anhaltend sein. Die 30. Potenz könnte dennoch von großem Nutzen sein. *Kalium iodatum* wirkt beruhigend und palliativ, wenn es bei Gicht indiziert ist. Aber *Kalium carbonicum* scheint ein sehr schwierig zu handhabendes Mittel zu sein, ein scharfes und zweischneidiges Schwert. Verabreichen Sie es nicht in der Absicht, diese alten Gichtfälle heilen zu wollen, wenn bereits zahlreiche Gichtknötchen vorhanden sind. Geben Sie dem Patienten nicht das konstitutionelle Mittel, das er eigentlich schon zwanzig Jahre zuvor hätte bekommen sollen. Im Leben des Patienten ist nicht mehr genug Reaktionskraft vorhanden, um ihn zu heilen, und das würde sein Ende bedeuten. Es erscheint paradox, aber in diesem Fall heißt ihn zu heilen, ihn umzubringen. Die Lebenskraft, die notwendig ist, um seine Gesundheit wiederherzustellen, würde seinen Organismus sozusagen in Stücke reißen. Sie müssen diese Dinge nicht glauben, Sie werden dazu nicht gezwungen. Aber denken Sie darüber nach, und eines Tages nach langer Praxis und nachdem Sie zahlreiche Fehler gemacht haben, indem Sie versuchten, Unheilbare zu heilen, werden Sie die große Macht homöopathischer Arzneimittel eingestehen müssen. Sie sind wahrlich Furcht einflößend. Hüten Sie sich vor zu hoch verabreichtem *Kalium carbonicum* bei alten Fällen von Gicht, bei alten Fällen von Nephritis und bei fortgeschrittenen Fällen von Tuberkulose mit vielen Tuberkulomen.
Wenn Sie das Lehrbuch studieren, sehen Sie sich die Empfindungen genau an. Sie sind sehr zahlreich. Natürlich sind die auffälligsten die stechenden und reißenden, die schießenden, stechenden und wandernden Schmerzen.

Kalium iodatum **Kali-i.**

Kalium hydroiodicum, Kaliumjodid. *KJ.*

Allgemeines

Dieses Mittel ist ein Antipsorikum und um ein Antisyphilitikum. Die alte Schule hat *Kalium iodatum* vielfach gegen Syphilis verwendet. Die hohen Dosen, die benutzt wurden, wirkten jedoch weitgehend allopathisch auf die Krankheit ein. Dies hing mit der massiven Auswirkung zusammen, die das Mittel auf den gesamten Organismus des Patienten hatte und führte dazu, dass es dem Patienten sein eigenes Miasma „einimpfte". So wurden viele Fälle von Syphilis eigentlich nur unterdrückt. Die wirksamsten Mittel sind tatsächlich jene, die einen homöopathischen Bezug zu der jeweiligen Krankheit allgemein besitzen. Ist die Ähnlichkeit vorhanden, wirkt schon die allerkleinste Dosis dieser Mittel heilend. Ist das Mittel jedoch nicht ähnlich genug ist, um auf diese Weise zu heilen, so führt auch die Steigerung der Dosis nicht dazu, dass es homöopathisch wird. Zurzeit ist die Idee in Mode, dass man durch Steigerungen der Dosis die Arznei ähnlich machen kann. Dadurch entfernt man sich jedoch vom ursprünglichen Prinzip. Ist das Mittel nicht ähnlich ist, so gibt es auch keine Dosis des Mittels, die es ähnlich machen kann.

Kalium iodatum wirkt in syphilitischer Weise auf Drüsenstrukturen und das Periost ein. Es ruft katarrhalische Entzündungen hervor. Es handelt sich um eine tief wirkende Arznei, die eng verwandt ist mit *Mercurius*. Ebenso wie bei *Mercurius* finden sich im Mittelbild Ulzerationen, katarrhalische Zustände und Erkrankungen der Drüsen. Es ähnelt in seiner Wirkung *Mercurius* und antidotiert es.

Alte Patienten, die schon seit einer Ewigkeit *Calomel* oder „*Blue Mass*“[2]wegen ihrer Gallebeschwerden einnehmen, erkranken mit der Zeit an häufig wiederkehrendem Schnupfen, Verstopfungen, Leberstörungen und –schmerzen, sowie an Magenstörungen. Trotzdem verlangen sie immer wieder nach einer weiteren Dosis ihres *Quecksilbers*. Manche dieser Patienten brauchen *Kalium iodatum*. Sollten Sie einmal in der Nachbarschaft eines sehr schlechten Homöopathen praktizieren, so werden Sie sehen, dass er bei fast allen Erkältungen oder Halsentzündungen *Biniodid* oder irgendein anderes *Quecksilber*präparat verschreibt. Dies führt bei sämtlichen Patienten zu einer Überempfindlichkeit gegenüber Wetterveränderungen, und somit müssen sie immer wieder dieses rote Quecksilberpulver zu sich nehmen. Manche von ihnen tragen es in ihrer Tasche mit sich herum. Je öfter sie dieses rote Pulver einnehmen, desto häufiger bekommen sie Erkältungen und Halsentzündungen. In vielen Fällen können diese Beschwerden erst mit *Kalium iodatum* in potenzierter Form oder mit *Hepar sulphuris* überwunden werden. *Hepar sulphuris* und *Kalium iodatum* sind die zwei Hauptarzneien, die diese Patienten benötigen. Menschen mit dieser Neigung zu Erkältungen, Halsentzündungen und Empfindlichkeit gegen Wetterveränderungen, die also unter den Auswirkungen des *Quecksilbers* leiden und in einen *Quecksilber*zustand gebracht wurden, können zwei verschiedene Wege einschlagen. Diejenigen unter ihnen, die ständig frösteln, denen kalt ist, die immer in der Nähe der Heizung sein möchten und denen nie warm wird, brauchen *Hepar sulphuris*. Die anderen, denen immer zu heiß ist, die immer abgedeckt und ständig in Bewegung sein möchten, die extrem ruhelos sind und in Ruhe sehr müde werden, finden in *Kalium iodatum* ihr Antidot gegen das *Quecksilber*. Der *Quecksilber*zustand kann auf diese Weise antidotiert werden, aber manchmal braucht man dafür etliche Verschreibungen, und manchmal auch eine Serie von sorgfältig ausgewählten Arzneien. Die chronische Psora wird nicht in Erscheinung treten, solange Sie nicht den miasmatischen Zustand, der durch das *Quecksilber* verursacht wurde, behandelt haben. Es ist erstaunlich, wie viele Männer, Frauen und Kinder durch das *Quecksilber*-Miasma beeinträchtigt

2 „Blue Mass“ war eine im 19. Jahrhundert von Apothekern selbst hergestellte, in Form von grauen oder blauen Pillen verkaufte Arznei gegen vielfältige Leiden: z.B. Tuberkulose, Verstopfung, Zahnschmerzen und in Salben- oder flüssiger Form eben auch Syphilis. Sie bestand aus Quecksilber, Lakritz, Eibisch, Honig und Glycerol (Anm. d. Übers.)

werden, und doch gibt es Ärzte, die *Quecksilber* immer noch in dieser Form verschreiben und dann behaupten, sie würden Homöopathie praktizieren. Daher möchte ich an dieser Stelle anmerken, dass es über die Kunst des Verschreibens noch sehr viel zu lernen gibt.

Geist und Gemüt

Der Gemütszustand dieses Mittel ist eigenartig. Es kommt zu einer sehr starken *Reizbarkeit, Grausamkeit und Unleidlichkeit.* Der Patient geht barsch und beleidigend mit seiner Familie und mit seinen Kindern um. Das Mittel beraubt den Patienten jeglichen guten Benehmens, und danach ist er traurig und weinerlich. Er ist extrem nervös, muss umhergehen und ist immer umtriebig. In einem warmen Zimmer wird er schwach und müde. Er bekommt das Gefühl, als könne er sich nicht mehr rühren, er möchte sich nicht bewegen und weiß nicht, was mit ihm los ist. Im warmen Haus geht es ihm schlechter, sobald er sich ins Freie begibt, fühlt er sich schon besser, und wenn er zu gehen anfängt, geht es ihm sogar noch besser. Er kann ohne jegliche Erschöpfung weit gehen; wenn er wieder in sein Haus zurückkehrt, so wird er wieder schwach, müde und erschöpft. Durch das Ausruhen kommt es zu einer nervlichen und geistigen Erschöpfung.

Kopf und Schwindel

Im Bereich des Kopfes finden wir einige seltsame Symptome, wie wir sie manchmal bei Syphilis sehen. Das Mittel kann diese Symptome heilen, wenn die anderen Symptome auch passen. Es geht um alte, schon lange bestehende Erkrankungsfälle von beidseitigen Kopfschmerzen durch Neurosyphilis. Schmerzen, die durch die Parietalknochen oder durch die Seite des Kopfes ziehen, als werde der Kopf in einem Schraubstock zermalmt; entsetzliche, zerquetschende, pulsierende, drückende, reißende Schmerzen an beiden Seiten des Kopfes. Diese Schmerzen werden schlimmer im Haus und bessern sich durch Wärme, durch Bewegung und durch Gehen im Freien. Den ganzen Kopf durchziehen Schmerzen wie Messerstiche oder wie Nägel, die hineingetrieben werden; lanzinierende Schmerzen, schneidende Schmerzen in der Kopfhaut, in den Schläfen, oberhalb der Augen und die Augen durchdringend. Das Pericranium wird sehr empfindlich und füllt sich mit Knötchen. Auf der Kopfhaut kommt es zum Ausbruch von knotigen, höckrigen oder syphilitischen Hautausschlägen. „Die Kopfhaut schmerzt beim Kratzen, als wäre sie vereitert.“ „Ausgeprägte Neigung des Kopfhaars, seine Farbe zu verändern und auszufallen.“ Kältegefühl an den schmerzenden Stellen.

Augen

Im Verlauf einer Syphilis kommt es oft zu einer merklichen Sehstörung und schließlich zu einer Iritis. Diese Krankheitserscheinungen können homöopathisch behandelt werden. Ich habe schon die heftigsten Formen von Iritiden gesehen, die mit *Staphysagria, Hepar sulphuris, Nitricum acidum, Mercurius, Kalium iodatum* und vielen anderen Arzneien geheilt werden konnten. Der Entzündungsprozess findet jählings ein Ende, es kommt weder zu Adhäsionen noch zu Deformationen, und auch sonst bleiben keine weiteren Beschwerden

zurück. Gingen Sie nun davon aus, dass eine Entzündungsreaktion einen bestimmten Verlauf nehmen *muss*, mit fibrinösen Exsudationen einhergeht und daher mit größter Wahrscheinlichkeit Adhäsionen folgen werden, müssten Sie die Pupillen mit *Atropin* erweitern und die Iris in dieser Position halten, bis die Krankheit ihren normalen Verlauf genommen hat. Die Krankheit wird jedoch nach der Verabreichung des richtigen Mittels *nicht* ihren normalen Verlauf nehmen, und da es sich hierbei um das Symptom handelt, welches als letztes aufgetreten ist, wird es auch das erste sein, das wieder vergeht. Daher können Sie damit rechnen, dass die Augensymptome innerhalb von 24 Stunden nach der Verabreichung der homöopathischen Arznei verschwunden sein werden.
Im Mittelbild finden sich deutliche Beschwerden der Konjunktiva mit grünen, katarrhalischen Absonderungen aus den Augen. Die grüne Farbe trifft auf alle Absonderungen zu, die Sie vorfinden. *Es gibt reichlichen, dickflüssigen, grünen Auswurf, grüne eitrig-schleimige Absonderungen* aus der Nase, aus den Augen, aus den Ohren, dickflüssige, grünliche Leukorrhö und grüne Absonderungen aus Geschwüren. Diese dickflüssigen grünen oder gelblich-grünen Absonderungen stinken manchmal sehr.
Bei der Untersuchung der Konjunktiven kann es vorkommen, dass sich die Bindehaut derart aufzubauschen scheint, als wäre eine Wasseransammlung dahinter. Dieses Phänomen erinnert an eine Chemosis. Kaliumiodid ruft einen solchen Zustand hervor. „Chemosis und eitrige Sekretion." In früheren Zeiten, als ich im Einklang mit den vorherrschenden Ideen meinen Rheumapatienten Kaliumiodid gab, bemerkte ich bei den Patienten nach ein oder zwei Tagen eine Chemosis und Knochenschmerzen am ganzen Körper. Gleichzeitig verschwand der Gelenkrheumatismus. Bei diesen Patienten setzte sich eine allopathische Wirkung fest, die jahrelang anhalten konnte. Ich hatte bemerkt, dass bei Syphilispatienten eine große Dosis von *Kalium iodatum* dazu führte, dass sie am nächsten Morgen beim Erwachen Schwierigkeiten beim Öffnen der Augen hatten und dass sich Wassertaschen in der Konjunktiva bildeten, als befände sich Wasser dahinter und würde es ausbeulen. *Kalium iodatum* ruft ebenso Lidödeme, injizierte und geschwollene Konjunktiven hervor. Die Schleimhäute werden rot, wund und bluten. Die Blutgefäße sind erweitert und die Oberfläche ist sehr wund und entzündet, mit brennendem Schmerz. Der Patient ist gezwungen, sich beim Zwinkern die Augenlider zu halten; das Zwinkern ist schmerzhaft und verursacht ein Kratzen wie durch Sand. Akute Konjunktivitis, insbesondere bei Patienten mit Rheuma, bei Patienten nach *Quecksilber*missbrauch oder bei Patienten mit Syphilis. Syphilitische und rheumatische Erkrankungen der Augen.

Differentialdiagnose

Alte Gichtkranke, die sich ständig bewegen und im Freien sein müssen, denen immer zu warm ist und die nicht die geringste Wärme im Zimmer ertragen, die in Ruhe unter ihren Gichtschmerzen noch mehr leiden. Menschen, die in Ruhe müde werden, die sich aber ohne jegliche Müdigkeit im Freien bewegen können, insbesondere, wenn es kalt ist. Sie haben angeschwollene Gelenke, sie leiden unter Ruhelosigkeit, Ängstlichkeit, Nervosität, schlechter Laune und einer ausgeprägten Reizbarkeit, abwechselnd mit Weinerlichkeit. Aufgrund der Besserung durch Bewegung werden viele Behandler routinemäßig *Rhus toxicodendron* verschreiben, aber *Rhus toxicodendron* hat überhaupt keinen Bezug zu dem Fall. Denken Sie daran, dass es sich bei *Rhus toxicodendron* um einen kalten Patienten handelt, den immerzu fröstelt und der nahe am Feuer sein möchte. Es ist ein Patient, dessen Beschwerden sich durch Wärme bessern, dem es im warmen Zimmer besser geht und der durch Bewegung müde wird, während es bei *Kalium iodatum* auch durch fortgesetzte Bewegung zu keiner Ermüdung kommt.

Nase

Bei diesem Mittel leidet die Nase unter zahlreichen Beschwerden. In alten Fällen von syphilitischen Katarrhen schnäuzen die Patienten große Krusten und sogar Knochenteile aus; syphilitische Ozäna; die Knochen der Nase sind sehr berührungsempfindlich und werden nekrotisch. Die Nase flacht ab und wird weich. Sie wird des knöchernen Gerüstes beraubt, das sie in Form hält. So wird sie völlig platt und nur die rote Nasenspitze bleibt übrig. Extreme Schmerzen in der Nasenwurzel wie bei *Hepar sulphuris*. Dickflüssige, gelblich-grüne, reichliche Absonderungen aus der Nase. Jeder Wetterwechsel führt zu Nasenkatarrhen. Der Patient erkältet sich ständig und niest fortwährend. Reichlich wässrige Absonderungen aus der Nase, welche die Atemwege wund machen und ein Brennen in der Nase verursachen. Der Schnupfen wird im Freien schlimmer, aber alle übrigen Symptome des Patienten bessern sich im Freien. Leidet ein Patient also unter zwei derartigen Beschwerden, die gegeneinander arbeiten, so leidet er besonders stark, da es ihm an keinem Ort wirklich vollständig besser geht. Im warmen Zimmer bessert sich sein Schnupfen oder Nasenkatarrh, an der frischen Luft hingegen geht es ihm im Hinblick auf seine restlichen Beschwerden besser. „Wiederholte Anfälle eines heftigen, beißenden Schnupfens durch die geringste Erkältung." Hierbei sind auch die Stirnhöhlen betroffen, und es kommt zu starken Schmerzen in der ganzen Stirn; Schmerzen in den Augen und Schmerzen, die durch die Wangenknochen ziehen.

Hals

Auch im Rachen kommt es, wie man es aufgrund des Bezugs dieser Arznei zur Syphilis und zu *Quecksilber* erwarten würde, zu mannigfaltigen Beschwerden. Tiefe Geschwüre im Rachen, alte syphilitische Geschwüre; invasive Geschwüre, die alle Weichgewebe wie den weichen Gaumen und das Gaumenzäpfchen zerfressen und völlig zerstören. Ulzerationen auf den Tonsillen; vergrößerte Tonsillen; sehr schmerzhafte Halsentzündung. Knoten und Erhabenheiten auf den Schleimhäuten des Halses. „Trockenheit des Halses und vergrößerte Tonsillen." „Schreckliche Schmerzen in der Zungenwurzel nachts." Der gesamte Rachen, der Kehlkopf, die Luftröhre und die Bronchien befinden sich in einem katarrhalischen Zustand. Entzündliche Erkrankungen mit grünlichen Absonderungen.

Magen

Während sich die äußerlichen Symptome und der Rest der Körpersymptome an der kalten Luft und durch den Kontakt mit äußerlicher Kälte bessern, führt

innere Kälte zu Verschlimmerung. Kalte Milch, Eiscreme, Eiswasser, kalte Getränke, kaltes Essen und Kaltes im Magen verschlimmern alle Symptome. Der Patient hat übermäßigen Durst und trinkt große Mengen Wasser, ist es sehr kalt, macht es ihn aber krank.
Im Mittelbild von *Kalium iodatum* findet sich ebenso viel Flatulenz und Aufstoßen wie bei *Carbo vegetabilis* und *Lycopodium.*

Hals
Die Drüsen sind am ganzen Körper geschwollen, vergrößert und hart. Dieses Mittel hat Vergrößerungen der Schilddrüse geheilt, was auf den Jod-Anteil des Mittels zurückzuführen sein könnte.

Harnwege und Urin
Sehr charakteristisch ist die chronische Entzündung der Harnröhre, die auf eine Gonorrhö folgt und deren Absonderungen dickflüssig und grün, oder grünlich-gelb und *schmerzlos* sind. Entzündung der Hoden, von syphilitischer Natur.

Atemwege und Husten
Schmerzen und rohes, wie wundes Gefühl im Kehlkopf, begleitet von Heiserkeit; der Patient erwacht durch ein Zusammenschnürungsgefühl des Kehlkopfes. Dieses Mittel ist sehr hilfreich bei Kehlkopftuberkulose. Husten durch ständige Reizung des Kehlkopfs. Trockenes Hüsteln, heiserer Husten mit reichlich grünlichem Auswurf. Katarrhalische Tuberkulose mit reichlich dickflüssigem, grünlichem Auswurf. Pleuraerguss. Herzflattern. Herzklopfen bei der geringsten Anstrengung oder beim Gehen. Der Puls ist schnell.

Rücken und Extremitäten
Diese Arznei ist nicht nur bei alten Gichtbeschwerden von großem Nutzen, sondern auch bei Patienten mit drohender Tuberkulose und bei alten Malariaerkrankungen.
Dieses Mittel heilt Ischiasschmerzen, wenn die Schmerzen scharf schneidend sind und von der Hüfte nach unten ziehen, mit Verschlimmerung im Liegen, Sitzen oder Stehen und Besserung beim Gehen.

Haut
Sie könnten einmal zum Bett einer Patientin gerufen werden, die unter einer Krankheit leidet, die sie „Nesselsucht" nennt. Sie ist von Kopf bis Fuß mit einem Hautausschlag bedeckt, der große Knötchen hervorbringt; sie brennt förmlich von Kopf bis Fuß. Sie erträgt es nicht, zugedeckt zu sein. Obwohl ihr Körper stark erhitzt ist, ist die Temperatur nicht erhöht. Raue, knotige Ausschläge auf der gesamten Haut. Ein Zustand, der nach einigen Stunden vergangen sein wird, aber nach ein paar Tagen, Wochen oder Monaten zurückkehrt. Eine Einzeldosis einer sehr hohen Potenz von *Kalium iodatum* kann jemanden, der unter dieser Nesselsucht leidet, wiederherstellen. Diese Person wird nicht wieder in die Praxis kommen.

Kalium muriaticum* Kali-m.

Kaliumchlorid. *KCl.*

Allgemeines

Die Symptome treten morgens, vormittags, nachmittags, abends, *nachts*, vor oder nach Mitternacht auf. Abneigung gegen Aufenthalt im Freien und Empfindlichkeit gegen Zugluft. Die Luft im Freien verschlimmert viele Symptome. Einzelne Körperteile fühlen sich wie eingeschlafen an. Angst vor dem Baden und Verschlimmerung durch Baden. Kälte verschlimmert die Symptome im Allgemeinen; Verschlimmerung durch kalte Luft, durch Kaltwerden des Körpers und durch kaltes, nasses Wetter. Dieses Mittel hat sich bei vielen Arten von Krämpfen, z.B. bei klonischen, *epileptischen*, epileptiformen oder inneren Krämpfen, als nützlich erwiesen. Verschlimmerung nach dem Essen und durch Überanstrengung. Ohnmachtsanfälle. Verschlimmerung durch kaltes Essen, kalte Getränke, fettes Essen. Ameisenlaufen in vielen Körperteilen. Völlegefühl. Es kommt leicht zu Blutungen beliebiger Körperteile; das Blut ist dunkel und geronnen. Äußerliches und innerliches Schweregefühl. *Verhärtung vieler Gewebe*, wie z.B. der Drüsen und Muskeln. Entzündungen und Folgen von Verhärtung; Infiltration infolge von Entzündung; Hepatisation nach Pneumonie *(Calc., Sulph.)*. Ausgeprägte Mattigkeit. Der Patient hat den Wunsch, sich hinzulegen. Beschwerden durch Heben und Überanstrengung von Muskeln und Gelenken. Im Liegen werden viele Symptome schlimmer; Verschlimmerung nach dem Liegen, beim Liegen im Bett, beim Liegen auf der rechten Seite. Besserung durch Liegen auf der schmerzlosen Seite, Verschlimmerung durch Liegen auf der schmerzhaften Seite. Schlimmer vor und *während* der Monatsblutung; Verschlimmerung durch Bewegung. Vermehrte schleimige Absonderungen, *klebrig* und von *milchig-weißer* Farbe. Die Schmerzen sind beißend, brennend, *schneidend*, zuckend, kneifend, drückend, stechend oder wie geprellt. Stechende Schmerzen, äußerlich, in den Drüsen und *Muskeln* quer verlaufend. Nach-Unten-Reißendes Gefühl in den Muskeln. Stechende und geschwürige Schmerzen.

Einseitige Lähmung; Organlähmungen. Der Puls ist voll, hart, intermittierend, unregelmäßig und langsam oder klein und weich. Allgemeines Pulsieren. Ausgeprägte Erschlaffung der Muskulatur. Das Aufrichten aus der sitzenden Position verstärkt oder erzeugt die Symptome. Reiben bessert die Symptome. Schmerzempfindlich. Einseitige Beschwerden; es ist nur eine der beiden Seiten betroffen, meistens die *linke Seite*. Die Beschwerden sind schlimmer im Sitzen. Schwerfällige Patienten mit schwachen Reaktionen; langsame Gesundung und langsame Rekonvaleszenz. Schwellung einzelner Körperteile und der Drüsen. Spannungsgefühl in den Muskeln. Berührung verschlimmert. Muskelzuckungen. Die Wärme des Bettes verschlimmert manche Symptome. Schwäche des gesamten Körpers; am Morgen, am Abend, nach akuten katarrhalischen Erkrankungen, durch Gehen. Nasses Wetter verschlimmert.

Geist und Gemüt

Reizbarkeit und Zorn am Abend; Ängstlichkeit am Abend wegen Kleinigkeiten. Die Patientin leidet unter der Wahnvorstellung, sie dürfe nicht essen. Sie ist unzufrieden und entmutigt. Geistige Abgestumpftheit. Geistige Erregung. Sie hat Angst, ihr könne etwas Böses passieren. Dieses Mittel wurde mit Erfolg bei Imbezillität eingesetzt. Gleichgültigkeit gegenüber allen Vergnügungen. Wahnsinn und Unentschlossenheit. Abscheu vor dem Leben. Jammern und Manie. Eigensinn. Ruhelosigkeit. *Traurigkeit.* Stille. Der Patient ist geneigt, bei völligem Stillschweigen einfach nur dazusitzen. Reden im Schlaf. Bewusstlosigkeit in fortgeschrittenen Stadien von Erkrankungen des Gehirns und der Hirnhäute.

Kopf und Schwindel

Zusammenschnürungsgefühl an der Kopfhaut. Reichliche, weiße Kopfschuppen. Ekzem. Schweregefühl des Kopfes und der Stirn. Schweregefühl im *Hinterkopf* in Verbindung mit Schmerzen in der Luftröhre und mit heftigem Husten. Schweregefühl im *Hinterkopf*, als wäre er voller Blei oder als würde der Kopf nach hinten absacken. Schweregefühl im *Hinterkopf*, begleitet von heftigem Husten. Gefühl, als sei das Gehirn locker. Gefühl von Bewegungen im Kopf. Kopfschmerzen am Morgen beim Gehen; auch nachmittags, *abends*, in kalter Luft, im Freien, Verschlimmerung durch Hochbinden des Haares oder nach dem Essen. Die Kopfschmerzen sind anfallsartig und werden schlimmer durch Druck, durch Bücken, durch Berührung, durch Gehen, durch Gehen im Freien, durch den Genuss von Wein, jedoch besser durch Einhüllen des Kopfes. Schmerzen im Bereich der Stirn. Schmerzen im Hinterkopf, als würde ein Gewicht den Kopf fest in das Kissen drücken (wie *Opium*). Schmerzen in den Seiten des Kopfes und in den Schläfen. Brennende, bohrende Schmerzen und Prellungsschmerzen in der Stirn. Schneidende Schmerzen. Nagende Schmerzen im Hinterkopf. Rukkende Schmerzen. Drückende Schmerzen im gesamten Kopf; in der Stirn, im *Hinterkopf* und in den Schläfen, nach außen drückend. Einschießende Schmerzen im Kopf bzw. im Hinterkopf. Stechende Schmerzen im Kopf; schlimmer durch Bücken, in der Stirn, im *Hinterkopf*, in den Seiten des Kopfes und in den Schläfen. Betäubende Kopfschmerzen. Reißende Kopfschmerzen; in der Stirn, im Hinterkopf und an den Seiten des Hinterkopfs, in den *Seiten des Kopfes*, in den Schläfen und im *Scheitel*. SCHWITZEN AM KOPF. Pulsieren und Stöße im Kopf. Schwindel beim Aufrichten oder Bücken. Schwindel beim Gehen.

Augen

Katarrhalische Absonderungen mit milchig-weißem, grünlichem oder gelb-eitrigem Schleim. Entzündungen der Konjunktiven mit Verdickung; „PUSTELN" der *Hornhaut*. Brennen in den Augen und in den Augenwinkeln. Druckgefühl. Schmerzen, als sei Sand in den Augen. STECHENDE Schmerzen in den Augen. Lichtscheu. Vorstehende Augen. Rötung der Augen am Abend, begleitet von Schmerzen. Starren. Geschwollene Augenlider. Zucken der inneren Augenwinkel. Bläschen auf der Hornhaut. Getrübte Sicht. Doppelbilder. Lichter vor den Augen beim Husten oder Niesen.

Ohren

Verschluss der Eustachischen Röhre. Aus den Ohren wird milchig-weißer Schleim abgesondert. Trockener Katarrh des Mittelohrs; die Ohren sind heiß.

Stechen in den Ohren. Ohrgeräusche: Summen; Knacken beim Schnäuzen der Nase oder beim Schlucken; Brummen; Widerhall; Klingeln; Tosen; Singen; Knallen; Kribbeln; Zischen. Schmerzen im Ohr, hinter dem Ohr. Ziehende, drückende, *stechende* Schmerzen. Stechende oder reißende Schmerzen hinter dem Ohr. Pulsieren hinter dem Ohr. Prickeln in den Ohren. Zuckungen. Überempfindliches Gehör für Lärm, für Stimmen, beeinträchtigtes Gehör.

Nase

Nasenkatarrh mit reichlichen, *wundmachenden*, eitrigen, dickflüssigen, *weißen*, *milchig-weißen*, klebrigen, gelben Absonderungen; Choanen. *Schnupfen* mit Husten und fließenden oder trockenen, *dickflüssigen* und *milchig-weißen Absonderungen*. Trockenheit der Nase. Nasenbluten nachmittags oder abends. Juckreiz der Nase. Die Nase ist voller Schleim und verstopft. Häufiges Niesen.

Gesicht

Epitheliom der Lippen und Lupus des Gesichts. Das Gesicht ist bläulich, blass oder rot. Trockenheit der Lippen. Hautausschläge des Gesichts, der Wangen, der Lippen und *im Bereich des Mundes*. Pickel. Leidendes, kränkliches Aussehen. Hitzewallungen im Gesicht. Das Gesicht ist heiß. Schmerzen im Gesicht, schlimmer auf der rechten Seite; ziehende, *stechende*, *reißende* Schmerzen. Lähmung des Gesichts. Schwitzen. *Eingesunkenes Gesicht*. Schmerzhafte, geschwollene Lippen und Kieferdrüsen. Verspannung. Zuckungen. Ulzerationen im Gesicht und an den Lippen.

Mund und Zähne

Aphthen im Mund von Kindern und stillenden Müttern. Zahnfleischbluten. Abszesse am Zahlfleisch. Die Zunge ist rot oder *weiß*. Die Zunge und der Mund sind trocken. Hitze im Mund. Entzündung von Zahnfleisch und Zunge. *Landkartenzunge*. *Milchig-weißer Schleim im Mund*. Übel riechender oder sogar fauliger Mundgeruch. Brennen von Mund und Zunge. Zahnfleisch und Zunge sind wund. *Skorbutisches Zahnfleisch*. Speichelfluss. Stimmverlust. Schwellung von Zahnfleisch und Zunge. Der Mundgeschmack ist *schlecht*, *bitter*, metallisch, *faulig*, *salzig*, *sauer* oder *süßlich*. Ulzerationen von *Mund* und Zunge; *syphilitische* Ulzerationen. Bläschen im Mund. Die Zähne sind stumpf, wie durch Säure angegriffen und werden locker. Stechende Zahnschmerzen.

Hals

Der Rachen ist trocken und rot; Würgen. Hitzegefühl im Rachen mit reichlich Schleim. Halsentzündung; Entzündung der Tonsillen; *chronische* Entzündungen. Weiße Exsudationen und graue Flecken im Rachen. Dieses Mittel hat schon häufig Diphtherie geheilt. Der SCHLEIM IST KLEBRIG, dickflüssig, *milchig-weiß*, anhaftend und bedeckt den Rachen. Brennende, drückende Halsschmerzen, sowie *Wundheit* und rohes Gefühl beim Schlucken. Kratzen im Hals. Das Schlucken ist sehr schwierig. Schwellung von Rachen, *Tonsillen* und Ohrspeicheldrüse. Ödematöse Schwellung des *Gaumenzäpfchens*. Ulzerationen des Rachens.

Magen

Angstgefühl im Magen. Der Appetit ist vermindert, völlig fehlend oder gesteigert, manchmal sogar Heißhunger; nach dem Essen. Abneigung gegen Essen, insbesondere gegen Fleisch. Zusammenschnürung des Magens. Das Leeregefühl bessert sich nicht durch Essen. Vergebliches, bitteres, saures Aufstoßen nach dem Essen. Aufstoßen von Essen und Magensäure. Hitzewallungen, Sodbrennen und Völlegefühl. Schweregefühl im Magen, schlimmer nachts. Schluckauf. Entzündung des Magens. Abscheu gegen Essen. Übelkeit nach fettigem und reichhaltigem Essen. Übelkeit und Schüttelfrost. Brennende, schneidende, drückende Magenschmerzen mit Leeregefühl; Berührungsempfindlichkeit und Stechen. Spannungsgefühl. Extremer Durst; während des Fieberfrosts. Erbrechen von Galle, Blut, *Essen*, Schleim von milchig-weißer und dunkelgrüner Farbe; morgendliche, plötzliche und unaufhörliche Diarrhö, begleitet von Erbrechen weißen Schleims.

Abdomen

Auftreibung des Abdomens nach dem Essen. *Leeregefühl.* Aszites. Vergrößerte Milz. Flatulenz tagsüber, nachmittags, nachts, verhindert den Schlaf. VÖLLEGEFÜHL NACH DEM ESSEN. Bauchschmerzen nachts, kolikartig, kneifend mit Diarrhö; während Diarrhö; nach dem Essen; als würde die Monatsblutung einsetzen; vor und *während* des Stuhlgangs. Bauchschmerzen in den Hypochondrien, insbesondere ein Brennen im rechten Hypochondrium. Krämpfe im Bauchraum; vor dem Stuhlgang; im Hypogastrium und mit Diarrhö einhergehend. Schneidende Schmerzen im Bauch und im Bereich des Nabels. Drückende Schmerzen in den Hypochondrien; Besserung im rechten Hypochondrium durch den Abgang von Winden. Wundheit im Bauch wie nach einer Prellung; auch im rechten Hypochondrium und im Bereich der Leiste. Rumpeln vor dem Stuhlgang. Spannungsgefühl im Bauch.

Rektum und Stuhl

Verstopfung; Schwierigkeiten beim Stuhlgang durch Inaktivität des Rektums. Der Stuhl ist trocken, *hart*, groß, farblos oder lehmfarben. Morgendliche oder abendliche, schmerzhafte Diarrhö nach dem Verzehr von fetten Speisen. Der Stuhl ist reichlich, wundmachend, grün, übel riechend, wässrig, mit weißem oder blutigem Schleim. Dysenterie mit schleimigem Stuhl oder sogar Abgang von purem Blut. Abgang von Winden während Diarrhö. *Ameisenlaufen am After*. Blutungen aus dem Rektum. Blutgefüllte, *äußerliche*, große, WUNDE Hämorrhoiden mit Verschlimmerung beim Gehen. Unwillkürlicher Stuhlabgang; beim Abgang von Winden. Juckreiz des Afters; *nach dem Stuhlgang*. Schmerzen im Rektum und im After; während und nach dem Stuhlgang. Brennen während und *nach dem Stuhlgang*. Drückende Schmerzen im After. WUNDHEITSGEFÜHL; *nach dem Stuhlgang*. Tenesmen. Lähmung des Rektums. Ständiger Stuhldrang mit normalem Stuhl.

Harnwege und Urin

Blasenkatarrh mit reichlich Schleim im Harn. Harnverhalten. Ständiger; nächtlicher; *häufiger*; vergeblicher Harndrang. *Tröpfelnder* Harn; schwächlicher Harnstrahl; häufiges, nächtliches Urinieren; unwillkürliches Urinieren in der Nacht; verzögertes Urinieren. Der Patient muss lange pressen, bis der Urin endlich kommt. Entzündung der Nieren. Nierenschmerzen. Harnunterdrückung. Dieses Mittel ist häufig bei chronischer Gonorrhö mit milchigen, postgonorrhoischen Absonderungen verwendet worden und hat auch Penisdeviationen geheilt. Juckreiz der Harnröhre. Brennen und Schneiden während des Harnlassens. Der Urin ist albuminhaltig, schwarz, grünlich-schwarz, *blutig*, brennend, wolkig, dunkel, blass, rot, reichlich in der Nacht, spärlich, zuckerhaltig oder auch dickflüssig.

Männliche Geschlechtsorgane
Entzündung der Hoden und der Eichel. Verhärtung der Hoden. Heftige oder beschwerliche Erektionen. Stechende Schmerzen des Hodensacks. Ziehende Schmerzen in den Hoden. Samenergüsse. Penisgeschwüre; Schanker.

Weibliche Geschlechtsorgane
KLEBRIGE, weiße, MILCHIGE, wundmachende Leukorrhö. Die Monatsblutung ist hellrot, geronnen; *häufige*, verspätete oder schmerzhafte Menstruation. Metrorrhagie. Wehenartige Schmerzen.

Atemwege und Husten
Reizung, Entzündung oder Trockenheit des Kehlkopfs; Krupp. DICKE, MILCHIGE Schleimansammlung im Kehlkopf. Der Kehlkopf ist berührungsempfindlich. Kitzeln im Kehlkopf. Heiserkeit; schließlich geht die Stimme gänzlich verloren. Die Atmung ist schnell, *asthmatisch*, tief, *beschwerlich*, rasselnd oder schnarchend. Husten Tag und Nacht, asthmatisch, bellend, kruppartig, trocken, abgehackt, rau, locker, anfallsartig, erschütternd, kurz oder heftig; Husten durch Reizung von Kehlkopf oder Luftröhre. Keuchhusten. Auswurf, morgens, blutig, schleimig, weiß, grau, *milchig-weiß* oder gelb.

Brust und Herz
Brustkatarrh mit Herzangst. Kältegefühl in der Herzregion. Blutstau und Hitzewallungen in der Brust. Zusammenschnürung von Brust und Herz, wie durch Schwefeldämpfe. Lungenblutungen. Hepatisation der Lunge nach Pneumonie. Entzündung der *Bronchien, der Lungen und der Pleura. Beklemmungsgefühl der Brust.* Brustschmerzen, beim Atmen. Schmerzen in den Seiten des Brustkorbs, beim Atmen; schneidende, drückende Herzschmerzen, wie durch *Wundheit.* Stechen beim Atmen, Stechen in der Herzregion. Heftiges Herzklopfen.

Rücken und Extremitäten
Kältegefühl im Rücken. Stechende Schmerzen im Rücken. Rückenschmerzen beim Atmen, Sitzen, Stehen oder Gehen, besser im Liegen. Schmerzen zwischen den Schulterblättern. Schmerzen in der Lendenregion, beim Sitzen und Stehen, besser im Liegen. Schmerzen im *Kreuzbein*, besser im Liegen. Schmerzen im Steißbein. Schmerzen im Rücken, in der Lendenregion und im Kreuzbein. Brennen im Rücken. Ziehende Schmerzen in der Lendenregion und im Kreuzbein. Blitzartige Schmerzen vom Kreuzbein bis zu den Füßen, die den Patienten

dazu zwingen, aus dem Bett aufzustehen und sich aufzusetzen. Drückende Schmerzen im Rücken und in der Lendenregion. Stechende Schmerzen in den Schulterblättern und im Kreuzbein.
Kälte der Extremitäten, der HÄNDE und *Füße*. Knacken in den Gelenken und in den Sehnen des Handrückens. *Krämpfe in den Gliedern*, in den Oberschenkeln und in den BEINEN. Hautausschläge auf den Gliedmaßen; Pickel und Bläschen. Heiße Hände und Füße; brennende Sohlen. Nächtliche, rheumatische Gliederschmerzen, schlimmer durch die Wärme des Bettes. Rheumatische Schmerzen in den Gelenken. Rheumatische Schmerzen in der linken Schulter und im Ellbogen. Ziehende Schmerzen in den Handgelenken, in den Oberschenkeln, in den Knien und in den Beinen. Drückende Schmerzen in den Schultern. Stechende Schmerzen in den Knien und in den Beinen. Reißende Schmerzen in den Schultern, in den Händen, in den Fingern und in den Oberschenkeln, schlimmer durch die Wärme des Bettes. Reißende Schmerzen in den *Knien* und in den *Waden*. Lähmung einer Seite; Fußschweiß; *kalter* Schweiß. Steifheit der Knie. Schwellung von Beinen und Knöcheln; ödematöse Schwellung. Spannungsgefühl von Knien und Waden. Zuckungen in den Gliedern; Zuckungen in den *Oberschenkeln*. Geschwüre an den Beinen, Warzen an den Händen. Schwäche der Gliedmaßen, insbesondere der Oberschenkel.

Schlaf
Lebhafte, *ängstliche*, furchterregende, angenehme oder ärgerliche Träume. Träume von Tiefen, von vergangenen Ereignissen, von Unglück. Ruheloser Schlaf. Schläfrigkeit am Nachmittag, am Abend, nach dem Abendessen und *nach dem Essen*. Schlaflosigkeit die ganze Nacht hindurch. Zeitiges Erwachen.

Fieber und Schweiß
Fieberfrost am Morgen, am Nachmittag, am Abend, im *Freien* und im Bett. Frösteln am Abend; äußerliche Kälte; Schüttelfrost. Fieber abends im Bett. Schwitzen am Morgen, in der *Nacht*, um Mitternacht.

Haut
Brennen oder Kälte der Haut. Trockenheit der Haut. Schorfige, schuppige Hautausschläge mit weißen, dünnen kleieartigen Schuppen; Ekzeme; Herpes; Pickel; Bläschen. Gelbsucht. Erysipel. Abschürfungen; Intertrigo. Ameisenlaufen. Juckreiz am Abend im Bett, in der Nacht; Brennen; Kribbeln; Besserung durch *Kratzen*; Stechen. Brennende *Geschwüre*; Eiterungen; Warzen.

Kalium phosphoricum — Kali-p.
Kaliumphosphat. *KH_2PO_4*

Allgemeines
Die Symptome dieses Mittels verschlimmern sich morgens, abends und in der Nacht. Die Patienten sind überempfindlich, nervös, feinfühlig, völlig erschöpft durch ihr lang währendes Leiden, durch viel Kummer und Verdruss und durch

geistige Überarbeitung; es gibt auch Patienten, die einen Zusammenbruch durch übermäßiger sexueller Aktivität oder andere Laster erlitten haben. *Kalium phosphoricum* ist ein lang wirkendes Antipsorikum. Anämische und bleichsüchtige Patienten. Die meisten Beschwerden verschlimmern sich in Ruhe und bessern sich durch sanfte Bewegung oder durch langsames Umhergehen. Dem Patienten geht es insgesamt schlechter, und seine Schmerzen verschlimmern sich durch kalte Luft, durch Kaltwerden, nachdem ihm kalt geworden ist, durch das Betreten eines kalten Ortes und bei nasskaltem Wetter. Der Patient erkältet sich leicht. Abneigung gegen Aufenthalt im Freien. Verschlimmerung durch Luftzug oder im Freien. Taubheitsgefühl der Extremitäten. Ausgeprägte Mattigkeit. Verschlimmerung durch Treppensteigen und durch körperliche Anstrengung. Die Drüsen verkümmern. Choreatische Bewegungen. Die Beschwerden verschlimmern sich nach dem Koitus. Die Schwäche, Abmagerung, Anämie und die Neigung zu Tuberkulose sind wichtige Merkmale dieser großartigen antipsorischen Arznei. Ödeme der Gliedmaßen und der serösen Häute. Die Beschwerden verschlimmern sich nach dem Essen. Abmagerung und auszehrende Krankheiten mit *fauligen Absonderungen und fauligen Stühlen*. Ohnmachtsanfälle. Fasten bessert. Tendenz zur Verfettung von Muskeln und Organen. Verschlimmerung durch kalte Getränke und Milch. Dieses Mittel hat bei gangränösen Erkrankungen Verwendung gefunden. Körperteile, die sich schwarz verfärben. Septische, *faulige Blutungen* und ausgeprägte Entkräftung. Alle möglichen Formen von nervlicher Schwäche. Hypochondrie und Hysterie. Entzündungen der Drüsen. Beschwerden durch den Verlust von Körperflüssigkeiten. Blutwallungen. Die Schmerzen sind sehr stark, drückend, stechend, reißend, nach unten reißend oder lähmend. Chronische Neuralgien, besser durch sanfte Bewegung, schlimmer durch Kälte. Einseitige Lähmung durch sich allmählich vergrößernde Schwäche. Schmerzanfälle, gefolgt von Erschöpfung. Pulsieren, das im gesamten Körper und in den Gliedmaßen verspürt wird. Die Symptome sind oft *einseitig*. Viele Symptome kommen im oder nach dem Schlaf auf. Muskelzuckungen und ruckartige Bewegungen der Gliedmaßen. Geschwüre mit fauligen Absonderungen. Übel riechende katarrhalische Absonderungen. Verschlimmerung durch schnelles Gehen; auch Gehen im Freien verschlimmert. Bettwärme bessert. Die Beschwerden werden im Winter schlimmer. Den Schülern Schüßlers sind mittels dieser Arznei so viele Heilungen gelungen, dass sie einfach nicht in Vergessenheit geraten darf. In unserer Literatur finden wir sehr gute Arzneimittelprüfungen. Hochpotenzen und Höchstpotenzen in Einzelgaben haben sich als die beste Darreichungsform erwiesen.

Geist und Gemüt

Der Patient gerät leicht in Wut und kann sich kaum artikulieren. Abneigung, Fragen zu beantworten. Besorgte Ängstlichkeit abends im Bett und in der Nacht; Ängstlichkeit nach dem Essen, Zukunftsangst, Angst um seine Gesundheit, Angst um sein Seelenheil. Jedes Mal, wenn er erwacht, bekommt er Beklemmungsgefühle und verfällt in eine Hypochondrie. Die Patientin entwickelt eine Abneigung gegen ihren Ehemann. Sie ist grausam zu ihrem Säugling und zu ihrem Ehemann. Widernatürliche Gemütszustände. Der Patient grübelt über seinen Zustand. Abneigung gegen Gesellschaft. Beschwerden durch schlechte

Nachrichten. Geistesverwirrung morgens und abends. Widerspenstige Stimmung. Schleichende Formen eines Deliriums bei septischem Fieber oder Typhus. Delirium tremens. Halluzinationen. Der Patient sieht Tote, Gestalten und fürchterliche Bilder. Er ist unzufrieden und traurig. Dumpfheit des Geistes am Morgen. Entmutigt. Er verweigert das Essen. Er ist leicht reizbar und wird durch schlechte Nachrichten stark aufgewühlt; danach folgen viele nervöse Symptome und Herzklopfen. Erschöpfung nach geistiger Anstrengung. Er verweilt lange bei seinen Phantasien. Angst am Abend. Furcht vor Menschenmengen, vor dem Tod, vor *Krankheiten*, vor dem Bösen, vor Menschen, vor der *Einsamkeit*. Der Patient erschrickt sehr leicht, was zu einer Steigerung seiner nervösen und geistigen Symptome führt. *Gedächtnisschwäche. Vergesslichkeit.* Er kann sich an bestimmte Worte nicht erinnern. Heimweh. Folgen von Kummer und anhaltenden Sorgen. In seinen Handlungen und in seiner Sprache fällt eine nervöse Eile auf. Die nervliche Erregung steigert sich solange, bis hysterisches Verhalten manifest wird. Es ist ein hervorragendes Mittel bei *Imbezillität*. Die Patientin ist ungeduldig und ungestüm. Sie ist gleichgültig gegenüber ihrer Umgebung, Spaß oder ihrer Familie. Gleichgültigkeit gegenüber geschäftlichen Angelegenheiten, danach folgen Trägheit und Mattigkeit. Wahnsinn; Melancholie; sie denkt, sie habe durch Sünden ihre Erlösung verwirkt und sie verweigert jedes Essen. Sie erkennt ihre Umgebung nicht mehr. Sie kreischt und verhält sich wie eine Wahnsinnige. Sie streitet mit ihrer Familie. Ihre Reizbarkeit ist sehr ausgeprägt, am Morgen beim Erwachen, am Abend, nach dem Koitus, während Kopfschmerzen, während der Monatsblutung, wenn sie angesprochen wird, beim Erwachen zu jeder beliebigen Zeit und nach einer erschöpfenden Diarrhö. Sie lacht, weint, jammert und ringt die Hände. Abscheu gegen das Leben; Wimmern im Schlaf. *Dumpfheit aller Sinne*. Gedächtnisschwäche in Bezug auf Wörter und ausgeprägte *geistige Entkräftung*. *Traurigkeit* am Morgen beim Erwachen, am Abend, aber auch Tag und Nacht. Eigensinnig; mürrisch; wechselhafte Stimmung. Fehler beim Sprechen und Schreiben. In vielen Fällen einer Heilung war die Milde des Gemüts auffallend. Überempfindlich im Allgemeinen, insbesondere gegen Geräusche. Ruhelosigkeit während der Monatsblutung. Die unzähligen Fälle von nervöser Erschöpfung durch geistige Arbeit, von anhaltender Ängstlichkeit, von zahlreichen Sorgen und von sexuellen Exzessen und Lastern bedürfen mit hoher Wahrscheinlichkeit dieses Mittels. Unzusammenhängende Sprache. Aufschrecken; der Patient *erschreckt sich leicht*, während des Schlafes, *durch Berührung* oder *durch Lärm*. Benommenheit und *Misstrauen*. Möchte nicht reden oder angesprochen werden. Sprechen im Schlaf. Gedankenflucht. Der Patient wird schüchtern und verlegen. Verdruss führt zum Auftreten vieler Beschwerden. Der Patient ist *weinerlich* und lebensmüde.

Kopf und Schwindel

Schwindel nachmittags und abends, besser im Freien, schlimmer nach dem Essen, mit einer Neigung einhergehend, nach vorne zu fallen; Verschlimmerung beim Nach-Oben-Sehen, sodass er gezwungen ist, sich hinzulegen; begleitet von Übelkeit und Kopfschmerzen; alles dreht sich um ihn, wenn er sich aufrichtet, beim Stehen, beim Bücken, beim Drehen des Kopfes und beim Gehen im Freien.

Der Kopf ist kalt und auch empfindlich gegen kalte Luft. Blutandrang; Völlegefühl des Kopfes, das beim Husten gespürt wird. Abendliches Hitzegefühl im Kopf, Hitzewallungen in der Stirn. Neigung des Kopfes, nach vorne zu fallen. Spannungsgefühl der Kopfhaut. Schweregefühl des Kopfes, am Morgen beim Aufrichten, in der Stirn und im Hinterkopf. Dieses Mittel hat sich als sehr nützlich erwiesen bei Hydrocephalus und vielen anderen Erkrankungen des Gehirns, wenn sie mit einer fauligen Diarrhö einhergehen. Juckreiz der Kopfhaut am Morgen beim Erwachen und in der Nacht im Bett, schlimmer zwischen 3 und 5 Uhr früh. Der Patient verspürt Bewegungen im Kopf.
Im Mittelbild finden sich ausgeprägte Kopfschmerzen. Schmerzen *am Morgen* im Bett, beim Aufrichten, beim Erwachen, der Schmerz *vergeht jedoch beim Umhergehen*. Schmerzen am Nachmittag, am Abend und in der *Nacht*. Verschlimmerung in sehr kalter Luft, aber Besserung an der frischen Luft im Freien. Die Patientin muss ihr Haar offen herabhängen lassen. Die Kopfschmerzen treten bei Schnupfen auf, bei Erkältung. Der Schmerz wird schlimmer beim Husten und bessert sich durch Essen; Verschlimmerung durch Überhitzung, durch Magenverstimmung, durch Erregung und körperliche Anstrengung. Schweregefühl im Hinterkopf mit Erschöpfung. Sie muss sich hinlegen und meidet das Licht, das Liegen auf dem Rücken führt zur Besserung der Beschwerden; Verschlimmerung durch Erschütterungen und Schritte, sowie vor und während der Monatsblutung. Dieses Mittel heilt Kopfschmerzen, die durch geistige Arbeit verursacht wurden, Kopfschmerzen von Studenten und Kopfschmerzen aufgrund geistiger Überarbeitung – sofern die Symptome übereinstimmen. Nervöse Kopfschmerzen während der Monatsblutung. Anfallsartige Kopfschmerzen. Die Schmerzen im Kopf bessern sich bei sanfter Bewegung; Verschlimmerung durch Lärm, durch Fahren in einem Fahrzeug, nach dem Schlafen, beim Niesen, Auftreten, Bücken, bei Berührung, Druck und beim Gehen oder Schreiben. Die Kopfschmerzen werden durch Überanstrengung der Augen verursacht und bessern sich durch Einhüllen des Kopfes. Heftige pulsierende Schmerzen. Schmerzen in der Stirn vor der Monatsblutung, oberhalb der Augen, erstrecken sich zum Hinterkopf; quer über die Stirn in beide Schläfen. Schmerzen im Hinterkopf, die die ganze Nacht andauern; häufiges Erwachen mit Schmerzen beim Aufrichten; der Patient erwacht mit Schmerzen im Hinterkopf und in den Lenden, die beim Liegen auf dem Rücken besser werden und nach dem Aufrichten verschwinden. Schmerzen im Hinterkopf, als würde am Kopfhaar gezogen; das Haar muss offen herabhängen. Heftige Kopfschmerzen an den *Seiten des Kopfes*. Neuralgien des linken Processus mastoideus, Verschlimmerung durch Bewegung und im Freien. Schmerzen in den Schläfen. Die Schmerzen sind stark, bohrend und brennend. Brennen in der Stirn während des Stuhlgangs. Bersten in der Stirn. Ziehen in der Stirn, in den Seiten des Kopfes und am Scheitel. Ruckende Schmerzen, drückende Schmerzen. Die Stirn fühlt sich an wie angebohrt, Besserung durch Essen. Ein *nach außen* Drücken in der *Stirn* oberhalb der Augen, als würde sich das Gehirn ausdehnen. Drücken im Hinterkopf mit Besserung durch Essen. Drücken in den Schläfen und im Scheitel. Wundheitsgefühl im Hinterkopf. Stechende Schmerzen im Kopf, in der Stirn, oberhalb der Augen, im Hinterkopf, in den Seiten des Kopfes, in der rechten Eminentia frontalis und in den

Schläfen. Betäubende Schmerzen. Reißende Schmerzen im Kopf, in der Stirn vor der Monatsblutung, mit Besserung im Liegen und wenn der Blutfluss in Gang kommt. Reißende Schmerzen im Hinterkopf, in den Seiten des Kopfes, in den Schläfen und im Scheitel. Schwitzen bei geistiger Anstrengung, Schwitzen der Stirn; kalter Schweiß. Pulsieren in Stirn und Schläfen. Das Gehirn ist sehr empfindlich gegen Erschütterungen und gegen Geräusche. Stöße, die im Kopf verspürt werden. Gehirnerweichung. Beschwerden entstehen durch das Entblößen des Kopfes.

Augen

Anämie des Nervus opticus. Die Augenlider sind am Morgen verklebt, Schleim wird abgesondert, schlimmer abends. Trockenheit und Trägheit der Augen. Herabfallen der Augenlider. Entzündung der Bindehäute, Blutfülle der Gefäße und Tränenfluss. Lähmung des Nervus opticus. Photophobie. Rötung der Augen. Starrender, ruheloser, aufgeregter Blick. Strabismus nach Erkrankungen des Gehirns. Eingesunkene Augen. Geschwollene, ödematöse Augenlider. Zukkungen der Augen und der Augenlider. Schwäche der Augen. Augenschmerzen bei Bewegung der Augen, beim Lesen und beim Erwachen; Verschlimmerung im Sonnenlicht. Starke Schmerzen. Schmerzen der Augen und der Lidränder. Ziehende, drückende Schmerzen. Die Augäpfel sind berührungsempfindlich. Scharf schneidende Schmerzen am Morgen, von den Augen zu den Schläfen ziehend. Stechende Schmerzen. Gefühl wie Splitter oder Sand in den Augen. Reißende Schmerzen. Verschwommene Sicht. Farben vor den Augen, schwebende schwarze Punkte, dunkle Farben; Schleier um Lichtquellen herum. Getrübte Sicht nach dem *Koitus*. Vernebelte Sicht. Angestrengtes Sehen führt zu Augenbeschwerden und Kopfschmerzen. Sehschwäche.

Ohren

Blutige, *übel riechende, faulige, eitrige* Absonderungen aus den Ohren. Hautausschläge auf den Ohren. Pickel im Gehörgang. Völlegefühl der Ohren. Die Ohren sind heiß. Juckreiz der Ohren, schlimmer im Liegen. Ohrgeräusche durch nervliche Erschöpfung und durch zerebrale Anämie, mit Schwindel einhergehend. Summen, Flattern, Brummen, Klingeln, Sausen, Rauschen, *Singen*, Schwirren. Schmerzen tief im Inneren der Ohren. Krampfartige, ziehende, drückende Schmerzen. Stechen im linken Ohr, das in die Wange hinunterzieht, hinter dem Ohr. Stechen im Ohr, schlimmer im Liegen. Reißende Schmerzen im Ohr. Pulsieren im Ohr. Gefühl der Verstopftheit. Singen im Ohr. Geschwollene Ohren. Zuckungen. Feines Gehör für Stimmen und Geräusche, manchmal aber eingeschränkt in Bezug auf die menschliche Stimme. Taubheit.

Nase

Schnupfen, trocken oder fließend, mit Husten und *Kopfschmerzen* einhergehend. Heuschnupfen mit ausgeprägter nervöser Schwäche. Hartnäckiger Katarrh. Blutiger, wundmachender, grünlicher, *übel riechender*, eitriger, fadenziehender, dickflüssiger, wässriger, weißer, *gelber* Ausfluss, schlimmer morgens. Gelbe Borken, schlimmer im rechten Nasenloch. Der Patient leidet sehr unter der Trokkenheit seiner Nase. Nasenbluten am Morgen, beim Schnäuzen der Nase und bei schleichenden Fieberformen. Die Nase ist verstopft. Juckreiz und Brennen in der Nase. Drückende Schmerzen im Bereich der Nasenwurzel. Ausgeprägtes Wundheitsgefühl im Inneren der Nase mit gelben Krusten und dunklem Blut. Der Geruchssinn ist zunächst noch fein, später jedoch mangelhaft. Häufiges Niesen; heftiges Niesen um 2 Uhr nachts, wenn der Patient auch nur ein wenig der Kälte ausgesetzt war. Ulzerationen in der Nase. Die Nase ist geschwollen.

Gesicht

Ein brauner Fleck von der oberen Stirnkante bis zu den Augenbrauen, ca. 8 cm breit, der drei Monate bestehen bleibt. Bleichsüchtiges Gesicht. Dunkle Ringe unter den Augen. Aufgesprungene Lippen. Das Gesicht sieht bleich, kränklich und schmutzig aus. Umschriebene Rötung der Wangen. Gelbsucht. Lippenherpes. Wunde Krusten auf den Lippen. Bläschen auf den Lippen. Das Gesicht ist eingefallen, sieht kränklich und leidend aus. Hitzewallungen im Gesicht. Entzündung und Schwellung der Ohrspeicheldrüse. Juckreiz im Gesicht, im Bereich des Backenbarts, auf der rechten Wange und an den Schläfen. Ziehende, stechende, reißende Schmerzen im Gesicht, Verschlimmerung an der kalten Luft. Kalte Umschläge bessern den Schmerz auf der rechten Seite des Gesichts, der durch einen hohlen Zahn verursacht wurde. Schmerzen in den Kieferknochen, besser nach dem Essen, beim Reden, beim Erwachen oder bei Berührung. Gesichtsneuralgien gefolgt von ausgeprägter Schwäche. Neuralgische Stiche beim Fahren in der kalten Luft, die Wärme der aufgelegten Hand bessert. Lähmung einer Gesichtsseite (*Causticum*). Schwitzen im Gesicht. Schwellung der Lippen, der Ohrspeicheldrüse und der submaxillären Drüsen. Spannungsgefühl im Gesicht. Ulzerationen der Lippen.

Mund und Zähne

Die Zunge ist dunkel belegt und blutet. Das Zahnfleisch blutet und ist mit Wunden bedeckt. Typhöse Erkrankungen von Mund, Zunge und Zähnen bei septischen Fieberformen, wenn ein fauliger Geruch vorhanden ist. Rötung des Zahnfleisches und der Zungenränder. Die Zunge ist weiß, schleimig und grünlich gelb. Trockenheit von Mund und Zunge am Morgen. Entzündung von Mund und Zahnfleisch. *Übler Geruch, am Morgen faulig*, wie verdorbener Käse. Mund und Zunge sind wund und brennen. Zahnfleischschwund. Dickflüssiger, salziger Speichel. Skorbutisches, schwammiges Zahnfleisch. Das Gaumendach ist angeschwollen und fühlt sich an wie mit Schmierfett überzogen. Der Mundgeschmack ist schlecht, bitter, fade, *faulig*, sauer; bitterer Geschmack am Morgen. Zähneknirschen im Schlaf. Nervöses Klappern der Zähne. Zahnschmerzen durch Erkältung, schlimmer durch kalte Speisen und Getränke, durch Kauen und nach dem Schlafen. Pulsierende, starke, ruckende, drückende, wunde, stechende, *reißende* Schmerzen.

Hals

Dieses Mittel ist mit einigem Erfolg bei Diphtherie, begleitet von *fauligem Geruch*, eingesetzt worden. Trockenheit im Rachen am Abend. Völlegefühl und

Zusammenschnürung des Rachens. Neigung, den Rachen durch Aushusten zu säubern. Schleim im Rachen am Morgen, manchmal mit salzigem Geschmack. Kloßgefühl im Hals. Halsschmerzen beim Schlucken. Schmerzen in der rechten Tonsille. Brennen, rohes Gefühl, Wundheit. Stechen beim Schlucken. Stechende Schmerzen von der linken Tonsille ausgehend, bis zum Ohr ziehend, während des Fahrens am Vormittag. Entzündung und Schwellung von Rachen und Tonsillen mit weißen, membranartigen Ablagerungen.

Magen

Der Appetit ist gesteigert, manchmal Heißhunger, aber beim Anblick von Speisen vergeht er wieder. Hunger durch nervöse Schwäche und bereits kurz nach dem Essen wiederkehrender Hunger. Hunger während der Monatsblutung. Abneigung gegen Essen, gegen Brot und gegen Fleisch. Kältegefühl im Magen. Verlangen nach *kalten Getränken*, Saurem und Süßigkeiten. Üblicherweise ist der Magen verstimmt. *Völlegefühl* und Auftreibung. Leeregefühl mit Übelkeit, während der Monatsblutung und nach dem Essen. Vergebliches Aufstoßen nach dem Essen. Aufstoßen von Galle oder Essen. Bitteres, saures, leeres Aufstoßen; Aufschwulken. Sodbrennen. Schweregefühl im Magen nach dem Essen. Abscheu gegen Essen. Übelkeit beim Husten, nach dem Essen, während Kopfschmerzen, während der Monatsblutung, während der Schwangerschaft; Besserung durch Aufstoßen. Würgereiz. Magenschmerzen nach dem Essen und während der Monatsblutung. Brennen, Krämpfe, Schneiden, *Wundheitsgefühl.* Stechen. Nagende Schmerzen um 5 Uhr früh beim Erwachen. Drückende Schmerzen nach dem Essen. Gefühl eines Steines im Magen. Extremer Durst nach kaltem Wasser. Durst während Hitzegefühl. Manchmal auch Durstlosigkeit. Erbrechen am Morgen, beim Husten, nach dem Essen, während Kopfschmerzen, während der Monatsblutung und während der Schwangerschaft. Erbrechen von Galle, Blut, *Speisen*, Schleim und Säure.

Abdomen

Das Abdomen fühlt sich kalt an und ist empfindlich gegen Entblößen. Auftreibung nach dem Essen und während der Monatsblutung. Tympanismus mit ausgeprägten Schmerzen, bei Typhus. Auftreibung des Abdomens mit Aszites. Leeregefühl. Gärprozesse mit Herzleiden einhergehend. *Eingeklemmte, geräuschvolle* Flatulenz. Völlegefühl nach dem Essen. Hitze- und Schweregefühl im Bauchraum. Entzündung der Gedärme, Peritoneum und Leber. Schmerzen im Abdomen, schlimmer nachts; quer über das Abdomen von links nach rechts; Zusammenkrümmen bessert die Schmerzen; Schmerzen im Abdomen während Husten, während Diarrhö, *nach dem Essen, vor* und während der Monatsblutung; anfallsartige Schmerzen; Schmerzen vor dem Stuhlgang. Schmerzen im Bereich der Leber. Herabdrängendes Gefühl, besser im Sitzen, schlimmer beim Liegen auf der linken Seite und nach dem Trinken. Es scheint, als würden die Seiten des Abdomens beim Niesen bersten. Brennen. Krämpfe nach dem Essen. Schneiden. Kneifende Schmerzen im Hypogastrium mit vergeblichem Stuhldrang. *Wundheitsgefühl* im Abdomen und in der Leber. Stechen in Abdomen und Leber. Stechen, Kneifen Bereich der Milz, schlimmer durch Bewegung. Rumpeln im Bauch und Spannungsgefühl.

Rektum und Stuhl

Verstopfung mit sehr schwierigem Stuhlgang; der Stuhl ist hart, groß und knotig. Diarrhö am Morgen, um 6 Uhr früh, am Abend, in der *Nacht*, während oder *nach dem Essen*; erschöpfende Diarrhö; Diarrhö durch Schecken oder Aufregung, während der Monatsblutung; schmerzlose Diarrhö mit Erbrechen und Krämpfen oder mit *ausgeprägter Erschöpfung* einhergehend; Diarrhö bei *Typhus*. Dysenterie. Abgang von übel riechenden Winden, der die Symptome lindert. Ameisenlaufen des Afters. Darmblutungen bei Typhus. Äußere und innere Hämorrhoiden mit Juckreiz und Schmerzen, verbunden mit Brennen und Schwellung. Entzündete Hämorrhoiden, begleitet von übel riechender Feuchtigkeit. Untätigkeit des Rektums. Unwillkürlicher Stuhlabgang. Schmerzen im Rektum während und nach dem Stuhlgang. Brennen während und nach dem Stuhlgang. *Wundheitsgefühl* und drückende Schmerzen. Stechende Schmerzen. Tenesmen nach dem Stuhlgang. Lähmung des Rektums. Erschlaffung des Afters. Vergeblicher Stuhldrang. Der Stuhl ist wundmachend; braun, lehmfarben oder wässrig; blutiger Schleim oder pures Blut; faulige Winde, gefolgt von Tenesmen nach dem Frühstück. Der Stuhl ist *reichlich*, dunkel, häufig, groß oder hell. Unverdaute Stühle. Die Stühle sind *übel riechend*, *faulig*, eitrig, wässrig, wie Reiswasser, gelb oder wie gelblich-grüner Schleim.

Harnwege und Urin

Chronischer Blasenkatarrh alter oder nervlich erschöpfter Menschen. Drückende und stechende Schmerzen in der Blase. Häufiger oder vergeblicher Harndrang, schlimmer in der Nacht. Tröpfelnder Urin. Tröpfeln nach der Miktion; schwächlicher Strahl, häufig und reichlich in der Nacht. Der Strahl *kommt und geht*. *Unwillkürlicher Harnabgang in der Nacht*, bei alten Menschen, bei Typhus und bei nervöser Entkräftung. Hartnäckige Fälle von Enuresis bei reizbaren, sensiblen Kindern. Unbefriedigende Miktion. Entzündung und Stechen im Bereich der Nieren. Brennen in der Harnröhre während und nach dem Urinieren. Stechen in der Harnröhre. Der Harn ist albuminös, brennend, wolkig, *reichlich*, übel riechend, spärlich, wässrig oder gelb wie Safran. Das Sediment ist flockig, schleimig, rot und sandig. Das spezifische Gewicht ist erhöht. Glukosurie.

Männliche Geschlechtsorgane

Sehr beschwerliche morgendliche und nächtliche Erektionen ohne sexuelles Verlangen; heftige Erektionen am Morgen. *Impotenz*. *Häufiger* Samenabgang ohne Erektionen. Entzündung der Eichel. Libidoschwund.

Weibliche Geschlechtsorgane

Völlig ermüdete, nervöse Frauen mit Abortneigung. Abneigung gegen Koitus. Vier oder fünf Tage lang nach der Menses ist das sexuelle Verlangen gesteigert und sehr heftig. Entzündung der Gebärmutter. Juckreiz durch Leukorrhö. Dieses Mittel hat einen chronischen Abszess geheilt, der periodisch reichlich orangefarbige Flüssigkeit über Scheide und Rektum absonderte. Die Leukorrhö ist *scharf*, *brennend*, *reichlich*, grünlich, gelb, übel riechend, faulig; Leukorrhö nach der Menses und bei jungen Mädchen. Die Monatsblutung bleibt aus, ist schwarz, *reichlich, dunkel,* verspätet, häufig, unregelmäßig, spät, *übel riechend, schmerzhaft,* blass, verlängert, *spärlich, kurz,* unterdrückt oder dick. Gebärmutterblutungen. Schmerzen in den Ovarien, Schmerzen im linken Ovar, besser durch Liegen auf dem Rücken, durch Zusammenkrümmen und während der Monatsblutung. Schmerzen in den Ovarien beim Zubettgehen. Stechende Schmerzen in den Ovarien. Nächtliche Schmerzen in der Gebärmutter und in den Ovarien während der Schwangerschaft. Wehenartige Schmerzen. Prolaps uteri.

Atemwege und Husten

Reizung von Kehlkopf und Luftröhre in kalter Luft. Katarrh der Atemwege mit dickflüssigem, gelblich-weißem Schleim. Wundheitsgefühl und Kratzen im Kehlkopf. Kitzeln in *Kehlkopf und Luftröhre.* Heisere Stimme, *Stimmverlust durch Lähmung der Stimmbänder*; Heiserkeit durch Überanstrengung der Stimmbänder.

Atembeschwerden in der Nacht; rasselnde Atmung, Kurzatmigkeit; Atembeschwerden beim Treppensteigen. Nervöses Asthma, schlimmer nach dem Essen.

Husten untertags, morgens, abends im Bett und in der Nacht. Trockener Husten nachts während Fieber. Abgehackter Husten. Husten durch Reizung des Kehlkopfs und der Luftröhre. Lockerer Husten. Anfallsartiger Husten. Quälender Husten. Rasselnder Husten. *Kurzer,* krampfartiger Husten. Husten in der kalten Luft, durch tiefes Einatmen, während Fieber und Frost, sowie nach dem Essen; Verschlimmerung im Liegen. Asthmatischer Husten. Husten durch Kitzeln im Kehlkopf und in der Luftröhre. Pfeifender Husten. Keuchhusten mit ausgeprägter nervlicher Entkräftung.

Morgendlicher, blutiger, schaumiger, grünlicher, schleimiger, *übel riechender, eitriger,* fauliger, salziger, dicker, süßlicher, zäher, *gelblich*-weißer Auswurf.

Brust und Herz

Dieses Mittel ist schon oft als hilfreich bei der Behandlung der Angina pectoris bezeichnet worden. Angstgefühl in der Brust am Morgen. Brustkatarrh. Krampfartiges Einschnürungsgefühl. Einschnürung des Herzens. Fettige Degeneration des Herzens. Lungenblutungen. Hepatisation der Lunge. Entzündung von Bronchien, Lunge und Pleura. Beklemmungsgefühl in der Brust. Juckreiz der Haut. Brustschmerzen beim Husten, beim Einatmen, bei Bewegung, beim Atmen. Schmerzen im unteren Bereich des Brustkorbs beim Husten, Schmerzen innerhalb des Brustkorbs und Herzschmerzen. Starke Schmerzen von der linken Seite des Brustkorbs bis zum Schulterblatt. Brennen im Brustkorb. Schneidende Schmerzen unter der rechten Brust. Wundheitsgefühl im Brustkorb. Stechen im Brustkorb beim Husten, beim Atmen, in den Mammae, an den Seiten des Brustkorbs und im Herzen. Reißende Schmerzen im Brustkorb. *Herzklopfen* durch *ängstliche Unruhe* und durch Treppensteigen, schlimmer durch Bewegung. *Heftig.* Schweiß in den Achseln riecht nach Zwiebeln. Dieses Mittel ist äußerst hilfreich bei beginnender Lungenschwindsucht und Lungeneiterung. Schwellung in den Achseln; Abszesse. Schwäche der Brust. *Herzschwäche.* Intermittierender und unregelmäßiger Puls; schwächlicher Kreislauf.

Rücken und Extremitäten

Der Rücken fühlt sich kalt an. Hautausschläge auf dem Rücken, Pickel. Druckgefühl in der Lumbalregion. Der Nacken und der Rücken sind lahm. Juckreiz. Rückenschmerzen in Ruhe, Besserung durch Bewegung und Verschlimmerung beim Atmen und während der Monatsblutung. Schmerzen im Hinterkopf und in den Lenden am Morgen beim Erwachen, besser durch Liegen auf dem Rücken, der Schmerz vergeht jedoch nach dem Aufrichten. Nackenschmerzen. Schmerzen in der Dorsalregion. Schmerzen in den Schulterblättern am Morgen beim Erwachen, der Patient musste sich aufsetzen, um sich umzudrehen. Zunächst Schmerzen im rechten Schulterblatt, dann im linken. Schmerzen zwischen den Schulterblättern. Schmerzen in der Lumbalregion während der Monatsblutung und im Sitzen, besser durch Bewegung. Schmerzen im Kreuzbein während der Menses. Intensive Schmerzen entlang der Wirbelsäule. Schmerzen im Steißbein. Starke Schmerzen zwischen den Schulterschmerzen. Wunde Wirbelsäule, wie geprellt. Brennen im Rücken und in der Lumbalregion. Ziehen im Rücken und in der Lumbalregion. Lahmheit und Steifheit des gesamten Rückens mit Besserung durch sanfte Bewegung. Stechende Schmerzen im Rücken, in der Dorsalregion und in der Lumbalregion. Stechen in Richtung Vorderwand des Brustkorbs mit Atemnot, besser durch Zurücklehnen gegen einen Stuhl, schlimmer durch Liegen auf dem Rücken, durch Sitzen oder Gehen. Reißende Schmerzen im Rücken und in der Lumbalregion. Rückenmarkserweichung. Schwäche mit Stolpern beim Gehen. Geschwollene Halslymphknoten. *Rückenschwäche*. Der Patient kann ohne einen Stuhlrücken, gegen den er sich lehnen kann, nicht aufrecht sitzen. Dieses Mittel heilt viele unspezifische spinale Erkrankungen.

Kalte Hände und Füße. Die Füße sind kalt und feucht. Krämpfe in den Oberschenkeln, Waden und Fußsohlen. Hautausschläge auf den Gliedmaßen, Pickel. Die Hände sind heiß. Schweregefühl der Glieder, der unteren Extremitäten und der Füße. Dieses Mittel war von großem Nutzen bei Erkrankung der Hüftgelenke. Juckreiz der Glieder sowie der *Handflächen* und *Fußsohlen*. Taubheitsgefühl der unteren und oberen Extremitäten sowie der Hände, Fingerspitzen, Füße und Beine. Rheumatische und gichtartige Schmerzen in den Gliedern und Gelenken, besser durch Bewegung und Wärme. Schmerzen im Rücken und in den Gliedern, besser durch Bewegung. Schmerzen in den Schultern und Armen, beim Heben der Arme. Ischiassyndrom, besser durch sanfte Bewegung. Schmerzen in Hüfte und Knie. Schmerzen in den Beinen um 5 Uhr früh beim Erwachen, besser durch sanfte Bewegung. Geprellte Knie und Beine. Brennende Füße, Fußsohlen und Zehen. Paralytische, ziehende Schmerzen in den Gliedern, besser durch Wärme und sanfte Bewegung. Ziehen in den oberen Extremitäten, in den Oberschenkeln, in den Knien und Beinen. Ziehende Schmerzen in den Fußsohlen, führen zu einer Lahmheit der Füße. Drückende Schmerzen in der Schulter und in den Oberschenkeln. Stechen in den Fußsohlen. Stechen in den Gelenken, in Schultern und in den Knien. Reißende Schmerzen in den Gliedmaßen; in den Schultern, in den Oberarmen, im Ellbogen, in den Unterarmen, Händen und Fingern. Reißende Schmerzen in den unteren Extremitäten; in der Hüfte, den Knien, den Beinen und Füßen. Paralytische, reißende Schmerzen in den Gliedern, besser durch Bewegung. *Lähmung der Gliedmaßen. Hemiplegie.* Fußschweiß. Die unteren Extremitäten und die Füße sind ruhelos. Rheumatische Steifheit nach dem Ausruhen. Ödeme von Händen und Füßen. Die Hände zittern. Die Glieder zucken. Schwäche in allen Glieder, insbesondere in den unteren Extremitäten.

Schlaf

Tiefer Schlaf. Ängstliche, schreckliche, lebhafte Träume; Träume von *Liebe*, vom Fallen, vom Nacktsein; Alpträume; nächtliche Panikattacken bei Kindern (*Borax*). Rastlos, nervös und heiß im Schlaf. Der Patient schläft auf dem Rücken. Schläfrigkeit früh am Abend, nach dem Essen. Schlaflosigkeit nach Mitternacht, nach geistiger Anstrengung, nach Erregung, nach Verdruss. Schlaflosigkeit mit Schläfrigkeit. Zeitiges Erwachen, wie durch Schrecken. Schlafwandeln. Sehr störendes Gähnen.

Fieber und Schweiß

Fieberfrost morgens, vormittags, mittags, nachmittags, abends. Frösteln im Freien und im Bett. Dem Patienten wird im Bett kaum warm. Abendliches Frösteln, das die Wirbelsäule nach oben wandert. Den ganzen Tag ist ihm kalt. Frösteln nach dem Essen. Äußerer und innerer Frost. Nervöses Zittern und Schaudern. Schüttelfrost. Einseitige Kälte.
Fieber am Nachmittag und am Abend. Hitze während der gesamten Nacht, mit Hunger. Fieber im Wechsel mit Frost. Fieber nachts im Bett. Typhus vom schleichenden, fauligen Fiebertypus. Trockene Hitze. Hitzewallungen. Dieses Mittel hat sich als sehr nützlich bei hektischen Fiebern erwiesen, wenn fauliger Schweiß, fauliger Auswurf und ausgeprägte Nervosität mit Aufregung vorhanden war. Innere Hitze. Fieber ohne Schweiß. Scharlach. Die Haut ist dunkelrot, der Rachen ist faulig und dunkelrot. Schwitzen morgens und nachts, beim Essen und Trinken und schon bei der geringsten Anstrengung. Übel riechender Schweiß während des Schlafs, reichliches nächtliches Schwitzen.

Haut

Dunkelrote Flecken auf den Waden. Kratzen gefolgt von Brennen. Die Haut ist kalt, ikterisch, trocken. Feuchte Hautausschläge, wobei die Feuchtigkeit übel riecht. Herpes. Hautausschläge, die jucken, Pickel, Psoriasis, Urticaria, Bläschen; schorfige, blutige, jauchige Hautausschläge. Dieses Mittel hat bereits Erysipele geheilt, die schon fast gangränös geworden waren und einen fauligen Geruch verbreiteten. *Reaktionsschwäche der Haut.* Jucken, Kribbeln und Stechen in der Haut. Sehr empfindliche Haut. Stechen in der Haut. Brennende, übel riechende, sogar faulige Geschwüre mit gelben Absonderungen.

Kalium silicatum* — Kali-sil.

Kalium silicicum; Kaliumsilikat, Kalkwasserglas. K_2SiO_3.

Allgemeines

Das Kalium-Silikat ist ein sehr tief wirkendes Mittel. Einige wenige der Symptome treten am Morgen auf oder verschlimmern sich zu dieser Tageszeit,

einige von ihnen am Vormittag und Nachmittag, viele am Abend und sehr viele *nachts* und besonders *nach Mitternacht*. Abneigung gegen Aufenthalt im Freien, Verschlimmerung durch Aufenthalt im Freien und durch Luftzug. Der Patient fürchtet das Baden und erfährt dadurch eine Verschlimmerung. *Er ist empfindlich gegen kaltes Wetter, seine Symptome verschlimmern sich, wenn ihm kalt wird*; nachdem ihm kalt geworden ist, beginnen die Beschwerden; schlimmer im kalten Zimmer und bei trockenem, kaltem Wetter; kaltes, nasses Wetter verschlimmert ebenfalls. Er erkältet sich leicht. Nach dem Essen sind alle Beschwerden schlimmer; schlimmer nach leichter Anstrengung. Ohnmachtsgefühl, *Abmagerung*. Es geht ihm schlechter nach *kalten Getränken*, kalten Speisen, Milch und fettem Essen. Kriechendes Gefühl am ganzen Körper, besonders in den Extremitäten. Verhärtungen in den Drüsen und Muskeln. Die schmerzenden Körperteile sind empfindlich gegen Erschütterung. Die Mattigkeit ist sehr auffallend und dauerhaft. *Möchte* die ganze Zeit *liegen*. Nachdem die Muskeln überanstrengt wurden, dauert die Schwäche lange an. Der Patient scheut sich davor, sich zu bewegen oder zu laufen, und Bewegung verschlimmert.
Vermehrte schleimige Absonderungen. Das Blut strömt vom Körper zum Kopf. Zahlreiche stechende, reißende Schmerzen; der Patient leidet, wenn sein Schweiß durch einen Luftzug oder durch unangemessene Kleidung unterdrückt wird; Druck verschlimmert, große Empfindlichkeit gegen Berührung.
Pulsieren in Kopf und Gliedern; Steifheit am ganzen Körper und in den Gliedern; der Patient zittert überall, besonders im Abdomen; Muskelzucken. Alle Symptome *verschlimmern sich durch Abdecken des Körpers*; Laufen und schnelles Laufen verschlimmern. Große Schwäche morgens beim Aufwachen, ebenso am Abend, nach dem Essen und nach dem Gehen. *Ermüdung*. Schlimmer im Winter und bei kaltem Wetter, besser im Sommer.

Geist und Gemüt

Geistesabwesend, zornig wegen Kleinigkeiten; Ängstlichkeit abends im Bett und während der Nacht; Ängstlichkeit mit Furcht; Ängstlichkeit nach dem Essen, wegen seiner Gesundheit; während der Menses, wegen Kleinigkeiten; Launenhaftigkeit. Es ist ein sehr hilfreiches Mittel für Schulkinder, die nicht lernen können. Konzentration fällt schwer; der Patient hat das Zutrauen zu seinen Fähigkeiten verloren. Verwirrung am Morgen beim Aufstehen, abends, *nach geistiger Anstrengung*, beim Sitzen. Trost verschlimmert die Gemütssymptome; widerspenstig und feige. Sein Geist ist voller Einbildungen, über tote Menschen; Phantasiegebilde; sieht nachts Bilder; sieht furchteinflößende Bilder; sieht Geister und Diebe. Er ist unzufrieden und entmutigt. Abgestumpftheit des Geistes beim Lesen und Schreiben; morgens beim Aufwachen. Viel Aufregung. Geistige Anstrengung verschlimmert viele Symptome. Furcht, begleitet von Ängstlichkeit; Furcht und Arbeitsscheu; leicht geängstigt; vergesslich und unvorsichtig, so dass es aussieht, als würde der Patient bald unzurechnungsfähig; viele hysterische Erscheinungen. Er ist sehr ungeduldig, gleichgültig gegenüber seinen Freunden und Vergnügungen; nichts macht ihm Freude. *Unentschlossenheit*. Es scheint ihm egal zu sein, wie die Dinge sich entwickeln, eins ist so gut wie das andere. Er hat keine Meinung zu drängenden Fragen. Extrem reizbar; schlimmer morgens und abends; *schlimmer nach dem Geschlechtsverkehr*; schlimmer durch jeglichen Versuch, ihn zu trösten. Das Gedächtnis ist sehr schwach; Fehler beim Sprechen und Schreiben; benutzt Worte am falschen Ort. Er ist sehr stur, und seine Laune wechselt ständig. *Geistige Erschöpfung.* Große Ruhelosigkeit nachts. Sehr traurig am Morgen. Manchmal scheint er den Verstand zu verlieren. Manchmal ist er sehr geräuschempfindlich. Dieses Mittel ist sehr hilfreich, wenn die Symptome ausgelöst wurden durch sexuelle Ausschweifungen. Will ruhig sitzen oder herumsitzen und nichts tun; *sehr träge.* Erschrickt sich leicht, durch Schreck; durch Geräusch, beim Einschlafen, wenn er berührt wird. *Wunderbare Schüchternheit.* Möchte sich nicht unterhalten. Reden im Schlaf. Viel Weinen; Weinen abends und nachts; Weinen im Schlaf. Die Willenskraft ist schwach; Abneigung gegen geistige Arbeit.

Kopf und Schwindel

Schwindel morgens, nachmittags, abends; Neigung, nach hinten zu fallen; Schwindel während Kopfschmerzen, wie vergiftet; muss sich hinlegen; Schwindel, begleitet von Übelkeit; Dinge scheinen sich im Kreis zu drehen; fast ständiger Schwindel, beim Aufstehen, *beim Sitzen, beim Bücken*, beim Laufen, beim Gehen im Freien. Kälte des Kopfes, des Scheitels; der Kopf ist kälteempfindlich und muss bedeckt werden. Kochendes Gefühl im Gehirn; Blutarmut des Gehirns; Hyperämie des Kopfes abends beim Husten; Zusammenschnürungsgefühl der Kopfhaut, besonders an der Stirn. Ausschläge an der Haarkante, am Hinterkopf, wie feuchte Ekzeme; Völlegefühl des Kopfes, die Haare fallen aus; Hitze im gesamten Kopf; schlimmer in der Stirn; Schweregefühl in der Stirn morgens; Gefühl von Bewegungen im Kopf. Schmerzen im Kopf *morgens*, nachmittags, abends, *nachts; nach Mitternacht*; Schmerzen *schlimmer in kalter Luft* und durch Luftzug; nach dem *Geschlechtsverkehr*; wenn der Kopf kalt wird; durch Schnupfen; nach dem Essen; wenn der Patient hungrig ist; durch Überhitzung; *schlimmer durch Erschütterung*; durch Licht; durch *geistige Anstrengung*; durch Bewegung; durch Bewegung von Kopf oder Augen; durch Geräusche; während der Menses. Muss sich hinlegen. *Wärmeanwendung bessert.* Die Schmerzen sind pulsierend, periodisch und anfallsweise. Kopfschmerzen wurden ausgelöst durch sexuelle Ausschweifungen; schlimmer nach dem Schlaf; durch kräftiges Auftreten; durch *Bücken* und durch *Anstrengung der Augen.* Der Patient ist gewalttätig, schlimmer durch Berührung und beim Gehen, *Umwickeln des Kopfes bessert.* Schmerzen in der Stirn tagsüber; morgens, *nachmittags*, abends, nachts, über den Augen; Schmerzen im Hinterhaupt; Schmerzen in den Seiten des Kopfes, schlimmer auf der rechten Seite; Schmerzen in den Schläfen. Bohrende Stirnkopfschmerzen; Zerschlagenheitsschmerz im gesamten Kopf; berstende Schmerzen in der Stirn; ziehende Schmerzen im gesamten Kopf und in der *Stirn*; drückende Schmerzen; die Schmerzen drücken nach außen; Drücken in der Stirn; *Nach-Außen-Drücken über* den Augen; Hinterhaupt, Schläfen und Scheitel; schießende Schmerzen in der Stirn und im Hinterhaupt; *stechende Schmerzen im Kopf*, in der Stirn, im Hinterhaupt, an den Seiten des Kopfes und den Schläfen; betäubende Schmerzen im Kopf; reißende Schmerzen in Kopf, Stirn, Hinterhaupt, in den

Seiten des Hinterhaupts, *Seiten des Kopfes, Schläfen* und Scheitel. Schwitzen an der gesamten Kopfhaut; Schweiß an der Stirn. Pulsieren im Kopf, in der Stirn. Gefühl des Schüttelns oder Zitterns im Gehirn; lässt man den Kopf in kalter Luft unbedeckt, löst dies viele Symptome aus.

Augen

Die Augenlider kleben morgens zusammen. Dieses Mittel hat Katarakt geheilt. Die Absonderungen sind gelb und dick; Trockenheit der Augen; Ekzeme um die Augen herum und in den Augenbrauen; die Augen fühlen sich heiß an; Entzündung der Augen, der Konjunktiven, der Lider; psorische Beschwerden der Augen; entzündete Blutgefäße; Tränenfluss in kalter Luft. Das Mittel hat Hornhauttrübung geheilt. Schmerzen in den Augen, das rechte ist am meisten betroffen, Wärme bessert; der Schmerz ist *brennend, drückend, stechend,* reißend; Schmerzen, als sei Sand in den Augen, Das Mittel hat Lähmungen des N. opticus geheilt. Deutliche Photophobie bei Tageslicht; Rötung der Augen; Flecke auf der Hornhaut; starrender Blick, geschwollene Lider; Geschwüre der Hornhaut; schwache Augen. Im Blickfeld treten viele Farben auf, *Mouches volantes* und schwarze Fliegen; dunkle Farben, Gelb. Getrübte Sicht. *Geblendet sein.* Beschwerden durch *Überanstrengung der Augen*; Flackern vor den Augen; denkt, er wird blind; Funken vor den Augen und geschwächte Sehkraft.

Ohren

Absonderungen aus den Ohren; blutig, stinkend, eitrig, *dick, gelb.* Schorfige Ausschläge hinter dem Ohr. Flatterndes Gefühl in den Ohren; die Ohren sind heiß; Entzündung des Mittelohrs; intensives Jucken tief im Inneren des Ohres; Geräusche im Ohr, begleitet von Schwindel; flatternde Geräusche, Klingeln, *Tosen.* Schmerzen im Ohr, hauptsächlich rechts, besser durch Wärme; Schmerzen hinter dem Ohr und tief im Inneren des Ohres; drückender, bohrender, krampfartiger Schmerz; ziehend, *stechend, reißend*; Ziehen und Reißen hinter dem Ohr. Pulsierender Schmerz tief im Ohr; das Ohr fühlt sich verstopft an; Geschwüre im Ohr. Das Gehör ist überempfindlich gegen Geräusche; später ist der Gehörsinn eingeschränkt. Das Mittel hat Taubheit durch Katarrh der Eustachischen Röhre und des Mittelohrs geheilt.

Nase

Katarrh der Nase und Choanen bei Menschen, denen schnell kalt ist, die schwach sind und ruhen wollen; sehr übel riechende Absonderungen, übler Mundgeruch bei Syphilitikern; die Absonderungen sind blutig, verkrustet, beißend, *grünlich,* eitrig, dick, gelb. Der Patient leidet oft unter Schnupfen, weil er sich ständig erkältet. Trockenheit in der Nase, wo sich viele Krusten bilden; die Nase ist ständig verstopft; Schmerzen in der Nase und in den Nasenknochen; große Wundheit in der Nase; brennender Schmerz in der Nase. Empfindlicher Geruchssinn, später eingeschränkt, schließlich verliert der Patient den Geruchssinn. Häufiges heftiges Niesen; die Nase ist stark geschwollen; starke Schwellung im Inneren der Nase; Geschwüre in der Nase.

Gesicht

Verfärbung des Gesichts, bläulich, rot, blass; umschriebene Rötung der Wangen; das Gesicht ist gelb gefärbt; die Lippen sind aufgesprungen und trocken; das Gesicht sieht kränklich und herabgezogen aus, leidender Gesichtsausdruck. Feuchte Ekzeme bedecken Gesicht, Kinn, Lippen, Oberlippe, die Umgebung des Mundes und die Nase und erstrecken sich die Wangen hinab. Sie bot einen furchtbaren Anblick, und alle Freunde mieden sie; es ging ihr nur in einem sehr heißen Zimmer gut. Herpes und Pickel im Gesicht. Verhärtete Parotisdrüse; Entzündung der Parotisdrüse. Jucken des Gesichts; ziehender, stechender, reißender Schmerz im Gesicht; viel Schweiß im Gesicht; Schwellung der Wangen, Lippen, Parotis und der Unterkieferdrüsen; Geschwüre der Lippen, eine harte Kruste bildet sich ständig auf der Unterlippe.

Mund

Trockener Mund, ohne Durst; Zahnfleischbluten, weiße Zunge; Aphthen im Mund; reichlich Schleim aus dem Mund; übler Mundgeruch. Die Zunge ist sehr wund, reichlich Speichel fließt in den Mund; Zahnfleisch und Zunge geschwollen; der Geschmack ist schlecht, morgens bitter, blutig, sauer.

Hals

Gefühl von Trockenheit im Hals, mit reichlich Schleim; Gefühl eines Kloßes im Hals; Schmerzen im Hals beim Schlucken; stechender Schmerz im Hals beim Schlucken; Brennen, rohes, wie wundes Gefühl und Wundheit im Hals; Schwellung des Halses und der Mandeln, das Schlucken fällt schwer. Schwellung der zervikalen Lymphknoten.

Magen

Ängstliches Gefühl im Magen, begleitet von Abneigung gegen Speisen, ganz besonders gegen Fleisch; Heißhunger; überhaupt kein Appetit; Kältegefühl im Magen; sehr störendes Aufstoßen, schlimmer nach dem Essen; bitter, leer, sauer, Aufschwulken; Aufstoßen bessert die Magensymptome; Sodbrennen und Völlegefühl des Magens; Schluckauf und Gefühl eines Gewichts im Magen. Abscheu vor Speisen. Übelkeit nach dem Essen und Trinken während Kopfschmerzen; Übelkeit mit Schwindel. Magenschmerzen nachts, nach dem Essen; die Magenschmerzen sind schneidend, brennend, krampfartig, nagend, *drückend* und stechend; wundes Zerschlagenheitsgefühl im Magen; Drücken im Magen nach dem Essen; Pulsieren im Magen nach dem Essen; Würgen beim Husten. Gefühl von Enge im Magen durch Blähungen. Durst während Frösteligkeit und Fieber; extremer Durst. Erbrechen abends und morgens; Erbrechen von Galle, von Speisen, Schleim und wässriger Flüssigkeit; Erbrechen beim Husten, nach dem Trinken von *kaltem Wasser, nach dem Essen* und während Kopfschmerzen.

Abdomen

Das Abdomen ist nach dem Essen durch verklemmte Blähungen aufgetrieben; Völle, Härte und Schweregefühl im Abdomen; große Hitze im Abdomen; Schmerzen im Abdomen nachts, beim Husten, nach dem Essen, vor und während der Menses, nach dem Stuhlgang; Wärme bessert. Schmerzen im rechten Hypochondrium, im Hypogastrium, in der Leistenregion und in der Leber; die Schmerzen im Abdomen sind brennend, krampfartig, *schneidend, drückend, stechend und reißend*; drückende und stechende Schmerzen in der Leber. Grollen und Engegefühl im Abdomen. *Stuhlverstopfung mit sehr schwierigem Stuhlabgang*; schwieriger weicher Stuhl; unzureichender Stuhl. Stuhlverstopfung während der Menses. Der Stuhl ist trocken, *hart, knotig, großvolumig*, von heller Farbe. Diarrhö morgens und abends; schmerzhafte Diarrhö während der Menses, mit blutigem Stuhl, häufig, übel riechend, eitrig, wässrig; Dysenterie mit spärlichem Schleim, eitriger und blutiger Stuhl; Zusammenschnürung des Anus. Das Mittel hat Anusfisteln geheilt. Abgang von Flatus bessert; Ameisenlaufen am Anus. Hervortretende Hämorrhoiden, die geschwürig entarten und bluten; Inaktivität des Rektums; Jucken des Anus nach Stuhlgang; vergeblicher Stuhldrang; Schmerzen im Anus während des Stuhlgangs; Brennen während und nach dem Stuhlgang; brennen nach hartem Stuhl. Schneidende, drückende, stechende, fein stechende Schmerzen im Anus; Tenesmus, *extreme Wundheit im Anus.*

Harnwege und Urin

Blasenkatarrh. Der Urin ist wolkig, rot, reichlich oder spärlich, mit viel schleimigen Ablagerungen; drückender Schmerz in der Blase; Harndrang; nachts; ständig, häufig, vergeblich; der Urin tröpfelt; häufiges Wasserlassen in der Nacht; schwacher Harnstrahl; er kann die Blase nicht komplett entleeren; der Harnstrahl setzt langsam ein; der Patient hat das Gefühl, er sei noch nicht fertig; unwillkürlicher Harnabgang nachts. Brennen in der Harnröhre beim Wasserlassen.

Männliche Geschlechtsorgane

Erektionen am Morgen und in der Nacht, schmerzhaft, sogar heftig, ohne sexuelles Verlangen; Verhärtung der Hoden; Jucken des Skrotums; *Samenabgang.* Sexuelles Verlangen zunächst erhöht, dann vermindert, später fehlend; Hodenschwellungen.

Weibliche Geschlechtsorgane

Hautausschläge und Jucken der Vulva; Leukorrhö, *wundfressend und gelb*; schlimmer nach der Menses. Hellrote Menses, reichlich, *häufig, intermittierend, zu spät einsetzend, übel riechend*, schmerzhaft, blass, spärlich, kurz, *unterdrückt*; Metrorrhagie zwischen den menstruellen Blutungen; herabdrängendes Gefühl im Becken; Brennen in den Genitalien; wehenartige Schmerzen während der Menstruation; Wundheit der Genitalien; Uterusprolaps.

Atemwege und Husten

Katarrh der Luftwege; Reizung des Kehlkopfes und der Luftröhre; viel Schleim in den Luftwegen, besonders im Kehlkopf; Schaben im Kehlkopf, Kitzeln in Luftröhre und Rachen. Die Stimme ist heiser und rau. Das Mittel ist sehr hilfreich bei Asthma. Erschwerte Atmung durch Anstrengung, beim Liegen und beim Husten; Rasseln in der Brust; kurzes, ersticktes, pfeifendes Atmen; Husten tagsüber, morgens, vormittags, abends und am stärksten und dauerhaftesten nachts; der Husten ist schlimmer nach dem Essen, während Fieber, beim Liegen; der Husten ist asthmatisch und erstickend, erschütternd und krampfhaft; trockener Husten in der Nacht; Hüsteln in der Nacht; Husten durch Reizung des Kehlkopfes und der Luftröhre; Husten durch Kitzeln in Kehlkopf und Luftröhre; der Husten ist heftig, krampfhaft und anfallsartig, wie Keuchhusten. Auswurf morgens, blutig, reichlich, grünlich, schleimig, *eitrig*, faulig aussehend, zäh, *klebrig*, gelb.

Brust und Herz

Brustkatarrh; Lungenabszess; Abszess der Achseln. Engegefühl der Brust. Pleuraödem. Hohles Gefühl in der Brust; Lungenblutung; chronische Entzündung der Bronchien; Gefühl eines Gewichts auf der Brust; Schmerz in der Brust beim tiefen Einatmen während des Hustens; Schmerzen in den Seiten der Brust beim tiefen Einatmen; brennender, drückender, stechender Schmerz. Rohes, wie wundes Gefühl beim Husten, Wundheit der Brust, Stechen beim Husten und beim Einatmen, erstreckt sich in den Rücken, Stiche in den Seiten der Brust beim Atmen; Stechen in den Brüsten; reißende Schmerzen in den Brustwänden. Herzrasen bei Aufregung und bei leichter Anstrengung. Das Mittel hat sich als sehr hilfreich bei Tuberkulose erwiesen. Schwellungen in den Achsellymphknoten. Gefühl großer Schwäche in der Brust, sehr ähnlich *Stannum*.

Rücken und Extremitäten

Der Rücken fühlt sich kalt an. Jucken des Rückens. Schmerzen im Rücken *während der Menses*, beim Sitzen und Bücken; Schmerzen im Nacken, zwischen den Schulterblättern, in der *Lumbalregion* und im Kreuzbein; Schmerzen im Steißbein; die gesamte Wirbelsäule schmerzt. Drückender Schmerz in Lumbalregion und Kreuzbein; Brennen in der Lumbalregion; ziehender Schmerz in Zervikalregion, Lumbalregion und Kreuzbein; drückender Schmerz in der Lumbalregion. Die gesamte Wirbelsäule ist wund. Stechende Schmerzen in Schulterblättern, *Lumbalregion* und Kreuzbein; Reißen in der Zervikalregion; Steifheit des Halses; Spannung im Rücken; Schwäche in der Lumbalregion.
Die Hände sind bei kaltem Wetter aufgesprungen; die Hände und Füße sind kalt; Krämpfe in den Händen und Waden. Bläschenartiger Ausschlag auf den Händen; Pickel an den unteren Extremitäten; viele Hautausschläge an den Oberschenkeln. Niednägel. Die Hände sind heiß. Deutliches Schweregefühl in den unteren Extremitäten, Unterschenkeln und Füßen. *Erkrankungen des Hüftgelenks.* Jucken der oberen Extremitäten, Hände und Handflächen; Jucken der unteren Extremitäten, Oberschenkel und Unterschenkel. Muskelzucken der unteren Extremitäten; Taubheit der oberen Extremitäten, Hände und Finger; Taubheit der unteren Extremitäten, Unterschenkel und Füße. Schmerzen in den Gliedmaßen während Frost, Wärme bessert. Rheumatische Schmerzen in den Gliedmaßen; harter Schmerz in den Gelenken; gichtige Schmerzen in den Gelenken; Schmerzen in Schulter und Fingern, Hüften, Oberschenkeln und Knien; Schmerzen im Ischiasnerv. Drückender Schmerz in den Unterschenkeln; Brennen der Fußsohlen; ziehende Schmerzen in den Gliedmaßen; obere Gliedmaßen, Schultern, Ellbogen, Unterarme, Handgelenke, Hände, Finger,

untere Gliedmaßen, Oberschenkel, Knie, Unterschenkel, Fußgelenke, Füße; drückende Schmerzen in den Oberschenkeln; wunder, zerschlagener Schmerz in allen Extremitäten; obere Gliedmaßen, untere Gliedmaßen, Hüfte, Unterschenkel; Verstauchungsgefühl in allen Gelenken; stechende Schmerzen in allen Gliedmaßen und Gelenken, Stechen in Schultern, Oberarmen, Handgelenken, Händen, Fingern; Stechen in den Oberschenkeln, Knien, Unterschenkeln, Fußgelenken, Füßen, *Fersen*, Zehen, große Zehe; reißende Schmerzen in allen Gliedmaßen und Gelenken; Reißen in den Schultern, Oberarmen, Ellbogen, Unterarmen, Handgelenken, Händen, Fingern, Fingergelenken; Reißen in Hüfte, Oberschenkeln, Knien, Unterschenkeln, Waden, Fußknöcheln, Füßen, Fußsohlen, Zehen, große Zehe; Lähmung der oberen und *unteren Extremitäten*. Schweiß an den Handflächen; reichlicher, kalter, *übel riechender* Schweiß der Füße und zwischen den Zehen. Steifheit der Gelenke, Schultern, Knie; Schwellung der Füße, Beine und Knie; Spannung in den Knien und Waden; Zittern aller Gliedmaßen, der Hände und Beine; Zucken aller Gliedmaßen, *Oberschenkel*. Geschwüre an den Beinen; Schwäche der Gelenke, Oberschenkel, Knie und Fußknöchel.

Schlaf

Ängstliche Träume; von Toten, vom Tod; von Ereignissen des vergangenen Tages; schrecklich, fantastisch, Feuer, *voller Furcht*, Geister, Alpträume, hellsichtig, lebendig, von Wasser. Ruheloser Schlaf, Schläfrigkeit am Nachmittag, *abends*, nach dem Abendessen. Schlaflos vor Mitternacht; nach Mitternacht, nach 2 Uhr morgens, mit Schläfrigkeit. Schlaflosigkeit durch Nachdenken, nach dem Aufwachen. Häufiges und zu frühes Erwachen; häufiges Gähnen.

Fieber und Schweiß/Frost

Frost morgens, vormittags, mittags, nachmittags, abends, nachts, im Freien, in kalter Luft, im Luftzug; Fröstеligkeit am Abend im Bett, nach dem Essen; inneres und äußeres Frösteln, schlimmer durch Bewegung; Frösteln begleitet von Schmerz; *einseitiger Frost*; Schüttelfrost am Abend; besser im warmen Zimmer, äußerliche Hitze bessert.

Fieber nachmittags, abends und nachts, abwechselnd mit Schweiß; trockene Hitze, äußerliche Hitze; Hitzewallungen; ohne Schweiß; *nächtliche Schweiße*; Schweiß am Morgen, tagsüber und *während der Nacht*. Schwitzen während und nach dem Essen, durch die kleinste Anstrengung, durch Bewegung; *reichlich nachts*; Schwitzen im Schlaf; übel riechend beim Gehen. Wenn durch kühle Luft die Schweißbildung unterdrückt wird, setzen viele Beschwerden ein.

Haut

Brennen nach dem Kratzen; alte Narben werden schmerzhaft. Die Haut ist oft kalt. Die Haut reißt; Verfärbung der Haut; Flecke, Leberflecke, rote Flecke, gelbe Haut; trockene Haut, trockene, brennende Haut, unfähig zu schwitzen. Blasen auf der Haut; brennende Ausschläge; wund gescheuerte Haut; schuppende Hautausschläge; trockene und feuchte Hautausschläge. Das Mittel hat äußerst hartnäckige Fälle von Ekzemen geheilt, bei denen *Sulphur* und *Graphites* indiziert schienen, aber versagt haben. Herpes, der brennt und frisst, krustig ist, juckt und sticht. Ausschläge, die schmerzhaft sind, jucken und sich ausbreiten. Juckende Pickel und Pusteln; krustige Hautausschläge nach dem Kratzen; schuppige Ausschläge, trocken oder feucht; wundes, wundes, beißendes Gefühl nach dem Kratzen; Stechen nach dem Kratzen; *knotige Urticaria*. Bläschenartiger Ausschlag; Abschürfungen nach dem Kratzen. Erysipel. Verhärtungen in der Haut. *Intertrigo*. Jucken, Brennen, Krabbeln, wundes Beißen und Stechen nach dem Kratzen. Das Mittel hat Lupus geheilt. Feuchtigkeit der Haut nach dem Kratzen, er kratzt, bis die Haut feucht ist oder blutet; wundes Gefühl auf der Haut. Nach dem Kratzen ist die Haut angeschwollen und brennt, sie sieht ödematös aus; Gefühl der Spannung in der Haut; geschwüriger Schmerz in der Haut. Die Geschwüre, die sich auf der Haut bilden, zeichnen sich dadurch aus, dass sie *bluten*, brennen, sich ausbreiten, pulsieren, wund beißen und eitern. Die Geschwüre sind schmerzunempfindlich; die Absonderung aus den Geschwüren ist blutig, reichlich, wässrig und dünn. Reißende Schmerzen in den Geschwüren. Verletzungen und kleine Hautwunden heilen nicht und eitern. Warzen sind schmerzhaft, stechen, eitern und vertrocknen.

Kalium sulphuricum — Kali-s.

Kaliumsulfat. K_2SO_4.

Allgemeines

Dieses Mittel bildet eine Verbindung aus zwei sehr tief wirkenden Mitteln. Dr. Schüssler war der erste, der seine Heilkräfte zeigte. Die beste Beschreibung aus biochemischer Sicht findet sich in der Arbeit von Dewey über die „Gewebemittel". Der Autor hat über viele Jahre hinweg die Symptome geheilter Kalium sulphuricum Fälle gesammelt und sie anhand des Studiums der beiden Einzelbestandteile Kalium und Sulphur in ihrer Verbindung bestätigt. Viele dieser Symptome zeigen sich bei den Kranken als Verschlimmerungen, einige sind aber auch lediglich geheilte Symptome. Hier können durch Prüfungen noch viele Verbesserungen erzielt werden. Verwendet der Leser dieses Mittel vorsichtig und wie hier beschrieben, so wird er über die Tiefe seiner Wirkung erstaunt sein. Verwendet er es in hohen Potenzen, so wird er über die Wirkdauer jeder Dosis erstaunt sein. Das Mittel hat Epilepsie geheilt, Lupus und Epitheliome sowie viele Hautbeschwerden, die mit Schuppenbildung einhergehen. Es hat zudem sehr hartnäckige Fälle von chronischem Wechselfieber geheilt. Das Mittel ist außerdem hilfreich bei katarrhalischen Beschwerden mit dickem gelbem oder grünem Eiter oder zähen oder *gelben, wässrigen Absonderungen*. Die meisten Symptome verschlimmern sich abends. Die Patienten haben ein Verlangen nach frischer, sogar kalter Luft, und an der frischen Luft und an kühler Luft geht es ihnen besser. Eine Verschlimmerung stellt sich ein bei Anstrengung oder wenn der Patient sich erhitzt. Die Beschwerden setzen während Ruhephasen ein und werden durch Bewegung gebessert. Die Beschwerden verschlimmern sich in einem warmen Raum. Patienten erkälten sich durch Überhitzung. Hat der Patient sich einmal erhitzt, so kann er sich nicht abkühlen, ohne sich zu erkälten. Es besteht eine *Veranlagung zur Schwindsucht.*

Das Mittel ist häufig nach *Tuberculinum* angezeigt. Epileptiforme Krämpfe. Rucken der Glieder und Muskelzucken. Ödematöse Anschwellung der Gliedmaßen. Abmagerung und Verschlimmerung der Beschwerden nach dem Essen. Fasten bessert viele Beschwerden. Schlaffe Muskeln. Fettige Degeneration der Lymphdrüsen, der Leber und des Herzens. Schweregefühl der Glieder und Schwäche des Körpers. Hysterische Symptome. Schlaffheit des Körpers und Mangel an körperlicher Spannkraft. Gut gewählte Mittel wirken nur unzureichend. Der Patient möchte sich hinlegen, aber das Liegen im Bett verschlimmert; der Patient muss umhergehen, um seine Beschwerden zu bessern. Blutandrang im Körper. Schmerzen in den Gliedmaßen, Knochen und Lymphdrüsen. *Wandernde Schmerzen.* Die Schmerzen werden durch Bewegung, Laufen und Aufenthalt im Freien gebessert; in einem warmen Raum, durch Sitzen oder Liegen oder irgendeine Art der Ruhe werden sie schlimmer. Die Schmerzen sind brennend, schneidend, ruckend, *stechend und ziehend, Geschwürschmerzen.* Nach-Unten-Ziehen in den Gliedern, Ziehen in den Lymphdrüsen und Muskeln; *Pulsieren am ganzen Körper.* Berührung verschlimmert viele Symptome. Viele Symptome erscheinen beim *Erwachen.* Zittern und Beben. Gehen bessert. Warmes Zudecken, Aufenthalt im warmen Zimmer, das warme Bett und warme Wickel verschlimmern; Baden verschlimmert. Die Beschwerden gehen zurück auf unterdrückte Hauterscheinungen. Nierenentzündung in Folge von Scharlach. Man muss nicht lange nachdenken, um darauf zu kommen, dass sich hier das Bild von *Pulsatilla* in intensivierter Form zeigt. Das Mittel setzt die Arbeit komplementär dort fort, wo *Pulsatilla* aufgehört hat, zu wirken, es sei denn, der Patient entwickelt sich, wie in einigen Fällen, zu einer kalten und fösteligen Person, der es durch Ruhe besser geht. Dann finden sich oft die noch verbleibenden Symptome bei *Silicea.* Es kommt häufig vor, dass ein Patient, der unter dem Einfluss eines tief wirkenden Mittels steht, sich in Richtung entgegengesetzter Modalitäten entwickelt. Daher wird *Pulsatilla* häufig von *Silicea* gefolgt; dies ist allerdings nicht immer so. Hat *Pulsatilla* eine Weile gut gewirkt, und hat dann aufgrund gegenteiliger Modalitäten *Silicea* auch eine Zeit lang gut gewirkt, kehrt der Patient dann aber zu dem ursprünglichen Zustand, Symptomen und Modalitäten zurück, so ist *Kalium sulphuricum* sehr hilfreich. Hier geschieht das Gleiche wie in Fällen, in denen *Sulphur, Calcium und Lycopodium* der Reihe nach gegeben wurde, weil der Fall zu tief ging, um von einem einzigen Mittel geheilt zu werden. Hier war eine Serie von Mitteln notwendig, da die Symptome auf solch eine Weise wechselten, dass diese Reihenfolge homöopathisch passend war.

Geist und Gemüt

Anders als bei *Pulsatilla* ist dieser Patient leicht erzürnt, stur und *sehr reizbar.* Er scheint an etwas weit Entferntes zu denken. *Ängstlichkeit abends* im Bett, während der Nacht und beim Erwachen. Abneigung gegen die Arbeit, gegen die Geschäfte und gegen Gesellschaft (wie *Puls.*). Die Konzentration fällt schwer, und es mangelt dem Patienten an Selbstbewusstsein. Verwirrung des Geistes am Abend und am Morgen, in einem warmen Zimmer, Besserung im Freien. *Dumpfheit des Geists,* Entmutigung und Unzufriedenheit mit allem. Der Patient ist extrem *reizbar, und geistige Anstrengung verschlimmert.* Furcht nachts, vor dem Fallen und vor Menschen. Furcht wegen Kleinigkeiten, der Patient vergisst, was er gerade tun und sagen wollte. Er ist ständig in Eile, als sei er aufgeregt. Ungeduldig und ungestüm. Hysterisch und aufgeregt am Abend, der Geist ist aktiv. Die Patientin kann sich nicht entscheiden, was sie tun will und ist am Morgen beim Erwachen sehr reizbar, ebenso am Abend und während der Menstruation. Beim Schreiben werden Wörter an die falsche Stelle gesetzt. Wechselnde Stimmung. Wechselhafte Laune. Ruhelosigkeit während der Menstruation. Niedergedrückt am Morgen und abends. *Überempfindlich* gegen Lärm. Gemütssymptome aufgrund sexueller Ausschweifungen. Schlafwandeln. Kreischen. Der Patient erschrickt leicht, erschrickt aus Furcht, beim Einschlafen und *während des Schlafs.* Abneigung zu reden. Er redet im Schlaf. *Allgemeine Schüchternheit.* Weinen.

Kopf

Abends ist der Schwindel ein deutliches Merkmal, im warmen Zimmer, schlimmer nach dem Essen, während Kopfschmerzen und beim nach oben sehen; begleitet von Übelkeit. Der Patient muss sich hinlegen, Dinge drehen sich im Kreis; Sitzen verschlimmert, ebenso das Aufstehen und das Stehen. Aufenthalt im Freien bessert. Der Patient hat das Gefühl, nach vorn zu fallen. Er taumelt. Gefühl des Siedens im Kopf, der Scheitel fühlt sich kalt an. Hyperämie im Bett, beim Husten und im warmen Zimmer. Beengtheitsgefühl, wie durch ein Band oder eine eng sitzende Kappe. Einschnürungsgefühl der Stirn. Viele Schuppen. Hautausschlag auf der Kopfhaut, Krusten, feuchte Ekzeme, klebrig, Pickel, Schuppenbildung. Völlegefühl im Kopf, *das Haar fällt aus.* Hitze im Kopf in einem warmen Zimmer. Hitzewallungen. Schwere des Kopfes, morgens, in der Stirn, im Hinterkopf. Jucken der Kopfhaut am Morgen. Das Gehirn fühlt sich lose an. Gefühl von Bewegungen im Kopf, wenn der Kopf bewegt wird. Es kommt häufig zu Kopfschmerzen. Schmerzen, *morgens* beim Aufwachen, *abends* und *nachts,* schlimmer durch Zugluft, während des Froststadiums, nachdem man sich erkältet hat, während des Schnupfens, beim Husten, nach dem Essen, wenn man erhitzt ist, *im warmen Zimmer,* während der Menses, durch Bewegen des Kopfes, durch Druck. Die Beschwerden bessern sich abends, im Freien, in der kalten Luft und beim Liegen. Rheumatische Kopfschmerzen abends, schlimmer im warmen Zimmer, schlimmer, wenn der Kopf von der einen Seite zur anderen oder nach hinten bewegt wird. Katarrhalische Kopfschmerzen. Kopfschmerzen in Verbindung mit Magenbeschwerden. Die Verschlimmerung der Kopfschmerzen durch Bewegung ist eine Ausnahme, und es wird interessant sein zu sehen, was weitere Prüfungen und Beobachtungen zeigen. Die Schmerzen sind pulsierend, schlimmer durch Bewegung des Kopfes, nach dem Schlafen, durch Niesen, Stehen, festes Auftreten, Bücken, Anstrengung der Augen, ebenso *in einem warmen Zimmer.* Die Schmerzen sind heftig. Gehen im Freien bessert. Die Schmerzen erstrecken sich zu den Augen und in die Stirn. Schmerzen in der Stirn, morgens, abends; schlimmer nach dem Essen. *Schmerzen über den Augen.* Schmerzen im Hinterkopf, *an den Seiten des Kopfes*, in den Schläfen. Die Schmerzen sind *bohrend*, brennend, berstend, ziehend, *ruckend, drückend*; Stechen im Kopf und an den Seiten des Kopfes. Betäubend. Reißend. Pulsieren im Hinterkopf, an den Seiten des Kopfes, in den Schläfen, im Scheitel. Erschütterungen im Kopf, in den Seiten des Kopfes, hauptsächlich auf der *rechten Seite.*

Augen

Es gibt zahlreiche Augensymptome. Die Lider kleben zusammen. Trockenheit, Absonderungen, gelblich, grünlich. Entzündung der Bindehaut, der Lider. Dunkle Venen. Ausschläge um die Augen herum und auf den Lidern. Tränenfluss und Jucken. Trübung der Hornhaut. Das Mittel wird bei Katarakt empfohlen. Schmerzen, *brennend*, drückend und reißend. Photophobie, Rötung der Augen und der Lidränder. Flecken auf der Hornhaut; Geschwüre auf der Hornhaut. Geschwollene Lider. Dunkle Farben, bunte Farben, Gelb. Hof um Lichtquellen. Schwarze Mouches Volantes. Geblendetsein. Trübung der Sicht. Angestrengtes Sehen führt zu vielerlei Beschwerden. Neblige Sicht. Funken vor den Augen. Geschwächte Sehkraft.

Ohren

Katarrh der Eustachischen Röhre und des Mittelohrs. Trockenheit des Mittelohrs. Absonderungen aus dem Ohr, *gelb*, dünn, *hellgelb* oder grünlich, blutig, *übel riechend, eitrig*. Ausschläge, Ekzeme, Abschürfungen, Pickel. Ausschläge hinter den Ohren. *Jucken in den Ohren*. Geräusche; Brummen, Flöten, Knakken, Knistern, Summen, *Klingeln, Tosen, Sausen*, Flirren. Flatterndes Gefühl in den Ohren. Schmerzen im Ohr; abends, dumpfer Schmerz, Bohren, schneidend, drückend, stechend, reißend. Das Mittel hat Polypen geheilt. Die Ohren fühlen sich blockiert an, Pulsieren in den Ohren. Das Hörvermögen ist eingeschränkt.

Nase

Fließschnupfen. Katarrh mit Absonderungen, blutig, brennend, wundfressend, grünlich, übel riechend, eitrig, *dünn, gelb,* schleimig oder dick und klebrig. Trockenheit in der Nase. Nasenbluten am morgen beim Schnäuzen. *Jucken in der Nase*. Blockierte Nase. Schmerzen, Brennen. Wundheit in der Nase, des Septums. Empfindlicher Geruchssinn, später *Verlust des* Geruchssinns. Niesen. Geschwollene Nase.

Gesicht

Kränklich, gelb, *anämisches* Gesicht. Gesprungene Lippen. Manchmal blass. Manchmal umschriebene Röte. Verhärmtes Gesicht. Leidender, kränklicher Gesichtsausdruck. Ausschläge im Gesicht, an den Lippen und der Nase. Herpes, Pickel und Schuppen. Die Gesichtshaut schuppt sich. Hitzewallungen. Jucken. Entzündung der submandibulären Lymphdrüsen, begleitet von Schwellung. Prosopalgie, schlimmer, wenn das Zimmer zu warm wird und abends; besser im Freien. Die Schmerzen sind ziehend, stechend und reißend. Verschwitztes Gesicht. Geschwollene Lymphknoten des Unterkiefers, geschwollene Lippen.

Zucken im Gesicht. Das Mittel hat eine Warze an der Lippe geheilt und heilt auch Epitheliome, wenn die Symptome passen.

Mund und Zähne

Aphthen im Mund. Trockenheit des Mundes und Bluten des Gaumens. Schleim im Mund und auf der Zunge. Wunde, brennende Zunge. Speichelfluss. Schaler, fauliger, saurer Geschmack, süßer Geschmack oder fehlender Geschmackssinn.
Gelb belegte, schleimige Zunge, hauptsächlich an der Zungenbasis. Zahnschmerzen verschlimmern sich im warmen Zimmer, sie bessern sich in der kühlen, frischen Luft.

Hals

Trockenheit und *Zusammenschnürungsgefühl des Halses.* Häufiges Hochräuspern von Schleim. Hitze und Entzündung des Halses. Gefühl eines Kloßes im Hals. *Schleim im Hals* morgens. Schmerzhafter, entzündeter Hals. Schmerzen beim Schlucken. Rohes Gefühl, Brennen und Kleben. Die Rachenmandeln sind stark angeschwollen. Das Schlucken fällt schwer.

Magen

Große Ängstlichkeit und Qual im Magen. Der Appetit ist erhöht, Heißhunger oder *fehlender* Appetit. Abneigung gegen Brot, Eier, Speisen, Fleisch, heiße Getränke und warmes Essen. Kälte im Magen. Katarrh des Magens. Verlangen nach Saurem, *Süßem*, kalten Getränken und kalten Speisen. Auftreibung des Magens. Reizbarkeit, der Magen wird leicht verdorben. Gefühl von Leere und Flauheit im Magen. *Aufstoßen*, nach dem Essen, bitter, leer, Aufstoßen von Nahrung, sauer, Aufschwulken. Aufstoßen bessert. Gastro-duodenaler Katarrh mit Gelbsucht. Völlegefühl nach dem Essen *kleinster Mengen (Lyc.).* Sodbrennen, *Schweregefühl* und Hitzewallungen. Schluckauf. Abneigung gegen Speisen. Übelkeit während des Froststadiums, während des Hustens, nach dem Trinken kalter Getränke, nach dem Essen, *bei Kopfschmerzen*, bei Bewegung. Schmerzen im Magen nach dem Essen und Trinken. Brennen, Krämpfe, Schneiden, Zwicken, Drücken, Wundheitsgefühl, Stechen. Pulsieren im Magen. Würgen beim Husten. *Brennender Durst.* Erbrechen beim Husten, nach dem Essen, während der Kopfschmerzen, während der Menses. Erbrechen von Galle, Speisen, Schleim, *saures Erbrechen.*

Abdomen

Kälte im Abdomen. Auftreibung nach dem Essen. Wassersucht. Vergrößerte Leber. Festsitzender Flatus. Empfindung eines Völlegefühls nach dem Essen. Leeregefühl im unteren Abdomen nach dem Stuhlgang, besser durch den Abgang von Winden. Hitze und Schwere. Leberbeschwerden. Hautjucken. Schmerzen im Abdomen nachts. Krämpfe während Diarrhö, nach dem Essen, vor der Menstruation, während der Menstruation, Bewegung verschlimmert. Schmerzen in der Inguinalregion und in der Leber. Brennen, Schneiden, Drücken. Drücken im Hypogastrium und in der Leber. Wundes Gefühl im Abdomen und in der Leber. Stechen im Abdomen, in den Seiten des Abdomens, in der Inguinalregion, in der Leber. Pulsieren. Rumpeln vor dem Stuhlgang. Zittern im Abdomen. Tympanitis.

Rektum und Stuhl

Hartnäckige Obstipation abwechselnd mit Diarrhö. Schwierig abzusetzender Stuhl, weich oder *hart*, unzureichend, während der Menstruation, durch Inaktivität des Rektums. *Diarrhö* morgens, abends, nachts, nach *Mitternacht*, schmerzlos oder begleitet von Krämpfen, während der Menstruation. *Chronische Diarrhö*. Übel riechender, fauliger Flatus, der viele Abdominalbeschwerden bessert. Blutungen aus dem Anus. *Hämorrhoiden*, äußerlich, innerlich, groß und blutend. Unwillkürlicher Stuhlabgang. *Heftiges Jucken des Anus*. Schmerzen *im Rektum und im Anus*, während des Stuhls und danach; *Brennen* während Diarrhö, während des Stuhls und danach. Schneidende, drückende, brennende Schmerzen und große *Wundheit*. Die Haut *schält sich* an den entsprechenden Körperteilen *ab*. *Stechen im Anus*. *Tenesmus nach dem Stuhlgang*. Stuhldrang, vergeblich, bei Obstipation fehlt er ganz.

Wundfressender Stuhl, schwarz, dünn und übel riechend. Der Stuhl ist blutig, häufig, übel riechend, faulig, wässrig, gelber Schleim. Bei Obstipation ist der Stuhl trocken, hart, knotig, *voluminös*, wie *Schafskot*, klein. Der Stuhl ist von heller Farbe und ohne Gallefarbstoff.

Harnwege und Urin

Chronischer Blasenkatarrh. Die Schmerzen sind drückend, fein stechend. Der Patient hat das Verlangen, Harn zu lassen, schlimmer nachts, ständig oder häufig, erfolglos. Das Urinieren ist schmerzhaft, häufiger in der Nacht, Tröpfeln beim Gehen. Entzündung der Nieren begleitet von stechenden Schmerzen.

Gonorrhö im fortgeschrittenen Stadium, mit grüner oder gelber, dünner oder zähflüssiger Absonderung. Blutungen aus der Urethra. Brennen während des Harnlassens, und Brennen in der Harnröhrenmündung. Schneidender Schmerz.

Der Urin ist eiweißhaltig, und dieses Mittel war besonders hilfreich bei Albuminurie, die auf Scharlach folgte. Der Urin brennt und ist wolkig, stark gefärbt, reichlich oder *wenig*, übel riechend, mit rotem und fauligem Sediment, reichlich, im Urin findet sich zäher Schleim.

Männliche Geschlechtsorgane

Impotenz. Verhärtung der Hoden. Entzündung der Glans penis. Orchitis nach unterdrückter Gonorrhö *(Puls.)*. Jucken der Geschlechtsorgane, des Skrotums. Eingezogene Hoden. Das sexuelle Verlangen ist vermindert oder fehlt gänzlich. Geschwollene Hoden.

Weibliche Geschlechtsorgane

Das Mittel hilft Frauen, die einen Abort durchgemacht haben, sich zu erholen. Abneigung gegen Geschlechtsverkehr. Abschuppung der Haut der Genitalien, begleitet von *Jucken*. *Leukorrhö*, brennend, wund fressend, *grünlich*, *gelb*, faulig, dick oder *wässrig*. Fehlende Menses, hellrotes Blut, *reichlich, zu früh, oder zu spät*, übel riechend, *schmerzhaft*, verlängert, spärlich, unterdrückt. Blutungen aus dem Uterus, Schmerzen des Uterus, während der Menses. Herabdrängendes Gefühl im Becken, Brennen in den Genitalien. Wehenartige Schmerzen während der Menses. Uterusprolaps.

Brust

Katarrh der Luftwege mit dickem, grünlichem, gelbem oder weißem Schleim. Trockenheit im Kehlkopf. Rohes Gefühl im Kehlkopf. Wundes, raues Gefühl. Fast ständiges *Kratzen* im Kehlkopf, schlimmer durch Essen, abends im Bett, bis Mitternacht, der Patient wird fast verrückt wegen der Notwendigkeit, sich ständig zu räuspern, er bringt nur dicken, weißen *Schleim* hoch. Kitzeln im Kehlkopf. Heiserkeit. Wiederkehrender Schnupfen mit Reizung des Kehlkopfes. Stimmverlust. Jede Erkältung setzt sich im Kehlkopf fest.

Asthma wird im warmen Zimmer schlimmer, besser im Freien. Atemnot abends, nachts, *begleitet von Husten*, beim Liegen, beim Laufen, besser im Freien. *Rasselnde Atmung*. Kurze, erstickte Atmung im warmen Zimmer. Keuchende Atmung im warmen Zimmer. Pfeifen.

Husten *morgens, abends*, im Bett, *nachts*; besser in kalter Luft, besser im Freien, durch kalte Getränke. Husten mit Schnupfen, schlimmer durch Liegen. Trockener, heiserer, kruppartiger Husten nachts. Husten schlimmer nach dem Essen, während Fieber. Erschöpfender Husten. Hackender Husten. Loser Husten. Anfallsartiger, erschütternder Husten. *Rasselnder* Husten. Erstickender Husten. Kitzeln im Kehlkopf, in der Luftröhre und tief in der Brust. *Aufenthalt im warmen Zimmer verschlimmert den Husten*. Keuchhusten mit *gelbem Schleim oder gelbem, wässrigem* Auswurf. Blutiger Auswurf, *schwierig*, muss geschluckt werden, oder er rutscht zurück, eitrig, *gelb oder grünlich, schleimig, wässrig, klebrig*.

Angst in der Brust. Dieses Mittel bringt überraschende Erfolge bei Brustkatarrhen. Rasseln in der Brust durch jede Temperaturänderung des Wetters. Zusammenschnürung der Brust. Die letzte Phase einer Lungenentzündung oder einer Rippenfellentzündung zeigt Symptome, die auf dieses Mittel hindeuten. Jucken der Haut auf der Brust. Ausschläge, Ekzeme, Pusteln. *Beklemmungsgefühl* der Brust und Blutungen. Nach Bronchitis bei Kindern, wenn jede Erkältung ein Rasseln in der Brust verursacht und es keinen Auswurf gibt. Brennen, Schneiden, Stechen und Wundheit der Brust. Schmerzen im Herzen. Stechen im Herzen. Herzklopfen mit Herzangst. Heftige Palpitationen. Achselschweiß. Schwache Brust. Dieses Mittel hat viele Menschen vor der *Schwindsucht* bewahrt. Es hat geschwollene, empfindliche Mammae geheilt, die Beschwerden waren jeden Monat vor der Menstruation aufgetreten.

Rücken

Kälte im Rücken. Schmerzen im Rücken beim Atmen, während der Menses, periodisch, schlimmer durch Sitzen, durch Stehen; besser durch Laufen; schlimmer im warmen Zimmer. *Wandernde Schmerzen*. Schmerzen in der Zervikalregion, *in der Dorsalregion*, zwischen den Schultern. Schmerzen in der Lumbalregion, *während der Menses*, beim Sitzen und Laufen. Schmerzen im Sacrum. Dumpfer

Schmerz, Zerschlagenheitsgefühl, Brennen, Ziehen, *Stechen*. Anspannung in der Zervikalregion. Schwäche in der Lumbalregion.

Extremitäten

Arthritische Knötchen. Kälte der oberen Extremitäten und der Hände. *Kalte Füße* abends im Bett und während des Fiebers. Aufgesprungene Hände. Knacken in den Gelenken. Pickel und Bläschen auf den Extremitäten. Abschilferungen auf den Beinen über den oberen Enden der Schuhe bei einer jungen Frau. Hitze der Hände. Erkrankungen des Hüftgelenks. Schwere der unteren Gliedmaßen. Jucken der Haut. Rucken der Glieder. Taubheit *der Hände, der unteren Extremitäten* und der Füße. Schmerzen in den Extremitäten während des Frostes. *Rheumatische* Schmerzen in den Extremitäten. Muskelkrämpfe. Ziehen in den Knien und Beinen. Rheumatische Schmerzen werden im warmen Zimmer schlimmer, besser beim Laufen an der frischen Luft, schlimmer durch Sitzen, besser durch Umhergehen. Zerschlagenheitsschmerz in der Tibia. *Stechen* in den Gelenken, in den Beinen und den Knien; *wandernd, stechend.* Reißende Schmerzen während des Frostes, in den Gelenken, obere Gliedmaßen, untere Gliedmaßen, Oberschenkel, Unterschenkel. Wandernde, reißende Schmerzen, besser durch Bewegung und Gehen im Freien. Kalter Schweiß der Füße. Unruhige Beine. Steifheit der Gelenke. Anschwellen der Knie, Beine, Füße. Zittern der Gliedmaßen, Hände und Füße. Zuckende *Oberschenkel. Geschwüre an den Beinen.* Schwäche der Gelenke, der oberen Extremitäten und der Knie.

Schlaf

Der Schlaf ist voller Träume. Der Patient leidet unter Alpträumen. Ängstliche Träume, vom Tod, davon, in einen Unfall verwickelt zu sein und beinahe getötet zu werden, von Räubern, von Krankheit, *ängstliche Träume, von Gespenstern.* Spätes Einschlafen. *Ruheloser Schlaf.* Schläfrigkeit am Nachmittag und *am Abend,* und nach dem Essen. Schlaflos vor Mitternacht. Frühes und häufiges Erwachen.

Frost *abends* und nachts. Frösteligkeit abends. Frösteligkeit nach Anstrengung. Kälte der Haut. Frösteligkeit alle vier Tage. *Schüttelfrost abends,* um 17 oder 18 Uhr. Fieber ohne Frost, abends bis Mitternacht. Fieber, trockene Hitze, Hitzewallungen. Hektisches Fieber, Wechselfieber. Schwitzen morgens, *nachts,* nach Mitternacht. Schwitzen bei leichter Anstrengung, reichlich.

Haut

Brennendes Gefühl, in der Haut; Brennen nach dem Kratzen. Die Haut fühlt sich häufig kalt an. *Abschuppung.* Verfärbung, Leberflecke, rote Flecke. Trockene Haut; Inaktivität der Haut. Trockene, brennende Haut. Epitheliom. Ausschläge, Blasen, Brennen, Trockenheit, *Feuchtigkeit;* Ekzeme mit gelblich-grünlicher, wässriger Absonderung, herpetisch. Juckende und stechende Ausschläge. Ausschlag wie Masern. Schmerzhafte Hauterscheinungen, Pickel, Psoriasis, Pusteln, roter Ausschlag. *Schorfige Ausschläge.* Schorfig nach dem Kratzen. Schuppige Ausschläge auf einem feuchten Untergrund. Brennende, nässende Ausschläge, Tuberkulöse Ausschläge. Urticaria, Knötchen. Bläschenartige Ausschläge. Ery-

sipel mit Blasen. Leichte Abschilferung der Haut. Intertrigo. Ameisenlaufen. Jucken, *Brennen*, Krabbeln. *Stechen,* schlimmer beim Warmwerden im *Bett*; besser durch Kratzen. Feuchtigkeit der Haut nach dem Kratzen. Neuritis.
Die Haut ist sehr *empfindlich*, ein wundes Gefühl in der Haut. Feines Stechen nach dem Kratzen.
Die Haut ist angeschwollen und lagert Wasser ein. Spannungsgefühl. Geschwüriger Schmerz. Geschwüre, blutend, brennend, blutige Absonderungen, stechend, gelbe Absonderungen. *Schmerzlos*, pulsierend, nässend, tuberkulös. Schmerzhafte Warzen.

Kalmia latifolia **Kalm.**

Ledum floribus bullatis; Berglorbeer, Amerikanischer Lorbeer, Lorbeerrose. *Ericaceae.*

Allgemeines

Die Symptome, die auf dieses Mittel hinweisen, treten besonders in den Muskeln, den Bändern, den Gelenken, entlang der Nervenbahnen und bei rheumatischen Beschwerden auf. Die Schmerzen wechseln den Ort; wandernde Schmerzen, die sich durch Bewegung verschlimmern. Die scharfen Schmerzen erstrecken sich vom Zentrum in die Extremitäten, die wandernden Schmerzen ziehen nach unten, die Arme, den Rücken und die Beine hinunter; von den Schultern in die Finger und von den Hüften in die Zehen. Diese Schmerzen schießen manchmal blitzartig ein, sie ziehen die Nervenbahnen entlang; der Ischiasnerv und der Oberschenkelnerv sind betroffen, die Schmerzen ziehen hinunter durch die Waden. Bei rheumatischen Beschwerden sind die Schmerzen dumpf, reißend, zermalmend und drückend, sie verschlimmern sich durch Bewegung und bewegen sich von den unteren zu den oberen Extremitäten. Bewegung löst den Schmerz aus oder verschlimmert bereits bestehenden Schmerz. Die Kopfschmerzen sind sehr heftig. Sie beginnen oft hinten im Nacken oder am Hinterkopf und erstrecken sich zum Scheitel. Es bestehen auch Schmerzen in der Stirn, Schmerzen über einem oder beiden Augen; ziehende, neuralgischen Schmerzen, die durch Hitze und Bewegung verschlimmert werden.
Die Schmerzen kommen und gehen mit der Sonne. Das heißt, sie beginnen morgens mit dem Aufgehen der Sonne und verstärken sich bis zum Mittag, lassen dann langsam nach und verschwinden bei Sonnenuntergang. Der Patient ist unfähig, geistige Arbeit zu leisten, wenn er sich bewegt oder auch nur sitzt. Liegt er aber ganz ruhig auf dem Rücken, bewegt er sich überhaupt nicht, dann arbeitet sein Geist gut und klar. Bewegt sich der Patient jedoch noch so geringfügig, selbst bei Bewegung lediglich der Hand, setzen Schwindel und geistige Verwirrung ein. Herumzugehen verstört ihn, er kann dann nicht mehr denken. Die Schmerzen verschlimmern sich ebenfalls in der ersten Hälfte der Nacht.
Diese Symptome werden begleitet von Herzbeschwerden rheumatischen Ursprungs. Der Zustand hat sich verschlimmert, bis eine organische Erkrankung einsetzt – bis hin zu Hypertrophie des Herzens und der Herzklappen. Dieses Mittel hat einen solchen Zustand geheilt. Das Herzrasen ist sehr ausgeprägt, wenn

der Patient auf der linken Seite liegt; auf dem Rücken liegen bessert, manchmal auch aufrechtes Sitzen; Nach-Vorne-Beugen verschlechtert. Diese Symptome allein reichen aus, die Heilwirkung dieses Mittel hervorzuheben. Es ist hilfreich bei rheumatischen Patienten, deren Krankengeschichte Syphilis zu Grunde liegt; syphilitischer Rheumatismus, der den oben beschriebenen Verlauf genommen hat, bis schließlich das Herz betroffen war und die Herzklappen sich verdicken. Durch das Herz schießende Schmerzen, Schmerzen in der Brust, intermittierender Puls, der Puls setzt dann und wann einen Schlag aus. Entweder das arterielle oder das venöse System oder die Herzklappen, oder auch beide können betroffen sein. Dsypnö durch jegliche Anstrengung; kardiogene Dyspnö. Dieses Mittel heilt derartige Beschwerden. Es geht alten Fällen von rheumatischer Syphilis auf den Grund und hat viele Herzbeschwerden kuriert, die das Ergebnis einer Syphiliserkrankung waren. Die folgenden Symptome führen Sie insbesondere zu diesem Mittel: Schmerzen, die von einem Ort zum anderen wandern, von oben nach unten, von den Schultern in die Finger, von den Hüften zu den Füßen oder die Wirbelsäule hinunter. Das Mittel ist auch in alten Fällen von gonorrhoischem Rheumatismus passend, wenn die Symptome übereinstimmen.

Kopf und Schwindel

Die geringste Bewegung, die geringste Anstrengung verursachen Schwindel. Dies ist zurückzuführen auf die Störung des Kreislaufs. Das Herz reagiert so anfällig auf jede Anstrengung, dass die geringste Bewegung eine Störung des Blutkreislaufs im Gehirn hervorruft. „In Ruhe funktionieren die geistigen Fähigkeiten und das Gedächtnis des Patienten perfekt, aber wenn er versucht, sich zu bewegen, setzt Schwindel ein.“ Bewegt der Patient sich fortgesetzt, folgen Übelkeit und Erbrechen. Es tritt Herzrasen auf, das den gesamten Körper schüttelt, hörbares, heftiges Herzrasen. Er kann nicht auf der linken Seite liegen. Das Mittel passt bei lange bestehenden, lästigen und wiederkehrenden Kopfschmerzen, die in Verbindung mit Herzbeschwerden auftreten. Die Kopfschmerzen treten jeden Tag auf, wenn die Sonne herauskommt. Ist der Tag wolkig, treten sie nicht auf. Die Beschwerden verschlimmern sich durch Sonnenlicht und die zunehmende Helligkeit der Sonnenstrahlen.

Rücken und Extremitäten

Zusätzlich treten nächtliche Schmerzanfälle auf. Hier sind es Schmerzen in den Knochen, Schmerzen in den Schienbeinknochen, als würde das Periost abgerissen. Diese Schmerzen treten abends oder in der ersten Hälfte der Nacht auf. Es ist bekannt, dass bei Syphilis die Verschlimmerung nachts eintritt. Das Mittel wirkt antipsorisch, antisykotisch und antisyphilitisch, und es kann gewählt werden, wenn die Symptome mit einem der drei Miasmen übereinstimmen. Schmerzen in der Knochenhaut des Schädeldaches, Schmerzen in den Knochen, die der Körperoberfläche am nächsten sind. Abends im Bett verstärken die Schmerzen sich sehr und dauern die ganze Nacht an. Diese Verschlimmerung nachts trifft besonders auf die deutlich antisyphilitischen Mittel zu. Sie tritt bei *Hepar sulfuris* und *Mercurius* auf. Bei keinem der Mittel tritt dies jedoch so deutlich auf wie in der Krankheit, oder dem Miasma, Syphilis selbst. Bei

Syphiliserkrankungen tritt die Verschlimmerung mit dem Untergehen der Sonne ein. Diese Erkrankung ist einer der Feindes des Menschen, der sein Werk in der Nacht tut. Viele Beschwerden der Sykose haben einen Bezug zu den Stunden des Tages, und die Schmerzen verschlimmern sich vom Aufgehen der Sonne bis zu ihrem Untergang. Homöopathische Mittel haben ebenfalls solch merkwürdige Schrullen. Wir müssen homöopathische Mittel auf die gleiche Weise studieren, wie wir den menschlichen Charakter studieren würden. Einige der Mittel scheinen besonders schrullig, und dadurch, dass wir die Schrullen, Merkwürdigkeiten und Eigenarten kennen, können wir den Charakter des Mittels bestimmen. Wenn wir die Eigenarten kennen, habe wir die Umstände gefunden, unter denen das Mittel seine beste Wirkung entfaltet.

Harnwege und Urin

Es treten Nierenbeschwerden auf. Alle Organe haben einen Bezug zueinander, ganz besonders jedoch das Herz und die Nieren. Arbeiten die Nieren nicht gut, so bereitet das Herz oft große Probleme. Durch die unterschiedlichen Formen der Nephritis ziehen sich Herzbeschwerden: Atembeschwerden, erschwerte Herztätigkeit, begleitet von Albuminurie. Das Mittel erleichtert die Atmung. Im Zusammenhang mit den Nierenbeschwerden finden wir auch eine große Zahl von Augenbeschwerden, wie z.B. verminderte Sehkraft, und diese Beschwerden verlangen ebenfalls nach *Kalmia latifolia.* Es ist oft bei Nephritis angezeigt, die begleitet ist von verminderter Sehkraft und während der Schwangerschaft auftritt. *Kalmia latifolia* ist das Mittel der Wahl bei Schmerzen in den Augen, stechende, reißende Schmerzen, die während Nierenbeschwerden in der Schwangerschaft oder mit Albuminurie auftreten. Das Mittel ist hilfreich bei Neuralgien; Neuralgie der Augen und des Gesichts; heftigste, reißende Schmerzen im Gesicht. Manchmal erfolgt eine Verschlimmerung nachts, manchmal tagsüber. Die Verschlimmerung am Tage kommt und geht mit der Sonne. Die Verschlimmerung nachts tritt mit dem Hinlegen auf. „Ängstlicher Gesichtsausdruck" verbunden mit Rheumatismus des Herzens. „Gerötetes Gesicht, begleitet von Schwindel."

Haut/Extremitäten

Heftige neuralgische Schmerzen, schießende, reißende Schmerzen nach Verschwinden eines herpetischen Ausschlags, entlang der Nervenbahnen, die die Körperteile versorgen, wo der herpetische Ausschlag aufgetreten war. Wenn Gürtelrose, Tinea, Herpes labialis oder einzelne vesikuläre Hautausschläge plötzlich verschwinden, entweder durch Gewalteinwirkung oder durch falsche Medikation, oder dadurch, dass sich der Patient erkältet, treten an ihrer Stelle heftige neuralgische Schmerzen auf. Diese halten an, bis der Ausschlag wieder auftritt. Dieses Mittel hilft, wenn die Symptome übereinstimmen, das heißt, wenn der gesamte Patient in Übereinstimmung mit dem Charakter des Mittels ist. Die Schmerzen sind stechend und reißend, sehr heftig, manchmal schneidend und schießend. In solchen Fällen ist das Mittel am hilfreichsten. Die Schmerzen scheinen einen Nerv zu ergreifen und viele Minuten lang an ihm festzuhalten. Sie treten heftig und plötzlich auf und lassen ebenso plötzlich wieder nach. In den Extremitäten treten die Schmerzen auf die gleiche Weise auf: Es scheint, sie greifen den Nerv wie mit einer Zange oder reißen ihn in Stücke. „Da, jetzt ist er weg!“, sagt der Patient. Recht bald danach sehen Sie, wie er sein Gesicht wieder in schrecklicher Qual verzieht. Der Schmerz ist wieder da, und er kann keinen Muskel bewegen; dann sagt er wieder „da, er ist weg!“, und so bleibt es einige Minuten, manchmal sogar einige Stunden lang.

Brust und Herz

Es treten viele Herzsymptome auf, die wir studieren sollten. „Herzflattern, Herzrasen.“ „Herzrasen bis in den Hals, nach dem Zu-Bett-Gehen, Zittern am ganzen Körper.“ *Sehr langsamer Puls*. Ich erinnere mich an einen Patienten, einen alten Syphilitiker, dem gesagt wurde, sollte er sich jemals heftig bewegen, werde er sterben. In einem solch schlechten Zustand befanden sich seine Herzklappen. Man konnte alle möglichen Herzgeräusche hören, die von seinen Klappen ausgingen. Er war überall herumgereist und hatte *Mercurius* genommen. Sein syphilitischer Zustand war in großem Ausmaße unterdrückt worden, bis sich schließlich alle seine Beschwerden in seinem Herzen lokalisierten. *Kalmia* hat die gesamte Dyspnö und das Herzrasen innerhalb weniger Monate beseitigt, und es dauerte zwei Jahren, bis die Symptome merklich wiederkehren. Eine Wiederholung des Mittels brachte dem Patienten Gesundheit, so dass er keine weiteren Mittel benötigte. Dies zeigt, welch ein tief wirkendes Mittel *Kalmia* ist, wie lange es wirken kann und welche wunderbaren Veränderungen es bewirken kann. Um eine derartige Wirkung zu erzielen, muss ein Mittel fähig sein, tiefgreifend auf das Leben einzuwirken.

„Wandernde rheumatische Schmerzen in der Herzgegend.“ „Wenn Gelenkrheuma äußerlich behandelt wurde und Herzsymptome folgen.“ Rheumatismus, der von den unteren in die oberen Gliedmaßen zieht. Diese Symptome anzutreffen, ist nicht ungewöhnlich. Diese „Einreiber“, die auf den Straßen herumlaufen und die Leute mit einer starken Salbe und erstaunlicher magnetischer Anziehungskraft behandeln, können oft bewirken, dass Rheuma aus dem Kniegelenk verschwindet. Ist dies der Fall, ist das Herz wahrscheinlich das Organ, welches darunter leidet. *Kalmia, Aurum, Bryonia, Rhus toxicodendron, Ledum, Calcium* und *Abrotanum* und manchmal auch *Cactus* sind dann die Mittel der Wahl bei solcher Art von Herzbeschwerden. Rheumatische Beschwerden, die auf diese Weise „vertrieben“ werden, werden verändert, ohne geheilt zu werden. Die Menschen sehen die Gefahren nicht, die es birgt, wenn man Symptome einfach nur beseitigt. Jede Beseitigung, die nicht im Einklang mit Heilung erfolgt, schädigt das Zentrum des Menschen, das Herz und das Gehirn. Einreiben ist gefährlich. Wenn Sie bedrängt werden mit der Frage „Herr Doktor, wird es wehtun, wenn ich eingerieben werde?“, antworten Sie „Wenn das Einreiben keine Veränderung in den Symptomen bewirkt, so wird es auch nicht schaden.“ Im gleichen Ausmaß, wie es die Symptome lindert oder bessert, wird es dem Patienten auch schaden, denn der gesamte lebende Organismus wird geschwächt. Es gibt Gelegenheiten, zu denen Einreiben wohltuend ist, aber nicht bei Rheuma. Sind Muskeln gelähmt, so ist das Einreiben eine wohltuende Übung, denn das Einreiben kann das Muskeltraining des Patienten ersetzen.

Aber Einreiben ist nicht gestattet, wenn es angewendet wird, um Schmerzen zu lindern. Je wohltuender es ist, desto mehr schadet es dem Patienten. Sie wären erstaunt, welch wunderbare Erleichterung ein *Phosphor*-Patient durch Einreiben erfahren kann. Es gibt niemanden, dessen Lebenskraft, dessen gesamter Organismus mehr zu Schwäche neigt, als der *Phosphor*-Patient. Er ist ein erregbarer, schwächlicher Patient, der sich besser fühlt durch Reiben, der auch danach verlangt. Leidet er aber unter Rheuma im Knie, und wird dieses Knie eingerieben, so kann das Rheuma auf das Herz übergehen. Der *Phosphor*-Patient liebt es, eingerieben zu werden, weil das Reiben die Symptome bessert; er liebt es, magnetisiert zu werden.

„Schwäche aller Glieder, meidet jegliche Anstrengung." „Schwäche ist das einzige Allgemeinsymptom, begleitet von Neuralgie." Diese Schwäche ist ein Zustand, dem Sie etwas entnehmen können: Ermüdet heftiger Schmerz den Organismus, ist das Herz bedroht. Eine allgemeine Schwäche, anhaltende Schwäche nach Bettlägerigkeit, oder durch Schmerzen, wie wir sie bei *Hepar sulfuris* finden. Aber zusammen mit der Schwäche drohen diese Schmerzen, den Körperteil zu verlassen, in dem sie lokalisiert sind, und das Herz anzugreifen. Der Patient ist vollkommen erschöpft und ständig müde.

Der Text spricht nur von *Aconit* und *Belladonna* als Antidote. *Spigelia* folgt sehr gut auf dieses Mittel und antidotiert es. *Benzoicum acidum* ist ein natürliches Komplementärmittel. *Calcium, Lithium carbonicum, Lycopodium, Natrium muriaticum* und *Pulsatilla* sind die Mittel, die den nächsten Bezug haben und sollten verglichen werden.

Kreosotum **Kreos.**

Buchenholzteerdestillat.

Allgemeines

Dieses Mittel besitzt drei hervorstechende Merkmale. Treten diese zusammen auf, so ist es sehr wahrscheinlich, dass die rangniedrigen Symptome dazu passen. Diese drei Merkmale sind: 1. wundmachende Absonderungen; 2. Pulsieren überall im Körper; 3. reichliche Blutungen aus kleinen Wunden.

Wenn diese drei Merkmale hochgradig auftreten, sollte *Kreosotum* als mögliches Mittel in Betracht gezogen werden. Sticht sich der Patient mit einer Nadel, sickert hellrotes Blut aus der Wunde hervor; die Schleimhäute fangen ebenfalls schnell an zu bluten. Blutungen hier und da über den ganzen Körper verteilt. Der Tränenfluss ist wundfressend. Die Ränder der Augenlider und die Wangen werden davon wund, sie röten sich, ein rohes Gefühl entwickelt sich und sie brennen. Treten eitrige Absonderungen auf, so sind diese beißend. Die Ecken des Mundes und der Lippen sind rot und roh, wie wund, und der Speichel brennt und macht wund. Die Feuchtigkeit um den Mund herum, um welche es sich auch handeln mag, ist wundfressend, und der Mund fühlt sich wie roh an. Die Augen brennen und fühlen sich an, als seien sie wund. Die Leukorrhö verursacht ebenfalls ein Brennen und Wundheit im Bereich der Vulva, so dass die Schleimhautoberflächen der Labien rot und roh, wie wund, sind. Manchmal sind sie entzündet, aber immer

brennen sie. Die Vagina brennt während des Geschlechtsverkehrs, und nachher treten Blutungen auf; im Bereich der Vagina befindet sich Granulationsgewebe, so dass der Druck, der beim Geschlechtsverkehr ausgeübt wird, Blutungen und Brennen sowie Wundheit und Abschürfungen auslöst.
Das männliche Geschlechtsorgan brennt und fühlt sich wund an, nachdem es während des Geschlechtsverkehrs mit den Absonderungen der Vagina in Kontakt gekommen ist. Der Urin brennt und macht wund. Die Neigung zu wunden Stellen, die durch die Absonderungen und Ausscheidungen des Körpers entstehen, trifft auf alle Körpergewebe zu.
Jede Gemütsbewegung und Aufregung wird begleitet von Pochen am ganzen Körper, Pulsieren bis in die Fingerspitzen. Jede Gemütsbewegung ist von Weinerlichkeit begleitet. Musik, die auch nur auf geringste Weise die Gefühle aufrührt, kleine Belastungen und Musik, die das Herz berührt sowie pathethische Musik – sie alle rufen Tränen hervor, die ätzend sind. Gleichzeitig treten Palpitationen und ein Pulsieren auf, das der Patient bis in die Extremitäten spürt.
Liegt eine *Kreosotum*-Halsentzündung vor, so sickert beim geringsten Druck des Zungespatels Blut hervor; kleine Blutstropfen treten hervor. Während des Schnupfens tritt Nasenbluten auf. Wenn die Augen rot und roh, wie wund, und entzündet sind, bluten sie leicht. Wenn sich jemand mit einer Nadel sticht, so tritt nicht nur ein einziger Tropfen Blut hervor, sondern es werden einige fließen. Länger andauernde Blutungen aus Körperöffnungen; Blutungen aus den Nieren, den Augen, der Nase, dem Uterus. Blutungen nach dem Geschlechtsverkehr. Tumore bluten leicht.
Dies sind die hervorstechendsten Merkmale von *Kreosotum*. Wenn Sie diese fest in Ihrem Kopf verankert haben, dann kennen Sie das, was man eine *Kreosotum*-Konstitution nennen könnte. Hieraus lassen sich alle anderen Symptome in ihren Einzelheiten ableiten, kleine Symptome und Fragmente in jedem Organ. In dieser einen Gruppe haben Sie die deutlichen Merkmale von *Kreosotum* zusammengefasst. Gleichgültig, wie viele besonderen Symptome Sie in einem Fall finden – wenn nicht auch einige dieser allgemeinen Merkmale vorkommen, so dürfen Sie nicht erwarten, dass Ihr Patient durch *Kreosotum* konstitutionell geheilt oder seine Beschwerden auch nur gelindert werden.
Diese Merkmale könnte man als unerlässlich bezeichnen.

Geist und Gemüt

Im Bereich des Gemüts ist der Patient dermaßen reizbar, dass ihm nichts recht ist. Die Begehrlichkeiten sind so zahlreich, dass nichts zufrieden stellt. Der Patient will alles und ist mit nichts zufrieden. Das heißt, er will etwas, und wenn er es bekommt, will er es nicht mehr. Dies ist der Zustand von Reizbarkeit und Mangel an Zufriedenheit, wie wir ihn im chronischen Zustand beobachten. Sie sehen z.B. ein Kind auf dem Arm seiner Mutter, das ein Spielzeug haben möchte. Wenn es dieses Spielzeug bekommt, wirft es es jemandem ins Gesicht. Es will dies und das und ist nie zufrieden, will immer etwas anderes – ein anderes Spielzeug, das es im gleichen Moment wegwirft, in dem es es bekommt. Dann ruft es nach etwas anderem. Die Lippen sind rot und bluten, die Mundwinkel sind roh, wie wund, die Augenlieder rot und die Haut abgeschürft. Wenn das

Kind zusammen mit den oben genannten Symptomen lockere Stühle hat und Sie die Fissur zwischen den Gesäßbacken untersuchen, so werden Sie feststellen, dass die Haut dort rot und roh, wie wund, ist.
Ist das Kind alt genug, um diese Art von Bewegungen durchzuführen, wird es die Hände auf die wunden Genitalien und Fissuren legen und auf höchst gereizte Weise schreien. Dies wird durch das Brennen ausgelöst. So verhält sich das *Kreosotum*-Baby. Es leidet möglicherweise unter Cholera infantum; vielleicht nässt es auch das Bett ein; es kann vorkommen, dass es sich übergibt, wobei es das gesamte Gegessene erbricht; es handelt sich um ein *Kreosotum*-Baby.
Im Mittelbild von *Kreosotum* finden wir Anfälle von Diarrhö und Erbrechen, alle Arten von Schwierigkeiten mit dem Harnlassen; starke Auftreibung und Probleme mit dem Darm; das Abdomen ist durch den Flatus gespannt. Sie werden allein aufgrund dieser allgemeinen Merkmale, die in dem Bild des Kindes zusammengefasst werden können, den gesamten Fall sogleich als *Kreosotum*-Fall erkennen.

Gesicht

Das *Kreosotum*-Gesicht ist gelblich verfärbt; es hat ein kränkliches Aussehen, semi-kachektisch; über das Gesicht verteilen sich Flecke, die rötlich aussehen, als handle es sich um ein Erysipel im Anfangsstadium. In früheren Zeiten nannte man ein solches Gesicht ein Skorbut-Gesicht.
Nehmen Sie z.B. eine Frau mit diesem Gesicht. Bei jeder Mensis beklagt sie sich über starkes Anschwellen und ein rohes, wie wundes Gefühl der Genitalien; der Menstruationsfluss ist reichlich, klumpig, er hört auf und setzt wieder ein, setzt zu früh ein und hält zu lange an. Zu Zeiten ist er schwarz, sehr übel riechend und ruft ein rohes, wundes Gefühl an den Oberschenkeln und den Genitalien hervor. Dies ist begleitet von starker Schwellung. Bei jeder Menstruation treten ein rohes, wie wundes Gefühl der Lippen sowie Fissuren in den Mundwinkeln auf, die Tränen werden beißend. Zum Zeitpunkt der Menstruation erscheinen alle Körpersäfte beißend, und sie verursachen ein Brennen, wo auch immer sie die Haut berühren. Oft ist der Stuhl locker, er ist ebenfalls beißend und verursacht zum Zeitpunkt der Menses ein wundes Brennen am Anus. Alle diese Symptome verschlimmern sich zum Zeitpunkt der Menstruation, manchmal am Anfang, manchmal in der Mitte, manchmal während der gesamten Zeit und manchmal am Ende.

Mund und Zähne

Im Bezug auf das Zahnfleisch tritt noch ein weiteres Merkmal die skorbutische Konstitution betreffend auf: Das Zahnfleisch schwillt an, rötet sich, ist aufgedunsen und zieht sich von den Zähnen zurück. Es wird schwammig und blutet leicht. Im Mund treten viele Geschwüre auf, und kleine Geschwüre entwickeln sich aus aphthösen Flecken. Sie brennen und sind wund. Die Zunge ist mit Geschwüren bedeckt, die bei Berührung leicht bluten.
Zum Ende einer Typhuserkrankung treten Blutungen aus dem Darm auf, Blutungen aus den Schleimhäuten. Der Mund wird roh, wie wund, und überall dort, wo sich Schleimhäute befinden, herrscht ein rohes, wie wundes Gefühl vor. Die Flüssigkeiten, die hervorsickern, fressen und verursachen Geschwüre.

Zum Ende einer Typhuserkrankung, wenn die Zeit der Heilung gekommen ist, setzt Erbrechen ein. Erbrechen, Blutungen, Diarrhö. Die Flüssigkeiten, die aus dem Magen erbrochen werden, sind so beißend, dass sie die Haut im Mund abzuschürfen, die Zähne stumpf zu machen und die Lippen roh, wie wund zu machen scheinen. Abschürfungen durch beißende Flüssigkeiten und Pochen überall am Körper sind also Merkmale, die Sie in Verbindung mit *Kreosotum* im Kopf behalten müssen.
Die Körperabsonderungen sind übel riechend; übel riechende, blutige, beißende Absonderungen aus der Nase; übel riechende, wässrige Absonderungen aus irgendeinem Körperteil; manchmal sind die Absonderungen sogar eitrig; die Leukorrhö ist sehr übel riechend. Rapide Abmagerung, begleitet von schwammigen, brennenden Geschwüren; der Eiter ist beißend, wässrig, stinkend und gelb. Manchmal schreitet die Entzündung eines Geschwürs so weit fort, selbst bei einem kleinen Geschwür, dass Gangrän einsetzt. Damit haben wir ein gangränöses Geschwür; Gangrän entzündeter Körperteile. Am Rand der Schleimhäute bilden sich niedrige Wucherungen; es bilden sich Krusten. Unter den Krusten entstehen Verhärtungen, und die Krusten wachsen weiter. Die Durchblutung ist so gering, so schwach in um die Lippen und die Mundwinkel herum, um die Augenwinkel und Augenlider herum und auch im Bereich der Genitalien, und es besteht ein so schlechter venöser Rückfluss, dass sich Krusten bilden, die geschwürig entarten, die bluten und weiter wachsen. Dies dauert so lange an, bis das Geschwür fressend wird. Dieser Zustand ähnelt einem Epitheliom so sehr, dass *Kreosotum* Ephitheliome geheilt hat.

Magen

Das nächste auffällige Merkmal von *Kreosotum* sind die Magensymptome. Kurz nach dem Essen entsteht im Magen ein brennender Schmerz. Darauf folgen ein Völlegefühl und eine stärker werdende Übelkeit. Das Ganze endet damit, dass der Patient sich übergibt, und die Speisen, die er erbricht, sehen noch genau so aus, wie zu dem Zeitpunkt, als er sie aß. Sie sehen unverdaut aus, sind aber sauer und ätzend; sie werden eine bis zwei Stunden nach dem Essen erbrochen. Erbrechen, der Magen scheint unfähig, zu verdauen, und nachdem der Patient den Magen entleert hat, hält die Übelkeit an. Nach dem Schlucken von Wasser bleibt ein anhaltender bitterer Geschmack im Mund zurück. Das Essen kalter Speisen verschlimmert, das Essen warmer Speisen bessert. Bei malignen Magenerkrankungen, wenn dieses Symptom besteht. *Kreosotum* kann als sehr gutes Palliativum wirken, es lindert das Brennen und verbessert die Verdauung eine Weile, aber die Probleme treten wieder auf. Unsere Mittel stellen häufig das beste bekannte Palliativum bei Krebserkrankungen dar. Die Homöopathie sollte jederzeit eine bestimmte palliative Wirkung bei Krebs und anderen bösartigen und unheilbaren Magenerkrankungen erzielen. Diese Palliation hat eine beruhigendere Wirkung auf den Magen, als *Morphium* dies vermag. Ich habe Patienten beobachtet, die *Morphium* bekommen haben, und solche, die homöopathische Mittel bekommen haben, und um einfach nur das Wohlbefinden zu fördern, würde ich ein homöopathisches Mittel wählen. Diese Erfahrung haben viele gemacht. Hören Sie einen Homöopathen sagen, er bevorzugt ein Analgetikum bei Krebserkrankungen des Magens und anderen schmerzhaften Erkrankungen, so ist dies ein sehr deutlicher Hinweis darauf, dass er unfähig ist, das passende Mittel für den Patienten zu finden. Fälle dieser Art stellen die Fähigkeiten des Behandlers auf die Probe.

Rektum und Stuhl

Kreosotum ist ein sehr gutes Mittel bei Diarrhö im Sommer, besonders bei Säuglingen. Der Säugling, dessen Gemüt ich oben beschrieben habe, könnte genau der Säugling sein, der unter der schlimmsten Art von Sommerbeschwerden leidet oder an einer leichten Form von Cholera infantum erkrankt ist. Oder er „zahnt" und leidet unter den Beschwerden, die manchmal mit dem Zahnen in Verbindung stehen. Säuglinge haben während des Zahnens nur Beschwerden, weil sie krank sind. Ginge es dem Kind ansonsten gut, hätte es auch beim Zahnen keine Beschwerden. Zahnen ist eine Krisensituation, und die Dinge, die im Inneren verborgen sind, kommen zu dieser Zeit ans Tageslicht, genauso, wie sie wahrscheinlich in der Pubertät und im Klimakterium ans Tageslicht kommen werden.

Harnwege und Urin

Ein hervorstechendes Merkmal der *Kreosotum*-Konstitution ist, dass der Patient sich beeilen muss, wenn Harndrang auftritt. Andernfalls erfolgt unfreiwilliger Harnabgang. Wasser wird im Schlaf gelassen. Blutiger Urin; Klumpen im Urin; ätzender und wundfressender Urin; Blasenschwäche, Unfähigkeit, den Urin zurückzuhalten. Wundheit und Brennen im Pudendum, während und nach der Miktion. „Zucker im Urin". *Kreosotum* hat Diabetes geheilt. Verallgemeinern Sie die Symptome, und Sie werden sehen, welche Art von Diabetes-Patient *Kreosotum* benötigt.

Lac caninum **Lac-c.**

Hundemilch.

Allgemeines

Diese Arznei wurde von Dr. Reisig in die Heilkunde eingeführt, später wurde sie dann von Dr. Bayard eingesetzt. Nach Dr. Bayards Tod gab mit Dr. Dyer ein Fläschchen mit der 30. Potenz, die von Dr. Reisig erstellt worden war und aus der zumeist auch die höheren Potenzen hergestellt wurden.
Alle Milcharten sollten potenziert werden, denn sie werden sicherlich zu den exzellentesten Heilmitteln unserer Materia Medica gehören. Es handelt sich um die Produkte animaler Lebensformen, um das Hauptnahrungsmittel im Frühstadium der Entwicklung des menschlichen und auch tierischen Lebens, und daher besteht eine enge Beziehung zu unserem innersten Wesen. Wenn die Milch von Affen, Kühen, Stuten und auch die menschliche Muttermilch einst vollständig geprüft sind, werden sie sicherlich von großem Nutzen sein. *Lac defloratum* hat sich bereits als exzellentes Mittel erwiesen, genauso wie dieses Mittel hier, wie *Lac caninum*. Wir stehen mit der Erkenntnis von *Lac caninum* noch ganz am Anfang, obwohl damit bereits einige wundervolle Heilungen

vollbracht wurden. Viele seiner Prüfungssymptome sind jedoch zweifelhaft, und es würde hundert Jahre dauern, sie zu bestätigen. Manche mögen vielleicht denken, dass Milch aufgrund der Tatsache, dass sie lediglich als Nahrungsmittel für Neugeborene dient, keine Arznei darstellen kann. Aber verabreichen sie jemandem, der durch Milchtrinken krank wurde, diese in potenzierter Form und halten sie seinen Bericht fest. Prüfpersonen, die eine Abneigung gegen Milch haben, werden durch die Einnahme potenzierter Milch innerhalb ein paar Tagen Krankheitssymptome entwickeln, und zwar sehr zahlreiche.
Lac caninum bringt eine Vielzahl an nervösen Symptomen hervor, obwohl es zweifellos auch einen Bezug zu Gewebsveränderungen hat. Es wirkt tief und lang anhaltend, und die Prüfer haben teilweise noch Jahre nach der Prüfung die Symptome wahrgenommen. Insbesondere die Geistes- und Gemütssymptome sind langwierig und beschwerlich. *Lac caninum* hat vergrößerte Drüsen und Lymphknoten geheilt. Es erzeugt eine tiefrote Verfärbung von Geschwüren und hat ebensolche Geschwüre geheilt. Der geschwürige Bereich sieht trocken aus und glänzt, als ob er von einer Epithelschicht bedeckt wäre. *Lac caninum* ist ein wichtiges Heilmittel bei Beschwerden nach schlecht behandelter Diphtherie, wie Lähmung und andere Zustände, die auf die Diphtherie zurückzuführen sind. Der größte Teil der Symptome betrifft jedoch wie gesagt das Nervensystem. Es handelt sich überwiegend um eine Überempfindlichkeit, eine allgemeine Hyperästhesie an der Haut und aller anderen Teile. Bei Frauen kommt es zu heftiger Hysterie und allen möglichen eigenartigen und anscheinend auch unmöglichen Symptome. Beispielsweise lag eine Frau seit mehreren Tagen im Bett und hatte die Finger weit abgespreizt. Sie wurde fast verrückt, wenn sich die Finger gegenseitig berührten, während fester Druck auf die Finger nichts ausmachte. Aber sie schrie, sobald die Finger an einander kamen. Ein solcher Zustand ist ohne die Hilfe von *Lac caninum* oder *Lachesis* schwer zu heilen. Bei *Lachesis* finden wir ähnliche Beschwerden. Die übermäßige Empfindlichkeit am Bauch, die zu einer Unverträglichkeit gegen Berührung der Bettdecke führt, kommt bei beiden Mitteln vor.
Ein weiterer merkwürdiger Zustand bei *Lac caninum* ist eine bestimmte Art von Schwindel. Beim Gehen hat die Patientin das Gefühl, als würde sie in der Luft schweben, oder im Liegen meint sie, sie läge nicht auf dem Bett. Auch bei anderen Mitteln finden wir diese Zustände. Das Gefühl, in der Luft zu schweben, das Bett nicht zu berühren oder im Bett herabzusinken gehört ebenfalls auch zu *Lachesis*. Eine Empfindung, beim Gehen zu gleiten ist bei *Asarum europaeum* stark ausgeprägt.
Die Beschwerden bei *Lac caninum*, egal welcher Art oder Qualität, *wechseln die Seiten*. Rheumatismus tritt beispielsweise zuerst am einen Sprunggelenk auf, dann am anderen, und schließlich wieder auf der ursprünglichen Seite. Auch bei Befall des Knies oder der Schulter *wechselt der Rheumatismus von einer Seite zur anderen*. Dasselbe finden wir bei Kopfschmerzen und Neuralgien. Ein wanderndes Erysipel befällt zuerst die eine Seite, dann die andere. Bei Entzündungen und Neuralgien der Eierstöcke beobachten wir denselben Seitenwechsel. Und auch bei Halsentzündungen wechselt die betroffene Seite oder die Entzündung geht von einer Rachenmandel auf die andere über. Viele Fälle dieser Art wurden mit *Lac caninum* geheilt. Die Beschwerden begannen

auf der rechten Seite und gingen auf die linke Seite über, aber *Lycopodium* brachte keine Besserung. Dann jedoch wechselten die Beschwerden wieder auf die rechte Seite zurück, und nachdem dieser Seitenwechsel bemerkt wurde, war das Mittel enttarnt. Denn dieser Seitenwechsel kommt nur bei wenigen Arzneien vor.

Geist und Gemüt

Bei nur ein oder zwei Prüfern ergaben sich sehr zahlreiche Gemütssymptome, daher sind nicht alle verlässlich. Aber *Lac caninum* führt zu einer derartigen Steigerung der Phantasie und der Sinneswahrnehmung, dass es für die Prüfer ein leichtes war, sich irgendwelche Symptome einzubilden. Und so ist das Mittelbild voller Einbildungen und quälender Gedanken. Auch im Gemütsbereich kommt es zu umherwandernden und wechselnden Symptomen. Der Patient kann seine Gedanken nicht sammeln. Sobald er mit einer Tätigkeit angefangen hat, möchte er es auch gleich schon wieder beenden; es ist eine Art Unschlüssigkeit, wie sie auch bei vielen weiteren Mitteln vorkommt. Er glaubt, dass alles, was er sagt, in Wirklichkeit nicht so sei, dass alles gelogen wäre. Und er meint, dass es somit überhaupt keine Wirklichkeit gäbe. In dieser Hinsicht gibt es eine Ähnlichkeit mit *Alumina*, denn der *Alumina*-Patient glaubt, dass das, was er sagt, ein anderer sagt; dem Patienten mangelt es an Bewusstsein für die Wirklichkeit.
Jedes Symptom, das auftaucht, erscheint ihm wie eine etablierte Krankheit. Er hat Angst, dass er von einer furchtbaren Krankheit befallen wäre und bildet sich ein, in einem ekelhaften, eitrigen Zustand zu sein; oder von Schlangen heimgesucht zu werden. Der Patient sieht in Gedanken schreckliche Bilder – nicht nur von Schlangen – und fürchtet, die Gegenstände könnten Gestalt annehmen und in Wirklichkeit vor ihm erscheinen. Hier zeigt sich eine Analogie zu *Lachesis*, denn der *Lachesis*-Patient hat das Gefühl, die ihn umgebende Luft sei voller herumschwebender Geister, obwohl er sie nicht sieht.
Der *Lac caninum*-Patient glaubt, er würde die Nase eines anderen tragen. Er meint, nicht er selbst zu sein und seine Besitztümer würden ihm nicht gehören. Er hat Wahnideen von Spinnen, Schlangen und Ungeziefer. Der *Lac caninum*-Patient erträgt es nicht, alleine zu sein. Hingegen der *Lachesis*-Patient mochte alleine sein, um sich seinen eigenartigen Phantasien hingeben zu können; und sobald er alleine ist, hat er das Gefühl, aus dem Fenster und über die Wiesen und Felder zu schweben. Ein Geräusch bringt ihn jedoch immer wieder auf den Boden der Tatsachen zurück. Der Patient befindet sich somit also im Grenzbereich zum Wahnsinn oder Delirium.

Kopf und Schwindel

Doch obwohl der *Lac caninum*-Patient diese eigenartigen Gefühle und Vorstellungen hat, geht er jeden Tag seinen Tätigkeiten nach, ohne dass jemand seinen Zustand bemerkt – bis er selbst einmal davon erzählt. Zuweilen verfallen die *Lac caninum*-Patienten in eine chronische Traurigkeit, alles erscheint düster, schmutzig und hässlich, und sie werden sehr reizbar. Schwindel kommt ebenfalls häufig vor, jedoch handelt es sich dabei um einen sensorischen Schwindel, der

ungewöhnlich fein differenziert ist. Es ist nicht das einfache Schwanken oder das Gefühl, als ob sich alles im Kreis dreht. Vielmehr ist der ganze Körper betroffen, und der Patient glaubt, zu schwimmen oder in der Luft zu schweben, wie ein Geist.
Die Lac caninum-Kopfschmerzen sind heftig und treten meist an der Stirn, zuweilen jedoch auch am Hinterkopf auf. Es kommt zu Kopfschmerzen über den Augen nach Fahren im Wind, besser in einem warmen Zimmer. Sowohl die Stirn- als auch die Hinterkopfschmerzen verschlechtern sich beim Sehen nach oben und durch Anstrengung der Augen bei feinen Tätigkeiten. Die Schmerzen treten tagsüber auf, zunächst auf der einen Seite, dann auf der andern, wobei jede Seite zuerst betroffen sein kann. Auch Schmerzen im Gesicht oder in den Augen, wechseln die Seiten; sie sind nahezu unerträglich, bessern sich jedoch beim Gehen an der frischen Luft. Die rheumatischen Beschwerden werden gebessert durch Kälte und kalte Umschläge, weshalb man sie in einer Kategorie zusammen mit Pulsatilla und *Ledum* einordnen kann. Manche Kopfschmerzen, so steht zu lesen, bessern sich hingegen durch Wärme.

Augen
Lac caninum-Patienten sind ausgesprochen empfindlich, vor allem gegen Licht und Geräusche. Beim Lesen erscheint das beschriebene Blatt nicht sauber. Der Patient sieht im Dunkeln Gesichter vor sich; alte, verstörte, entstellte, unerträgliche Gesichter drängen sich den Gedanken auf oder erscheinen vor den Augen. Düstere, abscheuliche Gesichter treten ihr vor die Augen und quälen sie. Es handelt sich hierbei nicht um eine Sehstörung, sondern vielmehr um eine zerebrale Störung.

Ohren
Geräusche scheinen weit entfernt zu sein. Lähmung der Rachenmuskulatur bei Diphtherie, sodass Flüssigkeiten beim Trinken durch die Nase wieder herauskommen. Schnupfen mit Halsentzündung und viel Niesen. Die Nase kann auch verstopft sein, mit Absonderung von dickem, weißem Schleim. Gesichtsschmerzen, die durch Anstrengung schlimmer werden und sich durch warme Auflagen bessern. Das anschließend zurückbleibende Wundheitsgefühl wird hingegen durch kalte Umschläge gebessert.

Mund und Zähne/Hals
Fauliger Mundgeschmack ist ein starkes Charakteristikum von *Lac caninum*. Die Mundschleimhaut und Zähne sind bedeckt von einer flaumigen, silbernen Substanz, ähnlich wie Milch. Im Rachen entstehen aschgraue oder *silbrig-glänzende Beläge*. *Lac caninum* wurde zur Behandlung von Diphtherie eingesetzt, wenn es zu dem bereits erwähnten Seitenwechsel der Beschwerden kam; auch Lähmungen infolge von Diphtherie konnten mit Hilfe des Mittels geheilt werden. Halsschmerzen schießen bis ins linke Ohr oder wechseln von einer Seite auf die andere; sie werden gebessert durch kalte oder warme Getränke, verschlechtert durch Leerschlucken. *Lac caninum* ist besonders angezeigt, wenn die Rachenschleimhaut glänz und gerötet ist, wie *Kalium bichromicum*. Die

Diphtheriemembranen sind weißlich, silbrig, und *Lac caninum* hat die meisten Fälle von Diphtherie geheilt, bei denen die Membranen von einer Seite im Hals zur andern gewechselt haben. Membranöser Krupp. Das Exsudat, das zu einem grauen, flaumigen Belag führt und einem Zungenbelag ähnelt, kann an jeder Schleimhaut auftreten. Ich habe mit *Lac caninum* einmal einen chronisch kranken Patienten geheilt, bei dem die gesamte Mundhöhle mit einem weißen Exsudat bedeckt war, ohne dass eine Entzündung oder ein Geschwür vorhanden war; es war nur diese Schleimhautinfiltration vorhanden, die sich sogar bis unter die Zunge erstreckte. Der Belag war weiß und silbrig, und es sah aus, als ob der Patient einen großen Schluck Karbolsäure genommen hätte. Der Mund war so empfindlich, dass er außer Milch nichts zu sich nehmen konnte.

Abdomen/Harnwege

Am Bauch zeigen sich viele Beschwerden, unter anderem drückende Schmerzen im Becken, heftige Schmerzen in der linken Leiste. Der Patient hat einen andauernden Harndrang. Blasenreizung.

Weibliche Geschlechtsorgane

Auch an den weiblichen Genitalien kommen zahlreiche Symptome vor. Die Patientinnen leiden unter heftigen Schmerzen in der Gegend um den rechten Eierstock, die sich durch den hellroten Menstruationsfluss bessern; auch hier sehen wir wiederum eine Ähnlichkeit zu *Lachesis*. Die Schmerzen wechseln die Seiten. Auch bei *Zincum* kommt es zu Schmerzen in den Eierstöcken, die durch die Monatsblutung gebessert werden; die *Zincum*-Patientin fühlt sich nie richtig wohl, außer während der Menstruation. Wenn Frauen andauernd hysterisch sind, es ihnen während der Monatsblutung jedoch gut geht, dann ist *Zincum* das Heilmittel. Membranöse Dysmenorrhö ist ein weiteres Beispiel für die Exsudationsneigung von *Lac caninum*. Die Halsschmerzen beginnen und enden bei *Lac caninum* zeitgleich mit der Menstruation. Bei *Magnesium carbonicum*-Patientinnen treten die Halsentzündungen vor der Menses auf, *Calcium carbonicum* hingegen heilt diese Beschwerden, wenn sie – wie bei *Lac caninum* – während der Menstruation einsetzen.
Aus der Scheide der *Lac caninum*-Patientin entweicht zuweilen auch Luft. Dass sich durch die Gärung von Schleim und anderen Substanzen in der Blase Luft bildet, die beim Urinieren entweicht, findet sich nur bei *Sarsaparilla*; der Harn geht mit lautem Geräusch ab. Es kommt bei Kindern nicht selten vor, dass beim Urinieren Luft aus der Blase abgeht, sodass es zu einem gurgelnden Geräusch beim Wasserlassen kommt – und dies wird durch *Sarsaparilla* geheilt.
Die weiblichen Brüste sind ebenfalls häufig betroffen. Die *Lac caninum*-Patientin hat das Gefühl, als würde ihre Brust eitern. Wenn eine Frau ihr Baby verloren hat, und der Milchfluss unterbunden werden soll, sind *Lac caninum* und *Pulsatilla* die besten Mittel für diesen Zweck, sofern keine anderen Symptome vorliegen. Die Wirkung wird rasch einsetzen. Die *Lac caninum*-Patientin ist dabei sehr phantasievoll und reagiert empfindlich auf Schmerzen und auf ihre

Umgebung; es besteht eine Hyerästhesie. *Pulsatilla* hingegen wird bei einer Frau mit typischer *Pulsatilla*-Konstitution hilfreich sein.

Rücken und Extremitäten

Lac caninum heilt Rheumatismus mit Schwellung der unteren Extremitäten, insbesondere wenn die Beine abwechselnd betroffen sind; die Beschwerden verschlechtern sich durch Bewegung und Wärme und *bessern sich durch Kälte.* Die Glieder schmerzen wie zerschlagen. Rheumatische Gelenkschwellungen.

Lac defloratum **Lac-d.**

Lac vaccinum defloratum; Entrahmte Kuhmilch.

Allgemeines

Natürlich wehrt sich ein Laie gegen die Vorstellung, dass Magermilch – *Lac defloratum* – zur Behandlung kranker Menschen als Medizin eingesetzt werden kann. Wenn man sie jedoch wie jede andere Substanz in der Homöopathie auch potenziert, dann wird daraus eine der nützlichsten Arzneien. Wohl jeder Arzt hat bereits Fälle gehabt, bei denen die Patienten – Männer, Frauen oder auch Kinder – keine Milch trinken konnten. Sie sagen, dass sie von Milch krank würden, oder dass Milch Gift für sie sei.
Es ist die Aufgabe eines jeden Arztes, diese Fälle genau zu studieren und sich zu vergewissern, welche Symptome sich nach dem Genuss von Milch einstellen. Denn genau diese Symptome entsprechen sozusagen den Prüfungssymptomen, und die besten Prüfungen finden an empfindlichen Personen statt. Der Autor hat es sich zur Pflicht und Aufgabe gemacht, jeden einzelnen dieser Fälle zu studieren, bis das Bild der Krankheit, die durch Milch hervorgerufen wurde, langsam in ihm dämmerte – und zwar sowohl aus den individuellen Symptomen, als auch aus der Gesamtschau heraus.
Allein durch Nachdenken kann man bereits viel über die Milchkonstitution lernen. Manche werden glauben, es bestehe ein wichtiger Unterschied zwischen entrahmter Milch und frischer Vollmilch. Aber in der praktischen Anwendung hat sich die entrahmte Milch – *Lac vaccinum defloratum* – als völlig ausreichend herausgestellt, man kann mit den hohen Potenzen die Überempfindlichkeit gegen Kuhmilch heilen. Die niederen Potenzen hingegen sind wirkungslos. Daher ist sie gut dafür geeignet, den Zweiflern die wundervollen Heilkräfte der Hochpotenzen zu demonstrieren. Verschlimmerungen können den ganzen Tag über auftreten; bei manchen Patienten traten die Beschwerden nur tagsüber auf und ließen mit dem Sonnenuntergang nach; aber dies ist eher ungewöhnlich bei *Lac defloratum.*
Chronische *Lac defloratum*-Patienten sind kalt und blutarm, sie werden sogar in einem warmen Zimmer und durch warme Kleidung nicht warm. Sie sind so fröstelig und kälteempfindlich, dass sie selbst in einem geschlossenen Zimmer einen Luftzug am Kopf verspüren, als ob man sie anfächeln würde; und das, obwohl unmöglich ein Luftzug gehen kann und die Anwesenden das Zimmer für sehr warm halten. Es besteht auch eine starke Empfindlichkeit gegen nasses

Wetter. Die *Lac defloratum*-Patientin neigt zu neuralgischen und rheumatischen Schmerzen am ganzen Körper, besonders jedoch im Kopf. Die Kopfschmerzen bessern sich durch kalte Umschläge, Schmerzen an anderen Stellen hingegen werden durch Wärme gebessert. Sämtliche Leiden verschlechtern sich durch Bewegung und werden durch Ruhe gebessert; Schmerzen nehmen durch Druck zu. Die Knochen sind sehr berührungsempfindlich. Die Patienten sind sehr matt und kraftlos, es fehlt jegliche Ausdauer. Bereits nach einem kleinen Spaziergang sind sie völlig erschöpft. Auch ausgeprägte Ruhelosigkeit und Beschwerden nach Schlafmangel treten auf. Die *Lac defloratum*-Patientin sieht aus und verhält sich auch, als ob sie ein langes Leiden durchgemacht hätte oder als ob es mit ihr zu Ende geht. Die Haut ist am ganzen Körper sehr empfindlich gegen die Berührung kalter Gegenstände, auch gegen einen nasskalten Schwamm. Eine sehr ausgeprägte Periodizität liegt im Wesen dieser Arznei, was sich besonders im Bezug auf die rezidivierenden Kopfschmerzen zeigt. Außerdem hat *Lac defloratum* einen guten Ruf bei der Behandlung von Diabetes erlangt, was nicht weiter verwunderlich ist, wenn man weiß, dass es Zustände mit Schwäche, Anämie und Absonderung eines reichlichen, wässrigen Urins geheilt hat; aber auch reichlichen, stark konzentrierten Urin. Viele dieser Kranken, die mit Hilfe von *Lac defloratum* geheilt wurden, sahen ähnlich aus wie die typischen Diabetes-Patienten. Dennoch kann das Mittel nur dann heilen, wenn auch die anderen, „eigenheitlichen" Symptome übereinstimmen. Es wird nicht helfen können, wenn nur die gewöhnlichen Symptome eines Diabetes vorliegen. Wenn alle Ärzte sämtliche Fälle der Patienten mit Abneigung gegen Milch gewissenhaft und sorgfältig studieren, sowie alle Fälle, bei denen die Patienten von Milch Durchfall, Übelkeit, Erbrechen, Migräne, Aufstoßen, Magenverstimmungen usw. bekommen, dann wird mit der Zeit die allgemeine Idee der „Milchkrankheit" immer deutlicher.

Lac defloratum ist ein sehr nützliches und häufig eingesetztes Mittel bei Säuglingen und Kindern, die keine Milch vertragen. Es ist nicht immer ihr Konstitutionsmittel, aber es ist eins jener Mittel, die ihnen in der Wachstumsphase helfen. Denn manche dieser Kinder werden durch die Fütterung mit Milch krankhaft dick, andere wiederum magern ab.

Auch bei Wassersucht aufgrund von Herzschwäche, Leberbeschwerden oder nach unterdrückter Malaria hat sich *Lac defloratum* als hilfreich erwiesen. Bei manchen Menschen, die gewohnheitsmäßig viel Milch trinken, kommt es zu Anämie oder katarrhalischen Beschwerden, eventuell auch zu fettiger Degeneration an Herz, Leber oder Muskeln. Assimilationsstörungen sind das herausragendste Merkmal einer Milchvergiftung.

An manchen Körperteilen kommt es zu heftigen Schmerzen, beispielsweise an der Wirbelsäule, den Augäpfeln, den Supraorbitalnerven, an der Stirn oder im Kopf; außerdem auch im Unterbauch. Viele Menschen, die von Milch krank werden, können Sahne problemlos zu sich nehmen. Für sie ist *Lac defloratum* oftmals das Heilmittel, und nach einer sorgfältigen Untersuchung zeigt sich, dass ihre Symptome häufig den Prüfungssymptomen von *Lac defloratum* entsprechen.

Geist und Gemüt

Im Bereich des Gemüts finden wir Gedächtnisverlust, Lustlosigkeit und Abneigung gegen geistige Arbeit. Die Patienten sind zuweilen traurig und möchten sterben; sie machen sich eingehende Gedanken darüber, wie sie sich am leichtesten umbringen können. Die Traurigkeit geht mit Weinen und Herzklopfen einher, der Patient möchte niemanden sehen und mit niemandem reden; Schwäche und wechselhaftes Gemüt. Er ist sicher, dass er sterben wird; oder glaubt, dass alle seine Freunde sterben werden und er ins Kloster gehen muss. Panische Angst überkommt die *Lac defloratum* -Patientin in einem engen Wandschrank, dass die Türe zufallen und sie ersticken könnte. Wenn sie die Hände weit nach oben streckt wird ihr schwindelig und sie fällt in Ohnmacht. Schwindel beim Umdrehen im Bett, beim Heben des Kopfes aus dem Kissen, beim Augenöffnen im Liegen, beim Hinlegen. Ohnmacht und Übelkeit beim Auftreten auf den Boden morgens. Schwindel beim Heben der Arme mit Neigung, nach rechts zu fallen, beim Stehen oder Gehen.

Kopf und Schwindel

Lac defloratum ist angezeigt bei blassen, kränklich aussehenden Frauen, denen die Sorgen ins Gesicht geschrieben sind und die an heftigen Kopfschmerzen über den Augen oder in der Stirnregion; der Kopfschmerz bessert sich durch Druck und enges Einbinden des Kopfes, durch Liegen in einem dunkeln Zimmer, durch kalte Umschläge, durch völlige Ruhe; er nimmt zu durch die geringste Bewegung, Licht, Geräusche und durch Konversation. Wenn der Kopfschmerz nach Trinken durch Milchtrinken ausgelöst wird, geht er mit *reichlichem, blassem Harnabgang*, Übelkeit und Erbrechen von Speisen, Schleim und Galle einher. Es kommt bei *Lac defloratum* -Patienten auch zu heftigen Schmerzen im Hinterkopf, am Scheitel und an den Seiten des Kopfes. Sämtliche Kopfschmerzen werden von starkem Klopfen im Kopf begleitet, das Gesicht des Patienten ist blass und kalt. Ebenfalls finden wir eine ausgeprägte Kongestion des Kopfes mit Hitze und gerötetem Gesicht. Oft setzen die Kopfschmerzen periodisch ein, aber nicht immer ganz regelmäßig. Am häufigsten sind dabei wöchentliche Kopfschmerzen. Heftiges Wundheitsgefühl am ganzen Kopf bei Erschütterung oder Husten. Der Patient hat manchmal auch das Gefühl, als ob die Schädeldecke angehoben würde. Kopfschmerzen können auch zuerst in der Stirn auftreten und sich zum Hinterkopf erstrecken, was den Patienten fast wahnsinnig macht. Heftige Kopfschmerzen in der Stirn und durch den Kopf hindurch, vor allem am Scheitel; danach kommt es zu Zerschlagenheitsgefühl im Kopf. Alle Stirnkopfschmerzen gehen mit heftigem Pulsieren in den Schläfen einher. *Lac defloratum* hat auch zahlreiche Fälle von heftiger, periodisch auftretender Migräne geheilt, die seit der Kindheit bestanden und als ererbt bezeichnet wurden. Und bei diesen heftigen Kopfschmerzen hat der Patient zuweilen das Gefühl, als ob sich der Kopf ausdehnen würde. *Lac caninum* heilt ebenfalls Kopfschmerzen, die vor oder nach der Menstruation einsetzen sowie morgendliche Beschwerden während der Schwangerschaft.

Augen

Vor den Kopfschmerzen besteht Trübsichtigkeit, der Patient kann nur Licht wahrnehmen, keine Gegenstände. Gefühl, als wären die Augen voller Steine. Extreme Lichtscheu. Dumpfer Schmerz in den Augen, schlimmer auf der linken Seite, sogar bei geschlossenen Augen; besser durch kalte Kälteanwendungen, durch Augenschließen, in einem dunklen Zimmer. Ziehende Augenschmerzen beim Lesen, sodass der Patient nur ein paar Minuten am Stück lesen kann. Starker Schmerz in den Augen beim ersten Hinaustreten ins Licht. Schmerz in und über den Augen, schlechter durch Wärme und Bewegung. Schweregefühl in den Oberlidern, der Patient fühlt sich den ganzen Tag über müde. Die Augenschmerzen betreffen vorwiegend die linke Seite und gehen mit Tränenfluss einher.

Nase

Schmerzhafter Druck oder Engegefühl über der Nasenwurzel.

Gesicht

Der *Lac defloratum* -Patient hat ein leichenartig blasses Gesicht; ausgezehrt, dünn und extrem fahl, mit dunklen Ringen unter den Augen. Bleiches Gesicht mit Ekzem. Hitzewallungen in der linken Gesichtshälfte. Gefühl, als ob das Fleisch von den Gesichtsknochen getrennt ist, die Knochennähte aufgingen und nach außen stehen.

Mund und Zähne

Zähneknirschen im Schlaf, mit Schmerzen im Magen und im Kopf, sowie Erbrechen.

Der Mundgeschmack ist fade oder sauer. Mundtrockenheit, übler Mundgeruch. Klebriger, schaumiger Mund, besonders während einer Unterhaltung.

Hals

Globus hystericus. Halsschmerzen, schlimmer beim Schlucken. Die Rachenschleimhaut ist sehr blass.

Magen

Im Magen kommt es zu einem vollständigen Appetitverlust; starker Durst auf große Mengen Wasser; leeres oder saures Aufstoßen; Auftreibung durch Luftansammlung; Übelkeit nach Trinken von kaltem Wasser abends, schlimmer nach Hinlegen; Übelkeit beim Aufrichten vom Liegen oder durch Bewegung beim Aufstehen morgens; starke Übelkeit, aber der Patient kann nicht erbrechen, mit Stöhnen und Schreien vor Qualen. Große Unruhe und Kältegefühl, obwohl die Haut warm und der Puls normal ist. Der Patient erbricht zunächst unverdaute, sehr sauren Speisen, danach bitteres Wasser und schließlich einen bräunlichen Klumpen, der in Wasser gelöst wie Kaffeesatz aussieht. Unwillkürliches Erbrechen unabhängig von den Mahlzeiten. Galleerbrechen bei Kopfschmerzen. Heftige Magenschmerzen. *Lac defloratum* ist ein sehr nützliches Mittel bei Schwangerschaftserbrechen, wenn die Frau keine Milch mag. Krampfende Magenschmerzen.

Abdomen

Chronische Gastroenteritis mit chronischem Durchfall und Erbrechen. Empfindlichkeit des Abdomens. Das Abdomen ist gebläht und aufgetrieben. Schwregefühl im Bauch, wie von einem Stein. Heftige Schmerzen in der Nabelgegend, bei Kopfschmerzen.

Rektum und Stuhl

Lac defloratum heilt chronische Stuhlverstopfung, wenn das Rektum wie gelähmt erscheint und Einläufe und Abführmittel erfolglos waren. Der Stuhl ist groß, hart und kann nur mit Anstrengung entleert werden; nach längerem Pressen schlüpft der Stuhl wieder zurück. *Lac defloratum* hat hierbei Patienten geheilt, bei denen *Silicea* keine Wirkung gebracht hat. Verstopfung bei überaus frösteligen Patienten oder bei Patienten, die an periodischen Kopfschmerzen und Erbrechen leiden, mit häufigem, aber erfolglosem Stuhldrang. Durchfall nach Trinken von Milch.

Harnwege und Urin

Häufige, spärliche Harnentleerung; oder aber reichlicher, blasser, wässriger Urin bei Kopfschmerzen. Sehr dunkler und dicker Urin. *Albuminurie. Lac defloratum* heilt unwillkürlichen Harnabgang, der beim Gehen an der kalten Luft oder beim Reiten auftritt. Ebenso hat es sich als hilfreich erwiesen bei Empfindungslosigkeit der Blase, sodass der Patient nicht bemerkt hat, wenn sie voll war.

Weibliche Geschlechtsorgane

Im Bereich der weiblichen Genitalien heilt *Lac defloratum* gelblich-braune Leukorrhö, die vor und nach der Menstruation stärker wird. Außerdem auch reichliche, gelbe Leukorrhö. Herabdrängendes Gefühl in der Gegend der Eierstöcke. Die Menstruation ist zu spät und spärlich; zu spät, blass und wässrig. Während der Menses kommt es zu Schmerzen im Rücken und in der Gegend der Eierstöcke. Plötzliche Unterdrückung des Monatsflusses durch Halten der Hände in kaltes Wasser; es kommt zu Schmerzen am ganzen Körper, besonders jedoch zu Kopfschmerzen. *Lac defloratum* ist darüber hinaus von unschätzbarem Wert bei vermindertem oder ausbleibendem Milchfluss schwangerer Frauen; die Brüste verkleinern sich.

Atemwege und Husten

Asthma aufgrund eines aufgeblähten Magens. Kardiale Dyspnoe. Kurzer, trockener Husten, schlechter in einem kalten Zimmer oder an kalter Luft. Wundheitsgefühl in der Brust mit Brustbeklemmung. Rheumatische Schmerzen in der Brust bei kaltem, feuchtem Wetter. Tuberkulöse Herde in beiden Lungenspitzen.

Brust und Herz

Druck in der Herzgegend mit Atemnot und dem Gefühl, sterben zu müssen. Schneiden wie von Messern in der Herzspitze. Herzklopfen und Hitzewallungen in der *linken Gesichtsseite und am linken Hals*. Herzklopfen durch die geringste Anstrengung oder Aufregung.

Rücken und Extremitäten

Hitzewellen laufen den Rücken hoch und von einer Schulter zur andern. Extreme Empfindlichkeit des Rückens gegen einen nasskalten Schwamm. Herpes an jeder Seite des Halses; juckend und brennend nach dem Kratzen. Harter, drückender Schmerz am vierten Halswirbel. Frostschauer am Rücken entlang, zwischen den Schulterblättern. Heftige, brennende Schmerzen am unteren Rücken und am Kreuzbein. Anhaltender Rückenschmerz.
Die Fingerspitzen sind eiskalt, die restliche Hand hingegen warm. Taubheit und Empfindungslosigkeit an der vorderen und äußeren Oberschenkeloberfläche. Schmerz den Ischiasnerv entlang und zur Ferse hinunter, schlimmer morgens beim Aufstehen, mit Übelkeit und Ohnmacht. Schwäche und Schmerzen in geschwollenen Knöcheln. Die Haut an den Fußrändern ist verdickt. Die Füße sind eiskalt. Schmerzen in Handgelenken und Knöcheln. Während den Kopfschmerzen sind Hände und Füße kalt.

Schlaf

Starke Unruhe und heftige, langwierige Beschwerden durch nächtliche Schlaflosigkeit. Der Patient ist den ganzen Tag über schläfrig. Extreme Schlaflosigkeit.

Fieber und Schweiß

Fieber setzt um 21 Uhr ein und dauert bis zum Morgen. Der Patient erwacht schweißgebadet und der Schweiß färbt die Wäsche gelb. Hektisches Fieber. Gefühl, als wäre die Bettwäsche feucht.

Haut

Die Haut ist so empfindlich gegen die Berührung einer kalten Hand oder gegen einen nasskalten Schwamm, dass der Prüfer nur in sehr warmem Wasser baden konnte. Die Haut ist kalt und blass, die Venen sind bläulich gezeichnet und treten deutlich hervor. Herpesartiger Hautausschlag. Jucken der Haut, nach dem Kratzen brennt sie.

Lachesis muta — Lach.

Trigonocephalus lachesis; Buschmeisterschlange. *Reptilia; Crotalidae.*

Allgemeines

Lachesis gehört zu den häufig angezeigten Mitteln, und man muss es gut einstudiert haben, um es richtig anwenden zu können. *Lachesis* scheint auf das gesamte menschliche Geschlecht zu passen, denn im Menschen zeigen sich in der Disposition und im Charakter viele Merkmale der Schlange. Und so bringt das Mittel lediglich das zutage, was im Wesen des Menschen bereits angelegt ist.
Verschaffen wir uns zunächst einmal einen Überblick über die Allgemeinsymptome, die dieses Mittel charakterisieren und die von größter Bedeutung sind. Dazu gehören auch die Umstände, unter denen Symptome auftauchen oder durch die sie gebessert bzw. verschlimmert werden.

Beim konstitutionellen *Lachesis*-Patienten verschlechtern sich die Beschwerden im Frühjahr, wenn die kalte Jahreszeit in ein milderes Klima umschwenkt. Besonders mildes, regnerisches oder bewölktes Wetter macht ihm zu schaffen. Die Symptome von *Lachesis* treten auch auf, wenn er von einer kalten Klimazone in eine wärmere reist, und selbst die warmen Südwinde bringen *Lachesis*-Symptome hervor.

Die Symptome von *Lachesis* verschlimmern sich beim Einschlafen. Der Patient kann in wachem Zustand völlig Beschwerdefrei sein, aber die Beschwerden setzen mit dem Schlaf ein. Sie nehmen mit zunehmender Schlafdauer allmählich an Stärke zu, sodass ein überlanger Schlaf den gesamten Zustand des *Lachesis*-Patienten verschlimmert. Und wenn er dann am nächsten Morgen erwacht, betrachtet er den Schlaf rückblickend mit großer Betrübnis. Der Schlaf wurde von häufigen Erstickungsanfällen und schrecklichen Träumen gestört, und jetzt, nachdem der Patient lange geschlafen hat, erwacht er mit fürchterlichen Kopfschmerzen, Herzklopfen, Melancholie und hat Beschwerden von Kopf bis Fuß. Er leidet am ganzen Körper und kann sich an nichts erfreuen. Es ist ein Zustand von Trauer und Melancholie, alles scheint wie in eine dunkle Wolke gehüllt. Er leidet unter Wahnvorstellungen, weint, ist voller Eifersucht und Misstrauen. Durch *warm Baden* oder durch das Auflegen von warmen Umschlägen auf entzündete Körperteile verschlechtern sich die Gemütssymptome. Nach einem warmen Bad, nach Erwärmung, oder wenn der Patient, nachdem er sich im Freien an einem kalten Tag abgekühlt hat, ein warmes Zimmer betritt, setzen die Symptome ein. Es kommt zu Herzklopfen; der Patient hat das Gefühl, der Kopf würde platzen; die Füße werden kalt und das Pulsieren zieht sich durch den ganzen Körper. Pulsationen am ganzen Körper oder auch Herzschwäche. Zuweilen kommt es auch zu Ohnmacht in einem warmen Bad, v. a. bei jungen Mädchen. Der Patient kann kalt und fröstelig sein, und dennoch setzen bei Aufenthalt in einem warmen Zimmer Beschwerden ein oder verschlimmern sich.

Schon das allgemeine Aussehen des Patienten und die Lokalisationen der Beschwerden weisen manchmal auf *Lachesis* als Heilmittel hin. Im Gesichtsausdruck des Patienten spiegelt sich Angst, Unruhe und Unwohlsein. Das Gesicht ist fleckig oder blaurot, die Augen stehen hervor und blicken misstrauisch. Wenn sich im Gesicht eine entzündliche Stelle befindet, ist diese bläulichrot verfärbt. Auch wenn es zu Entzündungen von Drüsen oder Lymphknoten kommt – wobei *Lachesis*-Patienten zu zahlreichen Entzündungen von Drüsen, Lymphknoten und Zellgewebe neigen – sieht das umliegende Gewebe purpurn oder fleckig aus. Wenn sich Geschwüre bilden, tritt aus diesen dunkles Blut aus, das bald zu gerinnen beginnt und dadurch aussieht wie verkohltes Stroh. Verletzungen bluten stark, und auch *kleine Verletzungen bluten stark*, wie bei *Phosphorus* und *Kreosotum*. Aus einem Nadelstich sickern große Bluttropfen. Geschwüre fressen sich tief ins Gewebe und es bildet sich nur unzureichendes Granulationsgewebe; die Geschwüre sind faulig und bluten leicht, wobei das Blut schwarz ist. Um die Geschwüre herum ist das Gewebe blaurot und fleckig, und es sieht aus, als ob ein Gangrän entstehen würde. Und tatsächlich bildet sich häufig ein Gangrän; verletzte Teile werden gangränös, die betroffenen Stellen werden schwarz und nekrotisieren, es kommt zu einem übel stinkenden

Gewebszerfall. Die Venen werden varikös, und zwar besonders an den Unterschenkeln; die Venen der Unterschenkel sehen dann wie Krampfadern aus, wie sie nach einer Schwangerschaft auftreten. Vergrößerung und Erweiterung der Venen ist ein hervorstechendes Merkmal von *Lachesis*.
Durch die geringste Geistesanstrengung oder auch die geringste Gemütsbewegung werden die Extremitäten kalt, der Herzschlag wird schwach, die Haut wird schweißbedeckt und der Kopf wird heiß. Füße und Hände sind dabei so kalt, dass sie scheinbar auch durch äußere Wärme nicht erwärmt werden können. Der Patient kann sie in Wolltücher einwickeln, und dennoch bleiben sie kalt; der Patient hat eine Abneigung gegen Wärme und warme Räume, weil er dann ein Erstickungsgefühl bekommt.. Er bekommt keine Luft und möchte das Fenster geöffnet haben. Das Herz des *Lachesis*-Patienten ist schwach, sodass man zuweilen den Herzschlag beim Auskultieren kaum hören und den Puls kaum ertasten kann. Der Puls ist schwach und intermittierend. Dann wiederum kommt es auch zu deutlich hörbarem Herzklopfen.
Wenn wir die Symptome von *Lachesis* in den *Leitsymptomen* nachlesen, dann bemerken wir eine Eigentümlichkeit, nämlich die Neigung der Beschwerden, die *linke Seite* zu affizieren, oder sie beginnen auf der linken Seite und wechseln dann auf die rechte Seite über. Eine Lähmung beispielsweise beginnt bei *Lachesis* mit einer allmählich zunehmenden Schwäche auf der linken Seite, die dann auf die rechte Seite übergeht. *Lachesis* hat einen starken Bezug zu den Eierstöcken, und auch hier ist die linke Seite zuerst betroffen. Eine Entzündung der Eierstöcke fängt auf der linken Seite an und wandern dann nach rechts. Auch bei einer Halsentzündung beginnen die Beschwerden links und wechseln dann auf die rechte Seite. Bei Schmerzen im Hinterkopf ist die linke Seite stärker betroffen als die rechte. Dieser Verlauf der Beschwerden, von der linken Seite zur rechten, findet sich nicht in jedem Fall, und wenn das Gegenteil eintritt – ein Wechsel von rechts nach links – ist dies keine Kontraindikation gegen *Lachesis*; aber für gewöhnlich beginnen die Beschwerden auf der linken Seite. Auch das Auftreten von Beschwerden links oben und rechts unten wurde beobachtet.
Viele Symptome von *Lachesis verschlechtern sich gegen Morgen*. Es handelt sich hierbei um die bekannte *Verschlimmerung nach dem Schlaf*; der Patient schläft in die Verschlimmerung hinein. Bei geringfügigen Beschwerden verläuft diese Verschlimmerung eher milde und wird vom Patienten erst nach einem langen Schlaf wahrgenommen. Wenn die Verschlimmerung jedoch einigermaßen heftig abläuft, dann nimmt er sie gleich beim Einschlafen wahr und wacht daran auf, beispielsweise bei Herzbeschwerden. Sobald er eingeschlafen ist, erwacht er mit Herzklopfen, Atemnot, Erstickungsanfällen, Erschöpfung, Schwindel, Schmerzen im Hinterkopf und vielen anderen kreislaufbedingten Störungen.

Geist und Gemüt

Der nächste wichtige Bereich beim Studium von *Lachesis* ist der Gemütszustand. Und nichts sticht beim *Lachesis*-Patienten hier mehr hervor als seine Selbstbezogenheit und Selbstgefälligkeit, sein Neid, sein Hass und seine Grausamkeit. Diese Eigenarten gehen auf sein übertriebenes Selbstbewusstsein zurück, auf

seine überzogene Eigenliebe. *Lachesis*-Patienten leiden mitunter auch an geistiger Verwirrung bis hin zu Wahnsinn. Es finden sich alle möglichen wahnhaften Impulse. Der Geist ist ermüdet. Der Patient bekommt mit der Zeit das Aussehen eines weinerlichen Trinkers, er spricht stolpernd und stockend, mit verdickten Lippen und dicker Zunge, beendet die Wörter nur teilweise; sein Gesicht ist blaurot verfärbt, der Kopf ist heiß. Er muss würgen und der Kragen am Hals ist ihm lästig; und je größer die Empfindlichkeit am Hals, desto mehr muss er würgen, desto größer ist die geistige Verwirrung und desto mehr ähnelt sein Aussehen dem eines Betrunkenen. Wenn sie sich mit jemandem unterhalten, der zu viel Whiskey getrunken hat, können sie diese *Lachesis*-Symptome erkennen: er lallt vor sich hin, ohne zu wissen, was er von sich gibt; er beendet seine Wörter und auch seine Sätze nur halb, lässt einzelne Buchstaben aus; er redet holprig, stöhnt, erzählt zuerst das Eine, dann etwas ganz anderes. Und auch diese Symptome nehmen beim *Lachesis*-Patient im Frühjahr zu, oder wenn nach einem Kälteeinbruch das warme Wetter einsetzt; sie verschlechtern sich auch bei Regenwetter, nach einem warmen Bad und nach dem Schlaf. Die Gemütssymptome von *Lachesis* sind sehr umfassend. Die Patienten sind grundlos und ungerechtfertigt eifersüchtig und misstrauisch. Das Mittel hat unzählige Male junge Mädchen von ihrer Eifersucht befreit, die auf ihre Freundinnen grundlos eifersüchtig waren. Sobald sie sehen, wie sich ihre Freundinnen mit jemandem flüsternd unterhalten, denken sie sofort, dass über sie gesprochen wird, dass etwas Nachteiliges über sie gesagt wird. Sie mutmaßt, dass sie ihr etwas antun oder sie verletzen wollen, und sie wird auf jedes Mittel zurückgreifen, um zu sehen, ob man nachteilig über sie spricht. Oder aber die *Lachesis*-Frau bildet sich ein, dass ihre Freunde, ihr Ehemann oder auch ihre Kinder ihr Schaden zufügen wollten; dass ihre Freunde sie beispielsweise in eine Irrenanstalt stekken wollten. Es besteht auch Furcht vor der Zukunft. Die Patientin glaubt, sie bekomme eine Herzerkrankung; oder sie werde verrückt und man wolle sie in ein Irrenhaus bringen. Sie hat die Wahnidee, dass ihre Angehörigen sie vergiften wollen und lehnt das Essen ab. Manchmal hält sie das, was sie erlebt hat, für einen Traum oder eine Illusion. Sie glaubt, sie wäre tot, oder träumt, tot zu sein und die Vorbereitungen für ihre Beerdigung werden gemacht. Oder sie träumt oder denkt, dass sie bald sterben werde.
Es kommt auch vor, dass sich die *Lachesis*-Patienten für jemanden anderen halten, oder glauben, *von einer übernatürlichen Macht beherrscht* zu sein. Sie meinen, sie werden von Geistern zu verschiedenen Handlungen gezwungen. Dic *Lachesis*-Patientin erhält einen Befehl – teilweise im Traum – den sie ausführen muss. Manchmal hört sie die Befehle sogar in Form von Stimmen, die ihr befehlen, etwas zu stehlen oder jemanden umzubringen. Die Stimmen befehlen ihr auch, Taten zu gestehen, die sie nicht begangen hat; und sie hat nicht eher ihre Ruhe, bis sie gesteht. Sie wird so lange von den Gedanken gequält, bis sie etwas gestanden hat, was sie eigentlich gar nicht getan hat. Es entwickelt sich auch die Wahnidee, sie werde verfolgt; oder dass sie etwas gestohlen hat; oder dass jemand anderes glaubt, sie habe gestohlen, und jetzt fürchtet sie die Strafe des Gesetzes. Sie hört Stimmen, die sie warnen, und nachts träumt sie von diesen Stimmen. Die Qualen, die sie durchleidet, sind zuweilen furchtbar,

und sie verfällt in ein Delirium und murmelt nur noch vor sich hin, wie eine Betrunkene. Dieser Zustand verschlimmert sich dann bis zur Bewusstlosigkeit, und schließlich verfällt die Patientin in einen komatösen Zustand, aus dem sie nicht wieder erweckt werden kann. Manchmal durchläuft sie Phasen, in denen sie gewalttätig wird oder heftige Delirien.

Im Gemütsbereich der *Lachesis*-Patienten zeigen sich auch *religiöse Wahnzustände.* Zum Beispiel bei einer liebenswürdigen, netten alten Dame, die ihr Leben lang – wie man es nennen würde – aufrichtig und gottesfürchtig war; aber dennoch ist sie nicht in der Lage, die Versprechungen aus der Bibel auf sich zu beziehen; es scheint ihr, als wären andere damit gemeint, nicht jedoch sie selbst. Sie glaubt, voller Boshaftigkeit zu sein und nicht zu verzeihende Sünden begangen zu haben. Diese Gedanken drängen sich ihr ständig auf, und sie ist gezwungen, darüber zu reden. Sie meint, sie werde sterben und in diese furchtbare Hölle eingehen, über die sie gelesen hat. Der Arzt muss hier sehr aufmerksam zuhören, und er darf nicht den Fehler begehen, diese religiösen Zwangsgedanken auf die leichte Schulter zu nehmen. Denn wenn er dies tut, wird die Patientin nicht wiederkommen, und er beraubt sich somit der Möglichkeit, ihr zu helfen. Es spielt überhaupt keine Rolle, welch wundersame Vorstellungen oder religiösen Ansichten sie hat, ihre psychische Verfassung muss immer respektiert werden. Der Arzt muss mit den Vorstellungen der Patienten umgehen, als ob sie der Wirklichkeit entsprächen. Die Patientin bedarf der Sympathie und der Freundlichkeit. Und es für einen Arzt immer eine unschöne Sache, wenn er unter gläubigen Menschen den Ruf eines gottlosen Mannes erlangt. Denn er wird ihnen seine Fähigkeiten, Gutes zu tun und sie zu heilen, nicht mehr unter Beweis stellen können. Somit muss Arzt unvoreingenommen all den Absonderlichkeiten und eigentümlichen Vorstellungen der verschiedenen Menschen entgegentreten, denen er in der ganzen Welt begegnet. Er muss jedermanns Freund sein, und er kann dies auch gänzlich ohne Heuchelei sein, wenn er nur ein aufrichtiger und rechtschaffener Mann ist.

Der Zustand von religiöser Melancholie und religiösem Wahn wird gewöhnlich von einer starken *Redseligkeit* und Klatschsucht begleitet, die wir bei *Lachesis*-Patienten so häufig vorfinden. Die religiöse Melancholie kommt dabei eher bei Frauen als bei Männern vor, und die betroffene Frau muss gezwungenermaßen darüber reden. Sie belästigt ihre Freunde Tag und Nacht mit ihrer Geschichte von der Verdammnis ihrer Seele, ihrer Boshaftigkeit und all den schrecklichen Dingen, die sie getan hat. Wenn man sie daraufhin fragt, was sie denn verbrochen habe, wird sie alles Mögliche zugeben; man kann sie jedoch nicht darauf festlegen, einen Mord zu gestehen. Und wenn man ihr schließlich erlaubt, mit ihrer Geschichte fortzufahren, dann wird sie eine ganze Liste mit Verbrechen aufführen, die sie angeblich alle begangen hat, obwohl sie in Wirklichkeit eine anständige und wohlwollende Frau ist.

Es gibt noch eine weitere Form der Redseligkeit bei *Lachesis*-Patienten, bei der sie gewissermaßen zwangsweise ununterbrochen reden müssen. Es ist ein Gemütszustand, in welchem die Patienten in allem, was sie tun, in Eile verfallen, und dies auch von anderen verlangen. Zugleich kommt es hier zu der enormen Geschwätzigkeit, die man sich kaum vorstellen kann, wenn man sie

noch nicht erlebt hat. Es beschreiben zu wollen, ist vollkommen sinnlos. Die Patientin spricht so unglaublich schnell und springt dabei von einem Thema zum andern. Die Sätze werden dabei teilweise nur halb beendet, und es erscheint ihr selbstverständlich, dass man den fehlenden Rest versteht. Sie redet ohne Unterbrechung immer weiter. Tag und Nacht ist die Patientin hellwach und reagiert überempfindlich auf ihre Umgebung. Von dem, was sie wahrnimmt und wie sie sich an Geräuschen stört, könnte man fast meinen, dass sie selbst die Fliege an der Wand laufen oder das Schlagen weit entfernter Kirchturmuhren hören kann. Es stehen nicht alle diese Dinge in den Büchern, sie müssen sie beim Patienten direkt erleben. Aber die Angaben, die sie hier von mir bekommen und die sich klinisch bestätigt haben, entstammen meiner Erfahrung am Krankenbett. „Außergewöhnliche Geschwätzigkeit, drückt sich sehr gewählt aus, springt jedoch von einem Thema ohne Zusammenhang zum nächsten." „Ein einziges Wort führt oftmals mitten in eine andere Geschichte." Diese Zustände können bei akuten Erkrankungen wie Typhus auftreten, wenn das für Typhus typische Delirium eintritt; oder auch bei Diphtherie und anderen, durch septische Prozesse charakterisierte Erkrankungen; sogar im Wochenbett oder im Rahmen einer Psychose. *Lachesis* ist eine lange wirkende Arznei, und wenn es durch zu häufige Gaben missbräuchlich angewendet wird, halten die resultierenden Beschwerden manchmal lebenslang an.
In vielen Fällen kann man bei *Lachesis* einen engen Zusammenhang zwischen den Gemütssymptomen und den Herzbeschwerden erkennen. Besonders trifft dies auf Frauen und junge Mädchen zu, die sich unglücklich verliebt haben. Sie liegen nachts wach im Bett, aus Enttäuschung, oder weil ihre Gefühle verletzt sind, oder weil ihre Hoffnung zerstört ist, oder einfach aus Kummer. Es kommt zu anhaltender Melancholie, Niedergeschlagenheit, Anzeichen von Hysterie, Weinen, geistiger Erschöpfung und Verzweiflung, gleichzeitig auch zu Herzschmerzen mit einem Gefühl von Schwäche des Herzens und Schweratmigkeit. Sie denken über Selbstmord nach und verfallen schließlich in einen apathischen Zustand; alles ist ihnen zuwider – jegliche Arbeit und sogar das Denken.

Kopf und Schwindel

Vielleicht können Sie sich die Kopfsymptome von *Lachesis* am besten merken, wenn ich den Fall einer Patientin berichte, deren geschilderte Symptome so typisch für diese Arznei waren, wie man sie in keinem Buch finden kann. Sie litt an Kopfschmerzen, saß aufrecht im Bett und konnte sich nicht hinlegen, denn dies verschlimmerte ihre Beschwerden. Ihr Gesicht war purpurn verfärbt, die Augen und das Gesicht geschwollen, die Lider aufgedunsen. Sie saß ganz still im Bett und beschrieb die Kopfschmerzen als wallende Empfindung, die sich vom Nacken über den Hinterkopf und schließlich über den gesamten Kopf ausbreitete. Dies ist ein typisches Merkmal von *Lachesis*: wellenartiges Drängen nach oben. Die Schmerzwellen sind dabei nicht immer Pulssynchron und können auch völlig unabhängig vom Blutfluss auftreten. Die Wallungen werden durch Bewegung verschlechtert, wobei nicht die Bewegung an sich zu der Verschlechterung führt, der Patientin geht es eher hinterher schlechter; beispielsweise nach Gehen oder Platzwechsel, wenn sie sich wieder hinsetzt. Ein paar Sekunden, nachdem die Bewegung abgeschlossen ist, setzt der Schmerz ein und erreicht augenblicklich sein Maximum, um dann allmählich wieder nachzulassen und in ein ständiges Drängen oder Drücken überzugehen. Im Kopf kommt es zu einem anhaltenden, dumpfen Schmerz, der zu einer so heftigen Schmerzwallung ansteigen kann, dass die Patient glaubt, es würde sie das Leben kosten.

Der Kopfschmerz beginnt bei *Lachesis*-Patienten morgens beim Erwachen. Die milderen Formen verschwinden dann, nachdem sich die Patientin ein bisschen umherbewegt hat. Gleichzeitig mit den Kopfschmerzen, aber auch bei allen anderen Beschwerden, kommt es zu einem vorübergehenden Schwinden der Gedanken und allen möglichen Arten von Schwindel. Schwindel mit Übelkeit und Erbrechen; die Patientin hat die Neigung, nach links zu schwanken.

Lachesis-Kopfschmerzen sind zumeist berstend und kongestiv; die Patientin hat das Gefühl, als ob sich das gesamte Blut im Kopf befände, denn die Extremitäten sind so kalt und im Kopf pulsiert und hämmert es. Diese pulsierenden Kopfschmerzen sind Teil des allgemeinen Pulsierens von Kopf bis zu den Füßen. Das Pulsieren tritt in allen Arterien und an allen entzündeten Stellen auf. Die entzündeten Eierstöcke pulsieren, und dabei fühlt es sich zuweilen an, als ob kleine Hämmerchen bei jedem Pulsschlag gegen die entzündeten Teile klopften. *Lachesis* hat zahlreiche Fälle von Analfisteln geheilt, wenn dieses andauernde hämmernde Gefühl entlang dem Fistelgang vorhanden war; es war darüber hinaus hilfreich bei langwierigen Analfissuren mit einer klopfenden Empfindung im entzündeten Bereich, und auch bei Hämorrhoiden, bei denen dieses klopfenden Gefühl auftrat. Hieran sehen wir, dass das Klopfen im Kopf keine lokale Erscheinung ist, sondern vielmehr ein allgemeines Symptom, das sich außer am Kopf auch an anderen Bereichen zeigen kann.

Manche Symptome sind aufgrund der Häufigkeit wertvoll, mit der sie gemeinsam auftreten. Und wenn dies der Fall ist, werden die begleitenden Beschwerden wichtig. Bei *Lachesis* treten die Herzsymptome oftmals gemeinsam mit Kopfschmerzen auf, und nur selten treten *Lachesis*-Kopfschmerzen ohne Herzaffektionen auf. Ein schwacher Puls oder Klopfen, das am ganzen Körper verspürt wird, treten bei heftigen *Lachesis*-Kopfschmerzen mehr oder weniger regelmäßig auf.

In der Literatur wird *Druck* oder das *Gefühl eines Gewichts* als starkes Charakteristikum von *Lachesis*-Kopfsymptomen angegeben. Bei nahezu allen Beschwerden des Körpers, bei Typhus, während der Menstruation und bei kongestivem Frost scheint der Körper kalt zu werden; die Extremitäten werden kalt, die Knie sind kalt, die Füße sind kalt, und es ist unmöglich, sie warm zu bekommen. Das Gesicht ist purpurn und fleckig, die Augen treten hervor und schwellen an, und gleichzeitig besteht ein schrecklicher Kopfschmerz mit Neigung zu Bewusstlosigkeit; der Patient redet völlig unzusammenhängend, er kann sich kaum artikulieren und wird schließlich bewusstlos.

In Bezug auf die Kopfsymptome, die Geistes- und Gemütssymptome und das Sensorium im Allgemeinen, muss auch die *Überempfindlichkeit* von *Lachesis* erwähnt werden. Die Symptome sind insgesamt sehr intensiv; das Sehvermögen ist gesteigert, das Gehör übermäßig scharf und insbesondere der Tastsinn hochgradig empfindlich. Die Berührung der Kleidung wird von dem Patienten als schmerzhaft empfunden, fester Druck hingegen ist erträglich. Die Kopfhaut ist bei Berührung so empfindlich, dass es weh tut; der Druck durch eine Bandage am Kopf hingegen macht nichts aus. *Lachesis*-Patienten sind überempfindlich gegen Lärm, Bewegung im Zimmer, wenn sich andere unterhalten oder den Gang entlang laufen; all diese Umstände verschlimmern die Schmerzen. Alle Sinne des Körpers sind extrem empfindlich. Die Überempfindlichkeit gegen Berührung ist an der Haut wahrscheinlich am ausgeprägtesten, weshalb stärkerer Druck, der mehr in die Tiefe reicht, oftmals Linderung verschafft. Bei einer Patientin, die an einer Peritonitis, einer Entzündung der Eierstöcke oder der Gebärmutter, oder einer sonstigen Entzündung der Eingeweide leidet, ist die Haut so empfindlich gegen die geringste Berührung, dass sie manchmal erfinderische Fähigkeiten zeigt, um die Leiden durch die Bettdecke zu verhindern. So kann man manchmal ein reifenförmiges Teil bei ihr im Bett finden, oder sie hat die Knie angezogen, oder sie hält die Decke ganz einfach mit den Händen vom Körper fern. Allein das Auflegen der Hand auf den Bauch kann hier ein Wundheitsgefühl auslösen, was aber ein vollkommen anderer Schmerz ist. Die Berührung am Bauch durch Kleidung oder Bettwäsche bringt die Überempfindlichkeit der Haut hervor. Und schon allein die leichteste Berührung der Haut mit dem Finger oder der Hand, ist der Patientin unerträglich.

Augen

Im Bereich der Augen kommen bei *Lachesis* zahlreiche entzündliche und kongestive Beschwerden vor. Die Augensymptome verschlimmern sich nach Schlaf. Die Augen sind empfindlich gegen Licht und Berührung. Aufgrund des engen Bezugs zwischen Augen und Gehirn treten gleichzeitig mit den Augenbeschwerden auch Kopfschmerzen auf. Wenn man zur Untersuchung des Rachens bei einer Halsentzündung mit dem Spatel aus Versehen die Rachenwand, die Mandel oder die Zungenwurzel berührt, hat der Patient das Gefühl, als ob die Augen herausgedrückt würden. Auch beim Berühren des äußeren Halses bekommt er heftigen Schmerzen in den Augen. *Lachesis* ist ein hervorragendes Mittel bei Gelbsucht, denn es ruft in der Prüfung zahlreiche Leberstörungen hervor. Es kommt zu Gelbfärbung der Haut und der Skleren, das Gewebe um die Augen verdickt sich. Außerdem heilt *Lachesis* Tränengangfisteln, die von einem hartnäckigen Ausschlag im Gesicht begleitet werden.

Ohren

An den Ohren finden wir eine Überempfindlichkeit des äußeren Gehörganges. Alles, was in den Gehörgang eingeführt wird, erzeugt heftigen, krampfartigen Husten und Kitzeln im Rachen. Die Schleimhaut des Gehörganges ist so empfindlich, dass bei ihrer Berührung ein heftiger Husten, ähnlich einem Keuchhusten, einsetzt. Dies ist nur ein Zeichen für die allgemeine Überempfindlichkeit sowie für die übersteigerten Reflexe. Auch beim Gehör zeigt sich die gleiche Überempfindlichkeit, die schon mehrfach erwähnt wurde. Die Schleimhaut der Eustachischen Röhre verdickt sich durch einen Katarrh und verstopft. Striktur der Eustachischen Röhre.

Nase

Die katarrhalischen Symptome der Nase sind bei *Lachesis* sehr ausgeprägt. Es kommt zu häufigem Nasenbluten und einer blutig-wässrigen Absonderung aus der Nase. Erkältungen treten immer in Form von Schnupfen auf. Verstopfte Nase mit Beeinträchtigung des Geruchssinns. Überempfindlichkeit gegen Gerüche, schließlich Verlust des Geruchssinns. Es treten sehr hartnäckige, chronische Entzündungen der Nasenschleimhaut auf, mit Krustenbildung, Niesen, wässrigem Nasensekret und katarrhalischen Kopfschmerzen. Manchmal verschwindet der Kopfschmerz mit dem Einsetzen der Nasenabsonderung, und sobald die Absonderung aufhört, treten die Kopfschmerzen wieder auf. Heftiger Kopfschmerz mit Niesen und Fließschnupfen. Kongestive Kopfschmerzen mit Schnupfen. Die katarrhalischen Entzündungen der Nasenschleimhaut haben auch zur Anwendung von *Lachesis* bei Syphilis geführt. Es besteht eine hinreichende Ähnlichkeit zwischen den Arzneisymptomen und den Krankheitsbeschwerden, dass es auch bei heftigsten Formen nasaler Syphilis eingesetzt werden kann; bei Syphilis mit Befall der Nasenschleimhaut, die zur Bildung von Borken führt und schließlich die Knochen affiziert. Fötider Fließschnupfen; sehr übel riechende Absonderung aus der Nase. Das häufige Nasenbluten muss sie nicht weiter verwundern, denn *Lachesis* ist sozusagen ein „Blutungsmittel". Das Blut aus der Nase – wie auch aus anderen Körperteilen – sieht, wenn es getrocknet oder geronnen ist, aus wie verkohltes Stroh, oder es wird schwarz. Es besteht eine allgemeine Blutungsneigung; es kommt zu reichlichen und langwierigen Uterusblutungen und Menstruationsblutungen, Nasenbluten, Bluterbrechen oder Darmblutungen bei Typhus. „Große Empfindlichkeit der Nasenlöcher und Lippen." „Schwellung der Lippen." „Starke Schwellung der Nase in alten Fällen von Syphilis." Die Nase schwillt zu und wird bläulichrot. Die Nasenknochen sind sehr empfindlich; wundes Gefühl an den Seiten der Nase. *Lachesis* ist eine besonders nützliche Arznei zur Behandlung von Alkoholikern mit roter Nase; auch bei Herzbeschwerden, wenn die Nase rot ist. Ein roter „Knubbel" befindet sich an der Nasenspitze; „Erdbeernase".

Gesicht

Das Gesicht ist purpurn, fleckig und gedunsen, die Augenlider sind geschwollen. Schwellungen im Gesicht sind bei *Lachesis* zumeist nicht ödematös bedingt, sondern es ist aufgedunsen. Bei Druck bleibt keine Delle zurück wie bei einem Ödem, obwohl auch das bei *Lachesis* vorkommen kann, sondern es besteht eine für *Lachesis* charakteristische Aufgedunsenheit. Das Gesicht sieht aufgrund einer venösen Stauung geschwollen und entzündet aus, sodass es zu einer purpurnen, fleckigen Färbung kommt. Die Nase ist ebenfalls geschwollen, dennoch bleibt auf Druck keine Delle im Gewebe zurück. Die Lippen sind druckempfindlich und fühlen sich wie entzündet an, obwohl keine Entzündung vorliegt. Bei einer Herzerkrankung oder Glomerulonephritis kommt es auch zu ödematösen Schwellungen im Gesicht, und nach Druck bleibt eine Delle zurück. Auf der anderen Hand ist das Gesicht dann sehr blass und kalt, und an der Haut bilden sich schuppige Ausschläge. Hautausschläge im Gesicht, die leicht bluten; krustige oder bläschenartige Ausschläge. Blutige Hautausschläge, beispielsweise mit Blut gefüllte Bläschen oder auch große Blutblasen, wie sie manchmal bei Verbrennungen entstehen; mit Brennen. Das Gesicht des *Lachesis*-Patienten nimmt manchmal auch eine Färbung wie bei Gelbsucht an und ist sehr fahl. Zuweilen sieht es auch bleichsüchtig aus. Wenn sie einmal das Gesicht eines bleichsüchtigen, chlorotischen Patienten gesehen haben, dann wissen sie, was gemeint ist. Es ist ein anämischer Zustand, die Gesichtsfarbe ist gelblich und blass, aschfarben oder gräulich, teilweise mit grünlichen Stellen. Daher bezeichnen die Angehörigen die Krankheit auch als „Grüne Krankheit" [Green sickness]. Dann wird das Gesicht aber auch wieder livide und aufgedunsen, wie bei einem Betrunkenen. Es sieht dann fleckig und purpurn aus wie bei Säufern, die sich jahrelang dem Alkohol hingegeben haben, bis sie ganz aufgedunsen und hinfällig sind und nur noch betrunken aussehen. Und genau dieses Aussehen des Gesichts finden wir bei *Lachesis.*

Lachesis ist ein Mittel bei Erysipel und Gangrän, wenn das umliegende Gewebe das für *Lachesis* typische fleckige und purpurne Aussehen annimmt. In der Klinik hat sich *Lachesis* als ausgesprochen nützlich bei Erysipel und Gangrän erwiesen. Und da die Prüfer bei einer Arzneimittelprüfung das Mittel nicht so lange einnehmen, bis sich diese Veränderungen bilden, müssen wir diese Symptome aus Berichten von Vergiftungen mit dem Schlangengift und aus klinischen Beobachtungen zusammentragen.

Mund und Zähne

Auch am Mund zeigt sich die Blutungsneigung von *Lachesis*, das Zahnfleisch blutet leicht und es sickert Blut daraus hervor. An den Zähnen bilden sich trockene Krusten bei zymotischen Krankheiten; es sind oftmals schwarze Auflagerungen, Sordes, und auch die Zunge nimmt das Aussehen der übrigen Mundschleimhaut an und wird glatt und glitschig. Dies tritt beispielsweise bei Typhus auf, wenn die Assimilation vollkommen gestört ist – völlige Appetitlosigkeit, der Magen kann keine Nahrung aufnehmen, und wenn doch etwas in den Magen gelangt, wird es wieder erbrochen. Es kommt auch zu einer Lähmung der Zunge. Der *Lachesis*-Patient hat das Gefühl, die Zunge sei aus Leder, er kann sie nur schwer bewegen. Dadurch spricht er auch, als ob er in einem halbbetrunkenen Zustand wäre, und ist unfähig, sich richtig zu artikulieren. Die Zunge schwillt an und kann nur langsam herausgestreckt werden. Sie ist trocken, bleibt an den Zähnen hängen, und es scheint, als habe sie ihre Festigkeit verloren. Es ist, als wäre sie ein schlaffer Lappen oder als hätten die Zungenmuskeln keinen Einfluss auf sie, sodass sie nicht herausgestreckt werden kann; oder wenn sie herausgestreckt wird, zittert und zuckt sie und bleibt an den Zähnen hängen. Die Zunge ist geschwollen und die Papillen sind fast völlig verschwunden, sie ist weich, glänzend und sieht aus wie glasiert. Der Speichel im Mund sieht seifig aus. Reichlich Speichel sammelt sich im Mund, und oftmals liegt der Patient mit dem Kopf über der Bettseite, und der Speichel tropft in einen Spucknapf oder eine Schüssel. Der Speichel ist zäh und kann in langen Fäden aus dem Mund gezogen werden; weißer Schleim oder Speichel. Dies ist bei Diphthterie, Entzündungen der Zunge und des Mundraumes, Zahnfleischentzündungen sowie bei Entzündungen der Speicheldrüsen nicht ungewöhnlich. Wenn der Speichel

dick, zäh, gelb und faden ziehend ist, wird eher *Kalium bichromicum* angezeigt sein. Bei hochakuten Halsentzündungen kann man den Patienten oft daliegen, würgen und husten sehen; er hat Mühe, die Zunge herauszustrecken und den Speichel aus dem Mund auszuspucken. Häufig hat er dabei auch einen heftigen Schmerz an der Zungenwurzel, sodass er den Speichel nicht mit Hilfe der Zunge ausspucken kann; er liegt dann mit offenem Mund über einer Schüssel oder er hat ein Stofftuch über dem Kissen, um den dicken, zähen Speichel aufzufangen. Bei einer solchen Halsentzündung, insbesondere wenn sie auf der linken Seite begonnen hat und auf die rechte übergegangen ist, brauchen sie kaum lange nachzufragen – es ist das Erscheinungsbild einer *Lachesis*-Halsentzündung. Ein solcher Zustand führt auch zu *Lachesis* bei gewöhnlichen Entzündungen der Zunge oder aber bei Krebsbefall der Zunge. Zum Wesen von *Lachesis* gehört auch die Neigung zur Bildung maligner Geschwüre und Schorfe, zum Beispiel bei Epitheliom. *Lachesis* hat zahlreiche Fälle von Epitheliom geheilt, außerdem war es bei Lupus sehr von Nutzen. Auch bei syphilitischen Halsentzündungen oder syphilitischen Rachengeschwüren, wenn Zunge und Mund mit reichlichem, fadenziehenden Speichel bedeckt sind, ist es ein hilfreiches Mittel.
Die Rachenmuskulatur wird gelähmt und arbeitet nicht mehr, daher sammeln sich die Speisebissen im Rachen. Der Bissen, der geschluckt werden soll, wandert in den Rachen und bleibt dort stecken, woraufhin der Patient große Anstrengungen unternimmt, um ihn hinunter zu bekommen. Er würgt und hustet, die Brustmuskulatur verkrampft sich anstelle die Atembewegung durchzuführen, woraufhin der Patient jeden weiteren Versuch unterlässt. Dieser Zustand tritt häufig im Zuge einer Diphtherie auf. Ich habe oftmals mitbekommen, dass der Arzt dem Patienten nicht gerade so viel *Lachesis* wie nötig in einer ausreichend hohen Potenzierung verabreichte – in Fällen, wo *Lachesis* genügend Ähnlichkeit mit der Symptomatik hatte, um den Fall zu heilen. Er verordnete es stattdessen lieber in der niedrigsten Potenz, die er bekommen konnte, der C8 oder C10, aufgelöst in Wasser, und ließ es den gesamten Diphtherieverlauf hindurch einnehmen. Und wenn ihnen einmal Patienten unterkommen sollten, die auf diese Weise behandelt wurden, dann brauchen sie nicht überrascht zu sein, wenn eine postdiphtherische Lähmung eingesetzt hat, denn *Lachesis* ist in der Lage, dies hervorzurufen. Es kann einerseits zwar die Diphtherie geheilt haben, aber es hinterlässt beim Patienten Vergiftungserscheinungen, die ein Leben lang andauern können. Jedes Frühjahr und bei allen bereits beschriebenen Umständen, die zu einer Verschlimmerung führen, tauchen die Symptome von *Lachesis* wieder auf, wenn der Patient mit häufigen und niedrigen Gaben des Mittels vergiftet wurde.

Hals

Bei Halsentzündungen finden wir bei *Lachesis* eine Kombination an Symptomen. *Lachesis* hat Halsentzündungen in der Prüfung hervorgerufen, die von links nach rechts übergegangen sind; aber gleichzeitig mit der Halsentzündung kommt es zu einem Völlegefühl an Nacken und Hals, Schweratmigkeit, blasser oder plethorischer Gesichtsfarbe, Würgen beim Einschlafen, dem charakteristischen Speichel sowie zu einer Verschlimmerung der Halssymptome *durch warme Getränke*. Es ist nicht immer der Halsschmerz an sich, der sich durch warme

Getränke verschlimmert, sondern der Patient ist oftmals nicht in der Lage, warme Flüssigkeiten zu schlucken. Beim Schlucken warmer Getränke muss er würgen, und nachdem er einen Schluck warmen Tees zu sich genommen hat, greift er sich an den Hals, als ob er ersticken würde. Und er sagt daraufhin, dass man ihm ja keine warmen Getränke mehr bringen soll. Kalte Getränke hingegen lindern die Beschwerden. Die Atemnot und auch die Störung im Rachen nehmen durch das Schlucken warmer Getränke zu. Halsentzündungen, die wir von *Lycopodium* her kennen, werden durch warme Getränke oftmals gelindert; doch es gibt auch Fälle von Halsentzündungen bei *Lycopodium*, bei denen die Patienten kalte Getränke verlangen und diese dem Rachen gut tun. Bei akuten *Lachesis*-Beschwerden werden warme Flüssigkeiten im Magen oftmals als schmerzhaft empfunden und führen zu Übelkeit, Erstickungsanfällen, vermehrtem Würgen, Pulsationen und Völle im Kopf. Bei chronischen *Lachesis*-Erkrankungen, wenn der Patient Jahre zuvor durch zu häufig Gaben niederer Potenzen vergiftet wurde, kommt es dagegen durch Trinken von kalten Getränken und anschließendem Hinlegen zu Übelkeit und Brechreiz. Die Übelkeit setzt nach den Hinlegen ein, also wenn der Patient etwas Kaltes getrunken hat und sich dann ins Bett legt. Dies ist charakteristisch für *Lachesis*. Es ist eine Beobachtung, die von Prüfern, die lange zuvor *Lachesis* geprüft haben, erst zu einem sehr viel späteren Zeitpunkt gemacht wurde. Manchmal können die Symptome einer *Lachesis*-Prüfung auch erst Jahre später auftreten.
Lachesis erzeugt und heilt Geschwüre im Hals, auch aphthöse Stellen. Die Geschwüre sind rot und grau und auch sehr tief. Besonders die Neigung zu Geschwüren an den Übergangsstellen der Schleimhäute ist charakteristisch für *Lachesis*, ebenso wie an Hautstellen mit schlechter Durchblutung. Es hat den Anschein, als wäre der Schmerz zwischen den Schluckakten am schlimmsten, der Druck des Speisebissens beim Passieren der entzündeten Tonsillen lindert ihn. Andauerndes Würgen im Hals beim Schlucken. Der Husten bei *Lachesis* ist würgend und führt zu Kitzeln im Hals, ähnlich wie bei *Belladonna*. *Belladonna* antidotiert den Husten von *Lachesis*, und die Hustensymptome beider Arzneien ähneln einander so stark, dass man sie nur sehr schwer auseinander halten kann. Der Hals des *Lachesis*-Patienten ist sehr trocken, und dabei besteht kein Durst; Trockenheit im Hals mit Abneigung gegen Wasser. Der Patient hat andauernden Schluckzwang und muss ständig schlucken, obwohl es schmerzhaft ist. Dabei ist Leerschlucken schmerzhafter als das Schlucken von festen Speisen. Manche *Lachesis*-Patienten mit Herzbeschwerden leiden an einem Zusammenschnürungsgefühl im Hals und würgen, sobald sie etwas Warmes schlucken; manchmal kommt es auch schon beim Eintreten in ein warmes Zimmer zu Würgen und Herzklopfen.
Es besteht die Neigung zu chronischen oder rezidivierenden Halsentzündungen, teilweise bildet sich bei jeder rezidivierenden Halsentzündung ein Geschwür. Für das Schlucken von Flüssigkeiten gilt dasselbe wie für das Leerschlucken; es ist schmerzhafter als das Schlucken fester Speisen, wenn der Bissen gegen die entzündete Stelle drückt und so den Schmerz lindert. Das Schlucken von Flüssigkeiten oder Leerschlucken hingegen entspricht einer leichten Berührung, und eine leichte Berührung verschlechtert den Schmerz und das Wundheits-

gefühl im Hals. Auch der leichte Druck durch einen Kragen verschlimmert die Halsschmerzen. Bei einer Halsentzündung werden auch die Muskeln und Nackenlymphknoten schmerzhaft, entzündlich geschwollen und sehr berührungsempfindlich. Für gewöhnlich treten auch Schmerzen an der Hirnbasis oder am Hinterkopf bei einer *Lachesis*-Halsentzündung sowie Wundheitsgefühl der Nackenmuskeln auf, was oftmals durch Liegen auf dem Rücken gelindert und durch Liegen auf der Seite verschlimmert wird. Der Rachen sieht bei der Inspektion fleckig und purpurn aus. Wenn sie alle diese Symptome zusammennehmen, mit dem reichlichem, zähem Speichelfluss, dann werden sie mit *Lachesis* Fälle von Diphtherie heilen können, die auf der linken Seite begonnen haben und nach rechts gewandert sind; dabei spielt es keine Rolle, ob sich viele Pseudomembranen gebildet haben oder nicht.
Lachesis heilt auch eitrige Tonsillitiden, wenn sich zunächst die linke Rachenmandel entzündet hat, und nach ein oder zwei Tagen die rechte Seite entzündlich wird und anschwillt; und schließlich bildet sich an beiden Seiten gleichzeitig Eiter, oder aber zuerst an der einen, dann an der andern. Diphtherisches Aussehen der Rachenschleimhaut, *von links nach rechts ausbreitend.* Morgens hat sich im Rachen viel dicker, weißer, zäher Schleim angesammelt und räuspert viel Schleim auf.

Abdomen

Das Abdomen ist durch Blähungen aufgetrieben. Bei Typhus ist bei der Perkussion ein tympanitsicher Klopfschall vernehmbar, außerdem rumpelt es in dem aufgetriebenen Bauch. Kleidung wird am Bauch nicht vertragen, nicht einmal die geringste Berührung durch die Kleidung. Dennoch erfordert es sehr starken Druck, um ein Wundheitsgefühl auszulösen, das tief im Abdomen sitzt. Es ist der gleiche Zustand wie bei einer Entzündung des Darmes, der Eierstöcke oder der Gebärmutter; der Patient liegt auf dem Rücken und hebt die Bettdecke vom Bauch ab. Bei *Lachesis*-Frauen kommt es zu wehenartigen Schmerzen und Menstruationskoliken, beispielsweise bei Typhus, Puerperalfieber, bösartigem Scharlach oder auch bei anderen bösartigen und zymotischen Erkrankungen mit anhaltendem Fieber.
Zum Arzneimittelbild von *Lachesis* gehören auch zahlreiche Leberbeschwerden mit Gelbsucht, unter anderem Leberkongestion, Hepatitis, Vergrößerung der Leber oder Muskatnussleber [Stauungsleber]. Schneidende Schmerzen wie durch ein Messer in der Lebergegend. Erbrechen von Galle oder allem, was in den Magen gelangt. Extreme Übelkeit; anhaltende Übelkeit bei Gelbsucht. Weißlicher Stuhl. *Lachesis* hat auch Gallensteine geheilt. „Kann keinen Druck über dem Hypochondrium vertragen.“ Bei chronischen Leberbeschwerden ist die Haut über dem Abdomen und um die Taille so empfindlich, dass Kleiderdruck zu Schmerzhaftigkeit, Ruhelosigkeit und Unwohlsein führt. Der Patient wird zusehends nervöser und schließlich sogar hysterisch. Empfindlichkeit über dem Unterbauch, sodass sie kaum die Berührung der Kleidung ertragen kann.

Weibliche Geschlechtsorgane

Auf den ersten Blick erscheint es vielleicht merkwürdig, dass *Lachesis* ein so häufig angewendetes Mittel bei Menstruationsstörungen sein soll. Es wird in der Literatur jedoch auch als Mittel für das *Klimakterium* aufgeführt. Wenn sie die Fälle vieler Frauen studieren, die sich im Klimakterium befinden, dann werden sie feststellen, dass viele unter Hitzewallungen leiden, unter wellenartigen, zum Kopf ziehenden Schmerzen und an starken Durchblutungsstörungen, die wir von *Lachesis* kennen. Das gleiche gilt auch für Beschwerden wie Kopfschmerzen usw., die bei Frauen in den Wechseljahren und während der Menstruation auftreten. Viele *Lachesis*-Symptome treten während der Menstruation auf; es kommt zu heftigen Kopfschmerzen, bohrenden Schmerzen im Scheitel, Übelkeit und Erbrechen während der Menses.

Die Blutungen aus der Gebärmutter – entweder der Monatsfluss oder eine Gebärmutterblutung – sind schwarz. Schmerzen in der linken Eierstockgegend, oder von links nach links. Verhärtung eines oder beider Ovarien. *Lachesis* hat Eiterungen der Eierstöcke geheilt. Die Gebärmutterregion ist sehr empfindlich gegen Berührung und gegen den geringsten Kleiderdruck. Bei Entzündungen der Eierstöcke oder der Gebärmutter wandert der Schmerz von links nach rechts. Schmerzen in den Beckenorganen wandern nach oben hin zur Brust, manchmal in Schmerzwellen, die nach oben drängen; die Patientin greift sich an den Hals. Auch Wehenschmerzen drängen nach oben oder verschwinden plötzlich; und die Patientin muss sich zum Hals fassen. Die menstruellen Schmerzen steigern sich vor der Menstruation und werden heftig, bis sie durch den einsetzenden Monatsfluss gelindert werden. Die Leiden der Menses sind vor und nach der Blutung am schlimmsten, und *bessern sich während die Blutung andauert.* Der Monatsfluss setzt einen Tag lang aus beginnt dann wieder, und während der Unterbrechung kommt es wahrscheinlich zu Menstruationsschmerzen oder auch Kopfschmerzen. Menorrhagie mit nächtlichen Frostanfällen und Hitzewallungen am Tag. Währen der Menses leiden die *Lachesis*-Patientinnen häufig unter Kopfschmerzen, und zwar vor allem, wenn die Blutung einen Tag lang unterbrochen ist. *Ein allgemeines Charakteristikum von Lachesis ist die Besserung der Beschwerden durch Absonderungen.* Die Monatsblutung fließt nur eine Stunde am Tag; wenn sie aussetzt, kommt es zu heftigen Schmerzen im linken Eierstock, der mit Würgen und Brechreiz abwechselt.

Lachesis ist aufgrund der Hitzewallungen ein nützliches Mittel in der Menopause. Es ist angezeigt bei Gebärmutterblutungen, Ohnmachtsanfällen und bei Erstickungsnot in einem warmen Zimmer. Die Blutwallungen sind äußerst heftig. Außerdem ist das Mittel angezeigt bei Beschwerden in der Schwangerschaft. Entzündung der Beinvenen. Blaue oder purpurne Varizen, mit äußerster Empfindlichkeit entlang des Venenverlaufs; sie sind empfindlich gegen die geringste Berührung, obwohl Druck bessert.

Diese Ausführungen über *Lachesis* sind lediglich als Erläuterung zu einigen der wichtigsten Aspekte des Mittels zu sehen.

Laurocerasus **Laur.**

Kirschlorbeer. *Rosaceae.*

Allgemeines

Die zahlreichen eigenartigen Symptome von *Laurocerasus* weisen auf eine Schwäche des Herz-Kreislauf-Systems hin. Die Patienten sind allgemein kalt, und das Kältegefühl wird durch äußere Wärme nicht gelindert. Es ist, als ob man eine Leiche aufwärmen möchte. Dennoch, sobald der fröstelige Patient in die Nähe eines Ofens kommt, wird ihm übel. Wenn er sich in einem warmen Zimmer aufhält, bricht ihm auf der Stirn der Schweiß aus, obwohl die Stirn kalt ist. Aber wenn er sich dann an der frischen Luft langsam umher bewegt, lässt der Schweiß nach und die Stirn erwärmt sich. Es besteht ein Mangel an Lebenswärme sowie auch Reaktionsmangel auf verabreichte Mittel. Gut gewählte Mittel wirken bei dem Patienten nur palliativ oder bei konstitutionellen Erkrankungen nur kurzfristig, oder aber Symptome vergehen nur teilweise, aber der Patient an sich reagiert nicht auf das Mittel. Der Zustand des Patienten schreitet nicht in Richtung der Heilung voran.

Laurocerasus heilt oftmals Herzbeschwerden aufgrund von Überdosierung mit Digitalis seitens der alten Schulmedizin; oder aber, wenn die Rekonvaleszenz von Herzschwäche begleitet wird, die Haut kalt ist und dennoch äußere Wärme nicht ertragen wird. Es sollte hierbei mit *Camphora*, *Ammonium carbonicum* und *Secale* verglichen werden. Langwierige Ohnmachtsanfälle mit Zittern der Glieder; der Patient schnappt nach Luft. Beschwerden setzen bei *Laurocerasus* nach großem Kummer oder nach Schreck ein. Chorea nach jeder Gemütserregung. Anfälle tiefsten Schlafs, mit Schnarchen oder stertoröser Atmung. Es kommt auch zu Erstickungsanfällen, während denen der Patient sich hinlegen muss (*Psorinum*), jedoch setzt sogleich nach dem Hinlegen ein trockener Reizhusten ein.

Laurocerasus-Patienten sind geistig und körperlich schwach. Ohnmachtsanfälle mit Bewegungslosigkeit. Ängstlichkeit.

Kopf und Schwindel

Schwindel tritt verstärkt im Freien auf und der Patient muss sich hinlegen. Kältegefühl der Stirn einem warmen Zimmer, besser an der frischen Luft. Betäubende Kopfschmerzen; mit Pulsieren. Stechende Kopfschmerzen. Periodisch auftretende Schmerzen unter dem Stirnknochen. Beim Bücken hat der Patient das Gefühl, als ob das Gehirn nach vorne fallen würde. Spannungsgefühl im Gehirn. Der *Laurocerasus*-Kopschmerzen bessert sich manchmal durch Essen. Jucken der Kopfhaut.

Augen

Trübsichtigkeit oder Gefühl eines Schleiers vor den Augen. Gegenstände erscheinen größer als sie in Wirklichkeit sind.

Gesicht

Das Gesicht des Patienten ist zyanotisch, eingefallen, aufgedunsen und ausdruckslos. Auch gelbe Flecken können vorkommen. *Ameisenlaufen im Gesicht.* Kiefersperre.

Mund
Der Mund und die Zunge sind trocken; die Zunge ist trocken, kalt, taub, steif und geschwollen.

Hals
Krampfhaftes Zusammenschnüren des Rachens und der Speiseröhre. Getränke fließen deutlich hörbar die Speiseröhre entlang und in die Eingeweide.

Magen
Leeregefühl im Magen nach dem Essen (*Digitalis*); der Patient hat noch immer ein Hungergefühl. Es besteht auch heftiger Durst. Abneigung gegen Speisen. Übelkeit setzt ein, sobald sich der Patient einem Ofen nähert. Erbrechen von Speisen beim Husten. Aufgestoßenes schmeckt wie bittere Mandeln. Heftige Magenschmerzen mit Kälte der Haut. Kältegefühl im Magen und im Bauchraum. Zusammenziehendes Gefühl, wie durch Krämpfe, im Magen und schneidender Schmerz im Bauch. Schmerz in der Leber, als ob sich darin Abszesse bilden würden. Stechende, drückende Schmerzen in der Leber. Rumpeln im Darm.

Rektum und Stuhl
Durchfall; grüner Schleim oder grüne, wässrige Stühle, mit heftigem Drängen. Verstopfung mit schwieriger Stuhlentleerung. *Laurocerasus* heilt Cholera infantum mit grünlichen, wässrigen Stühlen, wenn die Getränke hörbar die Speiseröhre hinabgurgeln und das Kind allgemein kalt und zyanotisch ist und unter Ohnmachtsanfällen leidet.

Harnwege
Der gesamte Harntrakt ist in einem gelähmten Zustand. Es kommt zu Unterdrückung des Harnflusses, Harnretention oder aber Entleerung des Harns in einem sehr schwachen Strahl. Auch unwillkürliche Entleerung kann eintreten. Magenschmerzen beim Urinieren. Treten diese Harnwegsbeschwerden nur zuweilen aber gemeinsam mit Herzklopfen, Erstickungsanfällen, Ohnmacht oder anderen Herz-Kreislauf-Beschwerden auf, dann muss *Laurocerasus* besonders in Betracht gezogen werden.

Weibliche Geschlechtsorgane
Die Menses setzen sehr häufig ein, der Monatsfluss ist reichlich, dünnflüssig, nachts leidet die Patientin unter reißenden Schmerzen in der Scheitelgegend. Während des Klimakteriums kommt es zu Gebärmutterblutungen, das Blut ist dunkel und klumpig. Ohnmachtsanfälle mit Kälte des Körpers oder Kreuzbeinschmerzen während der Menses.

Atemwege und Husten/Brust und Herz
Laurocerasus ist ein hilfreiches Mittel bei Herzpatienten, die oftmals unter einem Zusammenschnürungsgefühl des Rachens leiden. Laryngospasmus. Schweratmigkeit. Erstickungsanfälle, Brustbeklemmung, Umklammerungsgefühl am Herz treten bei Herzbeschwerden auf; sie bessern sich durch Hinlegen.

Umklammerungsgefühl am Herz mit Herzklopfen. *Laurocerasus* hat oftmals auch Patienten mit Mitralinsuffizienz geheilt.
Kurzer, trockener, nervöser Reizhusten. Herzhusten. Keuchhusten bei schwächlichen Kindern mit einer Herzschwäche in der Vorgeschichte; mit zyanotischer, kalter Haut und Laryngospasmus. Lähmungsartige Brustbeschwerden.
Unregelmäßige Herzaktion; langsamer Puls, Herzflattern. Beim Aufsitzen muss der Patient aufgrund einer Brustbeklemmung nach Luft schnappen, was sich im Liegen bessert. Schwacher Puls, kalte, zyanotische Haut, Zucken der Muskeln in Gesicht und an den Extremitäten. Bereits geringste Anstrengung verschlechtert alle Herzbeschwerden. *Cyanosis neonatorum*. Brennen in der Brust beim Einatmen.

Extremitäten
Die Venen an den Handrücken sind erweitert. Kalte und klamme Füße und Unterschenkel. Schmerzhafte Lähmung der Glieder. Stechen und Reißen in den Gliedern. Beim Liegen mit gekreuzten Beinen werden die Füße taub.

Ledum palustre **Led.**
Sumpfporst, Wilder Rosmarin, Mottenkraut, Wanzenkraut, Brauerkraut.
Ericaceae.

Allgemeines
Dieses Mittel schließt sich gut an das Studium von *Lachesis* an, denn in der Pathogenese von *Ledum* finden wir zahlreiche Merkmale, die denen von *Lachesis* ähneln. Das Gesicht des *Ledum*-Patienten ist ebenso fleckig und aufgedunsen wie bei *Lachesis*. *Ledum* wirkt als Antidot gegen *Lachesis*, darüber hinaus antidotiert es Insektenstiche, Bienengift und weitere tierische Giftstoffe.
Ledum ist sozusagen ein Mittel für Chirurgen, und es steht bei Verletzungstraumata in engem Zusammenhang mit *Arnica* und *Hypericum*. Die Symptome von *Ledum* haben eine starke Ähnlichkeit mit Beschwerden infolge bestimmter Verletzungen, zum Beispiel dem Auftreten auf eine Heftklammer, Verletzungen durch Nadelstiche sowie anderen Wunden, die nur wenig bluten, denen aber Schmerzen, Aufgedunsenheit und Kälte des betroffenen Teils folgen. Es ist somit angezeigt, wenn der Patient auf einen Nagel getreten ist, der sich in die Fußsohle oder in die Ferse gebohrt hat; oder wenn er sich solch eine Verletzung durch einen Splitter in der Handfläche zuzieht oder indem er sich einen Holzsplitter unter dem Nagel rammt. Wenn nach diesen Stichverletzungen *die betreffende Stelle kalt wird*, dann blass, fleckig und gelähmt, so müssen sie an *Ledum* denken. Es kommt auch vor, dass ein Pferd auf einen Nagel tritt, der dann tief ins Gewebe eindringt und an den Rand des Hufbeins schlägt, woraufhin sich oft Tetanus entwickelt. Man weiß, dass dies den fast sicheren Tod bedeutet. Wenn man dem Pferd jedoch eine Gabe *Ledum* auf die Zunge gibt, bleiben die Beschwerden aus, denn es verhindert diese Zustände.
Wenn es nach einer Stichverletzung in die Fußsohle, Handfläche oder eine anderen Stelle zu Tetanus kommt, denken sie an *Hypericum*. Wenn sie jedoch eine solche Stichwunde bereits rechtzeitig behandeln, geben sie zuerst

Ledum und sie können dadurch die Entstehung von Tetanus vermeiden. Bei Risswunden an den Fingern oder an den Nerven sehr sensibler Körperteile wie beispielsweise den Fingerspitzen, ist *Hypericum* das Heilmittel. Bei Prellungen und Quetschungen diverser Körperteile, oder wenn sich der Patient unabhängig vom Ausmaß der Prellung bzw. Quetschung am ganzen Körper wie zerschlagen fühlt, dann heißt das Heilmittel in jedem Fall *Arnica*. Man könnte sagen, dass man bei Verletzungen mit spitzen Gegenständen an *Ledum* denken soll, bei Stich- und Risswunden empfindlicher Nervenbereiche an *Hypericum*, bei Prellungen und Quetschungen an *Arnica* und bei offenen Riss- und Schnittverletzungen an *Calendula*.
Beschwerden, die aufgrund äußerer Ursachen entstanden sind und die sich an der Oberfläche abspielen, sollten überwiegend durch äußere Arzneianwendungen behandelt werden. *Calendula* als Tinktur ist ein hervorragendes Mittel bei Beschwerden, die eine äußere Ursache haben, und sollte daher äußerlich angewendet werden. Man setzt die *Calendula*-Tinktur bei Rissverletzungen und Verletzungen durch Messerschnitte oder anderer scharfer Instrumente ein, denn die Verletzung ist rein äußerlich, ohne innere Beschwerden. Symptome, denen eine innere Ursache zugrunde liegt, werden mit Arzneien innerlich behandelt, während Symptome, die aufgrund äußerer Ursachen entstehen und wo sich alles an der Oberfläche abspielt, lokal behandelt werden. Oder mit anderen Worten gesagt: Lokale Geschehnissen werden mit lokalen Anwendungen, innerliche oder dynamische Geschehnisse mit innerlichen Anwendungen kuriert. Lassen sie innerliche Störungen durch das homöopathische Arzneimittel ausheilen, äußere oder lokale Beschwerden durch lindernde Verbände, die dem Patienten am meisten Erleichterung verschaffen. Sorgen sie bei offen liegenden, blutenden und rohen Wundflächen mit milden und oberflächlich wirkenden Mitteln für Schutz. Äußere Verletzungen müssen auf möglichst einfache Weise abgedeckt werden, und es gibt keine einfachere Möglichkeit als *Calendula* – ein Teil *Calendula*-Tinktur verdünnt mit vier oder sechs Teilen Wasser. Die reine Tinktur würde auf der verletzten Haut zu stark brennen. Unter der *Calendula*-Anwendung kommt es zu einer raschen Granulationsbildung, und es bilden sich keine tiefer gehenden, konstitutionellen Beschwerden. Wenn sich jemand, dessen konstitutioneller Zustand in Ordnung ist, eine offene Verletzung zuzieht, dann lassen sie die Selbstheilungskräfte in Ruhe ihre Arbeit verrichten; legen sie jedoch einen lindernden Verband an. In einem solchen Fall gibt es keine Gesetzmäßigkeiten, an die der Arzt sich halten müsste. Die Luft reizt die offene Wunde und führt selbst bei einer völlig „intakten" Verletzung zu einer unnötigen Eiterbildung. *Calendula* schützt davor. Die Hautränder der Schnittverletzung müssen zusammengebracht werden, und wenn sie eng beieinander sind, wird es rasch ausheilen. Wenn nicht, dann können sie davon ausgehen, dass es eine konstitutionelle Störung gibt, die sie zunächst herausfinden und für die sie dann das passende Mittel suchen müssen. Die lokale Behandlung muss dann hinten angestellt werden. Mit den Arzneien, die ich zuvor erwähnt habe, können die meisten Verletzungen in den Griff bekommen werden. Und das ist nicht allzu schwer. Wohl jeder verfügt über genügend Verstand, eine auseinanderklaffende Wunde zu verschließen und einen ordentlichen Verband anzulegen. Die Mus-

keln, die natürlicherweise die Wundflächen auseinanderziehen, müssen durch Nähen oder durch Pflaster davon abgehalten werden. Diese Verletzungen benötigen keine arzneilichen Verordnungen, sondern chirurgischer Maßnahmen.
Der *Ledum*-Patient neigt zu einer – wie man es nennen könnte – konstitutionellen Kälte: Er ist bei Berührung objektiv kalt, Körper und Extremitäten sind kalt, der Kopf ist heiß. Dennoch sehen wir auch das andere Extrem, der ganze Körper und auch der Kopf sind überhitzt. Am ganzen Körper klopft und pulsiert es. Die Haut ist purpurn oder dunkel verfärbt. Nachts möchte sich der Patient ganz abdecken. Es kommt häufig vor, dass ein Patient, der unter *Ledum*-Kopfschmerzen leidet, sagt, dass er den Kopf an der kühlen Luft haben und aus dem Fenster hängen möchte, dass er keine Kopfbedeckung vertragen kann und dass er ihn in sehr kaltem Wasser baden möchte.
Bei *Ledum* kommt es auch zu einer Gedunsenheit der Hände, des Gesichts und der Füße. Bei bestimmten ödematösen Zuständen sind die Beine von den Knien hinab geschwollen und purpurn verfärbt. Bei diesem purpurnen, gefleckten und gedunsenen Zustand der Beine von den Knien zu den Füßen hinunter ist die Schwellung so groß, wie es die Haut eben zulässt, und die Schmerzen dabei sind kaum auszuhalten. Die einzige Linderung verspürt der Patient im Sitzen, die Füße in einem Eimer mit eiskaltem Wasser. Ich erinnere mich an das erste Mal, als ich so etwas bei einem Patienten gesehen habe. Es war ein chronischer Syphilitiker, dessen Nasenknochen durch die Syphilis zerfressen waren und die Nase nur noch ein schlaffer Hautlappen war; sie hatte überhaupt keine Festigkeit mehr. Er war ein Alkoholiker und war in betrunkenem Zustand seinen Angehörigen gegenüber sehr beleidigend. Seit mehreren Jahren lehnte er es ab zu arbeiten, hatte jeglichen Ehrgeiz verloren, saß im Haus und ließ sich von seiner Frau von vorn bis hinten bedienen. Er war praktisch zum Landstreicher geworden, jedoch konnte er aufgrund seines ödematösen Zustandes nicht durch die Lande ziehen. Seine Füße waren so stark angeschwollen und so empfindlich, dass er Tag für Tag im Hause herumsaß. Bei meiner ersten Visite bei ihm saß er da und hatte seine Füße in einem großen, altmodischen Waschzuber, der vor ihm stand. In dem Zuber war Eiswasser, das ihm fast bis an die Knie reichte, und Eisstücke schwammen an der Wasseroberfläche. Er mochte es, wenn das Eis seine Haut berührte. Und sobald das Eis geschmolzen war, wollte er sogleich neues haben. Die Ehefrau beschrieb seine Leiden als „fürchterliche Qualen“. *Ledum* hat dazu geführt, dass er seine Füße aus dem Eiswasser herausgenommen hat und er es niemals wieder angewendet hat. Die purpurne Verfärbung verschwand, die Schwellung wich aus den Füßen und er gab das Trinken auf. *Ledum* heilte seine syphilitischen Beschwerden, und er hatte keinen Rückfall in diesen Zustand mehr. *Pulsatilla* und *Ledum* sind die zwei Hauptmittel bei Beschwerden, wenn der Patient die Füße in kaltes Wasser strecken möchte. Aber bei diesem Mann passte *Ledum*.
Entzündungen an der Haut oder an der Schleimhaut neigen bei *Ledum* zu Blutungen, wobei das Blut schwarz ist. *Ledum*-Patienten sind vollblütig und plethorisch, von robuster Art. Diese Patienten bluten leicht, ihr Gesicht ist rot, sie sind kräftig und robust. Zuweilen kommt es auch zu Blutungen in die Augenkammer, Nasenbluten, Blutungen in Körperhöhlungen oder blutigen Urin. Alte Geschwüre

breiten sich aus, das umliegende Gewebe ist fleckig; der Patient möchte es immer kalt haben und die Geschwüre werden durch Kälte gebessert.

Extremitäten

Ledum ist ein wichtiges Mittel bei rheumatischen Erkrankungen und Gicht. Es ist ein wundervolles Gichtmittel und hilft bei Patienten, die an Gicht leiden und Kalkablagerungen in den Gelenken, den Handgelenken, Fingern und Zehen haben. Die Ablagerungen breiten sich von unten nach oben aus. Die gichtigen Gelenke entzünden sich plötzlich, Kälte lindert. *Ledum* wirkt besonders auf die Knie; es ist das passende Heilmittel bei langwierigen Kniegelenksentzündungen und Rheuma in den Knien. Wenn sie zu einem solchen Patienten gerufen werden, sitzt er da und hält das Knie kalt, fächert es an oder reibt es mit verdunstenden Flüssigkeiten wie Chloroform oder Äther ein, die so lange Linderung bringen, bis sie vollständig verdunstet sind. Die rheumatischen und gichtigen Extremitäten sind schmerzhaft und geschwollen. Der Schmerz verschlimmert sich durch Bewegung, nachts und in der Bettwärme; kalte Anwendungen und Abgang von reichlichem, blassem Urin bessern. Die Schmerzen und Schwellungen breiten sich von unten nach oben aus, und schließlich kommt es zu Herzbeschwerden.

Gesicht

Das Gesicht des *Ledum*-Patienten habe ich bereits als gedunsen oder aufgebläht beschrieben, ähnlich wie es auch bei *Lachesis*-Patienten vorkommt. Es sieht aus wie das Gesicht eines alten Säufers. *Ledum* wirkt den Beschwerden nach Whiskytrinken entgegen und nimmt auch das Verlangen nach Whisky. *Ledum* verhält sich somit zu Whisky wie *Caladium* zum Rauchen. Man kann Patienten von ihrer Angewohnheit des Rauchens befreien, sodass sie ins andere Extrem verfallen und eine Abneigung dagegen haben.

Zum Arzneimittel von *Ledum* gehören daher, wie sie vielleicht vermuten werden, auch Erysipele. Diese haben ein bläuliches, geflecktes und gedunsenes, manchmal auch ödematös geschwollenes Aussehen. Es wird sehr akut und brennender Schmerz setzt ein. Phlegmonöser Rotlauf kann an jedem Körperteil auftreten, besonders jedoch aber sind das Gesicht oder verletzte Teile betroffen.

Harnwege und Urin

Man wird natürlich bei einer Arznei, die einen so engen Bezug zu Gicht hat, auch annehmen, dass sie auch mehr oder weniger bei Nierensymptomen hilfreich sein wird. „Wasserlassen häufig, mit vermehrter oder verminderter Harnmenge; der Strahl hält während dem Wasserlassen oft an.“ „Brennen in der Harnröhre nach dem Wasserlassen.” „Jucken, Rötung und eitrige Absonderung aus der Harnröhre.” Der Urin enthält roten Sand, wie wir es auch von *Lycopodium* her kennen. Außerdem auch große Mengen verschiedenfarbiger, sandiger Ablagerungen. Immer wenn sich der Patient am wohlsten fühlt, scheidet er über den Urin große Mengen eines Sediments aus. Befindet sich hingegen nur wenig Sediment im Urin, sind die Gichtablagerungen in den Gelenken am stärksten ausgeprägt und der Patient fühlt sich schlecht. Ein weiteres Symptom wurde von Lippe verifiziert: reichlicher, farbloser Urin mit geringem spezifischem Gewicht; durch den Mangel an gelösten Salzen im Urin kommt es zu einer Zunahme der gichtigen Manifestationen. Denken sie daran, dass sich die rheumatischen Beschwerden von den Beinen nach oben hin ausbreiten, von der Peripherie zum Zentrum hin.

Weibliche Geschlechtsorgane

„Menstruation zu früh, zu reichlich, hellrot; mit Mangel an Lebenswärme." Zur Zeit der Menstruation ist der Körper der Patientin sehr kalt, aber dennoch hat sie ein Verlangen nach frischer Luft. Der Monatsfluss ist sehr reichlich. Es handelt sich um Patientinnen mit chronischer Gicht und fleckigem, gedunsenem Gesicht, das nicht ödematös geschwollen, sondern nur aufgrund der venösen Stase aufgedunsen ist. Die Monatsblutung ist reichlich, und während der Menstruation hat die Patientin starke Schmerzen. Die Gebärmutter ist extrem berührungsempfindlich; auch die Beckenorgane sind empfindlich, sodass jeder tiefe Druck in diesem Bereich schmerzhaft ist. *Ledum* ist auch ein Heilmittel bei Dysmenorrhö gichtkranker Frauen. Es bringt die konstitutionelle Verfassung wieder ins Gleichgewicht und verhindert die Bildung von Gichtablagerungen. Wenn diese Gichtleiden bei einer Frau im mittleren Lebensalter sehr tief in der Konstitution verankert sind, werden mit *Ledum* zunächst die Beschwerden der Gebärmutter geheilt, die Gichtablagerungen treten jedoch vermehrt hervor. Je besser der innere Zustand bei unheilbar kranken Patienten ist, desto schlechter werden die äußeren Beschwerden sein. Die peripheren Krankheitssymptome sind für den Gesamtzustand des Patienten sogar ausschlaggebend, denn solange die Beschwerden in den Extremitäten sitzen und beispielsweise die Gelenke zusehends betroffen sind, so lange befindet sich der Organismus im Inneren in einem Zustand der Ordnung. Wenn ein Arzneimittel auf diese Art wirkt, dass zunächst die inneren Beschwerden verschwinden, die äußeren jedoch noch verbleiben, sollten sie es nicht wechseln oder versuchen ein anderes zu finden, das die äußeren Beschwerden vertreibt. Denn solange sich der Zustand des Patienten verbessert und die peripheren Symptome sich verschlechtern, befindet sich der Patient auf dem richtigen Weg. Und *Ledum* wirkt in dieser Richtung. Es führt dazu, dass die Beschwerden aus dem Zentrum nach außen treten, denn die Beschwerden gehen in der Prüfung von der Peripherie zum Zentrum hin. Manchmal kann man einen Gichtpatienten aber auch behandeln, ohne dabei größere Erklärungen über die Wirkung des Mittels abzugeben. Bei *Lycopodium* kommt es ebenfalls zu einer Verlagerung der Beschwerden vom Zentrum des Körpers nach außen. Es treibt sie zurück zu ihrem Ursprungsort. Somit kommt es nach *Lycopodium* oftmals zu einem Wiedereinsetzen von rotem Sand im Urin.

Anmerkung Exkurs

„Abmagerung leidender Körperteile." Wenn ein Nerv durch einen Stich verletzt wird und sich eine Infektion entwickelt, sich die gesamte Wundstelle entzündet, anschwillt und kalt wird, dann haben wir einen Zustand, der durch *Ledum* geheilt wird. Wenn *Ledum* nicht gegeben wird, kann sich am Nerv, der das betroffene Gebiet versorgt, eine aufsteigende Neuritis entwickeln. Es kommt zu schießenden Schmerzen entlang des Nervenverlaufs und die Muskeln, die von dem Nerv versorgt werden, atrophieren und der Körperteil magert ab. Einen ähnlichen Zustand kennen wir auch bei *Pulsatilla*. „Die erkrankte Extremität verkümmert."

Lilium tigrinum **Lil-t.**

Lilium lancifolium; Tigerlilie, Große Türkenbundlilie. *Liliaceae.*

Allgemeines

Soweit die bisherigen Prüfungen gezeigt haben, passt *Lilium tigrinum* besonders für Beschwerden bei Frauen. Es ist besonders angezeigt bei hysterischen Frauen, die an Gebärmutterbeschwerden, Herzerkrankungen und verschiedenen nervös bedingten Symptomen leiden. Außerdem auch zu extrem reizbaren Frauen, die zahlreiche fantastische Einbildungen haben und dem Wahnsinn nahe sind, mit religiöser Melancholie und religiösen Wahnideen, und die zu Herzbeschwerden und Gebärmuttervorfall neigen. Diese Zustände wechseln sich bei den Patientinnen häufig ab, und wenn die Gemütssymptome am stärksten ausgeprägt sind, bessern sich die körperlichen Beschwerden. Das „herabdrängende Gefühl", das bei Prolaps auftritt, scheint von der Magenregion oder manchmal auch der Halsgegend auszugehen. Es ist ein Gefühl, als ob alle inneren Organe nach unten drängen würden. Bei diesem Zustand höchster Erschlaffung besteht gleichzeitig große Unruhe und vor allem auch mit starkem Herzklopfen einher. Die Patientin kann nur auf dem Rücken liegen, sobald sie sich auf irgendeine Seite dreht, geht es ihr diesbezüglich schlechter. Jede Gefühlsregung führt zu Herzflattern, das Herz wird unruhig und der Herzschlag unregelmäßig. Diese Gemütssymptome, die Herzbeschwerden und auch die Gebärmuttersymptome wechseln sich oft einander ab und bilden die grundlegenden Merkmale von *Lilium tigrinum.*

Geist und Gemüt

Die *Lilium tigrinum*-Patientin kann kaum einmal ein nettes Wort zu jemandem sagen. Selbst wenn man sie freundlich anspricht, fährt sie einen sofort an. Sie ist so reizbar, dass selbst ihre Bekannten sie nicht besänftigen können, und sogar Trost verschlimmert ihren Zustand. Wenn man sie anspricht, ist sie sofort gereizt. Nachts liegt sie wach und wird entweder durch fanatische, religiöse Wahnvorstellungen, oder aber von einer religiösen Melancholie gequält. Es scheint, als habe sie die Neigung, ständig verrückten Ideen bezüglich des religiösen Glaubens und der Lebensumstände nachzuhängen. Die Gedanken entbehren jeglicher Vernunft, sind unlogisch und entspringen lediglich ihrer Phantasie. Sie hat allem gegenüber eine falsche Vorstellung und nimmt Eindrücke auch falsch auf, sodass sie ein völlig verdrehtes Bild der Wirklichkeit hat. Es ist unmöglich, ihr irgendetwas recht zu machen. Und diese Gemütsverfassung geht mit einer gesteigerten Erregbarkeit der Geschlechtsorgane einher, was sich bis zur Nymphomanie ausweiten kann. Es kommt zu heftiger sexueller Erregung, zusammen mit Krämpfen, Herzklopfen, Schweiß und Erschöpfungsperioden. Zuweilen sitzt die Patientin alleine da und brütet über eingebildete Krankheiten nach. Sobald man sie jedoch anspricht, ist sie mürrisch. „Kann keinen klaren Gedanken fassen, und je mehr sie sich anstrengt, desto weniger gelingt es ihr." „Macht Fehler beim Schreiben, beim Sprechen, kann sich nicht längere Zeit konzentrieren." „Quält sich über ihr Seelenheil."

Die Patientin versucht ein eigentlich unbeschreibliches Gefühl zu beschreiben und sagt, sie habe ein „verrücktes Gefühl" im Kopf. Es ist ein Gefühl, als ob die Gedanken völlig durcheinander sind; je mehr sie rational zu Denken versucht, desto irrationaler wird sie. Und je stärker sie sich anstrengt, um an sich etwas zu erinnern, desto weniger schafft sie es. Sobald sie sich jedoch auf etwas anderes konzentriert, fällt ihr das Vergessene wieder ein. Zum Arzneimittelbild von *Lilium tigrinum* gehören alle möglichen Beschwerden nach sexuellen Ausschweifungen bei überreizten und nervösen Frauen, insbesondere geistige Verwirrung und Herzklopfen.

In den *Leitsymptomen* heißt es: „Lustlos und träge, möchte aber nicht ruhig sitzen bleiben." Die Patientin sitzt zuweilen aber auch ganz still da und brütet über Vergangenes nach. Und wenn man sie anspricht, springt sie plötzlich auf und rennt eilends und aufgeregt aus dem Zimmer und schlägt grundlos die Türe zu. Sogar wenn Angehörige oder eine Freundin sie anspricht, scheint sie durchzudrehen. Einmal sagte mir eine Patientin, die gerade eine Verschlimmerungsphase des Mittels durchmachte: „Ich wurde heute in der Straßenbahn angesprochen, woraufhin ich fast durchdrehte und ihm etwas an den Kopf schleudern wollte." Sie hatte gerade über sich nachgedacht und wollte nicht gestört werden. Diese Frauen befinden sich in einem äußerst wütenden Zustand, sind übermäßig reizbar und haben das innere Gleichgewicht verloren. Die Patientin, dass sie wenn sie angesprochen oder gestört wird, fast in die Luft gehe. Und sie bekommt diese Wut auch, wenn sie mit ihren Freundinnen zusammen ist. Zwischenmenschlicher Kontakt scheint sie vollkommen aus der Ruhe zu bringen. Es kommen bei *Lilium tigrinum* auch sehr eigenartige Symptome vor. Die Empfindungen der Prüferinnen, die in der Literatur angegeben werden, sind so ungenau und wechselhaft, dass man daran erkennen kann, was für eine enorme Anstrengung es gewesen sein muss, die Gefühle zu beschreiben. Die angeführten Empfindungen sind überaus zahlreich und können teilweise nicht genau beschrieben werden.

Lilium tigrinum-Patientinnen sind für gewöhnlich sehr warmblütig, ähnlich wie auch *Pulsatilla*-Patientinnen. Sie möchten das Zimmer kühl haben oder im Freien umher gehen, außer dann wenn der Gebärmutterprolaps durch Gehen verschlimmert wird. Die Kopfbeschwerden sind im Allgemeinen bei Bewegung an der frischen Luft besser. Sowohl die Kopfschmerzen als auch die meisten anderen Beschwerden werden durch Kälte und in einem kühlen Raum gebessert und verschlechtern sich in einem warmen Zimmer. Atemnot tritt in einem warmen Zimmer auf und in einem überfüllten Raum kommt es zu Erstickungsanfällen, beispielsweise im Theater oder in der Kirche; hier ist es vergleichbar mit *Apis, Iodum, Kalium iodatum, Lycopodium* und *Pulsatilla.*

Kopf und Schwindel

Ein eigenartiges Gefühl steigt den Rücken hoch in den Kopf bis zum Scheitel. Dieses Gefühl lässt sich eigentlich nur beschreiben, wenn man es selbst schon einmal verspürt hat. Manchmal wird es auch als eine Art Kribbeln angegeben, oder als ob ein Strom fließen würde. Ein leichtes Kribbeln steigt am Rücken hoch bis in den Kopf, gleichzeitig kommt es zu Schwindel. Wenn man diese Empfindung etwas genauer hinterleuchtet, wird man daraus nicht schlau. Man muss solche Dinge oftmals klinisch angehen und durchdenken, um eine Ahnung davon zu erhalten, um was es dabei eigentlich geht. Die Schmerzen in der Stirn sind bei

Lilium tigrinum stark ausgeprägt, und sie gehen mit starken Sehstörungen bis hin zu völligem Sehverlust einher; das Zimmer erscheint dunkel oder die Augen können keine Gegenstände fokussieren. Auch nervöse Sehstörungen kommen vor, wie Lichtscheu, Zucken der Lieder oder Rucken der Augäpfel, sowie Entzündungen der Bindehaut. Sehr oft sind die Augen bei Kopfbeschwerden nach innen gedreht, es bildet sich ein konvergenter Strabismus. Oder aber bei Stirnkopfschmerzen droht sogar ein Ohnmachtsanfall. Bei all den soeben genannten Beschwerden kann man erkennen, wie überaus nervös und hysterisch die *Lilium tigrinum*-Patienten sein müssen. Diese Sehstörungen treten für gewöhnlich bei extrem nervösen Patientinnen auf, die an Herzflattern leiden, Schmerz an der Wirbelsäule entlang nach unten verspüren, einen mehr oder weniger starken Vorfall der Gebärmutter haben, mit heftigem herabdrängendem Gefühl. Die Zustände wechseln für gewöhnlich einander ab, sodass wenn eine Beschwerde vorliegt, die anderen fehlen. Die Beschwerden können jedoch auch alle auf einmal auftreten.
„Wildes Gefühl im Kopf, als ob sie durchdrehen würde; mit Schmerz in der rechten Darmbeingegend." Es scheint, dass die Prüferinnen mit Vorliebe ein „verrücktes Gefühl" angaben, beispielsweise ein verrücktes Gefühl im Kopf, als ob sie verrückt würden. Dieses verrückte Gefühl im Kopf entspricht einem Zustand geistiger Verwirrung, bei dem es unmöglich erscheint, sich auf etwas zu konzentrieren. Dies entspricht zumindest dem, was von den Patientinnen bezüglich diesem Verrücktheitsgefühl angegeben wird. Manchmal wird es auch als ein Gefühl ähnlich wie Schwindel bezeichnet, als ob sich alles dreht und die Patientin dadurch verrückt würde. Dann wiederum tritt das „verrückte Gefühl" in Form von schrecklichen, zerreißenden Kopfschmerzen auf, die als „verrückt machende" Stirnkopfschmerzen bezeichnet werden. Die Kopfschmerzen gehen mit geistiger Verwirrung einher, oder die Patientin glaubt, verrückt zu werden.

Abdomen

Ein weiteres Anwendungsgebiet von *Lilium tigrinum* betrifft das Abdomen, den Stuhlgang, sowie die Harnwege und auch die Geschlechtsorgane. Die gesamten Baucheingeweide scheinen vom Magen ab nach unten zu drängen, sodass die Patientin sich ständig den Bauch halten und nach oben drücken möchte. Zuweilen besteht auch ein Hängebauch. Es scheint, als ob die Organe des kleinen Beckens heraus fielen. Die Patientin muss sich daraufhin hinlegen und möchte eine T-Binde tragen. Sie greift sich seitlich an den Bauch und hebt ihn zur Entlastung der Beckenorgane an. Sie hat ein Gefühl von Schwäche und Herabdrängen im Becken, als ob der Beckeninhalt durch die Scheide nach außen drängen würde.

Rektum und Stuhl

Bei *Lilium tigrinum* finden wir auch einen Durchfall mit heftigem Stuhldrang, der sie morgens mit großer Eile aus dem Bett treibt. Man kann dies leicht mit dem Zustand von *Sulphur* verwechseln, denn auch bei *Lilium tigrinum* finden wir die sonst für *Sulphur* typische Hitze im Kopf, Leeregefühl im Magen und heftiges Brennen der Handflächen und Fußsohlen. Außerdem kommt bei *Lilium tigrinum* auch eine kaum von *Mercurius corrosivus* zu unterscheidende

Dysenterie vor, mit heftigem Stuhldrang und Abgang von Schleim und Blut. Der Stuhl besteht fast ausschließlich aus Schleim, der mit Blut vermischt ist, und der Tenesmus ist so heftig, das Brennen an der Aftergegend so stark wie bei *Mercurius corrosivus*. *Lilium tigrinum* ist besonders angezeigt bei Anfällen von Dysenterie, die gelegentlich als chronische Manifestation bei den bereits beschriebenen nervösen Patientinnen auftreten. Denken Sie jedoch nicht, dass die *Lilium tigrinum*-Patientin aufgrund ihrer Nervosität etwa schwach, kleinwüchsig oder abgemagert ist. Es ist in Wirklichkeit angezeigt bei vollblütigen, plethorischen, kräftigen und robusten Frauen; sie sind nervös, und zwar vor allem in der Zeit der Wechseljahre. Bei jeder Erkältung kommt es bei diesen nervösen Patientinnen, die an einer Erschlaffung im Bereich des Abdomens und der Beckenorgane leiden, mit den bereits erwähnten Gemütssymptomen, dem Herzklopfen und Herzflattern, zu rezidivierenden Ruhranfällen. Ein solches Gesamtbild finden wir bei *Mercurius corrosivus* nicht. Wenn jedoch nur die Ruhrsymptome vorhanden wären, dann würde eine Unterscheidung zwischen diesen Mitteln sehr schwer fallen. Alle diese Ruhrsymptome sind in den *Leitsymptomen* nicht aufgeführt, obwohl ich sie immer wieder bestätigt gesehen habe. Aber auch hartnäckige und sehr beschwerliche Verstopfung gehört zum Mittelbild von *Lilium tigrinum*.
Bei diesem Mittel finden wir auch Tenesmus der Blase und des Rektums, zuweilen besteht gleichzeitig quälender, schmerzhafter Harndrang und auch Stuhldrang. Die Patientin sitzt lange Zeit mit heftigem Drängen auf der Toilette, aber selbst nach der größten Anstrengung bringt sie keine Stuhlentleerung zustande. Häufiger Stuhldrang mit dem Gefühl, als ob sich eine Kugel im Mastdarm befände. „Druck im Rektum, mit fast andauerndem Stuhldrang." Wenn der Fundus der prolabierten Gebärmutter nach hinten gegen den Mastdarm drückt, entsteht ein Gefühl, als ob das Rektum mit Kot gefüllt wäre. Dies erzeugt Stuhldrang, woraufhin die Patientin auf der Toilette sitzt und presst. Der Tenesmus der Blase und des Rektums sind dabei unerträglich. Die Patientin hat einen andauernden Stuhldrang, obwohl sich kein Kot im Mastdarm befindet. Sie werden erstaunt sein zu erfahren, dass die bei diesen Beschwerden angezeigte Arznei sämtliche Störungen der Patientin innerhalb kürzester Zeit beseitigt. Jetzt werden sie natürlich fragen, ob das Mittel auch den Uterus wieder in seine richtige Position gebracht hat. Die Leiden der Patientin werden in jedem Falle gelindert, und sie wird nach Einnahme des Mittels diese unangenehme Empfindung nicht mehr wahrnehmen. Die Eingeweide werden wieder normal arbeiten, die Miktionsstörung wird gelindert sein und die Patientin wird allmählich wieder gesund. Und später wird sich auch die Gebärmutter wieder an ihrer ursprünglichen Position befinden.
Lilium tigrinum hat hartnäckigste und prolabierte Hämorrhoiden geheilt, die mit brennenden Schmerzen einhergingen. „Postpartale Hämorrhoiden, berührungsempfindlich und juckend; herabdrängendes Gefühl beim Stuhlgang, als wollten die Eingeweide durch die Scheide nach außen treten." Dies bedeutet jedoch nicht, dass wir *Lilium tigrinum* immer dann geben sollten, wenn es nach einer Entbindung zu Hämorrhoiden kommt. Aber *Lilium tigrinum* hat derlei Hämorrhoiden geheilt, wenn die Konstitution übereinstimmte; dann

hat es jedoch nicht nur Hämorrhoiden geheilt, sondern auch Erschlaffung von Gebärmutter und Scheide.

Weibliche Geschlechtsorgane

Alle Gewebe des Abdomens weisen eine lähmungsartige Erschlaffung auf. Ich habe bereits einige Gebärmuttersymptome im Zusammenhang mit anderen Körperteilen erwähnt. „Menses spärlich; das Blut fließt nur beim Umhergehen." Hierbei werden Sie wahrscheinlich an *Pulsatilla* denken, insbesondere auch bei dem spärlichen Blutfluss. Außerdem besitzen *Pulsatilla*-Patientinnen ein ähnlich nervöses Temperament. Bei *Pulsatilla*-Patientinnen ist die Menstruation sehr spärlich und die Beschwerden bessern sich an der frischen Luft. Auch kommt es zu einem Heradrängenden Gefühl in den Beckenorganen, was jedoch nicht so stark ausgeprägt ist wie es bei *Lilium tigrinum* in der Regel der Fall ist. Dennoch gibt es einiges, was *Lilium tigrinum* von *Pulsatilla* unterscheidet.

Brust und Herz

Kommen wir nun zu den Herzsymptomen. „Das Herz fühlt sich an, als wäre es umklammert oder in einem Schraubstock eingezwängt." „Empfindung, als würde das Herz fest gepackt." „Zusammenschnürungsschmerz am Herzen."

Modalitäten

An der frischen Luft frösteln die Patientinnen, der Schwindel hingegen wird dort besser.

Rücken und Extremitäten

Schmerz im Rücken und die Wirbelsäule hinunter; reizbare und empfindliche Wirbelsäule, mit Zittern. *Lilium tigrinum* besitzt große Ähnlichkeit mit *Platinum*.

Lycopodium clavatum **Lyc.**

Sporen des Keulen-Bärlapps. *Lycopodiaceae*.

Allgemeines

Lycopodium ist ein Antipsorikum, ein Antisyphilitikum und ein Antisykotikum. Es gehört zu den breit und tief wirkenden Arzneien. Obwohl es zu den inaktiven Substanzen gezählt wurde, und man glaubte, es nur als Grundstoff für allopathische Pillen verwenden zu können, führte Hahnemann es in die Heilkunde ein und brachte durch Potenzierung seine Heilkraft hervor. Allein dafür gebührt ihm ein Denkmal. Das Mittel übt eine tiefe Wirkung auf die Lebensprozesse aus und führt zu Veränderungen in den weichen Geweben, den Blutgefäßen, Knochen, Leber, Herz und den Gelenken. Die Gewebsveränderungen sind bemerkenswert: Es kommt zu einer Nekroseneigung, zu Abszessen, sich ausbreitenden Geschwüren und starker Abmagerung. Die Symptome der rechten Körperseite überwiegen, oder aber die Beschwerden wandern von rechts nach links oder von oben nach unten, beispielsweise vom Kopf zur Brust. Der Patient

magert am Oberkörper ab, insbesondere am Hals, die unteren Extremitäten hingegen sind in gutem Ernährungszustand. Äußerlich besteht eine Empfindlichkeit gegen warme Witterungseinflüsse, sobald Symptome im Kopf und an der Wirbelsäule vorliegen. Die Kopfsymptome verschlechtern sich auch durch Bettwärme und Wärme allgemein sowie bei Erwärmung durch Anstrengung. Der Patient ist auch empfindlich gegen Kälte und hat einen ausgeprägten Mangel an Lebenswärme. Im Allgemeinen geht es ihm durch Kälte, kalte Luft und kalte Speisen und Getränke schlechter. Seine Schmerzen werden durch Wärme gelindert, außer den Schmerzen des Kopfes und der Wirbelsäule. Anstrengung führt bei *Lycopodium* zu einer allgemeinen Verschlechterung. Der Patient gerät bei Anstrengung schnell aus der Puste und bekommt Atemnot; klettern oder schnell Gehen kann er daher nicht. Sowohl die Herzsymptome als auch die Atemnot verschlimmern sich durch Erhitzung bei Anstrengung. Entzündete Körperteile erfahren gelegentlich eine Linderung durch warme Anwendungen. Die Halssymptome bessern sich allgemein durch Wärme, durch das Trinken heißen Tees oder das Essen warmer Suppe. Die Magenschmerzen werden ebenfalls oftmals durch warme Getränke und Speisen gebessert. Nervöse Erregung und Erschöpfung sind bei *Lycopodium*-Patienten sehr ausgeprägt.
Die rheumatischen Schmerzen und andere Beschwerden bessern sich durch Bewegung. Der *Lycopodium*-Patient ist äußerst ruhelos, muss sich im Bett immer umdrehen, und bei einer Entzündung bessern sich die Schmerzen durch Bettwärme und Bewegung, sodass er sich die ganze Nacht über im Bett hin und her wirft. Er dreht sich um und sucht sich eine neue Schlafposition, aber die Ruhelosigkeit dauert die ganze Nacht an. Bei Kopfbeschwerden möchte er kühle Luft und das Zimmer kühl haben. Der Kopfschmerz verschlechtert sich, wenn ihm durch Bewegung warm wird, aber nicht durch die Bewegung an sich. Der Kopfschmerz verschlechtert sich beim Liegen und durch die Zimmerwärme; er wird an der kühlen Luft und durch Bewegung besser, bis sich der Patient so stark bewegt hat, dass ihm warm wird; dann nimmt der Kopfschmerz zu. Es ist wichtig, sich diese Modalität in Bezug auf *Lycopodium* zu merken, denn es kann ein wichtiges Unterscheidungsmerkmal zu anderen Arzneien sein. Die Kopfsymptome verschlechtern sich durch warme Umschläge und im warmen Bett. Die Beschwerden von *Lycopodium* verschlimmern sich mit hoher Wahrscheinlichkeit zu einer festgeschriebenen Stunde, insbesondere zwischen 16 und 20 Uhr. Bei akuten und chronischen Beschwerden kommt es zu dieser Uhrzeit zu einem Aufflammen. Frost und Fieber verschlechtern sich, und bei Typhus und Scharlach geht es dem Patienten insbesondere zwischen 16 und 20 Uhr schlechter. Gichtanfälle, rheumatisches Fieber oder entzündliche Zuständen wie Pneumonie oder akute Katarrhe sind Beschwerden, die insbesondere nach *Lycopodium* verlangen; und es ist immer gut, an dieses Mittel zu denken, wenn es zu einer deutlichen Verschlechterung zwischen 16 und 20 Uhr kommt.
Der *Lycopodium*-Patient ist *aufgebläht*, sein Bauch ist aufgetrieben wie eine Trommel, sodass er kaum Luft bekommt. Das Zwerchfell wird nach oben gedrückt, sodass es gegen die Lunge und das Herz drückt und es zu Herzklopfen, Ohnmacht und Atemnot kommt. Es ist nicht ungewöhnlich, dass ein *Lycopodium*-Patient sagt, alles, was er isst, verwandle sich in Luft. Kaum hat er einen

Bissen zu sich genommen, bekommt er Blähungen und wird aufgetrieben, sodass er nichts mehr essen kann. Er sagt, ihm stehe schon nach einem Bissen das Essen bis zum Hals. Während sein Bauch aufgebläht ist, ist er so nervös, dass er kaum ein Geräusch erträgt. Das Rascheln von Papier, das Läuten einer Glocke oder das Zuschlagen von Türen gehen ihm durch und durch und rufen eine Ohnmacht hervor, wie bei *Antimonium crudum, Borax und Natrium muriaticum.* Diese allgemeinen Zustände ziehen sich durch sämtliche Beschwerden, egal ob akut oder chronisch. Das gesamte Sensorium ist in einer gereizten Verfassung, sodass den Patienten alles stört. Kleinigkeiten stören und quälen ihn.
Der *Lycopodium*-Patient kann keine Austern essen, weil er davon krank wird. Sie scheinen Gift für ihn zu sein, genauso wie Zwiebeln es für den *Thuja*-Patienten sind. Der *Oxalicum acidum*-Patient hingegen kann keine Erdbeeren essen. Sollten Sie jemals einen Patienten haben, der durch Erdbeeren, Tomaten oder Austern krank geworden ist, und Sie haben kein homöopathisches Mittel zur Hand, sollten Sie daran denken, dass Käse bei der Verdauung dieser Dinge innerhalb weniger Minuten hilft.
An der Haut bilden sich Geschwüre. Es handelt sich um schmerzhafte, sich abschälende Geschwüre unter der Haut, Abszesse unter der Haut oder sonstige Zellschädigungen. Die chronischen Geschwüre sind indolent, es bilden sich falsche Granulationen; sie sind schmerzhaft, brennend, stechend und beißend; oft bessern kühle Anwendungen, warme Umschläge verschlechtern. Es ist eine Art Allgemeinsymptom bei *Lycopodium*, dass warme Umschläge und Wärme bessern; warme Anwendungen bessern Schmerzen im Knie, Eiterungen und Gichtbeschwerden. In einem übermäßig warmen Raum oder Bett entwickelt sich Nesselsucht. Der Nesselausschlag kommt entweder als kleine Knötchen zum Ausbruch oder in unregelmäßigen Streifen, besonders bei Hitze, und juckt heftig. Zum Arzneimittelbild von *Lycopodium* gehören Hautausschläge mit heftigem Juckreiz. Vesikuläre und schuppige Ausschläge, nässende und trokkene Ausschläge, flechtenartige Ausschläge, Ausschläge um die Lippen, hinter den Ohren, unter den Nasenflügeln und an den Genitalien; rissige Ausschläge, blutige Fissuren, Salzfluss auf den Händen. Die Haut verdickt und verhärtet. Alte Furunkel und Pusteln verhärten sich und bilden Knoten, die lange Zeit bestehen bleiben. Die Haut sieht ungesund aus und schält sich leicht ab; Wunden heilen nicht. Oberflächliche Wunden eitern, als wenn Splitter eingedrungen wären, die Eiterung gräbt sich regelrecht unter die Haut. Geschwüre bluten und bilden große Mengen von dickem, gelbem, übel riechendem, grünem Eiter. Schanker und schankroide Geschwüre finden ihr Simillimum oft in *Lycopodium*.
Wenn man den *Lycopodium*-Zustand näher betrachtet, entdeckt man eine Schwäche, die sich durch das Mittelbild zieht. Ein sehr schwacher Tonus der Arterien und Venen und eine schwache Blutzirkulation. Taubheitsgefühl an kleinen Stellen. Abmagerung einzelner Glieder. Taubheit der Finger und Zehen. Wanken und Unfähigkeit, die Glieder richtig zu bewegen. Ungeschicktheit und Unbeholfenheit beim Bewegen der Glieder. Zittern der Glieder.

Geist und Gemüt

Die *Gemütssymptome* von *Lycopodium* sind zahlreich. Der Patient ist müde. Er ist geistig müde, chronisch erschöpft, vergesslich, hat eine Abneigung, irgendetwas Neues zu unternehmen, eine Abneigung, sich in eine neue Rolle hineinzufinden; eine Abneigung gegen seine eigene Arbeit. Er hat Angst, etwas könne passieren, Angst, er könne etwas vergessen haben. Eine zunehmende Furcht vor öffentlichen Auftritten, andererseits aber manchmal entsetzliche Angst vor dem Alleinsein. Oft haben Akademiker wie Rechtsanwälte und Minister, die in der Öffentlichkeit auftreten müssen, das Gefühl, sie seien inkompetent und den Ansprüchen nicht mehr gewachsen, obwohl sie jahrelang ihre Arbeit ausgeübt haben. Ein Rechtsanwalt kann sich nicht mehr vorstellen, in einem Gerichtssaal aufzutreten; er zaudert und schiebt seinen Auftritt vor Gericht hinaus, bis er erscheinen muss, und das aus lauter Angst, dass er stolpert, sich verspricht oder etwas vergisst. Sobald er dann aber seiner Pflicht nachkommt, tut er es mit Leichtigkeit und problemlos. Dies ist auch ein charakteristisches Zeichen von *Silicea.* Bei keinem anderen Mittel wird diese Angst so deutlich wie bei *Lycopodium* und *Silicea.*

Zum Mittelbild von *Lycopodium* gehört auch religiöser Wahn, der unauffällig beginnt – eine Art Melancholie. Diese religiöse Melancholie wird stärker und stärker, bis der Patient nur noch dasitzt und grübelt. Oft hat er eine Abneigung gegen Gesellschaft, fürchtet aber trotzdem das Alleinsein. „Furcht vor Männern und Angst vor dem Alleinsein; Reizbarkeit und Melancholie." Diese Furcht vor Männern ist nicht unbedingt nur bei Frauen zu finden. Es ist vielmehr eine Furcht vor Menschen, und wenn diese Angst bei einer *Lycopodium*-Patientin voll ausgeprägt ist, hat sie Angst vor fremden Menschen, oder vor Freunden und Besuchern; sie möchte nur mit den Personen zusammen sein, die sie ständig umgeben; möchte nicht vollständig allein sein; möchte das Gefühl haben, dass noch jemand im Haus ist; möchte aber keine Gesellschaft; möchte nicht angesprochen oder zu irgend etwas gezwungen werden; möchte sich nicht anstrengen, obwohl sie gelegentlich eine Linderung erfährt, wenn sie zu Anstrengung gezwungen wird. „Schweigsamkeit, möchte allein sein." Nun, lassen Sie uns dieses ein wenig näher betrachten. Die Schweigsamkeit resultiert aus dem Bedürfnis der Patientin, nicht zu sprechen, ruhig zu sein, obwohl die Patientin wie gesagt sehr froh ist, wenn sie noch jemanden im Haus weiß und nicht allein ist. Sie ist vollkommen einverstanden damit, für sich in einem kleinen Raum zu sein, so dass sie praktisch allein ist, aber nicht in Abgeschiedenheit. Gibt es zwei aneinander grenzende Räume in dem Haus, zieht sich die *Lycopodium*-Patientin gewöhnlich in einen der beiden Räume zurück, ist aber trotzdem froh, wenn sie weiß, dass sich in dem anderen Raum jemand aufhält.

Die *Lycopodium*-Patientin fängt oft an zu weinen, wenn sie einen Freund oder einen Bekannten wiedersieht. Eine ungewöhnliche Traurigkeit, einhergehend mit Weinen, überkommt die Patientin, wenn sie ein Geschenk erhält. Bei der kleinsten Freude fängt die Patientin an zu weinen. Daran sehen wir, dass die *Lycopodium*-Patientin eine sehr nervöse, empfindliche, emotionale Patientin ist. In den *Chronischen Krankheiten* heißt es: „Höchst empfindlich am Gemüthe; sie weint über Dank."

Kopf und Schwindel

Wenn der Patient mit schleichendem Fieber im Bett liegt, gerät er oft in ein Delirium oder wird sogar bewusstlos. Er fasst nach eingebildeten Gegenständen in der Luft, sieht Fliegen und alle Arten von kleinen Dingen in der Luft umherfliegen. „Übertriebene Fröhlichkeit, lacht über die jede Kleinigkeit." Ein Zustand wie bei Geisteskrankheit. „Niedergeschlagenheit." Der *Lycopodium*-Patient wacht morgens traurig auf. Es herrscht eine Traurigkeit und Hoffnungslosigkeit. Der Weltuntergang naht, die ganze Familie könnte sterben, oder das Haus könnte abbrennen. Es scheint, als gäbe es keinerlei Freude mehr, die Zukunft sieht düster aus. Diese Stimmung geht vorbei, wenn sich der Patient eine Weile bewegt. Dieser Zustand geht Geisteskrankheiten voraus, und schließlich kommt es zu Selbstmordgedanken, einer Abscheu vor dem Leben. Hier kann man sehen, wie dieses Mittel von eines Menschen Wille Besitz ergreifen und sogar den Lebenswillen zerstören kann. Das wichtigste menschliche Bedürfnis ist es zu leben, zu existieren, etwas zu sein, und sei es auch noch so wenig. Wenn dieses Verlangen zerstört ist, hat der Mensch etwas Wundervolles verloren. Der Mensch möchte nicht mehr existieren. Es ist eine Perversion von allem, was den Menschen ausmacht, die Zerstörung seines eigenen Willens. „Bangigkeit, erschwerte Atmung und Furchtsamkeit." „Sorgenvolle Gedanken, als wenn sie sterben würde." „Mangel an Selbstvertrauen, Unentschlossenheit, Ängstlichkeit, Resignation." Verlust des Vertrauens zu sich und anderen. „Misanthropisch, flieht sogar vor ihren eigenen Kindern." „Misstrauisch, argwöhnisch und mäkelig." „Überempfindlichkeit gegen Schmerzen; der Patient ist außer sich."

Der *Lycopodium*-Patient leidet an periodischen Kopfschmerzen und Kopfschmerzen in Verbindung mit Magenbeschwerden. Wenn er seine gewohnten Essenszeiten überschreitet, stellen sich Kopfschmerzen mit Übelkeit ein. Er muss regelmäßig essen oder er bekommt die Art von Kopfschmerzen, für die er anfällig ist. Diese Kopfschmerzen sind vergleichbar mit denen von *Cactus*. *Cactus* hat heftige, kongestive Kopfschmerzen mit gerötetem Gesicht, wenn er nicht zu regelmäßigen Zeiten isst. Ein Unterschied liegt darin, dass bei *Lycopodium* die Kopfschmerzen durch Essen gelindert werden, während sie bei *Cactus* durch Essen verschlimmert werden. *Lycopodium* und besonders *Phosphorus* und *Psorinum* haben Kopfschmerzen, die mit großem Hunger einhergehen. Zu Beginn des Anfalls besteht nur ein leichtes flaues Hungergefühl, das bei *Phosphorus* und *Psorinum* nicht durch Essen zu besänftigen ist. Die *Lycopodium*-Kopfschmerzen sind < durch Hitze, durch Bettwärme und im Liegen, > durch Kälte, durch kalte Luft und am offenen Fenster. Dünne, abgemagerte *Lycopodium*-Knaben neigen zu anhaltenden Kopfschmerzen. Jedes Mal wenn dieser kleine Bursche sich erkältet, leidet er unter lang anhaltenden, klopfenden, kongestiven Kopfschmerzen, und von Tag zu Tag, von Monat zu Monat magert er mehr ab, besonders im Gesicht und am Hals. Die gleichen Symptome stellen sich ein, wenn ein schmalbrüstiger Junge einen trockenen Reizhusten ohne Auswurf hat; er magert am Hals und im Gesicht ab. *Lycopodium* passt besonders gut zu diesen dürren, an trockenem Husten oder lang anhaltenden Kopfschmerzen leidenden Jungen. Es ist ein Mittel für Kinder, denen es nach einer Pneumonie oder Bronchitis an Vitalität mangelt, die im Gesicht und am

Hals abmagern, sich beim geringsten Anlass erkälten, die unter Kopfschmerzen bei Erhitzung leiden, nächtliche Kopfschmerzen haben und sich in einem Zustand der Blutfülle befinden, der mehr oder weniger ihren Geist beeinflusst und sie verwirrt aus dem Schlaf reißt. Der Kleine schreit im Schlaf, wacht verängstigt auf, blickt wild um sich und erkennt weder Vater noch Mutter. Nach kurzer Zeit kommt er zur Besinnung und legt sich wieder schlafen, um bald darauf wieder verängstigt und verwirrt aufzuwachen. Dieser Zustand kann sich mehrmals wiederholen. Die Kopfschmerzen sind klopfend und drückend, als würde der Kopf platzen; aber das ist nicht so wichtig wie die Art und Weise ihres Auftretens, die Umstände ihrer Entstehung, die Verhaltensweise des Kindes und die Tatsache, dass sie durch Kälte gelindert werden, sich durch Geräusche und Sprechen und von 16 Uhr bis 20 Uhr verschlimmern, und dass der Patient von oben nach unten abmagert. Diese Beschreibung ist wichtiger als die Qualität der Schmerzen, die der Patient empfindet, und die er als klopfend, drückend, berstend oder Völle beschreibt.

Auf der Kopfhaut treten an umschriebenen Stellen Hautausschläge auf; es sind glatte Stellen, an denen das Haar ausgefallen ist. Umschriebene Stellen im Gesicht und ekzematöse Ausschläge hinter den Ohren, die bluten und eine wässrige Flüssigkeit absondern, die manchmal gelblich-wässrig ist. Das Ekzem breitet sich von den Ohren bis auf die Kopfhaut aus. *Lycopodium* ist ein sehr wichtiges Mittel bei Säuglingsekzemen; Ekzeme bei mageren, hungrigen, ausgezehrten Säuglingen, die mehr oder weniger unter den zuvor beschriebenen Kopfbeschwerden, nässendem Ausschlag hinter den Ohren, rotem Sand im Urin, runzeligem Gesicht und trockenem Reizhusten leiden. Kinder, die ihre Decke wegtreten, deren linker Fuß kalt, der rechte aber warm ist, die launischen Appetit haben, viel essen, manchmal unter ungewöhnlichem Hunger leiden, großen Durst haben und trotzdem kontinuierlich abmagern, können oftmals durch *Lycopodium* geheilt werden. Der Hautausschlag wird zunächst stärker, schließlich aber abklingen, und das Kind wird wieder genesen. Die Kopfbeschwerden haben im Allgemeinen einen engen Bezug zu einem bestimmten Symptom, nämlich dem roten Sand im Urin. So lange der rote Sand reichlich vorhanden ist, verspürt der Patient keine kongestiven Kopfschmerzen. Wird der Urin allerdings blass und frei von roten Ablagerungen, treten die berstenden, drückenden Kopfschmerzen auf und halten tagelang an. Man könnte diese Kopfschmerzen als urämisch bezeichnen, aber gleichgültig, wie man sie bezeichnet: Wenn diese Symptome auftreten, ist *Lycopodium* gerechtfertigt. Bei chronischen Gichterkrankungen bei denen die Kopfschmerzen am stärksten ausgeprägt sind, wird die Gicht in den Gliedern besser und umgekehrt. Die Kopfschmerzen treten nur in Abwesenheit der Gliederschmerzen auf. Und wieder verschwindet der gichtige Zustand im Kopf oder in den Gliedern, wenn sich im Urin reichlich roter Sand befindet. Aber sobald sich der Patient erkältet, scheint die Harnsekretion nachzulassen, und eine Verschlimmerung der Schmerzen tritt ein. Es gibt ein weiteres charakteristisches Merkmal von *Lycopodium*-Kopfschmerzen in Bezug auf katarrhalische Zustände. Die Kopfschmerzen verschlimmern sich, wenn der Katarrh durch eine akute Erkältung überdeckt wird. Der *Lycopodium*-Patient leidet oft an dicken, gelben Absonderungen aus der Nase. Die Nase ist voller gelber oder grüner Krusten, die morgens ausgeschnäuzt oder aus dem Hals hochgeräuspert werden. Wenn sich der Patient nun erkältet, nehmen die dicken Absonderungen ab und der Patient fängt an zu niesen. Die Absonderungen werden wässrig. Dann setzten die *Lycopodium*-typischen Kopfschmerzen ein: quälende, drückende Schmerzen, begleitet von Hunger. Schließlich lässt der Fließschnupfen nach, die dicken, gelben Absonderungen kehren zurück und die Kopfschmerzen lassen nach.

Augen

Lycopodium hat viele Augensymptome, wobei die katarrhalischen Beschwerden am auffälligsten sind. Die Symptome sind so zahlreich, dass sie fast alle katarrhalischen Augenbeschwerden beschreiben. Man kann deshalb das Mittel nicht allein wegen seiner Augensymptome wählen. Entzündliche Zustände mit reichlicher Absonderung, mit roten Augen, Geschwürbildung an Bindehäuten und Lidern, granulöse Lider.

Ohren

Lycopodium ist ein wichtiges Mittel für die Ohren, denn gerade das abgemagerte Kind mit dem runzligen Gesicht und trockenen Husten leidet seit einer Scharlacherkrankung an dicken, gelben, übel riechenden Absonderungen aus den Ohren. Die Beschwerden sind begleitet von Hörverlust. Wenn bei Scharlach das passende Mittel gegeben wird, bleiben keine Ohrenbeschwerden zurück, da sie nicht zwangsweise zum Krankheitsbild von Scharlach gehören. Ohrenbeschwerden sind kein Bestandteil dieser Erkrankung, sondern abhängig vom konstitutionellen Zustand des Kindes. *Lycopodium* hat sehr schmerzhafte Ausschläge an den Ohren, Mittelohrentzündungen und Abszesse in den Ohren, die mit Ekzemen um und hinter den Ohren einhergehen.

Nase

Die Nasensymptome habe ich bisher nur teilweise im Zusammenhang mit den Kopfbeschwerden beschrieben. Die Problematik beginnt oft im Kleinkindalter. Das Kind leidet zuerst an einer merkwürdigen rasselnden Nasenatmung und atmet schließlich nur noch durch den Mund, da die Nase verstopft ist. Dieser Zustand hält tage- und monatelang an. Das Kind atmet nur durch den Mund, und wenn es weint und schreit, dann mit einem schrillen Ton, der typischerweise bei verstopfter Nase auftritt. Bei der Inspektion kann man erkennen, dass die Nase mit eitrigem Schleim gefüllt ist, welcher bis in den Rachenraum herunterhängt. Starke Verstopfung der Nase ist bei *Lycopodium* ein chronischer Zustand. Das Kind leidet weiterhin an diesen Nasenbeschwerden, bis sich schließlich große, gelbe, zuweilen schwärzliche oder auch grünliche Borken gebildet haben und es zu Nasenbluten kommt. *Lycopodium* ist äußerst nützlich bei solchen beschwerlichen, katarrhalischen Erkrankungen, die mit Kopfschmerzen einhergehen; bei Patienten, die am Hals abmagern. Es mag seltsam und unerklärlich erscheinen, dass *Lycopodium* eine Abmagerung am Hals und ein Runzligwerden des Gesichtes hervorrufen kann, die unteren Gliedmaßen jedoch ihre Form behalten. Erwachsene mit chronischen Katarrhen müssen sich andauernd die

Nase putzen. Sie können nachts nicht durch die Nase atmen, da sich an der gesamten Nasenschleimhaut Krusten gebildet haben. Krustige Nasenlöcher mit nässendem Ausschlag im Gesicht und an der Nase. Die Schleimabsonderungen sind fast so dick und zäh wie bei *Kalium bichromicum.*

Gesicht

Das *Gesicht* ist fahl, kränklich, blass, oftmals welk, faltig und abgemagert. Bei tief sitzenden Lungenproblemen wie Bronchitis oder Pneumonie, bei denen die Brust voller Schleim ist, sind Gesicht und Stirn aufgrund von Schmerzen in Falten gelegt, die *Nasenflügel flattern durch die vermehrte Anstrengung beim Atmen.* Diese Eigenart kommt bei allen Arten von Dyspnö vor. Weit geöffnete, flatternde, rußige Nasenflügel, wie bei *Antimonium tartaricum.* Bei *Antimonium tartaricum* kann man das Schleimrasseln im ganzen Zimmer hören, der Patient scheint Todesqualen auszustehen. Aber wenn der Patient im Bett liegt, mit flatternden Nasenflügeln und in Falten gelegter Stirn, mit Rasseln in der Brust oder trockenem Reizhusten, dann weisen die Lokalsymtpome oft auf *Lycopodium* als passendes Mittel hin. Im Exsudationsstadium einer Pneumonie, dem Stadium der Hepatisation, kann *Lycopodium* das Leben des Patienten retten. Im Hepatisationsstadium ist *Lycopodium* vergleichbar mit *Phosphorus* und *Sulphur.* Der *Sulphur*-Patient ist kalt; es gibt keinerlei Anhaltspunkte für eine Reaktion der Lebenskraft; er hat das Gefühl wie von einem Gewicht in seiner Brust, und eine Untersuchung zeigt eine ausgeprägte Hepatisation der Lunge. Der Patient möchte still liegen und ist offensichtlich dem Tode nahe. In diesem Fall vermag *Sulphur* zu helfen. Es hat weder das Flattern der Nasenflügel noch die Falten auf der Stirn wie *Lycopodium.* Bei den Hirnbeschwerden von *Stramonium* kann man fast die gleichen Stirnfalten finden wie bei den Brustbeschwerden von *Lycopodium.* Nehmen wir an, Sie werden zu einem halb bewusstlosen Patienten gerufen, der an zerebraler Kongestion leidet; er ist wild erregt, die Augen sind glasig, die Stirn ist runzelig und geistig ist er sehr lebhaft. Dies ist nicht *Lycopodium,* sondern *Stramonium.* Bei näherer Betrachtung führen diese praktischen Merkmale dazu, dass man fast augenblicklich zwischen einem *Stramonium*-Patienten mit seinen Kopfbeschwerden und *Lycopodium* im fortgeschrittenen Stadium einer Pneumonie unterscheiden kann.

Das Gesicht ist oft von einem kupferfarbenen Ausschlag bedeckt, wie man ihn auch bei Syphilis finden kann. Daher ist *Lycopodium* oftmals sehr nützlich in chronischen Fällen von Syphilis. Es sind Patienten, bei denen die Nase mit betroffen ist, mit Nekrose oder Karies der Nasenknochen, und bei denen die bereits beschriebenen katarrhalischen Symptome auftreten. Im Gesicht kann man des Weiteren oft Zuckungen beobachten. Beim näheren Betrachten des Gesichts fällt auf, dass der Gesichtsausdruck den Empfindungen des Patienten entspricht. Der *Lycopodium*-Patient ist überempfindlich, und bei jedem lauten Geräusch, beispielsweise dem Zuschlagen einer Tür oder dem Klingeln einer Glocke, verzieht er das Gesicht. Fühlt er sich gestört, kann man dies seinem Gesicht deutlich ansehen. Er hat ein kränkliches, faltiges Gesicht, mit zusammengezogenen Augenbrauen, besonders bei Bauch- und Brustbeschwerden. Insbesondere bei Patienten im Zustand größter Erschöpfung kann man auch beobachten, dass der Unterkiefer herab fällt, wie bei *Opium* und *Muriaticum acidum,* was auf eine schlechte Prognose hindeutet. Besonders ausgeprägt sind diese Zeichen bei Typhus, wenn der Patient an seiner Bettdecke zupft, im Bett herab gleitet, überhaupt nichts verlangt und kaum erweckt werden kann. All das markiert das Endstadium eines adynamischen Fiebers wie beispielsweise bei Typhus, bei septischen oder zymotischen Erkrankungen. Die Unterkieferdrüsen sind oft geschwollen, ebenso die Parotis und die Nackenlymphknoten. Bei diesen Drüsen besteht Eiterungsneigung. Bei Scharlach und Diphtherie kommt es zu Schwellungen im Halsbereich.

Hals

Das nächste wichtige Merkmal von *Lycopodium* sind die *Halssymptome.* Bereits bei den Ausführungen zu den Allgemeinsymptomen habe ich auf das Charakteristikum von *Lycopodium* hingewiesen, dass sich die Symptome *von rechts nach links* ausbreiten. Wir haben festgestellt, dass der rechte Fuß kalt und der linke warm ist. Kniebeschwerden betreffen meist das rechte Knie. Wenn die Schmerzen den Ort wechseln, gehen sie von rechts nach links. Insgesamt scheinen die meisten Beschwerden von rechts nach links zu gehen, oder aber die rechte Seite ist stärker als die linke Seite befallen. Dies trifft auch auf Halsentzündungen zu. Eine Mandelentzündung befällt zuerst die rechte Seite, und wenn sie dort abklingt, entzündet sich die linke Tonsille und fängt an zu eitern, wenn das richtige Mittel nicht gegeben wird. Gewöhnliche Halsentzündungen fangen auf der rechten Seite an, am nächsten Tag sind beide Seiten betroffen und die Entzündung hat sich auf die linke Seite ausgeweitet. *Lycopodium* hat alle Arten von Schmerzen im Hals und Rachen. Es ist hilfreich in Fällen von Diphtherie, wenn die Membranen auf der rechten Seite zuerst sind und dann auf die linke Seite übergreifen.
Man kann am ersten Tag Flecken auf der rechten, am nächsten Tag auf der linken Seite erkennen. Wie bereits erwähnt, breiten sich die Beschwerden von *Lycopodium* von oben nach unten aus. Genauso verhält es sich mit diesen Absonderungen. Sie beginnen oft im oberen Teil des Rachens und weiten sich in den Hals aus. *Lycopodium* hat viele solcher Fälle geheilt.
Dem *Lycopodium*-Patienten geht es manchmal besser, wenn er kaltes Wasser im Mund hält, aber normalerweise erfährt er durch das Schlucken von warmen Getränken eine Linderung. Dies ist gleichwohl ein Merkmal, welches die Unterscheidung zwischen *Lachesis* und *Lycopodium* erleichtert. Bei *Lachesis* bessern kalte Getränke, der Patient bekommt Krämpfe im Hals beim Versuch, warme Getränke zu trinken. Bei *Lycopodium* hingegen bessert das Trinken von warmen Getränken, obwohl manchmal auch kalte Getränke seine Beschwerden bessern. Anders als *Lachesis* schläft der *Lycopodium*-Patient nicht in eine Verschlimmerung mit Erstickungs- und Zusammenschnürungsgefühl des Halses hinein. Er leidet auch nicht an Dyspnö wie der *Lachesis*-Patient. Die Halsschmerzen sind extrem schmerzhaft, mit einer Heftigkeit wie bei der schlimmsten Diphtherie. *Lycopodium* zeigt einen septischen Verlauf.

Magen/Abdomen

Die Symptome von *Magen* und *Abdomen* vermischen sich. Es besteht ein Sättigungsgefühl, ein vollständiger Appetitverlust. Der Patient fühlt sich so gesättigt, dass er nichts essen kann. Dieses Völlegefühl erscheint nicht, bevor er den ersten Bissen geschluckt hat; der Patient setzt sich hungrig an den Tisch, aber der erste Bissen sättigt ihn schon. Nach dem Essen fühlt er sich aufgebläht und leidet an Blähungen, eine Linderung erreicht er durch Aufstoßen, obwohl er trotzdem gebläht bleibt. Übelkeit und Erbrechen; bohrende Schmerzen im Magen wie bei einer Gastritis; Katarrh; Brennen in Geschwüren und bei Krebs; Schmerzen sofort nach dem Essen; Erbrechen von Galle, von kaffeesatzartiger, schwarzer Tinte ähnelnder Masse. Durch *Lycopodium* konnte in offensichtlich bösartigen Fällen das Leben verlängert werden. Die Fälle wurden durch *Lycopodium* derart verändert, dass die Patienten, anstatt in wenigen Monaten den Krankheitshöhepunkt erreicht zu haben, noch jahrelang leben konnten. Schwellung des rechten Hypochondriums wie bei Leberbeschwerden. Schmerzen in der Leber, wiederkehrende Gallenkoliken mit Galleerbrechen. Der Patient leidet unter Gallenstein-Koliken. Nach *Lycopodium* nehmen die Anfälle in ihrer Häufigkeit ab, die Gallensekretion normalisiert sich und die Gallensteine haben ein schwammiges Aussehen, als wären sie aufgelöst. *Lycopodium*-Patienten stoßen ständig auf; das Aufstoßen ist sauer und bitter, wie das bittere Aufstoßen im Rachen. „Saurer Magen", saures Erbrechen, Blähungen, Blähungen und Schmerzen nach dem Essen, mit Völlegefühl. Schreckliches flaues oder Schwächegefühl im Magen, keine Linderung durch Essen *(Digitalis)*. Verschlimmerung der Magenbeschwerden *durch kalte Getränke und oft* Linderung durch warme Getränke. In Magen und Darm herrscht eine große Unruhe, lautes Grollen, ansteigende Blähungen während des Gärungsvorganges. *Lycopodium*, *China* und *Carbo vegetabilis* gehören zu den Mitteln mit der größten Blähungsneigung und sollten verglichen werden. Kalte Getränke lösen die Magensymptome aus oder verschlimmern sie, ebenso Bier, Kaffee oder Obst. Durchfall stellt sich ein. Ältere, chronisch magenkranke Menschen, abgemagert, faltig, müde und knochig; alles, was er isst, verwandelt sich in Blähungen. *Lycopodium* ist hilfreich bei alten, müden Patienten mit schwacher Reaktion und einer Schwäche aller Körperfunktionen, mit einer Neigung zum Verfall ohne Genesung.

Rektum und Stuhl

Der *Lycopodium*-Patient leidet an höchst beschwerlicher Stuhlverstopfung. Er geht tagelang lustlos zur Toilette, und obwohl das Rektum voll ist, hat er keinen Stuhldrang. Untätigkeit des Darmes. Vergeblicher Stuhldrang. Harter, schwierig abzusetzender Stuhl, geringe Mengen und unvollständige Entleerung. Der Stuhl ist zunächst hart und schwierig abzusetzen, danach ist er weich oder dünn und schießt heraus, gefolgt von einem Ohnmachtsgefühl und Schwäche.

Lycopodium-Patienten leiden unter Durchfall und allen Arten von Stuhlbeschaffenheit. Beim Lesen des Textes werden Sie erkennen, dass es nicht der Stuhl ist, der *Lycopodium* charakterisiert. *Lycopodium* kann jede Art von Durchfall heilen, wenn andere *Lycopodium*-Symptome vorhanden sind. *Lycopodium* hat beschwerliche Hämorrhoiden, die aber keine Auffälligkeiten aufweisen. *Lycopodium* kann jede Art von Hämorrhoiden heilen, wenn die Blähungen, die Magensymptome sowie die charakteristischen Gemüts- und die Allgemeinsymptome vorhanden sind, denn die Symptome der Hämorrhoiden sind zahlreich.

Harnwege und Urin

Die Nieren bieten viele Symptome und mögen in vielen Fällen der Schlüssel zu *Lycopodium* sein. In der Blase scheint dieselbe Inaktivität wie im Rektum vorzuherrschen. Egal, wie sehr sich der Patient bemüht, es dauert sehr lange, bis der Harn abgelassen werden kann. Der Strahl fließt zu langsam und schwach. Der Urin ist oft undurchsichtig, er enthält Ziegelmehl oder es befinden sich Rückstände von rotem Sand darin, der umgerührt wie das Sediment von gärendem Apfelwein aussieht. Diesen Zustand kann man vor allem bei fieberhaften Erkrankungen finden. Bei akuten Krankheitsstadien, bei dem der rote Sand reichlich vorhanden ist, ist *Lycopodium* oft das Mittel der Wahl. Der rote Sand ist ein hervorstechendes Symptom. Bei chronischen Fällen findet man den roten Sand im Urin, wenn sich der Patient am Wohlsten fühlt.

Lycopodium ist indiziert bei Harnverhaltung und Unterdrückung von Urin. Das Mittelbild beinhaltet „Bettnässen" bei kleinen Kindern, unwillkürlichen Harnabgang im Schlaf, unwillkürlichen Harnabgang bei Typhus und leichtem Fieber. Ein charakteristisches Kennzeichen von *Lycopodium* und hervorstechend wie bei keinem anderen Mittel ist nächtliche Polyurie. Der Patient muss nachts mehrmals aufstehen und große Mengen Wasser lassen, obwohl das Harnlassen tagsüber normal ist. Enorme Mengen von Urin, sehr klar und von geringem spezifischem Gewicht.

Männliche Geschlechtsorgane

Eines der herausragendsten Mittel bei Impotenz. Menschen mit schwacher Vitalität, überreizte Menschen, übermüdete Menschen mit geschwächten Geschlechtsorganen benötigen selten *Phosphorus*, aber *Lycopodium* ist ein typisches Mittel, wenn der junge Mann sich selber mit Hilfe heimlicher Laster befriedigt hat und dadurch an Beschwerden der Wirbelsäule, des Gehirns und der Genitalien leidet. Wenn dieser Patient sich nun entscheidet, ein anständiges Leben zu führen und zu heiraten, wird er feststellen, dass er impotent geworden ist, dass er nicht in der Lage ist, eine Erektion zu bekommen, dass die Erektionen zu schwach und zu kurz sind, oder dass er seine Männlichkeit verloren hat.

Das Mittelbild enthält Entzündungen der Harnröhrenschleimhaut, begleitet von gonorrhoischen Absonderungen. Es wirkt antisykotisch, und es treten lästige Feigwarzen an den männlichen und weiblichen Genitalien auf. „Nässende Kondylome am Penis, Vergrößerung der Prostata."

Weibliche Geschlechtsorgane

Lycopodium ist sehr hilfreich bei Frauen, die unter Entzündungen und Neuralgien der *Eierstöcke* und Entzündungen des *Uterus* leiden. Die Neuralgie betrifft hauptsächlich den rechten Eierstock, mit einer Neigung, auch den linken Eierstock zu befallen. Entzündungen der Eierstöcke, bei denen der rechte Eierstock stärker als der linke betroffen ist. *Lycopodium* hat Eierstockzysten am rechten Eierstock geheilt.

Lycopodium fördert die Heilung von Trockenheit in der Scheide, welche den Beischlaf sehr schmerzhaft macht. Brennen in der Scheide während und nach dem Koitus. Störungen der Menstruation. Monatelanges Ausbleiben oder

Unterdrückung der Menses, die Patientin trocknet aus, der Gesundheitszustand verschlechtert sich, sie wird blass oder blassgelblich und schwach. Es scheint, als besitze sie nicht mehr die Vitalität, um die Menstruation auszulösen. *Lycopodium* passt auch, wenn bei Mädchen in der Pubertät die Zeit der ersten Menstruation gekommen ist, diese aber nicht eintritt. Das Mädchen wird 15, 16, 17 oder 18 Jahre alt, ohne sich weiter zu entwickeln, die Brüste vergrößern sich nicht und die Eierstöcke erfüllen ihre Funktion nicht. Wenn die Symptome zu *Lycopodium* passen, kann eine Reaktion herbeigeführt werden, die Brüste fangen an zu wachsen, weibliche Verhaltensweisen treten ein, und das Mädchen wird zur Frau. *Lycopodium* hat die wunderbare Kraft, eine Entwicklung auszulösen und ähnelt in dieser Hinsicht *Calcium phosphoricum* sehr. „Absonderung von Blähungen aus der Scheide." „Varizen an den Genitalien."

Atemwege und Husten

Lycopodium ein sehr gutes Mittel für die Atmungsorgane. Atemnot und asthmatische Atmung bei Katarrhen. Die Erkältung setzt sich in der Nase fest, wandert aber fast immer auch in die Brust, wo sie ein Pfeifen und Keuchen, verbunden mit großer Atemnot, hervorruft.

Die Atemnot wird beim schnellen Gehen, dem Bergaufgehen oder nach körperlicher Anstrengung schlimmer. Ein Klopfen, Brennen und Kitzeln stellt sich in der Brust ein.

Trockener, kitzelnder Husten. *Trockener Husten bei abgemagerten Jungen.* Nach dem Ausheilen einer Lungenentzündung bleibt der trockene, kitzelnde Husten noch lange bestehen, oder es besteht ein Pfeifen und asthmatische Atmung. Die Extremitäten sind kalt, während der Kopf und das Gesicht heiß sind. Starker Husten und Beschwerden in der Brust. Der Patient möchte nur mit unbedecktem Kopf gehen, denn das Stauungsgefühl im Kopf ist sehr stark. Die Lebenskraft des Patienten reagiert nur schwach. Er kann sich nicht selber heilen, und die Krankengeschichte zeigt, dass die Beschwerden seit dem Ausbruch einer Bronchitis oder Lungenentzündung bestehen. Neben dem trockenen, kitzelnden Husten besteht bei *Lycopodium* auch ein anderer Zustand mit Geschwürbildung, mit reichlichem dickem gelbem oder grünem schleimigem Auswurf, zäh und fadenziehend. Schließlich noch Nachtschweiß, mit Fieber am Nachmittag von 16 bis 18 Uhr. *Lycopodium* zeigt sich, wie bereits besprochen, hilfreich im fortgeschrittenen Stadium von Lungenentzündungen, dem Hepatisationsstadium. Dies geht einher mit zerfurchtem Gesicht, zerfurchter Stirn, flatternden Nasenflügeln und unzureichendem Auswurf. Des Weiteren findet es seine Anwendung bei Bronchialkatarrhen mit einem Rasselgeräusch, besonders bei Säuglingen. *Rasseln in der Brust, flatternde Nasenflügel und Unfähigkeit, abzuhusten.* Der rechte Lungenflügel ist stärker betroffen, oder zumindest eher betroffen als der linke Lungenflügel, oder die Beschwerden wandern von einer Seite zu anderen, wie bei einer doppelseitigen Pneumonie. Man sollte an *Lycopodium* denken im Falle einer verschleppten Lungenentzündung, bei schwieriger Atmung infolge einer Ansammlung von Serum in der Pleura sowie bei Perikarditis.

Extremitäten

Ich habe bereits ausreichend auf die Gichtneigung der Extremitäten und des Nervensystems hingewiesen. Es kommt auch eine Ruhelosigkeit der Beine vor. Sie tritt ein, wenn der Patient daran denkt, ins Bett zu gehen, und hindert ihn bis Mitternacht am Schlafen. Dies ähnelt *Arsenicum* sehr. Es ist oft ein quälender Zustand. *Taubheit der Glieder.*

Ziehen und Reißen der Glieder in der Nacht; Linderung durch Bettwärme und Bewegung. Diese Schmerzen treten manchmal bei chronischem Wechselfieber auf und können durch *Lycopodium* geheilt werden. Ischiasbeschwerden, die periodisch auftreten, werden durch Hitze und Gehen gelindert. Unterschenkelvarizen. Ein Fuß ist heiß, der andere kalt. Geschwollene Füße.

Fieber

Im Mittelbild von *Lycopodium* kommen alle Arten von Fieber vor, kontinuierliches, intermittierendes und remittierendes Fieber.

Das Mittel eignet sich besonders für ältere Menschen oder vorzeitig gealterte Menschen, so z.B. wenn jemand mit 60 Jahren aussieht wie ein 80-jähriger, hinfällig, schwach und müde ist. *Lycopodium* passt sehr gut bei Beschwerden, die aus einer schwachen Konstitution resultieren. Es passt zu verschiedenen Arten der Wassersucht, die in Verbindung mit Leber- und Herzbeschwerden auftritt. Schorf, der auf der Haut verbleibt, der sich nicht ablöst; der Schorf überkrustet, und die Kruste fällt nicht ab, oder sie schichtet sich aufeinander wie bei *Rupia. Sulphur, Graphites* und *Calcium* wirken nicht länger oder tiefer als *Lycopodium.* Diese Substanzen scheinen inaktiv in ihrer Rohform, werden aber in potenzierter Form zu tief wirkenden, wundervoll anwendbaren Mitteln.

Magnesium carbonicum **Mag-c.**

Magnesia carbonica; Magnesiumcarbonat. *$MgCO_3$.*

Allgemeines

Dieses Mittel wurde bislang nur teilweise geprüft, und die meisten der nachfolgenden Symptome gehen auf Prüfungen Hahnemanns zurück. Die Gemütssymptome, die Symptome einzelner Körperbereiche sowie lokale Besonderheiten wurden nicht vollständig herausgearbeitet. *Magnesium carbonicum* sollte daher noch einmal in hohen Potenzen von empfindsamen Personen geprüft werden, um auch seine feineren Schattierungen zu verstehen. Ich würde dies nicht erwähnen, wenn dieses Mittel nicht in einer Gruppe von Fällen ein so unverzichtbares Werkzeug wäre, dass Sie ohne es nicht zurecht kommen werden. Es hat einen Bezug zu alten und tiefgreifenden psorischen Krankheiten. *Magnesium carbonicum* wirkt tief und lang anhaltend und durchdringt den Organismus genauso gründlich wie *Sulphur.*

Einige der auffallendsten allgemeinen Merkmale sind: Besserung durch Bewegung; Verlangen nach frischer Luft, trotzdem sehr empfindlich gegen kalte Luft; möchte in allen Fieberstadien zugedeckt sein; allabendliches Fieber; Symptome kehren alle einundzwanzig Tage wieder. Empfindung von Hitze und sogar Schwitzen beim Essen und Trinken warmer Getränke; Durst am Abend.

Wie bei anderen *Magnesium-Mitteln* kommen auch hier heftigste neuralgische Schmerzen vor, Schmerzen entlang der Nervenbahnen, Schmerzen, die so heftig sind, dass der Patient nicht ruhig bleiben kann. Er bewegt sich hin und her und erlangt *Linderung durch Bewegung.* Die Prüfer empfanden diese Schmerzen hauptsächlich im Kopf und im Gesicht, aber klinische Erfahrungen haben gezeigt, dass es überall heftige Neuralgien erzeugt. Aufgrund der Prüfungen können wir *Magnesium carbonicum* als ein Mittel ansehen, das einen besonderen Bezug zur *linken Gesichtshälfte* hat. *Neuralgien in der Nacht; die Schmerzen treiben den Patienten aus dem Bett* und halten ihn in ständiger Bewegung. Sobald er aufhört sich zu bewegen, werden die Schmerzen sehr stark, stechend, ziehend und schneidend.
Magnesium carbonicum-Patienten leiden unter verschiedenen Hautausschlägen: trockene, schuppige, flechtenähnliche Hautausschläge, sehr ungesunde Haare und Nägel. Es wirkt besonders auf die Zähne und die Zahnwurzeln. Bei jedem Wetterwechsel fangen die Zahnwurzeln heftig an zu schmerzen, sie brennen, stechen und schmerzen ununterbrochen. Zahnschmerzen vor und nach der Menstruation. Während der Schwangerschaft leidet die Patientin die ganze Zeit über an Zahnschmerzen; ziehende Schmerzen in der linken Gesichtshälfte, obwohl die Zahnwurzeln vollkommen gesund sind. Hohle Zähne sind ungewöhnlich empfindlich und schmerzhaft. Die Zähne sind so empfindlich, dass sie nicht vom Zahnarzt behandelt werden können. Bei *Antimonium crudum* verhält es sich ebenso, aber *Magnesium carbonicum* betrifft besonders die Zahnwurzeln, *Antimonium crudum* hingegen hauptsächlich das Zahnbein. Empfindlichkeit der Zähne, so dass der Patient nicht kauen kann, die Zähne fühlen sich zu lang an. *Magnesium carbonicum* und *China* gehören zu den wichtigsten Mitteln bei Zahnbeschwerden während der Schwangerschaft, wenn keine anderen Symptome vorhanden sind.
Es gibt eine Art von Marasmus, der einen, kennt man *Magnesium carbonicum* nicht, vor ein Rätsel stellen kann. Wenn wir das Mittel im Allgemeinen analysieren, stellen wir fest, dass das Mittel einen Zustand des Körpers hervorrufen kann, wie er vor dem Beginn einer Tuberkulose besteht. Der Patient hat keine Selbstheilungskräfte mehr, er verliert Gewicht und die Muskeln werden kraftlos, als ob eine schwere Krankheit bevorstünde. Bei Kindern von tuberkulösen Eltern besteht die Neigung zu Marasmus. Die Muskeln des Kindes verlieren an Kraft, das Kind gedeiht trotz guter Ernährung und medizinischer Versorgung nicht. Die Basis für ernste Beschwerden scheint sich zu entwickeln. Letztendlich magert das Kind ab und der Hinterkopf beginnt einzufallen, als würde das Kleinhirn atrophieren.
Der Appetit auf Milch, Fleisch und Fleischbrühe steigt, und trotzdem können diese Lebensmittel nicht verdaut werden. Milch durchläuft den Darm in Form von weißem Ton oder Kitt. Der Stuhl ist weich, mit der Konsistenz von Kitt. In einer Porzellanfabrik können Sie sehen, dass das Ausgangsmaterial für das wunderschöne Geschirr, welches dort hergestellt wird, weiß ist. Dieses Material entspricht genau dem Bild des Stuhls von *Magnesium carbonicum*, der aus kittartiger, unverdauter Milch besteht.
Ich habe ganz besonders bei unehelichen Säuglingen beobachtet, dass bei diesen eine Neigung zum Einsinken des Hinterkopfes vorliegt. Der okzipitale

Knochen sinkt ein und die parietalen Knochen ragen darüber hinaus, so dass eine Vertiefung entsteht. Dies ist keine Seltenheit bei Kindern, bei denen sich ein Marasmus entwickelt. Höchstwahrscheinlich leiden diese Kinder auch an tonartigem Stuhl. Die Entleerung ist schwer, aber der Stuhl ist nicht hart. Der weiße, harte Stuhl ist ein ganz anderes Symptom, und auch der weiche, halb-flüssige, weiße Stuhl führt zu einer anderen Gruppe von Mitteln. Dieser teigige Stuhl jedoch, der aussieht, als könne man ihn formen, ist ein *Magnesium carbonicum*-Stuhl. Einmal war ich für ein Waisenhaus verantwortlich, in dem wir ständig sechzig bis hundert Babys betreuten. Das größte Rätsel meines Lebens war es, das passende Mittel für die Kinder zu finden, die an Marasmus erkrankten. Viele dieser Kinder waren ungewollte Babys. Das ganze Jahr ging vorüber, und wir verloren durch diesen allmählichen Verfall jede Woche einige Babys. Schließlich erkannte ich das Bild dieser Babys in *Magnesium carbonicum* wieder, und so konnten viele von ihnen geheilt werden.
Das *Magnesium carbonicum*-Baby *riecht sauer wie das Hepar sulfuris-Baby*. Man kann es waschen, so oft man will, es riecht immer noch sauer; der Schweiß riecht sauer, das ganze Baby riecht sauer. Es ist nicht unbedingt der Stuhl. Der Stuhl riecht streng und beißend, wie verwest. Oft strömt das ganze Kind einen beißenden Geruch aus, als wäre es unsauber, und dass, obwohl es frisch gewaschen ist.

Stuhl

Die Magnesiumsalze rufen eine Untätigkeit des Rektums und des Anus hervor – eine Parese. Der Stuhl ist voluminös und hart, er kann nur unter großer Anstrengung ausgetrieben werden. Seine Konsistenz ist trocken, hart und krümelig. Der Stuhl wird nur teilweise ausgeschieden, ist dann krümelig und zerbröckelt in viele Teile. In den Büchern wird noch eine andere Art von Stuhl beschrieben, der ebenfalls charakteristisch für *Magnesium carbonicum* ist. Es ist ein grüner, durchfallartiger Stuhl, auf dessen wässrigem Anteil grüne Partikel schwimmen. Der Stuhl ist oft klumpig und zugleich flüssig. Die Klumpen liegen auf dem Boden der Toilette, und auf dem wässrigen Anteil des Stuhls schwimmen die grünen Partikel wie Schaum auf einem Froschteich. Dies gilt als eines der auffallendsten Merkmale von *Magnesium carbonicum*. „Grüner Stuhl, wie Schaum auf einem Froschteich; sauer, schaumig; darauf schwimmen weiße, talgartige Klumpen, blutig, schleimig.“ „Schwimmende Talgklumpen“ ist charakteristischer für *Phosphor*, und oftmals hat *Dulcamara* dieses Symptom geheilt.

Gesicht

Das Gesicht eines chronisch erkrankten Erwachsenen ist blass, wächsern, kränklich und blassgelblich, und man fragt sich, warum diese Patientin nicht auf die Beine kommt und sich nicht richtig erholt.
Die Patientin hat einen kränklichen Gesichtsausdruck, *ihre Muskeln sind schlaff*, sie wird schnell müde und fängt bei der geringsten Anstrengung an zu schwitzen. Jede Wetteränderung macht ihr zu schaffen, und der Beginn der Menstruation verschlechtert. Es scheint, als erkälte sie sich jedes Mal, wenn ihre Menstruation einsetzt. Sie sagt: „Ich weiß, dass meine Menstruation einsetzt, weil ich eine Er-

kältung im Kopf fühle." *Magnesium carbonicum* hat jeden Monat vor der Periode Schnupfen. Diese Patientinnen machen den Eindruck, als siechten sie dahin, aber dieser Zustand hält sich über Jahre hinweg. Sie sind unfähig, irgendetwas zu tun, sie sind nicht einmal in der Lage, den Haushalt zu führen. Sie haben ein heftiges Verlangen nach Fleisch und eine Abneigung gegen Gemüse, sie nehmen ab und werden immer schlaffer, die Muskeln verlieren an Tonus, und es besteht eine Prolapsneigung. Die Bauchdecken neigen dazu, hinunterzuhängen und erschlaffen, die Leistenringe begünstigen die Bildung von Brüchen. Dies ist die typische Art von Erschlaffung. Die Nerven schmerzen, und die Muskeln ermüden. Wenn Sie in einem solchen Fall ein Mittel verschrieben haben, die Beschwerden aber trotz verschiedener Mittel nicht gelindert werden konnten und sie feststellen, dass kein Mittel richtig passt, können Sie davon ausgehen, dass die Beschwerden latent sind und auf eine ernstere innere Erkrankung hindeuten. Die Organe drohen zu versagen; das Gewebe der Nieren, des Herzens, der Lungen oder des Gehirns stehen kurz davor, sich zu verändern.

Atemwege/Haut

Bei *Magnesium carbonicum* finden wir katarrhalische Zustände. Es handelt sich aber um einen trockenen Katarrh mit wenig Absonderungen. Ein altes Geschwür trocknet aus und wird glänzend, aber sondert fast nichts ab. Die Nase ist trocken, und die Augäpfel sind so trocken, dass die Lider zusammenkleben und es schwierig ist, die Augen zu öffnen. Die Haut wird trocken, juckt und brennt. Die Schleimhäute und die Haut neigen zu Trockenheit. Trockenheit ist ein charakteristisches Kennzeichen dieses Mittels.

Magen

„Ungeheurer Appetit auf Fleisch bei Kindern." Der Magen bereitet Probleme. Der *Magnesium carbonicum*-Patient klagt ständig über einen übersäuerten Magen; saures Aufstoßen. Das Essen wird sauer aufgestoßen. Saure Speisen verursachen Übelkeit und Aufstoßen. Schmerzen im Magen nach dem Essen einer normalen Menge; Auftreibung nach dem Essen; viele Blähungen nach dem Essen. Der Magen verdaut die Speisen nur langsam, und sie werden sauer.

Atemwege und Husten

Magnesium carbonicum ist besonders hilfreich, wenn in der Anamnese Tuberkulose vorkommt. Abmagerung und Verlangen nach Fleisch bei tuberkulösen Menschen oder bei Patienten, die tuberkulöse Eltern haben. Patienten, die an einem trockenen Husten leiden. Trockener Husten vor dem abendlichen Frösteln, wie bei *Rhus toxicodendron.*

Es gibt Menschen, die einfach dazu neigen, jahrelang in diesem ausgezehrten Zustand zu verharren, die unter einem leichten trockenen Husten leiden, der sich aber nicht wesentlich verschlimmert. Letztendlich treten aber doch einige begünstigende Zustände ein, und die Tuberkulose, die über lange Zeit latent geblieben war, bricht sehr rasch aus. Es gibt einige weitere Mittel, die man eher mit diesem Zustand in Verbindung bringen kann als andere, nämlich *Arsenicum album, Calcium carbonicum, Lycopodium, Magnesium carbonicum* und *Tubercu-*

linum. Diese Mittel passen zu diesem latenten Zustand, diesem Auftakt zur voll entwickelten Tuberkulose. Manchmal verhelfen sie dem Patienten zur Gesundung, aber bedenken Sie bitte, dass diese Fälle schwer zu behandeln sind.
Es ist schwer, hier die passenden Mittel zu finden. Die Beschwerden sind schwelend, die Symptome kommen nicht zum Vorschein, und manchmal muss man zwischen den Zeilen lesen, um überhaupt etwas zu finden. Dies sind die einseitigen Fälle, von den Hahnemann sprach.
Zusätzlich zum trockenen, kitzelnden Husten, den die Bücher nicht erwähnen, findet man „Krampfartiger Husten nachts, von Kitzeln im Kehlkopf" „Schläfrigkeit während des Tages, Schlaflosigkeit nachts". Wenn man viele dieser Fälle gesehen hat, die sich in Richtung Tuberkulose zu entwickeln drohen, wird man diese Schlafstörungen als ein allgemeines Merkmal erkennen. „Doktor, ich bin am Morgen so müde; obwohl ich nachts etwas geschlafen habe, fühle ich mich morgens, als hätte ich überhaupt keinen Schlaf gehabt." Immer müde und schlaff. Den meisten Patienten ist kalt und sie frösteln. Dieser Zustand ist bis jetzt bei diesem Mittel noch nicht herausgearbeitet worden, klinisch hat es jedoch einen Bezug zu *kalten und frösteligen Patienten.* Patienten, die behaupten, sie seien blutarm.

Magnesium muriaticum — Mag-m.

Magnesia muriatica, Magnesium chloratum; Magnesiumchlorid. $MgCl_2$.

Allgemeines

Es scheint recht merkwürdig, dass die zwei Mittel *Magnesium carbonicum* und *Magnesium muriaticum,* die durch Hahnemanns Prüfungen sehr gut eingeführt waren, nunmehr so sehr vernachlässigt und fast vergessen sind. Diese zwei Mittel würden, wenn sie denn eingesetzt würden, viele bisher ungeheilte Leberbeschwerden heilen. *Magnesium muriaticum* könnte bei vielen bisher erfolglos behandelten Beschwerden von nervösen und reizbaren Frauen helfen. Diese beiden Mittel werden vernachlässigt, während *Phosphorus* und *Sulphur* für fast jede Beschwerde verschrieben werden.
Magnesium muriaticum ist ein tief wirkendes antipsorisches Mittel, welches zu nervösen Patienten mit Magen- und Leberbeschwerden passt. Die Patienten leiden unter vergrößerten Drüsen sowie Reizungen des Nervenzentrums und des Gehirns. Sie sind oft empfindlich gegen Kälte und frösteln leicht, verlangen aber nach frischer Luft und danach, im Freien zu sein. Bis auf einige Kopfsymptome werden viele der Beschwerden durch frische Luft gebessert. Der Kopf muss bedeckt sein, da er empfindlich gegen Luft ist. Der Patient ist äußerst ruhelos und kann sich nur unter größter Anstrengung still verhalten. Wird er gezwungen still zu halten, wird er ängstlich. Ängstlichkeit ist ein Hauptmerkmal von *Magnesium muriaticum.* Ruhelosigkeit, Unruhe im ganzen Körper, begleitet von Ängstlichkeit. Diese Ruhelosigkeit tritt zu jeder Zeit ein, ist aber abends im Bett schlimmer und am schlimmsten, wenn er die Augen schließt, um zu schlafen. Schließt er die Augen, überkommen ihn Ängstlichkeit, Ruhelosigkeit und Unruhe. Er muss die Bettdecke wegstoßen, tief einatmen oder irgendetwas tun. Die Ängstlichkeit

hält ihn die ganze Nacht wach. Ursprünglich beschrieb der Prüfer dieses Gefühl als Unbehagen, aber in den Leitsymptomen ist von einer Ruhelosigkeit im Bett die Rede. Wenn man das hysterische Wesen, die Ängstlichkeit und Ruhelosigkeit studiert, stellt man fest, dass diese Symptome den ganzen Menschen betreffen und in die Kapitel Gemüt und Nerven eingeordnet gehören. Bei einigen Mitteln finden wir Schwindel beim Schließen der Augen, bei Anderen Ängstlichkeit beim Schließen der Augen. *Conium* schwitzt beim Schließen der Augen. Dies sind Symptome, wie sie von Menschen verwendet werden, die auf Leitsymptome hin verschreiben, und manchmal erzielten sie gute Resultate.
Ich erinnere mich an die Heilung einer organischen Verengung, die schon erweitert worden war, was aber das Befinden des Patienten nicht gebessert hat. Der Patient beschrieb seine Symptome und konnte dabei nur an die Verengung denken. Ich konnte sein Mittel nicht erkennen und gab ihm alle möglichen Mittel ohne Erfolg. Eines Tages jedoch erzählt er mir, dass er seine Augen beim Schlafengehen nicht schließen könne, ohne in Schweiß auszubrechen. Ich gab ihm *Conium* allein aufgrund dieses Leitsymptoms, und tatsächlich heilte es ihn von den Schweißausbrüchen und der Verengung. Zudem brachte es eine alte gonorrhoische Absonderung zurück, und das entzündete Gewebe wurde resorbiert. Ein wissenschaftlich verschreibender Behandler würde dies nicht tun. Aber wenn er dieses Symptom hören würde, wüsste er nicht, dass eine Verengung zum Mittelbild von *Conium* gehört. In einem anderen Fall würde er erkennen, dass *Conium* insgesamt nicht passt, und würde wissen, wann man dieses Mittel geben sollte und wann nicht.

Gemüt

Ängstlichkeit in geschlossenen Räumen, besser draußen. Ängstlichkeit abends im Bett beim Schließen der Augen. Während sie liest, hat sie das Gefühl, jemand „lese ihr nach", deswegen muss sie schneller und schneller lesen. Dies geschieht bei Patientinnen, die arbeiten bis sie höchst aufgedreht sind, es scheint, als zerplatzten sie in Stücke. Jeder Gedanke, der ihr in den Kopf kommt, neigt dazu, sich zu wiederholen.

Kopf und Schwindel

Schwindel, besser beim Gehen draußen. Schwindel am Morgen beim Aufstehen. Die Kopfsymptome sind beschwerlich. Oft wird in Fällen, in denen eigentlich *Magnesium muriaticum* das richtige Mittel ist, *Silicea* gegeben, da hierbei das Bedecken des Kopfes die Schmerzen bessert. Dies trifft auch für *Magnesium muriaticum* zu. Schmerzen der Haarfollikel auf dem Kopf. Gefühl, als würde am Haar gezogen. Kopfschmerzen besser durch festes Einbinden oder Bedecken des Kopfes.

Augen

Gelbe Verfärbung überall am Körper. Gelbe Augen bei Gelbsucht und Leberbeschwerden. Entzündete Augen. Lidränder und Wimpern voller Krusten; feine Pusteln und Hautausschlag. Neben den Kopfsymptomen, die durch Wärme gelindert werden, gibt es viele Symptome, die sich in warmen Räumen verschlimmern.

Ohren

Pulsieren in den Ohren.

Nase

Geschwüre an den Rändern der Nasenlöcher.

Mund

Die Zunge sieht aus, als sei sie verbrannt; es finden sich Abschürfungen und Risse in verschiedene Richtungen. Risse brennen wie Feuer.

Magen/Modalitäten

Hunger, aber der Patient weiß nicht, worauf. Unbändiger Hunger, gefolgt von Übelkeit. Salzige Speisen, Baden in Salzwasser, Baden im Meer und das Einatmen von Seeluft verschlimmern. Brustbeschwerden, Leberbeschwerden und Verstopfung am Meer. *Bromium* hilft bei den Beschwerden, die Seeleute bekommen, wenn sie an die Küste kommen. *Magnesium muriaticum*-Patienten bekommen Beschwerden, wenn sie zur See fahren. Wenn ein Patient am Meer unter Urtikaria leidet, heilt *Arsenicum* in *Arsenicum*-Fällen und bringt oft Linderung, wenn Urtikaria das einzige Symptom ist.
Übel riechendes Aufstoßen mit einem Geschmack von verfaulten Eiern. Verdorbener Magen. Der Magen neigt zu Verstimmungen. Säuerliches Aufschwulken, Erbrechen. Wie *Magnesium carbonicum* kann auch *Magnesium muriaticum* keine Milch verdauen. Milch verursacht Schmerzen und durchläuft den Magen unverdaut – Durchfall mit unverdauten Nahrungsanteilen. Ohnmachtsanfälle hysterischer Frauen bei Tisch.

Abdomen

Magnesium muriaticum zeigt viele Leberbeschwerden. Vergrößerung und Verhärtung der Leber, mit gelbsüchtiger Haut. Wundheit des rechten Leberlappens mit Schmerzen beim Liegen auf der rechten Seite. Wenn der Patient auf die linke Seite wechselt, fühlt er sich unbehaglich, weil er das Gefühl hat, die Leber ziehe zur linken Seite. *Natrium sulphuricum* hat oft solche Symptome geheilt, und *Ptelea trifoliata* zeigt ähnliche Leberbeschwerden. Diese zwei Symptome, Verschlimmerung des wunden Gefühls beim Liegen auf der rechten Seite und Verschlimmerung des Ziehens beim Liegen auf der linken Seite, kommen getrennt oder gemeinsam vor. Bei *Magnesium muriaticum* werden viele Leberbeschwerden durch Darauf-Liegen ausgelöst.
Empfindlichkeit in der Magengegend und über dem Darm. Anfälle von Magenbeschwerden am Abend. Ein hervorstechendes Merkmal von *Magnesium muriaticum* sind die Verdauungsstörungen. Der Magen ist nach und nach immer weniger in der Lage zu verdauen, und der Patient kann letztendlich kaum mehr einen Bissen schlucken, ohne Magenbeschwerden zu bekommen.
Unterleibsödeme. Koliken, Krämpfe, reißende Schmerzen. Starke Flatulenz. Diese Art von Verdauungsstörungen bietet dem Bandwurm ein gutes Zuhause, der leicht in diesem Patienten Eier legt und sie ausbrütet. Die schwierigsten Patienten sind diejenigen, die zu mir kommen, nachdem sie den Bandwurm

durch aggressive Medikamente entfernt haben. Diese Patienten wieder herzustellen dauert lange. Wenn ein Patient aber mit seinem Wurm und all den dazugehörigen Symptomen kommt, so kann ich ihm Linderung verschaffen. Er wird schnell wieder hergestellt sein, und der Wurm wird keine Probleme mehr verursachen.

Stuhl

Stuhlverstopfung bei Säuglingen, wie bei *Magnesium carbonium*. Kalkige Stühle wie bei *Magnesium carbonicum*. Handelt es sich um einen Erwachsenen, der unter Gelbsucht leidet, sind die Stühle hell, ohne Gallenfarbstoff, und der Darm ist kraftlos.

Harnwege

Keine Kraft, den Inhalt der Blase zu entleeren. Der Patient presst mit seinen Bauchmuskeln auf die volle Blase, es geht aber nur wenig Harn ab. Empfindungslosigkeit der Blase. Manchmal kann der Patient nicht sagen, ob er urinieren muss oder nicht, bis die Blase so voll ist, dass sie Druck verursacht. Die Empfindungslosigkeit erstreckt sich bis zur Harnröhre, und im Dunkeln vermag der Patient nicht zu sagen, ob er uriniert oder nicht.

Weibliche Geschlechtsorgane

Metrorrhagie mit Rückenschmerzen, die durch festes Drücken des Rückens gegen einen Stuhl oder durch Liegen auf einem harten Kissen gelindert werden. Herabdrängende Schmerzen im Becken, besonders bei hysterischen Frauen und Mädchen.

Brust und Herz

Blutandrang in der Brust durch Baden im Meer. Brustbeschwerden und Erkältungen an der Küste und von Bädern in Salzwasser. Herzklopfen mit Ängstlichkeit. Ängstlichkeit und Ruhelosigkeit entstehen in der Ruhe; der Patient muss etwas tun, muss sich beeilen. Diese Symptome treten sehr wahrscheinlich am Abend wieder auf, wenn der Patient versucht, einzuschlafen.

Extremitäten

Erschütterungen durch den Körper, wie Stromschläge, in wachem Zustand; sie erschüttern den gesamten Körper; zucken und rucken. Taubheit der Gliedmaßen. Reißende Schmerzen in den Armen und ausgeprägte Ruhelosigkeit in den Beinen. Nächtliche Wadenkrämpfe. Lähmendes Ziehen und Reißen in allen Gliedern. Brennende Fußsohlen während der Nacht im Bett. Fußschweiß ist ein weiteres Symptom, welches auch bei *Silicea* zu finden ist. Taubheit der Arme am Morgen beim Erwachen. Hysterische und krampfartige Beschwerden. Schwäche durch das Baden im Meer oder durch Salzbäder. Verschlimmerung durch Salz. Unerquicklicher Schlaf, ängstliche Träume. Der ganze Körper ist empfindlich gegen Kälte und neigt sehr zu Erkältungen. Einige Symptome werden durch *frische* Luft gebessert, wenn sie nicht zu kalt ist.

Magnesium phosphoricum **Mag-p.**

Magnesia phosphorica; Magnesiumphosphat. $MgHPO_4 \cdot 3H_2O$.

Allgemeines

Magnesium phosphoricum ist vor allem für seine krampfartigen Zustände und Neuralgien bekannt. Die Schmerzen sind sehr heftig und können jeden Nerv befallen. Ein Schmerz setzt sich in einem Nerv fest und wird schlimmer und schlimmer, manchmal anfallartig – er wird so heftig, dass er den Patienten rasend macht. Die Schmerzen werden *durch Hitze und Druck gebessert.*
An einem warmen Ort geht es dem Patienten besser; seine Neuralgien bessern sich dort ebenfalls. Wird ihm kalt oder hält er sich an einem kalten Ort auf, ist ihm elend und die Schmerzen beginnen. Schmerzen durch Fahren in der Kälte und bei kaltem, feuchtem Wetter. Längerer Aufenthalt in kaltem Wind verursacht Gesichtsneuralgien.
Der Patient fühlt die Schmerzen überall. Schmerzen in den Eingeweiden, Darmbeschwerden, Krämpfe im Magen-Darm-Trakt, sie alle zeigen die gleichen Modalitäten. Schmerzen im Rückenmark nach dem gleichen Schema – Linderung durch Wärme. Gelegentlich reagiert ein schmerzhafter Nerv sehr empfindlich auf Druck, er wird wund. Das Rückenmark wird wund. Krämpfe mit Steifheit der Gliedmaßen. Krämpfe bei Erwachsenen und Kindern, gefolgt von großer Berührungsempfindlichkeit, Empfindlichkeit gegen Wind, gegen Geräusche, gegen Aufregung, gegen alles. Krämpfe, wie sie bei Kindern während der Zahnung auftreten. Koliken; Drei-Monats-Koliken, Krämpfe, Gallenkoliken. Das besondere Merkmal von *Magnesium phosphoricum* ist seine Fähigkeit, zu schwächen und eine Reizung von Muskeln und Nerven zu verursachen. Krämpfe durch lang anhaltende Anstrengung. Steifheit, Taubheit, Ungeschicklichkeit sowie Taubheit der Nerven durch Überanstrengung. *Magnesium phosphoricum* ist besonders hilfreich bei Krämpfen in den Fingern durch zu langes Schreiben, das Spielen von Musikinstrumenten oder Klavierspielen. Nachdem sie viele Jahre lang täglich viele Stunden gespielt haben, brechen Pianisten plötzlich mit einer Steifheit der Finger zusammen. Die Finger funktionieren nicht mehr. Beim Spielen einer Harfe entsteht ein Krampf, und die Finger können sich nicht mehr bewegen. Andere Körperteile können nach Überanstrengung genauso betroffen sein. Eine Arbeiterhand kann manchmal verkrampfen und fast nicht mehr zu gebrauchen sein. Sobald der Arbeiter seiner Arbeit nachgehen möchte, verkrampft sich seine Hand und umklammert das Arbeitsgerät zu fest oder lässt es fallen. Die Hand des Zimmermannes verkrampft sich, nachdem er über einen längeren Zeitraum ein Werkzeug gehalten hat. All dies sind charakteristische Kennzeichen von *Magnesium phosphoricum*, die bei jeder Art von Überanstrengung auftreten können.
Heftige Krämpfe in Fällen von Ruhr und Brechruhr, die den Patienten vor Schmerzen aufschreien lassen. Zucken der Muskeln am ganzen Körper, wie bei Chorea. *Magnesium phosphoricum* war Schüßlers Hauptmittel bei Chorea, aber wir benutzen es nur gemäß den Prüfungen. Schüßler verschrieb es bei allen nervösen Zuständen, aber die Prüfungen haben seinen Nutzen bei Neuralgien, die durch Wärme und Druck gelindert werden, bei Krämpfen und Zuckungen, bestätigt.

Stechende Schmerzen entlang der Nerven. Diese treten aber nicht so häufig auf wie die heftigen anfallsartigen Schmerzen – ein reißender Schmerz, als sei der Nerv entzündet und würde gedehnt. Schütteln und ähnliche Beschwerden wie bei Morbus Parkinson. Besserung durch Wärme und Druck, Verschlimmerung durch Kälte, kalte Bäder, kalte Winde, kaltes Wetter, mangelnde Bekleidung. Schmerzen überall am Körper, wahrscheinlicher aber ist der Schmerz beschränkt auf einzelne Körperteile.

Kopf

Die Gemütssymptome sind nicht besonders herausgearbeitet worden. *Magnesium phosphoricum* wurde klinisch verwendet in Fällen, in denen Durchfälle plötzlich aufhörten und Gehirnbeschwerden einsetzten. Blutandrang im Gehirn – als klinisches Symptom. Neuralgien und rheumatische Kopfschmerzen, gebessert durch Wärme. Qualvolle Schmerzen. Heftige Kopfschmerzattacken, gebessert durch festen Druck, Wärme und im Dunkeln. Ich habe diese Linderung der Symptome bei chronischen Stauungskopfschmerzen beobachtet. Das Gesicht war gerötet, und es bestand ein Pochen, fast wie bei *Belladonna.* Solche Kopfschmerzen werden durch *Magnesium phosphoricum* geheilt, wenn sie durch Wärme und Druck gelindert werden. Der Patient möchte seinen Kopf fest mit einem Tuch umwickeln, er möchte sich in einem warmen Raum aufhalten, und seine Symptome verschlechtern sich durch Kälte.

Augen/Gesicht

Krämpfe und Zuckungen der Augen oder lang anhaltende tonische Krämpfe, die zu Strabismus führen. Heftige supra- und infraorbitale Schmerzen mit Besserung durch Wärme und Druck. *Magnesium phosphoricum* hat mehr Gesichtsschmerzen geheilt als andere Schmerzen. Neuralgien des Gesichtes, schlimmer auf der rechten Seite, und Linderung durch Wärme und Druck, aber verschlimmert durch Kälte. Trigeminusneuralgie. Chronische Zuckungen des Gesichtes. Rheumatische und gichtige Patienten, die an Neuralgien leiden, profitieren von *Magnesium phosphoricum.*

Magen

Es ist ein wunderbares Mittel gegen krampfhaften Schluckauf. Ich habe manchmal *Magnesium phosphoricum* bei Schluckauf gegeben, wenn ich kein anderes Symptom für eine Verschreibung finden konnte.
Schmerzen in der Magengrube. Krämpfe des Magens mit sauberer Zunge. Koliken, die wie bei *Colocynthis* durch Zusammenkrümmen gebessert werden, besser durch Wärme.

Abdomen

Die Koliken bessern sich bei *Colocynthis* nicht so offensichtlich durch Wärme, aber durch Druck. Auftreibung des Abdomens und Blähungen, begleitet von starken Schmerzen. *Schmerzen im Abdomen, die ausstrahlen.* Der Patient fühlt sich gezwungen, umherzugehen und stöhnt vor Schmerzen. Meteorismus. Es wird berichtet, Kühe seien von diesen Beschwerden geheilt worden. *Colchicum* heilt Kühe, wenn sie durch Gase aufgetrieben sind, nachdem sie auf einer Weide mit Klee waren.

Rektum

Schneidende, stechende Schmerzen bei Hämorrhoiden. Wäre *Magnesium phosphoricum* gut geprüft, hätten wir wahrscheinlich viele Lebersymptome, da sowohl bei *Magnesium* als auch bei *Phosphorus* Lebersymptome vorkommen.

Extremitäten

Heftige Schmerzen bei akutem Rheumatismus, gebessert durch Wärme. Neuralgische Schmerzen in den Gliedmaßen. Ruhe lindert viele Beschwerden, und bei der kleinsten Bewegung setzen sie wieder ein. Schmerzen wechseln ihren Ort.

Manganum metallicum **Mang-met.**

Mangan, Element 25. *Mn.*

Allgemeines

Manganum ist hauptsächlich ein Mittel, das eine besondere Art von Chlorose (Blutarmut) verursacht und für chlorotische Mädchen geeignet ist, die sich in einer schlechten körperlichen Verfassung befinden. Sie zeigen ein wächsernes, anämisches, blasses und kränkliches Aussehen; *drohende Schwindsucht,* mit Nekrosen und Knochenkaries sowie organischen Störungen. Man kann in der Krankengeschichte eine lange Phase spärlicher Menstruation finden; alternativ setzt die Menses verspätet, erst im Alter von achtzehn oder zwanzig Jahren, ein.

Ein charakteristisches Zeichen von *Manganum* ist eine große Schmerzhaftigkeit der Knochenhaut, besonders der Schienbeinknochen. Neigung zu Geschwüren und Hautausschlägen, die von Verdickungen und Infiltrationen umgeben sind. Chronische Hautausschläge; hartnäckig wie Psoriasis. Kleine Geschwüre eitern und sind mit bläulichen Verdickungen infiltriert. *Manganum* hat eine tiefe Wirkung, es zerstört Blutkörperchen und bildet die Basis für Tuberkulose, besonders im Bereich des Kehlkopfes. Rezidivierende Laryngitiden, nach jeder einzelnen befindet sich der Patient in einem schlechteren Zustand als zuvor. Tuberkulose, die im Kehlkopf beginnt. Abneigung gegen Essen, kein Appetit, nichts kann den Appetit anregen. Diese Symptome, zusammen mit einer großen Schmerzhaftigkeit am ganzen Körper, bilden die Basis für tiefer gehende Beschwerden. Es ist keine akute Periostitis, sondern ein passiver Schmerz überall am Körper. Entzündungen der Gelenke und Schwellungen, die in Eiterungen und Nekrosen übergehen. Geschwüre und eitrige Prozesse, die fast einen bösartigen Charakter ausbilden, die nicht heilen und eine erysipelähnliche Erscheinung annehmen. Überall kann man Schmerzhaftigkeit bei Berührung und Schmerzhaftigkeit bei Erschütterung finden. Die Knochen schmerzen vom Gehen. *Arnika* verschafft nur einen oder zwei Tage Linderung; aber bei *Manganum* ist die Wirkung tiefer und länger. Wir würden nicht an *Arnika* oder *Baptisia* denken, die nur für kurze Zeit Linderung verschaffen. Vesikuläre Ausschläge, tiefsitzende Infiltration mit einer Neigung, aufzubrechen und zu bluten. Rauheit der Haut und Psoriasis. *Die Beschwerden sind schlimmer bei kaltem, feuchtem Wetter* und vor einem Unwetter.

Geist und Gemüt

Kommen wir nur zu den Gemütssymptomen. Es gibt nur ein wenige, aber die sind sehr charakteristisch und wirken tief auf den Organismus des Patienten ein, tiefer als die Symptome, die wir bisher besprochen haben. Ängstlichkeit und Furcht. Große Besorgnis etwas Schreckliches könnte passieren. Ruhelosigkeit und Angst. Der Patient geht im Zimmer umher und je mehr er geht, desto ängstlicher wird er. Er versucht, sich geistig abzulenken, sich zu beschäftigen, aber je mehr er seinen Geist beschäftigt, desto ängstlicher wird er. Er ist müde und von Sorgen gezeichnet. Er kann nicht nachdenken. Er hat Schwierigkeiten am Arbeitsplatz, weil er nicht klar denken kann. Ängstliche Ruhelosigkeit.
Das Seltsamste an diesen Symptomen ist die Art, wie der Patient diese lindern kann. Er legt sich hin und alle Beschwerden sind vorbei. Man kann dies bei keinem anderen Mittel finden; es ist selten, ungewöhnlich und eigenartig. Und doch ist es ein Allgemeinsymptom; es beschreibt das ganze Wesen des kranken Menschen. Sein Wesen ist erregbar, erschöpft und ängstlich. Große Traurigkeit und Verzweiflung. Er legt sich hin und sagt „Warum habe ich nicht eher daran gedacht?" Er fühlt sich sofort vollkommen zufrieden. Er steht auf, und Angst und Ruhelosigkeit überfallen ihn wieder, er verzweifelt geradezu.
Dieser Zustand unterscheidet sich sehr von dem *Rhus-toxicodendron*-Patienten, der Linderung durch Bewegung erfährt. Er unterscheidet sich ebenso von dem *Arsenicum*-Patienten, der von einem Bett zum anderen wandert, vom Bett zum Stuhl und wieder zurück; er kann nicht still sitzen oder liegen; seine Angst wird schlimmer durch Ruhe. Wie herausragend sind diese Symptome und wie unterschiedlich. Das Innerste des Patienten spricht zu uns und bittet um ein heilendes Mittel. Wir müssen nun die Zeichen und inneren Äußerungen des gestörten Organismus verstehen.
Der *Manganum*-Patient leidet auch unter quälenden Befürchtungen. Angst tagsüber, während sich der Patient bewegt, besser während er liegt. Traurig, weinerlich und ruhig. Kann an nichts anderes denken, um Trost zu finden, als sich hinzulegen und seine Ruhe zu haben. Ist es da noch verwunderlich, dass einige dieser Patienten sich dazu getrieben fühlen, sich in einen bettlägerigen Zustand zu begeben? *Manganum* ist ein wunderbares Mittel für bettlägerige Frauen, die es bevorzugen, sich nicht zu bewegen und denen nachgesagt wird, dass sie es lieben, im Bett zu liegen.
Soweit wie wir bisher das Mittel betrachtet haben, sehen wir, dass alle Symptome die Idee und die Natur der Dinge ausdrücken, die Hahnemann in seinem ersten Paragraphen angesprochen hat, nämlich dass es des Arztes höchster und einziger Beruf ist, dem kranken Menschen seine Aufmerksamkeit zu widmen. Wer ist nun dieser Patient? Darüber haben wir hier gesprochen, dies haben wir versucht, herauszuarbeiten; all die Besonderheiten, die ich erwähne, bestätigen dies. Diese Besonderheiten sind mit den Allgemeinsymptomen so sehr verbunden, dass sie eine gedankliche Einheit bilden, die wir nicht voneinander trennen können.

Reizbarkeit und Niedergeschlagenheit, wie bei *Sulphur* und *Graphites*. *Manganum* ist *Argentum metallicum, Phosphorus, Graphites* und *Sulphur* in seiner unterschwelligen Neigung zu Tuberkulose ähnlich. Verdrießlichkeit über jede Kleinigkeit.

Kopf

Kopfschmerzen wie bei Anämie. Fürchterliche Kopfschmerzen; der Kopf fühlt sich schwer an; festsitzende, drückende, bohrende Schmerzen. Stiche wie mit Nadeln. Schlimmer durch Erschütterung beim Gehen. Wundheitsgefühl in Gehirn und Schädel. Der Schädel ist berührungs- und druckempfindlich. Rote, wunde Stellen auf der Kopfhaut (wie *Phosphorus*), als entwickle sich ein Erysipel. Ziehende, stechende Kopfschmerzen im Freien, die sich im Haus bessern. Andere Kopfschmerzen bessern sich im Freien. Verschlimmerung durch Erschütterung, Bewegung und Temperaturwechsel sowie bei kaltem, feuchtem Wetter.

Augen

Morgendliches Verkleben der Augenlider. *Manganum* ist ein Mittel bei Eiterungen und Katarrhen. Die Augenlider sind geschwollen. Schmerzen der Augen beim Betrachten von nahen Gegenständen, besonders wenn es sich dabei um Licht handelt. Ich habe dieses Mittel schon oft bei diesen Symptomen eingesetzt, und Schmerzen der Augen durch Nähen, Lesen von Kleingedrucktem und konzentriertes Schauen geheilt. *Ruta graveolens* ist angezeigt bei nervösen, gichtigen Beschwerden, bei Schmerzen der Augen und Beschwerden durch Nähen und Lesen von Kleingedrucktem über einen längeren Zeitraum. *Ruta graveolens* ist ein besonderes Mittel für Künstler, die mit einem Vergrößerungsglas arbeiten.

Ohren

Übel riechende Absonderungen aus dem Ohr. Schwerhörigkeit, die sich durch Schnäuzen der Nase bessert. Gefühl von Verstopftheit bessert sich durch Putzen der Nase. Katarrh der Eustachischen Röhre. Das äußere Ohr schmerzt bei Berührung.

Die Ohrsymptome sind zahlreich. Es scheint, als hätten sich alle Beschwerden des Patienten in den Ohren lokalisiert. Sämtliche Schmerzen im oberen Teil des Körpers setzen sich in den Ohren fest. Die Halsschmerzen schießen bis in die Ohren. Wir finden Schmerzen im Hals und Schmerzen in den Zähnen, die bis zu den Ohren ziehen. Schmerzen der Augen, die bis in die Ohren ausstrahlen. Das ist seltsam. Das Ohr ist das Zentrum vieler unterschiedlicher Beschwerden. „Katarrhalische Zustände, mit zunehmender Schwerhörigkeit", ausgelöst durch kaltes, feuchtes Wetter. Der Patient ist taub, wann immer es kalte Regenfälle gibt.

Wundheit, rohes, wundes Gefühl und Brennen in den Gehörgängen, verbunden mit starkem Juckreiz. *Silicea* und *Kalium carbonicum* sind die zwei Hauptmittel für den krampfhaften Husten, der durch Kratzen des Gehörganges ausgelöst wird. Patienten, denen *Kalium carbonicum* Linderung bringt, sah ich schon würgen und erbrechen, nachdem sie sich den Gehörgang gekratzt haben. Krampfhafter Husten durch Kratzen im Gehörgang gehört in erster Linie zu *Silicea* und *Kalium carbonicum*, aber *Manganum* kann dieses Symptom heilen. Stiche in den Ohren beim Sprechen, Schlucken, Lachen, bei jeder Aktivität des Kehlkopfes. Durch Sprechen, wenn der Kehlkopf bewegt wird. Wenn der Speisebrei den Kehlkopf passiert hat. Manchmal kommt dieses Symptom bei Kehlkopftuberkulose zum Vorschein oder bei chronischen Kehlkopfgeschwüren, mit brennenden, stechenden Schmerzen im Kehlkopf, die bis zu den Ohren schießen. Es ist erstaunlich, wie viele Ohrensymptome bei der Prüfung von *Manganum* verzeichnet sind. Alle diese Ohrsymptome, wie alle anderen auch, werden *durch kaltes, feuchtes Wetter* hervorgerufen oder verstärkt. „Katarrh der Eustachischen Röhre". Verstopfungsgefühl. Es fühlt sich an, als wären die Ohren blockiert. „Gefühl, als befände sich ein Blatt vor dem Ohr." Bei kaltem, regnerischem Wetter.

Modalitäten

Ein charakteristisches Kennzeichen, welches sich durch das ganze Mittelbild zieht, ist die Verschlimmerung durch Kälte, kalte Luft und kaltes, feuchtes Wetter, ähnlich wie bei *Dulcamara*. Die Katarrhe werden durch kaltes Wetter hervorgerufen. Jede kalte, feuchte Wetterperiode verursacht Heiserkeit und Schleimbildung im Hals. Alle Beschwerden reagieren auf das Wetter.

Nase

Wo immer eine Reizung ist, besteht auch ein Wundheitsgefühl. Die Augen sind rot und wund. Der Hals ist rot und wund. Große Empfindlichkeit folgt auf Absonderungen aus dem Ohr. Wundheit und Empfindlichkeit durchzieht alles. Chronische Katarrhe. Verstopfung der Nase. Gelbe, klumpige und grüne Absonderungen am Morgen. Blutige Absonderungen. Die Nase und der Nasenknorpel sind wund. Der Patient vermeidet es, die Nase zu berühren.

Gesicht/Haut

Kein anderes Mittel erzeugt ein kränklicheres Gesicht. Wenn Patienten viel Blut verloren haben, wächsern und blass aussehen, denkt der Routinier an *China*, aber wenn keine Blutung erfolgte und der Zustand aufgrund der Zerstörung von Blutkörperchen besteht, dann sollte man an *Manganum* denken. Chlorose und perniziöse Anämie lassen an *Manganum* und auch an *Picrium acidum* und *Ferrum* denken. Kleine Wunden eitern; jeder blaue Fleck bleibt lange Zeit schmerzhaft. Es gibt keine starken Blutungen, weil nicht genug Blut vorhanden ist. Infiltration gehört zum Mittelbild. Ich habe es schon tiefe indurierte und bläuliche Geschwüre bei anämischen Patienten heilen sehen. Alte „Fieberwunden" können mit diesem Mittel geheilt werden. Schuppige Hautausschläge.

Magen

Alle Arten von Magenbeschwerden. Verdauungsstörungen. Appetitmangel. Ziehen in der Magengegend. Koliken. Sämtliche Beschwerden verschlimmern sich durch kaltes, feuchtes Wetter. Die Schmerzen werden durch Zusammenkrümmen gelindert. *Manganum* ist ein sehr nützliches Mittel zum Schutz vor Mesenteriallymphknotentuberkulose, für anämische Zustände; kein Appetit, Durchfall, Schmerzen in den Eingeweiden, und wenn der Patient abmagert, kann man die Drüsen fühlen. Hilfreich bei Frauen, die durch Blutverlust anämisch sind, allerdings ist es ein kein so gutes Mittel für Anämien durch Blutungen, sondern für den Zustand, der aus der Zerstörung von Blutkörperchen entsteht. Schreckliche Hitzewallungen wie bei *Psorinum, Lachesis, Sulphur* und *Graphites*, hauptsächlich bei Frauen, die über einen längeren Zeitraum anämisch sind.

Abdomen

Manganum ist auch ein bedeutendes Lebermittel. Stauung und Schwellung der Leber. Es hat die Neigung zu fettiger Degeneration geheilt. Heilung von Gelbsucht und viele Fälle von Gallensteinen; die Leber ist träge, die Galle ungesund, der Gallenfluss behindert, es bilden sich kleine Klümpchen und Gallensteine. *Manganum* stellt eine bessere Funktion des Magens wieder her – eine bessere Arbeitsgrundlage für die Leber, die Galle normalisiert sich und die Gallensteine lösen sich auf. Gallensteinkoliken setzen oft in Verbindung mit Gallensteinen ein.
Das Abdomen ist voller grollender Geräusche; häufige kneifende Schmerzen – und diese entstehen bei kaltem, feuchtem Wetter. Schmerzen durch das Essen von kalten Speisen, wie z.B. eisgekühlte Speisen. Kalte Speisen verursachen starke Schmerzen in der Lebergegend. Schmerzen in den Därmen. „Schmerzen und Zusammenziehen in der Nabelgegend;“ vergleichbar mit *Plumbum*, obwohl es nicht die ziehenden Schmerzen einer Schnur am Nabel hat wie *Plumbum* und *Platinum*.

Rektum und Stuhl

„Mit dem Stuhl Abgang von reichlich Blähungen. Unregelmäßige Darmbewegungen.“ Es kann Phasen der Obstipation geben, die mit jeder Verdauung unterbrochen werden, diese verursacht Durchfall. In Folge arbeiten Därme immer unregelmäßig. Der Patient kann sich nie sicher sein, ob er an Verstopfung oder Durchfall leidet. Wir können vermuten, dass der Magen das defekte Organ ist.
„Krämpfe im Anus beim Sitzen. Besser im Liegen.“

Weibliche Geschlechtsorgane

Manganum ist ein nützliches Mittel bei Hitzewallungen, die während des Klimakteriums auftreten. Der chlorotische Zustand hängt eng zusammen mit dem Zustand der Menstruation. Beschwerden des Uterus und des Magens.
Sehr spärliche Menstruationsblutung, die nur einen oder zwei Tage andauert und zu früh einsetzt. Dies ist ein ungewöhnliches Symptom bei anämischen Zuständen und Chlorosen. Frauen in der Menopause leiden oft an schwachen, wässrigen Blutungen. Anämische, ältere Frauen mit schwachen, wässrigen Uterusblutungen. In der Vergangenheit mussten wir uns für die Uterusblutungen von älteren Frauen meistens auf *Calcium* verlassen.
Bei all diesen Schwächen brauchen wir nicht überrascht zu sein, dass wir auch eine muskuläre Schwäche haben, vor allem bei müden, schwachen, anämischen *Manganum*-Frauen; Vorfall des Uterus und des Rektums.
Ein Herabdrängen der Därme, der gesamte Unterleib fühlt sich durch die Erschlaffung schwer an.

Atemwege und Husten

Die am meisten bedrohten Körperteile sind der Kehlkopf, die Trachea und die Lungen. Wenn sich die Symptome bei einem anämischen Mädchen nicht bessern und keine bessere Reaktionskraft eintritt, wird die Situation ernst. Die Menstruation ist nur eine blasse Flüssigkeit oder eine leichte Leukorrhö. Raues Gefühl im Kehlkopf. Heiserkeit und Verlust der Stimme bei chronisch Erkrankten. *Manganum* passt zu wiederkehrenden Beschwerden bei jedem Wetterwechsel zu feuchtem Wetter, bis sich schließlich eine Tuberkulose entwickelt. Jede Erkältung fängt mit zusätzlichen Beschwerden des Kehlkopfes und nachfolgender Laryngitis an. *Manganum* ist ein wunderbares Mittel für Redner und Sänger, genauso hilfreich wie *Argentum metallicum.* Ständige Schleimansammlung, beim Ausräuspern bildet sich sofort neuer Schleim. Beständiges und störendes Räuspern. *Argentum metallicum, Silicea, Sulphur, Phosphorus* und *Manganum* haben dasselbe Symptom: Jedes Räuspern bringt einen Mundvoll Schleim mit sich. Tuberkulöse Laryngitis. Rauheit des Kehlkopfes. Auswurf von grünem Schleim, starke Anämie. Bei jeder Erkältung entwickelt sich eine Bronchitis, wie bei *Dulcamara.* Kaltes, trockenes Wetter lindert manchmal, aber der Patient ist empfindlich gegen Kälte; er fröstelt und ist anämisch.

Der Husten bessert sich im Liegen. Die meisten Husten verschlimmern sich im Liegen, aber einige wenige Mittel haben die Verbesserung im Liegen. *Euphrasia* beschreibt einen Husten, der sich nach Schnupfen bildet, besonders akuter Schnupfen bei robusten Personen, mit einer Besserung des Hustens, während der Patient liegt. Dann gibt es den nervösen spinalen Husten bei nervösen Mädchen mit spinalen Beschwerden, die zu husten beginnen, sobald sie sich hinlegen. Dieser Husten kann durch *Hyoscyamus* geheilt werden.

Manganum hat einen Taghusten – kein Husten während der Nacht, weil der Patient liegt. *Argentum metallicum* hat ebenfalls einen Taghusten; wie *Manganum* hängt er mit dem Kehlkopf zusammen und wird durch Liegen gelindert. Der Husten verschlimmert sich durch Sprechen, Lachen, Gehen, tiefes Einatmen und bei kaltem, feuchtem Wetter.

Manganum ist äußerst nützlich bei wiederkehrenden Beschwerden, es tritt kaum bei erstmaligen Beschwerden in Erscheinung. Es ist von großem Nutzen bei Patienten, deren Zustand sich allmählich verschlechtert. Geschwüre und Blutungen der Lungen. Die Blutung ist wässrig, wie blutiger Speichel oder blutiger Schleim. Der Patient wird immer nervöser und zittriger und bekommt Herzklopfen.

Extremitäten

Viele Beschwerden in den Gliedmaßen, bis hin zu Gicht. Wunde Knochen, Brennen in den Fußsohlen, arthritische Schwellungen, schmerzhafte Knochenhaut, wunde Gelenke. *Manganum* hat keinen rasch fortschreitenden, entzündlichen Rheumatismus wie *Pulsatilla* und *Belladonna,* sondern die Empfindlichkeit der Gelenke, mit wenig Schwellungen und Verschlimmerung durch feuchtes Wetter, wie *Rhododendron, Rhus toxicodendron* und *Dulcamara.*

Fieber

Manganum kommt normalerweise bei Fiebererkrankungen nicht in Betracht, außer bei sich langsam entwickelnden typhösen Erkrankungen, nachdem das

Fieber nachgelassen hat. Die Knochen sind empfindlich, ein Wundheitsgefühl besteht am ganzen Körper. Der Patient erholt sich nicht, die Genesung zieht sich hin, besonders bei schlecht behandelten Fällen, in denen so lange Medikamente verabreicht wurden, bis die Blutkörperchen zerstört waren. Man könnte denken, es würde dem Patienten besser gehen, wenn sich ein großer Abszess bildet, aber er besitzt nicht genug Energie dafür. Einige Patienten entwickeln „Fieberbläschen", welche wie ein Haarseil wirken und Erleichterung bringen. Der *Manganum*-Patient aber ist nicht fähig, sie zu entwickeln, nur die Knochenhaut ist infiltriert und wund.

Medorrhinum **Med.**

Trippernosode, Neisseria gonorrhöae.

Allgemeines

Eines der vielen Einsatzgebiete für dieses Mittel sind die angeborenen Beschwerden von Kindern. Selbst ein Arzt mit langer Erfahrung hat es oft mit hartnäckigen Fällen bei Kindern zu tun. Der Säugling magert schnell ab und entwickelt Marasmus, das Kind erkrankt an Asthma oder leidet unter heftigem Katarrh der Nase oder Augenlider. Es entwickelt eine Flechte auf der Kopfhaut oder im Gesicht, oder das Kind ist kleinwüchsig. Nach einer ganzen Weile Zeit verschwendender Suche fällt einem ein, dass der Vater des Kindes wegen hartnäckiger Gonorrhö behandelt worden ist und höchstwahrscheinlich auch noch Feigwarzen an den Genitalien gehabt hat. *Medorrhinum* wird helfen oder den Heilungsprozess einleiten. Eine Frau, die mehrere Jahre verheiratet ist, entschließt sich, Mutter zu werden. Sie war gesund, als sie heiratete, aber nun leidet sie an Ovarialschmerzen, Menstruationsproblemen, sie hat ihr gesamtes sexuelles Empfinden verloren, sie sieht blass und wächsern aus und wird immer empfindlicher und nervöser. Die Ursache liegt in der Vorgeschichte des Ehemannes, und *Medorrhinum* wird heilen. Die blassen, wächsern aussehenden jungen Männer, die Stimulanzien und Tabak begehren, die empfindlich gegen Zugluft sind, nach körperlicher Anstrengung und Gehen ganz steif werden und die sich seit einer mit Injektionen behandelten Gonorrhö nie richtig erholt haben, können von *Medorrhinum* profitieren. Rheumatische Symptome in allen Körperteilen. Einige Symptome verschlimmern sich am Tage. Der übliche Vergleich mit *Syphilinum*, der beschreibt: „*Medorrhinum* am Tage und *Syphilinum* in der Nacht", kann nicht als Pauschalität hingenommen werden. Es stimmt, dass viele *Syphilinum*-Schmerzen in der Nacht schlimmer sind, und es stimmt, dass einige sykotische und einige *Medorrhinum*-Symptome sich am Tage verschlimmern. Zutreffend ist ebenfalls, dass viele sykotische Symptome tagsüber und während der Nacht heftig sind und dass die psychischen Symptome von *Medorrhinum* am heftigsten in der Nacht sind. Man sollte angesichts dieser Umstände aber nicht ins Pauschalisieren verfallen. Die rheumatischen Entzündungen verschlimmern sich durch Bewegung, aber wo keine Schwellung vorhanden ist, reagieren die Patienten wie *Rhus-toxicodendron*-Patienten: Sie sind empfindlich gegen Kälte, leiden unter

heftigen und qualvollen Schmerzen und finden nur durch Bewegung Linderung – genau wie bei *Rhus toxicodendron*. Die meisten sykotischen Patienten leiden unter Kälte, manche sind empfindlich gegen Wärme. Wundheits- und Zerschlagenheitsgefühl, als hätte er sich schwer erkältet und bekäme Fieber. Die Schmerzen gehen mit einem Spannungsgefühl am ganzen Körper einher. Hartnäckige Fälle von Rheumatismus. Abmagerung. Gekrümmtes, unbeholfenes Gehen, Stolpern. Es scheint, als würde er bald an Tuberkulose erkranken. Äußerste nervöse Empfindlichkeit gegenüber dem Berühren eines Kleidungsstückes oder einer Haarlocke von jemandem, den er nicht besonders mag. Zittern und Beben; unaufhaltsame Schwäche. Intensives Ameisenlaufen am ganzen Körper. Zusammenzucken beim leisesten Geräusch. Fühlt sich der Ohnmacht nahe und möchte angefächert werden. Verlangt nach frischer Luft. Kälte, ohne Pulsschlag, kalter Schweiß; *Ödeme der Glieder* mit starker Wundheit und Wasseransammlungen in den serösen Höhlen. Äußerlich empfindlich gegen feuchtkaltes Wetter. *Neigung zu Neuralgien.* Stechende, reißende Schmerzen.
Die Schmerzen werden durch Wärme gelindert. Ziehende Schmerzen im Rükken und in den Gliedern. Der Patient ist äußerst schmerzempfindlich. *Medorrhinum* sollte niemals in niedriger Potenz verabreicht werden.

Geist und Gemüt

Vergisst Tatsachen, Persönlichkeiten und Namen; vergisst, was er gelesen hat. Macht Fehler beim Schreiben, beim Buchstabieren und in Wörtern. *Die Zeit vergeht zu langsam*; jedermann bewegt sich zu langsam. Er ist in ständiger Eile, so sehr, dass er ganz außer Atem gerät. Die Patientin ist in solcher Eile, dass sie glaubt, ohnmächtig zu werden. Geistig verwirrt, wie benommen; verändertes Zeitempfinden, als ob heutiges Geschehen schon eine Woche zurück läge; verliert den Faden beim Sprechen. Große Schwierigkeiten, ihre Symptome zu schildern, sie schweift ab und muss wieder und wieder gefragt werden. Glaubt, es befände sich jemand hinter ihr; hört Flüstern. Sieht Gesichter, die hinter den Möbeln hervorschauen (*Phosphorus*) und sie anstarren. Alles scheint unwirklich (*Alumina*).
Wildes, verzweifeltes Gefühl, wie bei beginnendem Wahnsinn. Weint, wenn sie spricht. Heiterkeit am Abend. Wechselnder Gemütszustand; einmal traurig und im nächsten Moment fröhlich. Todesahnungen. Ängstliches Gefühl beim Aufwachen, als ob etwas Schreckliches passieren würde. Furcht vor Dunkelheit. Besorgt um ihr Seelenheil.

Kopf und Schwindel

Schwindel beim Bücken, Besserung durch Liegen; Verschlimmerung bei Bewegung. Furcht zu fallen.
Wandernde Kopfneuralgien, schlimmer bei feuchtkaltem Wetter. Stechende Schmerzen kommen und gehen plötzlich. Kein Teil des Kopfes ist schmerzfrei. Die Schmerzen verschlimmern sich durch Licht und bei Husten. Brennende Schmerzen, als säßen sie tief im Gehirn. Extreme Spannung der Kopfhaut. Gefühl, als sei ein Band um den Kopf gespannt. Schmerzen in Hinterkopf und Nacken, Verschlimmerung durch Bewegung.

Starkes Jucken der Kopfhaut. Herpetische Hautausschläge auf der Kopfhaut; Schuppenflechte.
Starke Schuppenbildung. Das Haar ist trocken und spröde.

Augen

Flackern vor den Augen. Verschwommenes Sehen und schwarze oder braune Flecke im Blickfeld. Gegenstände erscheinen doppelt oder klein. Der Patient sieht eingebildete Gegenstände. Augen fühlen sich an, als würde an ihnen gezogen. Spannen in den Muskeln. Schmerzen in den Augen beim Drehen. Gefühl von Sand in den Augen. Gefühl von Splittern in den Augen. Bindehautentzündung mit Geschwüren auf der Hornhaut. Blepharitis mit starker Schwellung. Die Augenlider kleben morgens zusammen. Augenränder sind gerötet und angegriffen. Ptosis. Brennen der Lider. Ausfallen der Wimpern. Schwellungen unter dem Auge, wie bei der Bright'schen Krankheit.

Ohren

Schwerhörigkeit und Taubheit. Der Patient bildet sich ein, er höre Gespräche von Menschen oder Stimmen. Zu Beginn ist das Hören überscharf. Schmerzen an den Eustachischen Röhren. Gefühl des Krabbelns in den Ohren. Jucken in den Ohren. Stechende Schmerzen in den Ohren.

Nase

Medorrhinum heilt hartnäckigen Nasenkatarrh genauso wie blockierte Choanen, begleitet von Geruchsverlust. Weißer oder gelber Schleim. *Medorrhinum* hat einen Mann im mittleren Alter geheilt, der unter einer verstopften Nase mit Schleimabgang litt. Er bekam eine hohe Potenz des Mittels. Absonderungen aus der Harnröhre sind nach vielen Jahren der Unterdrückung zurückgekehrt und ein chronischer Nasenkatarrh stellte sich ein, der schließlich ohne weitere Behandlung verschwand. Nasenbluten, blutige Absonderungen aus der Nase. Nase reagiert empfindlich auf das Einatmen von Luft. Jucken und Krabbeln in der Nase.

Gesicht

Das grünlich-gelbe, wächserne, kränklich aussehende Gesicht eines sykotischen Patienten hat Ähnlichkeit mit dem *Arsenicum*-Patienten, aber seltsamerweise zeigt *Arsenicum* sonst keine Übereinstimmungen und wird doch leicht verwechselt.
Die Haut glänzt und ist oft von Flecken übersäht, um den Mund herum bilden sich Fieberbläschen. Herpes im Gesicht. Epitheliome an den Nasenflügeln oder an den Lippen. Rheumatische Schmerzen und Starre des Gesichtes. Schwellung der Unterkieferdrüsen.

Mund und Zähne

Die Zähne sind beim Kauen sehr empfindlich. Der Geschmack ist verändert und die Zunge sieht faulig aus, mit einem weißen Belag auf dem Zungengrund. Der Mund ist voller Aphthen. Geschwüre im Mund und auf der Zunge. Der Atem ist faulig. Fadenziehender Schleim in Mund und Hals. Der Mund ist trocken und fühlt sich wie verbrannt an. Rachenkatarrh; weißer, dicker Schleim läuft ständig aus den Choanen.

Magen

Heißhunger, selbst nach dem Essen. Unstillbarer Durst. Verlangen nach Stimulanzien, Tabak, Süßigkeiten, grüne Früchte, Eiscreme, sauren Speisen, Orangen, Bier, Salz. Übelkeit nach dem Essen und nach dem Trinken von Wasser. Erbrechen von Schleim und Galle. Saures und bitteres Erbrechen. Heftiges Würgen. Erbrechen ohne Übelkeit.
Nagendes Gefühl im Magen, keine Linderung durch Essen oder Trinken. Zittern im Magen. Krallende Schmerzen im Magen, schlimmer durch Anziehen der Knie. Flaues Gefühl in der Magengegend. Qualvolle Schmerzen im Magen.

Abdomen

Schreckliche Schmerzen in der Leber. Greifende Schmerzen in Leber und Milz. *Medorrhinum* hat Aszites geheilt. Pulsationen im Abdomen. Schmerzen und Schwellung der Leistendrüsen.
Ein junger Mann, gesund und kräftig, erkrankte an Gonorrhö. Er wurde mit Injektionen behandelt. Schnell begann er abzumagern. Er litt an Schmerzen in der Leistengegend, die ihn dazu zwangen, gebückt zu gehen. Er wurde blass und wächsern; steif und lahm überall am Körper und war sehr empfindlich gegen Kälte. Er erkältete sich ständig, und die Erkältungen schienen nie richtig auszuheilen. Nachdem er eine Hochpotenz *Medorrhinum* nahm, kehrten die Absonderungen zurück und er schien wieder ganz gesund. Schmerzen in den Samensträngen.
Medorrhinum hat viele Fälle von Marasmus bei Säuglingen geheilt, die Sykose von ihren Eltern geerbt hatten. Kinder von sykotischen Vätern neigen besonders zu Anfällen von Erbrechen und Durchfall sowie zur Abmagerung: Gut gewählte chronische Mittel wirken nicht, oder sie wirken nur palliativ. Nach hoch potenziertem *Medorrhinum* gedeihen diese Kinder wieder, und die Mittel wirken besser.

Rektum und Stuhl

Stuhlverstopfung. Kann sich nur entleeren, wenn er sich weit zurücklehnt oder stark presst. Inaktivität des Darmes. Runde Kotballen und harter klumpiger Stuhl. Schleimabsonderungen aus dem Anus, übel riechend wie Fischlake.

Harnwege und Urin

Spärlicher, dunkler, stark riechender Urin bei Patienten, die an rheumatischer Lahmheit und Steifheit leiden. Empfindlich gegen Kälte, mit großer Empfindlichkeit der Fußsohlen. Bei Proteinurie mit hyalinen Ausscheidungen, wenn der Patient wächsern aussieht und sich Ödeme an den Füßen und Knöcheln bilden und die Fußsohlen so empfindlich werden, dass der Patient kaum auftreten kann. Die Haut der Fußsohlen ist bläulich und heiß. Wenn die Unterschenkel des Patienten geschwollen sind, sind sie so wund, dass er keine Berührung

ertragen kann, geschweige denn Drücken, um festzustellen, ob die Schwellung auf Druck Dellen hinterlässt. Bei all den zuvor genannten Beschwerden wird *Medorrhinum* sofort helfen, wenn in der Anamnese Gonorrhö vorkommt. Entzündungen der Blase, der Prostata oder der Nieren. Reichlich Schleim im Urin. Nierenkoliken. Parenchymatöse Entzündungen der Nieren. Reichlicher blasser Urin. Ständiges Wasserlassen in der Nacht. Bettnässen. Blaseninaktivität und schwacher Harnstrahl.
Medorrhinum hat viele Fälle von Polyurie geheilt.

Männliche Geschlechtsorgane
Nächtlicher Samenerguss und Impotenz bei jungen Männern, die mehrmals an Gonorrhö erkrankt waren, besonders wenn diese mit Injektionen behandelt worden ist. Langwierige, chronische gonorrhoische Absonderungen mit rheumatischen Symptomen und gesundheitlichem Verfall. *Medorrhinum* ist ein wichtiges Mittel für gonorrhoischen Rheumatismus. Es begrenzt die rheumatischen Symptome und stellt den Ausfluss wieder her. *Medorrhinum* hat viele Fälle von Hodenverhärtung und Schmerzen in den Samensträngen geheilt. Schmerzen im linken Hodenstrang, im linken Ischiasnerv und Lumbago, verursacht durch Zugluft, bei Patienten die vor Jahren an Gonorrhö erkrankt waren, konnten durch *Medorrhinum* 10 M in großen Abständen geheilt werden.

Weibliche Geschlechtsorgane
Chronische Schmerzen in den Ovarien. Sterilität. Schmerzhafte Menstruation. Hartnäckige Leukorrhö. Vergrößerung der Ovarien. Heftige Schmerzen in Vulva und Scheide. Starker Menstruationsfluss. Ziehen im Kreuzbein, als würde die Menstruation einsetzen. Schneidende Schmerzen wie von einem Messer in der ganzen Beckengegend. Brennende Schmerzen in Kreuzbein und Hüften während der Menstruation.

Atemwege und Husten
Erschwerte Atmung. Erstickungsgefühl und Kurzatmigkeit bei geringster Anstrengung. Asthma bei Kindern von sykotischen Eltern *(Natrium sulphuricum)*. Krämpfe des Kehlkopfes mit Gluckergeräuschen; schwierige Ausatmung, aber leichte Einatmung. Verschiedene Asthmafälle sind mit *Medorrhinum* geheilt worden. Trockenheit des Kehlkopfes verursacht Krämpfe und Husten beim Einschlafen. Sehr hartnäckige Katarrhe der Atemwege mit reichlichem, zähem Auswurf sind von diesem Mittel geheilt worden. Patient kann nicht tief genug husten, um den Schleim hochzuhusten (*Causticum*). Der Husten wird durch Liegen auf dem Bauch gelindert, er verschlimmert sich aber während der Nacht. Der Auswurf ist gelb, weiß oder grün, zäh und schwierig hervorzubringen. Der Husten wird in einem warmen Raum schlimmer.

Brust und Herz
Viele der Patienten, die *Medorrhinum* benötigen, sehen krank und blass aus, gehen gebückt, als ob sie kurz davor sind, an Tuberkulose zu erkranken. Trokkener Husten mit Rasseln in der Brust. Große Hitze und Brennen in der Brust.

Viele Schmerzen in der Brust. Rheumatische, starke Schmerzen bei feuchtkaltem Wetter. Wenn Patienten, die an Gonorrhö erkrankt waren, an Tuberkulose zu erkranken drohen und eine Mittelwahl aufgrund eines Mangels an individuellen Symptomen zweifelhaft ist, dann kann *Medorrhinum* die Reaktion auf das gewählte Mittel verbessern oder auch manchmal das Mittel der Wahl für viele Monate sein. Starke Schmerzen in der Brust beim Husten. Kältegefühl in Brust und Mammae. Stechende Schmerzen in der Brust. Die Brust ist empfindlich gegen Berührung und bei den Atembewegungen.
Das Herz zeigt all die Symptome, die eigentlich typisch für rheumatische Konstitutionen sind.
Dyspnoe; Herzflattern; Herzklopfen. Die Schmerzen sind heftig, schneidend, stechend; schlimmer bei Bewegung. Brennen im Herzen, erstreckt sich bis in den linken Arm.

Rücken und Extremitäten

„Lahmer Rücken" ist die übliche Beschwerde dieser Patienten. Normalerweise handelt es sich um Lumbagoschmerzen oder lumbosakrale Schmerzen, die oft bis in die Beine ausstrahlen.
Schenkel- oder Ischiasschmerzen. Ziehen in Nacken und Rücken. Schmerzen quer über den Rücken, von der linken zur rechten Schulter. Heftige Hitze im oberen Bereich der Wirbelsäule. Steifheit im Rücken beim Aufstehen oder beim Beginn der Bewegung. Die Schmerzen verschlimmern sich bei feuchtkaltem Wetter. Empfindliche Wirbelsäule. Schmerzen in der Nierengegend.
Chronische rheumatische Schmerzen in den Extremitäten bei feuchtkaltem Wetter. Die Glieder sind lahm und steif. Stechende Schmerzen am ganzen Körper und in den Gliedern. Messerscharfe Schmerzen. Der Patient ist extrem schmerzempfindlich und empfindet die Schmerzen als scharf und stechend. Einige der Schmerzen treten bei Bewegung auf, manche bessern sich bei fortgesetzter Bewegung. Kalte Gliedmaßen. Brennende Handflächen und Fußsohlen. Zittern der Glieder. Rheumatische Schmerzen in den Schultern, schlimmer durch Bewegung.
Taubheit der Arme und Hände, schlimmer links. Zittern der Hände und Arme. Brennende Handflächen, möchte sie angefächert haben. Erst ist die rechte Hand kalt, dann die linke. Kalte Hände. Hitze und Taubheit der Handrücken.
Zitternde Schwäche und Taubheit der Beine. Unbeholfenheit der Beine, sie gehen nicht dorthin, wohin sie sollen. Taubheit der Oberschenkel. Muss seine Beine ständig ausstrecken. Ziehende Schmerzen und Wundheitsgefühl in den Beinen. Rheumatische Schmerzen. Steifheit und Wundheit am ganzen Körper und im Periost. Während eines Gewitters schießen die Schmerzen die Beine hoch. Ruhelosigkeit in den Beinen, der Patient muss sie ständig bewegen. Ziehende Schmerzen in Unter- und Oberschenkel, im Ischias und den Oberschenkelnerven, Besserung durch ständige Bewegung. Die Beine fühlen sich taub und schwer an, wie Holz. Die Beine sind bis zu den Knien kalt. Zusammenziehen der Muskeln an der Rückseite der Oberschenkel bis zu den Knien. Krämpfe in den Fußsohlen und Waden. Schwache Fußknöchel. Brennende Füße, möchte sie entblößen und angefächert haben. Die Beine sind bis zu den

Knien geschwollen, auf Druck bleiben Dellen zurück. Die Fußsohlen sind wund und geprellt, mit bläulichem Aussehen. Der Patient kann nicht mit den Fußsohlen auftreten. Schwellung und Jucken der Fußsohlen. *Medorrhinum* heilt die Empfindlichkeit der Sohlen, die so typisch für chronischen Gonorrhörheumatismus ist. Empfindlichkeit der Sohlen, so dass der Patient sich auf Knien bewegen muss. Kalte, schweißige Füße.

Schlaf

Kann nur auf dem Rücken schlafen, mit den Händen über den Kopf. Schläft auf den Knien, mit dem Gesicht in ein Kissen gedrückt. Schreckliche Träume von Geistern und toten Menschen; fürchtet sich vor den Nächten. Müde, kann aber nicht schlafen. Schlaflosigkeit in der ersten Nachhälfte. Starker Nachtschweiß.

Mercurius **Merc.**

Mercurius solubilis ist ein Gemisch, das im Wesentlichen aus schwarzem Quecksilberoxid und Mercuramidonitrat besteht. $NH_2Hg_2NO_3 + Hg_2O$.
Mercurius vivus: Quecksilber, Element 80. *Hg.*

Allgemeines

Das Mittelbild von Quecksilber stammt aus den Prüfungen von Mercurius vivus und Mercurius solubilis. Die beiden Mittel unterscheiden sich geringfügig, nicht jedoch so deutlich, dass es für die Praxis einen Unterschied macht.
Quecksilber wird zur Temperaturmessung verwendet, eine *Mercurius*-Konstitution ist ebenso wechselhaft und *empfindlich gegen Hitze und Kälte*. Dem Patienten geht es durch extremen Temperaturwechsel schlechter, eine Verschlimmerung sowohl durch Hitze als auch durch Kälte. Es verschlimmern sich sowohl die Symptome als auch das Allgemeinbefinden des Patienten durch Aufenthalt in der Wärme, im Freien und in der Kälte. Sind die *Mercurius*-Beschwerden ausreichend stark, dass der Patient sich ins Bett legt, so verschlimmern sich die Beschwerden durch die Bettwärme. Der Patient fühlt sich gezwungen, die Decke von sich zu stoßen. Wenn er allerdings unbedeckt ist und abkühlt, geht es ihm wieder schlechter. Insgesamt fällt es ihm schwer, eine angenehme Temperatur zu finden. Diese Merkmale treffen auf dic Schmerzen, das Fieber, Geschwüre und Hautausschläge und den Patienten im Allgemeinen zu.
Der *Mercurius*-Patient riecht übel. Wir sprechen von typischen *Mercurius*-Gerüchen. Besonders der Atem ist übel riechend, und dies kann man schon beim Eintreten des Patienten in ein Zimmer riechen; der Geruch durchdringt den ganzen Raum. Die Schweißabsonderungen sind übelriechend; sie haben einen starken, süßlich penetranten Geruch. Der üble Geruch zieht sich durch das Mittelbild: übel riechender Urin, Stuhl und Schweiß; die Gerüche aus der Nase und dem Mund riechen schlecht. Wenn *Mercurius* in großen Dosen benutzt wird und der Patient Speichel produziert, treten diese Gerüche auf. Jemand, der einmal einen solchen speichelproduzierenden Patienten gerochen hat, wird den *Mercurius*-Geruch nicht mehr vergessen. Ich erinnere mich an meine Studentenzeit. Damals roch es in fast

jedem Krankenzimmer nach *Mercurius. Mercurius* wurde so lange verabreicht, bis das Zahnfleisch betroffen war und Speichel produziert wurde. Dieser Geruch ist oftmals ein Zeichen für die Verwendung von *Mercurius.*
Dem Patienten geht es *nachts schlechter.* Die Knochen schmerzen, Gelenkbeschwerden und entzündliche Zustände verschlimmern sich alle nachts und bessern sich am Tage. Alle *Knochen schmerzen,* ganz besonders die Bereiche, in denen die Knochen dicht unter der Haut liegen. Periostschmerzen, bohrende Schmerzen, schlimmer nachts und durch Bettwärme.
Die *Drüsen sind entzündet und geschwollen;* die Ohrspeicheldrüse, die sublingualen Drüsen, die Lymphdrüsen des Halsbereiches, der Leiste und des Achselbereiches sind betroffen; die weiblichen Brüste schwellen an, die Leber schwillt an und entzündet sich; *Mercurius* ist vorwiegend ein Drüsenmittel. Ein Allgemeinsymptom ist *Verhärtung; entzündete Stellen verhärten* sich. Wenn sich die Haut entzündet, wird sie hart. Entzündete Drüsen sind hart. Verhärtete Stellen ulzerieren.
Eine *Neigung zur Geschwürbildung* zieht sich durch das ganze Mittel. Geschwüre können sich überall bilden, im Hals, in der Nase, im Mund und an den Unterschenkeln. Geschwüre *stechen und brennen* und haben einen *speckigen Grund,* eine grauweiße Verfärbung, als seien sie mit Schweinefett bestrichen. Das Aussehen ähnelt der Exsudation bei Diphtherie. Bei *Mercurius* können wir die diese Exsudation an den entzündeten Stellen finden. Geschwüre im Hals weisen dieses Erscheinungsbild auf. Manchmal sind die Schleimhäute ohne Geschwürbildung entzündet, folglich ist *Mercurius* sehr hilfreich bei *Diphtherie.* Denselben Zustand zeigen auch Geschwüre; wenn der Organismus geschwächt ist, sondern die Geschwüre speckige, graue oder aschfarbene Beläge ab. Schankergeschwüre nehmen ebenfalls diese Form an, mit einem weißen, käsigen Belag auf dem Grund des Geschwürs. Wenn man erkennt, dass die *Mercurius*-Beschwerden sich nachts verschlimmern und an die Knochenschmerzen, die Knochenhautentzündungen etc. denkt, ist es nicht verwunderlich, das *Mercurius* oftmals Syphilis heilen kann. Es ist wunderbar, dass auch Allopathen dieses Mittel gegen diese Krankheit entdeckt haben. Sie heilen oder unterdrücken genügend Fälle durch das Ähnlichkeitsprinzip, um den anhaltenden Gebrauch des Mittels zu rechtfertigen. Wenn sie das Mittel richtig anwenden, vermag es zu heilen.
Ein anderes herausragendes Merkmal ist die *Neigung zu Eiterbildung.* Mit den Entzündungen geht Brennen und Stechen und eine rasche Eiterbildung einher, der Zustand des betroffenen Körperteils verschlimmert sich durch beides, Wärme und Kälte. Abszesse brennen und stechen; Entzündungen der Gelenke werden von Eiterbildungen begleitet; bei Brust- und Rippenfellentzündungen füllt sich die Pleurahöhle mit Eiter. Die Eiterabsonderungen sind gelblichgrün. Die *Mercurius*-typischen gonorrhoischen Absonderungen sind dick und grünlich-gelb, mit einem Stechen und Brennen in der Harnröhre.
Rheumatische Entzündungen der Gelenke und *katarrhalische Entzündungen* der Schleimhäute sind Merkmale, die sich durch das ganze Mittel ziehen. Sie gehen mit *Schweiß* einher, erstaunlicherweise erfolgt aber *keine Linderung durch den Schweiß* und es geht dem Patienten noch schlechter. Rheumatismus bei alten Syphilitikern, Gonorrhö- und Gichtpatienten. *Mercurius* ist ähnlich genug, um

einen Bezug zu einigen Fällen von Psora, Syphilis und Sykose zu haben. Es ist Teil des Wesens all dieser drei Miasmen.
Nachdem ein Prüfer *Mercurius* über einen längeren Zeitraum eingenommen hat, beginnt er abzumagern. Dies kann man auch bei Menschen beobachten, die lange Quecksilber genommen haben, sowie bei Syphilitikern, die mit *Mercurius* behandelt wurden. Für diese Zustände ist *Mercurius* ein großartiges Heilmittel – stete Abmagerung mit Zittern, Verschlechterung während der Nacht und durch Bettwärme, große Ruhelosigkeit, kann in keiner Stellung Ruhe finden. Diese unglücklichen Wesen, deren Organismus zusammenbricht, leiden sehr stark, ganz gleich ob es sich um Psora, Syphilis oder Sykose handelt.
Ein seltsames Merkmal von *Mercurius* sind die rezidivierenden Schwellungen und Abszessbildungen ohne jedes Hitzegefühl. Ein Abszess oder eine Schwellung bildet sich in einem Gelenk, der Patient schwitzt von Kopf bis Fuß, es geht ihm nachts schlechter, er magert ab, zittert und ist schwach, aber während der Abszessbildung besteht kein Hitzegefühl. Abszesse bilden sich, wenn die Lebenskraft so schwach ist, dass die Selbstheilungskraft allein die Gesundheit nicht wieder herstellen kann; eine langsame und lang anhaltende Eiterbildung setzt ein, ohne Reizung im Abszess, ohne Neigung zur Granulation. Der Abszess öffnet sich, bildet kontinuierlich Absonderungen und erscheint wie abgestorben. *Mercurius* bringt ihn wieder dazu, zu reagieren, der Schweiß hört auf und die Granulation wird angeregt.
Die oberflächlichen *Geschwüre tendieren zur Ausweitung* und werden zu fressenden Geschwüren; sie sind nicht tief, wachsen aber immer weiter. Diese offenen Geschwüre kann man besonders bei alten Syphiliserkrankungen sehen; sie haben einen speckigen Grund, sind kaum reizbar, oft sogar wie taub, und wenn Eiter abgesondert wird, ist dieser grünlich-gelb. Es bildet sich keine richtige Granulation. *Mercurius corrosivus* ist ein noch bedeutenderes Mittel für diese oberflächlichen, fressenden Geschwüre. Die Symptome kann man überall sehen, besonders an den Lippen, den Wangen und am Zahnfleisch. Stomatitis gangraenosa, Schankergeschwüre, faul und schwarz, absterbendes Gewebe bildet sich in den Geschwüren und wird abgestoßen. All diese Zustände verschlimmern sich durch Wärme. Ein Patient mit einem *Mercurius*-typischen Abszess verweigert häufig Umschläge, weil diese seine Beschwerden verschlimmern.
Zittern kennzeichnet *Mercurius*, Schauer durchlaufen den ganzen Körper. *Mercurius* wurde erfolgreich bei der Parkinsonkrankheit eingesetzt. Zittern der Hände, so dass der Patient nichts hochheben, nicht essen oder schreiben kann. *Mercurius* ist ein wichtiges Mittel für Kinder mit epileptiformen Anfällen, Zuckungen oder unkoordinierten Bewegungen. Es hilft den Kindern, diese unkoordinierten, eckigen Bewegungen der Hände und Füße zu überwinden. Rucken, Zucken und Zittern. Die Zungenbewegungen sind gestört und das Kind kann nicht sprechen. Konvulsionen. Unwillkürliche Bewegungen, die nur für wenige Augenblicke durch den Willen zu beeinflussen sind. Die Ruhelosigkeit ist sehr stark.
Das Zittern, die Schwäche, der Schweiß, der faulige Geruch, die Eiterung und Geschwürbildung, die Verschlimmerung nachts und durch Wärme und Kälte geben einen ersten Eindruck dieses Mittels.

Geist und Gemüt

Die Gemütssymptome, die einen tieferen Einblick in die Natur dieses Mittels erlauben, sind zahlreich. Ein herausragendes Merkmal ist die durch das Mittelbild laufende Hast; eine Neigung zur Eile, Ruhelosigkeit, Ängstlichkeit und Impulsivität. Bei Wetterwechsel, bei kaltem, bewölktem oder feuchtem Wetter, ermattet der Geist, ist langsam und träge, der Patient ist vergesslich. Man kann dies besonders bei Menschen beobachten, die zur Imbezillität neigen. Der Patient kann keine Frage sofort beantworten, er schaut und denkt nach, bis er es endlich begriffen hat. Geistesschwäche und Imbezillität sind herausragende Merkmale. Der Patient wird töricht. Delirium bei akuten Beschwerden. Er glaubt, seinen Verstand zu verlieren. Möchte die Personen töten, die ihm widersprechen.

Möchte töten oder sich selbst umbringen; plötzlicher Zorn mit dem Impuls zur Gewalttätigkeit. Sie hat den Impuls, sich selber umzubringen oder gewalttätig zu werden. Sie hat Angst, dass sie den Verstand verliert und ihre Impulse in die Tat umsetzen könnte. Impulsiver Wahnsinn ist ein Merkmal von *Mercurius*, aber Imbezillität kommt häufiger vor. Diese Impulse sind charakteristisch für *Mercurius*. Der Patient spricht nicht über seine Impulse, sie sind zu eng verbunden mit dem bösen Willen des Patienten und drängen den Patienten förmlich dazu, bestimmt Dinge zu tun. Einem *Mercurius*-Patienten, der diese Impulse hat, die er kontrollieren möchte, vermag *Mercurius* zu helfen. Große Ängstlichkeit während der Menstruation, große Traurigkeit. Ängstlichkeit und Ruhelosigkeit, als drohe etwas Böses, schlimmer nachts, mit Schweiß einhergehend.

All diese Symptome sind typisch für alte Syphilitiker, deren Organismus nach Quecksilberbehandlungen und Schwefelbädern an den Badeorten geschwächt ist. Sie leiden an Knochenschmerzen, Drüsenbeschwerden, Schweiß, Katarrhen und Geschwüren überall am Körper.

Kopf

Mercurius ist das passende Mittel bei rheumatischen Beschwerden der *Kopfhaut*, Neuralgien und Gehirnbeschwerden, wenn sie mit brennenden, stechenden Schmerzen einhergehen. *Schmerzen, die durch das Wetter ausgelöst werden*, Kopfbeschwerden, die durch unterdrückte Absonderungen wie z.B. unterdrückte Otorrhö nach Scharlacherkrankungen entstanden sind, oder Kopfbeschwerden während Scharlacherkrankungen. Man sollte an *Mercurius* denken, wenn man zu einem Kind gerufen wird, das unter *Kopfschweiß*, erweiterten Pupillen, Rollen des Kopfes und einer Verschlimmerung während der Nacht leidet, ein Kind, das eine Scharlacherkrankung hinter sich hat, oder bei dem Ohrabsonderungen unterdrückt worden sind. *Mercurius* heilt Fieberzustände, die nach einer Typhuserkrankung verblieben, aber durch unterdrückte Ohrabsonderungen verursacht worden sind. Ich habe Fälle geheilt, bei denen die Ohren mit Borax, Jodoform etc. behandelt worden waren und der Patient zuerst an Wechselfieber, später an Kontinuafieber erkrankt war. Dieser Zustand hielt fünf oder sechs Wochen an und konnte erst gelindert werden, als durch eine Gabe *Mercurius* die Ohrabsonderungen zurückkehrten. Ich kann mich an einen Fall dieser Art erinnern. Es handelte sich um eine Zerebrospinalmeningitis; der Kopf war überstreckt, verdreht und auf eine Seite geneigt. Die Erkrankung begann als Otitis media, begleitet von Ohrabsonderungen, die unterdrückt wurden. Zwei oder drei Ärzte wurden gerufen und konnten nichts tun. In der Nacht besuchte ich den Patienten und erfuhr die Vorgeschichte und Symptome von *Mercurius*. *Mercurius* brachte die Absonderungen innerhalb von 24 Stunden wieder in Gang, der Schiefhals verschwand, das Fieber ließ nach und das Kind erholte sich zusehends. Ich könnte noch viele Fälle dieser Art berichten.

Spannungsgefühl um den Kopf, als wäre er bandagiert. Nervöse Mädchen leiden unter Kopfschmerzen über der Nase und um die Augen herum, als sei der Kopf mit einem Band zusammengeschnürt oder als drücke ein fester Hut auf den Kopf.

Drückende, reißende Schmerzen in den Augen. Brennende Schmerzen in der Stirn, die durch Aufsetzen und Bewegung gebessert werden, schlimmer nachts. Knochenhautschmerzen, schlimmer bei *feuchtkaltem Wetter*, bei rheumatischen und gichtigen Beschwerden, mit Empfindlichkeit der Augen und Ohren, entzündetem Hals und geschwollenen Drüsen. Kopfschmerzen bei alten, mit Quecksilber behandelten Syphilitikern; sie werden wetterempfindlich wie Barometer. Die katarrhalischen Kopfschmerzen sind quälend; Kopfschmerzen bei Patienten, die an chronischem Katarrh mit dicken Absonderungen leiden. Die dicken Absonderungen werden wässrig, es entstehen Schmerzen in der Stirn, im Gesicht und den Ohren. Die Kopfschmerzen sind sehr heftig. Chronische rheumatische Kopfschmerzen durch Unterdrückung aller Absonderungen, oder durch unterdrücktem Fußschweiß; Wechsel von Fußschweiß und Kopfschmerzen. Ist der Fußschweiß abgeklungen, hat der Patient Schmerzen und fühlt eine Steifheit in den Gelenken. *Silicea* hat ebenfalls diese Symptome. *Silicea* und *Mercurius* folgen nicht gut aufeinander, auch wenn sie gut gewählt worden sind; aber wenn pure Quecksilberpräparate über einen längeren Zeitraum eingenommen worden sind, ist *Silicea* genau wie *Nitricum acidum* ein gutes Mittel, um das Quecksilber zu eliminieren, vorausgesetzt die Symptome passen.

Mit all den Kopfschmerzen geht ein starkes Hitzegefühl im Kopf einher. Berstende Kopfschmerzen, Völlegefühl des Gehirns und Zusammenschnürung wie von einem Band. Schraubstockartiger Druck. Der Patient ist empfindlich gegen Luft, wenn er unter Kopfschmerzen leidet. Dies ist ein wirklich typisches Zeichen für *Mercurius*. Es geht dem Patienten im Zimmer besser, in einem warmen oder kalten Zimmer jedoch schlechter. Sehr viel schlechter geht es ihm bei Luftzug. Er möchte zugedeckt sein, aber es geht ihm schlechter bei Wärme. Diese sich im Kreise drehenden Empfindungen sind abends schlimmer.

Mercurius ist hervorragend geeignet, akutem Hydrocephalus nach Masern und Scharlach vorzubeugen; das Kind rollt den Kopf hin und her und stöhnt, es schwitzt am Kopf. Es besteht viel Ähnlichkeit zu *Apis*, welches ebenfalls ein großartiges Mittel ist, Hydrocephalus nach Scharlach vorzubeugen oder zu heilen.

Exostosen bei alten Syphilitikern. Reißende, ziehende Schmerzen im Stirnknochen. Der ganze äußere Kopf schmerzt bei Berührung. Die Kopfhaut ist empfindlich und wund. Fauliger, öliger Schweiß auf dem Kopf. Kinder leiden unter nässenden Ekzemen; Ausschläge, die übel riechen und bei denen sich die Haut abschält.

Augen

Mercurius ist auch ein wunderbares Augenmittel, besonders bei Erkältungen. Jede Erkältung, die sich bei gichtigen und rheumatischen Patienten in den Augen festsetzt. Katarrh der Augen, schlimmer durch Blicken in Feuer oder nahes Sitzen an einem Feuer; die ausstrahlende Hitze verursacht Schmerzen. Die Augenlider werden gewaltsam zusammengezogen, wie nach langen Schlafentzug. Nebel oder Schleier vor den Augen. *Mercurius* heilt Iritis bei Syphilitikern. Heutzutage ist es üblich, Mydriatika bei Iritis zu verabreichen, um Adhäsionen zu vermeiden. Ich habe viele Fälle behandelt und kein Bedürfnis verspürt, die Pupillen zu erweitern. Ich glaube, dies ist unnötig. Das homöopathische Mittel heilt eine Iritis so schnell, dass sich keine Adhäsionen bilden, und falls sie sich bereits gebildet haben, so entfernt dieses Mittel sie. Ziehende und bohrende Schmerzen rund um die Augen, in der Stirn etc., Spannung der Kopfhaut, als sei sie durch eine Kappe fest zusammengedrückt; Spannung wie von einem Band. Ulzerationen und Entzündung der Hornhaut. Gefäße sind auf der Hornhaut sichtbar, Entzündungen, die auf die Hornhaut begrenzt sind, manchmal Keratitis pustulosa, manchmal verstreut. Starke Tränensekretion begleitet alle Augensymptome, die Tränen sind wundmachend und verursachen einen roten Streifen auf den Wangen. Grünlich-gelbe oder grüne Absonderungen. Die Augenlider sind krampfhaft geschlossen. Starke Photophobie. Bei entzündlichen Zuständen des Gewebes, der Augenlider, der Konjunktiven und tieferer Strukturen. Erkältungen setzten sich in den Augen fest wie bei *Dulcamara*. Manchmal kann man auf der Iris eine kleine feine Wucherung sehen, die quer über die Pupille wächst und an einem kleinen Stiel befestigt ist. Tatsächlich ist dies ein syphilitisches Kondylom. *Mercurius* heilt es innerhalb weniger Tage. Entzündung der Netz- und Aderhaut und des Sehnervs. Alle Arten von Sehstörungen. *Mercurius* ist hilfreich bei eitriger Bindehautentzündung mit geschwollenen Lidern. Zwei verschiedene Konstitutionstypen benötigen dieses Mittel: Die syphilitische und die rheumatische bzw. gichtige Konstitution. Der Patient kann seine Augen nicht öffnen; sie sind krampfhaft geschlossen und stark geschwollen.

Ohren

Ohrenbeschwerden. Schrecklich stinkende grünliche Absonderungen. Grüner, dicker, scharfer Eiter aus den Ohren, wie die Absonderungen aus der Nase und anderen Körperteilen. Stinkende Otorrhö. Bei Otitis media mit geplatztem Trommelfell ist *Mercurius* ein häufig benötigtes Mittel. Im Frühling nach einem langen, kalten Winter verursacht das feuchtkalte Wetter häufig Otorrhö; in größeren Städten wird nahezu endemisches Ausmaß erreicht. Das Trommelfell heilt genau wie jeder andere Körperteil, wenn der Patient durch das Mittel in einen guten Allgemeinzustand versetzt wird. Wird er nicht gut behandelt, bleibt ein Loch im Trommelfell zurück. Ohrentzündungen mit krampfartigen Schmerzen. *Mercurius* hat *stechende Schmerzen wie Apis*. Alle Routiniers geben *Apis* für stechende Schmerzen, aber häufig benötigt der Patient *Mercurius*. Eitrige, übel riechende Otorrhö. Vergrößerung der Parotiden und der zervikalen Lymphknoten mit Entzündungen der Ohren. Parotiden sind wund und vergrößert, der Hals steif und der Kopf überstreckt. Furunkel im äußeren Gehörgang. Mykotische Wucherungen und Polypen.

Nase

Die Nasenbeschwerden zu beschreiben würde sehr lange dauern. Alte Syphilitiker, bei denen die Nasenknochen befallen sind; dicke, grünliche, gelbe, scharfe und stinkende Absonderungen. Nasenbluten und blutige Absonderungen aus der Nase. Beißender Fließschnupfen, wässrig, mit einem Druckgefühl durch die Gesichtsknochen, schlimmer durch Hitze oder Kälte, schlimmer nachts; empfindlich gegen jede Zugluft; der Patient muss aufstehen und hin- und hergehen. Entgegengesetzt hierzu kann man auch den Fließschnupfen mit viel Niesen finden, besser im Liegen, kein Schnupfen während der Nacht beim Liegen im Bett, nur am Tag wenn der Patient auf den Beinen ist. Das Einatmen von warmer Luft tut der Nase gut, aber die Wärme verschlechtert den Allgemeinzustand. Ununterbrochenes Niesen. Blutige, schorfige und rote Nasenlöcher. Brennende Schmerzen in der Nase. Schmerzen, Ziehen und Druckgefühl in den Knochen. Die Gesichtsknochen schmerzen, fühlen sich an, als würden sie nach außen gedrückt, der Patient möchte dagegen drücken, aber das ist ebenfalls schmerzhaft.
Mercurius wirkt nicht tief genug, um die gesamte psorische Konstitution mit Erkältungsneigung zu heilen. Es heilt Erkältungen einmal, aber es pflanzt dem Patienten auch seine eigene Natur ein, und er erkältet sich häufiger. *Mercurius* sollte nicht oft gegeben werden, nicht öfter als zweimal im Winter. *Kalium iodatum* ist ein besseres Mittel bei brennendem Gesicht, Fließschnupfen und Verschlimmerung durch Hitze und Bettwärme. Es heilt den Schnupfen binnen einer Nacht, obwohl eigentlich *Mercurius* das angezeigte Mittel wäre. *Kalium iodatum* ist auch ein Antidot von *Mercurius*. Man sollte keine häufigen Dosen *Mercurius* bei psorischen Fällen geben; es ist besser, nach einem tiefer wirkenden Mittel zu suchen.

Gesicht

Bei *Mercurius* finden wir syphilitische Hautausschläge und Neuralgien im *Gesicht* mit oder ohne Katarrh. Es ist ein großartiges Mittel bei Mumps; ein Routinemittel gegen diese Erkrankung, was zeigt, dass es häufig indiziert sein muss. Es heilt, wenn die Symptome übereinstimmen.

Mund und Zähne

Skorbutisches Zahnfleisch bei Menschen, die zur Speichelbildung gebracht wurden. Pyorrhöa dentalis (Riggs Krankheit); eitrige Absonderungen rund um die Zähne. Zahnschmerzen; jeder Zahn schmerzt, besonders bei alten gichtigen und mit Quecksilber behandelten Patienten. Lockere Zähne. Rotes, weiches Zahnfleisch. Die Zähne sind schwarz und schmutzig. Schwarze Zähne und frühzeitiger Zahnverfall bei syphilitischen Kindern, wie bei *Staphysagria*. Reichliche Speichelsekretion. Das Zahnfleisch schmerzt bei Berührung. Klopfen in Zahnfleisch und Zahnwurzeln. Das Zahnfleisch hat einen blauroten Rand oder eine violette Farbe, ist schwammig und blutet leicht. Das Zahnfleisch zieht sich

zurück, die Zähne fühlen sich zu lang an und sind tatsächlich verlängert. Die Zähne sind wund und schmerzhaft, der Patient kann nicht kauen. Abszesse des Zahnfleisches und der Zahnwurzeln.
Der *Geschmack, die Zunge und der Mund* zeigen wichtige charakteristische Symptome. Ist die Zunge herausgestreckt, erscheint sie schlaff, mit mehliger Oberfläche, oft blass. Die Zahnabdrücke kann man überall an den Rändern der Zunge erkennen. Die Zunge ist geschwollen und schwammig, sie ist um die Zähne herum eingedrückt und erhält dadurch das gezackte Aussehen an den Rändern. Entzündung, Geschwürbildung und Anschwellen der Zunge sind hervorstechende Merkmale. Alte Menschen mit gichtiger Konstitution haben eine geschwollene Zunge; die Zunge schwillt in der Nacht an und der Patient wacht von dem Gefühl auf, dass sein gesamter Mund von der Zunge ausgefüllt ist. Der Geschmackssinn ist gestört, nichts schmeckt richtig. Die Zunge ist gelb oder weiß, wie mit Kreide belegt. Übler Geruch aus dem Mund, fauliger Mundgeruch, besonders der Quecksilbergeruch bei Patienten, die zur Salivation gebracht wurden. Die Zunge wird schwerfällig; der Patient hat Schwierigkeiten beim Sprechen; seine Aussprache ist kaum zu verstehen. Unbeholfenheit der Zunge, als wäre die Person vergiftet. Flache Geschwüre; fressende Geschwüre, sie fressen Löcher durch die Wange hindurch. Wegfressen des weichen Gaumens und der Knochen des harten Gaumens. Eiterbildung in der Kieferhöhle und Fistelbildung vom Mund bis zum Kiefer. *Fluoricum acidum* und *Silicea* werden oft bei diesen Fisteln eingesetzt, besonders wenn der Knochen betroffen ist.
Übermäßiger, stinkender Speichelfluss. Mundsoor bei Kindern und stillenden Müttern; kleine aphthöse Flecken mit dem typischen *Mercurius*-Geruch, schlaffes, schwammiges Aussehen der Mundschleimhaut und der Zunge. Allgemein verstreute Entzündungen im Mund. Die ganze Schleimhaut ist empfindlich und schmerzhaft, brennt, sticht und schmerzt; Trockenheit mit oder ohne Aphthen. Soor bei Kindern. Skorbutisches Zahnfleisch.

Hals

Halsentzündungen. *Mercurius* ist ein gutes Mittel für Halsentzündungen mit einem schwammigen Aussehen, verstreuten Schwellungen, Schwellung der Parotiden, Schwere und Steifheit des Halses. Geschwüre mit speckigem Grund; flache Geschwüre, sich verbreitende Geschwüre. Große Trockenheit des Halses. Die Schwellung behindert die Beweglichkeit der am Schlucken beteiligten Muskeln. Das Schlucken geht mit Schwierigkeiten, Schmerzen und einer lähmenden Schwäche einher, die Anstrengung beim Schlucken drückt den Speisebrei bis in die Nase und Flüssigkeiten laufen aus den Nasenlöchern hinaus. Der *Mercurius*-Geruch ist sehr charakteristisch, aber *Mercurius* heilt oftmals auch dann, wenn dieser Geruch nicht wahrnehmbar ist; solch eine Affinität besteht auch im Zusammenhang mit den Halssymptomen. *Mercurius* heilt chronische Halsbeschwerden und syphilitische Geschwüre und deren Auswüchse. Die Entzündungen erstrecken sich nach oben und unten; rote und blasse Flecken, die roten Flecken sehen wie Eiter oder Geschwüre aus. Die roten Flecken werden eher bläulich und ähneln mehr den *Lachesis*-Flecken. Die Tonsillen sind dunkelrot, es bestehen stechende Schmerzen. Mandelentzündungen, nachdem sich Eiter gebildet hat. *Mercurius* ist hilfreich bei

Diphtherie, in den meisten Fällen mit sich ausbreitenden Flecken oder Flecken hier und dort, mit einem schwammigen Aussehen, aber ohne Geschwürbildung. Schwellung; die Exsudate befinden sich auf einem geschwollenen Grund. Steifer Hals. Erysipelartige Entzündungen des Halses. Dunkle, nekrotisierende, fressende, korrodierende Geschwüre im Hals.

Magen/Mund

Der Patient hat eine Abneigung gegen Fleisch, Wein, Weinbrand, Kaffee, fettige Speisen, und Butter. Milch wird nicht vertragen und kommt sauer hoch. Süßigkeiten werden nicht vertragen. Bier wird aufgestoßen. Der Magen bereitet chronische Beschwerden; Aufstoßen, Würgen, Sodbrennen, etc. Saurer Magen; er ist faulig. Der Patient leidet unter Übelkeit mit Erbrechen und Hochwürgen der Speisen. Bei solch einem Magen sind Speisen wie eine große Last. Schlechter Geschmack; Bitterkeit im Mund; er schmeckt das Essen und es kommt ihm sauer hoch. Zusätzlich läuft dem Patienten der Speichel ununterbrochen aus dem Mund. Dies bessert sich auch bei fortgeschrittener Verdauung nicht. Die halb verdauten Substanzen werden erbrochen. Beschwerden ähnlich denen von Menschen, die sich den Magen durch Durcheinandertrinken von Schnaps, Bier, Wein und Whiskey zerstört haben.

Abdomen

Die Leber verursacht viele Beschwerden. Unsere Vorfahren haben früher jahrelang jeden Frühling „Blue Mass“[3] eingenommen, um die Leber zu regulieren. Sie haben sich damit selber verarztet und ihre Leber jedes Frühjahr damit aufgepäppelt, mit dem Ergebnis, dass ihre Leberfunktion schlechter war, als wenn die Ärzte zu Hause geblieben wären. Verstopfung, Gallebeschwerden und Magenverstimmungen. Völlegefühl in der Magengegend, phasenweise auftretend, schlechter bei feuchtkaltem Wetter und bei feuchtwarmem Wetter, schlechter im Frühling, Gelbsucht, Magenverstimmung, Verschlimmerung nachts und von Bettwärme, nächtliche Fieberanfälle und fauliger Mund, all dies deutet auf einen *Mercurius*-Zustand hin. Die Lebersymptome verschlimmern sich durch Liegen auf der rechten Seite.

Viele Beschwerden von *Mercurius verschlimmern sich durch Liegen auf der rechten Seite*. Die Lungensymptome und der Husten, die Leber, Magen- und Darmsymptome, all diese Symptome verschlechtern sich, wenn der Patient auf der rechten Seite liegt.

Unter den Abdominalsymptomen finden wir Koliken, Magengrummeln, Blähungen sowie stechende und brennende Schmerzen. Große Verschiedenartigkeit der Stühle, der Durchfälle und der Verstopfung. Die Dysenterie bei *Mercurius* ist klar beschrieben: Dünner, blutiger Stuhl mit einem Druckgefühl, als wenn der Patient seinen Stuhlgang nicht beenden könnte, Gefühl des *„Niemals-Fer-*

3 „Blue Mass“ war eine im 19. Jahrhundert von Apothekern selbst hergestellte, in Form von grauen oder blauen Pillen verkaufte Arznei gegen vielfältige Leiden: z.B. Tuberkulose, Verstopfung, Zahnschmerzen und in Salben- oder flüssiger Form eben auch Syphilis. Sie bestand aus Quecksilber, Lakritz, Eibisch, Honig und Glycerol. (Anm. d. Übers.)

tig-Werdens". Dies unterscheidet sich sehr von Dysenterie bei *Nux vomica* und *Rhus toxicodendron*. Hier findet der Patient Linderung schon durch den Abgang von wenig Stuhl, aber *Mercurius-* und *Sulphur*-Patienten bleiben sitzen und pressen, alle Merkursalze zeigen hier das gleiche Bild. *Mercurius corrosivus* hat heftigere Anfälle, mit heftigem Stuhl- und Harndrang, der Patient leidet sehr unter Brennen in den einzelnen Körperteilen und Abgang von reinem Blut. *Mercurius, Ipecacuanha* und *Aconitum* sind häufig angezeigt bei epidemischen Dysenterieerkrankungen, die bei *heißem* Wetter auftreten. *Ipecacuanha, Dulcamara* und *Mercurius* sind hingegen häufig bei Dysenterie angezeigt, die bei *kaltem* Wetter entsteht. An das Bett eines Dysenterie Erkrankten sollten sie nur mit einem Repertorium gehen, oder Sie gehen erst nach Hause und bestimmen das Mittel. Das erste Mittel sollte bei epidemischer Dysenterie helfen, und wenn man sorgfältig arbeitet, wird man jeden Fall heilen können. Es ist sehr einfach, diesen Zustand zu heilen, aber es ist genau so leicht, alles durcheinander zu bringen. Man sollte *Arsenicum album* nicht aufgrund der Symptome der Dysenterie geben, es wird nicht heilen, sondern den Fall durcheinander bringen. Zögern Sie, bei Dysenterie *Arsenicum album* zu geben, bis Sie absolut sicher sind, dass es das richtige Mittel ist. Vor einigen Tagen habe ich einen Patienten gesehen, der sich aufgrund seiner Schmerzen in den Hypochondrien nicht hinlegen konnte; er erbrach sich ununterbrochen, litt an rheumatischen Entzündungen in den Fußgelenken, Armen und Schultern, er hatte purpurne Flecken an den Armen und Beinen, einen entzündeten Magen – kurz: Er war ein komplettes Museum von Krankheiten. Er hatte bereits *Phosphorus, Arsenicum* und viele andere Mittel in hoher Potenz erhalten, alle angeblich gut gewählt, aber *Cadmium sulphuricum* konnte ihm innerhalb von fünfzehn Minuten zum Einschlafen verhelfen. Der springende Punkt war, dass sich der Patient absolut still verhalten wollte, und genau deswegen konnte *Arsenicum* nicht das richtige Mittel sein, obwohl alle anderen Symptome auf *Arsenicum* hinwiesen. Es war eindeutig das klare *Cadmium sulphuricum* Bild; der Patient wollte sich so still wie *Colchicum* und *Bryonia* verhalten. Ich habe das Mittel viele Jahre lang in solchen Fällen verwendet. In einem Krebsfall mit kaffeesatzartigem Erbrechen konnte ich sehen, wie *Cadmium sulphuricum* das Erbrechen stoppte, die Patientin konnte wieder richtig essen, bis sie sechs Wochen später starb. Der behandelnde Arzt hatte ihr *Arsenicum* und *Phosphorus* und schließlich Morphium verabreicht, bis sie einfach nichts mehr ertragen konnte.

Harnwege und Urin

Der Urin brennt und schmerzt. Ständiger Harndrang, der Urin geht nur tropfenweise ab; blutiger Urin, starkes Brennen. Blutung aus der Harnröhre. Juckreiz, der durch den Kontakt mit Urin schlimmer wird. Gonorrhö, die seit längerer Zeit besteht; dicke, übel riechende, grünlich gelbe Absonderungen. Schmerzen und Brennen in der Harnröhre beim Urinieren.

Männliche Geschlechtsorgane

Libidoverlust. Lüsterne Erregung mit schmerzhaften Erektionen. Geschwüre an der Eichel und den Drüsen, *Mercurius* passt zu hartem Schanker und weichem

Schanker. Flache Geschwüre; Geschwüre mit speckigem Grund. Entzündungen der inneren Vorhaut. Balanitis, übel riechender Eiter. Bei chronischen gonorrhoischen oder psorischen Balanitiden, wenn sich Eiter hinter der Eichel und unter der Vorhaut gebildet hat, sollte *Jacaranda caroba* in Betracht gezogen werden.

Weibliche Geschlechtsorgane

Frauen leiden besonders. Brennen und Stechen in den Ovarien. Die Patientin schreit vor Schmerzen. Stechende, ziehende, schneidende Schmerzen in den Ovarien; die Patientin ist schweißbedeckt. Reichliche, fressende Leukorrhö, roh, wund, entzündet und juckend. Stechende, bohrende Schmerzen im Uterus. Schmerzen im Uterus und in den Ovarien während der Menstruation. Milcheinschuss bei nichtschwangeren Frauen während der Menstruation. Milch in der Brust anstelle des Menstruationsflusses.

Ich hatte einmal einen 16jährigen Jungen in Behandlung, der Milch in seinen Brüsten hatte. Mit *Mercurius* konnte ich ihn heilen.

Menstruationsfluss hellrot, blass, spärlich, klumpig und entweder reichlich oder spärlich.

Die Menstruation ist manchmal unterdrückt. Frauen, die die Angewohnheit hatten, Quecksilber gegen Verdauungsstörungen einzunehmen, sind unfruchtbar geworden. (Kaffeetrinker bleiben auch oft unfruchtbar, und Sie müssen das Kaffeetrinken unterbinden).

Amenorrhö mit Hitzeanwallungen. Schanker an den weiblichen Genitalien. Ältere Frauen leiden Haarausfall an den Genitalien sowie an einem rohen, wunden Gefühl und schlechtem Granulationsgewebe an den Genitalien, begleitet von ständigen Blutungen. Brennen, Klopfen und Jucken in der Vagina. Jucken der Genitalien durch den Kontakt mit Urin; er muss weggewaschen werden. Bei Kindern, Jungen wie Mädchen, brennt der Urin nach dem Urinieren, und sie fassen ständig mit der Hand an ihre Genitalien. Kleine Mädchen leiden unter unangenehmem, ätzendem Ausfluss, der Brennen und Jucken verursacht. Phlegmonöse Entzündungen der Genitalien. Furunkel und Abszesse während der Menstruation; kleine längliche Abszesse entlang der Ränder zwischen Schleimhaut und Haut, schmerzhaft, schlimmer durch Gehen, Bildung während der Menstruation und Aufbrechen nach der Menstruation. All dies, zusammen mit dem Juckreiz, verursacht großes Leiden.

Morgendliche Übelkeit. Frauen leiden während der Schwangerschaft an ödematösen Schwellungen der Genitalien. Diffuse Entzündungen, Wundheit und Völlegefühl der Genitalien und des Beckens, verursachen Schwierigkeiten beim Gehen, so dass die Patientin sich ins Bett legen muss. Bei Parametritis in den ersten Schwangerschaftsmonaten ist *Mercurius* ein wichtiges Mittel. Wiederholte Fehlgeburten aufgrund reiner Schwäche, hier ist *Mercurius* ein wunderbares Mittel zur Stärkung, wenn es richtig eingesetzt wird. Langwierige Lochien. Die Milch ist spärlich und verdorben.

Mercurius ist eines der besten palliativen Mittel bei Uterus- und Mammakarzinomen. Es hält Epitheliome zurück und heilt manche Fälle. Ich kenne einen Fall, der mit *Mercurius jodatus flavus* geheilt worden ist, einen ulzerierten und indurierten Knoten in der Brust, so groß wie ein Gänseei, mit Lymphknotenvergrößerung unter der Achsel, bläulicher Verfärbung, ein Fall ohne Hoffnung. Immer, wenn die Schmerzen sehr schlimm waren, wurde die 100. Potenz verabreicht. Der Tumor verschwand und die Patientin blieb gesund.

Atemwege und Husten

Die Auswirkungen von *Mercurius* auf die Nase beschränken sich nicht lediglich auf den *Mercurius*-Schnupfen. Die meisten *Mercurius*-Fälle beginnen in der Nase und wandern in den Hals hinunter, ein raues und kratzendes Gefühl im Kehlkopf und ein Rauheits- und Wundheitsgefühl in der Brust hinterlassend; Laryngitis, Tracheitis und Bronchitis. Verlust der Stimme, komplette Aphonie. Die *Mercurius*-Symptome verlaufen bei Erkältungen abwärts, bis hin zu Lungenentzündungen, die mit Schweiß, Ruhelosigkeit und Verschlimmerung durch Bettwärme einhergehen. Aber natürlich verbleiben auch viele Erkältungen in der Nase.

Es treten verschiedene *Brusterkrankungen* auf. Husten; Erkältungen, die sich nicht aus der Brust lösen, Reaktionsmangel und verzögerte Genesung. Die Erkältungen setzten sich letztendlich in den Bronchien fest; die Brust fühlt sich an, als würde sie platzen und der Husten ist *schlimmer, wenn der Patient auf der rechten Seite liegt.* Ich kann auf viele Fälle zurückschauen, bei denen Patienten, die sich aufgrund des Wetters erkältet hatten, krank und blass aussahen; sie hatten fürchterlichen Husten und ein Rasseln in der Brust; jeder Wetterwechsel verursacht eine neue Erkältung, die Patienten können nicht auf der rechten Seite liegen, und sie neigen zu Lungenphthise oder schnell fortschreitender Tuberkulose. Der Husten ist schlimmer in der Nacht. Vielfältige Schmerzen in der Brust. Der Patient hat eine rheumatische Konstitution, er schwitzt immerzu, dabei sowie bei großer Hitze oder Kälte geht es ihm schlechter. Stechende, rheumatische Schmerzen in der Brust mit Nachtschweiß. Blutiger, dicker grüner Auswurf. Eiteransammlungen in den Lungen, Bildung von großen Eitermengen. Enormer Blutandrang mit Brodeln und aufwallender Hitze in der Brust. Viele Beschwerden gehen mit Halsschmerzen, Rheumatismus und einem steifen Nacken einher; ein steifer Hals mit geschwollenen Drüsen und geschwollenem Kropf. Steifer Nacken bei jeder Erkältung; Steifheit der Seiten. Verhärtung und Wundheit der zervikalen Drüsen begleiten die übrigen Beschwerden.

Extremitäten

Mercurius greift besonders die *Gelenke an; entzündlicher Rheumatismus* mit Schwellungen, verschlimmert durch Bettwärme und wenn der Patient nicht zugedeckt ist. Es ist schwer, das richtige Maß an Zugedecktsein zu finden. Rheumatische Beschwerden mit Schweiß, Verschlimmerung in der Nacht, durch Bettwärme und während der Patient schwitzt, mit kränklichem Aussehen. *Mercurius*-typische Beschwerden befallen besonders die oberen Extremitäten, können aber auch in den unteren gefunden werden.

Zittern der Glieder, wie bei der Parkinson-Erkrankung. Zitternde Hände mit großer Schwäche. Lähmung der unteren Gliedmaßen mit Zucken, Rucken und Zittern der gelähmten Körperteile. *Argentum nitricum, Phosphorus, Stramonium* und *Secale* haben ebenfalls Muskelzuckungen der gelähmten Glieder.

Wundheit zwischen den Oberschenkeln und Genitalien. Geschwüre an den Beinen; Abszesse.
Ödematöse Schwellungen der Füße. Kalter Schweiß. Übermäßiges Schwitzen während des Schlafes. Schmerzen und Schweiß setzen ein, wenn der Patient zu Bett geht; Knochenschmerzen. Der Patient deckt sich zu, weil er friert. Sowie er sich erwärmt hat, verschlimmern sich aber die Schmerzen.

Fieber und Schweiß

Im Mittelbild von *Mercurius* finden sich viele Arten von *Fieber*. Sehr selten tritt allerdings eine wirkliche idiopathische Continua auf. *Mercurius* kann bei kontinuierlichem Fieber eingesetzt werden, aber besonders indiziert ist es bei Wundfiebern, die zuerst remittieren und später kontinuierlich sind; Fieber, wie sie nach Unterdrückung von Absonderungen auftreten. Der *Mercurius*-Patient, der sich erkältet hat, fängt schon an zu frieren, bevor der eigentliche Frost überhaupt eintritt; er ist empfindlich gegen Zugluft in einem warmen Raum; äußerst empfindlich gegen jede Zugluft. Kalte Hände und Füße. Der Schweiß ist heftig und übelriechend. Die Beschwerden verschlimmern sich im Allgemeinen, wenn der Patient schwitzt, und je mehr er schwitzt, desto schlechter geht es ihm. Er schwitzt reichlich, und sein größtes Leiden besteht in diesem Schwitzen. Der *Mercurius*-Patient hat kein deutliches Wechselfieber, zwischen den Fieberanfällen hat er Leberstörungen, Durchfall und Fieber. Bei Wundfieber, bei biliösem Fieber, Wurmfieber bei Kindern und bei Wechselfieber schmerzen die Knochen stark, es besteht eine große Luftempfindlichkeit, Verschlimmerung während der Nacht im Bett, wenn das Fieber seinen Höhepunkt erreicht hat; *Mercurius*-Mundgeruch und blassgelbe Haut. Das Fieber geht nicht so hoch und die Haut wird nicht so heiß wie bei *Belladonna*. Der Zungenbelag und das biliöse Fieber lassen nach der Einnahme von *Mercurius* nach. *Mercurius* ist nützlich bei hektischem Fieber im Endstadium von Tuberkulose, bei erschöpfenden Krankheiten und bei Krebserkrankungen, die mit Schmerzen, fauligem Schweiß, etc. einhergehen. *Mercurius* wirkt wunderbar bei katarrhalischen Fiebern, Grippe, etc., und wenn sich Erkältungen bis zur Brust ausweiten und reichlich Absonderungen vorhanden sind. Es passt bei typhusähnlichen Erkrankungen, die sich aus Wechselfieber entwickeln, bei Erkrankungen mit typusähnlichen Symptomen, wenn der Patient ikterisch, geschwächt und zittrig ist, unter Muskelzuckungen, großer Erschöpfung und kontinuierlichem Fieber leidet.

Haut

Im *Mercurius*-Bild finden wir viele Hautsymptome; schorfige Hautausschläge, vesikuläre Hautausschläge, Hautausschläge mit Eiterabsonderungen. Die Bläschen brennen, schmerzen und sondern Sekrete ab, besonders auf dem Kopf. Viel Jucken der Haut, heftig, an allen Körperteilen, wie Flohstiche, besonders in der nächtlichen Bettwärme. Kupferfarbene Hautausschläge wie bei Syphilis, sowie Plaques muqueuses. Die schorfigen Hautausschläge sind besonders kennzeichnend. Geschwüre auf Körperteilen, wo die Haut dicht über den Knochen liegt. Übelriechende Ekzemarten. Die meisten Hautausschläge nässen stark.

Mercurius heilt Gürtelrose. Die Haut ist blassgelb. Wundreibung überall, wo sich Hautpartien berühren. Rohes Gefühl zwischen den Oberschenkeln und zwischen Skrotum und Schenkeln. Hautausschläge an solchen Stellen. Fissuren an den Hautkommissuren, an den Mundwinkeln und Augenwinkeln; rohes Gefühl und Blutung des Perineums, erschwert das Gehen.
Alle *Mercurius* Symptome stellen auch die Basis für die Quecksilbersalze dar.

Die Quecksilbersalze
Nachdem wir *Mercurius solubilis, Mercurius corrosivus, Mercurius jodatus flavus, Mercurius jodatus ruber* etc. studiert haben, können wir bei bestimmten Symptomen differenzieren und eines der Merkursalze bevorzugen. Wenn wir die rheumatischen und gichtigen Fälle betrachten, die mit einer Verschlimmerung durch Schwitzen und Bettwärme sowie dem merkurialen Geruch etc. einhergehen, können wir allgemein annehmen, dass eines der *Quecksilbersalze* diesen Fall heilen wird.

Mercurius corrosivus — Merc-c.
Mercurius sublimatus corrosivus; Quecksilber(II)chlorid, Quecksilbersublimat.
$HgCl_2$.

Allgemeines
Im Bild von *Mercurius corrosivus* finden wir mehr Abschürfungen und Brennen, *mehr Aktivität und Aufregung. Mercurius* ist langsamer und träger. *Mercurius corrosivus* ist heftig und aktiv in seiner Entwicklung, es greift massiver an und ist aktiver in seiner Wirkung. Daher müssen wir bei einem *Mercurius*-Fall häufiger diesem Mittel den Vorzug geben.

Augen/Gesicht
Bei den *Augensymptomen* hat *Mercurius corrosivus* mehr Abschürfungen vor allen an den Lidern. Die Schmerzen, das Brennen, etc. sind bei den Hautausschlägen und Geschwüren viel heftiger. Bei *Mercurius* sehen wir die sich langsam ausbreitenden Geschwüre, bei *Mercurius corrosivus* sehen wir *starkes Fressen* der Geschwüre; das Geschwür breitet sich innerhalb einer Nacht über eine handgroße Fläche aus. Der Patient hat den typischen merkurialen Geruch und Schweiß, sowie das blassgelbe Aussehen; er benötigt *Mercurius*, aber ein stärker wirkendes Mittel als *Mercurius vivus.*

Hals
Mercurius corrosivus hat deutliche eigene Symptome, allerdings nur in begrenztem Umfang. Man kann Ptyalismus oder die speckigen Geschwüre nicht von *Mercurius* trennen. Bei einer *Halsentzündung* in einem *Mercurius-Fall* breiten sich die Geschwüre rasch aus und brennen und schmerzen wie glühende Kohlen; man könnte *Mercurius* eine solche Intensität absprechen. Man benötigt *Mercurius corrosivus* für die *Heftigkeit*, das starke *Brennen* und die *rasche Ausbreitung*. Der Hals ist extrem geschwollen, die Drüsen sind geschwollen und der Durst ist unstillbar.

Rektum und Stuhl

Die Ruhr von *Mercurius corrosivus* ist heftig; reichliche Blutungen; große Ängstlichkeit, der Patient kann kaum noch die Toilette verlassen, starke Tenesmen des Rektums und der Blase; Harn- und Stuhldrang; starkes Brennen im Rektum. Es ist ein heftiger Fall von Dysenterie. Ich würde *Mercurius vivus* bei gewöhnlichen *Mercurius* Fällen vorziehen, aber wenn der Patient keine Linderung findet und nicht überlebt, ist in diesem Fall *Mercurius corrosivus* vorzuziehen.

Harnwege

Bei den Harnwegsorganen sind die Symptome heftig. Proteinurie ist bei *Mercurius corrosivus* stärker ausgeprägt als bei *Mercurius vivus*. Es ist ein häufig indiziertes Mittel bei Proteinurie in der Schwangerschaft und ein sehr hilfreiches Mittel, wenn eine Gichterkrankung vorliegt.

Männliche Geschlechtsorgane

Durch die leichteste Reizung der männlichen Vorhaut kontrahieren die Schleimhaut und die Haut, und es kommt zur Phimose. *Mercurius corrosivus* lindert das Jucken und Brennen, und lockert die Einschnürung. *Mercurius corrosivus* ist selten bei Gonorrhö indiziert, wird aber gebraucht, wenn grünlich-gelbe oder blutig-wässrige Absonderungen bestehen, die mit heftigem Brennen, Harn- und Stuhldrang sowie mit heftigen schmerzhaften Erektionen einhergehen. Schanker breiten sich mit hoher Geschwindigkeit aus.

Brust

Stechende, zerreißende, ziehende Schmerzen mal hier, mal da, besonders in der Brust.

Mercurius cyanatus — **Merc-cy.**

Quecksilbercyanat, Cyanquecksilber. *Hg(CN)₂*.

Mund

Bei einer Merkursymptomatik und Diphtherieerkrankung, wenn die Membranen grünlich sind und dazu neigen, sich bis zur Nase auszubreiten und einen großen Teil der Oberfläche bedecken, wird *Mercurius cyanatus* benötigt. Die Exsudation besteht hier deutlicher als bei jeder anderen Form von Quecksilber. Bösartige Diphtherieformen, die sich rasch entwickeln und mit fressenden Geschwüren einhergehen.

Mercurius iodatus flavus — **Merc-i-f.**

Quecksilberprotojodid, Gelbes Quecksilberjodür. Hg_2J_2.

Hals

Es gibt einige Halsentzündungen, die besonders nach diesem Protojodid verlangen. Wenn bei Halsentzündungen die Entzündung und die Schmerzen hauptsächlich die rechte Seite befallen und dazu neigen, auf der rechten Seite zu verbleiben, oder wenn der *Mercurius*-Zustand vorhanden ist und die Halsentzündungen von der *rechten* auf die linke Seite wandern, dann ist *Mercurius jodatus flavus* das passende Mittel. Den Patienten, die dieses Mittel für konstitutionelle Beschwerden benötigen, geht es schlechter in Ruhe und in einem warmen Raum, aber besser im Freien.

Extremitäten

Dies trifft insbesondere zu, wenn die Patienten *Mercurius jodatus flavus* bei Neuritis des rechten Armes benötigen, wie sie bei Menschen vorkommt, die viel schreiben. Der Arm schmerzt beim Schreiben, durch passive Bewegung, durch Reiben, durch Druck, durch Wärme und Kälte, Besserung durch Gehen an der frischen Luft. Nahezu alle Beschwerden verschlimmern sich auf der rechten Seite des Körpers.

Mercurius iodatus ruber — Merc-i-r.

Mercurius biiodatus; Rotes Quecksilber(II)jodid. *HgJ_2*.

Hals

Das Bijodid ist indiziert, wenn bei einem an Diphtherie oder Tonsillitis erkrankten *Mercurius*-Patienten die Beschwerden auf der *linken* Seite beginnen, dazu neigen auf der linken Seite zu verbleiben oder sich zur rechten Seite ausbreiten.

Diese zwei Jodide haben eine größere und rascher entstehende Verhärtung von Geschwüren und Schanker als *Mercurius*, und bei alten Syphilitikern sind sie manchmal hilfreich.

Mercurius sulphuricus — Merc-sul.

Turphetum minerale, Hydrargaraum oxydatum subsulphuricum; Quecksilbersulfat. *$HgSO_4$*.

Mercurius sulphuricus hilft manchmal in Fällen von Hydrothorax mit schneller, kurzer Atmung, etc., und einem Brennen in der Brust. In einem Fall von hypostatischem Blutandrang mit Wassersucht oder einen Fall von Dyspnö infolge von Brustwassersucht, in dem die typischen *Mercurius*-Symptomatik vorhanden sind, wird man über die Wirkung dieses Sulfats sehr erstaunt sein.

Mezereum — Mez.

Daphne mezereum; Seidelbast, Kellerhals. *Thymelaeaceae.*

Allgemeines

Die Hauptanwendung dieses Mittels liegt in der Behandlung von Hautausschlägen und Geschwüren. Die heftigsten und wichtigsten Symptome betreffen die Schleimhäute, die Haut und das Periost. Die Oberflächen des Körpers befinden sich in einem ständigen Reizzustand; nervöse Reizungen, Beißen, Kribbeln, Jucken, wiederkehrend an anderen Körperstellen nach Kratzen. Selbst wenn überhaupt nichts zu sehen ist, besteht ein heftiger Juckreiz, und der Patient reibt und kratzt sich, bis die Stellen wundgekratzt sind und brennen. Der Juckreiz tritt abwechselnd an unterschiedlichen Stellen auf; die betroffene Stelle wird nach dem Kratzen kalt, Kälte an einzelnen Stellen.

Der Juckreiz wechselt nach dem Kratzen zu anderen Stellen, besonders wenn eine Hautveränderung nicht die Ursache ist. Sobald der Patient sich in ein warmes Bett legt oder einen warmen Raum betritt, beginnt der Juckreiz. Ameisenlaufen, Jucken, Beißen. Der Patient ist so nervös, dass er sich gezwungen fühlt, ständig die Position zu wechseln und sich zu bewegen.

Bläschenausschläge auf der Haut, die einen bestimmten Verlauf nehmen; sie jucken, brennen wie Feuer; bis sie trocknen zu Krusten und verschwinden; eine neue Bläschengruppe bildet sich ganz in der Nähe oder an derselben Stille. Bläschen bilden Krusten, unter denen Geschwüre entstehen; diese Krusten werden weiß, kreideweiß, sind dick, zäh wie Leder. Oftmals sind sie erhöht; Bewegung unter den Krusten; unter Druck sickert dicker, weißer Eiter hervor, manchmal gelblich weiß, übel riechend und heftig juckend. Die Schmerzen verschlimmern sich bei Kälte, aber der Juckreiz und die Ruhelosigkeit werden schlimmer durch Wärme. Kinder zupfen mit ihren Fingern an den sich bildenden Ausschlägen.

Grindkopf; dicke, weiße, erhabene Krusten; reichlicher, weißer oder gelbweißer Eiter, oft übel und verfault riechend; zwischen den Krusten ist oft Ungeziefer zu finden. Scharfer Eiter, der Haare wegfrisst; die Ausschläge verbreiten sich auf alle Bereiche der Kopfhaut, insbesondere am Scheitel; er ist auch zwischen den Ohren, am Gesicht und am Kinn zu finden.

Hautausschläge mit starkem Juckreiz; dunkler, roter Ausschlag mit heftigem Juckreiz, beißend, juckend, kribbelnd, wechselt die Stelle bei Druck, bei Reiben oder Kratzen. Fälle mit einem unterdrücktem Ekzem oder unterdrückter Syphilis in der Anamnese. Hautausschläge an den Beinen und Armen, an Körperstellen, die schwach durchblutete sind, an den Ohren, den Handgelenken und Handrücken; auf die Hautausschläge folgen Geschwüre, die einen dicken, weißen, fauligen Eiter absondern. *Mezereum* ist besonders hilfreich, wenn die Hautausschläge durch Zink- oder Merkursalben etc. unterdrückt worden sind. Hautausschläge auf dem Gesicht, an den Augen, Ohren und auf der Kopfhaut bei Kindern oder Erwachsenen, die den Ausschlag durch das Benutzen von Salben unterbunden haben, entwickeln hartnäckige Katarrhe oder Augensymptome; chronisch geschwollene Konjunktiven, Ektropiumbildung, Bindehautentzündungen, die wie rohes Fleisch aussehen; Fissuren in den Augenwinkeln; rote Narben um die Augen an den Stellen, an denen sich die Ausschläge befanden; trockene Stellen und vergrößerte Venen um die Augen und Nase; die Haut fühlt sich induriert an.

Ohren

Ohrleiden durch unterdrückte Hautausschläge; Verdickung der Ohrschleimhäute, Degeneration des Trommelfells; Taubheit, Otorrhö.

Nase
Übelriechender und störender Nasenkatarrh; Verkrustung, Verdickung der Schleimhaut, Geschwürbildung; der Patient räuspert dicken, gelben, eiterartigen Schleim aus dem Hals; er ist kauterisiert, atomisiert, etc. und doch ist die Ozäna verblieben. Das Periost ist so befallen, dass es zusammenbricht. Fortgeschrittenes Stadium von Atrophie der Schleimhäute, des Rachens und der Nase.

Hals
Verdickung, Brennen, chronische Rötung, Schwellung, Schmerzen, Wundheitsgefühl beim Schlucken; Granulation und Geschwürbildung im Hals. Perforierte Geschwüre am weichen Gaumen, alles verursacht durch die unterdrückten Hautausschläge. Verordnen Sie *Mezereum*, und Sie werden einen heftigen Ausschlag an der ursprünglichen Stelle hervorrufen; sollte dies nicht der Fall sein, so gibt es auch keine Linderung.

Ohren
Oftmals kann Taubheit nicht geheilt werden, weil das Trommelfell oder das ganze Ohr bereits zerstört ist, es ist weiß, kalkig und enthält keinerlei Blutgefäße mehr; ein Zustand des atrophischen Katarrhs, die strukturellen Veränderungen sind so groß, dass das Gehör nicht wiederhergestellt werden kann, der Patient selbst kann aber geheilt werden.
Der Patient zeigt alle katarrhalischen Zustände, die Geschwürbildung und kupferfarbenen Hautausschläge die auch bei einer Syphiliserkrankung gefunden werden können.

Geist und Gemüt
Wann immer die äußeren Kennzeichen eindeutig sind, sind die inneren Kennzeichen spärlich. Die Leidenstendenz des Köpers spiegelt sich auf der Haut wieder; das Mittel bringt die körperlichen Leiden an die Oberfläche, und folglich ist der *Mezereum*-Patient in einem einigermaßen guten gesundheitlichen Zustand, wenn die Hautausschläge ausbrechen. Sowie sie unterdrückt werden, kommen allerdings die katarrhalischen Beschwerden, die Knochenkrankheiten, die nervösen Beschwerden, die seltsamen Gemütssymptome, Verstopfung, Rheumatismus und die Gelenksymptome zum Vorschein; der Patient wird zu einem seelischen Wrack.
Religiöse oder finanzielle Melancholie; Melancholie im Zusammenhang mit der beruflichen Situation des Patienten; Gleichgültigkeit gegenüber jedermann und allem; Gereiztheit; das Denken fällt schwer, das Gedächtnis ist schwach; geistesabwesend; findet keine Ruhe, wenn er allein ist, und hat trotzdem eine Abneigung gegen Gespräche. Wahnsinn mit Melancholie, Traurigkeit, eine Vergangenheit mit Hautausschlägen die nur so nach *Mezereum* schreit.

Kopf
Heftige Kopfschmerzen und Hirnerkrankungen; die Schmerzen scheinen den Patienten zu zerreißen; bohrende Schmerzen, der Kopf schmerzt bei Berührung; syphilitische Beschwerden des Gehirns; Kopfschmerzen durch die Seiten des Kopfes hindurch, als wenn sie in den Schädelknochen sitzen würden; es fühlt

sich an, als würde der Kopf zerquetscht (sehr große Ähnlichkeit zu *Mercurius* und *Kalium iodatum*). Kopfschmerzen breiten sich von der Nasenwurzel bis zur Stirn aus (*Mercurius* und *Hepar sulfuris*). Die Kopfschmerzen verursachen Ohnmachtsanfälle (*Hepar sulfuris*). Schmerzen in den Schädelknochen, die durch Berührung verschlimmert werden; die Knochen fühlen sich an wie aufgekratzt.
Das Haar ist verfilzt. „Der Kopf ist bedeckt mit dicken, lederartigen Krusten, unter denen sich dicker, weißer Eiter hier und dort sammelt, die Haare kleben zusammen. Krusten auf dem Kopf sehen kalkig aus und breiten sich bis zu den Augenbrauen und bis zum Nacken aus. Erhabene, weiße, kreideartige Krusten mit unterliegendem Eiter, Ungeziefer ausbrütend."

Rücken und Extremitäten
Neuralgien, Ischiasbeschwerden, Schmerzen in der Wirbelsäule, im Plexus brachialis und den Arm hinunter; Neuralgien im Gesicht; alle als Folge unterdrückter Hautausschläge.

Modalitäten
Der *Mezereum*-Patient ist empfindlich gegen warme Luft die Haut und die Hautausschläge betreffend, aber äußerst empfindlich gegen feuchtes oder kaltes Wetter im Bezug auf seine Neuralgien. Nachdem sich die Hautausschläge innerlich manifestiert haben, fängt der Patient an zu frösteln und ist empfindlich gegen Wetterwechsel. Es geht ihm bei stürmischem Wetter schlechter; schlechter nach dem Baden, weil ihm kalt wird und seine inneren Beschwerden sich dadurch verschlimmern. Die Hautausschläge verschlimmern sich nach dem Waschen. Wenn die Ausschläge noch nicht herausgekommen sind, ist die Haut heiß und der Patient möchte seine Haut kühlen; er fühlt sich besser durch kaltes Wasser auf der Haut; die Haut ist zu diesem Zeitpunkt nur leicht gerötet. Der Juckreiz wird durch das Baden in warmem Wasser verschlimmert.

Mund und Zähne
Geschwürbildung an den Zahnwurzeln; Skrofulöser Zustand des Zahnfleisches, welches blutet und sich zurückbildet; die Zähne verfaulen plötzlich.

Gesicht
Das Gesicht sieht krank aus, voller Geschwüre, alter Narben, Furunkel, etc. Das anämische Gesicht kann sich bisweilen erröten, aber normalerweise ist es blass, grau und wächsern, eine Kachexie ausdrückend, wie sie bei Knochenkrankheiten vorkommt.

Magen
Gefühl von Flauheit, Angst, Besorgnis, Ohnmachtsgefühl im Magen, als würde etwas passieren; jedes Erschrecken, jeder Schmerz und das Hören von schlechten Nachrichten verursachen das Besorgtheitsgefühl, den Hunger, die Ohnmacht und Schwäche in der Magenmitte. Sie treten auf, wenn es an der Tür klingelt, wenn der Patient den Briefträger erwartet und dieser dann klingelt, bei der Ankunft eines Freundes oder bei dessen Abfahrt; wenn er jemandem vorgestellt

wird. Dann spürt er die Erregung in seinem Magen aufsteigen, die „Angst im Magen“. *Calcium, Kalium carbonicum* und *Phosphorus* haben dieses Symptom mit *Mezereum* gemeinsam. Diese „Solar-Plexus“-Persönlichkeiten haben oftmals eine rissige Zunge und sind schwer zu heilen.
Verschlimmerung durch Bettwärme (daher mit *Mercurius* und Syphilis verwandt). Neuralgien verschlimmern sich im Bett und während der Nacht, werden durch Wärmeanwendungen gebessert, aber verschlimmern sich anschließend wieder; besser an der freien Luft.

Extremitäten
Entzündlicher Rheumatismus, schlimmer durch Bettwärme und während der Nacht; schlimmer durch Berührung; die Schmerzen ziehen von oben nach unten in die Knochen; berstendes Gefühl in den Knochen. Sie fühlen sich vergrößert an; ziehende Schmerzen in der Knochenhaut, Nekrosen, Karies, Fistelöffnungen sondern Knochenpartikel ab und große Geschwüre sind von Pusteln umgeben.

Millefolium achillea — Mill.
Achillea millefolium; Schafgabe. *Asteraceae/Compositae.*

Allgemeines
Millefolium ist ein sehr nützliches Mittel bei Krampfadern; besonders die Kapillaren sind erweitert und schwammig. Die Venen platzen leicht, wenn sie gestaut sind. Wunden bluten leicht und viel. Das Mittel hat einen Bezug zu Apoplex. Ekchymosen der Haut und der Augen. *Millefolium* hat ebenfalls einen Bezug zu lokalen Kongestionen. Blutungen aus verschiedenen Körperteilen, aus Wunden, aus Geschwüren. *Atonie der Blutgefäße.* Blutungen aus der Lunge, dem Magen, dem Rektum, der Nase und nach Zahnextraktionen. Das Blut ist gewöhnlich hellrot. Krampfadern an den Extremitäten während der Schwangerschaft, wenn diese *schmerzhaft* ist. Blutungen aus bösartigen Geschwüren. Nach einer Operation sickert hellrotes Blut aus den Wundrändern, obwohl die Wunde gut verschlossen wurde. Allgemeine Blutungsneigung. Diese Merkmale werden häufig mit Herzbeschwerden in Verbindung gebracht. Wenn es eine Krankheitsgeschichte mit Blutungsneigung gibt, sollte vor einem chirurgischen Eingriff *Millefolium* verordnet werden (*Lachesis*).

Kopf
Heftige Kongestionen nach Blutungen. Keine Heilungstendenz des vaskulären Gewebes. Hyperämie des Gehirns und ein rotes Gesicht. Völlegefühl und Hitze im Kopf, aber kein Fieber. Heftiger Blutandrang von der Brust zum Kopf wie eine Brandung. Heftige Kopfschmerzen. Dumpfe Schmerzen im Hinterkopf. Bücken verschlimmert die Kopfschmerzen.

Augen
Blutunterlaufene Augen. Stechende Schmerzen in den Augen und der Nasenwurzel. Die Augen sind rot und verstopft. Nebliges Sichtfeld.

Ohren
Geräusche im linken Ohr erschrecken sie; später hat sie beim Lachen das Gefühl, kalte Luft ziehe durch ihre Ohren. Gefühl, als seien die Ohren verstopft. Stechende Schmerzen im Ohr. Ohrenschmerzen.

Nase
NASENBLUTEN, mit Blutandrang zum Kopf und in die Brust.

Gesicht
Rotes Gesicht, ohne Gefühl innerer Hitze. Venös gestautes Gesicht. Hitzegefühl im Gesicht.

Mund und Zähne
Zahnschmerzen durch heiße Speisen und Getränke. Ein zu Blutungen neigender Patient sollte vor einer Zahnextraktion *Millefolium* oder *Lachesis* verabreicht bekommen.

Hals
Der Hals ist rot, ulzeriert und blutet leicht.

Magen
Hungergefühl am Morgen. Brennen im Magen, schlimmer durch Bücken. Brennen im Magen und Abdomen, welches sich bis zur Brust ausweitet. Blutiges Erbrechen.

Abdomen
Das Abdomen ist durch Blähungen aufgedunsen. Blutungen aus Darm und Rektum. Innerliche Blutungen nach schwerem Heben und durch Verletzungen. Lang anhaltende Blutungen. Blutende Hämorrhoiden. Blutige Analkondylome.

Harnwege und Urin
Der Urin ist blutig und koaguliert nach einigem Stehen. Schmerzen in den Nieren, gefolgt von blutigem Urin. Dieser Zustand hält lange an. Harninkontinenz.

Männliche Geschlechtsorgane
Ausbleibender Samenerguss beim Beischlaf. Blutungen aus der Blase und aus der Harnröhre. Blutende Wunden.

Weibliche Geschlechtsorgane
Starke Menstruation, lang anhaltend, mit Krämpfen im Uterus und Abdomen. Uterusblutungen nach leichten Anstrengungen und nach Fehlgeburten, oder während der Entbindung; kontinuierlich fließendes hellrotes Blut. Unterschenkelvarizen ulzerieren und bluten bei Schwangeren. Nach einer Entbindung hartnäckige, lang anhaltende Blutungen. Eine Frau, die zu Blutungen neigt, sollte vor der Entbindung eine Dosis *Millefolium* erhalten. Unterdrückte Lochien. Keine Milch in den Brüsten. Entzündungen des Uterus nach einer Uterusblutung.

Brust und Herz/Atemwege

Brustbeengung; Herzklopfen; *Blutwallungen* von der Brust zum Kopf. Blutungen aus der Lunge. Blutstau in der Lunge, gefolgt von Lungenblutungen. Blutungen in der Lunge durch unterdrückte Menstruation. Blutauswurf jeden Tag um 16 Uhr. Lungenblutungen bei Schwindsüchigen. Blutungen in der Lunge nach körperlicher Anstrengung. Ein Mann, der von einem Wagen gefallen war, musste viele Wochen lang ständig Blut husten und wurde durch *Millefolium* in hoher Potenz geheilt. Blutandrang in der Herzgegend.

Moschus **Mosch.**

Duftstoff-Sekret des Moschushirsches. *Mammalia; Moschidae.*

Allgemeines

Moschus heilt viele hysterische Mädchen, die herangewachsen sind, ohne jemals gelernt zu haben, was Gehorsamkeit bedeutet.

Gemüt

Sie sind eigensinnig, halsstarrig und egoistisch. Wenn sie vom Säuglings- bis zum Erwachsenenalter immer wieder bestärkt worden sind, Schlauheit und Gerissenheit einzusetzen, damit ihren Launen nachgegeben wird, werden sie zu möglichen Kandidatinnen für *Moschus*, *Asa foetida, Ignatia* und *Valeriana.* Sie leiden nicht nur unter einer großen Zahl realer und eingebildeter Symptome, sondern sie werden auch wahre Meisterinnen im Entwickeln kaleidoskopischer, komplexer Symptome, die an Quantität und Intensität zunehmen, bis ihre Wünsche erfüllt worden sind. Der Betrachter, sei es die Krankenschwester oder der Arzt oder die verwirrte Mutter, sind so überfordert und entsetzt, dass sie sich schließlich zurückziehen. Wie sehr diese Mädchen auch vorgeben, ehrlich und wahrheitsgetreu zu sein, ihre geschilderten Gefühle sind unzuverlässig. Sie haben ihre Gefühle und Einbildungen so lange benutzt, dass ein ehrliches Bemühen, eine wahrheitsgemäße Aussage zu treffen, nunmehr erfolglos bleibt. Die sprunghaftesten und unerwartetsten neurotischen Phänomene kommen ständig zum Vorschein. Der Arzt kann diese Fälle nicht durch Erfahrungswerte beurteilen und sagen, was normal ist und was nicht. Er ist gezwungen, auf ein Wort zurückzugreifen, welches viele dieser Manifestationen abdeckt, nämlich „Hysterie“. *Moschus* ist oft bei solchen Konstitutionen angezeigt und heilt diese krankhaften Erscheinungen, wenn die charakteristischen Symptome zutreffen. Erkrankt eines dieser Mädchen an einer Erkältung, werden die geschilderten Symptome zahlreiche eingebildete Empfindungen enthalten. Der Globus hystericus ist gewöhnlich vorhanden, eine Überempfindlichkeit der Haut, Muskelzuckungen, Schlaflosigkeit, Herzklopfen, Erregung, Ohnmachtsneigung und Zittern. „Schreckliche“ Schmerzen am ganzen Körper, Blutandrang zum Kopf, Krämpfe in den Händen und Füßen, Konvulsionen des ganzen Körpers. Es ist im Allgemeinen nicht bekannt, dass krankhafte Empfindungen und Funktionen dem Gemütszustand des Individuums entsprechen. Wenn die Funktionen und Gewebssymptome hysterisch oder wandernd sind, so spiegelt dies auch den Gemütszustand wider.

Wenn das eigentümliche *Moschus*-Symptom sich im Gesicht zeigt, also z.B. eine Wange rot und kalt ist, die andere aber blass und heiß ist, dann zeigt sich sicherlich auch eine hysterische Veränderung im Gemüt der Patientin. Oftmals ist es möglich, eine krankhafte Veränderung des Gemütes zu vermuten, wenn man die krankhaften Empfindungen und Funktionen kennt. Es gibt eine Art Ordnung bei allen krankhaften Veränderungen des Patienten. Empfindlichkeit gegen Kälte und Beschwerden durch Verkühlung. Zusätzlich zu den zahlreichen hysterischen Gemütssymptomen zeigt die Patientin oftmals heftige Wutanfälle mit Tobsuchtsanfällen und Schimpfen, bis sie im Gesicht blau anläuft und ohnmächtig wird. Große Angst vor dem Tod, sie spricht nur noch über den Tod, obwohl sie keine ernsteren Beschwerden hat. Qualvolles Leiden und Herzklopfen. Verdrießlichkeit und Streitsucht. In ständiger Eile, lässt sie Gegenstände aus ihren Händen fallen. Törichte Gesten und Klagen über Schmerzen. Besorgnis, Zittern und Herzklopfen. Furcht, sich hinzulegen, aus Angst, sie könnte sterben.
Gefühl als ob sie aus einer Höhe fallen würde, oder als ob man sie schnell im Kreis drehen würde.

Kopf und Schwindel
Schwindel beim Bewegen des Kopfes oder der Augenlider, besser an der frischen Luft, begleitet von Übelkeit, Erbrechen und Ohnmacht.
Die Kopfschmerzen werden durch Wärme sowie an der frischen Luft gelindert. Spannung im Hinterkopf und Nacken. Schmerzen im Kopf mit einem Kältegefühl. Drückende, betäubende Kopfschmerzen, hauptsächlich in der Stirn, mit Übelkeit, schlimmer bei Bewegung, besser an der frischen Luft. Hysterische Kopfschmerzen mit reichlich farblosem Urin. Einschnürungsgefühl wie von einem Band. Starke Schmerzen, als ob sich ein Nagel im Kopf befände, schlimmer im Zimmer, besser an der frischen Luft.

Augen
Die Augen starren. Plötzliche Blindheit oder getrübte Sicht, kommt und geht. Die Augen sind aufwärts gedreht, fixiert und glänzen.

Ohren
Rauschen in den Ohren wie von Wind, oder Flattern wie die Flügel eines Vogels. Explosionsgeräusche in den Ohren, wie ein Kanonenschuss, mit einigen Tropfen Blut. Nervöse Taubheit bei Anfällen, oder nach einem Wutanfall.

Nase
Nasenbluten und Geruchstäuschungen.

Gesicht
Eine Wange ist rot und kalt, die andere blass und heiß. Hitzegefühl im blassen Gesicht und trübe Sicht. Spannungsgefühl im Gesicht. Blasses Gesicht mit Schweiß. Erdfahles Gesicht. Bewegung des Unterkiefers, als kaue der Patient etwas.

Mund/Hals
Mund und Hals sind trocken und heiß; bitterer, fauliger Geschmack, großer Durst; besonders bei hysterischen Zuständen.

Magen
Starkes Verlangen nach Bier oder Branntwein. Abneigung gegen Speisen. Wenn sie Speisen ansieht, wird ihr übel. Erbrechen. Magendrücken, brennende Schmerzen und Auftreibung des Magens. Ohnmachtsanfälle während der Mahlzeiten. Sodbrennen. Nervöser Schluckauf. Übelkeit beim Denken an Essen. Gefühl, als würde der Nabel eingezogen (*Plumbum*). Anhaltendes Erbrechen von Essen. Völlegefühl im Magen nach dem Essen. Erbrechen von Blut. Der Magen ist schnell verdorben.

Abdomen
Tympanitische Aufblähung des Abdomens mit stechenden Schmerzen. Keine Blähungen, und doch Auftreibung des Abdomens. Krampfartige Schmerzen.

Rektum und Stuhl
Unwillkürlicher Stuhlabgang im Schlaf. Reichlicher, wässriger Stuhlgang in der Nacht. Stechen im Anus bis zur Blase.

Urin
Reichlicher farbloser, wässriger Urin. Der Nachtharn ist übelriechend und voller Schleim.

Männliche Geschlechtsorgane
Heftiger sexuelle Erregung beim Mann. Samenabgang ohne Erektionen.

Weibliche Geschlechtsorgane
Heftiges sexuelles Verlangen bei der Frau. Die Menstruation setzt zu früh und zu stark ein, mit ziehenden Schmerzen; kribbelndes Gefühl an den Genitalien und Ohnmacht. Herabdrängendes Gefühl.
Launenhafte Nervosität während der Schwangerschaft.

Hals
Laryngospasmus bei eigensinnigen Mädchen, wenn sie nicht ihren Willen bekommen. Zusammenschnürungsgefühl des Kehlkopfes wie von Schwefeldampf. Kehlkopfkrämpfe bei Kälte. Krampfartige Kruppanfälle bei nervösen Kindern nach Bestrafung.

Atemwege
Atemnot und Beklemmungen in der Brust und im Herzen. Krampfartiges Asthma bei extrem nervösen Frauen und Kindern.
Zusammenschnürung der Brust. Krämpfe in der Brust und im Zwerchfell; das Gesicht verfärbt sich blau und Schaum läuft aus dem Mund, sobald dem Patienten kalt wird. Lungenlähmung, Rasseln, der Patient kann nicht abhusten; Ohnmacht.

Brust und Herz
Herzklopfen bei hysterischen Mädchen. Herzklopfen, Beklemmungsgefühl in der Brust, Ohnmacht, Erregung mit reichlich farblosem Urin. Das Herz scheint zu zittern, wenn der Puls normal ist.

Extremitäten
Schmerzen in den Gliedern. Ruhelosigkeit in den Beinen, das Schienbein fühlt sich kalt an. Eine Hand ist heiß und blass, die andere kalt und rot.

Fieber und Schweiß
Hitzegefühl am Abend im Bett, aber nur auf der rechten Seite; möchte sich aufdecken. Schweiß riecht am Morgen wie *Moschus*.

Haut
Kalte Haut, Zittern, Ohnmacht und Herzklopfen.

Muriaticum acidum **Mur-ac.**

Salzsäure. *HCl.*

Allgemeines
Wenn man eine maligne Form von Wechselfieber mit extremer Erschöpfung zu behandeln hat, drängen sich *Arsenicum*, *Muriaticum acidum* und *Phosphoricum acidum* in unsere Überlegungen. Bei *Arsenicum* sehen wir die Ruhelosigkeit, die mit Ängstlichkeit einhergeht; bei *Phosphoricum acidum* eine geistige Schwäche, gefolgt von muskulöser Schwäche, und bei *Muriaticum acidum* zuerst die muskulöse Schwäche und eine Vorgeschichte mit Ruhelosigkeit, wobei der Geist länger als erwartet gesund bleibt. *Muriaticum acidum* prägt sich dem Gedächtnis sehr gut ein aufgrund seiner großen Muskelschwäche, dem herunterhängenden Unterkiefer, dem im Bett hinunter gleitenden Patienten und dem kurz darauf einsetzenden unwillkürlichen Stuhl- und Harnabgang. Man sollte diesen Zustand lähmungsartige Schwäche nennen. Nach kurzer Zeit ist die Zunge gelähmt, ebenso der Sphinkter der Blase und des Rektums. Es scheint, als passe *Muriaticum acidum* ausgesprochen gut zu den schlimmsten Fieberinfekten, wenn die oben genannten Symptome vorhanden sind. Der Patient wird letztendlich bewusstlos.

Geist und Gemüt
Es besteht eine Ruhelosigkeit, nicht vergleichbar mit *Arsenicum* oder *Rhus toxicodendron*. Der Patient weigert sich zu sprechen, weil es ihn zu sehr aufregt. *Phosphoricum acidum* antwortet langsam auf Fragen, weil es erschöpfend für ihn ist und es dem Patienten unmöglich macht, nachzudenken.

Kopf und Schwindel
Der Schwindel tritt bei Bewegung der Augen und beim Liegen auf der *rechten Seite* auf. Dieser Schwindel kann manchmal mit einer Lebererkrankung in Verbindung gebracht werden. Ein kräftiger, vollblütiger, gelbsüchtiger Mann

um die 40 Jahre litt sehr unter Leberschmerzen, begleitet von einem starken Wundheitsgefühl. Er fühlte sich nur wohl, wenn er auf der linken Seite lag; wenn er sich auf den Rücken oder auf die rechte Seite drehte, entstand ein beängstigender Schwindel und er brach in Schweiß aus, er musste sich wieder auf die linke Seite legen. *Muriaticum acidum* konnte dieses Leberproblem vollständig heilen, obwohl es als eine sehr ernste Krankheit angesehen wurde.
Die Kopfschmerzen verschlimmern sich bei Bewegung der Augen und beim Aufstehen aus dem Bett, aber bessern sich durch langsames Gehen. Kopfschmerzen im Hinterkopf mit verschwommener Sicht, verschlimmert durch angestrengtes Sehen. Schweregefühl im Hinterkopf. Taubheit in der Stirn. Wundheitsgefühl im Hinterkopf. Gefühl, als stünden die Haare ab. Hitzegefühl am Scheitel.

Augen
Senkrechte Hemianopsie. Die Augensymptome bessern sich im Dunkeln.
Stechende Schmerzen. Brennen, von links nach rechts sich ausweitend, Besserung durch Waschen. Jucken der Augen.

Ohren
Überempfindliches Gehör; laute Knackgeräusche in der Nacht. Das Geräusch von Stimmen ist unerträglich. Summen in den Ohren.

Nase
Die Nase ist verstopft. Nasenbluten bei Keuchhusten, bei Fieberinfektionen, Diphtherie und Scharlach. Dunkles übelriechendes Blut aus der Nase.

Mund und Zähne
Der Unterkiefer hängt bei typhösem Fieber herab. Die Lippenränder sind trocken, wund und eingerissen. Brennen der Lippen.
Mund und Zunge sind weiß belegt.
Sordes auf den Zähnen. Das Zahnfleisch ist geschwollen und blutet. Die Zähne lockern sich. Trockene Zunge, schwer, steif und wie gelähmt. Trockener Mund. Geschwüre im Mund und auf der Zunge. Rote Zunge. Die Zunge ist bläulich. Die Schleimhäute der Lippen sind entzündet. Entzündeter Mund bei Säuglingen. Der Mund ist übersät mit Geschwüren. Tiefe Geschwüre mit schwarzem Grund.

Hals
Heftige Halsentzündungen. Trockenheit im Hals. Dunkelroter Hals mit Geschwüren. Gräulich weiße Beläge. Weiße Beläge ähnlich wie bei Diphtherie. Gangränöse Wundheit im Hals. Ausräuspern von übel riechendem Schleim. Diphtherie mit großer Erschöpfung.

Magen
Viel Durst. Durst während Frost und kein Durst bei Fieber. Abneigung gegen Fleisch. Verlangen nach Stimulanzien. Bitteres und fauliges Aufstoßen. Krämpfe in der Speiseröhre. Saures Erbrechen. Unwillkürliches Schlucken. Leeregefühl im Magen, welches durch Essen nicht gebessert wird. Leeregefühl im Magen

und Abdomen ohne Verlangen nach Essen. Leeregefühl im Magen ab 10 Uhr bis zum Abend. Leeregefühl im Magen am Morgen nach dem normalen Stuhlgang. Verdauungsstörungen; Ohnmacht; Verstopfung; Verwirrung; Müdigkeit nach dem Essen.

Abdomen

Drücken in der Leber. Wundheit und vergrößerte Leber. Völlegefühl und Magenknurren.

Rektum und Stuhl

Wässrige Stühle, unwillkürlicher Abgang beim Urinieren. Der Stuhl geht ab, ohne dass es bemerkt wird. Dunkler, brauner Stuhl *mit Blut*. Viele Blähungen begleiten den Stuhl. Stuhldrang wird durch Bewegung verschlimmert. Ruhr mit fauligem Blut und Schleim. Darmblutungen mit dunklem, flüssigem Blut. Anusprolaps beim Urinieren. Stuhldrang während des Urinierens. Auffallende Erschlaffung und Jucken des Anus.

Große, dunkle, purpurne Hämorrhoiden, äußerst *berührungsempfindlich*. Entzündete Hämorrhoiden, heiß und pulsierend; der Patient muss mit den Beinen weit auseinander liegen. *Blutende Hämorrhoiden*. Brennen und Schneiden während des Stuhlganges. Brennen nach dem Stuhlgang, Linderung durch warme Anwendungen, Verschlimmerung durch Baden im kalten Wasser. Abschürfungen und Fissuren im Anus.

Harnwege

Schwacher Harnstrahl. Der Patient muss lange warten, bis der Urin läuft und so stark pressen, dass der Anus hervortritt. Dies passt zu der allgemeinen lähmenden Muskelschwäche im Körper. Unwillkürlicher Harn- und Stuhlabgang bei typhösen Fiebern. Brennen und Schneiden in der Harnröhre während des Urinierens mit nachfolgendem Tenesmus.

Männliche Geschlechtsorgane

Impotenz; schwache Libido. Blutige, wässrige Absonderungen aus der Harnröhre. Bläuliches Skrotum. Das Jucken des Skrotums wird durch Kratzen nicht gelindert. Wunde Vorhautränder.

Weibliche Geschlechtsorgane

Druck in den Genitalien, als wenn die Menstruation einsetzen würde. Menses zu früh und zu stark. Geschwüre an den Genitalien mit fauligen Absonderungen. Die Patientin kann im Genitalbereich nicht die geringste Berührung ertragen, noch nicht einmal die eines Bettlakens. Leukorrhö mit Rückenschmerzen. Kindbettfieber mit starker Schwäche, hängendem Unterkiefer, Herabgleiten im Bett und unterdrückten Lochien. Stuhl und Urin riechen faulig und gehen unwillkürlich ab.

Atemwege und Brust

Kurzatmigkeit mit Rasselgeräuschen nach dem Trinken. Das Atmen scheint aus dem Magen zu kommen. Brustbeklemmung.

Herz
Langsamer und schwacher Puls, unterbricht nach jedem dritten Schlag.

Rücken und Extremitäten
Drückende Schmerzen im Rücken. Drücken, Ziehen, Müdigkeitsgefühl in der Lumbalregion. Brennen in der Wirbelsäule.
Schwere der Arme. Taubheit und Kältegefühl in den Fingern während der Nacht. Die Haut der unteren Extremitäten ist dunkel verfärbt. Faulige Unterschenkelgeschwüre, mit brennenden Rändern. Schwellung der rechten Achillessehne. Die Füße sind kalt und blau. Brennende Hand- und Fußflächen. Schwellung und Brennen der Fußspitzen. Ziehen in den Gliedern, gelindert durch Bewegung. Schmerzen in den Gliedern bei Wechselfieber.

Fieber und Schweiß
Abendliches Fieber mit Frost, mit oder ohne Schweiß. Frost vermischt mit Fieber. Das Mittelbild von *Muriaticum acidum* kann man sehr gut bei Typhus und Gelbfieber erkennen. Schweiß während des ersten Schlafes. Die Symptome verschlimmern sich durch Schwitzen.

Naja tripudians **Naja**
Naja naja; Indische Kobra, Brillenschlange, Kobragift. *Reptilia; Elapidae.*

Allgemeines
Der Gebrauch von *Naja* erstreckt sich mittlerweile weit über seine Prüfung hinaus. Es gibt so viele Mittel der Schlangenfamilie, die gemeinsame Symptome aufweisen, dass viele *Naja*-Symptome einfach nur angenommen wurden – und zwar zu Recht. Viele Charakteristika laufen durch diese Mittel, und doch hat jedes Mittel seinen eigenen Wirkungskreis. Alle zusammen decken sie ein großes Wirkungsspektrum ab.
Mure aus Brasilien war der Meinung, dass die Schlangenfamilie Heilkräfte für ganze Nationen in sich vereinigt.
Im Mineralreich kann man sein Mittel finden, wenn man krank ist. Das Gleiche gilt für das Pflanzen- und Tierreich. Es ist durchaus möglich, dass die Gifte der Schlange alles beinhalten, was für die Heilung der Menschen nötig ist. Erweitert man dies auf das ganze Tierreich, so verhält es sich höchstwahrscheinlich tatsächlich so. Es scheint, dass alles, was in einem Reich existiert, genauso auch in einem anderen Reich existiert. Das niedrigste Reich ist das Mineralreich, danach folgt das Pflanzenreich und zuletzt das Tierreich. Wenn wir ein vollkommenes Wissen über jedes einzelne Reich hätten, könnten wir wahrscheinlich sämtliche Heilungsindikationen abdecken. Aber wir haben nur das Wissen einiger Mittel aus jedem Reich.
Ein anderer Gedanke ist der, dass in jedem Gebiet des Pflanzenreiches alles Nötige für die Heilung zur Verfügung stellt. Wenn wir mit allen pflanzlichen Gewächsen vertraut wären, wie viel größer wäre unser Wissen im Vergleich zu heute!
Es ist höchst wahrscheinlich, dass kranke Menschen eine Energie absondern, die die Pflanzen aufnehmen. Das Übel, welches von den Menschen ausgeht, könnte

vom Pflanzenreich absorbiert werden. Pflanzen passen sich den Menschen in der Region, in der sie wachsen, an. In zweitausend Jahren mag es nötig sein, einige Arten in ihrem Wachstum zu kontrollieren. Die Absorption dieser Übel könnte sie in verschiedene Arten spalten, und indem sie weiter wachsen und jede einzelne Pflanze das menschliche Übel absorbiert, werden sie sich immer weiter in unterschiedlicher Weise entwickeln. All dies begünstigt die Evolution und erklärt sie auch.
Es ist sehr wichtig, die Symptome von *Naja* mit denen der anderen Schlangen zu vergleichen. Der Patient fühlt sich durch die Enge eines Kragens gestört, < nach dem Schlaf. Es besteht eine Erschöpfung und ein Zittern, ein Muskelzittern. Die Richtung geht wie bei *Lachesis* von links nach rechts, d.h. die Ovarialschmerzen, die Diphtherie, die Gelenkbeschwerden, alle ziehen von links nach rechts. *Naja* geht es wie *Lachesis* < bei feuchtem Wetter. Auf entzündeten Oberflächen bilden sich gräuliche Exsudate. Dieses Symptom ist allerdings nicht so charakteristisch wie bei *Lachesis* und *Crotalus.* Es besteht nur eine ansatzweise Sepsis bei *Naja*, aber eine sehr intensive bei *Lachesis* und eine äußerst ausgeprägte bei *Crotalus.* *Naja* hat keine Neigung zu Blutungen wie *Lachesis* oder *Crotalus.*

Herz

Im Mittelbild von *Naja* finden wir Muskelzittern, rheumatische Diathese und eine Neigung aller Beschwerden, sich im Herzen festzusetzen. *Naja* wird bei Herzklappenbeschwerden verwendet sowie bei jungen Menschen, die mit Herzklappenfehlern aufwachsen. Alle Beschwerden setzen sich im Herzen fest. Hier muss man an *Naja* denken, denn *Naja* konnte diese Beschwerden oft heilen. Wenn allerdings die Herzklappenbeschwerden angeboren sind, kann auch *Naja* nicht heilen; sind sie nicht angeboren, bedeutet dies, dass alle Beschwerden sich auf das Herz konzentriert haben. Alle Symptome setzen sich im Herzen fest; *Naja* hat genau dieses Mittelbild. Bei Schuljungen und Schulmädchen mit diesen Herzklappenfehlern, aber ohne andere Symptome, ist *Naja* das Mittel der Wahl, und es sollte verschrieben werden, wenn es keine anderen spezifischen Symptome gibt.
Naja hat mehr nervöse, *Lachesis* mehr septische Symptome. *Naja* ist gekennzeichnet von Erregungszuständen ohne Sepsis, *Lachesis* hat Nervosität mit einer Neigung zu Blutungen und Sepsis; schwarzes Blut, wie verkohltes Stroh; dunkles, geronnenes Blut.
Naja hat ein Aufwärtsströmen des Blutes, wie *Lachesis* – ein sehr schmerzhaftes Symptom. Es besteht eine ausgesprochene Atemnot, kardialen und anderen Ursprungs. Stauungen in der Brust; starkes rohes, wie wundes Gefühl im Kehlkopf und in der Luftröhre, die gesamten Atemwege sind roh, wie wund und abgeschürft.

Nase

Das Mittelbild zeigt viel Niesen mit wässrigem Fließschnupfen; Unfähigkeit, sich abends hinzulegen; Trockenheit der Nase, Heuschnupfen. Der Patient leidet im August an Anfällen von Atemnot.

Brust

Die ganze Brust ist in einem Zustand der Kongestion; Leeregefühl in der linken Brustseite; schwacher Puls oder unterbrochener Puls. Mit all diesen Brustbeschwerden geht eine Unfähigkeit einher, auf der linken Seite zu liegen. Taubheit des linken Armes.

Atemwege und Husten

Dyspnö; schafft der Patient es, einzuschlafen, so wacht er durch einen Erstikkungsanfall auf, keuchend und nach Luft schnappend, oder er fährt aus dem Schlaf hoch, wie aus einem Traum. Bei den meisten Beschwerden besteht eine Unfähigkeit, auf der linken Seite zu liegen.
Trockener, hackender Husten mit Schweiß auf den Handflächen kann durch *Naja* geheilt werden. Diese Fälle von Herzbeschwerden werden oft von trockenem Reizhusten begleitet, einem Husten, der durch die geringste Anstrengung ausgelöst wird. Es ist weder ein katarrhalischer noch ein tuberkulöser Zustand. Das Herz schlägt langsam und ist zu keiner Leistung fähig, der Husten setzt bei Anstrengung ein. *Cactus* hat ebenfalls diesen kardialen Husten.

Extremitäten

Die Extremitäten sind kalt und blau, der Kopf ist heiß. Die Kopfsymptome < in einem warmen Raum; der Kopf fühlt sich warm und fiebrig an, und doch werden die Füße und Glieder nicht warm. Reichlicher Schweiß an den Händen und Füßen, lässt Handschuhe und Schuhe schnell verkommen; aber der Schweiß ist nicht übel riechend. Hände und Füße fühlen sich geschwollen und aufgebläht an, was wie zu erwarten ist auf eine schwache venöse Zirkulation hindeutet.

Gemüt

Natürlich könnte man erwarten, dass dieser Patient sehr gefühlsbetont und erregbar ist, was auch der Fall ist. Es besteht eine suizidale Tendenz.

Kopf

Die Kopfschmerzen sind unbestimmbar; von einem kongestiven Charakter, besonders im Hinterkopf. Die Kopfschmerzen werden von einem schnellen und nervösen Puls begleitet.

Schlaf

Tiefer Schlaf, wie bei allen Schlangenmitteln. Ein tiefer Schlaf mit stertoröser Atmung.

Modalitäten

Die Patientin wacht jeden Morgen mit Kopfschmerzen auf. Es ist typisch für *Naja*-Kopfschmerzen, dass sie am Morgen auftreten und mit körperlicher Betätigung nachlassen. Alle anderen Beschwerden werden < durch körperliche Anstrengung. Die Gemütssymptome werden < durch geistige Anstrengung.

Hals

Folgende Symptome treten im Zusammenhang mit Heuschnupfen auf: Das raue, wunde Gefühl im Hals und Kehlkopf sowie schreckliche Halsschmerzen, die sich bis zum Kehlkopf erstrecken und durch Schlucken nicht gelindert werden. Den Patienten befällt ein Umklammerungs- und Erstickungsgefühl, ähnlich wie bei Lachesis. Der *Lachesis*-Zustand beschreibt eher ein Kloßgefühl im Hals.

Atemwege

Der *Naja*-Patient neigt zu schweren Bronchitis-Attacken. Ein raues, wundes Gefühl zwischen Kehlkopf und Luftröhre, < nach dem Husten.
Naja ist ein wunderbares Mittel für Asthma, besonders für kardiales Asthma. Das Atmen fällt so schwer, dass der Patient nicht liegen bleiben kann.

Herz

Naja ist außerdem nützlich bei chronischem nervösem Herzklopfen; Herzklopfen nach jeder Art von körperlicher Anstrengung. Chronisches nervöses Herzklopfen, welches Sprechen aufgrund des Zusammenschnürungsgefühls unmöglich macht.
Es besteht ein fortwährender dumpfer Schmerz im Rücken zwischen den Schultern, einhergehend mit kardialen Beschwerden. Manchmal gibt es nur sehr wenig, was auf *Naja* hinweisen könnte, ausgenommen die Herzbeschwerden und Schmerzen; der Patient ist dabei so müde, dass er nur noch liegen oder sich anlehnen möchte, um seinen Rücken zu entlasten.
Das Herzklopfen ist < durch Liegen auf der linken Seite, < durch Gehen.
Naja ist das hilfreichste Mittel, welches uns für kardiale Zustände mit wenigen Symptomen zur Verfügung steht. Tatsächlich ruft *Naja* gerade in dieser Körpergegend die typischen Symptome hervor.

Natrium arsenicosum **Nat-ar.**

Natrium arsenicicium; Natriumarsenat. *$HNaAsO_4$*

Allgemeines

Die Symptome von *Natrium arsenicosum* treten während des *Tages* auf, am MORGEN, am *Vormittag*, am *Abend* und in der *Nacht,* nach MITTERNACHT. Die Symptome verschlechtern sich in kalter Luft, bessern sich aber in warmer Luft; die Gemütssymptome bessern sich im Freien, aber verschlechtern sich im Allgemeinen durch Kälte; in kalter Luft; bei *Wetterwechsel zu kaltem Wetter*, bei kaltem, feuchtem Wetter. Der Patient erkältet sich leicht. Die Symptome verschlechtern sich beim Treppensteigen. Anämie und Schwäche, sowie Ödeme in den Gliedern. Die Beschwerden sind nach dem Essen schlimmer. Der Körper magert ab. Die Symptome werden durch KÖRPERLICHE ANSTRENGUNG ausgelöst. Verschlimmerung durch Butter, kalte Getränke, kalte Speisen, Fett, *Obst, Milch, Schweinefleisch* und Essig. Ameisenlaufen überall am Körper und in den Gliedern; Verhärtung der Drüsen; Entzündungen in jedem Körperteil. Deutliche körperliche Reizbarkeit sowie reizbare Schwäche. Erschütterungen verschlimmern viele Symptome. Mattigkeit zieht sich durch die Prüfungen. Der Patient möchte liegen und nicht gestört werden, obwohl Liegen oftmals die Symptome verschlimmert; die Verschlimmerung ist nach dem Liegen auffallend. Auch durch Bewegung werden

viele Symptome verschlimmert; es besteht eine große Abneigung gegen Bewegung. Zahlreiche Schleimabsonderungen. Nach Aufenthalt in der Kälte leidet der Patient unter Rheumatismus. Schmerz, brennende und drückende Schmerzen; Wundheitsgefühl; stechende Schmerzen in allen Körperteilen; schießende Schmerzen in allen Körperteilen; Schmerzen hinunter- und hinaufziehend. Schwitzen bringt keine Linderung. Druck verschlimmert. Allgemeines Pulsieren.
Der Puls schlägt unregelmäßig. Rheuma- und Malariapatienten, überempfindlich, innerlich sowie äußerlich. Elektrische Stöße im Körper. Die Symptome überwiegen auf der rechten Seite. Der Patient möchte sitzen oder liegen und nicht gestört werden. Symptome erscheinen vor dem Schlafen, während des Schlafens und beim Erwachen; Zittern ist ein sehr ausgeprägtes Symptom. Muskelzucken. Das Gehen an der frischen Luft verstärkt die körperlichen Symptome, bessert aber die Gemütssymptome; schnelles Gehen ruft viele Symptome hervor. Schwäche am *Morgen*, während der Menses, nach *geringer Anstrengung* und *während des Gehens*; feuchtes Wetter ruft die Symptome hervor. Verschlimmerung durch Wein und im Winter.

Geist und Gemüt

Zorn wegen Kleinigkeiten; wütend bei Widerspruch; die Beschwerden werden durch Ärger verschlimmert. Ängstlichkeit am Abend und in der Nacht im Bett; Besorgnis mit Ängstlichkeit; während Fieber; beim Erwachen. Im Haus fällt die Konzentration schwer, leichter an der frischen Luft; geistige Verwirrung am Abend. Gewissenhaft in Kleinigkeiten. Unzufriedenheit; Mutlosigkeit und manchmal Verzweiflung. Der Patient ist schnell verwirrt. Geistige Trägheit, besser an der frischen Luft. Leicht erregbar. Geistige Anstrengung verschlimmert die Symptome. Angst am Abend beim Zubettgehen; in einer Menschenmenge; vor drohenden Krankheiten; vor Unheil, Angst, dass etwas passieren könnte; vor Menschen. Schnell verängstigt; vergesslich; der Patient fühlt sich ständig in Eile. Hysterie und sehr aktiver Geist; Ideenvielfalt. Geistesschwäche, Reizbarkeit, Ungeduld.
Gleichgültigkeit gegenüber Freuden. Abneigung gegen geistige Arbeit und Beschäftigung; Abneigung gegen Lesen; Trägheit, *schwaches Gedächtnis*. Klagend, lachend, Abscheu gegenüber dem Leben, Geschwätzigkeit. Die Gemütssymptome sind schwach. Fröhlich, albern.
Geistige Erschöpfung. Die Patientin wird streitsüchtig. Ruhelosigkeit, wirft sich in der Nacht hin und her, ängstliche Ruhelosigkeit. Traurigkeit am Abend; während Fieber. Geräuschempfindlich; erschreckt leicht durch Geräusche beim Zubettgehen und während des Schlafes. Misstrauisch. Möchte nicht sprechen; fühlt sich durch Gespräche anderer gestört. Ängstlichkeit mit einem Leeregefühl. Weinerlich. Schwindelgefühl während des Gehens. Wenn die oben genannten allgemeinen Symptome ausreichend vorhanden sind, dann führen die nachfolgenden Symptome zu *Natrium arsenicosum*.

Kopf

Hyperämie des Gehirns mit Hitze- und Völlegefühl; Völlegefühl in der Stirn. Subjektiv empfundene Hitze mit objektiver Kälte der Stirn. Schweregefühl

im Kopf, in der Stirn. Leeregefühl im Kopf. Taubheit in der Stirn am Abend. *Kopfschmerzen*; morgens; nachmittags; *abends*; nachts, nachts beim Erwachen; besser an der frischen Luft; katarrhalische Kopfschmerzen; bei Schnupfen; schlimmer nach dem Essen; durch Hitze; durch Drehen des Körpers; durch Licht; vor und nach der Menstruation; *durch geistige Anstrengung*; durch Bewegen des Kopfes; jedes Drehen des Kopfes; durch GERÄUSCHE; anfallsweise Schmerzen; *periodische Kopfschmerzen*; durch Druck; pulsierend; schlimmer in einem Raum; nach dem Schlafen; durch Bücken; durch Tabakrauch; durch Gehen; in einem warmen Raum; durch Wein. Schmerzen in der Stirn am Morgen beim Erwachen; während des ganzen Tages; über den Augen, sich zur Stirn erstreckend. Schmerzen im Hinterkopf; Schmerzen an den Seiten des Kopfes; Schmerzen in den Schläfen; rechte Seite; von Schläfe zu Schläfe.
Schmerzen am Scheitel. Bohrender Schmerz in den Schläfen; von rechts nach links wandernd, mit Übelkeit; berstender Schmerz in der Stirn; Ziehen im Kopf, *drückende* Schmerzen in der *Stirn,* im *Hinterkopf, in den Schläfen*; am Scheitel; schneidende Schmerzen über dem rechten Auge; wunde und empfindliche Kopfhaut; Wundheitsgefühl in der Stirn. Stechende Schmerzen im Kopf; betäubende Kopfschmerzen; Ziehen im Kopf, in der Stirn; in den Seiten. Schweiß auf der Stirn. Pulsieren im Kopf; in der Stirn, in den Schläfen und am Scheitel, einhergehend mit einem Völlegefühl in der Stirn.

Augen

Die Augensymptome sind morgens am schlimmsten; die Lider kleben am Morgen zusammen; Blutstauung in den Augen und Blutgefäßen; Absonderung von Schleim aus den Augen. Trockenheit. Gefühl als seien die Augen vergrößert, am Morgen beim Aufwachen. Granulierte Lider. Die Augen fühlen sich heiß an. Bindehautentzündung durch Kälte oder Wind; schlimmer am Morgen oder nach nächtlicher Arbeit; Entzündungen der Lider und Lidränder. Gefäßinjektion. Tränenfluss am Morgen beim Aufwachen, an der frischen Luft, beim Starren, während des Lesens, der Patient ist unfähig, seine Lider zu öffnen. Schmerzen in den Augen, schlimmer durch Sonnenlicht; durch Bewegung, beim Lesen; beim Lesen bei künstlichem Licht; beim Schreiben, *besser durch Wärme.* Schmerzen in und über den Augen; am Morgen beim Erwachen. Brennen in den Augen; am Abend, im Freien, beim Lesen. Drückende Schmerzen in den Augen; Schmerzen wie von Rauch; Wundheitsschmerz beim Lesen; stechende Schmerzen in den Augen.
Lähmung der oberen Lider; des Sehnervens. Photophobie bei Tageslicht. Pupillen sind dilatiert: Das linke Auge ist größer als das rechte Auge. *Rötung* der VENEN. Starrende Augen; Steifheit der Lider; der *Augäpfel.* Strabismus. Geschwollene Augen und LIDER, *Ödematöse Lider; Ödeme der Supraorbitalregion.* Geschwüre auf der Hornhaut. Schwache Augen und Sehkraft; verschwommenes Sehen; Ermüdung beim Lesen. Schwarze Farben vor den Augen. Trübsichtigkeit nach längerem Sehen; der Patient reibt sich die Augen, um eine Linderung zu erlangen. Flackern, getrübte Sehkraft. Hemianopsie. Myopie. Funken vor den Augen.

Ohren

Die Ohren sind heiß; Jucken in den Ohren. Hören von Geräuschen: morgens, abends, mit Schwindel, Brausen, Klingeln, Dröhnen und Rauschen im rechten Ohr; Singen. Schmerzen in den Ohren: *morgens, stechend*, ziehend, hinter den Ohren. Die Ohren fühlen sich verstopft an. *Überempfindlichkeit* des Gehörs gegenüber *Geräuschen; Schwerhörigkeit.*

Nase

Katarrh mit Schmerzen in der Stirn und in der Nasenwurzel, retronasaler Katarrh mit zähflüssigem Schleim. Fließschnupfen: schlimmer im Freien, mit Husten, Fließ- oder Stockschnupfen, abwechselnd; Absonderungen: *reichlich, krustig*, trockene *blutige Krusten*, harter bläulicher Schleim, übelriechend, *eitrig, unterdrückt, dick, zähflüssig*, WÄSSRIG, gelb. Trockenheit in der Nase. Nasenbluten nach Entfernung der Krusten in der Nase; hellrotes Blut. Verstopfte Nase in der Nacht (rechts); am Morgen beim Erwachen; die Schleimhäute sind angeschwollen und es fällt dem Patienten schwer, durch die Nase zu atmen. Ozäna. Die Nase ist rot. Schmerzen in der Nase, in der Nasenwurzel; brennendes und drückendes Gefühl in der Nasenwurzel; Raues, wundes Gefühl in der Nase. Geruchssinn zunächst verstärkt, danach vermindert. Ständiges, heftiges Niesen.

Mund und Zähne

Die Mundwinkel sind rissig und verhärtet. Gesichtsverfärbung; bläuliche Verfärbung um die Augen; erdige, BLÄSSE, rote oder gelbe Verfärbung, Leberflecken. Das Gesicht sieht abgespannt aus. Hautausschläge im Gesicht, an der Stirn und an den Lippen; UM DEN MUND HERUM; auf *der Nase*; Komedonen; Lippenherpes; nässende Ausschläge, Pickel, Bläschen.
Das Gesicht ist heiß und juckt. Schmerzen beim Bewegen des Kiefers. Das Gesicht fühlt sich wie aufgedunsen an. Steifheit der Kaumuskeln. Schwellung am Morgen beim Erwachen; Backenzahnmuskeln fühlen sich geschwollen an; ödematös; geschwollene Ohrspeicheldrüsen. Gesichtszucken. Geschwüre auf den Lippen. Aphthen im Mund; blutendes Zahnfleisch; rissige und zerfurchte Zunge. Verfärbung: Mund und Zunge rot; weiße Zunge; gelbe Zunge. Trockenheit im Mund und auf der *Zunge*; schlaffe Zunge. Entzündungen im Mund und auf der Zunge. Speichelfluss und zähflüssiger Speichel. Stotternde Aussprache. Bitterer Geschmack am Morgen; *metallisch*, salzig, SAUER, süßlich. Geschwüre im Mund. Bläschen im Mund und auf der Zunge; Brennen. Die Zähne lockern sich. Schmerzen in den Zähnen; nachts; pulsierend; Wärme lindert; reißende und ziehende Schmerzen.

Atemwege

Erstickungsanfälle; Zusammenschnürungsgefühl in der Speiseröhre; Trockenheit im Hals; schlimmer am Morgen, nach einer Erkältung. Der Hals ist rot und glänzend, tiefrot; ständiges Räuspern, um den weißen Schleim herauszubringen, schlimmer im Freien. Entzündungen, tief rot, mit gelbem Schleim bedeckt. Gefühl eines Kloßes im Hals; graue Exsudate im Hals. Man sagt, *Natrium arse-*

nicosum habe Diphtherie geheilt. Schleim im Hals; zäher, gelatineartiger, gräulicher, gelber, weißer Schleim aus den Choanen. Halsschmerzen beim Schlucken, beim Leerschlucken, aber keine Schmerzen beim Schlucken von Speisen oder Getränken; Brennen, Wundheitsgefühl, Stechen. Rauheit im Hals; Kratzen im Hals. Erschwertes Schlucken. Geschwollener Rachen, Uvula und Tonsillen; ödematös; das Zäpfchen hängt wie ein Wassersack hinunter. Einschnürungsgefühl in der Gegend der Schilddrüse. Steifheit in den Nackenseiten.

Magen

Gesteigerter Appetit, *Heißhunger*, *Appetitlosigkeit;* Abneigung gegen Fette, gegen Fleisch, gegen seine eigene Zigarre; Einschnürungsgefühl im Magen. Verlangen nach Bier, Brot, kalten Getränken, Süßigkeiten. Magenbeschwerden durch Milch. Der Magen ist aufgebläht; Leeregefühl, Aufstoßen am Nachmittag, nach dem Essen; leeres Aufstoßen mit dem Geschmack der Speisen, SAURES Aufstoßen nach dem Essen, Aufschwulken. Völlegefühl im Magen nach dem Essen. Sodbrennen. Hitzewallungen, Schweregefühl nach dem Essen. SCHLUCKAUF nach dem Essen, die Verdauungsbeschwerden sind sehr auffällig. Abscheu gegen Speisen. Übelkeit: nach dem Essen, ständig; während der Patient hustet; nach kalten Getränken; mit Kopfschmerzen einhergehend; während der Menses. Schmerzen im Magen: NACH DEM ESSEN; Brennen nach warmen Speisen; *Krämpfe*; SCHNEIDENE, bohrende, drückende Schmerzen nach dem Essen; Wundheitsgefühl, Stechen. Pulsieren im Magen. Würgen beim Aufsteigen von Schleim im Hals. Gefühl des Herabsinkens des Magens. Gefühl eines Magensteines. Empfindlicher Magen. Durst: morgens, abends, nachts; brennender Durst; extremer Durst; unlöschbarer Durst; der Patient trinkt oft, aber wenig. Überhaupt kein Durst. Erbrechen: beim Husten; nach dem Essen; *Galle*; *bitter*; *blutig*; schleimig; *sauer*; wässrig.

Abdomen

Aufgeblähter Magen nach dem Essen; Flatulenz; Völlegefühl; Gurgeln; Verhärtung. Spannungsgefühl im Magen. Entzündung der Leber; Milz. Leberbeschwerden. Schmerzen im Abdomen; nachts; nach dem Essen; durch Blähungen; wie vor Durchfall; vor dem Stuhlgang; Linderung nach dem Stuhlgang und durch Abgang von Blähungen; in den Hypochondrien; im Hypogastrium; in der Nabelgegend. Krämpfe vor dem Stuhlgang, Linderung nach dem Abgang von Blähungen und Stuhl. Schneidende Schmerzen vor dem Stuhlgang. Ziehende Schmerzen im Abdomen; in den Hypochondrien. Wunder, empfindlicher Magen und Hypochondrien. Stechen im Abdomen und in den Hypochondrien; in der Leistengegend, in der Milz. Nervöses Gefühl im Magen. Grummeln im Magen, als würde Durchfall einsetzen. Milzbeschwerden. Geschwollene Leistendrüsen. Empfindlichkeit in Magen und Hypochondrien.

Rektum und Stuhl

Verstopfung, abwechselnd mit Durchfall; harter Stuhl. Durchfall: abends, tagsüber; morgens; lässt den Patienten aus dem Bett hochfahren; NACHTS; nach Mitternacht; ständiger Stuhlgang tagsüber; *durch Erkältungen*; durch kalte Getränke; durch Kälte; schlimmer *nach dem Essen*; während der Menses; NACH

MILCH; nach Gemüse; Stuhl: blutig; reichlich; häufig; schleimig; schmerzlos; breiig; *spärlich*; weich, dünn, wässrig, *gelb*. Abschürfungen am Anus. Jucken des Anus. Schmerz: Brennende Schmerzen während und nach dem Stuhlgang; Krämpfe, besser nach dem Stuhlgang; schneidende Schmerzen während des Stuhlganges, auch im Hypogastrium; vor dem Stuhlgang; Wundheitsgefühl und Stechen; ziehende Schmerzen während des Stuhlganges; *Tenesmus während des Stuhlganges*. Stuhldrang; vergeblich; nach dem Stuhlgang.

Harnwege und Urin

Wundschmerzen in der Blase, Urinieren bessert; Harndrang nachts; ständig, häufig. Schwieriges Wasserlassen; häufig und unwillkürlich nachts im Schlaf; unzureichend. Brennende Schmerzen in den Nieren. Brennen in der Harnröhre, wenn der Urin sie passiert. Urin: EIWEISSHALTIG; brennend; dunkel; blass; reichlich nachts; klar wie Wasser; *übel riechend*; spärlich; mit Schleim und Phosphaten. Spezifisches Gewicht gering, 1010.

Männliche Geschlechtsorgane

Erektionen am Morgen; unvollständig. Entzündungen der Eichel, der Vorhaut und der Hoden. Juckende Schmerzen in den Genitalien, im Penis und der Vorhaut. Wundheit des linken Hodens. Samenergüsse. Geschwollener Penis und Hoden.

Weibliche Geschlechtsorgane

Bei Frauen ist das sexuelle Verlangen gesteigert. Leukorrhö; *reichlich; übel riechend;* dick, gelb. Menses: reichlich, zu früh; *langandauernd; spärlich*. Metrorrhagie. Schmerzen im Uterus.

Hals

Trockenheit und Einschnürungsgefühl im Kehlkopf; schiefergrauer kratzender Schleim aus dem Kehlkopf; der Schleim ist nur schwer zu lösen; Brennen und Wundheitsgefühl im Kehlkopf; Rauheit im Kehlkopf. Die Kehlkopfsymptome verschlimmern sich durch Staub, Rauch oder kalte Luft. Stimme: Heiserkeit mit Fließschnupfen; Stimmverlust; schwach. Schnelle und tiefe Atmung; Asthma bei Minenarbeitern durch Kohlestaub; Atemnot beim Treppensteigen, Kurzatmigkeit.

Atemwege und Husten

Husten: morgens, nachmittags, abends, *nachts*; durch tiefes Atmen; trocken in der Nacht, am Morgen; durch Anstrengung; trockener Reizhusten den ganzen Tag über; erschöpfend; quälend; kurz; krampfhaft; durch Kitzel im Kehlkopf und Luftröhre; heftig; schlimmer in einem warmen Raum. Auswurf: morgens, abends, blutig, schwer, schleimig, ÜBEL RIECHEND, EITRIG, bitter schmeckend, fade, faulig, zähflüssig, gelb.
Beklemmungen und Einschnürungsgefühl in der Brust. Hautausschläge, Pickel. Völlegefühl in der Brust. Blutungen aus der Lunge. Lungenentzündung und Tuberkulose bei Minenarbeitern durch Kohlestaub. Reizungen der Bronchien

am Morgen. Druckgefühl in der Brust bei Anstrengung und tiefem Atmen; Herzschmerzen; *brennende* und *schneidende* Schmerzen unter der siebten Rippe; Druckgefühl, Rauheit; Wundheitsgefühl vom Husten; Stechen. Herzklopfen nachts; *Ängstlichkeit*; beim Treppensteigen; bei Anstrengung, aufgeregt, Gefühl, als hätte der Patient Rauch eingeatmet.

Rücken und Extremitäten

Kälte im Rücken nachts. Stechen in der Kreuzbeingegend. Rückenschmerzen abends, nachts; schlimmer beim Gehen; in den Schulterblättern; zwischen den Schulterblättern; beim Nach-Vorne-Bücken und beim Atmen, in der Lumbalregion beim Bücken und Gehen; in der Sakralregion beim Gehen und Bücken; Wundschmerzen unter den Schulterblättern; Wundschmerzen in der Wirbelsäule bei Druck. Steifheit der Halswirbelregion, *Schwächegefühl* im Rücken. Unbeholfenheit der Glieder; kalte *Hände* und FÜSSE; Wadenkrämpfe; Krämpfe in den Fußsohlen. Hautausschläge auf den Extremitäten; feine weiße Schuppen; Bläschen. Abschürfungen zwischen den Oberschenkeln. Ameisenlaufen in den Füßen. Schweregefühl, müdes Gefühl in den Beinen und Füßen. Jucken aller Glieder. Zucken der Beine. Lahmheit in den Gliedern. Taubheit in den Füßen. Gliederschmerzen; Gelenkschmerzen, während Frost; neuralgische Schmerzen in den Gliedern, RHEUMATISMUS; Gichtschmerzen in den oberen Gliedmaßen; der rechte Arm ist *rheumatisch*; rheumatische Schmerzen in der Schulter und im Ellbogen; schmerzhafte Handflächen; Schmerzen in den Fingern.
Schmerzen in den Beinen; die Hüftschmerzen verschlimmern sich durch Gehen; Schmerzen in der Hüfte, in den Oberschenkeln und im Knie beim Gehen. Schmerzen, die bis in die Beine ziehen; Druckschmerzen in den Gliedern durch fortgesetzte Bewegung; Brennen in den Füßen und Fußsohlen, Wadenkrämpfe; Flüchtige Schmerzen in den Fingern, Handflächen und Unterarmen; ziehende Schmerzen in den Beinen, Oberschenkeln, Knie und Waden; neuralgische Schmerzen von der Axilla bis zum kleinen Finger. Stechende Schmerzen in der Hüfte, den Oberschenkeln, von der Hüfte bis zum Knie bei Bewegung; Schmerzen im Knie und in den Beinen; ziehende Schmerzen in den oberen und unteren Gliedmaßen, in der Hüfte, in den Beinen, in den Knöcheln, im Fuß. Hand- und Fußschweiß. Pulsieren der Glieder. Ruhelosigkeit der Glieder, der oberen und unteren Gliedmaßen, der Beine. Steifheit der Glieder und *Gelenke*, des Handgelenkes. Geschwollene Glieder: *Wassersucht* in Beinen und Füßen. Zittern der Hände und Beine. Zucken der oberen Gliedmaßen und der Oberschenkel. Schwäche der Glieder, der oberen Extremitäten, der Hände, der *unteren Extremitäten* und der Oberschenkel, der *Beine*, der KNÖCHEL und der Füße.

Schlaf

Tiefer Schlaf. Träume: erotische Träume; *ängstliche* Träume; *angsterregende* Träume, von Mord, Alpträume; schöne Träume; beunruhigende und lebendige Träume. Spätes Einschlafen; ruheloser Schlaf. Schläfrigkeit am Nachmittag. Schlaflosigkeit vor Mitternacht, *nach Mitternacht*, mit Schläfrigkeit. Unerquicklicher Schlaf. FRÜHES ERWACHEN, häufig.

Fieber und Schweiß

Frost am Morgen, *vormittags*, abends im Bett; in kalter Luft; Kälte zieht nachts ins Bett; Frösteln, innerlicher Frost, Schüttelfrost morgens; Frost um 14 Uhr, um 1 Uhr, um 2 Uhr; der Frost wird in einem warmen Raum gelindert.
Fieber in der Nacht, trockene Hitze, Hitzewallungen, ohne Schweiß.
Schweiß: morgens, *nachts*, durch Angst, im Bett; bei Kälte, beim Husten; bei der leichtesten Anstrengung; gefolgt von Fieber, bei Bewegung; überreichlich nachts; die Symptome verschlimmern sich während des Schwitzens; Abneigung gegen Aufdecken während des Schwitzens.

Haut

Brennen der Haut; kalte Haut; schuppig. Leberflecke, rote Flecken, gelbe Haut; Trockenheit der Haut. Hautausschläge: Bläschen, Furunkel; brennend; feucht; Herpes; Juckreiz im Warmen; schmerzhaft; Pickel; schuppige Haut; kleine weiße Schuppen; stechende, eiternde Knötchen; Urticaria; vesikuläre Wundrose mit Schwellungen, schlimmer nach Kratzen; Ameisenlaufen auf der Haut; Juckreiz; Krabbeln, schlimmer nach Kratzen. Schwellung der Haut mit Brennen. Geschwüre: brennend; tief mit gelber Absonderung; sich ausbreitend; stechend.

Natrium carbonicum **Nat-c.**

Natriumkarbonat. Na_2CO_3.

Allgemeines

Natrium carbonicum wurde von Hahnemann, Hering und anderen geprüft. Menschen, die die Angewohnheit haben, Sodakarbonat für ihren übersäuerten Magen einzunehmen, machen eine Prüfung dieses Mittels durch. Ich habe einige dieser Menschen kennen gelernt und kann viele *Natrium carbonicum* Symptome nur bestätigen.
Natrium carbonicum hilft Menschen, die schon lange an Dyspepsie leiden und ständig aufstoßen müssen, die unter einem sauren Magen und Rheumatismus leiden; die nach zwanzig Jahren Hängeschultern haben, blass aussehen, kälteempfindlich sind und frösteln. Ihre Symptome verschlimmern sich bei der geringsten Feuchtigkeit; sie müssen sich warm anziehen, können weder Kälte noch Hitze vertragen und benötigen ein mildes Klima. Es geht ihnen bei Wetterwechsel schlechter: Ihre Verdauung, Rheumatismus und Gichtbeschwerden verschlimmern sich bei Wetterwechsel. Sie befinden sich in einem Zustand, der bei dem leichtesten Geräusch wie z.B. dem Zuschlagen einer Tür, Ängstlichkeit, nervöse Erregung und Herzklopfen mit großer Erschöpfung hervorruft. Nervöse Schwäche mit Ängstlichkeit; Schwäche durch die kleinste Anstrengung von Geist oder Körper; innerliches und äußerliches Zittern. Das Rascheln von Papier verursacht Herzklopfen, Reizbarkeit und Melancholie. Entfremdung von der Familie und Freunden. Abneigung gegen die Menschheit und gegen Gesellschaft; gegen Verwandte und Fremde; der Patient empfindet eine große Trennung zwischen „sich“ und „den anderen“; ist empfindlich gegenüber bestimmten Personen. Musik verursacht eine Neigung zu Selbstmord,

Melancholie, Weinen und Ängstlichkeit; das Klavier spielen ist so erschöpfend, dass die Patientin sich hinlegen muss; Musik verursacht tiefe Traurigkeit, die sich bis zu religiösem Wahn steigern kann. Dies trifft auf alle Natrium-Salze zu, aber ganz besonders auf *Natrium carbonicum*; Verschlimmerung durch das Zuschlagen einer Tür, einen Pistolenschuss, was Kopfschmerzen und allgemeine Beschwerden auslöst, Verschlimmerung durch Musik.
Je mehr Soda diese Patienten einnehmen, desto mehr Blähungen bekommen sie; sie lassen die Schultern nach vorne hängen; sie leiden unter Verdauungsschwierigkeiten, Milch wird überhaupt nicht verdaut und ruft Durchfall mit unverdautem, lienterischem Stuhl hervor. Ebenso ruft Stärke Blähungen und Durchfall hervor. Viele Symptome werden durch das Trinken von kaltem Wasser bei Überhitzung hervorgerufen.
Nachdem der Patient viel Gemüse gegessen oder Milch getrunken hatte, ist der Urin übel riechend, wie von einem Pferd. Dies ist nicht ganz so stark wie bei *Nitricum acidum* ausgeprägt, aber ähnlich.
Natrium carbonicum bringt Hautausschläge an den Knöcheln und Fingerspritzen wie auch an den Zehenspitzen hervor; vesikuläre Ausschläge öffnen sich und bilden Geschwüre an den Gelenken der Fingerspitzen. *Borax, Sepia, Arsenicum* und *Natrium carbonicum* sind die Mittel, die zur Geschwürbildung an den Fingerspitzen und Fingerknöcheln sowie an den Zehen neigen.
Vesikuläre Ausschläge flächen- oder ringförmig am Körper; die Herpes-Familie hat einen besonderen Bezug zu *Natrium carbonicum*; Herpes zoster, Herpes labialis, Herpes praeputialis; Flecken, so groß wie eine große Münze, an den Hüften, Oberschenkeln und am Rücken. Auf kleineren Flächen bilden sich Bläschen, die ein weißes Serum enthalten; brennend, beißend und juckend; besser durch Kratzen. Die Ausschläge heilen mit einer Kruste, fangen aber auch oft an zu ulzerieren, heilen nicht und nehmen eine geschwürige Form an. Schwache Blutzirkulation; Wunden eitern. Füße und Haut brennen. Krustige Ausschläge auf der Haut, die keine vesikuläre Form annehmen. Kribbeln, Beißen, Jucken, sie wechseln häufig den Ort; kalte Haut; schweißiger Körper.

Geist und Gemüt

Nervöse Erschöpfung, körperliche Erschöpfung, Schwäche von Geist und Körper. Buchhalter verlieren ihre Fähigkeit, Zahlen zu addieren. Nachdem sie eine Seite gelesen haben, wissen sie bald nicht mehr, was auf der Seite gestanden hat. Das Gedächtnis keinen ganzen Satz von Anfang bis Ende mehr. Vergisst, was er gelesen hat. Es folgt geistige Verwirrung, und der Patient ist nicht mehr in der Lage, irgendeine geistige Arbeit zu verrichten. Männer ermüden die Einzelheiten ihres Geschäfts so sehr, dass sich eine geistige Verwirrtheit einstellt, die schließlich zu einer Hirnermüdung führt.

Modalitäten

Überempfindlichkeit gegenüber Hitze, besonders nach einen Sonnstich, sogar noch Jahre später; muss sich gut vor der Sonne schützen, wenn er spazieren geht; muss nach einem kühlen oder dunklen Platz suchen. Der Patient hat im akuten Anfall nicht das richtige Mittel erhalten; *Natrium carbonicum* ruft

Verschlimmerungen bei Kälte und Hitze hervor, aber hier handelt es sich um eine besondere Verschlimmerung durch Sonnenhitze; die Kopfbeschwerden bei *Natrium carbonicum* verschlimmern sich nicht durch Kälte. Alte Fälle von Hirnermüdung mit Schwäche und Ängstlichkeit. Die Körperbeschwerden verschlimmern sich bei Kälte und im Winter; dem Patienten ist so kalt, als hätte er kein Blut mehr im Körper, seine Glieder sind kalt und nicht zu erwärmen; kalt wie Eis bis zu Knien und Ellbogen. Die Körper- und Gliedersymptome verschlimmern sich im Winter, die Kopfsymptome im Sommer.
Ängstliches Zittern und Schwitzen mit den Schmerzen.

Augen
Alle Sinne sind zerstört; Überempfindlichkeit gegen Licht; Schmerzen in den Augen durch helles Licht.

Ohren
Überempfindliches Gehör; leise Geräusche hören sich gewaltig an, wie Donner; das Rascheln von Papier hört sich an wie das Rauschen eines Wasserfalls.

Mund
Der Geschmack ist so sehr verfälscht, dass Dinge, die normalerweise angenehm schmecken, schmerzhaft werden; manchmal Geschmacksverlust.

Nase
Geruchsverlust. Heuschnupfen, katarrhalisches Fieber; katarrhalische Zustände gehen mit reichlichen, dicken, gelben, eitrigen Absonderungen aus Augen, Nase und Vagina einher.
Die Hautbläschen sind mit dünnem, weißem Serum gefüllt, aber die Pusteln sondern beim Aufplatzen ein dickes, gelbes Serum ab. Leukorrhö mit dicken, gelben, fadenziehenden Absonderungen; Gonorrhö gleicher Natur: dicke, gelbe, zähe, eitrige Absonderungen aus der Blase mit Verstopfung der Harnröhre beim Urinieren.
Otalgie mit durchdringenden, stechenden, Schmerzen; *Natrium carbonicum* kann hier helfen, wenn die Gemütssymptome, die Kälte und andere Allgemeinsymptome vorhanden sind.
Die Absonderungen sind gewöhnlich übel riechend.
Fließschnupfen bereitet viele Schwierigkeiten; der Patient leidet unter ständiger Kopferkältung; die wässrigen Absonderungen sind nur von kurzer Dauer, gefolgt von einem dicken, reichlich fließendem, gelben Schleim. Geschwürbildung, dicke Krusten; der Patient schläft mit offenem Mund; trockene, gelbe Krusten werden unter Schmerzen und mit Blut ausgeschnäuzt. Der Katarrh nimmt mit jeder neuen Erkältung zu, bis er übel riechend wird; die Nasenknochen sind betroffen; fast ständig Kopfschmerzen über den Augen, in der Stirn, in der Nasenwurzel; kongestive Kopfschmerzen, schlimmer bei Wetterwechsel, in einem kalten Raum, bei feuchtem Wetter; steigern sich mit jedem Sturm. Übelriechende Absonderungen, die Schleimhäute sind ulzeriert und zerstört.

Gesicht

Gesichtsblässe mit blauen Augenringen, gelbe Flecken auf der Stirn, Aufgedunsenheit. Es besteht eine allgemeine Aufgedunsenheit der Hände und der Füße, auf den Gesicht bleiben bei Druck Dellen zurück; Einlagerungen im zellulären Gewebe; *Natrium carbonicum* ist für alle Arten von Herz- und Nierenleiden geeignet, die zur Wassersucht neigen; wie alte Malariaerkrankungen oder die Brightschen Krankheit; der Urin ist eiweißhaltig.
Vergrößerung und Verhärtung der Drüsen, in der Achsel, in der Leiste, im Magen und der Speicheldrüse. *Natrium carbonicum* eignet sich besonders für Erkrankungen mit einer vergrößerten Prostatadrüse bei alten Männern.
Chronische Vergrößerung der Ohrspeicheldrüsen, von langsamer und lang anhaltender Dauer; ebenso die Vergrößerung der Tonsillen.

Mund

Geschwüre im Mund; Mundfäule bei stillenden Frauen; Soor bei Säuglingen; kleine, weiße aphthöse Stellen, besonders bei nervösen, verkümmerten Säuglingen, die keinerlei Art von Milch vertragen können und an Durchfall erkranken, wenn sie Milch trinken. Sie gedeihen besser mit Getreideprodukten; diese Kinder erwachen und springen hoch, schreien, greifen nach der Mutter; nervöse, kalte Babys, die sehr schreckhaft sind, wie ein *Borax*-Baby. Im Allgemeinen kann man *Natrium carbonicum*-Babys so beschreiben.

Hals

Schleimansammlungen im Hals und in den Choanen, normalerweise von gelber Farbe, während sie bei *Natrium muriaticum* weiß sind; der Patient, der *Natrium muriaticum* benötigt, spuckt reichlichen, dicken, weißen, mundvollen Schleim.

Magen

Es geht dem *Natrium carbonicum* Patienten besser durch Essen; wenn er fröstelt, isst er und kann sich dadurch warm halten; die Schmerzen werden durch Essen gelindert. Der Patient hat ein Leeregefühl und Schmerzen im Magen, welche ihn zum Essen anhalten; er wird gegen 11 und 17 Uhr hungrig, und dies sind die bevorzugten Verschlimmerungszeiten von *Natrium carbonicum.* Der Patient wird zu diesen Zeiten so hungrig, dass er sich gezwungen fühlt, aufzustehen, um etwas zu essen, was auch seine Schmerzen lindert. Kopfschmerzen, Frösteln und Herzklopfen werden durch Essen gelindert (*Ignatia, Sepia, Sulphur*).
Nervöses Hungergefühl bei schwangeren Frauen, die nicht schlafen können, wenn sie nicht in der Nacht aufstehen und Kräcker essen können, spricht für *Psorinum.*
Tabes dorsalis mit seinen blitzartigen Schmerzen, die durch Essen gelindert werden; nagendes, flaues, hungriges Gefühl im Magen. Taubheit der Fußsohlen, bei Männern Erektionen und Priapismus, empfindliche Oberschenkel, überempfindliche Wirbelsäule; das Ergebnis von Überanstrengung. Emissionen, vorzeitiger Samenerguss.

Ununterbrochener Durst am Nachmittag, Durst zwischen Frost und Hitze; starkes Verlangen nach kaltem Wasser einige Stunden nach dem Abendessen. Starke Abneigung gegen Milch.

Abdomen
Flatulenz und Ansammlungen von Blähungen in den Därmen.

Rektum und Stuhl
Durchfall; der Stuhl ist gelb, weich mit einem heftigen Tenesmus und Stuhldrang; im Stuhl befindet sich eine gelbe Substanz, wie das Fruchtfleisch einer Orange; *Durchfall durch Milch.* Sehr lästige Stuhlverstopfung; der Stuhl ist hart, dunkel; weich und krümelig. Alle Natrium Salze vermindern den Stuhldrang; Unfähigkeit, den Stuhl auszutreiben; der Stuhl ist hart, und geht nur sehr schwer ab.

Männliche Geschlechtsorgane
Prostatorrhö nach dem Urinieren und bei schwierigem Stuhlgang.

Weibliche Geschlechtsorgane
Sterilität ist ein konstitutioneller Zustand bei Frauen, denen es nicht möglich ist, ein Kind zu empfangen; die Patientin ist nervös, kalt bis zu den Knien und Ellbogen; der ganze Körper ist im Winter kalt und im Sommer heiß. Sie ist ständig müde. Der Schließmuskel der Vagina erschlafft und lässt die Samenflüssigkeit nach dem Beischlaf sofort wieder hinausfließen, was eine Ursache für die Sterilität sein kann. Es gibt Krämpfe des Vaginalschließmuskels, die denselben Effekt haben, oder Blut- und Schleimklumpen fließen aus der Scheide, zusammen mit geräuschvollen Winden. Nervöse, unruhige, erregbare, magere, dyspeptische Frauen, aber ohne Hysterie. Die Menses tritt zu früh oder zu spät ein; Neuralgien, überempfindlich gegen Luftzug und Feuchtigkeit, empfindliche Wirbelsäule, taube Beine, Leukorrhö mit gelblich-grünen reichlichen Absonderungen.
Lähmungszustände; Ptose oder Lidkrämpfe; schwieriges Schlucken, der Patient muss viel Wasser trinken, um die Nahrung hinunterzuspülen, alles aufgrund der Lähmung im Rachen; Darmlähmung, der Patient kann den Stuhl nicht pressen; der Stuhl ist wie Schafskot; Lähmung und Kribbeln der linken unteren Extremitäten.

Herz
Herzklopfen in der Nacht beim Treppensteigen und beim Liegen auf der linken Seite.

Rücken und Extremitäten
Viele Wirbelsäulensymptome. Kropf. Nackensteifheit, heftige Rückenschmerzen nach dem Gehen.
Rheumatische Schmerzen in den Gliedern. Gliederzucken. Stolpern beim Gehen. Schwäche der Knöchel bei Kindern. Schweregefühl in den Beinen.

Schmerzen in den Kniekehlen bei Bewegung. Spannung in der Kniebeuge. Leichte Verrenkung der Fußknöchel. Die Fußsohlen brennen beim Gehen. Fersengeschwüre durch Blasen. Eiskalte Füße. Schwäche der Beine. Bläschen an den Finger- und Zehenspitzen. Flecken und Knötchen auf der Haut. Die Haut ist trocken und aufgesprungen. Jucken und Krabbeln.

Natrium muriaticum **Nat-m.**

Kochsalz, Natriumchlorid. *NaCl.*

Allgemeines

Kochsalz ist ein so alltäglicher Bestandteil der Ernährung, dass behauptet wurde, es könne keinen medizinischen Nutzen haben. Dies ist jedoch lediglich die Meinung derer, die sich nur mit den Gewebsstrukturen auseinandersetzen. Die Einnahme von herkömmlichem Kochsalz hat keine Wirkung auf die Konstitution.
Es kommt bisweilen vor, dass jemand mit all den Symptomen von *Natrium muriaticum* an Gewicht verliert. Er nimmt große Mengen an Kochsalz zu sich, kann davon aber nichts verwerten. Das Salz wird mit dem Stuhl wieder ausgeschieden, denn der Organismus kann es nicht aufnehmen. Es kommt zu einem Kochsalz-Mangel mit übermäßigem Salzhunger. Dasselbe passiert auch bei Calzium. Kinder können mit der Nahrung große Mengen an Kalk zugefüttert bekommen, können ihn aber nicht verwerten. Sobald man ihn jedoch in potenzierter Form gibt, sodass der Organismus sich nicht dagegen auflehnt, verschwindet der Mangel in kürzester Zeit. Und so ist es auch mit Kochsalz. Wir versorgen den Organismus über unsere kleinen Dosen nicht mit der Salzmenge, die er benötigt, sondern heilen die zugrunde liegende innere Störung. Wir bringen den inneren Arzt wieder in Ordnung, damit genügend Salz aus der Nahrung aufgenommen werden und den Geweben zur Verfügung stehen kann. Alle Arzneien müssen in der passenden Zubereitung verabreicht werden. Es kann sein, dass wir mit unseren Potenzen immer höher gehen müssen, bis irgendwann der geheime Quell, der zur Gesundheit führt, dadurch berührt wird.
Natrium muriaticum ist ein tief und lang wirkendes Mittel. Es ergreift den Organismus auf wundersame Weise und führt lang anhaltende Veränderungen herbei, sofern es potenziert verabreicht wird.
Einige Anhaltspunkte für das Mittel erhält man bereits, indem man den Patienten genauer ansieht, sodass man dann gegebenenfalls sagen kann: „Dieser Patient sieht aus wie ein *Natrium muriaticum*-Patient." Erfahrene Ärzte können ihren Patienten bereits aufgrund ihres Aussehens ein Arzneimittel zuordnen. Die Haut dieses Patienten ist glänzend, blass, wächsern und sieht aus wie eingeölt. Es besteht eine eigentümliche Art der Erschöpfung, mit Abmagerung, Schwäche, nervöser Erschöpfung und nervöser Reizbarkeit.

Geist und Gemüt

Bei *Natrium muriaticum* finden wir sehr viele Geistes- und Gemütssymptome. Hysterische Zustände an Körper und Geist. Weinen wechselt sich ab mit Lachen. Unwiderstehliches Lachen in unpassenden Momenten; langes, krampfhaftes Lachen. Anschließend kommt es zu Weinerlichkeit, tiefer Traurigkeit und Freudlosigkeit. Ganz egal, wie vergnüglich die Umstände auch sein mögen, der *Natrium muriaticum*-Patient kann sich nicht in eine freudige Stimmung versetzen. Er ist gegen äußere Eindrücke abgestumpft, verfällt leicht in Kummer und grämt sich über Nichtigkeiten. Unangenehme Ereignisse werden immer wieder ins Gedächtnis gerufen, und er grämt sich darüber. Trost verschlimmert den Gemütszustand – die Melancholie, die Weinerlichkeit; manchmal gerät der Patient darüber auch in Zorn. Es scheint, als ob er Mitgefühl heischen würde, aber er wird wütend, wenn er welches bekommt. Kopfschmerzen treten zuweilen während der Melancholie auf. Er geht den Flur auf und ab vor Wut. Extreme Vergesslichkeit; kann keine Rechenaufgaben ausführen, nicht nachdenken, vergisst was er sagen wollte; verliert bei dem, was er hört oder liest, den Faden. Es besteht eine große geistige Erschöpfung.

Wenn seine liebevollen Empfindungen anderen gegenüber nicht erwidert werden, bekommt der *Natrium muriaticum*-Patient Beschwerden. Eine Frau kann beispielsweise ihre Gefühle nicht zurückhalten und verliebt sich in einen verheirateten Mann. Sie weiß, dass dies töricht ist, liegt aber vor Liebeskummer nächtelang wach. Oder sie verliebt sich in einen Kutscher, weiß zwar, dass das unvernünftig ist, kann jedoch nichts dagegen tun. In Fällen wie diesen wird ihr *Natrium muriaticum* zur Einsicht verhelfen, sodass sie sich rückblickend fragt, wie sie nur so dumm sein konnte. Diese Arznei eignet sich insbesondere für hysterische Mädchen.

Bei Gemütssymptomen, die nur zeitweise durch *Ignatia* gelindert, aber nicht geheilt werden, sollte sein chronisches Mittel – nämlich *Natrium muriaticum* – verabreicht werden. Es sollte auch gleich zu Beginn gegeben werden, wenn den Beschwerden ein konstitutioneller Zustand zugrunde liegt, der tiefer reicht als bei *Ignatia*.

Der *Natrium muriaticum*-Patient wird durch Aufregung sehr beeinträchtigt und ist extrem gefühlsbetont. Das gesamte Nervensystem ist in einem unruhigen und gereizten Zustand, schlechter durch Lärm wie das Zuschlagen einer Tür, das Klingeln an der Tür, Pistolenschüsse; außerdem schlechter durch Musik. Die Schmerzen sind von stechendem Charakter, schießend oder wie elektrische Schläge. Krampfartiges Rucken der Glieder beim Einschlafen, Zucken. Die Patientin ist überempfindlich gegen alle möglichen äußeren Einflüsse; sie ist reizbar, gefühlsbetont und reagiert schnell heftig.

Modalitäten

Beschwerden treten in einem warmen Zimmer auf und verschlechtern sich im Haus; die Patientin hat ein Verlangen nach frischer Luft. Die Geistes- und Gemütsbeschwerden werden an der frischen Luft jedoch verschlimmert. Sie erkältet sich leicht beim Schwitzen; aber sie fühlt sich allgemein an der frischen Luft besser, obwohl es ihr durch Erhitzung, beispielsweise durch Anstrengung, schlechter geht. Besserung durch gemäßigte Bewegung in der kalten Luft.

Sowohl *Natrium carbonicum* als auch *Natrium muriaticum* haben beide die für die Natrium-Verbindungen typische nervöse Anspannung, jedoch ist der

Natrium carbonicum-Patient sehr fröstelig, der *Natrium muriaticum*-Patient hingegen warmblütig.

Gesicht

Das Gesicht sieht kränklich aus, die Haut ist fettig, glänzend, fahl, gelblich und oftmals bleichsüchtig; am Haaransatz, an den Ohren und am Nacken zeigen sich bläschenartige Hautausschläge. Schuppige Hautausschläge mit starkem Jucken, wobei eine wässrige Flüssigkeit heraussickert; manchmal sind die Ausschläge auch trocken. Die oberste Schicht schält sich ab und es bleibt eine glänzende Oberfläche zurück. Im Gehörgang bilden sich Schuppen, die sich ablösen; die darunter liegende Schicht nässt. Bläschen mit wässrigem Inhalt entstehen an Lippen und Nasenflügeln, Genitalien und am After. Ausschläge mit weißen Bläschen aus denen eine wässrige Flüssigkeit heraussickert; kommen und gehen. Starker Juckreiz der Haut.
Die Haut hat ein wächsernes und gedunsenes Aussehen. Der Patient magert ab, die Haut sieht trocken, schrumplig und welk aus. Der *Natrium muriaticum*-Säugling sieht aus wie ein alter Mann. Im Gesicht bildet sich ein Flaum, der wieder verschwindet, sobald die Besserung einsetzt. Die Abmagerung schreitet von oben nach unten fort. Die Schlüsselbeine treten hervor, der Hals sieht dürr aus, die Hüften und unteren Gliedmaßen bleiben jedoch weiterhin füllig und rund. Auch bei *Lycopodium* kommt es zu einer Abmagerung von oben nach unten. Anhand der Richtung, in der die Beschwerden auftreten, können wir häufig zwischen den Arzneien unterscheiden.
Die charakteristische Schleimhautabsonderung ist bei *Natrium muriaticum*, dick, weißlich, wie gekochtes Eiweiß. Der Schnupfen geht mit wässrigem Nasensekret einher, für gewöhnlich sind bei konstitutionellen Beschwerden die Absonderungen dick und weiß. Morgendliches Heraufräuspern von dickem, weißem Schleim. Klebrige Absonderungen aus den Augen. Dicke, weiße, klebrige Ohrenabsonderung. Auch die Leukorrhö ist dick und weiß. Wenn die gonorrhoische Absonderung längere Zeit bestehen bleibt, wird sie klar. Beißende Schmerzen in der Harnröhre nach dem Wasserlassen.

Kopf

Die *Natrium muriaticum*-Kopfschmerzen sind furchtbar; berstender oder zusammendrückender Kopfschmerz, als wäre der Kopf in einen Schraubstock eingespannt und als würde der Schädel zerquetscht. Die Kopfschmerzen gehen mit Hämmern und Pulsieren einher; Schmerzen wie durch kleine Hämmerchen im Kopf zu Beginn der Bewegung. Hämmernde Kopfschmerzen morgens beim Erwachen. Die Kopfschmerzen setzen für gewöhnlich in einer späteren Schlafphase ein. Der Patient ist in der ersten Nachthälfte ausgesprochen nervös; er schläft spät ein und erwacht mit Hämmern im Kopf. Die Kopfschmerzen können jedoch auch um 10 oder 11 Uhr einsetzen und bis 15 Uhr oder auch bis zum Abend hin andauern. Sie treten periodisch auf; täglich zur selben Stunde, jeden dritten oder vierten Tag. Kopfschmerzen bei Leuten, die in einer Malariagegend wohnen; sie bessern sich durch Schlaf; der Patient muss sich ins Bett legen und absolut ruhig verhalten; besser durch Schwitzen. Kopfschmerzen

im Zusammenhang mit intermittierendem Fieber. Während des Fieberfrostes hat der Patient das Gefühl, der Schädel würde platzen; er ist delirös und trinkt große Mengen kalten Wassers; die Kopfschmerzen werden durch nichts gebessert, sondern lassen erst nach dem Schwitzen nach. Manchmal bessern sich auch sämtliche Beschwerden durch Schwitzen, nicht jedoch die Kopfschmerzen.
Bei einer anderen Form der Kopfschmerzen gilt: Je stärker der Kopfschmerz, desto mehr schwitzt der Patient. Der Schweiß bessert jedoch nicht. Die Stirn ist kalt und mit kaltem Schweiß bedeckt. Wenn der Kopf warm eingehüllt ist, bessern sich die Kopfschmerzen beim Gehen an der frischen Luft. Kopfschmerzen aufgrund einer Sehstörung; der Patient kann einen Gegenstand nicht schnell genug fixieren. Kopfschmerzen schlechter durch Lärm.
Die Kopfschmerzen können infolge von Gehirnerkrankungen wie Hydrozephalus usw. den gesamten Hinterkopf befallen und sogar die Wirbelsäule nach unten ziehen.
Natrium muriaticum ist bei Erkrankungen des Rückenmarks angezeigt, mit großer Empfindlichkeit gegen Druck – Spinalreizung. Die Wirbelkörper sind empfindlich und der Patient hat starke Schmerzen entlang des Rückgrats. Husten verschlimmert den Schmerz in der Wirbelsäule, ebenso wie Gehen; er wird durch Liegen auf einer harten Unterlage oder Drücken des Rückens gegen etwas Hartes gebessert; der Patient sitzt dann beispielsweise mit einem Kissen oder der Hand fest gegen den Rücken gedrückt. Bei Menstruationsbeschwerden liegt die betroffene Frau dann eventuell da und hat einen harten Gegenstand unter der Wirbelsäule liegen.
Ein allgemeines nervöses Zittern durchfährt den gesamten Körper. Es besteht Zucken der Muskeln, Zittern der Glieder; der Patient kann die Glieder nicht stillhalten (*Zincum*).

Magen

Die Beschwerden des Magens und der Leber hängen eng zusammen. Der Magen ist durch Gasansammlung aufgebläht. Nach dem Essen hat der Patient das Gefühl eines Klumpens im Magen. Es hat den Anschein, als würde es lange dauern, bis die Speisen verdaut werden. Viele Beschwerden verschlechtern sich nach dem Essen. Weißlicher Schleim wird erbrochen, was ihm Linderung verschafft. Es besteht großer, zuweilen unstillbarer Durst auf kaltes Wasser, manchmal kommt es durch Trinken zur Linderung von Beschwerden. In der Leber kommt es zu Völlegefühl mit stechenden, reißenden Schmerzen. Der Darm ist ebenfalls durch Luft aufgetrieben. Die Darmtätigkeit ist verlangsamt, die Stuhlentleerung ist schwierig; harter, zusammengeballter Kot. Abneigung gegen Brot, gegen Fett und reichhaltige Speisen.
Sowohl *Natrium muriaticum* als auch *Natrium sulphuricum* wurden in der Homöopathie erfolgreich bei chronischem Durchfall angewandt, bei alten Armeedurchfällen.

Harnwege

Auch die Blase arbeitet langsam. Der Patient muss beim Urinieren warten, bis der Urin fließt; die Entleerung ist verlangsamt, tröpfelnd, kraftlos. Nach dem

Wasserlassen hat der Patient das Gefühl, als bliebe noch Urin in der Blase zurück. *Auf öffentlichen Toiletten oder wenn noch jemand im Raum anwesend ist, kann er nicht urinieren.* Es besteht auch ein anhaltender Harndrang, sodass er häufig urinieren muss.

Weibliche Geschlechtsorgane

Natrium muriaticum ist von Nutzen bei Frauenleiden und Menstruationsstörungen. Es besteht eine Vielzahl verschiedenster Menstruationsstörungen; die Blutung kann zu spärlich oder auch übermäßig sein, zu früh oder zu spät einsetzen. Man kann das Mittel nicht aufgrund der Menstruationssymptome individualisieren, sondern muss es am konstitutionellen Zustand festmachen. Untersuchen Sie daher alle möglichen Körperfunktionen, damit Sie sicher sein können, alle auftretenden Beschwerden aufgenommen zu haben. Untersuchen Sie darüber hinaus auch sämtliche Organe – nicht durch eine körperliche Untersuchung, da die Krankheitsfolgen nicht zum Heilmittel führen – sondern durch die auftretenden Symptome.

Allgemeines

Beachten sie die Geschwindigkeit, mit der die Arzneimittel auf den menschlichen Organismus einwirken. Manche wirken sehr lange und tief, und *Natrium muriaticum* ist eines davon. Es wirkt sehr langsam und erzielt seine Resultate erst nach längerer Zeit, zumal es zu Beschwerden passt, die sich langsam entwikkeln und lange Zeit andauern. Dies bedeutet jedoch nicht, dass es nicht auch schnell wirken kann – alle Arzneien wirken rasch, aber nicht alle wirken auch nachhaltig. Die Mittel mit der längsten Wirkungsdauer können auch bei akuten Krankheiten wirksam sein, jedoch werden die kurz wirkenden Mittel kaum bei einer chronischen Erkrankung nachhaltig etwas bewirken. Halten Sie sich neben der Geschwindigkeit der Mittelwirkung auch an die Periodizität. Manche Arzneien sind bei kontinuierlichem Fieber angezeigt, andere bei remittierendem und wieder andere bei intermittierendem Fieber. Bei *Aconitum*, *Belladonna* und *Bryonia* haben wir drei verschiedene Geschwindigkeiten der Mittelwirkung und drei unterschiedliche Verläufe. Genauso ist es auch bei *Sulphur*, *Graphites*, *Natrium muriaticum* und *Carbo vegetabilis* – eine unterschiedliche Entwicklung der Beschwerden. Manche Behandler zögern nicht, auch bei Fieberkontinua *Belladonna* zu verordnen; die Beschwerden bei *Belladonna* setzen jedoch sehr rasch und mit großer Heftigkeit ein und haben nichts mit einem kontinuierlichen Fieber gemein. Es entspricht somit nicht dem Typhusfieber. *Belladonna* und *Aconitum* haben keinerlei Manifestationen des Typhusfiebers, auch wenn einige Typhussymptome vorhanden sein können. Vergewissern Sie sich also, dass die Arznei nicht nur eine Symptomgruppe abdeckt, sondern dem Wesen der Erkrankung entspricht. Typhus ähnelt *Bryonia* oder *Rhus toxicodendron*, nicht jedoch *Belladonna*. Wir schulden keinem Menschen Gehorsam, nicht einmal unseren Eltern, sobald wir alt genug sind, um selbständig denken zu können. Aber wir sind der Wahrheit zu Gehorsam verpflichtet.

Natrium muriaticum ist ein lange wirkendes Mittel, und seine Symptome dauern jahrelang an. Es passt bei langsam einsetzenden, lange bestehenden und tief sitzenden Beschwerden. Er braucht lange Zeit, bis jemand nachhaltig davon beeinflusst wird, selbst wenn er einigermaßen empfänglich für das Mittel ist.

Fieber

Der Fieberfrost setzt bei *Natrium muriaticum* morgens gegen 10.30 Uhr ein; er tritt täglich oder jeden zweiten, dritten oder vierten Tag auf. Der Frost beginnt in den Extremitäten, die blau anlaufen; es kommt zu klopfenden Kopfschmerzen, Gesichtsröte, Delirium; der Patient redet von allem möglichen und macht irgendwelche verrückten Sachen. Der Frost nimmt zu, bis es zu einem kongestiven Frostanfall kommt. Während des gesamten Anfalls besteht großer Durst auf kaltes Wasser. Im Froststadium erfährt der Patient keine Besserung durch äußere Wärme oder wärmere Kleidung, aber er hat ein Verlangen nach kalten Getränken. Wir würden normalerweise davon ausgehen, dass jemand, der sich fast zu Tode friert, warme Getränke bevorzugen würde; aber der *Natrium muriaticum*-Patient kann keine warmen Getränke ertragen. Seine Zähne klappern, er wirft sich im Bett von einer Seite auf die andere, seine Knochen schmerzen, als ob sie zerbrechen würden, und er muss erbrechen wie bei kongestiven Zuständen. Im Hitzestadium des Fiebers ist er so heiß, dass man sich fast die Finger an ihm verbrennen kann, und er fällt in einen kongestiven Schlaf oder in Sopor. Der Schweiß führt zu einer Linderung, insbesondere der Schmerzhaftigkeit am ganzen Körper, und auch die Kopfschmerzen lassen dann nach. Bei *Natrium muriaticum* sind das Fieberstadium, der Fieberfrost und auch das Schweißstadium sehr heftig. Manchmal treten diese Wechselfieberanfälle bei kräftigen, robusten Leuten auf, für gewöhnlich befallen sie jedoch anämische, abgemagerte Typen, die in Malariagebieten leben; mit chronischen, schleichenden Erkrankungen. Die *Natrium muriaticum*-Beschwerden haben nicht immer ein langes Prodromalstadium. Es wird überwiegend angewendet bei Patienten, die lange Zeit in einer Malariagegend gelebt und die malariaverseuchte Luft sozusagen in sich aufgesogen haben; sie sind anämisch und leiden an Wassersucht. Es ist auch bei chronischen Fällen angezeigt, wenn die Patienten mit Arsen oder Chinin behandelt wurden, jenen rohen Substanzen also, die von der alten Schule während der gesamten Dauer der Behandlung eingesetzt werden, um das Fieber zu durchbrechen. Der Patient wird innerlich jedoch kränker, als er es schon zuvor war. Und wenn nach abgeschlossener Behandlung die Beschwerden wieder zurückkehren, sind sie unverändert. Die rohe Arzneisubstanz ist für gewöhnlich nicht in der Lage, den Charakter eines intermittierenden Fiebers zu verändern. Arzneien, die dem Fall nur teilweise entsprechen, verändern den Charakter der Krankheit, sodass diese nahezu unheilbar wird. Das homöopathische Mittel heilt jeglichen Fall von Wechselfieber, sofern es passend gewählt wurde. Wenn jedoch ein falsches Mittel verabreicht wurde, gerät die Symptomatik so durcheinander, dass kein Therapeut mehr in der Lage ist, zu heilen. Ein Meister der Homöopathie muss zunächst den gesamten Fallverlauf durchleuchten und die Unordnung beheben, um die Beschwerden schließlich heilen zu können. Es gibt wohl nur wenige Therapeuten, die noch nie einen Malariafall verdorben haben, denn in vielen Fällen, mit denen wir in der Praxis zu tun haben, sind die Beschwerden nur teilweise entwickelt und

sind noch nicht alle vorhanden. Dies trifft insbesondere auf Patienten zu, die bereits homöopathische Mittel eingenommen haben. Die homöopathischen Fehlschläge sind somit die schlimmsten, die man sich vorstellen kann.
Natrium muriaticum ist von seiner Natur her von ausreichender Unregelmäßigkeit, um die Frostanfälle wieder regelmäßig werden zu lassen. Wenn sich der Gesundheitszustand in besserer Ordnung befindet, heißt es abwarten; denn entweder, die gesamte Symptomatik löst sich auf, oder ein anderes Mittel wird klar hervortreten. Es gibt natürlich noch andere Mittel, die wieder Ordnung in den Fall bringen können. Oftmals können Malariafälle, die durch unpassende homöopathische Arzneien verdorben wurden, mit *Sepia* wieder berichtigt werden. Wenn ausgeprägte Kopfkongestion, Rückenschmerz und Übelkeit vorherrschen, bringt *Ipecacuanha* die Ordnung wieder zurück. Nach der richtigen homöopathischen Verordnung kommt es zu einer anhaltenden, dauerhaften Heilung, sodass die Frostanfälle für immer verschwinden.
Durch *Natrium muriaticum* wird jedoch nicht nur die Neigung zu Wechselfiebern behoben, sondern die Gesundheit wird wieder hergestellt. Somit verschwinden auch die Erkältungsanfälligkeit und die Neigung zu periodisch auftretenden Beschwerden. *Natrium muriaticum* beseitigt die Anfälligkeit. Es ist bekannt, dass jeder Anfall zu einer Disposition für einen weiteren Anfall führt. Und jeder folgende Malariaanfall ist zerstörerischer als der vorige. Durch die groben Arzneien, die für gewöhnlich eingesetzt werden, nimmt die Empfänglichkeit des Patienten für die Anfälle zu, das richtig gewählte homöopathische Mittel beseitigt diese Empfänglichkeit. Unter der homöopathischen Behandlung werden die Funktionsabläufe im Organismus sozusagen vereinfacht, sodass der Körper mit einer Krankheit leichter fertig wird. Solange bis diese Anfälligkeit nicht vollständig ausgelöscht ist, geht es dem Patienten immer schlechter und er magert zusehends ab, wobei die Abmagerung von oben nach unten fortschreitet.
Kinder, die in Malariagebieten geboren und aufgewachsen sind, entwickeln mit großer Wahrscheinlichkeit einen Marasmus. Sie haben einen unglaublich großen Appetit und essen viel, aber dennoch nehmen sie ständig ab.

Weibliche Geschlechtsorgane

Natrium muriaticum ist auch angezeigt bei Beschwerden während der Schwangerschaft. Die weiblichen Brüste werden kleiner und auch der Oberkörper magert ab. Die Gebärmutter ist sehr schmerzhaft. Ein Weißfluss, der zuerst weiß war, wird jetzt grün. Die Frau erkältet sich bei jedem Luftzug. Sie leidet aufgrund einer Trockenheit der Scheide unter Schmerzen während des Geschlechtsakts; sie hat ein Gefühl, als würden Holzsplitter in die Scheide gedrückt, was zu stechenden Schmerzen führt.

Differentialdiagnose

Es besteht darüber hinaus eine Trockenheit sämtlicher Schleimhäute. Die Rachenschleimhaut ist trocken, rot und klafft auseinander; beim Schlucken hat der Patient das Gefühl, als würde eine Fischgräte hineinstechen. Er kann nicht schlucken, ohne den Bissen mit Flüssigkeit hinunterzuspülen. Die ganze Speiseröhre hinunter kommt es beim Schlucken zu einem Stechen.

Die meisten Behandler verordnen *Hepar sulfuris* bei jedem Stechen im Hals oder beim Gefühl wie von einer Fischgräte. Dies ist ein altes Leitsymptom von *Hepar sulfuris*, die alte routinemäßige Anwendung. Aber auch *Nitricum acidum*, *Argentum nitricum*, *Alumina* und *Natrium muriaticum* haben dieses Symptom, bei allen jedoch ist es unterschiedlich.

Hepar sulfuris: Die Rachenmandeln sind geschwollen, dunkelrot, gedunsen. Der Patient ist empfindlich gegen den geringsten Luftzug. Er leidet unter Halsschmerzen, sogar wenn er nur die Hand unter der Decke hervorstreckt. Er schwitzt nachts, was jedoch nicht lindert. Er ist empfindlich gegen jeglichen äußeren Eindruck. Er empfindet alles zehnmal stärker, als es in Wirklichkeit ist.

Nitricum acidum: Gelbe Flecken im Rachen; gezackte, ausgefranste Geschwüre im Hals, oder aber der Hals ist entzündet und purpurn. Der Harn riecht wie Pferdeurin.

Argentum nitricum: Es besteht starke Heiserkeit, die Stimmbänder sind angegriffen. Der Rachen ist geschwollen, die Schleimhaut klafft auseinander. Der Patient hat ein Verlangen nach kalten Sachen, nach kaltem Wasser oder kalter Luft. Das Mittel passt bei Frauen, die früher unter Geschwüren am Gebärmuttermund litten, die kauterisiert wurden.

Natrium muriaticum: Extreme Trockenheit der Schleimhäute, als ob sie aufbrechen wollten. Chronische Trockenheit, ohne Geschwürbildung. Reichliche katarrhalische Absonderungen, die aussehen wie gekochtes Eiweiß, und Trockenheit der Schleimhäute – sofern dies noch nicht von diesem Schleim bedeckt sind. Der Patient ist extrem empfindlich, unter anderem gegen Wetterwechsel.

Jede Arznei hat ihre eigene Geschwindigkeit und ihre eigene Abfolge, in der die Beschwerden einsetzen. Und wir müssen immer die Reihenfolge der Symptome, in der sie aufgetreten sind, im Hinterkopf haben.

Natrium muriaticum ist von Nutzen bei chronischer Wassersucht, insbesondere des Zellgewebes. Manchmal kommt es zu Ödemen der Körperhöhlungen oder des Gehirns infolge akuter Erkrankungen. *Natrium muriaticum* ist angezeigt bei Spinalmeningitis mit extremer Anspannung der Spinalnerven, sodass der Patient den Kopf andauernd nach hinten zieht und der Kopf ständig nach vorne ruckt. Ebenfalls hilfreich ist es bei akuten Erkrankungen, bei denen es schließlich zu Hydrocephalus oder Spinalreizung kommt. *Natrium muriaticum* ist manchmal angezeigt bei Bauchwassersucht, häufiger jedoch bei Ödemen der unteren Extremitäten. Akute Wassersucht nach Scharlach; der Patient ist überempfindlich, schreckt aus dem Schlaf hoch, erwacht nachts verwirrt, sein Urin enthält Albumin und Zylinder.

Wenn *Natrium muriaticum* bei Ödemen nach Malaria heilend wirkt, bringt es den ursprünglichen Fieberfrost wieder zurück. Der einzig richtige Heilungsverlauf ist von oben nach unten, von innen nach außen und in der umgekehrten Reihenfolge des Auftretens der Beschwerden. Wenn der Verlauf anders ist, kommt es vielleicht zu einer Linderung, nicht jedoch zu einer Heilung. Wenn die ursprünglichen Symptome wieder auftreten, besteht jedoch Hoffnung. Und dies ist der einzige Weg, der zur Heilung führt; einen anderen gibt es nicht.

Haut

Die Hautsymptome sind bei *Natrium muriaticum* zuweilen sehr ausgeprägt. Das Mittel ist angezeigt, wenn bei alten, schleichenden Krankheitsfällen die Haut durchscheinend wird, als ob es zu Wassereinlagerungen kommt; die Haut sieht wächsern, ölig und glänzend aus. Andere Mittel bei öliger, glänzender Haut sind unter anderem *Plumbum*, *Thuja* und *Selenium*. Diese Arzneien wirken tief auf die Lebensprozesse ein. Und jedes Mittel, das solch erstaunliche Veränderungen zu erzeugen vermag, hat eine lang anhaltende Wirkung.

Weibliche Geschlechtsorgane

Natrium muriaticum ist auch bei Zuständen nach der Entbindung hilfreich, wenn sich die Mutter nicht richtig erholt; sie fühlt sich schwach und ist leicht erregbar; die Lochien sind verlängert, reichlich und weiß; es besteht Haarausfall an Kopf und Genitalien; die Milch versiegt, oder aber das Baby gedeiht davon nicht richtig. Das Mittel ist von Nutzen bei den Nachwehen, wenn sich die Gebärmutter nicht zurückbildet und lange kongestioniert bleibt. Der Patientin geht es schlechter durch Geräusche wie Musik oder das Zuschlagen einer Tür. Sie hat ein Verlangen nach Salz und Abneigung gegen Brot, Wein und fette Speisen. Saurer Wein führt zu Magenverstimmung. *Natrium muriaticum* wird den Fall klären, den Milchfluss wieder in Gang bringen und die Ordnung wieder herstellen.

Das Mittel wird von jenen bleichsüchtigen Mädchen benötigt, die eine ölige Haut und einen gelblich-grünlichen Teint haben; ihre Menstruation setzt nur alle zwei oder drei Monate ein. Die Monatsblutung ist reichlich, oder aber spärlich und wässrig. Sofern die Symptome übereinstimmen kann *Natrium muriaticum* diese Bleichsucht beseitigen und der Patientin zu einem gesunden, strahlenden Aussehen verhelfen. Dies passiert jedoch nicht in kurzer Zeit. Es braucht Jahre, um eine typische Bleichsucht vollständig auszuheilen; wenn sich die Patientin in die Finger schneidet, läuft wässriges Blut heraus; die Monatsblutung sieht aus wie Weißfluss; es besteht perniziöse Anämie. Die Wirkung von *Natrium muriaticum* reicht weit hinein in den Organismus und stellt das rosige Aussehen wieder her.

Natrium phosphoricum — Nat-p.

Natriumhydrogenphosphat. Na_2HPO_4

Allgemeines

Wir sind im Hinblick auf die Indikationen dieses Mittels nicht allein auf Schüßler angewiesen, da wir viele Symptome aus beobachteten Pathologien kennen. Schüßlers Indikationen waren gut und meist auch durch klinische Beobachtungen bestätigt. Der Autor hat dieses Mittel zwanzig Jahre lang vielen Patienten verabreicht, deren Nerven durch geistige Überanstrengung und sexuelle Ausschweifungen heruntergekommen waren. Die Symptome sind *morgens*, ABENDS und *nachts* sowie nach Mitternacht schlimmer. Kennzeichnend sind *Anämien* und *Abneigung gegen frische Luft*. Dem Patienten geht es schlechter bei Zugluft, an der frischen Luft, durch Kälte, durch Kaltwerden und nach dem Kaltwerden. Außerdem besteht eine Erkältungsneigung. Es geht ihm bei Wetterwechsel schlechter. Bleichsucht. Abneigung gegen Baden. Viele Symptome setzen nach dem Koitus ein. Der Patient kann sexuell zügellos sein. Viele Symptome setzen durch Fasten ein, und es geht dem Patienten normalerweise besser, nachdem er etwas gegessen hat. Es geht ihm durch körperliche Anstrengung schlechter. Seine Muskeln sind schlaff und er magert ab. Er verträgt keine Butter, kalte Getränke, kaltes Essen, *Fette*, Obst, MILCH, *saure Speisen* und *Essig*. Ameisenlaufen äußerlich und innerlich. Große Gereiztheit und später eine kennzeichnende Reaktionsverminderung. Viele Symptome verschlimmern sich durch Erschütterungen oder Treppensteigen. Der Patient ist morgens und bei heißem Wetter energielos. Er hat ein ständiges Verlangen, sich hinzulegen. Anhaltende Schwäche durch Flüssigkeitsverlust. Liegen auf der linken Seite verschlimmert viele Symptome. Der Patientin geht es vor und nach der Menses schlechter. Während der Menses sind die Symptome nachmittags und abends schlimmer. Taubheit in einzelnen Gliedern. Blutwallungen. Stechende, ziehende Schmerzen, schlimmer während eines Gewitters. Pulsieren im ganzen Körper. Ein Bestätigungssymptom ist das Gefühl, als rollten Kugeln durch die Arterien. Allgemeine *Überempfindlichkeit* auch im Bezug auf Schmerzen. Gefühl als durchliefe ein Schock den Körper, wenn der Patient in der Nacht erwacht. Sitzen verschlimmert. Allgemeine Verschlimmerung bei Gewitter. Muskel- und Sehnenspannungen. Zittern bei Sturm. Zucken der Muskeln. *Nervöse* und gelähmte Schwäche die sich morgens und nach körperlicher Anstrengung verschlimmert. Der Körper riecht sauer (wie bei *Hepar, Sulphur, Lycopodium*).

Geist und Gemüt

Zornig wegen Kleinigkeiten und Beschwerden durch Ärger. Ängstlichkeit abends und nachts; im Bett; vor Mitternacht; nach dem Essen; mit Furcht; während Fieber; wegen Gedanken an die Zukunft; wegen seiner Gesundheit; beim Erwachen. Beschwerden durch schlechte Nachrichten. Abneigung gegen Gesellschaft. Konzentrationsschwierigkeiten. Geistige Verwirrung morgens; abends; nach dem Essen, durch geistige Anstrengung; beim Erwachen. Wahnvorstellungen, ängstlich; glaubt, er sehe tote Menschen; Bildet sich Dinge ein, glaubt, er bekäme Typhus; glaubt, er höre Fußtritte im Nebenraum. Missmutig, entmutigt und schnell besorgt. Geistige Trägheit beim Lesen. Geistige Anstrengung ruft viele Beschwerden hervor. Der Patient ist sehr erregbar. Furcht in der Nacht; vor bevorstehenden Krankheiten; dass etwas passieren könnte; vor Unglück; beim Erwachen. Furcht vor schlechten Neuigkeiten, *Vergesslich.* Schnell ängstlich und unachtsam. Die Patientin ist hysterisch und in Eile. Niemand arbeitet ihm schnell genug. Manchmal hat er reichlich Ideen, dann wieder zu wenige, sein Geist wird immer träger. Ungeduld. Der Patient ist allem gegenüber gleichgültig, sogar gegenüber seiner Familie. Eine allmählich ansteigende Trägheit; Furcht vor geistiger und körperlicher Arbeit. Gereiztheit; morgens; während der Menses; über Kleinigkeiten. Schwaches Gedächtnis. Es gibt aber auch Zeiten der Fröhlichkeit. GROSSE GEISTIGE ERSCHÖPFUNG. Ruhelosigkeit und Ängstlichkeit abends und nachts. Traurigkeit abends, nach Pollutionen, während

Fieber und bei Musik. Er ist äußerst empfindlich gegenüber Musik und Geräuschen, die ihn umgeben. Er wird immer ernster und stiller, sitzt längere Zeit für sich allein. Es ist sehr schreckhaft, aus Angst, durch Geräusche, beim Einschlafen und während er schläft. Zeitweise überkommt ihn eine Benommenheit. Seine Freunde misstrauen ihm. Will nicht sprechen. Seine Gedanken schweifen ab. Er wird immer ängstlicher und schüchterner. Weint schnell. Geistige Arbeit wird unmöglich und es scheint, er nähert sich immer mehr der Imbezillität.

Kopf und Schwindel

Schwindel morgens, schlimmer durch geistige Anstrengung, beim Sitzen und Gehen. Neigung zum Hinfallen.
Blutstau abends. Hitze im Kopf abends, in der Stirn und im Scheitel. Hitzewallungen nach Schwitzen. Spannung der Kopfhaut. Goldgelber, krustiger Hautausschlag auf dem Kopf; Hautausschlag auf der Stirn. Verstopfungsgefühl in der Stirn; über den Augen; morgens; schlimmer durch geistige Anstrengung. Schweregefühl im Kopf und Haarausfall. Kopfschmerzen, morgens, nachmittags, abends und nachts, schlimmer durch das Zusammenbinden des Haares; *nach dem Essen*; die Patientin muss sich hinlegen; schlimmer bei Lichteinwirkung; im Liegen; vor, während und *nach der Menses*; GEISTIGE ERSCHÖPFUNG; nach saurer Milch; bei Bewegung; bei Bewegung des Kopfes; bei Geräuschen; beim Aufstehen; in einem Raum; durch *sexuelle Ausschweifungen*; nach dem Schlaf; beim Bücken; Anstrengung der Augen; *während eines Gewitters*; beim Gehen; in einem warmen Raum; besser an der frischen Luft und durch Druck. Die Kopfschmerzen sind periodisch, pulsierend. Schmerzen in der Stirn werden durch GEISTIGE ANSTRENGUNG verschlimmert; durch Bewegung; Schmerzen *über den Augen*; im *Hinterkopf*; in den Kopfseiten; in den Schläfen; im Scheitel beim Erwachen am Morgen; im Scheitel und in der Stirn. Die Schmerzen sind berstend und schneidend, in den Schläfen sowie an den Seiten des Kopfes; Ziehen im Kopf und Hinterkopf; drückende Schmerzen mit Erbrechen von saurem Schleim; drückende Schmerzen in der Stirn; von innen nach außen, über den Augen; drückende Schmerzen im Hinterkopf und in den Hinterkopfseiten; drückende Schmerzen im Scheitel, als würde sich öffnen. Stechende Schmerzen im Kopf, in der Stirn, in den Kopfseiten, in den Schläfen. Betäubende Schmerzen in Kopf und Stirn. Reißende Schmerzen. Stirnschweiß. Pulsieren im Kopf, in der Stirn, in den Schläfen und im Scheitel. Erschütterungen im Kopf. Zucken. Entblößen des Kopfes ruft die Symptome hervor.

Augen

Trockenheit der Augen. Cremige gelbe Absonderungen. Lidschwere. Augenentzündungen. Skrofulöse Ophthalmien und granulierte Lider. Jucken und Brennen der Lider und Lidränder. Brennende Augen, der Patient muss sie reiben. Augen schmerzen beim Lesen. Brennende, schneidende Schmerzen. Drückende Schmerzen während der Menses. Schmerzen, als sei Sand in den Augen. Wundheitsgefühl beim Lesen. Stechende Schmerzen in den Augen. Lähmung des Sehnervs. Photophobie. Erweiterte Pupillen. Eine Pupille ist erweitert. Zittern des rechten Augenlids beim Lesen.

Starrende Augen. Strabismus. Geschwollene Lider. Gelbe Skleren. Dunkle Farben vor den Augen. Farbige Ringe um Lichtquellen. Entfernten Gegenständen werden verschwommen gesehen. Neblige Sicht. *Angestrengtes Sehen* verschlimmert viele Symptome.
Flackern vor den Augen morgens beim Aufstehen um 5 Uhr. Nebel vor den Augen wird durch künstliches Licht um 8 Uhr verschlimmert. Funken vor den Augen.

Ohren
Hautausschläge an den Ohren. Cremig gelbe Krusten an den Ohren. Verstopfungsgefühl in den Ohren. Hitze und Röte eines Ohres. Jucken in den Ohren. Rechtes Ohrläppchen brennt und juckt, der Patient muss sich kratzen, bis es blutet. Geräusche in den Ohren, mit Schwindel, Brausen, Klingeln, *Tosen,* Sausen, Singen, Zischen. Schmerzen im Ohr. Schmerzen im rechten Gehörgang. Brennen und *Stechen* im und hinter dem Ohr. Rasendes Pulsieren. Verstopftheitsgefühl. Das Gehör ist *überempfindlich*, empfindlich gegen Geräusche, Schwerhörigkeit bis hin zu völligem Verlust des Gehörs.

Nase
Der Patient neigt zu ständigem Fließschnupfen und Nasenkatarrhen mit *dicken, gelben, eitrigen Absonderungen.* Nasenbluten beim Ausschnäuzen. Völlegefühl in der Nasenwurzel. Die Nase ist mit Schleim und Krusten verstopft, aber die Absonderungen sind normalerweise spärlich. Übler Geruch in der Nase am Morgen. Ozäna. Stechen im linken Nasenloch, schmerzhaft, bis es dem Patienten die Tränen in die Augen treibt. Empfindlicher Geruchssinn. Wundheit im linken Nasenloch. Der Patient muss ständig an seiner Nase zupfen, Krustenbildung. Ständiges Niesen. Spannungsgefühl über der Nasenwurzel.

Gesicht
Bläuliche Verfärbung des Gesichts; Augenringe; erdfahle, blasse Flecken, aber kein Fieber; Röte wechselt sich mit Blässe ab; gelbe Leberflecke, weiße Flecke um Nase und Mund. Hautausschläge im Gesicht, am Kinn, an der Stirn, an den Lippen und UM DIE NASE.
Pickel auf der Stirn. Pusteln im Gesicht. Hitzegefühl am Abend, während Frost. Das Gesicht brennt. Jucken des Gesichts und der Nase.
Schmerzen im Gesicht, Brennen, Neuralgien. Schießende Schmerzen in der rechten Wange. Wundheitsgefühl im rechten Unterkieferwinkel, stechende Schmerzen. Drüsenschwellung im rechten Unterkiefer. Schwellung der Unterkieferdrüsen.

Mund und Zähne
Zahnfleischbluten. Die Zunge ist gelb belegt. *Gelber Zungengrund* mit schmutzigweißem Belag. Der Gaumen ist goldgelb oder rahmartig bedeckt. Trockenheit des Mundes und der Zunge. Speichelfluss. Gefühl eines Haares auf der Zunge, gefolgt von einer prickelnden Taubheit im ganzen Mund. Das Sprechen fällt schwer. Stechen auf der Zunge. Schlechter Geschmack beim Erwachen, bitter, metallisch, salzig, *sauer.* Bläschen im Mund und auf der Zunge.

Zahnkaries. Zähneknirschen im Schlaf bei Kindern. Lockerheit der Zähne. Zahnschmerzen nachts, besser durch warmen äußeren Druck. *Bohrende*, drükkende und pulsierende Schmerzen.

Hals

Hals und Tonsillen sind gelb belegt. Trockenheit des Halses. Schleimbildung im Hals. Zäher klarer, weißer Schleim in den Choanen. Dicker, gelber Schleim tropft von den Choanen, schlimmer nachts, der Patient muss sich aufsetzen und räuspern. Gefühl eines Klumpens im Hals. Viel Räuspern. Halsentzündungen. Halsschmerzen beim Schlucken. Wundheitsgefühl in der rechten Halsseite, schlimmer beim Schlucken. Brennen, Stechen, wie von Nadelstichen. Pulsieren in der linken Mandel.
Zäher Schleim aus den Choanen. Es fällt dem Patienten leichter, Flüssigkeiten zu schlucken, als feste Speisen.

Magen

Der Appetit ist *gesteigert*, der Patient ist *ausgehungert oder* leidet an *Appetitmangel.* Abneigung gegen Essen, gegen Fleisch, gegen Milch, Brot und Butter. Er verlangt nach alkoholischen Getränken, Bier, scharfem Essen, gebratenen Eiern, Fisch, kalten Getränken. Magenbeschwerden durch Fett und Milch. Leeregefühl, schlimmer nach dem Essen. Leeres, SAURES Aufstoßen nach dem Essen; Aufschwulken. Völlegefühl nach dem Essen. Sodbrennen, Schwere- und Druckgefühl. Hitzegefühl im Magen. Übelkeit am Morgen, abends, beim Husten und bei Kopfschmerzen. Schmerzen im Magen; nach dem Essen; zwei Stunden nach dem Essen; Krämpfe; Gastralgie, mehrere Anfälle jeden Tag mit Erbrechen einer sauren Flüssigkeit; Überproduktion von Milchsäure. Nagende Schmerzen im Magen. Druckgefühl nach dem Essen. Wundheitsgefühl und stechende Schmerzen. Würgereiz. Extremer Durst. Magengeschwüre. Saures Erbrechen. Cremiger Belag auf der Zunge. Saurer Körpergeruch. Erbrechen von galleartiger, bitterer, schaumiger Masse beim Husten, mit Kopfschmerzen, Säuglinge erbrechen SAUREN Schleim nach dem Füttern mit Milch, saure käsige Masse, bei Wechselfieber; in der Schwangerschaft Erbrechen einer gelben oder grünen Masse.

Abdomen

Aufblähung des Abdomens nach dem Essen. Leeregefühl nach dem Stuhlgang. Eingeklemmte Blähungen nach dem Essen. Völlegefühl, Gurgeln und Verhärtung des Abdomens. Schmerzen nachmittags und nachts, nach dem Essen, anfallsweise, vor dem Stuhlgang. Schmerzen in den Hypochondrien. Brennen im Magen. Krämpfe vor dem Stuhlgang, verursachend während des Gehens Stuhldrang. Schneidende Schmerzen im Abdomen. Druckgefühl im Hypogastrium. Wundheitsgefühl im gesamten Magen. Stechende Schmerzen im Magen und in der Leber, Leberträgheit. *Grollen.* Spannung.

Rektum und Stuhl

Verstopfung mit schwerem, hartem Stuhl. Darmträgheit; einen Tag leidet der Patient unter Verstopfung, den nächsten Tag unter Durchfall. Durchfall morgens, nachts mit Koliken, nach dem Essen, im Sommer mit Windabgang. Der Anus ist wund; *viel* Windabgang; unwillkürlicher Stuhlabgang, unwillkürlicher Stuhlabgang wenn Winde abgehen. Wunde, stechende Schmerzen im Anus, schlimmer durch Bettwärme. Schmerzen im Rektum nach dem Stuhlgang. Brennen vor und nach dem Stuhlgang. Schmerzhaftes Zusammenziehen des Anus. Schneidende Schmerzen beim Stuhlgang. Tenesmus. Stuhldrang nach dem Koitus beim Mann. Stuhldrang ist erfolglos, unbefriedigend. Schwächegefühl im Rektum vor dem Stuhlgang. Der Stuhl ist blutig, käsig, krümelig; hell, ohne Gallenfarbstoff; *grün*; eine gallertartige Masse; teigig; sauer riechende Stühle; dünne gelblichbraune Stühle; wässrig; gelblichgrün, gelblichbraun. Würmer im Stuhl.

Harnwege und Urin
Blasenlähmung. Drückende Schmerzen in der Blase vor dem Urinieren. Harndrang nachts, nach dem Koitus (Mann); nach dem Essen, beständig, häufig. Dysurie. Häufiges Wasserlassen, *nachts*, während der Patient schwitzt, unwillkürlicher Harnabgang nachts und im Schlaf.
Der Patient muss warten, bis der Harnfluss einsetzt. Er muss lange pressen, bis er urinieren kann. Unvollständiges Wasserlassen. Stechende Schmerzen in den Nieren. Abgang von Prostataflüssigkeit während des Stuhlgangs. Vergrößerte Prostata. Brennen in der Harnröhre beim Urinieren. Nach dem Stuhlgang Brennen und Jucken im Harnkanal. Der Urin ist *eiweißhaltig*, brennend heiß, wolkig, dunkel oder blass, reichlich, nachts und morgens, übel riechend, spärlich, mit schleimigen Sedimenten.

Männliche Geschlechtsorgane
Anhaltende, häufige Erektionen morgens und nachts beim Mann, *ohne Samenerguss*, schmerzhaft, *ohne* Begehren, heftig, ausbleibend. Bläschen an den Genitalien. Jucken des Hodensackes, der Vorhaut und des Anus. Schmerzen in Samensträngen und Hoden. Ziehen in den Samensträngen. Samenerguss *nach dem Koitus*, ohne Träume, ohne Erektion, *häufig*, unbewusst. Verminderte sexuelle Leidenschaft oder erhöhte Leidenschaft, *ohne Erektion*, *Erbrechen*. Schwellung des Penis und der Hoden.

Weibliche Geschlechtsorgane
Gesteigertes sexuelles Verlangen bei Frauen. Ausfluss *nach der Menses,* scharf, *reichlich*, *cremig*, honigfarben, *sauer riechend,* gelb und wässrig. Die Menstruation bleibt aus, ist zu reichlich, zu oft, setzt spät ein, ist blass, schmerzhaft und *lang anhaltend.* Uterusprolaps mit einem herabdrängenden Gefühl nach dem Stuhlgang. Sterilität.

Atemwege und Husten
Wundheitsgefühl in der Luftröhre. Heiserkeit und Stimmverlust. Asthmatische Atmung, *schwierige*, kurze Atmung, Neigung zum Seufzen.
Husten nachmittags, abends im Bett, nachts, während Frost, ständig, mit Fließschnupfen, nach dem Trinken. Trockener Abendhusten mit Auswurf am Morgen. Trocken, hohl, kurz, erschütternd, mit Reizung in der Brust oder im Kehl-

kopf. Lockerer Morgenhusten. Kitzeln in Kehlkopf und Brust. Heftiger Husten, schlimmer beim Sitzen. Auswurf am Morgen, blutig, grünlich, schleimig, *übel riechend*, eitrig, dick, zäh, gelb; mit fadem, eitrigem, salzigem Geschmack.

Brust und Herz

Angstgefühl in der Brust; als wandere eine Blase vom Herzen durch die Arterien. Einschnürungsgefühl in der Brust. Leeregefühl in der Brust nach dem Essen. Pickel auf der Brust. Plötzliches Völlegefühl im oberen Brustbereich. Brustbeklemmung. Schmerzen in der Brust nach dem Abendessen sowie durch tiefes Atmen beim Husten. Herzschmerzen. Wundheits- und Druckgefühl in der Brust. Brennen tief in der Brust, schlimmer auf der rechten Seite, abends und im Bett. Schneidend, drückend. Rauheit in der Brust beim Husten. Wundheit in der Brust. Stiche in der Brust, in den Brustseiten, schlimmer in der linken Brusthälfte. HERZKLOPFEN, *Ängstlichkeit*, nach dem Essen; schlimmer durch *Geräusche*, beim Liegen auf der linken Seite und *während eines Gewitters*. Tuberkulose bei jungen Menschen. Herzzittern nach der Menses und beim Treppenaufsteigen.

Rücken und Extremitäten

Ziehende Schwere im Rücken. Jucken der Rückenhaut. Rückenschmerzen nachts, während der Menses, bei Bewegung, durch *sexuelle Ausschweifungen* und beim Sitzen. Schmerzen in der Dorsalregion; im linken Schulterblatt und zwischen den Schulterblättern. Schmerzen in der Lendengegend während der Menses. Schmerzen in der Sakralregion während der Menses. Wundheitsschmerzen in der Lendengegend während der Menses. Wunde Druckstellen am Rücken und an der Wirbelsäule. *Wirbelsäulenreizung*. Brennen in der Lendengegend und in der Wirbelsäule. Ziehen im Rücken. Scharfes Schneiden im rechten Iliosakralgelenk. Stechen in der Lendengegend.
Schwitzen des Rückens. Steifheit beider Nackenseiten. Schwellung der Lymphknoten im Nacken. Schwäche des Rückens gegen Abend, in der Lendengegend und nach Pollutionen.
KALTE HÄNDE, *Beine und Füße*. Eiskalte Füße während der Menses tagsüber und brennende Füße nachts im Bett. Zusammenziehen der Extensoren im Unterarm beim Schreiben.
Wunde, stechende Hühneraugen. Krämpfe in den Waden und Füßen. Krämpfe in den Händen beim Schreiben. Knacken in den Gelenken. Hautausschläge auf den Gliedmaßen, Bläschen; Pickel und Bläschen an den unteren Extremitäten; Pickel an den Gesäßbacken, Hautausschläge an den Fußknöcheln. Ameisenlaufen in den oberen Extremitäten und in den Füßen. Hitze der Hände und Füße. Schwere der Glieder, der unteren Extremitäten, der Beine und Füße. Jucken der Gliedmaßen, der oberen und unteren Extremitäten, *der Knöchel*. Gliedertaubheit, Taubheit der oberen Extremitäten, der rechten Hand und des rechten Armes, der Finger, der rechten Finger und der Füße. Schmerzen in den Gliedern. Gichtige, rheumatische Gelenke, gichtige Handgelenke. Rheumatische Schmerzen in der Schulter (rechts). Schmerzen in den Beinen, den Waden, in den Knöcheln, den Fußballen und in der großen Zehe. Zerschlagenheitsgefühl

in den Gliedern, den unteren Gliedmaßen, in den Knien und Beinen. Brennen der Hände und Fußsohlen. Krampfartige Schmerzen in der linken Hand und im Zeigefinger. Ziehen in den Unterarmen, in den Handgelenken, während der Menses, Schmerzen in der Hand, den Gelenken, der linken Schulter, der Hüfte und den Knien. Druck in der Schulter. Stechen in der Schulter und den Fingern, in der Hüfte, in *Oberschenkel,* Knie, Fußsohlen und Ferse. Reißen in den Gliedern, den Gelenken, den oberen Extremitäten, in der Schulter, im Oberarm, im Ellbogen, in den Fingern; in den unteren Extremitäten, der Hüfte, den Knien, den Beinen, den Füßen und den Zehen. Schwitzen der Hände und Füße. Ruhelosigkeit in den Beinen. Spannung der Sehnen in den Kniekehlen, auch nach der Menses. Steifheit der Gelenke. Schwellung der Finger; der unteren Extremitäten und der Füße. Spannung in Kniesehne und Wade. Zittern der Hände, in den Knien nach Pollutionen. Muskelzucken. Schwäche der oberen Extremitäten, der Hände, des rechten Handgelenks und des linken Fußknöchels; nach der Menses Zittern der unteren Extremitäten, der Oberschenkel und der FUSSKNÖCHEL. Schwäche der Knöchel bei Kindern (*Natrium carbonicum*). Plötzliches Nachgeben der Beine beim Gehen.

Schlaf

Sehr tiefer Schlaf. Der Patient träumt viel. Ängstliche Träume, *erotische* Träume, Träume von toten Menschen, Schrecken erregende und lebhafte Träume. Der Patient schläft im Sitzen ein. Der Schlaf ist ruhelos. Müdigkeit den ganzen Tag und nach dem Abendessen, meistens aber am Vormittag. Schlaflosigkeit vor Mitternacht, nach Mitternacht, vor lauter Gedanken. Schlaflosigkeit, kann jedoch nicht schlafen. Unerquicklicher Schlaf. Der Patient ist von 24 Uhr bis 3 Uhr morgens wach. Wacht früh auf, um 5 Uhr, unausgeschlafen. Wacht spät auf.

Fieber und Schweiß

Kältegefühl am Abend im Bett, in kalter Luft. Frösteln am Abend, während der Menses, nach dem Essen. Schüttelfrost. Einseitiges Kältegefühl. Inneres Kältegefühl. Fieber, Hitzewallungen und Kopfschmerzen jeden Nachmittag. Der Patient kann nicht schlafen, weil er sich so heiß fühlt. Fieber mit Schweiß im Schlaf. Wechselfieber mit Erbrechen von sauren Massen. Schwitzen am Tage, morgens, nachmittags, nachts. Angstschweiß. Kalter Schweiß. Schwitzen beim Husten, bei der leichtesten Anstrengung. Übermäßiger Schweiß am Morgen und in der Nacht mit großer nervöser Schwäche. Sauer riechender Schweiß. Säuglinge riechen sauer.

Haut

Beißen, Brennen oder Kälte der Haut. Leberflecke; rote Flecke, gelbe Flecke und gelbsüchtige Haut. Trockene Haut. Trockene, brennende Hautausschläge; Blasen, Furunkel, brennend, schuppig, feucht, trocken, flechtenartig, schmerzhaft, fressend, pickelig, mit honiggelben Krusten; eiternd, Urtikaria, Bläschen bildend. Ekzeme mit honigfarbenen Absonderungen. Erysipel. Schwellung der Haut. Ameisenlaufen. Sommersprossen. Nagende Schmerzen in der Haut.

Inaktive Haut. Jucken, Beißen, Brennen, Krabbeln, Kribbeln, Stechen der Haut, besser durch Kratzen, schlimmer durch Bettwärme. Empfindliche Haut. Wundheitsgefühl in der Haut. Stechen in der Haut. Schwellung der betroffenen Hautstellen. Wassersüchtige Haut. Geschwürige Schmerzen. Tiefe Geschwüre, beißende, brennende, krabbelnde Empfindung; übel riechende, gelbe Absonderungen; Fistelbildung mit entzündetem rotem Hof, empfindlich, stechend, eitrig, geschwollen, ungesund aussehend. Ungesund aussehende Haut. Warzen.

Natrium silicicum* Nat-sil.

Natriumsilikat. Na_4O_4Si.

Allgemeines

Die Symptome dieses Mittels verschlimmern sich morgens, *vormittags, abends, nachts* und nach Mitternacht. Der Patient verspürt manchmal eine Linderung während des Vormittags. Wiederkehrende Abszessbildung; das Mittel lindert die Schmerzen und beschleunigt den Abfluss des Eiters. ABNEIGUNG GEGEN FRISCHE LUFT; die Beschwerden sind an der frischen Luft schlimmer und der Patient ist äußerst empfindlich gegen Zugluft. Die Symptome verschlimmern sich durch Stimulanzien. Der Patient ist empfindlich gegen jeden Wechsel von warmem zu feuchtkaltem Wetter. Nach Koitus fühlt er sich matt. Bei Kälte geht es ihm schlechter, insbesondere in kalter Luft, durch und nach Kaltwerden; er erkältet sich ständig. Nach dem Essen fühlt er sich schlecht, und auch seine Symptome verschlechtern sich; schlechter nach kalten Speisen, kalten Getränken, fetten Speisen, Milch, Wein. Verschlimmerung bei der geringsten Anstrengung. Rasche Abmagerung. *Ausgeprägter Mangel an Lebenswärme.* Schweregefühl in Körper und Extremitäten. Ameisenlaufen im ganzen Körper. Verhärtung von Drüsen. Entzündung äußerer Teile; Knochen. Übermäßige körperliche Erregbarkeit und Empfindlichkeit gegen Erschütterung. Große *Mattigkeit und Verlangen, sich hinzulegen*; Liegen bessert, Bewegung verschlechtert. Zahlreiche Schmerzen gehören zur Pathogenese von *Natrium silicicum*; Knochenschmerzen. Die Schmerzen im Körper sind bohrend, brennend, drückend, *schneidend, stechend und reißend.* Wundheitsgefühl. Druck bessert viele Symptome. Ausgeprägtes Pulsieren wird überall verspürt, auch in den Gliedern. Puls beschleunigt, abends und bis 2 Uhr. Empfindlichkeit ist ein weiteres Merkmal dieser Arznei; Knochen und Drüsen werden sehr empfindlich. Die Symptome verschlechtern sich nach Schlaf, durch Berührung, und beim Gehen. Zittern und Zucken. Große Schwäche morgens; durch Gehen. NERVÖSE SCHWÄCHE. Während der gesamten Arzneimittelprüfung hindurch ist der Prüfer matt und abgeschlagen.

Geist und Gemüt

Der Patient wird zornig, wenn man ihm widerspricht. Angst abends und nachts, besonders jedoch vor Mitternacht. Angst nachts im Bett; nach dem Essen; beim Erwachen. Konzentration fällt schwer. Er hat all sein Vertrauen in sein Beurteilungsvermögen verloren. Geistige Verwirrung morgens und abends; nach dem

Essen; DURCH GEISTIGE ANSTRENGUNG; beim Erwachen. Übermäßige Gewissenhaftigkeit. Augenblicke von Entmutigung und zuweilen auch von Verzweiflung. Stumpfheit des Geistes beim Erwachen; schlechter durch Lesen oder bei jeglicher *geistiger Anstrengung*. Sämtliche Gemütssymptome verschlechtern sich durch *geistige Anstrengung*. Der Patient ist sehr erregbar. Er erwacht mit Angst und Furcht. Sein Gedächtnis ist schlecht; er vergisst nahezu alles. *Erschreckt schnell*. Weibliche Prüferinnen werden ziemlich hysterisch. Das erste Stadium der Imbezillität entspricht dem allgemeinen Charakter vieler Gemütssymptome. Der Patient ist gleichgültig gegenüber seinen Freunden und der Umgebung. Unentschlossenheit ist ein weiteres hervorstechendes Merkmal dieser Arznei; der Patient kann sich nicht entscheiden, ob er dies oder jenes tun soll. Reizbarkeit abends; nach Koitus; nach Schlaf. Er möchte nicht mehr leben und scheint das Leben zu verabscheuen. Geistige Erschöpfung herrscht in hohem Maße vor. Die nächtliche Ruhelosigkeit treibt ihn aus dem Bett; gleichzeitig ist der Patient sehr ängstlich. Traurigkeit während den Menses, mit Weinen. Übermäßig Empfindlichkeit gegen Geräusche. Hochfahren durch Schreck; *durch Geräusche*; aus dem Schlaf. Er neigt dazu, sich an jeglicher Unterhaltung zu beteiligen.

Kopf und Schwindel

Schwindel nachts; bei Kopfschmerz; durch geistige Anstrengung; beim Gehen; beim Umdrehen im Bett. Die nachfolgenden Lokalsymptome werden stets auf dieses Mittel hinweisen, sofern die obigen Allgemeinsymptome deutlich herausragen.

Spannungsgefühl an der Kopfhaut, besonders an der Stirn. *Haarausfall*. Hyperämie, Völle und Hitze im Kopf nachts, besonders in der Stirn. Schweregefühl in Kopf und Stirn. *Natrium silicicum* ist ein wundervolles Mittel bei Kopfschmerzen, wobei die Schmerzarten und Modalitäten zahlreich sind. Kopfschmerz: morgens; nachmittags; *abends*; nachts; schlechter nach dem Essen; durch Bewegung; durch *Anstrengung*; durch GEISTIGE ANSTRENGUNG; vor und während den Menses; durch Hochbinden der Haare; *durch Geräusche*; beim Aufstehen vom Sitzen; beim Sitzen; nach Schlaf; beim Bücken; durch Augenanstrengung; beim Gehen; durch Wein; besser durch Druck und sehr heiße Anwendungen. Das Mittel ist auch sehr hilfreich bei periodischem Kopfschmerz. Bei Schnupfen besteht gleichzeitig heftiger Schmerz in der Stirn, insbesondere auf der linken Seite; der Schmerz setzt morgens ein. Schmerz in der Stirn über den Augen; HINTERKOPF; Seiten des Kopfes; Schläfen. Kopfschmerz: berstend; dumpf; ruckend. Ziehender Schmerz in der Stirn. Drückender Stirnkopfschmerz durch geistige Anstrengung, als ob das Gehirn herausgedrückt wird. Drückender Schmerz in Hinterkopf; Schläfen; Stirn. Stechender Schmerz in Stirn; Seiten des Kopfes; Schläfen. Betäubende Kopfschmerzen; Stirn; Seiten des Kopfes; Schläfen. Schweiß an der Kopfhaut. Pulsieren im Kopf; Stirn; Scheitel. Zucken des Kopfes. Kopfschmerz durch Entblößen des Kopfes.

Augen

Die Lider sind morgens verklebt. Fistula lachrymalis. Schwere, Schwellung der Lider. Entzündung und Geschwüre an der Hornhaut. Entzündung der

Lider. Jucken der Augen und Tränenfluss. Beißender, brennender, drückender, stechender Schmerz in den Augen. Wundheitsgefühl. Lähmung des Sehnervs. Photophobie, besonders bei Tageslicht. Starrer Blick. Der Patient sieht dunkle Farben. Funkensehen. Trübsichtigkeit. Die Symptome verschlechtern sich durch Augenanstrengung.

Ohren

Jucken in den Ohren. Ohrgeräusche bei Schwindel; Summen; Klingeln und Rauschen. Schmerzen in und hinter den Ohren; stechend; reißend. Pulsieren in den Ohren. Verstopfungsgefühl. Überempfindliches Gehör für Geräusche. Schwerhörigkeit.

Nase

Fließschnupfen mit Husten. Das Mittel heilt Katarrh der Nase mit Borken und grünlicher, *übel riechender, eitriger, dicker oder gelber* Absonderung. Nasenbluten morgens und beim Schneuzen der Nase. Die Nase ist nachts verstopft. Geruchssinn zunächst übermäßig empfindlich, später verloren. Häufiges Niesen. Geschwüre hoch oben in der Nase.

Gesicht

Die Lippen sind rissig. Das Gesicht ist blass, erdfahl oder gelb. Rotes Gesicht bei Kopfschmerz. Hautausschläge im Gesicht; an der Nase. Herpes um die Lippen. Bläschen an den Lippen; juckend. Gesichtsschmerzen. Schwellung der *Unterkieferdrüsen* und Lippen. Geschwüre an den Lippen. Zahnfleischbluten. *Trockenheit des Mundes* oder reichlicher Speichelfluss. Sprache schwierig. Mundgeschmack: bitter: blutig; metallisch; sauer. Zahnschmerz nachts; nach dem Essen; besser durch Wärme. Zahnschmerzen: bohrend; grabend; pulsierend; stechend. Empfindlichkeit der Zähne.

Hals

Der Hals ist rot, entzündet und *sehr trocken*. Der Patient räuspert sich häufig, um den Rachen frei zu machen. Aufräuspern von dickem, gelbem Schleim. Kloßgefühl im Hals. Halsschmerz beim Schlucken; brennend und stechend. Schlucken fällt schwer. Das Mittel heilt Kropf und Schwellung der zervikalen Lymphknoten.

Magen

Vermehrter Appetit bis hin zu Heißhunger. Abneigung gegen Fleisch. Leeregefühl im Magen. Aufstoßen nach dem Essen; sauer; schmeckt wie Speisen. Leeres Aufstoßen. Wasseraufschwulken. Viele Magensymptome bessern sich nach dem Aufstoßen. Völlegefühl nach dem Essen. Sodbrennen. Gefühl wie von einem Gewicht oder einem Stein im Magen. Schluckauf nach dem Essen. Abneigung gegen Essen. Übelkeit morgens und abends; während Diarrhö. Magenschmerzen nach dem Essen; drückend. Krampfartige, stechende Magenschmerzen. Wundheitsgefühl und Berührungsempfindlichkeit. Pulsieren im Magen. Würgen. Extremer Durst, schlechter nachts; während Fieberfrost. Erbrechen beim Husten; bitter; nach Milch; Galle; Schleim.

Abdomen

Auftreibung des Abdomens nach dem Essen. Eingeklemmte Blähungen. Völlegefühl. Gluckern im Bauch; es herrscht ein regelrechter Aufruhr im Bauch. Hartes, schweres Abdomen. Bauchschmerz: morgens; nachmittags; nachts; nach dem Essen. Schmerz im Hypogastrium; Hypochondrium. Bauchschmerz brennend; krampfartig; schneidend. Stechender Schmerz im Hypochondrium; Leber; Milz. Rumoren im Darm. Engegefühl im Abdomen.

Rektum und Stuhl

Obstipation mit schwieriger Stuhlentleerung, sogar bei weichem Stuhl. Erfolgloser Stuhldrang. Untätigkeit des Rektums. Unbefriedigende Stuhlentleerung. Zusammenschnürungsgefühl im After. Diarrhö: morgens und abends; durch Milch; schmerzlos. Stuhl: blutig; häufig; schleimig; dünn; wässrig. Obstipation mit hartem, leichtem, weichem, spärlichem Stuhl. Ameisenlaufen am After. Viele Blähungen. Jucken am After. Schmerz im After nach Stuhlgang; brennender Schmerz während und nach hartem Stuhl. Wundheitsgefühl am After, mit schneidenden, stechenden Schmerzen und Tenesmus.

Harnwege und Urin

Drücken in der Harnblase. Tenesmus. Anhaltender oder häufiger Harndrang; schlechter nachts. Häufiges Wasserlassen nachts. Unwillkürlicher Harnabgang nachts. Der Patient muss morgens lange warte, bevor der Harn zu fließen beginnt. Nach der Miktion hat er das Gefühl, nicht fertig zu sein. Absonderung von Prostatasekret bei schwieriger Stuhlentleerung. Vergrößerung der Prostata. Brennen während der Miktion. Urin: heiß; trüb; reichlich.

Männliche Geschlechtsorgane

Beschwerliche, schmerzhafte, heftige Erektionen. Die Eichel ist entzündet. Jucken von Penis und Skrotum. Schmerz in den Hoden. Unwillkürlicher Samenabgang. Das sexuelle Verlangen ist vermehrt. Schwellung der Hoden.

Weibliche Geschlechtsorgane

Natrium silicicum hält das Fortschreiten von Krebs an der Zervix hervorragend in Schach. Das sexuelle Verlangen der Patientin ist stark vermehrt. Verhärtung der Zervix. Leukorrhö: reichlich; gelb; vor den Menses. Amenorrhö. Menses: reichlich; häufig oder spät; lang anhaltend; spärlich. Herabdrängendes Gefühl im Becken, wie bei Prolaps. Schmerz im linken Eierstock, während Koitus.

Atemwege und Husten

Reizung am Kehlkopf. Heiserkeit. Atmung: asthmatisch; beschleunigt; *tief. Kurzatmigkeit. Schweratmigkeit.*

Husten: tagsüber; morgens; nachmittags; abends; *nachts*; trockener Reizhusten oder lockerer Husten morgens. Husten durch Reizung im Kehlkopf. Husten während Fieberfrost. Husten mit Auswurf morgens und abends. Auswurf: blutig; grünlich; *eitrig; übel riechend*; zäh; gelb; schmeckt faulig, salzig.

Gefühl von Zusammenschnürung und Beklemmung der Brust. Brustschmerzen beim Husten. Drücken in der Herzgegend. Rohheitsgefühl in der Brust beim Husten. Schmerz wie wund und zerschlagen in der Brust, beim Husten. Stiche in den Seiten der Brust, besonders rechts. Heftiges Herzklopfen: schlechter nachts; nach dem Essen. Schwellung der Achsellymphknoten.

Rücken und Extremitäten

Kälte des Rückens. Jucken am Rücken. Rückenschmerz: während den Menses; bei Bewegung; beim Sitzen. Schmerz zwischen den Schulterblättern. Schmerz in der Lumbalregion beim Bücken. Schmerz im Sakrum. Intensives Wehtun im Rücken; Lumbalregion. Brennen in der Lumbalregion. Ziehen in der Zervikalregion. Wundheitsgefühl in der Wirbelsäule. Stechen zwischen den Schulterblättern; Lumbalregion; Sakrum. Schweiß am Rücken. Steifheit der Zervikalregion; während Kopfschmerz. Spannung in der Zervikalregion. Schwächegefühl in der Lumbosakralregion.

Ungeschicklichkeit beim Gebrauch der Hände und beim Gehen. Kalte Hände; Beine; *Unterschenkel.* Kalte FÜSSE; abends im Bett. Empfindliche, schmerzhafte Hühneraugen. Rissige Haut an Händen und Fingern. Krämpfe in Waden; Füßen; Zehen. Bläschen an Fingern und Beinen. Warme Hände; Füße; Fußsohlen. Schwere der Arme; *Beine*; Füße. Jucken der Arme; Beine; Unterschenkel; *Fußsohlen*; Zehen. Rucken der Glieder im Schlaf. Rucken der Beine. Gefühllosigkeit im rechen Arm morgens; im Arm, auf dem er liegt; Füße. Gelenkschmerzen; Schultern. Gliederschmerz wie zerschlagen. Ziehender Schmerz in Ellbogen; Unterarm; Beinen; Oberschenkel; Knie; Unterschenkel. Stechen in Hüfte; Oberschenkel; Knie; Füße; Knöchel; Fußsohlen; Fersen. Reißender Schmerz in den Gliedern; Gelenken; Armen; Schultern; Oberarm; Ellbogen; Handgelenk; Finger; *Hüfte*; Oberschenkel; Knie; Unterschenkel; Fuß; Zehen. Lähmungsartige Schwäche in den Seiten des Körpers; rechter Arm und rechtes Bein. Schweiß an Händen und *Füßen.* Ruhelosigkeit der Arme und *Füße.* Gliedersteifigkeit. Ödematöse Schwellung von Füßen und Unterschenkeln. Spannung in der Wade. Kribbeln in den Fingern. Zittern der Hände und Beine. Zucken in den Gliedern; Arme; Unterarm; Oberschenkel. Schwäche der Glieder; Arme; Hände; Beine; Oberschenkel; *Unterschenkel*; KNÖCHEL; Füße.

Schlaf

Träume: ÄNGSTLICH; von früheren Ereignissen; schrecklich; von Geistern; von Mord; angenehm; LEBHAFT. Alpträume. Spätes Einschlafen. Unruhiger Schlaf. Schlaflosigkeit vor Mitternacht; *nach Mitternacht*; mit Schläfrigkeit. Unerfrischender Schlaf. Der Patient erwacht zu früh; zu häufig. Schlaflosigkeit bei nächtlichem Fieber.

Fieber und Schweiß

Frost: morgens; vormittags; abends im Bett; in kalter Luft; nach dem Essen; einseitig. Frösteln. Schüttelfrost. Inneres Frösteln. Hitzewallungen. Fieber ohne Frost oder Schweiß; von 21 bis 2 Uhr; mit stark gerötetem Gesicht und heißer Haut. Schweiß nachts; kalt; reichlich; bei der *geringsten Anstrengung.*

Haut
Jucken, Beißen, Brennen, Krabbeln der Haut schlechter nach Kratzen. Entzündliche Flecken an einzelnen Stellen. Brennen der Haut. Kälte der Haut. Abschilferung. Trockene, brennende Haut. Hautausschläge: brennend; nässend; trocken; flechtenartig; juckend; schmerzhaft; fein stechend; bläschenartig. Furunkel. Pickel. Ameisenlaufen. Jucken und feines Stechen. Nässen nach Kratzen. Empfindliche Haut. Wundheitsgefühl. Ungesunde Haut.

Natrium sulphuricum Nat-s.
Natriumsulfat Na_2SO_4

Allgemeines
Natrium sulphuricum ist eines der am häufigsten indizierten Konstitutionsmittel. Seine Symptome treten morgens, abends und in der Nacht auf, besonders vor Mitternacht. Einige Symptome bessern sich nach dem Frühstück, während des Tages und nach Mitternacht, *nur der Schweiß nicht. Natrium sulphuricum* ist sehr hilfreich bei Beschwerden, die nach einer unzureichend behandelten Gonorrhö entstanden sind. Die Symptome und der konstitutionelle Zustand des Patienten verschlechtern sich bei feuchtem Wetter.
Natrium sulphuricum ist hilfreich bei Patienten, die an Flüssen leben und lange dem Einfluss von Malaria ausgesetzt gewesen waren. Es ist außerdem sehr nützlich als Antidot gegen Chininmissbrauch. Besonders gut passt das Mittel auch bei Patienten mit neuropathischer und biliöser Konstitution. Der Patient ist äußerst empfindlich gegen Nachtluft. Er leidet unter allgemeinem Katarrh, die Absonderungen sind gewöhnlich grünlich. *Natrium sulphuricum* heilt wassersüchtige Konditionen. Der Patient ist empfindlich gegen Druck und Berührung; geistig und körperlich überempfindlich. Er ist sehr schmerzempfindlich. Die Schmerzen sind zahlreich; dumpfe Schmerzen, scharfe Schmerzen, allesamt besser bei Bewegung. Zerschlagenheitsgefühl. Starkes Verlangen nach frischer Luft und Linderung durch Gehen an der frischen Luft. Empfindlich gegen Zimmerwärme, obwohl er manchmal kälteempfindlich ist und sich warm anziehen muss. An vielen Stellen kann man ein Gefühl von Völle oder Auftreibung finden; im Kopf, im Ohr, im Magen und normalerweise in den Venen. Seine Beschwerden verschlimmern sich im Frühjahr und bei warmem Wetter. Allgemeine körperliche Ruhelosigkeit und Ängstlichkeit. Ausgeprägte Schwäche und Zittern mit innerlichem Pulsieren und schnellem Herzschlag. Muskelzucken. Beschwerden durch Verletzungen des Kopfes und der Wirbelsäule. Symptome verschlimmern sich in Ruhe. Rheumatische Beschwerden am ganzen Körper. Der Patient muss auf dem Rücken liegen. Krämpfe durch Kopfverletzungen. Sykotische Zustände mit Warzen und Kondylomen in der Anamnese.

Geist und Gemüt
Ängstlichkeit am Morgen, die nach dem Frühstück verschwindet; Ängstlichkeit am Abend im Bett; in der Nacht vor Mitternacht; bei Fieber, beim Denken an

die Zukunft; Ängstlichkeit und Lebensüberdruss mit Selbstmordneigung, der Patient muss seine ganze Selbstkontrolle einsetzen, um sich von Selbstmordneigungen abzulenken.
Eine Frau versuchte während ihrer Schwangerschaft mehrmals, sich zu erhängen. Nach Einnahme von *Natrium sulphuricum* war sie fröhlich, und die Selbstmordneigung kehrte nicht zurück. Musik macht die Patientin traurig. Traurigkeit am Morgen, die nach dem Frühstück verschwindet. Äußerste Reizbarkeit am Morgen. Heftiger Ärger, gefolgt von Gelbsucht. Abneigung gegen Gesellschaft. Abneigung zu sprechen oder angesprochen zu werden. Begriffsstutzigkeit und Erregbarkeit. Geistige Anstrengung ruft Gemütssymptome hervor. Gemütsstörungen als Folge von Kopfverletzungen. Ein junger Mann wurde sehr traurig und litt unter Schwindelanfällen, er vernachlässigte sein Geschäft, nachdem er an der Seite des Kopfes von einem Baseball getroffen wurde. Nachdem er *Natrium sulphuricum* eingenommen hatte, verschwanden alle seine Symptome. Furcht vor Menschmengen, vor Unheil; vor Menschen. Vergesslich, schnell verängstigt, hysterisch; gleichgültig; träge; wahnsinnig. Die Patientin ist überempfindlich und misstrauisch. Aufschrecken aus dem Schlaf vor Angst oder Geräuschen.

Kopf und Schwindel

Schwindelneigung, kongestive Kopfschmerzen mit Völlegefühl und Hitze. Nach außen drückende Kopfschmerzen, begleitet von Pulsieren. Periodische Kopfschmerzen mit Galleerbrechen. Die Schmerzen sind schlimmer, wenn der Patient an die Schmerzen denkt und besser durch Druck, an der frischen Luft oder wenn er liegt. Pulsieren in den Schläfen beim Gehen. Im Scheitel Schmerzen, als würde der Kopf sich spalten. Hitzegefühl im Scheitel. Kopfschmerzen am Morgen beim Erwachen. Geistige Anstrengung ruft die Kopfschmerzen hervor. Gefühl, würde das Gehirn auf die Seite fallen, auf der der Patient liegt. Kopfschmerzen mit Wechselfieber. Heftige Hinterkopfschmerzen mit Schmerzen im Nacken. Kopfschmerzen durch Kopfverletzungen. Jucken der Kopfhaut. Ameisenlaufen. Nässender Hautausschlag auf der Kopfhaut.

Augen

Photophobie und Kopfbeschwerden wenn der Patient ins Licht schaut. Tränenfluss und trübes Sehen, ikterische Skleren; entzündete Augen mit vielen Blasen. Brennen der Augen morgens und abends. Grünliche Absonderungen aus den Augen. Die Lider kleben am Morgen zusammen. Granuläre Lider. Skrofulöse Konjunktivitis. Röte, Schwellung und Brennen der Lidränder. Schweregefühl in den Lidern. Druck in den Augen, wenn der Patient liest oder schaut. Jucken der Augen am Morgen.

Ohren

Zirpen in den Ohren am Abend, während Frost und Fieber. Flattergefühl in den Ohren. Klingeln in den Ohren. Gefühl, als drücke etwas aus den Ohren hinaus. Ohrenschmerzen, als würde etwas aus den Ohren herausgetrieben. Stechende Ohrenschmerzen, schlimmer wenn man aus der Kälte kommt und einen warmen Raum betritt und bei feuchtem Wetter. Ohrenschmerzen. Beschwerden schlimmer auf der rechten Seite. Hitze im rechten Ohr am Abend. Katarrh im rechten Ohr. Verstopfungsgefühl im rechten Ohr. Eitrige Absonderungen aus den Ohren.

Nase
Katarrhalische Absonderungen aus der Nase, gelblich grün. Nasenbluten vor und während der Menses; nachmittags und abends. Trockenheit und Brennen in der Nase, nachts mit Schleim verstopft. Schleimabgang aus den Choanen, salzig schmeckend. Niesen mit Fließschnupfen und Grippe. Epidemische Influenza. Borken aus getrocknetem Schleim werden von oben aus der Nase ausgeschnäuzt.

Gesicht
Juckendes Gesicht mit Hautausschlag. Kränklicher Gesichtsausdruck und gelbsüchtige Haut. Bläschen und Pickel im Gesicht. Bläschen an der Oberlippe und um den Mund. Pickel am Kinn, die bei Berührung brennen.

Mund und Zähne
Bei sykotischer Konstitution werden die Zähne locker und fallen aus. Das Zahnfleisch zieht sich von den Zähnen zurück. Zahnschmerzen verschlimmern sich durch Warmes und bessern sich durch kalte Getränke und kalte Luft. Rotes Zahnfleisch, geschwürig und brennend. Blasen am Zahnfleisch. Der Mund ist stets schleimig. Reichlich Schleimbildung im Mund und im Hals. Bitterer Geschmack und eine schwere Zunge, die sehr stark belegt ist, schmutzig grünlichbrauner Belag. Blasen auf der Zunge und am Gaumen. Brennen im Gaumen während der Menses. Taubheit im Mund. Speichelbildung.

Hals
Chronische Halsentzündungen mit reichlich zähem, weißem Schleim. Trockenheitsgefühl im Hals. Halsschmerzen beim Schlucken von Nahrung. Zusammenschnürungsgefühl im Hals beim Gehen. *Natrium sulphuricum* wird oft von Patienten mit einem Kropf benötigt.

Magen und Abdomen
Starker Durst am Abend nach sehr kalten Getränken; während Frost und Fieber. Abneigung gegen Brot und Fleisch. Brechreiz nach Mehlspeisen; Schluckauf nach Brot am Abend. Aufstoßen von saurem Wasser und bitteren Flüssigkeiten. Übelkeit vor dem Frühstück. Anhaltende Übelkeit. Erbrechen von sauren oder bitteren Flüssigkeiten. Erbrechen von grüner Galle, mit Koliken einhergehend. Der Magen fühlt sich aufgebläht und schwer an. Pulsieren im Magen nach dem Frühstück. Extreme Fälle von gastrischen Beschwerden mit Säurebildung. Der Patient kann nur einfache Speisen verdauen. Sehr langsame Verdauung. *Natrium sulphuricum* hat schon viele Leberbeschwerden geheilt; gestaute, vergrößerte und wunde Leber. Schmerzen in der Leber durch das Liegen auf der linken Seite. Ziehen im rechten Hypochondrium beim Liegen auf der linken Seite *(Magnesium muriaticum, Carduus marianus, Ptelea trifoliata)*, Wundheit

und Stechen in der Leber beim Gehen. Stechende Schmerzen in der Leber beim tiefen Atmen. Die Leberfunktion wird durch geistige Anstrengung und Ärger gestört. Es scheint, als ob die Leber übermäßig viel Galle produziert. Krankhaft veränderte, zähflüssige Gallenflüssigkeit, die leicht Gallensteine bildet. *Natrium sulphuricum* lässt die Leber gesunde Galle bilden, das natürliche Lösungsmittel für Gallensteine, wenn es homöopathisch dosiert und in großen Abständen verabreicht wird. *Natrium sulphuricum* hat bei vielen Fällen Gallensteine entfernt. Der Patient ist empfindlich gegen Kleidung über dem Hypochondrium. Die folgenden drei Fälle bestätigen dies:

Fall 1. – Eine Frau, verheiratet, erwachsene Kinder. 37 Jahre alt. Kopfschmerzen gefolgt von Galleerbrechen seit mehreren Jahren. Bläulichrotes Gesicht. Wärme lindert die Schmerzen. Die Schmerzen beginnen im rechten Auge und breiten sich über die Stirn aus, begleitet von einem Ziehen im Hinterkopf. Schmerzen im Kreuzbein, die sich bis zu den Oberschenkeln ausweiten, schlimmer auf der rechten Seite. Nervös, sehr schreckhaft, besorgt. Äußerst anspruchsvoll. Hatte vor drei Monaten Gallensteinkoliken. Kalte Füße. Kopfschmerzen während der Menses seit 16 Jahren. Der Menstruationsfluss ist dick, klumpig, dunkel und dauert einen Tag. Der Stuhl ist hell, wenn die Patientin krank ist und dunkler wenn es ihr besser geht. Sie muss sich sehr zusammennehmen, um sich nicht umzubringen. Manchmal verlangsamter Puls. Die Patientin ist ständig müde. Der Chirurg hält eine Gallenoperation für unvermeidbar. Rissige Zunge. *Natrium sulphuricum* heilte; die Gallensteine verschwanden.

Fall 2. – Ein Mann, viel beschäftigt, mit einem Gewicht von 90 kg. 40 Jahre alt. Schmerzen in der Blasengegend. Gallensteinkoliken nach einer Magenverstimmung. Dumpfe Schmerzen in dieser Region. Er muss im Raum hin- und hergehen, keine Stellung bessert die Schmerzen. Nur einmal hat der Stuhl eine helle Farbe angenommen. Schmerzen in der Nierengegend, durch die Beckenregion und Beine ziehend mit wolkigem Urin; Nachtröpfeln des Urins nach dem Harnlassen. Dumpfe, schwere Schmerzen in der rechten Seite hinter den unteren Rippen, anhaltend, erstrecken sich bis zur Brustwarze auf der rechten Seite; stechende Schmerzen in der Brust. Schmerzen im Duodenum, schlimmer nach dem Essen. *Natrium sulphuricum* hat geheilt. Der Patient erfreut sich bester Gesundheit.

Fall 3. – Eine Frau. Alter 64 Jahre. Durchfall; wässriger Stuhl, manchmal kalkartig; vergrößerte Leber; Umklammerungsgefühl in der Gallenblase; Gallensteinkoliken. Ein Chirurg hat ihr zu einer Operation geraten. Schwindelanfälle nach dem Stuhlgang und Frostanfälle; Schwindelgefühl beim Bücken, Liegen oder Gehen; anfallartiges Herzrasen; Depressionen; Durstlosigkeit; Erniedrigte Körpertemperatur; empfindliches Abdomen bei Erschütterungen; Flatulenz und Grummeln im Magen; kalte Beine bis zu den Knien; kalte Hände; viel Aufstoßen; schlimmer nach den Mahlzeiten; Wetterempfindlichkeit; Nervosität und Schlaflosigkeit vor einem Sturm; wundes, ziehendes Gefühl in der Leber; Darmträgheit; langsame Verdauung; Schweregefühl in Armen und Beinen; Frostschauer den Rücken entlang; es ist der Patientin unmöglich, bequem auf der rechten Seite zu liegen; reichlicher, streng riechender Urin; spätes Einschla-

fen. *Natrium sulphuricum* führte einen radikalen Wechsel im Befinden der Patientin herbei, und es gibt keine Anzeichen für Gallensteine.
Magenbeschwerden bessern sich durch Blähungsabgang. Leeregefühl wird durch den Abgang von Blähungen und durch Aufstoßen gelindert. Krämpfe und große Schmerzen durch eingeklemmte Blähungen. Schmerzen und Auftreibung der aufsteigenden Därme durch Blähungen. Schmerzen in der Blinddarmgegend. *Natrium sulphuricum* hat viele Fälle geheilt, die den Anfangsstadien einer Appendizitis ähneln. Schmerzen und Empfindlichkeit im ganzen Abdomen. Dumpfe, schwere Schmerzen vom Abdomen bis zum Rücken. Brennen im Abdomen. Der Patient hat ein Gefühl im Abdomen, als würde er Durchfall bekommen, besser durch Aufstoßen und Windablassen. Schmerzen im Abdomen, die ihn auf die Toilette drängen, wo aber nur Blähungen abgehen. Schmerzen im Abdomen während der Menses. Krämpfe am Morgen vor dem Frühstück. Magenschmerzen von 16 bis 20 Uhr und abends. Ständige Schmerzen in den Därmen und Stuhldrang. Völlegefühl, Grummeln, Bewegungen, Gurgeln mit oder ohne Durchfall. Schmerzen im rechten aufsteigenden Darm beim Liegen auf der rechten Seite. Gallenkoliken mit Erbrechen von Galle. *Natrium sulphuricum* hat viele Blinddarmentzündungen und vergrößerte Abdominaldrüsen geheilt.

Rektum und Stuhl

Morgendurchfall mit reichlichem Windabgang nach dem Aufwachen oder nach dem Aufstehen. Durchfall bei feuchtem Wetter. Herausschießender Stuhl; reichlich, grünlich, dünn; sehr streng riechend; schleimig; blutig; Krämpfe im Abdomen vor dem Stuhlgang. Brennen im Anus beim Stuhlgang. Manchmal ist der Patient regelrecht fröhlich nach dem Stuhlgang. Oft ist der Durchfall schmerzlos. Durchfall nach mehlhaltigen Speisen; nach Obst; nach Gemüse; nach Mehlspeisen; kalten Getränken und Eiscreme. Durchfall im Wechsel mit Verstopfung. Durchfall mit Stuhlgang zu jeder Tages- und Nachtzeit, aber besonders *morgens* und abends. *Natrium sulphuricum* hat viele Fälle von chronischem Durchfall mit unwillkürlichem Stuhlabgang und lienterischen Stühlen geheilt. Jucken und Krabbeln im Anus. Feigwarzen am Anus. *Natrium sulphuricum* hat auch ein stark blutendes Enddarmgeschwür bei einem Rechtsanwalt, der lange Zeit mit Selbstmordgedanken gekämpft hat, geheilt. Auch blutende Hämorrhoiden hat das Mittel oft geheilt.
Natrium sulphuricum hat Entzündungen des Nierenparenchyms als Folge von Scharlach und Malaria geheilt. Es hat Diabetes mellitus und Polyurie geheilt sowie ziegelroten Bodensatz und sandfarbene Sedimente im Urin. Außerdem hat *Natrium sulphuricum* reichliche Phosphateinlagerungen mit viel gallertartigem Schleim geheilt. Der Patient muss in der Nacht oft zum Urinieren aufstehen. Brennen während und nach dem Urinieren. Der Urin ist voller Gallenfarbstoff. *Natrium sulphuricum* kann verabreicht werden, wenn diese Symptome nach einer unzureichend behandelten Gonorrhö auftreten.

Männliche Geschlechtsorgane

Beim Mann besteht ein starker Sexualtrieb mit häufigen Erektionen. *Natrium sulphuricum* sollte verschrieben werden, wenn bei einer Gonorrhöerkrankung die Absonderungen eine grünlich-gelbe Farbe haben und ein Brennen während und nach dem Urinieren besteht. Weiche, fleischige Kondylome mit grünlichen Absonderungen. Skrotal- und Präputialödeme. Jucken des Penis und des Hodensackes mit Brennen nach dem Kratzen.

Weibliche Geschlechtsorgane

Der Menstruationsfluss ist reichlich, beißend und klumpig. Scharfe, grünliche, eitrige, die Geschlechtsorgane angreifende Leukorrhö. *Natrium sulphuricum* hat Phlegmasia alba dolens geheilt.

Atemwege und Husten

Reichliche Bildung von dickem, zähem, weißem Schleim in Kehlkopf und Luftröhre. Atemnot bei Anstrengung und beim Gehen; mit stechenden Schmerzen in der linken Brust. Stechen bei tiefer Atmung. Atemnot bei feuchtem Wetter. *Natrium sulphuricum* ist ein äußerst hilfreiches Mittel bei Asthma humidum von Kindern sykotischer Eltern. Asthma humidum mit reichlichem Schleim bei jedem Wetterwechsel. Chronischer Katarrh der Bronchien.

Häufige Hustenanfälle durch Kehlkopfreizung, die mit reichlichem, weißem, zähem Auswurf enden. Blutiger Auswurf; grünlich, gelb, eitrig, weiß; zäh. *Brustbeengung durch feuchte Abendluft* und am Morgen beim Erwachen. Leeregefühl in der Brust beim Einatmen. Wundheitsgefühl in der Brust beim Husten, besser durch das Festhalten der Brust mit den Händen. Bronchitis und Pneumonie sind bei sykotischen Patienten manchmal schwer zu heilen, bis sie *Natrium sulphuricum* erhalten. Mukopurulenter Auswurf bei alten Menschen. Hautausschläge auf der Brust im Frühjahr bei sykotischen Patienten. Schwellung und Eiterung der axillären Lymphdrüsen.

Rücken und Extremitäten

Natrium sulphuricum ist hierzulande das epidemische Mittel für Zerebrospinalmeningitis gewesen, bei denen die Schmerzen im Hinterkopf und Nacken kennzeichnend waren, mit einem Gefühl wie das „Nagen eines Hundes" und einem nach hinten überstreckten Kopf. Stechende Schmerzen zwischen den Schulterblättern am Abend beim Sitzen. Empfindlichkeit der Wirbelsäule. Wunder Schmerz im Kreuz und im Kreuzbein; Schmerz im Kreuzbein nachts zwingt die Patientin, sich auf die rechte Seite zu legen; die Schmerzen vergehen am Morgen nach dem Aufstehen. Schmerzen im Kreuz durch das Zurückhalten von Urin. Jucken des Rückens, wenn die Patientin sich ausgezogen hat. Schmerzen im Kreuz, die Patientin kann auf keiner Seite liegen.

Zucken, Zittern und Schwäche in allen Gliedern, Zucken der Hände und Füße während des Schlafes. Gliederschmerzen in Ruhe. Rheumatische Schmerzen in den Gliedern bei feuchtem Wetter. Gelenkknacken. Warzen auf den Armen und Händen. Gliederschmerzen bei Frost und Fieber, besser bei Bewegung und Gehen. Schlimmer in den unteren als in den oberen Gliedmaßen.

Schwäche in den Händen, Schmerzen der Beugemuskeln beim Greifen nach einem Gegenstand. Zittern der Hände morgens beim Erwachen und beim Schreiben. Die Eiterungsneigung um die Nägel herum ist ein besonders hervorstechendes Merkmal von *Natrium sulphuricum*. Die Handinnenflächen sind rau und wund, und sondern eine wässrige Flüssigkeit ab. *Natrium sulphuricum* hat schlimme Fälle von Psoriasis der Handinnenflächen geheilt. Die Finger sind geschwollen und steif. Panaritien sind leichter an der frischen Luft ertragbar. Geschwürbildung, Schmerzen unter den Nägeln und an den Fingerspitzen. Schmerzen im rechten Hüftgelenk bei Bewegung. Stechen in der linken Hüfte. Schmerzen in der Hüfte, die sich ins Knie erstrecken. Schwellung des linken Beines. Ischiasbeschwerden, besser bei Bewegung. Dumpfe Schmerzen in den unteren Gliedmaßen bei Frost und Fieber, besser beim Gehen. Ruhelosigkeit der Glieder nachts im Bett. Geschwüre an den äußeren Seiten der Oberschenkel. Steifheit der Knie. Schwächegefühl in den unteren Gliedmaßen. Brennen der Füße und Beine bis zu den Knien. Trockenes Hitzegefühl in den Füßen in der Nacht. Ödeme in den Füßen. Stechende Schmerzen in den Fußsohlen und Fersen.

Schlaf
Schläfrigkeit am Vormittag beim Lesen. Ängstigende Träume. Frost von 18 bis 21 Uhr, mit Fieber, danach trockene Hitze bis 1 Uhr, ohne Schweiß. Frost mit eisigem Kältegefühl und Gänsehaut von 16 bis 20 Uhr während der Menses. Schüttelfrost. Frösteln mit Fieber am Abend durch die Nachtluft. Schwitzen nach Mitternacht oder gegen Morgen. Fieber mit Erbrechen von Galle. Remittierendes und intermittierendes Fieber. *Natrium sulphuricum* ist ein stark vernachlässigtes Mittel bei chronischem Wechselfieber.

Haut
Hautausschläge mit wässrigen Absonderungen. Wässrige Blasen. Gelbe Schuppen, nachdem die Bläschen aufgebrochen sind. Gelbsucht. Intertrigo. Warzenähnliche, rote Wucherungen am ganzen Körper. Rote, knotige Ausschläge am Kopf über den Ohren; an der Stirn und an der linken Seite des Nackens; auf der Brustmitte. Juckreiz, wenn der Patient ausgekleidet ist.

Natrium sulphuricum und Sykose*

Allgemeines
Wie der Name schon andeutet, handelt es sich hier um die Kombination der chemischen Substanzen *Natrium* und *Sulphur*, um *Glaubersalz* bzw. *schwefelsaures Natron*. Es besitzt Anteile der wunderbaren Eigenschaften sowohl von Natrium als auch von Sulphur, und eines Tages wird es zu einem häufig angezeigten Mittel werden. Bei *Natrium sulphuricum* handelt es sich um ein Mittel, das typischerweise zu vielen Beschwerden eines biliösen (in etwa die Bedeutung von „gallig", Anm. d. Übers.) Klimas passt.
Natrium sulphuricum kombiniert im westlichen Klima in gewissem Maß die wunderbaren Wirkungen von *Natrium muriaticum* und *Sulphur* und wird hier sehr wirkungsvoll gegen Malaria eingesetzt. Klimazonen, in denen Malaria vorherrscht, sind alle mehr oder weniger biliös. Natürlich meine ich damit

aber nicht jeden Mann oder jede Frau, die zu Ihnen kommt und sagt: *„Herr Doktor, ich bin biliös."*

Wir wissen nie, was das bedeuten soll. Es bezeichnet mehr oder weniger die Leber, es bezeichnet mehr oder weniger den Magen – eine generelle Störung des Systems. Jede Art von Erkrankung kann als biliös bezeichnet werden; tun aber Leber und Magen sich zusammen und rufen Störungen hervor, können wir wahrhaft von „biliös" reden.

Dieses Mittel kombiniert auf wunderbare Weise unterschiedliche Symptome, denn es passt nicht nur bei muskulärer Schwäche und Störung der allgemeinen Körperstrukturen, sondern kombiniert diese Eigenschaften mit solchen, die an Gemütsbeschwerden denken lassen. Die Beschwerden dieses Mittels werden ausgelöst durch das Leben in feuchten Häusern, im Souterrain und in Kellerwohnungen.

Den Menschen, die dieses Mittel benötigen, geht es allgemein schlechter bei regnerischem, feuchtem Wetter; daher hat *Grauvogel* es in erster Linie als eines seiner hydrogenoiden Mittel bezeichnet. Das Mittel hat eine deutliche allgemeine Wirkung auf den Organismus, genau wie die Sykose und eine tief sitzende oder unterdrückte sykotische Erkrankung.

Daher ist dieses Mittel eines der großartigsten Mittel bei Asthma oder asthmatischen oder ererbten Beschwerden. Tatsächlich ist *Natrium sulphuricum* eines der besten, ja eines der am deutlichsten angezeigten Mittel bei konstitutionellen Beschwerden von Kindern, die zu Brustkatarrhen und asthmatischen Beschwerden führen.

Dies zeigt uns aber nur eines seiner vererblichen Wesensmerkmale. Wenn wir das sykotische Wesen in Betracht ziehen, den hydrogenoiden Zustand der Konstitution – Verschlimmerung stets bei feuchtem Wetter – und die Vererblichkeit, so haben wir damit das Mittel deutlich charakterisiert.

Ein weiterer wichtiger Wirkungsbereich zeigt sich in Bezug auf die Leber und den Magen, wo eine biliöse Störung hervorgerufen wird. Im Zusammenhang mit der Leberstörung finden wir eine lange Liste von Gemütssymptomen, die sich ausdrücken in Reizbarkeit, Ängstlichkeit, dem Wunsch zu sterben, einer Abneigung gegen das Leben selbst und gegen Dinge im Leben, die den Menschen wohl gesonnen machen und ihm Behagen bereiten. Beginne ich bei diesem Gemützustand und arbeite mich langsam vor, werden wir mehr dieser Merkmale erkennen.

Geist und Gemüt

Eine gute Ehefrau geht zu ihrem Mann und sagt: "Wenn du nur wüsstest, wie sehr ich mich bezähmen muss, um mich nicht zu erschießen, würdest du meinem Zustand mehr Mitgefühl entgegen bringen!" Diese Aussage ist begleitet von Wildheit und Gereiztheit.

Bei keinem Mittel finden wir dieses Symptom so deutlich wie bei *Natrium sulphuricum*. Sie können die verschiedenen Mittel in unserer Arzneimittellehre studieren und werden dort fast jede Art von Gemütssymptom vorfinden, aber hier sehen wir eins, das einmalig ist: Diese außergewöhnliche Selbstbeherrschung im Bezug darauf, sich selbst körperliches Leid anzutun, ist charakteristisch für *Natrium sulphuricum.*

Übersättigung dem Leben gegenüber, eine Abneigung gegen das Leben, große Traurigkeit und Verzweiflung gepaart mit Reizbarkeit und ängstlicher Scheu vor Musik – *Musik bringt sie zum Weinen, macht sie traurig, macht sie melancholisch* – diese Symptome ziehen sich durch die Natriumfamilie und stammen bei Mitteln wie Natrium carbonicum, Natrium muriaticum, Natrium sulphuricum von der Natrium-Seite der Familie; sie alle besitzen diese Merkmale.

Alles, was an eine melancholische Belastung erinnert, verschlimmert die Beschwerden, leichte Musik, gedämpftes Licht, Licht, das durch Kirchenfenster fällt, die kleinen Lichtstrahlen, die durch gefärbtes Glas fallen – all dies macht die Patientin traurig. Dies sind die Gemütscharakteristika von *Natrium sulphuricum.*

Zusammen mit den konstitutionellen Beschwerden treten wichtige Kopfsymptome auf – Gemütssymptome ausgelöst durch Verletzungen des Kopfes. Ein junger Mann in St. Louis stürzte einmal von einem Feuerwehrauto. Er schlug seinen Kopf an und litt in der Folge fünf oder sechs Monate lang unter Anfällen. Ich weiß nicht, welche Art von Anfällen er hatte, einige meinten, es sei Epilepsie. Einige sagten dies, andere etwas anderes, und wieder andere sagten, man müsse eine Trepanation vornehmen. Er war natürlich ein Anhänger der Allopathie, wie es bei Feuerwehrmännern üblich ist. Es ist schwierig, jemals jemanden anzutreffen, der außerhalb der Allopathie etwas ausprobieren würde. Er war ein guter, wohlerzogener Ire, er hatte also eine gute, kräftige Konstitution.

Einige seiner Freunde bedrängten ihn, noch ein wenig länger auf dem Land zu bleiben. Dies tat er, aber es ging ihm nicht besser; er war reizbar und wollte sterben. Seine Frau sagte, sie könne es kaum mehr mit ihm aushalten; er wollte immer sterben, wollte nicht mehr leben. Seine Anfälle brachten ihn zur Verzweiflung.

Er wusste nie, wann er einen Anfall bekommen würde. Die Anfälle waren ihrem Charakter nach epileptiform. Auf dem Land traf er auf einen homöopathischen Arzt, da er einen Anfall hatte und der nächste verfügbare Arzt Homöopath war.

Dieser Homöopath sagte ihm, er solle sich bei seiner Rückkehr nach St. Louis in meine Obhut begeben, was er auch tat. Zu diesem Zeitpunkt litt er seit sechs Monaten unter diesen Anfällen. Als er in meine Praxis kam, schwankte er, seine Augen waren blutunterlaufen, er konnte kaum sehen und er hatte seine Augen mit einer Art Schirm geschützt, da er unter starker Photophobie litt und das Licht ihn störte.

Er hatte anhaltende Kopfschmerzen. Seine Verletzung hatte er sich zugezogen, indem er auf den Hinterkopf gefallen war und ihn angeschlagen hatte, und mit der Verletzung ging die Reizbarkeit einher, die ich schon beschrieben habe. In seinen Anfällen zeigte sich nichts, was auf ein bestimmtes Mittel hindeutete, und das Erste, was mir in den Kopf kam, war *Arnica*; daran hätte wohl jeder gedacht.

Arnica wäre für ihn aber nicht das beste Mittel gewesen. Hätte ich kein besseres Mittel gewusst, wäre *Arnica* vielleicht die erste Wahl gewesen. Sobald er

die Beschreibung seiner Beschwerden beendet hatte und ich mir ausführliche Gedanken über den Fall gemacht hatte, kam ich aber darauf, dass *Natrium sulphuricum* das am deutlichsten angezeigte Mittel für Verletzungen am Kopf ist und ich dies auch gewöhnlich in solchen Fällen verschrieb. So tat ich dies also auch hier.
Die erste Dosis *Natrium sulphuricum* heilte diesen jungen Mann. Er hatte seit diesem Zeitpunkt keine Kopfschmerzen mehr. Auch hatte er seitdem keine Gemütsbeschwerden und keinen einzigen Anfall mehr.
Diese eine Verschreibung hat den gesamten Fall gelöst. Wenn Sie sich an die chronischen Auswirkungen von Verletzungen des Schädels erinnern – keine Brüche, sondern einfache Gehirnerschütterungen, die durch einen starken Stoß ausgelöst wurden, sowie Verletzungen ohne Organaffektionen - dann sollte *Natrium sulphuricum* ihr Mittel der Wahl sein.
Es erscheint Ihnen vielleicht nicht wert, sich dies zu merken. Wenn Sie aber so viele Kopfbeschwerden mit *Natrium sulphuricum* geheilt haben wie ich, werden Sie froh sein, über diesen Umstand informiert worden zu sein.
Gewöhnlich ist *Arnica* bei Verletzungen und den Folgen von Verletzungen angezeigt, besonders bei neuralgischen Schmerzen und Beschwerden, die von alten Narben verursacht werden. Bei Gemütsbeschwerden, die durch einen Stoß oder einen Schlag auf den Kopf ausgelöst wurden, oder durch einen Fall auf den Kopf oder eine andere Verletzung, vergessen Sie dieses Mittel nicht. Wenn Sie dies tun, so werden viele Patienten weiter leiden, die hätten geheilt werden können, hätten Sie dieses Mittel verwendet.

Kopf

Im Mittelbild finden sich heftige Kopfschmerzen, ganz besonders an der Gehirnbasis; heftige Schmerzen hinten im Nacken; heftige zermalmende Schmerzen, als würde die Gehirnbasis in einem Schraubstock zermalmt würde oder als nage ein Hund an der Gehirnbasis.
Diese Symptome führten dazu, dass ich dieses Mittel verschrieb. Bei spinaler Meningitis, die heutzutage auftritt, würde ich, würden mir alle Mittel der Materia Medica weggenommen und dürfte ich nur eines behalten, um diese Krankheit zu behandeln, *Natrium sulphuricum* wählen, weil es in der Mehrzahl der Fälle bessern und Leben retten wird.
Wenn es das angezeigte Mittel ist, verkürzt es die Krankheit überraschend. In Bezug auf die Symptomatik bei spinaler Meningitis finden Sie wahrscheinlich ein Überstrecken des Halses und Krämpfe im Rücken, zusammen mit der Reizbarkeit und dem Delirium, die ich bereits weiter oben beschrieben habe. Der heftige Blutandrang in den Kopf, den wir bei dieser Krankheit beobachten, wird schnell gebessert.

Augen

Das nächste, wichtige Merkmal bezieht sich auf die Augen. Dies ist ein Charakteristikum, und ihm kommt nur ein anderes Mittel bei chronischen Krankheiten gleich, bei denen wir eine Abneigung gegen das Leben zusammen mit Photophobie finden, und dieses Mittel ist *Graphites*.

Nehmen Sie zum Beispiel Fälle chronischer Konjunktivitis, begleitet von granulären Ablagerungen auf den Lidern, grünem Eiter und schlimmer Photophobie, die so stark ist, dass der Patient kaum seine Augen öffnen kann. Das Licht im Zimmer löst Kopfschmerzen, Ängste und vielfältige Schmerzen aus.
Hier sollte *Natrium sulphuricum* mit *Graphites* verglichen werden, denn auch *Graphites* zeigt eine extreme Verschlimmerung durch Licht bei Beschwerden der Augen.
Damit setzt sich dieses Mittel natürlich deutlich von *Belladonna* und den anderen Mitteln ab, die bei akuter Photophobie und heftigem Blutandrang in das Gehirn angezeigt sind, da sich bei diesem Mittel ein chronischer Zustand findet, den Sie genau untersuchen müssen.
Natrium sulphuricum ruft eine Verstopfung der Nase, eine rote Zunge sowie reizbare Schleimhäute der Augen, Nase und Ohren hervor. Dies ist begleitet von großer Trockenheit und Brennen in der Nase. Der Eiter wird grün, wenn er dem Licht ausgesetzt ist.

Mund

Die Patienten haben immer einen schlechten Geschmack im Mund. Sie sagen: *„Herr Doktor, mein Mund ist immer voller Schleim.“* Dies werden Sie häufig von Patienten hören, die zu Ihnen in die Praxis kommen. Zudem haben alle Prüfer angegeben, sie hätten unter einem schleimgefüllten Mund gelitten.
Dicker, zäher, weißer Schleim im Mund. Ständiges Hochräuspern von Schleim; der Schleim quillt aus dem Magen herauf; Schleim aus dem Ösophagus; Schleim durch Aufstoßen; Schleim, der aus der Trachea hochgehustet wird und der immer faulig und glibberig ist.

Magen und Abdomen

Im Magen herrscht ein aufgetriebenes Gefühl, ein Gefühl eines Gewichts im Magen. Es bestehen fast ständige Übelkeit und Schleimerbrechen, sowohl bitter als auch sauer. Dies sind die Charakteristika: bitter und sauer.
Empfindung eines Gewichts im rechten Hypochondrium, in der Leberregion; Zerschlagenheitsschmerzen, manchmal schneidende Schmerzen und viele Beschwerden in der Leberregion.
Blutandrang in der Leberregion. Der Patient kann nur auf der rechten Seite liegen, die Beschwerden verschlimmern sich beim Liegen auf der linken Seite. Liegt der Patient auf der linken Seite, scheint die blutgefüllte Leber zu ziehen und zu reißen; das große Gewicht verstärkt den Schmerz und das Unwohlsein, und der Patient muss sich zurück auf die rechte Seite drehen.
Aufgrund dieser Symptome bekommt ein Patient, der in meine Praxis kommt und sagt: “Herr Doktor, mein Mund ist voller Schleim, ich habe einen schlechten Geschmack im Mund und ich glaube, ich bin biliös.” immer *Natrium sulphuricum.*
Natrium sulphuricum bringt heftige Flatulenz hervor, eine Auftreibung des Abdomens, schneidende Schmerzen im Abdomen, die im Zusammenhang mit einem Blutandrang zur Leber stehen. Bei diesem tympanitischen Zustand der

Leber, der manchmal im Entzündungsstadium eines biliösen Fiebers entsteht, ist *Natrium sulphuricum* ein sehr hilfreiches Mittel.
Ich begann vor einigen Jahren, dieses Mittel als *Schüsslersalz* zu verwenden und habe die Erfahrung gemacht, dass die Indikationen auch in den höheren und höchsten Potenzen sehr deutlich passen.
Bell sagt, wenn die 30. Potenz von *Arsenicum album* einem kompletten Wissen über das Mittelbild gleichkäme, käme *Arsen* in der Ursubstanz kompletter Ignoranz gleich.

Brust und Husten

Es gibt eine Erkrankung der Brust, die charakteristisch ist, und dies bezieht sich auf den Husten. Das Mittelbild zeigt einen Husten mit einem Gefühl der "Flauheit" in der Brust. Bezüglich dieses Gefühles steht das Mittel in Konkurrenz zu *Bryonia*; beide Patienten halten sich beim Husten die Brust.
Bryonia hält sich die Brust, weil der Patient das Gefühl hat, als zerberste sie in Stücke; das Wundheitsgefühl ist dermaßen groß, dass der Patient das Gefühl hat, die Brust stabilisieren zu müssen. Die *Bryonia*-Beschwerden werden durch Druck gebessert.
Natrium sulphuricum hat dieses selbe Verlangen, die Brust festzuhalten; bei *Natrium sulphuricum* aber ist der schleimige Eiter, der ausgeworfen wird, dick, Fäden ziehend und gelb-grünlich; er sieht aus wie eitrig, und es besteht ein "flaues", leeres Gefühl in der Brust.
Der Patient empfindet Schwäche in der Brust; als ob seine Lungen nicht mehr funktionstüchtig seien und er innerhalb weniger Tage an der Schwindsucht oder einer anderen Krankheit sterben müsse, und als ob sich alles innerhalb kurzer Zeit entwickeln würde.
Bryonia passt eher zu reizbaren Zuständen bei Husten, es herrscht viel Rauheit, starke Beengung, Ziehen in der Brust sowie Brennen.
Natrium sulphuricum hingegen passt bei einem Fall, der vielleicht schon seit einer Woche andauert; jeder Husten bringt einen Mund voll eitrigen Sputums hervor, und es besteht das Verlangen, auf die Brust zu drücken, um das Gefühl von Schwäche zu bessern. In solchen Fällen ist *Natrium sulphuricum* Ihr Mittel.
Eine weitere Erkrankung ist feuchtes Asthma. Wenn ein Kind Asthma hat, geben Sie ihm als erstes Mittel *Natrium sulphuricum*. Handelt es sich um ererbtes Asthma, so ist dies eine von Hahnemanns sykotischen Beschwerden. Dies werden Sie nicht in Ihren Büchern finden, suchen Sie erst gar nicht danach; es könnte aber eine Beobachtung sein, die es wert ist zu kennen. Ich habe auf diese Weise sehr viele Menschen von derartigem Asthma geheilt, obwohl die Bücher Sie warnen würden, sollten Sie solche Fälle im Kapitel über Asthma lesen. Die Bücher werden Ihnen sagen, dass Asthmafälle unheilbar sind.
Jahrelang hat mir das Fallmanagement bei Asthma Kopfzerbrechen bereitet. Kam ein Patient zu mir und fragte: „*Herr Doktor, können Sie Asthma heilen*?“, sagte ich gewöhnlich „*Nein*.“
Nun fühle ich mich aber langsam im Hinblick auf Asthma befreit, da ich gelernt habe, dass Asthma eine sykotische Erkrankung ist. Und seit ich anti-

sykotische Mittel gezielt einsetze, ist es mir möglich, in sehr vielen dieser Fälle eine Erleichterung oder gar eine Heilung zu bewirken.
In der Geschichte der Medizin werden Sie sehen, dass, wann immer Asthma geheilt wurde, dieses mit Hilfe anti-sykotischer Mittel geschah. Dies war eine meiner ersten Beobachtungen, dass man nämlich außerhalb der Sykosemittel selten eine Heilung für Asthma finden wird.
Durch die Sykose zieht sich eine Besonderheit, die Ihnen eine ererbte Erkrankung präsentiert, und Asthma entspricht dieser Erkrankung. Aus diesem Grunde ist *Silicea* eines der größten Heilmittel bei Asthma. Das Mittel heilt nicht in jedem Fall; stimmt *Silicea* aber mit den Symptomen überein, werden Sie überrascht sein, wie schnell es diese auslöschen wird.
Während *Ipecacuanha, Spongia* und *Arsenicum* genau so deutlich zu den oberflächlichen Symptomen passen werden, und ebenso zu allem, was Sie über den Fall herausfinden können, bewirken Sie jedoch sehr wenig. Sie wirken palliativ, sie unterdrücken die Symptome, aber das Asthma bessert sich kein bisschen, Ihr Patient ist nicht geheilt.
Arsenicum album ist eines der am häufigsten angezeigten Mittel, um Asthma zu lindern; dasselbe gilt für *Bryonia, Ipecacuanha, Spongia und Carbo vegetabilis.* Sie alle heilen jedoch nicht, obwohl sie von Zeit zu Zeit überraschend die Symptome bessern. In Fällen, in denen ein Patient dasitzt, mit kaltem Schweiß bedeckt ist, von jemandem auf der einen oder anderen Seite des Bettes Luft zugefächert bekommen möchte, bei dem die Luftnot so besorgniserregend ist, dass es dem Patienten fast unmöglich scheint, länger zu leben und einen weiteren Atemzug zu tun – in solchen Fällen bringt *Carbo vegetabilis* sofortige Erleichterung. Der Patient legt sich hin und kann die Nacht über gut schlafen. Aber was ist das Ergebnis?
Bei der nächsten Erkältung tritt das Asthma wieder auf. *Natrium sulphuricum* geht diesem Fall auf den Grund. Handelt es sich um einen Fall von Vererbung, liegen die Beschwerden also noch nicht lang vor, wenn es sich z.B. um ein Kind im Wachstum handelt, dann geht *Natrium sulphuricum* dem Fall auf den Grund und wird heilsam wirken, wenn die Symptome passen. Und die Symptome passen oft.
Aufgrund des tief verwurzelten anti-sykotischen Wesens, das wir in der Kombination von *Natrium* und *Sulphur* vorfinden, haben wir einen neuen Zustand und eine neue Kombination, die zum Leben erwacht ist. Füllt sich die Brust mit Schleim, rasselt der Schleim, hustet der Patient große Mengen weißen Schleims hoch und liegt bei jungen Menschen asthmatische Atmung vor, muss man an dieses Mittel denken.

Geschlechtsorgane

In Bezug auf die Urogenitalorgane kennen wir einige sehr wertvolle Symptome, so z.B. chronische Gonorrhö mit grünlichen oder gelblich-grünen Absonderungen.
Anstatt einer Gonorrhö, die sich in Form einer weißen morgendlichen Absonderung bemerkbar macht, tritt hier eine gelbliche, dicke, grünliche Absonderung auf.

Hier steht das Mittel in Konkurrenz zu *Thuja* und *Mercurius.* Beide Mittel wirken anti-sykotisch. Ist *Natrium sulphuricum* angezeigt, so liegt allgemein sehr wenig Schmerz vor, der Zustand ist fast schmerzlos. Der betroffene Körperteil ist chronisch empfindungslos.

Harnwege und Urin

Der Urin ist voller Galle und weist eine rosige oder gelbliche Verfärbung auf. Wir finden „Maismehl-Sediment", oder der Urin sieht aus wie schales Bier und riecht extrem schlecht. Schlecht riechender Urin findet sich nicht in der Literatur.

Extremitäten

Wie bei *Sulphur* zeigt sich auch bei diesem Mittel Brennen der Fußsohlen in der Nacht, das Brennen erstreckt sich bis zu den Knien. Brennen von den Knien abwärts. Wie bei *Sulphur* finden wir auch bei diesem Mittel starkes Brennen auf dem Scheitel; ebenso finden wir ziehende, reißende und schneidende Schmerzen von den Hüften bis hinunter zu den Knien, die nachts schlimmer sind.

Modalitäten

Die Magenbeschwerden sind morgens schlimmer, und auch die Gemütssymptome sind allgemein schlimmer am Morgen.

Haut

Auf der Haut finden wir Ausschläge. Es handelt sich um Fälle des so genannten „Juckens"[4], Skabies oder bläschenartigen Ausschlag, bläschenartige Ekzeme an den Fingern, wobei eine dünne, wässrige Flüssigkeit austritt. Die Finger sind geschwollen und steif, und sie stehen aufgrund der Schwellung steif hervor. Sie sind so steif geschwollen, dass der Patient sie kaum zusammen bringen kann. *Natrium sulphuricum* heilt, wenn die Handinnenflächen wie roh sind, wund schmerzen und eine wässrige Flüssigkeit abgeben.
Es treten auch bläschenartige Ausschläge um den Mund herum auf, am Kinn und an verschiedenen anderen Körperteilen. Kleine, feine wässrige Bläschen, sehr ähnlich denen bei *Natrium muriaticum* und *Natrium carbonicum.*
Sie sehen also, alles deutet auf die Natrium-Familie hin. Die andere Krankheit, die ich eben beiläufig erwähnte, das juckende Ekzem am Hals und im Gesicht („barber's itch"), ist eine sykotische Krankheit, eine Sykosis menti, eine Erkrankung der Haarfollikel.
Manchmal ist diese Erkrankung auch ansteckend. Es handelt sich um eine der hochgradigsten Arten von Sykose; die nächsthöhergradige Art von Sykose ist die Warze an den Geschlechtsorganen, auch bekannt als Gonorrhöwarze. Dieses Mittel korrespondiert mit dieser Erkrankung und diesem Zustand des Körpers.
Wir haben nun viel über die Sykose gesagt. Wir wissen, dass es sich bei der Sykose um ein konstitutionelles Miasma handelt, bei dem venerische War-

4 im Original „the itch", ein landläufiger Ausdruck für die Krätze, mit dem Wort wird das Jucken des Ausschlags beschrieben, Anm. d. Übers.

zen oder gonorrhoische Warzen auftreten. Wir kennen zudem einen weiteren sykotischen Zustand, der sich bei Frauen in Form von blumenkohlartigen Hauterscheinungen zeigt.
Wir sehen ebenfalls ererbtes Asthma, eine konstitutionelle Erkrankung, die sykotischer Natur ist, und dieser merkwürdige juckende Ausschlag am Hals und im Gesicht („barber's itch") ist einer der hochgradigsten sykotischen Zustände. Alle diese Zustände sind auf eine Ursache zurückzuführen, und eines Tages wird gezeigt werden, dass es sich bei dieser Ursache um latente Sykose handelt. Gonorrhö wird eines Tages bekannt sein als wahrer Abkömmling dieser Sykose. Es ist der ansteckende Teil der Sykose und das Vehikel, mit dem die Krankheit von einer Generation an die nächste weitergegeben wird.
Diese Aussage werden Sie nicht in der Literatur finden, vielleicht handelt es sich nur um eine Privatmeinung und sie ist daher wertlos. Eines Tages aber werden Sie sich daran erinnern, dass ich Ihnen dies mitgeteilt habe.
Ich habe Dinge beobachtet, die mich erstaunt haben. Ich glaube, ich habe das, was Hahnemann Sykose genannt hat, gelöst, obwohl er es nie beschrieben hat.
Für mich ist dies durch die Fälle, die ich mit dieser Theorie oder Doktrin im Blick geheilt habe, sehr klar geworden. Die Fälle, die ich geheilt habe, geben mir Zuversicht, dass ich auf dem richtigen Weg bin.
Ich sagte, dass Gonorrhö und all diese latenten Erkrankungen des Körpers ein und dasselbe seien, dass sie hauptsächlich auf ein und dieselbe Quelle zurückgehen.
Natürlich werden die Bücher Ihnen erzählen, dass Gonorrhö keine konstitutionelle Krankheit ist. Wenn aber Gonorrhö Warzen und gonorrhoisches Rheuma hervorbringt, die das ganze Leben hindurch andauern, und wenn Kinder mit derselben Erkrankung auf die Welt kommen, wie wollen Sie dann daran vorbei kommen?
Im stadtischen Krankenhaus von St. Louis gab es einen Mann, der dort viele Monate gelegen hatte und dessen Fußsohlen so stark schmerzten, dass er nicht umhergehen konnte. Er war Bäcker und musste seinen Beruf aufgeben.
Schließlich kam sein alter Arbeitgeber zu mir und fragte, ob ich etwas für diesen jungen Mann tun könne. Ich wusste nichts über das Wesen seiner Erkrankung. Ich sagte ihm, er solle den jungen Mann zu mir bringen. Er wurde also gebracht, und ich erfuhr aus seiner Geschichte, dass er vor Jahren Gonorrhö hatte, die mit Injektionen unterdrückt worden war.
Ich ließ ihm eine solche konstitutionelle Behandlung angedeihen, wie sie die Theorien nahe legten, die ich weiter oben ausgeführt habe, und ich habe ihn geheilt. In unserer Stadt habe ich fünfundzwanzig oder dreißig Fälle dieser speziellen Sorte von Sykose geheilt, die auf eine latente Gonorrhö zurückgingen. Symptome einer latenten Gonorrhö sind den Büchern nicht bekannt. Sie werden dort nichts darüber finden.
Dies ist nur solchen Beobachtern bekannt, die eins und eins zusammenzählen können und als Ergebnis zwei erhalten – indem sie Dinge in Zusammenhang bringen. Nach und nach werde ich eine komplette Beweiskette erstellen, mit deren Hilfe ich zeigen kann, dass Gonorrhö eine konstitutionelle Erkrankung

ist und vom Vater an den Sohn weitergegeben werden kann, genau wie die Syphilis. Es handelt sich um eines der chronischen Miasmen, und zwar um eines, worüber nur sehr wenig bekannt ist.
Sollte dies wahr sein, so ist es genau so gefährlich, eine gonorrhoische Ausscheidung vorzeitig zu unterdrücken, wie es gefährlich ist, einen syphilitischen Schanker vorzeitig zu unterdrücken. Sie werden nie wissen, welchen Schaden Sie anrichten, wenn sie diese konstitutionellen Miasmen weiter behandeln, indem sie deren primäre Manifestationen unterdrücken.
Die Evolution hat es so eingerichtet, dass die meisten dieser Manifestationen sich selbst verausgaben, auslaufen oder sich zu Symptomen entwickeln, die die Krankheit so auszehren, dass sie von selbst verschwinden oder den Patienten nahezu von Krankheit befreit zurücklassen, also von selber ausheilen.
Dies ist die Rechnung der Natur in Fällen von gonorrhoischer Absonderung, und dies war auch die Absicht der Natur bei den Schankern, die an den Genitalien erscheinen. Der arme ignorante Mensch aber, der glaubt, er müsse etwas tun, hat es zu seiner Priorität gemacht, diese Schanker zu kauterisieren – die Absonderungen auszutrocknen – und er weiß gar nicht, wie viel Schaden er damit anrichtet.
Aber dies ist nur eine Privatmeinung. Ich habe beobachtet, dass es zwei Arten von Gonorrhö gibt: Eine ist eine einfache Absonderung aus der Harnröhre, die, wird sie durch Injektionen gestoppt, keine konstitutionelle Schwäche hervorruft, weil es sich nicht um Sykose handelt. Die andere Art ist die sykotische Gonorrhö, die, wird sie durch Injektionen unterdrückt, in Form von konstitutionellen Symptomen auftritt.
Es ist nun an Ihnen, selbst zu leben und zu denken. Wenn Sie aus dem, was ich Ihnen gesagt habe, etwas machen können und es jemals jemandem helfen sollte, so ist mir dies ein reicher Lohn. Sie werden natürlich sehen, dass all diese Gedanken eine Fortführung der Lehren von Hahnemann sind und auf den Fakten basieren, die er und seine treuen Nachfolger beobachtet haben.
Wären wir nicht geleitet von dem Licht der dynamischen Doktrin der Krankheit und der Heilung, würden diese Dinge kaum beobachtet werden. Zum Zwecke des Studiums der Sykose hätte ich auch noch Thuja erwähnen können, aber da ich wusste, wie gut der Meister seine Arbeit getan hat, habe ich ein Mittel ausgewählt, mit dem man wohl am besten sowohl die Verwendung eines Mittels als auch dessen Bezug zu dem entsprechenden Miasma deutlich machen kann.

Nitricum acidum **Nit-ac.**

Acidum nitricum, Aqua fortis; Salpetersäure. HNO_3.

Allgemeines

Große allgemeine Schwäche, mangelnde Reaktionsfähigkeit, extreme Empfindlichkeit und nervöses Zittern sind die Hauptmerkmale dieser Arznei. Die *Nitricum acidum*-Patienten sind aufgrund langwieriger Leiden, Schmerzen und Krankheiten gesundheitlich stark angeschlagen, wobei die körperlichen Beschwerden gegenüber den geistigen überwiegen. Schließlich werden die Patienten anämisch und magern ab. *Nitricum acidum*-Patienten sind sehr kälteempfindlich und frieren ständig. Ihre Symptome verschlechtern sich durch Kaltwerden und an der kühlen, frischen Luft. Sie erkälten sich andauernd. Die Gefäßwände sind schlaff, es kommt rasch zu Blutungen; reichliche Blutungen mit dunklem Blut. Schmerzen treten auf, als ob das Fleisch von den Knochen gerissen würde, und ein Gefühl, als ob ein Splitter in entzündeten Teilen steckte; in Geschwüren und in Nerven. Es kommt zu Entzündungen des Periosts, der Knochen und der Nerven. Syphilitische Knochenschmerzen. Karies und Exostosen der Knochen. Die Ränder von Körperöffnungen bluten und es bilden sich Warzen. Alte Narben fangen bei kaltem Wetter und bei Wetterwechsel zu kalten Temperaturen an zu schmerzen; wie durch Splitter. *Nitricum acidum* ist ein hilfreiches Mittel, wenn es bei Syphilitikern nach Missbrauch von Quecksilberpräparaten zu Entzündungen an Drüsen und Lymphknoten kommt, aber auch bei langwieriger Eiterung der Drüsen und Lymphknoten mit stechenden Schmerzen, ohne Heilungstendenz. Die Absonderungen des *Nitricum acidum*-Patienten sind dünn, blutig, übel riechend und wund machend; manchmal auch schmutzig-gelblich-grün. Das Mittel ist angezeigt bei Eiterungen, wenn sich keine Heilungstendenz zeigt; dies ist oft bei Patienten der Fall, die aufgrund einer Syphilis mit Quecksilber malträtiert wurden. Auch bei Eiterungen von Krebsgeschwüren mit blutigen, wässrigen, übel riechenden Absonderungen und stechenden Schmerzen. Es wurde sehr häufig beobachtet, dass Patienten, die *Nitricum acidum* benötigen, eher zu Durchfall als zu Verstopfung neigen. Die Arznei hat zahlreiche Beschwerden bei Patienten geheilt, die sich nur wohl fühlten, wenn sie in einem Wagen gefahren sind. Muskelzuckungen in allen Körperteilen. Zahlreiche Beschwerden von *Nitricum acidum* verschlimmern sich durch Erschütterung und Lärm, und sogar die Schmerzen nehmen durch Lärm zu. Die Patienten reagieren oftmals sehr empfindlich auf Arzneien, besonders natürlich auf die hohen Potenzen; sie machen bei jedem Mittel, das in einer zu hohen Potenz verordnet wurde, eine Arzneimittelprüfung durch. In allen möglichen Bereichen des Körpers entwikkeln sich Fissuren, vor allem in den Augenwinkeln, den Mundwinkeln und am After; die Haut reißt ein und es kommt zu dem Splittergefühl. Auch Wassersucht kann schließlich eintreten, besonders in den Extremitäten. Üble, oftmals faulige Gerüche sind bei *Nitricum acidum*-Patienten sehr ausgeprägt: der Urin riecht wie Pferdeurin; übel riechender Ausfluss, stinkende Katarrhe und übler Mundgeruch; fötider Fußschweiß; der ganze Körper riecht stark. Man darf der häufig angegebenen Beschreibung, dass das Mittel am ehesten bei dunklen Typen mit straffer Faser wirkt, nicht allzu viel Gewicht beimessen. *Nitricum acidum* wird Blonde genauso heilen wie Brünette, wenn die Symptome übereinstimmen.

Geist und Gemüt

Im Geistes- und Gemütsbereich finden wir eine geistige Erschöpfung. Jeglicher Versuch, über bestimmte Dinge nachzudenken, führt zu einem Vergehen der Gedanken. Der *Nitricum acidum*-Patient ist allen Angelegenheiten gegenüber gleichgültig; er ist des Lebens müde, hat an nichts Freude, wobei sich bei Frauen der Zustand vor der Menses noch verschlimmert. Abendliche Depressionen. Angst um die nachlassende Gesundheit, mit Furcht vor dem Tod. Angst tritt auch nach Schlafmangel ein. Ärger und Besorgtheit. Er gerät über seine eigenen Fehler in Zorn; Zorn mit Zittern. *Nitricum acidum*-Patienten sind sehr starrköpfig und lehnen es ab, wenn man sie in ihrem Unglück trösten will. Sie sind gleichzeitig des Lebens überdrüssig, fürchten sich jedoch vor dem Tod. Leicht gerührt und weinerlich. Verzweiflung wegen der Genesung. Hoffnungslosigkeit. Schreckhaft, fährt erschrocken aus dem Schlaf hoch. Der Patient kann nicht begreifen, was man zu ihm gesagt hat. Der gesamte Gemütszustand bessert sich beim Fahren im Zug oder im Wagen.

Kopf und Schwindel

Die Patienten leiden morgens unter starkem Schwindel, sodass sie sich hinlegen müssen.

Die Kopfschmerzen sind heftig und werden durch den Lärm eines vorbeifahrenden Wagens verschlimmert. Oftmals bessern sie sich durch Fahren im Wagen auf einer ebenen, weichen Landstraße. Der Lärm und die Erschütterung des Wagens auf einem harten, holprigen Weg verschlimmern die Kopfschmerzen. Kopfschmerzen, als wäre der Kopf an beiden Ohren in einen Schraubstock gespannt. Auch der syphilitische Kopfschmerz, der an beiden Scheitelbeinen auftritt, wird oftmals durch *Nitricum acidum* geheilt. Schmerzen durch den Kopf hindurch, als wäre der Kopf eingebunden. Schmerzhaftes Ziehen im Kopf, was sich bis zu den Augen erstreckt und mit Übelkeit einhergeht. Stechende, hämmernde Kopfschmerzen. Die Kopfschmerzen treten morgens beim Erwachen auf und bessern sich nach dem Aufstehen; sie verschlimmern sich durch Erschütterung, Bewegung und Lärm und werden durch Fahren in einem Wagen gebessert. Auch Wärme und warmes Einwickeln des Kopfes bessert die Kopfschmerzen oftmals, Kälte hingegen verschlechtert sie. Kopfschmerzen, als würde der Kopf mit einem Band fest zugeschnürt. Sowohl die Kopfhaut als auch der Schädel sind empfindlich gegen das Kämmen der Haare und gegen den Druck des Hutes. Die Haare fallen in Mengen aus, wie bei Syphilis. Hautausschläge an der Kopfhaut, mit scharfen, stechenden Schmerzen, wie durch Splitter; die Ausschläge sind feucht, juckend und übel riechend. Karies und Exostosen der Schädelknochen.

Augen

Die Augen haben ihren Glanz verloren, die Pupillen sind erweitert und der Patient sieht doppelt. Die Bindehaut ist entzündet, mit scharfem Tränenfluss. Hornhautgeschwüre mit stechenden Schmerzen. Iritis mit stechenden Schmerzen, schlimmer nachts und wenn der Patient von einem warmen in ein kaltes Zimmer geht; oder in kalter Luft. Flecken auf der Hornhaut. Heftige Lichtscheu, mit Brennen, Druck und Sandgefühl. Ptosis. Schwellung der Lider, die sich verhärten und brennen. Kleine Warzen an den Oberlidern, die leicht bluten; mit stechenden Schmerzen.

Ohren

Taubheit, die durch Fahren im Wagen oder im Zug gebessert wird. Katarrh der Eustachischen Röhre. Pulsieren in den Ohren. Brauner, stinkender, fauliger, eitriger Ausfluss aus den Ohren, der seit Scharlach besteht. Der Gehörgang ist fast vollständig verschlossen. Schwellung der Lymphknoten um das Ohr. Karies des Mastoids.

Nase

Der *Nitricum acidum*-Patient neigt dazu, in jedem Winter Schnupfen zu bekommen. Kaum hat er eine Erkältung hinter sich gebracht, kommt auch schon die nächste. Die Nase ist nachts im Schlaf verstopft. An der kalten Luft oder durch jeden Luftzug muss der Patient niesen, weshalb er das Zimmer sehr warm haben möchte. Schlechte Gerüche in der Nase, außerdem wird der Katarrh von Umstehenden als stinkend wahrgenommen. Nasenbluten morgens und nachts. Nasenkatarrh mit scharfem, wässrigem Sekret nachts; oder aber auch gelb, stinkend, wund machend, blutig, bräunlich, dünn; Nasenkatarrh seit Scharlach oder bei Syphilis-Patienten, die mit Quecksilber therapiert wurden. Der Patient hat das Gefühl, als sei ein Splitter in der Nase. Dicke Borken oder auch Geschwüre bilden sich weit oben im Nasenraum. Jeden Morgen schnäuzt der Patient grünliche Borken aus. Warzen in und um die Nasenlöcher. Rote, schorfige Nasenspitze. Krusten an den Nasenflügeln. Rissige Nasenlöcher.

Gesicht

Das Gesicht des *Nitricum acidum*-Patienten ist blass, gelb, fahl, eingefallen und von tiefen Furchen durchzogen, die sein Leiden anzeigen. Die Augen liegen tief in den Höhlen und sind von dunklen Ringen umgeben. Dunkle Ringe auch um Mund und Nase. Das Gesicht ist aufgedunsen, die Lider morgens geschwollen. Bräunliche Flecken im Gesicht oder pigmentierte, warzenartige Flecke auf der Stirn. Die rechte Parotis ist vergrößert. Die Haut fühlt sich an, als sei sie straff über das Gesicht gezogen. Krusten und Pusteln im Gesicht. Die Kiefer knacken beim Kauen. Die Mundwinkel sind rissig, geschwürig und schorfig. Die Lippen sind rau und bluten. Schmerzhafte Schwellung der Unterkieferlymphknoten. Das Gesicht sieht ängstlich, mitgenommen und kränklich aus.

Mund und Zähne

Reißende Zahnschmerzen, die sich sowohl durch kalte als auch warme Speisen und Getränke verschlimmern. Pulsieren in den Zähnen abends und nachts; nach Quecksilbermissbrauch. Karies der Zähne. Die Zähne verfärben sich gelb. Das Zahnfleisch blutet leicht, ist skorbutisch und geschwollen.

Die Zunge ist exkorriiert, wund, rot, gelb, oder weiß, trocken, eingerissen, mit wunden Stellen. Geschwüre auf der Zunge mit zähem Schleim im Mund. Entzündung der Zunge.

Weiße oder dunkel und schmutzig aussehende Geschwüre im Mund, auf der Zunge oder im Hals; faulig, phagedänisch, syphilitisch; mit stechenden Schmerzen, wie durch Splitter. Entzündung der Mundschleimhaut mit stechenden, brennenden Schmerzen. Die Schleimhaut ist exkorriiert, rot, geschwollen. Fauliger, aashafter Mundgeruch. Der Speichel, der aus dem Mund fließt, ist so scharf, dass er die Lippen wund macht.

Hals

Die Schlundmuskulatur ist so unkoordiniert, dass die Speisen im Rachen stecken bleiben und der Patient würgen muss. Schwierigkeiten beim Schlucken. Heftige Halsschmerzen, die beim Schlucken in die Ohren ausstrahlen. Stechende Schmerzen im Hals, wie durch Splitter (*Hepar sulphuris, Natrium muriaticum, Argentum nitricum*), insbesondere beim Schlucken. Zäher Schleim im Hals, aus den Choanen. Entzündung an Rachen, Tonsillen, Uvula und weichem Gaumen. Uvula und Tonsillen sind ödematös geschwollen (*Apis, Rhus toxicodendron*). Starke Schwellung des Rachens und der Rachenmandeln. Geschwüre an den Tonsillen, an der Uvula und am weichen Gaumen. Entzündung der Speiseröhre.

Magen

Nitricum acidum-Patienten haben Verlangen nach Fettem, scharf Gewürztem, Hering, Kalk, Kreide oder auch Erde. Abneigung besteht gegen Brot und Fleisch. Die Patienten sind *im Allgemeinen durstlos.*
Nach Genuss von Milch treten Magenbeschwerden auf. Nach Genuss von Speisen ist der Magen übersäuert, es kommt zu saurem Aufstoßen und Erbrechen. Fette Sachen werden nicht vertragen. Auch Übelkeit kann nach dem Essen eintreten, sie wird durch Umherbewegen oder Fahren im Wagen gebessert. Bitteres und saures Erbrechen; Erbrechen des Mageninhalts. Magengeschwüre. Schmerz am Mageneingang beim Schlucken. Stechende Magenschmerzen. Magenkatarrh. Gefühl eines Gewichts im Magen nach dem Essen. Schmerz wie wund im Magen nach dem Essen.

Abdomen

Chronische Leberentzündung. Lehmfarbene Stühle. Enorme Vergrößerung der Leber. Schmerz in der Lebergegend mit Gelbsucht. Stechende Leberschmerzen. Milzvergrößerung.
Krampfartige Bauchschmerzen. Heftiger Schmerz und Berührungsempfindlichkeit in der Ileozökalregion, schlechter bei Bewegung. Der Patient erwacht nachts mit krampfartigen Bauchschmerzen, friert, und der Schmerz nimmt bei Bewegung zu. Kollern in den Eingeweiden. Der Bauch ist aufgetrieben und berührungsempfindlich. Heftiges Wundheitsgefühl im Bauch. Entzündung und Eiterung der Leistenlymphknoten. Der schlaffe Zustand der Muskeln bei schwächlichen Knaben, der zur Entstehung eines Leistenbruchs disponiert, wird oftmals durch *Nitricum acidum* behoben und die Hernie heilt aus (*Lycopodium, Nux vomica*).

Rektum und Stuhl

Gesundheitlich stark angeschlagene Personen, die häufig an Durchfall leiden, oder bei denen Durchfall im Wechsel mit Verstopfung auftritt, benötigen sehr häufig *Nitricum acidum*, und zwar insbesondere dann, wenn der Urin einen starken Geruch hat und wie Pferdeurin riecht; sie sehen blass und kränklich aus, sind abgemagert und entkräftet, und es besteht eine Neigung zu Exkoriationen der Körperöffnungen sowie zu wund machenden Katarrhen und Geschwüren. Blutige, faulige, unverdaute, grünliche, schleimige, wund machende, saure Stühle; wenn der Patient eine Milchdiät durchmacht, enthält der Stuhl geronnene

Milchklümpchen. Faulige Stühle mit schwarzem Blut. *Nitricum acidum* ist ein Mittel, das bei Dysenterie eingesetzt werden kann. Wenn sich das Wetter ändert und es kalt wird, setzt Durchfall ein. Wundheit und Brennen am After; Fissuren. Warzen in der Aftergegend. Der Stuhl enthält Membranen. Reichliches Blut beim Stuhlgang, das nicht einmal geronnen ist und übel riecht. Erfolgloser Stuhldrang. Der Patient hat das Gefühl, als sei der Mastdarm voll, aber er kann ihn nicht entleeren. Schmerzlose Verstopfung mit hartem Stuhl, der nur schwer abgeht. Ziehen, Schneiden und Drücken vor dem Stuhlgang; andauernder erfolgloser Drang (*Nux vomica*). Beim Stuhlgang kommt es zu Kolik, Tenesmus und krampfartigem Zusammenschnüren des Afters, wobei der Patient erfolglos presst. Gefühl von Splittern im Mastdarm. Nach dem Stuhlgang bleibt der Drang bestehen (*Mercurius*); es treten Erschöpfung, Wundheit am After und schneidende, brennende, schießende Schmerzen im Rektum auf; des weiteren Zusammenschnürungsgefühl am After, starke nervöse Erregung und Herzklopfen. Die Schmerzen fesseln den Patienten noch Stunden nach jeder Entleerung ans Bett. Jucken und Brennen am After. Scharfe Feuchtigkeit in der Aftergegend. Periodische Blutungen aus dem Rektum mit Schmerzen im Kreuzbein. Analfissuren. Schmerzhafter Rektalprolaps. *Nitricum acidum* hat sich als sehr nützlich bei der Behandlung von Analfisteln, bei Fissuren, Kondylomen, Polypen und Karbunkeln im Afterbereich sowie bei Rektumkarzinom und Hämorrhoiden erwiesen, *sofern die Symptome übereinstimmten*. Das Mittel hat Karbunkel geheilt, die so empfindlich waren, dass der Patient aufschrie, wenn man sie berührte. Die Hämorrhoiden bei *Nitricum acidum*-Patienten sind so ausgesprochen schmerzhaft bei Berührung und während Stuhlgang; sie bluten innerlich oder auch äußerlich, und beim Stuhlgang kommt es zu Brennen oder Stechen darin. Hämorrhoiden, die geschwürig werden und aus denen viel Blut und Eiter läuft. *Nitricum acidum* wurde erfolgreich bei Hämorrhoiden angewendet, die bei Berührung oder während des Stuhlgangs so schmerzhaft waren, dass der Patient davon Schweißausbrüche bekommen hat, ängstlich wurde und ein Klopfen im gesamten Körper verspürt hat (*Paeonia, Staphisagria*). Fötide Feuchtigkeit an der Aftergegend.

Männliche Geschlechtsorgane

Die männlichen Geschlechtsorgane sind andauernd gereizt. Das Sexualverlangen ist vermehrt und nachts kommt es zu beschwerlichen Erektionen. Schmerzhafte, krampfartige Erektionen nachts. Stechende Schmerzen in der Harnröhre. Penisverkrümmung. *Nitricum acidum* ist ein wertvolles Mittel zur Behandlung von Gonorrhö, wenn der Ausfluss anfangs dünn und blutig, später jedoch grünlich oder gelb ist; der Patient verspürt beim Urinieren einen brennenden und stechenden Schmerz, die Harnröhre ist geschwollen und sehr schmerzhaft. *Nitricum acidum* hat darüber hinaus auch Kondylome geheilt, die mit „Splittergefühl" einhergingen, leicht bluteten und extrem berührungsempfindlich waren. Feigwarzen an den Genitalien und um den After herum. Entzündung der Prostata bei Gonorrhö, besonders wenn die Absonderung aufgrund einer Erkältung oder starker Injektionen verringert wurde. Das Mittel heilt chronische gonorrhoische Harnröhrenentzündung, wenn in der Harnröhre bei Berührung oder beim Urinieren splitterartige Schmerzen auftraten. Langwierige Entzündung der Urethra mit Infiltration, wodurch sie sich hart und knotig anfühlt, wie eine Peitschenschnur (*Argentum nitricum*). Wunde Stellen oder Geschwüre an der Harnröhre, mit Absonderung von blutigem Eiter und Splittergefühl. Jucken in der Harnröhre nach Gonorrhö (*Petroleum*). Pickel, Bläschen, Flechten und Krusten auf der Vorhaut. Kleine Geschwüre an der Eichel oder auf der Vorhaut. Phagedänische (*Arsenicum, Aurum muriaticum natronatum, Causticum, Mercurius corrosivus*) oder sich *ausbreitende Geschwüre* auf dem Penis, die eine braune, blutig-wässrige, stinkende Flüssigkeit absondern. Entzündung der Vorhaut. Geschwüre an der Eichel, die das Frenulum zerstören. An den entzündeten oder geschwürigen Stellen tritt das Splittergefühl auf, außerdem wird eine blutig-wässrige Flüssigkeit abgesondert. Paraphimose, Phimose und starke Schwellung. Haarausfall an den Geschlechtsteilen.

Weibliche Geschlechtsorgane

Bei Frauen kommt es zu heftigen Beschwerden aufgrund eines andauernden Juckreizes der Scham, mit Brennen und gesteigertem Sexualverlangen. Exkoriation der Körperteile durch Ausfluss und die Menstruationsblutung. Jede Anstrengung führt zu Gebärmutterblutungen (*Calcium carbonicum*). Der Monatsfluss ist dunkel und dick. Die Menses setzt zu früh ein, mit reichlichem Blutfluss, der aussieht wie blutiges Wasser. Gebärmuttervorfall. Viele nervöse Leiden treten bei *Nitricum acidum*-Patientinnen während der Menses auf; beispielsweise Blähungen, Zerschlagenheitsschmerz in den Gliedern, Schmerz die Beinen hinab, „Splittergefühl" unter den Finger- und Zehennägeln, Herzklopfen, Angst, Zittern oder neuralgische Schmerzen in jeglichem Körperteil. Nach den Menses tritt ein modriger, wässriger Ausfluss ein, der einige Tage lang andauert und die Körperteile, über die er fließt, sehr wund macht. Dünne, blutige, wund machende Leukorrhö kann zu jeder Zeit einsetzen und auch die ganze Zeit über andauern. Die Scheide ist wund und Feigwarzen bilden sich an den Genitalien. Kavernöse Hämangiome. Karbunkel an der Harnröhrenmündung; sehr berührungsempfindlich. Das Jucken der Scham wird durch Kälte verschlimmert. Fissuren an den Genitalien, die leicht bluten. Viele Beschwerden sind während der Menstruation oder auch während der Laktation am stärksten. Knotenbildung in der Brust. Die Brustwarzen sind eingerissen, wund und empfindlich, mit „Splittergefühl". Aufgrund der allgemeinen Schwäche und der Leichtigkeit, mit der es zu Gebärmutterblutungen kommt, besteht eine Abortneigung.

Atemwege und Husten

Heiserkeit und Geschwüre am Kehlkopf. Stimmverlust. Laryngitis bei chronischen Syphilitikern. Brustbeklemmung, besser durch Expektoration. Kurzatmigkeit. Intermittierende Atmung.

Der Husten verschlimmert sich bei *Nitricum acidum* vorwiegend im Winter, aber auch in einem warmen Zimmer und durch Warmwerden. Der Husten ist trocken, bellend; schlechter nachts und besonders vor Mitternacht, schlechter im Liegen; er tritt im Schlaf auf. Husten mit hektischem Fieber und Nachtschweiß. Anfallsweiser Husten mit Würgen, ähnlich wie bei Keuchhusten;

heftiger, quälender Husten. Lang andauernde Anfälle von hartem Husten mit schwieriger Expektoration. Kitzeln im Kehlkopf führt zu Hustenreiz. Der Auswurf ist grünlich, zäh oder dünn, schmutzig, wässrig, blutig, schleimig, oder aber mit dunklem, geronnenem Blut. Lockerer Husten tagsüber, trockener Husten nachts. Rasseln auf der Brust ohne Auswurf während des Tages. Husten bei Menschen in schlechter gesundheitlicher Verfassung oder Schwindsüchtigen, durch Beschwerden der Leber oder der Lunge. Das Sputum schmeckt bitter, sauer oder salzig; es stinkt oder riecht faulig. Der Patient ist beim Versuch zu expektorieren schweißnass. Stechende Brustschmerzen. *Nitricum acidum* ist das Heilmittel bei typhöser Pneumonie mit Schleimrasseln; der Patient kann nicht expektorieren; schafft er es doch, ist das Sputum braun und blutig, der Urin riecht wie Pferdeurin. Außerdem heilt es Tuberkulose mit Nachtschweißen und Hämoptysen.

Herz
Bei Aufregung oder beim Treppensteigen bekommt der *Nitricum acidum*-Patient Herzklopfen. Der Puls ist beschleunigt, unregelmäßig, jeder vierte Herzschlag setzt aus.

Rücken und Extremitäten
Schwellung der axillären und zervikalen Lymphknoten. Nackensteifigkeit. Stechende Schmerzen in Rücken und Brust. Brennende Stellen an der Wirbelsäule. Nächtliche Rückenschmerzen, weshalb der Patient auf dem Bauch liegen muss. Scharfe Schmerzen in Rücken und Gliedern bei Tabes dorsalis. Scharfe Schmerzen im Rücken beim Husten.
Rheumatische Gliederschmerzen, besonders in den oberen Extremitäten. Abmagerung der Oberarme und Oberschenkel. Schwäche oder ödematöse Schwellung der Glieder. Deformierte Nägel. Stechende Schmerzen in den Gliedern bei kaltem Wetter. Taubheitsgefühl an Armen und Händen. Kupferfarbene Flecken an den Armen. Frostbeulen an Händen und Fingern. Kalte, schweißige Hände. Zahlreiche große Warzen an den Handrücken. Herpes zwischen den Fingern. Bläschen an der Daumenspitze, aus denen sich Geschwüre entwickeln. Panaritium. Verformte und verfärbte Finger- und Fußnägel. Gelbe, gebogene Nägel. Splittergefühl unter den Nägeln. *Nitricum acidum* hilft bei entzündeten Verletzungen, bei denen ein „Splittergefühl" auftritt. Reißen in den langen Röhrenknochen der Beine, nachts. Die Beine sind müde und wie zerschlagen. Schmerz in der Hüfte, wie verrenkt. Stechende Schmerzen entlang der Nerven der Beine wie durch Splitter. Syphilitische Knoten am Schienbein mit nächtlichen Schmerzen. Frostbeulen an Füßen und Zehen. Phagedänische Blasen an den Zehen (*Graphites*). Extremes Wundheitsgefühl am Schienbein. Reichlicher, stinkender Fußschweiß.
Zusammenzucken am ganzen Körper beim Einschlafen (*Agaricus, Argentum nitricum, Arsenicum, Natrium muriaticum*). Schmerzen treten im Schlaf auf. Aufschrecken aus dem Schlaf. Ängstlicher, unerquicklicher Schlaf, mit schrecklichen Träumen.

Fieber und Schweiß

Nitricum acidum ist ein überaus nützliches Mittel bei Fieber, wobei die in allen Fieberstadien auftretende Durstlosigkeit oftmals den ausschlaggebenden Hinweis auf das Mittel gegeben hat. Kalte Hände und Füße. Das Mittel wirkt hervorragend bei ausgezehrten Personen mit chronischem, intermittierendem Fieber, das mit reichlichen Nachtschweißen, extremer Schwäche, dem charakteristischen Uringeruch und dunkeln Blutungen einhergeht.

Nux moschata **Nux-m.**

Myristica fragans, Myristica officinale, Myristica moschata; Muskatnuss. *Myristicaceae.*

Allgemeines

Bei *Nux moschata* handelt es sich um kein ausgesprochen großes Mittel und seine Einsatzmöglichkeiten sind sehr beschränkt. Es wird häufig übersehen, wenn es eigentlich indiziert wäre. Man gewöhnt sich eben nur zu leicht an, ausschließlich auf die Polychreste zurückzugreifen.

Die alten Hausmütterchen haben früher hysterischen Frauen Muskatnuss gegeben, und wunderbarerweise haben die Prüfungen diese Anwendungsmöglichkeit bestätigt. Es muss einen Zusammenhang zwischen Hysterie und der Palliation durch die Brechnuss gegeben haben. Dabei ist die Wurzel der Pflanze – bei der gleichen Menge – viel heilkräftiger als die Nuss und ist medizinisch am wirksamsten.

Der *Nux moschata* Patient macht einen benommenen Eindruck, er hat völlig das Gedächtnis verloren und führt Handlungen nur noch automatisch aus. Es ist ein eigenartiger Gemütszustand. Die Patientin geht ihrer Hausarbeit nach, aber wenn man sie dabei stört, vergisst sie, was sie soeben getan hat. Oder sie vergisst, dass sie sich den ganzen Tag über mit ihrem Sohn unterhalten hat. Sie kann sich an vergangene Ereignisse überhaupt nicht mehr erinnern. Hysterische Frauen geraten zuweilen in diesen seltsamen Gemütszustand. Und manchmal ist es sogar aufgrund ihrer Vergesslichkeit unmöglich, die vorliegende Störung des Gemüts ausfindig zu machen. Sie liegt mit geschlossenen Augen da und registriert alles, was soeben passiert. Nur erinnern kann sie sich an nichts. Sie redet mit klarem Verstand über die Dinge, die gerade passieren, aber weiß nicht mehr, was zuvor geschehen ist. Manchmal sagt sie mit einer Art Hellsichtigkeit auch zukünftige Ereignisse voraus. Der Gemütszustand ist das Leitsymptom zur Verordnung von *Nux moschata*. Manchmal geht es der Patientin morgens schlechter, manchmal jedoch auch abends oder beim Erwachen. Sie geht all ihren Pflichten nach, und dennoch ist es, als wäre sie in einem traumartigen Zustand, in dem sie nicht einmal ihre Freunde erkennt.

Die *Nux moschata* Patientin kann immer schlafen, und sie kann sich nur mit größter Mühe wach halten. Sie schläft bei jeder Gelegenheit und zu jeder Zeit ein. Die Augenlider sind so schwer, dass sie sich kaum wach halten kann. Sie fällt in einen tiefen Schlaf, manchmal sogar ins Koma.

Nux moschata ist bei Koma im Verlauf eines Typhus oder auch Wechselfiebers hilfreich. Wenn die Patientin aus dem Koma erwacht, kann sie sich an nichts erinnern; sie sieht benommen aus, sieht um sich und fragt, wer die umstehenden Personen sind und was sie da machen. In einem solchen Zustand antworten die Patienten nur sehr langsam und erst nach längerer Zeit auf Fragen, die man an sie richtet. Danach nehmen sie gleich wieder einen benommenen und verwirrten Gesichtsausdruck an. Manchmal erhält man auf die gestellte Frage auch gar keine Antwort, oder aber die Antwort hat überhaupt keinen Bezug zur Frage. Zuweilen ist die Antwort hingegen korrekt. Dieser Zustand tritt auf bei Typhus oder Hysterie, nach einem Schock, nach Schreck, nach emotionalen Verletzungen oder dem Verlust eines geliebten Menschen. *Nux moschata* passt jedoch eher, wenn die Ursache ein Schock war, als bei Typhus.

Nux moschata ist zwar auch bei Typhus von Nutzen, wenn dieser jedoch mit nervösem Zittern und großer Schwäche einhergeht, sodass der Patient im Bett herabsinkt, ist *Phosphoricum acidum* das bessere Mittel. *Nux moschata* hat keinen so großen Bezug zum allgemeinen Erscheinungsbild von Typhus wie dies bei *Phosphoricum acidum* der Fall ist.

Die Schläfrigkeit und die Benommenheit treten in einer Kombination zusammen auf, für die sich nur schwer ein anderes Mittel als *Nux moschata* finden lässt. Es ist ein Zustand, ähnlich wie er bei *Opium* vorkommt.

Es besteht eine Ohnmachtsneigung, und es kann tatsächlich vorkommen, dass der Patient in Ohnmacht fällt, wenn er zu lange stehen muss; beispielsweise bei nervösen Frauen, die bei der Kleideranprobe lange stehen.

Bei sämtlichen Beschwerden ist der Mund des *Nux moschata* Patienten trokken und die Zunge klebt am Gaumendach; dennoch besteht Durstlosigkeit. Besonders bei nervösen Frauen kommt es auch zu starker Schläfrigkeit und automatischen Handlungen. Darüber hinaus hat *Nux moschata* auch Petit Mal-Anfälle geheilt.

Blutungen sind sehr ausgeprägt, unter anderem treten Nasenbluten, Gebärmutter- und Darmblutungen auf; auch Bluterbrechen.

Nux moschata Patienten sind empfindlich gegen Wind, Zugluft und kalte Luft. Beim Gehen gegen den Wind kommt es zu Kopfschmerzen oder Heiserkeit. Insgesamt sind die Patienten so empfindlich gegen kaltes Wetter, dass sie benommen und schläfrig nach Hause kommen, wenn sie gegen den Wind laufen müssen; der Mund ist dann trocken, dennoch sind sie zumeist nicht durstig und möchten nichts trinken. Nur in seltenen Fällen kann auch Durst vorhanden sein. Es kann vorkommen, dass der Patient einen Schluck Wasser im Mund behält, ohne dass er es schlucken möchte. Manchmal hält er auch Eiswasser oder saftiges Obst im Mund, um das Trockenheitsgefühl im Mund zu lindern. Oft besteht das Trockenheitsgefühl, obwohl der Mund eigentlich feucht ist.

Rücken und Extremitäten

An den Extremitäten kommt es zu Taubheit, Kribbeln, feinem Stechen und lähmiger Schwäche bis hin zu drohender Lähmung. Es kann sich augenblicklich eine hysterische Lähmung entwickeln, die kurze Zeit andauert und dann wieder

verschwindet. Stimmlosigkeit bei hysterischen Patienten. Stimmlosigkeit durch Ins-Freie-Treten, die beim Eintreten ins Haus wieder vergeht.
Der ganze Rücken ist empfindlich gegen Druck und auch die Wirbelsäule ist sehr empfindlich.

Rektum und Stuhl

Langwierige und hartnäckige Obstipation treten auf; nach langem Pressen geht weicher Stuhl ab (*Alumina, Psorinum, China*). Die Stuhlentleerung ist schwierig, der Stuhl jedoch weich, sodass sich der Patient fragt, warum er sich für solch einen weichen Stuhl derart anstrengen muss.

Weibliche Geschlechtsorgane

Im Bereich der weiblichen Genitalien kommt es zu zahlreichen Beschwerden. Menorrhagie, die mindestens zehn oder fünfzehn Tage lang andauert. Das Blut ist geronnen. Die Menses tritt zu häufig auf, dauert zu lange und setzt unregelmäßig ein. Im Unterbauch bestehen dabei kolikartige, krampfende Schmerzen, die sich zu den breiten Mutterbändern und die Beine hinab erstrecken. Heftig quälende Dysmenorrhö nach Aufenthalt in der Kälte, durch Fahren im Wind oder durch Leben in feuchten Häusern. Gleichzeitig mit den Menstruationsbeschwerden besteht Mundtrockenheit und Durstlosigkeit. Die Patientin erwacht nachts mit trockenem Mund, sodass die Zunge am Gaumen zu kleben scheint.
Nux moschata passt besonders bei abgemagerten Frauen mit flachen Brüsten. Ich kann mich an den Fall einer 35-jährigen Patientin erinnern, deren vormals wohlgeformten Brüste im Laufe der Zeit völlig flach geworden waren. *Nux moschata* brachte die Brust wieder in die ursprüngliche Form zurück.
Nux moschata ist somit ein kleines Mittel, das jedoch durch nichts zu ersetzen ist, wenn es angezeigt ist.

Nux vomica **Nux-v.**

Strychnos nux vomica; Brechnuss, Krähenaugenbaum, Strychninbaum. *Loganiaceae.*

Allgemeines

In der gesamten Pathogenese dieses Mittels können wir eine hervorstechende Überempfindlichkeit beobachten, die in allen Symptomen zum Ausdruck kommt. Die Patienten sind reizbar, überempfindlich gegen Geräusche, gegen Licht, gegen den geringsten Luftzug oder gegen alles in ihrem Umfeld. Auch im Bezug auf die Speisen sind sie extrem heikel und vieles, beispielsweise deftige Speisen, bekommt ihnen nicht. Nach Fleischgenuss geht es ihnen schlechter. Es besteht ein Verlangen nach anregenden Dingen, nach scharfen, bitteren oder saftigen Dingen, die sie zuweilen stärken. Die Patienten reagieren auch sehr empfindlich auf Medikamente. Ein Grund, warum es heutzutage so viele *Nux vomica*-Patienten gibt, liegt darin, dass viele Leute von der alten Schulmedizin mit Medikamenten überversorgt wurden. Bei einem Patienten, dem von Ärzten der alten Schule Stimulantien und alle möglichen Aufbaumittel verordnet

wurden, um ihn wieder auf die Beine zu bringen, ist es manchmal unmöglich, verlässliche Symptome zu erhalten und ihn wieder in einen normalen Zustand zu versetzen, solange wir ihm nicht *Nux vomica* als Antidot verordnen.
Nux vomica ist von Nutzen bei Patienten, die zu viel Tee, Kaffee oder Wein trinken. Menschen, die ständig zu viel Kaffee trinken, werden allgemein empfindlich und reagieren besonders auf Geräusche überempfindlich. Ihre Symptome sind flüchtig und sie können ihre Beschwerden nicht richtig schildern. Diesen Patienten geht es nach ein paar Tagen unter *Nux vomica* bereits deutlich besser. Einige ihrer Beschwerden werden verschwinden und die Patienten geraten wieder in ruhigeres Fahrwasser.

Geist und Gemüt

Die Gemütssymptome sind sehr vielseitig, jedoch zeigt sich bei allen der überempfindliche, reizbare Zustand. Die Patienten sind niemals zufrieden. Wenn sie etwas an ihrem Umfeld stört, dann werden sie reizbar, möchten Sachen zerreißen und fangen an zu schimpfen. Derartige Impulse sind bei *Nux vomica*-Patienten bisweilen sehr stark ausgeprägt. Eine Frau hat beispielsweise das Verlangen, ihren Ehemann umzubringen oder ihr Kind ins Kaminfeuer zu werfen. Die Impulse gehen mit heftigen Temperamentsausbrüchen einher, sodass man ihr nicht widersprechen kann. Wenn ein Stuhl im Weg steht, stößt sie ihn beiseite. Wenn sich beim Auskleiden ein Teil der Kleidung an einem Knopf verfängt, reißt sie ihn ab, weil sie sich so darüber aufregt (ähnlich wie *Nitricum acidum*). Es ist eine unkontrollierbare Reizbarkeit, ein Mangel der inneren Ausgeglichenheit; es ist sozusagen eine Art geistiger Ermüdung, die auch mit körperlicher Schwäche einhergeht. Nehmen wir zum Beispiel einen Geschäftsmann, der bis zur Erschöpfung am Schreibtisch gesessen und gearbeitet hat. Er hat viele Briefe zu beantworten und hat einige Geschäfte am laufen. Er muss sich um hundert Kleinigkeiten kümmern und seine Aufmerksamkeit muss ständig von einem Punkt zum andern springen. Dies geht so lange, bis er sich wie gerädert vorkommt. Es sind nicht so sehr die großen und wichtigen Dinge, sondern eher die Kleinigkeiten, die ihm zu schaffen machen. Er muss sein Gedächtnis anregen, um all die Details im Kopf zu behalten. Er geht schließlich heim, bekommt die Sachen aber nicht aus dem Kopf. Nachts liegt er dann wach, seine Gedanken sind durcheinander aufgrund der Wirren des Geschäfts und die Tagesgeschäfte stürmen auf ihn ein. Schließlich setzt die geistige Ermüdung ein. Wenn er dann eines Tages mit Kleinigkeiten konfrontiert wird, reagiert er zornig und möchte am liebsten davonlaufen. Er zerreißt Dinge, schimpft, geht heim und trägt es mit seiner Frau und seinen Kindern aus. Er schläft nur noch kurz, erwacht um 3 Uhr morgens und schon wieder gehen ihm seine geschäftlichen Angelegenheiten durch den Kopf. Dies führt dazu, dass er bis in die frühen Morgenstunden nicht wieder einschlafen kann. Dann jedoch fällt er in einen ohnmachtartigen Schlaf, aus dem er müde und erschöpft wieder erwacht. Er würde am liebsten bis in den späten Vormittag hinein schlafen.
Melancholie und Traurigkeit, wobei der *Nux vomica*-Patient dennoch das Gefühl hat, er könne explodieren. Er schleudert Gegenstände in die Gegend und

zerreißt Sachen. Er möchte, dass die Dinge so laufen, wie er will. Er wird von Impulsen zu irgendwelchen Handlungen getrieben, die an Wahnsinn grenzen und die andere Leute „zerstören“. *Natrium sulphuricum*-Patienten haben einen starken Impuls, Selbstmord zu begehen. Dieser Impuls besteht auch bei *Argentum nitricum*-Patienten, insbesondere durch Springen aus großer Höhe; daher vermeiden sie eine derartige Situation.

Allgemeines

Der *Nux vomica*-Patient ist überempfindlich gegen frische Luft und gegen Zugluft. Er fröstelt ständig und ist immer erkältet, wobei die Erkältung zumeist als Schnupfen beginnt und sich in die Brust erstreckt.
Die Haut ist überempfindlich gegen Berührung und Luftzug. Zahlreiche Schmerzzustände kommen vor. Der Patient schwitzt leicht beim geringsten Anlass. Gehirnermüdung, Erschöpfung, Neuralgien. Der Patient befindet sich am Rande des Wahnsinns und bekommt Krämpfe. Krämpfe einzelner Muskelpartien oder am ganzen Körper. Muskelzuckungen, Schwäche, Zittern und Lähmung. Diese paralytische Schwäche und die gestörte Tätigkeit der Muskeln und Nerven treten bei *Nux vomica* stark hervor.
Ein weiteres Charakteristikum, das sich durch das gesamte Arzneimittelbild von *Nux vomica* zieht, ist dass bestimmte Abläufe in die falsche Richtung gehen. Wenn der Magen überreizt ist, entleert sich der Inhalt für gewöhnlich ohne große Mühe. Beim *Nux vomica*-Patienten hingegen kommt es zu Aufstoßen und Brechanstrengungen, und es ist, als ob die Kontraktionsbewegungen der Magenmuskeln in die falsche Richtung ablaufen und den Darm mit Gewalt aufdrücken wollten. Der Patient würgt, stößt auf und muss sich anstrengen, um zu erbrechen. Aber schließlich, nach langem Versuchen gelingt es ihm schließlich und er erbricht den Mageninhalt. Derselbe Vorgang läuft auch in der Harnblase ab. Der Patient muss sich beim Wasserlassen heftig anstrengen. Es besteht starker Harndrang. Die Blase ist voll und der Harn geht ungewollt tropfenweise ab; sobald der Patient jedoch beim Wasserlassen presst, hört auch das Tröpfeln auf. Auch beim Stuhlgang muss der Patient stark pressen, aber es geht nur wenig Stuhl ab. Wenn der Patient mit Durchfall auf der Toilette sitzt und sich völlig passiv verhält, spritzt hin und wieder etwas Stuhl heraus. Danach setzt ein heftiger Stuhldrang ein, sodass der Patient nicht aufhören kann zu pressen, jedoch sobald er presst entsteht das Gefühl, als ob der Stuhl im Darm in die falsche Richtung gedrückt würde. Der Stuhl scheint zurückzuschlüpfen. Es ist eine Art Anti-Peristaltik. Je stärker der Patient bei Verstopfung presst, desto schwerer geht der Stuhl ab. Sowohl bei Durchfall als auch bei Ruhr erfährt der Patient keine Linderung durch Pressen; sobald doch etwas Stuhl abgeht, geht es ihm besser. *Mercurius*-Patienten haben bei Ruhr ständigen Stuhldrang; bei *Mercurius corrosivus* besteht Tenesmus mit heftigem Harndrang; die umgekehrt ablaufenden Vorgänge der verschiedenen Funktionen zeigen die krampfartige Natur von *Nux vomica*. Schmerzen schießen vom Rektum aus nach oben. Brennen im Rektum.
Neuralgien im Bereich um die Augen, im Gesicht und am Kopf. Neuralgische Kopfschmerzen; die Schmerzen sind stechend und reißend und führen zu

Weinen und Ohnmacht. Brennende und stechende Schmerzen. Stechende und reißende, insbesondere aber ziehende Schmerzen in Kopf, Gesicht und Extremitäten. Spannungsgefühl in den Muskeln. Ziehen im Rücken, als würden die Muskeln gespannt oder gezogen; es fühlt sich an, als ob die Muskeln krampfartig zusammengezogen würden. Ziehender Schmerz im Rücken. Ziehender Schmerz im Nacken, der den Patienten dazu nötigt, den Kopf nach hinten hängen zu lassen. Ziehender Schmerz die Wirbelsäule hinab. Lumbago. Rückenschmerzen in der Schwangerschaft, als ob der Rücken brechen würde (*Bryonia, Phosphorus*; wie zerbrochen *Kalium carbonicum*); die Schmerzen nehmen zu, sobald sich die Patientin hinlegt; sie muss aufstehen und umhergehen. Neuritis mit schmerzhafter Empfindlichkeit der Haut. Schmerzen in der Region von Leber oder Nieren. Heftig ziehende Rückenschmerzen, so stark, dass sich der Patient nicht im Bett umdrehen kann; er kann sich nur umdrehen, indem er sich auf die Hände aufstützt, sich dann aufgerichtet zur Seite dreht und hinlegt. Ziehende Schmerzen in Kreuzbein und Hüfte; ziehende Schmerzen im Kreuzbein bei Ruhr. Reißende Schmerzen in den Därmen, und jeder *Schmerzanfall verursacht Stuhldrang*. Dies ist der Charakter jeglicher Bauchschmerzen. Ziehende Schmerzen in den Extremitäten führen zu Krämpfen in Waden, Füßen und Zehen. Bauchkrämpfe führen zu Stuhldrang, ebenso wie krampfartige Nachwehen, Menstruationskoliken und Magenschmerzen nach dem Essen. Nach starkem Pressen geht kein Stuhl ab, war der Patient jedoch einige Male auf der Toilette, geht etwas Stuhl ab, was Linderung verschafft. Die Stühle sind sehr spärlich, denn es besteht eine gegenläufige Peristaltik.

Nux vomica-Patienten reagieren überempfindlich auf Stimulanzien. Es ist ein Routinemittel, um Betrunkene nüchtern zu machen und ist sogar hilfreich bei Delirium tremens. *Nux vomica* ist insbesondere ein Mittel für Menschen mit ausschweifendem Lebenswandel, die durch Stimulanzien wie Kaffee oder Alkohol, sexuelle Exzesse und geschäftliche Sorgen gesundheitlich stark angeschlagen sind. Sie arbeiten eine halbe Stunde lang und benötigen dann bereits einen Drink, und so geht es schließlich eine Weile, bis sie irgendwann nicht mehr können und aufhören müssen. Sie müssen nach Hause gehen und sich ins Bett liegen. Sie befinden sich am Rande einer Psychose, sind reizbar, erschöpft und schwitzen viel. Es geht ihnen an der frischen Luft schlechter, sie sind empfindlich gegen Geräusche und gegen Licht. Sie benötigen *Nux vomica*, viel Ruhe und dürfen die den Stimulanzien nicht mehr anrühren.

Nux vomica ist auch das Mittel für Menschen, die andauernd zu viel Tee, Kaffee und Alkohol trinken. Sie sind Tag und Nacht wach, bis ihr Körper dem irgendwann ein Ende setzt. Alle Nerven sind bis aufs äußerste gespannt. Die Patienten glauben, sie müssten platzen und können sich nicht mehr beherrschen. Die Muskeln und insbesondere die Hände zittern. Die Glieder zucken beim Einschlafen und im Schlaf.

Nux vomica-Patienten sind voller Angst und Verzweiflung, zuweilen auch hypochondrisch. Überempfindlichkeit gegen äußere Eindrücke; alle Sinnesorgane befinden sich in diesem überempfindlichen Zustand. Der Patient erträgt es nicht, zu lesen oder eine Unterhaltung zu führen. Er ist reizbar und möchte allein sein. Jeder verärgert ihn oder macht etwas, über das er sich aufregt. Und jeder, der

versucht ihn zu besänftigen, erzürnt ihn nur noch mehr. Er fürchtet sich vor den Geschäften, die der Tag mit sich bringt. Schließlich streitet er, macht Vorwürfe, schimpft, beleidigt andere aufgrund von Eifersucht; dies alles tritt gemischt mit unzüchtigen Ausdrücken auf. Bald danach heult er und weint laut.
Der Patient ist aufgrund seines ungewöhnlich starken Sexualverlangens, dem er sehr häufig nachgeht, sexuell völlig erschöpft oder gar impotent. Geistige Übererregbarkeit, jedoch werden die Genitalien beim Geschlechtsverkehr schlaff. Dieser Zustand kann ihn bis zum Selbstmord treiben.
Nux vomica-Patienten sind chronische Dyspeptiker; sie sind mager, immer hungrig, ausgemergelt, nach vorn gebeugt, vorzeitig gealtert. Sie sind bezüglich des Essens sehr wählerisch, können aber fast nichts vertragen. Die Patienten haben eine Abneigung gegen Fleisch, das auch Beschwerden verursacht. Verlangen nach stark gewürzten oder bitteren Speisen, oder aber nach anregenden Mitteln. Schwacher Magen; nach dem Essen kommt es zu Magenschmerzen, Übelkeit, Würgen, der Bauch sinkt ein, der Patient magert ab und die Haut wird welk.
Es besteht Erkältungsneigung und Neigung zu Schnupfen. Erkältungen setzen sich in der Nase, im Rachen, in der Brust und in den Ohren fest. Die Patienten erkälten sich beim geringsten Anlass; sie schwitzen leicht und beim geringsten Luftzug kommt es zu Kopfschmerzen und Schnupfen. Wenn sich der Patient in einem stark geheizten Raum aufhält und sein Wärmehaushalt durcheinander kommt, entwickelt sich ein Schnupfen. Auch der *Allium cepa*-Schnupfen verschlechtert sich in einem warmen Zimmer. Die Nase ist nachts im Haus stark verstopft; tagsüber kommt es zu einer dünnen, wässrigen Absonderung aus der Nase. Empfindlichkeit gegen den geringsten Luftzug; es kommt zu Niesen aufgrund von Jucken in der Nase; dieses Jucken geht dann auf den Rachen und die Luftröhre über. Husten mit Brennen in allen Atemwegen; alle Schleimhäute der Atemwege sind gereizt; nasale Stimme oder Stimmverlust. Halsentzündungen. Kitzelhusten. Trockener, quälender Husten mit starkem Wundheitsgefühl in der Brust, ähnlich wie bei *Bryonia*; der Kopf fühlt sich an, als ob er zerspringen würde. Schnupfen geht auf die Brust über. Grippe mit Fieber und Knochenschmerzen. Der Patient muss sich immer warm anziehen, denn nur, wenn er es ungewöhnlich warm hat, erfährt er eine Linderung; dennoch verschlimmert sich der Schnupfen in einem warmen Zimmer, bevor das Fieber kommt. Nachdem das Fieber jedoch eingesetzt hat, muss er es warm haben. Sogar Bewegungen der Luft unter seiner Decke führen zu einer Verschlechterung seines Zustandes; durch Anheben der Bettdecke nehmen die Schmerzen, der Husten usw. zu.
Hohes Fieber und Schweiß, oder auch heißer Schweiß wie bei *Opium* (der *Opium*-Patient jedoch möchte sich während des Schweißes aufdecken, der *Nux vomica*-Patient kann die Decke nicht einmal anheben). Der Fieberfrost kann gemischt mit Hitze und Schweiß auftreten. Im Fieberfrost sind zunächst die Hände und Finger kalt und purpurn, dann kommt es zu einem Kältegefühl von Kopf bis Fuß; der Frost fängt in den Extremitäten oder im Rücken an und breitet sich anschließend über den ganzen Körper aus, sodass der Patient zugedeckt werden muss. Kurz danach tritt eine Gegenreaktion ein, es kommt zu Hitze und Schweiß, jedoch muss der Patient in allen Fieberstadien gut zu-

gedeckt sein. Durst ist kein ausgeprägtes Merkmal des *Nux vomica*-Fiebers, er tritt nur manchmal während des Hitzestadiums auf.
Neigung zu Gelbsucht bei allen fieberhaften Zuständen; die Skleren verfärben sich gelb, die Haut wird tiefgelb. Chronisches Wechselfieber mit gelber Hautfarbe. Bei abdominalen Beschwerden mit Gelbsucht besitzt *Nux vomica* eine große Ähnlichkeit mit *Bryonia*.
Nux vomica-Patienten leiden häufig unter Magenverstimmung. Das Pfortadersystem ist gestaut, es kommt zur Pfortaderkongestion. Auch die Hämorrhoidalvenen sind gestaut und es bilden sich Hämorrhoiden. Verstopfung, Dysenterie, Lähmung des Rektums. Die Magensymptome ähneln denen von *Pulsatilla*; sie verschlechtern sich morgens. Auch der faulige Mundgeruch morgens ähnelt *Pulsatilla*. Nach einer Magenverstimmung besteht ein berstendes Gefühl im Kopf, als ob ein Stein den Scheitel zerschmettert hätte.
Zahlreiche Lähmungszustände gehören zur Pathogenese von *Nux vomica*. Der Darm ist gereizt, aber dieser Zustand vergeht und schließlich verbleiben die Fäzes ohne vorige Anzeichen im Rektum. Die Lähmung greift auch auf die Blase über, sodass sie sich mit Harn füllt, der nicht entleert werden kann. Harntröpfeln bei alten Männern mit vergrößerter Prostata, oder bei Gonorrhö. Lähmung der Extremitäten, eines Armes, einer Hand oder aber einzelner Muskelgruppen. Auch Gesichtslähmungen wurden häufig durch *Nux vomica* geheilt. Bei den Lähmungen sind insbesondere die stechenden Schmerzen von Bedeutung.
Bisweilen besteht auch eine falsche Plethora mit vorübergehender Gesichtsrötung; Zucken der Gesichtsmuskeln; mit großer Erschöpfung, Reizbarkeit und dem typischen Gemütszustand. Wenn sich der Patient nicht anstrengt und an nichts denken muss, scheint es ihm gut zu gehen; aber schon der Gedanke an eine anstrengende Tätigkeit erschöpft ihn augenblicklich.

Kopf

Kopfschmerz durch Schwitzen; bei Weintrinkern; bei Personen, die nachts aufbleiben; durch Nachtwachen. Die größte Linderung seiner Kopfschmerzen erfährt der Patient, in absoluter Ruhe. Kopfschmerzen, als ob ein Stein auf den Scheitel drückt. Die meisten Symptome werden bei *Nux vomica* durch Wärme gebessert, die Kopfbeschwerden jedoch verschlimmern sich durch Wärme. Akne durch Essen von Käse.
Heftigste epileptische Krampfanfälle mit Opisthotonus. Schmerzhafte Krämpfe in allen Muskeln des Körpers, mit lividem Gesicht und Atemlosigkeit durch die krampfenden Bewegungen. Während des gesamten Krampfanfalls ist der Patient bei vollem Bewusstsein oder zumindest nur halb bewusstlos, sodass er die furchtbaren Qualen und Verrenkungen mitbekommt. Die Anfälle verschlimmern sich durch den geringsten Luftzug oder durch Kitzeln der Füße. Die leichteste Berührung am Hals erzeugt Würgen.

Magen

Nux vomica wird zuweilen routinemäßig bei Appetitverlust verordnet. Es wird zwar zu einer Zunahme des Appetits führen, kann dem Patienten aber auch gehörigen Schaden zufügen, wenn die Symptome nicht übereinstimmen. „Abneigung gegen Fleisch, ungewohnte Speisen und Getränke, gegen das gewohnte Tabakrauchen und Kaffe, gegen Wasser, Bier und die soeben verzehrten Speisen."

Abdomen

Besonders im Bauch kommt es zu Schmerzen. Schneidende Bauchschmerzen und Übelkeit durch Überessen, der Patient muss sich krümmen. Herabdrängendes Gefühl im Bauch. Krampfartige Bauchschmerzen; sie erstrecken sich häufig in die Glieder, öfter aber noch ins Rektum. Kolikartige Schmerzen mit Stuhl- und Harndrang. *Nux vomica* ist auch angezeigt bei Nierenkoliken, und zwar insbesondere dann, wenn jeder Schmerzanfall ins Rektum schießt und es zu Stuhldrang kommt. Eine Nierenkolik wird ausgelöst durch einen Stein im Harnleiter; durch die Reizung kommt es zu einem krampfartigen Zusammenziehen der zirkulären Muskelfasern des Harnleiters, was die Schmerzen verursacht. Durch das passend gewählte Mittel erschlaffen die Ringfasern und der Druck des nachströmenden Urins drückt den Nierenstein nach draußen. Das gleiche gilt auch für Gallenkoliken. Diejenige Arznei, welche eine Linderung herbeiführt – oder auch eins der verwandten Mittel – wird auch die Neigung zur Gallensteinbildung beseitigen. Eine „gesunde" Zusammensetzung der Gallenflüssigkeit löst die Gallensteine in der Gallenblase auf; und auch ein „gesunder" Urin führt zur Auflösung des Nierensteins im Nierenbecken. *Nux vomica* hat bei abdominalen Beschwerden mit ausgeprägter Gelbfärbung der Haut große Ähnlichkeit zu *Bryonia*. Dem *Bryonia*-Patienten geht es durch Bewegung schlechter, Wärme lindert die Beschwerden nicht. Beides trifft auch auf *Nux vomica*-Patienten zu, jedoch passt es besser bei Pfortaderkongestion, Neuralgien usw. Dem *Nux vomica*-Patienten geht es durch den geringsten Druck schlechter (bei *Colocynthis* besteht Besserung durch den geringsten Druck, bei *Magnesium phosphoricum* Besserung sowohl durch Druck als auch durch Wärme). *Bryonia* ist eher angezeigt bei Peritonitis; der Patient liegt da mit angezogenen Beinen. Bei *Nux vomica* besteht Pfortaderkongestion mit Hämorrhoiden, schneidenden Schmerzen, die ins Rektum ziehen sowie Stuhldrang. *Cuprum* hat schneidene Schmerzen von vorne nach hinten, wie durchbohrt. Das Abdomen des *Nux vomica*-Patienten ist eingesunken, bei *Calcium carbonicum*-Patienten und auch *Sepia*-Patienten ist es aufgetrieben. *Inula* ähnelt *Nux vomica*; auch hier besteht Harn- und Stuhldrang.

„Milch führt zu Übersäuerung des Magens." „Hitze im Kopf beim Essen." *Nux vomica* ist angezeigt bei üblen Folgen von Kaffee, alkoholischen Getränken und ausschweifendem Lebenswandel. Gefühl von Schleim im Hals, schlechter durch Essen. Der *Aloe*-Patient bekommt Durchfall nach Bier, bei *Nux vomica* setzt der Durchfall nach alkoholischen Getränken ein. Gefühl eines Klumpens im Magen (*Bryonia*). Bei diesem Symptom ist in chronischen Fällen jedoch mit großer Wahrscheinlichkeit *Sepia* das passende Mittel, und es folgt auch gut auf *Nux vomica*; aber es konkurriert hier mit *Bryonia*; wenn diese Empfindung hingegen im Zusammenhang mit einem Druckgefühl am Scheitel auftritt, dann liegt ein typischer *Nux vomica*-Zustand vor. Ein „Steingefühl" im Magen setzt bei *Nux vomica* eine Stunde nach dem Essen ein, und man kann daran erkennen, dass ein Verdauungsversuch unternommen wurde; bei *Abies nigra* setzt diese Emp-

findung sofort nach dem Essen ein. Bei *Kreosotum* fangen die Magenschmerzen erst drei Stunden nach dem Essen ein, und schließlich werden die genossenen Speisen wieder erbrochen.
Nux vomica ist eng mit *Sulphur* verwandt, und es antidotiert gegebenenfalls die übermäßigen Wirkungen von *Sulphur*. Es reicht dabei jedoch nur selten bis an den Grund und antidotiert die konstitutionelle Wirkung von *Sulphur*; aber es beseitigt die ausufernde, oberflächliche Wirkung.

Weibliche Geschlechtsorgane

Die Menstruation setzt zu früh ein und dauert zu lang; die Blutung ist zuweilen reichlich. Das hervorstechende Merkmal ist jedoch eine lang anhaltende, schwache, tröpfelnde Blutung; sie lässt dann nach und setzt erneut ein, diesmal mit Klumpen. Eine Monatsblutung geht so in die andere über. Dies geht mit der typischen Gemütsverfassung einher, mit Reizbarkeit und Überempfindlichkeit gegen Medikamente. „Menses zu früh und zu reichlich; tritt zu früh ein und dauert zu lang; dunkle Blutung." Manchmal geht die Menstruation mit heftigen Schmerzen und Krämpfen in der Gebärmutter einher, die sich über den gesamten Körper erstrecken; Besserung durch Wärme und Druck, Verschlimmerung durch den geringsten Luftzug oder durch Kälte. Die Schmerzen und Krämpfe werden gebessert durch eine Wärmflasche, durch warme Kleidung und allgemein durch Wärme. Wehenartige Schmerzen mit Wundheitsgefühl (wie bei *Arnica*), mit Stuhldrang. Herabdrängen im Unterleib, als ob die Beckeneingeweide herausfallen wollten, mit Harn- und Stuhldrang. Die Monatsblutung kann auch spärlich und unregelmäßig sein. Jucken der Scheide ist ebenfalls ein hervorstechendes Merkmal.
Bei *Nux vomica* finden wir zahlreiche hysterische Beschwerden. Und während sich bei Europäern in Bezug auf die Hysterie Symptome entwickeln, die zumeist nach *Nux vomica* verlangen, benötigen Amerikaner häufiger *Ignatia*.

Atemwege und Husten

Beschwerliches Asthma. *Nux vomica* ist ein nützliches Mittel bei Personen, die berichten, dass sie bei jeder Magenverstimmung Asthma bekommen. Nach einer Behandlung mit *Nux vomica* sind sie vielleicht ein Jahr lang davon befreit, bis sie schließlich etwas essen, was sie nicht vertragen; dann sitzen sie wieder die ganze Nacht mit Asthma aufgerichtet im Bett. Sie brauchen weiterhin *Nux vomica*. Das Asthma geht mit Husten und Rasseln in der Brust einher; die Brust füllt sich mit Schleim und es kommt zu Husten mit Würgen und Erbrechen. Es scheint, als habe sich der Patient gerade eine Erkältung zugezogen.
Sobald sich der *Nux vomica*-Patient eine Magenverstimmung zuzieht, bekommt er Schnupfen. Ich hatte einmal eine Patientin, die immer dann einen Schnupfen bekam, wenn sie Wurst gegessen hatte; allerdings gab es keine Möglichkeit der Heilung für sie, da sie Kaffee, Wein und gesellschaftliche Angelegenheiten über ihre Gesundheit stellte. Sie konnte Steaks essen, wohingegen andere *Nux vomica*-Patienten überhaupt kein Fleisch vertragen. *Nux vomica* ist angezeigt,

wenn sich nach einer Magenverstimmung ein Schnupfen entwickelt, dieser dann auf die Brust schlägt und schließlich Asthma entsteht.

Herz
Herzklopfen und Aufregung von Herz und Kreislauf. Heftiges Herzklopfen.

Modalitäten
Dem *Nux vomica*-Patienten geht es morgens körperlich und auch psychisch schlechter. Sowohl der Schnupfen als auch einige Kopfsymptome verschlimmern sich durch Bettwärme wie bei *Mercurius*, allerdings werden sie auch beim Aufdecken schlimmer. Verschlimmerung durch Essen und durch Bewegung. Die Kopfbeschwerden verschlechtern sich durch Wärme.
Druck und Schwächegefühl im linken Leistenring; daher heilt *Nux vomica* auch Hernien bei Babys (*Lycopodium* bei rechtsseitigen Hernien). *Arnica* lindert Wundheitsschmerzen in der Leiste, ebenso wie *Conium*; außerdem konkurriert *Conium* mit *Nux vomica* in Bezug auf das Schwächegefühl in der Leistengegend.

Fieber und Schweiß
Der Frost des *Nux vomica*-Patienten wird auch durch noch so viele Decken nicht gelindert; bei *Ignatia* wird der Fieberfrost durch Abdecken sogar besser. Bei Wechselfieber vermischen sich der Frost und die Hitze; das Hitzestadium ist kurz und ohne Schweiß, anschließend kommt es zu heißem Schweiß und intensiver Hitze; schlechter morgens, aber der Fieberfrost kann jederzeit einsetzen.

Opium **Op.**
Papaver somniferum; Schlafmohn. *Papaveraceae.*

Allgemeines
Zu den hervorstechendsten Merkmalen von *Opium* gehört eine Gruppe von Beschwerden, die durch Schmerzlosigkeit, Trägheit und Abgestumpftheit gekennzeichnet ist. Bei vielen Prüfern, die eine kleine Gabe des Mittels eingenommen hatten, entwickelte sich eine Abgestumpftheit; sie konnten die Umgebung nicht wahrnehmen und fühlen, Dinge nicht mehr begreifen und hatten ihr Urteilsvermögen verloren. Sinnestäuschungen hinsichtlich des Sehens, Schmeckens, Fühlens. Täuschung in Bezug auf den eigenen Zustand und auf die Selbstwahrnehmung. Es besteht ein verfälschtes Wahrnehmungsvermögen sämtlicher Sinne.
Das allgemeine Charakteristikum von *Opium* ist Schmerzlosigkeit. Hin und wieder erzeugt *Opium* jedoch auch einen gegensätzlichen Zustand, mit Schmerzen, Schlaflosigkeit, Unausgeglichenheit und nervöser Erregbarkeit. Dies ist das genaue Gegenteil von dem, was bei der überwiegenden Anzahl von Fällen vorkommt. In den allermeisten Fällen kommt es zu Verstopfung, manchmal jedoch auch zu Dysenterie und Tenesmus. Die Patienten sind für gewöhnlich schläfrig, dennoch kann auch nächtliche Schlaflosigkeit, Angst, vermehrte Ge-

räuschempfindlichkeit das Symptomenbild charakterisieren, wobei der Patient angibt, dass er fast die Fliegen an der Wand laufen oder eine entfernte Kirchturmuhr schlagen hören kann. Man geht im Allgemeinen davon aus, dass von diesen entgegengesetzten Zuständen der eine primär und der andere sekundär ist, was auch richtig ist. Patienten mit Stupor und Schmerzlosigkeit z.B. geraten in einen Zustand von erhöhter Sensibilität, Ruhelosigkeit, Ängstlichkeit und Reizbarkeit; andererseits wird ein Patient, der sich zunächst in einem Zustand erhöhter Sensibilität befand, folglich sanftmütig und ruhig. Bei manchen Prüfern tritt in den ersten Stunden nach der Einnahme des Mittels ein Kopfschmerz in der Schädelbasis auf; sie können den Kopf nicht vom Kissen heben, so gelähmt sind sie durch den Schmerz. Dieses Symptom tritt jedoch bei der Mehrzahl der Prüfer erst auf, wenn die Wirkung einer hohen Gabe nachlässt. Darüber wurde viel hinsichtlich der Erst- und Zweitwirkung gestritten. Was bei einem Prüfer als „Aktion“ zu sehen ist, ist bei einem andern die „Reaktion“; alle sind jedoch Wirkungen des Mittels, und alle Symptome, die auf seine Einnahme folgen, sind die Symptome des Mittels.

Die Trägheit und Schmerzlosigkeit sind sehr deutliche Merkmale. Die Trägheit und Inaktivität zeigt sich an der mangelhaften Reaktion auf die richtig gewählte homöopathische Arznei. Hierin misst sich *Opium* mit *Sulphur*. Beim Studieren eines Falles bemerken sie vielleicht viele *Opium*-Symptome; und wenn sie die Arznei daraufhin verordnen, erweckt es den Organismus aus seinem Trägheitszustand und bringt eine Reaktion in Gang.

Geschwüre sind bei *Opium* völlig schmerzlos, es bildet sich keine Granulation, sie fressen sich nicht in das Gewebe oder breiten sich aus; Geschwüre, die normalerweise sehr empfindlich sind, sind völlig taub und gefühllos. *Opium* heilt oftmals hochgradige Entzündungen, die empfindungslos sind.

Lähmungen oder Parese; Lähmungen einzelner Körperteile; Untätigkeit, Trägheit von Muskeln. Dieser Zustand tritt auch im Darm auf, sodass sich der Darm nicht bewegt und das Rektum sich mit runden, harten, schwarzen Kotkugeln füllt, die mit dem Finger oder einem Löffel herausgeholt werden müssen. Der Darm ist vollkommen träge, der Patient kann den Stuhl nicht herauspressen.

Die Blase befindet sich in einem ähnlichen Zustand. Der Patient kann den Harn nicht aus der Blase pressen und auch die Bauchmuskulatur nicht zur Unterstützung anspannen, sodass es zur Harnretention kommt. Die Blasenmuskeln sind gelähmt.

Beim Trinken scheint die Speiseröhre nicht zu arbeiten, sodass die Flüssigkeiten nicht nach unten gelangen, sondern durch die Nase wieder herauslaufen. Auch die Speiseröhre ist gelähmt, sodass die Flüssigkeiten in die Luftröhre gelangen oder aus der Nase laufen.

Schwäche und Lähmung der Gliedmaßen und der Muskeln.

Oftmals befindet sich der *Opium*-Patient in einem friedvollen Zustand. Er möchte allein sein. Die *Opium*-Patientin sagt Ihnen, sie sei nicht krank, obwohl sie eine Körpertemperatur von über 40 Grad hat; sie ist bedeckt von glühend heißem Schweiß, hat einen rasenden Puls und ist deliriös. Sie fragen sie, wie es ihr geht, und sie antwortet, dass es ihr hervorragend gehe und sie sich glücklich fühle; sie hat keine Schmerzen, verlangt nach nichts und hat keine Symptome. Aber die Krankenschwester erzählt Ihnen, dass die Patientin weder Stuhlgang gehabt noch uriniert hat. Das Gesicht sieht wie betrunken, gedunsen und purpurn aus; die Augen sind glasig, die Pupillen kontrahiert. Im Gehirn besteht ein Zustand von Verwirrung, dennoch beantwortet die Patientin die an sie gestellten Fragen. Es kann aber auch sein, dass die psychischen Symptome stärker ausgeprägt und die körperlichen Beschwerden weniger deutlich vorhanden sind. Dann besteht geistige Verwirrung, Delirium und Geschwätzigkeit, wobei dies eher selten der Fall ist; für gewöhnlich reden *Opium*-Patienten nur, wenn man sie aufweckt. Sie sind in einem stupurösen Zustand, in dem sie nichts sagen oder tun. Delirium mit fröhlicher Stimmung.

Magen

Der Magen wird als außergewöhnlich warm empfunden, mit flauem, hungrigem Gefühl, was durch Essen nicht gebessert wird. Der Patient schlägt sich den Magen voll, hat aber dennoch ein leeres Gefühl. Die Speisen führen zu Übersäuerung des Magens und werden erbrochen, sodass der Patient nichts mehr zu sich nehmen kann. Er ist schweißbedeckt, sehr erschöpft, mit Übelkeit, Würgen und anhaltendem Erbrechen. Diese Übelkeit, die der Einnahme von *Opium* oder *Morphium* folgt, ist ein sehr beschwerliches Symptom. Das Erbrechen und die Übelkeit dauern lange Zeit an. Der Patient kann nichts essen, und nichts hält das Erbrechen auf. Der Homöopath jedoch weiß um die Wirkung von *Chamomilla*, und eine Gabe hiervon führt unmittelbar zu einer wundervollen Linderung und unterbindet die große Schwäche und die Übelkeit.
Für reines *Opium* gibt es niemals irgendeine Verwendung im Krankenzimmer. Lediglich in der Chirurgie ist es zugegebenermaßen manchmal notwendig, und wir werden uns deswegen nicht mit den Chirurgen anlegen. Aber bei kranken Menschen hat es keinerlei Nutzen, sondern stellt am Ende eher eine Körperverletzung dar. Es verhindert das Auffinden des homöopathischen Mittels indem es die Symptome verdeckt und den Fall verdirbt, sodass man mehrere lang Tage nichts für den Patienten tun kann.

Kopf

Mit *Opium* wurde viel Missbrauch getrieben, und viel wurde über die Substanz gelernt. Trotz allem war dieser Missbrauch nicht sehr hilfreich im Hinblick auf die Prüfungen dieses Mittels, denn die individuellen Symptome wurden dadurch nicht herausgebracht. Große Gaben erzielen grobe Wirkungen, und die Symptome, die man daraus erhalten hat, sind nur manchmal hilfreich, z. B. bei Schlaganfall mit röchelnder Atmung, herunterfallendem Unterkiefer, weiten, hauptsächlich aber engen Pupillen, fleckigem, violettem oder heißem Gesicht, heißem Schweiß und einseitiger Lähmung. Wenn Sie einen solchen Patienten daliegen sehen, dann werden Sie sich fragen, ob es zu Lähmungen gekommen ist, ob er sich bei einem Sturz verletzt hat, oder ob er sich durch *Opium* oder zu viel Alkohol in diesen Zustand gebracht hat. Und natürlich würden Sie den Fall genauer untersuchen, um dies herauszufinden. Hier liegt zunächst ein mechanisches Problem vor, bei dem das im Kopf ausgetretene Blut auf das Gehirn drückt. Dies allein mag nicht tödlich sein, aber später kommt es im Verlauf des Geschehens zu einer Entzündung um den Blutpfropf herum. *Opium* erzeugt Blutandrang zum Gehirn, und in homöopathischen Dosen unterbindet es diesen; innerhalb von sechs Stunden wird der Patient wieder bei Sinnen sein, seine Hauttemperatur wird abkühlen, das Gesicht nimmt seine normale Farbe an und auch der Puls normalisiert sich. An diesem Beispiel sehen wir den Nutzen der Wirkung des reinen *Opiums*, das uns ein Bild eines apoplektischen Insults liefert.

Nervöse Kopfschmerzen beginnen im Hinterkopf und breiten sich nach vorn über das gesamte Gesicht aus, schlechter morgens. Der Patient hat das Gefühl, als würde sein Kopf durch den heftigen Schmerz an der Hirnbasis auf dem Kissen niedergehalten; steht er dennoch auf, dann kann er sich nicht wieder hinlegen. Dies kommt für gewöhnlich bei Frauen vor, die schwanger sind oder sich in der Menstruationsphase befinden, mit Pseudoplethora, Erregbarkeit und dieser Art von Kopfschmerzen. Die Patientin setzt sich auf und kann sich nicht wieder hinlegen. Der Schmerz beginnt morgens und ist so heftig, dass sie sich nicht bewegen kann; sie kann nicht einmal mit den Augen zwinkern oder den Kopf drehen, erträgt nicht die geringste Erschütterung und auch nicht das Ticken der Uhr; ihr Gesicht ist purpurn oder bläulich verfärbt, fleckig, die Augen sind gerötet. Es ist schwierig, Symptome von ihr zu erfragen. *Opium* wird augenblicklich eine Linderung bewirken.

Die meisten *Opium*-Beschwerden sind jedoch schmerzlos.

Die *Opium*-Patienten haben das Erscheinungsbild von Alkoholikern und sehen wie betrunken aus; Fieber mit betrunkenem Gesichtsausdruck. Delirium tremens mit furchtbarer Angst, Erbrechen, kongestiven Kopfschmerzen, verengten Pupillen. Heftige Kopfschmerzen nach Alkoholgenuss, mit Erschöpfung; der Patient ist nicht in der Lage, vom Bett aufzustehen. Delirium. Die meisten *Opium*-Beschwerden gehen mit Stupor einher; der Patient liegt im Stupor wie nach einem Schlaganfall da und kann nicht erweckt werden.

Der *Opium*-Patient hat viel mit Konvulsionen zu tun. Er möchte sich aufdekken und kühle, frische Luft haben. Wenn das Zimmer zu warm ist, bekommt er Krampfanfälle. Zerebrospinale Meningitis mit Opisthotonus; der Kopf ist nach hinten gezogen; das Kind tritt die Decken weg, möchte das Zimmer kühl haben, die Haut und insbesondere das Gesicht sind gerötet und fleckig, die Pupillen sind verengt. Wenn die Mutter das Kind heiß baden will, um die Krampfanfälle zu lindern, wird es bewusstlos und eiskalt. Wenn sie zu einem solchen Fall gerufen werden, geben sie *Opium*, und innerhalb von 12 Stunden werden sie über den ruhigen Zustand des kleinen Patienten erstaunt sein. Bei derlei Erkrankungen misst sich *Opium* mit *Apis*. Auch Wochenbettkonvulsionen können durch *Opium* geheilt werden.

Geist und Gemüt

Bei *Opium*-Patienten finden wir einen Gemütszustand mit Furcht und deren Folgen. Wenn sie nicht zu abgestumpft sind, schrecken sie aus dem Schlaf auf und haben einen von furchtbarer Angst und Schrecken gezeichneten Gesichtsausdruck. *Opium*esser werden von Furcht und Angst überwältigt. Wenn der *Opium*-Patient plötzlich einmal von einem Hund angesprungen wird, bekommt er Krampfanfälle, Durchfall oder sonstige Anfälle, und es wird Tage und Wochen dauern, bevor seine Furcht verflogen ist. Beschwerden durch Furcht, wenn die Furcht oder der Gedanke daran bestehen bleibt, oder die Ursache davon immer wieder vor Augen tritt. Eine schwangere Frau erleidet einen Schreck, es kommt zum drohenden Abort, und der Gegenstand des Schreckens taucht immer wieder vor ihren Augen auf. *Opium* ist auch ein Mittel bei Epilepsie, die auf einen Schrecken zurückzuführen ist; der Gegenstand des Schreckens erscheint vor den Anfällen vor den Augen des Patienten, und *die Furcht vor diesem Schreckerlebnis bleibt bestehen.* Anfälle von Hysterie. Verletzungsschock; als Folge treten Durchfall oder manchmal auch Verstopfung und Harnretention ein; auch die Menstruation kann vorzeitig wieder einsetzen oder auch monatelang ausbleiben. Bei diesen Zuständen besteht große Furcht, und der Gegenstand der Furcht tritt immer wieder vor Augen.

Wenn bei einem Prüfer von *Opium* die Mittelwirkung nachlässt, sieht er schreckliche Bilder, schwarze Gestalten, hat Einbildungen von Teufeln, Feuern, Gespenstern oder von Mord; oder er glaubt, dass er entführt wird. Er bildet sich ein, dass Körperteile anschwellen und dass er platzen werde.

Es kommt in den ersten Stunden nach der Mitteleinnahme auch zu einem Gefühl körperlichen Wohlbefindens, großer Glückseligkeit und Zufriedenheit. Daher wird *Opium* bei Folgen von plötzlicher Freude, Zorn, Scham oder nach einem plötzlichen Schreck eingesetzt. Bei *Coffea* treten ähnliche Zustände der Freude und des Glückes auf. Bei *Opium* betrifft dieses Gefühl jedoch sowohl den psychischen als auch den physischen Bereich. *Opium* und *Coffea* sind miteinander verwandt und antidotieren sich gegenseitig.

Opium-Esser sind genauso wie Whiskytrinker gewohnheitsmäßige Lügner. Sie sind gewissenlos.

„Große Empfindlichkeit gegen Geräusche, Licht und gegen die schwächsten Gerüche." „Schläfrigkeit während Kopfschmerzen, steigert sich fast bis zum Sopor." „Marasmus; das Kind ist runzelig und sieht aus wie ein kleines verschrumpeltes Männchen; Sopor."

Opium ist auch ein wichtiges Mittel bei Fällen von chronischer Bleivergiftung. *Pulsatilla* heilt Durchfall, der nach *Opium*-Missbrauch auftritt.

Oxalixum acidum — Ox-ac.

Oxalsäure. $C_2H_2O_4$.

Allgemeines

Dieses Mittel wurde bislang stark vernachlässigt. Es ist in der Lage, viele Herzbeschwerden zu heilen, die ansonsten wohl mit unbestimmten und ungeprüften Arzneien in großen Dosen sowie mit unsicheren Resultaten behandelt werden. Seine heftige Wirkung auf das Herz ist eine Qual für den gesamten Patienten. Zittern, Konvulsionen, Verlust der Sinneswahrnehmung, Taubheitsgefühl des Körpers und der Glieder, zyanotische Verfärbung der

Unterschenkel, Finger und Lippen sowie Lähmung der Glieder sind allesamt Symptome, die zeigen, wie stark *Oxalicum acidum* auf den gesamten Körper einwirkt und Herz, Rückenmark und Gehirn affiziert. Die Beschwerden verschlechtern sich durch Anstrengung und Bewegung. Der Patient ist empfindlich gegen kalte Luft. Die Symptome treten anfallsweise auf. Herzklopfen wechselt ab mit Stimmlosigkeit. Kein anderes Mittel erzeugt heftigere Schmerzen; schneidende, schießende, stechende oder reißende Schmerzen in vielen Körperteilen. Wundheits- und Zerschlagenheitsgefühl am ganzen Körper. Brennen in der Stirn, in Magen, Abdomen, Rachen, Harnröhre, Händen und Füßen. Schmerzhafte, berührungsempfindliche Stellen auf der Kopfhaut und an anderen Bereichen. Die Haut ist an manchen Stellen flekkig. Beschwerden setzen ein nach dem Essen von saurem Obst oder Gemüse, beispielsweise Erdbeeren, Preiselbeeren, Äpfel, Rhabarber, Tomaten, Trauben; ebenso nach Essen von Zucker und stärkehaltigen Speisen. Wein und Kaffee werden nicht vertragen.

Die Symptome und insbesondere die Schmerzen setzen ein oder nehmen zu, wenn der Patient daran denkt. Manchmal sind die Patienten sehr aufgeregt und heiter, dann wiederum kommt es zu Gedächtnisverlust und Niedergeschlagenheit. Manisches Verhalten. Abneigung gegen Konversation. Ohnmacht während Stuhlgang.

Kopf und Schwindel

Es besteht ausgeprägte Hyperämie des Gehirns und Blutwallungen vom Körper zum Kopf. Aufsteigende Hitzewellen. Dem Patienten wird schwindlig und ihm schwindet die Sicht. Leeregefühl im Kopf. Dumpfer Kopfschmerz in der Stirn und am Scheitel. Brennende Empfindung im Gehirn. *Kopfschmerz an kleinen Stellen.* Drückender Schmerz an kleinen Stellen. Drückender Schmerz hinter den Ohren. Die Kopfschmerzen verschlimmern sich durch Weintrinken, im Liegen, nach dem Schlaf und beim Aufstehen; sie bessern sich nach Stuhlgang. *Schmerzhafte, empfindliche Stellen an der Kopfhaut.*

Augen

Die Buchstaben verschwimmen beim Lesen. Vergehen der Sehfähigkeit. Kleine Gegenstände, insbesondere Linien oder Striche erscheinen größer als sie tatsächlich sind. Augenschmerzen, besonders links. Trübe Augen.

Nase

Nasenbluten mit Vergehen der Sehfähigkeit.

Gesicht

Das Gesicht des *Oxalicum acidum*-Patienten ist blass, livide, eingefallen. Hitze im Gesicht. Das Gesicht ist bedeckt mit kaltem Schweiß. Ziehender Schmerz mit Steifigkeit in der Nähe des Unterkieferwinkels, zuerst auf der linken, dann auf der rechten Seite.

Mund und Zähne

Geschwüre am Zahnfleisch. Zahnfleischbluten und schmerzhafte Stellen am Zahnfleisch. Saurer Mundgeschmack. Die Zunge ist wie wund, rot, trocken, geschwollen, hat einen weißen Belag und brennt. Geschmacksverlust. Aphthen an der Mundschleimhaut.

Hals

Viel dicker Schleim nötigt den Patienten zu andauerndem Räuspern. Schlucken ist morgens schmerzhaft. Halsschmerzen. Chronische Halsentzündungen.

Magen

Der Appetit ist vermehrt. Es kann aber auch zu Appetitlosigkeit, Geschmacksverlust und Durstlosigkeit kommen.

Magenschmerzen, besser nach dem Essen. Nagendes Gefühl im Magen, besser durch Essen von Suppe. Nach dem Essen kommt es zu Aufstoßen, Übelkeit, Schmerz am Nabel, Kolikschmerzen, Rumpeln der Därme, Stuhldrang und Schwäche. Durch Essen von Zucker nimmt der Magenschmerz zu. Wein verschlimmert die Kopfschmerzen. Kaffee erzeugt eine heftige Wirkung auf das Herz und führt zu Durchfall. Sodbrennen, schlimmer abends. Saures oder geschmackloses Aufstoßen nach dem Essen. Übelkeit und Erbrechen. Übelkeit in der Schwangerschaft. Durst und Kolik nach Durchfall. Übelkeit und Wadenkrämpfe nach Stuhlgang.

Abdomen

Anfallsweiser Schmerz im Abdomen nachts, besser durch Blähungsabgang. Brennen im Magen und im Rachen. Extreme Empfindlichkeit des Magens. Entzündung des Magens und der Eingeweide. Leeregefühl im Magen, besser durch Essen.

Krampfende Schmerzen im Abdomen. Brennen im Abdomen. Stechende Schmerzen in Abdomen und Leber. Starker Schmerz in der Nabelgegend, schlimmer abends, nachts und bei Bewegung. Wundheitsschmerz um den Nabel. Die Bauchschmerzen setzen ein oder nehmen zu beim Denken an die Beschwerden. Eingeklemmte Blähung in der linken Flexur des Kolons, verursacht Schmerzen im linken Hypochondrium. Stechende Schmerzen in der Leber, besser durch tiefes Atmen. Schmerzhafte Krämpfe im Abdomen mit Erbrechen, schlimmer nachts, durch Bewegung und nach Essen von Zucker. Chronische Darmentzündung. Extreme Empfindlichkeit des Abdomens. Chronischer Morgendurchfall mit Krämpfen um den Bauchnabel; Tenesmus mit erneutem Stuhldrang beim Hinliegen. Kaffee erzeugt Durchfall. Die Stühle sind wässrig, blutig-schleimig. Unfreiwilliger Stuhlabgang. Der Tenesmus beim Stuhlgang führt zu Kopfschmerzen. Verstopfung mit schwieriger Stuhlentleerung, das Stuhlpressen erzeugt Kopfschmerzen.

Harnwege und Urin

Die Nierengegend ist schmerzhaft und empfindlich. Häufiges Wasserlassen; reichlicher Urin, enthält Calziumoxalat. Wundheitsgefühl im gesamten Harntrakt. Der Urin erzeugt Wundheitsgefühl und Brennen an der Harnröhre. Beim Wasserlassen kommt es zu Schmerzen an der Eichel. Harninkontinenz im Schlaf. Alle Harnwegssymptome verschlechtern sich beim Denken an die Beschwerden.

Männliche Geschlechtsorgane

Reißende Schmerzen in den Samensträngen, schlechter bei Bewegung. Ausgeprägte Empfindlichkeit der Hoden, die beim Gehen schmerzen. Starker Sexualtrieb und Erektionen im Bett. Unwillkürliche Samenergüsse und sexuelle Schwäche. Schießende Schmerzen entlang der Samenstränge.

Hals/Brust und Herz/Atemwege und Husten

Stimmlosigkeit bei Herzbeschwerden. Herzklopfen abwechselnd mit Stimmlosigkeit. Die Kehle ist roh, wie wund, mit Kitzeln und zusammenschnürendem Gefühl. Schleim bildet sich im Kehlkopf beim Reden, sodass sich der Patient ständig räuspern muss. Weißer Schleim in der Kehle. Aufräuspern von dickem, gelbem oder weißem Schleim.
Bei Herzbeschwerden besteht, sofern *Oxalicum acidum* angezeigt ist, heftigste Atemnot. Bei schwachen, nervösen Frauen kommt es zu anfallsweisen Atemstörungen; heftige, schnelle Atmung mit Intervallen normaler Atmung. Ruckweises Einatmen und plötzliches, gewaltsames Ausatmen bei Angina pectoris. Atemnot mit sehr schmerzhaftem Zusammenschnürungsgefühl im Kehlkopf; mit pfeifender Atmung und Brustbeklemmung, schlechter beim Denken daran.
Herzhusten bei der geringsten Anstrengung. Würgegefühl im Kehlkopf. Kitzeln im Kehlkopf beim Gehen an der kühlen Luft.
Scharfe, schießende Schmerzen in der linken Lunge, im Herzen und im linken Hypochondrium; der Patient kann, wenn er ganz ruhig ist, nicht atmen. Wundheitsgefühl in der Brust. Schmerz mitten in der Brust erstreckt sich zum Rücken. Dumpfes Gefühl im unteren Bereich des linken Lungenflügels.
Stechende, reißende Schmerzen hinter dem Brustbein, erstrecken sich in die Schultern und Arme, schlimmer auf der linken Seite; mit bläulich verfärbten Nägeln und Lippen, kaltem Schweiß, Lähmung der unteren Gliedmaßen und krampfhafter Atmung (*Latrodectus mactans*). Heftiges Herzklopfen bei Rheumatikern, schlimmer beim Denken an die Beschwerden. Der Puls ist unregelmäßig, intermittierend, beschleunigt. Kaltschweißigkeit, blaue Nägel, große Schwäche. *Oxalicum acidum* heilt zahlreiche Herzbeschwerden, unter anderem Endokarditis, Perikarditis, Klappeninsuffizienz usw. *Herzjagen.*

Rücken und Extremitäten

Schmerz an der unteren Spitze des Schulterblatts, Brennen zwischen den Schulterblättern; Schmerz erstreckt sich von der Schulter nach unten in den unteren Rücken. Stiche in der Brust erstrecken sich in die Schulterblätter. Heftige Schmerzen im Rücken und die Oberschenkel hinunter, gebessert durch Lagewechsel. Dieses Symptom stellt eine Ausnahme dar, da die Schmerzen bei *Oxalicum acidum* im Allgemeinen durch Bewegung verschlechtert werden. Taubheitsgefühl im unteren Rücken, besser nach Stuhlgang. Taubheitsgefühl, Prickeln im Rücken, Kältegefühl und Schwäche im Rücken. Schwäche in den

Lenden und Hüften, erstrecken sich in die unteren Gliedmaßen. Rückenschmerzen schießen nach oben in den Kopf.
Tägliche Frostschauer im unteren Rücken gefolgt von abendlichem Fieber. Bewegung ruft viele Schmerzen in der Wirbelsäule hervor, mit heftigem Ziehen der Rückenmuskeln. Lähmung durch Entzündung des Rückenmarks. Steifheit der Glieder. Anfälle von Atemnot. *Taubheitsgefühl in den Schultern bis in die Fingerspitzen.* Scharfe, blitzartige Schmerzen in den Armen. Das rechte Handgelenk fühlt sich wie verrenkt an. Schmerz in der rechten Mittelhand und im rechten Daumenballen; mit Hitze und Taubheitsgefühl. *Die Hände sind kalt, wie abgestorben*; livide Finger und Fingernägel bei Herzbeschwerden. Schmerzen in den Gelenken der gebeugten Finger. Stiche in den Muskeln von Schultern, Armen und Fingern. Die Beine sind steif, empfindungslos und schwach; kalte, blaue und gelähmte Beine. Heftige Schmerzen in den Beinen. Brennen in den Füßen und Händen. Gelenkrheumatismus.

Schlaf
Furchterregende Träume; der Patient erwacht mit Herzklopfen, kaltem Schweiß und Gliederschmerzen. Schläfrigkeit den ganzen Tag über, aber gestörter Schlaf in der Nacht. Aufstossen bessert. Heftige Magenschmerzen halten ihn nachts wach.

Fieber und Schweiß
Frösteln; Schüttelfrost; der ganze Körper ist kalt. Hitze durch die geringste Anstrengung. Hitzewallungen, danach kalter Schweiß. Schüttelfrost abends gefolgt von innerlicher Hitze und Schweiß, die Hände sind kalt. Kalter Schweiß an Gesicht, Händen und Füßen.

Petroleum — Petr.
Steinöl.

Allgemeines
Petroleum zählt zu den Arzneien, die häufig missbraucht werden. Es wird äußerlich bei Rheuma, Prellungen und allen möglichen Beschwerden angewendet. Die Linderung, die dabei eintritt, ist das Ergebnis des Hervorrufens einer Krankheit an der Oberfläche. Es findet eine den ursprünglichen Beschwerden entgegen gesetzte Reizung an der Haut statt, die erzielte Wirkung ist nicht homöopathisch. *Petroleum* in seiner rohen Form wird in den Ölregionen über die Maßen sowohl bei Mensch als auch Tier als „Allheilmittel" eingesetzt.
Es führt zu entgegen gesetzten Reizzuständen wie Hautreizungen, Ausschlägen und anderen Störungen, ähnlich wie auch Terpentin. Zu den frühesten Anzeichen, die *Petroleum* in den Arzneimittelprüfungen hervorruft, gehört geistige Verwirrung und Schwindel. Der Patient ist so benebelt, dass er sich in den Straßen verläuft. Er bekommt eigenartige Wahnvorstellungen, dass beispielsweise Leute neben ihm stehen, die nicht da sind; dass die Luft voller merkwürdige Gestalten wäre; dass ihre Glieder doppelt wären; oder dass eine

andere Person mit ihm im Bett läge. Diese Zustände treten unter anderem bei Fieber auf. Eine Frau bildet sich nach der Entbindung ein, es wäre noch ein anderes Baby mit ihr im Bett, und sie fragt sich, wie sie sich um die beiden Babys kümmern soll. Solche Vorstellungen kommen bei vielen Krankheiten vor, und sie konnten klinisch oft bestätigt werden. Bei Typhus und anderen schleichenden fieberhaften Erkrankungen, oder aber bei chronischem Durchfall ist der Patient gleich nach dem Erwachen verwirrt. In seinem Traum hatte er zwei oder mehr Existenzen, und dieser Eindruck verbleibt auch in dem halb bewusstlosen Zustand des Erwachens. Er kann diesen Zustand nicht verdrängen. Wird der Patient aber dann zu vollem Bewusstsein wachgerüttelt, bringt der Verstand die Wahnvorstellung zum Verschwinden. Verfällt er dann aber wieder in einen halb bewusstlosen Zustand, kehrt die Wahnidee zurück, was ihn Tag und Nacht plagt.

Die Hautbeschwerden sind bei *Petroleum* besonders hervorstechend. Es besteht eine Neigung zur Bildung von Bläschen, beispielsweise isoliert auftretenden Herpesbläschen. An den Bläschen bildet sich bevorzugt eine dicke, gelbe Kruste und es sammelt sich viel Flüssigkeit in den Bläschen. Die Bläschen brechen schnell auf. Zuweilen bilden sich keine Krusten, aber die Bläschen brechen rasch auf und darunter entwickeln sich Geschwüre; daraus entwickelt sich ein phagedänisches Geschwür. Diese Hautveränderungen treten insbesondere um die Finger herum auf, am Skrotum, im Gesicht und an der Kopfhaut. Es besteht auch die besondere Neigung zur Bläschenbildung am Nacken. Die Ausschläge können papulär, pustulär, bläschenartig, trocken oder mehlig sein, überwiegend sind sie jedoch nässend. Ausschläge, die sich bis tief ins Gewebe ausbreiten. An den Rändern alter Ausschläge bilden sich neue Ausschläge, und an der Basis der alten Ausschläge kommt es zu einer zunehmenden Verhärtung. Wenn die Kruste dann abtrocknet, verhärtet das Gewebe am Rand des Ausschlags, sodass sich eine Umrandung bildet. Das verhärtete Gewebe reißt schließlich ein, blutet und verfärbt sich purpurn. Dies trifft insbesondere für nässende Ekzeme und Ausschläge an den Händen zu. *Petroleum* ist das passende Heilmittel, wenn die Fingerspitzen und die Handrücken einreißen. Die Haut ist rau, rissig, schält sich ab und blutet; das Gewebe ist hart. Dies betrifft zuweilen im Bereich um die Handflächen und die Fingernägel auf. Es bilden sich Geschwüre, die sich tief in das Gewebe hineinfressen und ausbreiten. Alle Hautausschläge bei *Petroleum* jucken heftig. Der Patient kann nicht eher aufhören zu kratzen, bis die Stelle offen ist; die rohe Stelle nässt, blutet und entzündet sich. Es kann auch zu Juckreiz ohne sichtbaren Hautausschlag kommen. Der Patient kratzt sich die Haut auf, bis eine Flüssigkeit heraussickert, es schließlich anfängt zu bluten und die betreffende Stelle *kalt* wird. *Kältegefühl an einzelnen Stellen* ist ohnehin ein großes Charakteristikum bei *Petroleum*; unter anderem Kälte im Magen, im Abdomen, im Uterus oder an einer Stelle zwischen den Schulterblättern. Kältegefühl am Herzen. Verschiedene Arten von Ekzemen kommen vor. Ekzem an der Kopfhaut, besonders am Hinterkopf. Herpes um den Mund herum (*Natrium muriaticum*), an den Genitalien, den Lippen, im Gesicht; es bilden sich Krusten und es nässt.

An den Schleimhäuten bilden sich kleine geschwürige Stellen mit hartem Rand; daher ist *Petroleum* auch bei syphilitischen Geschwüren von Nutzen.

Geschwürige Stellen im Rachen. Aphthen an der Mundschleimhaut. Sämtliche Schleimhäute können entzündet sein, und es bilden sich schließlich dicke, gelbe Absonderungen. Die Nase ist durch die Schwellung der Schleimhaut verstopft. *Petroleum* ist angezeigt bei chronischen Nasenkatarrhen mit Krusten, dicken, gelben Absonderungen und fötidem Geruch aus der Nase. Die Schleimhaut von Nase, Chonanen und Rachen schwillt an und es sammelt sich besonders morgens dicker Schleim an. Auch der Kehlkopf wird affiziert und es kommt zu Stimmlosigkeit; die Beschwerden erstrecken sich auch auf die Lungen und es bildet sich ein Bronchialkatarrh mit Husten. Der Patient muss insbesondere nachts husten, die Brust ist schmerzhaft, wie wund, und er magert dabei ab. Trockener Reizhusten im Wechsel mit reichlichem Auswurf; Abmagerung um die Brust. Ein hervorstechendes Merkmal bei *Petroleum* ist, dass der Husten nachts schlimmer ist, der Durchfall hingegen am Tage. Katarrh von Magen und Darm. Katarrh des Rektums mit viel Schleim im Stuhl. *Durchfall schlimmer tagsüber, besser nachts*, während der Patient ruht. Er kann vor Schmerzen nichts essen, hat jedoch ein nagendes Hungergefühl, das ihn zum Essen zwingt (*Lachesis, Graphites*). Hunger- und Schwächegefühl nach dem Stuhlgang, sodass er etwas essen muss. Während des Durchfalls besteht andauerndes Hungergefühl, dennoch kann der Patient aufgrund seiner Schmerzen nichts essen. Er magert immer mehr ab, bekommt Hautausschläge und seine Finger heilen nicht, sind aufgesprungen und sehen nie richtig sauber aus; er kann sie nicht waschen, da sie sonst noch mehr einreißen.
Katarrh von Blase und Harnröhre. Chronische katarrhalische Harnröhrenabsonderung oder auch chronische Gonorrhö. Für gewöhnlich kommt es bei *Petroleum* an den Schleimhäuten zu Juckreiz, und auch bei der *Petroleum*-Gonorrhö juckt es im hinteren Bereich der Harnröhre; gleichzeitig besteht Ausfluss. Der Juckreiz treibt ihn fast in den Wahnsinn und hält ihn die ganze Nacht über wach. Er reibt sich das Perineum und macht daran herum, nur um dieses Jucken zu lindern. Die gonorrhoische Absonderung ist weiß oder gelb. *Petroleum* ist hilfreich beim so genannten „Bonjour-Tropfen"; ebenso in den frühen Stadien der Gonorrhö, wenn der Juckreiz sehr beschwerlich ist.
Wundes, zerschlagenes Gefühl am ganzen Körper, besonders jedoch in den Gelenken. Rheumatische Gelenkschmerzen bei Bewegung; die Gelenke sind berührungsempfindlich und fühlen sich wie zerschlagen an. Im Bezug auf Prellungen und Quetschungen kommt *Petroleum* in der Wirkung fast *Arnica* gleich.

Kopf und Schwindel

Petroleum ist angezeigt bei chronischen, hartnäckigen *Hinterkopfschmerzen. Silicea* ist normalerweise das Routinemittel bei übel riechendem Fußschweiß und periodischen Hinterkopfschmerzen. Aber auch bei *Petroleum* kommt es zu stinkendem Fußschweiß. Der Schweiß am ganzen Körper kann bei *Petroleum*-Patienten übel riechen; insbesondere aber riecht der Achselschweiß so stark, dass man ihn schon wahrnehmen kann, sobald der Patient das Zimmer betritt. Der Kopfschmerz verbleibt zumeist am Hinterkopf, aber wenn er sehr heftig wird, breitet er sich über den Kopf nach vorn zu den Augen und in die Stirn aus (dieser Zustand kommt ebenso bei *Silicea* vor). *Petroleum* steht zu *Silicea*

nicht in so enger verwandtschaftlicher Beziehung wie zu *Graphites* und *Carbo vegetabilis*; beides sind Carbon-Verbindungen, und alle Carbon-Verbindungen affizieren den Hinterkopf. „Schmerz erstreckt sich vom Hinterkopf über den Scheitel zur Stirn und zu den Augen, mit vorübergehender Blindheit; der Patient wird starr und verliert das Bewusstsein.“ „Umschriebener Schmerz im Hinterkopf, schlechter durch Schütteln des Kopfes.“ Bei *Petroleum* kommt es ungleich *Carbo vegetabilis* zu Überempfindlichkeit der Sinne, vor allem des Gehörs, des Tastsinns und des Geruchs.
Es kommt bei der *Petroleum*-Konstitution zu einem eigenartigen Schwindel, der unter bestimmten Bedingungen einsetzt, insbesondere an Bord eines Schiffs, beim Fahren im Wagen oder in der Bahn. *Petroleum* ist angezeigt bei Kopfschmerzen, die nach Fahren im Wagen oder durch vergleichbare Bewegungen entstanden sind und die mit Übelkeit einhergehen, wie bei Seekrankheit. Die Seekrankheit ist ein Übel, das wir nicht immer heilen können; dennoch wird bei den meisten Betroffenen unter einer konstitutionellen Behandlung der Gesundheitszustand dermaßen verbessert, dass sie in gewöhnlichen Situationen wie bei einer Wagen- oder Bahnfahrt keine Beschwerden bekommen. Sehr häufig hängen die zuvor genannten Beschwerden mit einer Akkomodationsstörung zusammen, sind also ein visuelles Problem. Sie setzen beispielsweise ein, wenn der Patient den Blick auf die Wellen, die vom Heck des Schiffes hervortreten, oder auf vorbeischwimmende Gegenstände fixiert; dem Patienten geht es dann in einer dunklen Kabine besser. Hinterkopfschmerzen, die zusammen mit dem eben erwähnten Schwindel auftreten, außerdem mit Leere- und Hungergefühl im Magen, das schmerzhaft werden kann und ihn zum Essen zwingt, werden durch *Petroleum* gelindert. Die folgende Form von Seekrankheit ist nach meiner Erfahrung die häufigste: Der Patient ist leichenblass, der Körper ist kalt, er schwitzt stark und ist erschöpft; es geht ihm besser durch das Zufächern von Luft, an der frischen Luft, durch Augenschließen, durch Stille und Dunkelheit; der Zustand verschlechtert sich durch Wärme. Für gewöhnlich ist *Tabacum* in solchen Fällen das Heilmittel.

Augen/Ohren

Zahlreiche Sehstörungen kommen bei *Petroleum* vor, jedoch ist besonders der katarrhalische Zustand der Augen auffallend. Es kommt zu Bläschenbildung, Geschwüren, Entzündungen, Rötung und reichlichen Absonderungen; Granulationen der Lider, Verdickung der Bindehaut, Risse in den Augenlidern und Fissuren in den Augenwinkeln mit *heftigem Juckreiz*. Das Jucken tritt bei allen Kongestionen der Schleimhäute auf, auch in der Eustachischen Röhre; die Schleimhaut ist verdickt und es kommt zu Taubheit; es handelt sich dabei um einen katarrhalischen Zustand mit heftigem Jucken in der Eustachischen Röhre. Der Patient kommt dem Juckreiz auf keine Art bei, da er sehr tief im Ohr sitzt. Er reibt sich das Ohr und versucht, die Stelle zu erreichen, aber er schafft es nicht. Jucken im Rachen oder auch am äußeren Gehörgang. Absonderungen aus den Ohren.
Entzündung und Verhärtung der Drüsen und Lymphknoten. Bei Ohrenbeschwerden vergrößert sich die Parotis, bei Beschwerden im Kieferbereich werden die Unterkieferlymphknoten und Unterzungendrüsen affiziert; sie werden hart, empfindlich und verbleiben so.

Gesicht
Das Gesicht des *Petroleum*-Patienten ist blass oder gelblich; kränklicher Gesichtsausdruck.

Magen
„Übelkeit und Unwohlsein den ganzen Tag über."

Rücken
Steifheit im Rücken. Rückenschmerzen beim Aufstehen aus dem Sitzen.

Haut
Hitze und Brennen der Haut. Die Haut ist stellenweise heiß, dennoch besteht Kältegefühl. Brennen und Jucken der Handflächen, der Fußsohlen, des Gesichts und der Kopfhaut. Jucken und Brennen treten oft gemeinsam auf, und Teile, die brennen, jucken heftig. Die Füße brennen und der Patient hat das Gefühl, als wären sie erfroren. Frostbeulen jucken, brennen und verfärben sich purpurn. Erfrorene Körperteile fangen noch Jahre später an zu jucken, brennen, stechen und werden rot und heiß. Der Patient kann vorhersagen, wann Tauwetter einsetzt, weil dann nämlich seine Frostbeulen jucken. *Petroleum* heilt zwar auch Jucken und Brennen in erfrorenen Körperteilen, jedoch ist hierbei *Agaricus* das Hauptmittel vor allen anderen; es ist besonders angezeigt, wenn die Frostbeulen in Bereichen auftreten, wo die Haut dicht über den Knochen liegt, wie beispielsweise an den Zehenrücken.
Bei *Petroleum* kommt es auch zu Lähmungen, und zwar insbesondere linksseitig. Schwäche der Muskeln und der unteren Extremitäten, besonders links.
Die Hautausschläge von *Petroleum* und die Verhärtungen ähneln denen von *Graphites*; die Flüssigkeit, die dabei abgesondert wird, ist bei *Petroleum* jedoch dünn und wässrig, bei *Graphites* hingegen zähflüssig und klebrig, wie Honig. Bei beiden Mitteln kommt es zu Verhärtungen, Rissen an den Fingern und Rhagaden; die horn- und warzenartigen Wucherungen, welche die Nagelwurzeln anheben, finden wir nur bei *Graphites*.

Männliche Geschlechtsorgane
Petroleum ist ein wunderbares Mittel bei Ekzemen im Genitalbereich, sowohl bei Männern als auch bei Frauen, und es misst sich hierin insbesondere mit *Rhus toxicodendron*. Hautausschläge an Skrotum, Penis, Vulva. *Rhus toxicodendron* führt zu heftigen Entzündungen der Haut an den Genitalien bei Männern und Frauen; es kommt zu erysipelartigen Entzündungen, Knoten, Bläschen und *großen* Blasen. *Petroleum* hingegen erzeugt *kleine* Bläschen, die jucken, stechen und brennen. Herpetische Ausschläge, die dazu neigen, erysipelartig zu werden. *Petroleum* und *Rhus toxicodendron* sind die am häufigsten indizierten Mittel bei Ausschlägen am Skrotum und an den Genitalien. „Herpes am Hodensack mit Jucken, Rötung und Nässen; die Haut ist rissig, rau und blutet; der Ausschlag erstreckt sich zum Perineum und zu den Oberschenkeln." „Hartnäckige, trokkene Ausschläge an Genitalien und Perineum." „Schweiß und Feuchtigkeit an den äußeren Genitalien beiderlei Geschlechts."

Weibliche Geschlechtsorgane

Die Brustwarzen sind schuppig; mit weißen, kleieartigen Schuppen, die ständig abschilfern; Juckreiz. Wenn die Frau in einer schlechten gesundheitlichen Verfassung ist, entzünden sich die Brustwarzen und werden überempfindlich gegen die Berührung der Kleidung.

Modalitäten und Schweiß

Petroleum-Patienten reagieren empfindlich auf Wetterwechsel, ähnlich wie auch *Phosphorus* und *Rhododendron*; es geht ihnen vor einem Gewitter schlechter. Oftmals sind sie auch empfindlich gegen frische oder kalte Luft. *Petroleum* passt besonders zu schlanken, abgemagerten Personen, bei denen Schwindsucht droht. Die Hautausschläge bilden sich von selbst zurück oder wurden unterdrückt. Hände und Füße brennen und der Patient möchte die Füße aus dem Bett strecken. Seien sie sich also nicht zu sicher, wenn ein Patient über Brennen der Füße klagt, dass es sich gleich um *Sulphur* handelt; oder dass es *Silicea* ist, wenn Fußschweiß vorhanden ist. Auch bei *Petroleum* kommt es zu Schweiß an einzelnen Körperteilen. Hautausschläge oder Jucken an einzelnen Stellen. Kälte einzelner Teile. Beschwerden treten an einzelnen Körperteilen auf. Am stärksten riecht der Schweiß des *Petroleum*-Patienten an den Füßen und unter den Achseln. Es gibt viele seltsame Empfindungen bei *Petroleum*, die eigentümlich und ungewöhnlich sind. Studieren Sie insbesondere die Hautsymptome und vergleichen sie das Mittel mit *Graphites* und *Sulphur*.

Phosphoricum acidum **Ph-ac.**

Acidum phosphoricum; Phosphorsäure. H_3PO_4.

Allgemeines

„Schwäche des Geistes" ist der Gedanke, der sich einem aufdrängt, wenn man beobachtet wie der *Phosphoricum acidum*-Patient redet, was er tut und wie er aussieht. Sein Geist scheint ermüdet zu sein. Wenn man ihn etwas fragt, antwortet er langsam oder spricht überhaupt nicht und sieht sich nur den Fragenden an. Er ist sogar zum Denken zu müde und sagt: „Sprecht mich nicht an, ich will meine Ruhe." Dieser Zustand tritt sowohl bei akuten als auch bei chronischen Erkrankungen ein. Der Patient ist geistig völlig ausgebrannt und erschöpft. *Phosphoricum acidum* ist daher ein Mittel bei chronischen Erkrankungen, die infolge eines langen Studiums aufgetreten sind, aber auch durch andauernde Geschäftssorgen. Es ist auch angezeigt bei schwächlichen Schulkindern, die bei jeder Anstrengung sofort erschöpft sind. Bei akuten Krankheiten, besonders jedoch bei Typhus, hat der Patient eine Abneigung gegen Sprechen oder gegen das Beantworten von Fragen. Er starrt nur vor sich hin. Schließlich entfährt ihm aber doch noch ein „Sprechen Sie mich nicht an, ich bin so müde". Er kann sich nicht darauf konzentrieren, was er sagen möchte, kann auf Fragen nicht die passende Antwort finden. Eine weitere mögliche Ursache für diese Beschwerden sind sexuelle Ausschweifungen bei jungen Leuten oder zu häufige Selbstbefriedigung. Schwäche, Reaktionsmangel, stuporöse Zustände und Impotenz können die Folgen sein. Geistige Erschöpfung und äußerste Schwäche der Wirbelsäule.

Geist und Gemüt

Bei einem Patienten, der *Phosphoricum acidum* als Heilmittel benötigt, entwickeln sich zuerst *Symptome auf der psychischen Ebene.* Die Wirkrichtung des Mittels geht von der Psyche zur Physis, beziehungsweise vom Gehirn zu den Muskeln. Dies ist bei *Phosphoricum acidum* so ausgeprägt, dass es in krassem Gegensatz zu *Muriaticum acidum* steht. Bei letzterem kommt es zuerst zu einer *muskulären* Erschöpfung, wobei der Geist noch lange Zeit klar bleibt. Bei *Phosphoricum acidum* sind die Muskeln noch immer kräftig, nachdem der Geist bereits erschöpft ist. *Phosphoricum acidum*-Patienten scheinen körperlich kraftvoll zu sein, und sie berichten auch, dass es ihnen körperlich gut geht, dass sie normal arbeiten und sich dabei sogar heftig verausgaben können. Aber der Geist ist ermüdet und apathisch, sie können keine Zahlenreihen aufaddieren, keine Zeitung lesen und dabei einem Gedanken folgen, außerdem können sie keine Zusammenhänge erfassen. Der Patient vergisst die Namen seiner Familienangehörigen; oder als Geschäftsmann vergisst er Namen seiner Kunden. Er ist völlig verwirrt. Dennoch kann er sich körperlich betätigen oder spazieren gehen; die muskuläre Schwäche setzt erst zu einem späteren Zeitpunkt ein.
Bei *Phosphoricum acidum* kommt es auch zu ausgeprägter körperlicher Schwäche. Der Rücken ist müde, die Muskeln sind müde und am ganzen Körper kommt es zu einer lähmigen Schwäche. Später tritt auch noch Impotenz hinzu, mit Abneigung gegen Koitus, Verlust des Geschlechtstriebs, Ausbleiben der Erektionen. Der Penis erschlafft inmitten des Geschlechtsakts, sodass es nicht zu einem Samenerguss kommt (*Nux vomica*).
Beschwerden aufgrund geschäftlicher Sorgen, anhaltenden Kummers. Junge Frauen leiden beispielsweise aufgrund einer enttäuschten Liebesbeziehung oder wegen des Verlustes eines geliebten Menschen. *Phosphoricum acidum*-Patienten durchleben solche Ereignisse viel intensiver als andere, die eher gelassen darauf reagieren. „Beschwerden durch Sorgen, Kummer, Gram, Ärger, Heimweh oder enttäuschte Liebe; insbesondere mit Schläfrigkeit, Schweiße in der Nacht bis zum Morgen hin, Abmagerung." Die Patientin vergeht vor Kummer, magert ab und wird zusehends schwächer; das Gesicht sieht welk aus, sie bekommt Nachtschweiße, kalten Schweiß den Rücken hinunter, kalten Schweiß an den Füßen, mehr jedoch an Armen und Händen, kalte Extremitäten, Kreislaufschwäche, Herzschwäche; sie erkältet sich beim geringsten Anlass und die Erkältung schlägt sofort auf die Brust; es kommt zu einem trockenen Reizhusten, Lungenkatarrh, bis hin zur Tuberkulose. Gesichtsblässe mit allmählich zunehmender Schwäche und Abmagerung.

Kopf und Schwindel

Während dieser Schwäche besteht Schwindel. Schwindel beim Liegen im Bett; der Patient hat das Gefühl, er würde im Bett schweben. Die Gliedmaßen scheinen wie hochgehoben, während der Kopf sich nicht zu bewegen scheint. Gefühl, als schwebten die Glieder.

Kongestive Kopfschmerzen bei Schulkindern, ausgelöst durch die geringste geistige Anstrengung und durch Augenanstrengung. Periostale Schmerzen; Knochenschmerzen, als würde der Knochen geschabt; besser durch Bewegung; im Liegen wechselt der Kopfschmerz auf die Seite, auf der der Patient liegt.
Die meisten Beschwerden von *Phosphoricum acidum* werden durch Warmhalten gebessert, durch absolute Ruhe, durch Alleinsein und in Frieden gelassen werden. Sie verschlechtern sich durch körperliche oder geistige Anstrengung oder durch Angesprochen werden. Morgendliche Kopfschmerzen. Der Patient bekommt Kopfschmerzen, wenn man ihn anspricht. Er ist empfindlich gegen kaltes Wetter und gegen ein warmes Zimmer.
Die Kopfschmerzen beginnen im Hinterkopf und breiten sich über den Scheitel nach vorn aus. Kopfschmerzen, als ob ein großes Gewicht auf dem Kopf läge; schlechter durch Bewegung, Sprechen und durch Licht. „Druck wie von einem Gewicht auf dem Kopf, von oben nach unten." Diese Kopfschmerzen treten zusammen mit geistiger Schwäche, Gehirnermüdung, Müdigkeit und Erschöpfung auf. Schwindel mit Klingeln in den Ohren und glasigen Augen.

Anmerkung Exkurs

Auf die Anwendung von *Phosphoricum acidum* bei schleichenden Fiebererkrankungen müssen wir genauer eingehen. Die Beschwerden setzen nur langsam ein und lassen langsam wieder nach. Es kommt zu einer allmählich zunehmenden Erschöpfung. Diese Beschwerden treten unter anderem bei fortgeschrittenem Typhus auf. Der Patient ist erschöpft, das Abdomen ist tympanitisch aufgetrieben, die Zunge ist trocken und braun, auf den Zähnen bildet sich ein Belag und es entwickelt sich allmählich eine Bewusstlosigkeit. Geringer Durst steigert sich im Schweißstadium des Fiebers zu heftigem Durst mit Verlangen nach großen Mengen Wasser. Der Patient möchte allein sein. Stellt man ihm eine Frage, schaut er den Fragenden mit glasigen Augen an, als ob er die Frage nur langsam begreift. Seine Pupillen sind erweitert oder verengt, die Augen sind eingefallen. Er hat einen hippokratischen Gesichtsausdruck. Fieberkontinua. Blutungen aus der Nase, den Lungen, den Därmen, aus allen Schleimhäuten. Die Augen sind eingefallen. Schwarz verfärbte Lippen, an denen sich Sordes ablagert. Allmählich zunehmende Erschöpfung. Der Geistes- und Gemütszustand setzt gleich zu Beginn der Erkrankung ein, und schließlich kommt es auch zur muskulären Schwäche, die soweit fortschreitet, dass sogar der Unterkiefer schlaff herunterhängt und es aussieht, als würde der Patient an Entkräftung sterben. Diese Schwächezustände können aufgrund von Blutungen eintreten (*China* war hierfür bei den alten Homöopathen das Routinemittel). *Phosphoricum acidum* stoppt die Blutung, bringt den Patienten wieder zu Kräften und verhindert die Bildung von Ödemen. Es gibt auch einen anämischen Zustand, mit Blässe der Lippen und der Zunge; das Gesicht, die Hände und Füße sehen wächsern aus. Schmerzen am ganzen Körper, besser durch Bewegung, schlechter durch Kälte. Die Schmerzen scheinen tief innen zu sitzen, verlaufen oftmals entlang der Nervenbahnen, zumeist jedoch entlang der langen Röhrenknochen; mit einer Empfindung, als würde der Knochen mit einem Messer geschabt oder als würde ein raues Werkzeug über die Knochen gezogen. Die Schmerzen sind nachts gewöhnlich schlimmer. Heftige Knochenschmerzen.

Magen

Der Magen stellt die Tätigkeit ein, sodass die Speisen im Magen verbleiben und der Magen übersäuert. Es kommt zu saurem Erbrechen. *Phosphoricum acidum* ist daher angezeigt bei Menschen, die an chronischer Dyspepsie und Gehirnermüdung leiden. Beschwerden durch saure oder kalte Getränke und reichhaltige Speisen. Flaues Gefühl im Bauch nach normalem Stuhlgang.

Harnwege und Urin

Ein charakteristisches Merkmal bei den meisten Beschwerden von *Phosphoricum acidum* ist *milchiger* Urin. Manchmal ist der Harn bereits beim Urinieren trübe und es bilden sich milchige Flocken. Bei Männern ist die Harnröhre zuweilen verstopft, und bei der Untersuchung kann man diese milchigen Flocken entdecken. Der Urin kann aber auch milchig werden, wenn man ihn eine Zeit lang stehen lässt; der trübe Urin sieht aus, als ob Mehl, Kalk oder Phosphate eingerührt wären.

Rektum und Stuhl

Bei *Phosphoricum acidum* bessern sich die Beschwerden auch häufig, indem sie in eine Diarrhö übergehen. Reichliche, dünne, wässrige Stühle. Aufgrund der großen Stuhlmenge könnte man annehmen, dass der Patient erschöpft sein müsste. Aber die *Phosphoricum acidum*-Diarrhö bessert oftmals die Beschwerden des Patienten, und er fühlt sich insgesamt besser. *Phosphoricum acidum* ist hilfreich bei Kindern, die im Sommer reichliche, wässrige Stühle haben; aufgrund der riesigen Entleerungen scheinen die Windeln nutzlos; der Stuhl läuft über das Kleid der Mutter auf den Boden und bildet dort große Pfützen; er ist fast *geruchlos*, dünn und wässrig; und das Kind lächelt dabei, als ob nichts passiert sei. Die Mutter fragt sich, wo die große Stuhlmenge herkommt, und dennoch scheint es dem Kind gut zu gehen. Chronische Diarrhö mit reichlichen, dünnen, wässrigen, weißlich-grauen Stühlen; der Patient fühlt sich dabei wohl und zufrieden. Wenn der Durchfall jedoch aufhört, geht es dem Patienten schlechter und er bekommt Symptome wie Tuberkulose, Schwäche, Erschöpfung oder Gehirnermüdung. Manche Patienten berichten, dass es ihnen niemals gut geht, außer wenn sie Durchfall haben. Bei *Podophyllum* ist genau das Gegenteil der Fall. Nehmen wir einmal an, es handele sich um das gleiche Kind; auch bei *Podophyllum* sind die Entleerungen reichlich und der Stuhl läuft über den Boden, sodass sich die Mutter fragt, wo all das herkommt; aber der *Podophyllum*-Durchfall *stinkt* entsetzlich, das Kind sieht aus, als würde es sterben; der Mund und die Nasenspitze sind eingezogen, der Gesichtsausdruck ist hippokratisch; das Kind ist fast bewusstlos. Sowohl bei *Podophyllum* als auch bei *Phosphoricum acidum* sind die Stühle schmerzlos, doch sind sie bei *Phosphoricum acidum* nicht so erschöpfend wie bei *Podophyllum*. Die Stühle sind bei *Phosphoricum acidum* weißlich-grau und sehen aus wie schmutzigweiße Farbe; bei *Podophyllum* hingegen sind sie gelb. Bei *Gratiola* kommt es zu einem ähnlichen Erschöpfungszustand, jedoch sehen die flüssigen Stühle aus wie grünes Wasser, als ob Sonnenlicht durch ein grünes Glas fällt; manchmal sind sie auch dickflüssiger, wie grüne Gallenflüssigkeit.

Abdomen

Das Abdomen des *Phosphoricum acidum*-Patienten ist stark aufgebläht und tympanitisch; die Eingeweide sind schmerzhaft empfindlich wie bei Typhus. „Weiße oder gelbe, wässrige Diarrhö, chronisch oder akut; schmerzlos und ohne ausgeprägte Schwächung oder Erschöpfung." Es ist ungewöhnlich, dass ein wässriger Stuhl gelb ist. Normalerweise ist er gelb, wenn er breiig ist; ein wässriger Stuhl ist normalerweise hell, manchmal auch milchig. Wenn er gelb ist, hat er die Konsistenz von Maisbrei, wie beispielsweise bei Typhus. „Durchfall; nicht erschöpfend; nach Erkältung während heißer Sommertage; wässrig, gallig oder schleimig, heftig, chronisch, seit 20 Monaten andauernd; der Patient sieht aus wie ein alter Mann; durch saure Speisen oder Getränke bei jungen Menschen, die zu schnell gewachsen sind; nach dem Essen, mit unverdauten Speiseresten; grünlich-weiß; schmerzlos." Bei Durchfall nach Genuss von Saurem treten manchmal Beschwerden auf, die auf *Phosphoricum acidum* als Heilmittel hinweisen. Bei Diarrhö infolge von saurem Wein, Essig, Zitronen oder anderen sauren Sachen, sollten sie an *Antimonium crudum* denken, für das Durchfall nach Saurem ein charakteristisches Merkmal ist. *Phosphoricum acidum* ist auch bei Cholera von Nutzen.

Männliche Geschlechtsorgane

Im Bereich der männlichen Geschlechtsorgane treten bei *Phosphoricum acidum* sexuelle Schwäche und Impotenz mit lang anhaltender Schwäche auf. Das Mittel ist angezeigt bei Folgen von Onanie. Nächtliche Samenergüsse mit großer Erschöpfung. „Prostatorrhö; unmittelbar nach jeder Erektion kommt es zur Absonderung von Prostatasekret." Sogar beim Stuhlgang wird Prostataflüssigkeit abgesondert.

Haarausfall ist ein weiteres hervorstechendes Merkmal bei *Phosphoricum acidum*; Haarausfall an den Genitalien, der Augenbrauen, des Bartes und auch am Kopf. Es besteht Ähnlichkeit zu *Natrium muriaticum* und *Selenium* in Bezug auf den Haarausfall. Bei *Selenium*-Patienten fallen die Haare des Kopfes, der Augenbrauen und Wimpern, an Bart und Genitalien sowie am ganzen Körper aus. *Natrium muriaticum* führt dazu, dass die Haare dünn werden; im Wochenbett fallen die Haare an den Genitalien aus.

Weibliche Geschlechtsorgane

Phosphoricum acidum ruft eine sehr beschwerliche Leukorrhö hervor; der Ausfluss ist gelblich, juckend, reichlich und tritt überwiegend nach der Menstruation auf. Zuweilen ist er auch dünn, schleimig und scharf und tritt zusammen mit Bleichsucht auf. *Phosphoricum acidum* passt zu Frauen, die durch langes Stillen oder das Stillen von Zwillingen viel Milch gegeben haben und dadurch müde und schwach wurden. Es ist hilfreich bei Schwäche infolge von Flüssigkeitsverlusten wie Blutungen oder langes Stillen.

Atemwege und Husten

Gegen Ende der Gehirnermüdung und der Schwäche besteht bei *Phosphoricum acidum*-Patienten die Neigung zu *Brustbeschwerden*. Wenn rechtzeitig jedoch ein Durchfall auftritt, werden die Brustbeschwerden abgewendet. Die übelsten Folgen treten daher nach Verordnung von Adstringentien oder anderen Mitteln auf, die nicht zum Patienten passen und den Durchfall stoppen. Der Patient entwickelt daraufhin eine Tuberkulose, Atembeschwerden, Husten und andere Brustleiden, und die Störung führt zu einer strukturellen Veränderung des Lungengewebes. Bei Gewebsveränderungen ist *Phosphoricum acidum* normalerweise nur selten indiziert, und wenn, dann treten sie in den *frühen* Erkrankungsstadien auf, wenn der Patient nervös ist, milchigen Urin und Durchfall hat, was schon eine lange Zeit anhält. *Phosphoricum acidum* ist bei akuten Brustbeschwerden angezeigt, bei Typhuspneumonie oder schleichenden Fiebererkrankungen, die in Brustaffektionen enden; hierin ähnelt es *Phosphorus*. Langwierige Pneumonien aufgrund von Reaktionsmangel, die mit den charakteristischen Geistes- und Gemütsbeschwerden einhergehen und bei denen es schließlich zu Infiltrationen kommt. Bluthusten.

Herz

Langwierige fieberhafte Erkrankungen gehen in Herzschwäche über, wobei es zu Herzklopfen und den Geistes- und Gemütssymptomen kommt. Herzklopfen bei sexueller Erregung. Neigung zur Abszessbildung nach lang andauerndem Fieber.

Extremitäten

Auch die Gliedmaßen und Gelenke werden durch *Phosphoricum acidum* affiziert. Schmerzen im Hüftgelenk. Schmerzen in den langen Röhrenknochen zwischen den Gelenken, besser durch Bewegung. *Phosphoricum acidum* passt zu Patienten, die an chronischer Gicht leiden. Das Gewebe ist schwach. Rote Flecken bilden sich an Stellen, wo nur wenig Muskulatur über den Knochen liegt, beispielsweise am Schienbein; diese Stellen entzünden sich und es bilden sich Geschwüre. Nach fieberhaften Erkrankungen bilden sich Abszesse in den Muskeln und es kommt zu einer Schwäche des Gewebes um die Knöchel. *Phosphoricum acidum* hat auch eine besondere Affinität zum Periost und es ist angezeigt bei Periostitis. Nächtliche Schmerzen im Schienbein. Knochenschmerzen, als ob der Knochen mit einem Messer geschabt würde. Kalte Hände und heiße Füße. Unterschenkelgeschwüre mit einer wässrigen, stinkenden Absonderung.

Haut

Blasen, Abszesse, Pusteln und andere nässende Hautausschläge gehören ebenfalls zum Mittelbild von *Phosphoricum acidum*. Eiternde Hautausschläge. Gewebeschwäche.

Neurasthenische Zustände mit ausgeprägter Gleichgültigkeit, Schwäche und Zittern. Ohnmacht. Große nervöse Erschöpfung. Hysterische Beschwerden.

Kribbeln und Jucken am ganzen Körper, besonders an behaarten Stellen, an den Haarwurzeln. Ameisenlaufen, besonders bei Personen, die aufgrund von sexuellen Ausschweifungen geschwächt sind. „Ameisenlaufen am ganzen Körper." Schmerzhafte Stellen an der Wirbelsäule. Lahmheit des Rückens. Rückenschmerzen.
„Jucken zwischen den Fingern, in Gelenkbeugen oder an den Händen." Herpes, Ekzem, Erysipel. Große rötlich-blaue Flecke bilden sich an der Haut. Blut tritt aus den Kapillaren und sammelt sich unter der Haut; Ekchymosen. Geschwüre an der Haut; Karbunkel; Warzen; Frostbeulen; Balggeschwülste; Hühneraugen mit Stechen und Brennen. Die betroffenen Teile werden aufgrund der mangelnden Hautdurchblutung schwarz. Die Haut wird runzlig, sieht alt und grau aus, der Patient magert ab.

Phosphorus **Phos.**

Gelber Phosphor, Element 15. *P.*

Allgemeines

Phosphorus-Beschwerden treten zumeist bei schlanken Personen mit geschwächter Konstitution auf, die seit ihrer Geburt kränkelten und schnell gewachsen sind. Das Mittel ist angezeigt bei Patienten, die abgemagert sind oder die rasch an Gewicht verlieren, bei marastischen Kindern oder bei Personen, die eine Veranlagung zu Schwindsucht in sich tragen. Es passt zu zarten, anämischen und abgemagerten Personen mit wächserner Haut, auch zu aufbrausenden, jähzornigen Personen. Dies beschreibt zum einen die Disposition des *Phosphorus*-Typen als auch seine konstitutionelle Verfassung. Innerlich ist er in Aufruhr. Es besteht eine Neigung zu heftigem Herzklopfen und Blutwallungen, Beschwerden treten durch elektrische Veränderungen in der Atmosphäre auf. *Phosphorus* ist das Heilmittel bei bleichsüchtigen jungen Mädchen, die zu schnell gewachsen sind und die plötzlich an Erschöpfung, Bleichsucht und Menstruationsstörungen leiden. Blutwallungen und Kongestionen. Blutungsneigung. Kleine Verletzungen bluten stark, und schon aus einem Nadelstich sprudelt viel hellrotes Blut heraus. Blutungen aus kleinen Wunden, außerdem aus der Nase, der Lunge, dem Magen, der Harnblase und aus der Gebärmutter. Blutende Geschwüre. Falsche Granulationen, die bluten. Purpura haemorrhagica. Blaue und schwärzliche Flecken an der Haut. Blut sammelt sich unter der Bindehaut oder überall unter der Haut. Blutiger Speichel sammelt sich im Mund. Dies sind Hinweise auf eine mangelnde Blutgerinnung oder auf zu flüssiges Blut. Leichte Prellungen führen zu großflächigen blauen Flecken. Der Patient schnäuzt viel Blut aus der Nase. Petechien am ganzen Körper, wie man sie bei Typhus oder schleichenden, hämorrhagischen Fiebererkrankungen findet. Schwammige Wucherungen. Fettige Degeneration ist ein charakteristisches Merkmal bei *Phosphorus* und kann Leber, Herz oder Nieren betreffen.
Allgemeine Wassersucht. Aufgedunsene Hände und Füße. Besonders nach Scharlach kommt es zu Schwellungen. Die Schleimhäute sind blass, wie nach einer Blutung oder bei langwierigen Erkrankungen. Ein ausgeprägter Zustand von Anämie und Erschlaffung der Muskeln. Schlaffheit und fettige Degenera

tion der Muskeln. Bei Männern hängen die Genitalien schlaff herunter. Die weiblichen Beckenorgane sind erschlafft, sodass es zu Prolaps und anderen Lageanomalien kommt. Steifheit ist ein weiteres Charakteristikum von *Phosphorus*. Steifheit zu Beginn der Bewegung. Rheumatische Steifheit in allen Gliedern, insbesondere morgens. Die Gliederschmerzen bei *Phosphorus* sind reißend und ziehend. Reißende, ziehende Schmerzen in den betroffenen Körperteilen. Die Beschwerden verschlimmern sich bei kaltem Wetter.
Der *Phosphorus*-Patient ist allgemein empfindlich gegen Kälte. Alle seine Beschwerden verschlimmern sich bei Kälte und durch kalte Anwendungen; sie bessern sich durch Wärme und warme Umschläge; eine Ausnahme bilden die Beschwerden des Kopfes und des Magens, die durch Kälte gebessert werden; wir werden später genauer darauf eingehen. *Phosphorus* hat sich als überaus hilfreich bei Personen mit schwachen, schlaffen Gelenken nach Verstauchungen erwiesen, sofern die Symptome übereinstimmten.
Die Neigung zu Nekrose ist ein weiteres hervorstechendes Merkmal von *Phosphorus*, wobei besonders der Unterkiefer betroffen ist; aber das Mittel kann bei Nekrose an allen möglichen Knochen von Nutzen sein. Exostosen des Schädels mit reißenden Schmerzen. Reißende, bohrende Schmerzen, insbesondere nachts. *Phosphorus* hat Polypen der Nase und der Ohren geheilt. Skrofulöse Schwellungen sowie Schwellungen der Drüsen und Lymphknoten. Die Drüsen und Lymphknoten sind nach einer Prellung vergrößert, ähnlich wie bei *Bellis perennis*. Lymphknoten- und Drüsenaffektionen bei schwächlichen, blassen, kränklichen Personen, die an Durchfall, Erschöpfung, Abszessen, Fistelbildungen oder hektischem Fieber leiden. Abszesse mit reichlicher Absonderung von gelbem Eiter. Das Wachstum maligner Tumore kann, sofern die Symptome passen, mit Hilfe von *Phosphorus* gut gehemmt werden. Brennende Schmerzen können überall auftreten; beispielsweise im Gehirn, an der Haut, im Magen, in der Brust oder an unterschiedlichen Körperteilen.
Der *Phosphorus*-Patient ist sehr empfindlich gegen alle äußeren Eindrücke wie Licht, Gerüche, Geräusche oder Berührung. Geringfügige Ursachen führen bei ihm zu körperlicher oder geistiger Erschöpfung. Durch die geringste Ursache kommt es zu Zittern am ganzen Körper, beispielsweise durch Arbeiten mit den Händen, durch leichte Anstrengung, bei Schwäche oder durch Husten. Schwäche herrscht in sehr hohem Maße vor, und es entwickelt sich schließlich eine Lähmung oder lähmungsartige Schwäche, wie man sie bei den meisten Formen von Typhus findet; der Patient gleitet im Bett herab, zittert, und die Muskeln zucken. Lähmung mit Ameisenlaufen und Reißen in den Gliedern. Lähmung nach Apoplexie. Rucken und Zucken der Muskeln wie bei Lähmung. Krämpfe der gelähmten Teile. Reißende, ziehende, brennende Schmerzen im ganzen Körper. Der *Phosphorus*-Patient möchte, dass man ihn reibt. Nach dem Schlaf geht es ihm im Allgemeinen besser. Er ist immer müde und möchte sich ausruhen.
Der *Phosphorus*-Patient ist zuweilen aber auch sehr aufgeregt und zittert. Seine Gedanken gehen wild durcheinander und schon eine leichte Aufregung hält ihn nachts wach. Heftige Einbildungen. Die Erregbarkeit kann sich bis hin zu Ekstase und Hellsichtigkeit ausweiten. Geistig kann der Patient übermäßig aktiv sein, aber auch extrem passiv, sodass es zu Gedächtnisverlust kommt. Körper-

liche und geistige Reizbarkeit; große Erschöpfung des Geistes nach geringster geistiger Arbeit, oder des Körpers durch geringste physische Anstrengung. Angst; düstere Vorahnungen. Furcht, dass etwas Schreckliches passieren wird. Angst in der Dämmerung; beim Alleinsein. Ängstliche Unruhe. Angst bei Gewittern, welche auch viele andere Beschwerden wie Herzklopfen, Durchfall und Zittern mit sich bringen. Zittern am ganzen Körper vor Angst. Anfallsweise Verdauungsbeschwerden aufgrund von Furcht. Furcht abends; vor dem Tod. Furcht, als würden ihn eigenartige, grauenhafte Gesichter aus jeder Ecke ansehen. Der Patient hat viele eigenartige, verrückte Einbildungen. Er steht am Rande einer Psychose. Er kann keiner geistigen Arbeit längere Zeit nachgehen. Furcht vor Schlaganfall. Nachdenken über etwas Unangenehmes erzeugt Kopfschmerzen und Schweratmigkeit, zusammen mit Angst und Schwächegefühl in der Magengrube. Auch die anderen Ängste scheinen bei *Phosphorus* von der Magengrube auszugehen. Apathie oder Gleichgültigkeit; er ist gleichgültig gegen seine Freunde und seine Umgebung; gegen die eigenen Kinder. Er antwortet langsam oder beantwortet überhaupt keine Fragen, nimmt keine Notiz von seiner Familie und den Dingen in seiner Umgebung. Das Denken ist träge, der Patient scheint wie benebelt oder liegt im Stupor da. Er ist des Lebens überdrüssig, niedergeschlagen und sagt nichts. Alles scheint ihm düster und schwarz. Niedergeschlagenheit; heftigste Form der Hypochondrie. Der Patient weint, ist traurig und hysterisch. Er zieht sich aus und zeigt anderen seine Genitalien. Heftiges, geschwätziges Delirium. Delirium bei schleichenden Fiebererkrankungen oder Delirium tremens. Anfälle von Wahnsinn treten im Schlaf auf, mit Raserei und extremer Gewalttätigkeit, sodass sich ihm niemand nähert. Die Erkrankung schreitet fort bis hin zu Imbezillität, Idiotie und Schwachsinn. Hirnermüdung durch geistige Überarbeitung und anhaltendes angestrengtes Sehen. All diese Gemütssymptome verschlechtern sich im Dunkeln, beim Alleinsein, durch Aufregung, durch Klavierspiel und zuweilen auch allgemein durch Musik.

Kopf und Schwindel

Schwindel tritt für gewöhnlich bei vielen *Phosphorus*-Beschwerden begleitend auf. Der Patient taumelt beim Gehen, als ob er betrunken wäre. Schwindel an der frischen Luft; nach dem Essen; abends. Schweregefühl und Verwirrung im Kopf, alles dreht sich. Schwäche im Kopf.

Die *Phosphorus*-Kopfschmerzen sind von kongestivem und pulsierendem Charakter. Das Blut strömt in den Kopf. Die Kopfschmerzen werden durch Kälte und in Ruhe gebessert, durch Wärme, Bewegung und im Liegen aber verschlechtert. Der Patient muss sich dabei oftmals aufrecht hinsetzen, fest gegen den Kopf drücken und kalte Umschläge machen. Das Gesicht ist gerötet und heiß; Brennen im Gehirn. Die Kopfbeschwerden werden durch Überhitzung ausgelöst. Im warmen Zimmer oder einer warmen Umgebung, durch warme Speisen oder durch Halten der Hände in warmes Wasser nehmen die Kopfschmerzen zu. Ebenso wie die Magensymptome verschlechtern sich auch die Kopfbeschwerden durch Wärme und bessern sich durch Kälte, während die Körperbeschwerden ansonsten durch Wärme gebessert und durch Kälte verschlechtert werden. Die Kopfschmerzen sind überaus heftig und gehen oft mit Hunger einher; Hunger

kann jedoch auch Kopfschmerz vorausgehen. Kopfschmerzen mit Erbrechen, rotem Gesicht, spärlichem Urin; urämische Kopfschmerzen. Heftige neuralgische Schmerzen; reißend, stechend, schießend durch den Kopf. Drückende Kopfschmerzen. Periodische Kopfschmerzen. Kopfschmerzen werden durch geistige Anstrengung ausgelöst. Sie verschlechtern sich durch Geräusche und Licht. Die *Phosphorus*-Patientin muss während der Kopfschmerzen die Haare herabhängen lassen. Starke Hitze im Kopf und Steifheit der Muskeln von Gesicht und Kiefer. Diese Hitze im Kopf geht zuweilen mit Kälte des Hinterkopfes einher. Stöße durch das Gehirn. Apoplektischer Blutandrang zum Kopf. *Phosphorus* hat akuten Hydrozephalus und Hydrozephaloid geheilt. Chronische Meningitis. Hirnatrophie; Atrophie der Medulla oblongata; Hirnerweichung; mit nachfolgendem Schwachsinn oder Wahnsinn; heftige Kopfschmerzen.
Die Kopfhaut ist mit Schuppen bedeckt. Das Haar fällt stellenweise aus und hinterlässt einzelne kahle Stellen; an den kahlen Stellen bilden sich manchmal schuppige Ausschläge. Starke Hitze der Kopfhaut. Spannen der Kopfhaut, des Gesichts und der Stirn, wie eingebunden. Exostosen des Schädels. Gefühl, als würde an den Haaren gezogen. Starkes Wundheitsgefühl an der Kopfhaut.

Augen

Die Augensymptome sind bei *Phosphorus* sehr zahlreich. Brennen, Rötung, Kongestion der Augen. Erweiterung der Konjunktivalgefäße. Die Gegenstände erscheinen im Gesichtsfeld rot, oftmals auch blau; oder aber die Gegenstände erscheinen dem Patienten grün und grau aus, wie man es bei beginnendem Grauem Star kennt. Farben sehen vor den Augen zuweilen schwarz aus. Undeutliches Sehen; nachlassen des Sehvermögens beim Lesen. Der *Phosphorus*-Patient sieht besser morgens, in der Dämmerung. Die Augensymptome bessern sich ebenso wie der Allgemeinzustand des Patienten nach Ruhe. Vorübergehende Blindheit, wie bei Ohnmacht; der Patient scheint plötzlich zu erblinden. Lähmung des Sehnervs. Blindheit nach einem elektrischen Schlag oder nach Blitzschlag. *Phosphorus* hat Glaukome geheilt, außerdem auch Entzündungen der Netzhaut aufgrund einer Glomerulonephritis (Bright´sche Erblindung), Glaskörpertrübung, sowie paralytische Schwäche der unterschiedlichen Augenmuskeln. Lähmung des 3. Hirnnervs mit Herabfallen der Oberlider. Subakute Konjunktivitis. Brennen, Rötung und Beißen bessern sich durch kalte Umschläge. Die Lider zucken und zittern. (Ödematöse) Schwellung der Augenlider. Die Umgebung der Augen ist sehr dunkel. Große Augenringe. *Phosphorus* ist ein nützliches Mittel bei malignen Tumoren der Augen, und zwar hält es das Fortschreiten der Erkrankung auf. Die Augensymptome, ebenso wie auch die Beschwerden des Kopfes und die psychischen Symptome treten oft bei Menschen auf, die viel geistige Arbeit verrichten. Die Arbeit unter hellem Licht führt zu einem Blutandrang zum Kopf, unter dem die Augen ebenso wie andere Körperteile zu leiden haben.

Ohren

Bei *Phosphorus* finden wir eine eigentümliche Art von Taubheit, welche zu den auffallendsten Merkmalen des Mittels gehört. Es ist die Unfähigkeit, die menschliche Stimme richtig zu verstehen. Der *Phosphorus*-Patient ist schwerhörig und hat manchmal das Gefühl, als hätte er etwas vor den Ohren, als wären sie bedeckt, was die Schallwellen abhält. Heftiges Jucken in den Ohren. Kongestion des Außenohres. Stechende, reißende, klopfende oder brennende Schmerzen im Ohr. *Phosphorus* hat Ohrenpolypen geheilt.

Nase

Auch die Nasensymptome sind sehr zahlreich. Es bestehen hartnäckige Nasenkatarrhe. Der *Phosphorus*-Patient erkältet sich zwar auch in der Nase, aber üblicherweise sitzen die Erkältungen bei ihm auf der Brust. Auch die meisten Schwierigkeiten gehen von der Brust aus. Dennoch heilt *Phosphorus* auch Nasenkatarrhe und Schnupfen. Es besteht eine schmerzhafte Trockenheit in der Nase. Andauerndes Niesen und Herauslaufen eines blutig-wässrigen Sekrets aus der Nase. Häufiger Wechsel von verstopfter Nase und Fließschnupfen. Schnupfen mit Halsentzündung. Verstopfte Nasenlöcher. Häufiges Niesen und verstopfte Nase im Wechsel mit Trockenheit der Nasenschleimhaut bei Scharlach. Viel grüner Schleim in der Nase. Reichliche Nasenabsonderung eines grünlich-gelben, blutstreifigen Schleims, schlechter morgens. Übler Geruch aus der Nase. Häufiges Ausschnäuzen von Blut aus der Nase. Reichliches, hellrotes Nasenbluten. Geschwollene, rote, glänzende Nase. Berührungsempfindliche Nase. Nekrose der Nasenknochen. *Phosphorus* hat Nasenpolypen geheilt, besonders blutende Polypen. Fächerartige Bewegungen der Nasenflügel, ähnlich wie bei *Lycopodium*.

Gesicht

Der *Phosphorus*-Patient hat ein känkliches, erdfahles, eingefallenes und blasses Gesicht, wie man es von Schwindsüchtigen her kennt, oder aber von Patienten, die im Vorstadium der Schwindsucht sind oder an anderen, tiefsitzenden konstitutionellen Zuständen leiden. Das Gesicht ist ausgezehrt und anämisch. Die Gesichtsfarbe ändert sich. Ödematöse Schwellungen im Gesicht und unter den Augen. Lippen und Lider sind geschwollen. Rote Flecken an den Wangen, die bei hektischem Fieber auftauchen; hektische Röte. Gespannte Gesichtshaut. Reißende, durch das ganze Gesicht und um die Augen schießende Schmerzen, vom Scheitel zum Jochbein. Ruckende, reißende Zahnschmerzen. Die *Phosphorus*-Zahnschmerzen werden häufig durch Wärme gebessert, die Kopfschmerzen hingegen durch Kälte. Die Zahnschmerzen verschlimmern sich auch beim Reden, während und nach dem Essen. Zu *Phosphorus* gehören auch heftige Gesichtsneuralgien, einschließlich der Kiefer und Schläfen, mit rotem, gedunsenem Gesicht; die Schmerzen verschlechtern sich durch Reden und durch Essen. Karies der Unterkiefer mit starker Hitze, Brennen und Fistelöffnung. Neuralgische Schmerzen des Gesichts und der Zähne; der Patient möchte die betroffene Stelle eingewickelt haben; die Schmerzen nehmen bei windigem Wetter zu. Das äußere Erscheinungsbild des Patienten macht einen kränklichen, eingefallenen, vom körperlichen Verfall gekennzeichneten Eindruck, als würde eine ernsthafte Erkrankung anstehen.

Mund und Zähne

Die Lippen sind ausgedörrt, trocken und bluten. Sie werden schwarz, braun und rissig, beispielsweise bei schleichenden Fiebererkrankungen, und es kommt

zu einer Nekrose des Unterkiefers. *Phosphorus* ist auch ein Mittel bei einer Entzündung der Ohrspeicheldrüse, insbesondere wenn es zu einer Eiterung oder zur Bildung von Fistelöffnungen kommt. Rascher Verfall der Zähne. Das Zahnfleisch blutet und zieht sich von den Zähnen zurück.
Phosphorus ist sehr hilfreich bei hellroten Blutungen, die nach Zahnextraktionen auftreten können. Die Zunge ist geschwollen und die Sprache erschwert. Der Patient hat Schwierigkeiten, sich richtig zu artikulieren. Er hat einen bitteren oder sauren Mundgeschmack; besonders nach Milch ist der Mundgeschmack sauer, nach dem Essen oft bitter. Der Mundgeschmack kann aber auch salzig oder süßlich sein. Morgens hat der Patient einen Geschmack wie von Hydrogensulphat im Mund. Die Zunge hat einen pelzartigen Belag, manchmal kalkweiß, manchmal gelb. Die Zunge ist trocken, rissig und blutet. Sordes auf den Zähnen. Krusten bilden sich an der Mundschleimhaut, am Zahnfleisch, an den Lippen und auf der Zunge. Die Zunge ist geschwollen, die Papillen sind vergrößert.
Trockenheit von Mund und Rachen. Die Schleimhaut von Mund und Rachen ist wund, wie abgeschürft. Soor der Mundhöhle. Blutige Erosionen der Mundschleimhaut. Wunder Mund bei Säuglingen. Viel wässriger und blutiger Speichel fließt aus dem Mund. Der Speichel ist reichlich, schmeckt süßlich, salzig oder faulig. An der Rachenschleimhaut finden wir dasselbe wie an der Mundschleimhaut, nämlich große Trockenheit, Wundheit, Rohheit, Blutungen, Exkoriationen.

Hals

Entzündung der Rachenmandeln. Halsentzündung. Gefühl, als sei der Hals mit Seide ausgekleidet. Die Tonsillen sind stark angeschwollen. Heftiger Halsschmerz und Brennen im Hals, erstreckt sich in die Speiseröhre. Der Patient kann aufgrund einer Lähmung der Speiseröhrenmuskulatur oder wegen akuter Entzündungen der Rachen- und Speiseröhrenschleimhaut keinerlei Speisen zu sich nehmen. Zusammenschnürungsgefühl der Speiseröhre.

Magen

Der *Phosphorus*-Patient hat großen Hunger, der bald nach dem Essen wiederkehrt. Er muss auch im Fieberfrost etwas essen. Nachts steht er auf, um sich etwas zu essen zu holen. Schwächegefühl treibt ihn zum Essen. Heißhunger während Migräne; der *Phosphorus*-Patient weiß schon aufgrund seines heftigen Hungergefühl im Voraus, dass die Migräne einsetzen wird. Der Hunger ist oftmals nur vorübergehend, dann kommt es wiederum zu einer Abneigung gegen Speisen. Anschließend möchte er wieder etwas essen, aber sobald man ihm etwas anbietet, lehnt er es ab. Dies ist eines der anhaltendsten Merkmale von *Phosphorus*. Sowohl bei akuten als auch bei chronischen Beschwerden besteht heftiger Durst, zumeist nach eiskalten Getränken. Der Patient möchte etwas Erfrischende und es geht ihm beim Trinken kalter Getränke augenblicklich besser. Aber der Durst kehrt wieder, sobald das Wasser im Magen warm geworden ist. Auch Erbrechen setzt ein, wenn sich das Wasser im Magen erwärmt hat. Es gibt aber auch viele Zustände, bei denen er eiskaltes Wasser gut verträgt. Unstillbarer Durst. Wenn das Wasser erbrochen wird, besteht immer unstillbarer Durst. Der Patient möchte kalte Getränke und auch kalte Speisen. Er hat ein Verlangen nach erfrischenden, gewürzten und saftigen Sachen; auch nach Wein und Saurem. *Phosphorus* heilt oftmals das heftige Verlangen nach Alkohol bei Trinksüchtigen. Es beseitigt die auslösende Kongestion der Magenschleimhaut. Abneigung gegen Süßes, Fleisch, gekochte Milch, gepökelten Fisch, Bier, Pudding, Tee und Kaffee.

Viele *Phosphorus*-Beschwerden bessern sich durch Essen. Insbesondere die nervösen Symptome treiben den Patienten dazu, etwas zu essen, und er fühlt sich danach ein Weilchen besser. Später muss er dann wieder essen, denn ansonsten treten die nervösen Symptome auf. Der Patient kann auch oft nach dem Essen besser schlafen, er kann nicht einschlafen, ohne etwas gegessen zu haben.

Bei *Phosphorus* finden wir viele Magensymptome: Magenschmerzen, Übelkeit, Erbrechen, Brennen im Magen. Die Magenbeschwerden werden durch kalte Speisen und Getränke gebessert, Warmes verschlechtert sie. Dem Patienten wird übel oder er erbricht, wenn er die Hände in warmes Wasser hält oder sich in einem warmen Zimmer aufhält, ebenso kann dies ausgelöst werden durch Wärme und durch warme Speisen und Getränke. Schwangerschaftserbrechen wird durch *Phosphorus* geheilt, sofern die Frau ihre Hände nicht in warmes Wasser halten kann, ohne dabei erbrechen zu müssen. Ein weiteres ausgeprägtes Merkmal von *Phosphorus* ist das Aufschwulken von Speisen. Das Genossene wird in großen Mengen aufgestoßen, bis der Magen vollständig entleert ist. Es besteht eine andauernde Übelkeit, es sei denn, der Patient hat etwas Kaltes im Magen. Sobald das kalte Wasser im Bauch jedoch warm wird, kommt es dem Patienten wieder hoch. Dies ähnelt stark der Übelkeit und dem Erbrechen von *Chloroformum*, und *Phosphorus* ist ein wichtiger Helfer der Chirurgen; denn mit diesem Mittel können sie fast immer die Magenaffektionen, die durch Chloroform entstanden sind, antidotieren. Erbrechen von Blut und heftiges Erbrechen einer sauren Flüssigkeit. Erbrechen von Galle und Schleim; von schwarzen, kaffeesatzartigen Substanzen. Fürchterliches Leere- und Schwächegefühl im Magen, manchmal um 11 Uhr wie bei *Sulphur*. Die Magenschmerzen sind drückend, brennend, reißend. Magenschmerzen nach dem Essen. Empfindlichkeit in der Magengrube. Magenschleimhautentzündung. *Phosphorus* war ein sehr nützliches Mittel bei Magenkrebs mit kafeesatzartigem Erbrechen und Brennen im Magen. Kältegefühl im Magen oder in der Magengrube, als würde er gefrieren. Anfälle von messerstichartigen Schmerzen im Magen. Die Magenschmerzen werden durch eiskalte Sachen im Magen einen Augenblick besser. Krampfartiges Zusammenschnüren im Magen. Magenblutungen. Erbrechen großer Mengen geronnenen Blutes. Chronische Dyspepsie mit starkem Windabgang und Aufschwulken von Speisen. Auftreibung von Magen und Abdomen. Magengeschwüre.

Abdomen

Auch an der Leber finden wir bei *Phosphor* viele Symptome. Es kommt zu Leberstauung, Völlegefühl und Schmerzen in der Lebergegend. Verhärtung oder fettige Degeneration der Leber. Hyperämie der Leber. *Phosphorus* ist eines unserer nützlichsten Lebermittel. Die Leber ist hart und vergrößert. Gleichzeitig

mit den Beschwerden des Magens und der Leber kommt es für gewöhnlich zu Gelbsucht.
Das Abdomen ist sehr empfindlich und schmerzhaft bei Berührung, es besteht Kollern und Rumpeln im Bauch. Leere- und Schwächegefühl im Bauch. Gefühl von Schlaffheit im Bauch. Gefühl, als hingen die Eingeweide nach unten und als befände sich ein schweres Gewicht im Bauch. Tympanitisch aufgetriebener Bauch, wie bei Typhus abdominalis. Ein weiteres ausgeprägtes Merkmal bei *Phosphorus* ist ein eigenartiges Gurgeln, das im Magen anfängt und sich durch den Darmtrakt zieht, damit geht unwillkürlicher Stuhlabgang einher. Dies tritt ebenfalls häufig bei Typhus abdominalis auf. Bei *Arsenicum* erstreckt sich das Gurgeln die Speiseröhre hinunter. Flatulenz mit kolikartigen Bauchschmerzen. Reißende, schneidende, stechende Bauchschmerzen. Heftige neuralgische Bauchschmerzen. Entzündung des Darms, des Peritoneums oder des Blinddarms. Gelbe oder braune Flecke auf dem Bauch. Petechien auf der Bauchhaut bei Typhus abdominalis.

Rektum und Stuhl

Die Pathogenese von *Phosphorus* ist reich an Symptomen des Rektums und des Stuhlgangs. Unwillkürliche Absonderungen von Stuhl und Blähungen. Reichlicher Abgang von flüssigem, stinkendem, herausspritzendem Stuhl. Fürchterlich stinkende, gelbe, wässrige Stühle. Der Patient liegt da, als würde er sterben, die Stühle gehen unwillkürlich ab. Weißschleimige Stühle. Schleimige Stühle mit kleinen, talgähnlichen Klumpen gemischt. Unwillkürliches Heraussickern aus dem andauernd weit offen stehenden After. Darmblutungen, unter anderem bei Typhus und anderen schleichenden Erkrankungen. Blutige Absonderungen, die aussehen wie Fleischwasser. Unwillkürliche Entleerungen bei jeder Bewegung. Brennen im Rektum während des Stuhlgangs. Vorfall von Rektum oder Hämorrhoidalgeschwülsten. Scharfe, stechende Schmerzen vom Steißbein die Wirbelsäule hinauf bis zum Hirnstamm während des Stuhlgangs oder bei unwillkürlichen Entleerungen; der Patient zieht den Kopf in den Nacken. Nach dem Stuhl Krämpfe im Mastdarm; Brennen am After; heftiger Tenesmus; Schwächegefühl im Bauch; Erschöpfung und ohnmachtartige Schwäche, sodass sich der Patient hinlegen muss. Die Entleerungen sind bei Durchfall reichlich und schießen wie Wasser aus einem Hydranten. *Phosphorus* ist von Nutzen bei Cholera und Cholera infantum. Es ist darüber hinaus ein hilfreiches Mittel bei chronischer Diarrhö mit weichen, dünnen Stühlen. Daneben hat *Phosphorus* auch Ruhr mit spärlichen blutigen, schleimigen Stühlen und heftigem Tenesmus geheilt, außerdem hartnäckige Verstopfung; der Stuhl ist hart, lang und schmal, wie der Stuhl eines Hundes. Wechsel von Durchfall und Verstopfung bei alten Leuten. Krämpfe des Mastdarms. Darmlähmung, sodass der Patient nicht zur Entleerung pressen kann. *Phosphorus* hat Mastdarmpolypen und Analfissuren geheilt. Bei vielen der genannten Darmsymptome hat der Patient das Gefühl, der After sei weit geöffnet.

Harnwege und Urin

Phosphorus ist ein nützliches Mittel bei Nierenerkrankungen, insbesondere bei Diabetes mit Zucker im Urin, wenn großer Durst nach eiskalten Speisen und

Getränken besteht. Der Patient magert allmählich ab und wird langsam immer schwächer; es besteht eine beträchtliche Hitze des Kopfes mit Kälte der Extremitäten, dabei Glucosurie. *Phosphorus* heilt fettige Degeneration der Nieren und Nierensteine. Der *Phosphorus*-Patient hat keinen Harndrang, obwohl die Blase voll ist. Es liegt eine lähmungsartige Schwäche der Blase vor, ähnlich wie die lähmungsartige Schwäche der Muskeln des Körpers. Der Patient kann nicht stark pressen, um den Harn zu entleeren, denn dadurch verschlimmert sich ein Schmerz in der Blasengegend. Reichlicher, blasser, wässriger Urin. Häufige und spärliche Entleerung oder vollständige Unterdrückung. Trüber, weißlicher Urin, wie geronnene Milch. Eiweiß im Urin. Unwillkürliches Wasserlassen im Schlaf. Reißen, Zucken und Brennen in der Harnröhre. Vor Migräneanfällen kommt es manchmal zu verminderten Harnentleerungen, manchmal aber auch zu reichlichen Entleerungen eines wässrigen Urins.

Männliche Geschlechtsorgane

An den männlichen Geschlechtsorganen treten viele *Phosphorus*-Symptome auf. Das heftige Sexualverlangen treibt den Patienten in den Wahnsinn. Häufige und schmerzhafte Erektionen Tag und Nacht. In der Nacht kommt es zu Samenergüssen, auch ohne erotische Träume. Sexuelle Schwäche durch unmäßigen Genuss von Speisesalz. Impotenz nach heftiger Erregung und nach Selbstbefriedigung; dem geht eine Übererregung der Geschlechtsteile voraus. Häufige Absonderungen einer dünnen, schleimigen, farblosen Flüssigkeit aus der Harnröhre, Tag und Nacht. Sexuelle Ausschweifungen mit Erkrankungen des Rückenmarks. Absonderung von Prostatasekret bei hartem Stuhl. Chronische Harnröhrenabsonderung aufgrund Hypertrophie der Prostatadrüse. Postgonorrhoische Absonderung aus der Harnröhre. Schwellung und Schmerzhaftigkeit der Hoden und des Samenstranges. Entzündung des Hodens und des Samenstranges. *Phosphorus* hat Hydrozele infolge von Gonorrhö geheilt.

Weibliche Geschlechtsorgane

Bei Beschwerden der weiblichen Geschlechtsorgane ist *Phosphorus* ebenfalls wirkungsvoll. Das Mittel hat viele Fälle von Sterilität geheilt, die vermutlich auf heftige sexuelle Erregung zurückzuführen waren. Heftige sexuelle Erregung. Abneigung gegen Koitus. Heftiger Schmerz in den Eierstöcken während der Menstruation und Schwangerschaft, hervorgerufen durch eine Entzündung der Eierstöcke, erstreckt sich die Innenseite der Oberschenkel hinab. Gebärmutterentzündung während der Menstruation, während der Schwangerschaft; mit Pyämie. Gebärmutterblutungen mit reichlichem, hellrotem, geronnenem Blut; nach der Entbindung, während der Menstruation oder im Klimakterium. Häufige und reichliche Gebärmutterblutungen aufgrund von Gebärmutterkrebs. Die Menstruation setzt zu früh ein und dauert zu lang, die Blutung ist hellrot und reichlich. Während der Monatsblutung hat die Patientin eiskalte Hände und Füße, außerdem leidet sie unter Übelkeit, Rückenschmerzen wie zerbrochen, Gewichtsverlust, großer Angst und hat blaue Ringe um die Augen. *Phosphorus* ist auch angezeigt bei unterdrückter Menstruation bei Schwindsüchtigen mit Husten, Nasenbluten und Bluterbre-

chen. Heftige sexuelle Erregung treibt sie zur Selbstbefriedigung. Reichliche, gelbe Leukorrhö mit großer Schwäche. Weißfluss anstelle der Menses. Weiße, wässrige, scharfe, wundmachende, milchige Leukorrhö, reichlich beim Gehen. Der Ausfluss ist so wundmachend, dass sich an den Körperstellen, über die er fließt, Bläschen bilden. Brennen und Beißen in der Scheide. Stechende Schmerzen von der Scheide ins kleine Becken. Während beim Koitus heftige sexuelle Erregung besteht, herrscht Empfindungsmangel in der Scheide, als ob sie taub wäre. Feigwarzen und sonstige Wucherungen bilden sich um die Genitalien und in der Scheide. Blutende Warzen und Wucherungen an den Genitalien. Ödematöse Schwellungen der Schamlippen. Blumenkohlartige Wucherungen, die stark bluten. Schmerzhafte, harte, große Knoten in den weiblichen Brustdrüsen. Fibröse Wucherungen in der Brust. Fibröse Wucherungen in der Gebärmutter, mit reichlichen Blutungen.
Während der Schwangerschaft und Stillzeit besteht heftiges sexuelles Verlangen. Schwangerschaftserbrechen. Starke Erschöpfung, Mattheit und Zittern während der Schwangerschaft. Wochenbettkrämpfe. Schmerzen im Rücken, als ob er zerbrechen wollte. Vermehrte Milchsekretion außerhalb der Stillzeit. Entzündung der Brustdrüsen mit großer Hitze, Schwere und Eiterung. Erysipele an der Brust oder an den Genitalien.

Atemwege und Husten/Brust

Kehlkopfentzündung mit Heiserkeit morgens. Belegte Stimme. Große Empfindlichkeit des Kehlkopfes gegen Berührung und eingeatmete kalte Luft. Schmerz und Brennen im Kehlkopf beim Reden. Schwäche der Stimmbänder. Heftiges Kitzeln im Kehlkopf beim Sprechen. Zusammenziehen und Krämpfe im Kehlkopf. Anhaltender Hustenreiz im Kehlkopf. Kehlkopftuberkulose mit Blutungen, Stimmverlust; der Patient kann aufgrund der Schmerzen im Kehlkopf kein Wort sagen. Gefühl, als wäre der Kehlkopf mit Samt ausgekleidet. Wundheit und Rauheit im Kehlkopf. *Phosphorus* hat viele Fälle von Pseudokrupp und Diphtherie geheilt, wenn auch die übrigen Symptome übereinstimmten. Bei jedem Wetterwechsel, nach Überhitzung oder durch Erkältungen ist der Kehlkopf angegriffen, es kommt zu Stimmlosigkeit und Heiserkeit, insbesondere bei Rednern oder Sängern. Heiserkeit und Stimmverlust; starke Trockenheit im Kehlkopf und in den gesamten Luftwegen. Aufgrund der Reizung im Kehlkopf kommt es zu einem harten, trockenen, krächzenden Husten, der den ganzen Körper erschüttert. Die Reizung wandert die Atemwege hinab, affiziert die Luftröhre und die Lungen, es kommt zu Schweratmigkeit, asthmatischer Atmung, Umklammerungsgefühl am Kehlkopf, Erstickungsgefühl und Atemnot. Krämpfe und Zusammenschnürungsgefühl in der Brust. Heftige stridoröse Einatmung abends beim Einschlafen; der Patient fürchtet zu ersticken. Beschwerliches Atmen. Lähmung der Lungen. Nach dem Essen kommt es zu einem Völlegefühl in der Brust, außerdem zu heftiger Reizung im Kehlkopf, Schweratmigkeit und Aufräuspern von Schleim aus dem Kehlkopf.
Phosphorus ruft in der Brust Beklemmungszustände hervor. Angstgefühl, Schwäche und Zusammenschnürungsgefühl treten bei den Brustbeschwerden auf. Schwere auf der Brust, als läge ein schweres Gewicht darauf. Bei Husten, Bron-

chitis, Pneumonie und Herzsymptomen besteht immer ein mehr oder weniger starkes Zusammenschnürungsgefühl in der Brust, wie eingebunden oder fest mit einer Schnur eingewickelt. Engegefühl über dem Sternum. Bei all diesen Beschwerden ist immer ein großes Schwächegefühl der Brust vorhanden. Druck wie von einem Gewicht über dem mittleren Teil des Brustbeins. Gefühl eines Blutandrangs zur Brust, mit oder ohne heftiges Klopfen. Gefühl von Hitze in der Brust, die ins Gesicht hochsteigt. Hitzewallungen in der Brust, die nach oben steigen. Stechende Brustschmerzen. Krampfartige Brustschmerzen. Heftig stechende Schmerzen in der linken Brust, besser im Liegen auf der rechten Seite. Dies sind Schmerzen, wie sie für gewöhnlich bei Pleuritis oder Pleurapneumonie auftreten. Die Brustbeschwerden verschlimmern sich in kalter Luft. Gefühl wie roh in der Luftröhre, erstreckt sich in die Lungen. Brennen in der Brust. Akuter Schmerz im unteren Lungenbereich. Heftige Brustschmerzen beim Husten, der Patient muss sich die Brust mit den Händen halten. Lungenentzündung mit Angst, Beklemmung und Auswurf von hellrotem Blut. Der *Phosphorus*-Patient leidet an reichlichen Lungenblutungen bei Schwindsucht, Lungenentzündung oder Entzündung der Bronchiengänge; mit starkem Fieber und heftigem, erschütterndem Husten; der ganze Körper zittert beim Husten; reißende Schmerzen im Brustbein beim Husten; Erstickungs- und Zusammenschnürungsgefühl in der Brust. Schmerzen im Kehlkopf. Der Auswurf kann blutgestreift oder rostfarben sein wie beispielsweise bei Pneumonie, oder aber er kann eitrig sein. Im fortgeschrittenen Stadium wird der Auswurf dick, gelb und schmeckt süßlich. *Phosphorus* ist ein hilfreiches Mittel bei chronischen Bronchialkatarrhen oder Beschwerden, die auf eine Pneumonie oder Bronchitis zurückzuführen sind. Jede Erkältung setzt sich in den Lungen fest. Die Lungen scheinen schwach zu sein. Bei Hepatisation der Lunge im Verlauf einer Pneumonie, mit hartem, trockenem, stoßweisem Husten ist *Phosphorus* angezeigt. *Phosphorus*, *Sulphur* und *Lycopodium* sind bei Hepatisation bei Pneumonie die am häufigsten angezeigten Mittel. *Phosphorus* folgt gut auf *Arsenicum*, wenn *Arsenicum* aufgrund der Ruhelosigkeit, Erschöpfung und Angst zunächst das passende Mittel war; denn *Phosphorus* ist bei der Hepatisation in der Lage, den Fall vollständig zu heilen. Wenn der Patient Durst auf eiskaltes Wasser hat, über Zusammenschnürungsgefühl in der Brust und trockenen, stoßweisen Husten, lähmungsartige Schwäche der Lungen und Auswurf von Blut oder schaumigem Schleim klagt, dann ist *Phosphorus* das beste Mittel. Bei einer Lungenentzündung, für die *Phosphorus* das Heilmittel ist, kann es zu Brennen in der Brust, Brennen im Kopf, heißen Wangen und Fieber kommen; Gestikulieren im Delirium; heftiger Durst nach eiskaltem Wasser; fächerartige Bewegungen der Nasenflügel; Schweratmigkeit; der Patient schnappt nach Luft beim Einatmen; er liegt mit weit nach hinten gestrecktem Kopf auf dem Rücken und hat einen trockenen Husten mit kurzen Hustenstößen. Die Karotiden pulsieren. Es besteht ein Gefühl wie wund und zerschlagen in der Brust; schneidende, brennende, reißende und scharfe Schmerzen in den Lungen beim Husten. Erstickungsgefühl, oder aber das Einatmen ist fast unmöglich; dies tritt insbesondere zu Beginn des Hepatisationsstadiums auf, wenn das Gesicht livide verfärbt ist, die Gesichtszüge spitz sind, der Patient kaltschweißig ist und einen schnellen, harten Puls hat. Schaumiger Auswurf bei schleichend verlaufender Pneumonie, auch bekannt als typhöse Pneumonie. Drohende Lungenlähmung. *Phosphorus* ist ein hilfreiches Mittel, wenn sich eine Tuberkulose entwickelt, bei schmalbrüstigen, schlanken Personen mit schwacher Lebenskraft. Alle Erkältungen setzen sich in den Lungen fest. *Phosphorus* ist das Mittel bei schwächlichen, blassen, kränklichen Personen mit Blutungsneigung, bei denen es nach jeder Erkältung zu Schleimrasseln auf der Brust und zu einem harten Husten kommt, der den ganzen Körper erschüttert. Der Husten tritt an der kalten Luft auf. Abmagerung, insbesondere an der Brust und am Hals. Gleichzeitig mit diesen Beschwerden tritt in den letzten Stadien der Schwindsucht hektisches Fieber auf; das Fieber ist hoch, setzt am Nachmittag ein und dauert bis nach Mitternacht; der Patient hat ein rotes Gesicht und Nachtschweiße. Eine Gabe *Phosphorus* in sehr hoher Potenz wird dieses Fieber lindern und das Wohlbefinden des Patienten bis in den Tod hinein verbessern. Bei unheilbaren Fällen von Tuberkulose, wenn das Fieber bereits gesenkt wurde, sollte *Phosphorus* nicht mehr verabreicht werden, da es ansonsten das Fieber wieder in die Höhe treiben und genau das hervorrufen würde, was man eigentlich damit vermeiden wollte. Es ist nicht ungewöhnlich, dass es nach Einnahme von *Phosphorus* zu einer Krise kommt, mit anhaltenden Schweißen und Durchfall; diese Ausscheidungen sollten niemals unterbunden werden, da sie bald von alleine aufhören werden und der Patient sich danach in einem besseren und ruhigeren Zustand befindet. *Phosphorus* ist ein gefährliches Mittel, wenn es in sehr hoher Potenz bei einigen Fällen von Tuberkulose in den letzten Stadien verabreicht wird. Die Patienten hätten *Phosphorus* erhalten sollen, solange sie sich noch in einem heilbaren Zustand befanden. *Phosphorus* in der 30. Potenz kann in solchen Fällen manchmal gefahrlos gegeben werden; es wirkt auch in zweifelhaften Fällen als Test, um zu sehen, welche Reaktion bei dem Patienten überhaupt noch möglich ist. Wenn noch eine Reaktion erzielt werden kann, dann kann es durchaus später in höherer Potenz von Nutzen sein. Bei fortgeschrittener Tuberkulose empfiehlt es sich jedoch, zu Beginn der Behandlung *Phosphorus* nicht höher als in der 30. oder 200. Potenz einzusetzen. In sehr niedriger Potenzierung wirkt das Mittel in wirklichen *Phosphorus*-Fällen wie ein Gift. Der einzige Grund, warum so mancher Patient, der *Phosphorus* in so tiefer Potenzierung erhalten hat, keinen Schaden davon genommen hat, war der, dass *Phosphorus* dem Fall nicht ähnlich genug war, um ihn zu heilen – oder zu töten.

Herz

Bei *Phosphorus* kommt es zu heftigem Herzklopfen, das sich durch Bewegung und im Liegen auf der linken Seite – insbesondere abends – verschlechtert; schlechter nachts beim Erwachen, mit Blutandrang in die Brust und begleitet von Erstickungsgefühl. Engegefühl in der Brust und Herzklopfen, das am ganzen Körper verspürt wird. Druck in der Herzgegend. *Phosphorus* hat Endokarditis geheilt, außerdem auch Herzvergrößerung und Herzdilatation sowie fettige Degeneration des Herzens. Bei fettiger Herzdegeneration mit venöser Stase, Gedunsenheit des Gesichts und besonders dem Bereich unter den Augen, ist *Phosphorus* oftmals das Heilmittel. Bei all diesen Herzaffektionen ist immer Durst nach sehr kalten Getränken vorhanden; der *Phosphorus*-Patient möchte sein Inneres kühlen. Heftiger Blutandrang in die Brust bei jeglicher Aufregung, durch Sorgen und bei Erwartungsspannung. An der äußeren Brust finden wir bei *Phosphorus* zahlreiche neuralgische Schmerzen und gelb-braune Flecke.

Rücken und Extremitäten

Auch im Rücken gibt es zahlreiche Symptome, unter anderem Steifheit im Rücken und im Nacken, zwischen den Schulterblättern und im unteren Rücken. Steifheit beim Aufstehen vom Sitzen. Gefühl einer intensiven Hitze im Rücken, die nach oben steigt. Der Patient beschreibt eine Hitze in der Wirbelsäule. Wundheitsgefühl an einzelnen Stellen die Wirbelsäule hinauf und hinunter. Berührungsschmerzhaftigkeit zwischen den Schulterblättern. Pulsieren an verschiedenen Stellen des Rückens und in der gesamten Wirbelsäule. Druckempfindlichkeit des Steißbeins. Geschwüriger Schmerz im Steißbein, welcher Bewegungen verhindert. Rückenschmerz während der Menstruation und während der Entbindung, als ob der Rücken brechen würde. Affektionen und Entzündungen des Rückenmarks. Schwäche in den Gliedern nach geistiger Anstrengung, anhaltender körperlicher Anstrengung, Überhitzung, Sonnenstich und nach sexuellen Exzessen; paralytische Schwäche. Myelitis; Rückenmarkserweichung. Fortschreitende Spinallähmung. *Phosphorus* hat sich bei lokomotorischer Ataxie bewährt und wirkt bei vielen Symptomen palliativ, beispielsweise für die Schmerzen; außerdem stellt es die Reflexe wieder her. *Phosphorus* ist auch oft das passende Mittel bei Multipler Sklerose, und es hält das Fortschreiten der Erkrankung auf, wenn der Patient an großer Schwäche und Zittern der Extremitäten leidet. *Phosphorus* hat Karies der Wirbelkörper bei skrofulösen Kindern geheilt. Die Arznei hat ein breites Wirkungsspektrum bei verschiedenen Erkrankungen der Wirbelsäule.

An den Gliedern finden wir paralytische Schwäche, die sich sowohl in Arme als auch Beine erstreckt, mit Zittern und Gefühllosigkeit; einseitige oder beidseitige Lähmung der unteren oder oberen Extremitäten, mit Zittern und Taubheitsgefühl. Die Hände und Arme werden sehr kalt. Die Glieder magern ab, die Venen sind erweitert; die Arme brennen. Periodische Kontraktion der Finger. Das Taubheitsgefühl schreitet fort bis zur völligen Empfindungslosigkeit der Finger; insbesondere die Fingerspitzen sind taub und gefühllos. Große Ruhelosigkeit der Beine; Schwäche in den Beinen, besonders beim Gehen; es kommt zu einem unsicheren und zittrigen Gang. Lähmung der Beine. Akute Entzündungen von Knie- und Hüftgelenken. Brennende, reißende Gliederschmerzen durch Aufenthalt in der Kälte. Rheumatismus in Gelenken und Muskeln; Gliedersteifheit beim Kaltwerden. Alle Beschwerden der Extremitäten bessern sich durch Wärme, die Beschwerden des Kopfes und des Magens hingegen durch Kälte. Auch die Brustbeschwerden werden durch Wärme gebessert. Die unteren Glieder sind bedeckt mit fötidem Schweiß. Gangrän der unteren Gliedmaßen. Entzündung des Periosts am Schienbein. Geschwüre an den unteren Gliedmaßen; eiskalte Füße. Der *Phosphorus*-Patient möchte sich aufgrund seiner Erschöpfung hinlegen. Er ist unfähig zu gehen oder stolpert beim Gehen aufgrund seiner Schwäche und durch Schwindel. Ihn überkommt eine allmählich fortschreitende Schwäche, mit Zittern und Ohnmacht. Rucken und Zucken der Muskeln; Spasmen der gelähmten Teile. Epilepsie; Konvul sionen; neuralgische Schmerzen verschiedener Körperteile, besonders aber der Gliedmaßen; besser durch Wärme. *Phosphorus* hat Poylneuritis geheilt.

Schlaf

Der Schlaf des *Phosphorus*-Patienten ist ruhelos; er schreckt im Schlaf auf und fühlt sich morgens, als ob er nicht genügend geschlafen habe; dennoch werden die meisten seiner Beschwerden durch Schlaf gebessert, insbesondere die Kopfsymptome. Schlafwandeln. Er schläft auf der rechten Seite, denn Liegen auf der linken Seite erzeugt Angst und Schmerz in der Herzgegend und Herzklopfen. Spätes Einschlafen abends; er liegt lange wach und denkt über die Ereignisse des Tages nach und sorgt sich über unnötige Dinge.

Fieber und Schweiß

Phosphorus ist für gewöhnlich ein Mittel bei schleichenden typhösen Fiebern, wenn die bereits angeführten Symptome vorhanden sind.

Haut

Bei *Phosphorus* kommen zahlreiche Hautausschläge vor: trockene und schuppige; trockene, kleieartige Flechten; Blutbläschen; purpurne Flecken; gelbe Flecken an Brust und Bauch. Ameisenlaufen an den gelähmten Körperteilen. Gefühllosigkeit der Haut. Unregelmäßige braune Flecke am Körper. Psoriasis an Knien, Ellbogen und Augenbrauen. Urtikaria und Blutbeulen. Phlegmonöse Entzündungen. Chronisch eiternde Fistelöffnungen mit hektischem Fieber. Fistelöffnungen. Geschwüre, die beim Einsetzen der Menses zu bluten beginnen; tief fressende Geschwüre; indolente Geschwüre; maligne Geschwüre. Das Mittel ist sehr nützlich bei kanzerösen Geschwüren, die bluten und ein schwammartiges Aussehen annehmen. Außerdem hilft es bei schleichend verlaufenden Scharlacherkrankungen, wenn das Exanthem sich dunkel verfärbt oder ganz verschwindet und es zu Eiterung an verschiedenen Stellen kommt – am Hals, den Extremitäten oder an den Fingerspitzen; der Patient hat heftigen Durst nach kaltem Wasser, der Rachen sieht violett aus, es besteht trockener, stoßweiser, erschütternder Husten.

Phytolacca decandra — Phyt.

Phytolacca americana; Kermesbeere. *Phytolaccaceae.*

Allgemeines

Diese Arznei ist nur sehr unzureichend geprüft und kann daher an dieser Stelle nur fragmentarisch dargestellt werden. Die Gemütssymptome wurden in den Prüfungen überhaupt nicht hervorgebracht, aber dennoch besitzt das Mittel einige herausragende Merkmale.

Sie werden später feststellen, dass *Phytolacca* eine starke Ähnlichkeit zu *Mercurius* besitzt, und es ist auch das Antidot gegen die schleichenden Knochenschmerzen bei Patienten, die zu viel Quecksilberpräparate eingenommen haben und deshalb auch unter vermehrtem Speichelfluss leiden. Die Schmerzen treten nachts in der Bettwärme auf. Der ganze Körper schmerzt, es ist ein Gefühl wie wund und

zerschlagen. Schmerzhafte Empfindlichkeit des Periosts und an Stellen, wo nur wenig Muskulatur über den Knochen liegt, beispielsweise am Schienbein oder an den Gelenken. Wundheitsgefühl, Ziehen und Krampfen der Muskeln. Ziehen in den Rückenmuskeln. Rückenschmerzen, die nachts oder in Bettwärme zunehmen. Die *Phytolacca*-Patienten leiden wie auch *Mercurius*-Patienten unter diesen Symptomen insbesondere bei kaltem, feuchtem Wetter. Es besteht eine Neigung zu Geschwürbildung, und daher ist *Phytolacca* auch wirkungsvoll bei Syphilis, insbesondere bei chronischen syphilitischen Geschwüren. Der Patient hat hierbei oftmals aufgrund von Quecksilbereinreibungen vermehrten Speichelfluss, das Quecksilber hat sich mittlerweile im gesamten Organismus angereichert, aber es bringt ihm keine Linderung mehr. Geschwüre können bei *Phytolacca* auch im Rachen, an der Haut oder an sämtlichen Schleimhäuten auftreten.
Krampfartige Zustände und Ziehen in den Muskeln, das sich bis zu heftig schmerzenden Krämpfen ausweiten kann. Opisthotonus. Manchmal ist nur die Halsregion betroffen, und der Kopf wird in den Nacken gezogen. Rucken und Zucken der Muskeln.
Phytolacca ist insbesondere ein „*Drüsenmittel*". Die Drüsen und Lymphknoten entzünden sich und werden hart. *Phytolacca* erzeugt Halsentzündungen mit Entzündung der Nackenlymphknoten, besonders auch der Unterkieferlymphknoten und der Parotis. Halsentzündung mit Ansammlung von dickem, zähem Schleim im Rachen sowie Schwellung der Rachenmandeln. Schleichend verlaufende Halsentzündung, wie bei Erysipel.
Die *Phytolacca*-Beschwerden verschlimmern sich nachts, an kalten Tagen, in einem kalten Zimmer sowie durch Bettwärme. Es besteht folglich ein Widerspruch in den Modalitäten von Wärme und Kälte.
Die Wirkung des Mittels scheint sich vorwiegend auf die Brustdrüsen zu konzentrieren. Es kommt zu Wundheitsgefühl und Knotenbildung in der Brust bei jedem kaltfeuchten Wettereinbruch. Die Patientin verkühlt sich und die Brust entzündet sich. Die Brustentzündung tritt auch in Verbindung mit den Menses auf. Wenn eine Frau in der Stillperiode der Kälte ausgesetzt ist, entzündet sich die Brust und die Milch wird zäh und Faden ziehend, oder aber sie gerinnt. Dieses Symptom wurde in den Prüfungen bestätigt, aber schon früher haben Viehzüchter die Wurzel der Kermesbeere ausgiebig verfüttert, wenn die Milch einer Kuh dick wurde und sich im Euter Klumpen gebildet hatten; und zwar hauptsächlich dann, wenn dieser Zustand auftrat, nachdem die Kuh im Regen gestanden hatte.
Nahezu jegliche Aufregung scheint sich an den Brustdrüsen zu manifestieren. Furcht oder auch der Schreck eines Unfalls führen dazu, dass sich Knoten in der Brust bilden, mit Schmerzen, Hitze und Schwellung, bis hin zu heftigen eiternden Entzündungen. Kein anderes Mittel konzentriert sich in seiner Wirkung so auf die Brustdrüsen wie *Phytolacca*. Bei *Mercurius* ist es ähnlich; wenn die Patientin sich erkältet, werden die Brustdrüsen wund. Aber wenn eine Frau in der Stillzeit durch jeglichen Kummer eine Brustentzündung bekommt, geben Sie ihr *Phytolacca*. Auch wenn eine Mutter sagt, dass sie keine Milch hat oder dass die Milch spärlich, dick und schlecht ist und schnell gerinnt, ist *Phytolacca* als konstitutionelles Mittel angezeigt, sofern keine anderen Symptome seine Einnahme kontraindizieren. *Phytolacca* hat eine blutig-wässrige Absonderung

aus der Brust geheilt, die fünf Jahre nach der Entwöhnung des Säuglings noch angedauert hatte. Die Brust der Patientin ist zuweilen so schmerzhaft und wund, dass sie beim Stillen des Kindes beinahe Krämpfe bekommt und sich der Schmerz den Rücken hinab in die Glieder und im ganzen Körper ausbreitet.
Phytolacca ist auch ein Heilmittel bei *Diphtherie*, vor allem bei bestimmten Diphtherie-Epidemien, die mit starker Anschwellung des Rachens einhergehen; außerdem mit Schwellung der Nackenlymphknoten, der Parotis und der Unterkieferdrüsen, mit Knochenschmerzen, üblem Mundgeruch, dick belegter Zunge, starken Rückenschmerzen, Nasenbluten und Wundheitsgefühl in den Muskeln. Auch hier besitzt es Ähnlichkeit zu *Mercurius*, und die beiden Mittel sind im Bezug auf die Anwendung bei Diphtherie eng verwandt. Zuweilen geht eine Diphtherie auch ohne Mundgeruch, belegte Zunge, Exsudation, Drüsen- und Lymphknotenschwellung sowie Nackensteifigkeit einher. Dann sollte man an *Mercurius* oder eine andere *Mercurius*-Verbindung denken. Bei *Mercurius jodatus flavus* ist die *rechte* Halsseite betroffen, und die Diphtherie verbleibt dort oder wechselt auf die linke Seite über. Bei *Mercurius jodatus ruber* hingegen sind die Beschwerden *linksseitig* oder gehen von links nach rechts. Bei *Mercurius cyanatus* ist die Rachenschleimhaut mit einem dicken, grünlichen Belag ausgekleidet, der sich von der Nase bis in den Rachen erstreckt. Bei *Phytolacca* finden wir einige Merkmale von Quecksilber.
Phytolacca hat syphilitische Knoten an Schädel und Schienbein geheilt.
Es ist auch bei zahlreichen Hautausschlägen angezeigt. „Schuppige Ausschläge; Pityriasis; Psoriasis." „Ringelflechte." „Bartpilzflechte." „Exanthematische Hauterkrankungen; Masern; Scharlachexanthem am ganzen Körper." Es ist nicht weiter verwunderlich, dass *Phytolacca* auch Scharlach heilt, gehören doch das Scharlachexanthem, die Halsentzündung und die Drüsenaffektionen zur Pathogenese des Mittels.
Phytolacca besitzt die Fähigkeit, das Wachstum maligner Tumore aufzuhalten, insbesondere bei Tumoren der Brustdrüse; Drüsentumoren, die hart und szirrhös werden. Bevor diese Arznei bekannt war, stand uns nur ein Mittel bei alten Vernarbungen der Brustdrüsen zur Verfügung. Frauen, die seit ihrer letzten Schwangerschaft vor mehreren Jahren an Abszessen der Brust leiden, welche durch Zugpflaster behandelt oder operativ eröffnet wurden, können dort eine Narbe zurückbehalten. Und bei der erneuten Schwangerschaft treten dann Probleme auf. Die alten Narben können sich entzünden und es bilden sich Geschwüre, die sich in die Milchdrüse hineinfressen oder die Milchgänge zur Seite drängen oder abknicken. Es kommt zu einer hochgradigen Entzündung mit Pulsieren und Schmerzen, die Milch wird blutig. *Graphites* war früher das Routinemittel in solchen Fällen, aber *Phytolacca* ist hier das weitaus bessere Mittel und passt häufiger zu den allgemeinen Begleiterscheinungen. Zu den Symptomen, die normalerweise bei Brustentzündungen im Wochenbett auftreten, zählen: Schmerzen in Rücken und Knochen, Fieber und Schüttelfrost. *Phytolacca* hat diese Symptomatik und deckt sich somit mit dem Wesen des Falles. Bei *Graphites* finden wir diese Symptome nur bedingt. Wenn sehr hohes Fieber vorhanden ist sowie Kopfkongestionen, klopfende Karotiden und eine starke Rötung, die sich von den Brustwarzen her ausbreitet, ist *Belladonna* das Heilmittel. Wenn die gesamte Brust schwer und hart wie ein Stein ist und die

Patientin äußerst empfindlich auf Bewegung und Berührung reagiert, benötigt sie *Bryonia*. Bei *Mercurius* müssen auch die Allgemeinsymptome übereinstimmen. *Hepar sulfuris* oder *Silicea* kommen in Frage, wenn es zwangsläufig zu Eiterung kommt, insbesondere wenn es der Patientin durch Wärme besser geht. Bei *Hepar sulfuris* bestehen extreme Schmerzen und Wundheitsgefühl, Reizbarkeit und Besserung durch Wärme; es begrenzt die Ausdehnung der Eiterung und eröffnet den Abszess, ohne dass es dabei zu Schmerzen kommt.
Bei *Phytolacca* finden wir die beschwerlichsten, langwierigsten, hartnäckigsten Nasenkatarrhe, die sogar mit einer Zerstörung der Nasenknochen einhergehen. „Völlige Verstopfung der Nase; beim Fahren im Wagen muss er durch den Mund atmen." „Schnupfen und Husten, mit Rötung der Augen und Tränenfluss, Lichtscheu, Sandgefühl in den Augen, mit Wundheit und Brennen." „Syphilitische Ozäna, mit blutig-jauchiger Absonderung und Affektionen der Nasenknochen." „Basaliom und kanzeröse Nasenaffektionen."
Phytolacca ähnelt *Graphites* insofern, als dass es im Bereich von Fissuren zu Entzündung, Verhärtung und zu Ausschlägen kommt. An schlecht durchbluteten Stellen besteht die Neigung zur Bildung von Verhärtungen.

Gesicht

„Gesicht eingesunken, blass, hippokratisch; blaue Ringe um die Augen; gelbliche Gesichtsfarbe; bläuliches und leidendes Aussehen." „Schmerz in Schädel- und Gesichtsknochen nachts." „Erysipelartige, sehr schmerzhafte Schwellung um das linke Ohr und an einer Gesichtsseite; von dort aus breitet es sich über die Kopfhaut aus." „Lippen nach außen gekehrt und stramm." „Tetanus." „Geschwüre an den Lippen." „Parotis und Unterkieferdrüse geschwollen." „Zunge im hinteren Teil dick belegt; gelber und trockener Belag." Diese Symptome finden sich bei *Phytolacca* bei allen akuten Beschwerden, und es ist ähnlich wie bei *Mercurius*. Bei den Eklektikern hat *Phytolacca* einen hervorragenden Ruf, und an deren Ergebnissen in der Anwendung sehen wir die Spuren seiner homoopathischen Wirkung. In Cincinnati verordneten sie Patienten mit Geschwüren im Mund drei Tropfen der Tinktur in einem Glas Wasser. Sie haben es hierfür standardmäßig eingesetzt, und haben dadurch einige homöopathische Heilungen bewirkt. „Geschwürige Entzündung des Mundes." Auch syphilitische Geschwüre werden durch *Phytolacca* geheilt, wenn die Symptome insgesamt übereinstimmen.

Hals

In den „Leitsymptomen" werden auf mehreren Seiten die homöopathischen Heilungen bei Halsbeschwerden aufgeführt. *Phytolacca* hilft bei Diphtherie oder Halsentzündung, mit entzündeten Drüsen und Lymphknoten, sowie Knochenschmerzen, die nachts schlimmer werden. Es sind sehr heftige Fälle, die mit Schluckbeschwerden einhergehen, außerdem mit Schmerzen oder Vergrößerung der Tonsillen, mit Tendenz in Richtung Nekrose. *Phytolacca* ist ebenfalls angezeigt bei syphilitischer oder quecksilberbedingter Halsentzündung. Die Halsentzündungen werden bei *Phytolacca* oftmals nachts und durch warme Getränke verschlimmert; der Patient möchte kalte Sachen. Hier ist eine Zusammenfassung der *Phytolacca*-Halsbeschwerden: Diphtherie;

ohnmächtig und schwindlig beim Versuch, sich aufzusetzen; Stirnkopfschmerzen; schießende Schmerzen vom Rachen in die Ohren, besonders beim Schlucken; Gesicht gerötet; Zunge hinten dick belegt, hervorgestreckt, rote Zungenspitze; fötider Atem; faulig; Erbrechen; Schluckbeschwerden; Rachenmandeln geschwollen, mit Pseudomembranen belegt, zuerst links, an drei oder vier Stellen; Tonsillen, Uvula und hinterer Rachenraum bedeckt mit aschfarbenem Exsudat; Schmerz in der Zungenwurzel beim Herausstrecken der Zunge.

Rücken und Extremitäten

Phytolacca ist angezeigt bei chronischer Gicht und Rheuma in den Gliedern; auch bei akutem, lang andauerndem Rheumatismus, der nachts, durch warme Umschläge und in Bettwärme schlimmer wird. Wandernde Gichtbeschwerden. Syphilitisches Rheuma; Schmerzen werden in den Knochen verspürt. "Scharfe, schneidende und ziehende Schmerzen in der Hüfte, die Beine sind angezogen; kann nicht den Boden berühren." „Syphilitische oder gonorrhoische Ischialgie." „Geschwüre und Knoten an den Unterschenkeln."
Von manchen Ärzten wurde *Podophyllum* früher „pflanzliches *Mercurius*" genannt. Jedoch steht diese Bezeichnung eher *Phytolacca* zu, da es bei mehr Symptomen als *Podophyllum* eine Ähnlichkeit mit *Mercurius* besitzt.

Picricum acidum **Pic-ac.**

Picrinum acidum; Pikrinsäure, Trinitrophenol. $C_6H_3N_3O_7$

Allgemeines

Studiert man die Prüfungen dieses Mittels eingehend, so drängt sich einem das Bild von körperlicher und geistiger Schwäche auf. Die Schwäche nimmt dabei immer mehr zu und steigert sich von einer Mattigkeit bis hin zu Lähmung. Es gibt starke Anhaltspunkte dafür, dass es zu einer Erweichung des Gehirns sowie des Rückenmarks kommt. Der *Picricum acidum* Patient reagiert frühzeitig empfindlich auf Wärme und hat ein Verlangen nach kühler, frischer Luft, welche seine Kopfsymptome und auch die körperlichen Beschwerden bessert. Kalte Luft und kaltes Baden sind ihm eine Wohltat. Der Patient ist empfindlich gegen nasses Wetter. Taubheitsgefühl an vielen Stellen, Zittern, Trägheit und Schweregefühl, sodass er sich hinlegen muss, und Verschlimmerung durch die geringste Anstrengung sind charakteristische Merkmale des Mittels. Die zugrunde liegenden Ursachen sind Schlafmangel, Sorgen und geistige Anstrengung. Die Patienten sind extrem gleichgültig.
Picricum acidum ist ein typisches Mittel bei Hirnmüdigkeit mit Gleichgültigkeit und Mangel an Willensstärke, sowie Abneigung gegen Reden oder Denken oder Abneigung, irgendeiner geistigen Arbeit nachzugehen. Der Patient ist durch die geringste geistige Anstrengung rasch erschöpft und bekommt davon zahlreiche Beschwerden; unter anderem treten Wundheits- und Lahmheitsgefühl, Durchfall, Brennen entlang der Wirbelsäule, allgemeine Schwäche und Schwere der Glieder und des Rückens ein. Der Patient verliert sämtliches Interesse an irgendwelchen Dingen; bei jeglicher Geistesanstrengung wird er

reizbar und zornig. Bei Schulkindern wird dieses sehr wertvolle, doch vernachlässigte Mittel häufig gebraucht. Wenn das Kind anfängt, das Alphabet zu lernen, treten dabei Kopfschmerzen auf, die auch bei jedem erneuten Versuch wiederkehren; die Pupillen sind dabei häufig erweitert. Nach jeder Prüfung in der Schule bekommt es diese heftigen Kopfschmerzen. Ein Schuljunge mit folgenden Beschwerden wurde durch *Picricum acidum* rasch geheilt: Er litt an Schulkopfschmerz, Schwindel bei längerem Stehen, Schweregefühl des Kopfes, Nasenbluten, erweiterten Pupillen, gestauten Konjunktiven, Unverträglichkeit von künstlichem Licht, Appetitlosigkeit, bitterem Mundgeschmack, Erbrechen und Gelbsucht. Schwindel tritt bei *Picricum acidum* durch geistige Anstrengung, Bücken, Gehen oder Treppensteigen auf; ebenso, wenn der Patient den Kopf aus dem Kissen heben will; er kann sich nicht aufsetzen, da ihm auch dabei bald übel wird. Der Schwindel geht oftmals mit Kopfschmerzen einher. *Picricum acidum* ist des Weiteren ein überaus nützliches Mittel bei Kopfschmerzen von Schülern, Lehrern und anderen Menschen mit überwiegend geistiger Tätigkeit, sowie überarbeiteten Geschäftsleuten. Es sollte aber auch bei Kopfschmerzen mit ausgeprägter nervöser Schwäche aufgrund von Kummer oder Niedergeschlagenheit nicht übersehen werden. Es kommt zu heftigen Schmerzen im Scheitel, in der Stirn und am Hinterkopf, die sich entlang der Wirbelsäule mit großer Hitzeempfindung nach unten ausbreiten. Kongestive Kopfschmerzen. Der Patient möchte den Kopf kühl haben, die Kopfschmerzen verschlimmern sich in einem warmen Zimmer, durch Einhüllen des Kopfes oder des Körpers; sie werden durch körperliche und geistige Ruhe gelindert.

Kopf und Schwindel

Die Kopfschmerzen setzen oft bei Tagesanbruch ein und nehmen über den Tag hin zu, nachts im Schlaf lassen sie dann wieder nach. Der Patient ist den Tag über daher zu nichts zu gebrauchen, nachts in Ruhe und im Schlaf fühlt er sich jedoch wohl. Die Kopfschmerzen gehen häufig mit extremer Erschöpfung einher. Auch heftige sexuelle Erregung kann als eine weitere „Beschwerde" mit den Kopfschmerzen zusammen auftreten, aber diese Begleitbeschwerde tritt nicht zwangsläufig mit auf.

Augen

Die Augensymptome bei *Picricum acidum* Patienten, die an Hirnermüdung leiden, sind auf einen Tonusverlust der Augenmuskeln zurückzuführen. Angestrengtes Sehen und Lesen von kleinen Buchstaben erzeugt Kopfschmerzen und Augensymptome (*Onosmodium*), unter anderem Sandgefühl in den Augen; beißende Schmerzen; scharfe Tränen; Funken vor den Augen; Kurzsichtigkeit; Trübsichtigkeit; Gegenstände sind nicht erkennbar; erweiterte Pupillen; heftige Schmerzen über den Augen. Dicker Schleim in den Augen. Die Augensymptome verschlimmern sich bei künstlichem Licht.

Ohren

Furunkel und kleine Pusteln am äußeren Gehörgang.

Magen

Saures oder erfolgloses Aufstoßen. Übelkeit morgens, schlechter beim Aufstehen und Umherbewegen.

Abdomen

Es gibt Hinweise auf Leberstörungen; der Patient leidet an Gelbsucht.

Rektum und Stuhl

Kollern in den Eingeweiden und Durchfall nach geistiger Anstrengung. Gelbe, wässrige oder dünne, ölige Stühle; beißende Schmerzen im After nach dem Stuhlgang. Stühle wie Haferschleim. Große Erschöpfung nach dem Stuhlgang bei Personen, die zuvor bereits sehr schwach waren.

Harnwege und Urin

Der Urin enthält Zucker und Eiweiß und hat ein hohes spezifisches Gewicht. Stark konzentrierter Harn mit vielen Uraten, Harnsäure, Phosphaten und nur wenig Sulfaten. Tröpfeln nach dem Wasserlassen. Blasenschwäche. Großer Phosphatverlust.

Männliche Geschlechtsorgane

In den Prüfungen wurde der normale Sexualtrieb übermäßig gesteigert, es kam zu Geilheit und heftigen Erektionen, besonders in der Nacht. *Picricum acidum* hat diese Beschwerden schon häufig geheilt, auch wenn sie bereits lange Zeit bestanden. Schmerz in Hinterhaupt und Wirbelsäule, Schwere der Gliedmaßen und sexuelle Erregung. Wenn gleichzeitig eine starke Ruhelosigkeit in den Füßen vorliegt, ist *Zincum picricum* das bessere Mittel. *Picricum acidum* heilt Impotenz und Spermatorrhö, wenn der wollüstige Zustand nicht verstandesmäßig beherrscht werden kann.

Rücken und Extremitäten

Brennen in der Wirbelsäule durch körperliche oder geistige Anstrengung. Schwäche der Wirbelsäule und Schwere der Glieder, insbesondere der Beine. Der Rücken ist so müde, dass der Patient nicht aufrecht sitzen kann; er gleitet im Stuhl herab oder muss sich hinlegen. Es geht ihm besser im Liegen. *Picricum acidum* hat sich auch bei Myelitis als hilfreich erwiesen, mit schwachen Gliedern und dem Gefühl, als wären Körper und Extremitäten eingebunden oder eingeschnürt; auch Anästhesie der Beine war vorhanden, als ob sie in elastischen Strümpfen steckten. *Picricum acidum* ist auch ein Mittel bei lokomotorischer Ataxie, wenn schmerzhafte Erektionen und Pollutionen sogleich nach dem Einschlafen auftraten. Überhaupt wurden zahlreiche Fälle spinaler Schwäche durch das Mittel geheilt.
Schwäche der Beine mit Zittern, Taubheits- und Zusammenschnürungsgefühl. Ameisenlaufen und Kribbeln wie durch Nadeln. Ausgeprägte Kälte der Füße. Körperliche Anstrengung führt zu einer starken Zunahme dieser Beschwerden; nach einer langen Ruhepause geht es dem Patienten besser.

Müdigkeit der Glieder und des ganzen Körpers nach der geringsten Anstrengung; extreme Trägheit. Große muskuläre Schwäche. Schläfrigkeit tagsüber, nachts liegt der Patient schlaflos im Bett, besonders nach geistiger Arbeit.

Platinum metallicum — Plat.

Platina; Platin, Element 78. *Pt.*

Allgemeines

Die Prüfung von *Platinum* weist Veränderungen des Gemütszustandes auf. Das Mittel passt insbesondere auf hysterische Frauen, die an den Folgen von Schreck, lang anhaltender Aufregung, Enttäuschung, Schock oder an langwierigen Blutungen leiden. Die Frauen werden arrogant und hochmütig. Eines der hervorstechendsten Charakteristika von *Platinum* ist Stolz und ein Überheblichkeitsgefühl. Die Patientin bildet sich ein, aus einer hochgeborenen Familie zu entstammen, hält ihre Angehörigen und Freunde für von niederer Herkunft und schaut auf sie herab. Ihre Bekannten sind ihr untergeordnet. Eine Eigentümlichkeit bei *Platinum* ist, dass diese Wahnideen sich auch auf die körperliche Ebene erstrecken. Die Patientin hält sich für größer als sie in Wirklichkeit ist und meint, dass die anderen Leute im Vergleich zu ihr kleiner seien. Sie verachtet andere, reagiert ängstlich und ernst bei Angelegenheiten, die gar nicht ernst sind, oder aber sie ist reizbar bei Kleinigkeiten. Sie ist ausgesprochen launisch und schmollt bei der geringsten Verärgerung, wird ängstlich und weint. Es besteht Herzklopfen und Zittern in allen Gliedern bei der geringsten Aufregung. Sie fürchtet sich vor dem Tod, aber verabscheut das Leben. Furchtsamkeit sticht bei *Platinum* besonders hervor. Die Patientin fürchtet, dass etwas Furchtbares passieren wird oder dass ihr Mann, wenn er einmal weggeht, nicht mehr zu ihr zurückkehrt, obwohl er immer wieder nach Hause kommt. Sie ist ruhelos, erregt, geht umher, bewegt sich und weint.

Geist und Gemüt

Die Gemütssymptome wechseln sich mit körperlichen Beschwerden ab. Die Patientin bildet sich eigenartige Dinge ein. Sie glaubt, nicht zur menschlichen Spezies zu gehören und wird bei religiösen Angelegenheiten fast wahnsinnig; sie sitzt in der Zimmerecke und brütet darüber nach, sagt dabei aber nichts. Es kommt zur Psychose, die Patientin befällt eine sexuelle Perversion, sie gibt unzüchtige Dinge von sich und zittert. Krämpfe entstehen aufgrund von Ärger oder Zorn. Die *Platinum*-Patientin pfeift, singt und tanzt. Sie spricht andauernd von fantasievollen Dingen. Es kann sich auch eine melancholische Stimmung oder gar eine Manie entwickeln. Wenn man sie in ihrem Hochmut kränkt, bekommt sie Beschwerden. Auch sexuelle Erregung ruft Beschwerden hervor. Die typischen Gemütssymptome gehen mit Zittern der Glieder, sexueller Erregung sowie Taubheitsgefühl verschiedener Körperteile und der Gliedmaßen einher. Gefühl von Zusammendrücken, drückende Schmerzen, Drücken der Glieder, als ob sie eingebunden oder zusammengezogen wären; Spannung der Haut an den Extremitäten, wie umwickelt. Diese charakteristischen Merkmale herrschen in den verschiedenen Körperteilen vor und modifizieren viele Lokalsymptome. Taubheitsgefühl der Kopfhaut mit drückenden, bohrenden Kopfschmerzen und Kompressionsgefühl des Kopfes. Spannung der Kopfhaut; krampfartiges Zusammenziehen der Kopfhaut, das sich allmählich zu großer Heftigkeit ausweitet. Krampfartige Kopfschmerzen werden langsam immer heftiger. Zusammenpressendes Gefühl im Kopf, entweder in den Schläfen, am Scheitel oder in der Stirn. Gefühl von Krabbeln, Kriechen und Taubheit der Kopfhaut. Plötzliche Stöße im Kopf. Es gibt kein Symptom bezüglich des Kopfes, das anhaltender wäre als das Taubheitsgefühl der Kopfhaut. Es tritt bei allen Schmerzen und sonstigen Empfindungen begleitend auf.

Kopf

Alle Kopfschmerzen nehmen allmählich an Intensität zu, bis sie schließlich sehr heftig sind. Sehr schmerzhafte Neuralgie des Kopfes mit Empfindlichkeit bei hysterischen Personen. Manchmal wird ein Taubheitsgefühl im Kopf beschrieben, als ob das Gehirn taub wäre. Kopfschmerzen setzen nach Kummer, Furcht oder Ärger ein, sowie nach Blutungen und sexueller Erregung.

Augen

Funkensehen vor den Augen. Spasmen der Lider. Gegenstände erscheinen den *Platinum*-Patienten kleiner als sie in Wirklichkeit sind. Kältegefühl in den Augen, Krämpfe der Lider und krampfartiges Zittern und Zucken der Augenmuskeln.

Ohren

Krampfschmerzen in den Ohren. Kältegefühl in den Ohren. Taubheitsgefühl des äußeren Ohres, erstreckt sich ins Gesicht, zur Nase und zur Kopfhaut.

Gesicht

Platinum ist auch ein „Blutungsmittel". Blutungen aus verschiedenen Körperteilen und Schleimhäuten. Die Blutungen enthalten dabei immer schwarze Klumpen und Serum. Nasenbluten mit schwarzem, geronnenem Blut. Überempfindlich gegen Gerüche. Heftige, krampfartige Schmerzen an der Nasenwurzel, mit Rötung des Gesichts. Kältegefühl, Taubheit oder krampfartige, drückende Schmerzen im Gesicht. Gesichtsneuralgie. Kälte, Kribbeln und Taubheitsgefühl im Gesicht. Taubheit der Kieferknochen. Reißender, bohrender Schmerz im Gesicht. Klopfen und Wühlen im Unterkiefer, insbesondere rechts, gleichzeitig mit Taubheits- und Kältegefühl. Die Schmerzen kommen allmählich und lassen auch allmählich wieder nach.

Mund

Empfindung, als sei die Zunge verbrüht. Krabbeln auf der Zunge.

Magen

Die *Platinum*-Patienten leiden an Appetitverlust infolge der niedergeschlagenen Stimmung. Es kann zuweilen auch zu Heißhunger kommen, die Patientin isst hastig, wenn sie alles um sich herum verachtet. Viele Blähungen und Gärungsdyspepsie im Magen. Zucken der Muskeln von Magen und Bauch. Gefühl, als ob das gesamte Abdomen eng zusammengeschnürt oder eingewickelt wäre. Gefühl, als wäre die Haut am Bauch fest gespannt. Heftige Krampfschmerzen im Bauch. Ziehende Schmerzen am Nabel, als würde er durch eine Schnur nach hinten gezogen. Drückende, herabdrängende Bauchschmerzen. Diese Schmerzen sind ähnlich wie bei *Plumbum*, und *Platinum* wurde auch als Antidot von *Plumbum* eingesetzt. Drückende, ziehende Schmerzen durch eingeklemmte Blähungen. Auch die Starre des Verdauungskanals ähnelt dem Zustand, den wir von *Plumbum* her kennen. Hartnäckige Verstopfung mit vielen Blähungen.

Rektum und Stuhl

Der Stuhl enthält halb verdaute Speisereste, ist breiig oder hart, wie verbrannt. Er kann auch spärlich sein und nur schwer entleert werden. Oder aber er ist klebrig und haftet am After wie weicher Lehm. Häufiger Stuhldrang mit Unfähigkeit, zur Stuhlentleerung zu pressen. Hartnäckige Verstopfung und erfolgloser Stuhldrang.

Platinum ist auch angezeigt bei Bauchschmerzen und Koliken nach Bleivergiftung. Verstopfung bei Reisenden. Der Patient muss beim Stuhlgang lange pressen. Schneidende, brennende Schmerzen und Vorfall der Hämorrhoiden während des Stuhlgangs. Brennen im Rektum während Stuhlgang. Jucken und Kitzeln am After mit Tenesmus, insbesondere abends.

Geschlechtsorgane

Extreme sexuelle Erregbarkeit kommt bei *Platinum* sowohl bei Männern als auch bei Frauen vor. Bei *Platinum*-Männern führt der sexuelle Erethismus zur Masturbation. Die Arznei hat Epilepsie geheilt, die als Folge zu häufiger Masturbation aufgetreten ist. Sexueller Erethismus ist auch eins der charakteristischsten Merkmale der *Platinum*-Frauen. Sie leiden unter unerträglicher sexueller Erregbarkeit und wollüstigem Jucken an den Genitalien. Die äußeren Geschlechtsteile sind dermaßen empfindlich, dass die Frau nicht einmal während der Menstruation eine Binde tragen kann. Die Empfindlichkeit geht sogar so weit, dass der Frauenarzt keine Untersuchung durchführen kann. Dabei handelt es sich nicht um einen entzündlichen Zustand, sondern vielmehr um eine Hyperästhesie. Vermehrte sexuelle Erregbarkeit auch bei jungen, hysterischen Mädchen. Heftiger Sexualtrieb bei verheirateten Frauen mit Jucken, Kitzeln und wollüstigen Empfindungen der Geschlechtsteile. Schmerz in der Gegend der Eierstöcke, besonders links. *Platinum* hat Sterilität geheilt, die seit langem bestanden hat, vor allem wenn diese mit extremer sexueller Erregbarkeit in Zusammenhang gebracht wurde. Brennende, stechende Schmerzen in den Eierstöcken. Entzündung der Eierstöcke mit Gebärmutterblutungen und während der Menstruation. Wucherungen an den Eierstöcken und zystische Geschwülste wurden durch *Platinum* geheilt. Entzündung der Gebärmutter und herabdrängendes Gefühl, wie bei einem Prolaps. Gebärmutterprolaps und Herabdrängen der Beckenorgane. Gebärmutterpolypen und Gebärmutterblutungen. Reichliche Menstruationsblutung; das Blut ist dunkel, sogar schwarz,

geronnen und mit viel Serum. Die neurasthenischen *Platinum*-Frauen haben andauernd das Gefühl, als setze der Menstruationsfluss ein. Die Monatsblutung setzt zu früh ein, ist zu reichlich, dauert im Allgemeinen aber nur kurz an. Sie ähnelt der Menstruationsblutung älterer Frauen. Die Menses treten manchmal alle zwei Wochen auf, können aber auch ganz ausbleiben. Vulva und Scheide sind beim Geschlechtsakt extrem empfindlich, und diese Empfindlichkeit macht den Koitus zuweilen unmöglich.
Platinum-Frauen leiden unter eiweißartigem Ausfluss, der zumeist tagsüber auftritt und ohne große Empfindungen einhergeht. Bei *Platinum*-Frauen können auch zahlreiche Beschwerden in der Schwangerschaft auftreten, beispielsweise drohender Abort, erschöpfende Blutungen, Absonderungen von schwarzem, geronnenem Blut. Während der Entbindung werden die Gebärmutterkontraktionen durch die Empfindlichkeit der Scheide und der äußeren Geschlechtsteile unterbunden. Aufgrund der Empfindlichkeit wird eine Untersuchung durch die Geburtshelferin unmöglich. Krämpfe in den Gliedern oder reichliche Gebärmutterblutung während der Entbindung; hysterische Konvulsionen, Wochenbettkrämpfe.

Extremitäten

Nach jeglicher geistiger Anstrengung kommt es zu Herzklopfen, Zittern, Taubheitsgefühl, Schaudern und Unruhe in den Gliedern. Zittrige Ruhelosigkeit in den Beinen mit Taubheitsgefühl. Kalte Füße. Schmerzen im großen Zeh, wie eingebunden. Diese Empfindung herrscht bei *Platinum*-Patienten in jedem Körperteil vor. Die Beine oder Unterschenkel fühlen sich an, als wären sie umwickelt. Die Nerven sind fast die ganze Zeit über in angespanntem Zustand. Die Patientin ist erschöpft. Lähmige Schwäche, schlimmer in Ruhe. Taubheitsgefühl, Steifheit und Kälte. Schmerzhaftes Klopfen am ganzen Körper, mit Pochen in den Adern. Taubheitsgefühl der Kopfhaut, der Füße, der Hände, der Glieder. Wandernde neuralgische Schmerzen. Krampfartige Beschwerden bei hysterischen Frauen. Krämpfe aufgrund von sexuellem Erethismus. Gefühl von Kälte, Krabbeln und Taubheit der Haut, besonders im Fieber.

Plumbum metallicum **Plb.**

Blei, Element 82. *Pb.*

Allgemeines

Diese Arznei verdeutlicht die Lehre Hahnemanns von der Wirkung eines Mittels in kleinen Mengen. Wenn man an die schwere Löslichkeit von Blei denkt, an seine Verwendung in Wandfarben und daran, wie viele Menschen durch Schlafen in einem frisch gestrichenen Zimmer Beschwerden bekommen, dann fragt man sich, wie viel Blei wohl nötig war, um sie krank zu machen. Viele Patienten können in einem frisch gestrichenen Zimmer nicht schlafen – sie bekommen Bleikoliken oder andere akute Anzeichen der Bleivergiftung. Es sind auch viele Menschen empfindlich gegen Blei, wobei diese Empfindlichkeit bei ihnen stärker ausgeprägt ist als bei Malern, die es vielleicht jahrelang ohne

Folgen angewendet haben, aber dann auf einmal anfällig dagegen werden. Man fragt sich, wie viel sie über die Atemluft aufgenommen haben. Die Menge ist zu gering, um sie über das Mikroskop feststellen zu können, aber dennoch genug, um sie krank zu machen. Uns steht keine Messmethode zur Verfügung, mit der wir feststellen könnten, wie viel sie eingeatmet haben. Wir machen uns diese Anfälligkeit wie die Bleilähmung der Bleiarbeiter oder die Bleikoliken der Maler zu Nutze, indem wir sie zu den regulären Arzneimittelprüfungen hinzufügen. Somit erhalten wir ein abgerundetes Bild von *Plumbum.*

Wenn man die gesamte Symptomatologie von *Plumbum* studiert, fällt zunächst der allgemeine paralytische Zustand auf, den das Mittel hervorruft. Sämtliche Tätigkeiten des Körpers und die Organfunktionen laufen verlangsamt ab. Die Nerven übertragen die Signale nicht in der normalen Geschwindigkeit. Die Muskeln arbeiten langsam und träge. Zuerst kommt es zur Parese und schließlich zur Lähmung, die anfangs nur einzelne Körperteile betrifft und dann den ganzen Körper. Auch die Geistes- und Gemütsebene ist betroffen und Denkprozesse laufen langsam ab. Die Wahrnehmung ist verlangsamt und der Patient kann sich nur mit Mühe an vergangene Ereignisse erinnern. Er kann Dinge nur schwer begreifen, kann beim Reden das richtige Wort nicht finden und sich nicht artikulieren. Die Vorgänge im Kopf sind verlangsamt. Wenn man sich mit einem *Plumbum*-Patienten unterhält, fragt man sich, über was er eigentlich nachdenkt, während er sich auf die Antwort einer Frage konzentriert. Auch an der Haut und den Nervenleitbahnen zeigt sich diese Trägheit. Wenn man ihm mit einer Nadel in die Haut sticht, entfährt ihm erst eine Sekunde später ein „Aua"; seine Empfindung für diesen Reiz ist verlangsamt. Normalerweise würde man davon ausgehen, dass er den Stich sofort wahrnimmt. Und wenn man dann anfängt, darüber nachzudenken, ob er überhaupt eine Empfindung besitzt, zuckt er mit dem betroffenen Glied. Anästhesie der Haut. Es gibt auch einen Zustand der Hyperästhesie, der bei akuten Erkrankungen auftritt; die chronischen *Plumbum*-Beschwerden sind jedoch durch einen Empfindungsmangel gekennzeichnet. Taubheit in Fingern, Zehen, Fußsohlen und Handflächen; diese breitet sich aus auf die ganze Haut und bis zum Rücken.

Auch die trophischen Funktionen sind verlangsamt und können mit dem Gewebsabbau nicht Schritt halten, sodass der Patient fast bis zum Skelett abmagert. Die Haut ist runzlig, faltig, welk und liegt dicht über dem Knochen. Die Abmagerung kann manchmal auch nur lokal sein, aber wenn nur ein einzelnes Körperteil abmagert, bestehen an dieser Stelle gleichzeitig auch Schmerzen; das schmerzhafte Körperteil verkümmert. Schmerzen entlang des Ischiasnervs; brennend, schießend, als ob die Knochen ausgerissen oder mit einem Messer geschabt würden; das betroffene Bein magert ab. Schmerzen in der Schulter, den Arm hinunter; heftige Schmerzen im Plexus brachialis, der Arm magert ab. Neuralgie in einer Gesichtshälfte; die betroffene Seite verkümmert. Lähmung kann sowohl in den Streck- als auch in den Beugemuskeln auftreten, überwiegend sind jedoch die Streckmuskeln betroffen. Die Lähmung beginnt in den Extensoren, sodass es zur Fallhand kommt. Der Patient kann die Hand nicht strecken und nichts heben. Schwierigkeiten beim Strecken der Hand und der Finger; dies tritt beispielsweise bei Klavierspielern auf, sodass sie die Finger nicht mehr schnell genug strecken können, um mit dem Takt der Musik mitzuhalten. Das Beugen hingegen ist problemlos. *Curare* ist ein weiteres Mittel, das bei derartigen Beschwerden bei Klavierspielern angezeigt ist; es handelt sich dabei um eine Lähmung der Extensoren infolge von Überanstrengung. Wenn die Handmuskeln aufgrund stundenlanger starrer Klavierübungen, Tonleitern usw. erschöpft sind, weil der Pianist ein und dieselbe Übung immer und immer wieder spielt, dann ist hingegen *Rhus toxicodenron* das passende Mittel. *Rhus toxicodendron* ist hier jedoch ein Akutmittel und wirkt nur für kurze Zeit. Es handelt sich insbesondere dann um einen *Rhus toxicodendron*-Zustand, wenn bestimmte Muskelgruppen überstrapaziert wurden, der Patient sich erkältet und anschließend eine Schwäche einsetzt; nach einem kalten Bad entwickeln sich Paresen. Auch durch Nasswerden bei Übermüdung entwickelt sich ein *Rhus toxicodendron*-Zustand. Für den chronischen Zustand, der darauf folgt, sind dann *Plumbum* und manchmal auch *Curare* indiziert.

Parese des Darmtrakts mit Verstopfung, sodass der Patient nicht zum Stuhl pressen kann. Er kann die Bauchmuskeln zu Hilfe nehmen, der Mastdarm jedoch ist in einem paretischen Zustand, sodass der Stuhl nicht ausgetrieben werden kann.

Die Parese tritt auch an der Blase auf, sodass auch kein Harn entleert werden kann. Die Blasenmuskeln arbeiten nicht zusammen, um den Harn zu entleeren, und es kommt zur Harnretention. *Plumbum* ist sowohl bei Harnretention als auch bei Unterdrückung des Harns angezeigt.

Die Lähmungen treten bei chronischen *Plumbum*-Erkrankungen auf. Bei akuten Beschwerden kommt es zu Fieber, Kolik, plötzlich eintretender Verstopfung, reißenden Schmerzen in den Eingeweiden und Verdauungsstörungen mit Erbrechen. Alles, was der Patient zu sich nimmt, wird sauer.

Heftiges Erbrechen aller Speisen. Chronischer Magenkatarrh mit Erbrechen eines eiweißartigen Schleims und einer süßlichen Substanz. Koterbrechen; Erbrechen von schwärzlichem Blut und grüner Flüssigkeit. Saures Aufstoßen.

Blei ist ein langsames und heimtückisches Gift mit anhaltender Wirkung. Es verlässt den Organismus nicht, sondern verbleibt darin und erzeugt ein eigenes Miasma. Daher passt das Mittel bei ebenso langsamen und hinterhältigen chronischen Erkrankungen, bei denen keine Heiltendenz besteht. Progressive Muskelatrophie. Fortschreitende Lähmung. Chronische Verstopfung. Chronische Harnretention. Chronisches Nachlassen der geistigen Fähigkeiten.

Geist und Gemüt

Abgesehen von der Verlangsamung des Geistes, die ein Allgemeinsymptom bei *Plumbum* darstellt, kommt es auch zu Melancholie, Traurigkeit sowie dem Gefühl, als werde etwas Furchtbares passieren. Der Patient meint, er habe durch seine Sünden sein Seelenheil verspielt oder eine nicht wieder gut zu machende Sünde begangen. Sowohl Körper als auch Geist sind schwach. „Tiefe Melancholie mit Bangigkeit und Unruhe." Trotz der Langsamkeit seiner Gedanken unternimmt der Patient doch große Anstrengungen, um zu denken. Seine Gedanken quälen ihn die ganze Nacht hindurch und hindern ihn am Schlafen. Insomnie; Schlaflosigkeit aufgrund des andauernden Versuchs, nachzudenken. Der Geist arbeitet nicht, dennoch hat der Patient zahlreiche Einbildungen und Gefühlsregungen.

Er ist unfähig, etwas zu begreifen oder sich an etwas zu erinnern. Sein Zustand schreitet von Schlaflosigkeit fort bis zu Anfällen von Koma, und das Koma geht einher mit unterdrückter Harnabsonderung. Urämisches Koma. Urämie. Wahrscheinlich werden Sie dies besser im Kopf behalten können, wenn ich Ihnen ein klinisches Beispiel nenne. Vor einigen Jahren kam ein Arzt wegen seiner Frau zu mir. Sie war seit zwei Tagen bewusstlos, hatte auch seit mehreren Tagen keinen Urin mehr entleert, und am Katheter konnte man erkennen, dass auch kein Harn in der Blase war. Sie hatte eine ganze Sammlung von Symptomen, aber es waren alles ganz gewöhnliche Symptome. Tage vor ihrer Bewusstlosigkeit war bereits die geistige Langsamkeit aufgefallen, und sie klagte über ein Gefühl, als ob ständig eine Schnur ihren Nabel nach hinten zum Rücken ziehen würde. Dann fiel sie ins Koma. Mitten in der Nacht kam also dieser Arzt in größter Verzweiflung zu mir. Er sagte, dass die Frau leichenblass war und nur sehr langsam atmen würde. Eine einzige Gabe einer Hochpotenz *Plumbum* wurde ihr verabreicht, woraufhin sie ein paar Stunden später Urin ausschied, aus dem Koma erwachte und aufstand. Seither hatte sie niemals wieder einen solchen Anfall.

Herz
Heftiges, krampfartiges Herzklopfen, schlechter im Liegen auf der linken Seite; mit ausgeprägter Angst in der Herzgegend. Hypertrophie und Erweiterung des Herzens. Stechende Herzschmerzen.

Extremitäten
Hysterische Veranlagung; hysterische Kontrakturen; hysterische Bewegungen. Schmerzhafte Krämpfe in den Fingern. Krämpfe einzelner Teile, der Hände, Füße oder des ganzen Körpers. Scheinbares Delirium. Herzschmerzen. Taubheitsgefühl in einzelnen Körperteilen. All dies können hysterische Phänomene sein.

Geist und Gemüt
Plumbum erzeugt die Neigung zu betrügen und zu täuschen. Bleiazetat führte bei einer Frau, die in Selbstmordabsicht etwas davon eingenommen hatte, zu einem hysterischen Zustand. Als man sie ansah, fiel sie in eine stundenlang andauernde, vorgespielte Ohmacht. Denn sobald sie glaubte, dass niemand in der Gegend sei, stand sie auf, ging umher und schaute in den Spiegel, um zu sehen, wie schön sie doch sei. Sobald sie aber Schritte auf der Treppe vernahm, legte sie sich ins Bett und stellte sich bewusstlos. Sie ertrug auch, dass man sie immer wieder mit einer Nadel stach, und man konnte kaum sagen, ob sie überhaupt atmete. *Plumbum* führt zu hysterischen Zuständen, einer Neigung zu täuschen, eine Krankheit zu simulieren oder tatsächlich vorhandene Beschwerden über die Maßen zu übertreiben. Wenn die anderen Symptome übereinstimmen, reicht die Wirkung von *Plumbum* bis an die Wurzel des Übels und führt zur Heilung.
Plumbum-Patienten sind in einer wechselhaften Stimmung, sie springen ständig von einem Thema zum andern. Auch die Einbildungen und Gefühlsregungen wechseln ständig ab. *Plumbum*-Patienten sind sehr gefühlsbetont. Obwohl die geistigen Fähigkeiten verlangsamt sind, spielen sich dennoch die meisten Symptome auf der Gefühlsebene ab.

Harnwege und Urin

Plumbum heilt Nierenbeschwerden mit Absonderungen von Albumin und Zucker im Urin. Der Urin ist dunkel, spärlich, mit hohem spezifischem Gewicht. Harnretention aufgrund fehlender Empfindung des Füllungszustandes der Blase.

Kopf

Apoplex. Wenn *Opium* bei Stupor infolge eines Apoplexes genügend Ähnlichkeit besaß, um die Hirnkongestion zu beseitigen, die immer in dem betroffenen Gebiet mit auftritt, könnte *Plumbum* das Folgemittel sein. *Plumbum*, *Phosphorus* und *Alumina* sind hierbei die drei Rettungsanker. Sie stimmen oftmals mit der Symptomatik überein, nachdem *Opium* als erstes Mittel angezeigt war. Die Lähmung der Muskeln, die einseitige paralytische Schwäche des Körpers oder einzelner Körperteile zeigen den Bezug von *Plumbum* zu solchen Fällen.

Allgemeines

Es gibt ein weiteres Merkmal bei *Plumbum* im Bereich des Oberkörpers, des Kopfes und des Gemüts, das in der Literatur nicht klar beschrieben wird, dem man jedoch Beachtung schenken sollte. Sowohl die Geistes- und Gemütssymptome als auch die Kopfbeschwerden werden durch jegliche Anstrengung heftig verschlimmert, besonders durch Anstrengung im Freien. Beim Gehen an der frischen Luft bekommt der Patient einen heißen Kopf, wird blass im Gesicht, die Extremitäten, Hände und Füße werden eiskalt, wie abgestorben. Strengt er sich weiterhin an, bekommt sein Gesicht gar ein leichenhaftes Aussehen. *Plumbum*-Patienten können keiner Tätigkeit über längere Zeit nachgehen, ohne dass die Extremitäten kalt werden. Hirnreizung; Schmerz am Hirnstamm sowie am Nacken, in den Nervenzentren. Kalte Extremitäten bei körperlicher Anstrengung; der Patient kann geistiger Arbeit nachgehen, ohne dass diese Kälte einsetzt. Die Kälte kommt aufgrund körperlicher Anstrengung, beispielsweise durch Gehen an der frischen Luft. Anfallsweiser Gliederschmerz, abends und nachts; besser durch Druck, schlechter durch Bewegung. Blitzartige Schmerzen. Zucken und Zittern an allen Gliedmaßen.
Der *Plumbum*-Patient ist kalt und abgemagert. Er muss sich auch bei warmem Wetter dick anziehen, nicht am Kopf, aber am Körper. Die Extremitäten sind kalt, blau, taub und abgemagert. Schweiß an den Gliedmaßen, der Fußschweiß stinkt. Füße und Zehen sind schrumpelig wie bei einer Waschfrau. Bläschen an den Zehen oder zwischen den Zehen; schmerzhaft. Geschwüre. Das Gewebe stirbt ab und es entwickelt sich sogar Gangrän an der Haut von Fingern und Zehen. Schwielen und Hühneraugen an den Füßen; entzündete Fußballen.

Kopf

Bei chronischen Beschwerden des Kopfes kommt es zur Kontraktion der Muskulatur von Nacken und Rücken. Das Ziehen und Zucken der Muskeln deutet auf Beteiligung der Hirnhäute hin. Krampfartiges Zucken. „Schwellung der Unterkiefer- und Unterzungendrüsen." Häufig treten Krämpfe wie bei Tetanus auf, mit Kiefersperre.

Mund

„Deutliche blaue Linie entlang des Zahnfleischrandes." „Zahnfleisch blass, geschwollen, mit einer bleifarbenen Linie; bläulich, purpurn oder braun, mit harten Knoten." „Zunge trocken, braun, rissig; gelb oder grün belegt; trocken, rot und glänzend bei chronischer Gastrtitis." Fötider Atem, Mundtrockenheit, Geschwüre im Mund, Aphthen.

Hals

„Kloßgefühl im Hals; Globus hystericus." „Lähmung der Rachenmuskeln mit Unfähigkeit, zu Schlucken." Lähmung der Speiseröhre.

Magen

Der Magen kann keine Speisen verdauen. Auch die Assimilation ist gestört. Reißende, kolikartige Bauchschmerzen, sodass der Patient sich krümmen muss. Anhaltendes Gefühl, als würde der Nabel an einer Schnur nach hinten gezogen; als würde der Bauch nach innen gezogen. Zuweilen ist der Bauch auch tatsächlich eingezogen und hat eine konkave Form; als seien Bauchdecke und Rücken zu eng beieinander.

Rektum und Stuhl/Abdomen

Die bei *Plumbum* bekannte Verstopfung ist ein sehr häufig auftretendes Merkmal der Arznei. Verstopfung, Kolikschmerzen und Bauchsymptome treten für gewöhnlich zusammen auf. „Stuhlverstopfung; harte, klumpige Stühle, wie Schafkot; mit heftigem Drängen und fürchterlichen Schmerzen aufgrund von Konstriktion oder Krampf des Aftermuskels." „Knotige, kugelförmige Stühle." Ganz egal, wie stark der Patient auch presst, es geht kein Stuhl ab. „Zusammenziehen der Eingeweide; Nabel und After schmerzhaft nach innen gezogen." „Heftige Bauchschmerzen, die sich von dort in alle Körperteile ausbreiten." „Heftige Kolik; eingezogene Bauchdecke; beugt sich nach hinten; motorische Nerven sind am meisten betroffen." Kollern in den Eingeweiden und Blähungen. Der Kot ist verhärtet. Ebenfalls in Bezug auf die allgemeine Krampfneigung des Mittels tritt Vaginismus auf.
„Neigung, eigenartige Positionen im Bett einzunehmen." „Anämie, Bleichsucht, Abmagerung, Muskelatrophie, wandernde Schmerzen, ödematöse Schwellungen, gelbe Hautfarbe, Ikterus."
Brennen der Geschwüre, egal an welcher Stelle sie auftreten, ist ein weiteres Merkmal von *Plumbum*.

Podophyllum peltatum **Podo.**

Entenfuß, Fußblatt, Maiapfel, Wilde Limone. *Berberidaceae.*

Allgemeines

Diese Arznei wird außer bei akuten Beschwerden nur selten eingesetzt, aber dennoch ist es ein lange und tief wirkendes Mittel. Es wirkt auf den gesamten

Organismus nachhaltig ein und hat einen Bezug zu tief verwurzelten miasmatischen Belastungen.

Podophyllum hat eine besonders ausgeprägte Wirkung auf die Eingeweide des Bauchraums. Die Symptome treten überwiegend an den Organen des Bauches, des Beckens sowie an der Leber auf. Das Abdomen scheint dabei der erste Angriffspunkt des Mittels zu sein. Es erzeugt eine so heftige Wirkung auf den Magen und den Darmtrakt, dass diese in ihrer normalen Tätigkeit gestört werden und die Verdauung und Assimilation der Nahrung zum Stillstand kommt. Alles, was der Patient zu sich nimmt, wird im Magen sauer. Die Magensaft produzierenden Drüsen sind wie gelähmt, es kommt zu keinerlei Verdauungstätigkeit. Wenn dieser Zustand weiter fortschreitet, kommt es zu Erbrechen und Durchfall. Gleichzeitig kommt es auch zu einer eigenartigen Störung im Bauchraum; es rumpelt und gurgelt, als ob kleine Tierchen darin herumzappelten; oder als ob Fische sich darin eng aneinander winden, wie man es vor einem Gewitter beobachten kann. Rumpeln und Rollen in den Eingeweiden. Diese Beschwerden gehen mit heftigen Krampfschmerzen einher, sodass sich der Patient krümmen muss. Der Bauch ist so empfindlich, dass kein Druck ertragen werden kann. Das Wundheitsgefühl erstreckt sich in den Magen, in den Darm und schließlich zur Leber. Die gesamten Baucheingeweide sind wie wund und empfindlich gegen Druck. Danach strömt unter gurgelnden Geräuschen ein wässriger Stuhl aus dem After. Die Entleerung ist so überreichlich, dass der Patient sich fragt, wo denn die ganze Flüssigkeit herkommt. Und nach kurzer Zeit wiederholt es sich schon wieder. Sehr häufige und reichliche Entleerung großer Stuhlmengen. Das Wundheitsgefühl, die Krämpfe und das Kollern der Därme gehen für gewöhnlich dem Stuhlgang voraus, manchmal dauert es aber auch während der Entleerung an. Normalerweise fühlt sich der Patient nach dem Stuhlgang besser. Zwar bestehen auch bei *Podophyllum* viele Blähungen und der Stuhl spritzt bei der Entleerung heraus, jedoch ist dies nicht so ausgeprägt wie bei *Aloe*. Die Kolik tritt oft unabhängig vom Stuhlgang auf. Bei *Podophyllum* kann der Stuhlgang auch schmerzlos sein, ähnlich wie bei *China*, bei dem die Stühle üblicherweise nachts oder nach dem Essen auftreten. Schwarze Stühle, wie Tinte. Die Stühle können faulig stinken, oder nicht. *Podophyllum* ist allerdings nur selten angezeigt, wenn die Stühle nicht stinken. Nach einer Weile kommt es wieder zu diesem Aufruhr im Bauch, und wieder wird es nach dem Stuhlgang besser. Dieser Vorgang wiederholt sich immer wieder. Man hat fast den Eindruck, als würden sich sämtliche Körperflüssigkeiten im Darm ansammeln, um von dort ausgeschieden zu werden. Es ist ein Zustand, wie er auch bei Cholera und Sommerdiarrhö auftritt, und diese beiden Erkrankungen sind die üblichen Manifestationen, bei denen *Podophyllum* routinemäßig angewendet wird. Insbesondere die Sommerdiarrhö, die in der zweiten Nachthälfte, ungefähr zwischen 3, 4 oder 5 Uhr einsetzt, wird durch *Podophyllum* geheilt. Der tumultartige Aufruhr im Darm, mit Kollern, Schmerzen, Wundheitsgefühl und Erschöpfung ist dabei so ausgeprägt, dass es scheint, als müsse der Patient innerhalb von ein oder zwei Tagen sterben,

wenn ihm nicht geholfen wird. Reiswasserstühle, die nach langem Stehenlassen eine gallertartige Konsistenz annehmen.
Gleichzeitig mit diesem Rumpeln in den Eingeweiden besteht auch ein Gefühl im Bauch, das nur schwer beschrieben werden kann; es ist ein sterbenselendes, unbehagliches Gefühl, das von manchen auch als Leeregefühl bezeichnet wird, wie beim Fasten. Dennoch besteht eine Abneigung gegen Speisen. Ein flaues, hungriges Leeregefühl mit Schwäche, als ob sämtliche Eingeweide herausfallen wollten. Und es ist nicht verwunderlich, dass dieses Gefühl von Herausfallen geschildert wird, ruft das Mittel doch eine beträchtliche Schlaffheit der Gewebe hervor. Manche Patientinnen beschreiben es als ein herabdrängendes Gefühl. Die Haltebänder der Gebärmutter erschlaffen und es kommt zum Gebärmuttervorfall. Auch das Rektum kann einige Zentimeter hervortreten. Das Gefühl von Herabdrängen, als ob alle Organe des Bauchraums nach unten herausgedrückt würden, ist ein charakteristisches Merkmal bei *Podophyllum*, und es scheint, als gehen diese Beschwerden von der Leber aus. Gefühl, als ob alle Bauchorgane nach unten hängen. Schwächegefühl begleitet von Wundheitsgefühl im Bauch.
Herabdrängendes Gefühl in der Gegend der Eierstöcke mit Kongestion der Eierstöcke. Die Gebärmutter ist extrem empfindlich und vergrößert; sie ist so schmerzhaft empfindlich gegen Berührung, dass sogar Kleiderdruck nicht ertragen wird. Empfindlichkeit des Abdomens bei Durchfall und Erbrechen, bei Cholera oder aber bei Frauen während der Monatsblutung. *Podophyllum* ist besonders angezeigt, wenn während der Menstruation reichlich Durchfall und extremes Wundheitsgefühl in der Gebärmutter auftreten. Viel Schmerzen in den Eierstöcken, entweder beidseitig oder nur auf einer Seite; die Schmerzen erstrecken sich nach unten in die Beine, an der Vorderseite der Oberschenkel entlang. Schmerz in den Eierstöcken, besonders rechts, während der Menstruation. Kneifender Schmerz in den Eingeweiden während der Menses. Heftiges Wundheitsgefühl im Bauch vor und während der Menses (*Apis, Cimicifuga, Vespa, Lachesis*; bei diesen Mitteln jedoch kommt es eher nicht zu Durchfall, kommt es doch dazu, ist dieser nicht so reichlich).
Der Wechsel von Beschwerden ist ein weiteres Merkmal dieser Arznei. Wenn ein *Podophyllum*-Patient sich erkältet, sich aufregt, überanstrengt, gekochte Speisen, Kohl oder Früchte isst oder seinen Magen mit zu reichhaltigen Speisen überlastet, bekommt er Durchfall. Danach setzt eine Verstopfung ein, die mehrere Wochen lang andauert; wenn überhaupt, gehen nur Kotkugeln ab. Unter starker Anstrengung geht nur wenig Stuhl ab, aber sobald er sich wieder den Magen verdirbt, bekommt er wieder Durchfall. Der Wechsel zwischen Durchfall und Verstopfung ist für *Podophyllum* typischer als ein chronischer Durchfall, der für viele andere Mittel so charakteristisch ist. Der Durchfall tritt periodisch auf und wechselt sich mit Verstopfung ab.
Den Wechsel von Symptomen finden wir auch beim *Podophyllum*-Kopfschmerz. Chronische, periodische Kopfschmerzen oder Migräne, von kongestivem Charakter, als ob das gesamte Blut sich im Kopf befände und der Kopf platzen würde; die Schmerzen sind am schlimmsten im Hinterhaupt; dann jedoch setzt ein Durchfall ein und die Kopfschmerzen lassen nach. Wenn andererseits ein Durchfall zu rasch nachlässt, können daraus auch Kopfschmerzen entstehen.

Für gewöhnlich kommt es nach Einnahme einer Hochpotenz von *Podophyllum* bei Durchfall zu Kopfschmerzen, nachdem der Durchfall aufgehört hat. Dies ist ein Zeichen dafür, dass die Arznei rasch gewirkt hat, und der Kopfschmerz wird bald wieder nachlassen.
Kopfschmerz mit Leberbeschwerden. Der Patient liegt auf der Seite oder auf dem Bauch. Reißende Schmerzen von der Leber in Richtung Duodenum, sodass man meinen könnte, es handele sich um eine Gallenkolik. Periodische, heftige Kopfschmerzen; Wechsel von Durchfall und Verstopfung. Der Patient reibt die Lebergegend von hinten nach vorn, wodurch er Linderung erfährt, obwohl er ein so starkes Wundheitsgefühl in der Leber hat, dass er den dabei ausgeübten Druck kaum ertragen kann. Die Leber ist berührungsempfindlich. Wundheitsgefühl in der Lebergegend. Schmerzen in der Leber, erstrecken sich zum Rücken. Dumpfer, drückender Schmerz in der Leber, schließlich kommt es zum Ikterus und der Patient wird extrem gelb. Unwohlsein und Beschwerden in der Lebergegend, zwei oder drei Stunden nach dem Essen; mit Ikterus. Schreckliche Übelkeit. Abneigung gegen Speisen. Leeres und flaues Gefühl im Bauch.
Reichliches, grünliches, wässriges Erbrechen. Der Patient erbricht alles, was er zu sich genommen hat, vor allem auch Milch (*Calcium carbonicum, Aethusa*; bei letzterem wird Wasser aber manchmal vertragen). Hunger nach dem Erbrechen. Heftige, entkräftende Übelkeit und Erschöpfung. Prolaps von Rektum und After beim Erbrechen (*Muriaticum acidum*). *Podophyllum* heilt auch Zustände, die für gewöhnlich als Duodenalkatarrh bezeichnet werden; ein chronischer Zustand, der sich des Öfteren bis zum typischen *Podophyllum*-Durchfall ausweitet.

Geist und Gemüt

Die Gemütssymptome sind bei *Podophyllum* sehr beschwerlich. Die Trägheit der Leber geht oft mit einer trägen und wechselhaften Gemütsverfassung einher, ebenso mit einem langsamen, trägen Puls und Herzklopfen. Starke Niedergedrücktheit, Melancholie, Traurigkeit; der Patient glaubt, alles würde schief gehen. Er fühlt sich wie in einer dunklen Wolke, aus der er kein Licht sieht. Er denkt, dass er sterben oder eine schwere Krankheit bekommen wird; dass die Krankheit chronisch wird oder dass er eine organische Erkrankung des Herzens oder der Leber hat. Außerdem glaubt er, dass er mit seinen Sünden sein Seelenheil verspielt hat und hat andere derartigen Wahnideen. Der Geist ist rasch erschöpft. Unruhig und zappelig, kann nicht still sitzen; der ganze Körper ist zappelig.
Bei diesem Gemütszustand kommt es gleichzeitig zu Gelbsucht, flauem Gefühl im Bauch und Abneigung gegen Essen; der Patient erträgt nicht einmal den Gedanken an oder den Geruch von Speisen. Völlegefühl und Auftreibung in der Lebergegend. Die Zunge ist mit einem dicken Schleim bedeckt. Gelber Zungenbelag, wie mit Senf bestrichen. Zahneindrücke in der Zunge. Fauliger Atem. Früher wurde bei derartigen Zuständen von den Ärzten *Calomel* verordnet.

Abdomen/Rektum und Stuhl

Gallensteinkoliken. Lebervergrößerung. Gastrische Schwäche, sodass nichts verdaut werden kann. Duodenaler Katarrh. Katarrh des Darmes mit reichlichem Durchfall. Falls sie einmal den *Podophyllum*-Durchfall in der Toilette zu sehen bekommen, sieht es aus wie eine große Menge Wasser mit einem haferschleimartigen Sediment; als ob Haferschleim eingerührt wäre. Zu einem früheren Zeitpunkt ist er gelb, schlammig oder gelb-grün, reichlich, stinkend, mit aashaftem Geruch; der Geruch breitet sich im ganzen Haus aus. Der Stuhl spritzt bei der Entleerung heraus wie aus einem Spundloch, mit gurgelnden Geräuschen und vielen Blähungen. Beim Stuhlgang kommt es sehr häufig zu einem Prolaps des Rektums. Schwallartige Entleerung eines wässrigen Stuhls mit Rektumprolaps; oder aber weicher Stuhl, der unter großer Anstrengung entleert wird, mit Prolaps des Rektums.

Weibliche Geschlechtsorgane

Auch bei Gebärmutterprolaps ist *Podophyllum* angezeigt, Hauptmittel sind jedoch *Murex, Sepia* und *Natrium muriaticum*. Bei *Sepia* bessern sich die Beschwerden im Sitzen oder Liegen, Gehen verschlechtert; es besteht eine Abneigung gegen Koitus, Hitzewallungen, Verstopfung mit Gefühl eines Klumpens im Rektum, keine Besserung durch Stuhlgang. Bei *Murex* treten folgende Beschwerden auf: Die einzige Linderung für die Patientin ist Druck auf die Vulva, die Beschwerden bessern sich nicht durch Hinlegen; sie leidet unter Schmerzen in Rücken und Hüften, die sie zum Umhergehen nötigen, obwohl es ihr dabei schlechter geht; starkes Sexualverlangen, Schmerzen im rechten Eierstock, der sich über den gesamten Oberkörper zur linken Brust erstreckt; Schmerzen, die in der Gebärmutter von unten nach oben stechen.

Abdomen

Die Galle spielt eine wichtige Rolle in der Pathogenese von *Podophyllum*, auch im Zusammenhang mit dem Erbrochenen und dem Stuhl, die ebendiese Farbe haben. Der Patient berichtet, er wäre „gallig“, oder seine Leber funktioniert nicht richtig. Er hat bitteren Mundgeschmack und erbricht eine gelbe, gallige Flüssigkeit. Der Durchfall ist dagegen eher grün.

Rektum und Stuhl

Kinder mit Neigung zu reichlichem Durchfall und Analprolaps, ohne weitere Symptome, werden oftmals durch *Podophyllum* geheilt.

Ein typisches Merkmal bei *Podophyllum*-Kleinkindern ist folgendes: Das Kind muss nicht unbedingt Durchfall haben, es kann sogar auch verstopft sein, aber es liegt im Bett und rollt den Kopf im Schlaf hin und her. Auch bei *Belladonna* und *Apis* tritt dieses Rollen mit dem Kopf auf. Das *Apis*-Kind liegt auf dem Rücken mit dem Kopf auf der Seite. Das *Podophyllum*-Kind macht Kaubewegungen mit den Kiefern, zuweilen auch saugende Bewegungen; oder wenn es so alt ist, dass es bereits Zähne hat, knirscht es mit den Zähnen; es rollt mit dem Kopf im Schlaf von einer Seite zur andern, und wenn man seine Lider anhebt, kann man sehen, dass es schielt. Die Prüfer von *Podophyllum* gaben an, dass sie das Gefühl hatten, die Augen würden wie beim Schielen nach innen gezogen. *Podophyllum* hat Strabismus aufgrund einer Hirnkongestion geheilt, die nach dem raschen unterdrücken eines Durchfalls entstanden ist.

Die Stühle des *Podophyllum*-Kindes haben nicht die normale Farbe, sondern sind weiß wie Kalk (*Calcium carbonicum*). Auch bei Erwachsenen treten weiße, acholische Stühle auf.

Schweiß

Der ganze Körper und auch der Schweiß des *Podophyllum*-Patienten stinken (*Sepia, Mercurius, Aloe, Sulphur, Murex, Nux vomica*).

Psorinum **Psor.**

Flüssigkeit aus den Krätzebläschen (Krätzemilben Sarcoptes scabiei).

Allgemeines

Psorinum ist eng verwandt mit *Sulphur*. Der *Psorinum*-Patient möchte nicht baden oder sich waschen. Die Haut am ganzen Körper, besonders jedoch des Gesichts, sieht schmutzig aus, auch wenn sie gut gewaschen wurde; es besteht ein schmuddliges, unsauberes Aussehen, als ob die Haut mit Schmutz bedeckt wäre. Die Haut ist auch rau und uneben, reißt leicht ein und es kommt zu blutenden Fissuren; sie wird schuppig. Der Patient kann sich nicht so waschen, dass er sauber aussieht. Die Haut an den Händen ist ebenfalls rau, dick, schuppig und es bilden sich leicht Risse; Ausschläge mit kleinen Schuppen treten an den Händen auf; die Hände sehen immer ungewaschen und schmutzig aus. Viele Hautbeschwerden verschlechtern sich durch Baden und durch Bettwärme. Die Haut juckt bei Wärme, durch Tragen von wollener Kleidung und im warmen Bett, und der *Psorinum*-Patient kratzt sich, bis die Haut wund wird; danach bilden sich Schorfe. Wenn dann die Heilung einsetzt, fängt es wieder an zu jucken, sodass er schon wieder kratzen muss und sich erneut Schorfe bilden. Die Arme und Beine sind aufgrund des andauernden Kratzens rau und schuppig. Besonders in der Bettwärme kommt es zu heftigem Juckreiz, auch ohne Hautausschlag. Die Haut heilt schlecht, sieht schmutzig und schmuddelig aus und ist übersät von kleinen Kapillargefäßen und erweiterten Venen. Dies ist der Zustand der Haut, bevor sich ein Ausschlag bildet. Zunächst bilden sich aufgrund des Wundkratzens Schorfe, dann setzt der Ausschlag ein. Es bilden sich papulöse Ausschläge, Pickel, Krusten, Furunkel und Bläschen, und aus den Ausschlägen sickert eine wässrige Flüssigkeit. Nach einer Weile vermischen sich die Bläschen und die krustigen Gebilde miteinander, die Haut verdickt und verhärtet sich, und unter den alten Krusten bilden sich neue Ansammlungen. Ekzem an der Kopfhaut und im Gesicht; die Krusten bedecken die ganze Kopfhaut. Es kommt zu Haarausfall. Durch das Heraussickern der Flüssigkeit werden die Krusten angehoben, und darunter kommen neue Bläschen zum Vorschein. Die Stellen sehen aus wir rohes Fleisch, und es kribbelt so heftig, dass das Kind immer mit den Fingern daran knibbeln muss; die Beschwerden verschlimmern sich durch Bettwärme, durch warme Umschläge und durch alles, was Luft davon fernhält; kühle Luft bessert, Zudecken verschlechtert. Diese Modalität entspricht genau dem Gegenteil des allgemeinen *Psorinum*-Zustandes, der sich

an der frischen Luft verschlimmert. *Psorinum*-Patienten haben eine Abneigung gegen frische Luft.
Das Ekzem breitet sich weiter aus und die Haut verdickt sich, verhärtet, und es kommt zu einer vermehrten Gefäßzeichnung und Rötung. Die heraussickernde Flüssigkeit ist Übelkeit erregend; sie stinkt aashaft, wie verfaultes Fleisch.
Der üble Geruch ist ein so ausgeprägtes Merkmal und zieht sich durch das gesamte Mittelbild hindurch, dass es an dieser Stelle näher erläutert werden soll. Der Patient hat üble Ausdünstungen und stinkenden Atem. Die Absonderungen und das Sekret aus den Hautausschlägen riechen aashaft. Der Stuhl stinkt fürchterlich und der Gestank breitet sich im ganzen Haus aus, beispielsweise bei Diarrhö, Sommerdurchfall oder Cholera infantum. Auch der Schweiß stinkt. Widerwärtig stinkende Leukorrhö. Wenn der Patient aufstößt, riecht es, als hätte er hart gekochte Eier gegessen, die im Magen verrottet sind; der Geruch ist auch für die Umstehenden wahrnehmbar. Stuhl, Blähungen und aufgestoßene Luft riechen wie faule Eier. Menschen, die *Psorinum* als Heilmittel benötigen, sind also sowohl von ihrem Äußeren als auch vom Geruch her abstoßend.
Die betroffenen Hautstellen werden mit der Zeit immer dicker und bluten, die Ausschläge weiten sich auch auf andere Bereiche aus. Hautausschläge an den Lippen, an den Genitalien; mit übel riechenden Absonderungen. Wundheit, wie roh am After. An den Schamlippen bilden sich stinkende Geschwüre. Geschwüre auch an den Unterschenkeln, am Schienbein, den Hand- und Fußrücken, hinter und auf den Ohren, an der Kopfhaut, an den Wangenknochen, den Nasenflügeln, auf der Nase und auf den Augenlidern. Fettige, schmierige Haut. Die Hautausschläge gehen mit Rötung der Schleimhaut an Nase, Mund, Lippen und Augen einher. Die Lider verdicken sich und sind nach außen gekehrt, wie beim Ektropium. Granulationen und Verhärtungen der Bindehaut, sodass sie knorpelig wird. Rötung und Geschwüre an den Lidern. Geschwüre auf der Hornhaut. Tränenfluss. Nach außen gekehrte Lider mit Ausfall der Wimpern. Der *Psorinum*-Patient sieht schrecklich aus mit seinen geröteten Augen und dem roten Ausschlag im Gesicht, aus dem eine dicke, gelbe Flüssigkeit heraussickert. In frühen Stadien des Hautausschlags läuft eine weißliche, dünne oder dicke Absonderung heraus. Wenn die Ausschläge längere Zeit bestehen, bilden sich unter den Krusten Geschwüre und es kommt zu einer dicken, gelben, eitrigen Absonderung. Gelb-grüne Absonderung aus Augen und Nase. Entsetzlich stinkende, klebrige Nasenabsonderungen, genauso übel riechend wie bei *Mercurius, Silicea, Calcium phosphoricum* und *Hepar sulphuris*. Ansammlung von fötidem Eiter in den Augen.
Schnupfen mit dicker, gelber Absonderung. Erkältungsneigung. Während des Schnupfens ist die Nase eine gewisse Zeit lang ausgetrocknet, dann wiederum läuft sie, sodass der Patient ständig ein Taschentuch benötigt und die Nase putzen muss. Zu einem frühen Zeitpunkt des Schnupfens putzt er sich die ganze Zeit über erfolglos die Nase, denn es kommt nichts heraus und es geht ihm dadurch nicht besser. Diese Beschwerden können zuweilen so ausgeprägt sein, dass manche sie für einen Heuschnupfen halten, der das ganze Jahr über andauert und im Herbst voll aufblüht. *Psorinum* hat in der Tat einen engen Bezug zu Heuschnupfen, und zwar wenn er mit verstopfter Nase im Herbst und

Katarrh der Augen und Nase einhergeht. Für einen Heuschnupfen das passende Mittel zu finden, gehört zu den schwierigsten Aufgaben in der Homöopathie. Es handelt sich um Patienten mit sehr reduzierter Konstitution, sodass diese erst aufgebaut werden muss, bevor der Heuschnupfen verschwindet. Heuschupfen ist ein Hinweis auf eine zugrunde liegende Psora, die einmal im Jahr auftritt, und dieses psorische Miasma muss verändert werden. Bei den meisten Betroffenen erreicht man diese Änderung in wenigen Jahren, nicht hingegen in einer einzigen Saison. Seien sie deshalb nicht enttäuscht, wenn die Beschwerden nicht so schnell nachlassen. Katarrhalische Heuschnupfenbeschwerden lassen sich auch oft auf eine schleichende Fiebererkrankung zurückführen, die unsachgemäß behandelt wurden.

Der *Psorinum*-Patient ist in einer geschwächten körperlichen Verfassung. Nach einem kurzen Spaziergang wird er müde und möchte umkehren. Es geht ihm schlechter an der frischen Luft und er bekommt dort keine Luft. Er kann auch nicht frei atmen, wenn er aufrecht steht. Also *möchte er heimgehen und sich hinlegen, damit er wieder normal atmen kann. Psorinum* ist daher auch angezeigt bei Asthma und kardial bedingter Atemnot, wenn der Patient sich hinlegen möchte, um Luft zu bekommen. Normalerweise bessert sich ein solcher Zustand durch Aufsitzen und frische Luft, nicht jedoch bei *Psorinum*; der *Psorinum*-Patient möchte das Zimmer gut geheizt haben, sich hinlegen und in Ruhe gelassen werden.

Sämtliche Funktionen sind bei *Psorinum* verlangsamt, es kommt zur lähmungsartigen Schwäche. Der Patient erholt sich nach durchgemachtem Fieber nicht richtig, seine Verdauung ist verlangsamt, und obwohl der Stuhl eine normale Konstistenz hat, muss der Patient beim Stuhlgang stark pressen. Obwohl die Blase gefüllt ist, geht die Entleerung nur langsam vonstatten, und er meint, dass noch etwas Harn in der Blase zurückbleibt. So wird er niemals fertig mit dem Stuhlgang oder dem Wasserlassen und geht immer wieder zur Toilette. Obwohl der Stuhl weich und gut geformt ist, kann er ihn nicht mit einem Mal entleeren.

Nehmen wir einmal an, ein *Psorinum*-Patient erkrankt an Typhus. Der Typhus wurde zum Stillstand gebracht oder aber er hat seinen normalen Verlauf genommen, und sollte jetzt eigentlich ausheilen. Das Fieber ist verschwunden, aber der Patient hat keinen Appetit. Er erholt sich nicht, möchte sich hinlegen und überhaupt nicht bewegen. Beim Aufsitzen geht es ihm schlechter, daher legt er sich auf den Rücken. Er hat Atembeschwerden und liegt *mit weit von sich gestreckten Armen* im Bett. Auf diese Art bessert sich die Atmung und die Atemmuskeln der Brust können normal arbeiten. Der Patient ist müde und erschöpft. Nach einer Gabe *Psorinum* wird eine Heilreaktion eintreten, sodass der Schweiß nachlässt, der Appetit zunimmt und der Patient wieder besser Luft bekommt.

Psorinum entspricht jenem Beschwerdekomplex, bei dem andere Mittel, wenn überhaupt, nur eine kurzfristige Besserung hervorrufen. Danach ändern sich die Symptome jedoch, sodass eigentlich eine andere Arznei angezeigt wäre. Es handelt sich um eine Reaktionsschwäche.

Geist und Gemüt

Die Geistes- und Gemütssymptome von *Psorinum* weisen einige besondere Merkmale auf. Traurigkeit, Hoffnungslosigkeit; es ist, als hingen dunkle Wolken über ihm, die kein Lichtstrahl durchdringen kann. Alles erscheint ihm düster. Der Patient denkt, seine Geschäfte misslingen, er müsse ins Armenhaus oder er habe durch seine Sünden sein Seelenheil verspielt. Am Tag gehen ihm diese Gedanken durch den Kopf und in der Nacht träumt er davon. Tiefe Traurigkeit; Niedergeschlagenheit; er kann über seine Familie keine Freude empfinden; meint, dass ihm angenehme Dinge nicht zustehen. Obwohl er geschäftlich erfolgreich ist, denkt er dennoch, dass er im Armenhaus landet. An seinem Gewinn hat er keinen Spaß oder nimmt ihn auch nicht richtig wahr. Er ist extrem reizbar und möchte allein sein. Abneigung gegen Baden. Der *Psorinum*-Patient ist voller Ängstlichkeit, was ihn bis zum Selbstmord treibt. Zweifel an der Genesung.

Auch wenn kein Hautausschlag vorhanden ist, treibt ihn der anhaltende Juckreiz nachts in der Bettwärme zur Verzweiflung. Sobald er die Decke abwirft, fröstelt es ihn, aber wenn er sich zudeckt, setzt der Juckreiz ein. Es besteht allgemeine Empfindlichkeit gegen Kälte, dennoch verschlechtern sich die Hautbeschwerden durch Wärme. Prickeln, Jucken, Krabbeln auf der Haut wie durch Ameisen oder andere Insekten.

Kopf und Schwindel

Psorinum passt besonders bei gesundheitlich stark heruntergekommenen Personen, die unter Schwindel leiden, sobald sie an die frische Luft gehen. Sie möchten dann heimgehen und sich hinlegen; es besteht auch Angst, nicht genügend Luft zu bekommen.

Chronische, periodische Kopfschmerzen mit vermehrtem Hunger, der oftmals die ganze Dauer des Kopfschmerzes über anhält; der Patient *muss nachts aufstehen, um etwas zu essen.* Manchmal wird der Kopfschmerz durch Essen auch besser. Lässt der *Psorinum*-Patient einmal eine Mahlzeit aus, bekommt er Kopfschmerzen. Heftiger Blutandrang zum Kopf, mit heißem Gesicht, schweißnassen Haaren und Hunger. Die Kopfschmerzen kehren wöchentlich oder alle zwei oder drei Wochen wieder. Sobald ein Luftzug den Kopf anweht, lassen die katarrhalischen Beschwerden nach und Kopfschmerzen setzten ein. Erkältungen führen entweder zu Schnupfen oder zu Kopfschmerzen. Der Kopfschmerz ist heftig, klopfend oder hackend, wie durch kleine Hämmerchen; mit gerötetem Gesicht und kongestioniertem, heißem Kopf; bisweilen auch mit Schweiß. *Psorinum* hilft auch bei „Hungerkopfschmerzen", die im Winter abwechselnd mit einem trockenen, quälenden Husten ohne Auswurf auftreten; wenn der Husten nachlässt, tritt der Kopfschmerz ein und umgekehrt. Die Beschwerden wechseln sich gegenseitig ab. Der Kopfschmerz verschwindet und der Patient hustet, oder er bekommt im Winter einen Hautausschlag, der im Wechsel mit Kopfschmerzen auftritt.

Kälte an der Kopfhaut; der *Psorinum*-Patient trägt auch im Sommer eine Mütze. Wenn er den Kopf entblößt, geht es ihm schlechter (*Silicea*), auch Haare schnei-

den verschlechtert (*Belladonna, Glonoinum, Sepia*). Auch bei *Hepar sulphuris* tritt eine Verschlimmerung durch Kälte auf.
Salzfluss, Psoriasis im Winter. Trockenes kaltes oder feuchtes kaltes Wetter, Waschen mit kaltem Wasser und Abwaschen verschlimmert den Salzfluss.
„Haare trocken, glanzlos, schnell struppig, verklebt und verfilzt; müssen andauernd gekämmt werden."

Ohren

Chronische, stinkende Otorrhö; dicke, eitrige, stinkende, gelbe Absonderung aus den Ohren, riecht wie verfaultes Fleisch; anhaltende Ohrabsonderung. Ausschläge um und hinter den Ohren. Ohrabsonderung infolge von Scharlach, Mittelohrabszess, Otitis media, Trommelfellruptur. Nach all diesen Beschwerden kommt es zu lang anhaltender, übel riechender Absonderung. „Otorrhö bei Kopfschmerz; dünn, eitrig und fürchterlich stinkend, wie verfaultes Fleisch; übel riechend; braun, stinkend, aus dem linken Ohr, beinahe ein ganzes Jahr lang." Otorrhö gleichzeitig mit wässrigem, stinkendem Durchfall. Schorfe in den Ohren und nässende Schorfe hinter den Ohren.

Mund und Zähne/Hals

Parodontitis; die Zähne werden locker; das Zahnfleisch zieht sich zurück, ist schwammig, blutet leicht und verfärbt sich bläulich; schließlich kommt es zu Zahnausfall. Geschwüre an Zunge und Mundschleimhaut. Geschwüre bei Kleinkindern. Aphthen. Geschwürige Entzündung der Mundschleimhaut, Halsentzündungen, chronische Geschwüre im Hals. Chronische Verdickung und Verlängerung der Uvula. Vergrößerung der Tonsillen, der Parotiden und der Unterkieferdrüsen; sie werden hart und berührungsempfindlich und schwellen bei Erkältungen an. Schmerzhaftigkeit der Nackenlymphknoten.

Abdomen/Rektum und Stuhl

Chronische Abdominalbeschwerden und gestörte Stuhlentleerung. Der Patient muss sich auch bei weichem Stuhl anstrengen (*Nux moschata, Alumina*). Chronische Diarrhö; fürchterlich stinkend; häufige Entleerungen Tag und Nacht (im Gegensatz zu *Sulphur*, zu dem *Psorinum* insgesamt die größte Ähnlichkeit besitzt). Auch wenn die Stuhlkonsistenz normal ist, muss der *Psorinum*-Patient häufig zur Toilette.

Magen/Weibliche Geschlechtsorgane

Chronisches Erbrechen, Magengeschwüre und Auftreibung des Bauches treten für gewöhnlich gemeinsam auf. Die Patienten leiden andauernd unter saurem Aufstoßen und Magenübersäuerung. Erbrechen von Blut und blutige Stühle; dies ist nicht ungewöhnlich, da bei *Psorinum* eine Neigung zu Blutungen besteht; die Blutungsneigung betrifft insbesondere jedoch die Gebärmutter. Alle möglichen Menstruationsstörungen gehören zum Mittelbild von *Psorinum*, besonders aber lang anhaltende Monatsblutungen. Wenn eine Frau einen Abort erlitten und sich die Plazenta abgelöst hat, aber alle paar Tage ein kleiner Schwall frischen, hellroten Blutes mit Blutklumpen austritt, oder aber wenn über Tage und Wochen hin immer wieder etwas hellrotes Blut heraussickert, und jedes Mal, wenn die Patientin aufsteht, die Blutung wieder einsetzt und es überhaupt keine Aussicht auf andauernde Genesung gibt, dann kommen zwei Mittel in Frage, nämlich *Sulphur* und *Psorinum*. Die Gebärmutter ist in einem ausgesprochen schlaffen und trägen Zustand, es kommt zur Subinvolution. Die Gebärmutter reduziert sich nicht mehr auf die ursprüngliche Größe und es besteht Blutungsneigung.

Rektum und Stuhl

„Weiche Stühle gehen schwer ab." Vergessen Sie dieses Symptom nicht. Hartnäkkige Stuhlverstopfung. Blutungen aus dem Rektum. Cholera infantum; in den ersten Tagen ist der Stuhl oft fürchterlich stinkend, schleimig, mit unverdauten Rückständen; es besteht Erbrechen und anhaltende Schwäche; das ganze Kind hat einen üblen Geruch an sich, sieht schmutzig aus; die Nase ist eingefallen (*Antimonium tartaricum*) und auch das Gesicht ist eingesunken. *Psorinum* ruft hier eine Reaktion hervor und führt die Heilung herbei, oder aber es bringt das Kind in einen solchen Zustand, dass ein Folgemittel die Heilung vervollständigen kann. Der üble Gestank entspricht nicht dem sauren Geruch, den wir von *Hepar sulphuris* kennen; dem *Hepar*-Kind haftet, obwohl es gebadet ist, ein starker, säuerlicher Geruch an, wie saure Milch; sowohl die Windeln als auch Stuhl, Harn und Schweiß riechen sauer. Dies ist ein starkes Allgemeinsymptom von *Hepar sulphuris*. Der Stuhl des *Psorinum*-Kindes riecht wie faule Eier, ebenso die aufgestoßene Luft und die Blähungen. Der Gestank des Stuhles ist fürchterlich, nicht jedoch so durchdringend wie bei *Baptisia*; bei *Baptisia* ist der Stuhl dick und lehmartig, bei *Psorinum* hingegen wässrig, braun, eventuell blutig und wird schwallartig entleert. Chronische Diarrhö, früh morgens, mit heftigem Stuhldrang. Heiße Blähungen, die am After ein Brennen erzeugen; riechen nach faulen Eiern (*Arnica, Staphisagria*). Unwillkürlicher Stuhlgang nachts (bei *China* besteht reichlicher, schwarzer, wässriger Stuhl nachts und nach den Mahlzeiten). Bei *Psorinum* finden wir den heftigen Stuhldrang, der den Patienten zur Toilette treibt wie bei *Sulphur*, die Blähungen von *Oleander* und *Aloe*, sowie die schwierige Entleerung eines weichen Stuhles wie bei *Alumina, China* und *Nux moschata*.

Männliche Geschlechtsorgane

In manchen *Psorinum*-Fällen besteht große Erschöpfung, beispielsweise auch hinsichtlich der Geschlechtsorgane. Es ist nicht ungewöhnlich, dass es bei Frauen zu einer Abneigung gegen den Geschlechtsverkehr kommt; bei Männern hingegen treten eher selten Beschwerden auf, die zu einer solchen Aversion führen. Dennoch finden wir sowohl bei Männern als auch Frauen, die *Psorinum* als Heilmittel benötigen, eine Abneigung gegen Koitus oder aber mangelnde Freude am Geschlechtsverkehr. Der Mann kann den Geschlechtsakt ohne Schwierigkeiten ausüben und bekommt auch problemlos eine ausreichende Erektion; daher handelt es sich nicht um eine Impotenz, vielmehr empfindet er kein Vergnügen dabei. Die Impotenz setzt erst später ein. „Fehlende Erektion; die Geschlechtsteile sind schlaff und träge." „Abneigung gegen den Koitus; Impotenz; fehlender Samenerguss während des Beischlafes." „Abgang von Prostatasekret vor dem Urinieren."

Seit langem bestehende postgonorrhoische, schmerzlose Absonderung aus der Harnröhre. Der „letzte Tropfen". Schlaffe und kalte Genitalien. Abgang eines weißen oder gelben Tropfens Eiter nach einem gut gewählten Mittel (*Sepia, Sulphur, Alumina, Psorinum*). *Psorinum* ist vor allen anderen Mitteln angezeigt bei außergewöhnlich starkem Geruch der Genitalien. Bei *Thuja* besteht ein Übelkeit erregender, süßlicher Geruch, der sich durch Waschen nicht entfernen lässt; außerdem treten beim Zurückziehen der Vorhaut Warzen zutage.

Brust und Herz

Psorinum heilt auch zahlreiche Herzbeschwerden. Herzklopfen bei der geringsten Anstrengung, besser im Liegen. Stechender Schmerz im Herzen, besser im Liegen. Herzgeräusche treten auf beiden Herzseiten auf. Regurgiationsgeräusch über der Mitralklappe. Perikarditis rheumatischen Ursprungs. Die Herzsymptome treten mit allgemeiner Schwäche, dunkler Gesichtsfarbe und glasigen Augen auf. Schwacher, unregelmäßiger, beschleunigter Puls.

Denken Sie jedoch immer an die Modalitäten: Verschlimmerung an der frischen Luft, bei aufrechtem Sitzen, beispielsweise am Schreibtisch. Der *Psorinum*-Patient möchte die Brust und die Atemwege dadurch entlasten, dass er sich hinlegt; die asthmatische Dyspnö wird durch Liegen gebessert und verschlechtert sich, je näher die Arme neben den Körper gebracht werden. Diese Modalitäten finden sich nur bei sehr wenigen Arzneien, und bei keinem Mittel sind sie so ausgeprägt wie bei *Psorinum*.

Fieber und Schweiß

Fieberhafte Erkrankungen. Wechselfieber, biliöse Fieber; bei jeder Erkältung tritt Fieber auf. Der Patient ist dabei so heiß, dass man das Gefühl hat, es sei ein Dampfbad, wenn man die Hand unter seine Bettdecke streckt; durch das Hitzegefühl muss man die Hand gleich wieder zurückziehen. Es ist nicht die trockene Hitze wie bei *Belladonna*, obwohl sie auch so intensiv ist. Es ist eine dampfende Hitze. Der Patient ist im Fieber mit kochend heißem Schweiß bedeckt. Kopf und Körper sind heiß, und heiße Luft oder Dampf sammeln sich unter der Bettdecke (bei *Opium* finden wir diese Hitze ebenfalls, allerdings im Zusammenhang mit heftigen Kopfkongestionen und bei apoplektischen Zuständen). Bei Wechselfieber bekommt der Patient auf der Straße plötzlich keine Luft; er möchte nach Hause gehen, ist schwach und erschöpft und kriecht im Haus auf allen Vieren die Treppen hinauf. Der Fieberfrost ist bei *Psorinum* nicht sehr ausgeprägt, doch die Hitze ist sehr heftig und der Patient schwitzt reichlich. Er ist fast soporös, wie benebelt und verwirrt; er kann keine Fragen beantworten; sein Gesicht ist gerötet, gedunsen und fleckig. „Reichlicher, kalter, klebriger Schweiß bei der geringsten Anstrengung." Dies ist ein weiterer Zustand, der bei schwachen, gesundheitlich stark angeschlagenen Patienten auftritt. Beispielsweise nach einer Typhuserkrankung schwitzt der Patient bei der leichtesten Anstrengung, z. B. wenn er sich im Bett umdreht; der Schweiß ist kalt. Reichliche Nachtschweiße. Nachtschweiße bei Schwindsucht; *Psorinum* ist angezeigt, wenn diese unglaubliche Hitze unter der Bettdecke besteht, der

Patient reichliche, heiße Schweißabsonderung hat und sich in einem Zustand großer Benommenheit befindet.
Marasmus. Die Haut ist schrumpelig und schmutzig, der Patient bekommt sie auch durch Waschen nicht sauber. Übel riechende Darmentleerungen. Starke Abmagerung; trotz Heißhungers magert der Patient ab. Vermehrtes Haarwachstum im Gesicht; Kindern wächst ein Flaum (*Natrium muriaticum, Psorinum, Sulphur, Calcium carbonicum*). Obwohl sich der Patient wäscht, haftet ihm ein fürchterlicher Gestank an. Im Allgemeinen sollte man bei üblen Gerüchen an *Psorinum* denken.

Pulsatilla pratensis — Puls.

Anemone pratensis; Küchenschelle, Wiesenkuhschelle. *Ranunculaceae.*

Geist und Gemüt

Pulsatilla ist ein hervorragendes Mittel für Frauen, und zwar insbesondere für blonde, weinerliche Frauen. Es ist eines unserer Polychreste und ein häufig benutztes, aber ebenso auch missbrauchtes Arzneimittel.
Die *Pulsatilla*-Patienten an sich sind überaus interessant. In nahezu jedem Haushalt mit mehreren Töchtern findet man *Pulsatilla*-Patientinnen vor. Sie sind weinerlich, plethorisch, und aufgrund ihres Aussehens hält man sie eigentlich nicht für krank. Obwohl sie äußerst nervös, zappelig und sehr wechselhaft sind, kann man sie doch leicht beeinflussen und überreden. Und trotz ihres sanften, gutmütigen und weinerlichen Wesens sind sie bemerkenswert reizbar – nicht so sehr streitlustig, sondern eher leicht gereizt und extrem empfindlich. Sie fühlen sich ständig gekränkt oder fürchten sich vor Kränkungen. Auf soziale Einflüsse aller Art reagieren sie äußerst empfindlich. Melancholie, Traurigkeit, Weinen, Verzweiflung, religiöse Verzweiflung, Fanatismus. Die *Pulsatilla*-Patientin ist voller Ideen und Launen, sie bildet sich alle möglichen Dinge ein und ist äußerst erregbar. Sie meint, der Umgang mit dem anderen Geschlecht sei verwerflich und gefährlich, und auch in anderen Dingen, die in der Gesellschaft akzeptiert sind und die für den Menschen gut und wichtig sind, sieht sie eine Gefahr. Diese Einbildungen beziehen sich auf das Essen ebenso wie auf das gesamte Denken. Die *Pulsatilla*-Patientinnen glauben, es sei nicht gut, Milch zu trinken, daher lassen sie es sein. Oder sie glauben, bestimmte Nahrungsmittel seien nicht gut für den Menschen. Abneigung gegen Heiraten ist ein starkes Symptom bei *Pulsatilla*. Oder aber ein *Pulsatilla*-Mann setzt es sich in den Kopf, dass es etwas Böses sei, mit seiner Frau zu schlafen, und lehnt den Geschlechtsverkehr ab. Eigenartige religiöse Vorstellungen; es besteht eine besondere Neigung, religiösen Gedanken nachzuhängen. Fixe Ideen in Bezug auf die Heilige Schrift; der *Pulsatilla*-Patient missbraucht die Bibeltexte und legt sie zu seinem eigenen Nachteil aus. Er denkt ständig darüber nach, wie er heilig werden könne, bis er schließlich fanatisch und wahnsinnig wird; er glaubt, dass er sich in einem wundervollen, heiligen Geisteszustand befände, oder aber, dass er sein Seelenheil verspielt habe. Dies geht solange weiter, bis er schließlich auch in Bezug auf andere Dinge verrückt wird und tagaus tagein

schweigend dasitzt. Er beantwortet keinerlei Fragen, bis man ihn schließlich dazu zwingt; und selbst dann antwortet er nur mit „ja“ und „nein“, oder er nickt oder schüttelt nur mit dem Kopf. *Pulsatilla* ist angezeigt bei Wochenbettpsychosen bei einer Frau, die vormals sanft, gutmütig und weinerlich war, dann aber traurig und schweigsam wurde und schließlich den ganzen Tag im Sessel sitzt, auf keine Fragen antwortet, sondern höchstens leicht mit dem Kopf nickt oder ihn ablehnend schüttelt.
Zahlreiche Beschwerden von *Pulsatilla* gehen mit Magen- und Verdauungsschwäche einher, oder aber mit Menstruationsstörungen. Das Mittel ist angezeigt bei Frauen mit Abortneigung, bei verschiedenen Unregelmäßigkeiten des Monatsflusses und auch bei Scheinschwangerschaften. Die psychischen Symptome treten häufig im Zusammenhang mit Beschwerden der Eierstöcke oder der Gebärmutter auf.

Modalitäten

Sowohl der Geistes- und Gemütszustand als auch die körperlichen Beschwerden *verschlechtern sich in einem warmen Zimmer* und werden *durch Bewegung besser.* Die Traurigkeit, Weinerlichkeit und Verzweiflung bessern sich beim Gehen an der frischen Luft, insbesondere bei kühlem, heiterem, klarem Wetter. In einem warmen Zimmer kommt es zu Erstickungsanfällen, die Schmerzen nehmen zu und der Patient fröstelt. Es handelt sich um ein nervöses Frösteln, das einsetzt, wenn der Patient im warmen Zimmer zu schwitzen beginnt. Entzündungssymptome, Neuralgien und Rheuma bessern sich durch Kälte, durch kalte Speisen und Getränke, durch kalte Umschläge. Kalte Getränke bessern, obwohl der Patient *nicht durstig* ist. Kalte Speisen werden gut vertragen, warmes Essen hingegen führt zu einer Erwärmung des Körpers und die Symptome verschlechtern sich. Eiskaltes Wasser tut gut, wenn es die Speiseröhre hinab läuft, auch wenn der Patient nicht durstig ist, und es verbleibt im Magen.
Viele Symptome verschlechtern sich nach dem Essen. Oftmals kommt es nur zu einem Klumpengefühl im Magen, aber auch die geistigen und nervösen Beschwerden können sich nach dem Essen verschlechtern. Die Magensymptome sind morgens schlechter, die Geistes- und Gemütssymptome nehmen hingegen zum Abend hin zu. Außerdem besteht eine *Verschlimmerung durch fette und reichhaltige Speisen.* Beschwerden treten nach dem Genuss von fetten Sachen, Schweinefleisch, öligen Speisen, Kuchen, Gebäck und sonstigen gehaltvollen Speisen auf. Der Magen der *Pulsatilla*-Patientin verdaut nur langsam. Noch Stunden nach dem Essen besteht ein Völle- oder Klumpengefühl im Magen, was sich durch *langsames Gehen an der frischen Luft bessert.* Der Patientin geht es im Allgemeinen durch *langsame Bewegung an der frischen Luft* besser, sie wird sozusagen verrückt, wenn sie versucht, ruhig zu bleiben; es geht ihr in Ruhe schlechter; besser geht es ihr, wenn sie etwas macht oder allgemein durch langsame, gemäßigte Bewegung. Diese Besserung durch Bewegung und Verschlechterung durch Ruhe, die Linderung der Beschwerden an der frischen Luft und die Verschlimmerung im warmen Zimmer stellen eine gute Zusammenfassung der wichtigsten Modalitäten dieser wundervollen Arznei dar.

Die Haut der *Pulsatilla*-Patientin fühlt sich fiebrig und heiß an, während die Körpertemperatur jedoch normal ist. Es besteht eine Verschlimmerung durch zu dicke Kleidung, sodass die Patientin auch bei kühlerem Wetter nur ein dünnes Kleid tragen möchte. Sie will sich nicht warm anziehen, denn zu dicke Kleidung und zu warme Decken verschlechtern ihre Beschwerden. Oftmals kann sie auch keine Flanell- oder Wollkleidung anziehen, da diese die Haut reizt und zu Jucken und Ausschlägen führt wie bei *Sulphur*; dies ist nicht verwunderlich, da sich *Pulsatilla* und *Sulphur* gegenseitig antidotieren. Kein Mittel kommt *Pulsatilla* als Antidot gleich, wenn ein Patient jedes Frühjahr *Sulphur* zur „Blutreinigung" eingenommen hat. Manche Leute verwenden Schwefel, bis die Haut sich rötet, heiß wird, leicht gereizt wird und wenn daher die Kleidung nicht vertragen wird. *Pulsatilla* ist hierfür das Antidot. Chronische Psoriasis bei *Sulphur*-Patienten, die in kleinen, daumennagelgroßen, flachen, bräunlichen Flecken auftritt, wird durch *Pulsatilla* geheilt. Ein allgemeines Charakteristikum an der Haut der *Pulsatilla*-Patientin ist Jucken und Brennen, vor allem aber ist ein Aussehen der Haut, wie wir es ansonsten von *Lachesis* her kennen, bei *Pulsatilla* besonders ausgeprägt. Die Haut ist erysipelartig verändert, mit blauen Flecken; die Venen sind angestaut, die Kapillaren geschwollen; die vasomotorische Lähmung der Venen und Kapillaren erzeugt ein fleckiges Aussehen. Die *Pulsatilla*-Konstitution ist außergewöhnlich venös. Die Venen sind geschwollen, gestaut, wodurch es zu einer Überwärmung der Haut kommt. Dieses ungewöhnlich volle, rote und violette Aussehen des Gesichts entspricht einer Pseudoplethora. Es geht oft in Gedunsenheit und Schwellung des Gesichts über, insbesondere zur Zeit der Menstruation. Beträchtliche Gedunsenheit des Gesichts und der Augen, aufgedunsenes Abdomen; die Füße sind so stark angeschwollen, dass die Patientin keine Schuhe anziehen kann; rote und geschwollene Füße vor den Menses, besser durch Einsetzen der Monatsblutung. Bei vielen *Pulsatilla*-Frauen setzt die Blutung spät ein und dauert eine Woche oder zehn Tage lang; das Gesicht ist violett verfärbt, gerötet, geschwollen und aufgedunsen; das Abdomen ist aufgetrieben und es besteht Atemnot; sämtliche Beschwerden bessern sich durch die Monatsblutung. Diese Symptome dauern vielleicht ein oder zwei Wochen an und bessern sich durch langsame Bewegung an der frischen Luft. Die Patientin bekommt in einem warmen Zimmer keine Luft und möchte daher die Fenster geöffnet haben; nachts im warmen Bett kommt es zu Würgen und Erstickungsgefühl. Die Beschwerden nehmen zu, bis die Monatsblutung einsetzt. Der Magen ist so voll und aufgetrieben, dass sie nichts zu sich nehmen kann. Sie hat überhaupt keinen Appetit und kein Verlangen, etwas zu essen.

Aufgrund der Erweiterung der Venen treten bei *Pulsatilla* für gewöhnlich Geschwüre auf, die von Varizen umgeben sind. Die Geschwüre bluten, wobei das Blut schwarz ist und rasch gerinnt, sodass sich kleine, schwarze Klumpen bilden; die Blutungen sind nicht reichlich, aber das Blut ist dunkel, teerartig, übel riechend. Geschwüre bluten oder es sickert eine blutig-wässrige Flüssigkeit heraus, eventuell ist die Absonderung auch dick und gelb oder grün.

Dies bringt uns somit zu den *katarrhalischen* Beschwerden. An allen Schleimhäuten können sich Katarrhe bilden. Die Schleimhaut ist mit purpurnen, trokkenen Flecken bedeckt; sie ist geschwollen, gedunsen und hat ein erysipelartiges Aussehen. Sobald es zu einer Entzündung der Schleimhäute kommt, sieht die betroffene Stelle purpurn aus, sie ist venös kongestioniert. *Dicke, gelbgrüne katarrhalische Absonderungen* sind bei *Pulsatilla* höchst charakteristisch. Die katarrhalischen Absonderungen sind *bland*, mit Ausnahme des Scheidenausflusses, der scharf ist und die Körperstellen, über die er fließt, wund macht. Die Absonderungen aus Augen, Ohren, Nase und Brust sind dick, gelbgrün und *bland*, die Leukorrhö jedoch ist dick, gelb-grün und wundmachend. Aber denken Sie daran, dass die Leukorrhö bei *Pulsatilla* ebenfalls bland sein kann, entsprechend des allgemeinen Charakters der Ausscheidungen. Die Absonderungen sind zumeist übelriechend, manchmal blutig, manchmal wässrig, aber selbst dann mit einer gelbgrünen, eitrigen Flüssigkeit vermischt.

Kopf und Schwindel

Die *Pulsatilla*-Patientin leidet an Schwindel aufgrund von Beschwerden der Augen, er bessert sich durch Tragen einer Brille mit gut angepasster Sehstärke. Der Schwindel geht mit Übelkeit einher, die sich beim Hinlegen, bei Bewegung und Augenbewegungen verschlechtert und in einem kühlen Zimmer und durch Fahren im Wagen an der frischen Luft bessert. Sobald die Patientin ein warmes Zimmer betritt, kommt es zu Übelkeit bis hin zu Erbrechen. Schwindel mit Erbrechen nach dem Essen.

Auch heftige *Kopfschmerzen* gehören zum Arzneimittelbild von *Pulsatilla*. Kopfschmerzen bei Schulmädchen, die kurz vor ihrer ersten Monatsblutung stehen. Kopfschmerz mit der Menstruation. Kopfschmerz im Zusammenhang mit unterdrückter Monatsblutung oder mit Menstruationsstörungen; der Kopfschmerz wird jedoch nicht dadurch ausgelöst, sondern er geht damit einher. Die *Pulsatilla*-Kopfschmerzen betreffen für gewöhnlich die Schläfen und die Seiten des Kopfes. Kopfschmerzen vor, während und nach der Menstruation; zumeist treten sie vor der Monatsblutung auf, wenn ein Zustand allgemeiner Kongestion, Stase und Schwellung der Venen vorliegt. Die Kopfschmerzen bessern sich, sobald die Monatsblutung einsetzt, sofern die Blutungsmenge normal ist. Für gewöhnlich treten die Kopfschmerzen und die nervösen Symptome infolge der geringen Blutung während der Menstruation auf; die Blutungsmenge ist häufig kaum mehr als bei einer Leukorrhö, an einzelnen Tagen enthält sie vereinzelte dunkle Blutklumpen. *Einseitige Kopfschmerzen* und *einseitige Beschwerden* sind charakteristisch für *Pulsatilla*. Schweiß tritt nur an einer Seite des Kopfes auf, im Fieber ist eine Seite kühl oder normal, die andere Seite ist heiß. Ich erinnere mich an einen Fall von Puerperalfieber mit Schweiß auf der einen Körperseite und trockener Hitze auf der anderen, sowie einem völligen Durcheinander an Symptomen. Es wurde *Pulsatilla* verordnet und die Patientin wurde geheilt.

Der *Pulsatilla*-Kopfschmerz ist kongestiv und klopfend, mit starkem Hitzegefühl im Kopf, besser durch kalte Anwendungen, äußeren Druck und manchmal durch langsame Bewegung, insbesondere durch langsames Gehen an der frischen Luft; schlechter durch still Liegen und Sitzen. Die Kopfschmerzen nehmen gegen Abend hin zu und verschlechtern sich allmählich den Abend und die Nacht hindurch. Sie verschlechtern sich ebenfalls durch Bewegung der Augen und durch Bücken. Die Kopfschmerzen sind oft auch zusammenschnürend, klopfend und kongestiv. Periodisch auftretende Migräne, mit Erbrechen saurer Speisen. Kopfschmerzen durch Überessen. Obwohl die Patientin Eiscreme mag, kommt es nach Genuss von Eiscreme zu Kopfschmerzen und Blutandrang zum Magen.

Augen

Katarrhalische Augensymptome. Pusteln an den Lidern, an den Augäpfeln, auf der Hornhaut. Augenentzündungen. Dicker, gelb-grüner Eiter. Lidgranulationen. Anhaltende Bildung kleiner Pusteln. Einzelne Granula an den Lidern, die hier und dort in stecknadelkopfgroßen Bündeln herauswachsen. Die Lider sind entzündet und bluten leicht. Jede Erkältung setzt sich in den Augen und in der Nase fest. Rötung, Entzündung und vermehrte Absonderung aus den Augen. *Pulsatilla* ist auch das Mittel bei katarrhalischen Augenerkrankungen von gonorrhoischem Charakter bei Säuglingen; Ophthalmia neonatarum. In den ersten Tagen nach der Geburt benötigt der Säugling oftmals das gleiche Konstitutionsmittel wie die Mutter. Gelbgrüne Augenabsonderungen; die Augensymptome werden durch Waschen der Augen mit warmem oder lauwarmem Wasser gebessert, und selbst kaltes Wasser tut den Augen gut. Dem *Sulphur*-Patienten geht es schlechter durch Waschen; seine Augen brennen, beißen und röten sich zusehends nach dem Baden. *Pulsatilla* führt zu einer Neigung zur Bildung von *Gerstenkörnern*; es kommt zu rezidivierenden Gerstenkörnern, von welchen die Patientin andauernd betroffen ist. Pusteln, Papeln und kleine Knötchen auf den Lidern.
Besonders bei jungen Mädchen kommt es vor der Menstruation zum Schwarzwerden vor den Augen, wie wenn man durch einen Schleier blickt. Nervöse Manifestationen, beispielsweise Zuckungen der Lider, anfallsweise Blindheit und Ohnmacht. *Pulsatilla* ist ein hervorragendes Mittel für das Anfangsstadium der Sehnervlähmung. Die *Pulsatilla*-Patientin reibt sich andauernd die Augen; ganz egal, ob sich Schleim im Auge angesammelt hat oder nicht, sie hat ständig das Gefühl eines Schleiers vor den Augen, was durch Reiben gebessert wird. *Pulsatilla* hat beginnenden Katarrakt geheilt. *Jucken der Augen* im Zusammenhang mit den typischen Hautsymptomen. Jucken in den Ohren, in der Nase, Kitzeln im Rachen und im Kehlkopf.

Ohren

In den Ohren kommt es zu denselben katarrhalischen Zuständen, mit dickem, gelbem, heftig stinkendem, eitrigem, blandem, manchmal auch blutigem Sekret. *Pulsatilla* ist für gewöhnlich bei Ohrenschmerzen bei Kindern angezeigt, insbesondere wenn das Kind sanftmütig und korpulent ist, ein rotes Gesicht hat und immer Mitleid erregend weint. Zu Ohrenschmerzen hat das Mittel einen solch engen Bezug, dass es auch in Fällen, bei denen das Kind keine weiteren ausgeprägten Merkmale der Arznei aufweist, oftmals vorübergehend hilfreich sein wird. Die Ohrenschmerzen treten abends oder in der Nacht auf und werden durch langsames Umhergehen im Zimmer gebessert. Das *Chamomilla*-Kind ist zornig, knurrt, ist nicht zufrieden zu stellen, beschimpft die Krankenschwester und die Mutter; seine Beschwerden bessern sich jedoch ebenfalls durch Um-

hergehen. Die Reizbarkeit gibt in einem solchen Fall jedoch den Ausschlag für *Chamomilla*. Man kann das Mitleid erregende Weinen von *Pulsatilla* leicht von dem knurrenden, wilden Schreien des *Chamomilla*-Kindes unterscheiden. Bei beiden Arzneien bessern sich die Beschwerden durch Bewegung und durch Getragenwerden. Beide wollen umhergetragen werden und sind ständig unzufrieden; sie wollen ständig abgelenkt werden. Aber wenn man das *Pulsatilla*-Kind nicht bei Laune hält, dann weint es erbärmlich – das *Chamomilla*-Kind hingegen schreit vor Zorn. Dies führt dazu, dass man das eine liebkosen, dem anderen jedoch eher die Hammelbeine langziehen möchte.
Ohrenerkrankungen mit Perforation des Trommelfells und geringer Heilungstendenz; Otitis media. Mittelohrabszess; Entzündung des Mittelohrs; reichliche, dicke, blutige, später gelbgrüne Absonderung. Der Prozess schreitet Tag und Nacht immer weiter fort, bis das Trommelfell reißt. Ich habe dieses Krankheitsbild einmal bei einer Endemie erlebt, und *Mercurius, Hepar sulfuris* und *Pulsatilla* waren die am häufigsten angezeigten Mittel. Ohrenerkrankungen im Zuge von Krankheiten mit Exanthem. Übel riechender, katarrhalischer Ohrenausfluss, der auf Scharlach oder Masern zurückgeht, sofern die Patienten schlecht oder mit den falschen Mitteln behandelt wurden. Erysipelartige, purpurne Entzündungen und Schwellung des Außenohres. Schorfe am Tragus.

Nase

Die *Pulsatilla*-Patientin neigt zu rezidivierenden Schnupfenanfällen mit häufigem Niesen und verstopfter Nase; es ist ein fieberhafter Zustand, der manchmal mit Fieberfrost, Hitze und Schweiß einhergeht. Schmerzen im Gesicht durch die Nase. Abends kommt es zu beträchtlichem, wässrigem Nasensekret und zu Niesen; morgens ist die Nase verstopft, das Sekret ist dick und gelbgrün. *Pulsatilla* passt auf chronische Nasenkatarrhe mit dicker, gelbgrüner Absonderung, die bland ist; verstopfte Nase; reichliches Nasensekret; schlechter Geruch in der Nase, der manchmal als jaucheartig, üblicherweise jedoch als Geruch eines stinkenden Katarrhs beschrieben wird. Große, blutige, dicke, gelbe Borken bilden sich in der Nase, verhärten sich und werden am Morgen zusammen mit dickem, gelbem Eiter ausgeschnäuzt. Bei alten, langwierigen Katarrhen kommt es zu einem *Verlust des Geruchs- und Geschmackssinns*. Die Nasenschleimhaut ist verdickt, eitrig, es bilden sich Krusten und Geschwüre. Völlegefühl oben in der Nase; die Choanen sind voll und verstopft. Morgendliches Aufräuspern von reichlich dickem, gelbem Schleim mit Krusten, der auch von den Umstehenden als stinkend wahrgenommen werden kann. Viele *Pulsatilla*-Patienten werden bei diesen katarrhalischen Beschwerden den stinkenden Geruch los, in dem sie große Borken ausschnauben. Dicke Klumpen getrockneten Eiters oder Schleims sammeln sich über mehrere Tage in der Nase, woraufhin dieser fürchterliche katarrhalische Geruch einsetzt; aber sobald die Klumpen ausgeschnäuzt werden, verschwindet der Gestank und der Patient fühlt sich besser, bis sich schließlich innerhalb weniger Tage wieder diese Klumpen gebildet haben. Dem Patienten selbst geht es an der frischen Luft besser, er fühlt sich schlechter in einem warmen Zimmer. Auch die Atmung geht besser im Freien, im warmen Zimmer bekommt er Atemnot.

Zuweilen kommt es im warmen Zimmer auch zu einer Verstopfung der Nase, und er muss mehr niesen.
Der Verlust des Geruchssinns kommt sowohl bei chronischen als auch bei akuten Katarrhen vor. Insbesondere am Abend ist die Nase stark verstopft; morgens und den Tag über kann der Patient sich leicht schnäuzen, am Abend jedoch verstopft sie und er kann sie nicht mehr putzen. Denken Sie daran, dass sich auch die Geistes- und Gemütssymptome abends verschlechtern. Der Patient steht morgens mit verstopfter Nase auf, aber er kann sie leicht schnäuzen; er hat einen fauligen, ranzigen Mundgeschmack, die Zunge ist belegt, und er muss seine Zähne gut putzen, bevor er frühstücken kann. Sie sehen also, dass die Symptome des Mundes und des Magens morgens schlechter sind, die psychischen Symptome sich hingegen abends verschlechtern, und auch die Nase ist abends verstopft. Vergleichen Sie hiermit den Husten: Der *Pulsatilla-Husten ist abends trocken und morgens locker*. Morgens kommt es zu reichlichem Auswurf, abends jedoch hat der Patient ein trockenes, enges Gefühl in der Brust, wie zusammengeschnürt, sodass ihm das Atmen schwer fällt. Nur zur Wiederholung: *Pulsatilla* ist einer unserer Rettungsanker bei chronischen Katarrhen mit Geruchsverlust, dicker, gelber Absonderung und Besserung im Freien; es ist insbesondere wirksam bei nervösen, furchtsamen und nachgiebigen Patientinnen, mit verstopfter Nase nachts und reichlicher Absonderung am Morgen.
Gleichzeitig mit den Katarrhen und akuten Erkältungen kommt es bei *Pulsatilla* oftmals zu Nasenbluten oder Ausschnauben von Blut aus der Nase; die Borken haften fest an der Schleimhaut und werden beim Schnäuzen losgerissen, wodurch es zur Blutung kommt. Aber *Pulsatilla*-Patientinnen sind ohnehin anfällig für Nasenbluten, insbesondere vor oder während der Monatsblutung, oder aber bei unterdrückter Menstruation; das Blut ist dunkel, fast schwarz, dick, klumpig und venös. Die Katarrhe treten besonders bei Frauen mit verspäteter, spärlicher, heller Monatsblutung auf, von der Menge ist es kaum mehr als bei einer Leukorrhö. Es handelt sich überwiegend um bleichsüchtige Patientinnen, deren Menstruation nur alle zwei oder drei Monate einsetzt. *Pulsatilla* ist somit auch das Heilmittel bei bleichsüchtigen Mädchen mit unregelmäßiger Menstruation, die sich leicht die beschriebenen Katarrhe zuziehen.
Pulsatilla ist auch ein nützliches Mittel bei Heuschnupfen. Die Behandlung von Heuschnupfen erfordert eingehende Untersuchungen, denn muss man sich gleichzeitig mit den irrigen Vorstellungen der Patienten abgeben. Der Heuschnupfenpatient lehnt zumeist eine genauere Untersuchung ab, denn er möchte schließlich „nur" seinen Heuschnupfen behandelt haben. Er möchte nicht, dass seine Hämorrhoiden, die dicken Schwielen an den Fußsohlen, die Schmerzen im Kreuzbein oder der Durchfall, der mit Verstopfung abwechselt, angesprochen oder in die Behandlung mit einbezogen wird. Diese Beschwerden bessern sich, wenn der Heuschnupfen einsetzt. Manchmal wird Ihnen der Patient erzählen, dass er sich immer gut fühlt, es sei denn, er hat Heuschnupfen. Dabei fühlt er sich zwar vielleicht gut, aber es ist eigentlich unmöglich, dass es ihm tatsächlich gut geht. Er hat jedoch diese Beschwerden schon immer gehabt und möchte nicht, dass Sie sich damit beschäftigen. Der Heuschnupfen

selbst wird jedoch kaum einmal die Indikation für das richtige Heilmittel des Patienten darstellen.
Ähnlich ist es auch bei der Epilepsie; wenn Sie lediglich aufgrund der Symptome des Anfalls davon ausgehen, dass Sie das richtige Mittel für den Patienten finden können, wird Ihre Behandlung fehlschlagen. Denn wenn eine akute, sich wiederholende Krankheitsmanifestation immer den gleichen, festgefahrenen Bahnen folgt, sind die Details der Erkrankung nur schwer zu finden. Der Heuschnupfenpatient weiß für gewöhnlich nicht viel über seine Krankheit zu erzählen. Wenn Sie ihm einige Symptome suggerieren, wird er Ihnen alle bestätigen. Es ist nahezu unmöglich, bei diesen akuten Krankheitserscheinungen mit den überzogenen Anfällen diejenigen Symptome zu finden, die zum passenden Mittel führen. Man erhält sie, indem man eruiert, wie der Zustand des Patienten war, bevor er an Heuschnupfen erkrankte. Denn diese vorhergehenden Symptome sind von größerer Bedeutung. Manchmal ist es auch wichtig zu wissen, welcher Körperteil betroffen war, bevor sich die Beschwerden in der Nase festgesetzt haben. Manchmal waren es spinale Symptome, beispielsweise starkes Wundheitsgefühl im Rücken, die sich besserten, wenn der Patient auf etwas Hartem lag. Dies finden wir nur bei wenigen Arzneien. Die Patienten werden Ihnen dies natürlich nicht alles gleich zu Beginn erzählen, sondern berichten fortwährend über ihren Heuschnupfen. Bei vielen nervösen Frauen setzen die Heuschnupfenanfälle mit heftigem Niesen und wässrigem Nasensekret ein, was dann aber in eine reichliche, dicke, gelbgrüne Absonderung übergeht. Dies sind die üblichen Heuschnupfensymptome, die man oftmals finden kann. Wenn jedoch die obigen Rückenbeschwerden vorhanden waren, kann man daraus wirklich etwas über die Krankheit erfahren.
Zu *Pulsatilla* gehören insbesondere Menstruationsstörungen und Gebärmutterprolaps. Wenn der Heuschnupfen einsetzt, bessern sich alle anderen Beschwerden. Die Patientin fühlt sich bis auf den Heuschnupfen gut, und dennoch sind alle Symptome miteinander verwoben. Die *Natrium muriaticum* Symptome verschlechtern sich morgens und gegen Mittag, während sie bei *Pulsatilla* abends schlechter sind; in der Nase sammelt sich dicker, gelbgrüner, fadenziehender Schleim an, und wenn die Patientin die Nase putzt, bleibt darin ein brennendes, beißendes Gefühl zurück. Ist das Zimmer nachts zu warm, kann sie nicht schlafen. *Natrium muriaticum* ähnelt *Pulsatilla* in Bezug auf das Beißen und die Schlaflosigkeit nachts in einem warmen Zimmer. Und auch bei *Natrium muriaticum* können die Absonderungen Tag und Nacht andauern. Es gibt aber auch eine akute Form des Heuschnupfens, für den *Pulsatilla* indiziert ist: wenn es zu einer wässrigen Nasenabsonderung kommt, die mit Niesen endet. Zu Anfang denken wir hier jedoch zumeist an *Carbo vegetabilis, Arsenicum, Allium cepa* oder *Euphrasia*.
Bei *Carbo vegetabilis* besteht eine wässrige Nasenabsonderung, die Reizung erstreckt sich bis in die Brust und es kommt zu Heiserkeit und Wundheitsgefühl des Kehlkopfes. Bei *Allium cepa* weist eine Gruppe von Symptomen auf das Mittel hin: wundmachendes Nasensekret und blande Augenabsonderung; am Kehlkopf herrscht ein Gefühl, als ob kleine Häkchen daran hingen, was

manchmal auch weiter nach unten in die Luftröhre reicht; diese Symptome sprechen für *Allium cepa*, und auch hier kommt es wie bei *Pulsatilla* zu einer Verschlimmerung im warmen Zimmer. Die Heuschnupfensymptome von *Euphrasia* ähneln denen von *Allium cepa*, nur die Augenabsonderung ist reichlich, wässrig und brennt; die Tränen brennen in den Augen und machen die Wangen wund; das Nasensekret ist jedoch bland, wie bei *Pulsatilla*. Manchmal dehnen sich die Beschwerden auch weiter nach unten in die Brust aus, und dann ist *Euphrasia* nicht länger das richtige Mittel.

Auch die Beschwerden von *Jodum* verschlechtern sich im warmen Zimmer; das Nasensekret ist dick, gelbgrün, brennt und ist wundmachend; es gibt jedoch etwas, das *Jodum* von allen anderen Mitteln unterscheidet: Der Patient fängt sofort mit Einsetzen der Beschwerden an abzumagern und ist ausgesprochen hungrig.

Bei *Kalium iodatum* ist die Nasenabsonderung dick und gelblich, dem Patienten geht es schlechter im warmen Zimmer; es besteht viel Wundheitsgefühl und Brennen in der Nase; die äußere Nase ist druckempfindlich; Empfindlichkeit der Nasenwurzel; das ganze Gesicht schmerzt und der Patient ist äußerst ruhelos; er möchte an der frischen Luft spazieren gehen, was ihn überhaupt nicht erschöpft.

Arsenicum iodatum ist charakterisiert durch Angst, Ruhelosigkeit und Schwäche. Es kommt zu häufigem Niesen und reichlichem, wässrigem Nasensekret, das an den Lippen brennt. Wie auch bei *Arsenicum* besteht brennender, wässriger Tränenfluss. Der *Arsenicum*-Patient möchte es sehr warm haben, möchte die Augen mit warmem Wasser ausspülen; die einzige Erleichterung des Heuschnupfens findet er, indem er heißes Wasser die Nase hochzieht. Bei *Arsenicum iodatum* kommt es zu einer Verschlechterung im warmen Zimmer, und Tage nach dem Niesen wird das Nasensekret dick, klebrig und sieht aus wie dicker, gelber Honig; es ist wundmachend. Der Patient hat starke Schmerzen an der Nasenwurzel und in den Augen, oftmals besteht auch Wundheitsgefühl in der Brust und Atemnot. Atemnot bei Heuschnupfen kommt bei folgenden Mitteln vor: *Arsenicum, Arsenicum iodatum, Jodum, Kalium iodatum* und *Sabadilla*; dies sind die Mittel, die nach meiner Erfahrung am häufigsten bei asthmatischen Heuschnupfenformen angezeigt sind. Wenn sich die Beschwerden entwickelt haben, nachdem sich der Patient überhitzt hat, dann müssen Sie *Silicea, Pulsatilla* und *Carbo vegetabilis* sorgfältig miteinander vergleichen. Es gibt noch eine weitere Gruppe von Arzneien, bei denen es zu einer Verstopfung der Nase kommt, die durch Absonderung nicht gebessert wird; der Patient hat andauernd das Verlangen, die Nase zu putzen, aber er findet keiner Linderung dadurch. Hierbei muss ich auf Anhieb an *Lachesis, Kalium bichromicum, Psorinum, Naja* und *Sticta* denken.

Bei *Psorinum* ist die Nasenabsonderung wässrig und bland, sie kann aber auch wundmachend sein. Zu einer verstopften Nase kommt es vor allem an der frischen Luft; dem *Psorinum*-Patienten geht es in einem warmen, geschlossenen Raum und beim Hinliegen besser. Seine Atemnot bessert sich, indem er die Arme in rechtem Winkel zum Körper abspreizt. Heuschnupfen an sich ist eine psorische Erkrankung. Eine einzelne Gabe *Psorinum* wird die Symptome so herausarbeiten, dass der Fall klarer wird. Der Heuschnupfenanfall eignet sich

jedenfalls nicht, um daraufhin ein Mittel zu verordnen; wenn er jedoch zu heftig ist, kann ein kurz wirkendes Mittel verabreicht werden, das die Beschwerden vorübergehend lindert.
Der *Nux vomica*-Patient kann an der frischen Luft leicht und frei atmen; sobald er aber ein warmes Zimmer betritt, verstopft die Nase; dies kann auch in der Nacht der Fall sein, und obwohl ein wässriges Sekret aus der Nase auf das Kissen tropft, ist die Nase zu, wie bei *Pulsatilla, Bryonia, Cyclamen* und den Jod-Verbindungen (wie beispielsweise *Arsenicum iodatum*). Verstehen Sie diese Ausführungen jedoch bitte nicht so, dass ich Ihnen hiermit Mittel für Heuschnupfen an die Hand gebe. Wir können unsere Arzneien nicht an irgendwelchen Krankheiten festmachen. In jedem Krankheitsfall muss zur Arzneiwahl stets die gesamte Konstitution des Patienten auf das Genaueste hin untersucht werden.

Gesicht
Das Gesicht des *Pulsatilla*-Patienten sieht kränklich aus; es ist fleckig, wobei dunkelrote, gelbe und andere „ungesunde" Farben gemischt auftreten. Es ist venös und aufgedunsen. Völlegefühl im Gesicht. Oftmals ist das Gesicht gerötet und sieht gesund aus, weshalb man dem Patienten trotz seiner Beschwerden kein Mitleid entgegenbringt. Blutandrang ins Gesicht. Hitzewallungen zum Gesicht. Manchmal sieht das Gesicht eingefallen aus, mit dunkeln Ringen unter den Augen. Fahles, grünliches, bleichsüchtiges Aussehen. Es besteht eine Neigung zu Erysipelen im Gesicht; erysipelartige Flecken im Gesicht, die sich zur Kopfhaut hin ausbreiten, mit Stechen und Brennen. Zuweilen ist das Gesicht des *Pulsatilla*-Patienten auch sehr berührungsempfindlich.
Mumps und Entzündung der Parotis. *Pulsatilla* ist das Heilmittel, wenn eine Frau, die an Mumps erkrankt ist, sich stark erkältet, sodass die Brüste anschwellen und es zu einer Entzündung der Brustdrüsen kommt. Es hilft auch bei jungen Mädchen mit Mumps, die sich erkälten, woraufhin die Schwellung der Parotis zu schnell abklingt und es zu einer Entzündung der seitengleichen Brustdrüse kommt. Manchmal schwellen auch beide Brustdrüsen an, oder es beginnt auf einer Seite und geht dann auf die andere über. Bei Männern hingegen sind die Hoden betroffen. *Pulsatilla* ist eines der wichtigsten Mittel bei dieser Art der Metastasis; es beseitigt Beschwerden, die von einem Körperteil auf den anderen überspringen. *Pulsatilla* ist für gewöhnlich auch bei außerordentlich stark angeschwollenen Hoden infolge von Mumps bei Jungen angezeigt. *Carbo vegetabilis* ist hierfür ein weiteres Mittel, aber nur, wenn es sich um ein *Carbo vegetabilis*-Kind handelt. Auch *Abrotanum* ist bei umherwandernden Symptomen von Nutzen. Bei *Pulsatilla* kommt es zu *wandernden Schmerzen*; Rheumatismus springt von einem Gelenk zum andern, tritt mal hier und mal da auf; neuralgische Schmerzen wandern von einer Stelle zur anderen; Entzündungen gehen von einer Drüse auf die andere über. Es gibt jedoch ein Unterscheidungsmerkmal: Die *Pulsatilla*-Beschwerden *wechseln nicht den Charakter*; sie springen andauernd umher, aber es entwickelt sich keine neue Form der Erkrankung. Bei *Abrotanum* kommt es ebenfalls zu dieser Metastasis, aber hier ändert sich die gesamte Diagnose, sodass der allopathische Arzt sagt: „Heute haben wir es mit einer völlig anderen Krankheit zu tun". Wenn ein Patient z. B. an einem

Tag unter heftigem Durchfall leidet, der von einem Ignoranten unterdrückt wird, sodass daraufhin Rheuma einsetzt, dann meint der Arzt, er habe es mit einer neuen Erkrankung zu tun. Die Unterdrückung eines Durchfalls oder einer Blutung, oder aber die Operation von Hämorrhoiden führt zum Ausbruch einer Krankheit an einer anderen Stelle. Ein Kind, das unter Sommerdiarrhö leidet, die unterdrückt wurde, bekommt anschließend Beschwerden im Bereich des Gehirns, der Blase, der Leber, oder es wird marastisch und magert von unten nach oben ab. Diese Art der Metastasis liegt in der Natur von *Abrotanum*.

Magen

Stunden nach dem Essen kommt es zu mundvollem Aufstoßen einer sauren, ranzigen, bitter schmeckenden Flüssigkeit. Flüssigkeiten drängen aus dem Magen nach oben. Andauerndes Aufstoßen von ranzig gewordenen Speisen. Manche *Pulsatilla*-Patienten können keine Butter vertragen oder Olivenöl am Essen verwenden. Alle möglichen Arten von schlechtem Mundgeschmack. Auch mehrere Stunden nach dem Essen ist der Magen mit der Verdauung der Speisen nicht fertig. Saures Aufstoßen und Erbrechen. Die Verdauung ist verlangsamt, der Patient bleibt bis zur nächsten Mahlzeit hungrig, was durch Essen nicht gebessert wird; er kann die aufgenommene Nahrung nicht richtig assimilieren. Andauernde Gallenbeschwerden. Der Mund ist schleimig, schlechter Mundgeschmack. All diese Symptome verschlechtern sich morgens. „Ansammlung von Speichel und viel Schleim im Mund." „Süßlicher oder zäher Speichelfluss." „Andauerndes Ausspucken von schaumigem, watteähnlichem Schleim."
Ein hervorstechendes Charakteristikum bei *Pulsatilla*-Patienten ist, dass fast niemals Durst besteht. Mundtrockenheit, aber nur selten Durst. Sogar bei den meisten fieberhaften Erkrankungen ist der Patient durstlos, wobei er bei hohem Fieber ausnahmsweise auch etwas durstig sein kann. „Durstlosigkeit, mit feuchter oder trockener Zunge." „Verlangen nach sauren, erfrischenden Sachen." Verlangen nach Limonade, Hering, Käse, scharfen oder gut gewürzten Speisen, saftigen Speisen. „Abneigung gegen Fleisch, Butter, fettes Essen, Brot, Milch, Tabakrauch." „Gefühl von Kratzen in Magen und Speiseröhre, wie Sodbrennen." Zahlreiche Schmerzen im Magen, wenn er leer oder voll ist. Die Aufblähung mit Gasansammlung und Magenübersäuerung sind typische Merkmals. Magenkatarrh. Oftmals besteht ein Verlangen nach Speisen, die nicht vertragen werden, unter anderem nach Eiscreme und Gebäck; der Patient kann diese Dinge nicht verdauen und es geht ihm davon schlecht. Es besteht ein Verlangen nach Speisen, die ihn krank machen. Dies ist jedoch nicht ungewöhnlich. Denn auch ein Whisky-Trinker hat Verlangen nach Whisky, obwohl er weiß, dass er ihn eines Tages ins Grab bringt. So ist es bei *Pulsatilla* in Bezug auf Gebäck. Der Patient hat ein Verlangen nach Pfannkuchen mit Ahornsirup, obwohl er weiß, dass er es wieder erbrechen wird. Verlangen nach *gut gewürzter Wurst*, aber Abneigung gegen Schweinefleisch alleine.
Pulsatilla erzeugt und heilt Gelbsucht. „Gelbsucht infolge einer chronischen Anfälligkeit für Hepatitis und gestörter Gallensekretion; Duodenalkatarrh; Verdauungsstörung; Fiebrigkeit und Durstlosigkeit; nach Chinin-Missbrauch."

Abdomen

Viele Beschwerden scheinen sich bei *Pulsatilla* im Abdomen zu manifestieren, mit Aufblähung, Auftreibung, Flatulenz, kolikartigen Schmerzen, Rumpeln, Gärungsdyspepsie, Durchfall oder Menstruationsstörungen. Große Empfindlichkeit und Aufgetriebenheit. Der gesamte Bauchraum, der Magen und die Beckenorgane sind berührungsempfindlich. Aufblähung nach dem Essen, besonders nach fettigen und reichhaltigen Speisen. Völlegefühl der Venen; allgemeine venöse Stase. *Pulsatilla* erzeugt insbesondere ein Schwellungs- und Völlegefühl des Bauches, sodass die Patientin keine Luft bekommt. Bei einer Frau vor der Menstruation ist das Abdomen aufgedunsen und sie hat ein Völlegefühl; sie kann kein Korsett tragen, sondern möchte lockere Kleidung haben oder sich gleich ganz ausziehen und ins Bett gehen. Gleichzeitig mit dieser Schwellung des Bauches kommt es zu einer Gedunsenheit und Schwellung des Gesichts und der Lippen, die Augen sind rot, und auch die Füße sind stark angeschwollen, sodass sie keine Schuhe tragen kann. Bei *Pulsatilla* kommt es auch zu einem Gefühl des Herabdrängens oder einem Schwächegefühl im Bauch, das für gewöhnlich mit Menstruationsstörungen oder Gebärmutterbeschwerden einhergeht. Das Herabdrängen zeigt sich als Gebärmuttervorfall. Es wird im gesamten Bauchraum verspürt und wird beschrieben als Gefühl, als würden die Beckenorgane durch einen Trichter nach außen drängen. Überempfindlichkeit des Abdomens, insbesondere des Unterbauches. Die Patientin kann nicht lange stehen oder umherlaufen, aufgrund des Gefühls eines Gewichts und des Herabdrängens. Wehenartige Schmerzen in Uterus und Rücken, als ob die Menses einsetzen wollte. Es ist nicht ungewöhnlich, dass die *Pulsatilla*-Patientin den ganzen Monat über das Gefühl hat, sie wäre kurz vor der Menstruation.

Die Symptome des Abdomens und des Darmes treten gemeinsam auf. Schneidende, fliegende, wechselnde Schmerzen. Bauchschmerzen führen zu Stuhldrang. Greifende Schmerzen in den Därmen bei Ruhr oder Durchfall; lockere wässrige oder grünliche Stühle. Ein hervorstechendes Merkmal im Bereich der Därme sind lockere, wässrige, grünliche Stühle, mit *andauernd wechselnder Stuhlbeschaffenheit*; gelbe, fäkale, schleimige Stühle. Wenn *Pulsatilla* bei Sommerdiarrhö angezeigt ist, ist die Stuhlbeschaffenheit so wechselhaft, dass sich keine zwei Stühle ähneln. Die Wechselhaftigkeit ist ein allgemeines Charakteristikum von *Pulsatilla*: Die Schmerzen wandern umher, Beschwerden wechseln den Ort, die Patientin bietet immer ein anderes Bild. Durchfall tritt abwechselnd mit Verstopfung auf. Die Monatsblutung setzt aus, beginnt dann wieder, vergeht erneut und wechselt andauernd. Bei einer *Pulsatilla*-Patientin wissen Sie nie, was Sie als Nächstes erwartet. Dysenterie; dysenterische Stühle; spärliche, schleimige, blutige, grünliche, wässrige Stühle, die in kleinen Spritzern entleert werden. Die nächsten Stühle sind dann vielleicht durchfallartig, mit reichlicher Absonderung. Somit treten Diarrhö und Dysenterie sozusagen gleichzeitig auf.

Rektum und Stuhl

Beschwerliche chronische Verstopfung mit großen, harten und schwer zu entleerenden Stühlen. Wie bei *Nux vomica* besteht häufiger Stuhldrang mit nur geringer oder überhaupt keiner Stuhlentleerung. Der *Pulsatilla*-Patient geht häufig zur Toilette, bevor es zu einer Entleerung kommt, wie bei *Nux vomica*. Wenn in einem chronischen Fall der Patient häufigen, erfolglosen Stuhldrang hat, wird dies häufig als Leitsymptom angesehen, das auf *Nux vomica* hinweist. Aber auch bei vielen anderen Arzneien tritt dieses Symptom auf – und *Pulsatilla* ist eine davon. Der Durchfall und die Darmbeschwerden von *Pulsatilla* verschlechtern sich abends und während der Nacht, d.h. der Stuhldrang ist nachts schlimmer. Die Symptome von Magen, Rachen und Mund hingegen sind morgens schlechter, die psychischen Symptome abends. Die Beschwerden im Bereich von Darm und Stuhlgang verschlechtern sich außerdem, wenn sich der Patient vollkommen ruhig verhält, sie bessern sich bei sanfter Bewegung. Der *Pulsatilla*-Patient ist auch sehr ruhelos. Es geht ihm an der kühlen, frischen Luft besser. Im geschlossenen Zimmer ist es ihm zu stickig und er möchte das Fenster geöffnet haben. „Ruhrartige Stühle mit klarem, gelbem, rotem oder grünem Schleim; mit Rückenschmerz, insbesondere beim Pressen zum Stuhlgang." „Stühle mit dunkelgrünem Schleim; Bauchschmerzen; Durstlosigkeit." Denken sie an das Wörtchen „grün" bei *Pulsatilla*, was sich insbesondere auf die katarrhalischen Absonderungen bezieht.

Heftigste Stuhlverstopfung mit Hämorrhoiden. Heftige Schmerzen in den Hämorrhoiden, schlechter beim Hinlegen und in der Bettwärme, besser durch sanfte Bewegung, insbesondere an der frischen Luft. Die Patientin wird beim Ausruhen im Zimmer so nervös, dass die Schmerzen zuzunehmen scheinen und sie sich umherbewegen muss. „Hämorrhoiden: schmerzhaft, prolabierend, blind, mit Jucken und Stechen im After." Die Verschlimmerung durch Hinliegen bei sehr schmerzhaften Hämorrhoiden steht in genauem Gegensatz zu *Ammonium carbonicum*, wo die starken Schmerzen der Hämorrhoiden durch flaches Liegen auf dem Rükken gelindert werden. Denken sie bei heftig schmerzenden Hämorrhoiden mit starkem Brennen an *Arsenicum* und *Kalium carbonicum*. Bei Hämorrhoiden mit stechenden, reißenden Schmerzen kommt *Aesculus* in Frage. Im Laufe mehrerer Praxisjahre war ich in bestimmten Fällen auch gezwungen, ein nur unvollständig geprüftes Mittel zu verordnen. Es handelt sich dabei um schmerzhafte Hämorrhoiden bei geschwächter Konstitution, wenn sich die gesamte Krankheit auf die Hämorrhoiden zu konzentrieren scheint; die Hämorrhoiden sind blutend und prolabierend, die geringste Berührung führt zu Krampfanfällen, in welchen die Patientin in den höchsten Tönen laut aufschreit. Die Hämorrhoiden sind so schmerzhaft, dass sie den Tod als ihre Erlösung ansieht. Sie liegt im Bett und hält sich die Gesäßbacken mit den Händen weit auseinander. Nach jedem Stuhlgang leidet sie drei oder vier Stunden lang fürchterliche Qualen. Schauen Sie in solchen Fällen nach *Paeonia*. Die Hämorrhoiden, die durch dieses Mittel geheilt werden, haben das Aussehen der Blüte dieser Pflanze. Sie bluten, sind rot, entzündet, nässen und sind berührungsempfindlich; die Patienten sind vor Schmerzen ganz ausgelaugt. *Paeonia* hat in vielen Fällen den Schmerz gelindert und diese riesigen Hämorrhoidalgeschwülste geheilt. Und häufig wurden sie geheilt, nachdem bereits Operationen und alle möglichen anderen heftigen Eingriffe vorgenommen wurden, die jedoch erfolglos blieben. Verordnen Sie dieses Mittel jedoch nicht, wenn Sie eine Arznei finden können, die das Symptombild des *gesamten Patienten* abdeckt. Häufig kommt es jedoch vor, dass die Patienten keine weiteren Symptome schildern, und manche davon leiden so stark allein unter den Hämorrhoiden, dass sie *Paeonia* wirklich benötigen.

Harnwege und Urin

Häufige, spärliche Blasenentleerung mit heftigem Drang. Tenesmus. Äußerst schmerzhaftes Wasserlassen, mit blutigem, brennendem, wundmachendem Urin. Sobald sich ein Tropfen in der Blase ansammelt, kommt es zu Harndrang. Die *Pulsatilla*-Patientin *kann nicht auf dem Rücken liegen, ohne Harndrang zu bekommen.* Wenn sie nicht auf dem Rücken liegt, kann sie die ganze Nacht ohne Harndrang überstehen; aber sobald sie sich auf den Rücken dreht, wacht sie durch den Drang auf und meint, der Harn geht unwillkürlich ab, wenn sie sich nicht beeilt. Unwillkürliche Entleerung beim Husten, Lachen und Niesen, aber auch nach einer Überraschung, nach plötzlicher Freude, nach plötzlichem Schreck wie durch das Zuschlagen einer Tür oder den Knall einer Pistole. Harntröpfeln bei der geringsten Ursache, sodass sich die Patientin ständig besinnen muss, damit kein Urin abgeht; sobald sie jedoch einschläft, fließt der Urin unwillkürlich. *Pulsatilla* ist das Mittel für zarte, sanfte, blühende, plethorische, warmblütige junge Mädchen, die nachts die Bettdecke von sich werfen und an Bettnässen leiden. Kränklich aussehende Mädchen mit gelbem, fahlem Gesicht, bei denen im ersten Schlaf der Urin unwillkürlich abgeht, benötigen *Sepia*. Unwillkürlicher Harnabgang im ersten Schlaf wird als starkes Symptom angesehen, aber bei näherer Betrachtung werden Sie feststellen, dass dies nicht stimmt. Wenn der Patient sich tagsüber anstrengen muss, um den Urin zu halten, kommt es zu einer unwillkürlichen Entleerung im Schlaf. Denn dann kann er sich nicht mehr darauf konzentrieren, und sobald die Gedanken davon abschweifen, fängt der Urin an zu tröpfeln. *Causticum* und *Sepia* werden als Hauptmittel betrachtet, wenn es um die Behandlung von unwillkürlichem Wasserlassen im ersten Schlaf geht; aber ich habe diese Beschwerde auch mit vielen anderen Mitteln geheilt. Bei einem Mann mittleren Alters kam es nachts zu Bettnässen, sobald er eingeschlafen war. Die Arzneien, welche dieses Symptom in der Pathogenese haben, sind sehr begrenzt, und er hatte sie schon alle genommen. Ich beschloss, dass ich die Sache von einem anderen Standpunkt aus angehen musste. Ich vergewisserte mich, dass er keine Probleme hatte, den Harn zu halten, wenn er sich bei der Arbeit umherbewegte. Sobald er sich jedoch hinsetzte, musste er sich anstrengen, damit es nicht zur Entleerung kam. Zum Zeitpunkt, als sich dieser Zustand entwickelt hatte, war er in Atlantic City gewesen und hatte oft im Meer gebadet. Hieraus ergaben sich die Modalitäten von *Rhus toxicodendron*, und *Rhus toxicodendron* war schließlich auch das Mittel, welches ihn heilte. Nur selten würde man bei Harnwegsbeschwerden auch an *Bryonia* denken. Zuweilen kommt es bei einem Patienten jedoch zu Harntröpfeln, sobald er sich bewegt, und wenn er aber umhergeht, fließt der Urin ungehindert. Die einzige Linderung ist, wenn er sich völlig ruhig verhält. Hier wäre *Bryonia* angezeigt, denn bei *Bryonia* haben wir die Verschlimmerung durch Bewegung, bei *Rhus toxicodendron* Besserung durch Bewegung.

Bei *Pulsatilla* besteht eine Besserung durch Bewegung. Nur wenige Arzneien haben die Besserung durch langsame Bewegung, darunter sind *Pulsatilla* und *Ferrum* die wichtigsten. Und nur bei wenigen Arzneien kommt es zu einer Besserung durch rasche Bewegungen, sodass sich die Patienten schnell bewegen möchten. Hierbei sind *Arsenicum* und *Bromium* die Hauptmittel. Das *Arsenicum*-Kind kann nicht schnell genug herumgetragen werden. Das *Pulsatilla*-Baby hingegen ist mit einer langsamen, sanften Bewegung zufrieden zu stellen. Jegliche Bewegung, die zu einer Erwärmung führt, erzeugt bei *Pulsatilla*-Patienten eine Verschlechterung sämtlicher Beschwerden. Ein Holzfäller beispielsweise berichtete, dass sein Husten besser wurde, wenn er sich umherbewegte. Wenn ihm durch Sägearbeiten jedoch warm wurde, musste er sich aufgrund des heftigen Krampfhustens, der dadurch eintrat, hinsetzen und ausruhen.
Pulsatilla-Patienten bekommen Beschwerden nach Aufenthalt im Regen und durch Nasswerden der Füße. Es kommt zu Harnwegsbeschwerden durch Kaltwerden (*Dulcamara*). *Pulsatilla* erzeugt – und heilt – einen chronischen, hartnäckigen Blasenkatarrh mit reichlicher, blutiger Schleimabsonderung, insbesondere nach einer Erkältung. Dicke, fadenziehende, eitrige, grüne, übelriechende Absonderungen aus der Harnröhre.

Männliche Geschlechtsorgane

Das sexuelle Verlangen der *Pulsatilla*-Männer ist ungewöhnlich stark. „Langandauernde morgendliche Erektion." „Sexuelle Ausschweifungen, die in Kopfschmerz, Rückenschmerz und Gliederschwere enden." „Brennen und Schmerzhaftigkeit in den Hoden, mit oder ohne Schwellung." Orchitis; Entzündung und Schwellung der Hoden aufgrund einer unterdrückten Gonorrhö, durch Mumps, eine Erkältung, Sitzen auf feuchtem Boden oder auf einem kalten Stein während er schwitzt. Gonorrhö, die durch lokale Injektionen unterdrückt wurde. „Erkältungen" setzten sich an den Hoden fest. *Pulsatilla* ist das am häufigsten angezeigte Mittel bei Gonorrhö, wenn die Harnröhrenabsonderung dick gelb oder gelbgrün ist, die Patienten empfindlich gegen Wärme sind und es ihnen beim Gehen an der frischen Luft besser geht. Es ist jedoch auch angezeigt, wenn außer der dicken gelben oder gelbgrünen, gonorrhoischen Harnröhrenabsonderung keine anderen Symptome vorliegen oder keine anderen Symptome das Mittel kontraindizieren. Beschwerliche, sich hinschleppende Harnröhrenabsonderung; ein alter Tripper weitet sich bei einer Erkältung oder nach dem Koitus in eine dicke, gelbe Absonderung aus. Es kommt zu häufigem Tenesmus; Chordee; heftiger Harndrang; Brennen in der Harnröhre beim Wasserlassen und gelber Absonderung. Schwellung im Bereich des Penis. Die Vorhaut ist ödematös geschwollen (*Nitricum acidum, Fluoricum acidum, Cannabis sativa*). *Pulsatilla* ist von Nutzen bei den Folgen von unterdrückter Gonorrhö. Entzündung der Prostata. Es ist ein Mittel bei alten Lebemännern mit vergrößerter Prostata und hartem, flachem, komprimiertem Kot, die zum Wasserlassen ständig einen Katheter benötigen; das Mittel ist insbesondere angezeigt, wenn die Beschwerden durch sexuelle Ausschweifungen oder häufige Masturbation ausgelöst wurden. Schmerzen in den Hoden; Reißen in den geschwollenen Hoden. Schneiden wie von Messern entlang des Samenstrangs; lanzinierende, reißende Schmerzen.

Weibliche Geschlechtsorgane

Bei *Pulsatilla*-Frauen besteht gesteigertes Sexualverlangen bis hin zu Nymphomanie; wildes, unbeherrschbares Sexualverlangen, die Patientin ist von sexuellen Gedanken eingenommen. Die Menstruation setzt zu spät ein und ist spärlich. Das Gesicht ist blass, gelb, fahl oder grünlich, wie bei Bleichsucht. *Pulsatilla* beseitigt Neigung zu Fehlgeburten, Scheinschwangerschaft, Molenbildung usw. und unterbindet das Wachstum von Myomen, sofern auch die anderen Symptome übereinstimmen. Während der Schwangerschaft und bei der Entbindung können viele Beschwerden auftreten, die nach *Pulsatilla* verlangen. Zumeist ist *Pulsatilla* angezeigt, wenn die Wehenschmerzen sehr schwach sind, mehrere Tage lang andauern und erfolglos bleiben. Die Patientin ist dabei nicht gereizt. Die Wehen sind unregelmäßig, treten flüchtig auf und wechseln andauernd die Stelle – mal ziehen sie in den unteren Rücken, dann wiederum die Beine hinab. Das erste Stadium der Wehen ist verlängert bzw. es kommt zu lang anhaltenden, die anstehende Geburt anzeigenden Symptomen. *Chamomilla* ist das passendere Mittel, wenn die Patientin äußerst reizbar ist. Bei sanftmütigem Gemütszustand jedoch, wenn die Wehen unregelmäßig sind, der Muttermund erweitert ist und die Kontraktionsbewegungen der Gebärmutter dennoch nachgelassen haben und die Wehen zu kurz sind, dann wird *Pulsatilla* die Geburt innerhalb kürzester Zeit zu einem guten Ende bringen. Der nächste Wehenschmerz nach Einnahme des Mittels wird die gewünschte Wirkung bringen. Sehr häufig kann man in solchen Fällen beobachten, dass die äußeren Anteile des Geburtskanals erschlafft sind und der Geburtsvorgang eigentlich gut vonstatten gehen könnte. Aber es besteht eine Inaktivität der Gebärmutter. Bei schwachen Wehenschmerzen ist *Pulsatilla* hochwertig angezeigt.

Heftige Menstruationskoliken, sodass sich die Patientin zusammenkrümmen muss. Wundheitsgefühl im Bereich der Gebärmutter und der Eierstöcke. Auftreibung des Unterleibes. Die Patientin stößt die Zudecken von sich und möchte die Fenster geöffnet haben. Sie ist weinerlich und fängt ohne Grund an zu weinen. Unterdrückte Monatsblutung durch Nasswerden der Füße. Die Menstruationsblutung kommt nur langsam in Gang und ist von der Menge kaum mehr als eine Leukorrhö. *Pulsatilla* ist das Mittel für plethorische Mädchen, deren Menses seit der Pubertät schmerzhaft sind. So habe ich viele Heilungen mit *Pulsatilla* bei 16- bis 18-jährigen Mädchen erlebt. Die Mütter kommen zu mir und berichten, dass die Tochter seit ihrer ersten Monatsblutung Beschwerden hat. Sie war beim Schwimmen oder ihre Füße seien nass geworden, und seither habe das Leiden angefangen. Die Ärzte sagen, dass sich ihre Geschlechtsorgane nicht richtig entwickelt hätten und deshalb operiert werden müsse. *Pulsatilla* hat innerhalb weniger Monate zu einer Normalisierung der Menstruation geführt. Betrachten wir als Kontrast dazu einmal ein anderes Mittel. *Calcium phosphoricum* ist die Arznei bei dürren, kälteempfindlichen Mädchen, die ebenfalls um die Zeit, als die erste Menstruation einsetzen sollte, gebadet haben, wodurch die Blutung teilweise unterdrückt wurde oder sich eine Entzündung der Gebärmutter entwickelt hat; es kam zu einem Entwicklungsstillstand der Gebärmutter, einer Stenose; die Mädchen leiden unter fürchterlichen Menstruationskoliken, mit herabdrängenden Schmerzen, als ob die Beckenorgane nach außen drängen würden, weshalb sie sich zusammenkrümmen müssen; die Beschwerden bessern sich durch Wärme und verschlechtern sich durch Kälte. *Pulsatilla* ist das Mittel bei „Mädchen von sanfter Veranlagung, wenn die Pubertät mit übermäßiger Verzögerung eintritt, oder aber wenn die Menstruation gestört ist oder unregelmäßig abläuft; sie sind blass und träge, klagen über Kopfschmerzen, Frösteligkeit und Abgeschlagenheit." Für die Entwicklung dieser jungen Mädchen ist *Pulsatilla* ein hervorragendes Mittel. Beschwerlichste Fälle von Gebärmutterprolaps. Hier steht *Pulsatilla* in einer Reihe mit *Sepia, Belladonna, Natrium muriaticum, Nux vomica* und *Secale*; alle diese Mittel weisen eine ausgeprägte Schlaffheit und das Gefühl von Herabdrängen auf; einige haben sogar schwerste Fälle von Prolaps geheilt. *Pulsatilla* heilt oftmals Gonorrhö bei Frauen, und ich denke, es ist hier das am häufigsten indizierte Mittel. Ein herausragendes Merkmal ist, dass es während der Menstruation zum Einschießen von Milch in die Brust kommt. Auch wenn es bei jungen Mädchen in der Pubertät zu diesem Milchfluss kommt; der Milchfluss ist verfrüht. *Pulsatilla* hilft somit auch nichtschwangeren Frauen mit Milchfluss in den Brüsten (*Cyclamen, Mercurius*).

Atemwege und Husten/Brust und Herz

Auch im Bereich der Atemorgane zeigen sich äußerst beschwerliche Symptome. Bronchitis; Pneumonie. Trockener, quälender Husten und Atemnot, nachts; die Patientin möchte das Fenster geöffnet haben; es geht ihr im Liegen schlechter. Husten mit Würgen und Erstickungsgefühl. Reichlicher Auswurf eines dicken, gelbgrünen Schleims am Morgen. Chronischer, lockerer Husten nach Masern. Keuchhusten.

Am Kehlkopf kommt es zu vielen Symptomen; Zusammenschnürungsgefühl und Kitzeln, das Husten verursacht. Bronchitis; der Husten ist morgens locker, abends hingegen trocken.

Atemnot; Brustbeklemmung durch schnelles Gehen oder durch Überhitzung nach dem Essen; durch verstopfte Nase; durch Gemütsbewegungen. Krampfartiges Zusammenschnüren des Kehlkopfes. Engegefühl der Brust; Atemnot beim Liegen auf der linken Seite; Erstickungsgefühl abends und während der Nacht. Asthma bei Kindern nach unterdrücktem Hautausschlag oder bei Frauen nach Unterdrückung der Menses. Lautes Schleimrasseln in der Brust beim Liegen. Auswurf eines dicken, gelbgrünen oder blutigen, salzigen, übel riechenden Schleims. Chronischer Bronchialkatarrh.

Völlegefühl in der Brust abends, mit Herzklopfen; verhindert den Schlaf. Herzklopfen beim Liegen auf der linken Seite. Wundheitsgefühl in den Brustwänden. Die Brustschmerzen bessern sich manchmal durch Liegen auf der gegenüberliegenden, schmerzlosen Seite. Gefühl von Trockenheit und Rauheit in der Brust. Wandernde, reißende Schmerzen in der Brust. Schneidende Schmerzen bei Pleuritis. Heftiges Klopfen in der Brust. Lungenblutungen mit dunklem Blut. Der Husten ist bei *Pulsatilla* abends trocken, morgens jedoch locker. Lungenblutungen bei Unterdrückung der Menses oder anstelle der Menses. Das Mittel ist sehr wirkungsvoll bei katarrhalischer Schwindsucht bleichsüchtiger Mädchen.

Rücken und Extremitäten

Bei Wirbelsäulenverkrümmungen ist *Pulsatilla* häufig von großem Nutzen. Schmerzen im Rücken, im Lenden- und Kreuzbeinbereich. Wandernde Rükkenschmerzen. Spinalreizung nach sexuellen Exzessen. Rheumatische Schmerzen in der Wirbelsäule und in den Gliedmaßen, schlechter in der Ruhe und besser durch langsame Bewegung. Schmerz im unteren Rücken wie verrenkt. Gefühl, als ob kaltes Wasser den Rücken hinab liefe.
Sämtliche Gliedmaßen sind schmerzhaft; ziehende, reißende Gliederschmerzen, besser durch Bewegung und nach Bewegung sowie durch kalte Anwendungen; schlechter im warmen Zimmer. Schwellung der Venen an Armen und Händen. Krampfadern an den Beinen wie bei *Fluoricum acidum*. Gelenkrheumatismus. Schmerzen in den Gelenken wie ausgerenkt. Ischialgie schlechter abends, besser durch langsames Umherbewegen. Ziehen und Spannen in den Beinmuskeln abends im Bett. Reißende, ruckende Gliederschmerzen; wechseln die Stelle. Brennen in den Venen. Purpurne Schwellung und heftiges Jucken der Füße, als ob sie erfroren wären. Die Füße brennen nachts im Bett, sodass die Patientin sie unter der Decke hervorstrecken muss. Die Fußsohlen brennen und schmerzen wie zerschlagen beim Gehen. Ausgeprägte Ruhelosigkeit und Zucken von Gliedern, Unterschenkeln und Füßen. Gefühllosigkeit der Glieder, auf denen sie liegt. Wandernde Schmerzen in allen Gliedern.

Schlaf

Die *Pulsatilla*-Patientin schläft auf dem Rücken, die Hände über dem Kopf. Sie kann nicht auf der linken Seite schlafen, da sie sonst Herzklopfen und Erstickungsanfälle bekommt. Wirre, erschreckende, ängstigende Träume. Spätes Einschlafen. Schlaflosigkeit aufgrund von Hitzewallungen.

Fieber und Schweiß

Pulsatilla heilt Wechselfieber nach Magenverstimmung. Frösteln jeden Morgen und Abend. Der Frost beginnt in Händen und Füßen. Gliederschmerzen während des Frostes. Einseitige Kälte und Gefühllosigkeit; einseitiges Fieber. Durst vor dem Fieberfrost, selten jedoch in der Fieberhitze. Hitze mit erweiterten Venen. Reichlicher Schweiß am ganzen Körper oder nur auf einer Körperseite. Erbrechen von Schleim während des Frostes.

Pyrogenium — Pyrog.

Putrescinum; Sepsin, Pyrexin, Faules Fleisch.

Allgemeines

Die Potenzen, die aus Heaths dritter Potenz von verfaultem Fleisch hergestellt wurden, habe ich einige Jahre bei allen Formen von septischen Fiebern und deren Folgezuständen angewendet, vorausgesetzt natürlich, die Symptome stimmten überein. Heftiger Frost, dazwischen immer wieder Hitze und Schweiß, oder auch trockene Hitze, mit ausgeprägten Gliederschmerzen und Ruhelosigkeit, besser durch Bewegung und Hitze. Das Gefühl von Wundheit und Zerschlagenheit ist bei *Pyrogenium* so markant wie bei *Arnica* und *Baptisia*; die Knochenschmerzen wiederum ähneln *Eupatorium*, die Ruhelosigkeit und Verbesserung durch Bewegung und Hitze hingegen *Rhus toxicodendron*. Alle Schmerzen von *Pyrogenium* nehmen im Sitzen zu. Beschwerden treten durch Kaltwerden und durch kaltes, feuchtes Wetter auf.

Pyrogenium passt auf auszehrendes Fieber in den letzten Stadien der Schwindsucht, ebenso auch bei septischen Fiebern. Das Mittel bringt auch Wochenbettfieber in wenigen Stunden zum Abklingen, sofern es klar indiziert ist. In Typhusfällen, wenn der Patient in einem ähnlichen Verwirrtheitszustand wie bei *Baptisia* ist, die Hitze aber zu intensiv für *Baptisia* ist, sollte immer auch *Pyrogenium* in Erwägung gezogen werden. Wenn die Temperatur des Patienten einmal 41 Grad erreicht und er unter Wundheits- und Zerschlagenheitsgefühl leidet, wird diese Arznei innerhalb von nur einem Tag eine gute Reaktion herbeiführen; und sofern die Schmerzen durch Bewegung und Hitze gelindert werden, wird es das Fieber ganz zum Verschwinden bringen.

Wenn der Puls extrem hoch ist, die Temperatur jedoch nicht diesem beschleunigten Puls entspricht, wird *Pyrogenium* von Nutzen sein. Andererseits sollte auch an dieses Mittel gedacht werden, wenn bei septischen Zuständen Puls und Temperatur in überhaupt keinem Verhältnis zueinander stehen. Starke Schmerzen, wenn die Absonderung aus einem geöffneten Abszess versiegt. *Abszess mit heftigem Brennen* (*Arsenicum, Anthracinum, Tarentula cubensis*).

Übler Geruch ist ein vorherrschendes Merkmal bei *Pyrogenium*; es kommt sogar zu fauligem und aashaftem Geruch des Körpers, des Atems, des Schweißes und der Absonderungen. Fieber aufgrund von Vergiftungen mit Kanalisationsdämpfen. Erysipel nach Wundinfektion, beispielsweise nach Operationen. *Pyrogenium* heilt viele chronische Beschwerden, die auf septische Zustände zurückzuführen sind. Wenn eine Patientin sich von einem Wochenbettfieber, das sie vor mehreren Jahren durchmachte, nicht richtig erholt hat, sollte man unbedingt an *Pyrogenium* denken.

Ein junger Man mit kräftiger Konstitution erkrankte an einer Blutvergiftung, von der er sich nur schlecht erholte, und litt mehrere Jahre an Abszessen in verschiedenen Körperteilen. Er war blass und sah kränklich aus, hatte Rheuma und Gelenksteifigkeit; zur der Zeit, als er in Behandlung kam, bildete sich soeben langsam ein Abszess an der Wade. Er nahm *Pyrogenium* und wurde dadurch rasch und vollständig geheilt. Der Abszess der Wade eröffnete sich nicht, und der Patient erfreut sich seit mittlerweile zehn Jahren bester Gesundheit.

Pyrogenium hat Bright'sche Krankheit geheilt, die auf eine septischen Ursache zurückzuführen war. Es ist ein überaus hilfreiches Mittel bei drohendem Herzversagen infolge von septischem oder zymotischem Fieber. Es passt bei septischen Blutungen, wenn das Blut dunkel ist. Die Arznei wird oftmals bei schwersten und rasch verlaufenden septischen Fiebern Leben retten können.

Geist und Gemüt

Geschwätzigkeit; der Patient kann schneller denken und reden als jemals zuvor, besonders im Fieber. Reizbarkeit. Delirium und geistige Verwirrung im Bezug auf seinen Körper und seine Glieder (*Baptisia*). Gefühl, als würde er das ganze Bett bedecken. Die Patientin wusste, dass ihr Kopf auf dem Kissen ruhte, aber sie wusste nicht, wo sich der Rest ihres Körpers befand. Fühlt sich beim Liegen auf einer Seite im Bett wie eine Person, und wie eine andere beim Umdrehen auf die andere Seite. Gefühl wie von den eigenen Armen und Beinen eingeengt. Diese Wahnideen ähneln stark *Baptisia*, aber wenn die Temperatur des Patienten sehr hoch ansteigt, wird *Baptisia* weniger passen als *Pyrogenium*.

Kopf und Schwindel

Heftiger Blutandrang zum Kopf mit *drückenden Schmerzen* und Herzklopfen, besser durch Druck. Reichlicher Kopfschweiß. Schmerz im Hinterhaupt beim Husten, morgens beim Erwachen.

Augen

Die Augäpfel schmerzen bei Berührung sowie beim Drehen der Augen nach außen oder nach oben.

Nase

Septisches Nasenbluten. Fächerartige Bewegungen der Nasenflügel (*Lycopodium*).

Gesicht

Das Gesicht ist blass, eingefallen und bedeckt mit kaltem Schweiß. Die Wangen sind gerötet und brennend heiß.

Mund und Zähne

Fauliger Mundgeruch und fauler Geschmack im Mund. Die Zunge ist braun und dick belegt. Brauner Streifen in der Mitte der Zunge. Belag auf den Zähnen.

Magen

Erbrechen von Galle, Blut, einer fauligen Substanz. Erbrechen von Wasser, wenn es sich im Magen erwärmt hat. Koterbrechen. Kaffeesatzartiges Erbrechen. Durst auf kalte Getränke im Fieberfrost und in der Fieberhitze.

Abdomen

Auftreibung und große Empfindlichkeit des Abdomens. Entzündung von Peritoneum, Darm und Gebärmutter, septischen Ursprungs. Kollern in den Eingeweiden. Bauchschmerzen beim tiefen Atmen. Schneidende, kolikartige Schmerzen. Schmerzen in der rechten Seite, erstrecken sich zum Rücken; schlechter bei jeder Bewegung, beim Reden und Atmen, besser im Liegen auf der rechten Seite; der Patient stöhnt bei jedem Atemzug.

Rektum und Stuhl
Reichliche, flüssige, faulige Stühle. Unwillkürlicher Stuhlabgang. Reichliche, wässrige, schmerzlose Stühle. Aashafter Stuhlgeruch. Auch der schwierig abzusetzende Verstopfungsstuhl riecht aashaft. Verstopfung mit harten, trockenen, schwarzen, fauligen Stühlen; kleine, schwarze Kotkugeln, die aussehen wie Oliven. Faulige, blutige Stühle. Weiche, dünne Stühle, die unter starkem Pressen abgehen. Darmblutungen.

Harnwege und Urin
Spärlicher oder unterdrückter Urin mit rotem Sediment, das sich nur schwer auswaschen lässt. Eiweißhaltiger Urin mit Zylindern. Fauliger Urin. Häufiger Harndrang sobald Fieber einsetzt. Unerträglicher Blasentenesmus; krampfartige Kontraktionen der Blase, einschließlich des Rektums, der Eierstöcke und der breiten Ligamente (Fall, der von Dr. Yingling behandelt wurde). Harn- und Stuhlinkontinenz bei septischem Fieber.

Weibliche Geschlechtsorgane
Gebärmutterblutungen. *Fauliger, spärlicher Wochenfluss. Unterdrückte Lochien. Heftiger Fieberfrost; Kindbettfieber.* Die Menses dauern nur einen Tag, dann setzt blutige Leukorrhö ein. Septisches Fieber nach Abort. Gebärmutterprolaps.

Atemwege und Husten
Keuchende Atmung beim Ausatmen. Schwache und belegte Stimme, mit Heiserkeit. Husten mit großen Schleimmengen im Kehlkopf, schlimmer durch Bewegung und im warmen Zimmer. Husten erzeugt Brennen im Kehlkopf und in den Bronchien. Fauliger, dicker, eitriger Auswurf. Husten schlechter im Liegen, besser durch Aufsitzen. Blutiger oder rostfarbener Auswurf. Husten mit reichlichen, übel riechenden Nachtschweißen. *Pyrogenium* ist ein hervorragendes Palliativum im Endstadium von Schwindsucht. Lungenabszesse.

Brust und Herz
Herzversagen bei septischem Fieber, schlechter bei der geringsten Bewegung. Jeder Herzschlag wird in entfernten Körperteilen gespürt. Gefühl von Angst und Schwäche in der Herzgegend. Der Patient nimmt sein Herz sehr stark wahr. Schmerz an der Bifurkation der Luftröhre. Beklemmtes Gefühl an Brust und Herz. Völle in der Herzgegend. Gefühl, als ob das Herz kaltes Wasser durch die Adern pumpen würde (Dr. Yingling). Herzklopfen. Laute Herzschläge. Gefühl von Surren des Herzens. *Beschleunigter, unregelmäßiger, flatternder Puls.*

Rücken und Extremitäten
Klopfen im Nacken. Schwächegefühl im Rücken. Stechen im Rücken beim Husten.

Schmerzen in allen Gliedern mit großer Ruhelosigkeit. Knochenschmerzen im ganzen Körper. Wundheitsgefühl der Muskeln, das Bett fühlt sich zu hart an, besser durch Bewegung.

Kälte, Taubheit der Extremitäten. Taube Arme und Hände. Die Hände sind kalt und klamm. Schmerz in den Oberschenkeln im Fieberfrost und im Fieber. Schmerzen in Knien und Unterschenkeln im Frost und im Fieber, besser durch Gehen und Wärme. Schmerzen in den Beinen im Sitzen, besser im Gehen. Schmerzen über dem Knie, wie bei einem Knochenbruch, besser durch Ausstrecken des Beines und bei Bewegung. Ödeme der Füße und Unterschenkel. Taubheitsgefühl der Füße.

Haut

Die Haut ist blass, kalt, aschfarben. Hartnäckige Varikosis; stinkende Geschwüre bei alten Leuten. *Pyrogenium* hat viele chronische Unterschenkelgeschwüre mit fauliger, dünner, blutiger Absonderung geheilt. Aashafter Schweißgeruch. Fauliger Körpergeruch. Der Patient muss in allen Fieberstadien zugedeckt sein. Fieberfrost besser im warmen Bett. Der Frost tritt täglich auf; er setzt abends ein, stets um 19 Uhr. Die Periodizität ist sehr ausgeprägt. Kalter Schweiß am Körper. Heißer Schweiß bei hohem Fieber.

Schlaf

Der Schlaf ist voller schrecklicher Träume. Durch einen anhaltenden Gedankenzustrom kann der Patient nicht schlafen. Aufschreien im Schlaf durch Brustbeklemmung.

Ranunculus bulbosus — Ran-b.

Knolliger Hahnenfuß. *Ranunculaceae.*

Allgemeines

Die Butterblume hat scharfe, ätherische Ausdünstungen. Bei manchen Menschen, die darauf empfindlich reagieren, können diese zu Vergiftungserscheinungen führen, die schon oft mit einer Giftsumachvergiftung verwechselt wurden. Die gewöhnliche Butterblume wird nicht so oft angewendet, wie sie eigentlich angezeigt wäre, was wohl daran liegen muss, dass sie nicht so bekannt ist wie viele andere Arzneien. Es handelt sich um ein rheumatisches Mittel, das von großem Nutzen ist, wenn die Brustmuskeln mit betroffen sind. Schmerzen in den Spinalganglien, der Pleura und den Rippenmuskeln, immer verbunden mit heftigstem Wundheitsgefühl. Die Verschlimmerung durch Bewegung ist so ausgeprägt wie bei *Bryonia*, und die Empfindlichkeit gegen kaltes, feuchtes Wetter so charakteristisch wie bei *Dulcamara*. Plötzliche Schwäche bis hin zu Ohnmacht gehört zur Pathogenese von *Ranunculus bulbosus*, und es hat auch Epilepsie geheilt. Die Patienten sind nervlich extrem erregbar, und der Zustand ähnelt der heruntergekommenen Verfassung empfindlicher Kranker; daher ist es auch wirksam bei Beschwerden nach Schreck und Ärger. Die *Ranunculus bulbosus*-Beschwerden verschlimmern sich abends und nach jeglichem Wetterwechsel, insbesondere bei Wechsel von warmem zu kaltem Wetter. Auch die abendliche Verschlimmerung ist sehr ausgeprägt; sowohl Kopf- und Ohrenschmerzen als auch Nasensymptome, Fieber, Wundheitsgefühl in den kurzen Rippen, Atemnot, Brust- und Herzbeklemmung,

Engegefühl der Brust, vermehrtes Herzklopfen, Zittern und Frösteln nehmen alle zum Abend hin zu. Der Patient ist extrem empfindlich gegen Kälte und gegen kühle, frische Luft. Kalte Luft erzeugt Kopfschmerzen, Rheuma, Neuralgie der Brust, Wirbelsäule und Eierstöcke, sowie Schwindel. Plötzliche Kälteexposition während Überhitzung verursacht Fiebersymptome, Rippenfellentzündung oder Pneumonie. Nach Aufenthalt in kalter Luft sind die Brustmuskeln wie wund und zerschlagen. Kühle Zugluft führt zu Schmerzen in vielen Körperteilen. *Ranunculus bulbosus*-Patienten sind auch überaus empfindlich gegen *regnerisches* und *stürmisches* Wetter. Es kommt zu *stechenden Schmerzen* in Leber, Ohren, Brust, Abdomen, Schulter und anderen Gelenken, *Wirbelsäule*, *Lumbalregion* bis zum Abdomen, zwischen den Schulterblättern; stechende, brennende Schmerzen, die von der Brustwirbelsäule ausstrahlen. *Brennende Schmerzen* an Mageneingang, Magengrube, Blasenhals, Hühneraugen, Hautausschlägen und in Geschwüren. Drückender Schmerz in Stirn, Scheitel, Augen, Schläfen, Nasenwurzel, Magengrube, Schulter, quer über die untere Brusthälfte, in der Mitte der Brust. Es kommt auch zu Prickeln und Krabbeln. Pleuritis mit Bildung eines Ergusses. Bei Pleuraexsudation ist *Ranunculus bulbosus* ein nützliches Mittel, wenn ein Wundheitsgefühl in den Rippen, besonders in den kurzen Rippen, besteht. Es hat Lupus und Epitheliom sowie Gelbsucht geheilt.

Geist und Gemüt

Es bestehen tiefe Niedergeschlagenheit und das Verlangen zu sterben. Furcht vor Geistern; starke Reizbarkeit, bis hin zu Streitsucht. Geistige Verwirrung.

Kopf und Schwindel

Schwindel, wenn der Patient an die kalte Luft geht. Gefühl, als sei der Kopf vergrößert.

Zerebrale Hyperämie mit Hitze des Gesichts. Kopfschmerz bei Temperaturwechsel, drückende Kopfschmerzen in Stirn und Scheitel, schlechter bei Temperaturwechsel, entweder hin zu warm oder kalt. Heftige Schmerzen über dem rechten Auge, schlechter im Liegen, besser beim Gehen und im Stehen. Alle anderen Schmerzen verschlechtern sich bei *Ranunculus bulbosus* durch Bewegung, aber dies ist eine bemerkenswerte Ausnahme.

Augen

Druck und Brennen in den Augen. Starke Schmerzen in den Augen, besonders rechts. Wundheitsgefühl und Brennen im *rechten Unterlid*, im äußeren Winkel des rechten Auges. Bläulich-schwarze, flechtenartige Bläschen über dem rechten Auge. *Ranunculus bulbosus* hat Nachtblindheit während der Schwangerschaft geheilt.

Ohren

Stechende Ohrenschmerzen, besonders rechts, schlechter abends.

Nase

Ranunculus bulbosus wurde auch erfolgreich bei Heuschnupfen mit Brennen in den Augen, Jucken des weichen Gaumens und Druck an der Nasenwurzel eingesetzt; mit Verschlimmerung abends (wie *Wyethia*). Der äußere Teil der Nase ist rot und stark entzündet.

Gesicht

Das Mittel hat Bläschenausschlage im Gesicht mit heftigem Brennen verursacht und geheilt, außerdem auch Epitheliom des Gesichts. Prickeln in Gesicht, Nase und Kinn. Zucken der Lippen.

Hals

Brennen, Wundheitsgefühl und Rötung des Rachens, mit Beißen und Jucken des weichen Gaumens.

Magen

Nachmittags besteht starker Durst. *Ranunculus bulbosus* hat viele Fälle von Schwäche und schwankendem Gang als Folge von Alkoholmissbrauch, beispielsweise durch Whiskey und Branntwein, geheilt. Es ist auch ein hervorragendes Mittel bei Delirium tremens, wenn der Patient stumpfsinnig ist, Schluckauf hat und auch mehr oder weniger zu Krämpfen neigt. Der Schluckauf ist dabei heftig und krampfartig. Epileptiforme Krämpfe durch Alkoholmissbrauch. Häufiges Aufstoßen.
Brennen im Magen und besonders in der Gegend des Mageneingangs. Der Magen ist sehr berührungsempfindlich. Anfallsartig auftretende Neuralgie des Magens.

Abdomen

Wundes, zerschlagenes Gefühl in den kurzen Rippen, stechende Schmerzen in der Leber. Gelbsucht. Wundheitsgefühl in der Leber bei starkem Druck; die Symptome verschlechtern sich abends.
Im Abdomen kommt es zu heftigen Blähungen, Koliken, Brennen im Magen und starkes Wundheitsgefühl bei Druck. Stechende Schmerzen in der rechen Bauchseite und unter den Rippen. Die Bauchschmerzen verschlechtern sich durch Bewegung, beispielsweise beim Gehen, und beim tiefen Atmen. Viele stechende Schmerzen im Bauch. *Ranunculus bulbosus* ist ein Heilmittel bei Durchfall und Ruhr. Es hilft auch bei Herpes zoster mit heftigen Schmerzen.

Weibliche Geschlechtsorgane

Wundmachender Ausfluss. Scharfe Schmerzen in den Eierstöcken bei jedem Wetterwechsel zu kalt, durch Bewegung und abends.

Brust und Herz

Schwere, kurze Atmung mit Brustbeklemmung, vorwiegend am Abend. Seufzende Atmung. Gefühl von Druck und Zusammenschnürung der Brust. Drükkende Schmerzen in den Brustwänden. Heftig stechende Schmerzen in den Brustwänden. Stechende Schmerzen in der Gegend der 5. und 6. Rippen. Wundheitsgefühl im Bereich der kurzen Rippen bei Druck oder Berührung. Rheumatische Schmerzen in der Brust. Chronischer Rheumatismus der Zwischenrippenmuskeln. Wundheitsgefühl in den Ansatzstellen des Zwerchfells.

Entzündung von Zwerchfell und Rippefell. Schmerzen bei Hydrothorax durch Adhäsion des Rippenfells. Schmerzhaftigkeit der inneren Teile, als wären sie angewachsen. Die Schmerzen nehmen durch Bewegung, an der kühlen Luft, durch Kaltwerden oder beim Einatmen zu. Empfindung eines kalten, nassen Tuchs auf der Brust, wenn der Patient an die kühle Luft geht. Stechende Schmerzen in der Brust bei jedem Wetterwechsel von warm nach kalt. Wunde Stellen hier und da an den Rippen.
Schmerzen in der Herzgegend bei Bewegung, Einatmen und im Liegen auf der linken Seite. Rheumatische Schwellung der Brustmuskeln mit starker Berührungsempfindlichkeit. Pleurodynie mit heftig schneidenden Schmerzen beim Einatmen, durch Druck, beim Umdrehen des Körpers und an der kalten Luft. Puls voll, hart und beschleunigt abends und langsam am Morgen.

Rücken und Extremitäten

Schmerzhafte Stellen an der Wirbelsäule. Schmerzen entlang des inneren Randes des linken Schulterblattes. Stechende Schmerzen in der Wirbelsäule zwischen den Schulterblättern. Schmerzen in den unteren und inneren Rändern der Schulterblätter bei Menschen mit überwiegend gebeugter Sitzhaltung wie Schustern, Nähern, und Schreibern. Ein Schulterblatt haftet oftmals am Rücken fest und wird unbeweglich, später setzen dann brennende Schmerzen ein. Schwaches Rückgrat und große Mattigkeit. Bläschenausschlag an Rücken und Brust, mit bläulichen Bläschen und heftigen Schmerzen.
Anfallsweise auftretende rheumatische Schmerzen in den Armen. Stechende Schmerzen entlang der Nerven an Armen und Händen. Reißende Schmerzen in Unterarm und Hand. Die Schmerzen verschlimmern sich durch Kälte und Bewegung. Bläuliche Bläschen in den Handflächen und an den Fingern. Blumenkohlartige Warze am Daumen.
Große Schwäche in den Beinen am Vormittag. Stechen und Brennen von der Wirbelsäule aus entlang des Ischiasnervs, schlechter bei kaltem, nassem und stürmischem Wetter, durch Bewegung und in kalter Luft. Ziehender Schmerz in den Oberschenkeln. Rheumatischer Schmerz in den Knien, Stechen und Wundheitsgefühl in Füßen und Zehen. Sehr schmerzhafte, berührungsempfindliche Hühneraugen, mit Stechen und Brennen. Frostbeulen.

Schlaf

Spätes Einschlafen. Schlaflos durch Schweratmigkeit, durch Hitze und Blutwallungen.

Haut

Dunkelblaue Bläschen an der Haut. Nachdem sich die Bläschen geöffnet haben, bilden sich hornige Schuppen. *Ranunculus bulbosus* wurde erfolgreich bei Bläschenausschlägen, Verbrennungen, Herpes zoster, Pemphigus und Ekzemen angewandt. Flache, brennende, stechende Geschwüre. Hornartige Wucherungen.

Rhododendron aureum **Rhod.**

Rhododendron chrysantum; Goldgelbe Alpenrose, Gichtrose. *Ericaceae.*

Allgemeines

Diese Arznei ist bei Gichtpatienten, die an rheumatischen Schmerzen leiden, von großem Nutzen. Die Rheumaschmerzen wandern dabei manchmal von Gelenk zu Gelenk, verschlechtern sich in Ruhe, vor und während einem Gewitter oder bei kaltem, nassem Wetter. Sie werden durch warmes Einhüllen gebessert. Die Schmerzen können im Kopf oder in den Gliedern auftreten. *Rhododendron* ist ein hervorragendes Palliativum bei älteren Leuten, die seit langer Zeit unter Gicht leiden. Rheumatische Schwellung der Glieder. Schmerzen in den Aponeurosen nachts und in Ruhe. Der *Rhododendron*-Patient kann anhand seiner Schmerzen immer ein Gewitter vorhersagen. Er leidet unter reißenden, schießenden Schmerzen oder Schmerzen wie wund und zerschlagen. Steifigkeit von Gelenken, Nacken und Rücken. Extreme Empfindlichkeit gegen kaltes Wetter und Verschlechterung durch Kaltwerden. Paralytische Schwäche in Ruhe, dennoch wird der Patient durch Anstrengung erschöpft. Anhaltende Bewegung verschafft ihm die einzige Linderung. *Rhododendron*-Patienten sind extrem empfindlich gegen windiges, kaltes Wetter. Chorea vor einem Gewitter. Allgemeine Besserung durch Bewegung, sogar wenn die Beschwerden im betroffenen Teil dadurch zunehmen.

Geist und Gemüt

Furcht vor Gewitter bei neurasthenischen Personen (*Phosphorus*). Vergesslichkeit; beim Reden vergisst er, von was er gesprochen hatte. Lässt beim Schreiben Wörter aus. Abneigung gegen sein Geschäft. Weintrinken macht Beschwerden.

Augen

Heftige rheumatische Kopfschmerzen morgens im Bett, besser durch Bewegung und Einhüllen des Kopfes; schlechter durch Weintrinken, bei kaltem, nassem Wetter. Kopfschmerzen setzen vor Gewitter ein. Kopfschmerz in Schläfen und Stirn. Kopf wie wund und zerschlagen. Äußere Wärme lindert die Kopfschmerzen.

Schmerzen in den Augen vor einem Gewitter, besser durch Wärme und Bewegung. Schwäche der inneren geraden Augenmuskeln mit stechenden Schmerzen vor Gewitter.

Ohren

Heftige, zuweilen reißende Ohrenschmerzen, schlechter vor Gewitter, besser durch Wärme. Sausen, Klingeln und Summen in den Ohren.

Gesicht

Gesichtsneuralgie bei Gichtkranken, schlechter durch Bewegung und durch kalten Wind; besser durch Wärmeanwendungen. Dem Patienten geht es im Allgemeinen in Ruhe schlechter; Beschwerden treten vor und bei Gewitter auf. Schmerzen werden durch Essen und Wärme gelindert.

Zähne
Zahnschmerzen vor Gewitter. Zahnschmerzen mit Ohrenschmerzen, gebessert durch Wärme, schlechter nachts, durch kalte Getränke.

Magen
Völlegefühl im Magen nach kleinen Mahlzeiten (*Lycopodium*). Leeres Aufstoßen. Grünes, bitteres Erbrechen. Erbrechen nach Trinken von kaltem Wasser. Flaues Gefühl im Magen. Druck im Magen nach dem Essen.

Abdomen
Bauchschmerzen aufgrund von Blähungen, hoch oben in den Bauchseiten. Stechen in der Milz wie bei schnellem Gehen. Kollern in den Eingeweiden und Völlegefühl nach dem Essen.

Rektum und Stuhl
Der Patient muss heftig pressen, um einen weichen Stuhl zu entleeren. Dünne, braune Stühle mit unverdauten Speiseresten. Durchfall nach dem Essen; nach Früchten; bei kaltem, nassem Wetter; vor Gewitter. Dysenterie vor Gewitter. Pulsieren am After; Ziehen am After, erstreckt sich bis zu den Genitalien.

Harnwege
Ziehender Schmerz in der Harnblase mit häufigem Harndrang.

Männliche Geschlechtsorgane
Vorwiegend rechtsseitige Orchitis mit starker Hodenschwellung bei Rheumatikern durch Kaltwerden, durch Sitzen auf einem kalten Stein oder durch unterdrückte Gonorrhö. Ziehender Schmerz im Samenstrang, in Ruhe, besser durch Wärme und Bewegung. *Rhododendron* hat Hydrozele bei Knaben geheilt. Heftiges Jucken des Skrotums.

Weibliche Geschlechtsorgane
Häufige und reichliche Menstruationsblutung. Seröse Zysten in der Scheide.

Brust und Herz
Rheumatische, stechende Schmerzen in der Brust bei Gewitter und in Ruhe. Zusammenschnürungsgefühl der Brust. Herzschmerzen.

Rücken und Extremitäten
Rheumatische Schmerzen, Steifheit in Nacken und Rücken. Schmerzen im Bereich der Halswirbelsäule, erstreckt sich in die Arme; bei kaltem, feuchtem Wetter, schlechter in Ruhe. Reißende Schmerzen in Nacken und Rücken, treiben ihn aus dem Bett.

Rheumatische, reißende Schmerzen in allen Gliedern, vorwiegend jedoch in den Unterarmen und Unterschenkeln, bei Gewitter, schlechter vor Gewitter, in Ruhe und nachts. Wandernde Glieder- und Gelenkschmerzen. Schmerzen in den Knochen und im Periost; treiben den Patienten aus dem Bett. Paralytische Gliederschmerzen. Der Patient kann nicht schlafen, wenn die Beine nicht überkreuzt sind. Schlaflosigkeit nach Mitternacht. So starke Schmerzen im Schultergelenk, dass er den Arm nicht bewegen kann; dem Patienten allgemein geht es jedoch besser beim Umhergehen, und auch die Schmerzen lassen dann nach.

Rhus toxicodendron **Rhus-t.**

Toxicodendron quercifolium; Echter Giftsumach. *Anacardiaceae.*

Allgemeines

Die Beschwerden dieser Arznei setzen oftmals bei kaltem, feuchtem Wetter ein, und wenn man sich verschwitzt in der Kälte aufhält. Der *Rhus toxicodendron*-Patient ist empfindlich gegen kalte Luft, alle seine Beschwerden verschlimmern sich durch Kälte und werden durch Wärme gebessert. Im Allgemeinen sind bei allen *Rhus toxicodendron*-Zuständen die Schmerzen und das Zerschlagenheitsgefühl am ganzen Körper, Ruhelosigkeit in den Gliedern und Besserung durch Bewegung die vorherrschenden Merkmale. Und während es dem Patienten bei Bewegung und beim Gehen besser geht, wird er durch anhaltendes Gehen erschöpft. Jegliche fortgesetzte körperliche oder auch geistige Anstrengung führt beim *Rhus toxicodendron*-Patienten zu Erschöpfung. Er leidet an rheumatischen Beschwerden mit Knochenschmerzen, Lahmheit der Muskeln, Sehnen, Bänder und Gelenken nach unterdrücktem Schweiß aufgrund von Auskühlen. Die Beschwerden treten dabei mit oder ohne Fieber auf. *Rhus toxicodendron* passt auch für chronische rheumatische Leiden. Der Patient ist zu Beginn der Bewegung steif und lahm, er fühlt sich wie zerschlagen. Wenn er dann aber warm wird, lassen die Beschwerden nach; aber schon kurz darauf wird er erschöpft und muss sich ausruhen. Dann setzen die Ruhelosigkeit, die Schmerzen und eine Art Unwohlsein ein, sodass er sich bewegen muss, was ihm für kurze Zeit wieder Linderung verschafft. Aber bald schon wird er wieder erschöpft und muss sich ausruhen. Und so geht es die ganze Zeit, sodass sich der Patient nie ganz wohl fühlt und niemals wirklich Ruhe findet. Entzündung der Drüsen, Lymphknoten, Schleimhäute und Muskeln. Zellgewebsentzündungen in den Beckenorganen, im Nacken, der Drüsen und Lymphknoten mit starker Schwellung. Entzündung der Haut, die sich zum Erysipel ausweitet; bei Druck bleiben Dellen und auch große Blasen zurück, sich mit Serum und teilweise auch etwas Blut füllen. Auch Abszesse, Karbunkel und bläschenartige Ausschläge gehören zum Mittelbild von *Rhus toxicodendron.* Heiße und sehr schmerzhafte Entzündungen von Drüsen und Lymphknoten, die schließlich eitern. Abszess der axillären Lymphknoten und der Parotis. Skrofulöse Entzündung der Lymphknoten an Nacken und Unterkiefer. Entzündung des Periosts und der Knochen. Skrofulöse und rachitische Beschwerden. Vorstechende Knochenwülste werden berührungsempfindlich, vor allem die Wangenknochen. Die *Rhus toxicodendron*-Beschwerden treten mehr oder weniger periodisch auf. Die Arznei hat daher auch zahlreiche Fälle von intermittierendem Fieber geheilt und ist auch oftmals bei remittierendem Fieber angezeigt; sie ist jedoch auch höchst wirkungsvoll bei anhaltendem Fieber und schleichendem Typhusfieber.

Die Schmerzen, die sich durch das Arzneimittelbild von *Rhus toxicodendron* ziehen, sind reißend oder ziehend, oder aber es besteht ein Zerschlagenheitsgefühl; sie gehen oft mit Taubheitsgefühl und paralytischer Schwäche der Glieder einher. Zum Arzneimittelbild von *Rhus toxicodendron* gehören auch Lähmungen und Empfindungslosigkeit der Gliedmaßen. Das Mittel wird auch sehr häufig bei Säuglingslähmung eingesetzt. Heutzutage werden diese Lähmungszustände und Spinallähmungen häufig von den Kindermädchen verursacht; sie gehen mit den Babies in den Park, nehmen sie aus dem Kinderwagen, legen sie auf den kalten, feuchten Boden, und ein paar Tage später erkrankt das Kind an Säuglingslähmung. *Rhus toxicodendron* wird diese Kinder heilen, zumal die dabei auftretenden Symptome dem Charakter von *Rhus toxicodendron* entsprechen. Es heilt auch Hemiplegie, insbesondere rechtsseitige. Zucken der Glieder und Muskeln. Das Mittel hat Chorea geheilt, die nach kalt Baden entstanden ist.

Geist und Gemüt

Die meisten Geistes- und Gemütssymptome dieses Mittels treten bei schleichenden Fiebern, besonders beim Typhus auf. Der Patient redet zusammenhanglos und beantwortet Fragen überhastet. Es kommt zu Ängstlichkeit, Bangigkeit und Furcht. Heftige Angst in der Nacht. Die Beschwerden setzten bei *Rhus toxicodendron* oftmals nachts ein, und auch die Gemütssymptome werden nachts schlimmer. Delirien, Furcht und Ängstlichkeit sind schlechter nachts. Die chronischen Gemütssymptome der Arznei sind Niedergeschlagenheit, geistige Erschöpfung, Unfähigkeit zu anhaltender geistiger Tätigkeit, Abscheu vor dem Leben und Selbstmordgedanken. Der *Rhus toxicodendron*-Patient hat den Wunsch, sich zu ertränken, obwohl er sich vor dem Tod fürchtet. Er möchte sterben, aber ihm fehlt der Mut, sich umzubringen. In vielen Fällen kommt es zu Selbstmordgedanken. Traurigkeit und Weinen, und der Patient weiß nicht, warum. Reizbar und ängstlich, als ob ihm ein Unglück widerfahren wäre. Ruhelosigkeit, Ängstlichkeit und Nervosität sind sowohl bei akuten als auch chronischen Erkrankungen ins Extreme gesteigert.

Kopf und Schwindel

Erkältungen setzen sich im ganzen Körper und in den Gliedern fest. Der *Rhus toxicodendron*-Patient leidet an Schwindel und schwankt beim Gehen.
Die *Rhus toxicodendron* Kopfschmerzen entsprechen denen, die für gewöhnlich bei Fieber und Rheuma auftreten. Der Patient hat das Gefühl, als wäre das Gehirn locker im Schädel oder er hat ein wogendes Gefühl im Kopf. Schmerzen im Kopf, als wäre das Gehirn losgerissen. Betäubender Kopfschmerz mit Summen in den Ohren. Stechende Kopfschmerzen. Gefühl, als ob die Muskeln des Hinterkopfes zusammengeschraubt wären; Gefühl, als würde das Gehirn zusammengedrückt. Wundheitsgefühl der Muskeln des Hinterkopfes. Berührungsempfindlichkeit am Periost des Schädels. Hinterkopfschmerzen bessern sich durch Rückwärtsbiegen des Kopfes. Ameisenlaufen auf der Kopfhaut; Kribbeln im Kopf. Blutandrang zum Kopf, mit Summen in den Ohren. Pulsierende Kopfschmerzen. Mengitis mit hohem Fieber. Bei den meisten dieser *Rhus toxicodendron*-Symptome ist der Pati-

ent sehr ruhelos. Zerebrospinalmeningitis mit Ängstlichkeit und Unruhe. Schmerzen in den Schädelknochen, besser durch Bewegung. Ausschläge an der Kopfhaut mit Berührungsempfindlichkeit. Die Kopfhaut ist auf der Seite, auf der er nicht liegt, sehr empfindlich. Reißende, ziehende Schmerzen im Schädelperiost; Drücken am Schädel, als würde er zusammengeschraubt. Die Kopfschmerzen setzen ein durch Aufenthalt in der Kälte, bei feuchtem Wetter oder unterdrücktem Kopfschweiß; rheumatische Kopfschmerzen. Die Kopfschmerzen verschlimmern sich durch Nasswerden der Haare. Bläschenausschläge, Erysipel mit großen Blasen oder eiternde Ausschläge an der Kopfhaut. *Rhus toxicodendron* ist ein sehr nützliches Mittel bei der Behandlung von Ekzemen der Kopfhaut bei Säuglingen. Flechtenartige Ausschläge an der Kopfhaut.

Augen

Augenentzündung bei Patienten mit rheumatischer Veranlagung infolge von feuchtkaltem Wetter; mit Ruhelosigkeit und Fieber. Pusteln auf der Hornhaut. Lichtscheu. Eiterungen der Augen. Rheumatische Entzündung der Iris. Starke Schwellung der Augen, sodass die Augen geschlossen sind. Hochakute Konjunktivitis; Chemosis. Die Augen sind gerötet und morgens verklebt. Skrofulöse Entzündung der Augen durch Kaltwerden. Die Lider sind gerötet und ödematös geschwollen. Die Augenschmerzen, insbesondere das Zerschlagenheitsgefühl, verschlimmern sich durch Bewegung der Augäpfel. Lähmung der Augenmuskeln als Folge von Rheuma, Kälteexposition oder Nasswerden der Füße. Gerötete Augen mit Tränenfluss. Erysipel der Augenlider. Lähmung der Oberlider. Die Lider sind morgens mit reichlich eitrig-schleimigem Sekret verklebt. Der *Rhus toxicodendron*-Patient neigt zu Gerstenkörnern an den Unterlidern. Neuralgien der Augen.

Ohren

Neuralgien in den Ohren. Erysipelatöse Entzündung des äußeren Ohres mit Bläschen. Entzündung der Parotis.

Nase

Nasenbluten. Heftiger Schnupfen. Die Nase ist bei jeder Erkältung verstopft. Starkes Wundheitsgefühl in den Nasenlöchern. Dickes, gelbes, schleimiges Nasensekret; grüner, übel riechender Schleim. Starke Schwellung der Nase bei Erysipel. Die Nasenspitze ist rot und empfindlich. Die Nase ist gedunsen und ödematös geschwollen. Hautausschläge auf der Nase und in den Nasenwinkeln. Ekzem an der Nase mit starker Schwellung.

Gesicht

Erysipel im Gesicht mit Brennen, großen Blasen und sich rasch ausbreitender Entzündung; der Bereich wird purpurn und bei Druck bleibt eine Delle zurück. Die Erysipele im Gesicht breiten sich meist von links nach rechts über das Gesicht aus. Sie gehen mit Brennen, Jucken, Kriebeln, Delirium, hohem Fieber und dem bereits erwähnten Gemütszustand einher. Ekzem im Gesicht;

chronische, eiternde Hautausschläge im Gesicht. Steifheit der Kiefer. Rheumatische Beschwerden in den Kiefern und in den Kiefergelenken. Die Mundwinkel ulzerieren; Fieberbläschen. Die Lippen sind trocken, welk und mit rötlichbraunen Schorfen bedeckt, bei Typhus. Bluten der Lippen.

Mund und Zähne

Es gibt bei *Rhus toxicodendron* zahlreiche Symptome im Bereich des Mundes, insbesondere im Zusammenhang mit Typhus. Die Zunge ist wund, wie roh und blutet. Brennen sämtlicher Gewebe im Mund. Rötung der Zunge. Fauliger oder metallischer Mundgeschmack. Die Zähne sind mit Blut bedeckt; Entzündungen am Zahnfleisch, mit Bluten; Bläschen an der Zunge; die gesamte Mundschleimhaut ist wie roh und blutet. Mundtrokkenheit oder Ansammlung von teilweise blutigem Speichel im Mund, der im Schlaf herausläuft.

Hals

Bei *Rhus toxicodendron* besteht häufig heftiger Durst, jedoch kommt es aufgrund eines Zusammenschnürungsgefühls im Rachen zu Schluckbeschwerden. Halsentzündung. Innerliche und äußerliche Entzündung des Halses, mit schmerzhafter Rachenentzündung. Schwellung des Nackens und vergrößerte Nackenlymphknoten. Nackensteifigkeit. Erysipelatöse Entzündung der Parotis. *Rhus toxicodendron* hat Diphtherie mit dieser Symptomatik geheilt. Das Mittel ist auch angezeigt bei Entzündungen der Speiseröhre, und zwar vor allem dann, wenn es aufgrund wundmachender Speisen zu einer starken, akuten Entzündung gekommen ist.

Magen

Es treten außergewöhnliche Zustände auf, beispielsweise Hunger bei fehlendem Appetit. Hunger oder Leeregefühl im Magen, ohne Verlangen nach Essen. Trockenheit in Mund und Hals mit starkem, unstillbarem Durst nach kalten Getränken, insbesondere nachts. Dennoch kommt es durch Trinken kalter Sachen zu Frost oder Husten.
Magenschmerzen und Übelkeit. Der *Rhus toxicodendron* hat ein eigenartiges Nahrungsmittelverlangen, unter anderem nach Austern; Verlangen nach kalter Milch, Süßigkeiten, Abneigung gegen Fleisch. Übelkeit und Erbrechen von Galle durch Trinken von kaltem Wasser; Übelkeit nach dem Essen, mit plötzlichem Erbrechen. Unmäßiger Appetit mit Neigung zum Erbrechen, schlimmer nachts und nach dem Essen. Pulsieren in der Magengrube. Nagender Schmerz im Magen. Völle im Magen und Schweregefühl, wie durch ein schweres Gewicht. Magenschmerz mit Übelkeit, besonders nach kalten Getränken oder Eiscreme.

Abdomen

Die Leber ist geschwollen und empfindlich gegen äußeren Druck, sodass der Patient nicht auf der rechten Seite liegen kann. Wundheitsgefühl und schießender Schmerz in der Lebergegend, schlechter zu Beginn der Bewegung. Bei *Rhus toxicodendron* finden wir zahlreiche Beschwerden im Bereich des Abdomens. Auftreibung des Bauches bei Typhus; heftiges Wundheitsgefühl der viszeralen Gewebe bei Druck, der Patient kann keinen Druck vertragen, auch keinen Kleidungsdruck. Kolikartige Bauchschmerzen, sodass er mit angezogenen Beinen auf dem Rücken liegen muss. Sämtliche Organe und Gewebe des Bauchraumes können entzündet sein: Peritonitis, Enteritis, Typhilitis. Während der heftigen Darmentzündungen kommt es für gewöhnlich zu typhusartigen Symptomen mit unwillkürlichem Stuhlabgang. Entzündung und Schwellung der mesenterialen und inguinalen Lymphknoten. Bei Typhus kommt es zu reichlichem, wässrigem, blutigem oder breiigem Durchfall und unwillkürlichen Entleerungen; schaumiger Stuhl; der Durchfall ist nachts schlechter und bessert sich am Tage; unwillkürlicher Stuhlgang mit großer Erschöpfung. *Rhus toxicodendron* hat schleichend verlaufende Formen von Cholera infantum geheilt, und es ist oftmals bei Dysenterie mit blutig-schleimigem Stuhl von Nutzen; mit starkem Tenesmus, heftigen reißenden, kneifenden Bauchschmerzen, unwillkürlichen, dysenterischen Stuhlentleerungen, die ihn morgens aus dem Bett treiben, manchmal bereits um 4 Uhr in der Früh. Schwarze Darmblutungen. Schießende Schmerzen im Rektum. *Rhus toxicodendron* war bei Hämorrhoiden mit starkem Wundheitsgefühl wirksam, entweder innerlich oder auch bei Prolaps. Hämorrhoidalprolaps nach dem Stuhlgang, mit Drücken im Rektum.

Harnwege und Urin

Heftiger Harndrang mit Tenesmus und Schmerzen in der Gegend der Prostata, was zu Stuhldrang führt; besser durch Bewegung. Mehr oder weniger reißende Schmerzen in der Nierengegend. Der Urin ist eiweißhaltig; blutig; heiß; trübe; mit weißem Sediment; er wird trübe, wenn man ihn stehen lässt. Harntröpfeln mit blutigem Urin. Heftiger Blasentenesmus mit blutigem Harntröpfeln. Harnverhalt. Aufgrund der lähmungsartigen Schwäche der Blasenmuskeln kommt es zu einer langsamen Entleerung. Zuweilen kommt es zu einer vollständigen Blasenlähmung mit nächtlichem Bettnässen. Häufiger Harndrang bei Tag und in der Nacht. Blasenschwäche bei jungen Mädchen und Frauen, mit häufigem Harndrang; besonders bei Frauen kommt es zu Harntröpfeln an der kalten Luft und bei starker Abkühlung.

Männliche Geschlechtsorgane

An den männlichen Genitalien bilden sich Entzündungen von erysipelatösem Charakter. Ekzem an den Genitalien. Der Hodensack verdickt, wird hart und juckt unerträglich. Ödematöse Schwellung der männlichen Geschlechtsteile. Erysipel an den Genitalien. Nässende Ausschläge an den Geschlechtsteilen.

Weibliche Geschlechtsorgane

Bei Frauen kommt es zu ähnlichen Beschwerden, besonders zu erysipelatösen Schwellungen und Ausschlägen an den äußeren Geschlechtsteilen. Gebärmuttervorfall durch Anstrengung oder Heben; Schwäche der Beckenbodenmuskeln. Wehenartige Unterbauchschmerzen durch Anstrengung. Reichliche, klumpige Menstruationsblutung mit wehenartigen Schmerzen. Die Monatsblutung setzt zu früh ein, ist zu reichlich und dauert zu lang. Die Blutung ist scharf und wundmachend. Jegliche Überanstrengung führt zu einer verstärkten Monatsblutung. Das Menstruationsblut enthält Schleimhautfetzen. Unterdrückung der Menses durch Nasswerden, insbesondere der Füße, oder durch Verkühlung. Ähnliche Beschwerden wie bereits beschrieben können auch in der Schwangerschaft durch Überanstrengung auftreten, außerdem kommt es zu Abortneigung. Die Nachwehen sind fürchterlich quälend. Es kommt zu einer Entzündung der Gebärmutter, wie sie auch bei Phlegmasia alba dolens auftritt [Thrombose der Beckenvenen]. Typhusartige Symptome und Entzündung der Brust. Versiegen der Milch.

Atemwege und Husten

Viele Erkältungen setzen sich im Kehlkopf fest, wodurch es zu Heiserkeit, Rauheit und einem Gefühl von Rohheit kommt. Wundheitsgefühl in der Brust. Erschöpfung der Stimmbandmuskeln durch lautes Sprechen und lang andauernder Gebrauch der Stimme. Heiserkeit, wenn der Patient zu reden oder singen anfängt; die Heiserkeit lässt nach, wenn er etwas gesprochen oder ein paar Takte gesungen hat; mit Brennen und Rohheitsgefühl im Kehlkopf. *Rhus toxicodendron* ist bei vielen Fällen von Grippe angezeigt, die mit Schnupfen beginnen und sich dann in den Kehlkopf erstrecken, mit Heiserkeit und den typischen *Rhus toxicodendron*-Symptomen. Beschleunigte Atmung; Brustbeklemmung; erschwertes Atmen, besonders bei Lungenentzündung, Bronchitis und Erkältungen, die sich auf der Brust festsetzen. Bei Anstrengung gerät der *Rhus toxicodendron*-Patient schnell außer Atem. Der *Rhus toxicodendron*-Husten ist sehr quälend; beschwerlicher Husten. Hustenanfälle jeglicher Art. Quälender, trockener, beschwerlicher Husten vor und während dem Fieberfrost. Der *Rhus toxicodendron*-Patient *weiß aufgrund des trockenen, quälenden Hustens schon vorher, dass der Fieberfrost einsetzt.* Husten mit blutigem Geschmack im Mund. Trockener, harter, erschütternderrd Husten aufgrund von rheumatischem Fieber.

Lungenentzündung und Brustfellentzündung mit stechenden Schmerzen, hohem Fieber, bis hin zu typhösem Charakter; es kommt zu Knochenschmerzen, Ruhelosigkeit, einer allgemeinen Besserung durch Bewegung, heftigem Fieber, starkem Durst, großer Erschöpfung und weiteren Typhussymptomen. Pneumonie mit schleichendem Verlauf. Pneumonie im Zusammenhang mit Typhus. Bei *Rhus toxicodendron* finden wir blutigen Auswurf und blutige Absonderungen von den Schleimhäuten der Atemwege; Lungenblutungen durch Überanstrengung; Bluthusten durch Spielen von Blasinstrumenten, aber auch durch übermäßige geistige Aufregung.

Brust und Herz

Das Herz ist schwach, zittrig, mit Herzklopfen; heftiges Herzklopfen beim still Sitzen. Herzklopfen erstreckt sich über den ganzen Körper; ängstliches Herzklopfen morgens beim Aufwachen. Herzklopfen durch Anstrengung. Es erscheint, als ob durch die körperliche Anstrengung die Herzmuskeln überanstrengt wären. Herzhypertrophie durch heftige Anstrengung. Herzhypertrophie bei Leistungssportlern, Läufern usw. Organische Herzerkrankungen mit stechenden Schmerzen. *Taubheitsgefühl und Lähmung des linken Armes bei Herzerkrankungen.*

Rücken und Extremitäten

Im Rücken kommt es zu Steifheit und Lahmheit. Dies macht sich insbesondere zu Beginn der Bewegung bemerkbar, lässt jedoch bei fortgesetzter Bewegung nach. Schulterschmerzen mit Steifigkeit; Schmerzen zwischen den Schulterblättern beim Schlucken von Speisen; rheumatische Schulterschmerzen; schmerzhaftes Spannen zwischen den Schulterblättern. Der untere Rücken schmerzt im Sitzen. Schmerzhafte Steifigkeit im Rücken beim Aufstehen vom Sitzen; Schmerzen wie zerschlagen, wund und lahm im ganzen Rücken. Der Rückenschmerz wird gebessert durch Liegen auf etwas Hartem oder durch Anstrengung. Es bestehen heftige Rückenschmerzen, besonders im Lendenbereich, als ob der Rücken zerbrochen wäre. *Rhus toxicodendron* ist ein Mittel für Lumbago nach Durchnässung oder Überheben, durch eine Erkältung oder aufgrund von unterdrücktem Schweiß; die Schmerzen bessern sich durch Bewegung und Umhergehen, schlechter zu Beginn der Bewegung. Die Arznei weist auch zahlreiche Spinalsymptome auf, mit paralytischer Schwäche entweder der unteren Gliedmaßen oder aber eines einzelnen Körperteils. Steifheit und Lahmheit im Kreuzbein, schlimmer in der Ruhe nach Anstrengung.

Nach dem bisher Gesagten können sie wohl ungefähr vorhersagen, welche Symptome im Bereich der Extremitäten auftreten. Es kommt zu stechenden Schmerzen, drückenden Schmerzen und allen Arten von rheumatischer Lahmheit; diese Schmerzen bessern sich durch Bewegung und verschlechtern sich durch Stillhalten. Die Schmerzen werden ausgelöst durch kalte Luft und durch Unterdrückung von Schweiß. Wenn die Schmerzen zunehmen, reißen sie in den Gliedern hinab. Ziehende Schmerzen. Paralytische Schmerzen, besser durch Bewegung. Gefühllosigkeit in sämtlichen Gliedern; Taubheitsgefühl und Schmerz in den Armen bei Herzerkrankungen. Gefühllosigkeit in den Gelenken. Ruckende, reißende Gelenkschmerzen. Lähmung der Arme. Erysipele an den Gliedmaßen mit starker Schwellung. Schwellung an Händen und Armen. Wenn der Patient nach etwas greift, verspürt er ein Kitzeln und Prickeln in Händen und Fingern. An den Beinen finden wir ähnliche Schmerzen und ähnliche Modalitäten. Schmerzen in der Hüfte beim darauf Liegen. Reißende, ziehende Schmerzen in den Beinen. Ischialgie mit reißenden, ziehenden Schmerzen in den Beinen, schlechter in Ruhe und besser durch Bewegung; die Schmerzen werden ausgelöst durch Kaltwerden, durch feuchtkaltes Wetter, Kälteexposition und durch Schweißunterdrückung. Bei Verstauchungen der Knöchel oder anderer Gelenke ist *Rhus toxicodendron* sehr hilfreich, nachdem *Arnica* den Schmerz und die ersten Symptome beseitigt hat und die Sehnen und Muskelfasern sich als Folge der Verstauchung in einem schwachen Zustand befinden. Es ist ein Routinemittel bei Schwäche in Gelenken aufgrund von einer Verstauchung. Die Schmerzen ziehen in Streifen die Glieder hinab; Ruhelosigkeit in den Gliedmaßen nachts, mit Besserung durch Bewegung; der Patient muss die Glieder ständig bewegen. Lähmung der Beine. Gefühl von Mattigkeit und Schwere in den Beinen. Schwäche der Beine beim Treppensteigen. Gelenkschwellung an den Beinen. Steifigkeit von Knien und Füßen. Anfallsweise Schmerzen in den Beinen durch Nasswerden, besonders nachdem der Patient geschwitzt hat. Beschwerden durch Aufenthalt in feuchten Wohnungen, beispielsweise Rheumatismus.

Unterschenkelgeschwüre. Unerträgliches Jucken der Beine nachts im Bett; Ausschläge an den Füßen und an den Beinen; fötider Fußschweiß bei Personen mit Neigung zu rheumatischen Erkrankungen. Ekzem an den unteren Gliedmaßen.

Fieber und Schweiß

Rhus toxicodendron ist ein nützliches Mittel bei Fieber. Über seine Wirkung bei Typhus wurde bereits berichtet. Es ist auch bei Scharlach mit rauem Exanthem von Nutzen, insbesondere wenn das Scharlachexanthem unterdrückt wurde und es zu einer Entzündung der Lymphknoten und heftiger Rachenentzündung kommt. Während des Fiebers besteht oftmals eine heftige Urtikaria, die während des Schweißstadiums wieder vergeht. Nachtschweiß mit heftig juckendem Ausschlag. Allgemeine Beschwerden nach unterdrücktem Fußschweiß. Rheumatisches Fieber. Das Fieber verschlechtert sich nachts. Fiebererkrankungen, die mit Lippenherpes einhergehen. Remittierende und intermittierende Fieber nehmen typhösen Charakter an.

Haut

Unerträgliches Jucken der Haut. Kribbeln an der Haut. Hautausschläge, die heftig brennen und jucken. Stark nässende Hautausschläge. Große Blasen bilden sich auf der Haut, entweder mit oder ohne Erysipel. Das unaufhörliche Jucken wird zuweilen durch „Verbrühen" gelindert, wie manche Leute dazu sagen, die sich eine *Rhus*-Vergiftung zugezogen haben; sie meinen damit, dass die betroffene Stelle in möglichst heißem Wasser gebadet wird. *Rhus toxicodendron* hat Gürtelrose sowie die Neigung zu anderen herpesartigen Ausschlägen geheilt. Es hat sich einen Namen gemacht bei der Behandlung von nässenden Ekzemen mit rauer, exkorriierter Oberfläche, aus denen viel Flüssigkeit abgesondert wird. Das Mittel wird für gewöhnlich eingesetzt bei Nesselsucht durch Nasswerden oder aber bei Nesselsucht, die während eines Rheumas, im Fieberfrost oder in der Fieberhitze einsetzt; die Nesselsucht verschlechtert sich an kalter Luft.

Rumex crispus — Rumx.

Lapathum crispus; Krauser Ampfer. *Polygonaceae.*

Allgemeines

Rumex oder auch „Krauser Ampfer" ist eine häufig vernachlässigte Arznei und ist bislang nur teilweise geprüft. Die Geistes- und Gemütssymptome sind in den Prüfungen noch nicht richtig herausgebracht worden, hingegen wurden die katarrhalischen Beschwerden von den Prüfern sehr gut beschrieben.
Es besteht ein Zustand von Traurigkeit, Niedergeschlagenheit, Abneigung gegen Arbeit, Reizbarkeit und Aufgeregtheit. Dies ist alles, was derzeit an Gemütssymptomen von *Rumex* bekannt ist, zumal die Prüfungen mit den tieferen Potenzen und der Urtinktur durchgeführt wurden. Der Krause Ampfer wurde in der Volksmedizin als „Blutmittel" eingesetzt, um Hautausschläge und Furunkel zu heilen. Wenn es auf diese Art in seiner rohen Form angewendet wird,

ist es ein mild wirkendes Mittel, und auch die Prüfungen führen zu ähnlichen Ergebnissen.

Die Neigung zu Katarrhen ist sehr hervorstechend. Sowohl an den Augen, der Nase, der Lungen und der Luftröhre kommt es zu einer reichlichen Schleimabsonderung. Bei einem Patienten habe ich so reichliche Absonderungen aus der Nase gesehen, dass es den Anschein hatte, die Nase würde ununterbrochen laufen. Auch in der Luftröhre und den Bronchien sammelte sich viel Schleim, sodass der Patient ständig aufräuspern musste. Er brachte einen mundvoll dünnen, schaumigen, weißen Schleim hervor, sodass nach kurzer Zeit ein halber Liter dünnflüssiger Schleim im Spucknapf war. Bei *Rumex* kann es jedoch auch zu Trockenheit an Kehlkopf und Luftröhre kommen, mit hartem, trockenem Krampfhusten.

Manchmal kommt es auch zu grippeartigen Beschwerden mit reichlicher dünner, wässriger, schaumiger Schleimabsonderung, die mundvoll ausgeworfen wird. Dies ist jedoch nur im ersten Stadium so, denn anschließend wird die Absonderung dick, gelb oder weiß und zäh; der Schleim wird so zäh und fadenziehend, dass durch Schneuzen der Nase oder Abhusten kein Schleim mehr herausgebracht wird. Dieser katarrhalische Zustand wird für gewöhnlich begleitet durch morgendlichen Durchfall, und diese Kombination stellt das charakteristische Merkmal von *Rumex* dar.

Kopf und Schwindel

„Katarrhalischer Kopfschmerz mit heftiger Reizung des Kehlkopfes und der Luftröhre; mit Schmerz am Schlüsselbein und Wundheitsgefühl hinter dem Brustbein." Bei katarrhalischen Kopfschmerzen handelt es sich um Kopfschmerzen, die einsetzen, wenn bei einem Katarrh die Schleimhäute sehr trocken sind; dieser Zustand wechselt ab mit reichlicher Schleimabsonderung, wobei die Kopfschmerzen dann wieder nachlassen. Extreme Rauheit in Kehlkopf und Luftröhre, mit Brennen und Beißen; der Patient kann keinen Druck an der Halsgrube ertragen. *Kitzeln in der Halsgrube erzeugt Husten.* Der Patient muss bewegungslos dasitzen, er kann nicht tief, hastig oder unregelmäßig atmen, denn das Brennen wird durch jegliche Änderung in der Atmung stark verschlechtert. Wenn er an die frische Luft geht, raubt ihm ein Hustenanfall den Atem; dies tritt jedoch auch ein, wenn er von der frischen Luft in ein warmes Zimmer kommt. Der Hustenanfall ist insbesondere morgens, wenn der Patient eher weichen Stuhl hat, so heftig, dass dieser unwillkürlich abgeht. Auch der Harn geht beim Husten unfreiwillig ab. Sobald die Schleimabsonderung nachlässt, treten die Kopfschmerzen erneut auf.

Ein hervorstechendes Merkmal von *Rumex* ist ein Wundheitsschmerz hinter dem Schlüsselbein, als ob die dahinter liegenden Lungenspitzen roh wären oder als ob die Luft direkt hinter das Schlüsselbein strömen würde und dort Rauheit und Brennen erzeugt. Rauheit und Brennen in den Atemwegen durch eingeatmete Luft.

Nase

„Nase verstopft; Trockenheitsgefühl, sogar in den Choanen." Häufig fängt der Schnupfen bei *Rumex* durch ausgeprägte Trockenheit in den Choanen an, sodass

der Patient sich aufgrund der Reizung andauernd räuspern muss. Es besteht das Gefühl einer Verdickung im Nasenrachenraum, wobei der Patient eigenartige Geräusche von sich gibt beim Versuch, diese zu beseitigen. „Plötzliches, heftiges Kribbeln in der Nasenschleimhaut." Das Kribbeln wird manchmal auch als Jucken beschrieben, das sich von der Nasenspitze bis in den Rachen ausbreitet und zu heftigem Niesen führt. Beim Schneuzen der Nase kommt es zu diesen eigenartigen Geräuschen. Zuweilen räuspert sich der Patient, um den Schleim hochzubringen, wenn dieser etwas weiter hinten im Rachen oder im Kehlkopf sitzt. Die Entzündung geht auf die kleinen Bronchiolen über, wodurch es zu einer Bronchiolitis und schließlich zur Pneumonie kommt.
Rumex passt sowohl bei akuten als auch chronischen Katarrhen. Es ist bei Tuberkulose angezeigt, wenn der Patient jedes Mal, wenn er sich erkältet, ausgesprochen empfindlich gegen kalte Luft und wechselnde Temperaturen ist, sodass er mit der Bettdecke über den Mund gezogen schläft. Sobald der Patient frische Luft einatmet, bekommt er einen krampfartigen Husten. Zunächst ist die Schleimabsonderung dünn, wird dann jedoch dick und zäh, sodass der Patient ihn nicht mehr expektorieren kann. Auf der Brust hört man das Schleimrasseln, aber nach zahlreichen Versuchen erst, die ihn sehr erschöpfen, kommt es zu etwas Auswurf, was jedoch kaum Linderung bringt. *Rumex* ist ein wichtiges Palliativum bei Tuberkulose. Gefühl von Wundheit, Rohheit und Brennen, insbesondere die Luftröhre hinab und hinter dem Brustbein.
„Heftiges Niesen mit Fließschnupfen, schlechter abends und nachts." Zahlreiche Symptome verschlimmern sich bei *Rumex* am Abend. „Fließschnupfen mit Niesen, Kopfschmerz, schlimmer abends und nachts." Einige Beschwerden nehmen jedoch auch am frühen Morgen zu, beispielsweise verschlimmern sich bestimmte Arten von Husten gegen 23 Uhr. *Lachesis* und *Rumex* ähneln sich diesbezüglich, und wir müssen beide Mittelbilder verstehen, um sie hier richtig einsetzen zu können. Bei *Lachesis* fangen Kleinkinder gleich nach dem Einschlafen an zu Husten, aber wenn man sie wach hält, husten sie nicht. Der Husten, der um 23 Uhr einsetzt, tritt bei *Lachesis* aufgrund der typischen Verschlimmerung nach Schlaf auf. Bei *Rumex* muss das Kind um 23 Uhr husten, egal ob es schläft oder nicht. „Schleimansammlung in den Choanen." „Absonderung von gelbem Schleim aus den Choanen." „Nasenbluten, heftiges Niesen und schmerzhafte Reizung der Nasenlöcher." „Grippe mit heftigem Katarrh, mit anschließender Bronchitis." „Kratzen im Hals." Sobald der Katarrh aus der Nase in den Kehlkopf und die Luftröhre wandert, kommt es zu einem anhaltenden Kratzen im Hals. Heiserkeit; der Patient kann nicht sprechen, weil die Stimmbänder mit zähem Schleim belegt sind. Chronische Heiserkeit wurde des Öfteren durch *Rumex* geheilt. Auch bei *Phosphorus* kommt es zu einer solchen Heiserkeit, insbesondere jedoch zu Aphonie, die durch Aufräuspern geringer Mengen Schleim gebessert wird. Die *Causticum*-Heiserkeit entsteht aufgrund einer Schwäche der Stimmbänder. Bei *Phosphorus* kommt es zu einer Entzündung des Kehlkopfes und die anhaltende Schleimansammlung behindert das Sprechen. Bei *Rumex* sammelt sich zäher, gelatineartiger, klebriger Schleim im Kehlkopf, sodass sich der Patient andauernd räuspert.

Hals

„Gefühl eines Klumpens im Rachen, nicht gebessert durch Räuspern oder Schlucken; er rutscht beim Schluckakt nach unten, kehrt jedoch sogleich wieder." Dies ist ebenfalls ein ausgeprägtes Merkmal bei *Lachesis*. „Schmerzen im Rachen, mit Ansammlung von zähem Schleim im Schlund." „Katarrhalische Halsbeschwerden." Bei *Rumex* finden wir verschiedene Stadien heftigster Erkältungen, besonders ist es jedoch angezeigt, wenn sich die Patienten andauernd erkälten und es ihnen bei Wetterwechsel schlechter geht. Sie sitzen frierend am Ofen, möchten warme Kleidung und sogar eine Kopfbedeckung tragen. Zahlreiche Beschwerden verschlechtern sich abends, durch Baden, Kaltwerden oder Einatmen kalter Luft. Für gewöhnlich kommen auch rheumatische Beschwerden vor, und sie nehmen durch Kälte zu. Jede Erkältung scheint die Gelenke zu befallen. Dies ist auch ein ausgeprägtes Merkmal bei *Calcium phosphoricum* – jeder Kälteeinbruch wird in den Gelenken verspürt, aber auch Baden und anschließendes Verkühlen.

Magen

„Beengender, erstickender, starker Schmerz im Epigastrium, bis in den Rükken; die Kleidung erscheint zu eng; Schwächegefühl im Epigastrium; diese Beschwerden werden sämtlich verschlechtert durch Reden; muss häufig einen tiefen Atemzug nehmen." „Schießender Schmerz von der Magengrube in die Brust; scharf stechender Schmerz in der linken Brust; leichte Übelkeit; dumpfer Schmerz in der Stirn." „Drücken und Stechen in der Magengrube und darüber, auf jeder Seite des Brustbeins." Der Magen kann nur die leichtesten Speisen verdauen, oder aber überhaupt keine. Die Magenschleimhaut wird wie jede andere Schleimhaut auch durch *Rumex* affiziert. Verschiedene Magenschmerzen: drückende, stechende Schmerzen in der Magengrube. „Dumpfer Schmerz in der Magengrube, allmählich immer heftiger werdend; scharf stechende Schmerzen im Magen, erstrecken sich in die Brust; darunter ein Gefühl von Drücken, wie ein Klumpen in der Magengrube, der manchmal nach oben bis unter das Brustbein steigt, stark verschlimmert durch Bewegung und leicht verschlechtert durch tiefes Einatmen; allgemeine Verschlimmerung nach dem Essen; besser durch völliges Stilliegen." Es ist eigenartig, dass die Magensymptome durch Reden zunehmen. Wundheitsgefühl im Magen, verschlimmert durch Reden, Gehen, Einatmen kalter Luft; mit Verlangen nach warmen Speisen und Getränken.

Abdomen

Starke Blähungen und Blähungskoliken; die Blähungskoliken werden durch Aufstoßen und Blähungsabgang gebessert (*Carbo vegetabilis*). Schmerzen im Magen und im Bauch, schlechter durch Reden und ungleichmäßiges Atmen; der Patient muss in einem Stuhl sitzen und vollkommen gleichmäßig atmen. Wenn er ungleichmäßig atmet, kommt es zu Husten oder Erstickungsgefühl

Rektum und Stuhl

Morgens besteht heftiger Stuhldrang, der den Patienten aus dem Bett treibt, ähnlich wie bei *Sulphur*. „Stühle schmerzlos, übelriechend, reichlich; braun oder schwarz, dünn oder wässrig; zuvor Bauchschmerzen; vor dem Stuhlgang plötzlicher heftiger Drang, der ihn morgens aus dem Bett treibt." „Morgendlicher Durchfall mit Husten aufgrund von Kitzeln in der Halsgrube." Es ist nicht ungewöhnlich, dass Tuberkulose mit morgendlichem Durchfall einhergeht, und oftmals sieht es aus, als wäre *Sulphur* angezeigt. Wenn der Durchfall herausschießt, wird *Rumex* hingegen palliativ wirken; es wird die extreme Überempfindlichkeit der Lungen sowie die Kälteempfindlichkeit mildern und den Kranken wieder aufbauen. *Rumex* wirkt nicht so tief wie *Sulphur*, aber es ist ebenfalls ein Antipsorikum. Seine Anwendung ist allerdings auf das Anfangsstadium der Tuberkulose beschränkt. Es wird einen chronischen Fall so weit voranbringen, aber anschließend muss ein anderes Antipsorikum folgen. *Calcium carbonicum* ist hierbei ein gutes Folgemittel.

Der *Rumex*-Patient ist empfindlich gegen Kälte, gegen kaltes Baden und eine kühle Umgebung, genau wie der *Rhus toxicodendron*-Patient; es geht ihm jedoch durch Bewegung schlechter. Man könnte *Rumex* aufgrund dieser Verschlimmerung durch Bewegung und Reden mit *Bryonia* verwechseln, wobei der *Bryonia*-Patient nicht so kälteempfindlich ist; es geht ihm oftmals an der kalten Luft besser und in einem warmen Zimmer schlechter; die *Bryonia*-Beschwerden lassen nach, wenn der Raum abkühlt. Bei *Rumex* sind vorwiegend die Nerven empfindlich gegen frische, kühle Luft; es handelt sich um eine nervöse Empfindlichkeit gegen frische Luft, die ähnlich ausgeprägt wie bei *Nux vomica* ist.

„Brauner, wässriger Durchfall, vorwiegend morgens; Stuhlgang zwischen 5 und 9 Uhr." „Heftiger, anfallsartiger Durchfall bei einem 70-jährigen Mann, nachdem *Sulphur* versagt hat." Der Sulphur-Patient hat bei Husten – insbesondere wenn er an Tuberkulose leidet – ein Verlangen nach kühler Luft und kalten Sachen; obwohl seine Magensymptome manchmal durch warme Getränke gelindert werden, hat er ein Verlangen nach kühler, erfrischender Luft.

Atemwege und Husten

„Stimmlosigkeit nach Aufenthalt in der Kälte." „Zäher Schleim im Hals oder Kehlkopf, mit ständigem Verlangen zu räuspern." *„Kitzeln in der Halsgrube erzeugt Husten."* Der Patient versucht den Husten so lange wie möglich zurückzuhalten, aufgrund des dabei entstehenden Brennens und des Wundheitsgefühls im Kehlkopf. Sogar bei heftigstem Schnupfen kommt es bei *Rumex* nicht zu Fiebersymptomen, wie sie bei *Bryonia*, *Rhus toxicodendron* und *Aconitum* zu finden sind. *Rumex* hat nicht die konstitutionellen Symptome dieser Mittel, wie Gliederschmerzen, allgemeines Wundheitsgefühl, hohes Fieber und Durst. Vielmehr scheint sich der Zustand lokalisiert zu haben.

„Heiserer, bellender Husten, anfallsweise auftretend, jede Nacht um 23 Uhr sowie um 2 und um 5 Uhr (bei Kindern)." „Husten mit Schmerzen hinter der Mitte des Brustbeins." „Der heftigste Hustenanfall setzt wenige Augenblicke nach dem Hinlegen ein sowie nachts; in einigen Fällen kommt es zur völligen Aphonie."

„Jeder Hustenanfall führt bei Frauen zum Abgang weniger Tropfen Urins."

Anmerkung Exkurs

Rumex ist eins der wertvollsten Palliativa bei fortgeschrittener Schwindsucht; es verhilft dem Patienten häufig noch über den nächsten Winter. Mit *Rumex, Pulsatilla, Senega, Arsenicum* und *Nux vomica* kann man dem schwindsüchtigen Patienten noch seine letzten Jahre erleichtern. Ich möchte sie bezüglich des Durchfalls warnen, der bei den meisten Fällen von Schwindsucht auftritt. *Aceticum acidum* wird unter anderem für derlei Zustände empfohlen. Man belässt diese Zustände jedoch am besten auf sich beruhen, bis sie klar und deutlich hervortreten. Wenn der Durchfall sehr erschöpfend ist, dann sollten sie einfache Arzneien wie *Rumex* einsetzen, um den Durchfall zu lindern. Dem Patienten geht es nämlich besser, wenn er einen geringfügigen Durchfall oder weichen morgendlichen Stuhl hat. Dasselbe gilt auch für den Nachtschweiß; wenn sie nicht auftreten, bekommt der Patient viel heftigere Beschwerden. Der Allopath unterdrückt den Durchfall und den Nachtschweiß, und muss den Patienten dann aufgrund der daraus resultierenden Leiden mit Morphium voll stopfen. Je mehr sie unternehmen, um diese äußeren Beschwerden, die wie ein Ventil wirken, zu lindern, desto mehr werden sie dem Patienten schaden. Und wenn sie damit weitermachen, müssen sie irgendwann die Homöopathie beiseite lassen und Morphium geben, was wirklich ein Verbrechen darstellt.

Das wunde, zerschlagene Gefühl, das bei einem schwindsüchtigen Patienten am ganzen Körper auftreten kann, wird durch *Arnica* behoben. Außerdem passt es auf den würgenden Husten und bringt ihn in den Schlaf. Später wird vielleicht *Pyrogenium* nötig sein, aufgrund der Knochenschmerzen und des quälenden Hustens. So richtet man den Patienten Jahr für Jahr wieder auf. Manchmal ist *Arsenicum* das richtige Mittel, wobei es dann häufiger wiederholt werden muss. Es können aber auch *Lycopodium, Pulsatilla, Pyrogenium* oder *Arnica* angezeigt sein. Diese Mittel helfen dem Patienten weiter und müssen häufig gewechselt werden. Schließlich kommt es jedoch zu einem Zusammenbruch, und diese Arzneien sind nicht mehr angezeigt. Der Patient wird allmählich von einer fürchterlichen Atemnot heimgesucht, er hat ein Verlangen nach Luft, die Atemkapazität in der Lunge nimmt immer weiter ab. Es kommt zu Ödemen der Gliedmaßen, das Herz wird schwach. Der Patient magert ab und bekommt einen hippokratischen Gesichtsausdruck. Er ist kaltschweißig, das Gesicht wird blau und die Kräfte schwinden. Aber sogar in diesem Zustand können wir mit *Tarantula cubensis* palliativ einwirken. Das Mittel muss dabei manchmal wiederholt werden. Es wird dem Patienten für Tage Linderung verschaffen und ihm das Sterben erleichtern. Es kommt jedoch nicht zur Benommenheit wie bei Morphium, sodass die Sinne ganz benebelt sind, sondern es bringt eine wirkliche Erleichterung in den letzten Tagen und Stunden.

Ruta graveolens **Ruta**

Gartenraute, Kreuzraute, Weinraute. *Rutaceae.*

Allgemeines

Ruta ist ein weiteres Mittel, das häufig übersehen wird. Da es nicht sehr bekannt ist, wird an seiner Stelle häufig *Rhus toxicodendron* oder *Argentum nitricum* verabreicht, bzw. andere Mittel, die nicht so gut zu den Beschwerden passen wie *Ruta*. Viele der Symptome von *Ruta* sind schwierig, in ein Repertorium einzuordnen. Daher muss man sich ein Wissen über das Wesen dieser Arznei aneignen. Das Mittel ähnelt *Rhus toxicodendron* in der Hinsicht, dass die Patienten sehr kälteempfindlich sind und sich die Beschwerden durch kaltes, feuchtes Wetter und durch Kaltwerden verschlechtern. Sie werden auch oftmals durch Überanstrengung oder Überlastung des betreffenden Körperteils ausgelöst, jedoch sind hauptsächlich sehnige Gewebsstrukturen betroffen, beispielsweise Aponeurosen und Sehnen. Insbesondere die Beugesehnen sind es, die durch Anstrengung überlastet sind. *Rhus toxicodendron* ist dem in gewisser Weise ähnlich, aber es sind dennoch nicht die Beschwerden, die wir bei *Ruta* finden. *Ruta* ist auch oftmals angezeigt bei chirurgischen Zuständen, unter anderem auch bei Knochenhautbeschwerden nach einer Verletzung. Es betrifft überwiegend die Knochenhaut an Stellen, wo wenig Muskulatur über den Knochen liegt, wie über dem Schienbein. Prellungen bilden sich nur sehr langsam zurück und hinterlassen eine verhärtete Stelle; es ist eine knotige Verdickung des Periosts, die lange Zeit über schmerzhaft bleibt und schlecht abheilt. So ist *Ruta* auch angezeigt bei Knoten im Periost, die seit Monaten oder gar Jahren bestehen, empfindlich und schmerzhaft sind und als Folge eines Schlages mit einem Stock oder einem Hammer zurückgeblieben sind, oder die nach einem Schlag gegen das Schienbein aufgetreten sind. Bauern, Holzfällern oder Mechanikern bilden sich durch das Halten und Bewegen eines Hammers oder eines schweren eisernen Gegenstandes, beispielsweise einer Brechstange, harte Knoten in der Handfläche. Es handelt sich um verhärtetes Gewebe in den Sehnen. Bei *Ruta* besteht die Neigung zur Bildung von Ablagerungen im Periost, in den Knochen, Sehnen und um die Gelenke. Eine besondere Lokalisation stellt dabei das Handgelenk dar, wo sich Überbeine und Knoten bilden. Überanstrengung der Sehnen; an den Stellen, die am stärksten belastet werden, bilden sich Knoten und kleine Wucherungen in den Sehnen. Allmählich zunehmende Kontraktion der Beugemuskeln, sodass die Hände dauernd gebeugt sind; auch die Füße werden durch Überbeanspruchung oder Gewalteinwirkungen gegen die Beugemuskeln gekrümmt, sodass die Sohlen zunehmend eine konkave Form annehmen und die Zehen nach unten gezogen werden.

Überanstrengung der Augenmuskeln. Diese Muskeln bestehen überwiegend aus sehnigem Gewebe. Ein fortwährender Gebrauch kann zu einer Überanstrengung führen. Die Überanstrengung der Augen wird von Kopfschmerzen gefolgt, sie hat aber auch Auswirkungen auf die Augäpfel und die Bindehaut, sodass das überanstrengte Auge gerötet ist. Schmerzen im Auge, über dem Auge und durch den Augapfel beim Versuch, angestrengt zu Sehen; es kommt somit zu einer Verschlimmerung durch Augenanstrengung, beispielsweise durch Lesen von Kleingedrucktem oder durch feine Näharbeiten. Die Überanstrengung der Augen führt zu Rötung, Schmerz und zu Unfähigkeit, den Blick auf einen Punkt zu konzentrieren. Danach kommt es zu Kopfschmerzen. *Argentum nitricum* besitzt hier eine Ähnlichkeit zu *Ruta*. *Argentum nitricum* und *Natrium muriaticum* sind die am häufigsten angezeigten Mittel bei Kopfschmerzen infolge von Überanstrengung der Augen, wobei auch *Onosmodium* oftmals indiziert

ist. Diese Mittel können jedoch leicht gegeneinander differenziert werden. Bei *Ruta* besteht eine Verschlechterung durch Kälte, der Patient möchte alles warm haben. Bei *Argentum nitricum* hingegen finden wir eine Verschlechterung durch Wärme, sodass sich der Patient an einem kühlen Ort aufhalten möchte. Es muss immer eben immer der gesamte Patient in Betracht gezogen werden.
Es besteht eine allgemeine Erschöpfung bei *Ruta*. Die Beine sind kraftlos beim Aufstehen vom Sitzen, der Patient schwankt und braucht mehrere Anläufe, um vom Stuhl aufzustehen. Routinemäßige Verordner geben hier *Phosphorus* oder *Conium*. Sowohl bei *Phosphorus* als auch *Ruta* finden wir heftigen, unstillbaren Durst nach eiskaltem Wasser. Vergleichen Sie aber auch *Phosphorus* und *Conium* aufgrund ihrer Schwäche in Hüften und Oberschenkeln.

Geist und Gemüt

Ruta wurde noch nicht ausreichend geprüft, um klare Geistes- und Gemütssymptome hervorzubringen. Die vorliegenden Symptome sind eher gewöhnlich und treten auch bei vielen anderen Arzneien auf. „Neigung zu widersprechen und zu streiten." „Unzufrieden mit sich selbst und mit anderen." „Ängstlichkeit und Niedergeschlagenheit." Es sind nur gewöhnliche Gemütssymptome und sie können in zwei Klassen unterteilt werden. Patienten im Allgemeinen können einerseits reizbar sein, oder aber das Gegenteil davon, nämlich sanftmütig. Die *Ruta*-Patienten können unter die Reizbaren eingestuft werden. „Verzweifelt" ist das Gegenteil von „glücklich", und hier haben wir zwei weitere Klassen. „Neigung zu Melancholie gegen Abend." Hier ist einzig die Verschlimmerung gegen Abend bemerkenswert. Wenn bei einer Arzneimittelprüfung Symptome herausgebracht werden, die sich in zwei Klassen einteilen lassen, dann sind sie nur von begrenztem Wert.
Viele *Ruta*-Beschwerden verschlimmern sich beim Hinlegen, besonders die scharf stechenden, reißenden Schmerzen in den Nerven. *Ruta* hat viel mit Schmerzen zu tun, aber es ruft erst langsam Symptome hervor, daher ist es ein chronisches Mittel. Chronische Neuralgien, mit stechenden, reißenden, brennenden Schmerzen, besonders in den unteren Extremitäten, um die Augen; Gesichtsschmerzen. Bei *Ruta* finden wir alle Schmerzarten, die wir nur irgend möglich mit Adjektiven beschreiben können, aber die Beschwerden nehmen beim Hinlegen und durch Kälte zu. Reißende Schmerzen im Ischiasnerv. Die heftigsten Ischialgien, mit reißenden Schmerzen, die im Rücken beginnen und über die Hüften und Oberschenkel nach unten gehen; der Patient fühlt sich tagsüber wohl, aber es geht ihm schlecht, sobald er sich nachts hinlegt. *Gnaphalium* ist ebenfalls ein hervorragendes Mittel bei Ischialgien, und auch hier besteht Verschlimmerung durch Hinlegen.

Augen

„Die Augen fühlen sich wie heiße Feuerbälle an." *Ruta* bei einer einfachen Augenentzündung anzuwenden, wenn sich die Augen heiß anfühlen, wäre ein Fehler. *Euphrasia, Belladonna* und *Aconitum* werden bei einfachen Entzündungen nach einer Erkältung eingesetzt, und die antipsorischen Arzneien, wenn der Fall chronisch ist. Aber wenn eine Frau ihre Augen überanstrengt, indem sie lange Zeit *sehr feine Sachen näht*, und sich die Augen wie Feuer anfühlen, dann benötigt sie *Ruta. Aconit* ist angezeigt, wenn nach Aufenthalt in kaltem Wind sich eine Entzündung bildet, mit Tränenfluss, und die Augen aussehen wie rohes Fleisch. „Augen brennen, schmerzen, fühlen sich überanstrengt an; verschwommene Sicht; Verschlimmerung durch Gebrauch der Augen am Abend." Hier finden wir einen Teil der Verschlechterung am Abend. Wenn man beim Abschreiben eines Manuskripts die Vorlage an eine Stelle legt und die Abschrift an eine Stelle anderer Distanz, bedingt dies beim abwechselnden Sehen vom einen Blatt zum andern einen andauernden Wechsel der Einstellung der Pupillenmuskeln bzw. Akkomodation; und insbesondere wenn die Abschrift in einem schlechten Licht vorgenommen wird, kann es zu Kopfschmerzen kommen, für die *Ruta* das Heilmittel ist. Und wenn nach einer derartigen Überanstrengung der Augen der Patient beim Fahren einem kalten Wind ausgesetzt ist und daraus eine paralytische Schwäche der Augenmuskeln entsteht, haben wir eine weitere Indikation für *Ruta*. Tränenfluss durch Aufenthalt im Wind oder Fahren an der kalten Luft. Lähmung einzelner Augenmuskeln bis hin zu Strabismus sowie alle Arten von Akkomodationsstörungen. „Kraftlosigkeit des Musculus rectus medialis." „Asthenopie; Reizung sämtlicher Gewebsstrukturen des Auges durch Überanstrengung des Auges und *durch angestrengtes Sehen bei feinen Handarbeiten*; Hitze und Schmerz in und über den Augen; die Augen fühlen sich nachts wie Feuerbälle an; verschwommenes Sehen; die Buchstaben scheinen beim Lesen zusammenzulaufen; Tränenfluss" usw. „Ambylopie durch Überanstrengung der Augen oder durch Anomalien der Lichtbrechung; durch Schreiben bei künstlichem Licht usw. Durch feine Näharbeiten bei einem Weber; er konnte nur mit Mühe die Fäden von einander unterscheiden und überhaupt nicht mehr lesen; er sah einen Nebel vor den Augen und in der Entfernung verging ihm völlig die Sicht."

Rektum und Stuhl

Stuhlverstopfung ist ein charakteristisches Merkmal bei *Ruta*, mit Rektumprolaps während dem Stuhlgang. „Häufiger, erfolgloser Stuhldrang mit Analprolaps." „Vorfall des Rektums nach der Entbindung." Schmerzen im Rektum im Sitzen. Starkes Wundheitsgefühl im Rektum, wie durch ein Geschwür. *Ruta* ist ein nützliches Mittel bei Hämorrhoiden und Striktur des Rektums.

Rücken und Extremitäten

Rückenbeschwerden. Ruta ist überwiegend ein Mittel bei Rheuma. Alle Arzneien, bei denen Kälteempfindlichkeit sowie Verschlimmerung durch kaltes, nasses oder stürmisches Wetter vorliegen, werden als rheumatische Mittel beschrieben. Rheumatische Rückenbeschwerden. „Schmerzen wie zerschlagen in der Lendenwirbelsäule." „Schmerzen im Rücken oder Steißbein wie durch einen Schlag oder Sturz, oder wie zerschlagen." „Sehnen am Knie wie verkürzt und schwach; die Knie versagen beim Treppabsteigen." „Schmerz und Lahmheit in den Knöcheln nach Verstauchung oder Verrenkung." „Lahmheit nach Verstauchung, besonders des Handgelenks und der Knöchel." Unmittelbar

nach einer Verstauchung, im Entzündungsstadium, werden sie am wahrscheinlichsten *Arnica* benötigen, und danach vermutlich *Rhus toxicodendron*. Aber wenn sich in der betroffenen Sehne aufgrund der Verstauchung Knoten bilden, ist *Ruta* angezeigt. *Ruta* ist ein hervorragendes Mittel für einfache Verstauchungen, denn das Mittelbild beinhaltet all das Wundheitsgefühl und die Schwäche der Sehnen. *Arnica, Rhus toxicodendron* und *Calcium carbonicum* werden oftmals routinemäßig eingesetzt, wenn außer der Verstauchung keine weiteren Symptome vorliegen.
Paralytische Schwäche der unteren Extremitäten nach Verstauchung des Rückens.

Anmerkung Exkurs

Die Verschlechterung am Abend betrifft die melancholische Stimmung, Brennen in den Augen, grüner Hof um das Licht, verschwommenes Sehen, Augenschmerzen und Schmerzen unter dem rechten Schulterblatt.
Extreme Ruhelosigkeit, wie bei *Rhus toxicodendron*. Der *Ruta*-Patient ist so ruhelos, dass er nicht stillhalten kann. Es handelt sich um eine nervöse Ruhelosigkeit.
„Zerschlagenheitsgefühl am ganzen Körper, wie durch einen Sturz oder Schlag, schlimmer in Gliedern und Gelenken." „Prellungen und andere mechanische Verletzungen der Knochen und des Periosts; Verstauchungen, Periostitis, Erysipel."
Ruta ist verwandt mit *Mercurius* und ist auch ein Antidot dagegen.

Haut

Hautausschläge mit Juckreiz, der nach dem Kratzen die Stelle wechselt (*Mezereum*). Vergleichen Sie *Ruta* mit *Phosphorus* bei Durst nach kaltem Wasser und Schwäche der unteren Extremitäten. Bei Rheuma müssen Sie *Ruta* von *Phytolacca* unterscheiden. Vergleichen Sie *Ruta* auch mit *Rhus toxicodendron, Sepia, Silicea* und *Sulfur*. *Ruta* ist ein Antipsorikum, aber nicht so tiefgreifend wie *Silicea* und *Sulfur*.

Sabadilla officinalis **Sabad.**

Schoenocaulon officinalis; Mexikanisches Läusekraut. *Liliales; Melanthiaceae.*

Allgemeines

Der *Sabadilla*-Patient ist fröstelig, empfindlich gegen kalte Luft, ein kaltes Zimmer und auch gegen kalte Speisen. Er möchte sich warm einhüllen und verlangt heiße Getränke, um seinen Magen zu erwärmen. Es besteht eine Neigung zu katarrhalischen Beschwerden, und dabei möchte er heiße Luft einatmen. Bei Katarrhen im Rachen möchte er heiße Speisen und Getränke. Warme Sachen tun ihm gut. Kalte Sachen zu schlucken bereiten ihm Schwierigkeiten und verstärkt den Schmerz.
Wir studieren unsere Arzneien oftmals über einen Vergleich mit anderen Mitteln. Bei *Sabadilla* gehen die Beschwerden von links nach rechts, und ein guter

Verordner wird hier sofort einen Bezug zu *Lachesis* herstellen. Wundheitsgefühl, Schmerz und Entzündung des Rachens beginnen auf der linken Seite und gehen sowohl bei *Sabadilla* als auch bei *Lachesis* zur rechten Seite über. Warme Speisen und Getränke verschlechtern jedoch bei *Lachesis* den Schmerz; sie erzeugen einen krampfartigen Zustand mit einem Würgegefühl; daher möchte der *Lachesis*-Patient kalte Sachen, die seine Beschwerden lindern; er kann sie leichter schlucken und sie bessern den Schmerz im Rachen. Bei *Sabadilla* hingegen kommt es sowohl durch innere als auch äußere Wärme zu einer Besserung.
Nasenkatarrhe mit andauerndem Niesen. Rohheitsgefühl, Brennen in der Nase. Verstopfte Nase. Das Nasensekret besteht zunächst aus dünnem, später aus dikkem Schleim. Der Schnupfen wird durch Inhalation heißer Luft gebessert. Der Patient sitzt mit dem Kopf dicht an einem heißen Kamin oder Ofen und atmet die heiße Luft ein. *Sabadilla* ist besonders von Nutzen, wenn der Nasenkatarrh lange Zeit andauert; langwieriger Schnupfen, der auf die herkömmlichen Mittel nicht anspricht. Quälender Schnupfen, die Absonderung wird durch Blumendüfte vermehrt. Sogar der Gedanken an den Geruch von Blumen führt zu Niesen und vermehrter Absonderung aus der Nase. Auf diese Weise verschlechtern sich viele Beschwerden durch Denken an bestimmte Dinge.
Viele Heuschnupfenpatienten sind empfindlich gegen Blumenduft, den Geruch eines Weizenfeldes oder den Geruch verrottender Pflanzen. Manche reagieren auch so überempfindlich gegen den Geruch von Obst, dass unter anderem die Äpfel aus dem Haus entfernt werden müssen. Das Einatmen von angenehmen Gerüchen wie beispielsweise Lavendel können manche Heuschnupfenpatienten überhaupt nicht vertragen, sie können davon auch außerhalb der Saison einen Heuschnupfenanfall bekommen. *Sabadilla* entspricht dieser Überempfindlichkeit gegen die Umgebung und gegen Gerüche, welche die katarrhalischen Beschwerden des Rachens und der Choanen verstärken. Es kommt zu Niesen und Absonderung von Schleim aus der Nase, bis hin zu Geschwürbildung. Periodische Schnupfenanfälle; zur Zeit der Rosenblüte im Juni, Ende August oder im Herbst in Form von Heuschnupfen. Heuschnupfen kann leicht mit kurz wirkenden Arzneien palliativ behandelt werden, wodurch der Anfall innerhalb ein paar Tagen abgemildert wird. Die Heilung hingegen dauert mehrere Jahre, wobei der Patient auch in der anfallsfreien Zeit entsprechend seiner Symptomatik behandelt werden muss. Solange die Heuschnupfensymptome vorliegen, bestehen keine weiteren Beschwerden. Zu der Zeit ist eine Gruppe von Symptomen vorhanden, später dann eine andere. Aber der Patient ist insgesamt krank und alle Symptome müssen zusammen genommen und entsprechend behandelt werden.

Geist und Gemüt

Zahlreiche Leiden des *Sabadilla*-Patienten scheinen eingebildet zu sein. Er hat viele eigenartige Vorstellungen, insbesondere über sich oder über andere. Er glaubt, sein Körper würde verkümmern, die Glieder wären krumm, sein Kinn wäre verlängert oder auf der einen Seite größer als auf der anderen. Die Patientin spürt, dass es so ist und glaubt es, obwohl sie sieht, dass es nicht so ist. Sie glaubt ihrem Gefühl, aber dabei handelt es sich um eine Wahnidee, eine Geisteskrankheit. „Irrige Vorstellung über den Zustand des Körpers." „Glaubt, krank zu sein; dass

Körperteile geschrumpft seien; dass sie schwanger ist, wenn sie aufgrund von Blähungen aufgetrieben ist; dass sie an einer schrecklichen Erkrankung des Rachens leidet, die fatal enden wird." Die Vorstellungen sind grundlos; man kann an den Patienten keine Veränderung sehen, aber ihr Leiden ist sogar stärker, wie wenn tatsächlich etwas zu sehen wäre. Diesen Patienten wird oftmals kein Mitgefühl entgegen gebracht, aber sie benötigen dringend die passende Arznei. Auch bei *Thuja* kommt es zu irrigen Vorstellungen über den Zustand des Körpers. Der *Thuja*-Patient denkt, er wäre aus Glas; es nicht das Gefühl, durchsichtig zu sein, sondern von Zerbrechlichkeit; er fürchtet, in Stücke zu zerbrechen.
Es gibt in der Materia Medica nur wenige Arzneien, bei denen fixe Ideen auftreten. Diese können religiöse Themen, Politik, Kleidung, oder auch Angelegenheiten der Familie oder des Lebens betreffen. Ich behandelte einmal eine psychotische Patientin, die aus der Straßenbahn ausstieg, sobald jemand zustieg, der eine bestimmte Farbe trug. Sie hatte die fixe Idee, dass dies für sie ein böses Omen sei. Der Gemützustand eines *Pulsatilla*-Mannes weist die Eigenart auf, dass der Patient glaubt, Frauen würden seiner Seele Schaden zufügen; es handelt sich um eine Wahnidee oder eine fixe Idee. Auch die Pathogenese von *Iodum* ist voller fixer Ideen. Der *Anacardium*-Patient hat die fixe Idee, dass auf seiner einen Schulter der Teufel sitzt und ihm ins Ohr spricht, und auf der anderen Seite ein Engel, der ihm ins andere Ohr spricht; und er selbst schwankt zwischen beiden hin und her und sagt gar nichts.
„Delirium bei Wechselfieber." „Geistige Anstrengung verstärkt den Kopfschmerz und führt zu Schläfrigkeit." Schlaflosigkeit durch Denken, Grübeln oder Lesen. Beim Nachdenken in einem Sessel schläft der Patient ein (*Nux vomica, Phosphoricum acidum*).

Kopf und Schwindel

Eingenommenheit im Kopf. Schwindel. Der Patient erwacht nachts mit Schwindel. Schwindel an der frischen Luft oder bei allen möglichen Umständen. Das Mittelbild ist voller Kopfschmerzen. Einseitige Kopfschmerzen. Beim Nachdenken wird er zum einen schläfrig und bekommt andererseits Kopfschmerzen. Kopfschmerzen bei Schulmädchen; *Sabadilla* ist das Mittel bei schwächlichen Kindern, die wegen ihrer Kopfschmerzen von der Schule heimgeschickt werden müssen und die zu Hause dann eigenartige Wahnvorstellungen bezüglich der Schule und sich selbst haben. Benommen machender Kopfschmerz zusammen mit Schnupfen; der Kopfschmerz sitzt in den Stirnhöhlen und über den Augen. Gefühl von Vollheit im Kopf, Bersten und Benommenheit, schlechter durch Erschütterung, Niesen, Gehen. Der Patient erwacht oft bereits morgens mit Kopfschmerzen, und der Schmerz nimmt während des Vormittags zu. Kalter Schweiß am Kopf. Viele Symptome ähneln denen von *Veratrum*, besonders der kalte Schweiß an der Stirn, der bei verschiedenen Beschwerden auftritt.

Nase

Heuschnupfen mit krampfhaftem Niesen und Fließschnupfen; die Nasenlöcher sind verstopft, sodass das Einatmen durch die Nase erschwert ist und der Patient dabei schnarchende Geräusche von sich gibt. Jucken in der Nase. Reichliches

Nasenbluten; hellrotes Blut läuft aus den Choanen und wird ausgeworfen. Der *Sabadilla*-Patient ist sehr empfindlich gegen den Geruch von Knoblauch. Schnupfen mit heftigen Stirnkopfschmerzen und geröteten Augenlidern; heftiges Niesen mit reichlicher, wässriger Absonderung aus der Nase.
Manchmal tritt bei Heuschnupfen ein eigenartiger Juckreiz auf, nämlich ein Jucken im Gaumendach, am weichen Gaumen; der Patient muss zur Linderung die Zunge über den weichen Gaumen vor- und zurückschieben. *Wyethia* wird derlei Anfälle in kürzester Zeit beseitigen.
Wenn sich der Juckreiz in den Kehlkopf und die Luftröhre ausbreitet, der Patient sehr reizbar und empfindlich gegen Kälte ist: *Nux vomica.*
Wenn das Nasensekret scharf ist und einen roten Streifen an der Oberlippe und an den Nasenlöchern „einbrennt", mit Niesen und reichlicher, wässriger Nasenabsonderung: *Arsenicum.*
Bei reichlichem, scharfem Tränenfluss und profuser, milder Nasenabsonderung und Niesen: *Euphrasia.*
Bei reichlichem, mildem, wässrigem Tränenfluss und reichlichem, scharfem, wässrigem Nasensekret: *Allium cepa.*
Hierbei handelt es sich jedoch nicht um konstitutionelle Mittel; sie führen nicht zur Heilung, sondern wirken während den heftigen Heuschnupfenanfällen palliativ. Die Symptome sind Folge der zugrunde liegenden psorischen Konstitution, und diese muss mit antipsorischen Arzneien behandelt werden. Manchmal ist der Heuschnupfen so heftig, dass es den Anschein hat, als handele es sich um die einzige Manifestation der Psora bei dem Patienten; wenn die Symptome jedoch durch eine falsche Behandlung zurückgedrängt oder unterdrückt werden, wird der Patient sich das ganze Jahr über unwohl fühlen. Wenn man gar nichts unternimmt, erfreut er sich den Rest des Jahres einer guten Gesundheit. Es kommt auch oft vor, dass der Heuschnupfen den ganzen Winter über andauert; er kann nur durch einen Aufbau der Konstitution gelindert werden. Aber unter konstitutioneller Behandlung werden die jährlichen Anfälle milder, und am Ende der Behandlung kann der Patient dann beschwerdefrei in seiner heimatlichen Umgebung leben. Er muss dann nicht mehr in die Berge gehen, um seine Symptome zu lindern. Falls ein Heuschnupfenpatient doch irgendwo hin will, sollte er sich an einen Ort begeben, an dem die Beschwerden sich verschlimmern, damit auch wirklich alle Manifestationen zutage treten. Ein Heuschnupfen kann nur dann geheilt werden, wenn der *Patient* geheilt werden kann; sollte dies nicht mehr möglich sein weil seine Konstitution so angeschlagen ist, dann ist sein Heuschnupfen unheilbar.
Hauptangriffspunkte von *Sabadilla* sind die Schleimhäute der Nase, des Rachens, der Luftröhre und des Kehlkopfes. Es kommt an diesen Schleimhäuten zu heftigen, akuten Entzündungen.

Magen

Es besteht großer Durst auf heiße Getränke. Der Appetit weist eine Eigenart auf, die für gewöhnlich bei Schwangeren beobachtet werden kann. Die Patientin sagt, dass sie niemals Hunger hat. Sie möchte überhaupt nichts essen und hat oftmals einen regelrechten Widerwillen gegen Speisen. Wenn sie aus irgendeinem Grund aber dennoch beschließt, etwas zu sich zu nehmen, dann nimmt sie einen Bissen und es schmeckt ihr. Dadurch wird ihr Appetit wieder angeregt und sie isst eine ordentliche Portion. Zuweilen besteht nicht nur ein Appetitmangel, sondern es kommt zu Ekel und Abscheu vor dem Essen. „Ekel gegenüber jeglichen Speisen; gegen Fleisch, Saures, Kaffee, Knoblauch." „Krankhafter Hunger oder Abscheu vor dem Essen."

Rektum und Stuhl

Sabadilla ist ein Routinemittel bei allen Arten von Würmern, bei Bandwürmern, Madenwürmern und Spulwürmern. Ein achtsamer Behandler wird niemals daran denken, ein Mittel gegen Würmer zu verordnen. Er nimmt alle Symptome des Patienten auf und lässt sich von ihnen zum Heilmittel führen. Ich kann mich an den Besuch bei einer Dame erinnern, deren Hund mit seinem Hinterteil auf dem Teppich herumrutschte, als ob er sich am After kratzen wollte. Sie fragte mich, ob ich dem Hund nicht eine Arznei geben könnte. Ich verabreichte ihm eine Gabe *Sabadilla.* Einige Zeit später fragte mich die Frau: „Herr Doktor, gegen was war die Medizin, die sie meinem Hund gegeben hatten?" Ich wollte wissen, warum sie mich danach fragte. Sie sagte: „Wenige Tage später hat er eine fürchterliche Menge an Würmern ausgeschieden." *Sabadilla* und *Sinapis nigra* sind häufig die passenden Mittel bei Befall mit Madenwürmern. Die richtige Arznei führt hier dazu, dass das Allgemeinbefinden des Patienten wieder hergestellt wird, worauf dann auch all die lokalen Beschwerden verschwinden.

Weibliche Geschlechtsorgane

Sabadilla hat auch eine Wirkung auf die weiblichen Geschlechtsorgane. „Nymphomanie durch Askaridenbefall." „Schneidende Schmerzen wie von Messern in den Eierstöcken." „Menses zu spät, mit schmerzhaftem Herabdrängen wenige Tage vor dem Einsetzen; verminderte Monatsblutung, setzt aus und fängt erneut wieder an, mal stärker, mal schwächer." Das Menstruationsblut ist hellrot.

Anmerkung Exkurs

Hysterische Patienten; der *Sabadilla*-Patient ist in einer eigenartig unausgeglichenen Gemütsverfassung, und begleitend dazu treten verschiedene nervöse Manifestationen auf. „Zuckungen, konvulsivisches Zittern oder Katalepsie durch Wurmbefall." Würmer können sich nicht ansiedeln, wenn der Magen-Darm-Trakt in einem vollkommen gesunden Zustand ist. Sie benötigen dafür eine krankhaft veränderte Umgebung. Mir hat schon oft ein Patient, nachdem ich ihm ein Antipsorikum verordnet hatte, ein Glas mitgebracht, in dem sich ein Bandwurm befand. Ich selbst hatte manchmal nicht einmal vermutet, dass der Patient befallen sein könnte. Stellen Sie die Ordnung im Organismus wieder her, dann verschwinden die Parasiten von alleine. Dasselbe gilt auch für andere Krankheitserreger. Ihr Vorhandensein ist stets die Folge der Erkrankung. Man weiß nicht, wo sie sich aufgehalten haben, bevor die Krankheit zuerst ausgebrochen ist. Wenn Sie ignorieren, dass der Patient einen Wurmbefall hat, und das Heilmittel entsprechend der Symptomentotalität verordnen, dann wird dadurch die Gesundheit des Patienten wieder hergestellt, der Wurm wird ver-

schwinden und kein Symptom wird zurückbleiben. Der Wurm wird kleiner, verkümmert und räumt schließlich das Feld. Nur in seltenen Fällen wird er jedoch innerhalb von sechs Wochen nach der Mittelgabe verschwinden. Wenn Sie aber andererseits dem Wurmbefall mit harten Mitteln ein rascheres Ende setzen wollen, dann kann der Patient dadurch anschließend jahrelang unter beschwerlichen Symptomen zu leiden haben, sodass Sie nicht wissen, warum ihnen die Heilung des Patienten nicht gelingen will.
Verschreiben Sie immer zuerst für den Patienten. Man sollte keine Krankheitsfolgen beseitigen, ehe eine fachgerechte Konstitutionsbehandlung durchgeführt wurde; und vergewissern Sie sich, dass diese fachgerecht ist.

Sabina — Sabin.

Juniperus sabina; Sadebaum, Seviebaum. *Coniferae; Cupressaceae.*

Allgemeines

Die Anwendung dieses Mittels beschränkt sich im Allgemeinen überwiegend auf Beschwerden von Niere, Blase, Gebärmutter, Rektum und After; an diesen Organen kommt es zu entzündlichen und hämorrhagischen Symptomen. *Sabina* erzeugt einen Aufruhr im Kreislaufsystem, mit heftigem Klopfen im gesamten Körper. Der Patient verträgt keine Hitze, es geht ihm im warmen Zimmer oder durch zu dicke Kleidung schlechter. Er möchte das Fenster geöffnet haben oder an der frischen Luft sein (*Pulsatilla*). Dieser Aufruhr im Kreislaufsystem entspricht ganz dem, was man bei einem „Blutungsmittel" erwarten würde. Es besteht die Neigung zu Blutungen aus allen Schleimhäuten, insbesondere der Nieren, Blase und Gebärmutter. *Sabina* hat eine ausgesprochene Wirkung in Bezug auf die Verkleinerung von Venenknoten, Erweiterungen von Venen sowie Krampfadern. Die Hauptwirkung des Mittels zielt jedoch auf den letzten Darmabschnitt und die Aftergegend. Hämorrhoidalknoten, die reichlich bluten. Stuhlverstopfung mit blutenden Hämorrhoiden. Vollheitsgefühl in diesen Körperteilen. Vollheitsgefühl in allen Venen mit Gefühl von Erweiterung, Völle, Gedunsenheit und Auftreibung, mit Pulsieren am ganzen Körper, zusammen mit wiederholten Schleimhautblutungen. Starkes Brennen und Klopfen in der Nierengegend. Heftige Nierenschmerzen, zusammen mit Entzündungssymptomen; blutiger Urin; Blasenentzündung mit anhaltendem Harndrang, mit allgemeiner Verschlimmerung durch Wärme und mit Klopfen am ganzen Körper.

Männliche Geschlechtsorgane

Entzündung der Harnröhre mit gonorrhoischer Absonderung, oder katarrhalische Harnröhrenabsonderung bei Männern.

Weibliche Geschlechtsorgane

Der wichtigste Anwendungsbereich von *Sabina* betrifft die Menstruationssymptome, wobei das Mittel einen starken Bezug zu Gebärmutterblutungen hat. Die *Sabina*-Patientinnen leiden während der Menstruation an herabdrängenden, wehenartigen Schmerzen. Es besteht heftigste Dysmenorrhö. Die Monatsblutung dauert zu lange und ist zu reichlich, bei manchen Patientinnen versiegt die Blutung nicht bis zum Beginn der nächsten Periode. Zu häufige und zu lang andauernde, reichliche Menses. Ein hervorstechendes Merkmal von *Sabina*, das man bei nur wenigen anderen Arzneien findet, ist das flüssige, hellrote, mit Blutklumpen gemischte Menstruationsblut. *Sabina* passt bei vielen Fällen, wenn der Monatsfluss nachlässt und eine Zeit lang ausbleibt, wonach anschließend unter wehenartigen Schmerzen ein riesiger, teilweise zersetzter Blutklumpen ausgeschieden wird; danach kommt es zu einer hellroten Blutung. Dieser Vorgang wiederholt sich andauernd. Ein derartiger Zustand tritt nach Abort, nach den Wehen und bei Dysmenorrhö auf. Gleichzeitig mit den wehenartigen Schmerzen tritt ein heftiger Schmerz im Kreuzbein auf, der sich in die Gebärmutter oder in die Schamgegend erstreckt. Ein weiteres herausragendes Merkmal sind stechende, schießende oder messerartig schneidende Schmerzen, die in der Scheide oder der Gebärmutter nach oben ziehen, oder die sich bis zum Nabel erstrecken, und wegen denen die Patientin aufschreit. Diese beiden Charakteristika, die Schmerzen, die vom Rücken nach vorn und von unten nach oben schießen zusammen mit den Blutungen, sind bestätigende Symptome für *Sabina*.

Belladonna und *Sabina* sind die beiden wichtigsten Arzneien bei Abort im dritten Monat. Auch bei *Belladonna* finden wir dieselben herabdrängenden Schmerzen mit Absonderung eines Blutklumpens, dem eine reichliche, hellrote Blutung folgt. Aber der Zustand bei *Belladonna* ähnelt ansonsten nicht dem von *Sabina*. Bei *Belladonna* kommt es zur Hyperästhesie und zu Überempfindlichkeit gegen Berührung und Erschütterung. Die *Belladonna*-Patientin wird es der Krankenschwester untersagen, am Bett zu rütteln, und die Blutung ist so heiß, dass man es spüren kann. Die Körperteile, über die das Blut fließt, sind so empfindlich, dass es sich für die Patientin unangenehm heiß anfühlt. Dies tritt im Zusammenhang mit der Überempfindlichkeit der *Belladonna*-Patientin gegen Berührung, Licht, Bewegung und Erschütterung auf. Wenn der Arzt nur leicht am Bett wackelt, verzieht die Patientin sofort das Gesicht und sieht ihn böse an. Zu *Belladonna* gehören auch zahlreiche Schmerzen, nicht nur in alle Richtung schießende, unregelmäßige oder nach unten drängende Schmerzen. Sie setzen blitzartig ein und verschwinden genauso schnell auch wieder, sie kommen und gehen plötzlich und schießen in alle Richtungen. Wenn diese Symptome vorhanden sind, müssen sie niemals auf die physiologische, uterusspezifische Wirkung von *Secale* zurückgreifen. Es wurde oftmals behauptet, dass man bei derartigen Gebärmutterblutungen keine Zeit hat, um an die erforderlichen Symptome zu kommen. Der erfahrene Arzt erkennt diese Symptome jedoch bereits auf den ersten Blick. Das Verhalten der Patientin, eine Bemerkung der Krankenschwester sowie seine eigene Beobachtungen führen ihn zum richtigen Mittel.

Sabina ist eins der ersten Mittel, an das man zur Vorbeugung vor einem Abort denken sollte, denn seine Symptomatik entspricht derjenigen, die bei einem Abort auftritt. Es ist ein wirkungsvolles Mittel bei vorzeitiger Ruptur der Fruchtblase, wenn das befruchtete Ei abgestoßen wurde oder wenn die Plazenta ausgetrieben wird. Es stellt die normale Tätigkeit der Gebärmutter wieder her, sodass alle Reste der Fruchtblase, die noch in der Gebärmutter zurückgeblieben sind, abgestoßen werden. Eine Kürettage ist daher unter dem richtigen homöo-

pathischen Mittel in keinem Fall nötig. Denn hier geht man irrigerweise davon aus, dass die weiblichen Gebärorgane mangelhaft sind.
„Entzündung der Eierstöcke oder der Gebärmutter nach Abort oder vorzeitige Wehen." Heftigste Schmerzen in den Eierstöcken und in der Gebärmutter. Schmerz im Kreuzbein, wie zerbrochen; als ob sich die Knochen voneinander trennten. Heftigste reißende, brennende Schmerzen, mit Klopfen im Kreuzbein, mit Brennen und Klopfen am ganzen Körper, besonders jedoch mit Klopfen an einzelnen Teilen, beispielsweise in der Gebärmutter oder der Blase. „Reichliche Gebärmutterblutungen, begleitet von Koliken." Zusammenziehende, wehenartige Schmerzen, die sich vom Rücken in die Schamgegend erstrecken, mit heftigem Harndrang. Die bereits erwähnte Gebärmutterkolik ist ein wehenartiger, nach oben ziehender Kolikschmerz; es kommen jedoch auch herabdrängende Schmerzen vor, wie um einen Blutklumpen auszustoßen. Metrorrhagie aufgrund Pseudoplethora, mit geronnenem und auch flüssigem Blut; der Schmerz erstreckt sich vom Kreuzbein oder von der Lumbalregion in die Schamgegend; mit heftigem, herabdrängendem Gefühl, das sich vom unteren Rücken nach vorn in den Bauch und in die Oberschenkel erstreckt; das Blut ist hellrot, dünn und flüssig; wehenartige Schmerzen in der Lumbalregion und der Gegend der Gebärmutter, mit Absonderung von großen Blutklumpen und schwallartiger, hellroter Blutung, die insbesondere bei Bewegung usw. sehr stark wird. Diese Symptomatologie beschreibt die Beschwerden bei einem Abort oder während der Menstruation. „Menses zu reichlich, zu früh, dauert zu lang; teilweise flüssig, teilweise geronnen und übel riechend; anfallsweise Blutung, mit kolik- und wehenartigen Schmerzen; Schmerzen vom Kreuzbein in die Schamgegend."
Auch in einer anderen Phase, nämlich dem Klimakterium, kann *Sabina* angezeigt sein, wenn eine Frau durch Überarbeitung oder durch zu viele Geburten erschöpft ist und wiederholt unter diesen hellroten, klumpigen Gebärmutterblutungen leidet. Dabei hat sie Schmerzen vom Kreuzbein in die Schamgegend. Sie wird anämisch und erschöpft; aber nach einer Weile erholt sie sich, wird plethorisch und ihr Gesicht wird wieder rundlich. Bei der nächsten Blutung ist sie jedoch erneut ausgelaugt. Gebärmutterblutungen aufgrund von Myomen. Chronischer Vaginalkatarrh mit Granulation und reichlichem Ausfluss. Blutige Leukorrhö. Alte, langwierige, psorische Fälle. *Sabina* passt insbesondere auch auf Gonorrhö bei Frauen. Es hat all die warzenartigen Wucherungen, die man bei *Thuja* und der Sykose vorfindet. *Thuja*-Warzen sind klein und empfindlich; sie scheinen wie mit einem dünnen Häutchen bedeckt zu sein und bluten bei der geringsten Berührung. *Sabina* heilt warzenartige Auswüchse an der Aftergegend, außerdem auch blumenkohlartige Wucherungen, gonorrhoische Warzen im Bereich der Vulva und der männlichen Genitalien.
Im Bezug auf die Gebärmutterblutungen muss man *Sabina* mit *Ipecacuanha* vergleichen, wo ebenfalls hellrote, schwallartige Blutungen auftreten, die beinahe so reichlich wie die bei *Sabina* sind. Bei *Ipecacuanha* jedoch wird gleich zu Beginn der Blutung, noch bevor durch eine länger anhaltende Blutung die Erschöpfung eintritt, das Gesicht der Patientin blass, es kommt zu Übelkeit und Ohnmachtgefühl, und das alles steht nicht im Verhältnis zur Stärke des Blutverlusts. Auch *Millefolium* führt zu schwallartigen Blutungen, aber es han-

delt sich um ein andauerndes Tröpfeln von hellrotem Blut, Tag für Tag. *Secale* ähnelt *Sabina* ebenfalls in gewisser Hinsicht, und wenn es angezeigt ist, sollte es nicht in großen Dosen verabreicht werden. Auch *Secale* hat die austreibenden, herabdrängenden und wehenartigen Schmerzen, mit Abgang von großen Blutklumpen und reichlichem Blutfluss; die Blutung ist jedoch dunkel und übel riechend, wird aber nach kurzer Zeit dünn und wässrig und hinterlässt in der Kleidung einen braunen Fleck, der sich nur schwer auswaschen lässt. Zuweilen ist die Blutung teerartig, reichlich und dauert lange an, als ob die Gebärmutter zu keinen Kontraktionen in der Lage wäre. Wenn sie einmal die Patientinnen beobachten, denen während der Geburt oder bei einem Abort das reine Mutterkorn verabreicht wurde, dann werden sie feststellen, dass als Folgezustand daraus die Gebärmutterkontraktionen nur sehr schwach sind. Dies kann man dann bei den Monatsblutungen oder während der nächsten Geburt sehen. Die Symptome des Mutterkorns dauern über Jahre hinweg an; es handelt sich dabei um eine weitere Ebene der Psora. Große Dosen dieses Mittels können zum Tod des Föten führen und einen Abort verursachen, aber die Blutungen werden weiterhin anhalten. Die Gebärmutter wird sich nicht zusammenziehen, wenn die Kontraktionen eigentlich am nötigsten wären. Mutterkorn erzeugt einen lähmungsartigen Zustand, und genau für einen solchen Zustand verordnen wir in der Homöopathie *Secale*. Wir verordnen es selten wegen seiner primären Wirkung, sondern eher für den Zustand, wenn sich die Gebärmutter nur unvollständig zurückbildet und die Nachgeburt zurückhält. Es kommt zu einem anhaltenden Heraussickern von dunklem und stinkendem Blut. Das Bild wird sogar noch vollständiger, wenn die Patientin – ganz egal, wie kühl das Krankenzimmer auch sein mag – keine Wärme verträgt und sich aufdecken möchte; es handelt sich um abgemagerte, welke, hungrige Patientinnen mit dunkler Haut. Sie nimmt niemals an Gewicht zu und hat keine Widerstandskraft. *Secale* führt zu Krampfadern an der Haut und die Haut um die Zehen verfärbt sich dunkel. An den Schienbeinen bilden sich dunkle Flecke und die Patientin möchte die Extremitäten aufdecken. Diese Patientinnen magern ab und verkümmern.

Sabina ist das Heilmittel bei alten, beschwerlichen Blutungen, die beim geringsten Auslöser von neuem einsetzen. Es wird die schwallartige Blutung im akuten Zustand aufhalten, aber seine Wirkung wird nicht lange anhalten, sodass die Blutung erneut auftritt. Dann benötigt man das passende Antipsorikum. *Sulphur* ist hier für gewöhnlich das richtige Mittel, aber auch *Psorinum* kann angezeigt sein, obwohl es in den Büchern nicht als Mittel bei Blutungen aufgeführt wird. Es wird oftmals eine gute Wirkung erzielen, nachdem sich die Wirkung von *Sulphur* erschöpft hat und die ständig wiederkehrenden Sickerblutungen anhalten. Auch *Phosphorus* ähnelt *Sabina* hinsichtlich der hellroten Blutungen, die teilweise auch Blutklumpen enthalten können. Die hervorstechenden Merkmale von *Phosphorus* liegen jedoch außerhalb der Gebärmutterblutungen. Die *Phosphorus*-Patientin hat ein spitzes Gesicht, eine extrem trockene Zunge und einen trockenen Mund sowie heftigen, unstillbaren Durst mit Verlangen auf eiskaltes Wasser. Die Blutungen sind hellrot, schwallartig oder aber es bestehen kontinuierliche Sickerblutungen. Auf diese Art müssen wir die „Blutungsmittel" ausführlich studieren. Der Homöopath muss mit den Notfallarzneien sehr gut

vertraut sein, beispielsweise mit den Mitteln gegen heftige Durchfallerkrankungen, Cholera, starke Schmerzen und Blutungen. Er muss sie in- und auswendig kennen und in der Lage sein, sie unmittelbar miteinander vergleichen können. Die Blutung muss gestoppt werden.
Atonie der Gebärmutter ist ein hervorstechendes Merkmal bei *Sabina*. Die Gebärmutter wird sich solange nicht zusammenziehen, bis sich etwas in ihr befindet, über das sie kontrahieren kann, wie ein Blutklumpen oder eine Mole. *Sabina* ist jedoch auch angezeigt bei Blutungen aus anderen Körperteilen. Jedoch haben andere Arzneien bei diesen Blutungen seine Stellung eingenommen, denn die individuellen Symptome wurden in den Prüfungen von *Sabina* noch nicht herausgebracht.

Extremitäten

Viele rheumatische Beschwerden und Gicht gehören ebenfalls zum Arzneimittelbild von *Sabina*. Gichtknoten in den Gelenken; mit so starker Hitze und Brennen in den Gelenken, sodass die Patientin die Hände und Füße aus dem Bett strecken muss. *Sabina* ist angezeigt bei Gichterkrankungen, und zwar besonders, wenn der konstitutionelle Zustand sich ändert und es zu einem Wechsel der Beschwerden kommt; wenn die Gichtsymptome andauern, bleiben die Blutungen aus, und solange die Blutungen vorhanden sind, bessern sich die Gichtbeschwerden. Es handelt sich um alternierende Beschwerden. Die gichtige Veränderung der Venen führt allerdings häufig zu dem hämorrhagischen Zustand.

Sanguinaria canadensis — Sang.

Kanadische Blutwurzel. *Papaveraceae.*

Allgemeines

Die Blutwurzel ist ein altes Hausmittel. Sehr viele Bauersfrauen aus dem Osten der USA lassen keinen Winter herannahen, ohne Blutwurzel im Haus zu haben. Und in den kalten Wintertagen, wenn Schnupfen oder „Erkältungen" im Kopf, im Hals oder auf der Brust grassieren, bereiten sie aus der Wurzel einen Tee. Es ist ihr Allheilmittel gegen „Erkältungen". Sie verabreichen es gegen sämtliche Erkältungsbeschwerden, und zweifelsohne bewirkt es auch in dieser rohen Form eine Linderung der Erkältung, denn in den Arzneimittelprüfungen zeigt sich die Beziehung des Mittels zu Brustbeschwerden und „Erkältungen", die auf die Brust übergehen.
Sanguinaria ist auch ein Mittel bei periodisch auftretender Migräne, die einmal pro Woche wiederkehrt; sie beginnt gleich morgens beim Erwachen, oder aber der Patient erwacht gar durch die Kopfschmerzen. Die Schmerzen beginnen im Hinterhaupt, wandern dann nach oben und setzen sich über dem rechten Auge und in der rechten Schläfe fest. Sie verschlimmern sich tagsüber und durch Licht, sodass der Patient sich in einem dunklen Zimmer aufhalten und sich hinlegen muss. Erbrechen setzt ein und der Patient erbricht Galle, Schleim, eine bittere Substanz sowie unverdauten Speisen; nach dem Erbrechen bessern sich

die Kopfschmerzen, außerdem auch durch Blähungsabgang „nach oben oder unten". Ein weiteres Hinweis gebendes Charakteristikum für *Sanguinaria* ist, dass der Patient im Bett seine heißen Handflächen und Fußsohlen unter der Decke hervorstrecken muss.

Die Arznei passt bei Patienten, die seit längerer Zeit aufgrund irgendwelcher Mittel keine ihrer chronischen Kopfschmerzanfälle gehabt haben, stattdessen jedoch seither ausgesprochen kälteempfindlich sind. Erkältungen setzen sich in der Nase, im Hals und in den Bronchien fest, und diese Teile brennen wie Feuer und fühlen sich roh an. Der Auswurf ist ein dicker, zäher, fadenziehender Schleim. Des Weiteren bestehen Beschwerden im Bauch, mit viel Aufstoßen, insbesondere nach einer heftigen Hustenattacke.

Sanguinaria ist keine lange wirkende Arznei. Wenn ein Migräneanfall durch *Sanguinaria* kupiert und danach kein tiefer wirkendes, antipsorisches Mittel verordnet wird, dann wird die Migräne oder gar noch schlimmere Beschwerden wiederkehren, da *Sanguinaria* nicht bis an den Kern der Erkrankung vordringt. Ich erinnere mich an den Fall eines Patienten, der mit Hilfe von *Sanguinaria* von seiner Migräne befreit wurde, bei dem sich schließlich jedoch ein Epitheliom entwickelte, das wiederum durch *Phosphorus* geheilt wurde. Ich bin davon überzeugt, dass wenn *Phosphorus* am Ende des Migräneanfalls gegeben worden wäre, dass sich das Krebsgeschwür nicht entwickelt hätte, da *Phosphorus* sein Konstitutionsmittel war. Es kann auch vorkommen, dass wenn eine chronische Migräne unterdrückt wird, der Patient eine Neigung zu Schwindsucht bekommt und Brustbeschwerden einsetzen, die sich immer weiter verschlimmern. Und die palliative Wirkung von *Sanguinaria* gegen Schwindsucht ist wohlbekannt. Nehmen wir einmal an, dass ein Patient aufgrund eines Bronchialkatarrhs sehr geschwächt ist; er ist außerdem sehr empfindlich gegen Kälte, gegen jeden Wetterwechsel, insbesondere gegen Wechsel zu feuchtem Wetter, gegen Luftzug und sogar gegen Kleidungswechsel. Er erkältet sich immer wieder aufs Neue. Es kommt zu Brennen in der Brust hinter dem Brustbein, zu dickem, zähem, fadenziehendem Auswurf und Krampfhusten, wobei jeder Hustenanfall mit Aufstoßen von Luft endet. Wenn der Patient zusätzlich zu diesem Brennen in der Brust, den heftigen Schmerzen in der Luftröhre und am Kehlkopf beim Sprechen, und dem Husten, der mit Aufstoßen endet, noch heiße Fußsohlen und Handflächen hat, wird *Sanguinaria* hilfreich sein und seine Beschwerden lindern. Häufig wird in diesen Fällen jedoch *Sulphur* verordnet, jedoch eher zum Nachteil des Patienten. Es gibt neben *Sulphur, Silicea* und *Graphites* noch weitere Mittel, welche auf diese schwindsüchtigen Patienten besser passen. Arzneien wie *Pulsatilla, Sanguinaria, Senecio gracilis* und *Coccus cacti* nämlich wirken palliativ, lindern die Leiden und stellen die Gesundheit des Patienten soweit wieder her, dass er eine mittlere Potenz eines tiefer wirkenden Mittels einnehmen kann. Die tiefer wirkenden Mittel sollten jedoch nicht angewendet werden, wenn die Lebenskraft des Patienten zu schwach ist oder die Organe schon so stark beschädigt sind, dass sie nicht mehr wiederhergestellt werden können. Hahnemann selbst warnte vor dem Gebrauch von *Phosphorus* bei Fällen, in denen die Lebenskraft zu sehr geschwächt ist. *Sanguinaria* ist hingegen ein oberflächlich wirkendes Mittel mit hervorragender palliativer Wirkung.

Sanguinaria ist ein Heilmittel bei Katarrhen der Nase und des Rachens, besonders wenn sie infolge von Erkältungen oder dem Einatmen des Duftes pflanzlicher Gifte auftreten. Der *Sanguinaria*-Patient leidet unter Heuschnupfen im Juni, wenn die Rosen blühen [Rosecolds]. Er ist empfindlich gegen Blumen und Gerüche. Heufieber mit Brennen in der Nase und im Rachen, sowie Trockenheitsgefühl, als würde die Schleimhaut einreißen. Trockenheit und Brennen im Rachen, mit Heiserkeit; Trockenheit und Brennen im ganzen Brustraum bei Asthma; gleichzeitig mit Brennen der Hände und Fußsohlen. Bei der Untersuchung sind die Handflächen trocken, schrumplig und objektiv heiß; ebenfalls die Sohlen, an denen die Haut verdickt und hart ist. Brennende Hühneraugen. Brennen der Zehen, sodass der Patient sie zur Linderung unter der Bettdecke hervorstreckt.

Kopf und Schwindel

Wenn Kopfschmerzen vorhanden sind, scheint es sich im Allgemeinen um kongestive Kopfschmerzen zu handeln. Obwohl sie morgens beginnen, den Rücken nach oben ziehen und sich über das rechte Auge erstrecken, ist doch der gesamte Kopf heiß und schmerzt.

Sulphur, Silicea und auch *Sanguinaria* haben periodische, wöchentlich einsetzende Kopfschmerzen. Bei *Arsenicum* treten die Kopfschmerzen alle zwei Wochen auf. Es ist jedoch nicht so, dass diese Arzneien nicht auch andere Kopfschmerzen heilen könnten; *Sanguinaria* hat auch Kopfschmerzen, die alle drei Tage aufgetreten sind, geheilt. Die Mehrzahl der Kopfschmerzen, die alle zwei Wochen einsetzen, wird jedoch durch *Arsenicum* geheilt oder aber deutlich gelindert, bei Patienten mit stark angegriffener Gesundheit. Der Versuch, die chronische Migräne zu heilen, sollte jedoch unternommen werden, bevor der altersbedingte körperliche Verfall einsetzt.

„Pulsieren im Kopf mit bitterem Erbrechen; schlechter durch Bewegung." Der *Sanguinaria*-Kopfschmerz verschlimmert sich im Allgemeinen durch Bewegung; dies ist jedoch nicht so ausgeprägt wie bei *Bryonia*. Wenn der *Sanguinaria*-Kopfschmerz gegen Nachmittag oder Abend zunimmt, wird er so heftig, dass sich der Patient ins Bett legen muss. Der Kopf wird schmerzhaft empfindlich, sodass eine Erschütterung oder ein Schritt nahezu unerträglich ist. Aber starke Kopfschmerzen werden ohnehin mit großer Wahrscheinlichkeit durch Licht, Lärm, Bewegung usw. verschlimmert.

„Kopfschmerz, als ob die Stirn bersten würde, mit Frost und Brennen im Magen." „Kopfschmerz über dem rechten Auge." Dies ist ein charakteristisches Merkmal von *Sanguinaria*. „Periodisch auftretende Migräne-Kopfschmerzen; beginnen morgens, nehmen über den Tag hin zu und dauern bis zum Abend; Gefühl im Kopf, als müsse er platzen, oder als ob die Augen aus den Höhlen gedrückt würden; klopfende, lanzinierende Schmerzen durch das Gehirn, schlimmer rechts, besonders in der Stirn und am Scheitel; begleitet von Frösteln, Übelkeit, Erbrechen von Speisen oder Galle; muss sich hinlegen oder sich still verhalten; besser durch Schlaf." Nicht alle diese Symptome treten in jedem einzelnen Fall auf, aber alle zusammen bilden den typischen *Sanguinaria*-Kopfschmerz.

Rücken und Extremitäten

Alle Arten von neuralgischen Schmerzen kommen vor; schneidende, reißende Schmerzen, oder als ob die Muskeln zerrissen oder überdehnt würden. Reißende Schmerzen können bei *Sanguinaria* überall auftauchen, egal ob neuralgisch oder rheumatisch bedingt. Schmerzen an der Kopfhaut, besonders jedoch an Schulter und Nacken; Nackensteifigkeit; kann sich im Bett nicht umdrehen; kann den Arm nicht heben, obwohl er ihn nach vorn und hinten schwingen kann. Schmerzen schießen den Nacken hinauf; Schmerz im Deltamuskel. Die Beschwerden bei *Sanguinaria* treten vorwiegend auf der rechten Seite auf, es können aber auch linksseitige Symptome geheilt werden. Rheumatische Schmerzen in der rechten Schulter, sodass der Patient den Arm nicht heben kann; sämtliche Nacken- und Halsmuskeln sind mit betroffen. Wenn die Schmerzen tagsüber einsetzen, nehmen sie zur Nacht hin zu. Die typischen *Sanguinaria*-Beschwerden sind in der Nacht schlimmer.

Anmerkung Exkurs

Sanguinaria ist auch das Heilmittel, wenn ein Patient nach Aufenthalt in der Kälte den Arm nicht mehr heben kann. Er lässt den Arm seitlich hinunterhängen. Die Schmerzen verschlimmern sich nachts im Bett und beim Umdrehen im Bett (da er seine Schultermuskulatur einsetzt, um sich umzudrehen). Wahrscheinlich ist der Deltamuskel betroffen, aber sie müssen nicht darüber spekulieren, welche Gewebsstrukturen betroffen sind.

Sanguinaria hat diesbezüglich Ähnlichkeit mit *Ferrum metallicum*. Patienten mit rotem, kongestivem Gesicht, die den Arm nicht heben können, und unter Schmerzen leiden, die tagsüber schlechter sind als in der Nacht, und die durch langsame, behutsame Bewegung gebessert werden, benötigen *Ferrum metallicum*. Die *Sanguinaria*-Schmerzen werden durch Bewegung nicht gebessert, sondern verschlechtern sich durch jegliche Bewegung, die den Arm mit einbezieht. Bei *Ferrum* bessern sich die Schmerzen durch langsame Bewegung; sie treten tagsüber auf und nehmen durch schnelle Bewegung zu. Und während der *Ferrum*-Patient ein gleichmäßig gerötetes, plethorisches Gesicht hat, ist der *Sanguinaria*-Patient hingegen blass. Nur bei Brustbeschwerden kommt es bei *Sanguinaria* zu einer umschriebenen Rötung an einzelnen Stellen an den Wangen, wie man es auch bei Patienten mit hektischem Fieber beobachten kann.

Kopfschmerzen aufgrund von Magenbeschwerden, durch Überessen, zu reichhaltige Speisen oder durch Weintrinken. Bei alten Alkoholikern ist *Sanguinaria* fast so wirkungsvoll wie *Nux vomica*. Es ist von Nutzen bei Personen, die durch andauerndes Biertrinken ihren Magen durcheinander gebracht und ihre Verdauung geschwächt haben; sie können nichts mehr zu sich nehmen und erbrechen sogar, wenn sie einen Schluck Wasser trinken. Weder Speisen noch Getränke verbleiben im Magen. Bei diesen Beschwerden bestehen dann gleichzeitig auch Kopfschmerzen. Erbrechen und Durchfall treten bei *Sanguinaria* bei sehr vielen Beschwerden auf.

Katarrhalische Zustände sind bei *Sanguinaria* sehr ausgeprägt. Chronischer Rachenkatarrh; ausgeprägte Verdickung der Rachenschleimhaut. Nase und Rachen füllen sich mit Schleim, den der Patient aufräuspert. Es besteht ein

brennendes Gefühl, das jedoch am stärksten ist, wenn sich der Patient von neuem erkältet.
Scharfe, wundmachende Absonderungen sind ein weiteres Merkmal von *Sanguinaria*. Scharfer Schleim bildet sich in der Nase und führt zu Brennen im Rachen. Eine scharfe, heiße Flüssigkeit wird aus dem Magen aufgestoßen und macht Mund und Rachen wund. Durchfall mit scharfem, wässrigem Stuhl, besonders bei Säuglingen; die Gesäßbacken werden rot und wie wund, wie roh. Das Brennen erstreckt sich durch den gesamten Darmtrakt. Brennen im Magen und Abdomen bei chronischen Magenbeschwerden. Erbrechen sogar des kleinsten Schluckes Wasser, mit Brennen im Magen. Chronische Magenreizung. Dyspepsie. Alle möglichen Magenstörungen kommen vor.
Die Zunge ist rot und brennt, als ob sie etwas Heißes berührt. Brennen in Rachen, Speiseröhre und am Gaumendach. Tonsillitis mit Brennen. „Hitze im Rachen, besser durch Einatmen kalter Luft; der Rachen ist so trocken, dass es scheint, als würden sich Risse bilden." Dieses Gefühl von Brennen und Wundsein kann an allen betroffenen Schleimhäuten auftreten.
Ein Patient liegt plötzlich mit Schüttelfrost im Bett; er hat ein Brennen in der Brust und weist Symptome einer Lungenentzündung auf, mit rostfarbenem Auswurf, heftigem Husten; jeder Hustenstoß fühlt sich wie eine Erschütterung an der Bifurkation der Luftröhre an, oder als ob ein Messer in die Luftwege gestoßen würde, oder als ob die Brust zerreißen würde; nach dem Hustenanfall kommt es zu reichlichem, lautem, leerem Aufstoßen. Diese Symptome finden wir bei keinem anderen Mittel.

Magen

„Übelkeit mit Brennen im Magen; mit viel Ausspucken." Die Übelkeit wird durch Erbrechen nicht gebessert, der Patient muss andauernd würgen und erbrechen; dabei Brennen im Magen wie Feuer. In solchen Fällen wird aufgrund des heftigen Brennens oft irrtümlicherweise *Arsenicum* verordnet.
„Erbrechen von bitterem Wasser; einer sauren, scharfen Flüssigkeit; von genossenen Speisen; von Würmern; mit vorangehender Angst; mit Kopfschmerzen und Brennen im Magen; die Kopfschmerzen sind anschließend besser; mit Erschöpfung." Diese Symptome treten bei Kopfschmerzen, Magenverstimmung und Übersäuerung des Magens auf. Die Magenübersäuerung ist gekennzeichnet durch saures Aufstoßen und saures Erbrechen. Der Patient spricht dann oft von einem „sauren Magen", und man muss dann herausfinden, ob er damit saures Aufstoßen oder saures Erbrechen meint. Er sagt einfach, dass ihm saure Speisen „hochkommen".

Magen

Gleichzeitig mit den Kopfschmerzen und auch vielen anderen Beschwerden kommt es bei *Sanguinaria* auch zu einem Schwächegefühl im Magen; es ist eine Art Hunger, obwohl der Patient nichts essen möchte. Es handelt sich um ein flaues, leeres Gefühl im Magen, ähnlich wie bei dem „hungrigen Kopfschmerz" von *Phosphorus*. *Psorinum* steht an erster Stelle bei „hungrigen Kopfschmerzen", aber der *Psorinum*-Patient möchte etwas zu essen haben und kann gar nicht genug bekommen. Der

Sanguinaria-Patient ist hungrig, aber hat keinen Hunger auf Speisen; vielmehr verspürt er beim Gedanken an Essen und beim Geruch von Speisen eine Abneigung. Der *Psorinum*-Patient kann riesige Mahlzeiten verdrücken, ebenso auch *Phosphorus*. Bei *Sanguinaria* handelt es sich um ein falsches Hungergefühl, das bei den Kopfschmerzen auftritt. „Brennen im Magen bei Kopfschmerz und Frost." Aufstoßen von scharfen Flüssigkeiten bei Asthma; Heuasthma. *Sanguinaria* wirkt bei Asthma im Zusammenhang mit Magenbeschwerden als Palliativum. Denken sie aber auch an *Nux vomica* bei Asthma aufgrund von Magenstörungen.

Abdomen

Leberbeschwerden; Schmerzen und Vollheitsgefühl in der Leber. Allgemeine Gallenstörungen. Es scheint, als ob die Leber unglaubliche Mengen an Gallenflüssigkeit produziert; aufgrund eines Magen-Darm-Katarrhs wird die Gallenflüssigkeit jedoch in den Magen abgeleitet anstatt nach unten abzufließen, wodurch es zum Aufstoßen einer bitteren, grüngelben Flüssigkeit kommt. Dies ist eine Eigentümlichkeit von *Sanguinaria*. Wenn sie einen chronischen *Sanguinaria*-Patienten untersuchen, dann stellen sie fest, dass er seit einer Woche an einer Magenverstimmung leidet; er spuckt Galle, leidet an Flatulenz und an saurem, heißem Aufstoßen. Dann plötzlich verschwinden diese Beschwerden und ein heftiger, biliöser, flüssiger Durchfall setzt ein, der schwallartig entleert wird. *Natrium sulphuricum, Sanguinaria, Pulsatilla* und *Lycopodium* sie die wichtigsten Heilmittel bei diesem Wechsel von Durchfall und Verstopfung.

Weibliche Geschlechtsorgane

„Gebärmuttermund ulzeriert; fötide, wundmachende Leukorrhö." „Auftreibung des Bauches am Abend, mit Abgang von Winden durch die Scheide aus dem Gebärmuttermund, der andauernd offen stand; gleichzeitig ausstrahlender Schmerz vom Nacken zum Kopf."

Atemwege und Husten

„Chronische Trockenheit im Hals; Gefühl von Schwellung in der Kehle und Auswurf von dickem Schleim, wenn dies im Zusammenhang mit Trockenheit, Rauheit, Brennen und Beißen im Hals auftritt." „Keuchhusten; krampfhaftes Zusammenschnüren über dem Rachen, unterhalb des Unterkiefers; Husten schlechter nachts, mit Durchfall." Husten, der nachts schlimmer ist, und der mit Durchfall einhergeht, ist das Merkmal, für das *Sanguinaria* bei Keuchhusten hin verordnet wird. „Heftiger Husten nach durchgemachtem Keuchhusten, wenn sich der Patient erkältet hat; der Husten nimmt das krampfartige Wesen des Keuchhustens an." Ein Erwachsener erkältet sich und bekommt einen Krampfhusten, ähnlich wie Keuchhusten. Er beschreibt ihn als „Magenhusten", denn gleichzeitig kommt es zu Würgen. Immer ist jedoch bei diesen Atemwegsbeschwerden gleichzeitig auch Brennen und Durchfall vorhanden.

„Quälender, trockener, krampfartiger Husten, insbesondere bei Kindern; schlimmer zur Nacht hin, im Liegen oder beim Betreten eines kalten Zimmers, in dem er sich zum Schlafen legen will; mit Gefühl von Rauheit und Brennen in den Bronchien." Die Luftröhre fühlt sich sehr wund an, und sie ist es auch tatsächlich; wenn ein

Speisebissen die Speiseröhre hinabrutscht, kann der Patient dies deutlich spüren; er kann genau sagen, an welcher Stelle sich der Bissen in dem Moment befindet.

Sarsaparilla officinalis — Sars.

Smilax ornata; Sarsaparillawurzel. *Liliaceae.*

Allgemeines

Sarsaparilla passt bei chronischen Erkrankungen, die einen schleichenden Verlauf nehmen, und zwar insbesondere bei komplizierten Beschwerden aufgrund einer Vermischung mehrerer Miasmen; es ist insbesondere bei Sykose und Syphilis angezeigt, oder aber wenn der Fall durch Verordnung von Quecksilberpräparaten verkompliziert wurde. Es ist ein Mittel bei Sykose, Syphilis und Psora. Im gesamten Organismus kommt es zu einer Schwäche, ähnlich wie bei *Mercurius, Lachesis* und anderen Arzneien. Das Gewebe wird schlaff, Verletzungen heilen nicht und durch die geringste Ursache bilden sich Geschwüre. Nach einer Verletzung bleibt eine offene Stelle zurück, die nicht verheilt oder gar phagedänisch wird und sich ausbreitet, wie bei *Arsenicum, Lachesis* und *Mercurius corrosivus.* Schwäche am ganzen Körper; lähmungsartiges Gefühl. Auf der Gemütsebene kommt es zu Benommenheit; der Patient kann Zusammenhänge nicht erfassen, sein Geist ist verlangsamt. Es ist eine Schwäche des Geistes, die an Imbezillität grenzt, was schließendlich auch eintreten kann. Schwäche des Geistes und der Gewebe.
Alle Organfunktionen sind verlangsamt, schwach, träge und es kommt zu Kongestionen. Schwäche und Erweiterung der Venen, Neigung zur Bildung von Krampfadern in den Gliedern, variköse Geschwüre, Hämorrhoiden, Krampfadern im Gesicht und am Körper. Das Gesicht des *Sarsaparilla*-Patienten ist häufig gerötet und stellenweise verfärbt. An Bereichen mit schwacher Durchblutung verfärbt sich die Haut blau, beispielsweise an den Schienbeinen, den Fußrücken oder Zehen. Blaue Flecke bilden sich, wie bei einem Altersgangrän. *Sarsaparilla* ist auch hilfreich, wenn bei alten Leuten schwarze und blaue Flecke an den Handrücken oder an anderen Stellen entstehen.
Nässende, juckende, schuppende und schorfige Ausschläge. Die Haut an Handrücken und Handflächen wird dick und verhärtet sich; es bilden sich kleieartige Schuppen, ähnlich wie bei Psorias, gemischt mit blauen Flecken.
Sarsaparilla weist viele Eigenarten hinsichtlich Kälte als auch Wärme auf. Innere Wärmeanwendungen verschlimmern sämtliche Beschwerden, aber äußere Kälte wird durch Wärme gebessert. Warme Speisen und Getränke verschlechtern. Die Patienten haben ein Verlangen nach kalten Speisen und Getränken, aber äußerliche Wärmeanwendungen sind wohltuend.
Auch *Secale* führt zu einer großen Schwäche der Gewebe, mit venöser Stase, Geschwürbildung und Gangrän. Aber obwohl beide Mittel sich in gewisser Weise ähneln, unterscheiden sie sich doch bezüglich Hitze und Kälte.
Der Magen ist bei *Sarsaparilla* in sehr schlechtem Zustand. Es bestehen Blähungen, anhaltende Übelkeit, Aufstoßen und Erbrechen saurer Speisen. Die *Sarsaparilla*-Patienten klagen ständig über Gärung und ein flaues Gefühl im

Magen, als ob sie sich überessen hätten oder als ob die Speisen im Magen verdorben wären. Die Verdauung ist langsam und träge.
Die Organe schwellen an und sind kongestioniert. Rachen, Zunge und Mundhöhle sehen aus, als ob sich daran Geschwüre entwickeln würden; es bilden sich purpurne Flecke, die geschwürig zu werden scheinen, die jedoch noch Wochen und Monate intakt bleiben.
Ödeme der unteren Extremitäten; bei Druck bleibt eine Delle zurück. Wassersucht. Glomerulonephritis.
Sarsaparilla passt bei chronischen Syphilitikern, deren Beschwerden mit Quecksilberpräparaten unterdrückt wurden und die körperlich und geistig erschöpft sind. Es besteht eine paralytische Schwäche der unteren Extremitäten und Mangel an Ausdauer; bei Anstrengung kommt es zu Herzklopfen und Erstikkungsanfällen. Die Patienten sind immer müde und es bilden sich hier und da am Körper Geschwüre. Ihre Haut ist schlaff und juckt nachts heftig. *Knochenschmerzen schlimmer nachts. Sarsaparilla* antidotiert die Folgen des Quecksilbers und bringt eine Heilreaktion in Gang.
Marasmus bei Kindern aufgrund hereditärer Syphilis, mit Abmagerung am Hals und trockenen, purpurnen oder kupferfarbigen Hautausschlägen. Mangelnde Assimilation.
Der Urin sieht in der Windel aus wie gelblicher oder kreideweißer Sand. Das Kind schreit vor dem Wasserlassen, denn es erinnert sich daran, wie schmerzhaft es ist. Manchmal stößt das Kind am Ende des Urinierens einen grässlichen Schrei aus. Dieses Symptom tritt auch bei alten Personen mit angegriffenem Gesundheitszustand auf; es ist ein Umklammerungsgefühl in der Blase, das auftritt, sobald sich die Blase schließt, und das den Patienten aufschreien lässt. Schmerz am Ende des Wasserlassens.
Sarsaparilla ist auch ein Mittel für Personen, die lange Zeit einen ausschweifenden Lebenswandel geführt hatten, die durch zu viel Wein und geschlechtliche Exzesse unter Schwäche des Herzens, der Lunge, des Gehirns und der Blase leiden, die abgemagert und ausgemergelt sind. Vorzeitiges Altern; ein vierzigjähriger Mann sieht aus wie achtzig, hat geschwollene Füße und geht unsicher an einem Spazierstock. *Nux vomica* wird in einem frühen Stadium des Zusammenbruchs noch palliativ wirken, aber es kommt die Zeit, da aufgrund der körperlichen und auch der geistigen Schwäche Arzneien wie *Sarsaparilla, Lachesis, Secale* usw. eingesetzt werden müssen.
Sarsaparilla-Kinder sind abgemagert, ihr Gesicht sieht wie das eines alten Menschen aus; sie haben einen großen Bauch, trockene, schlaffe Haut; breiige Stühle.
Hautausschläge treten im Frühjahr auf. Bei allen „venösen" Arzneien kommt es im Winter zu einem Aufschwung, der im Frühjahr wieder abklingt, beispielsweise *Lachesis, Secale* und *Hamamelis.*

Harnwege und Urin

Katarrh an Blase und Nieren. Nächtliches Bettnässen bei schwächlichen Kindern. Wenn sich der Patient zum Wasserlassen hinsetzt, verkrampft sich der Blasensphinkter, wodurch die Blasenentleerung in dieser Position unmöglich wird. Aber *sobald er aufsteht, kann der Urin problemlos fließen.* Dieses Symptom

ist insbesondere bei Frauen wichtig, da sie große Schwierigkeiten beim Urinieren im Stehen haben. Reichlicher Harnabgang nachts; große Mengen ergießen sich ins Bett, aber tagsüber kann die Blase nur im Stehen entleert werden.
Es liegt mittlerweile fünfzehn Jahre zurück, dass ich den nachfolgenden Fall einmal geschildert habe, und dem Mann geht es seither – nach der Behandlung mit *Sarsaparilla* – noch immer gut: „Ein 52-jähriger Mann, der sich seit Jahren dem Whiskey hingab, hatte vor ungefähr vier Monaten eine heftige Darmblutung. Er bekam daraufhin Erstickungsanfälle, wenn er bereits wenige Häuserblocks zu Fuß zurücklegte. Nach dem Blutverlust begannen seine Füße anzuschwellen, wobei mittlerweile die Unterschenkel bis zur Mitte der Oberschenkel hin ödematös waren. Er hatte seither zwei oder drei fieberhafte Erkrankungen durchgemacht, die er nicht näher beschreiben konnte. Vor wenigen Monaten setzte plötzlich eine lähmungsartige Schwäche des linken Armes und des linken Beines ein, die nach drei Stunden wieder verschwand und nach der ein Taubheitsgefühl in der linken Hand und reißende Schmerzen in der linken Gesichtsseite und im linken Kopf zurückblieb. Er hatte keinen Appetit. Sein Stuhlgang war bisweilen blutig. Die ganze Zeit über hatte er das Gefühl, wie in einem Traum zu sein. Gedächtnisverlust. Sein Gesicht war übersät mit varikösen Äderchen und stark gerötet. Allgemeine venöse Stase. Am Scheitel hatter er das Gefühl, als würde mit dem Hammer darauf geschlagen. Nachts musste er mehrmals Wasserlassen. Der Urin war dick und wurde beim Stehen lassen trübe, war zunächst aber klar. Der Patient hatte in der Vergangenheit große Sorgen aufgrund finanzieller Probleme gehabt. Er konnte im Sitzen beim Stuhlgang kein Wasser lassen, im Stehen ging der Urin jedoch problemlos ab. Außerdem hatte er Albumin im Urin. Wenn *Sarsaparilla* derartige Beschwerden bei einem 52-jährigen Mann heilen und seine Gesundheit vollständig wiederherstellen kann, dann ist dies wohl durchaus bemerkenswert.
„Zuckende Empfindung entlang der Harnröhre bei Männern." „Immer beim Wasserlassen entwich ihr mit gurgelndem Geräusch Luft aus der Harnröhre." Dieses Symptom ist bei Blasenkatarrhen nicht ungewöhnlich. Es wird hervorgerufen durch Gärung des Schleims und der daraus folgenden Gasbildung. „Häufiger vergeblicher Harndrang mit verminderter Harnsekretion."
Sarsaparilla hat in vielen Fällen einen Blasenstein aufgelöst. Das Mittel ruft eine Veränderung der Harnbeschaffenheit hervor, sodass sich ein Stein nicht weiter vergrößern kann, sondern durch kontinuierliche Ablösung der Oberfläche immer weiter verkleinert. Ich habe miterlebt, wie nach einer Gabe *Sarsaparilla* ein dunkler, blutiger und schleimiger Urin wieder klar wurde. Wenn man ihn dann einige Zeit stehen ließ, bildete sich ein sandartiges Sediment. Falls der frische Urin wieder trübe werden sollte, wird es Zeit für die nächste Gabe *Sarsaparilla.* Der Harn hält durch das Mittel die steinbildenden Substanzen in Lösung und kann sogar bereits bestehende Blasensteine abbauen.
Vor einigen Jahren sollte ein Mann aufgrund eines Steinleidens operiert werden. Bei der Untersuchung der Blase hatte man einen Stein festgestellt, aber er hatte beschlossen, sich nicht operieren zu lassen. Allen Warnungen der Ärzte zum Trotz suchte er mich auf, und ich nahm mich des Falles an. Seine Symptomatik entsprach *Sarsaparilla.* Die riesige Menge an Sediment, die er im Laufe des

nächsten Jahres ausschied, war erstaunlich. Das Mittel linderte den Katarrh und die Beschwerden der Blase. Nach ungefähr einem Jahr ging unter heftigen Schmerzen in einer Nacht ein erbsengroßer Stein ab. Danach schied er noch mehrere kleinere Steine aus und erholte sich anschließend prächtig.
Ein junger Mann hatte so viele Konkremente im Urin, dass ich ihm die Anweisung gab, er solle den Urin in einem Gefäß sammeln und das Sediment sich absetzen lassen. Den Urin solle er abgießen. Am Ende des Monats war die abgelagerte Schicht beinahe zwei Millimeter hoch. Mit Hilfe von *Sarsaparilla* kam es bei diesem Patienten nicht zur Bildung eines Harnsteines. Das sandartige Sediment wurde weiterhin ausgeschieden, war aber im Urin gelöst. Es lagerte sich erst ab, wenn der Harn abgekühlt war. Im Laufe der Zeit verschwand es vollständig. Der Patient hatte eine Neigung zu Gicht, die dadurch gelindert wurde.
Zum Mittelbild von *Sarsaparilla* gehören auch Gichtknoten, die äußerst schmerzhaft sind. Nach Einnahme des Mittels kommt es zu sandartigen Ablagerungen im Urin. Dies ist ein Zeichen für die gute Wirkung der Arznei und sollte nicht unterbunden werden.

Rektum

„Hartnäckige Verstopfung mit heftigem Harndrang." „Stuhldrang mit Zusammenziehen des Darmes." „Heftiges Drücken im Abdomen von oben nach unten, als ob die Eingeweide herausgedrückt würden." „Heftiges Reißen und Schneiden im Rektum während dem Stuhlgang." „Kleine Stuhlmengen mit starkem Herabdrängungsgefühl."

Haut

„Alte, trockene, sykotische Warzen, nach Quecksilberbehandlung aufgrund von Gichtschmerzen zurückgeblieben sind."

Secale cornutum **Sec.**

Claviceps purpurea; Mutterkorn. *Fungi.*

Allgemeines

Die besten Prüfer für *Secale*, also diejenigen mit der höchsten Anfälligkeit für seine Wirkung, sind hagere Personen. Und genau diese werden auch am ehesten das Mittel im Krankheitsfall benötigen. Natürlich ist *Secale* bei übergewichtigen Personen nicht notwendigerweise kontraindiziert. Man sagt, dass bestimmte Konstitutionen eine Affinität zu gewissen Arzneien besitzen. Man kann daraus jedoch nicht ableiten, dass bei anderen Typen keine Wirkung erzielt werden kann, sofern die Symptome übereinstimmen. Magere Personen haben allerdings einen besonderen Bezug zu *Secale*.
Die Patienten sind abgemagert und haben eine schrumplige, runzlige, ungesund aussehende Haut. Purpurne, bläuliche Hautfarbe, überall oder nur an einzelnen Stellen. Purpurne Stellen auf der schrumpligen Haut, insbesondere an Stellen mit schlechter Durchblutung, beispielsweise an den Handrücken, Fußrücken und am Schienbein. Diese Teile werden taub, schrumplig und kribbeln. Die

Extremitäten kribbeln, brennen und prickeln; Krabbeln wie von Insekten unter der Haut, wie zwischen Haut und Fleisch. Taubes, abgestorbenes, hölzernes Gefühl in Fingern und besonders auch in den Zehen. Die Zehen verfärben sich schwarz und werden gangränös. Die Haut wird welk, wie bei alten, schwächlichen Personen. Die Blutgefäße gehen zu, kein Blut strömt mehr durch die Zehen und sie werden taub, empfindungslos und verfärben sich schwarz. Daher verbessert *Secale* die Durchblutung bei älteren Leuten und verhindert oder verzögert die Entstehung eines Altersgangräns.
Brennen ist ein Charakteristikum dieser Arznei. Brennen an der Haut, den Extremitäten, Gefühl von Brennen an Stellen, die bei Berührung objektiv kalt sind. Hitzegefühl bei objektiver Kälte. Das Brennen tritt insbesondere an inneren Körperteilen auf. Trockenheit mit Brennen; Brennen in Magen und Darm; Trockenheit und Brennen im Mund und Rachen, der Nase und den Atemwegen; Brennen in den Lungen.
Secale führt zu Geschwürbildung bis hin zu Nekrose. Alte Geschwüre nehmen ein eigenartiges, schrumpliges Aussehen an; sie sind trocken, ohne Granulationen; sie sehen glänzend und schwärzlich aus, und auf einmal bilden sich dann schlagartig schwärzliche, indolente Granulationen; schließlich bildet sich schwarzes, nekrotisiertes Gewebe, das sich langsam ausbreitet; die Stelle ist trocken, es gibt keine Absonderung außer hin und wieder eine geringe schwärzliche Blutung.
Heraussickern von schwarzem, dünnflüssigem Blut, auch ohne dass eine Entzündung vorliegt. Nasenbluten mit dunklem, venösem, übel riechendem, dünnflüssigem Blut; dunkle Blutungen aus dem Rachen, der Lunge, der Blase und des Rektums. Der Urin ist schwarz wie Tinte. Lang anhaltende Gebärmutterblutungen, sodass eine Menstruationsperiode sozusagen in die nächste übergeht; bei ausgemergelten Frauen. Am ersten Tag der Menses ist die Blutung beträchtlich, mit flüssigem und schwärzlichem Blut; diese Blutung hält einige Wochen an, bis schließlich ein dunkler, wässriger Ausfluss einsetzt, der bis zur nächsten Periode andauert. Danach kommt erneut diese dicke, schwarze, flüssige, entsetzlich stinkende Blutung. Diesen Zustand findet man häufig bei Frauen, die Mutterkorn eingenommen haben, um einen Abort auszulösen; oder aber bei empfindlichen Frauen, denen das Mittel verabreicht wurde, um die Geburt zu erleichtern. Natürlich kommt es bei weniger empfindlichen Frauen nicht zu einer solch langwierigen Prüfung.

Weibliche Geschlechtsorgane

Einige Frauen sind über ihre Schwangerschaft so verzweifelt, dass sie fast wahnsinnig werden und das Ungeborene loswerden wollen, obwohl sie dabei sterben könnten. Überall hört man Frauen sagen: „Ich bin seit der Abtreibung nicht mehr richtig gesund.“ Mutterkorn erzeugt die schlimmsten gesundheitlichen Zustände; es etabliert ein Miasma, das so tief wie die Psora reicht. Das Verlangen, die Frucht abzutreiben und zu töten, pfropft sich auf die Psora auf, und durch das Mutterkorn kommt es zu einem Miasma, das ebenso gefährlich ist wie die Sykose oder Syphilis.
Ich hatte Patientinnen in Behandlung, die zu Abtreibungszwecken Mutterkorn genommen hatten, und bei denen ich nur noch palliativ helfen konnte. Sie hatten

Symptome von *Secale* bzw. litten unter Folgeerscheinungen von Mutterkorn, und ihre psorischen Symptome waren unterdrückt, genauso wie Syphilis die Manifestationen der Psora unterdrückt. Nur indem das durch Mutterkorn erzeugte Miasma abgedeckt und die Psora angegangen wird, kann den Patientinnen geholfen werden. Sie befinden sich in einem Zustand, in dem die Medizin ihnen nicht mehr helfen kann, und das Mutterkorn wird ihr Leben um viele Jahre verkürzen – es sei denn, sie haben schließlich das Glück, den Rest ihres Lebens durch sorgfältig ausgewählte homöopathische Mittel behandelt zu werden.
Der allgemeine, konstitutionelle Zustand der *Secale*-Patientin verschlechtert sich durch Wärme, und es gibt hierbei nur sehr wenige Ausnahmen. Sie hat ein Verlangen nach Kälte, möchte sich abdecken oder das Fenster geöffnet haben, obwohl die Glieder eiskalt sind. Beispielsweise eine Patientin, die an Gebärmutterblutungen leidet, möchte sich abdecken, obwohl das Zimmer kühl ist. Oder ein Patient mit Geschwüren will nicht zugedeckt sein. Patienten mit Entzündungen des Magens oder des Darms möchten den Bauch aufgedeckt haben.
Bisweilen kommt es hingegen auch zu einem Zustand mit langwieriger Hitze der Haut, bei der sich der Patient zudecken möchte. Oder aber scharfe, stechende, neuralgische Schmerzen, mit Brennen wie Feuer und Schneiden wie von Messern, die durch warme Auflagen gelindert werden. Auch Kopfschmerzen, die sich an der frischen Luft verschlimmern. Der Allgemeinzustand wird jedoch *gebessert durch Abdecken, in einem kalten Zimmer, oder durch kalte Luft, die über den Patienten streicht.*

Anmerkung Exkurs

Heftige Entzündungen können bei *Secale* an jedem Körperteil auftreten; gangränöse Pneumonie; Gastritis; Peritonitis; Entzündung von Gebärmutter und Eierstöcken. Bei entzündlichen Zuständen ist *Secale* mit *Arsenicum* vergleichbar. Die Symptome beider Mittel ähneln einander so stark, dass es schwierig ist, sie zu differenzieren. Bei beiden kommt es zu einer heftigen Auftreibung des Abdomens, Tympanie, Brennen wie von glühenden Kohlen, heftigem Durst, extremer Empfindlichkeit gegen Berührung, wobei auch Bewegung oder Erschütterung sind unerträglich sind, Bluterbrechen, Ausstoßen von Blutklumpen, oder auch zu fürchterlich stinkenden, blutigen Absonderungen aus dem Darm. Die Mittel unterscheiden sich jedoch in ihren Allgemeinsymptomen. Der *Arsenicum*-Patient möchte zugedeckt sein, möchte Wärme und warme Anwendungen, ganz egal, ob durch trockene oder feuchte Wärme. Der *Secale*-Patient hingegen möchte sich aufdecken und hat ein Verlangen nach kühler Luft.
Krämpfe einzelner Körperteile oder der gesamten Muskulatur; Krämpfe in den Waden, den Oberschenkeln, Fußsohlen, Händen; hysterische Krämpfe und hysterische Diathese. Konvulsionen beginnen im Gesicht. Manie mit heftiger Erregung; sie entblößt den Körper und reißt an den Genitalien; steckt den Finger in die Vagina und kratzt sich daran, bis die Schamlippen bluten; jegliches Schamgefühl ist verloren gegangen.
Sowohl die Krämpfe als auch die neurologischen und psychischen Symptome verschlechtern sich während der Monatsblutung oder durch den Wochenfluss, sodass es im Wochenbett mitten in einer Blutung zu einer Konvulsion kommen kann.

Aufgrund der Blutungsneigung und der Fähigkeit des Mittels, die roten Blutkörperchen zu zerstören, kommt es zu Anämie. Das Gesicht sieht aus wie gedörrtes Rindfleisch, ist schrumplig, runzlig, faltig, als ob es schon lange nicht mehr gewaschen wurde. Die Haut insgesamt sieht aus, oder als ob grauer Schmutz darauf eingetrocknet wäre, besonders an den Extremitäten; ein schmutzig-graues Aussehen.

Nase

An sämtlichen Schleimhäuten können Katarrhe auftreten; die Schleimhäute sind trocken und bluten; dünnflüssiges, schwarzes und übel riechendes Blut sickert heraus und gerinnt nur langsam oder überhaupt nicht. „Nasenbluten; dunkles Blut läuft andauernd aus der Nase, mit großer Erschöpfung und kleinem, fadenartigem Puls; bei alten Leuten oder bei Trinkern; bei jungen Frauen; durch Schwäche."

Augen

Nach einer Vergiftung mit Mutterkorn kann sich die Linse trüben wie bei älteren Leuten. *Secale* ist auch angezeigt bei Katarakt alter Menschen.

Haut/Gesicht

Das magere, verschrumpelte Aussehen der *Secale*-Patienten mit ihrer Neigung zu Geschwüren, unheilsamer Haut und Verschlimmerung durch Wärme, ist sowohl bei akuten als auch chronischen Beschwerden auffallend.

Rektum und Stuhl

Chronischer Durchfall, mit erschöpfenden, wässrigen Absonderungen, beispielsweise bei Cholera. *Secale* ist hier verwandt mit *Camphora*. Es sind magere Patienten, die an Cholera erkranken, und deren Haut kalt und zyanotisch wird; Kälte bessert. Es besteht heftiger und anhaltender Durst.
Durchfall und Blutungen setzen oftmals gemeinsam ein; Durchfall mit blutig-wässriger Absonderung oder mit Abgang von dunklem, dünnflüssigem Blut.
„Cholera asiatica mit Kreislaufzusammenbruch und eingefallenem, verzogenem Gesicht, insbesondere um den Mund; mit Kribbeln im Gesicht wie durch Ameisen."

Weibliche Geschlechtsorgane

Große Dosen von Mutterkorn führen zu solch heftigen Kontraktionen der Gebärmutter, dass der Inhalt ausgetrieben wird und danach eine Blutung einsetzt. In frühen Stadien kommt es zur Austreibung von großen Blutklumpen, die mit hellrotem Blut gemischt sind. Das hervorstechendste Merkmal bei *Secale* sind jedoch die dünnflüssigen, schwarzen Blutungen.

Rücken und Extremitäten

Secale ist auch angezeigt bei Lähmungen; Lähmungen der unteren Extremitäten; einseitige Lähmungen, eines Armes oder eines Beines; Lähmung der oberen Extremitäten mit Kribbeln, Taubheit und Prickeln. Taubheit und Brennen die gesamte

Länge der Wirbelsäule hinab. Es kann zu einer allgemeinen Abmagerung oder auch nur der Abmagerung einzelner, betroffener Teile kommen. Spinalreizung.

Haut

Hautausschläge, Abszesse, Furunkel, Karbunkel, mit grünem oder purpurnem Aussehen und Absonderung von grünem Eiter. Kleine Furunkel mit grünem Inhalt, die nur langsam reifen und verzögert abheilen.

Weibliche Geschlechtsorgane

Secale kann zu Sterilität führen; die Gebärmutter ist so geschwächt, dass sie den Föten nicht halten kann. Daher der Wert des Mittels bei Sterilität und wiederholten Aborten.
Schrumpfen der Brustdrüsen. Mangelnde Milchbildung nach der Entbindung.

Haut

„Dünne, hagere Kinder mit schrumpliger Haut, krampfartigen Zuckungen, plötzlichem Aufschreien, Fieber."
Purpura haemorrhagica. Kachektische Frauen mit rauer Haut und Pusteln, die leicht in Gangrän übergehen.

Selenium metallicum **Sel.**

Selen, Element 34. *Se.*

Allgemeines

Selenium ist angezeigt bei ausgeprägter körperlicher und geistiger Schwäche aufgrund von langwierigen fieberhaften Erkrankungen, nach sexuellen Ausschweifungen, durch häufige Selbstbefriedigung oder auch nach Aufenthalt in der Sonne mitten im Sommer. Es besteht große Erschöpfung, von der sich der Patient scheinbar auch durch Ausruhen nicht erholen kann. Die geringste Anstrengung führt zu großer Entkräftung und Schwäche, insbesondere bei heißem Wetter. Plötzliche Kraftlosigkeit bei heißem Wetter. Große, fast lähmungsartige Schwäche im Rücken, nach Typhus oder anderen vorübergehenden Erkrankungen. *Selenium*-Patienten sind extrem empfindlich gegen Zugluft, egal ob es sich dabei um kühle, warme oder feuchte Luft handelt. Ausgeprägte allgemeine Abmagerung, besonders auch im Gesicht, an den Oberschenkeln und an den Händen. Der erkrankte Körperteil magert ab. Haarausfall am ganzen Körper, insbesondere am Kopf, an den Augenbrauen, dem Bart und den Genitalien. Alle nervösen Symptome verschlimmern sich nach dem Koitus. Klopfen in allen Gliedern und im Bauch nach dem Essen. *Tiefe Traurigkeit.* Manche Beschwerden verschlechtern sich durch Wein, Tee und Limonade. *Selenium* ist auch ein hervorragendes Mittel bei Alkoholikern; es besteht ein unwiderstehliches Verlangen nach alkoholischen Getränken. Die Symptome von *Selenium* verschlimmern sich nach dem Schlaf, vor allem an heißen Tagen. Reizbarkeit nach Samenerguss. Der *Selenium*-Patient ist seiner Umgebung gegenüber gleichgültig, er ist benommen und verwirrt. In wachem Zustand ist er sehr vergesslich, aber im Schlaf träumt er von den Dingen, die er vergessen hatte. Er macht Fehler beim Sprechen, setzt Silben an die falsche Stelle und betont Wörter falsch. Stotternde Sprache. Er begreift oft nicht, was er hört oder liest. Er ist überhaupt nicht in der Lage, seinen Geschäften nachzugehen. Reizbarkeit und Redseligkeit, insbesondere abends. Geistige Anstrengung erschöpft ihn und er hat eine Scheu vor Menschen. Die Gedanken kreisen um laszive Dinge, dennoch besteht zuweilen Impotenz. Auch die psychischen Symptome verschlechtern sich nach dem Koitus.

Kopf und Schwindel

Schwindel beim Aufstehen aus dem Bett oder vom Sitzen, beim Umhergehen; mit Übelkeit, Erbrechen und Ohnmacht. Der Schwindel verschlimmert sich nach dem Frühstück und Mittagessen.
Kopfschmerzen durch starke Gerüche oder nach Wein, Tee, Limonade und alkoholischen Getränken; heftig stechender Schmerz über dem linken Auge beim Gehen in der Sonnenhitze. Die Kopfschmerzen gehen mit vermehrtem Harnabgang einher. Kopfschmerz bei Trinkern.
Die Haare fallen am ganzen Kopf aus, die Kopfhaut an der Stelle verbleibt glatt und haarlos; auch die Haare an den Augenbrauen und im Gesicht fallen aus, sodass der Patient ein eigentümliches Aussehen bekommt. Bei Syphilitikern unterbindet *Selenium* häufig den Haarausfall. Das Mittel hat Ekzeme mit Kribbeln und Jucken geheilt. Die Kopfhaut fühlt sich an, als ob sie straff über den Schädel gespannt wäre.

Augen

Juckende Bläschen an den Rändern der Augenlider und krampfartiges Zucken des linken Augapfels.

Ohren

Die Ohren sind verstopft und das Ohrschmalz wird hart, wodurch es zu Schwerhörigkeit kommt.

Nase

Nasenbluten mit dunklem, klumpigem Blut. Viel dicker, gelber, gallertartiger Schleim in der Nase. Jucken in der Nase, sodass der Patient mit den Fingern darin bohrt. Chronische Verstopfung der Nase. Schnupfen gefolgt von wässrigem Durchfall.

Gesicht

Das Gesicht sieht kränklich aus, die Gesichtshaut ist fettig und glänzt. Starke Abmagerung des Gesichts. Zucken der Gesichtsmuskeln.

Zähne

Zahnschmerzen nach Trinken von Tee.

Magen

Abneigung gegen stark gesalzene Speisen. Die Zunge ist weiß und das Frühstück schmeckt nicht. Es besteht ein *unwiderstehliches Verlangen nach starken alkoholhaltigen Getränken*. Nach dem Essen kommt es zu Pulsieren am gesamten Körper, insbesondere jedoch am Bauch. Die Symptome verschlimmern sich nach Genuss von Zucker, salzigen Speisen, Tee und Limonade.

Abdomen

Wundheitsgefühl in der Leber bei Druck und beim Einatmen, mit flüchtigem Ausschlag am rechten Hypochondrium. Stechende Schmerzen im rechten Hypochondrium, schlechter beim tiefen Atmen. Die Leber ist vergrößert. Stechende Schmerzen in der Leber bei Bewegung und Druck.

Rektum und Stuhl

Verstopfung mit Inaktivität des Rektums. *Stuhlentleerungen nur unter größter Anstrengung bis hin zu Stuhlverhaltung. Die Stühle sind groß, hart und sehr trokken*; sie können nur mit mechanischer Hilfe entleert werden. Weiche, teigige Stühle. Wässriger Durchfall.

Harnwege und Urin

Unwillkürlicher Harnabgang beim Gehen, nach dem Wasserlassen und nach Stuhlgang. Leichter Schmerz entlang der Harnröhre nach außen, als ob Tropfen herausliefen. Empfindung, als ob ein beißender Tropfen aus der Harnröhre liefe. Der Urin ist dunkel, spärlich, abends auch rot. Rotes, sandiges, körniges Sediment. *Selenium* hat Entzündungen der Prostata hervorgerufen. Es ist ein sehr wertvolles Mittel bei chronischer Gonorrhö.

Männliche Geschlechtsorgane

Extreme Schwäche der männlichen Genitalien. Obwohl die Patienten ein starkes Sexualverlangen haben, bleibt die Erektion aus, oder aber der Beischlaf ist unbefriedigend und unvollständig. Häufige Samenergüsse und andauernder Abgang von Prostatasekret. Morgendliche Erektionen ohne sexuelles Verlangen, aber beim Versuch zum Beischlaf erschlafft der Penis. Jucken und Ameisenlaufen an den Genitalien.

Weibliche Geschlechtsorgane

Die Monatsblutungen der *Selenium*-Patientinnen sind reichlich und dunkel. Pulsieren im Abdomen während der Schwangerschaft, schlimmer nach dem Essen.

Hals

Schwäche und Versagen der Stimme stehen in Zusammenhang mit der allgemeinen Schwäche der Patienten. Heiserkeit beim Beginn des Redens. Heiserkeit durch Schwäche nach lang andauernder Überanstrengung der Stimme. Viel klarer, stärkeartiger Schleim wird aufgeräuspert. Der Patient muss sich häufig räuspern. *Selenium* ist von Nutzen bei tuberkulöser Kehlkopfentzündung mit Schwellung und Verhärtung der Nackenlymphknoten.

Atemwege und Husten

Trockener Reizhusten morgens, mit Schwächegefühl in der Brust. Auswurf von blutigen Schleimklumpen. Schweratmigkeit bei jeder Anstrengung und durch

Schleimansammlung in der Lunge und in den Atemwegen. Schmerzen in der rechten Seite der Brust, unter den kurzen Rippen; erstreckt sich zu den Nieren, die sehr druckempfindlich sind.

Rücken und Extremitäten

Schwäche des Rückens und der Wirbelsäule, wie gelähmt, nach Typhus und anderen schleichend verlaufenden Erkrankungen. Nackensteifigkeit beim Kopfdrehen. Lahmheit des Rückens morgens.
Selenium hat syphilitisch bedingte Schuppenflechte an den Handflächen geheilt. Jucken der Handflächen. Abmagerung der Hände. Reißende Schmerzen in den Händen nachts.
Abmagerung der Beine. Große Schwäche der unteren Gliedmaßen. Jucken der Knöchel abends, Bläschen an den Zehen. Flache Geschwüre an den Unterschenkeln und um die Fußknöchel. Krämpfe in Waden und Fußsohlen.

Schlaf

Der *Selenium*-Patient liegt bis gegen Mitternacht schlaflos im Bett. Er erwacht häufig und schläft kurz, der Schlaf ist nicht tief. Erwachen früh und *immer zur selben Stunde*. Die Symptome verschlimmern sich nach dem Schlaf.

Fieber und Schweiß

Frost im Wechsel mit Hitze. Brennende Hitze an einzelnen Stellen. Reichlicher Schweiß an der Brust, den Achselhöhlen und an den Genitalien; färbt die Wäsche gelb. Schwitzen bei der geringsten Anstrengung.

Haut

Nässende, juckende Stellen an verschiedenen Hautbereichen, und Kitzeln, nachdem Hautausschläge lokal behandelt und unterdrückt wurden. Flache Geschwüre. Jucken an den Fingergelenken und zwischen den Fingern.

Differentialdiagnose

Selenium ist inkompatibel mit *China*. In seiner allgemeinen Wirkung besitzt es große Ähnlichkeit mit *Sulfur*, die Wirkung auf das Nervensystem und die Genitalien ähnelt *Phosphoricum acidum*. Die Brustsymptome und der Auswurf entspricht *Argentum metallicum* und *Stannum*, die Verstopfung hingegen *Alumen* und *Alumina*. *Selenium* sollte mit diesen Arzneien sehr sorgfältig verglichen werden.

Senecio aureus — Senec.

Goldenes Kreuzkraut, Greiskraut. *Asteraceae/Compositae.*

Allgemeines

Bei dieser Pflanze handelt es sich um ein altes Hausmittel, das bislang jedoch in der Homöopathie nur bruchstückhaft geprüft wurde. Viele der Arzneien, die als Hausmittel angewendet werden, sollten einer sorgfältigen Prüfung unterzogen

werden. Nur auf diese Weise kann ihre Heilkraft und ihre Wirkung auf den Organismus erforscht werden, d.h. sie können nur dann korrekt eingesetzt werden, wenn die Symptome, die sie hervorrufen, bekannt sind.
Senecio muss insbesondere in Bezug auf seine Wirkung auf junge Mädchen mit Menstruationsstörungen studiert werden. Die betreffenden Mädchen leiden unter *Unterdrückung* der Monatsblutung infolge von Durchnässung oder Nasswerden der Füße; oder es besteht Menorrhagie – eine reichliche Menstruationsblutung, die so lange anhält, bis es zur Anämie kommt; schließlich ist *Senecio* aber auch angezeigt bei Dysmenorrhö mit heftigsten Schmerzen. Bei diesen jungen Frauen, die an derartigen Symptomen leiden, entwickelt sich allmählich eine katarrhalische Schwindsucht. Die Monatsblutung kann manchmal bereits mehrere Monate unterdrückt sein, schließlich wird die Patientin blass im Gesicht, bekommt einen trockenen Reizhusten, und anstelle der Regelblutung kommt es zu Blutungen aus der Lunge, zu einem vikariierendem Bluthusten. Auf der Brust bildet sich ein Katarrh. Es sind bleiche und schwächliche Mädchen. Sie erzählen, dass sie keine Menstruationsblutung mehr haben, dafür jedoch unter einem chronischen Husten leiden, empfindlich sind gegen jegliche Zugluft, sich dabei ständig erkälten und schließlich reichlich Auswurf produzieren. Die Tuberkulose kann jahrelang in Form eines Lungenkatarrhs fortdauern, aber letztlich kommt es zu einer Miliartuberkulose und die Patientin verstirbt im Zustand der sogenannten akuten Schwindsucht. Diese Beschwerden gehen bei *Senecio* für gewöhnlich mit Störungen der Monatsblutung und katarrhalischen Zuständen einher. „Schwindsucht als Folge von ausbleibender Menstruation." Wenn die Symptomatik in einem derartigen Fall übereinstimmt, ist *Senecio* ein überaus wirkungsvolles Mittel, um die Menses wieder in Gang zu bringen. Daran, dass der Husten allmählich nachlässt, kann man erkennen, dass das Mittel eine gute Wirkung erzielt. Natürlich gibt es zahlreiche Mittel, die auf einen so allgemeinen Zustand hin passen können, aber nur *Senecio* hat eine so außergewöhnlich enge Beziehung zu dieser Art von Erkrankung. In manchen Gegenden wurde *Senecio* auch von alten Mütterchen als Hausmittel eingesetzt, um die Monatsblutung bei jungen Frauen wieder in Gang zu bringen.
Beim Durchlesen des Mittelbildes von *Senecio* fällt die *Neigung zu Blutungen* aus allen Schleimhäuten auf. Es besteht Schnupfen mit Nasenbluten; blutiges Sputum aus Rachen und Lunge; Lungenblutungen; Katarrh sämtlicher Schleimhäute mit Blutungsneigung; Kongestion und Entzündung der Nieren mit Blutungen. Bekanntermaßen enden diese Fälle sehr häufig mit Wassersucht. Bei diesen anämischen, bleichsüchtigen jungen Frauen mit wächserner Haut, deren Menstruationsblutung ausbleibt, kommt es nach anhaltenden, leichten Blutungen aus der Gebärmutter, Nieren oder Blase zu Wassereinlagerungen im Gewebe. „Wassersucht infolge von Anämie." *Senecio* ist ein Mittel höchster Ordnung bei katarrhalischen Zuständen mit Blutungen.

Harnwege und Urin

In den Prüfungen kam es außerdem zu zahlreichen beschwerlichen Symptomen der Harnorgane. Schmerzhaftes Wasserlassen. Unangenehmes Hitzegefühl im Blasenhals. Nierenkolik mit so heftigen Schmerzen, dass sie zu Übelkeit führen.

Renale Ödeme. Heftiger Schmerz über der rechten Niere, usw. Der gesamte Harntrakt ist schmerzhaft und es kommt leicht zu Blutungen. Blutungsneigung bei gleichzeitigem Ausbleiben der Monatsblutung ist ein Hauptmerkmal von *Senecio*. Es spielt keine Rolle, an welcher Stelle sich ein kleiner Entzündungsherd oder ein Katarrh an der Schleimhaut bildet, sofern die Monatsblutung ausbleibt kommt es an diesen Bereichen zu Blutungen. Es gibt noch andere Mittel mit vikariierenden Blutungen, unter anderem *Hamemelis, Phosphorus* und *Bryonia*. Aber bei *Senecio* sind diese Symptome besonders hervorstechend, und es ist eines der neueren Mittel bei derartigen Zuständen.

Weibliche Geschlechtsorgane

„Dysmenorrhö mit Harnwegsbeschwerden; mit schneidenden Schmerzen in der Gegend des Kreuzbeins und des Hypogastriums." „Reizhusten bei Nacht." „Amenorrhö aufgrund einer Erkältung; mit nervöser Reizbarkeit, Abgeschlagenheit, Ödemen." „Menstruationsstörungen bei Schwindsüchtigen." „Schleimrasseln bei unterdrücktem Husten."

Weißfluss, insbesondere bei bleichsüchtigen jungen Frauen. *Senecio* ist ein wichtiges Mittel bei Bleichsucht, einem anämischen Zustand mit grünlichem Hautkolorit.

Senega **Seneg.**

Polygala senega; Virginisches Milchkraut, Klapperschlangenwurzel. *Polygalaceae.*

Allgemeines

Senega wird seit langem in der Medizin als Lungentonikum verwendet, und ich vermute, dass es in den letzten hundert Jahren Bestandteil der meisten Lungenarzneien war. Es ist bislang homöopathisch nur teilweise geprüft, und daher benötigen wir weitere Prüfungen, um seine Besonderheiten herauszubringen. Wenn eine Arznei *vollständig geprüft* und seine Symptomatik ausreichend bekannt ist, dann ergibt sich beim Studium sozusagen ein Bild des Mittels. Das Mittel hat folglich alle Ebenen des Menschen auf eine Weise affiziert, dass es seinem Verhalten und der Organfunktionen einen eigenen Stempel aufgedrückt hat. Mit *Senega* wurden wundervolle Heilungen erzielt, jedoch kamen diese Ergebnisse oftmals wohl eher zufällig zustande, da die Anwendung lediglich auf Vermutungen basierte. Diese Heilungen sind auch so ziemlich alles, was man den unüberlegten Verordnungen zugute halten kann.

Atemwege und Husten

Senega ist insbesondere ein Mittel für die Brustorgane. Die Pathogenese ist voller Brustsymptome und aufgrund seiner Beziehung zu den Atemwegen sollte es genauer in Betracht gezogen werden. Jedoch wurden viele der individuellen Symptome in den Prüfungen noch nicht herausgebracht. Wegen seiner ausgeprägten Wirkung auf die Schleimhäute der Atemwege wurde es hauptsächlich bei Brustbeschwerden, Asthma und verschiedenen Formen von Atemnot angewendet, auch bei kardialer Dyspnoe.

Der Patient leidet unter heftigen Schmerzen in der Brust, und zwar insbesondere unter solchen, wie sie von einer Pleuritis bekannt sind. Auch Symptome wie bei einer Pneumonie können vorkommen, und die Pleuropneumonie ist eines der Anwendungsgebiete, bei denen sich *Senega* als überaus wichtig erwiesen hat. Bei Rindern mit Pleuropneumonie war das Mittel fast schon das Spezifikum. Ein solch spezifisches Heilmittel für bestimmte Krankheiten zu finden ist jedoch eher bei der Behandlung von Tieren als bei Menschen möglich, da auch eine nur teilweise indizierte Arznei ein krankes Tier heilen kann – die Behandlung eines kranken Menschen hingegen erfordert eine genauere Differenzierung der einzelnen in Frage kommenden Mittel. Eine Lungenentzündung mit heftiger Pleuritis, die für *Bryonia* zu tief sitzt und zu weit fortgeschritten ist, wird oftmals durch *Senega* geheilt. *Senega* stellt sozusagen eine Art Kreuzung zwischen *Bryonia* und *Rhus toxicodendron* dar. Die Heftigkeit der Symptome entspricht denen, die wir von *Bryonia* kennen, aber sie verschlechtern sich durch Ruhe, was bei *Bryonia* nicht der Fall ist. Mit *Rhus toxicodendron* haben die Beschwerden hingegen kaum Ähnlichkeit, außer eben dieser Besserung durch Bewegung. Die Schmerzen nehmen in der Ruhe zu, insbesondere die Brustschmerzen, rheumatische Schmerzen und Entzündungsschmerzen. Der Husten jedoch verschlechtert sich durch Bewegung und auch die Asthmabeschwerden werden bei der geringsten Bewegung schlimmer. Der *Senega*-Patient kann nicht bergauf oder gegen den Wind gehen, weil er davon Brustbeschwerden und Atemnot bekommt.
Das Rasseln in der Brust ist bei *Senega* ebenso ausgeprägt wie bei *Antimonium tartaricum*. Der zähe Schleim ist dabei so reichlich, klebrig und fadenziehend wie bei *Kalium bichromicum*; der Patient bekommt ihn daher nur teilweise herauf und schluckt ihn schließlich mit krampfhafter Anstrengung hinunter, ähnlich wie bei *Spongia* und *Causticum*. *Senega* ist ein sehr tief wirkendes Mittel, gleichzeitig aber auch eine Arznei für den Akutfall. Es kommt zu zahlreichen heftigen, akuten Leiden, die sich rasch entwickeln, beispielsweise durch eine Erkältung, wenn die gesamte Brust in Mitleidenschaft gezogen wird.

Augen

Es gibt in der Literatur einige Augensymptome, die genauer betrachtet werden sollten: „Lähmung der Augenmuskeln." „Iritis und Flecke auf der Hornhaut." „Lähmung des Musculus superior obliquus." „Schmerz über den Augenhöhlen." „Schmerzen, als würden die Augen aus den Höhlen herausgedrückt." „Blepharitis." *Senega* hat Glaskörpertrübungen geheilt.

Hals

Bezüglich der Kehlkopfsymptome heißt es: „Stimmlosigkeit aufgrund einer heftigen Erkältung oder Überanstrengung der Stimme." „Anhaltendes Kitzeln und Brennen im Kehlkopf, dass der Patient keinen Augenblick davon Ruhe hat und er sich nicht hinlegen kann aus Furcht, zu ersticken." Wenn *Senega* indiziert ist, besteht zumeist Trockenheit in Mund und Rachen und der Patient muss andauernd Husten. Außerdem hat er ständig einen kupferartigen Geschmack im Mund und Hals, als ob er pulverisiertes Kupfer abhusten würde. Bereits eine kleine Gabe dieses Mittel erzeugt bei den Prüfern eine solche Mundtrockenheit und metallischen Geschmack, Kitzeln an der Zungenwurzel, im Rachen und im Kehlkopf, dass es hier schließlich zu einer reichlichen, dicken, klebrigen Absonderung kommt. „Grippe, mit Stechen im rechten Auge beim Husten." „Kehlkopftuberkulose." „Reichliche Ansammlung eines zähen Schleimes in den Atemwegen, was zu heftigsten und oftmals auch vergeblichen Anstrengungen führt, diesen durch Husten und Ausräuspern herauszubringen." Dieser dicke, zähe Schleim veranlasst die meisten routinemäßigen Verordner zum Griff nach Mitteln wie *Kalium bichromicum* oder *Mercurius corrosivus*. Dabei übersehen sie völlig die Wirksamkeit von *Senega* bei derlei Beschwerden.

Atemwege und Husten

Senega deckt ein breites Spektrum an Symptomen der Brust, des Kehlkopfes und der Luftröhre ab, bei heftigen „Erkältungen", die sich dort festsetzen. Insbesondere ist es angezeigt, wenn die Erkältungen mit der Sekretion von zähem Schleim einhergehen, der aufgrund dieser zähen Konsistenz nicht abgehustet werden kann. Manchmal scheint der Patient gar daran zu ersticken. Er hustet und erbricht beim Versuch, den Schleim herauszubekommen, aber dann scheint der Schleim zu verschwinden, und der Patient weiß nicht, wohin.

„Gefühl, als wäre der Brustkorb zu eng." „Heftigste Atemnot bei Asthma." „Kurzatmigkeit und Brustbeklemmung beim Treppensteigen." „Atemnot, insbesondere in Ruhe."

„Trockener Husten mit Stimmverlust, schlechter an der kalten Luft und beim Gehen." Dieses Symptom ist ähnlich wie bei *Phosphorus* und *Rumex*. Auch bei diesen beiden Arzneien kommt es zu einem Husten, der beginnt, sobald der Patient an die frische Luft geht. *Senega* hat noch ein weiteres Merkmal mit *Phosphorus* gemein, und zwar einen Husten, der so heftig ist, dass es den Patienten von Kopf bis Fuß schüttelt; anschließend kommt es zu einem zittrigen Gefühl am ganzen Körper. Husten durch Einatmen von kalter Luft; der Husten ist heftig, mit schwieriger Expektoration. Bei chronischen Katarrhen der Brust mit dickem, zähem, fadenziehendem Schleim, nachdem *Bryonia* zu Beginn der Erkrankung das passende Mittel war, ist *Senega* von großem Nutzen; es hilft auch in den letzten Stadien von Schwindsucht, wenn die Symptome – vor allem das Würgen, der Husten und die Anstrengungen, den dicken, zähen Schleim heraufzubringen – sehr beschwerlich werden. Dem Patienten bricht kalter Schweiß aus, vor allem am Oberkörper. Bei der Auskultation kann man aufgrund des zähen Schleims, den er nicht herausbekommt, über der Brust grobe Rasselgeräusche hören. In solchen Fällen denken wir normalerweise an Mittel wie *Antimonium tartaricum, Pyrogenium, Kalium bichromicum* usw., aber *Senega* ist mindestens ebenso passend – besonders, wenn Rachen und Kehlkopf sehr trocken ist, was im Schlaf auftreten oder beim Wachsein beobachtet werden kann, und der zähe Schleim nicht expektoriert werden kann. „Erschütternder Husten", d.h. der Husten ist so heftig, dass der ganze Körper durchgeschüttelt wird. Die Erschütterung durch den Husten führt zu unwillkürlichem Harnabgang und verursacht heftige Schmerzen im Kopf und über den Augen. *Senega* wird besonders bei Krankheiten eingesetzt, wenn das Rippenfell in irgendeinem Stadium der Erkrankung mitbetroffen ist. Die Schmerzen nehmen dann zu und der Patient meint, die Brust würde beim Husten auseinander gerissen. „Brustwände empfindlich oder schmerzhaft bei Berührung." „Reichliche Schleimsekretion in den Lungen bei alten Leuten." *Senega* ist eines der Hauptmittel bei Ansammlung von zähem Schleim und groben Rasselgeräuschen in den Atemwegen bei alten Leuten, wenn keine anderen Symptome vorhanden sind. Es beseitigt den Schleim und hilft dabei, den älteren, darniederliegenden Patienten wieder auf die Beine zu bringen. „Starkes Schleimrasseln und umherziehende Schmerzen in der Brust."

Senega hat auch Pleuropneumonien geheilt, die mit extremer Erschöpfung einhergingen, wie wir es von *Phosphorus* oder *Arsenicum* her kennen In diesen Fällen es eine gute Wirkung erzielt; denn auch dieser Zustand von Schwäche gehört zum Mittelbild von *Senega.* Besonders angezeigt ist es bei fortgeschrittener Schwindsucht, wenn die bereits erwähnten Symptome vorhanden sind. Es wirkt palliativ und bringt gute Resultate, ohne dass es dabei zu starken Verschlimmerungen kommt, zumal es besonders bei oberflächlichen Beschwerden Störungen passt. Es ist kein so tief wirkendes Mittel wie *Sulfur* oder *Silicea.* Derlei Mittel sollten nur verordnet werden, wenn wir wirklich davon ausgehen können, dass wir den Patienten auch heilen können – wenn die Krankheit überhaupt noch heilbar ist. Wenn jedoch keine Hoffnung mehr besteht, richten wir unser Augenmerk eher auf die Bereiche, die am schmerzhaftesten sind, auf die Lokalsymptome oder auf die Organe, die am schwersten in Mitleidenschaft gezogen wurden. Wir versuchen, hier die Beschwerden zu lindern. Wenn die Beschwerden in der Brust und die Erschöpfung über die Maßen heftig werden, kann *Arsenicum* den Patienten wieder etwas aufrichten und ihm das Leben noch etwas erleichtern, damit er seinem Ende gelassen und mit weniger Leiden entgegen treten kann. Arzneien wie *Senega* oder *Bryonia* sind angezeigt bei heftigsten Schmerzen in der Brust, und sie bringen rasche Linderung; wenn Wundheitsgefühl besteht, sich der Patient wie zerschlagen fühlt und sich im Bett ständig hin und her bewegt, wird *Anica* hilfreich sein. Aber mit diesen Arzneien kann man nicht so tief in die Lebensvorgänge eingreifen und eine tief sitzende Krankheit wie die Schwindsucht auslöschen. Dennoch kann man damit dem Tuberkulose-Patietenten die Leiden bis zu seinem Ableben lindern, indem man für seine momentan im Vordergrund stehenden Symptome verschreibt. Die homöopathischen Arzneien vermögen die Beschwerden unheilbar Kranker viel besser zu lindern als irgendwelche Sprays oder Schmerzmittel.

Brust

Die Brustschmerzen verschlimmern sich in der Ruhe und beim Einatmen; sie bessern sich beim Gehen an der frischen Luft. Stechende Schmerzen in der Brust beim Liegen auf der rechten Seite. Wundheitsgefühl in den Brustwänden. Schmerzen unter dem rechten Schulterblatt beim Husten.

Sepia succus Sep.

Sepia officinalis; Tintenfischtinte. *Cephalopoda.*

Allgemeines

Sepia passt besonders bei hoch aufgeschossenen, schlanken Frauen mit schmalem Becken und schlaffem Gewebe, die keinen ausgeprägt weiblichen Körperbau haben. Eine Frau, deren Hüften eher wie die eines schlanken Mannes gebaut sind, wird beim Gebären eines Kindes Schwierigkeiten bekommen. Sie kann kein Kind austragen, ohne dass die Organe und Gewebe im kleinen Becken erschlaffen. Dies ist der Körperbau der *Sepia*-Frauen: sehr groß, schlank und schmal, sodass von der Schulter an nach unten der Körper eine gerade Linie bildet.

Eins der ausgeprägtesten Merkmale der *Sepia*-Frau zeigt sich im Gemüt, im Bereich der Gefühle. Dieses Mittel scheint der Patientin in hohem Maße die natürliche Fähigkeit zur Empfindung von Liebe und Zärtlichkeit zu nehmen. Um dies in der Sprache einer *Sepia*-Mutter zu verdeutlichen: „Ich weiß, dass ich meine Kinder und meinen Ehemann eigentlich lieben sollte, und ich habe sie früher auch geliebt. Aber jetzt kann ich ihnen gegenüber nichts dergleichen mehr empfinden." Die Liebe, die sie eigentlich noch verspürt, geht nicht in Zuneigung über. Vielmehr kann sie ihre Gefühle nicht wahrnehmen und daher nicht zum Ausdruck bringen. Wenn man etwas genauer darüber nachdenkt stellt man fest, dass die Liebe an sich bei ihr gar nicht so verändert sein kann; vielmehr ist es die Zärtlichkeit, die ja Zeichen des Ausdrucks der Liebesfähigkeit ist. Es ist ein charakteristisches Merkmal bei *Sepia*-Frauen, dass zärtliche Empfindungen anderen gegenüber abhanden gekommen sind. Alles erscheint ihr irgendwie fremdartig, sie nimmt nichts richtig wahr. Es kann sogar sein, dass sie sich von geliebten Menschen entfremdet und von ihnen abwendet. Sie steht am Rande einer Psychose. Es ist natürlich ein ganz anderer Zustand als bei einer Frau, die von ihrem Mann missbraucht wurde, und die daher aus rationalen Überlegungen heraus weiß, dass sie ihn nicht liebt.

Dieser Gemütszustand entwickelt sich häufig bei Frauen im Wochenbett, aber auch nach Gebärmutterblutungen oder anderen Hämorrhagien bzw. nach langwierigen Verdauungsstörungen. Auch Frauen, die einen ausschweifenden Lebensstil führen und an Kreislaufstörungen, Blässe sowie körperlicher und geistiger Schwäche leiden, können betroffen sein. Bei Männern hingegen finden wir diesen Zustand hingegen nur selten. Oftmals treten die Symptome auch bei einer Frau in der Stillzeit auf, wenn sie Zwillinge oder ein sehr kräftiges Kind stillen muss und sie dafür sehr viel Milch geben muss, was sie erschöpft. Oder aber bei Frauen, deren Männer ein sehr ausgeprägtes Sexualverlangen haben. Aufgrund der übermäßigen sexuellen Erregung und des häufigen Geschlechtsverkehrs setzt bei den Frauen schließlich emotionale Kälte ein und sie werden frigide.

Bei Frauen, die zuvor reizbar, nervös und unruhig waren, tritt jetzt ein entgegen gesetzter Zustand ein; sie werden kalt und emotionslos. Dennoch gehört zum Arzneimittelbild von *Sepia* auch all die Reizbarkeit und Erregbarkeit, die wir bei einem Mittel finden können. Es besteht Verschlimmerung durch Lärm,

Aufregung, Gesellschaft, sowie psychische und physische Erregbarkeit. Es kann zu Selbstmordgedanken kommen. Melancholie; sie sitzt schweigend da und gibt nur kurze Antworten, wenn man sie mit Fragen bedrängt. Sie hat alle Freude verloren und kann auch Dinge in der Umgebung nicht begreifen, sie erscheinen ihr fremd. Sie kann auch den schönen Dingen im Leben gegenüber nichts mehr empfinden, das Leben hat ihr nichts mehr zu bieten. Es geht ihr schlechter in Gesellschaft, aber dennoch hat sie Angst vor dem Alleinsein. Wenn sie in Gesellschaft ist, wird sie boshaft. Auch in ihrer trägen Gemütslage ist sie boshaft, und sie lässt ihre Boshaftigkeit besonders an denen aus, die sie eigentlich am meisten liebt. Die *Sepia*-Patientin erträgt keinen Widerspruch. Und so verfliegt der beste Eindruck, den man von ihr hat, sobald eine Streitfrage aufkommt.

Das nächste Allgemeinsymptom bei *Sepia* ist eine eigentümliche Gesichtsblässe, die man einmal gesehen haben muss, um eine Vorstellung davon zu bekommen. *Sepia* ist zwar auch bei Gelbsucht angezeigt, aber diese besondere Blässe ist charakterisiert durch eine wächserne, anämische Gesichtsfarbe, mit gelben Flecken und einer gelben, fahlen Färbung über der Nase und den Wangen, die in der Literatur als gelber Sattel beschrieben wird. Für gewöhnlich ist das gesamte Gesicht auch mit großen Sommersprossen übersät; große, braune Flecken im Gesicht, beispielsweise während der Schwangerschaft; braune Flecke auf den Wangen; braune Warzen im Gesicht; Warzen, die vormals rötlich oder rosafarben waren, werden pigmentiert. Leberflecke im Gesicht, auf der Brust und auf dem Bauch. Die Gesichtshaut ist fahl und teigig, und es sieht aus, als wären die Gesichtsmuskeln erschlafft. *Sepia* ist nur selten indiziert, wenn das Gesicht der Patientin scharfe Gesichtszüge aufweist, wie sie bei kopfbetonten Menschen auftreten. Jemand, der lange Zeit viel Denkarbeit verrichtet hat, bekommt die Linien und die scharfen Gesichtszüge eines Denkers, also eines Menschen, der Willen und Verstand besitzt. Die *Sepia*-Patientin aber ist geistig eher stumpf und träge, das Denken ist verlangsamt und es besteht Vergesslichkeit. Ihr Geist ist alles andere als rege, und genau das sehen wir in ihrem Gesicht. Manchmal ist die *Sepia*-Patientin zwar auch rasch im Denken, die Trägheit des Geistes ist jedoch das ausgeprägtere Merkmal, und sie zeigt sich im Gesicht der Patientin. Das Gesicht ist allgemein aufgedunsen, meist weich und rund. Auffallend ist das Fehlen der scharfen Linien und intellektuellen Gesichtszüge.

Die *Sepia*-Patientin ist anämisch, mit blassen Lippen und Ohren, blassem und fahlem Gesicht; die Hände und Finger sind runzlig, blass, wächsern und blutlos. *Sepia* ruft eine fortschreitende Abmagerung des Körpers hervor, sodass die Haut runzlig wird und die Patientin vorzeitig gealtert aussieht. Durch Runzeln und gelbe Flecken im Gesicht sieht dann eine 35-jährige Frau aus wie 50. Auch das *Sepia*-Kind sieht verschrumpelt, ausgetrocknet und alt aus.

Bei allen Beschwerden tritt auch Stuhlverstopfung auf. Der Darm kann den Kot nicht mehr austreiben, sodass die Patientin ständig unter Verstopfung leidet. Verstopfung während der Schwangerschaft. Träge und schwierige Stuhlentleerung; der Stuhl sieht aus wie Schafkot. Beständiges Gefühl eines Klumpens im Rektum. Der Darm kann nie vollständig entleert werden. Auch nach dem Stuhlgang bleibt das Gefühl eines Klumpens im Rektum bestehen. Wenn der Stuhl sich

im Enddarm befindet, kann er dennoch nicht entleert werden, bis sich eine so große Menge angesammelt hat, dass er von alleine herausgedrückt wird.
Ein weiteres Charakteristikum, das bei den meisten *Sepia*-Patientinnen auftritt, ist ein nagendes Hungergefühl. Die Patientin ist niemals satt, und auch nach einer reichlichen Mahlzeit bleibt ein nagendes Hungergefühl im Magen zurück; durch Essen wird dieses Gefühl überhaupt nicht oder aber nur kurzzeitig gelindert. Dies ist ein hervorstechendes Merkmal, insbesondere wenn es zusammen mit der Verstopfung und dem eigentümlichen Gemütszustand einhergeht.
Wenn bei diesen Beschwerden auch noch Prolaps hinzukommt, wird *Sepia* mit ziemlicher Sicherheit das Heilmittel sein – unabhängig davon, wie stark der Prolaps ist oder welche Art von Verlagerung dahinter steckt. Der Prolaps ist die Folge einer Erschlaffung aller inneren Gewebe, als würden alle inneren Organe nach unten hängen; die Patientin möchte eine Binde tragen, um die Teile oben zu halten, oder sie möchte sie mit der Hand unterstützen. Sie hat das Gefühl, als würden die Organe wie durch einen Trichter nach außen drängen; es bessert sich im Sitzen und durch *Überkreuzen der Beine*.
Wenn diese Symptome gemeinsam auftreten – das nagende Hungergefühl, die Verstopfung, das herabdrängende Gefühl und der Gemütszustand –, dann heißt das Mittel *Sepia*, und nur *Sepia*. Nur ein einzelnes Symptom davon reicht für die Verordnung nicht aus, ausschlaggebend ist die Kombination der Beschwerden.
Bei *Sepia* besteht eine ausgeprägte Neigung zu Katarrhen und zu milchigen Absonderungen aus den Schleimhäuten. Lange Zeit, nachdem die Verdauung abgeschlossen und der Magen leer ist, kommt es zu Übelkeit und manchmal auch zu Erbrechen. Es handelt sich um einen Katarrh des Magens, und wenn dieser andauert und mit Erbrechen einer milchigen Substanz einhergeht, ist *Sepia* von großem Nutzen. Diese Art von Erbrechen kommt häufig auch bei Schwangerschaften vor. Die Patientin erbricht Speisen, und nachdem der Magen so entleert wurde, kommt es zu Aufstoßen oder Erbrechen einer milchigen Flüssigkeit; morgendliches Erbrechen, zuerst von Speisen, dann einer milchigen Substanz. Verwechseln sie dies jedoch nicht mit Erbrechen von Milch. Erbrechen von Milch kommt bei einigen Arzneimitteln vor – auch bei *Sepia*.
Weißliche, milchige Absonderungen aus den Chonanen, aus der Scheide; wund machender, milchiger Ausfluss, der zuweilen auch geronnen, dick und käsig ist und fürchterlich stinkt. Die Absonderungen können auch dick, grün oder gelb sein. Trockene Krusten an den Schleimhäuten.
Langwieriger, hartnäckiger Nasenkatarrh, bei dem dicke, grüne und gelbe Borken aus der Nase ausgeschneuzt oder aus den Choanen aufgeräuspert werden; dicke, lederartige Borken. Verlust des Geschmacks und des Geruchs. Der Geruch von kochenden Speisen, Fleisch und Brühe erregt Übelkeit. Brustkatarrh mit dickem, zähem, gelbem Auswurf, begleitet von heftigem Husten, heftigem Würgen und Erbrechen. Obwohl der Husten trocken ist, besteht Schleimrasseln. Keuchhusten oder asthmatischer Husten mit Würgen und Harnabgang. Der *Sepia*-Husten ist sehr heftig. Husten während des ersten Schlafs (*Lachesis*; bei reizbaren Kindern *Chamomilla*). Tuberkulose. Rasch fortschreitende Schwindsucht nach unterdrückter Gonorrhö; wenn *Sepia* hier rechtzeitig gegeben wird,

hält es das weitere Fortschreiten der Krankheit auf. Krampfartiger, trockener Husten abends bis gegen Mitternacht; hält sich die Brust beim Husten (*Bryonia, Natrium sulphuricum, Phosphorus*).
Hautausschläge. Es besteht die Neigung zu herpesartigen Ausschlägen an den Genitalien, den Lippen und um den Mund. Ringförmiger Hautausschlag im Gesicht und am Körper. *Sepia* hat Gürtelrose und Herpesausschläge an den Schamlippen und an der Vorhaut geheilt. Bläschenausschläge in den Achseln, an den Ellbogenspitzen. Ausschläge an den Ellbogen, mit großen Krusten. Dicke Krusten an den Gelenken. Hautausschläge zwischen den Fingern. Nässende Hautausschläge, die eine wässrige oder auch dicke, gelbe, eitrige Flüssigkeit absondern.
Sepia erzeugt Verhärtungen wie sie bei manchen Arten von Hautausschlägen auftreten, beispielsweise beim Epitheliom. Verhärtungen bilden sich an den Lippen, sie reißen ein und bluten. *Sepia* ist besonders angezeigt bei schuppigen Ausschlägen, die wie ein Epitheliom aussehen. Wenn sich die Schuppen ablösen, bleibt eine gelb-grüne, jauchige Basis zurück, und sobald sich eine Kruste abschält, bildet sich schon wieder eine neue; wenn die Krusten vorzeitig entfernt werden, blutet es. *Sepia* hat Epitheliome an den Lippen, den Nasenflügeln und an den Augenlidern geheilt. Es hat des Weiteren chronische Indurationen an den Lippen geheilt, die durch Verwendung von Tonpfeifen entstanden sind; es bildeten sich andauernd Krusten, darunter kam es zur Absonderung eines dicken, gelben Eiters. Das Mittel ist angezeigt bei Knoten und lupusähnlichen Gebilden an der Haut, bei denen es zu Infiltrationen kommt; manchmal heilen diese Gebilde von der Mitte her ab, sodass sich ein Ring bildet; dies ist ein typisches *Sepia*-Zeichen. Auch die Verhärtung und die purpurne Verfärbung sind für *Sepia* charakteristisch, und *Sepia* ist in Bezug auf die purpurne Färbung durchaus mit *Lachesis* vergleichbar.

Geist und Gemüt

Es besteht eine Neigung zu Hysterie. Die Patientin bekommt Weinanfälle, ist in der einen Minute traurig, sanft und nachgiebig, dann aber unerträglich, reizbar und starrköpfig. Man weiß bei ihr nie, was sie als nächstes tun wird. Sie sagt und macht eigenartige Dinge, begeht Fehler, und man kann sich nicht auf sie verlassen. Sie besitzt keine Ausdauer in geistigen Dingen. Ihrer Familie gegenüber ist sie gleichgültig. Sie ist geistig schwach und durcheinander – nicht jedoch im akuten Fieberzustand, sondern es ist vielmehr eine chronische Manifestation einer Psora oder Sykose. Furcht vor Gespenstern; dass etwas Ungewöhnliches passieren wird; vor dem Verrückwerden; vor Armut. „Furcht vor dem Verhungern." „Weinerlich und leicht gekränkt." „Sehr schreckhaft und voller Vorahnungen." Sie bildet sich ein, dass die Luft voller Gestalten ist, die sie zwar nicht sehen kann, von denen sie aber überzeugt ist, dass sie da sind; es sind verstorbene Bekannte oder andere Gestalten, zumeist im Zusammenhang mit ihrem religiösen Glauben. Die *Sepia*-Patientin ist nie zufrieden, es sei denn, wenn sie jemanden ärgert. Sie erzählt ständig von ihrem Kummer. Sarkasmus. „Leidenschaftlich, reizbar; heftigste Aufregung bei der geringsten Ursache; leicht beleidigt." „Verärgert und zum Streiten aufgelegt."

Kopf und Schwindel

Die *Sepia*-Kopfschmerzen sind von nervösem, biliösem, kongestivem Charakter, treten periodisch auf, sind heftig und betreffen den gesamten Kopf. Sie bessern sich durch Hinlegen und durch ruhig bleiben; durch gewöhnliche Bewegung nehmen die Kopfschmerzen zu, sie werden aber durch heftige Bewegung besser, wie auch die meisten anderen *Sepia*-Beschwerden; die Patientin kann ihre Beschwerden sozusagen „weglaufen". Es besteht eine Stase im Gehirn mit verlangsamtem Denken, die Patientin ist zu keiner geistigen Tätigkeit in der Lage und geistige Anstrengungen verschlechtern den Kopfschmerz. Ein tiefer und langer Schlaf bessert den Kopfschmerz, aber wenn sie nach kurzer Zeit wieder aufgeweckt wird, ist der Schmerz schlimmer. Ähnliches gilt auch Hinsichtlich der Bewegung: das Bewegen der Augen, des Kopfes oder des Körpers, beispielsweise auch Umhergehen im warmen Zimmer, verschlimmert den Kopfschmerz; ein langer Spaziergang an der frischen Luft, bei dem die Patientin warm wird, führt zu einer Linderung. Der Körper befindet sich in einem trägen Zustand und verlangt nach Bewegung; durch heftige körperliche Anstrengung fühlt sich die Patientin wohl. Die *Sepia*-Symptome verschlechtern sich an der frischen Luft, es sei denn, die Patientin bewegt sich dabei; es geht ihr besser durch Körperübungen im Freien und schlechter im Haus. Der Kopfschmerz verschlechtert sich durch Bücken, sanfte Bewegung, Husten, Treppensteigen, Erschütterung, Licht, Drehen des Kopfes, Liegen auf dem Rücken und durch Nachdenken; anhaltende, heftige körperliche Anstrengung jedoch lindert den Schmerz, ebenso festes Einbinden des Kopfes und warme Anwendungen; Zimmerwärme jedoch verschlimmert die Beschwerden.

Manche *Sepia*-Kopfschmerzen betreffen den Hinterkopf; sie verschlechtern sich morgens. Starke Schmerzen durch die Augen und Schläfen, besser durch Schwitzen, schlechter zu Beginn der Bewegung. Klopfen im Kopf beim Bücken, schlechter beim Treppensteigen.

Die *Phosphorus*-Kopfschmerzen bessern sich ebenfalls durch Schlaf; anhaltende, schnelle Bewegung jedoch wird nicht vertragen und führt zu einer Verschlimmerung. *Sepia* passt bei den „klassischen" biliösen Kopfschmerzen; sie bessern sich durch Erbrechen; der Schmerz nimmt allmählich zu, dann kommt es zu einem Abscheu gegen Speisen und schließlich zu Übelkeit und Erbrechen; die Patientin schläft daraufhin ein und erwacht schmerzfrei. *Sanguinaria* besitzt hierin eine Ähnlichkeit, denn auch der *Sanguinaria*-Kopfschmerz bessert sich durch Erbrechen und durch Aufenthalt in einem dunklen Zimmer; die Wirkrichtungen der beiden Mittel sind jedoch unterschiedlich.

Neuralgie des Kopfes. Migräne bei Personen mit Gicht. Heftige, kongestive Kopfschmerzen bei jungen Frauen, mit Überempfindlichkeit gegen Lärm; es betrifft v. a. Frauen mit extrem empfindlichem Gewebe, insbesondere Frauen mit dunklen Augen und dunkel getönter Haut, die durch die Krankheit jedoch bleich wird. Bei diesen Kopfschmerzen besteht oft auch Gelbsucht; gegen Ende der Kopfschmerzattacken kommt es zu Erbrechen und innerhalb weniger Tage zu Ikterus, der wieder abklingt und bei den nächsten Kopfschmerzen wieder auftaucht. Kopfschmerzen jeden Morgen, mit Übelkeit; der Geruch von Speisen wird als abstoßend empfunden.

Bei den *Sepia*-Kopfschmerzen tritt der bereits erwähnte träge Geisteszustand auf; die Patientin möchte nicht arbeiten und keine Fragen beantworten; es ist, als wäre sie betrunken und wie benommen; Augen und Gesicht sind geschwollen, es besteht Gelbsucht mit gelben Skleren. Diese Kopfschmerzen enden zuweilen mit heftigen Anfällen von Erbrechen. Die Patientin hat ein Verlangen nach würzigen, scharfen und bitteren Dingen, beispielsweise nach Bier; dies tritt auch beim Kopfschmerz alter Alkoholiker auf. Drohender Apoplex. „Schlaganfall bei Menschen, die dem Alkohol und sexuellen Ausschweifungen frönen, mit Neigung zu Gicht, Hämorrhoiden usw." „Drohender Apoplex bei Männern mittleren Alters mit ausschweifendem Lebensstil und Neigung zu arthritischen Beschwerden und Hämorrhoiden; sie haben für gewöhnlich mehrere leichte apoplektische Anfälle überstanden und werden häufig von Prodromalsymptomen heimgesucht."
Am äußeren Kopf kommt es zu Hautausschlägen und Haarausfall; gelbe Schorfe bilden sich, aus denen Eiter oder andere Flüssigkeiten heraussickern. Bläschenartige Ausschläge; Säuglingsekzeme.

Augen
Katarrhalische Augensymptome mit Bläschen und Pusteln. Trachom. Geschwüre und psorische Manifestationen an den Augen. Verschiedene Infiltrationen der Augen und um die Augen herum. Pusteln an den Lidrändern und Augäpfeln; die Patientin hat das Gefühl, sie würde durch einen Schleier sehen. Hagelkörner; verklebte Augenlider; Gerstenkörner usw.

Ohren
Aus den Ohren kommt es zur Absonderung von dickem, gelbem, übel riechendem Eiter.

Nase
Die Nase ist bei *Sepia* eine bevorzugte Lokalisation. Verlust des Geruchsinns. Dicke, gelbe oder grüne Schorfe bilden sich in der Nase und können nicht ausgeschneuzt werden. Hartnäckige Absonderung von dickem, gelbem Eiter. „Große, übel reichende Borken in der Nase, oftmals so groß, dass sie zurückgezogen werden und über den Mund ausgeworfen werden mussten; verursachen Übelkeit." „Stockschnupfen, insbesondere am linken Nasenloch, gefolgt von Ausschnauben großer Klumpen eines gelben oder grünen Schleims oder aber gelb-grüner Schorfe mit Blut aus der Nase." Dies beschreibt die schlimmste Form eines Katarrhs, und nur wenige Patienten werden es so weit kommen lassen; sie führen äußerliche Anwendungen durch und unterdrücken den Katarrh, wodurch der Prozess sich auf der Brust niederschlägt, wo es zu einer schleimigen Schwindsucht kommt.

Zähne
Das Zahnfleisch zieht sich von den Zähnen zurück. Zahnschmerzen und Neuralgien aufgrund einer Erkältung.

Hals

Es besteht ein Kloßgefühl im Hals ähnlich wie bei *Lachesis*, wobei sich das Gefühl bei *Lachesis* beim Schlucken bessert. Wenn das Kloßgefühl im Zuge eines Wurmbefalls auftritt, ist *Cina* indiziert. Unverträglichkeit von engen Kragen und Korsett, wie bei *Lachesis*, und auch die Verschlechterung des Kloßgefühls im ersten Schlaf ähnelt *Lachesis*.

Magen

Bei *Sepia* treten viele Beschwerden im Zusammenhang mit Appetit, Durst, Essen, Trinken, Magen usw. in Erscheinung. Die *Sepia*-Patientin ist anfällig für Magenverstimmungen, mit saurem und bitterem Aufstoßen oder Erbrechen von Speisen, Schleim und Galle. Flaues, hungriges, leeres Gefühl im Magen, das manchmal auch durch Essen nicht gelindert wird. Zuweilen bestehen auch ein nagender Schmerz und ein Schwächegefühl im Magen, sowie ein nagendes Hungergefühl, was durch Essen nicht gebessert wird. Nahezu ständig andauernde Übelkeit, besonders morgens; Übelkeit, Aufstoßen und Erbrechen einer milchigen Flüssigkeit bei leerem Magen. Abneigung gegen Speisen und gegen den Geruch kochender Speisen, wie bei *Colchicum* und *Arsenicum*. Die Patientin steht morgens mit einem Gefühl von Flauheit, Unwohlsein und Völle im Magen auf, gefolgt von Aufstoßen und Aufschwulken von Schleim und einer milchigen Flüssigkeit. Schwangerschaftserbrechen. Erbrechen von milchigem Wasser – dies ist charakteristisch für *Sepia*.

Scharfes, brennendes Aufstoßen. Sodbrennen. Ranziges Aufstoßen, welches den Rachen wund macht. Scharfe, saure Flüssigkeiten werden aufgestoßen, brennen die gesamte Speiseröhre nach oben und führen hier zu Kontraktionen, Kitzeln und Beißen.

Heftiges Erbrechen; großes Schwächegefühl im Magen begleitet mit fürchterlichem Angstgefühl im Bauch.

Bei *Phosphorus* finden wir den typischen Hunger, der durch Essen gebessert wird.

Die *Ignatia*-Patientin stößt andauernd einen Seufzer aus; sie kann „dieses Gefühl" im Magen nicht loswerden.

Bei *Oleander* besteht ein flaues, leeres Gefühl im Magen, sodass der Patient das Gefühl hat, er werde sterben; Essen führt nicht zu einer Linderung, aufgenommene Speisen werden nicht verdaut, sondern am nächsten Tag unverdaut entleert.

Der *Lycopodium*-Patient leidet unter einem flauen Gefühl im Magen, das nach dem Essen ebenso stark ist wie vor dem Essen; nach dem Essen kommt es jedoch zu einem Klopfen im ganzen Körper.

Auch bei *Kalium carbonicum* besteht ein Leeregefühl im Magen, das durch Essen nicht gebessert wird, sondern vielmehr noch zunimmt; dem folgt jedoch schließlich ein Gefühl von Völle und Klopfen.

Abdomen

Bei heftigen Erkrankungen von Leber und Herz ist der Magen nicht in der Lage, die Nahrung zu assimilieren; es besteht Herzklopfen, große Schwäche und Leberkongestion mit weißen Stuhlentleerungen. *Digitalis* ist angezeigt, wenn dieses unglaubliche Schwächegefühl im Magen nicht durch Erbrechen gebessert wird. Bei *Sepia* tritt dieses Symptom zusammen mit dem Verlust der Liebesfähigkeit, einem Klumpengefühl im Rektum, Stuhlverstopfung usw. auf.

Magen

„Magenschmerzen nach einfachsten Speisen." „Stechen und Brennen im Magen." „Magenschmerz schlechter durch Erbrechen." Dies ist merkwürdig, da Erbrechen normalerweise die Magenbeschwerden lindert. Der Magen der *Sepia*-Frau wird wie ein Ledersack; Speisen werden so wieder ausgestoßen wie sie aufgenommen wurden, zuweilen sind sie auch mit Galle vermischt.

Abdomen

Entzündung der Leber; Vergrößerung der Leber mit Gelbsucht, Schmerzen, Vollheitsgefühl, Erweiterung und Gefühl von Unwohlsein in der Lebergegend. Das Abdomen ist durch Blähungen aufgetrieben, mit Kollern in den Eingeweiden. Diese Beschwerden sind oftmals chronisch, beispielsweise bei Müttern mit dicken Bäuchen. Die Bauchdecke ist mit braunen Flecken bedeckt.

Rektum und Stuhl

Sepia hat auch Bandwurmbefall geheilt.
Chronischer Durchfall mit gallertartigen, klumpigen Stühlen; Wechsel von Durchfall und Verstopfung. Große Schleimbeimengungen im Stuhl, sei es bei Durchfall oder Verstopfung. Harter Stuhl, bedeckt mit einer großen Menge gallertartigen Schleims. Die *Sepia*-Patientin hat bisweilen tagelang keinen Stuhlgang; sie sitzt auf der Toilette und presst, bis sie schließlich in Schweiß ausbricht; dennoch geht kein Stuhl ab; nachdem sie aber mit dem Finger nachgeholfen und lange gepresst hat, kommt es zu einer Entleerung einer geringen Stuhlmenge, der reichlich gallertartiger, gelber oder gelb-weißer, sehr übel riechender Schleim in der Menge einer Tasse folgt.
Bei akuten Durchfallerkrankungen und Dysenterien mit gallertartigen Stühlen sollte man eher an *Kalium bichromicum* und *Colchicum* denken. Bei *Sepia* handelt es sich jedoch um eine chronische Diarrhö oder aber um Verstopfung, und die Stühle sind mit gallertartigem Schleim bedeckt oder dieser folgt auf den Stuhl.
Kommen sie hier nicht mit *Graphites* durcheinander; hier kommt es zur Entleerung riesiger Stuhlmengen, bei denen der Patient stark pressen muss und in Schweiß ausbricht; der Stuhl ist bedeckt und gemischt mit einer Substanz, die aussieht wie gekochtes Eiweiß.
Bei *Sepia* haben viele Ausscheidungen einen üblen Geruch; die Stuhlentleerungen stinken außergewöhnlich, ebenso der Schweiß und der Urin. „Der Stuhl hat einen fauligen, säuerlichen, fötiden Geruch, geht plötzlich und auf einmal ab." *Sepia* wird routinemäßig bei Stuhlverstopfung verordnet, wenn es ansonsten nur wenige Symptome gibt. Nach der Stuhlentleerung besteht immer ein Gefühl von Vollheit im Rektum. Aufgrund der Schwäche und Erschöpfung der Patientin kommt es zu erfolglosem Stuhlpressen mit Schweißausbruch. Das

erfolglose Stuhlpressen ähnelt *Nux vomica*. Die *Sepia*-Patientin kann tagelang überhaupt keinen Stuhldrang haben, und wenn es dann soweit ist, bekommt sie wehenartige Schmerzen. Rektumprolaps. Gewicht wie von einer Kugel im After, nicht besser nach dem Stuhlgang. Wundheit des Afters. Abgang von Madenwürmern. Heraussickern einer Flüssigkeit aus dem Rektum; Wundheit in der Gesäßfalte.
Wenn sich der Kot im Mastdarm anstaut, kommt es häufig zur Bildung von Hämorrhoiden, was für zusätzliche Beschwerden sorgt.

Harnwege und Urin
Zahlreiche Harnwegsbeschwerden gehören zum Mittelbild von *Sepia*. Unwillkürliches nächtliches Wasserlassen bei Kindern sobald sie einschlafen. Die *Sepia*-Patientin muss sich immer auf die Blase konzentrieren, ansonsten geht der Urin ab. Harninkontinenz beim Husten, Niesen, Lachen; durch Schreck, beispielsweise das Zuschlagen einer Tür; durch Schock oder wenn sie mit den Gedanken abgelenkt ist. Häufiger, andauernder Harndrang; milchiger Urin, der beim Urinieren brennt wie Feuer; nach dem Stehenlassen bildet sich eine milchig-gräuliche Ablagerung, die sich kaum auswaschen lässt. Blutiger Urin; spärlicher Urin; Harnsuppression; starke Schmerzen in Nieren und Blase, mit starkem Gefühl von Herabdrängen. Plötzlicher Harndrang mit Tenesmus und Gefühl, als ob die Gebärmutter herausdrängen würde. Plötzlicher Harndrang mit messerartig schneidenden Schmerzen und Frösteln am ganzen Körper, wenn dem Drang nicht nachgegeben werden kann, z. B. bei einer Dame in Gesellschaft. Ich erinnere mich hierbei an einen fürchterlichen Fall. Eine Verkäuferin musste alle paar Minuten auf die Toilette gehen. Gleichzeitig mit dem Harndrang trat ein heftiger, schneidender Schmerz wie von Messern auf, und wenn sie dem Drängen nicht nachging, hielt dieser Schmerz die ganze Zeit über an. Sie musste sich immer auf ihre Blase konzentrieren, damit der Urin nicht unwillkürlich abgeht. Sie war groß, schlank, hatte ein bleiches Gesicht und sah müde, abgeschlagen und kränklich aus. *Sepia* heilte sie und die Beschwerden sind nie wieder aufgetreten.

Weibliche Geschlechtsorgane
Bei *Sepia*-Patientinnen besteht die Neigung zu Aborten im 3. Schwangerschaftsmonat. Im Bereich der Unterleibsorgane kommen alle Arten von geschwürigen Zuständen vor sowie Verlagerungen der Gebärmutter, Herabdrängungsgefühl, Erschlaffung. Plazentaretention. Subinvolution; sämtliche Beckenorgane sind erschlafft. Metrorrhagie während des Klimakteriums oder in der Schwangerschaft, insbesondere im 5. und 7. Schwangerschaftsmonat.
Sowohl bei Männern als auch bei Frauen kommt es zu einer Abneigung gegen das andere Geschlecht. *Sepia*-Frauen geraten in einen Zustand, als ob sie ein ausschweifendes Sexualleben geführt hätten, obwohl dies nicht der Fall war. Sie hat keine Ausdauer und ist nach dem Beischlaf sehr erschöpft, kann in der Nacht nicht schlafen oder hat viele Träume, Rucken und Zucken in den Muskeln, Leukorrhö und leidet unter Kongestion der Beckenorgane. Bei einer Frau, die ein normales Sexualleben mit ihrem Mann geführt und ein Kind zur

Welt gebracht hat, führt der Gedanke an Beischlaf schließlich zu Übelkeit und Reizbarkeit.
Es treten alle möglichen Menstruationsstörungen auf, und kein Symptom ist hier für *Sepia* charakteristisch. Früher ging man davon aus, dass eine spärliche Monatsblutung ein herausragendes Merkmal von *Sepia* wäre, was aber nicht notwendigerweise der Fall ist. In Prüfungen und durch klinische Untersuchungen hat sich ergeben, dass *Sepia* sowohl übermäßige als auch geringe Menstruationsblutungen hervorrufen und heilen kann.
Heftigste Dysmenorrhö bei jungen Mädchen mit zarter Statur und fahler Gesichtsfarbe.
Sepia ist in Erwägung zu ziehen, wenn bei Müttern, die ihr Kind abgestillt haben, die Monatsblutung nicht wieder einsetzt. Auch wenn das Kind aus irgendeinem Grunde verstirbt und die Menses daraufhin nicht wieder einsetzt, die Mutter immer mehr abbaut und sich vor Schmerz verzehrt, wird *Sepia* die Menstruation wieder in Gang setzen. Bei *Calcium carbonicum* tritt ein konträrer Zustand auf; die Menses setzen ein, während die Mutter ihr Kind noch stillt.
Dicke, scharfe, grünliche oder milchige Leukorrhö. Leukorrhö bei jungen Mädchen.

Männliche Geschlechtsorgane

Bei Männern bestehen chronische sykotische Harnröhrenabsonderungen, die der bisherigen lokalen Therapie widerstanden haben. Reichliche, gelbe oder milchige, schmerzlose Absonderung aus der Harnröhre. *Sepia* ist angezeigt bei Gonorrhö, wenn die akuten Symptome verschwunden sind. Der Urin enthält zahlreiche Urate und färbt die Wäsche rot; oftmals ist er wund machend, sehr übel riechend; dies tritt zusammen mit Prostatitis auf. „Schmerzlose postgonorrhoische Harnröhrenabsonderung; die Absonderung tritt nur nachts auf, so ungefähr ein Tropfen, und färbt die Wäsche gelb; gelbliche Harnröhrenabsonderung, kein Brennen beim Wasserlassen; schmerzlos, seit einem halben oder ganzen Jahr bestehend; Harnröhrenmündung morgens verklebt; *Sepia* ist insbesondere angezeigt, wenn die Sexualorgane durch die lang andauernde Erkrankung oder aber durch häufige Samenergüsse geschwächt sind."
Warzen an den Genitalien. *Sepia* ist von Nutzen, wenn die Geschlechtsorgane über die Maßen beansprucht wurden und sich daher solche Hauterscheinungen bilden.
Impotenz bei Männern, Verlust der sexuellen Empfindungen bei Frauen.

Weibliche Geschlechtsorgane

Die enge Beziehung zwischen *Sepia* und *Murex* ist bemerkenswert. Die muskuläre Erschlaffung und das herabdrängende Gefühl im Unterleib und Becken, das sich durch Anstrengung und Gehen verschlechtert und im Sitzen mit übereinander geschlagenen Beinen und durch Druck auf die Geschlechtsteile bessert, tritt bei beiden Arzneien auf; wenn jedoch eine reichliche Menstruationsblutung und heftiges sexuelles Verlangen hinzukommt, muss *Murex* in Erwägung gezogen und *Sepia* ausgeschlossen werden. Bei beiden Mitteln kommt es zu einem starken Leeregefühl im Magen. Bei *Sepia* ist das sexuelle Verlangen verringert und oftmals hat die Patientin eine Abneigung dagegen. Die *Murex*-Patientin leidet unter starkem Wundheitsgefühl und Kongestion der Gebärmutter, und dies ruft ihr die Gebärmutter immer ins Bewusstsein. Bei *Murex* tritt außerdem ein akuter Schmerz in der rechten Gebärmutterhälfte auf, der quer über den Körper nach oben zur linken Brust oder in die linke Brustdrüse zieht. *Murex* heilt heftige Dysmenorrhö und war auch von Nutzen bei Gebärmutterkrebs. Es besteht bei diesem Mittel eine wässrige oder dicke, grünliche, blutige Leukorrhö, die Juckreiz verursacht.

Rücken und Extremitäten

Eins der charakteristischsten Allgemeinsymptome von *Sepia* ist die Besserung durch heftige Anstrengung; die Beschwerden verschlechtern sich zu Beginn der Bewegung, aber sie werden besser bei Erwärmung durch Anstrengung. Diese Modalität zeigt sich insbesondere auch bei den Rückensymptomen. Es besteht große Wundschmerzhaftigkeit im Rücken, die Wirbelsäule schmerzt die gesamte Länge nach unten. Bei Druck auf die Wirbelsäule zeigen sich einzelne schmerzhafte stellen; Spinalreizung. Dumpfer Rückenschmerz, überwiegend von den Lenden ins Steißbein ziehend; der Schmerz tritt oft im Sitzen auf und wird durch heftige Anstrengung gebessert. Ein weiteres eigenartiges Merkmal ist die Besserung durch starken Druck. Die *Sepia*-Patientin legt für gewöhnlich ein Buch gegen die Stuhllehne und drückt den Rücken fest dagegen. Es scheint nicht zur Besserung der Rückenschmerzen durch Liegen auf dem Rücken kommen, wie dies bei *Natrium muriaticum* der Fall ist. Die Rückenschmerzen verschlechtern sich durch Bücken. „Rückenschmerz schlechter durch Knien."
Im Bereich der Beine tritt ein großes Taubheitsgefühl der Füße auf. „Kälte der Unterschenkel und Füße, insbesondere abends im Bett; wenn die Füße warm werden, dann werden die Hände kalt." „Eiskalte Füße; reichlicher Fußschweiß oder unerträglich stinkender Fußschweiß, der Wundheit zwischen den Zehen verursacht." Schwellung der Beine, besser beim Gehen."

Schlaf

Der Schlaf ist gestört und voller Träume. Die Patientin kann nicht auf der linken Seite liegen, da sie dabei Herzklopfen bekommt. Herzklopfen im Schlaf, mit Pulsieren und Zittern am ganzen Körper; das Pulsieren zieht bis in die Fingerspitzen.

Anmerkung Exkurs

Bei chronischen Fällen von unterdrückter Malaria bringt *Sepia* den Fieberfrost wieder zurück. Von größtem Nutzen ist das Mittel jedoch, wenn ein Mittel schlecht gewählt wurde und der Fall somit durcheinander gebracht wurde. Wenn eine Arznei nur anhand eines Teils der Symptome ausgewählt und damit nur eine geringe Änderung des Zustandes des Patienten erreicht wurde, dieser sich aber nicht verbessert, dann ist *Sepia* angezeigt. Fieber, Frost und Schweiß sind dann völlig unberechenbar. *Natrium muriaticum* ist eines der wichtigsten Malariamittel, aber es besteht eine Ordnung in der Symptomatologie, ähnlich wie bei *China*. Bei *Sepia* sind die Symptome jedoch völlig durcheinander. Wenn ein Fall durch falsche Arzneien durcheinander gebracht wurde, denken sie an

Mittel wie *Calcium carbonicum, Arsenicum, Sepia* und *Ipecacuanha.* Verordnen sie niemals *China* oder *Natrium muriaticum*, wenn die Stadien und Symptome eine Unregelmäßigkeit aufweisen.
Sepia ist komplementär zu *Natrium muriaticum.* Abgesehen von der Abstumpfung des Geistes besteht ein gereizter Zustand des Nervensystems, wie er oftmals auch bei *Natrium muriaticum* sehr ausgeprägt vorhanden ist, beispielsweise mit Empfindlichkeit gegen Geräusche wie das Zuschlagen einer Tür usw. Das Mittel ruft Rucken der Muskeln im Schlaf hervor; die *Sepia*-Patientin erwacht andauernd aufgrund von eingebildeten Geräuschen, und sie glaubt, dass ihr jemand gerufen habe; schon die geringste Störung im Haus weckt sie auf.

Modalitäten

Die *Sepia*-Symptome verschlimmern sich vor und während den Menses; während der Schwangerschaft; nach dem Essen; im ersten Schlaf; durch Wetterwechsel; während einem Gewitter. Es besteht überwältigende Angst.

Silicea **Sil.**

Silicea terra; Quarzkieselsäure, Kieselsäure, Siliciumdioxid, Bergkristall.

Allgemeines

Die Wirkung von *Silicea* ist langsam und bei seinen Prüfungen dauert es eine lange Zeit, bis sich Symptome zeigen. Es passt daher bei Beschwerden, die sich nur langsam entwickeln. Zu bestimmten Jahreszeiten und unter bestimmten Umständen treten bei den Prüfern gewisse Symptome auf, welche unter Umständen auch das ganze Leben über andauern können. Dies ist die Eigenart der lang und tief wirkenden Arzneien. Sie können so tief in die Lebensordnung eingreifen, dass selbst anlagebedingte Störungen ausgelöscht werden. Der *Silicea*-Patient ist fröstelig; seine Symptome treten bei feucht-kaltem Wetter auf, hingegen kommt es oft auch zu einer Besserung bei kaltem, trockenem Wetter. Die Beschwerden können sich auch nach einem Bad entwickeln.

Geist und Gemüt

Der Gemütszustand des *Silicea*-Patienten weist einige Eigenarten auf. Zunächst einmal mangelt es dem Patienten an Durchsetzungsvermögen. Und die Kieselsäure, die für die Stabilität des Getreidehalmes von so großer Bedeutung ist, hat die gleiche Funktion im übertragenen Sinne sozusagen auch im Bereich der Psyche. Wenn man die glatte, steife, äußere Hülle eines Getreidehalms genauer untersucht, dann stellt man fest, mit welcher Festigkeit es die Ähre stützt. In dieser Hülle wird bis zur Reifezeit allmählich immer mehr Kieselsäure eingelagert, um dem Halm die nötige Stabilität zu geben. Dieselbe Wirkung hat *Silicea* auf das Gemüt; wenn ein „Mangel“ an *Silicea* herrscht, kommt es zu einer Art Schwäche des Geistes, zu Verlegenheit, Furchtsamkeit und Nachgiebigkeit. Wenn dieser Zustand bei jemandem eintritt, der normalerweise mit Selbstvertrauen in der Öffentlichkeit stehen muss, mit Durchsetzungsvermögen und voller Konzentration – beispielsweise ein Anwalt oder ein Prediger –, dann wird er ihnen erzäh-

len, dass er sich plötzlich vor öffentlichen Auftritten fürchtet. Seine Gedanken kreisen ständig um seine eigene Person, sodass er sie nicht auf seinen Vortrag richten kann, und ihm daher angst und bange wird. Er fürchtet, dass er versagen wird, dass sein Verstand aussetzt. Er glaubt, dass er durch die ständige geistige Anstrengung völlig ausgelaugt seit. Aber er wird ihnen auch erzählen, dass wenn er sich am Riemen reißt und sich ins Zeug legt, mühelos weitermachen kann. Seine normale Selbstbeherrschung kehrt zurück, und alles geht gut. Die Arbeit geht ihm dann rasch, vollständig und korrekt von der Hand. Der für *Silicea* charakteristische Gemütszustand kann mit „Furcht vor dem Versagen" bezeichnet werden. Wenn der *Silicea*-Patient einer ungewohnten geistigen Tätigkeit nachkommen muss, ergreift ihn die Angst, dabei zu versagen – obwohl er seine Sache gut macht. Dies ist jedoch erst der Beginn der Erkrankung. Natürlich wird er eines Tages dann nicht mehr in der Lage sein, die Arbeit so akkurat auszuüben, und dennoch benötigt er nach wie vor *Silicea*.
Bei einer anderen Fallschilderung geht es um einen jungen Mann, der jahrelang studiert hat, und der sich jetzt dem Ende seines Studiums nähert. Er fürchtet sich vor den abschließenden Examensprüfungen, die er jedoch gut bewältigt. Danach wird er jedoch so erschöpft, dass er seinem Beruf für mehrere Jahre nicht nachgehen kann, und er sich davor fürchtet, irgendetwas zu unternehmen.
Wenn man den *Silicea*-Patienten aus dem Schlaf aufweckt, ist er gereizt und jähzornig. Beim Alleinsein ist er ängstlich, verzagt und möchte allem aus dem Wege gehen. Sanfte, zu Tränen geneigte Frauen. Das *Silicea*-Kind ist reizbar und schreit, wenn man es anspricht. *Silicea* ist aufgrund der starken Ähnlichkeit das natürliche und chronische Komplementärmittel zu *Pulsatilla*, es hat jedoch eine tiefere Wirkung auf den Organismus. Religiöse Melancholie, Traurigkeit, Reizbarkeit, Verzweiflung. *Lycopodium*-Patienten sind geistig träge, und ihre Furcht, etwas zu unternehmen, liegt an ihrem Wissen um ihre eigene Unfähigkeit. Bei *Silicea* ist diese Unfähigkeit hingegen nur eingebildet.
Silicea passt nicht für die Art von Reizbarkeit und nervöser Erschöpfung, die bei Geschäftsleuten infolge von Gehirnermüdung auftritt, sondern eher auf die geistige Ermüdung von Akademikern wie beispielsweise Studenten, Anwälten oder auch Predigern. Ein Anwalt sagt: „Seit diesem John Doe-Fall bin ich nicht mehr ich selbst." Die Angelegenheit hat ihn lange Zeit große Anstrengung gekostet, bis er schließlich schlaflose Nächte davon bekommen hat. *Silicea* stellt die geistige Ausgeglichenheit wieder her.

Anmerkung Exkurs

Silicea führt zu Entzündungen an jeglichen fibrinösen Herden und führt hier zum Herauseitern. Es wirkt auf träge Konstitutionen und ruft Entzündungen an fibrinösen Ablagerungen hervor, die sich um alte, eingekapselte Fremdkörper, beispielsweise auch eine Gewehrkugel, gebildet haben. Die Ernährung der Gewebe ist schlecht; schon eine kleine Verletzung eitert, die sich bildende Narbe wird hart und knotig. Entlang einer Schnittverletzung bilden sich aufgrund der mangelhaften und verlangsamten Ernährung des Gewebes fibrinöse Ablagerungen. Alte Geschwüre heilen mit der Bildung von Indurationen ab. Die Stellen, an denen sich Narbengewebe bildet, sind hart, glänzend und glatt.

Wenn *Silicea* in solchen Fällen gegeben wird, treten in dem Gewebe Abszesse hervor und eröffnen sich nach außen. Die Arznei eröffnet auch alte Geschwüre und bringt sie mit normaler Narbenbildung zur Abheilung.
Für gewöhnlich werden eingetretene Splitter durch eine Eiterung nach außen befördert. Bei diesen schwächlichen *Silicea*-Patienten jedoch bildet sich um den Fremdkörper eine fibrinöse Kapsel und verbleibt dort. Dies ist nicht der höchste Ordnungszustand. Wenn eine Eiterung um einen eingedrungenen Fremdkörper wie beispielsweise eine Gewehrkugel entsteht und diesen nach außen drückt, dann ist dies das Beste, was man sich wünschen kann.
Silicea beschleunigt diesbezüglich die Entstehung von Abszessen und Furunkeln. Es führt zum Herauseitern alter Atherome und verhärteter Geschwülste. Das Mittel hat rezidivierende Fibrome und alte, verhärtete Wucherungen geheilt. Wenn sich bei einem Patienten Tuberkel in der Lunge gebildet haben, ruft *Silicea* eine lokale Entzündung an den Herden hervor und stößt sie ab. Wenn jedoch die gesamte Lunge befallen ist, wird sich eine generalisierte, eitrige Lungenentzündung bilden; daher die Gefahr, solche Mittel bei fortgeschrittener Tuberkulose einzusetzen oder gar zu wiederholen. Aber außer *Silicea* haben auch viele andere Arzneien die Kraft, Ablagerungen – das Ergebnis mangelnder Nutrition – durch Eiterungen abzustoßen.
Warzenartige Wucherungen an der Haut, nässende Hautausschläge, Pickel, Pusteln, Abszesse. Eiterungen in den Höhlungen. *Silicea* leitet die Heilung alter Fistelöffnungen mit verhärteten Rändern ein. Katarrhalische Eiterungen; reichliche, schleimig-eitrige Absonderung aus Nase, Augen, Ohren, Brust, Scheide usw.
Silicea ist angezeigt bei Beschwerden durch die Unterdrückung von Absonderungen, insbesondere unterdrücktem Schweiß. Diese Unterdrückungen erzeugen im Organismus einen Zustand, der sogar noch den geringen Rest an verbliebener Ordnung bedroht. Ein übelriechender Fußschweiß verschwindet nach Nasswerden der Füße und es entwickeln sich Frostanfälle und heftige Beschwerden. *Silicea* heilt chronischen Fußschweiß, sofern die Symptome übereinstimmen; es heilt aber auch die Beschwerden, die seit der Unterdrückung eines Fußschweißes bestehen. Dicke, gelbe katarrhalische Absonderungen. Die Patienten sagen: „Ich habe diese Absonderung schon seit so vielen Jahren." Und wenn man genauer nachfragt, dann erfährt man, dass durch eine Art von Schock oder eine Erkältung der Fußschweiß unterdrückt wurde und seither nicht mehr wiedergekommen ist. *Silicea* wird diesen Fußschweiß wieder hervorbringen, die katarrhalischen Absonderungen ausheilen, und mit der Zeit wird dann auch der Fußschweiß verschwinden. Katarrhalische Absonderungen aus der Nase und anderen Schleimhäuten, Verhärtungen, Geschwülste, chronische Gastrtitis, Hirnermüdung – all diese Beschwerden können auf die Unterdrückung von Fußschweiß, Ohrenausfluss oder auf das Zuheilen einer Fistel zurückzuführen sein.

Kopf und Schwindel

Chronische Migräne, mit Übelkeit und Erbrechen einhergehend. Der Kopfschmerz beginnt morgens oder gegen Mittag im Hinterkopf und erstreckt sich nach vorn in die Stirn; er wird gegen Nacht oder durch Geräusch schlechter, besser durch Wärme. Supraorbitalneuralgie, zusammen mit reichlichem Kopfschweiß; besser durch Druck und Wärme. Kalter, klammer Schweiß auf der Stirn. Wenn ein *Silicea*-Patient sich anstrengt, schwitzt er vor allem im Gesicht, der restliche Körper ist nahezu trocken. Es erfordert bei *Silicea* schon einer heftigen Anstrengung, dass der Patient am ganzen Körper schwitzt. Ein hervorstechendes Merkmal ist der Schweiß im oberen Körperbereich und am Kopf. Wöchentlicher Kopfschmerz (*Gelsemium, Lycopodium, Sanguinaria, Sulphur*). Kopfschmerz den Nacken herauf und insbesondere zur rechten Kopfseite, ähnlich wie bei *Sanguinaria*. Gefühl eines Gewichts im Hinterkopf, als würde der Kopf in den Nacken gezogen, mit Blutandrang in den Kopf (*Carbo vegetabilis, Sepia*). Kopfschmerzen schlechter durch kalte Luft. Der *Psorinum*-Patient trägt sogar im Hochsommer eine Pelzmütze. *Magnesium muriaticum*-Kopfschmerzen werden besser durch warmes Einhüllen des Kopfes, aber dennoch möchte der Patient an der frischen Luft sein. Der *Rhus toxicodendron*-Patient schwitzt am ganzen Körper, der Kopf hingegen ist trocken. Der *Pulsatilla*-Patient schwitzt nur an einer Kopfseite.

Schwindel bis hin zu Ohnmacht; mit Übelkeit. Schwindel von der Wirbelsäule nach oben in den Kopf steigend.

Der *Silicea*-Patient muss kalte Luft meiden. Er muss den Kopf warm einhüllen, und zwar insbesondere den schmerzhaften Bereich, wobei er hier reichlich schwitzt.

„Kopfschmerz schlechter durch geistige Anstrengung, übermäßiges Lernen, Geräusche, Bewegung, sogar durch die Erschütterung der Schritte beim Gehen; schlechter durch Licht, Bücken, Pressen beim Stuhlgang, Reden, kalte Luft, Berührung."

Nässende, schorfige Hautausschläge an der Kopfhaut; Ekzema capitis.

Silicea passt bei den fressenden Geschwüren der Syphilis, bei fressenden und sich ausbreitenden Geschwüren an der Kopfhaut. Entzündungen zwischen Kopfhaut und Schädelknochen, mit Bildung von Geschwülsten, die mit einer dickflüssigen Flüssigkeit gefüllt sind. Kephalhämatome. *Silicea* ist besonders bei der Behandlung von Knorpelaffektionen und Wucherungen an den Gelenken, an Fingern und Zehen von Nutzen.

Die *Silicea*-Beschwerden gehen mit verhärteten Drüsen und Lymphknoten einher, insbesondere betroffen sind die Halslymphknoten, die Speicheldrüsen und vor allem auch die Parotiden. Die Parotisdrüsen vergrößern und verhärten sich bei jeder Erkältung (*Barium carbonicum, Calcium carbonicum, Sulphur*). *Pulsatilla* passt für die akute Entzündung der Parotis, *Silicea* hingegen ist mehr bei den chronischen Formen aufgrund einer zugrunde liegenden Psora angezeigt. „Skrofulöse Drüsen."

Augen

Wir finden bei *Silicea* zahlreiche Entzündungen und sonstige Beschwerden der Augen. Hornhautgeschwüre; Pusteln an den Lidern; Ausfall der Wimpern. Eiterung der Lidränder mit Brennen, Stechen und Rötung. Bei sämtlichen Augenbeschwerden kommt es zu heftiger Lichtscheu. Hartnäckigste, chronische, skrofulöse Augenentzündungen, eiternd und mit Geschwürbildung; reichliche,

dünne und wässrige oder dicke, blutige, eitergelbe Absonderung. Syphilitische Iritis. „Perforierendes oder fressendes Hornhautgeschwür." „Flecke und Narben auf der Hornhaut." „Blutschwamm." „Augenentzündung aufgrund traumatischer Ursachen; beispielsweise durch Fremdkörper, die ins Auge geraten sind; mit Abszessbildung." „Furunkel um die Augen herum und an den Lidern." „Lidknorpelgeschwulste." „Gerstenkörner." „Affektionen der Augenwinkel." „Tränengangsfistel." „Striktur des Tränenkanals." Dies hier ist ein kleiner Überblick über die Augenaffektionen von *Silicea*.
Es gibt kein tiefer wirkendes Mittel als *Silicea*, wenn es darum geht, die Veranlagung zu Tuberkulose auszulöschen, sofern die Symptome übereinstimmen. Die meisten Fälle von Tuberkulose werden durch Kälte und kaltes Wetter verschlechtert und bessern sich bei kaltem, trockenem Wetter.

Ohren

Hartnäckigste Katarrhe der Ohren; chronischer, dicker, gelber Ohrenausfluss. Otorrhö infolge von Scharlach. Alle möglichen Störungen des Gehörs bis hin zu Taubheit. Rauschen in den Ohren und Schwerhörigkeit bei vielen Beschwerden; Zischen und Rauschen wie eine Dampflokomotive, oftmals durch mechanische Ursachen oder aufgrund nervöser Störungen. Für gewöhnlich ist es der Beginn eines trockenen Katarrhs des Mittelohrs. *Silicea* ist insbesondere von Nutzen, wenn der Patient bei Katarrhen des Mittelohres und der Eustachischen Röhre zeitweise unter Taubheit leidet und das Gehör mit einem Knacken wieder zurückkehrt. Dies liegt darin begründet, dass irgendwo im Gehörgang angesammelte Flüssigkeiten entweichen, was vom Patienten als Knacken oder als Knall beschrieben wird. Plötzlicher Knall im Ohr wie von einer Kanone, wobei die Rückkehr des Gehörs mit entfernten Geräuschen einhergeht. „Otorrhö: übelriechend, wässrig, geronnen, mit Wundheitsgefühl in der Nase, Krusten an der Oberlippe und Knochenkaries; nach Missbrauch von Quecksilber." Karies der Knochen, und jeder Knochen des Körpers kann bei *Silicea* betroffen sein, zumeist sind es jedoch die kleinen Knochen an Ohren, Nase und Mastoidfortsatz. „Schorfe hinter den Ohren." Ruptur des Trommelfells. Katarrhalische Zustände des Innenohres und der Eustachischen Röhre mit „plötzlichem Verstopfungsgefühl im Ohr, besser durch Gähnen oder Schlucken."
Insbesondere bei den Ohrenbeschwerden kommt es gleichzeitig zu einer Verhärtung der Parotisdrüsen.

Nase

Bildung harter Borken in der Nase. Verlust von Geruchs- und Geschmackssinn. Nasenbluten. Verdickung der Nasenschleimhaut. Bösartigster Nasenkatarrh mit Absonderung von Knochenteilchen aus der Nase. Fürchterlich stinkende Ozäna bei alten Syphilitikern, wenn die Nasenknochen zerstört sind und die Nase wie ein schlaffer Sack dahängt, eingefallen ist oder ulzeriert, sodass nur noch die Öffnung verbleibt. *Silicea* kann diese Fälle heilen, sodass anschließend eine künstliche Nase angepasst werden kann. *Hepar sulphuris* konkurriert mit *Silicea* bei syphilitischen Nasenkatarrhen, wenn die betroffenen Teile phagedänisch sind; *Hepar sulphuris*, *Mercurius corrosivus* und *Arsenicum* sind die antisyphilitischen Hauptmittel bei phagedänischen Nasengeschwüren. Bei Kleinkindern mit blutigen Nasenabsonderungen ist dabei oftmals *Calcium sulphuricum* das passende Mittel.

Gesicht

Das Gesicht des *Silicea*-Patienten sieht seidenartig, anämisch, wächsern und müde aus. Pustuläre und bläschenartige Ausschläge breiten sich über das Gesicht aus, die Nasenflügel reißen ein und an den Lippen bilden sich Fissuren. An den Übergangsstellen von Haut und Schleimhaut bilden sich Krusten. Hautausschläge mit Schorfen; unter den Schorfen bilden sich Verhärtungen, die Schorfe lösen sich ab, die Haut heilt jedoch nicht. Diese Verhärtungen entsprechen demselben schlechten Gewebszustand wie bei Lupus und Epitheliom; das minderwertige Gewebe und das Ekzem begünstigen die Verhärtung. Die kleinen Blutgefäße, die dorthin führen, werden immer dicker, bis sie schließlich knorpelig werden. Es besteht eine Neigung zur Verhärtung weicher Gewebe, harte Gewebe werden bei *Silicea* noch härter.
Bei *Silicea*-Kindern werden die Knochen weich oder nekrotisieren sogar. Oder aber es bildet sich eine Entzündung des Periosts, woraus eine Nekrose entsteht. Karies des Schaftes der langen Röhrenknochen, des Gelenkkopfes und der knorpeligen Anteile. Knorpelabszesse, Chondrome. Knochen brechen und es bilden sich Fisteln. Nekrose der Kieferknochen, der Gelenke, des Hüftgelenks, der Schienbeine, der Wirbelsäule. Nekrose der Wirbelkörper führt zu einer Rückgratverkrümmung, insbesondere nach lateral. Der homöopathische Arzt wird diese Knochenaffektionen häufig unter Zuhilfenahme zusätzlicher Geräte oder Stützen behandeln müssen.
Die Lippen des *Silicea*-Patienten sind rau, rissig und schälen sich. Rhagaden an den Lippen. Schorfe am Randbereich der Lippen. Fissuren der Mundwinkel, die verhärten. Oftmals besteht eine Linie mit Fissuren entlang dem Rand des Schorfes. Kleine, epitheliomartige Krusten bilden sich an den Nasenflügeln; wenn man sie abzupft, hinterlassen sie eine wunde Oberfläche, wie roh, ohne Heilungstendenz. Krustbildung an den Ohren.

Mund und Zähne

Die Zähne werden kariös und verlieren den Zahnschmelz. Das Zahnbein besteht zu großen Teilen aus Calziumsilikat. Die Zahnoberfläche wird rau, verliert das glänzende Aussehen und es kommt zu Karies. Dieser Vorgang tritt meist an der Übergangsstelle zum Zahnfleisch auf. Geschwüre bilden sich an den Wurzelspitzen. Die Zähne schmerzen bei kaltem, feuchtem oder nassem Wetter. Die Zähne sind gelb, zerfallen rasch und das Zahnfleisch zieht sich zurück. Sämtliche neuralgische Schmerzen und Zahnschmerzen bessern sich im warmen Zimmer und durch warme Getränke. Abszesse am Zahnfleisch und im Gesicht, besser durch Wärme. Heftiger reißender Kieferschmerz nachts, besser durch Wärme; diese Schmerzen enden oftmals in Zahnfleischabszessen. Manchmal werden die Schmerzen durch Druck gelindert, solange die betroffene Stelle nicht aufgrund einer Entzündung extrem schmerzhaft ist.

An der Zunge bildet sich eine Entzündung von gichtigem Charakter. Entzündung der Zunge mit drohender Abszessbildung, wobei die entzündete Zunge die gesamte Mundhöhle ausfüllt. Reißende Schmerzen in der Zunge, schlechter nachts, besser durch Wärme.

Hals

Im Halsbereich kommt es zu einer Entzündung und Schwellung sämtlicher Lymphknoten, sowie der inneren als auch der äußeren, wobei alle Lymphknoten auf einmal oder auch nur einzelne betroffen sein können. Tonsillitis mit starken Schmerzen in einer oder beiden Rachenmandeln und drohender Eiterung. Entzündung der Parotisdrüse, in den Unterzungendrüsen und weniger häufig auch in den Unterkieferspeicheldrüsen und den Nackenlymphknoten. Die Drüsen und Lymphknoten sind schmerzhaft, geschwollen und hart, mit Schmerzen im Nacken, in den Schultern und im Kopf. Diese Symptomatik kann selbst bei akuten Entzündungen auftreten, dann jedoch sind die Modalitäten genau entgegengesetzt: bei chronischen Fällen, wenn der Patient durch die Leiden stark mitgenommen ist, verschlechtern sich die Symptome nach einem Bad; der Patient möchte es warm haben, ihm graut vor Kälte und er fröstelt ständig. Wenn hingegen der Hals akut entzündet ist, ist genau das Gegenteil der Fall: Der Patient leidet an Hitzewallungen und unregelmäßigen Fieberwallungen; die Extremitäten sind kalt, der Oberkörper hingegen heiß; er schwitzt an Kopf und Hals und leidet im warmen Zimmer an Hitze und Erstickungsgefühl. Dies ist der Zustand bei Tonsillitis und Abszessen der Halslymphknoten, sofern diese akut sind. *Silicea* zeigt hier seine Verwandtschaft zu *Pulsatilla*. Bei chronischen Manifestationen hat der *Pulsatilla*-Patient ein übermäßiges Hitzeempfinden, bei akuten Beschwerden fröstelt er zunächst und schwitzt. Bezüglich der akuten und chronischen Zustände sind die beiden Mittel genau entgegengesetzt.

Das Mittelbild von *Silicea* ist voller Rachensymptome, aber es ist aufgrund seiner langsamen Entwicklung der Beschwerden nur selten bei akuten Beschwerden indiziert. Es kommt in Betracht, wenn der Patient eine ganze Reihe von Erkältungen durchgemacht hat, die häufig durch *Belladonna* oder andere Akutmittel gelindert wurden, sich aber dennoch immer wieder in den Tonsillen oder den Halslymphknoten festsetzen. *Silicea* beendet diese Erkältungsneigung. Es gibt einen katarrhalischen Zustand im Rachen, der bei jeglicher Erkältung erneut aufbricht und mit Heiserkeit einhergeht, und sich anschließend wieder in den chronischen Zustand zurückzuversetzen. Chronische Rachenkatarrhe. Bei hartnäckigen Rachenentzündungen konkurriert *Silicea* mit *Natrium muriaticum*.

Magen

Silicea führt zu Störungen des Magens und der Leber, es erzeugt Schluckauf, Übelkeit und Erbrechen. All diese Symptome hängen miteinander zusammen und können nur schwer auseinander gehalten werden. Es besteht eine starke Abneigung gegen warme Speisen, der *Silicea*-Patient hat ein Verlangen nach kalten Sachen. Er möchte seinen Tee nur leicht warm, die Speisen jedoch am liebsten kalt; er mag keine warmen Speisen. Manchmal besteht auch eine starke Abneigung gegen Fleisch, aber wenn er doch welches isst, mag er am liebsten kalten Aufschnitt. Er isst gerne Eiscreme und eiskaltes Wasser, und er fühlt sich wohl, wenn er welches im Magen hat. Manchmal ist es ihm gar unmöglich, heiße Getränke zu sich zu nehmen, er bekommt davon Schweiß im Gesicht und am Kopf, sowie Hitzewallungen (*Barium carbonicum*).

Der *Silicea*-Patient wird sowohl durch extreme Hitze als auch Kälte in Mitleidenschaft gezogen. Selbst geringe Temperaturunterschiede beeinträchtigen ihn. Er bekommt Beschwerden durch Überhitzung. Er überhitzt rasch, schwitzt durch geringste Temperaturerhöhungen und erkältet sich.

Hierzu eine Fallschilderung: Ein Gynäkologe hatte während eines Geburtsvorgangs zum Ende der Entbindung hin Schwierigkeiten und überhitzte. Er zog sich seinen Mantel an und ging auf die Veranda, um sich abzukühlen. Kurze Zeit später bekam er Asthma mit heftigem Husten, reichlichem Auswurf und Würgen und Erbrechen, was mehrere Monate lang andauerte. Die Akutmittel hatten nur palliativ gewirkt, eine Gabe *Silicea* hingegen heilte ihn fast genauso schnell, wie die Krankheit ausgebrochen war. Er konnte sich während der Erkrankung nicht in einem warmen Zimmer aufhalten. Die akuten *Silicea*-Beschwerden verschlechtern sich häufig im warmen Zimmer oder allgemein durch Wärme.

Dem *Silicea*-Patienten geht es schlechter durch Milch. Oftmals verträgt der Säugling keinerlei Milch, weshalb der Arzt, wenn er das richtige Mittel nicht kennt, gezwungen ist, zu allen möglichen anderen Speisen zu raten. *Natrium carbonicum* und *Silicea* sind beide hilfreich, wenn der Säugling durch Muttermilch Durchfall bekommt und erbricht. Der Routineverordner wird in solchen Fällen wahrscheinlich Mittel wie *Aethusa* verordnen und dabei *Silicea* völlig außer Acht lassen. Bei Letzterem kommt es aber, wie auch bei *Natrium carbonicum*, zu saurem Erbrechen und Stühlen, die saure, geronnene Milch enthalten. „Abneigung gegen die Muttermilch mit Erbrechen." „Durchfall durch Milch." Nehmen Sie diese beiden Symptome zusammen.

Obwohl der *Silicea*-Patient eine Abneigung gegen heiße Speisen und Getränke hat und kalte Sachen mag, verstärken kaltes Wasser, Eiscreme und allgemein kalte Sachen bei Brustbeschwerden den Husten, sodass er fürchterlich würgen muss; heftiger würgender Husten. Würgen beim Versuch, etwas zu expektorieren, wird für gewöhnlich durch *Carbo vegetabilis* beseitigt, jedoch kommt dieses Symptom auch bei *Silicea* vor.

„Wasserzusammenlaufen im Mund, mit Frösteln und brauner Zunge." „Übelkeit und Erbrechen des Getrunkenen, schlechter morgens." „Wasser schmeckt nicht; er erbricht nach dem Trinken."

Der Magen des *Silicea*-Patienten ist schwach und untätig. *Silicea* ist ein Mittel bei alten Dyspeptikern, die lange Zeit unter Erbrechen gelitten hatten, insbesondere eine Abneigung gegen heiße Speisen und Getränke besteht, sie keine Milch vertragen, kein Fleisch mögen und auch die anderen körperlichen und auch geistigen Symptome übereinstimmen.

Silicea war eins unserer wichtigsten Mittel bei den chronischen Durchfallerkrankungen der Soldaten im Bürgerkrieg. Es hat einen großen Prozentsatz derjenigen geheilt, die aufgrund dessen krank geworden sind, dass sie auf feuchtem Boden geschlafen haben, die alle möglichen Sachen gegessen haben, bis Magen und Darm völlig erschöpft waren, die durch zu lange Märsche erkrankt waren oder dadurch, dass sie aus dem kalten Norden in den Süden gezogen sind oder allgemein durch Überhitzung. *Silicea* ähnelt *Sulphur* bei den dabei auftretenden Symptomen.

Abdomen

Bei *Silicea* treten auch einige Schmerzen in Magen und Darm auf, überwiegend kommt es jedoch zu einer Druckschmerzhaftigkeit. Kolikartige Schmerzen, Flatulenz und Druckempfindlichkeit. Es besteht ein chronisches Wundheitsgefühl im Magen; wenn dies längere Zeit bestehen bleibt, entwickelt sich ein tuberkulöser Zustand. Die Bauchschmerzen von *Silicea* werden durch Wärme gebessert. Auftreibung der Eingeweide mit Flatulenz und Rumoren im Bauch. Auftreibung des Abdomens bei Kindern und Erwachsenen (*Barium carbonicum*); Engegefühl um das Abdomen. Der Patient verträgt keinen Kleiderdruck; Verschlimmerung der Beschwerden nach dem Essen. Das entscheidende Merkmal bei den Beschwerden ist jedoch die Besserung durch Wärme.

Rektum und Stuhl

Stuhlverstopfung durch Unfähigkeit des Mastdarms, die Fäzes auszutreiben. Es kommt bei *Silicea* nur selten vor, dass der Stuhl im Rektum liegen bleibt, ohne dass dabei Stuhldrang auftritt wie bei *Alumina*; vielmehr herrscht heftiger Stuhldrang, aber der Darm kann nicht entleert werden. Der Stuhl kann aus kleinen Kotballen bestehen, oder aber groß und weich oder groß und hart sein; der Patient muss jedoch immer stark pressen, schwitzt dabei stark am Kopf und quält sich. Es kommt zu einem Kotstau im Rektum; der Patient presst bis er schwach und erschöpft ist, aber *der teilweise herausgepresste Stuhl schlüpft wieder zurück*, und schließlich gibt der Patient verzweifelt auf. Er kann sich nur auf mechanischem Wege Erleichterung verschaffen. Das heftige Pressen, um den Stuhl zu entleeren, tritt bei vielen Arzneien auf, besonders jedoch bei *Alumina, Alumen, China, Natrium muriaticum, Nux vomica, Nux moschata* und *Silicea* auf.

Silicea hat Bandwürmer beseitigt, sofern die Symptome übereingestimmt hatten (*Calcium carbonicum, Sulphur*).

Silicea hat auch Fisteln geheilt. Patienten mit Schwindsuchtneigung sind auch anfällig für Abszesse im Bereich des Mastdarms, die nach innen oder außen hin aufbrechen und vollständige oder unvollständige Fisteln bilden. Diese scheinen sich anstelle des Leidens zu bilden, das ansonsten normalerweise eintreten würde; und wenn sie durch operative Eingriffe oder andere äußerliche Maßnahmen behandelt werden, dann besteht die Gefahr, dass sich Lungenbeschwerden manifestieren – entweder in Form eines chronischen Katarrhs oder tuberkulösen Infiltrationen. *Silicea* ist eines der Mittel, welche hier die konstitutionelle Ordnung wieder herstellen, und in ein bis fünf Jahren wird die operative Eröffnung der Fisteln nicht mehr nötig sein, da sie ausheilen. Durch die Chirurgie werden die Fisteln prompt beseitigt, und eine Zeit lang fühlt sich der Patient danach auch ganz wohl. Aber in wenigen Jahren schon kommt der Zusammenbruch. *Caust., Berb., Calc. c., Calc. phos., Graph., Sulph.,* usw. sind bei derartigen Beschwerden die passenden Mittel. *Silicea* folgt hier gut auf *Thuja*.

Harnwege und Urin
Eiterungen in den Harnwegen. Katarrh der Schleimhäute des Harntrakts. Alte, hartnäckige Blasenkatarrhe mit Blut und Eiter im Urin. Reichliches, fadenziehendes Harnsediment. Prostatitis mit Absonderung von dickem, stinkendem Eiter aus der Harnröhre. Gonorrhö mit eitriger oder eiterartiger Harnröhrenabsonderung; geringe Absonderung von Schleimhautfetzen, Blut und Eiter. Die Absonderungen sind zuweilen dick oder auch wie geronnen, und diese Art der Absonderung kann bei *Silicea* an sämtlichen Schleimhäuten auftreten. Unwillkürlicher nächtlicher Harnabgang; Bettnässen bei Jungen und Mädchen.

Männliche Geschlechtsorgane
Abszesse entlang des Penis, im Perineum, an der Prostata oder an den Hoden. Chronische Entzündung und Verhärtung der Hoden, mit starken Schmerzen einhergehend; Empfindlichkeit in den Hoden und Schmerz wie gequetscht. Hydrocele [Wasserbruch] bei kleinen Jungen oder auch bei Erwachsenen.
Bei Männern kommt es zu Impotenz und Schwäche der Genitalien nach dem Geschlechtsakt. Der Patient ist nach dem Koitus erschöpft, auch wenn er diesen nur selten ausübt. Es dauert eine Woche bis zehn Tage, bis er wieder bei Kräften ist (*Agaricus*). Reichlicher Schweiß an den Genitalien mit Erschöpfung, schwachem und ermüdetem Rücken.

Weibliche Geschlechtsorgane
Bei *Silicea*-Frauen kommt es ebenfalls zu einer Erschöpfung der Sexualfunktionen. Seröse Zysten bilden sich in der Scheide. Fistelöffnungen und Abszesse entstehen um die Vulva, die mit der Bildung harter Knötchen oder aber überhaupt nicht abheilen. Kleine Fistelöffnungen, aus denen ein stinkendes, käsiges Sekret abgesondert wird. Sie verheilen unter der Bildung kleiner Knötchen und brechen dann an derselben Stelle wieder auf. *Silicea* ist ein nützliches Mittel bei Frauen, die zu solchen Abszessen neigen.
Gebärmutterblutungen zwischen den Monatsblutungen. Bei *Silicea* kommt es leicht zu Blutungen aus dem Uterus; Blutungen setzen ein vor der Menstruation, durch Aufregung und insbesondere beim Stillen; sobald das Kind an die Brust gelegt wird, setzt die Blutung ein. Beachten Sie hierbei den Unterschied zwischen *Calcium carbonicum* und *Silicea*. Bei *Calcium carbonicum* besteht zwar eine Neigung zu Gebärmutterblutungen während der Stillzeit, diese aber nicht speziell dann auf, wenn das Kind an die Brust gelegt wird.
Silicea heilt Hydrosalpinx und Pyosalpinx, die mit reichlicher, wässriger Absonderung aus der Gebärmutter einhergehen. Bei der Frau bildet sich eine klumpenartige Geschwulst auf einer Seite des Uterus, die sich ständig vergrößert; auf einmal entleert sich daraus schwallartig eine wässrige, blutig-eitrige Flüssigkeit, und die Geschwulst verschwindet; bald darauf jedoch füllt sie sich wieder, um sich erneut in einem Schwall zu entleeren. Und hier haben wir es mit den Kennzeichen der Hydrosalpinx und Pyosalpinx zu tun.
Völliges Ausbleiben der Menstruation über mehrere Monate; Amenorrhö.
Seröse Zysten in der Scheide von der Größe einer Erbse oder einer Orange; sie treten aus der Scheide hervor oder drängen nach oben und flachen entsprechend

den anatomischen Verhältnissen ab. Viele kleine Zysten bilden sich und stehen beieinander wie Pecannüsse. *Rhododendron* und *Silicea* haben dergleichen geheilt, auch wenn sonst nur wenige Symptome vorhanden waren.
„Leukorrhö: reichlich, scharf, wundmachend, milchig; nach vorherigem Schneiden in der Nabelregion; verursacht beißenden Schmerz, besonders nach sauren Speisen; während des Urinierens; schwallartig; mit Gebärmutterkarzinom."
„Harte Knoten in den Brüsten." Drohender Abszess der Brüste. Wenn das Mittel rechtzeitig gegeben wird, kann es die ganze Problematik beheben. Es ist jedoch auch wenn es spät verabreicht wird und die Eiterung unausweichlich ist, noch hilfreich. Es kann Klopfen, Berührungsempfindlichkeit und Schweregefühl in der Brustdrüse bestehen, und dennoch lindert *Silicea* den Schmerz und beschleunigt die Eiterung, sodass sich der Abszess auf natürliche Weise nach außen öffnet, sich etwas Sekret entleeren kann und sich die Stelle dann gleich wieder verschließt. Wenn jedoch Schmerzmittel gegeben wurden oder heiße Auflagen gemacht wurden, werden Sie mit Ihren homöopathischen Arzneien nichts mehr bewirken. Der betroffene Teil ist sehr stark durchblutet, und die Anwendung einer heißen Auflage verstärkt das Übel. Es kommt zu einem vermehrten Blutandrang in das Gebiet, und wenn es zur Eiterung kommt, führt dies zu noch mehr Gewebsuntergang. Und anstelle eines Fingerhuts voll Eiter wird sich über Tage hinweg tassenweise Sekret entleeren und die halbe Brustdrüse wird zerstört sein.
Silicea ist auch ein Mittel für Frauen, die aufgrund ihrer Schwäche zu Aborten neigen, oder bei denen es überhaupt nicht zu einer Konzeption kommt. Es hat den Anschein, als wären die Unterleibsorgane völlig ermüdet und außerstande, ihre Funktionen auszuüben.
Ein Säugling, der *Silicea* benötigt, hat allerlei Beschwerden. Er ist stets kränklich und verträgt die Muttermilch oder auch jegliche andere Milchart nicht, bekommt davon Durchfall und muss erbrechen. Ein gesundes Kind hingegen verträgt auch minderwertige Milch.

Atemwege und Husten

Der *Silicea*-Husten ist von gefährlicher Ausprägung. Die Arznei passt auf die frühen Stadien der Schwindsucht, wenn die Lunge noch nicht in großem Ausmaß betroffen ist. Sie passt auch für katarrhalischen Husten, wenn die Symptome übereinstimmen. Wenn sich in der Lunge ein kleiner Abszess gebildet hat, der keine Heilungstendenz hat, dann bringt *Silicea* den Regenerationsprozess ins Rollen und führt zu einem Zusammenziehen der Abszesswände. Hartnäckige Bronchialkatarrhe mit asthmatischer pfeifender Atmung, Zittern, Erstickungsgefühl und Unfähigkeit sich zu bewegen; ausgelöst durch Erhitzung und Überanstrengung. Wenn der *Silicea*-Patient nach heftiger Anstrengung und Erwärmung der Zugluft ausgesetzt ist oder sich durch ein kaltes Bad erkältet, beginnt er zu Frösteln. Er bekommt feuchtes Asthma mit groben Rasselgeräuschen, die Lunge scheint mit Schleim angefüllt, und er scheint zu ersticken. *Silicea* ist insbesondere angezeigt bei Asthma alter Sykotiker oder bei Kindern sykotischer Eltern. Hierbei steht es in Konkurrenz zu *Natrium sulphuricum*. Der Patient ist blass, anämisch, mit wächsernem Gesicht, großer Erschöpfung und starkem Durst.

Asthmaanfälle aufgrund unterdrückter Gonorrhö und Anfälligkeit für Beschwerden nach Überanstrengung und Erwärmung, wie wir es bei den meisten Sykotikern vorfinden.
Trockener, quälender Husten mit Heiserkeit; drohende Kehlkopftuberkulose; eigentümlich gebrochene Stimme durch Verdickung der Kehlkopfschleimhaut oder durch tuberkulöse Herde. Wundheitsgefühl in der Brust bei drohender Miliartuberkulose, mit Verschlechterung durch kalte und Besserung durch warme Getränke. Lungenaffektionen bei Steinmetzen; der feine Steinstaub verursacht chronische Irritationen der Bronchien; *Silicea* wiederum ruft eine Eiterung hervor, durch welche diese Staubpartikel ausgeschieden werden.
Der Auswurf ist reichlich, fötid, grün, eitrig, zäh, milchig, zuweilen enthält er blasses, schaumiges Blut; scharfer Schleim; Auswurf nur tagsüber.
Chronische Neigung zu Erkältungen, die sich in der Brust festsetzen und zu asthmatischen Beschwerden führen. Chronische Bronchitis. Lungenentzündung mit Eiterung. *Silicea* ist besonders hilfreich bei den späten Stadien der Pneumonie und den alten, chronischen Beschwerden, die infolge einer Lungenentzündung auftreten. Der Patient erholt sich nach einer Lungenentzündung nur langsam (*Lycopodium, Sulphur, Phosphorus, Silicea, Calcium carbonicum*). Hitzewallungen und Schleimrasseln auf der Lunge. Hitzewallungen im Gesicht tagsüber (*Sulphur, Sepia, Lachesis*). Bei *Silicea* treten Rasselgeräusche wie bei *Antimonium tartaricum* auf sowie Hitzewallungen wie bei *Sulphur* und *Lycopodium*.
Tuberkulose mit dickem, gelbem, grünem, eitrigem Auswurf; Kälte ist bei dem *Silicea*-Patient ausgeprägter als beim *Calcium carbonicum*-Patient; desweiteren leidet er unter Kopfschweißen, Schmerzen in den Lungen, insbesondere Wundheitsgefühl und Stechen.

Rücken und Extremitäten
Im Bereich der Extremitäten kommt es zu Entzündungen des Periosts. Hühneraugen (*Antimonium crudum, Graphites*). Einwachsen der Fußnägel. Rheumatismus der Fußsohlen, sodass er nicht gehen kann (*Antimonium crudum, Medorrhinum, Ruta, Silicea*).

Schweiß
Sobald er einschläft, fängt er an zu schwitzen (*Pulsatilla, Conium*).
Silicea ist auch ein nützliches Mittel bei Epilepsie; die Aura beginnt im Solar plexus und erstreckt sich danach in die Brust und in den Magen.
Silicea ist ein Komplementärmittel zu *Calcium carbonicum, Pulsatilla* und *Thuja*.

Spigelia anthelmia — Spig.
Anthelminthia quadriphylla; Wurmkraut, Wurmtreibende Spigelle. *Loganiaceae.*

Allgemeines
Spigelia ist insbesondere in Bezug auf Schmerzen bekannt. Das Mittel ist indiziert bei Personen, die aufgrund einer Erkältung geschwächt sind und anschließend Rheuma bekommen haben, hinfällig sind und Schmerzen leiden.

Kaum ein Nerv, der nicht betroffen wäre; schießende, brennende, reißende, neuralgische Schmerzen; vorwiegend um die Augen, am Kiefer, im Gesicht, an den Zähnen, in den Schultern; Brennen wie durch heiße Nadeln durch Gesicht und Nacken in alle Richtungen; stechende, reißende Schmerzen, schlimmer durch Bewegung oder irgendeine Tätigkeit, sogar durch Nachdenken, geistige Anstrengung, durch Essen. Schmerzen in Nacken und Schultern bessern sich durch Wärme; die Schmerzen um die Augen herum durch Kälte.
Schießende, reißende Schmerzen in den Extremitäten wie durch glühende Drähte. Manchmal nehmen die Schmerzen beim Hinlegen zu, zumeist werden sie jedoch besser, wenn sich der Patient ruhig verhält; Verschlechterung durch Licht, Essen, Bewegung, Erschütterung; der schmerzhafte Bereich ist so schmerzhaft empfindlich, dass jegliche sanfte Bewegung, beispielsweise Treppensteigen nach oben oder unten, oder die Erschütterung beim Fahren im Wagen den Schmerz unerträglich macht.
Der *Spigelia*-Patient ist empfindlich gegen Kälte und gegen atmosphärische Veränderungen. Er leidet an Rheuma und an Neuralgien.
Heftige Schmerzen um die Augen. Bei der routinemäßigen Verordnung wird der Gebrauch der Arznei auf diesen Bereich eingeschränkt. Die Schmerzen verschlechtern sich durch festen Druck, wobei vorsichtiger, sanfter und lange anhaltender Druck zuweilen bessert; jegliche Bewegung der drückenden Hand jedoch verschlechtert. Der betroffene Teil ist geschwollen und entzündet. Die Augen sind gerötet und geschwollen.
Das Mittel wird auch eingesetzt bei neuralgischen Beschwerden der Thoraxmuskeln. Zahlreiche Schmerzen von *Spigelia* werden dem Herzen zugerechnet, dabei handelt es sich tatsächlich um Interkostalneuralgien; reißende Schmerzen, die in die Schultern und in den Nacken schießen, insbesondere auf der linken Seite, und den Arm hinunter. Die Brustschmerzen schießen hierhin und dorthin.
Unregelmäßige Herzaktionen. Schmerzen in Verbindung mit Herzklappenstörungen, insbesondere wenn diese aus einem Rheumatismus resultieren. Rheumatisch bedingte Perikarditis und Endokarditis. Stechende Schmerzen in der Brust und im Auge, wie von einem Messer.

Geist und Gemüt

Diese Arznei benötigt weitergehende Prüfungen, denn die Gemütssymptome sind bislang noch so gut wie unbekannt. „Gedächtnisschwäche." „Geschäften gegenüber abgeneigt." „Ruhelos und ängstlich, besorgt um die Zukunft." „Schwermütige Stimmung mit Selbstmordgedanken." „Furcht vor spitzen Gegenständen, Nadeln usw." „Leicht gereizt oder beleidigt." Dies ist alles, was man für wert befunden hat, um es in den *Leitsymptomen* aufzunehmen, was zeigt, dass die Gemütssymptomatik in den Prüfungen nicht richtig herausgebracht wurde.
Zahlreiche Beschwerden treten morgens auf; der Patient ist morgens müde und hat zahlreiche reißende Schmerzen.
Menschen, die an chronischer Anämie leiden, und bei denen es zu einer Verlagerung der Beschwerden auf die Nerven kam; sie sind gesundheitlich stark angeschlagen, blass, nervös und leiden an Herzklopfen und unregelmäßigem Puls.

Schwindel beim Aufstehen am Morgen; der Patient steht auf mit heftigen Kopfschmerzen und Schwindel. Er ist so nervös und aufgeregt, dass er „in die Luft gehen" könnte, er kann nicht ruhig bleiben, kann sich nicht beherrschen.

Kopf und Schwindel

Pulsieren und Stechen im Kopf, manchmal gebessert durch Liegen mit dem Kopf hoch; schlechter durch Bücken, Bewegung und durch Geräusche. Manchmal werden Schmerzen im Bereich der Augen oder Kopfschmerzen beim Waschen mit kaltem Wasser besser, aber nach dem Waschen verschlimmern sie sich. Während den Kopfschmerzen sind Nacken und Schultern steif; es ist eine scheinbare Steifigkeit, denn der Patient kann sich aufgrund der Schmerzen nicht bewegen. Er sitzt wie festgenagelt im Stuhl, es geht ihm schlechter durch Geräusch, Licht, wenn er sieht, wie sich etwas im Raum bewegt, dem er nachschauen muss. „Feine grabende, reißende Schmerzen im Gehirn." Diese Empfindung scheint im Gehirn aufzutreten, wahrscheinlicher bezieht sie sich jedoch auf die Nerven der Kopfhaut. „Heftiger Schmerz im linken Scheitelbein bei Bewegung, beim Gehen oder wenn er einen Fehltritt macht; schlimmer gegen Abend." „Heftiger Druck und Drücken von innen nach außen in der Stirn, schlimmer beim Bücken, besser durch Druck mit der Hand." „Spannender, reißender Schmerz in der Stirn, besonders unter dem Stirnhügel; erstreckt sich in die Augenhöhle." Beachten sie die Intensität der Schmerzen. Wühlende, reißende Schmerzen im Hinterhaupt, im linken Scheitel und in der Stirn, schlechter durch Bewegung, laute Geräusche, wenn der Patient laut redet oder sogar wenn er nur den Mund etwas öffnet; besser im Liegen. Drückender Schmerz in der rechten Stirn, einschließlich des rechten Auges, morgens im Bett; schlechter sogar jedoch nach dem Aufstehen; der Schmerz sitzt tief, wird durch Druck nicht beeinträchtigt; er nimmt bei Bewegung stark zu und bei plötzlichem Kopfdrehen ist es, als ob das Gehirn locker wäre; schlechter durch jegliche Erschütterung, durch Auftreten oder Stuhlpressen. Beim Bewegen der Gesichtsmuskeln kommt es zu einem Gefühl, als ob der Kopf platzen würde. Gefühl eines Bandes um den Kopf. Neuralgischer Kopfschmerz, der sich über oder unter dem linken Auge festsetzt, nach Aufenthalt in feuchtem, regnerischem Wetter; Hyperästhesie der Äste des Trigeminusnervs.

Wenn der Schmerz zunächst einsetzt, besteht keine allzu große Hyperästhesie. Wenn er jedoch andauert, nimmt sie immer mehr zu und es kommt zu einer Kongestion des Auges. Ich habe *Spigelia*-Patienten mit so heftigen Schmerzen erlebt, dass es zu einer völligen Erschöpfung, kaltem Schweiß und Erbrechen kam.

Der *Hepar sulphuris*-Patient ist so schmerzempfindlich, dass er durch Schmerzen bewusstlos wird; Ohnmacht aufgrund von Schmerzen.

Der *Chamomilla*-Patient nimmt den Schmerz so intensiv wahr, dass er dadurch reizbar wird, in Raserei verfällt und Zornausbrüche bekommt.

Der *Spigelia*-Patient leidet auch sehr heftig an seinen Schmerzen, und die Schmerzen hinterlassen ihre Spuren; die betroffenen Körperteile werden rot, entzündet und empfindlich. Die Kopfschmerzen verschlechtern sich durch Wärme und werden zeitweise durch Kälte gelindert; bei den Schmerzen in anderen Bereichen ist es genau umgekehrt.

Die Kopf- und Magensymptome bei *Phosphorus* bessern sich durch Kälte, die Beschwerden der Brust und des restlichen Körpers bessern sich durch Wärme. Bei *Arsenicum* wird der Kopfschmerz oftmals durch Waschen mit kaltem Wasser besser, während der Patient an sich sehr kälteempfindlich ist und bei seinen sonstigen Beschwerden ein Verlangen nach Wärme hat.

Augen

Bei *Spigelia* kommen zahlreiche Symptome bezüglich der Sehfähigkeit vor, und visuelle Symptome können auch zu weiteren Beschwerden führen. Manchmal kann der Patient nur starr geradeaus sehen, denn wenn er nach unten sieht, wird ihm schwindelig – auch wenn er keine Schmerzen hat; alles dreht sich ihm dann im Kreis. Diese Beschwerden treten für gewöhnlich bei vielen Leuten auf, wenn sie aus einer Höhe nach unten sehen; bei *Spigelia* genügt es jedoch schon, wenn er an seiner Nase nach unten sieht; daher sitzt er still da und schaut nur nach vorn.
Einwärtsschielen; Auswärtsschielen; Akkomodationsstörungen; alle Arten von Krampfzuständen der Augenmuskeln; es ist schwierig, dem Patienten eine Brille anzupassen, da er seinen Blick nicht fokussieren kann. Die Beschwerden treten bei *Spigelia* infolge einer Neuralgie auf, bei *Ruta* hingegen sind sie die Folge einer Überanstrengung der Augen. Latente Sehstörungen.
Wenn sich das Sehvermögen andauernd ändert, muss dies mit Hilfe einer Arznei behandelt werden. Stechende Schmerzen in den Augen und in der Umgebung der Augen; sie erstrecken sich oftmals von einer Stelle aus in alle Richtungen. Die Augäpfel sind schmerzhaft bei Berührung. Die Augenbeschwerden werden schlimmer beim Denken daran und in der Nacht. Unerträglicher drückender Schmerz, schlimmer beim Drehen der Augen; Schwindel beim Versuch, die Augen zu drehen, sodass er den ganzen Kopf drehen muss, um zur Seite sehen zu können. Schmerz erstreckt sich von den Augen in die Stirnhöhle und in den Kopf. Gefühl, als wären die Augäpfel zu groß für die Höhle. Ich kann mich an eine Patientin erinnern, die von einem Augenarzt zum andern ging und der an zahlreichen Visusstörungen litt; keine Brille wollt ihr passen. Sie verspürte einen scharfen, stechenden Schmerz über dem linken Auge, der Tag und Nacht anhielt, sodass sie nur schlafen konnte, wenn sie total erschöpft war. *Lac felinum* heilte ihre Beschwerden. Anhaltender, fein stechender Schmerz über dem linken Auge wurde bei den Prüfungen der Katzenmilch herausgebracht.
Spigelia hat einen Fall von Pterygium („Flügelfell“) geheilt; wahrscheinlich handelte es sich aber um ein falsches Pterygium aufgrund einer heftigen Neuralgie, die über mehrere Monate hin anhielt.

Brust und Herz

Stechende Brustschmerzen, schlimmer durch die geringste Bewegung, Atmen; reißendes Gefühl in der Brust. Gefühl von Zittern in der Brust beim Bewegen der Arme oder bei jeglicher Bewegung. Kann nur auf der rechten Seite liegen, mit dem Kopf erhöht. Rheumatische Beschwerden in der linken Brustseite. Gefühl, als würde das Herz mit einer Hand zusammengedrückt. Schnurrendes Gefühl über der Herzgegend; wellenartige Bewegungen, die nicht pulssynchron auftreten. Wellenartiges Herzklopfen, nicht synchron mit dem Puls. Zittern

der Karotiden. Akute Perikarditis mit Angst und Gefühl eines Gewichts in der Herzgegend. Diese Beschwerden treten oftmals infolge eines Rheumaanfalls auf, entweder gegen Ende des Anfalls oder erst nach einigen Monaten, wenn das Fieber verschwunden ist. *Spigelia* ist nur selten angezeigt bei rheumatischen Herzbeschwerden phlegmatischer Personen, die nur über schwache Empfindungen verfügen.
Wenn eine rheumatische Erkrankung die venöse Herzseite befällt, und es zu einem Gefühl von „Verstopfung" und Völle im ganzen Körper kommt, die Glieder anschwellen, bei Druck aber keine Delle bleibt, und das Gesicht fleckig wird, dann ist es ein ernsthafter Zustand, der zu Glomerulonephritis (Bright'sche Krankheit) oder sogar zum Tode führen kann.

Spongia tosta **Spong.**

Euspongia officinalis; Meeressschwaqmm, Dalmatiner Schwamm. *Spongiidae.*

Allgemeines

Die Gemütssymptome von *Spongia* zeigen, dass wir es mit einem Herzmittel zu tun haben. Wenn eine Arznei die Angst, Furcht und Atemnot erzeugt, wie dies bei *Spongia* der Fall ist, dann handelt es sich aller Wahrscheinlichkeit um ein Herzmittel – es sei denn, diese Zustände hängen mit Reizungen oder entzündlichen Erkrankungen des Gehirns zusammen. Bei *Spongia* jedoch finden wir ausgeprägte Angst, Furcht vor dem Tod und Erstickungsgefühl in Verbindung mit Herzklopfen und einem Beklemmungsgefühl in der Herzgegend, ohne jegliche Gehirnsymptome. Es passt besonders bei Krankheiten, die mit Schmerzen, einer Art „Verstopfungsgefühl" und Völle in der Herzgegend oder in der Brust einhergehen, mit Atemnot, Angst, Furcht vor dem Tod, Furcht vor der Zukunft oder Furcht, dass etwas Schreckliches passieren wird. Der Patient erwacht in der Nacht mit großer Furcht, und es dauert eine ganze Zeit lang, bevor er seine Umgebung wahrnimmt (*Aesculus, Lycopodium, Sambucus nigra, Lachesis, Phosphorus* und *Carbo vegetabilis*).
Spongia ist mit *Aconitum* eng verwandt, bei dem es ebenfalls zu Erregung des Herzens, Angst, Furcht und Ruhelosigkeit kommt; der *Aconitum* Patient fürchtet sich vor dem Tode, er sagt die Todesstunde voraus, wobei diese Zustände mit starker fiebriger Aufregung zusammenhängen. Bei *Spongia* tritt fiebrige Erregung nur in geringem Umfang auf, dennoch ist *Spongia* ein viel tiefer wirkendes Mittel als *Aconitum*. Die *Spongia*-Herzbeschwerden entwickeln sich eher langsam, es kommt zu Gewebsveränderungen und Herzvergrößerung. Das Herz wird immer größer und die Herzklappen verändern sich, sie schließen nicht mehr richtig. Es kommt zu blasenden oder schwirrenden Herzgeräuschen, zu Regurgitation (Zurückströmen des Blutes ins Herz) und den charakteristischen *Spongia*-Gemütssymptomen. *Aconitum* und *Spongia* ähneln einander bei Krupp, aber *Spongia* hat auch hier eine tiefere Wirkung; die Beschwerden setzen langsam ein und entwickeln sich über mehrere Tage hinweg. Der *Aconitum*-Patient jedoch erkältet sich nach Aufenthalt in kaltem, trockenem Wind und der Krupp tritt noch in derselben Nacht während des ersten Schlafs auf; bereits vor Mitternacht hat er einen trockenen,

heiseren Krampfhusten. Der *Spongia*-Patient hat sich bereits am Vortag oder vor zwei Tagen erkältet. Zunächst sind die Schleimhäute rau und trocken, und er muss ständig Niesen. Bei beiden Arzneien setzt der Krupp vor Mitternacht ein, mit trockenem, heiserem, bellendem Husten, sägender Atmung und Trockenheit der Luftwege. Die Mittel sind sich hierbei so ähnlich, dass wenn *Aconitum* die Beschwerden nur teilweise kontrolliert und diese in der nächsten Nacht wieder auftreten oder in derselben Nacht bis nach Mitternacht weiter andauern, *Spongia* das natürliche Folgemittel wird. *Spongia* wird dann deshalb von Nutzen sein, weil es wahrscheinlich gleich zu Beginn das richtige Mittel gewesen wäre. Es ist angezeigt, wenn der Krupp in jeder darauf folgenden Nacht schlimmer wird, und es zu heiserem Bellen und Krächzen vor Mitternacht kommt; der Krupp kann allerdings bei *Spongia* auch nach Mitternacht auftreten. *Spongia* ist ein tief wirkendes Mittel, obwohl die Beschwerden manchmal sehr rasch einsetzen.
Bei *Hepar sulfuris* tritt Verschlimmerung am Morgen ein. Und wenn *Aconitum* den Krupp anscheinend unter Kontrolle gebracht hat, dieser jedoch am nächsten Morgen wieder auftritt, ist *Hepar sulfuris* angezeigt. Oder wenn der Krupp am nächsten Abend mit Schleimrasseln in der Brust auftritt, ist ebenfalls *Hepar sulfuris* das richtige Mittel. Trockener Husten ohne Schleimrasseln entspricht *Spongia*. Wenn das Kind zugedeckt sein möchte oder sagt, dass es fröstelt, ist *Hepar sulfuris* von Nutzen. Wenn es hingegen sagt, dass der Raum zu warm ist, und es die Decken von sich stößt, benötigt es *Calcium sulphuricum*.
Dem *Spongia*-Patienten geht es in einem warmen Raum oder durch Wärme schlechter. Er möchte es kühl haben, wie *Iodum*, aber es geht ihm besser durch warme Getränke (*Arsenicum, Nux vomica, Lycopodium*).
Die Neigung zu Affektionen der Drüsen und Lymphknoten ist bei *Spongia* sehr ausgeprägt. Tatsächlich können auch alle Drüsen und Lymphknoten betroffen sein; sie vergrößern sich allmählich und werden immer härter. Drüsen, die sich entzündet haben, werden groß und hart, oder sie hypertrophieren. Herzhypertrophie (*Kalmia, Sepia, Naja*). *Spongia* hat Endokarditis und andere rheumatisch bedingte entzündliche Herzkrankheiten geheilt. Außerdem auch Hypertrophie der Schilddrüse, Kropf, wenn gleichzeitig das Herz affiziert war und die Augen hervortraten. Schwellung der zervikalen Lymphknoten; hartnäckige Fälle von Hodenvergrößerung; Orchitis infolge einer Erkältung, nach unterdrückter Gonorrhö oder durch andere Ursachen; allmählich zunehmende Verhärtung der Hoden.

Atemwege und Husten

Spongia wirkt auf sämtliche Atemorgane; es kommt zu kardialer Atemnot und heftigsten asthmatischen Beschwerden. Trockenheit der Luftwege mit Pfeifen und Giemen, nur selten mit Schleimrasseln; der Patient muss aufsitzen und sich nach vorne beugen. Manchmal bildet sich nach schwerer Atemnot ein weißer, zäher Schleim in den Luftwegen, der nur schwer expektoriert werden kann; wenn er nach oben steigt, muss er meist wieder geschluckt werden (*Arnica, Causticum, Lachesis, Kalium carbonicum, Kalium sulphuricum, Nux moschata, Sepia, Staphisagria*).
Atemnot schlechter im Liegen. Diese Modalität tritt gewöhnlich auch bei den anderen Beschwerden auf. Heftiger Schmerz in der Schädelbasis zwingt den

Patienten, sich im Bett aufzusetzen und sich ruhig zu verhalten. Halten des Kopfes in aufrechter Position bessert den dumpfen Druck im Hinterkopf.

Kopf

Es gibt zahlreiche Kopfschmerzen bei *Spongia*, beispielsweise im Hinterkopf oder in der Stirn; kongestive Kopfschmerzen; zumeist gehen sie jedoch mit Kropf, Herzbeschwerden und Asthma einher und treten – wahrscheinlich – infolge einer trägen Durchblutung des Gehirns auf.

Gesicht

Ängstlicher Gesichtsausdruck bei Krupp; livides, blasses und gedunsenes Gesicht; blaues, bleiches Gesicht mit eingefallenen Augen. Gesichtsröte mit ängstlichem Ausdruck; Gesicht abwechselnd rot und blass; kalter Gesichtsschweiß. Diese Symptome sind die natürlichen Folgen von Schweratmigkeit und daher nicht ausschlaggebend für die Mittelwahl. Wären die Symptome primär vorhanden, würden sie wahrscheinlich *Arsenicum* indizieren, aber wenn sie im Zuge von Herzbeschwerden auftreten, sind sie unwichtig.

Hals

„Halsentzündung, schlimmer nach Essen von Süßigkeiten." „Schilddrüse geschwollen, auf einer Ebene mit dem Kinn; nachts Erstickungsanfälle, bellender Husten, mit Stichen im Rachen und Wundheitsgefühl im Bauch." Vergrößerte Rachenmandeln. Schlucken fällt schwer.

Atemwege und Husten

Spongia ist das Heilmittel, wenn Atemnot und Husten durch warme Speisen gebessert werden; zuweilen werden die Beschwerden auch durch warme Getränke gelindert.
Kehlkopfbeschwerden mit starker Heiserkeit, bei Patienten mit Neigung zu Schwindsucht, hereditärer Tuberkulose, kachektischem Aussehen und schwachen Lungen, jedoch ohne Tuberkelbildung. Auf einmal setzt die Heiserkeit ein. Bei schwindsüchtigen *Spongia*-Patienten setzen sich Erkältungen rasch am Kehlkopf fest und es kommt zu Heiserkeit. Seien Sie bei diesen Patienten aufmerksam, denn es besteht eine Neigung zu Tuberkelbildung an entzündeten Teilen, sodass die Infiltration nicht fibrinös, sondern wahrscheinlich eher tuberkulär wird. Der Kehlkopf ist bei diesen schwindsüchtigen Patienten meist zuerst affiziert.
Bei *Spongia* kommt weniger die exsudative, sondern mehr die infiltrative Form des Krupps vor.
Heiserkeit mit Stimmverlust und starker Trockenheit des Kehlkopfes aufgrund einer Erkältung. Schnupfen, Niesen, Giemen auf der Brust; Trockenheit der Brust. Die Stimme ist zischend, kruppartig, die Nase ist trocken. Es bilden sich bei *Spongia* nur zu geringen Schleimansammlungen in den Atemwegen, aber zu einem späteren Zeitpunkt entwickeln sich Geschwüre, und es kann zu reichlichem Schleimauswurf kommen. Je stärker das Schleimrasseln eines

Patienten, desto weniger ist *Spongia* angezeigt. Bei *Hepar sulfuris* kommt es zu grobem Schleimrasseln mit reichlich Schleimansammlungen.
Nehmen wir einmal an, eine erwachsene Frau erkältet sich, woraufhin eine Trockenheit des Kehlkopfs und der Luftröhre einsetzt. Beim Zubettgehen leidet sie unter einem krampfartigen Zusammenschnüren des Kehlkopfs. Dieser Laryngospasmus tritt überwiegend bei Frauen auf. *Ignatia, Gelsemium, Laurocerasus* und *Spongia* sind hierbei die Hauptmittel, wobei *Ignatia* und *Gelsemium* allein acht von zehn Fällen heilen.
Der Kehlkopf ist bei Krupp sehr berührungsempfindlich, wie bei *Phosphorus.*
Trockener, quälender Krampfhusten; wenn der Patient kalte Sachen zu sich nimmt, verschlimmert sich der Husten (dem *Veratrum*-Patienten geht es besser durch Trinken von kaltem Wasser, aber der Husten wird schlechter). Wenn das Zimmer zu warm geheizt wird, kommt es zu einem trockenen, quälenden, kruppartigen, Reizhusten.
Im Bezug auf die Herzbeschwerden und das Asthma besteht eine Ähnlichkeit zwischen *Spongia* und *Lachesis*, insbesondere bei Erstickungsanfällen nach dem Erwachen; nach dem Schlaf verschlimmert sich auch die Atemnot.
Auch bei *Phosphorus* ist die Dyspnoe oftmals nach dem Schlaf schlechter, und es kommt zu Erstickungsanfällen. Bei *Lachesis* ist dies sehr ausgeprägt; es ist angezeigt, wenn der Patient mit Schwindsucht kurz davor ist, zu sterben, und er beim Einschlafen schwitzt; auch leidet er unter Atemnot beim Einschlafen und beim Aufwachen. *Lachesis* wirkt hier palliativ und muss öfters wiederholt werden.

Brust und Herz

Spongia-Herzbeschwerden mit fortgeschrittenen Atemwegserkrankungen gehen oft mit dickem, grünem oder gelbem, eiterartigem Auswurf einher, sowie mit Atemnot beim Einschlafen, sodass der Patient sich vor dem Einschlafen fürchtete und versucht, so lange wie möglich wach zu bleiben. *Grindelia rubusta* führt hier zu einer Linderung, und wenn die Beschwerden nur katarrhalischer Art, nicht jedoch tuberkulös bedingt sind, wird es diese sogar heilen.
Studieren Sie bei *Spongia* vor allem die Herzsymptome: „Die Kreislaufsymptome verschlimmern sich durch geistige Mattigkeit, Liegen auf der reichten Seite, vor den Menses, nach dem Hinlegen, beim Sitzen nach vorn gebeugt, durch Rauchen, durch Treppensteigen.“ „Erwacht erschreckt und glaubt zu ersticken.“ „Schläft in der Nacht früh ein und erwacht an einem Erstickungsgefühl.” Ich habe diese Symptome hier erwähnt, nehmen Sie die gesamten Herzsymptome jedoch mit Nachdruck durch.
Blutwallungen, erweiterte Venen. Wasseransammlungen in den Körperhöhlungen. *Spongia* passt besonders auf junge Menschen von Eltern mit tuberkulöser Belastung, die unter anhaltender Schwäche leiden, blass sind und die nicht richtig gedeihen. Tuberkulöse Diathese.
Jucken ohne Hautausschlag. Es hat immer den Anschein, als ob sich ein Ausschlag bilden würde. Es bilden sich jedoch lediglich einfachste, flechtenartige Hautausschläge. Jucken am ganzen Körper ohne sichtbaren Hautausschlag.
Die Hauptmittel bei akuter Endokarditis sind *Spongia, Abrotanum, Sepia* und *Kalmia. Naja* ist angezeigt bei Erkrankungen der Herzklappen.

Squilla maritima Squil.

Urginea maritima, Scilla maritima, Ornithogalum maritima; Meerzwiebel, Scilla. *Liliaceae.*

Atemwege und Husten

Squilla wurde früher von der alten Schule bei jeglichen Erkrankungen im Bereich der Lungen, Bronchien und Nieren verabreicht. Es ist insbesondere von Nutzen bei Lungenentzündung, Asthma, spärlicher Harnausscheidung und Wassersucht.
Der *Squilla*-Husten ist morgens locker und abends trocken (*Alumina, Carbo vegetabilis, Phosphoricum acidum, Sepia, Stramonium, Pulsatilla*). Dies trifft hier insbesondere für *Squilla* und *Pulsatilla* zu, wobei der *Squilla*-Husten sehr beschwerlich ist; der Patient hustet, würgt, niest, und dabei geht Urin und oft auch Stuhl mit ab. Der *Squilla*-Patient hustet, bis er schweißnass ist. Er würgt und hustet, und schließlich bringt er zwei oder drei kleine weiße Klümpchen eines weißen, zähen Schleims hoch. Der Husten ist krampfartig und wird durch Schleim in der Luftröhre oder durch ein Gefühl von Kribbeln in der Brust ausgelöst. Der morgendliche, lockere Husten ist dabei beschwerlicher als der abendliche, trockene Husten. Der *Squilla*-Patient ist fröstelig und verträgt nicht den geringsten Luftzug; er möchte sich warm anziehen und ist sehr empfindlich gegen Kälte – anders als der *Pulsatilla*-Patient. Der Urin ist im Allgemeinen reichlich, wässrig, farblos.
Zwischen 11 und 12 bzw. 13 Uhr besteht heftigste Atemnot aufgrund einer Schleimansammlung in der Brust; dasselbe Gefühl tritt 12 Stunden später erneut ein, diesmal jedoch ist es durch eine Herzschwäche bedingt. Reichlicher, farbloser Urin ist eines der wichtigsten Symptome zur Anwendung von *Squilla*, und es ähnelt hierin *Ignatia*; allerdings fehlt beim *Squilla*-Patient die Hysterie von *Ignatia*.

Harnwege und Urin

Die Harnbeschaffenheit ist bei Hirnaffektionen auch bei *Cannabis indica* oder *Gelsemium* ähnlich, wobei wir bei *Squilla* weder viele Hirnstörungen noch Fiebersymptome finden. Bei *Phosphorus* kommt es zu Hirnentzündung, und wenn es zur Krise kommt, dann ist ein solcher Urin – reichlich und klar – ein schlechtes Zeichen. Auch bei *Pulsatilla* tritt reichlicher, farbloser Urin auf, aber die Patienten sind typischerweise weinerlich. *Squilla* ist angezeigt bei Diabetes mit entsprechender Harnbeschaffenheit. Wenn sich durch das Mittel die Harnsekretion normalisiert, treten Brustbeschwerden auf; wenn diese dann nachlassen, kommt es zu Nierenaffektionen und anschließend dann zu ödematösen Schwellungen. Diese verschwinden dann jedoch, wenn die Harnmenge wieder zunimmt. Somit ist *Squilla* ein sehr lange wirkendes Mittel.

Nase

Es kommt auch zu reichlichen, blassen Nasenabsonderungen, insbesondere morgens. Die Nasensekrete sind scharf, wundmachend. Heftiges Niesen.

Atemwege und Husten

Es besteht auch eine Ähnlichkeit zu *Thuja*, vor allem in Bezug auf den Krampfhusten und das dabei auftretende Herausspritzen des Urins; gleichzeitig gehen beim Husten auch mehr oder weniger große Stuhlmengen ab; sie sind dunkelbraun oder schwarz, flüssig, mit schaumigen Blasen, sehr übel riechend, schmerzlos und gehen unwillkürlich ab.
Schweratmigkeit mit Stiche in der Brust beim Atmen und Husten. Starke Atemnot, sodass das Kind kaum trinken kann; es greift gierig nach der Tasse, kann jedoch nur kleine Schlucke nehmen; es muss häufig einen tiefen Atemzug machen, der einen Hustenreiz auslöst; Kurzatmigkeit bei jeder Anstrengung. Schmerzen in der Brust, schlechter morgens. Dumpfe, rheumatische Brustschmerzen, durch Anstrengung verschlimmert, besser in Ruhe. Abendlicher Husten mit süßlich schmeckendem Auswurf.

Fieber und Schweiß

Großes Hitzegefühl im ganzen Körper. *Squilla* folgt gut auf *Bryonia*. Völliges Fehlen von Schweiß im Fieber ist ein charakteristisches Merkmal dieser Arznei.

Atemwege und Husten

Trockener Husten um 23 Uhr, schlechter durch Trinken von kaltem Wasser und durch kalte Luft (*Rumex*). *Belladonna* hat Husten um 23 Uhr, der durch Entblößen verschlimmert wird, und der mit Gesichtsröte und Blutandrang zum Kopf einhergeht. Bei *Lachesis* tritt der Husten kurz nach dem Einschlafen auf, eventuell also auch gegen 23 Uhr.
Die Hustensymptome ähneln *Antimonium tartaricum*. Selten kommt es am Tag zu viel Husten. *Squilla* ist angezeigt bei Lungenentzündung mit stechenden oder zuckenden Brustschmerzen beim Einatmen; es ist dabei immer die rechte Lunge betroffen. Es ist außerdem von Nutzen bei Bronchialkatarrh und drohender Lungenentzündung nach Lungenblutungen. Wundheitsgefühl in der Brust, schlechter bei Bewegung. *Bryonia* wird bei diesen Beschwerden häufig palliativ wirken, wonach der Fall dann anschließend durch *Squilla* geheilt wird.

Stannum metallicum — Stann.

Zinn, Element 50. *Sn.*

Allgemeines

Stannum ist insbesondere angezeigt bei Personen, die über einen längeren Zeitraum über immer schwächer geworden sind. Diese Schwäche ist so ausgeprägt, dass man von einer tief sitzenden konstitutionellen Störung ausgehen kann. Die Krankengeschichte der *Stannum*-Patienten weist zunehmende Schwäche, Kachexie, katarrhalische Beschwerden und Neuralgien auf, die seit mehreren Jahren bestehen. Es finden sich Schmerzempfindlichkeit und zunehmende Abneigung, irgendetwas zu unternehmen; die Patienten möchten weder ihren Geschäftsdingen noch der Hausarbeit oder sonstigen Tätigkeiten nachgehen. Sie sind immer müde und jegliche Arbeit fällt schwer.

Das Gesicht wird zusehends fahl, bis hin zu einem wächsernen, kachektischen Aussehen. Durch die zunehmende Schwäche kommt es schließlich zu Neuralgien im Gesicht, im Magen oder in den Därmen. Der neuralgische Schmerz tritt jedoch nicht plötzlich auf und ist schießend oder reißend, wie er für gewöhnlich beschrieben wird; vielmehr setzt er allmählich ein, nimmt stetig zu und wird dann langsam wieder schwächer. Manchmal beginnen die Schmerzen mit dem Sonnenaufgang, nehmen bis zum Mittag zu und lassen dann allmählich wieder nach, um dann mit dem Sonnenuntergang wieder ganz verschwunden zu sein. Andererseits können die Schmerzen auch zu anderen Zeiten – beispielsweise um 10 Uhr – beginnen, 10 oder 20 Minuten lang immer schlimmer werden und dann allmählich wieder nachlassen. Nur wenige Mittel haben Kopfschmerzen, die sich mit dem Stand der Sonne ändern. Bei *Kalmia* finden wir ähnliche Kopfschmerzen wie bei *Stannum*; zwar nehmen sie nicht so regelmäßig ab oder zu, aber sie sind insbesondere um die Mittagszeit am schlimmsten. *Cactus* hat Kopfschmerzen, die sich mit der Sonne ändern. *Natrium muriaticum* hat dieses Symptom in den Prüfungen zwar nicht herausgebracht, aber es hat derartige Kopfschmerzen geheilt, und zwar insbesondere, wenn diese um 10 Uhr angefangen haben und gegen 14 oder 15 Uhr am schlimmsten waren. *Sanguinaria* hat ebenfalls Kopfschmerzen, die mit dem Stand der Sonne zunehmen.
Bei *Stannum*-Patienten besteht eine Neigung zu Schwindsucht, und diese hängt eng mit den Neuralgien zusammen. Wenn sich eine Neuralgie entwickelt, wird dadurch die Bildung von Tuberkeln verzögert. Die meisten Patienten suchen in einem solchen Fall Palliation durch entsprechende Medikamente, was jedoch unweigerlich zu ihrem vorzeitigen Versterben führt. Wenn die *Stannum*-Neuralgie unterdrückt wird, tritt die Schwindsucht deutlich zutage, vor allem die Phthisis pituitosa [Schleimschwindsucht]. Es scheint, als wäre die Natur in der Lage, die Folgen der Arzneiwirkung durch vermehrte Schleimabsonderung zu beheben. Wenn die Neuralgie aufgrund der Unterdrückung keinen Einfluss auf den Patienten ausüben kann, dann wird er überempfindlich gegen Kälte und zieht sich leicht eine Erkältung zu. Früher, ohne medikamentöse Behandlung der Neuralgie, setzte sich eine Erkältung in den Nerven fest, und jeder Luftzug führte zu Neuralgien der Orbitalnerven. Der Patient war empfindlich gegen Wetterwechsel und war der hydrogenoiden Konstitution nach von Grauvogl einzuordnen. Wenn jedoch irgendeine Palliation erzielt wurde durch Medikamente wie Chinin oder auch unpassende Homöopathika mit Neigung zu Erkältungen, die sich auf der Brust festsetzen, beispielsweise *Phosphorus*, dann heilt die Erkältung nach einer Weile überhaupt nicht mehr aus. Es kommt zu einem andauernden Bronchialkatarrh, und später verstirbt der Patient aufgrund einer Miliartuberkulose. *Stannum* ist hilfreich, um die Schwindsucht abzuhalten, und es hat bei derlei Erkrankungen eine ausgezeichnete palliative Wirkung.
Die neuralgischen Schmerzen werden als Gefühl beschrieben, als ob an einem Faden gezogen würde, was sich langsam steigert und dann allmählich wieder nachlässt. Die *Pulsatilla*-Schmerzen sind dem etwas ähnlich, zumindest was den Schmerzbeginn betrifft; sie werden ebenfalls allmählich immer heftiger, lassen dann aber schlagartig nach, wie auf Knopfdruck; sie kommen langsam

und verschwinden rasch. Erinnern sie sich auch an den *Belladonna*-Schmerz. Er setzt rasch ein und erreicht gleich den Schmerzhöhepunkt, der stundenlang andauernd kann, und vergeht dann plötzlich. Der *Stannum*-Schmerz ist manchmal so heftig, dass gleichzeitig ein Klopfen und Pulsieren damit einhergeht und der Patient geistig einen benommenen Eindruck macht.

Kopf und Schwindel

„Kopfschmerz jeden morgen, über dem einen oder dem anderen Auge, zumeist links; erstreckt sich allmählich über die gesamte Stirn und nimmt langsam zu und ab; oftmals mit Erbrechen." „Heftiger, glühend klopfender Schmerz." Die Schmerzen gehen zuweilen mit Brennen einher. „Gefühl, als würde der Kopf durch Schläge im Kopf von innen nach außen platzen." „Neuralgie des linken Auges, von 10 Uhr bis 12 Uhr allmählich zunehmend, dann langsam nachlassend; mit Tränenfluss während den Schmerzen." „Intermittierende Supraorbitalneuralgie von 10 Uhr bis gegen 15 oder 16 Uhr, langsam bis zum Höhepunkt ansteigend, dann wieder allmählich schwächer werdend; nach Chinin-Missbrauch." Diese neuralgischen Symptome sehen wir bei Patienten mit Schwäche des Körpers, fahler Gesichtsfarbe, Schwindsuchtsneigung und zahlreichen Schmerzen; in der Vorgeschichte finden wir Erkältungen, die nicht wie sonst üblich die Bronchien oder die Nase befallen, sondern die sich immer in den Nerven festgesetzt haben. Schließlich kommt es aber doch zu Erkältungen an den Bronchien, mit Atemnot, heftigem, quälendem Husten, Würgen und Erbrechen sowie heftigsten Beschwerden. Reichlicher, dicker, gelb-grüner, blutiger Auswurf, der süßlich schmeckt (*Phosphorus*). Würgen während des Hustens ist sehr ausgeprägt, und der Schleim ist dick, weiß, gelb oder grün und zäh. Der Patient kann nicht Gehen oder irgendetwas tun, ohne zu husten. Er ist andauernd müde und jegliche Arbeit ist für ihn ungeheuer anstrengend. Er erwacht morgens mit Schleimansammlung in der Brust, hustet und bringt etwas Schleim heraus, wobei aber immer noch Schleim zurückbleibt. Er würgt und erbricht, und der Auswurf hängt in Fäden aus dem Mund. Das Sputum schmeckt *süßlich*, manchmal auch salzig oder sauer.

Atemwege und Husten

Die ausgeprägte Schwäche zeigt sich auch an der Stimme, es kommt zu Heiserkeit und Stimmlosigkeit. Die Stimmbänder reagieren nicht, sie sind gelähmt. Durch Reden fühlt sich der Patient schwach, insbesondere in der Brust. „Heiserkeit, Schwäche, leeres Gefühl in der Brust beim Anfangen zu Singen, sodass er ständig unterbrechen und tief atmen musste; manchmal wurde die Heiserkeit durch wenige Hustenstöße für einige Minuten behoben." „Rauheit im Kehlkopf." Rauheit und Schmerzen die ganze Luftröhre hinab beim Husten. Hustenreiz wie durch Schleim in der Luftröhre; beim Atmen; mit weder lockerem noch trockenem Husten; der Hustenreiz ist schlimmer beim vornüber gebeugt Sitzen als beim Gehen. „Reichliche Ansammlung von Schleim in der Luftröhre, welcher durch Husten leicht ausgeworfen werden kann." „Atembeklemmung durch Treppensteigen, durch die geringste Bewegung, im Liegen, abends, durch Husten." „Erschöpfende Hustenanfälle; Gefühl wie zerschlagen im Epigastrium. Heftiger, erschütternder, tiefer, kurzer Husten, von Zeit zu Zeit, wie durch Schwäche der Brust; mit hei-

serem, schwachem Klang." „Husten ausgelöst durch Sprechen, Singen, Lachen, Liegen auf der Seite und durch warme Getränke." „Sputum wie Eiweiß; grüner Eiter; süßlich, faulig, sauer oder salzig; nur tagsüber." „Brust so schwach, dass er nicht reden kann; leeres Gefühl in der Brust." *Stannum* ist häufig in Fällen angezeigt, bei denen routinemäßige Verordner zu Mittel wie *Bryonia* usw. in niederen Potenzen greifen würden, um den Husten zu lösen. Die Einnahme des Mittels bei Schwindsucht ist ungefährlich, und es wird palliativ wirken, wenn keine Heilung mehr möglich ist. Es wird den Organismus nicht so aufrütteln wie *Silicea*, jedoch kann es zu einer Verschlimmerung der Nervenbeschwerden kommen. Wenn es noch eine Grundlage gibt, auf die man aufbauen kann, dann wird das Mittel den Patienten heilen. Sollten es nach Einnahme des Mittels zum erneuten Auftreten der alten neuralgischen Schmerzen kommen, und sie wissen, dass der Patient nicht mehr lange zu leben hat und stark unter den Schmerzen zu leiden scheint, dann ist *Pulsatilla* das natürliche Antidot.
Wenn sich unter der Einnahme von *Stannum* ein lockerer Husten in einen heftigen, trockenen und quälenden Husten verwandelt, der längere Zeit andauert, dann wird *Pulsatilla* den lockeren Husten wieder hervorrufen. Die Wirkung von *Stannum* war dann alles andere als gut. Bei unheilbaren Krankheiten erzielt man die besten Resultate, wenn man keine zu hohe Potenz verabreicht.

Weibliche Geschlechtsorgane
Ein weiteres Merkmal von *Stannum* zeigt sich bei der Anwendung des Mittels bei Frauen. Denken sie an das Mittel bei einer Frau, die an heftigen Neuralgien gelitten hat, und die seit deren Unterdrückung einen reichlichen, dicken, gelben oder grünen Scheidenausfluss hat. Gleichzeitig ist sie sehr schwach, und die Schwäche scheint von der Brust auszugehen. Die Leukorrhö hat sie dabei vor einer Tuberkulose bewahrt.
Die Menses sind zu früh und zu reichlich. Herabdrängen in der Gegend der Gebärmutter. Vorfall von Gebärmutter und Scheide.

Extremitäten
Lähmungssymptome. Schreibkrampf. Der Patient kann aufgrund der verkrampften Finger einen Gegenstand, beispielsweise einen Besen nicht mehr loslassen (*Drosera* heilt die meisten derartigen Fälle).

Abdomen/Rektum und Stuhl
„Verstopfung; Stuhl hart, trocken und knotig, oder zu gering und grün." Fehlende Tätigkeit des Rektums, d.h. Lähmung; obwohl starker Stuhldrang besteht kann der Patient keinen Stuhl entleeren, auch wenn dieser weich ist. Kolikartige Bauchschmerzen, besser durch Druck, Liegen auf dem Bauch (*Colocynthis, Cuprum*), Zusammenkrümmen, schlechter bei Bewegung.

Schwäche
„Sehr erschöpft durch Reden oder lautes Lesen." „Starke Müdigkeit durch Gehen." „Abgeschlagenheit des ganzen Körpers, besonders beim Treppensteigen."

„Großes Schwächegefühl in Brust und Kehlkopf, erstreckt sich von dort über den gesamten Körper." „Zittern durch leichte Anstrengung."

Staphisagria **Staph.**

Delphinium staphisagria; Stephanskraut, Rittersporn. *Ranunculaceae.*

Geist und Gemüt

Die Geistes- und Gemütssymptome von *Staphisagria* sind ausgesprochen wichtig, und insbesondere die Beeindruckbarkeit der Psyche und dadurch letztlich auch des Körpers weist auf das Mittel hin. Die *Staphisagria*-Patienten sind leicht reizbar und regen sich schnell auf, jedoch sind sie nur selten jähzornig, d.h. er gerät schnell in Aufregung, zeigt es aber zumeist nicht nach außen. Die Arznei ist angezeigt in Fällen, wenn Beschwerden aufgrund von angestauter Wut, unterdrücktem Zorn und zurückgehaltenen Gefühlen auftreten. Dem *Staphisagria*-Patient verschlägt es durch zurückgehaltene Entrüstung die Sprache. Er gerät in Zorn und empört sich. Die Beschwerden werden bei *Staphisagria* durch diese Ursachen ausgelöst; es kommt nach zurückgehaltener Empörung aufgrund einer Beleidigung beispielsweise zu einer mehrere Tage lang anhaltenden Blasenreizung mit häufigem Harndrang. „Große Entrüstung über Dinge, die er oder andere getan haben; grämt sich über die Konsequenzen davon."
Ein Gentleman gerät in Streit mit jemandem unter seinem Stand, und dieser endet mit einer Beschimpfung durch den anderen. Daraufhin kehrt der Gentleman seinem Gegenüber den Rücken, geht heim und leidet. Er spricht nicht über seinen Ärger, sondern hält ihn zurück und bekommt davon Beschwerden. Er hat schlaflose Nächte und ist tagsüber matt und geistig erschöpft. Tagelang kann er weder Zahlen addieren noch subtrahieren, er macht Fehler beim Sprechen und beim Schreiben. Er leidet an einer Blasenreizung, kolikartigen Bauchschmerzen usw. Gedächtnisschwäche mit Gefühl eines Gewichtes zwischen den Augen, wobei es schwierig ist zu sagen, ob die Empfindung tatsächlich im Kopf sitzt oder nur den Versuch darstellt, die geistige Eingenommenheit zu beschreiben. Es kann auch das Gefühl einer hölzernen Kugel in der Stirn auftreten, oder als ob das gesamte Gehirn aus Holz wäre, denn es fühlt sich taub an. Man kann nur schwer unterscheiden, ob es sich um einen Zustand des Kopfes oder des Geistes handelt. Begleitend zu dem Gefühl einer Kugel in der Stirn tritt eine Empfindung auf, als ob der gesamte Rücken oder der Kopf hohl wären. Manchmal wird es vom Patienten als Taubheitsgefühl oder Gefühllosigkeit beschrieben.
„Gleichgültigkeit, Niedergeschlagenheit und geistige Abgestumpftheit nach Onanie." *Staphisagria* heilt diese Zustände, sofern sie die Folge sexueller Übererregung, Selbstbefriedigung oder anderer sexueller Ausschweifungen sind, die es dem Geist erlauben, an sexuellen Gedanken zu verweilen. Sie denken ständig über sexuelle Beziehungen nach. Die *Staphisagria*-Patienten sind sehr reizbar und leicht erschöpft, und wenn sie ihre Gefühle im Zaum halten müssen, leiden sie sehr heftig. Ein gesunder Mensch kann einen Streit leicht beiseite schieben, im Wissen, richtig gehandelt zu haben. Einen *Staphisagria*-Patient hingegen zerreißt es fast, wenn er sich beherrschen muss; er zittert von Kopf bis Fuß, die

Stimme versagt, er kann nicht sich nicht mehr auf die Arbeit konzentrieren, kann nicht mehr schlafen und bekommt Kopfschmerzen. Schon oft sind Leute mit blauen Lippen, zittrigen Händen, Schmerzen in der Herzgegend und am ganzen Körper zu mir in die Praxis gekommen, die geglaubt haben, sterben zu müssen. Sie haben dann von Meinungsverschiedenheiten und zurückgehaltenem Zorn berichtet, und *Staphisagria* hat bei ihnen das Zittern genommen und sie beruhigt. Ohne das Mittel käme es zu schlaflosen Nächten, geistiger Ermüdung, Erschöpfung und Kopfschmerzen. Derlei Zustände treten insbesondere bei Leuten auf, die sich übermäßigen sexuellen Ausschweifungen hingegeben haben.

Allgemeines

Kommen wir nun zum nächsten Punkt bei *Staphisagria*. Die Sinnesorgane sind in einem gleichermaßen erregten Zustand wie das Gemüt des Patienten, sodass die Fingerspitzen überempfindlich gegen Berührung sind, die Ohren sind überempfindlich gegen Geräusche, die Zunge weist einen überempfindlichen Geschmackssinn auf und die Nase reagiert überempfindlich gegen Gerüche. Alle Sinnesorgane sind dermaßen empfindlich, dass alle Reize als schmerzhaft empfunden werden. Jede noch so kleine entzündliche Stelle weist in seinem Zentrum kleine, überaus empfindliche Nervenendigungen auf. Geschwüre sind bei Berührung so schmerzhaft, dass der Patient fast an die Decke geht und einen Krampfanfall zu bekommen droht.
Hämorrhoidalknoten sind so empfindlich, dass man sie nicht berühren kann. An der Haut bilden sich kleine Nervengeschwülste, d.h. kleine, polypenartige Geschwüre der Größe eines Weizenkorns, bei denen die Epithelschicht abgetragen ist und die mit einer Feuchtigkeit überzogen sind; sie sind blaurot, entzündet, und die leichteste Berührung führt zu Krampfanfällen und der Patient leidet tage- und nächtelang. Eine solch überempfindliche Nervengeschwulst bildet sich vorwiegend an der Haut oder am Rücken. Manchmal verfärbt sie sich auch schwarz. Auch Warzen treten hervor, insbesondere im Genitalbereich und am After, und um die Harnröhrenmündung und an der Scheide kommt es zu kleinen, karunkelähnlichen Wucherungen, die so empfindlich sind, dass es zu einem Krampfanfall kommt, wenn man sie mit den Fingern leicht zusammendrückt.
Staphisagria passt bei allen drei Miasmen.
Diese nervösen Zustände treten bei sämtlichen Beschwerden auf. Denken sie immer an *Staphisagria*, wenn sowohl Geist und Gemüt als auch das Nervensystem in Aufruhr sind.

Kopf

Die *Staphisagria*-Kopfschmerzen sind dumpf, drückend und treten am Hinterkopf und in der Stirn auf, insbesondere bei nervösen Patienten. „Gefühl einer runden Kugel in der Stirn, die dort festsitzt, sogar beim Schütteln des Kopfes."
Kopfschmerzen durch Ärger und Empörung.
Krustige, squamöse Hautausschläge an der Kopfhaut. „Schmerzhafte Empfindlichkeit der Kopfhaut; die Haut schält sich ab, mit Jucken und Beißen, schlechter am Abend und durch Warmwerden." Die Schuppen werden durch ein wässriges Exsudat angehoben, wobei die entblößte Oberfläche extrem berührungsempfindlich ist.

Augen
Wucherungen an den Lidern und an den Augäpfeln mit außerordentlicher Berührungsempfindlichkeit. Tumore der Meibomschen Drüsen (*Conium, Thuja*), bei reizbaren Kindern (*Kreosotum*).

Hals
Ein weiteres Merkmal von *Staphisagria* ist seine Wirkung auf die Drüsen und Lymphknoten; skrofulöse Drüsenschwellung; Vergrößerung der zervikalen Lymphknoten. Vergrößerung und Verhärtung der Eierstöcke oder der Hoden. Stechender, reißender Schmerz in sämtlichen Drüsen. Chronische Verhärtung der Drüsen und Lymphknoten.
Stechende, reißende Schmerzen entlang den Nervenbahnen oder im Herz; und da ein solch nervöser Patient sich übermäßig auf sein Herz konzentriert, glaubt er auch, dass Schmerzen in den Interkostalnerven im Herz säßen. Stechende Schmerzen direkt durch die Brust in den Rücken.
Schwellung der Rachenmandeln durch Missbrauch von Quecksilber. Chronische Tonsillitis, wobei die Mandeln nicht vergrößert sind, jedoch aufgrund vorangehender akuter Entzündungen verhärtet sind. Neigung zur Strumabildung. Verdrießliche und reizbare Patienten.

Abdomen
Der *Staphisagria*-Patient hat vielerlei Beschwerden im Bereich des Darmtraktes. „Bauchschmerzen setzen nach dem Essen ein." Es besteht eine Neigung zu chronischem Durchfall sowie zu Verstopfung. Kolikartige, zuckende, reißende Bauchschmerzen. Durchfall nach Trinken von kaltem Wasser, nach dem Essen, durch Entrüstung oder Zorn; mit fürchterlich stinkenden Blähungen, wie faule Eier. „Chronischer Durchfall oder Ruhr bei schwachen, kränklichen Kindern; nach Gemütsbewegungen, Zorn oder Bestrafung" (*Colocynthis, Chamomilla*).
Staphisagria und *Colocynthis* ähneln einander in einigen Punkten. Bei beiden verursacht Essen und Trinken ein Kneifen im Bauch und Durchfall. Außerdem haben beide kolikartige Schmerzen, als ob Steine irgendwelche Gewebe zusammendrücken würden – bei *Staphisagria* in den Därmen, im Kopf und in den Hoden, bei *Colocynthis* in den Därmen und den Eierstöcken. Bei beiden kommt es zu einer Verschlimmerung durch Zorn. *Causticum, Colocynthis* und *Staphisagria* folgen einander, genauso wie *Sulphur, Calcium carbonicum* und *Lycopodium.*

Harnwege und Urin
Es kommt häufig vor, dass nervöse Frauen bald nach der Hochzeit unter häufigem, heftigem Harndrang zu leiden haben, der äußerst beschwerlich sein und mehrere Tage lang andauern kann. *Staphisagria* ist für diese jungen Ehefrauen sehr wohltuend. Quälender Drang und reißende Schmerzen in der Blase, die ganze Nacht hindurch. Der Harn geht unwillkürlich ab, ist blutig, scharf und wundmachend, mit Brennen; schlechter durch Bewegung. Reichliche Entleerung eines blassen Urins mit Brennen und heftigem Drängen. Brennen in der Harnröhre während und nach dem Wasserlassen.

Staphisagria hat Prostatavergrößerungen mit häufigem Harndrang geheilt, insbesondere bei alten Männern; mit ständigem Drängen und Harntröpfeln. „Häufiger Harndrang, mit spärlichem Abgang in dünnem Strahl oder tropfenweise; zuweilen gefolgt von einem Gefühl, als ob die Blase nicht vollständig entleert wäre."

Männliche Geschlechtsorgane

Das beschwerlichste Symptom im Bereich der männlichen Genitalien ist die ausgesprochene Übererregung, jedoch kann es auch zu Impotenz und Schwäche der Sexualorgane kommen. Das Sexualverlangen ist über die Maßen verstärkt, dennoch besteht Impotenz. *Staphisagria* ist von Nutzen bei den Folgen von zu häufiger Masturbation. „Samenabgang gefolgt von großer Verärgerung und Beschämung, Erschöpfung, Atemnot." „Folgen von Onanie oder sexuellen Ausschweifungen; Gedächtnisverlust, Hypochondrie, Schweigsamkeit, eingefallenes Gesicht, verschämter Blick, nächtliche Samenergüsse, Rückenschmerz, Schwäche der Beine, Erschlaffung von Organen, Mangel an Lebenswärme und Erkältungsneigung; tief eingefallene, rote und glanzlose Augen, Haarausfall; Verlust von Prostatasekret und Mangel an sexuellem Verlangen; dumpfer Schmerz, wie gequetscht, in den Hoden; wolllüstiges Jucken des Skrotums; Hodenatrophie." Halten sie dabei immer die Nervosität des Patienten im Gedächtnis.

Trockene, empfindliche Warzen im Genitalbereich, aufgrund einer Sykose oder durch Missbrauch von Quecksilber, was eine Neigung zu warzenartigen Wucherungen hervorruft. Nässende, rote, stinkende Warzen indizieren *Thuja*.

Die Hoden bilden sich zurück oder werden entzündlich und schwellen an. Atrophie der Genitalien.

Weibliche Geschlechtsorgane

Gefühl, als würden Würmer über die Haut kriechen. Krabbeln usw. in den äußeren weiblichen Genitalien wie bei *Coffea, Platinum, Petroleum, Apis, Tarentula hispanica*. Bei letzterem kommt es zu folgendem Symptom: Gefühl, als würden Insekten an der äußeren Scham herumkrabbeln und beißen, besser durch Wärme und auch Kälte.

Bei *Staphisagria*-Frauen besteht heftige sexuelle Erregung bis hin zu Nymphomanie, mit extremer Empfindlichkeit gegen körperliche und geistige Eindrucke. Sie hat sich zu viele sexuelle Gedanken gemacht. „Sehr scharfe, schießende Schmerzen im Eierstock, der äußerst berührungsempfindlich ist; die Schmerzen erstrecken sich bis in die Oberschenkel." „Menses unregelmäßig, verspätet und reichlich; manchmal ausbleibend." „Menstruationsblut zunächst blass, dann dunkel und klumpig." „Skorbutneigung; granuläre Vegetationen in der Scheide." „Stechen, Jucken in der an den äußeren Geschlechtsteilen."

Herz

Stechen in der Herzgegend und Zittern am ganzen Körper bei nervöser Erregung sind hervorragende Indikationen für *Staphisagria*.

Das Mittel ist angezeigt bei Folgen von Blutverlust, Schock, Operationen, Verletzung mit scharfen Gegenständen und Schnittwunden. Stechen usw. in

Operationswunden, Schnittverletzungen. Kolikartige Bauchschmerzen nach Lithotomie, mit Stuhldrang und Übelkeit, schlechter durch Trinken.

Extremitäten

Flechten an den Händen, die abends jucken und nach dem Kratzen brennen. Taubheit der Fingerspitzen. Gichtknoten an den Fingergelenken. Ich kann mich an einen Patienten erinnern, der unter Gichtknoten an den Gelenken zu leiden hatte; er hatte ein enthaltsames Leben geführt, masturbierte jedoch häufig und war gesundheitlich stark angeschlagen. *Staphisagria* brachte einen Hautausschlag an den Unterschenkeln hervor, der bis zu den Knien ging, sodass es aussah wie eine Hose. Es war ein gleichmäßiger, krustiger Belag, der ein ganzes Jahr lang anhielt, bis er wieder verschwand. Körperlich ging es dem Patienten jedoch deutlich besser, und die Schwellung seiner Gelenke ließ allmählich nach. Der Ausschlag war krustig, gelb, zäh und lederartig. Wenn die Krusten durch die darunter liegende Flüssigkeit angehoben wurden, mussten sie wie eine Bandage abgeschnitten werden. Es bildeten sich an den Stellen jedoch gleich wieder neue Krusten. Der Patient war dadurch sehr stark beeinträchtigt. Er konnte nur mit Schwierigkeiten gehen, da die Krusten ihm ins Fleisch schnitten.
Knochenerkrankungen, Exostosen, Entzündung der Knochenhaut.
Akuter Gelenkrheumatismus bei geschwächten Menschen oder bei Personen mit unmoralischem Lebenswandel; mit umherwandernden Schmerzen. Merkurielle Knochenerkrankungen. Geschwüre, Knochenkaries. Verletzungen durch scharfe Schnitte, Nächtliche Knochenschmerzen (*Asa foetida, Mercurius solubilis, Silicea*).

Stramonium **Stram.**

Datura stramonium, Stramonium spinosum; Stechapfel, Asthmakraut. *Solanaceae.*

Allgemeines

Beim Betrachten des Arzneimittelbildes von *Stramonium* kommt einem unwillkürlich die Idee von Gewalt in den Sinn. Man kann keinen Patienten, der *Stramonium* als Heilmittel benötigt oder der damit vergiftet worden ist, ansehen, ohne über den unglaublichen Aufruhr zu staunen, der sowohl im Körper als auch im Geist und Gemüt vor sich geht. Der Patient ist voller Erregung und Wut, alles ist in Aufruhr und von Heftigkeit geprägt. Der Gesichtsausdruck ist wild und ängstlich; die Augen sind auf bestimmte Gegenstände fixiert; das Gesicht ist gerötet; hohes Fieber mit Kälte der Extremitäten; heftiges Delirium. In seiner Angst wendet sich der *Stramonium*-Patient oft vom Licht ab, möchte es dunkel haben; es geht ihm insbesondere bei hellem Licht schlechter. Hohes Fieber mit Delirium; die Fieberhitze ist dabei so intensiv, dass man es mit einem *Belladonna*-Fieber verwechseln kann; das *Stramonium*-Fieber ist jedoch für gewöhnlich kontinuierlich und nur in Ausnahmefällen remittierend. Bei *Belladonna* hingegen ist das Fieber immer remittierend.

Geist und Gemüt

Stramonium ist in seiner Heftigkeit mit einem Erdbeben zu vergleichen. Geist und Gemüt sind in Aufruhr; der Patient flucht, zerreißt die Kleidung, gebraucht heftige Ausdrücke, entblößt sich; Raserei, Erotomanie. Diese Symptome treten bei anhaltendem Fieber auf, bei Wahnsinn oder Hirnkongestion. *Stramonium* ist bei heftigen Typhuserkrankungen nützlich.

Das Mittel ist ebenfalls hilfreich bei manischen Zuständen, die schon längere Zeit andauern; die Manie tritt in Anfällen und mehr oder weniger plötzlich auf, sodass ein einzelner Anfall mit *Belladonna* verwechselt werden kann. Die Krankengeschichte ist bei *Stramonium* jedoch eine andere. Daher würde *Belladonna* beim ersten Anfall auch kaum mehr als eine palliative Wirkung erzielen, die zweite Gabe bliebe dann ganz wirkungslos.

Wenn der Patient sich nicht in einem delirösen Zustand befindet, sieht er sehr leidend aus, die Stirn ist in Falten, das Gesicht ist blass, kränklich und ausgezehrt. Bei Kopfschmerzen hat er ein ängstliches Aussehen, das auf ein heftiges Leiden aufgrund einer Beteiligung der Hirnhäute hinweist.

„Delirium leicht, murmelnd; heftig, töricht, freudig, geschwätzig; unzusammenhängendes Schwatzen mit offenen Augen; lebhaft; mit krampfhaftem Lachen; wütend, rasend, wild; versucht die Umstehenden zu stechen und zu beißen; mit den eigenartigsten Fantasien; mit sexueller Erregung; Furcht, als ob ein Hund ihn angreifen würde."

Er hat merkwürdige Vorstellungen bezüglich seines Körpers: dass er missgebildet, verlängert oder irgendwie deformiert sei. Außerdem hat er auch eigenartige Empfindungen bezüglich des körperlichen Zustandes. Alle möglichen Arten von Illusionen und Halluzinationen kommen vor, und man muss zwischen diesen Zuständen unterscheiden. Eine Illusion ist eine visuelle oder mentale Erscheinung, von welcher der Patient weiß, dass sie nicht wahr ist. Eine Halluzination hingegen kommt ihm wirklich vor. Wahnideen sind ein fortgeschrittener Zustand dessen, der Patient hält sie für wahr und lässt sie sich nicht ausreden. Große Furcht durch Hören von fließendem Wasser.

Der *Stramonium*-Patient sieht Tiere, Gespenster, Engel, die Geister von Verstorbenen oder Teufel, und er weiß, dass diese nicht real sind; später jedoch ist er von ihrer Existenz überzeugt. Diese Halluzinationen treten insbesondere im Dunkeln auf. Zuweilen hat der Patient eine Abneigung gegen helles Licht, das als schmerzhaft empfunden wird; dann wiederum sitzt er da und blickt in ein offenes Feuer, was jedoch Husten oder andere Beschwerden hervorrufen kann. „Singt unzüchtige Lieder und hält obszöne Reden." „Schreit auf und ist außer sich, springt aus dem Bett und hat das Gefühl, als ob das Bett unter ihm weggezogen würde." „Schreit bis er heiser ist oder seine Stimme verloren hat." „Kreischt und schreit Tag und Nacht, im Fieber oder bei gewissen Formen von Wahnsinn." Der Patient ist hastig und eilt mit aller Kraft von einem Ort zum andern." Heftiges Lachen mit höhnischem Gesichtsausdruck. „Kind erwacht in Schreck, erkennt niemanden, schreit vor Angst, klammert sich an den Umstehenden."

Hyoscyamus hat wildes, mit Wahnsinn einhergehendes Delirium, jedoch nur mit geringem Fieber. Bei *Stramonium* besteht hingegen beträchtliches Fieber. Das

Belladonna-Fieber tritt in der Zeit zwischen Nachmittag und nach Mitternacht auf, von 15 Uhr bis 3 Uhr, und lässt dann nach.
Heftige Krampfanfälle, die jeden Muskel mit einbeziehen; Opisthotonus, heftige Verdrehungen und Kontraktionen der Gliedmaßen, Zungenbiss und Blutungen aus den Atemwegen. Während der Krämpfe ist der Patient mit kaltem Schweiß bedeckt, zuweilen fast eiskalt. Kalter Schweiß während den manischen Zuständen. Dieses Merkmal findet sich ansonsten nur noch bei *Camphora.*
Hysterische Krampfanfälle, die lange andauern und mit Beschwerden des Rükkenmarks einhergehen; sie verschlimmern sich durch Schreck. Konvulsionen bei nervösen, reizbaren Personen nach Schreck.
Krämpfe und Psychose im Wochenbett. *Stramonium* hat hierbei einen Bezug zu septischen Zuständen. Wenn die betroffene Frau eine Zeit lang melancholisch und niedergeschlagen war, und trotz ihres aufrichtigen Lebensstils glaubt, dass sie ihr Seelenheil vertan hat, dann kann *Stramonium* ihr Heilmittel sein; sie ist traurig, hat eigenartige Einbildungen und macht merkwürdige Dinge, bis schließlich ein heftiges Delirium einsetzt. Sie schreit laut auf und ermahnt die Anwesenden zur Reue. Ihr Gesicht ist gerötet, die Augen funkeln. Sie führt wirre Moralpredigten. In solchen Fällen sollte *Stramonium* mit *Veratrum* verglichen werden.

Kopf und Schwindel

Wenn es zu Hirnkongestionen kommt, dann geht das Delirium in Bewusstlosigkeit über, und der Patient sieht aus, als wäre er völlig betrunken. Die Pupillen sind erweitert oder verengt (bei *Belladonna* sind sie weit). Ausgeprägter Sopor, schnarchende Atmung, der Unterkiefer fällt herab, beispielsweise bei Typhus und anderen schleichenden Fiebererkrankungen; mit stinkendem Mundgeruch und Heraussickern von Blut aus dem Mund und aus anderen Körperöffnungen. Rachen, Mund und Zunge sind trocken, die Zunge ist geschwollen und füllt die gesamte Mundhöhle aus, mit roten Punkten; sie ist rot wie rohes Fleisch; Sordes auf den Zähnen; die Lippen sind trocken und rissig; manchmal mit heftigem Durst, obwohl zugleich Furcht vor Wasser besteht. Reichlicher, unwillkürlich abgehender Durchfall. Der Bauch ist tympanitisch aufgetrieben. Unwillkürlicher Harnabgang.
Basalmeningitis infolge unterdrückter Ohrenabsonderung. Die Medizin der alten Schule hat hierfür kein Arzneimittel parat. Die Stirn ist faltig, die Augen sind glasig, mit starrem Blick und erweiterten Pupillen, wobei kaum Fieber besteht. Fürchterlicher Schmerz an der Schädelbasis und die Vorgeschichte des Patienten weist Nekrosen im Bereich der Ohren auf.
Heftige Kopfschmerzen durch Spazierengehen in der Sonne sowie durch Sonnenhitze. Sie verschlechtern sich tagsüber, und in der Nacht muss der Patient im Bett aufsitzen, da die Kopfschmerzen auch im Liegen zunehmen. Es geht ihm durch jede Bewegung oder Erschütterung schlechter. Die Augen sind glasig, mit starrem Blick, das Gesicht ist zunächst gerötet, später jedoch blass. Die Augen sind bewegungslos auf eine Zimmerecke fixiert. Der Patient ist im Delirium, sagt wirre Sachen. Schmerz am Hinterkopf.
Hochgradige Entzündungen können durch *Stramonium* beendet werden. Es ist angezeigt bei Eiterbildungen oder Abszessen mit unerträglichen Schmerzen

(*Hepar sulfuris, Mercurius, Silicea, Sulfur*). Heftige, katarrhalische Entzündungen. Bösartige, septische Zustände. Chronische Abszesse, Karbunkel, Furunkel; Abszesse in den Gelenken, wobei insbesondere das linke Hüftgelenk betroffen ist. Mit Hilfe von *Stramonium* kann man in vielen Fällen von Hüftgelenkstuberkulose das Fortschreiten der Erkrankung aufhalten, und sogar wenn sich Eiter oder Fistelgänge gebildet haben, ist das Mittel von großem Nutzen. Es ist auch angezeigt bei Vollheitsgefühl, Eiterung und Schmerz im Knorpelgewebe.
Stramonium ist einzigartig unter den tief wirkenden Mitteln bezüglich der Heftigkeit seiner Gemütssymptome.

Augen

Es heilt Augenbeschwerden und Hirnhautreizung, die aufgrund von übermäßigem Lernen aufgetreten sind; es ist daher ein Mittel bei Studenten, die nachts viel lernen müssen, um tagsüber den Vorlesungen folgen zu können. Der Patient ist nahezu erblindet; er hat starke Schmerzen in den Augen bei dämmrigen Licht, besser bei hellem Licht. Sowohl die Gemütssymptome als auch Husten, Kopfschmerz usw. verschlimmern sich jedoch durch Licht.

Hals

„Trockenheit an Rachen und Schlund, nicht gebessert durch Trinken." „Schlukken schwierig und behindert, mit stechendem Schmerz im Rachen; mit drükkendem Schmerz in den Unterkieferdrüsen; mit Krampfanfällen." „Zusammenschnürungsgefühl im Rachen, insbesondere beim Trinken." Würgen beim Versuch, Wasser zu trinken. *Stramonium* hat bei Tollwut gute Dienste geleistet (*Hyoscyamus, Belladonna, Cantharis, Hydrophobinum*).

Atemwege und Husten

Bei chronischen Fällen von Lungeneiterung, wenn der Husten durch Sehen ins Licht schlechter wird, ist *Stramonium* häufig ein hervorragendes Palliativum und ruft keinerlei Erstverschlimmerung hervor.

Harnwege und Urin

Harnretention; der Harnfluss hört auf, sobald der Patient nicht mehr presst. *Stramonium* ist auch angezeigt bei alten Männern mit schwacher Blasenmuskulatur; der Harn fließt nur langsam und kann nicht beschleunigt werden.

Herz

Die Herzbeschwerden von *Stramonium* gehen mit starkem Zusammenschnürungsgefühl der Brust, Reizbarkeit, Wahnideen bezüglich der eigenen Identität, Schlaflosigkeit im Dunkeln, großer Angst beim Durchfahren eines Tunnels, unregelmäßigem Puls und Herzschwäche einher.

Schlaf

Schlaf mit vielen Träumen und großer Unruhe.

Sulphur

Sulph.

Sulphur lotum; Sublimierter Schwefel, Element 16. *S.*

Allgemeines

Das Mittelbild von *Sulphur* ist so umfassend, dass man gar nicht weiß, wo man bei der Beschreibung anfangen soll. Es scheint, als besäße es eine Ähnlichkeit zu allen menschlichen Krankheiten, und ein Anfänger der Homöopathie, der sich die Prüfungssymptome durchliest, könnte durchaus denken, dass er kein weiteres Mittel benötigt, da das Bild einer jeden Erkrankung darin enthalten zu sein scheint. Dennoch heilt *Sulphur* natürlich nicht alle Krankheiten, die den Menschen befallen können, und es sollte auch nicht wahllos eingesetzt werden, genauso wie auch die anderen Mittel. Es hat den Anschein, dass die Arznei umso häufiger verordnet wird, je weniger der Arzt die Materia Medica kennt. Aber auch gute Homöopathen verabreichen ihren Patienten häufig *Sulphur*, sodass man an der Häufigkeit der Verordnung nicht auf die Fähigkeiten des Arztes schließen kann.

Der *Sulphur*-Patient ist ein schlanker, hagerer, hungriger, dyspeptischer Zeitgenosse mit herunterhängenden Schultern; manchmal muss das Mittel aber auch dicken, rundlichen und wohlgenährten Leuten verabreicht werden. Der kantige, schlanke, hängeschultrige Patient ist jedoch der typische *Sulphur*-Typ, insbesondere wenn sein Zustand das Resultat lang anhaltender Verdauungsstörungen, schlechter Assimilation und Nutrition ist. Der *Sulphur*-Zustand wird manchmal durch Stubenhockerei und das Ausrichten der Ernährung nach dem momentanen Verlangen. Personen mit sitzender Lebensweise, die sich nur in ihrem Zimmer aufhalten, um dort zu studieren, nachzudenken oder philosophischen Nachforschungen nachzugehen, und die sich nicht bewegen, werden bald feststellen, dass sie nur noch die einfachsten Speisen vertragen können, die aber nicht ausreichend sind, um den Körper zu ernähren. Schließlich verfallen sie in einen Zustand des philosophischen Wahns.

Es gibt eine weitere Gruppe von Patienten, bei denen wir die *Sulphur*-Konstitution im Gesicht ablesen können: sie haben einen schmutzigen, rötlichen Teint und viele Falten. Die Haut der *Sulphur*-Patienten scheint von atmosphärischen Einflüssen stark beeinträchtigt zu werden. Beim Fahren an der frischen Luft wird das Gesicht schnell rot, egal ob das Wetter sehr kaltem oder feucht ist. Sie haben eine zarte, dünne Haut, die sich beim geringsten Anlass rötet; stets sieht sie *rot und schmutzig* aus, egal wie sehr er sich auch wäscht. Wenn es sich um ein Kind handelt, kann die Mutter das Gesicht so häufig waschen wie sie will, immer sieht es aus, als hätte sie nur kurz oberflächlich darüber gewischt.

Hering bezeichnete den *Sulphur*-Patient als „Philosoph in Lumpen." Der Gelehrte oder Erfinder vom *Sulphur*-Typ arbeitet Tag und Nacht in abgetragenen Klamotten und trägt dabei einen zerknautschten Hut. Er hat langes, ungeschnittenes Haar und ein schmutziges Gesicht. Sein Arbeitszimmer ist dreckig und unaufgeräumt. Bücher und einzelne Buchseiten liegen wahllos aufeinander gestapelt herum, es herrscht überhaupt keine Ordnung. Es hat den Anschein, als ob *Sulphur* diesen Zustand des Durcheinanders hervorruft, einen Zustand von Unordnung und Unreinlichkeit, einen Zustand des „das macht mir nichts aus“ und der Selbstbezogenheit. Der *Sulphur*-Patient wird zum „falschen“ Philosoph, und je weiter er in diesen Zustand kommt, desto größer wird seine Enttäuschung, da man ihn nicht als den großartigsten Menschen auf Gottes Erden ansieht. Alte Erfinder arbeiten ihr Leben lang vor sich hin, doch gelingt ihnen nichts. Die Beschwerden, die hieraus entstehen – selbst akute Leiden – weisen auf *Sulphur* hin. Wenn man einen solchen Patienten in der Praxis hat, fällt einem auf, dass er nur ein Hemd hat, das er seit mehreren Wochen getragen hat. Und wenn er keine Frau hätte, die nach ihm schaut, würde er das Hemd auch tragen, bis es ihm in Fetzen vom Leib fällt.

Sauberkeit ist dem *Sulphur*-Patienten nicht wichtig, er hält es für unnötig. Er ist stets schmutzig und sieht keine Notwendigkeit darin, ein gepflegtes Hemd mit sauberem Kragen und Manschettenknöpfen zu tragen. Derlei kümmert ihn gar nicht. *Sulphur* ist nur selten bei reinlichen Leuten angezeigt, für gewöhnlich wird es von denjenigen benötigt, denen Ungepflegtheit und mangelnde Sauberkeit nichts ausmacht. Während meiner Arbeit im Krankenhaus habe ich oft bemerkt, dass ein Patient nach einer Gabe *Sulphur* begann, sich um sein Äußeres zu kümmern und ein sauberes Hemd anzog, wohingegen er bei seinen vormaligen Terminen stets im gleichen, alten Hemd erschienen war. Und es ist wirklich erstaunlich, wie schnell insbesondere die jungen *Sulphur*-Patienten ihre Kleidung schmutzig machen können. Die Kinder haben eine unglaubliche Neigung, sich mit Dreck zu beschmieren. Die Mütter erzählen ihnen dann von all den widerlichen Unternehmungen ihrer Kleinen. Das *Sulphur*-Kind neigt zu katarrhalischen Absonderungen aus der Nase, den Augen oder anderen Schleimhäuten, und oftmals isst es auch das Nasensekret. Und dies ist insofern eigenartig, da ein *Sulphur*-Patient sich vor üblen Gerüchen ekelt. Er ist *überempfindlich gegen übel riechende Gerüche*, nimmt die schmutzigen, stinkenden Sachen aber in den Mund und schluckt sie herunter. Vom Geruch seines Körpers und seinem eigenen Mundgeruch wird ihm selbst sogar übel. Sein Stuhl stinkt so heftig, dass er ihm der Geruch den ganzen Tag über in der Nase haften bleibt und er meint, er könne ihn an sich riechen. Aufgrund dieser Empfindlichkeit gegen Gerüche ist er bezüglich der Hygiene nach dem Stuhlgang reinlicher als bei allem anderen. Der Geruchssinn ist außerordentlich übersteigert. Er bildet sich ständig irgendwelche üblen Gerüche ein und sucht danach. Für gewöhnlich ist seine Vorstellungskraft jedoch so stark, dass er Dinge riecht, die lediglich seinem Erinnerungsvermögen entspringen.

Der *Sulphur*-Patient ist durch und durch schmutzig und er ist das Opfer übler Gerüche. Sein Atem riecht übel, sein Stuhl hat einen fötiden Geruch, und auch die Genitalien verbreiten einen Gestank, der trotz der Kleidung noch im Nebenzimmer wahrgenommen werden kann. Und auch er selbst kann ihn riechen. Sämtliche Absonderungen sind bei *Sulphur* stets mehr oder weniger fötide und haben einen starken, üblen Geruch. Trotz häufigen Waschens verströmen auch die Achseln einen durchdringenden Geruch und zuweilen riecht sogar der ganze Körper danach.

Die *Absonderungen* aus sämtlichen Körperteilen sind – abgesehen von ihrem üblen Gestank – auch *wundmachend*. Der Patient leidet an Katarrhen an allen Schleimhäuten und sämtliche Absonderungen machen das umliegende Gewebe wund. Die Nasenabsonderung bei Schnupfen führt zu wunden Lippen und

Nase. Zuweilen brennt das in der Nase zurückbleibende Sekret wie Feuer, und auch wenn es mit den Lippen in Berührung kommt, brennt es, so scharf ist es. Die Teile, über die das Sekret fließt, werden sehr rot, ähnlich wie bei *Sulphuricum acidum*. Bei Frauen kommt es zu reichlichem Weißfluss, der die äußeren Genitalien wund macht. Der dünne Stuhl des *Sulphur*-Patienten führt zu Brennen und Rohheit des Afters. Und wenn bei einer Frau nach dem Wasserlassen ein Tröpfchen Urin außen an der Scham verbleibt, brennt es; und häufig bringt es nichts, die Stelle einfach nur abzuwischen, sondern sie muss sorgfältig abgewaschen werden, damit das Brennen gelindert wird. Bei *Sulphur*-Kindern wird der After und der Bereich zwischen den Pobacken wund; auf der gesamten Länge ist die Gesäßfalte durch den scharfen Stuhl rot, wund und entzündet. Aufgrund dieser Neigung zu wundmachenden Absonderungen wurde eine Keynote entworfen, die sich ganz gut eignet: „Alle Körperflüssigkeiten brennen an den Stellen, über die sie fließen". Man könnte auch sagen, dass die Sekrete scharf und ätzend sind und ein Brennen hervorrufen. Und dies trifft bei *Sulphur* an allen Körperteilen zu.

Der *Sulphur*-Patient hat alle möglichen *Hautausschläge*. Es kommen bläschenartige, pustuläre, schorfige Ausschläge oder auch Furunkel; alle gehen *mit viel Jucken* einher, manche auch mit Sekretionen oder Eiterungen. Die Haut juckt, auch wenn kein Ausschlag vorhanden ist, insbesondere in der Bettwärme und beim Tragen von Kleidung aus Wolle. Oft kann der *Sulphur*-Patient nur Sachen aus Seide oder Baumwolle tragen. Zimmerwärme treibt ihn zur Verzweiflung, wenn er nicht an die juckenden Stellen kommen kann, um sich zu kratzen. Nach dem Kratzen verbleibt ein Brennen, der Juckreiz wird gelindert. Zuweilen entstehen nach dem Kratzen oder in der Bettwärme auch große, weiße Quaddeln am ganzen Körper, die heftig jucken; der Patient kratzt so lange daran herum, bis die Haut wund wird oder brennt, und erst dann lässt der Juckreiz nach. Dieser Vorgang wiederholt sich andauernd; nachts im Bett leidet der Patient unter unerträglichem Juckreiz, und morgens beim Erwachen, setzt das Jucken sofort wieder ein und der Ausschlag nässt. An der Haut des *Sulphur*-Patienten können sich auch Ansammlungen von Furunkeln und kleinen, furunkelähnlichen Veränderungen bilden, weshalb das Mittel auch bei Impetigo hilfreich ist.

Die Arznei ist bei *Eiterungen* von Nutzen. Es bringt alle möglichen Eiterhöhlen hervor: kleine oder große Abszesse; Abszesse unter der Haut, in den Zellgeweben oder in inneren Organen. Die Eiterungsneigung ist bei *Sulphur* stark ausgeprägt. Die Drüsen und Lymphknoten entzünden sich, und die Entzündung wird eitrig.

Bei jeglichen *Sulphur*-Beschwerden tritt auch Brennen auf. Jeder Körperteil kann davon betroffen sein; Brennen an kongestionierten Teilen; Brennen oder Hitzegefühl an der Haut; Brennen hier und da, an einzelnen Stellen; Brennen in den Drüsen und Lymphknoten, im Magen, in der Lunge, in den Eingeweiden, im Rektum; brennende, beißende Hämorrhoiden; Brennen beim Wasserlassen oder Hitzegefühl in der Blase. Brennen und Hitzegefühl kann hier und da auftreten, der *Sulphur*-Patient beschreibt es jedoch typischerweise als Brennen der Fußsohlen, der Handflächen und des Scheitels. Das Brennen der Fußsohle tritt zumeist auf, wenn der Patient im Bett warm wird. Der *Sulphur*-Patient bekommt nachts im Bett so heiße und brennende Fußsohlen, dass er die Füße unter der Decke hervorstreckt so und mit den Füßen außerhalb der Decke schläft. Die Handflächen und Fußsohlen des *Sulphur*-Patienten weisen eine dicke Haut auf, die beim *Warmwerden* im Bett brennt.

Überhaupt bekommt der *Sulphur*-Patient zahlreiche *Beschwerden beim Warmwerden im Bett*. Er kann weder Hitze vertragen noch mag er Kälte, aber dennoch hat er ein starkes Verlangen nach frischer Luft. Er bevorzugt eine gemäßigte Temperatur und bekommt Beschwerden, wenn sich die Temperatur zu stark ändert. Wenn er unter Atembeschwerden leidet, möchte er Fenster und Türen geöffnet haben. Dennoch muss er dabei den Körper häufig zugedeckt lassen. Wenn er jedoch zu warm eingepackt ist, plagen ihn der Juckreiz und das Brennen der Haut.

Was die *zeitlichen Verschlimmerungen* anbelangt sind die *nächtlichen Beschwerden* ein hervorstechendes Merkmal. Kopfschmerzen setzen nach dem Abendessen ein und nehmen zur Nacht hin zu, sodass der Patient aufgrund der Schmerzen nicht in den Schlaf findet. Nachts bestehen Schmerzen, Durst, Unwohlsein und auch Hautsymptome setzen ein, wenn der Patient im Bett warm wird. „Intermittierende, periodisch auftretende Kopfneuralgie, schlechter alle 24 Stunden, normalerweise um 12 Uhr oder um 24 Uhr." Die *Mittagszeit* ist eine weitere Verschlimmerungszeit der *Sulphur*-Beschwerden. Es kommt zu Frostanfällen um 12 Uhr, Fieber nimmt um diese Zeit zu, die psychischen Symptome verschlimmern sich um diese Zeit und auch die Kopfschmerzen sind am Mittag schlechter. *Wöchentlich einsetzende Beschwerden* bzw. eine Verschlechterung alle 7 Tage sind ein weiteres Charakteristikum von *Sulphur*.

Für gewöhnlich leidet der *Sulphur*-Patient unter einem eigenartigen Durchfall, der lange Zeit als „*Sulphur*-Durchfall" bekannt war, obwohl auch andere Mittel eine ähnliche Symptomatik aufweisen. Es handelt sich um einen *Durchfall, der frühmorgens einsetzt*. Die *Sulphur*-Diarrhö tritt zwischen Mitternacht und Morgen ein, für gewöhnlich jedoch um die Uhrzeit, wenn der Patient im Bett liegend so langsam ans Aufstehen denkt. *Der Durchfall treibt ihn sozusagen aus dem Bett*. Der Durchfall ist im Allgemeinen dünn und wässrig, zuweilen auch gelb; es kommt zu keiner schwallartigen Entleerung und die Stuhlmenge ist nicht sehr reichlich, manchmal sogar eher spärlich. Nach der morgendlichen Stuhlentleerung hat der Patient meist bis zum nächsten Morgen Ruhe. Sehr viele Leute werden jahrelang durch diesen heftigen Stuhldrang morgens aus dem Bett gejagt. Der *Sulphur*-Patient leidet an Schmerzen, Kneifen, Unwohlsein, Brennen und Wundheitsgefühl in den Därmen. Der Stuhl brennt während des Stuhlgangs, und alle Körperteile, die mit ihm in Berührung kommen, werden wund und entzündlich.

Der *Sulphur*-Patient ist sehr *durstig*. Er trinkt andauernd Wasser und hat verlangt große Mengen. Er berichtet auch von einem *Hungergefühl*, aber sobald er sich an den Tisch setzt, ekelt er sich vor dem Essen, dreht sich angewidert ab und lehnt es ab. Er nimmt fast nichts zu sich, außer den einfachsten und leicht verträglichen Sachen. Er hat ein Verlangen nach Stimulanzien, beispielsweise nach Alkohol, sowie eine Abneigung gegen Milch und Fleisch. Von letzteren bekommt er Beschwerden und er ekelt sich daher davon. Ein alter Homöopath

konstruierte aus diesen Symptomen die folgende Keynote: „Trinkt viel und isst wenig". Dies trifft für den *Sulphur*-Patienten durchaus zu, aber auch viele andere Arzneien weisen diese Eigenart auf. Im Bezug auf die Verwendung von Keynotes möchte ich ihnen mit auf den Weg geben, dass man gut daran tut, alle Symptome des Patienten mit all ihren Begleiterscheinungen aufzunehmen. Es wird nicht funktionieren, zu viel Gewicht auf ein kleines Symptom zu legen, auch nicht auf zwei oder drei. Die Symptome des gesamten Falles müssen für die Mittelwahl in Betracht gezogen werden. Und wenn dann das Mittelbild mit seinen Keynotes, den Charakteristika sowie allem anderen mit dem Bild des Patienten übereinstimmt, nur dann ist die Arznei das passende Heilmittel.
Morgens um 11 Uhr tritt ein Leeregefühl im Magen auf. Sofern der Patient zu einer Tageszeit Hunger hat, dann um 11 Uhr. Es scheint, als könne er das Mittagessen nicht erwarten. Wir finden bei *Sulphur* aber auch folgendes: in der Zeit, zu der er normalerweise seine Mahlzeiten einnimmt, ist er sehr hungrig, und wenn sich die Mahlzeit dann verzögert, wird er schwach und ihm wird übel. Wenn ein *Sulphur*-Patient für gewöhnlich um 12 Uhr zu Mittag isst, dann verspürt er um 11 Uhr ein flaues, hungriges Gefühl im Magen. Und wenn er normalerweise um 13 Uhr oder 13.30 Uhr isst, setzt das Gefühl um 12 Uhr oder 12.30 Uhr ein. Das flaue Gefühl tritt somit ungefähr eine Stunde vor den gewohnten Essenszeiten ein.
Eine Art Zusammenfassung der hervorstechenden *Sulphur*-Beschwerden könnte folgendermaßen aussehen: flaues, hungriges Gefühl um 11 Uhr; Brennen der Fußsohlen und Hitzegefühl am Scheitel. Diese drei Symptome wurden als Conditio sine qua non von *Sulphur* bezeichnet, aber sie sind zu Beginn der Erkrankung nur selten vorhanden.
Unabhängig von den Hautausschlägen *ist die Haut des Sulphur-Patienten ungesund*, sie heilt schlecht. Kleine Verletzungen eitern andauernd. Abszesse, die sich unter der Haut gebildet haben, verwandeln sich in kleine, sezernierende Höhlen mit Fistelöffnungen, aus denen über lange Zeit Eiter herausfließt.
Sulphur erzeugt Infiltrationen an entzündeten Stellen, sodass diese verhärten. Die Verhärtungen können jahrelang bestehen bleiben. Wenn die Entzündung ein primär lebenswichtiges Organ betrifft, beispielsweise die Lungen, dann ist diese Infiltration für den Organismus sehr problematisch. Die Infiltration nach einer Lungenentzündung wird Hepatisation genannt und *Sulphur* erzeugt dieselbe Neigung zu Infiltrationen in sämtlichen entzündlichen Geweben im Körper. Daher ist es auch bei der erwähnten Hepatisation von Nutzen.
Sulphur ist auch sehr hilfreich, wenn sich der Patient nach einer langwierigen akuten Erkrankung, die auf eine zugrunde liegende psorische Störung zurückzuführen ist, in einer *schlechten Reaktionslage* befindet und am Ende der Krankheit schwach und erschöpft ist. Eine Entzündung geht in Eiterung und Infiltration über, der Patient ist schwach, abgeschlagen und leidet an Nachtschweißen. Nach Typhus oder anderen akuten Erkrankungen erholt er sich nicht. Die Heilung schreitet nur langsam voran, der Organismus ist ermattet und kann nach einer akuten Erkrankung die Ordnung nicht wieder herstellen. *Sulphur* ist bei diesen Zuständen oft von großem Nutzen. Alte Säufer werden schwach und bekommen ein heftiges Verlangen nach Alkohol; dabei brauchen sie Scharfes und Hochprozentiges; sie möchten nichts essen, aber kaltes Wasser und Alkohol. Sie trinken immer weiter,

bis sie tiefgehend erschöpft sind, und dann bekommen sie Beschwerden. *Sulphur* wird ihnen eine Zeit lang dieses Verlangen nehmen und sie wieder aufbauen.
Das Gewebe scheint sich in einem geschwächten Zustand zu befinden, sodass jeder leichte Druck zu einem Wundheitsgefühl führt, manchmal sogar zu Entzündung und Eiterung. Aufgrund der schwachen Durchblutung kommt es bei *Sulphur*-Patienten leicht zu Dekubitus. Verhärtungen nach Druck sind ebenfalls ein wichtiges Merkmal. Durch Druck bilden sich bei *Sulphur*-Patienten leicht Hühneraugen und Schwielen. Wenn ein Schuh irgendwo an die Haut drückt, bildet sich ein großes Hühnerauge oder ein entzündeter Fußballen. Wenn die Zähne mit der Zunge oder einem anderen Teil der Mundhöhle in Berührung kommen, bilden sich kleine Knötchen, die mit der Zeit geschwürig werden. Dies ist ein langsamer Prozess, mit Brennen und Stechen. Es können sich auch Krebsgeschwüre daraus entwickeln. Die Knötchen können lange Zeit bestehen bleiben und schließlich maligne entarten. Krebs ist die Weiterentwicklung eines Zustandes im Körper, der sich aus verschiedenen vorangegangenen Stadien entwickelt hat. Es ist nicht ein einzelner, kontinuierlich sich entwickelnder Zustand. Der maligne Zustand kann dem benignen folgen. *Sulphur* beseitigt diese Störungen, sofern die Symptome übereinstimmen.
Bei *Sulphur* stellen wir eine ausgeprägte Störung des venösen Systems fest, mit vielen Beschwerden in diesem Bereich. Es handelt sich sozusagen um ein Venenmittel. Die Venen scheinen erschlafft zu sein, die Durchblutung ist träge. Das Gesicht wird durch den geringsten Reiz gerötet, durch das Wetter oder durch die Kleidung. Schwellung des Gesichts. *Sulphur*-Patienten weisen Varizen auf, besonders an den Hämorrhodialvenen, die vergrößert sind, mit Brennen und feinem Stechen. Varizen an den Extremitäten. Es kommt sogar zu Geschwüren der Venen, mit Ruptur und Blutung. Wenn er Patient von der Kälte in die Wärme kommt, bekommt er Beschwerden aufgrund der erweiterten Venen; die Venen an Händen und Füßen sind gedunsen und er hat ein Vollheitsgefühl am ganzen Körper.
Der *Sulphur*-Patient magert ab, und ein eigentumliches Merkmal ist die *Abmagerung der Gliedmaßen bei gleichzeitiger Auftreibung des Bauches*. Das Abdomen ist aufgebläht, es kommt zu Rumpeln, Brennen und Wundheitsgefühl im Bauch, und dabei magern sämtliche andere Körperteile ab. Die Muskeln an Nacken, Rücken, Thorax und Gliedern verkümmern, und auch die Bauchmuskeln bilden sich zurück; aber dennoch ist das Abdomen selbst aufgetrieben. Diesen Zustand finden wir bei Marasmus. Ein ähnliches Bild zeigt sich auch bei *Calcium carbonicum*; Frauen, die *Calcium carbonicum* benötigen, weisen eine starke Auftreibung, Ausweitung und Härte des Abdomens auf, alle andere Körperteile hingegen schrumpfen.
Bei *Sulphur* kommt es zu *Hitzewallungen* zum Kopf und zum Gesicht, ähnlich denen von Frauen im Klimakterium. Die Hitzewallung beginnt bei *Sulphur* in der Herzgegend oder allgemeiner gesagt, in der Brust; es ist ein Gefühl, als ob im Körper eine Glut ins Gesicht aufsteigen würde. Das Gesicht ist rot und heiß, und schließlich endet die Hitze mit Schweiß. Hitzewallungen mit Schweiß und rotem Gesicht; der Kopf glüht. Manchmal beschreibt die Patientin ein Gefühl, als ob heißer Dampf im Körperinneren wäre, allmählich aufsteigt; dann bricht sie in Schweiß aus. Zuweilen werden sie bei einer Frau auch ein leichtes Frösteln

vorfinden, das von Hitzewallungen und roten Flecken im Gesicht gefolgt wird, und sie fächelt sich Luft zu wie verrückt; sie kann gar nicht genug fächeln, außerdem möchte sie Fenster und Türen geöffnet haben. Dieses Beschwerdebild finden wir bei *Sulphur* ebenso wie bei *Lachesis* und zahlreichen anderen Mitteln. Wenn die Hitzewallungen in der Brust oder in der Herzgegend beginnen, ist wahrscheinlich *Sulphur* das Heilmittel; wenn sie hingegen vom Rücken oder Magen ausgehen, sollte man eher an *Phosphorus* denken.

Zu den allgemeinen Modalitäten von *Sulphur* gehört die Verschlimmerung durch Stehen. Sämtliche Beschwerden verschlechtern sich durch langes Stehen. Stehen ist die unangenehmste Stellung für einen *Sulphur*-Patienten; es führt zu einer Verschlechterung der geistigen Verwirrung, Schwindel, der Magen- und Darmsymptome; außerdem kommt es durch Stehen zu einer Vergrößerung und Vollheit der Venen und bei Frauen zu einem herabdrängenden Gefühl in den Beckenorganen. Die Patientin muss sich hinsetzen oder – sofern sie auf den Beinen ist – in Bewegung bleiben. Das Gehen macht ihr keine Probleme, aber beim Stillstehen geht es ihr schlechter.

Verschlimmerung nach dem Schlaf trifft auf viele *Sulphur*-Beschwerden zu, besonders jedoch auf die Symptome des Gemüts und des Sensoriums. Die meisten Beschwerden verschlechtern sich auch *nach dem Essen*.

Dem *Sulphur*-Patienten geht es durch Baden schlechter. Er scheut sich davor, sich zu waschen, und im Zusammenhang mit seinem allgemeinen Erscheinungsbild entspricht er „THE GREAT UNWASHED". Er kann kein Bad nehmen, ohne dass er sich gleich eine Erkältung zuzieht.

Kommen wir nun zu den Beschwerden der *Sulphur*-Kinder. Kleine Lausejungen mit schmutzigem Gesicht und schmutziger Haut, die zu nächtlichen Anfällen von Delirium neigen, die an Gehirnaffektionen wie Meningitis erkrankt waren und beinahe einen Hydrozephalus erlitten hätten, benötigen *Sulphur*. Die Arznei wird die Konstitution wieder in Ordnung bringen, wenn andere Mittel nicht den gesamten Fall abgedeckt haben, weil sie nicht tief genug gewirkt haben. Wenn das Kleinkind sich nicht richtig entwickelt, die Knochen nicht wachsen und sich die Fontanellen nur langsam schließen, dann könnte *Calcium carbonicum* das passende Mittel sein. Aber *Sulphur* ist bei diesen Wachstumsverzögerungen das zweitwichtigste Mittel.

Man würde eigentlich nicht erwarten, dass der *Sulphur*-Patient so nervös ist, aber er ist in großer Aufregung; beim geringsten Geräusch fährt er zusammen und schreckt aus dem Schlaf hoch, als ob er einen Kanonenschlag gehört oder ein Gespenst gesehen hätte. Der *Sulphur*-Patient leidet unter vielerlei Schlafstörungen. Im ersten Teil der Nacht ist er sehr schläfrig und schläft manchmal bis 3 Uhr durch; aber von dieser Zeit an befällt ihn ein ruheloser Schlaf, oder aber er schläft überhaupt nicht mehr. Er scheut das Tageslicht und möchte wieder einschlafen; und wenn ihm dies gelingt, ist er kaum zu erwecken, und er möchte bis in den späten Vormittag hineinschlafen. In dieser Zeit kommt er am besten zur Ruhe und findet den erholsamsten Schlaf. Er wird jedoch durch fürchterliche Träume und Alpträume geplagt.

Wenn das Symptombild übereinstimmt, ist *Sulphur* das Heilmittel bei Erysipel. Gegen Erysipele an sich haben wir keine Arzneien; wenn aber der Patient

Erysipele hat und seine Symptome mit denen von *Sulphur* übereinstimmen, dann können sie ihn mit *Sulphur* heilen. Wenn sie sich diese Unterscheidung merken, dann sind sie in der Lage zu erkennen, was Homöopathie bedeutet. Sie behandelt den Patienten und nicht den Namen der Krankheit.

Beim *Sulphur*-Patient kommt es überall im Körper zu vereinzeltem Blutandrang, mit Vollheit im Kopf, die wir bereits als Hitzewallungen beschrieben haben. Es kommt zu ausgeprägten fieberhaften Zuständen, und das Mittel kann somit auch bei akuten Erkrankungen eingesetzt werden. Es ist eins der natürlichen Komplemente von *Aconitum*, und wenn *Aconitum* auf die akuten Krankheitsmanifestationen passt und diese beseitigt, dann ist oftmals *Sulphur* das passende Mittel für den konstitutionellen Zustand des Patienten.

Sulphur passt bei den beschwerlichsten „skrofulösen“ Affektionen bei Patienten mit stark angeschlagener Konstitution und mangelhafter Assimilation. Es hat tief sitzende, ausgefranzte Geschwüre an den unteren Extremitäten; indolente Geschwüre, die keine Granulationen bilden. Sie brennen, und die Feuchtigkeit, die aus ihnen heraussickert, brennt an den umliegenden Stellen. *Sulphur* ist häufig indiziert bei Krampfadergeschwüren, die leicht bluten und heftig brennen. Bei Fällen von chronischer Gicht ist *Sulphur* ebenfalls ein nützliches Mittel. Es handelt sich um eine tief wirkende Arznei, und aufgrund seiner Wirkrichtung vom Zentrum hin zur Peripherie wird es zumeist die Gicht an den Extremitäten halten. Wenn es auf das Beschwerdebild passt und bei chronischer Gicht verabreicht wird, sorgte es ähnlich wie *Lycopodium* und *Calcium carbonicum* dafür, dass die rheumatischen Beschwerden in den Gelenken und an den Extremitäten bleiben – sofern keine starke organische Veränderung vorliegt.

Denn ähnlich wie auch *Silicea* ist *Sulphur* ein *gefährliches Mittel*, wenn es sich um *strukturelle Veränderungen* in lebenswichtigen Organen, insbesondere den Lungen handelt. *Sulphur* wird – sofern es aufgrund der Symptome angezeigt ist – oftmals alte Fistelgänge heilen und alte Abszesse zum Abheilen bringen, sodass es zu einer „gesunden“ Eiterung kommt. Es wird chronische Abszesse, die nur langsam oder überhaupt nicht abheilen, eröffnen; es heilt auch entzündete, verhärtete Drüsen und Lymphknoten, die kurz vor der Eiterung sind, falls die Symptome übereinstimmen. Aber es ist ein gefährliches Mittel bei fortgeschrittener Schwindsucht, und sollte, sofern man es verordnet, nicht in den höchsten Potenzen verabreicht werden. Wenn die Patienten hierbei unter starken Schmerzen zu leiden haben, und sie denken, dass *Sulphur* gegeben werden sollte, dann wählen sie die 30. oder 200. Potenz. Unternehmen sie nichts, um die Nachtschweiße der fortgeschrittenen Stadien zu unterbinden, auch wenn *Sulphur* das geeignete Mittel zu sein scheint. Denn Tatsache ist, dass es nicht angezeigt ist. Ein Mittel, das in irgendeinem Fall gefährlich ist, sollte nicht als indiziert angesehen werden, sogar wenn die Symptome eine Ähnlichkeit besitzen.

Bei chronischen Fällen von Syphilis, wenn der psorische Zustand überwiegt, könnte *Sulphur* nützlich sein. Das Mittel ist nur selten angezeigt, wenn die syphilitischen Symptome die Oberhand haben. Wenn diese jedoch durch Quecksilber unterdrückt wurden, und die Krankheit nurmehr ruht, wird *Sulphur* das Quecksilber antidotieren und dazu führen, dass sich die Symptome entwickeln. Der ursprüngliche Zustand wird wieder auftreten und sich zeigen.

Die große Dummheit, die von Allopathen gemacht wird, liegt darin, dass sie alles verdecken wollen, was sich im Organismus zeigt; sie handeln, als würden sie sich für alle Krankheiten der menschlichen Rasse schämen. Die Homöopathie hingegen ist darum bemüht, alles ans Licht zu bringen und die Arzneien zu antidotieren, die Krankheiten nur verdecken. Viele Patienten wollen keine homöopathische Behandlung, denn sie möchten nicht, dass sich ihr syphilitischer Ausschlag wieder an der Oberfläche zeigt; sie möchten nicht, dass ihre Verfehlungen durch die Homöopathie zutage gebracht werden. Aber dies ist die Bestrebung der Homöopathie. Störungen im Organismus treten unter der richtigen homöopathischen Behandlung wieder zutage. *Sulphur* bringt Beschwerden an die Oberfläche, sodass sie sich zeigen. Das Mittel ist ein allgemeines Antidot mit breitem Spektrum.

Das Mittel wird oftmals bei unterdrückten Hautausschlägen aufgrund einer Erkältung, durch Arzneimittel oder sogar Schwefel angewendet. Es ist eine hervorragende Arznei, um Beschwerden wieder hervorzubringen, die nur verdeckt wurden. Daher findet sich *Sulphur* unter jenen Arzneimitteln, die bei unterdrückten Hautausschlägen oder sonstigen Unterdrückungen aufgrund von Arzneimitteln von Nutzen sind. Sogar wenn akute Ausschläge unterdrückt wurden, ist *Sulphur* ein wertvolles Mittel. Bei unterdrückter Gonorrhö bringt *Sulphur* oft die Harnröhrenabsonderung wieder in Gang und stellt die Zustände wieder her, die zum Verschwinden gebracht wurden. Wenn Symptome unterdrückt wurden, müssen sie unter der Behandlung wieder erscheinen – ansonsten ist eine Heilung unmöglich.

Bereits zu Hahnemanns Zeiten, und auf seine Empfehlung hin, war *Sulphur* das Mittel, an das man bei einem Mangel an verwertbaren Symptomen denken sollte, wenn sich die Symptome aufgrund der Psora in einem latenten Zustand befinden. In diesen Fällen wurde es mit so großem Erfolg angewendet, dass dies von den Routineverordnern übernommen wurde. Wenn anscheinend (oberflächlich) gut angezeigte Mittel versagen, und keine Symptome für ein besseres Mittel gefunden werden können, dann greift *Sulphur* tief in den Organismus ein, sodass die Mittel anschließend besser wirken. Dies wurde durch Erfahrungen häufig bestätigt. Sie werden manchmal feststellen, dass nachdem sie ein Mittel verordnen, das klar angezeigt scheint, dieses keine ausreichende Wirkung bringt. Danach wechseln sie auf das Mittel, das als nächstmögliches indiziert erscheint, und dann das nächste – mit immer demselben Resultat. Sie werden anfangen sich zu fragen, warum dies so ist. Und sie werden erkennen, dass obwohl der Fall nicht eindeutig nach *Sulphur* verlangt, seine Anwendung doch so nah dem zugrunde liegenden Zustand entspricht – und die Psora ist so oft der zugrunde liegende Zustand –, dass es dazu führt, dass die anderen Mittel besser wirken. Diese Beobachtung wurde seit Hahnemann von allen früheren Homöopathen bestätigt. Diese Anwendung ist jedoch nur bei einem Mangel an Symptomen notwendig, wenn nach eingehendem Studium auf eine Maßnahme zurückgegriffen werden muss, die am besten erscheint und die man bis zu einem gewissen Grade auch rechtfertigen kann; sie basiert auf der Beobachtung und auf dem Wissen der zugrunde liegenden Konstitution der gesamten menschlichen Rasse. Wir wissen, dass unter diesen Fällen mit wenigen Symptomen ein latenter Zustand verborgen liegt, wobei es sich entweder um die Psora, Syphilis oder Sykose handelt. Wenn es eine syphilitische Ursache wäre, würden wird unter den Hauptmitteln der Arzneien wählen, die einen Bezug zur Syphilis haben. Wenn sie sykotisch wäre, dann würden wir unter den Hauptmitteln wählen, die einen Bezug zur Sykose haben. *Sulphur* steht ganz oben auf der Liste derjenigen Arzneien mit einem Bezug zur zugrunde liegenden Psora. Wenn daher die zugrunde liegende Konstitution psorisch ist, und es sich um einen versteckten Fall handelt, dann wird Sulphor die latente Ursache hervorbringen. Und selbst, wenn es nicht zur Heilung führt, so führt es doch zu einer deutlicheren Hervorhebung der Symptome. Und was *Sulphur* zur Psora ist, das ist *Mercurius* zur Syphilis und *Thuja* zur Sykosis.

Die Bergarbeiter in den Kohleregionen von Pennsylvania und die Menschen in der Umgebung der Minen benötigen oft *Sulphur*. Wir wissen, dass die Kohle nicht hauptsächlich aus Schwefel besteht, obwohl es einen großen Bruchteil davon enthält. Dennoch benötigen diejenigen, die häufig mit der Kohle in Berührung kommen, oftmals *Sulphur*. Jemand, der ständig Kaolin und die verschiedenen anderen Stoffe zermahlt, die bei der Porzellanherstellung verwendet werden, und auch die Steinmetze benötigen insbesondere *Calcium carbonicum* und *Silicea*. Arbeiter in den Kohleminen jedoch brauchen oft *Sulphur*. Die Patienten haben bereits das Aussehen von *Sulphur*-Patienten; sie haben den Gesichtsausdruck, und sogar wenn ihre Symptome lokalisiert sind und nach anderen Arzneien verlangen, werden sie von diesen Mitteln keine gute Wirkung erfahren, bis sie ihnen eine Gabe *Sulphur* geben. Danach beginnt die Besserung. Manche glauben, dies wäre auf die Tatsache zurückzuführen, dass die Kohle so viel Schwefel enthält. Wir können über solche Dinge solange theoretisieren wie wir wollen, aber wir sollten nicht in die Gewohnheit verfallen, niedrige Potenzen mit den höheren antidotieren zu wollen. Verwenden sie diese Methode nur als letzten Ausweg. Wenn es keine Symptome gibt, die ein Arzneimittel indizieren, dann ist es für uns an der Zeit, zu experimentieren. Dies ist aber nur zu rechtfertigen bei einem erfahrenen Therapeuten, denn er kennt die Grenzen. Er weiß, wie man dieses Mittel einsetzen muss, und er lässt sich in jedem Krankheitsfall durch die Symptome leiten, soweit sie sich zeigen.

Bei Entzündungen, für die *Sulphur* das Heilmittel ist, verfärben sich die betroffenen Teile *violett*, es kommt zur venösen Stase. *Masern*, die sich violett verfärben, verlangen oft nach *Sulphur*, und *Sulphur* ist ein wundervolles Heilmittel bei Masern. Der Routineverordner kann bei dieser Erkrankung mit Hilfe von *Pulsatilla* und *Sulphur* ziemlich gute Dienste tun, nur hin und wieder benötigt er *Aconitum* und *Euphrasia*. *Sulphur* wird insbesondere in Fällen wirken, wenn die Haut eine dunkle Farbe annimmt und die Masern nicht herauskommen. Diese *purpurne Verfärbung* kann überall auftauchen – bei Erysipel, Halsentzündungen, an den Unterarmen, Beinen und im Gesicht.

Auch die schlimmen Folgen von Impfungen werden oft durch *Sulphur* geheilt. Hier steht es in einer Reihe mit *Thuja* und *Malandrinum*.

Geist und Gemüt

Im Geistes- und Gemütszustand, der das wahre Wesen des Menschen und seine innere Natur anzeigt, erkennen wir, dass *Sulphur* die Affekte beeinträchtigt,

sodass der Patient ausgesprochen selbstsüchtig wird. Er schert sich nicht um die Wünsche und Neigungen anderer, sondern nur um seine eigenen. Er denkt nur an seinen eigenen Nutzen. Dieser Egoismus zieht sich durch das gesamte *Sulphur*-Bild. Dem Patienten mangelt es an Dankbarkeit.
Auch philosophischer Wahn ist ein ausgeprägtes Merkmal von *Sulphur*. Monomanie bezüglich des Studierens eigenartiger und abstrakter, sogar okkulter Themen. Der Patient befasst sich mit verschiedenen Dingen, die sich unserem Wissen entziehen und über die es keine gesicherten Erkenntnisse gibt. Er grübelt über eigenartige und sonderliche Dinge nach. Durch *Sulphur* wurden viele Patienten davon geheilt, fortwährenden den Dingen bis auf den Grund nachgehen zu wollen. Die Arznei hat eine Patientin geheilt, die nur darüber nachgrübelte, was die Ursachen dieses und jenes sind, bis sie schließlich der göttlichen Vorsehung nachging und fragte: „Wer hat eigentlich Gott erschaffen?" Sie saß in der Zimmerecke, zählte Nadeln und dachte nur über die unlösbare Frage nach, wer Gott erschaffen hat. Eine andere Frau konnte niemals eine handwerkliche Arbeit ansehen, ohne zu fragen, wer diese gemacht hat. Sie wollte keine Ruhe geben, bis sie herausgefunden hat, von wem sie stammt, und schließlich auch noch, wer dessen Vater sei. Sie saß da und fragte sich, ob er vielleicht ein Ire oder so gewesen sei. Dies ist ein Merkmal von *Sulphur* – ein Nachdenken über Dinge ohne Hoffnung, dass es jemals herausgefunden wird; ein Hinterfragen, wofür es oftmals keine Antwort gibt. Es handelt sich nicht um die Art von Philosophie, die eine Grundlage hat, der man mit der Zeit durch Nachdenken folgen kann; oder ein Nachdenken über Themen mit realem Hintergrund. Vielmehr handelt es sich um eine Art fanatische Philosophie ohne wirkliche Grundlage, die sich selbst irgendwann erschöpft. Der *Sulphur*-Patient hat eine Abneigung dagegen, sich auf herkömmliche Weise mit den Dingen auseinander zu setzen; er hat eine Abneigung gegen reelle, systematische Arbeiten. Er ist eine art „erfinderisches Genie". Wenn er einmal eine Idee bekommen hat, wird er sie nicht wieder los; er geht dem Gedanken immer weiter nach, bis er schließlich eine Entdeckung macht. Auf diese Weise werden viele Dinge erfunden. Und genau das ist die Eigenart des *Sulphur*-Patienten. Oftmals ist er ungebildet, hält sich aber dennoch für einen bedeutenden Menschen; er verachtet die Ausbildung und die Gelehrten mit ihren Fähigkeiten, und fragt sich, warum die anderen nicht erkennen, dass er über jegliche Ausbildung erhaben ist.
Der *Sulphur*-Patient leidet zuweilen unter religiöser Melancholie; dabei denkt er nicht rational über Religion nach, sondern macht sich vielmehr törichte Gedanken um sich selbst. Er betet andauernd und ohne Unterlass, verlässt sein Zimmer nicht und stöhnt vor Verzweiflung. Er glaubt, dass er sein Seelenheil verspielt hat.
Ein Patient, der *Sulphur* benötigt, ist oftmals in einem Zustand von geistiger Abgestumpftheit und Verwirrtheit. Er kann seine Gedanken und Vorstellungen nicht ordnen, es mangelt ihm an Konzentration. Er sitzt da und kann nicht über ein Thema eine längere Zeit nachdenken, kann sich nicht auf eine Sache konzentrieren. Er erwacht morgens mit geistiger Dumpfheit und Vollheit im Kopf mit Schwindel. Schwindel an der frischen Luft. Im Freien kommt es

zu Schnupfen mit Vollheit im Kopf und Stumpfheit, sodass sein Geist ganz verwirrt ist.
In den Büchern finden wir einen Ausdruck, der sehr häufig verwendet wird: „Törichtes Glücksgefühl und Stolz; denkt, er besäße schöne Dinge; sogar Lumpen erscheinen ihm wie schöne Kleider." Dieser Zustand wurde einerseits bei Geisteskranken beobachtet; er tritt aber auch bei Personen in Erscheinung, die außer diesem einen Symptom keinerlei Anzeichen für geistige Verwirrtheit aufwiesen.
Der *Sulphur*-Patient hat eine Abneigung gegen jegliche Beschäftigung. Er sitzt rum und tut nichts, lässt seine Frau den Haushalt machen und sich für ihn die Finger wund schaffen und ihn umsorgen. Er glaubt, dass das alles ist, für was sie gut wäre. Dem *Sulphur*-Patienten scheint jegliche Kultiviertheit abhanden gekommen zu sein. Er ist das genaue Gegenteil von dem, was man normalerweise als „pingelig" bezeichnen würde. Der *Arsenicum*-Patient ist das Paradebeispiel für einen pingeligen Patienten, und diese beiden Mittel bilden hier die extremen Gegenpole. Der *Arsenicum*-Patient möchte seine Kleidung gepflegt und gereinigt haben, alles muss ordentlich aufgehängt sein, die Bilder dürfen nicht schief an der Wand hängen; alles muss gepflegt und ordentlich aussehen. Aufgrund seiner peniblen Art, seiner Gepflegtheit und Ordnungsliebe wird der *Arsenicum*-Patient als „Mann mit dem goldenen Knauf am Spazierstock" bezeichnet. Der *Sulphur*-Patient ist das genaue Gegenteil.
„Abneigung gegen alles Mögliche; gegen Arbeit, Vergnügen, Gespräche oder Bewegung; Trägheit von Körper und Geist." „Lebensüberdruss; verlangt zu sterben." „Zu faul, um sich aufzuraffen, und zu unglücklich, um zu leben." „Abscheu davor, gewaschen zu werden (bei Kindern)."Die Kinder schreien aus vollem Hals, wenn sie gewaschen werden sollen. Der *Sulphur*-Patient scheut das Wasser und erkältet sich durch Baden.
Hinsichtlich seiner Beziehung zu anderen Arzneien sollte *Sulphur* nicht unmittelbar vor *Lycopodium* gegeben werden. *Sulphur* gehört zusammen mit *Calcium carbonicum* und *Lycopodium* zu einer Gruppe von Arzneimitteln, die nacheinander in einer bestimmten Reihenfolge verabreicht werden sollten: zuerst *Sulphur*, dann *Calcium*, dann *Lycopodium* und dann wieder *Sulphur*, da es gut auf *Lycopodium* folgt. Auch *Sulphur* und *Arsenicum* haben eine verwandtschaftliche Beziehung zueinander. Oftmals werden sie einen Fall eine Weile mit *Sulphur* behandeln, danach einige Zeit lang *Arsenicum* geben müssen, um dann wieder auf *Sulphur* zurück zu wechseln. *Sulphur* folgt auf die meisten Akutmittel gut.

Kopf und Schwindel

Der *Sulphur*-Patient hat viel unter Schwindel zu leiden. Wenn er an die frische Luft geht oder längere Zeit steht, wird ihm schwindelig. Beim Erwachen morgens hat er ein dumpfes Gefühl im Kopf, und wenn er aufsteht, bekommt er einen Schwindel. Er fühlt sich benommen und müde, überhaupt nicht erholt durch den Schlaf, ihm „dreht sich alles". Es braucht einige Zeit, bis er sein inneres Gleichgewicht wiedererlangt hat. Nach dem Schlaf dauert es eine Weile, bis er wieder bei sich ist. Hier erkennen wir die Verschlimmerung durch Schlaf und durch Stehen.

Viele Beschwerden treten am Kopf auf. Der *Sulphur*-Patient neigt zu periodisch auftretenden Migräneanfällen; es sind kongestive Kopfschmerzen mit Gefühl von starkem Blutandrang zum Kopf und Benommenheit, begleitet von Übelkeit und Erbrechen. Die Migräne tritt einmal in der Woche oder alle zwei Wochen auf; charakteristisch jedoch ist die Verschlimmerung alle sieben Tage. Kopfschmerzen, die jeden Sonntag bei Menschen auftreten, die unter der Woche zur Arbeit gehen, werden zumeist durch *Sulphur* geheilt. Dies lässt sich dadurch leicht erklären, dass der Sonntag der einzige Tag ist, an dem der Patient nicht zur Arbeit muss. Er schläft also bis spät in den Vormittag hinein und erwacht mit einem Kopfschmerz, der den ganzen Kopf betrifft, mit Dumpfheit und Kongestion. Die Geschäftigkeit und Aktivität verhindern den Kopfschmerz unter der Woche. Der Kopfschmerz kann aber auch alle sieben bis zehn Tage auftreten, mit Übelkeit und Erbrechen von Galle. Oder aber der Patient leidet unter kongestivem Kopfschmerz, der zwei oder drei Tage andauert. Kopfschmerz mit Übelkeit, ohne Erbrechen oder mit Erbrechen von Galle. Der Kopfschmerz wird schlechter durch Bücken und bessert sich allgemein im warmen Zimmer und durch warme Anwendungen. Es besteht auch eine Verschlechterung durch Licht, weshalb der Patient sich in einem dunklen Zimmer hinlegen und die Augen schließen möchte. Verschlimmerung durch Erschütterung und nach dem Essen. Der gesamte Kopf ist empfindlich, die Augen sind gerötet, oft besteht auch Tränenfluss, mit Übelkeit und Erbrechen. Die Kopfschmerzen treten auch manchmal bei Personen auf, die andauernd unter heftigem Hitzegefühl am Scheitel leiden; es besteht Hitze und Brennen am Scheitel, der Patient möchte kalte Umschläge am Kopf haben. Diese Kopfschmerzen, die zusammen mit der Hitze auftreten, werden für gewöhnlich durch Kälte besser, während sich hingegen die anderen Kopfbeschwerden im warmen Zimmer bessern. Der Patient hat ein benommenes Gefühl im Kopf und manchmal hat er Schwierigkeiten beim Denken. Jede Bewegung verschlimmert den Kopfschmerz, dergleichen nach Essen und Trinken, insbesondere durch kalte Getränke; warme Getränke bessern. Während der Kopfschmerzen ist das Gesicht gedunsen und leuchtend rot. Kopfschmerzen bei Personen mit rotem, schmutzig aussehendem oder fahlem Gesicht; es handelt sich um eine venöse Stase des Gesichts; die Augen sind geschwollen und auch die Gesichtshaut ist geschwollen und sieht gedunsen und venös aus. *Sulphur* ist ein nützliches Mittel bei Personen, die morgens mit Kopfschmerz, Schwindel und rotem Gesicht aufstehen. Oder bei Personen, die genau wissen, dass sie während des Tages Kopfschmerzen bekommen, weil ihr Gesicht morgens so rot ist und sich geschwollen anfühlt und die Augen gerötet sind. Bevor die Kopfschmerzen einsetzen kommt es zu einem Flimmern vor den Augen, ein Flimmern von Farben. Das Sehen von Funken, Sternen, Zacken oder Zickzacklinien sind Vorboten des Kopfschmerzes. Bei einigen *Sulphur*-Kopfschmerzen, mit denen ich zu tun hatte, wurde von den Patienten eine eigentümliche Erscheinung im Gesichtsfeld beschrieben: eine schräg liegende, rhomboidale Figur, mit Zacken an der Oberkante und geflecktem Korpus. Manchmal taucht diese Figur nur auf der Seite des anfixierten Gegenstandes auf, manchmal aber auch auf der anderen; sie wird jedoch immer von beiden Augen gleichermaßen deutlich wahrgenommen. Bei den Zacken handelt es sich um Lichtblitze, und der Körper der Figur wird immer dunkler, bis sich schließlich alle Farben des Regenbogens zeigen. Sobald sich der Patient den Magen verdirbt, hat er diese Erscheinung. Manchmal tritt sie morgens nach dem Frühstück oder Mittagessen auf, manchmal aber auch, wenn der Patient hungrig ist und das Abendessen auslässt. Die Zickzacklinien tauchen oft gleichzeitig mit dem Gefühl von Flauheit und Hunger im Magen auf. Denselben Zustand, eine ähnliche Erscheinung von Zickzacklinien und Flimmern vor den Augen, finden wir auch sowohl bei *Natrium muriaticum* und *Psorinum* vor den Kopfschmerzen. Es handelt sich um Vorboten des Kopfschmerzes. Zickzacklinien, Flimmern, Funken, Sterne und unregelmäßige Gebilde tauchen periodisch im Gesichtsfeld auf und dauern ungefähr eine Stunde lang an. Im Kopf kommt es zu heftigem Pochen. Die Kopfschmerzen können morgens oder mittags einsetzen. Sie können jedoch wie bereits erwähnt auch nach dem Abendessen auftreten, bis in die Nacht hinein zunehmen und den Patienten um den Schlaf bringen. An der Kopfhaut besteht ein unbeschreiblicher, andauernder Juckreiz. Der Juckreiz verschlechtert sich durch die Bettwärme, aber auch durch Kälte. Juckende Hautausschläge; schuppige, nässende und trockene Ausschläge; Bläschen, Pickel, Pusteln und Furunkel. Ganz allgemein besteht eine Neigung zu Hautausschlägen an der Kopfhaut. Außerdem kommt es zu heftiger Schuppenbildung und zu Haarausfall. Die Fontanellen schließen sich bei Kleinkindern nur langsam. „Nässender, übelriechender Ausschlag am Scheitel, gefüllt mit Eiter, der beim Eintrocknen honigartige Krusten bildet." „Tinea capitis." „Nässender, übelriechender Hautausschlag mit dickem Eiter, gelben Krusten; blutend und brennend." Das Haar ist trocken, fällt aus usw.

Augen

Bei *Sulphur* finden wir viele Augensymptome, die zu früheren Zeiten als „skrofulös" bezeichnet worden wären, die wir jedoch heute als „psorisch" einordnen. Jede Erkältung neigt dazu, sich in den Augen festzusetzen. Es kommt zu Absonderung von Schleim und Eiter aus den Augen. Geschwürbildung und Verdickung der Augenlider; die Lider rollen sich nach außen [Ektropium] oder innen [Entropium], es kommt zu einem Ausfallen der Wimpern. Gerötete Augen. Wenn wir nun von „Augenbeschwerden eines *Sulphur*-Patienten" sprechen würden, wären alle möglichen Arten von Augenleiden damit abgedeckt, denn zu *Sulphur* gehören nahezu alle Augensymptome. Augensymptome mit Hautausschlägen an Gesicht und Kopfhaut; mit Jucken der Haut, besonders in Bettwärme. Katarrhalische Augensymptome, schlechter durch Waschen. Sofern nicht nur die Beschwerden der Augen durch Baden verschlimmert werden, sondern es dem ganzen Patienten dadurch schlechter geht und er sich vor dem Baden scheut; wenn er auch unter Juckreiz leidet, der in der Bettwärme schlechter wird, zu chronischer Migräne neigt und ein Hitzegefühl am Scheitel hat; wenn diese Begleitbeschwerden zusätzlich zu den Augensymptomen auftreten, dann wird *Sulphur* die Beschwerden heilen – ganz egal, um welche Augensymptome es sich handelt. *Sulphur* hat Katarrakt und Iritis, entzündliche Prozesse und Trübsichtigkeit, sowie alle möglichen „optischen Halluzinationen" (die während des Kopfschmerzes auftreten) geheilt. „Flimmern vor den

Augen“ (wie bereits beschrieben). „Kleine, dunkle Körnchen; dunkle Punkte und Flecken; schwarze Fliegen scheinen dicht vor den Augen zu fliegen; Gaslicht oder künstliches Licht scheinen von einem Hof umgeben“, usw. Es gibt so viele dieser eigentümlichen Erscheinungen vor den Augen, aber alle haben einen Bezug zur *Sulphur*-Konstitution. „Brennende Hitze und schmerzhaftes Beißen in den Augen.“ Jede Erkältung setzt sich in den Augen fest, d.h. bereits bestehende Augensymptome werden durch Kälte schlechter, und sofern noch keine Augensymptome vorhanden sind, treten diese bei jeder Erkältung auf.

Ohren

An den Ohren besteht eine Neigung zu Katarrhen. Sie haben bei den „Allgemeinsymptomen“ bereits erfahren, dass katarrhalische Zustände ein ausgeprägtes Merkmal von *Sulphur* sind. Keine Schleimhaut des Körpers ist davon ausgenommen, überall treten katarrhalische Absonderungen auf – reichliche Absonderungen, manchmal eitrig oder auch blutig. Die Augen und Ohren bilden hierbei keine Ausnahme. Der katarrhalische Zustand des Ohres schreitet bis zur Taubheit fort. Es kommt zu einer Verdickung der Schleimhaut und des Trommelfells, und bevor die Taubheit treten alle möglichen Arten von Ohrgeräuschen auf. Obwohl es eigentlich keine Heilung für Taubheit gibt, können sie nach den strukturellen Veränderungen und der darauf folgenden Taubheit, den Patienten noch immer heilen. Wenn ein Patient sie fragt, ob seine Taubheit geheilt werden kann, dann können sie das niemals im Voraus sagen. Oftmals liegt der Sitz der Beschwerden im Mittelohr; und da dieser Bereich ihrer Untersuchung nicht zugänglich ist, wissen sie nicht, in welchem Ausmaß es schon zu strukturellen Änderungen gekommen ist. Sie können nur sagen, dass es sich, sofern der Zustand des Patienten an sich noch ausreichend heilbar ist, dann herausstellt. Wenn die strukturellen Veränderungen noch nicht allzu weit fortgeschritten sind, werden sie verschwinden, nachdem der Patient geheilt ist. Wenn die Teile jedoch beispielsweise durch einen trockenen, atrophischen Mittelohrkatarrh zerstört sind, dann kann man kaum erwarten, dass das Mittelohr vollständig wiederhergestellt wird. Durch die Zerstörung und Atrophie können die Bereiche, die normalerweise für die Aufnahme von Tönen und Klängen zuständig sind, diese nicht mehr wahrnehmen. Sie können dann mit dem Patienten nur noch über die Aussicht reden, seinen Gesamtzustand zu heilen. Vermeiden sie die Vorstellung, ein einzelnes Organ zu heilen. Schlagen sie sich diesen Gedanken weitestgehend aus dem Kopf; und wenn ein Patient von ihnen möchte, dass sie seine Erkrankung an einem Organ festmachen, verhalten sie sich ruhig. Denn stets ist der gesamte Mensch erkrankt. Denken sie soweit wie möglich an den kranken Patienten und so wenig wie möglich an den Namen der Krankheit oder an den pathologischen Zustand seiner Organe. Wenn ein Patient also sagt: „Herr Doktor, können sie meine Taubheit heilen?“, dann sagen sie. „Zunächst müssen wir *sie* heilen, denn das wichtigste.“ Heilen sie den Patienten, danach wird sich zeigen, was sie für sein Ohr oder für seine Taubheit noch getan werden kann. Wenn sie so vorgehen, dann haben sie den richtigen Ansatz und stehen im richtigen Verhältnis zu ihrem Patienten. Wenn sie nur ständig von seinem Gehör sprechen, dann wird er sie mit seinen Ohren behelligen und ihnen sämtliche Kräfte damit rauben. „Wann werden sie etwas für mein Gehör unternehmen? Wann werde ich wieder richtig hören?" Machen sie ihm zuallererst klar, dass der ganze Patient behandelt werden muss. *Denken sie zuerst an den Patienten*, und geben sie ihm das klar zu verstehen. Man sollte davon abraten, dass ein Patient gleich zu einem Hals-Nasen-Ohren-Spezialisten geht, bis nicht ein homöopathischer Arzt sich der Sache angenommen hat. Denn es handelt sich um eine Erkrankung des gesamten Menschen, die behandelt werden muss. Es gibt keine Störungen an einzelnen Organen wie den Ohren, die angegangen werden, ohne dabei die konstitutionelle Verfassung des Patienten selbst in Betracht zu ziehen. Bei *Sulphur* finden wir „häufiges Verstopfungsgefühl der Ohren, besonders beim Essen oder Schneuzen der Nase". „Ohrgeräusche." Ohrenentzündungen aller Art. Es kommt zu Absonderungen aus den Ohren. Wie sie sicher gemerkt haben, habe ich vermieden, von *Sulphur* als einem „Ohrenmittel" zu sprechen. Sie werden oftmals Patienten von solch „lokalen Erkrankungen" heilen, wenn sie das Mittel entsprechend dem gesamten Zustand des Patienten auswählen – auch wenn sie die Lokalsymptome niemals zu dem diesem Mittel geführt hätten. Sie hätten in einem Fall beispielsweise niemals an *Sulphur* nur im Zusammenhang mit dem Ohr oder dem Uterusprolaps gedacht; dennoch war *Sulphur* das passende Mittel, und nach der Gabe sind sie erstaunt, wie es die Organe und die Konstitution des Patienten bzw. der Patientin wieder in Ordnung gebracht hat. Hin und wieder beschreibt ein Patient Schmerzen, die hier und dort im Körper auftreten, und der Arzt macht seine Verordnung anhand dieser Beschreibung – und begeht damit einen Fehler. Er sucht verzweifelt in den Pathogenesen der Arzneien, um irgendeine besondere Schmerzcharakteristik zu finden, die dem Schmerz des Patienten ähnelt. Sie sollten jedoch den Patienten behandeln, und sich nicht mit den belanglosen Schmerzarten abgeben. Vergessen sie es, wenn sie möchten, aber finden sie ein Mittel für den Patienten. Und wenn diese Schmerzart dann in der Pathogenese des Mittels auftaucht, schön und gut; wenn nicht, scheren sie sich nicht darum. Halten sie sich nicht an den kleinen Symptomen auf. Sie können sogar ein hervorstechendes *Keynote* auslassen, wenn sie den *ganzen Patienten* behandeln. Manchmal ist dieser lokale Schmerz das einzige Symptom, das der Patient geheilt haben möchte. Wenn es sich jedoch um ein altes Symptom handelt, dann wird es erst zuletzt verschwinden. Unter diesen Umständen wird der Patient ihnen die Löcher in den Bauch fragen, um zu wissen, wann dieser Schmerz endlich geheilt sein wird. Aber wenn sie sich über die Sachlage im Klaren sind, dann werden sie nicht davon ausgehen, dass der Schmerz gleich auf Anhieb verschwindet. Wenn er sich gleich zu Beginn bessert, dann wissen sie, dass sie einen Fehler gemacht haben, denn die *später* eingetretenen Symptome sollten alle *zuerst* verschwinden. Manchmal ist es nötig, um den Patienten bei der Stange zu halten, zu sagen: „Dieses Symptom darf nicht zuerst geheilt werden, sondern die kleinen Beschwerden, über die sie sich keine Gedanken machen, werden als erste verschwinden." Dieser Patient wird ihnen ein Leben lang treu bleiben, und zwar ganz einfach deshalb, weil sie ihm die Wahrheit gesagt haben und gezeigt haben, dass sie *wussten*, was passieren würde. Diese Vorgehensweise ist ehrlich und aufrichtig.

Nase

Die katarrhalischen Nasenaffektionen sind bei *Sulphur* äußerst beschwerlich. „Geruch eines alten Katarrhs vor der Nase". Der Geruch ist dem Patienten so unangenehm, dass er davon krank wird. Er glaubt, es handele sich um seinen eigenen Schnupfen, den auch die anderen riechen könnten. Durch den Geruch eines alten Schnupfens oder anderer widerlicher Dinge wird ihm übel. Es besteht eine Neigung zu Schnupfen mit andauerndem Niesen und verstopfter Nase. Die Absonderung „fließt wie Wasser und tropft von der Nase". Alle Absonderungen aus der Nase sind scharf und verursachen ein Brennen.
Ein typischer *Sulphur*-Zustand ist, dass er sich sobald er sich erkältet, einen Schnupfen holt. Er kann kein Bad nehmen, kann sich nicht überhitzen, er kann sich nicht im Kühlen aufhalten oder sich überanstrengen, ohne dass sich eine Erkältung in der Nase festsetzt. Jeder Wetterwechsel führt zu einem erneuten Schnupfenanfall. Ich habe bei zahlreichen Leuten, die gewohnheitsmäßig im Frühjahr gegen Furunkel und als „Entgiftungsmittel" große Mengen an Schwefel zu sich nehmen, beobachtet, dass sie den Rest des Jahres über an Schnupfen und verschiedenen anderen *Sulphur*-Beschwerden leiden. Wenn ihnen einmal ein solcher „Schwefelesser" unterkommt, haben sie ein gutes Bild der Arznei vor sich, das für den homöopathischen Arzt sehr interessant ist. Die Patienten neigen auch zu Nasenbluten sowie trockenen Geschwüren und Schorfen an der Nase.

Gesicht

Ich habe das allgemeine Aussehen des *Sulphur*-Gesichts bereits hinreichend erläutert. Insbesondere die venöse Stase, das schmutzige Hautkolorit, die roten Flecken, das kränkliche Aussehen und die Pseudoplethora sollten sie sich merken. Die Gesichtsfarbe wechselt rasch von blass zu rot; der Patient errötet leicht durch Aufregung, in einem warmen Zimmer, durch geringfügige Auslöser und besonders während des Morgens. Hautausschläge im Gesicht.
Periodische Gesichtsneuralgien von heftigstem Charakter, besonders in der rechten Gesichtshälfte. Lange andauernde rechtsseitige Gesichtsneuralgien. Chronische Gesichtsneuralgien bei Personen, die in Malariagebieten leben. *Sulphur* ist das Mittel, wenn kurzzeitig wirkende Mittel wie *Belladonna* und *Nux vomica* den Schmerz nur kurzfristig gelindert haben. Wenn sie bei der Untersuchung des gesamten Falles feststellen, dass es sich um einen *Sulphur*-Patienten handelt, dann wird diese Arznei die Neuralgie dauerhaft heilen.
Sulphur heilt erysipelatöse Entzündungen im Gesicht. Das Erysipel beginnt auf der rechten Gesichtshälfte und in der Umgebung des rechten Ohres, wobei dieses beträchtlich angeschwollen ist; es breitet sich dann langsam aus und verfärbt sich ungewöhnlich violett. Der ganze Patient hat eine schmutzige Erscheinung und hat einen üblen Geruch an sich, obwohl er sich wäscht. Seine Haut sieht welk, schrumpelig und wie getrocknetes Rindfleisch aus. *Sulphur* passt nicht nur bei Fällen von Gesichtsrose, die sich rasch und mit großer Heftigkeit entwickeln, mit Bläschen und riesigen Blasen; es ist auch angezeigt, wenn sich im Gesicht zunächst ein dunkler, roter Fleck zeigt, und in geringer Entfernung davon noch einer, und schließlich noch dritter. Diese Flecken laufen alle zusammen und nach ungefähr einer Woche bildet sich ein inaktives

Erysipel, die Venen scheinen erweitert und der Patient verfällt allmählich in einen bewusstlosen Zustand. Sie werden erstaunt sein, was *Sulphur* in solchen Fällen zu leisten vermag, die sich langsam entwickeln, als ob der Körper nicht ausreichend Vitalität besitzt, um das Erysipel herauszubringen; es kommt zu einer schleichenden, torpiden erysipelatösen Entzündung. Bei *Arsenicum, Apis* oder *Rhus toxicodendron* hingegen breitet sich das Erysipel rasch aus. Bei *Arsenicum* und *Apis* brennt es wie Feuer, bei *Rhus toxicodendron* bilden sich auf den erysipelatösen Flecken kleine Bläschen.
Das gesamte Gesicht des *Sulphur*-Patienten ist zuweilen großflächig mit schuppigen, juckenden, ekzematösen Hautausschlägen bedeckt. Milchschorf, der auch Kopfhaut und Ohren mit befällt – nässend, mit dicken gelben Schorfen, die sich aufhäufen, und mit heftigem Jucken, das sich beim Warmwerden im Bett verschlechtert. Das Kind schläft ohne sich zuzudecken. Wenn die juckenden Stellen zugedeckt sind und dadurch warm werden, verschlimmert sich der Juckreiz. Diese Hautausschläge treten zusammen mit Augenerkrankungen und katarrhalischen Beschwerden der Augen und der Nase auf.

Mund und Zähne

Der *Sulphur*-Patient hat dicke Verkrustungen an den Lippen; die Lippen blättern ab und reißen ein. Risse an den Lippen und Mundwinkeln. Der Speichel läuft aus dem Mund und erzeugt an den Stellen, über die er fließt, rote Streifen. Juckende und brennende Hautausschläge in der unteren Gesichtshälfte. Flechtenartige Ausschläge um den Mund. Sämtliche Ausschläge brennen und werden durch den Speichel, der aus dem Mund läuft, wund. Die Lymphknoten im Bereich des Unterkiefers sind geschwollen. Schwellung und Eiterung der Unterkieferlymphknoten; der Parotisdrüsen. Die Halslymphknoten sind vergrößert.
Die Zähne werden bei *Sulphur*-Patienten locker; das Zahnfleisch zieht sich von den Zähnen zurück, blutet und brennt. Die Zähne verfallen. Mundhöhle und Zunge befinden sich allgemein in einem ungesunden Zustand. Fauliger Mundgeschmack und Mundfäule. Brennende Geschwüre im Mund. Aphthen mit Brennen und Stechen. Weiße Flecken an der Mundschleimhaut. *Sulphur* ist ein überaus nützliches Mittel bei Entzündungen der Mundschleimhaut bei Säuglingen und deren Mütter während der Stillzeit. Die Arznei ist auch angezeigt bei tief sitzenden, phagedänischen Geschwüren der Schleimhaut, die sich in die Wangenschleimhaut hineinfressen. Eigenartige kleine Knötchen bilden sich auf der Zunge und an den Innenseiten der Wangen, wenn die fauligen Zähne dagegen drücken. Wenn diese Knötchen den Rand der Zunge befallen, sind sie so schmerzhaft, dass der Patient nicht sprechen oder schlucken kann. Er kann nur Speisen zu sich nehmen, die er hinunter bekommt, ohne dabei die Zunge bewegen zu müssen. Manchmal befallen die Knötchen die gesamte Zunge und können mit kanzerösen Affektionen verwechselt werden.

Hals

Sulphur ist eine wundervolle Arznei bei chronischen Halsentzündungen, sofern die Symptome übereinstimmen. Der ältere *Sulphur*-Patient leidet wie bereits gesagt an einem allgemeinen katarrhalischen Zustand, und die Halssymptome sind genau von dieser Art. Der Katarrh kann sogar bis zur Geschwürbildung fortschreiten. Die Tonsillen sind vergrößert und purpurn verfärbt, was über Wochen und Monate andauern kann; der Hals ist wund und schmerzhaft empfindlich. *Sulphur* ist aber auch bei der akuten Halsentzündung angezeigt. Besonders hilfreich ist die Arznei bei eitrigen Mandelentzündungen, wenn diese purpurn verfärbt und venös sind, nicht hingegen wenn die Entzündung eine hellrote Farbe hat. Die *purpurne*, dunkle Verfärbung ist ein Charakteristikum von *Sulphur*. Oftmals kommt es im Hals zu brennenden, stechenden, beißenden Schmerzen, Rohheitsgefühl und Beschwerden beim Schlucken. *Sulphur* hat auch Diphtherie geheilt.

Magen

Über den Appetit des *Sulphur*-Patienten, sein Verlangen und seine Abneigung im Bezug auf Speisen habe ich ebenfalls bereits ausführlich berichtet. *Sulphur*-Patienten sind für gewöhnlich Dyspeptiker und können fast nichts richtig verdauen. Sie müssen sich von den einfachsten Speisen ernähren, damit sie sich überhaupt irgendwie wohl fühlen; herkömmliche Dinge können sie nicht verdauen. Der Magen ist berührungsempfindlich und der Patient hat ein flaues, hungriges Gefühl vor den Mahlzeiten. Ohne Essen hält er es nicht lange aus; er wird schwach und matt. Großes Schweregefühl im Magen schon nach dem kleinsten Bissen; nach Fleisch oder anderen Speisen, die nur von einem gesunden Magen verdaut werden können. Schließlich wird der Patient von Magenschmerzen heimgesucht, die er als brennend oder wie wund beschreibt. Er hat ein unwohles Gefühl im Magen. Beißende Schmerzen und Rohheitsgefühl im Magen. „Magenschmerzen nach dem Essen." „Gefühl eines Gewichtes im Magen nach dem Essen" usw. So beschreibt der *Sulphur*-Patient diese Empfindungen. Der Magen des *Sulphur*-Patienten ist schwach, er kann nur langsam verdauen. Infolge von Magenverstimmungen kommt es zu Magenübersäuerung und Erbrechen von Galle. Saurer Geschmack im Mund durch Aufschwulken von Säure aus dem Magen.

Abdomen

Die Leber macht dem *Sulphur*-Patienten ebenfalls zu schaffen. Die Leber ist vergrößert und verhärtet, mit Druckschmerzhaftigkeit, Drücken in der Lebergegend und Unwohlsein. Bei Leberkongestion treten auch die für *Sulphur* gewöhnlichen Magenbeschwerden auf; falls sie bereits vorhanden waren, werden sie noch verstärkt. Der Patient wird gelbsüchtig, hat ein Gefühl von Völle und Anschwellung der Leber sowie ein dumpfes Drücken in der Lebergegend. Der *Sulphur*-Patient neigt zu Gallensteinen mit reißenden Schmerzen in der Gallenregion, die periodisch eintreten und mit deutlicher Zunahme der fahlen Gesichtsfarbe einhergehen. Wenn ein *Sulphur*-Patient Leberbeschwerden hat, ist sein Gesicht chronisch fahl, was zu- und wieder abnimmt. Wenn sich dieser Patient erkältet, setzt sich die Erkältung auf der Leber fest; nach jedem Bad oder bei jedem Wetterwechsel verschlechtern sich seine Lebersymptome, und solange diese schlechter sind, hat er weniger andere Beschwerden; der Patient leidet unter anfallsweisem galligem Erbrechen oder „Leberkopfschmerzen" wie

er sie nennt. Zeitweise ist sein Stuhl schwarz wie Teer, dann wieder grün und dick oder aber weiß. Diese Stuhlfärbungen wechseln sich miteinander bei der Schwellung der Leber ab und es besteht die Neigung zu Gallensteinen.
Der *Sulphur*-Patient leidet unter starker Auftreibung des Abdomen sowie unter Rollen und Wundheitsgefühl im Abdomen. Er kann nicht stehen, da seine Eingeweide sonst nach unten hängen und herunterzufallen scheinen. Es besteht Wundheit, Rohheitsgefühl, Auftreibung und Brennen; bei Durchfall bzw. chronischem Durchfall; diese Beschwerden verstärken sich noch und es besteht eine Neigung zur Tuberkelbildung im Abdomen. Die mesenterialen Lymphknoten werden tuberkulös infiltriert. Es kommt zu Ausschlägen am Bauch mit nächtlichem Juckreiz; das Jucken verschlechtert sich in der Bettwärme. Es entwickelt sich ein Herpes zoster an den Seiten des Abdomens, der sich scheinbar um den gesamten Bauch herumziehen möchte.
Auch *Blähungen* machen dem *Sulphur*-Patienten zu schaffen. Er muss oft aufstoßen, das Abdomen ist aufgetrieben, mit Kollern in den Eingeweiden und Blähungsabgang. Er bekommt anfallsweise kolikartige Schmerzen, mit eingeklemmten oder gänzlich ohne Blähungen. Fürchterliche Anfälle von kolikartigen, schneidenden, reißenden Schmerzen, die in keiner Stellung gebessert werden. Brennen und Beißen im gesamten Bauchraum sowie Wundheitsgefühl der Eingeweide. Katarrh des gesamten Verdauungstraktes. Wenn der Patient erbrechen muss, ist das Erbrochene scharf und macht die Mundhöhle wund.

Rektum und Stuhl

Der Stuhl ist ebenfalls scharf, sodass der After wund und roh wird. Die flüssigen Stühle brennen während der Entleerung, und auch wenn ein feuchter Flatus abgeht kommt es zu Brennen. Es besteht häufiger Stuhldrang; aber während der Patient auf der Toilette sitzt, geht nur etwas flüssiger Stuhl oder etwas Feuchtigkeit mit Blähungen ab; diese Flüssigkeit brennt jedoch wie glühende Kohlen und der After wird wund und roh.
Die Stuhlentleerungen sind dünn, gelb, wässrig, schleimig, grün, blutig und wundmachend. Der Stuhl hat einen widerlichen und abstoßenden Geruch, der das gesamte Haus durchströmt und dem Patienten nachhängt „als ob er sich damit beschmutzt hätte".
Der Durchfall tritt insbesondere am Morgen auf und lässt für gewöhnlich im Laufe des Vormittags nach. Er treibt den Patienten morgens aus dem Bett; sobald er aufwacht und sich im Bett bewegt, bekommt er heftigen Stuhldrang und muss sich beeilen, dass er es noch rechtzeitig zur Toilette schafft. Er kann ihn nur mit Mühe zurückhalten. Der *Sulphur*-Durchfall tritt zwar üblicherweise morgens auf, aber er kann auch zu jeder beliebigen Zeit zwischen Mitternacht und Mittag einsetzen. Aber nur selten lässt sich ein Durchfall mit *Sulphur* heilen, der während des Nachmittags eintritt. Es kommt auch vor, dass die Diarrhö abends schlechter wird, aber dies ist die Ausnahme. Insbesondere bei morgendlichem Durchfall sollten wir an *Sulphur* als Heilmittel denken.
Sulphur ist ein wundervolles Mittel bei Cholera und denjenigen Fällen von Diarrhö, die während einer Choleraepidemie auftreten und die morgens einsetzen. Es ist auch von großem Nutzen bei Dysenterie mit blutig-schleimigen Stühlen

und anhaltendem Stuhldrang. Wie bei *Mercurius* muss der Patient lange auf der Toilette sitzen, denn er hat das Gefühl, nicht fertig zu sein. *Sulphur* heilt diesen Zustand oft, nachdem *Mercurius* nicht gewirkt hat. Es ist das natürliche Folgemittel von *Mercurius*, wenn Letzteres irrtümlicherweise verordnet wurde. Bei Dysenterie, wenn dieser Tenesmus einen heftigen Charakter annimmt, die Stühle aus reinem Blut bestehen und gleichzeitig starker Harndrang besteht, führt *Mercurius corrosivus* zu einer raschen Linderung. Wenn Tenesmus und Harndrang weniger heftig sind, oder beides fehlt, ist eher *Mercurius solubilis* angezeigt. Diese beiden Mercur-Verbindungen haben eine große Ähnlichkeit zu *Sulphur* bei Dysenterie und sind für gewöhnlich häufiger angezeigt. Wenn es sich jedoch um einen *Sulphur*-Patienten handelt, der an Dysenterie erkrankt ist, wird natürlich *Sulphur* das passende Mittel sein.
Der *Sulphur*-Patient neigt zu *Hämorrhoiden*, sowohl äußerlichen als auch innerlichen; die Gefäße verdicken sich zu dicken Bündeln, sind wund und wie roh, brennend und empfindlich. Bei der flüssigen Stuhlentleerung kommt es zu Bluten und Beißen.

Harnwege und Urin

Die Symptome der Harnwege, insbesondere der Blase, und der männlichen Geschlechtsorgane ergeben zusammengenommen eine sehr wichtige Symptomgruppe bei *Sulphur*. An der Blase kommt es zu einem katarrhalischen Zustand mit anhaltendem Harndrang und Brennen und Beißen während des Urinierens. Der Urin ist so scharf, dass er die Harnröhre beim Urinieren verbrüht, und der beißende Schmerz ist so stark, dass er auch nach dem Wasserlassen noch längere Zeit andauert. *Sulphur* ist angezeigt bei Personen mit heruntergekommener Konstitution, bei alten Tüftlern oder Philosophen mit vorwiegend sitzender Lebensweise, die an einer vergrößerten Prostata leiden. Brennen in der Harnröhre während und nach dem Wasserlassen; die Harnröhrenabsonderung ist ähnlich wie bei einer Gonorrhö, tatsächlich handelt es sich jedoch um einen chronischen katarrhalischen Zustand. Der Urin enthält Schleim, manchmal auch Eiter. Bei chronischer Gonorrhö alter, gesundheitlich stark angeschlagener Patienten, bei denen die üblichen „Gonorrhö-Mittel" und die Arzneien, die speziell auf die Absonderung hin passen, nur palliativ wirken, ist *Sulphur* das richtige Mittel – sofern auch die restliche Symptomatik dem *Sulphur*-Bild entspricht. Diese Patienten waren an Gonorrhö erkrankt und wurden mit Arzneien behandelt, welche nur für die Harnröhrenabsonderung zutreffend waren; daraus hat sich ein katarrhalischer Zustand der Harnröhre entwickelt, mit Brennen in der Harnröhre sowie mit Rötung und Schwellung der Harnröhrenmündung; es besteht nur geringfügiger Ausfluss, genauer gesagt nur ein Tropfen sammelt sich – gerade genug, um die Wäsche zu beschmutzen. Dieser Zustand dauert über mehrere Wochen, manchmal sogar über Jahre hinweg an. Der Patient wird davon geheilt werden, wenn dem potenzierten Schwefel nur genügend Zeit gegeben wird, zu wirken.
Sulphur hat Patienten mit Zucker im Urin im Frühstadium von Diabetes geheilt. Außerdem heilt *Sulphur* nächtliches Bettnässen [Enuresis nocturna]. Die Arznei ist wirkungsvoll bei Harnwegsbeschwerden aufgrund von Erkältungen. Bei

manchen Patienten schlägt jede Erkältung auf die Blase. *Sulphur* ähnelt hierin *Dulcamara*, und wenn *Dulcamara* ausgewirkt hat oder in den früheren Stadien der Erkrankung angezeigt war, den Fall aber nicht vollständig geheilt hat, dann ist *Sulphur* ein gutes Folgemittel. Anhaltender Harndrang; Beißen, Brennen, Stechen in der Harnröhre lange Zeit nach der Entleerung der Blase.

Männliche Geschlechtsorgane

An den Genitalien treten zahlreiche Hautausschläge auf. Jucken der Genitalien, schlechter in der Bettwärme. Starkes Schwitzen im Bereich der Genitalien. Kälte der Genitalien. Bei Männern kommt es zu Impotenz; das sexuelle Verlangen ist zwar ziemlich stark, jedoch kann der Patient die Erektion nicht lange genug halten; oder aber es kommt zum vorzeitigen Samenerguss. Es besteht ein entzündlicher Zustand im Bereich von Penis und Vorhaut. Flechtenartige Ausschläge unter der Vorhaut, mit Jucken und Brennen. Der *Sulphur*-Patient muss sich viel mit juckenden Ausschlägen an den Genitalien herumärgern. Die Vorhaut wird eng und kann nicht mehr zurückgezogen werden. Phimose; Verdickung oder Versteifung der Vorhaut. Eine entzündliche Phimose kann durch unsere Arzneien geheilt werden, solange das Leiden, das die Störung verursacht, selbst heilbar ist. Die angeborene Phimose hingegen kann nicht medikamentös geheilt werden. Die Genitalien des *Sulphur*-Patienten haben einen üblen Geruch, der sowohl vom Patienten als auch vom Arzt bei der Untersuchung festgestellt werden kann. Der Patient ist wahrscheinlich weniger reinlich und wäscht sich nicht, sodass sich an den Genitalien ständig Schmutz ansammelt. Abgang von Prostatasekret beim Stuhlgang.

Weibliche Geschlechtsorgane

Bei den weiblichen Geschlechtsteilen finden wir Sterilität. Es besteht unregelmäßige Menstruation, die Monatsblutung wird durch die geringste Störung unterdrückt. Gebärmutterblutungen treten im Zusammenhang mit der Monatsblutung auf. Lang anhaltende Gebärmutterblutungen.

Nehmen wir einmal an, sie haben *Belladonna* bei einem Fall von *Abort* verordnet, das während der Zeit des Aborts angezeigt war und den vorliegenden Zustand behoben hat; oder aber sie haben *Apis* oder *Sabina* gegeben, was dem frühen Zustand entsprach und entweder die eingetretene Blutung für den Moment gelindert oder gestillt, oder aber die Austreibung des Föten vorangetrieben hat. Dann jedoch setzt die Blutung erneut ein und ein langwieriges Leiden beginnt. Oftmals können wir in solchen Fällen nichts ausrichten, bis wir nicht der Patientin *Sulphur* verabreicht haben. Insbesondere wenn die Symptome maskiert sind, ist *Sulphur* hochwertig. Auch auf *Sabina*, das die heftigsten schwallartigen Blutungen nach Abort hat, muss für gewöhnlich *Sulphur* folgen. Bei derlei Gebärmutterblutungen jedoch, bei diesen lang andauernden, rezidivierenden Blutungen, sind zwei Mittel besonders häufig indiziert, nämlich *Sulphur* und *Psorinum*. Es ist nicht das frühe Stadium, wenn die schwallartige Blutung einsetzt, bei dem diese Mittel helfen. Vielmehr setzt die Blutung trotz der üblicherweise angezeigten Mittel wieder ein, die aufgrund der Symptomgruppe der Beckenorgane ausgewählt wurden. Oftmals werden wir zu einer Patientin mit Gebärmutterblutungen ans Bett gerufen, und die Symptome

der Geschlechtsorgane sind vorherrschend und überdecken alle anderen; die Blutung ist schwallartig, das Blut ist heiß usw., und es gibt nur wenige weitere Symptome, auf die wir eine Verordnung gründen könnten; aber wenn wir das nächste Mal wiederkommen, befindet sich die Patientin in einem ruhigeren Zustand und kann weitere Symptome schildern; innerhalb weniger Tage treten schließlich mehr Symptome zutage, da es sich bei derartigen Blutungen um ein Aufblühen des chronischen Zustandes handelt. Ganz anders hingegen ist es bei Masern: sie müssen nicht den chronischen Zustand beachten, solange die Masern, der Scharlach oder die Windpocken noch nicht vorüber sind; denn es handelt sich um akute Miasmen. Bei der Gebärmutterblutung jedoch handelt es sich um eine konstitutionelle Störung der Patientin, nicht um ein Miasma. Wenn die Blutung daher sehr heftig ist und nach einem Mittel verlangt, dann wird vielleicht ein kurz wirkendes Mittel wie *Belladonna* oder auch *Aconitum* am ehesten passen; schauen sie sich dann aber die konstitutionelle Verfassung an, denn wahrscheinlich werden sie nach *Aconitum* oder *Belladonna* ein Folgemittel benötigen; und für gewöhnlich ist es *Sulphur*. Das Akutmittel, das für den heftigen Ausbruch passt, wird gefolgt von seinem Komplementärmittel.
Frauen, die *Sulphur* benötigen, leiden unter heftigen Hitzewallungen, wie sie für gewöhnlich während der Wechseljahre auftreten. Hier steht *Sulphur* auf einer Stufe mit *Lachesis* und *Sepia*. *Sulphur* und *Sepia* sind bei heftigsten Fällen von Dysmenorrhö bei jungen Mädchen und sogar bei älteren Frauen angezeigt. Frauen, die schon immer *Sulphur* benötigten, leiden unter schrecklichster Dysmenorrhö, die schon lange Zeit besteht, bereits seit der ersten Menstruation. Wenn sie ein Arzneimittel nur aufgrund der Schmerzart, der Empfindlichkeit des Uterus, die Eigenschaften der Blutung usw. aussuchen, d.h. aufgrund der Symptome der Beckenorgane, dann begehen sie einen Fehler. Sie müssen die *gesamte Patientin* behandeln, auch wenn die Symptome der Beckenorgane sich nicht mit den Allgemeinsymptomen decken; wenn die Allgemeinsymptome passen, dann wird *Sulphur* die Dysmenorrhö heilen, obwohl das Mittel nicht im Einklang mit den Beckensymptomen steht. Die *Allgemeinsymptome* gehen in jedem Fall vor und geben den Ausschlag.
Zum Arzneimittelbild von *Sulphur* gehört heftiges Brennen in der Vagina. Beschwerlicher Juckreiz der Vulva. Die Genitalien verströmen einen üblen Geruch. Reichlicher, übel riechender Schweiß an den äußeren Genitalien, an der Innenseite der Oberschenkel und am Bauch. Der Schweiß hat einen so widerlichen Geruch, dass der Patientin davon schlecht wird; er ist auch tatsächlich vorhanden, die Patientin bildet ihn sich nicht nur ein. Denken Sie immer an die Überempfindlichkeit gegen Gerüche von *Sulphur*-Patienten. Leukorrhö reichlich, übel riechend, brennen, klebrig, weißlich oder gelb; der Weißfluss ist scharf und verursacht Jucken und Wundheit an den Bereichen, über die er fließt.
Es kommt während der *Schwangerschaft zu Übelkeit*, die jedoch auch nur zu Beginn der Schwangerschaft auftreten kann. Bei Frauen, die *Sulphur* benötigen, wird die Arznei die Übelkeit nehmen und sie werden die Geburt leichter überstehen. Die Wehen werden weniger schmerzhaft sein und produktiver. Der einzige Schmerz wird durch den Druck des Kindskopfes ausgelöst werden. Die Wehen sind wie sie wissen für gewöhnlich sehr schmerzhaft; mit dem richtigen Mittel werden sie

jedoch vergleichsweise erträglich. *Sulphur* ist angezeigt bei Frauen, die während der Entbindung unter den heftigsten Qualen gelitten und lang andauernde Wehen gehabt haben, oder die anschließend mit starken Nachwehen zu tun haben. Die Arznei ist auch hilfreich bei Schwellungen der Brustdrüsen.
Es bestehen auch septische Zustände, mit eitrigen Lochien oder Unterdrückung der Lochien. Sie werden vielleicht einmal an das Bett einer Patientin gerufen, die am dritten Tag nach der Entbindung verkühlt hat, wodurch die Lochien unterdrückt wurden; sie leidet an Fieber und ist von Kopf bis Fuß mit Schweiß bedeckt. Und wenn sie ihre Hand unter die Bettdecke halten, dann können sie spüren, dass der Körper vor Hitze dampft, sodass sie die Hand aufgrund der Hitze schnell wieder zurückziehen. Die Patientin ist benommen und am ganzen Bauch empfindlich. Jetzt wissen sie, was es heißt, wenn die Lochien unterdrückt werden, denn sie haben einen Fall von Puerperalfieber vor sich. *Denken sie hier an Sulphur*, bevor sie sich mit Mitteln wie *Aconitum, Bryonia, Belladonna, Opium* usw. abgeben. Denn mit diesen Mitteln werden sie in solchen Fällen zumeist völlig fehlschlagen; *Sulphur* jedoch passt auf derartige Zustände und hat viele Fälle von Puerperalfieber geheilt. Wenn es sich nur um ein Milchfieber oder eine Brustentzündung handelt und der Frostanfall nur kurz andauerte, werden die kurz wirkenden Mittel ihnen gute Dienste leisten; sogar *Aconitum* war hier schon erfolgreich. Sollte es sich jedoch um einen Fall von Sepsis handeln, dann reicht *Sulphur* bis an die Wurzel des Übels. Wenn die Füße der Patientin brennen, sie ein flaues und hungriges Gefühl im Magen hat, die nächtliche Verschlimmerung mit Hinfälligkeit und Erschöpfung vorhanden ist und im ganzen Körper ein Gefühl von aufsteigendem Dampf oder Hitzewallungen herrscht, wobei eine Hitzewelle die andere jagt, dann müssen sie *Sulphur* verordnen. Sollten andererseits in einem solchen Fall, wenn der heiße Schweiß und die anderen allgemeinen Merkmale vorliegen, und ein Schüttelfrost rasch auf den anderen folgt, ohne dass ein Ende in Sicht ist, dann kommen sie in diesem Fall ohne *Lycopodium* nicht weiter, das ebenso tief wirkt wie *Sulphur*. Wenn sich andauernd geringe Frostigkeit und leichtes Zittern des ganzen Körpers miteinander vermischen und der Puls in keinem Verhältnis zur Körpertemperatur der Patientin steht, dann muss *Pyrogenium* verabreicht werden. Wenn der Körper eine purpurne Färbung annimmt, die Patientin am ganzen Körper schwitzt, remittierende oder intermittierende Frostanfälle auftreten, wobei die Patientin nur während der Frostanfälle durstig ist und sonst nicht, und ihr Gesicht während des Frostes gerötet ist, dann müssen sie *Ferrum* geben, da kein anderes Mittel dieses Aussehen vorweist. Wenn eine Körperhälfte heiß ist, die andere aber kalt und die Patientin weinerlich ist, vor Furcht zittert, nervös und ruhelos ist, dann geben sie *Pulsatilla*, das ebenfalls bei septischen Zuständen angezeigt ist und diese überwinden kann.

Anmerkung Exkurs

Sulphur passt bei Wundfiebern, wenn diese mit Hitzewallungen und dampfendem Schweiß einhergehen.
Bei diesen tief sitzenden septischen Zuständen wird irgendwann einmal mit allergrößter Wahrscheinlichkeit *Sulphur* nötig sein. Vielleicht erkennen sie in den frühen Stadien eine Anzahl von *Bryonia*-Symptomen, aber *Bryonia* reicht

für diesen Fall nicht aus. Denken sie daran, dass sie an einer Sepsis innerhalb der ersten 24 Stunden mit dem Mittel „vorbeiziehen“ und diese nicht ihren weiteren Verlauf nehmen lassen wollen; und wenn *Bryonia* nur zu Beginn etwas gelindert hat, dann ist es zu spät für *Sulphur*. Geben sie gleich am Anfang *Sulphur*. Wenn sie andererseits aber feststellen, dass die Gabe von *Sulphur* ein Fehler war und es den Fall nicht in den Griff bekommt, dann führt es zumindest zu einer Vereinfachung der Symptomatik; es hat dennoch einen positiven Effekt und verdirbt den Fall nicht. Sie haben damit eine gute Grundlage geschaffen, von der sie beginnen können. *Sulphur* reicht bis auf den Grund des Geschehens und führt zu einer Vereinfachung der Sachlage; und wenn danach noch geistige oder nervöse Symptome übrig bleiben, dann haben sie dennoch den heftigen septischen Zustand überwunden, den man unverzüglich angehen muss. Die verbleibenden Symptome sind danach zumeist einfach zu handhaben. *Sulphur* ist ein allgemeines Einstiegsmittel, um bei solchen Fällen zu beginnen, bei denen die Symptome sich noch nicht so klar abzeichnen.

Atemwege und Husten

Die Pathogenese von *Sulphur* weist viele *Atemwegsbeschwerden* vor. Kurzatmigkeit durch die geringste Anstrengung, mit reichlichem Schweiß und großer Erschöpfung. Asthmatische Atmung mit starkem Schleimrasseln in der Brust. Immer wenn sich der *Sulphur*-Patient erkältet, setzt sich die Erkältung in den Bronchien oder in der Nase fest. An diesen beiden Stellen schlägt sich der Katarrh nieder und verbleibt dort längere Zeit; er scheint niemals abzuklingen sondern verbleibt dort. Wenn jede Erkältung mit Asthma endet, ist *Dulcamara* das benötigte Mittel. Oftmals verbleibt danach jedoch ein letzter Rest der Symptome und der Arzt muss ein tief wirkendes Mittel verordnen. Nachdem *Dulcamara* seine Wirkung erschöpft hat, ist *Sulphur* als dessen Komplementärmittel an der Reihe. *Calcium carbonicum* hat eine ähnliche Verwandtschaft zu *Dulcamara*.

Nase, innere Brust und Lungen sind Orte, an denen es bei *Sulphur*-Patienten häufig Probleme gibt. Der Patient hat eine Lungenentzündung durchgemacht, die bis ins Infiltrationsstadium fortgeschritten ist; sie haben den Fall in diesem fortgeschrittenen Zustand aufgenommen, nachdem *Bryonia* die bedrohlichen Symptome überwunden hat; jetzt sollte der Patient genesen, tut dies aber nicht; er schwitzt am ganzen Körper, ist müde und hat das eigenartige Gefühl, „dass hier etwas nicht stimmt und als ob ein Gewicht auf der Brust läge“. Er leidet unter Schweratmigkeit und Hitzewallungen, hat aber dennoch nur wenig Fieber; manchmal wechselt sich Kältegefühl mit den Hitzewallungen ab. Oftmals berichten die Patienten: „Herr Doktor, ich habe so ein schweres Gewicht auf der Brust. Ich bekomme es einfach nicht weg.“ Bei der näheren Untersuchung stellen sie fest, dass die Hepatisation eingesetzt hat, und jetzt ist es an der Zeit für Mittel wie *Phosphorus, Lycopodium* und *Sulphur*, wobei *Sulphur* an erster Stelle steht. Wenn *Bryonia* auf die frühen Symptome gepasst hat, oder wenn diese durch *Aconitum* geklärt wurden, aber die vorhandenen Symptome die Möglichkeiten dieser Mittel übersteigen, dann kommt es zur Hepatisation. Sofern sich dies nur auf einen kleinen Lungenanteil beschränkt, dann wird sich daraus ein chronischer Fall entwickeln; *Sulphur* jedoch wird diesen klären. Wenn es sich jedoch um eine beidseitige Lungenentzündung handelt und die Hepatisation einen großen Lungenanteil umfasst, das verordnete Mittel nicht passend gewählt war und sich eine schwerwiegende Pathologie daraus entwickelt, dann kann es sein, dass der Patient plötzlich um ein, zwei oder drei Uhr morgens anfängt, stark abzubauen; seine Nase wird spitz, die Lippen sind eingezogen und das Gesicht nimmt ein hippokratisches Aussehen an; er ist kaltschweißig und jeder Bereich seines Körpers ist zu schwach, um ihn zu bewegen, sodass er nur den Kopf in einer Art Ruhelosigkeit etwas bewegt. Wenn sie hier nicht sofort gerufen werden und eine Gabe *Arsenicum* verabreichen, wird er versterben. Mit *Arsenicum* haben sie hier richtig gehandelt, wobei die Arznei dennoch nicht ausreicht, um die Folgen der Lungenentzündung zu beheben. Und obwohl das Mittel die Hepatisation der Lunge nicht heilen kann, so wirkt es doch stimulierend auf die Lebensenergie; es erwärmt den Patienten und vermittelt ihm das Gefühl, dass er sich erholen wird; beachten sie jedoch, dass er innerhalb von 24 Stunden sterben wird, wenn sie auf *Arsenicum* nicht das richtige Mittel folgen lassen. In solchen Fällen dürfen sie die Wirkung ihres Mittels nicht zu lange abwarten. Sobald sich der Patient erholt und die Reaktion auf das Mittel ihren Höhepunkt erreicht hat, geben sie ihm das Antidot und das natürliche Folgemittel von *Arsenicum*, nämlich *Sulphur*; innerhalb eines Tages wird ihnen der Patient dann sagen: „Mir geht es besser." So wahr ich hier stehe, wird *Sulphur* dies vollbringen. Zuweilen werden sie auch klar erkennen, dass *Phosphorus* das Folgemittel nach Arsenicum sein wird. Wenn ein solcher Patient, der sich unter *Arsenicum* erholt hat, hohes Fieber mit brennendem Durst bekommt, und er nicht genug eiskaltes Wasser trinken kann, dann müssen sie *Phosphorus* folgen lassen, und das Mittel wird genau dasselbe tun, was *Sulphur* in dem anderen Fall getan hat. In ihrer eigenen Praxis werden sie derartigen Fällen nicht begegnen, denn sie werden die Patienten gar nicht erst in diesen Zustand kommen lassen; wenn die Patienten genügend Lebenskraft besitzen, diesen lebensbedrohlichen Zustand mit Hilfe des richtigen Mittels zu überleben, dann haben sie auch genügend Vitalität, um sie die gesamte Natur der Erkrankung bereits im Anfangsstadium durchbrechen zu lassen. Kommen wir aber zurück zu dem Patienten, bei dem die Hepatisation nur einen kleinen Lungenanteil befallen hat, und der sich gut genug fühlen, um aufzustehen und herumzulaufen. Er leidet unter quälendem Husten, und nach 6 bis 12 Monaten nach dem Anfall sagt er: „Herr Doktor, seit den damaligen Lungenbeschwerden habe ich mich nicht mehr erholt. Der Arzt hatte gesagt, es sei eine Lungenentzündung gewesen." Er kann ihnen noch von dem rostfarbenen Sputum und anderen kleineren Symptomen berichten, die zu einer Pneumonie gehören; und das ist alles, was sie wissen müssen. Er hat seit dieser Pneumonie einen chronischen Husten, und jetzt leidet er auch noch an Frösteln. In seiner Lunge besteht eine fibrinöse Infiltration, wobei es sich nicht um einen tuberkulösen Zustand handelt, sondern um die Überbleibsel der Hepatisation, welche durch die Selbstheilungskräfte nicht geheilt werden konnten. Wenn diesem Zustand nicht Einhalt geboten wird, dann wird der Patient eine katarrhalische Schwindsucht entwickeln, asthmatische Beschwerden oder chronische Bronchitiden und verschiedene andere Symptome bekommen, an

denen er schließlich versterben wird. *Sulphur* wird oftmals auf diese Symptome passen; insbesondere ist die Arznei in der Lage, die Lungen freizumachen, wenn dies in der Zeit der akuten Erkrankung nicht unternommen wurde.
Sulphur heilt Bronchitis und auch asthmatische Bronchitis, sofern die Symptome übereinstimmen. Es besteht heftigster Husten, der den ganzen Körper erschüttert, insbesondere jedoch den Kopf. Schmerzen im Kopf beim Husten. Der Patient hat blutigen Auswurf und Lungenblutungen; *Sulphur* ist bei drohender Schwindsucht angezeigt, auch wenn sich bislang erst wenige tuberkulöse Ablagerungen gebildet haben bzw. wenn sich die Tuberkulose erst im Anfangsstadium befindet. Es sind Patienten mit heruntergekommener Konstitution und stark angeschlagener Gesundheit oder abgemagerte Typen mit ererbter Schwindsuchtsneigung und flauem, hungrigem Gefühl im Magen, Hitzegefühl am Scheitel und Unwohlsein in der Bettwärme; es würde ihnen wesentlich besser gehen, wenn sich zahlreiche Hautausschläge am Körper zeigen würden, was aber nicht der Fall ist; daher kommt es zu keiner Linderung und alle Störungen greifen sofort das Innere des Körpers an und der Patient verfällt allmählich. *Sulphur* wird hier den Patienten aus der Schwindsucht herausholen und er wird wieder gesund werden; oder aber, sofern dies aufgrund des schlechten Zustandes des Patienten nicht mehr möglich ist, noch über Jahre von seinen Leiden fernhalten. Seien sie jedoch mit *Sulphur* bei fortgeschrittenen Stadien der Schwindsucht auf der Hut. Über seine Wirkung bei diesen Zuständen wurde bereits hinreichend erzählt. Es regt die Eiterung an und erzeugt an den Bereichen, an denen sich Tuberkel befinden, kleine Entzündungsherde; das Mittel neigt dazu, diese herauszueitern. Jede Zelle, die ihre Funktion nicht mehr erfüllen kann, wird mit Hilfe von *Sulphur* abgestoßen.

Rücken und Extremitäten

Das hervorstechende Merkmal bei *Sulphur* hinsichtlich des Rückens ist Rückenschmerz beim Aufstehen vom Sitzen, sodass der Patient gebeugt gehen muss; er kann sich nach Bewegung nur langsam aufrichten. Der Rückenschmerz tritt prinzipiell in der Lumbosakralregion auf.
Die Extremitäten sind mit Hautausschlägen bedeckt. Hautausschläge an den Handrücken und zwischen den Fingern, manchmal auch an den Handflächen; bläschenartige und schuppige, juckende Ausschläge. Pusteln, Furunkel und kleine Abszesse; unregelmäßige erysipelatöse Flecken an einzelnen Stellen an den Extremitäten. Die Haut hat ein schmutziges Aussehen und juckt in der Bettwärme. Schwellung der Gelenke. Rheumatische Affektionen mit großer Steifigkeit der Gelenke; Spannungsgefühl in den Kniekehlen; Spannen in den Sehnen von rheumatischem oder gichtigem Charakter. Krämpfe in den Unterschenkeln und Fußsohlen. Brennen der Fußsohlen im Bett, sodass der Patient sie unter der Decke hervorstreckt, um sie abzukühlen. Krämpfe und Jucken der Fußsohlen. Zuweilen sind die Fußsohlen auch kalt, dann wiederum kommt es zu Brennen, wobei diese Zustände sich abwechseln. Körperliches Unwohlsein mit kalten Gliedmaßen; sobald der Patient jedoch ins Bett geht, brennen sie so stark, dass er sie unter der Decke hervorstrecken muss. Die Hühneraugen, die

den *Sulphur*-Patienten häufig befallen und an denen er fast andauernd leidet, brennen und stechen in der Bettwärme.

Haut

Die *Haut* des *Sulphur*-Patienten neigt zu Geschwüren und eitert leicht; ein Splitter in der Haut führt zur Geschwürbildung. Verletzungen heilen nur langsam und eitern. Jeder kleinste Nadelstich fängt sofort an zu eitern, wie bei *Hepar sulphuris*.

Die *Hautausschläge* von *Sulphur* sind zu zahlreich, um sie alle aufzuzählen. Es treten alle Arten von Hautausschlägen auf, es gibt aber einige charakteristische Merkmale, die allen eigen sind, beispielsweise das Brennen, Stechen und Jucken und die Verschlimmerung in der Bettwärme. Die Haut ist rau und ungesund. Im Gesicht des *Sulphur*-Patienten bilden sich schwarze Mitesser, Akne, Pickel und Pusteln. Die Pathogenese von *Sulphur* ist voller Furunkel und Abszesse in allen Körperteilen, schuppige oder bläschenartige Hautausschläge usw. Sie alle gehören zum Arzneimittelbild von *Sulphur* und brennen und stechen.

Sulphur iodatum* **Sul-i.**

Schwefeljodid. *SJ.*

Allgemeines

Sulphur iodatum ist ein sehr tief greifendes und lang wirkendes Mittel, das sämtliche Körperteile befallen kann, mit Verschlimmerung morgens, nachmittags, *abends*, NACHTS und nach Mitternacht. Der Patient hat ein Verlangen nach frischer Luft, die auch die meisten Symptome *lindert*. Er hat ein unbeschreibliches Gefühl im ganzen Körper, fast wie eine *physische Angst*, die ihn bei allem was er tut, und sei es auch nur Gehen, zur Eile treibt. Drüsenatrophie, chronisches Muskelzucken und ein Bandgefühl um Körperteile. Der Patient erkältet sich bei dem kleinsten Anlass, obwohl er sich lieber im Kalten aufhält. Sobald er in kalter Luft ist und es ihm kalt wird, erkältet er sich auch schon. Es besteht eine ausgeprägte Neigung zu Konvulsionen, sei es in hysterischer oder epileptischer Form. Wasseransammlungen in den Köperhöhlen. Einige Symptome bessern sich nach dem Essen, andere wiederum verschlimmern sich. Ein weiteres Merkmal dieses Mittels ist eine starke Abmagerung, daher leistet es hervorragende Dienste bei Kindern, die trotz gesteigerten Appetits marastisch sind. Die kleinste Anstrengung ruft Beschwerden hervor, wie z. B. Schwäche und Herzklopfen. Mattigkeit und Ohnmachtsanfälle mit starkem Herzklopfen. Der Patient fühlt sich ungewöhnlich schwach, wenn er Hunger hat, aber warme Speisen verursachen Beschwerden. Ameisenlaufen am ganzen Körper. Völlegefühl in Köper und Gliedern. Gefühl, als sei der Körper aufgedunsen, als wären die großen Blutgefäße angeschwollen. Blutungen aus inneren Körperteilen. *Hitze des Köpers*, jedoch nur subjektiv. Schwere von Köper und Gliedmaßen. Die Drüsen sind *geschwollen* und VERHÄRTET, die Lymphknoten am Hals sind hart und knotig wie Seile. Selbst die Muskeln sind verhärtet. All diese Merkmale deuten darauf hin, dass das Mittel bei Drüsenkarzinomen hilfreich sein kann.

Wenn es rechtzeitig eingesetzt wird, kann es oftmals die Beschwerden sofort heilen. Entzündungen der Organe und Drüsen. Verletzungen mit Austritt von Körperflüssigkeiten wie Blut oder Lymphe ins Gewebe. Reaktionsmangel und ausgeprägte Energielosigkeit. Die Symptome verschlechtern sich beim Liegen, aber sie können sich auch nach langem Liegen bessern. Schlechter beim Liegen auf dem Rücken oder in einem warmen Bett. *Sulphur iodatum* ist ein ausgezeichnetes Antidot bei Quecksilbermissbrauch. Obwohl der Patient ruhelos ist und sich bewegen möchte, nehmen seine Beschwerden bei Bewegung zu. Vermehrte Absonderungen aus allen Schleimhäuten. Einzelne Körperteile fühlen sich taub an, v. a. erkrankte Körperteile. Ausgeprägte Blutwallungen im ganzen Körper, mit allgemeinem Pulsieren und Hitzeempfindungen. Schmerz in Knochen und Drüsen; die Schmerzen sind brennend, schneidend, ruckend, *drückend*, stechend und reißend. Bei Erhitzung schwitzt der Patient stark und kann nicht abkühlen, ohne sich zu erkälten. Die Beschwerden ähneln denjenigen Zuständen, die man bei vollblütigen, plethorischen, vaskulären Personen vorfinden kann. Jegliche Art von Eile oder schnelles Laufen führt zu Gesichtsröte und Blutwallungen im Körper, mit Herzklopfen und Schwäche. Viele Symptome sind einseitig und betreffen besondern die *rechte* Seite. Trägheit zieht sich auffallend durch das ganze Symptomenbild. Viele Symptome verschlechtern sich beim Sitzen und bessern sich, wenn der Patient steht. Besonders schlecht fühlt er sich im Hochsommer und bei Sonnenhitze.

Die Symptome von *Sulphur iodatum* kann man häufig im fortgeschrittenen Stadium von Syphilis vorfinden, und das Mittel ist sehr nützlich, wenn die Patienten mit Quecksilber in hohen Dosen behandelt wurden. Die Beschwerden verschlimmern sich bei Berührung und Druck. Spannungsgefühl im ganzen Körper. Zittern; innerlich und äußerlich. Zucken in den Muskeln, Rucken in den Gliedern. Beim Gehen verschlechtern sich die Symptome, ebenso bei *Wärme, warmer Luft, einem warmen Bett oder im warmen Zimmer, sowie durch warme Umschläge.* Ausgeprägte Müdigkeit: morgens; nach Treppensteigen; nach Diarrhö; während den Menses; durch Gehen. Der Patient fühlt sich bei nassem Wetter schlechter, besser im Winter.

Geist und Gemüt

Angst drängt den Patienten dazu, immer auf dem Sprung zu sein. Er ist sehr ungeduldig, kann nicht warten, muss immer startbereit sein. Unternimmt Sachen in größter Eile, er geht schnell und eilig. Zuweilen ist er aber auch gleichgültig gegenüber der Umgebung. Abneigung gegen Gesellschaft. Beim Lesen oder Denken kann er seine Gedanken nicht kontrollieren. Er hat das Selbstvertrauen in die eigenen Fähigkeiten verloren. Geistige Verwirrung morgens und abends sowie bei geistiger Anstrengung. Übermäßig gewissenhaft bei Kleinigkeiten. Schüchtern; feige. Zuweilen ist der Patient in der Nacht nahezu delirös. Wahnideen: Phantasiegebilde; sieht Verstorbene. Verzweiflung, sieht keinen Hoffnungsschimmer im Leben. Geistige Betäubung; Erschöpfung; Stumpfheit. Sehr reizbar. Der gesamte Gemütszustand verschlechtert sich durch geistige Anstrengung. Der Patient scheut jegliche Anstrengung. Furcht, dass ihm unbekannte Schwierigkeiten widerfahren; vor Geisteskrankheit; vor Unglück; vor

Menschen. Starke Neigung zu hysterischem Verhalten. Die Patientin wird faul und vernachlässigt ihren Haushalt. Sie kann sich nicht aufraffen, ihren Pflichten nachzukommen. Die Stimmung ist sehr wechselhaft; reizbar oder fröhlich. Sie ist sehr ruhelos und muss immer in Bewegung sein, obwohl sich durch Bewegung die körperlichen Symptome verschlechtern und die Patientin schwach wird. *Ausgeprägte Traurigkeit*; viel Weinen abends. Abgestumpfte Sinne. Die Patientin würde sich gerne hinsetzen, sie ist jedoch zu unruhig. Aufschrecken im Schlaf. Anhaltender Gedankenzustrom quält sie.

Kopf und Schwindel

Schwindel: morgens beim Aufstehen; beim Liegen; während den Menses; beim Aufstehen aus dem Bett oder vom Sitzen; beim *Bücken*; beim Gehen. Die folgenden Lokalsymptome weisen auf dieses Heilmittel hin, sofern die zuvor erwähnten Allgemeinsymptome deutlich überwiegen.
Gefühl, als sei die Kopfhaut zu eng. Blutandrang zum Kopf beim Husten und während den Menses. Hautausschläge an der Kopfhaut: Krusten; Ekzem. Juckende Hautausschläge und Jucken ohne Hautausschläge am Kopf. Hitze im Kopf. Haarausfall. Die Haare sträuben sich. Schweregefühl im Kopf. Kopfschmerz: morgens beim Aufstehen; vormittags; nachmittags; besser im Freien; durch kalte Anwendungen; durch Bewegung; schlechter durch Hochbinden der Haare; Fasten; Erhitzung; vor und während den Menses; Sonnenhitze; Reden; in einem *warmen Zimmer*; durch warme Umschläge am Körper. Stirnkopfschmerz über den Augen; abends; schlechter bei Bewegung. Schmerz im Hinterkopf; nachmittags. Schmerz in beiden Seiten des Kopfes oder aber einseitig. Schmerz in Schläfen und Scheitel. Drückender Kopf in der Stirn; über den Augen; im Hinterkopf; *Seiten des Kopfes*; Schläfen; Scheitel. Schießende Kopfschmerzen; in den Schläfen; beim Bücken. Wundes, zerschlagenes Gefühl im Kopf. Stechende Kopfschmerzen; Hinterkopf; Seiten des Kopfes; Schläfen; *Scheitel*. Reißender Schmerz in den Schläfen. Schweiß am Kopf; Stirn. *Pulsieren im Kopf*; Schläfen. Spannungsgefühl im Scheitel. Einhüllen des Kopfes erzeugt Kopfschmerz.

Augen

Trübung der Augen. Konjunktivitis. Katarrhalische Entzündung der Augen bei psorischen Patienten. Schweregefühl in den Lidern. Iritis bei syphilitischen Personen. Reichlicher Tränenfluss in kalter Luft. Drückende, stechende Schmerzen in den Augen. Wundheitsgefühl. Hervortreten der Augen. Erweiterung der Pupillen. Rötung von Augen und Lidern. Starrer Blick. Eingefallene Augen mit Schwellung der Lider. Zucken der Lider. Gelbfärbung der Augen, wie bei Ikterus. Trübsichtigkeit. Nebelsehen. *Flackern* vor den Augen. Funkensehen. Diplopie.

Ohren

Absonderung von Eiter aus den Ohren. Die Ohren sind heiß. Entzündung der Eustachischen Röhre. Ohrgeräusche: Summen; Brummen; Klingeln; Brausen. Jucken in den Ohren. Wehtun der Ohren. Drückender, schießender, stechender und reißender Schmerz. Verstopfungsgefühl. Überempfindliches Gehör für Geräusche. Schwerhörigkeit.

Nase

Sulphur iodatum heilt hartnäckigste katarrhalische Beschwerden mit folgenden Sekretionen: blutig; reichlich; *wund machend*; *grünlich*; hart; trockene Massen; eitrig; *dick*; GELB. Wundheit und Jucken in der Nase. Rötung der Nase. Fließschnupfen im Freien. Schnupfen mit Husten; lang anhaltend. Die Arznei ist überaus hilfreich bei Heuschnupfen. Brennen in der Nase beim Schneuzen. Drückender Schmerz in der Nasenwurzel. Verlust des Geruchssinns. Häufiges Niesen *abends*.

Gesicht

Kaltes Gesicht. Verfärbung: rot; umschriebene Rötung; *fahl; gelb*. Eingefallenes Gesicht. Hautausschläge: Akne; Furunkel; Pickel. Krustige Ausschläge an der Nase. Trockenheit und Hitze des Gesichts. Ausgezehrter, kränklicher Gesichtsausdruck. Hippokratisches Gesicht. Verhärtung der Parotis und der Unterkieferdrüsen. Eingesunkenes Gesicht mit Schmerzen. Brennende Hitze im Gesicht. Schwellung der Drüsen; Parotis; Unterkieferdrüsen. Zucken der Gesichtsmuskeln.

Mund und Zähne

Zahlreiche Aphthen im Mund. Zahnfleischbluten; das Zahnfleisch zieht sich von den Zähnen zurück. Zunge an der Basis belegt; rot an der Spitze. Speichelfluss. *Trockene*, rissige, brennende Zunge. *Sulphur iodatum* beseitigt die üblen Folgen von Quecksilber. Viel Schleim bildet sich im Mund. Übel riechender, sogar fauliger Mundgeruch. Stammelnde Sprache. *Schwellung des Zahnfleischs*. Mundgeschmack: *bitter*; faulig; sauer; schlecht. Geschwüre im Mund und am Zahnfleisch. Zahnschmerz nach dem Essen. Reißende Zahnschmerzen.

Hals

Würgen, Zusammenschnürungsgefühl in der Speiseröhre. Trockenheit im Hals. Graue Exsudation im Hals. Zäher, gelber oder weißer Schleim im Hals. Halsschmerz beim Husten; Schlucken. Brennen in Hals und Speiseröhre. Drückender Halsschmerz. Halsentzündung morgens. Kratzendes Gefühl im Rachen. Schlucken von Flüssigkeiten fällt schwer. Schwellung von Rachen und Uvula. Geschwüre im Hals. Das Mittel hat Kropf geheilt, darüber hinaus auch verhärtete Nackenlymphknoten, die wie Perlenschnüre tastbar waren. Entzündung und Schwellung der Nackenlymphknoten.

Magen

Appetit: VERMEHRT; mit Abmagerung; mit Marasmus bei Kindern; ohne Genuss. HEISSHUNGER; bei Diarrhö. Appetitlosigkeit. Abneigung gegen Speisen. Verlangen nach Stimulanzien; Säuren; Pickles; Limonade. Es kommt schnell zu einer Magenverstimmung. Ausgeprägte Auftreibung durch Luft im

Magen. Leeregefühl. Schweregefühl nach dem Essen. Völlegefühl. Engegefühl. Aufstoßen: sauer. Leeres Aufstoßen. Wasseraufschwulken. Aufstoßen bessert. Sodbrennen. Schluckauf. Chronische Verdauungsstörungen. Übelkeit: nachts; nach dem Essen. Magenschmerz nach dem Essen, besser durch Aufstoßen. Brennende, krampfartige, schneidende, nagende, drückende, stechende Magenschmerzen. Empfindlichkeit des Magens. Pulsieren im Magen. Würgen durch Husten. Durst: abends; brennend; extrem; unstillbar. Erbrechen beim Husten; mit Diarrhö; nach Trinken; nach Essen; nach Milch. Erbrechen: Blut; Galle; Speisen; sauer; wässrig.

Abdomen

Atrophie der Leber. Eiternder Leistenbubo. Tympanitische Auftreibung des Abdomens. Vergrößertes Abdomen; Leber; mesenteriale Lymphknoten; Milz; Leistenlymphknoten. Viel Flatulenz. VERHÄRTUNG: LEBER; Milz; Leistenlymphknoten. Entzündung der Milz. Das Mittel heilt viele Leberbeschwerden. Schmerz in *Leber*; Hypogastrium; Leistenregion; *Milz*; Nabelregion. Brennende und krampfartige Schmerzen in der Nabelregion. Schneidender Bauchschmerz während Stuhlgang. Drückender Schmerz in Leber; Hypogastrium; Leiste. Wundheitsgefühl und stechende Schmerzen in der Leber. Rumoren und Pulsieren im Abdomen. Eiterung der Leistenlymphknoten. Schwellung der *mesenterialen Lymphknoten* und *Leistenlymphknoten.*

Rektum und Stuhl

Obstipation, lange Zeit kein Stuhldrang. Der Patient muss sich beim Stuhlgang stark anstrengen. Unvollständige und unbefriedigende Stuhlentleerung. Obstipation abwechselnd mit Diarrhö. Der Stuhl ist hart, knotig und hell. Diarrhö: *morgens*; abends; schlechter nach dem Essen. Diarrhö bei abgemagerten und alten Leuten. Diarrhö; veränderlich; schwarz; braun; häufig; schaumig; übel riechend; eitrig; wässrig; weiß; gelb. Dysenterische Stuhle: blutiger Schleim; häufig; eitrig; spärlich; mit Tenesmus. Hämorrhoiden. Hitze und *Jucken des Afters*. Viel Blähungsabgang. Brennen im After nach Stuhlgang.

Harnwege und Urin

Harnverhaltung. Haufiger Harndrang, schlechter nachts. Urin geht tropfenweise ab. Unwillkürliches Harntröpfeln. Häufiges Wasserlassen nachts, aber auch morgens. Vergrößerung der Prostata. Urin: albuminös; trüb; dunkel; rot; reichlich; zuweilen spärlich; milchig; übel riechend; mit rotem Sediment. Der Urin riecht wie Himbeeren. Häutchen auf dem Urin.

Männliche Geschlechtsorgane

Unvollständige Erektionen, ohne sexuelles Verlangen. Beschwerliche nächtliche Erektionen. Die Arznei hat Hydrozele bei kleinen Knaben geheilt. Verhärtung, Schwellung der Hoden. Jucken am Penis; Harnröhre. Schweiß am Skrotum. Erschlaffung der Genitalien. Unwillkürlicher Samenabgang. *Sulphur iodatum* hat Tuberkulose der Hoden und Samenstränge geheilt.

Weibliche Geschlechtsorgane

Auch Neigung zu Abort konnte mit Hilfe des Mittels beseitigt werden. Bei Gebärmutterkrebs hält es das Fortschreiten der Erkrankung in großem Umfange auf und wirkt palliativ bei Leiden vaskulärer Patientinnen, die abmagern, großen Appetit haben und empfindlich gegen Hitze sind. Vermehrtes Sexualverlangen. Entzündung des Uterus. LEUKORRHÖ: REICHLICH; scharf; blutig; *brennend; dick*; zuweilen dünn; *gelb*; vor und nach den Menses. Amenorrhö. Menses; reichlich; häufig; unregelmäßig; schmerzhaft; kurz; unterdrückt. Metrorrhagie. Heftiger Schmerz in den Ovarien. Große Empfindlichkeit von Vulva und *Ovarien.* Gebärmutterprolaps.

Atemwege und Husten

Katarrh von Larynx und Trachea. Trockenheit, Krabbeln und Zusammenschnürungsgefühl im Kehlkopf. Häufiges Räuspern. Laryngitis. Reizung von Kehlkopf und Luftröhre. Laryngismus. Viel Schleim in Kehlkopf und Luftröhre; dunkel; eitrig. Schmerz im Kehlkopf; stechend. Wundheitsgefühl im Kehlkopf. *Sulphur iodatum* ist ein äußerst nützliches Mittel bei Kehlkopftuberkulose – sofern die Allgemeinsymptome vorhanden sind. Rauheit im Kehlkopf. Kitzeln in Kehlkopf und Luftröhre im warmen Zimmer. *Heiserkeit* morgens. Stimme: rau; schwach. Stimmlosigkeit.

Atmung: schnell; asthmatisch; unregelmäßig; rasselnd; kurz; erstickend; keuchend. Schweratmigkeit nachts; beim Steigen und durch geringste Anstrengung. Verlangen, tief zu atmen.

Auch bei Husten ist das Mittel von höchster Wichtigkeit. Husten: *morgens* und abends; asthmatisch; würgend; sehr erschöpfend. *Anfallsweiser, krampfartiger*, rasselnder, erstickender Husten. Husten während Fieber. Trockener Husten morgens. Harter Husten im ersten Teil der Nacht. Husten durch Reden und Rauchen. Der Husten wird gebessert an der frischen Luft, durch Kaltwerden und durch Expektoration; schlechter beim Hinlegen, besser beim Aufsitzen. Kurzer Reizhusten. Hustenreiz in Kehlkopf und Trachea. Auswurf: morgens und abends; *blutig; reichlich*; schwierig; *grünlich; gelb*; Schleim; *übel riechend; eitrig*; süßlich; zäh.

Brust und Herz

Angstgefühl in der Brust. Bei Brustkrebs hat die Arznei gute Dienste geleistet. Es ist ein äußerst wertvolles Mittel bei Katarrh der Bronchiengänge. *Zusammenschnürungsgefühl in Brust* und Herz. Pleuraerguss. Hautausschläge an der Brust. Große Hitze in der Brust. Verhärtung der Brustdrüsen. Entzündung von Lungen und Bronchiengängen. Pleuritis; auch wenn diese falsch behandelt wurde. Jucken der Haut an der Brust. Das Mittel ist angezeigt, wenn bei stillenden Frauen die Milch unterdrückt wird. Brustbeklemmung. Schmerz in der Brust beim Husten. Schmerz in der Seite der Brust, schlechter rechts. Schmerz in der Herzgegend. Brennender, schneidender Schmerz. Wehtun. Schneidender Schmerz in der Herzgegend. Drückender Schmerz in den Seiten der Brust, beim Husten. Stechen in der Brust beim Husten. *Herzklopfen*: nachts; bei *Anstrengung*; während den Menses; bei Bewegung. *Sulphur iodatum* ist ein sehr nützliches

Mittel bei Lungenschwindsucht, bei geschwürigen Zuständen und Kavernen. Schwellung der Achsellymphknoten. Schwächegefühl in der Brust.

Rücken und Extremitäten

Jucken in der Lumbalregion. Schmerz und Wundheitsgefühl unter den Schulterblättern. Schmerz in der Lumbalregion während den Menses. Schmerz in Kreuzbein und Steißbein. Stechender Schmerz im Rücken; Lumbalregion. Schwäche der Wirbelsäule.

Schmerzhafte Gichtknoten in den Fingern. Kälte in Armen; Händen; Unterschenkeln; *in den Füßen, nachts.* Konvulsivisches Muskelzucken in den Armen. Alte Hühneraugen werden schmerzhaft. Krämpfe in Oberschenkeln; *Unterschenkeln*; Füßen. Bläschen an den Extremitäten. Hitze der Hände. Schwere der Glieder; Füße. Jucken an Armen; Beinen. Gefühllosigkeit der Glieder; Finger; Unterschenkel. Gichtige und rheumatische Schmerzen in Gelenken und Knochen. Wehtun und Brennen der Fußsohlen beim Stehen. Schmerz in den Armen, bei Bewegung. Rheumatische Gliederschmerzen. Schmerz in Ellbogen; Hüfte; Oberschenkel; *Knie*; Wade; Fuß. Ziehende Schmerzen in Beinen; Oberschenkel; Knie. Drückende Schmerzen in den Armen. Wunder Schmerz, wie zerschlagen, in Schulter; Oberarm; Oberschenkel. *Stechende Schmerzen im Knie.* Reißende Schmerzen in Armen; Ellbogen; Knie; Unterschenkel. Lähmung der Beine. Schweiß an den Händen; Handflächen; *Füßen.* Kalter Schweiß an den Händen. Pulsieren in den Gliedern. Steifheit der Extremitäten; Finger. Ödematöse Schwellung: Hände; Beine; Knie; Unterschenkel; Füße. Zittern sämtlicher Gliedmaßen. Zucken in den Oberschenkeln. Schwäche der Glieder; Knie.

Schlaf

Träume: ängstlich; erotisch; von Toten; quälend; lebhaft. Alpträume. Unruhiger Schlaf. Schläfrigkeit abends. Schläfrigkeit tagsüber, Schlaflosigkeit nachts. Schlaflosigkeit nach Mitternacht. Der Patient erwacht zu früh.

Fieber und Schweiß

Frost nachts im Bett, nach Aufstehen besser. Inneres Frösteln, nicht besser im warmen Zimmer oder durch Bettwärme. Schüttelfrost, schlechter bei Bewegung. Quartana. Tertiana. Fieber nachmittags, abwechselnd mit Frost. Äußere Hitze. HITZEWALLUNGEN. *Sulphur iodatum* ist ein hilfreiches Mittel bei hektischem Fieber. Innere Hitze mit äußerem Frost. Fieber ohne Schweiß. Frost gefolgt von Hitze. Der Patient möchte während der Fieberhitze aufgedeckt sein. Schweiß morgens und nachts im Bett.

Klebriger, kalter, erschöpfender Schweiß. *Schweiß bei der geringsten Anstrengung*; durch Bewegung. Reichlicher Nachtschweiß. Saurer Schweißgeruch.

Haut

Unempfindlichkeit der Haut. Zuweilen Brennen oder auch Kälte der Haut. Abschilferung. Verfärbung: rote Flecken; gelbe Haut; gelbe Flecken. Leberflecken. Sommersprossen. Trockene Haut. Hautausschläge: Furunkel; Blutbeulen; Herpes; Pickel; Psoriasis; Pusteln; flüchtiges Exanthem; Urtikaria. *Sulphur iodatum* ist angezeigt, wenn Hautausschläge durch Salben unterdrückt wurden. Erysipelatöse Entzündung. Die Haut wird schnell wund und exkoriiert. Wucherungen an der Haut. Ameisenlaufen. Untätigkeit der Haut. Jucken, Brennen und feines Stechen. Brennen der geschwollenen Haut. Brennen bei Erysipel. Blasse, schwammige, ödematöse Schwellung der Haut. Spannungsgefühl. Geschwüre: blutend; *indolent*; verhärtet; empfindlich; schwammig; eiternd. Krebsgeschwüre. Die Absonderungen aus den Geschwüren sind blutig, reichlich, wund fressend, dünn, wässrig, gelb.

Sulphuricum acidum

Sul-ac.

Acidum sulphuricum; Schwefelsäure. H_2SO_4

Allgemeines

Ein Gefühl von Zittern, das den ganzen Körper und die Glieder erfasst, das jedoch ohne äußerlich sichtbares Zittern bleibt, ist ein sehr starkes Symptom bei *Sulphuricum acidum*, vor allem wenn es mit einer Schwäche im Zusammenhang steht, an welcher der Patient bereits seit längerer Zeit leidet. Erschöpfung, nervöse Erregbarkeit und Eile sind weitere konstant anzutreffende Merkmale. Bei vielen Beschwerden besteht Blutungsneigung; das Blut ist überwiegend schwarz, dünnflüssig, und kann aus allen Körperöffnungen austreten. Kleine rote Flecke an der Haut, die sich rasch vergrößern; Purpura hämorrhagica. Schwarz-blaue Flecke an der Haut treten schon bei der geringsten Verletzung; es kann dadurch aber auch zu blau-roten Flecken kommen, die aussehen wie die Färbung einer Bachforelle. Leichtes Wundreiben, mit anschließender Geschwürbildung. Furunkel und Dekubitus. *Sulphuricum acidum* passt auf vielerlei Beschwerden alter Leute. Auch die Verschlimmerung am Morgen ist ein hervorstechendes Merkmal dieser Arznei. Die Patienten sind kälteempfindlich und magern ab. Die Schmerzen können brennend, reißend, stechend, schießend oder ruckend sein; Schmerz wie zerschlagen. Die Schmerzen setzten langsam ein und vergehen plötzlich. Die Absonderungen sind dunkel, dünnflüssig, blutig oder blutgestreift; oder aber dünn, gelblich und blutig; sie sind auch wundmachend. Schweiß am ganzen Körper nach dem Essen. Rechtsseitigkeit der Beschwerden herrscht vor. Das Mittel ist oftmals indiziert bei säuerlich riechenden Babys, wie *Hepar sulfuris*, wobei ebenfalls eine Empfindlichkeit gegen Berührung und nahezu auch eine so ausgeprägte Empfindlichkeit gegen Kälte wie bei *Hepar sulfuris* vorliegt. Wenn die Kälteempfindlichkeit durch das Mittel geheilt wurde, geht es dem Patienten oft schlechter, und er benötigt dann *Pulsatilla*, welches das Komplement und das Antidot zu *Sulphuricum acidum* darstellt.

Geist und Gemüt

Körperliche und geistige Erschöpfung, mit tiefster Traurigkeit und andauerndem Weinen. Der Patient lässt sich durch nichts wieder aufmuntern. Bei der geringsten Ursache wird er verdrießlich und reizbar. Er kann nicht schnell genug essen oder arbeiten; er ist in großer Eile, wenn er etwas macht oder wenn er irgendwo hingeht. Alles muss er auf einmal erledigt haben. Er beantwortet Fragen nur widerwillig. Unentschlossenheit.

Kopf und Schwindel

Schwindel in geschlossenen Räumen, besser beim Gehen an der frischen Luft oder im Liegen. Manchmal muss der Patient aufgrund des Schwindels das Bett hüten. Spannungsgefühl in der Stirn bei Schnupfen.
Der Patient hat das Gefühl, als wäre sein Gehirn locker würde im Liegen auf die Seite fallen, auf der er liegt; besser beim ruhig Sitzen, schlechter beim Gehen. Vermehrter Blutandrang in den Kopf, die Füße werden kalt. Stöße in der Stirn wie durch elektrischen Strom, vormittags und dann wieder am Abend. Gefühl, als würde ein Pflock mit kräftigen Schlägen in den Schädel getrieben. Die Kopfschmerzen setzen langsam ein und vergehen plötzlich. Heftige Kopfschmerzen bei geschwächten Personen. Heftiges Wundheitsgefühl im Schädelperiost, wie es bei Syphilis auftritt. Die Haare fallen vorzeitig aus oder werden grau. Geschwürbildung an der Kopfhaut. Äußerst empfindliche Hautausschläge an der Kopfhaut.

Augen

Tränenfluss beim Lesen. Chronische Augenentzündungen, mit vergrößerten Venen und Geschwüren. Fremdkörpergefühl im rechten, äußeren Augenwinkel. Wundheitsgefühl in den Augen bei Schnupfen.

Ohren

Heftige Ohrenschmerzen, die allmählich schlimmer werden und dann plötzlich nachlassen. Allmählicher Verlust des Gehörs. Blutige Absonderung aus den Ohren. Summen in den Ohren.

Nase

Langsames Heraussickern von dunklem, dünnflüssigem Blut aus der Nase, abends. *Sulphuricum acidum* heilt scharfe, blutige Nasensekretionen bei geschwächten Patienten, sofern die Allgemeinsymptome übereinstimmen. Fließschnupfen oder Stockschnupfen mit Verlust des Geruchs und des Geschmacks.

Gesicht

Das Gesicht des *Sulphuricum acidum*-Patienten sieht äußerst kränklich und auch blass aus, manchmal ikterisch. Der Gesichtsausdruck spiegelt ein langes Leiden. Tiefe Furchen im Gesicht durch Schmerz, Erschöpfung und Abmagerung. Spannungsgefühl im Gesicht oder Gefühl, als ob Eiweiß darauf getrocknet wäre. Heftige Gesichtsneuralgien, die allmählich einsetzen und plötzlich wieder verschwinden; besser durch Wärme und Liegen auf der schmerzhaften Seite. Kleine, rote Flecke im Gesicht, die allmählich an Größe zunehmen. Entzündungen der Unterkieferdrüse.

Mund und Zähne

Die Zähne verfallen frühzeitig. Heftige Neuralgien der Zähne, die langsam einsetzen und rasch vergehen; schlechter durch Kälte und abends im Bett, besser durch Wärme. Stumpfheit der Zähne.
Geschmacksverlust bei Schnupfen. Entzündung der Mundschleimhaut ist eines der wichtigsten Merkmale von *Sulphuricum acidum*. Es ist eins unserer am häufigsten

indizierten Mittel bei *Mundentzündungen stillender Mütter und Säuglingen*, auch bei *Aphthen im Mund des Kindes oder der Mutter* mit gelblichen oder weißlichen Geschwüren. Blutiger Speichel. Bläschenbildung an der Mundschleimhaut. Übel stinkender Atem. Blutungen an der Mundschleimhaut und am Zahnfleisch mit oder ohne Purpura hämorrhagica. Geschwüre im Mund, die sich rasch ausbreiten.

Hals

Aphthöse oder follikuläre Entzündung des Rachens. Abschilferung der Schleimhaut. Diphtherische Exsudationen; *gelblich* oder weiß, mit Aphthen in der Umgebung und Blutungen aus Nase, Zahnfleisch oder anderen Teilen. Diphtherie mit außergewöhnlich großer Erschöpfung und üblem Mundgeruch. Das Gaumenzäpfchen ist ödematös geschwollen. Der Rachen ist mit sich ausbreitenden Geschwüren übersät. Schmerzhafte Halsentzündung mit schmerzhaftem, beschwerlichem Schlucken. Bei den Halsbeschwerden laufen getrunkene Flüssigkeiten zur Nase heraus. Speichelfluss. Starke Schwellung der Halslymphknoten, der Rachenmandeln, des weichen Gaumens und des Rachens allgemein. Dunkles, dünnflüssiges Blut aus Rachen und Mund.

Magen

Der *Sulphuricum acidum*-Patient hat ein Verlangen nach Branntwein und nach Obst. Appetitverlust und fortschreitende Schwäche sind charakteristische Merkmale dieser Arznei. Abneigung gegen Geruch von Kaffee. Der Patient kann kein kaltes Wasser trinken, weil es sich im Magen so kalt anfühlt und es ihn davon fröstelt. Heftiger, krampfartiger Schluckauf, wie er bei Säufern vorkommt. *Chronisches Sodbrennen; saures Aufstoßen; saures Erbrechen.* Die Zähne werden durch das saure Aufstoßen ganz stumpf. Saures Schwangerschaftserbrechen. Morgendliches Erbrechen von Trinkern (vgl. *Arsenicum*). Saures und sehr fauliges Aufstoßen. Übelkeit mit Schaudern. Husten mit Aufstoßen einer sauren Flüssigkeit. *Der Magen scheint wie erschlafft nach unten zu hängen.* Erbrechen nach Trinken von kaltem Wasser. Heftige, krampfartige Magenschmerzen; setzen langsam ein und verschwinden plötzlich wieder. Das saure Erbrechen ähnelt dem von *Robinia.*

Erbricht keine Speisen, kann aber dennoch nicht essen, da es Magenschmerzen und Erbrechen von Schleim hervorruft.

Abdomen

Nachdem ein intermittierendes Fieber einige Zeit lang anhielt, kam es zu einer Vergrößerung der Milz, die beim Husten und bei Berührung schmerzhaft war. Stechende Schmerzen in Milz und Leber. *Sulphuricum acidum* hat sich häufig bei Bleikoliken und Bleivergiftungen als hilfreich erwiesen. Schwächegefühl im Abdomen nach Stuhlgang. Schwächegefühl im Bauch, als ob die Menses einsetzen würden. Wehenartige Bauchschmerzen, erstreckt sich in Hüften und Rücken.

Rektum und Stuhl

Durchfall mit großer allgemeiner Schwäche und Gefühl von Zittern; mit *Schwächegefühl im Abdomen nach dem Stuhlgang.* Chronischer Durchfall mit vielen

Beschwerden. Wundmachende Stühle, Brennen im Rektum während dem Stuhlgang. Durchfall durch die geringsten Diätfehler, nach Obst (insbesondere unreifes), nach Austern. Stuhl wässrig, orange-gelb, fadenziehend, schleimig, mit Blut gemischt; grünlich, schwarz, mit unverdauten Speiseresten; Geruch wie verfaulte Eier. Hämorrhoiden; sehr schmerzhaft beim Stuhlgang, juckend. Hämorrhoiden bei Säufern. Bei Verstopfung kleine Kotkügelchen.

Harnwege und Urin

Schmerzen in der Harnblase, wenn der Harndrang zurückgehalten wird. *Sulphuricum acidum* hat Diabetes geheilt. Spärliche Harnentleerung. Blutiger Urin. Der Urin bildet beim Stehenlassen an der Oberfläche ein feines Häutchen.

Weibliche Geschlechtsorgane

Die Menses kehren zu häufig wieder, sind reichlich, die Blutung ist dunkel und dünnflüssig. Zahlreiche Symptome treten vor der Monatsblutung auf. Alpträume vor oder am Ende der Menses. Vorfall und Gangrän der Scheide. Blutiger, scharfer, milchiger oder eiweißhaltiger Scheidenausfluss. Insbesondere Frauen im Klimakterium bekommen Beschwerden, die denen von *Sulphuricum acidum* ähneln. Hitzewallungen, Gefühl von Zittern, nervöse Eile in allen Handlungen und Gefühlen, Blutungen aus der Gebärmutter und anderen Körperteilen, wobei das Blut nicht gerinnt, sowie Verstopfung mit kleinen, harten Kotballen, die aussehen wie Schafkot, sind Symptome, die sehr häufig in der Zeit der Wechseljahre auftreten. *Sulphuricum acidum* ist auch oft bei Schwangerschaftserbrechen angezeigt. *Erbrechen nach vorangehendem Husten.*
Das Mittel hat auch Sterilität geheilt, wenn mit einer reichlichen und häufigen Monatsblutung in Zusammenhang stand. Heftiges Jucken an der äußeren Scham.

Atemwege und Husten

Schmerz und Wundheitsgefühl im Kehlkopf. Schmerz im Kehlkopf beim Schlucken. Heiserkeit mit Gefühl von Trockenheit und Rauheit im Kehlkopf. Schwäche der Brust und starke Atemnot. Rasche Bewegungen der Nasenflügel, wie bei *Lycopodium*. Rasche Bewegung des Kehlkopfs nach oben und unten während der Atemnot. Kurzatmigkeit.
Der Husten ist trocken und stoßweise (manchmal nur zwei Hustenstöße), außer morgens. Der Patient hustet an der frischen Luft, insbesondere beim Gehen oder Fahren; der Husten verschlimmert sich durch kalte Getränke und durch Kaffeegeruch. Husten mit anschließendem Aufstoßen und Erbrechen. Hustenreiz wird in der Brust verspürt. Morgendlicher Auswurf mit dunklem, dünnflüssigem Blut; oder flüssigem, gelblichem, blutgestreiftem Schleim mit saurem Geschmack. Schwäche in der Brust mit brennenden und stechenden Schmerzen. Drücken auf der linken Brustseite. Reichliche, dunkle, dünnflüssige Blutung aus der Lunge, nach Lungenentzündung und während des Klimakteriums. Geschwüre auf der Lunge (vgl. *Kalium carbonicum*). Brustbeklemmung und Erstickungsanfälle, besser durch Herabhängenlassen der Beine. *Sulphuricum acidum* hat sich im Anfangsstadium der Schwindsucht als nützlich erwiesen, mit reichlichem Schweiß und großer Schwäche; wenn es aber im Endstadium verabreicht wurde, hat es Blutungen ausgelöst und

die Entzündung des Lungengewebes angefacht. Stechende Schmerzen im Herz. Herzklopfen. Das Mittel war bei pleuritischer Exsudation hilfreich.

Rücken und Extremitäten

Große Schwäche der Wirbelsäule, die zumeist im Stehen und Sitzen verspürt wird. Schmerz in der Lendengegend. Wundheitsgefühl zwischen den Schulterblättern beim Husten. Nackensteifigkeit morgens beim Aufstehen aus dem Bett. Großer Abszess an der rechten Halsseite.

Schwärzliche oder blaue Flecke an den Gliedmaßen. Stechender Schmerz im Schultergelenk beim Heben des Armes. Stechen in den Fingergelenken. Aufgeschürfte Stelle an den Oberschenkel nach Reiten. Ausgeprägte Schwäche der Knie und Knöchel. Geschwollene Venen an den Füßen. Frostbeulen. Zucken der Finger im Schlaf.

Schlaf

Spätes Einschlafen und zu frühes Erwachen. Alpträume in der Zeit vor der Menstruation.

Fieber und Schweiß

Bei *Sulphuricum acidum* finden wir Frösteligkeit und Hitzewallungen mit Schweiß. Reichlicher, saurer Schweiß, insbesondere am Oberkörper; durch Bewegung, nach warmen Speisen. Morgendlicher Schweiß. Typhus mit starker Erschöpfung und Kapillarblutungen mit dunklem, dünnflüssigem Blut.

Dunkle, dünnflüssige Darmblutungen. Putride Formen von kontinuierlichem Fieber, mit leichenartigem Aussehen.

Haut

Ekchymosen; Purpura hämorrhagica. Alte Narben werden rot und schmerzhaft. Jucken und Kribbeln der Haut bei Hautausschlägen. Pickel. Rote, juckende Flecke an der Haut. Livide Flecke. Quetschungen. Dekubitus. Furunkel und Abszesse. Knötchenförmige Nesselsucht. *Sulphuricum acidum* heilt indolente Geschwüre, die leicht bluten; mit dunklem Blut. Empfindliche, schmerzhafte, sich ausbreitende Geschwüre, mit stechenden, brennenden Schmerzen. Das Mittel hat putride Unterschenkelgeschwüre geheilt, ebenso Geschwüre bei Trinkern und Geschwüre, die infolge eines schleichenden Fiebers aufgetreten sind, mit dünner, gelber oder blutiger Absonderung.

Syphillinum **Syph.**

Luesinum; Syphilis-Nosode, Treponema pallidum.

Allgemeines

Wenn in einem Fall von Syphilis die repräsentativen Symptome des Patienten unterdrückt wurden und anschließend nichts zurückbleibt außer einer Schwäche und sonstigen geringfügigen Anzeichen des großen Sturmes, der vor langer Zeit oder auch erst vor kurzem über den Patienten hereingebrochen war, wird diese Nosode eine gute Reaktion hervorrufen. Sie wird die Ordnung im Organismus wieder herstellen und vielleicht sogar den Patienten fast vollständig heilen. Es werden Symptome wieder auftreten, die eigentlich immer vorhanden sein müssen, welche nämlich den durch die Syphilis gestörten Zustand repräsentieren, und die den Weg zur Heilung weisen. Wenn ein syphilitischer Patient an Typhus erkrankt ist, wird er sich nur langsam davon erholen; aber eine Hochpotenz *Syphilinum* wird ihn dazu bringen, dass er wieder etwas zu sich nimmt, sich stärker fühlt und rasch wieder an Gewicht zunimmt. Wie unterscheiden sich denn eigentlich die Behandlungsmethoden der alten Schulmedizin von Barbarei? Eine durchaus berechtigte Frage. Die Verabreichung großer Dosen Quecksilber- und Jod-Präparate führen zu einer solchen Schwächung der Patienten, dass alle, die sich dem unterziehen, zum Invaliden werden – und selbst dann sind sie noch nicht von der Syphilis geheilt. Denn wenn sie geheilt wären, dann wären wir mit unseren Mitteln nicht in der Lage, die Symptome wieder hervorzurufen, die doch eigentlich beseitigt waren. *Syphilinum* bringt oftmals die syphilitischen Rachengeschwüre und die Hautausschläge wieder zurück. Wenn der Patient unter heftigen Neuralgien des Kopfes – in den Seiten oder über den Augen – Schmerzhaftigkeit der Bein- und Schädelknochen sowie an der Vielzahl sonstiger Symptome der Neurosyphilis leidet, dann wird er von diesen Qualen befreit, kann wieder schlafen und gewinnt wieder an Stärke und Appetit. Die Geschwüre und Hautausschläge werden in manchem Fällen jedoch wieder auftreten, und es ist um so besser, wenn sie es tun. *Syphilinum* ist jedoch nicht nur auf die Anwendung bei Patienten beschränkt, die an Syphilis erkrankt waren. Wie jedes andere Mittel kann es auch bei sämtlichen Symptomen eingesetzt werden, die in der Prüfung herausgebracht wurden; oder aber bei Beschwerden, die denen der Syphilis ähneln sowie bei den zahlreichen bestätigten klinischen Symptomen.

Viele Beschwerden verschlimmern sich nachts im Bett, einige treten am Abend auf und dauern bis zum nächsten Morgen. In der Zeit von *Sonnenuntergang bis Sonnenaufgang* verschlechtern sich zahlreiche heftige Schmerzen und sonstige Leiden. Einige Symptome werden durch Wärme gebessert, andere durch kalte Luft und kalte Umschläge. Der *Syphilinum*-Patient ist morgens beim Erwachen sehr erschöpft. Das Mittel hat viele Fälle von Epilepsie geheilt, beispielsweise epileptische Krampfanfälle nach den Menses. Schlaflosigkeit, manchmal nur in einer Nachthälfte, dann wiederum die ganze Nacht hindurch. Der Patient hat das Gefühl, als wäre das Blut heiß, wenn es nachts durch die Adern fließt. Wandernde Schmerzen im ganzen Körper, die hier und da auftreten. Schmerzen im Periost, in den Nerven und Gelenken. Die Schmerzen nehmen zuweilen allmählich zu und lassen dann auch wieder langsam nach. Scharfe Schmerzen hier und da. Die Beschwerden verschlechtern sich bei kaltem Wetter im Winter und in der Sommerhitze.

Extreme Abmagerung. Abszesse. Lähmung der Gliedmaßen. Knochenkaries. Verkrümmung der Wirbelsäule und einzelner Knochen. Gummata. Das Mittel ist auch angezeigt bei *Zwergenhaftigkeit bei Kindern.* Vergrößerte Drüsen und Lymphknoten. Schmerzhaftigkeit bei Berührung an vielen Körperteilen, besonders jedoch an den Knochen. Es ist schon häufig beobachtet worden, dass bei Patienten, die an Syphilis erkrankt sind, gut gewählte Arzneien nur wenige Tage wirken und dann gewechselt werden müssen. Dies ist immer ein Ruf nach der Nosode, und wenn nur eine ausgeprägte Schwäche sowie nur wenige andere Symptome vorliegen, dann wird *Syphilinum* eine gute Wirkung erzielen. Das Mittel ist von Nutzen bei Geschwüren an den Unterschenkeln, im Rachen, Mund oder an anderen Stellen, die nicht abheilen. Auch Fistelöffnungen, Exostosen, Fissuren, Hautknoten und Warzen wurden rasch durch *Syphilinum* geheilt. Wenn es hingegen gegen die primären Manifestationen der Syphilis und andere Frühzeichen eingesetzt wurde, hat es keine Wirkung erzielt. Es ist nur in seltenen Fällen das angezeigte Mittel für die Syphilis an sich, bei sehr ausgeprägten Syphilissymptomen oder den Unterdrückungsfolgen scheint es die Ordnung wieder herzustellen und die Reaktionsfähigkeit des Organismus zu verbessern. Ich habe häufig beobachtet, dass Gummata im Rachen und am After nach der Verordnung von *Sulphur* bei chronischen und sehr hinfälligen Syphilispatienten geschwürig werden und das Gewebe zerstören; *Syphilinum* wird hier den Prozess aufhalten und die Heilung einleiten. *Sulphur* ruft in Fällen starker Gewebsveränderungen infolge von fortgeschrittener Syphilis oft eine lang anhaltende Verschlimmerung hervor. Diese Veränderungen ähneln zumeist den syphilitischen Gummata. *Sulphur* behebt die Krankheitsfolgen, was für den Patienten jedoch zunächst sehr beschwerlich ist. Wenn diese Verschlimmerungen nach einer Hochpotenz *Sulphur* sehr heftig ausfallen, erregt das oftmals den Verdacht auf eine latente Syphilis. *Sulphur* in niederer Potenz hingegen hat keine derartigen Folgen. Nach der lang anhaltenden Verschlechterung sollte immer *Syphilinum* in Betracht gezogen werden. Die latente Syphilis tritt oftmals bei Menschen auf, bei denen man es am wenigsten erwarten würde. *Syphilinum* sollte nur in hohen Potenzen eingesetzt werden.

Geist und Gemüt

Der *Syphilinum*-Patient ist vergesslich. Auch *Schwachsinn* kann auftreten. Lachen und Weinen ohne Grund. Der Patient kann sich nicht an Gesichter oder Namen von Bekannten, Termine, Verabredungen, gelesene Bücher oder bekannte Orte erinnern. Er kann keine Rechenaufgaben machen. Verzweiflung hinsichtlich der Genesung. Melancholie. Er fürchtet, verrückt zu werden. Gleichgültigkeit gegenüber Freunden, er hat an nichts Freude. Furcht vor der Nacht und vor dem Morgen, die Schwäche und das Wundheitsgefühl sind schlechter morgens beim Erwachen. Er berichtet die ganze Zeit, dass er nicht mehr er selbst wäre; dass er sich nicht wie er selbst fühlen könne. Ein Mann mittleren Alters, der viele Jahre an latenter Syphilis gelitten hatte, gab sein Geschäft auf und blieb die ganze Zeit über zu Hause, beklagte sich andauernd und war traurig. Seine Frau versorgte die Familie, indem sie Pensionsgäste aufnahm. Nach ein paar Gaben *Syphilinum* bekam er neuen Schwung, wurde wieder fleißig und wohlhabend.

Kopf und Schwindel

Viel Schwindel. Aphasie. In manchen Fällen von Neurosyphilis haben *Sulphur* und *Causticum* lang anhaltende Verschlimmerungen der Beschwerden hervorgerufen. *Syphilinum* erzielt hier eine wundervolle Wirkung.

Syphiliskranke leiden oftmals an heftigen neuralgischen Kopfschmerzen. Heftiger Schmerz in den Kopfseiten, in der Stirn oder in den Schläfen. Schmerzen von einer Schläfe zur anderen, von Ohr zu Ohr oder von einem Auge zum Hinterkopf; supraorbitale Schmerzen. Die Kopfschmerzen werden manchmal durch Wärme gebessert. Berstende Kopfschmerzen; Völlegefühl im Kopf. Verrückt machende Kopfschmerzen, welche die ganze Nacht andauern und zu Schlaflosigkeit führen. Kopfschmerz und Delirium. Neuralgien des Kopfes, mit Beginn um 16 Uhr, werden dann allmählich schlechter bis gegen Mitternacht und lässt dann langsam nach; sie vergehen bei Sonnenaufgang. Großes Wundheitsgefühl am Schädelperiost. Viele *Syphilinum*-Kopfschmerzen verlaufen geradlinig und werden daher als „*lineare Kopfschmerzen*“ bezeichnet. Heftiger Schmerz im Hinterkopf, wie zerquetscht. Benommen machende Kopfschmerzen in Stirn oder Hinterkopf. Schneidender Hinterkopfschmerz. Kopfschmerz von einer Schläfe zur andern, dazwischen senkrecht nach oben, wie ein umgekehrtes T. Kopfschmerzen in der gesamten Scheitelgegend, als ob dieser zerquetscht wird. Heftige Schmerzen im gesamten Kopf, mit Gesichtsröte, erweiterten Venen im Gesicht, Ruhelosigkeit und nächtliche Schlaflosigkeit. Die Kopfschmerzen werden nachts schlimmer. Knötchenbildung an der gesamten Kopfhaut. Exostosen am Kranium, sehr schmerzhaft und empfindlich. Haarausfall.

Augen

Bei *Syphilinum* kommt es für gewöhnlich zu einer Lähmung der Augenmuskeln mit Strabismus, Doppeltsehen, Amaurosis. Atrophie des Sehnervs. Die Retina ist blass, grau und gefleckt. Myopie. Iritis. Ptosis. Lähmung des Musculus obliquus superior. Chronisch wiederkehrende Konjunktivitis phlyctenularis. Konjunktivitis mit Geschwürbildung. Hornhautgeschwüre. Keratitis interstitialis. Flecke auf der Hornhaut. Der linke Augapfel ist mit einer schwammartigen Wucherung bedeckt, mit heftigen Schmerzen, schlimmer nachts. Akute Ophthalmia neonatorum, wenn ein Elternteil die Syphilis hatte. Reichliche, eitrige Augenabsonderung. Die Lider sind stark geschwollen, weshalb die Augen nicht geöffnet werden können. Iritis mit heftigen Schmerzen in der Nacht, sowie Lichtscheu. Augenschmerzen von Sonnenuntergang bis Sonnenaufgang. Scharfer Tränenfluss.

Ohren

Scharfe Ohrenschmerzen. Eitrig-wässrige Ohrenabsonderung. Karies des Mastoids. Lähmung des Hörnervs. Kalkablagerungen auf dem Trommelfell.

Nase

Syphilinum hat zahlreiche Fälle von übelriechenden, gelben oder grünen Nasensekreten bei Kindern mit Syphilis in der Familienanamnese geheilt. Trockene Nasenschleimhäute; Verstopfung der Nase in der Nacht. Häufige Anfälle von Fließschnupfen. Erkältungen betreffen immer die Nase. Syphilitische Ozaena [Stinknase]. Die Nasenknochen sind durch Karies zerfressen, die Nase ist eingefallen. Die gesamte äußere Nase ist durch Geschwüre zerstört. Nasenbluten durch Geschwüre. Harte Borken in der Nase.

Gesicht

Gesichtsneuralgien. Einseitige Gesichtslähmung. Knötchen und kupferfarbene Hautausschläge im Gesicht. *Syphilinum* wirkt palliativ bei Krebsgeschwüren im Gesicht. Schorfiger Ausschlag im Gesicht. Das Mittel hat Rupia an den Wangen geheilt. Papeln und Pusteln im Gesicht. Die Lippen sind rissig und geschwürig. Geschwüre an Kinn, Lippen und Nasenflügeln. Die Nasenflügel und die seitlichen Anteile der Nase sind durch ein Geschwür weggefressen. Zahlreiche Fälle von Lupus im Gesicht wurden durch *Syphilinum* geheilt.

Mund und Zähne

Die Zähne sind deformiert, verdreht, fleckig. Vorzeitiger Zahnverfall. Becherförmige Zähne bei Kindern. Heftiger Zahnschmerz. Kribbeln an den Zahnwurzeln, wie von einem Wurm.
Mund und Zunge sind ulzeriert. Stinkender Atem. Die Zunge ist weich, schwammartig und weist leichte Zahneindrücke auf; bei Personen, die lange Zeit über Quecksilber-Präparate eingenommen haben. Zungenlähmung, einseitig. Die Zunge ist rot, exkorriiert, rissig und wund. Flecke auf der Zunge. Ablösung der Schleimhaut an einzelnen Stellen. Rote Flecke. Reichlicher, zäher Speichel. Geschwürbildung am weichen Gaumen. Karies des harten Gaumens. Vollständige Zerstörung des weichen Gaumens. Bluten der Geschwüre.

Hals

Der Rachen ist mit Geschwüren übersät. Entzündung von Rachen und Tonsillen. Weicher Gaumen geschwollen und knotig. Postnasaler Katarrh und Geschwürbildung. Die Choanen sind mit Krusten verstopft.

Magen

Der Appetit des Patienten ist gestört. Es besteht ein Verlangen nach alkoholischen Getränken. Durst. Abneigung gegen Speisen, insbesondere Fleisch. Völliger Appetitverlust. Keine Speise wird vertragen. Blähungen. Sodbrennen, Übelkeit und Erbrechen. Magengeschwüre.

Rektum und Stuhl

Das Rektum ist bei *Syphilinum*-Patienten der Sitz zahlreicher Beschwerden und Symptome. Geschwüre, Fissuren, Hämorrhoiden; Knoten, Gummata; reichliche Blutungen; schneidende, brennende Schmerzen. Kondylome. Verstopfung. Darmlähmung. Analprolaps. Erschlaffung und Heraustretend des Rektums.

Männliche Geschlechtsorgane

Knotige Gebilde an Hoden, Samensträngen und Skrotum geheilt. Darüber hinaus hat es sich auch bei herpesartigen Ausschlägen an der Vorhaut und am Skrotum als nützlich erwiesen. Verhärtung der Hoden und der Samenstränge.

Weibliche Geschlechtsorgane

Knotenbildungen an der Scheide und den Schamlippen. Geschwüre des Muttermundes. Verhärtung des Gebärmutterhalses. Reichlicher, gelb-grüner Scheidenausfluss. Scharfe, wässrige Leukorrhö bei jungen Mädchen mit Syphilis in der Familienanamnese, schlechter nachts durch die Bettwärme. Schmerz in den Eierstöcken während der Nacht. Jucken der Vulva. Scharfe Schmerzen in der Gebärmutter. Eierstockzysten. Eierstocktumore. Schneidende Schmerzen in den Eierstöcken während des Koitus, im Moment des Orgasmus. Beschwerden an Gebärmutter und Eierstöcken bei spezifischer Vorgeschichte.

Atemwege und Husten

Geschwüre am Kehlkopf mit Stimmverlust. Aphonie vor der Menstruation. *Syphilinum* wurde bei anhaltenden, scharfen Schmerzen im Kehlkopf eingesetzt, die abends bis zum Sonnenaufgang auftraten und jede Nacht wiederkehrten; der Patient musste die ganze Nacht im Zimmer auf und ab gehen; eine einzige Gabe *Syphilinum* in Hochpotenz führte zur Heilung. Asthma bei feucht-warmem Wetter, während der Nacht. Atemnot. Das Mittel hat anfallweise auftretendes, krampfartiges Bronchialasthma geheilt, das 25 Jahre bestanden hatte; es trat nachts im Bett oder während Gewitter auf und hielt den Patienten mehrere Nächte lang wach. Atemnot von 1 bis 4 Uhr.
Nächtlicher Husten. Trockener, krächzender Husten, nachts. Rauheit in der Brust. Dicker, eitriger Auswurf. Trockener Husten beim Liegen auf der rechten Seite. Schleimig-eitriger Auswurf; gräulich, grünlich oder grünlich-gelb, geschmacklos. Schleimrasseln in der Brust. Druck und Schmerz hinter dem Brustbein. Hautausschläge auf der Brust.

Rücken und Extremitäten

Rheumatische Steifigkeit und Lahmheit im Rücken. Schmerzen in der gesamten Wirbelsäule. Schmerzen in der Nierengegend, schlechter nach dem Wasserlassen. Schmerz im Kreuzbein, schlechter im Sitzen. Karies der Hals- und Brustwirbel. Vergrößerte Halslymphknoten. *Syphilinium* hat Verhärtungen der zervikalen Lymphknoten geheilt. Schmerzen in Rücken, Hüften und Oberschenkel während der Nacht. Das Mittel hat auch Morbus Hodgkin geheilt.
Gelenkentzündungen. Rheumatismus. Die Muskeln sind zu harten Knoten oder Klumpen zusammengebacken. Gliederschmerzen schlechter durch Wärme, von Sonnenuntergang bis Sonnenaufgang. Steifheit samtlicher Gelenke. Rheumatische Schmerzen und Gelenkschwellungen der oberen Gliedmaßen. Rheuma des Deltamuskels mit Schmerz beim Heben des Armes. Armschmerzen bei Bewegung. Geschwüre an den Handrücken. Nächtliche Schmerzen und Schwellungen in den Unterschenkeln. Schmerzen in den unteren Extremitäten, verhindern den Schlaf; schlechter durch warme Umschläge, besser wenn kaltes Wasser darüber fließt. Schwäche in Knien und Hüften. Heftige Knochenschmerzen in den Unterschenkeln, nachts im Bett. Schmerzen an den Fußrücken und Zehen, nachts im Bett. Die Schmerzen werden oftmals schlechter durch die nächtliche Bettwärme, zuweilen treiben sie den Patienten nachts aus dem Bett. Reißen in Hüften und Oberschenkel, schlechter nachtg, besser bei Tagesanbruch; besser durch Gehen; keine Beeinträchtigung durch das Wetter (durch *Syphilinum* gebessert). Unterschenkelgeschwüre. Große Krusten an den Unterschenkeln. Knotenbildung an den unteren Gliedmaßen. Spannung in den

Sehnen von Unterschenkeln und Fußsohlen. Extreme Kälte und auch Hitze bringen bei diesen chronisch Kranken oftmals die Symptome hervor. Neuralgien der Gliedmaßen, allmählich an Heftigkeit zunehmend; schlechter, je weiter die Nacht fortschreitet. Extreme Empfindlichkeit am Schienbein.

Fieber und Schweiß

Bei *Syphilinum* finden wir auch Fieber und Fieberfrost, insbesondere aber die Nachtschweiße sowie die ausgeprägte Schwäche sind die hervorstechenden Merkmale dieser Arznei.

Haut

Es kommen auch zahlreiche Hautausschläge vor, die man jedoch am besten lernt, indem man sich die zahlreichen Abhandlungen über die Syphilis vornimmt. Dies hier ist soll schließlich keine Beschreibung der Krankheit sein, sondern der Nosode.

Tarentula hispanica **Tarent.**

Lycosa tarentula, Lycosa tarantula, Lycosa hispanica; Tarantel. *Araneae; Lycosidae.*

Allgemeines

Dieses fürchterliche Spinnengift sollte nur in potenzierter Form angewendet werden. Die nervösen Manifestationen dieser Arznei sind kaum zu beschreiben und zu zahlreich, um sie hier alle aufführen zu können. Angst und Ruhelosigkeit sind die Begriffe, die bei sämtlichen *Tarantula*-Beschwerden auftauchen, und hierin hat das Mittel große Ähnlichkeit mit *Arsenicum*. Die Angst ist zuweilen psychisch, wird manchmal aber auch im gesamten Körper, in den Gliedmaßen oder auch im Magen verspürt. Herzangst ist ein charakteristisches Merkmal. Die Patienten haben eine starke Abneigung gegen kräftige Farben, insbesondere gegen grün, rot und schwarz. Unsittliche Einbildungen sind in zahlreichen Prüfungen aufgetaucht. Verlust des Schamgefühls. Verlangen zu Tanzen, Umherzulaufen und Auf- und Abzuspringen. Heftiges, wildes Tanzen. Manchmal werden sämtliche Beschwerden durch Musik gebessert, manchmal jedoch auch verschlechtert. Der *Tarantula*-Patient wird durch Musik heftig erregt.
Es kann zu einer solch ausgeprägten Abmagerung kommen, dass man meinen könnte, der Patient fällt völlig vom Fleisch. Gefühl von Kriechen und Krabbeln überall an der Haut. Jeder Körperteil kann gelähmt sein, oder aber Lähmung aller Gliedmaßen. Zittern; Zucken; Konvulsionen; die Beschwerden können dem Veitstanz ähneln, und *Tarantula* hat Fälle von Chorea geheilt, wenn Besserung durch Musik vorhanden war. Es wird jedoch ebenfalls von Nutzen sein, wenn eine Verschlechterung durch Musik eintritt. Die außerordentliche Ruhelosigkeit der Glieder ähnelt wiederum *Arsenicum*, und *Tarantula* ist auch ein ebenso tief wirkendes Mittel. Es hat auch schon Fälle geheilt, bei denen *Arsenicum* fehlgeschlagen hat, obwohl es gut gewählt schien. Angst, Ruhelosigkeit und andauernde Bewegung der Arme, der Beine, des Rumpfes oder des Kopfes. Ruhelosigkeit

der Glieder abends im Bett, vor dem Einschlafen, wie bei *Arsenicum* und *Lycopodium*. Es treten zahlreiche Schmerzen im Körper und an den Gliedern auf; auch in den Knochen, Armen und Gelenken. Periodizität ist bei diesem Mittel so stark ausgeprägt, dass es als Heilmittel gegen Wechselfieber eingesetzt wird, wenn dieses mit Ruhelosigkeit der Glieder, Knochenschmerzen, stechenden Schmerzen und Ängstlichkeit, insbesondere wenn diese Beschwerden abends eintreten und das Fieber die ganze Nacht hindurch anhält. Fieberfrost abends, gefolgt von Fieberhitze ohne Schweiß ist ein charakteristisches Merkmal.

Modalitäten

Der *Tarantula*-Patient ist stets kälteempfindlich, und auch die Gliederschmerzen nehmen in kalter Luft und durch Kaltwerden zu. Feucht-kaltes Wetter verschlimmert sämtliche Symptome, beim Gehen in der frischen, nicht zu kalten Luft, werden die meisten Symptome besser. Besserung durch frische Luft, Reiben. Es besteht Schwäche in allen Gliedmaßen. Heftige Schmerzen im Darm und in der Blase. Brennen ist stark ausgeprägt und kann an vielen Körperteilen auftreten, besonders jedoch im Rektum, in den Fußsohlen und Handflächen, sowie in der Gebärmutter. *Tarantula* ist eins unserer hochrangigen Mittel für Hysterie bei Frauen. Der *Tarantula*-Patient neigt zum Schlafwandeln. Äußerste Hyperästhesie; alle Symptome verschlechtern sich durch Kummer und Aufregung. Wenn Symptome von Chorea vorhanden sind, kann der Patient besser laufen als gehen.

Geist und Gemüt

Das Gedächtnis des Patienten ist beeinträchtigt. Ausgesprochene Reizbarkeit. Bei hysterischen Patientinnen bessert Musik die Symptome. Ihre Bewegungen sind grotesk, ihr Verhalten ist lasziv. Musik führt zu heftiger Erregung, und sie singt dabei, bis sie erschöpft zusammenbricht. Fuchsartige Schläue und Zerstörungswille. Anfälle von Wahnsinn, mit Ruhelosigkeit in den Beinen; die Patientin gibt drohende Worte von sich. Wenn man sie etwas fragt, antwortet sie nicht. Sie bildet sich ständig ein, dass man sie beleidigt hat. Demenz mit tiefer Traurigkeit. Erregung mit Singen, Tanzen und Schreien. Sie sieht Monster, Tiere, Gesichter, Insekten oder Geister. Sieht Fremde im Zimmer. *Tarantula*-Patienten täuschen alle möglichen Krankheiten vor, insbesondere Ohnmacht. Sie stellen sich nicht nur vor, dass sie krank seien, sondern gaukeln anderen eine Krankheit vor, obwohl sie es nicht sind. Sie zieht sich selbst an den Haaren und drückt sich die Hände auf den Kopf. Andauerndes Klagen und Drohen; sie droht der Krankenschwester und den Pflegern; sie schlägt sich mit den Händen auf den Kopf; schlägt ihren Körper; schlägt die Pfleger und ihre besten Freunde. Gewalttätigkeit mit Wut ist bei diesem Mittel stark ausgeprägt. Zerreißt seine Kleidung. Trost erregt Weinen.

Die Gemütssymptome bessern sich abends nach dem Essen. Viele Körpersymptome verschlechtern sich hingegen am Abend, besonders die fieberhaften Zustände.

Die *Tarantula*-Patientin hat ein Verlangen, sich im Dunkeln hinzulegen und möchte dabei nicht angesprochen werden. Sie hat viele verrückte Einbildungen, beispielsweise möchte sie sich verstecken, weil sie glaubt, dass sie angegriffen wird. Zornig durch Widerspruch.

Kopf und Schwindel
Häufige Schwindelanfälle, teilweise so heftig, dass sie zu Boden fällt. Der Schwindel setzt nachts ein oder beim Treppensteigen nach unten. Schwindel mit Blutandrang zum Kopf. Schwindel beim starren Anblicken von irgendwelchen Gegenständen.
Die Kopfsymptome sind ebenfalls sehr zahlreich. Verdrehungen und Zuckungen des Kopfes. Die Patientin reibt den Kopf andauernd an irgendetwas, z. B. am Kissen, wenn sie im Bett liegt. Wirft den Kopf von einer Seite zur andern, hin und her. Gefühl, als würde ein Hammer auf den Kopf schlagen. Brennende Hitze im Kopf. Kopfschmerz abends; morgens beim Erwachen; kann vor Schmerz die Augen nicht öffnen. Kopfschmerzen schlimmer durch Beugen des Kopfes nach vorn. Die Kopfschmerz sind zumeist drückend und wandern oftmals von einer Stelle des Kopfes zur andern. Heftige Schmerzen zugleich in Hinterkopf und Schläfen.

Augen
Starrer Blick und krampfartig weit geöffnete Augen. Trübsichtigkeit, für gewöhnlich schlimmer im rechten Auge. Heftiger Schmerz im rechten Auge. Gefühl von Sand oder einem Splitter im Auge. Jucken der Augen. Brennen in den Augen, schlimmer rechts. Ausgeprägte Lichtscheu. Aus den angegebenen Symptomen wird ersichtlich, dass das rechte Auge bei *Tarantula* stärker in Mitleidenschaft gezogen ist. Auch viele Körpersymptome betreffen eher die rechte Seite.

Ohren
Reichliche Absonderung aus den Ohren. Heftige Ohrenschmerzen. Stechen im Gehörgang. Dumpfes Hören. Dumpfe oder reißende Schmerzen im rechten Ohr. Summen und Pfeifen in den Ohren sowie Schwindel. Klingeln im Ohr wie durch Glocken beim Wachwerden morgens. Auch bei den Ohren ist die rechte Seite stärker betroffen.

Nase
Im Arzneimittelbild von *Tarantula* finden wir zahlreiche katarrhalische Symptome der Nase. Trockenheit und Brennen in der Nase; Schnupfen mit Niesen und Nasenbluten. Sowohl akute als auch chronische Beschwerden der Nase sind schlimmer auf der rechten Seite.

Gesicht
Das Gesicht des *Tarantula*-Patienten sieht kränklich aus und spiegelt Angst und Schrecken wider.

Mund und Zähne
Reißende Zahnschmerzen. Schmerz im Unterkieferwinkel, als ob die Zähne ausfallen würden.

Hals
Entzündung von Rachen und Tonsillen, schlechter auf der rechten Seite. Schmerz in der rechten Gaumenmandel, sich ausbreitend bis ins Ohr. Schießender Schmerz im Rachen. Schmerz und Zusammenschnürungsgefühl im Hals beim Schlucken. *Tarantula* hat Diphtherie geheilt, die mit starker Schwellung des äußeren Halses und hohem Fieber einherging.

Magen
Abneigung gegen fast alle Speisen, insbesondere gegen Fleisch, jedoch Verlangen nach rohen Speisen. Übelkeit und Erbrechen. Bitteres Aufstoßen. Leeres, flaues Gefühl im Magen; ängstliches Gefühl im Magen. Erbricht alle genossenen Speisen. Brennende Magenschmerzen.

Abdomen
Brennen im Abdomen, das sich durch den Darm nach unten erstreckt. Brennen im Rektum. Scharfe Schmerzen in der Milz. Die Leber ist schmerzhaft bei Berührung und geschwollen. Schmerzen in beiden Seiten des Abdomens. Der Bauch ist durch Blähungen aufgetrieben. Es besteht Neigung zu kolikartigen Schmerzen. Schießende Schmerzen in Abdomen, After und Scheide zur gleichen Zeit. Bei Frauen, die durch das Gift der Tarantel vergiftet wurden, bildeten sich später zuweilen fibröse Geschwülste im Bauch und in der Gebärmutter. Heftige Schmerzen im Unterbauch.

Rektum und Stuhl
Tarantula hat hartnäckigste und beschwerlichste Stuhlverstopfung geheilt, nachdem Einläufe und Abführmittel erfolglos geblieben waren. Die Symptome, die zur Verordnung geführt hatten, waren: anhaltendes Hin- und Her-Werfen im Bett, Angst, Ruhelosigkeit, Rollen des Kopfes von einer Seite zur andern und Reiben des Kopfes am Kissen. Fehlender Stuhldrang. Reichlich Blut im Stuhl. Schmerzen und Beißen im Rektum, Tenesmus und kolikartige Bauchschmerzen. Schwierigste Stuhlentleerung. *Tarantula* kann auch bei Durchfall mit Übelkeit und Erbrechen von Nutzen sein. Durchfall nach Haarewaschen, mit dunklem, fötidem Stuhl.

Harnwege und Urin
Es finden sich zahlreiche toxikologische Beschwerden. Zucker im Urin; das Mittel hat Diabetes geheilt; Diabetes mit Kummer, Angst, Schwäche und Zerschlagenheitsschmerz am ganzen Körper. Unwillkürlicher Harnabgang beim Husten. Viele Schmerzen in den Nieren. Erschwertes Wasserlassen. *Tarantula* war bei Nierenkoliken hilfreich. In der Pathogenese des Mittels kommen Symptome vor, die denen einer Zystitis sehr ähneln; daher hat das Mittel auch Blasenentzündungen geheilt. Im Zusammenhang mit den genannten Allgemeinsymptomen kommt es auch zu krampfartiger Blasentätigkeit; krampfartige Harnretention; reichlicher, zuckerhaltiger Urin und Abmagerung. Schmerz in der Harnröhre, überwiegend Ziehen, nach dem Wasserlassen. Reichlich sandartige Ablagerungen im Urin; der Urin ist übelriechend.

Männliche Geschlechtsorgane

Es besteht ein unwiderstehliches Sexualverlangen, und es scheint, als wäre der Patient in einer Gemütsverfassung, in welcher er sich und seine sexuellen Triebe nicht zurückhalten möchte. Lüsternheit, fast bis zum Irrsinn. Masturbation mit anschließenden Prostatabeschwerden. Samenergüsse mit blutigem Sperma. Schmerzen in den Genitalien. Hoden schlaff und schmerzhaft. Schmerz in der Leiste. Schwellung des Penis. Tumoren in beiden Hoden. Schmerzen und Schwellung in den Samensträngen und in den Hoden. Ziehende Schmerzen in den Samensträngen.

Weibliche Geschlechtsorgane

Auch bei *Tarantula*-Frauen kommt es zu heftigem, unkontrollierbarem sexuellem Erethismus. Die Monatsblutung setzt zu früh ein und ist reichlich. Heftiges Jucken der äußeren Scham, bis weit hinein in die Scheide; schlimmer nachts. Schmerzen und heftige Krämpfe in der Gebärmutter. Nymphomanie wurde durch diese Arznei geheilt. Der Koitus hat dabei das sexuelle Verlangen noch gesteigert anstatt zu mindern. Extreme Hyperästhesie der Genitalien. Auch fibroide Gebärmutterwucherungen wurden durch *Tarantula* geheilt. Große Erschlaffung und Verlagerung der Gebärmutter. Heftiges herabdrängendes Gefühl in den Beckenorganen. Brennen in der Gebärmutter; Schwellung und Verhärtung der Gebärmutter. Heftige Krämpfe mit Brennen in der Gebärmutter, mit Übelkeit und Erbrechen. Zusammenziehende Schmerzen in der Gebärmutter, wehenartig, wie sie oftmals bei Aborten eintreten. Schießende Schmerzen in den Genitalien.

Atemwege und Husten

Tarantula hat sich bei Beschwerden der Atemwege bewährt. Anhaltendes Räuspern, um Kehlkopf und Trachea von Schleim zu befreien. Stimmverlust und Heiserkeit; Stimmverlust beim Sprechen. Trockenheit in Kehlkopf und Luftröhre. Brennen vom Rachen hinab in die Brust.

Die Pathogenese von *Tarantula* ist reich an Hustensymptomen. Trockener, häufig einsetzender Husten, schlechter abends; trockener Krampfhusten mir Würgen und Erbrechen bei jedem Versuch zu Expektorieren. Husten mit unwillkürlichem Harnabgang. Husten mit Beißen in Kehlkopf und Bronchien. Nächtlicher Husten. Trockener Husten morgens. Lockerer Husten mit dickem, gelbem Auswurf morgens.

Bei *Tarantula* findet sich auch Schweratmigkeit, ähnlich wie sie auch bei Herzerkrankungen auftritt. Druckgefühl auf der Brust mit keuchender Atmung und Bronchialkatarrh, der mit Erstrickungsanfällen einhergeht. Brustbeklemmung beim Heben der Arme und im Liegen auf der linken Seite. Rheumatische Schmerzen in der Brust. Zahlreiche Schmerzen in der Brust.

Herz

Auch viele Herzsymptome kommen vor. *Tarantula* hat Herzklopfen mit Mitralklappengeräuschen geheilt, außerdem zittriges Gefühl in der Herzregion mit unregelmäßigem Puls. Extreme Präkordialangst. Heftiges Pochen im Herz;

kräftiges Schlagen im Herz wie durch einen Schreck. Anhaltender Lufthunger und Verlangen nach frischer Luft; mit einem Gefühl, als ob das Herz sich umdrehen würde. Gefühl, als ob das Herz zusammengedrückt oder gequetscht würde. Das Mittel war bei Angina pectoris von Nutzen; in seiner Pathogenese finden sich viele Herzsymptome, die einer Angina pectoris ähneln.

Rücken und Extremitäten

Am Rücken bilden sich Furunkel, Abszesse und Karbunkel, besonders im Bereich des Nackens und zwischen den Schulterblättern. Heftiger Schmerz in der Lumbalregion. Heftige Schmerzen unterhalb der Schulterblätter, schlechter bei Bewegung. Rheumatische Schmerzen im gesamten Rücken. Schmerzen in den Schulterblättern. Nackensteifigkeit mit Schmerz bei Bewegung. *Tarantula* ist ein wundervolles Mittel bei Wundschmerzhaftigkeit der Wirbelsäule oder bei Spinalreizung, die durch Druck und Berührung verschlimmert werden.
Die Symptome der Gliedmaßen sind zu zahlreich, um sie an dieser Stelle alle aufzuführen, sodass wir nur einige wenige ansprechen. Schwäche, Taubheitsgefühl und Ruhelosigkeit der Gliedmaßen sind jedoch immer vorhanden. Viele rheumatische Gliederschmerzen. Die Gliederschmerzen sind so heftig, dass der Patient das Gewicht der Kleidung nicht ertragen kann. Schwere und Taubheit der oberen Gliedmaßen. Schmerzen im Arm wie gequetscht. Herzschmerzen und Schmerzen in den Schultern. Die Gliederschmerzen sind oft brennend oder rheumatisch, ziehend. Der Patient muss andauernd die Hände bewegen und an den Fingern zupfen, weil er so nervös ist. Taubheitsgefühl im linken Arm und im rechten Bein. Lähmung der unteren Gliedmaßen mit Rückenschmerz bei Bewegung. Ruhelosigkeit in den unteren Gliedmaßen mit andauerndem Verlangen zu Schreien (*Arsenicum*). Müdigkeit und Schmerzen in den Beinen, abends. In den unteren Gliedmaßen kommt es zu Taubheitsgefühl, das in ein Ziehen in den Muskeln übergeht. Ruhelosigkeit in den unteren Gliedmaßen mit dumpfem Schmerz während des Froststadiums bei intermittierendem Fieber. Heftiger Schmerz in den Hüften nachts. Schmerz in Hüften und Steißbein abends, besser im Sitzen; danach heftiges Verlangen, umherzuspringen. Schmerzen in den Gesäßbacken, mit Beginn um 6 Uhr morgens, bis zum Abend andauernd. Schmerzen in den Oberschenkeln, wie eingebunden, beim Gehen. Stiche in den Oberschenkeln. Der Patient bewegt andauernd die Beine. Schweregefühl in den Beinen. Schmerz wie zerschlagen in den Beinen. Schießende Schmerzen in der rechten Achillessehne; der Patient muss abends im Zimmer auf und ab gehen, wie wir es auch bei Arsenicum kennen. Ähnlich wie der *Arsenicum*-Patient wandert er von einem Stuhl zum andern, von Bett zu Bett oder er geht im Zimmer auf und ab.

Schlaf

Schlaflosigkeit vor Mitternacht ist bei *Tarantula* sehr ausgeprägt.

Haut

Jucken, Beißen, Kriechen am ganzen Körper, insbesondere jedoch in den Gliedmaßen. Jucken und Brennen. Die Arznei hat ein trockenes, juckendes Ekzem an den Extremitäten und an anderen Hautstellen geheilt, nachdem *Arsenicum* und *Sulphur* keine Wirkung gebracht haben. Es ist ein sehr tief und lange wirkendes Mittel und dementsprechend auch überaus wirkungsvoll bei Hauterkrankungen.

Theridion curassavicum **Ther.**

Latrodectus curassavicus; Orangenspinne, Westindische Feuerspinne. *Theridiidae.*

Allgemeines

Hysterische Empfindlichkeit mit übermäßiger Verschlimmerung durch Geräusche, Bewegung und Anstrengung machen die Einzigartigkeit dieses Mittels aus. Die Schmerzen verschlechtern sich durch Geräusche und Bewegung, die Nerven ist ein einem solch empfindlichen Zustand, dass ein schmerzhafter Schauer in Wellen durch den Körper zieht, mit anschließender Übelkeit. Übelkeit durch Geräusche ist ein eigenartiges Merkmal bei *Theridion.* Das Mittel heilt die hartnäckigsten Fälle von Spinalreizung, sofern die restlichen Symptome übereinstimmen. Chronische Nasenkatarrhe. Nekrose der Knochen. Rasch fortschreitende Schwindsucht. Abmagerung. Vergrößerung von Drüsen und Lymphknoten. Andauernder Hunger und Durst. *Theridion* wurde von den alten Meistern bei skrofulösen Zuständen eingesetzt. Große Mattigkeit. Die Beschwerden werden durch Wärme und in Ruhe gebessert. Ohnmacht bei der geringsten Anstrengung. Frostigkeit, Zittern und Angst. Der *Theridion*-Patient ist so ruhelos, dass er sich andauernd beschäftigen muss, obwohl er nichts zu Ende bringt. Wundheitsgefühl in den Knochen.

Geist und Gemüt

Traurigkeit und Niedergeschlagenheit. Hysterisches Verhalten, Fröhlichkeit. Abneigung gegen Arbeit und gegen das Geschäft. Vergnüglich und singend bei Kopfschmerzen.

Kopf und Schwindel

Schwindel *beim Schließen der Augen*, bei Bewegung, Bücken, an Bord eines Schiffes, *durch jegliches Geräusch*; mit Übelkeit, Erbrechen und kaltem Schweiß. Erwacht um 23 Uhr mit Schwindel und langsamem Puls. Schwindel mit Trübsichtigkeit und Augenschmerzen. Schwindel und Übelkeit, wenn er in der Kirche die Augen schließt. Schwindel wie bei Seekrankheit.
Die *Theridion*-Kopfschmerzen sind sehr heftig und werden durch Bewegung und Reden verschlimmert; sie gehen mit Übelkeit und Erbrechen einher. Empfindlichkeit gegen Licht und Geräusche. Schmerzen in der Stirn, erstrecken sich in den Hinterkopf; schlechter durch Lärm, Bewegung und kalte Luft. Kopfschmerz am Anfang der Bewegung. Gefühl, als ob ihm der Scheitel nicht gehöre, als ob er ihn anheben könne. Kopfschmerz tief in den Augen. Beschwerden nach Sonnenstich. Drückender Schmerz in den Schläfen. Klopfender Schmerz über dem linken Auge und quer über die Stirn. Der Patient kann sich mit seinen Kopfschmerzen nicht hinlegen. Jucken der Kopfhaut und des Nackens am Abend.

Augen
Theridion heilt zahlreiche nervös bedingte Augensymptome. Flimmern vor den Augen, selbst wenn diese geschlossen sind. Gefühl eines Schleiers vor den Augen. Doppeltsehen. Lichtempfindlichkeit mit Doppeltsehen, Flackern vor den Augen, Übelkeit und kalten Händen. Drückender Schmerz hinter den Augäpfeln. Übelkeit und Erbrechen beim Schließen der Augen.

Ohren
Das Gehör ist überempfindlich. Jedes leiseste Geräusch durchdringt den ganzen Körper, insbesondere die Zähne; es verschlechtert den Schwindel und erregt Übelkeit. Rauschen in den Ohren wie durch einen Wasserfall. Druck über den Ohren. Völlegefühl hinter den Ohren.

Nase
Das Mittel hat hartnäckigste Katarrhe der Nase geheilt, mit übel riechendem, dick gelbem oder grünlich-gelbem Nasensekret. Drückender Schmerz an der Nasenwurzel. Trockenheit in der Nase. Heftige Niesanfälle.

Gesicht
Das Gesicht des *Theridion*-Patienten ist blass und sieht kränklich aus. Kiefersperre morgens beim Erwachen.

Mund und Zähne
Schaum vor dem Mund bei Fieberfrost. Die Zähne sind empfindlich gegen kaltes Wasser und schrille Töne. Der Patient muss aufgrund der Zahnschmerzen weinen. Brennen in den Zähnen. Salziger Mundgeschmack. Die Zunge fühlt sich an wie verbrannt. Taubheitsgefühl im Mund. Das Geschmacksempfinden ist beeinträchtigt.

Magen
Verlangen nach Wein und sauren Getränken. Starker Durst. Verlangen nach irgendwelchen Speisen, ab er weiß nicht, nach was.

Abdomen
Übelkeit bei zahlreichen Beschwerden und durch vielerlei Ursachen. Übelkeit morgens beim Aufstehen, durch Geräusche, beim Augenschließen, beim längeren Betrachten eines Gegenstandes, bei Bewegung, durch Reden, durch schnelles Fahren im Wagen, durch Fahren auf einem Schiff. Übelkeit bei Kopfschmerz, bei Schwindel; schlechter durch warme Getränke. *Theridion* ist angezeigt bei Seekrankheit nervöser Frauen; wenn sie, um die Schiffsbewegungen nicht sehen zu müssen, die Augen schließen, wird ihnen sterbenselend. Empfindlichkeit des Magens.
Die Arznei ist hilfreich bei zahlreichen Leberstörungen, insbesondere wenn diese mit brennenden Schmerzen in der Lebergegend und Galleerbrechen einhergehen; sie verschlechtern sich durch Berührung, Bewegung und Geräusche.

Schmerzen in der Leiste nach dem Koitus, bei Bewegung und beim Anziehen der Beine. Verstopfung mit schwieriger Stuhlentleerung bei weichem Stuhl. Zusammenschnürungsgefühl im After. Vergrößerte Prostata mit Gefühl eines Klumpens im Perineum.

Harnwege und Urin
Der Patient muss in der Nacht mehrmals aufstehen, um zu urinieren. Reichliche Harnentleerung nachts.

Männliche Geschlechtsorgane
Schwache Erektion und vermindertes Sexualverlangen. Unwillkürlicher Samenabgang während des Mittagsschlafs.

Weibliche Geschlechtsorgane
Schmerz wie wund und zerschlagen in der Gegend der Eierstöcke, schlechter bei Bewegung. Unterdrückte Monatsblutung.

Atemwege und Husten
Seufzende Atmung. Kurzatmigkeit beim Treppensteigen.

Brust und Herz
Stiche in der Brust, unter der linken Schulter bis in den Hals. Angst in der Herzgegend.

Rücken und Extremitäten
Außerordentliche Empfindlichkeit der Wirbelsäule, schlechter durch Bewegung, Geräusch, Erschütterung, hartes Auftreten. Schmerz zwischen den Schulterblättern. Spinalreizung. Jucken an Rücken und Nacken.
Ziehen im Oberschenkel, mit Kältegefühl, besser durch Wärme. Heftiges Jucken an der Wade. Schwellung der Füße. Schwere der Gliedmaßen. Schmerzen in den Knochen, wie zerbrochen.

Fieber und Schweiß
Schüttelfrost. Leichtes Schwitzen. Eiskalter Schweiß am ganzen Körper bei Ohnmacht, Schwindel, mit nächtlichem Erbrechen.

Haut
Heftiges Jucken an der Haut.

Thuja occidentalis **Thuj.**

Lebensbaum, Sumpfzeder, Totenbaum. *Conifera; Cupressaceae.*

Allgemeines
Die allgemeine Erscheinung des *Thuja*-Patienten ist – sofern er das charakteristische Bild aufweist – durch ein wächsernes, glänzendes Gesicht gekennzeichnet,

das aussieht wie mit Fett eingeschmiert. Der Teint ist oft durchsichtig und der Patient sieht kränklich aus, als ob er kachektisch wäre. Dies trifft häufig bei sykotischen Konstitutionen und Tumorkachexien zu, wenn die Patienten schwach und kachektisch sind und ein gelbliches, häufig sehr blasses Gesicht haben.

Haut

An der Haut des *Thuja*-Patienten zeigen sich zahlreiche Symptome. Der Schweiß besitzt eine Eigenart: Er hat einen süßlichen, honigartigen Geruch; zuweilen riecht er auch streng und beißend nach Knoblauch. Insbesondere von den Genitalien verbreitet sich ein durchdringender, süßlicher, honigartiger Geruch, oder aber der Schweiß an den Genitalien riecht wie verbranntes Horn, verbrannte Federn oder wie verbrannter Schwamm. Dieser eigentümliche, starke Geruch ist vor allem dann vorhanden, wenn sich Feigwarzen an den Genitalien gebildet haben, die von *Thuja* so häufig geheilt werden.
Die gesamte Haut sieht ungesund aus, und es kommt kurz nach dem Einschlafen zu einer reichlichen Schweißabsonderung, wie bei *Arsenicum*. Wenn bei einem solchen Patienten ansonsten lediglich das wächserne Aussehen vorhanden ist, das nur von *Arsenicum* oder *Thuja* erzeugt wird, dann werden Sie vielleicht *Arsenicum* verordnen. Und *Arsenicum* ist in solchen Fällen häufig das Akutmittel, während *Thuja* anschließend als chronisches Mittel angezeigt ist. Normalerweise handelt es sich bei *Arsenicum* jedoch um ein chronisches Mittel.
Bei der Sykose finden wir einen eigenartigen asthmatischen Zustand, wofür *Arsenicum* den Symptomen nach ebenfalls angezeigt zu sein scheint. Es lindert die Beschwerden jedoch nur, hat aber keinen Einfluss auf die Prädisposition; es wirkt ähnlich wie *Aconitum* bei akuten Fällen und führt nur kurzfristig zu einer Besserung. Asthma und viele andere sykotische Beschwerden scheinen zwar nach *Arsenicum* zu verlangen, aber es wird nur palliativ wirken, die konstitutionelle Veranlagung wird damit nicht erreicht. Die wesentlichen Symptome stimmen nicht überein. Bei Syphilis und Psora hat *Arsenicum* eine lange Wirkungsdauer und beseitigt die Beschwerden, sofern eine Ähnlichkeit besteht. Es hat jedoch keinerlei Ähnlichkeit zur Sykose und reicht hier nicht bis an den Grund des Übels heran. Aber *Thuja* und *Natrium sulphuricum* werden eine Wirkung erzielen und die Beschwerden heilen. Die beiden Mittel bringen die ursprünglichen Manifestationen der Krankheit wieder zutage, die jahrelang unterdrückt wurden.
Beim *Thuja*-Patienten besteht eine Neigung zur Bildung warzenartiger Wucherungen, die weich, fleischig und sehr empfindlich sind; sie brennen, jucken und bluten leicht, wenn die Kleidung daran reibt. An den Händen bilden sich hornartige Auswüchse, die aufbrechen; sie können auch gestielt sein und reißen an der Basis ein. Blumenkohlartige Auswüchse an der Zervix, am After (wie bei *Nitricum acidum*), an den großen Labien und allgemein an den Schleimhäuten. An der Haut kommt es überwiegend zu hornartigen Wucherungen. Braune Warzen, insbesondere auf dem Bauch; große, braune Flecke, wie Leberflecke, bilden sich auf dem Bauch.
Herpes Zoster an der Brust, herpetische Ausschläge überall, mal hier und mal da, wie bei *Sepia*. Herpes labialis und praeputialis. Der Herpes Zoster ist ein

Herpesausschlag mit Bläschenbildung in großen Stellen, der auch als „Gürtelrose" bezeichnet wird; hier sollte *Thuja* mit *Rhus toxicodendron, Graphites, Kalium iodatum.* und *Mezereum* verglichen werden. Dieser Zustand geht mit viel Leiden und neuralgischen Schmerzen einher. Vor allem wenn die Erkrankung sykotisch bedingt ist, ist *Thuja* ein wichtiges Mittel.
Sie werden es in Ihrer Praxis mit einer Reihe von Fällen zu tun haben, bei denen die Warzen durch Kalomel zum Verschwinden gebracht wurden, indem sie eintrockneten und abfielen. Dies ist die Behandlung der alten Schule. Manchmal wird Sie dann ein Patient aufsuchen mit wechselnden Beschwerden, die Sie stundenlang studieren können, ohne dass Sie darin irgendeine Ordnung entdecken können. Sie werden dann feststellen, dass die hinweisgebenden Charakteristika nicht vorhanden sind, dass irgendetwas fehlt. Zuvor wurde der Patient mit Salpetersäure, Kalomel oder anderen Mitteln behandelt, wodurch Feigwarzen vertrieben wurden. Diese Kondylome hätten sich jedoch nicht ohne die entsprechende konstitutionelle Veranlagung bilden können. Es gibt für ihre Entstehung eine Ursache, und diese Ursache scheint weniger dazu in der Lage zu sein, den Patienten krank zu machen, solange sich die Warzen an der Haut zeigen. Und so eigenartig es klingt, aber wenn die Warzen unterdrückt werden, kommen Symptome zum Vorschein, die auf *Nitricum acidum, Thuja, Mercurius* oder *Staphisagria* hinweisen.
Thuja steht an erster Stelle derjenigen Arzneien, an die man bei Symptomen nach Unterdrückung von Feigwarzen denken sollte.
Thuja ist ebenfalls von großem Nutzen, wenn es in der Krankengeschichte des Patienten Hinweise auf Vergiftungen mit tierischen Giften wie z. B. Schlangengift gibt, sowie auch bei den Folgen von Windpocken und Impfungen.

Männliche Geschlechtsorgane

Es gibt wohl eine Vielzahl unterschiedlicher Harnröhrenabsonderungen, aber nur eine ist sykotischer Natur; und wenn diese unterdrückt wird, kommt es zur Ausbildung eines Miasmas, das mit Wundheitsgefühl in den Füßen, Fußgelenken und Knien und insbesondere im Rücken, in den Lenden und entlang des Ischiasnervs einhergeht. Manchmal werden auch die oberen Extremitäten befallen, zumeist sind es jedoch die unteren. Es kommt zu heftigster Verschlimmerung in Ruhe, wie bei *Rhus toxicodendron*; die Schmerzen nehmen zu, solange sich der Patient ruhig verhält; er muss aber oftmals das Bett hüten, bewegt sich jedoch ständig und dreht sich hin und her. Hier muss ein antisykotisches Mittel gewählt werden. *Rhus toxicodendron* heilt diese Symptomgruppe, sofern die Ursache nicht sykotischer Natur ist; sofern die Beschwerden jedoch auf eine unterdrückte Gonorrhö zurückzuführen sind, wird entweder *Thuja* oder *Medorrhinum* heilen. *Thuja* reicht bis in diese besondere Schicht hinein und löst Beschwerden auf, denen eine Sykose zugrunde liegt.
Wenn die Harnröhrenabsonderung unterdrückt wurde und sich daraus eine Orchitis entwickelt hat, ist meistens *Pulsatilla* angezeigt und *Thuja* wird nur selten helfen. *Thuja* wirkt auf den linken Hoden und es besteht heftiger Quetschungsschmerz; dennoch ist bei diesen Fällen zumeist *Pulsatilla* das Heilmittel.

Weibliche Geschlechtsorgane

Bei weitergehendem Studium des Mittelbildes von *Thuja* stellen wir fest, dass es eine tiefgreifende Wirkung auf die Drüsen hat, mit stechenden und reißenden Schmerzen, als ob sie in Stücke gerissen würden. Dies kann sämtliche Drüsen betreffen, aber der Eierstock – und zwar insbesondere der linke Eierstock – wird zumeist affiziert. Dies ist stark ausgeprägt, und so finden wir bei *Thuja* folgende Symptomgruppe: heftiger Schmerz im linken Eierstock, der mit dem Beginn der Menstruation einsetzt und während der Periode über andauert; er erstreckt sich für gewöhnlich den linken Oberschenkel hinab nach unten, kann sich aber in alle Richtungen ausdehnen; der Schmerz kann während der Monatsblutung sogar noch stärker werden; es ist ein stechender, reißender, berstender Schmerz, als ob die Teile ausgerissen würden, sodass die Patientin laut aufschreit; sie verfällt in einen hysterischen Zustand. Es ist das genaue Gegenteil von *Zincum* und *Lachesis*, da bei diesen Mitteln die Beschwerden mit dem Einsetzen der Monatsblutung nachlassen

Viele Frauen leiden unter andauernden, grummelnden Schmerzen in den Eierstöcken; sie spüren diesen Organbereich, den man normalerweise nicht wahrnimmt; die Schmerzen verstärken sich nach einer Erkältung oder bei Wetterwechsel. Die Zunahme der Schmerzen im linken Eierstock ist das erste Anzeichen. Zuweilen wird der Schmerz so heftig, dass auch der rechte Eierstock sozusagen aus Sympathie wehtut. Wenn die Eierstöcke dann einige Zeit schmerzhaft waren, gesellen sich noch psychische Veränderungen mit hinzu: eine heftige Reizbarkeit, Eifersucht, Streitsucht und Boshaftigkeit. Die Reizbarkeit äußert sich zunächst gegenüber den Familienangehörigen, dem Ehemann oder der Mutter; die Patientin kann sich zunächst noch Fremden gegenüber zurückhalten, sodass auch der Arzt diese eventuell nicht feststellen kann, und überhaupt neigt die Patientin dazu, andern etwas vorzugaukeln. Sie möchte allein sein und hängt fixen Ideen nach, beispielsweise dass sie schwanger ist, dass Tiere in ihren Eingeweiden wären, dass sie verfolgt wird, dass jemand neben ihr herläuft oder dass Körper und Geist getrennt sind.

Geist und Gemüt

Dies sind fixe Ideen, und es hat keinen Sinn, ihr diese irgendwie ausreden zu wollen. Sie hält sich für zerbrechlich, glaubt, dass sie aus Glas ist und zerbrechen wird. Dabei geht es nicht um die Durchsichtigkeit des Glases, sondern vielmehr um die Zerbrechlichkeit.

Kopf und Schwindel

Gleichzeitig mit diesen Zuständen treten heftige, intensive, reißende Kopfschmerzen auf, mit Reißen in den Augen, besser durch Wärme. Die Schmerzen in den Augäpfeln bessern sich durch Wärme, die restlichen Symptome werden an der frischen, kalten Luft gebessert.

Kopfschmerz an kleinen Stellen. Schmerz, als ob ein Nagel in die Seiten des Kopfes oder in die Stirn getrieben würde, ähnlich wie bei *Ignatia* und *Anacardium*. Diese Schmerzen verstärken sich und gehen über in reißende Schmerzen, wobei auch die Augäpfel betroffen sind und so schmerzhaft werden, dass man

sie kaum berühren kann; schlechter durch Wärme, in einem warmen Zimmer oder Hinliegen, besser an der frischen Luft.
Die rheumatisch bedingten Kopfsymptome verschlechtern sich in feuchter Luft, durch saure Speisen und Getränke und durch anregende und stimulierende Dinge.

Anmerkung Exkurs

In der Ursubstanz eingenommen greift *Thuja* die Lebenskraft nicht so nachhaltig an. Wenn jemand jedoch übermäßig empfindlich ist – wie nach einer Tripperinfektion – und man eine Prüfung mit ihm durchführen will, indem man ihn das Mittel morgens und abends einnehmen lässt, dann wird man ihm ein lebenslanges Miasma einprägen. Wenn Sie ihm eine Gabe verabreicht haben, dann warten sie, bis sich die Symptome herausbilden und auf natürliche Weise wieder verschwinden. Dies ist im Großen und Ganzen auch der Verlauf bei der Sykose – es besteht eine von innen nach außen gerichtete Tendenz.
Bei einer Arzneimittelprüfung sehen wir dasselbe, was auch bei einer Erkrankung abläuft. Wenn sich jemand mit einem Tripper infiziert, tritt zunächst das Prodromalstadium ein, dann kommt es zur eigentlichen Erkrankung. Unbehandelt hat diese Erkrankung die Neigung, sich im Organismus selbst auszulöschen, sodass der Patient nicht unter den langwierigen Folgen zu leiden hat.
In der alten Schule wird die Harnröhrenabsonderung stets unterdrückt, und auch unter den Homöopathen gibt es einige, die es nicht anders machen. Die häufige Wiederholung des Mittels führt nicht zu einer Zunahme der Gonorrhö an sich, da die Empfänglichkeit des Organismus sozusagen gesättigt ist.
Mehr von einem Mittel zu Prüfungszwecken einzunehmen, richtet keinen großen Schaden an, sofern der Prüfungsleiter erkennt, zu welchem Zeitpunkt die Symptome aufkommen, und dann die Einnahme abbricht. Wenn man die Arznei jedoch weiterhin einnimmt, nachdem sich die Symptome gezeigt haben, zwingen wir dem Organismus das Mittel auf, obwohl er eigentlich schon damit „vergiftet“ wurde. Dadurch geraten die Symptome völlig durcheinander und die Arzneikrankheit bleibt dem Prüfer eventuell sogar ein Leben lang aufgepfropft.
Bei vielen Prüfungen von *Thuja* besteht dieses Durcheinander an Symptomen, sodass wir nur hin und wieder Symptome erkennen, die deutlich hervorstechen. In der Tat ist eine Vielzahl der *Thuja*-Prüfungen nutzlos, weil die zahlreichen Symptome völlig verworren sind. In früheren Prüfungen wurden viele der charakteristischen Symptome herausgebracht, insbesondere die Wiener Prüfungen haben jedoch das Bild von *Thuja* wieder nachträglich durcheinander gebracht. Dadurch sind wir heutzutage nur aufgrund unserer klinischen Erfahrungen in der Lage, die feineren Schattierungen von *Thuja* aufzuskizzieren. Es erfordert jedoch mehr als das Wissen eines Schuljungen, um dies zustande zu bringen. Die zukünftigen Prüfungen müssen in jedem Fall auf andere Weise durchgeführt werden.
Bei *Thuja* finden wir einige hervorstechende Darmsymptome, unter anderem heftigen Morgendurchfall, der wie Wasser aus einem Spundloch schießt.
Ein allgemeiner katarrhalischer Zustand an allen Schleimhäuten: Katarr der Nase, der Ohren und der Bronchien. Beim Bronchialkatarrh kommt es zu hef-

tigem, stoßweisem Husten mit morgendlichem, zuweilen reichlichem Auswurf von grünlichem Schleim.
Thuja passt oftmals bei Patienten mit unterdrückter Gonorrhö und Feigwarzen, die an chronischer Lungenentzündung leiden.

Harnwege und Urin

Die Symptome im Bereich der Nieren und Harnwege sind ebenfalls sehr ausgeprägt. Es kommt zu Kongestion und Entzündung der Nieren mit scharfen Schmerzen in den Nieren; brennend heißer Urin; Entzündungen von Blase und Harnröhre nicht gonorrhoischen Ursprungs; eitrige Absonderung aus der Harnblase. Blasenlähmung; der Patient muss lange warten, bis der Urin zu fließen beginnt. Harnretention. Anhaltender Harndrang. Reißen in der Harnröhre. Gefühl, als ob andauernd Harn die Harnröhre entlang laufen würde, wie bei *Kalium bichromicum* und *Petroselinum.*
Thuja steht an erster Stelle der Mittel für Harnröhrenbeschwerden mit sykotischem Charakter. Bei nichtsykotischen Formen ist oftmals *Cannabis sativa* hilfreich, wenn ein Fall sich jedoch als sykotisch herausgestellt hat, wurde durch *Cannabis sativa* keine Heilung erzielt; zwar wurde das Brennen in der Harnröhre während und nach dem Wasserlassen sowie die dicke, gelblich-grüne Absonderung gebessert, aber es musste immer ein Folgemittel eingesetzt werden. Bei *Thuja* ist dies nicht der Fall, denn *Thuja* ist in der Lage, den Fall alleine zu Ende zu bringen und zu heilen.
Bei heftigsten Harnwegsbeschwerden mit blutigem Urin, extremer Lüsternheit, heftigen Qualen und blutig-wässriger Absonderung aus Harnröhre und Harnblase, bei denen der Patient Tag und Nacht keine Ruhe findet, muss an *Cantharis* gedacht werden. Das Mittel kann den Fall innerhalb weniger Tage beenden. Der Patient muss dafür jedoch in einer hervorragenden gesundheitlichen Verfassung sein, was nicht immer der Fall ist. Oftmals handelt es sich um Menschen, die viel Alkohol trinken oder rauchen. Tabakrauchen ist eins der größten Hindernisse, mit denen Sie es zu tun haben werden. Bei vielen Patienten wird die Heilung langsamer vonstatten gehen, weil sie dem Tabakrauchen verfallen sind, Tabak kauen oder auch Wein trinken und dem geselligen Leben frönen. Sie treiben sich oft rum und führen einen ausschweifenden Lebenswandel. Bei derartigen Patienten müssen Sie sich auf einen langsameren Heilungsverlauf einstellen.

Anmerkung Exkurs

Wenn der Organismus durch ein solch genusssüchtiges Leben gesundheitlich angegriffen ist, kann es sein, dass das verordnete Mittel keine Heilwirkung erzielt, solange man den Patienten nicht dazu bewegt, seinen Lebensstil zu ändern. Verordnen Sie ihm leichte Kost, schränken Sie seinen Tabakkonsum ein, verbieten Sie ihm sämtliche alkoholischen Getränke und bringen Sie ihn zu einer gemäßigten Lebensführung. Dies ist das erste, was zu tun ist. Wenn es sich um einen Familienvater oder um die Mutter des Hauses handelt, dann müssen Sie mit erheblichem psychischem Druck rechnen. Daher kann man wohl sagen, dass das sykotische Miasma für gewöhnlich ein schwieriger Einstieg in die Homöopathie ist, das dem jungen Arzt viel abverlangt.

Man kann jedoch nicht die richtige Methode durch eine falsche ersetzen, die den Patienten sozusagen lebenslang zum Krüppel macht. Die Unterdrückung der Gonorrhö, wie sie üblicherweise versucht wird, kann von einem aufrichtigen und ernsthaft arbeitenden Homöopathen nicht in Erwägung gezogen werden. Wenn der Patient möchte, dass das Harnröhrensekret so rasch wie möglich zum Verschwinden gebracht wird, dann schicken Sie ihn sonst wohin. Warnen Sie ihn jedoch vor den Folgen, dass er unsägliches Leid und Krankheit durchmachen wird.

Tuberculinum bovinum **Tub.**

Kents Tuberkulose-Nosode aus Rindertuberkulose.

Allgemeines

Kommen wir nun zum Studium von *Tuberculinum*. Das Präparat, das ich verwende, unterscheidet sich etwas von denen, die man sonst üblicherweise auf dem Markt bekommt. Ich habe sie mir von einem Professor der Tiermedizin besorgt. In Pennsylvania musste einmal eine beträchtliche Rinderherde aufgrund von Tuberkulose geschlachtet werden. Mit Hilfe dieses Professors für Tiermedizin der Universität von Pennsylvania sicherte ich mir einige der tuberkulösen Lymphknoten der geschlachteten Rinder. Ich wählte daraus die passendste Probe aus. Diese wurde von Boericke & Tafel bis zur 6. Potenz aufbereitet, danach wurden mit der Skinner-Maschine die 30., 200., 1000. und noch höhere Potenzen erstellt. Dieses Präparat habe ich fünfzehn Jahre verwendet, und auch viele meiner Freunde haben es eingesetzt, wenn sie es von mir erhalten haben.

Durch Beobachtung der Wirkung dieses Präparats habe ich einige Notizen in mein durchschossenes Exemplar von Hering's *Leitsymptomen* aufgenommen, und diese leiten mich nun bei der Anwendung von *Tuberculinum*. Ich verwende *Tuberculinum* nicht nur deshalb, weil es sich um eine Nosode handelt, oder mit der Vorstellung, die oftmals beim Gebrauch der Nosoden vorherrscht, dass nämlich das Produkt der Krankheit eben jene Krankheit oder deren Folgen heilt. Dies ist, so fürchte ich, der vorherrschende Gedanke bei der Verordnung der Nosoden. Mancherorts herrscht die Lehrmeinung vor, dass alles, was mit der Syphilis in Zusammenhang gebracht werden kann, mit *Syphilinum* behandelt werden muss. Entsprechend auch dass alles, was mit einer Gonorrhö zu tun hat, mit *Medorrhinum*, dass alles Psorische mit *Psorinum*, und schließlich alles, was mit Tuberkulose in Beziehung steht, mit *Tuberculinum* behandelt werden muss. Doch davon wird man eines Tages wieder abkommen. Denn dies ist reine Isopathie und somit eine Doktrin, die nicht auf einem gesundem Fundament steht. Es ist keine bessere Form der Homöopathie, sie basiert nicht auf vernünftigen Prinzipien. Sie geht auf eine Hysterie in der Homöopathie zurück, die in diesem Jahrhundert um sich gegriffen hat. Dennoch ist auch viel Gutes aus ihr hervorgegangen.

Es bleibt zu hoffen, dass das Mittel in absehbarer Zeit so geprüft wird, dass wir *Tuberculinum* aufgrund der Symptomatik verordnen können, genau so wie wir es auch bei allen anderen Arzneien tun. *Tuberculinum* ist ein tief und bis weit in

die Konstitution hinein wirkendes Mittel, denn es ist das Produkt einer Krankheit, die tief in der Konstitution verankert ist, ähnlich wie *Silicea* und *Sulphur*. Es wirkt tief auf die Lebensprozesse ein. *Tuberculinum* ist ein Antipsorikum, hat eine lange Wirkungsdauer und wirkt tiefgehender auf die Konstitution ein als die meisten anderen Mittel. Wenn unsere tiefstwirkenden Mittel nur wenige Wochen anhalten und dann das Mittel gewechselt werden muss, dann ist *Tuberculinum* eins der Mittel, an das man denken sollte. Wenn die Symptome übereinstimmen, erzeugt es eine bessere Reaktionslage des Organismus, sodass die vormals angewendeten Mittel länger wirken. Es könnte daher auch als eine Art Ableger von *Psorinum* angesehen werden.
Einer der hervorstechendsten Anwendungsgebiete dieser Arznei ist das intermittierende Fieber. Bei manch hartnäckigen Fällen von Wechselfieber kommt es andauernd zu einem Rückfall, obwohl tiefwirkende Mittel wie *Silicea* und *Calcium carbonicum* angezeigt waren, gut gewirkt haben und das Fieber gebrochen haben. Aber wenige Wochen danach kehrt dieses Leiden durch Kaltwerden, Sitzen in der Zugluft, Erschöpfung, geistige Anstrengung, Überessen oder durch eine Magenverstimmung wieder zurück. Jeglicher der genannten Umstände führt bei diesen hartnäckigen Fällen von Wechselfieber zu einem Wiederauftreten der Beschwerden, wenn *Tuberculinum* benötigt wird. Es ist auch angezeigt, wenn ein Patient in Richtung Schwindsucht tendiert und durch Kaltwerden an Wechselfieber erkrankt. Seine Konstitution ist in einem schwachen Zustand und die Beschwerden neigen dazu, ständig wiederzukehren. Gut gewählte Mittel bringen keine lange Wirkung, und obwohl sie zunächst gut angeschlagen haben, müssen sie bald darauf wieder gewechselt werden. Zuweilen herrscht auch ein ständiger Wechsel an Symptomen.
Es ist jedoch keine Indikation für *Tuberculinum*, wenn die gut gewählte Arznei keine Wirkung erzielt. „Gut gewählt" ist ein relativer Begriff und hängt zu stark von der eigenen Meinung darüber ab. Man kann ein Mittel auch dann für „gut gewählt" erachten, wenn es überhaupt keine Beziehung zu dem entsprechenden Fall hat. Wenn jedoch ein gut gewähltes Mittel gewirkt hat und die Konstitution zusammenzubrechen scheint, also die Wirkung des Mittels aufgrund einer Schwäche der Lebenskraft und tief sitzender Krankheitsneigungen nicht anhält, dann ist dieses Mittel manchmal angezeigt. In diesen Fällen besteht oftmals eine Tuberkuloseneigung, selbst wenn keine Anzeichen für pathologische Veränderungen vorhanden sind.
Von Burnett stammt eine Überlegung, die mehrmals bestätigt wurde. Patienten, die an einer ererbten Schwindsucht leiden, deren Eltern an Schwindsucht gestorben sind, haben eine stark reduzierte Lebenskraft. Sie können diese ererbte Veranlagung nicht abschütteln. Sie sind ständig müde und ziehen sich leicht irgendwelche Erkrankungen zu. Sie werden anämisch, nervös, ihr Gesicht sieht wächsern oder blass aus. Diese Zustände werden manchmal durch *Tuberculinum* geheilt, sofern auch die feineren Symptome übereinstimmen. Obwohl Burnett diese Arznei offensichtlich routinemäßig bei diesen Konstitutionstypen eingesetzt hat, die er „Schwindsüchtigkeit" nannte. Es handelt sich hierbei um Personen, die eine ererbte Neigung zu Schwindsucht haben, die geschwächt und anämisch sind.

Beim Durchlesen der Aufzeichnungen vieler geheilter Fälle könnte man meinen, als wäre dieses Mittel häufig lediglich aufgrund dieses Zustandes und einer Armut an Symptomen verordnet worden. Und sofern man diesen Berichten glauben darf, hat es in zahlreichen Fällen die Konstitution dieser anämischen, an ererbter Schwindsuchtneigung leidenden Personen verbessert. Dies ist nicht die beste Indikation für dieses Mittels. Wenn aber zusätzlich zu dieser *ererbten Schwindsuchtneigung* die Symptome übereinstimmen, dann haben wir verlässliche Zeichen, auf die wir das Mittel hin verordnen können.
Wenn *Tuberculinum bovinum* in der 10 M., 50 M. oder 100 M. zweimalig in langen Abständen dazwischen verabreicht wird, dann können alle Kinder und Jugendlichen mit hereditärer Tuberkuloseneigung gegen ihre ererbte Schwäche immunisiert werden und erhalten dadurch ihre Widerstandskraft zurück. *Tuberculinum* heilt die meisten Fälle von adenoiden Wucherungen und tuberkulinischen Halslymphknoten.

Geist und Gemüt

Ich werde nun versuchen, Ihnen die Symptome zu erklären, die mich zur Verordnung von *Tuberculinum* geleitet haben. Die Geistes- und Gemütssymptome, die ich unter der Behandlung mit *Tuberculinum* verschwinden gesehen habe, diejenigen, die ich bei den Prüfungen des Mittels auftauchen gesehen habe und diejenigen, die so häufig bei Patienten, die mit den Tuberkulosetoxinen vergiftet wurden, damit einhergehend aufgetreten sind, kommen bei vielen anderen Beschwerden ebenfalls vor. *Tuberculinum*-Patienten sind bei vielen Beschwerden hoffnungslos. Es besteht Abneigung gegen geistige Arbeit. Angst abends, bis gegen Mitternacht. Angst, Geschwätzigkeit im Fieber. Lebensüberdruss. Quälende Gedanken, die ganze Nacht über anhaltend. Gedankenandrang in der Nacht, wobei die Gedanken sich gegenseitig beiseite drängen. Dies sind wohl die typischen Geistes- und Gemütssymptome, und sind oftmals verschwunden, nachdem das Mittel verordnet wurde. Sobald jemand an ererbter Schwindsucht leidet, sich in einem geschwächten Zustand befindet, oder an Wechselfieber mit andauernden Rückfällen erkrankt war, können Sie an *Tuberculinum* denken. „Geschwätzigkeit im Fieber" ist ein typisches Merkmal bei hektischem Fieber, wenn der Patient durch die Toxine der Tuberkulose stark beeinträchtigt ist. *Tuberculinum* ist angezeigt, wenn es einem Patienten allmählich immer schlechter geht und man das richtige Mittel nicht finden kann, oder die Mittel nur eine augenblickliche Linderung vollbringen; er hat ein andauerndes Verlangen nach Veränderung, will reisen oder irgendwohin gehen und irgendetwas anderes machen, oder einen neuen Arzt finden. Es handelt sich um Kosmopoliten, denn das Verlangen zu reisen, dieser kosmopolitische Gemütszustand hat einen starken Bezug zu denjenigen, die *Tuberculinum* benötigen. Dies wurde durch die klinische Erfahrung immer wieder bestätigt. Man findet es auch oft bei den *Calcium*-Verbindungen, und zwar besonders bei *Calcium phosphoricum*, die auch immer irgendwohin gehen wollen. Dieser Zustand entspricht Patienten, die kurz davor sind, wahnsinnig zu werden und eine schleichende Erkrankung zu bekommen; sie sind am Rande einer Psychose. Und tatsächlich sind die Schwindsucht und Psychosen wandelbare Zustände sind, wobei der eine in den anderen übergehen kann. Bei vielen behandelten und geheilten Fällen wurde die Lungenschwindsucht gerade noch abgewendet, aber die Patienten haben schließlich eine Psychose erlitten. Oder Patienten wurden von einer Psychose geheilt und haben eine Schwindsucht entwickelt und sind gestorben. Hieran erkennt man den tiefsitzenden Charakter dieser Erkrankungen. Die Symptome des Verstandes und der Lunge sind gegenseitig austauschbar.

Kopf und Schwindel

Tuberculinum heilt heftigste, chronische Fälle von Migräne, außerdem periodisch auftretende, nervöse Kopfschmerzen. Die Kopfschmerzen treten jede Woche oder alle 2 Wochen auf. Durch bestimmte Ursachen kommt es auch zu unregelmäßig auftretenden Kopfschmerzen; durch feuchtes Wetter, Überarbeiten, Aufregung, Überessen, Magenverstimmung. *Tuberculinum* behebt die Neigung zu chronischen, periodisch auftretenden Kopfschmerzen, sofern die Symptome übereinstimmen.

Von guten Homöopathen wurde beobachtet, dass Patienten, nachdem ihre chronischen, konstitutionellen Kopfschmerzen beseitigt wurden, manchmal an Gewicht verloren und hinfällig wurden. Es kam zu einer vollständigen Umwandlung der Beschwerden. Es kann sich auch ein Husten entwickeln, und der Patient wird schwach. Wann immer diese Verlagerung der Beschwerden eintritt, ist *Tuberculinum* ein höchst wertvolles Mittel. In diesen Fällen hatte sich eine neue Manifestation ergeben, ein neues Organ wurde betroffen.

Wundes, zerschlagenes Gefühl am ganzen Körper. Knochenschmerzen. Wundheits- und Zerschlagenheitsgefühl an den Augäpfeln, insbesondere bei Berührung und Drehen der Augen zur Seite. *Tuberculinum* ist angezeigt bei Personen, die lange Zeit unter der Schwäche der Tuberkulose gelitten haben und die zu kaltem Kopfschweiß neigen. Dieses Symptom wurde auch in den Prüfungen von *Calcium carbonicum* herausgebracht, und so wurden Patienten, die einer Schwindsucht entgegengehen, häufig durch *Calcium carbonicum* geheilt. *Tuberculinum* und *Calcium carbonicum* sind eng miteinander verwandt. Beides sind sehr tief wirkende Mittel und wechseln sich häufig gegenseitig ab, d.h. das eine Mittel kann eine gewisse Zeit lang indiziert sein, anschließend folgt dann das andere. Auch *Silicea* hat eine enge verwandtschaftliche Beziehung zu *Tuberculinum*. Seine Wirkung setzt an der gleichen Ebene an und wirkt ähnlich tief in die Lebensprozesse ein. *Calcium carbonicum, Tuberculinum, Silicea* und die Silicate.

In den *Leitsymptomen* heißt es: „Kopfschmerzen, als ob ein enger, eiserner Reif um den Kopf gespannt wäre." Kopfschmerz mit häufigen, scharf schneidenden Schmerzen. Die Kopfschmerzen werden durch Bewegung verschlechtert. Ebenfalls in den *Leitsymptomen* steht: „Mürrisches, schweigsames, reizbares Gemüt; schreit auf im Schlaf; sehr starke Ruhelosigkeit nachts; die Schwester starb an einer tuberkulösen Meningitis." Dieser Fall stammt von Burnett. *Tuberculinum* hat auch Hydrocephalus geheilt. Vor einigen Jahren hat Doktor Biegler einen Fall von tuberkulöser Meningitis mit *Tuberculinum* erfolgreich behandelt. Daneben hat das Mittel viele weitere Fälle von tuberkulöser Meningitis und anderen tuberkulösen Erkrankungen des Gehirns in den Frühstadien geheilt, u. a. auch tuberkulöse Meningitis mit Wasseransammlungen und starker Vergrößerung des Kopfes.

Das Gesicht des Patienten wird im Fieberfrost und während des Fiebers rot bis purpurn. Der Patient hat eine Abneigung gegen sämtliche Speisen. Es besteht eine so heftige Abneigung gegen Fleisch, dass es ihm unmöglich ist, welches zu essen. Durst im Froststadium und in der Fieberhitze, mit Verlangen nach großen Mengen kaltes Wasser. Verlangen nach kalter Milch. Leere- und Schwächegefühl im Magen. Angstgefühl im Bauch und im Magen, ähnlich wie bei *Sulphur*. Flaues, hungriges Gefühl im Bauch, das den Patienten zum Essen zwingt. Dies wurde von *Tuberculinum* geheilt, nachdem *Sulphur* keine Wirkung erzielt hatte.
Dass Abmagerung ein hervorstechendes Merkmal bei Patienten ist, die zu Schwindsucht neigen, dürfte hinlänglich bekannt sein. Der Patient beginnt abzumagern, noch bevor es irgendwelche Anzeichen von Schwindsucht gibt. Er verliert allmählich an Gewicht. Er wird auch allmählich immer schwächer und zusehends erschöpft. Dies ist eine herausragende Indikation für *Tuberculinum*, wenn die Symptome übereinstimmen. Aber streichen Sie sich das immer wieder dick an: WENN DIE SYMPTOME ÜBEREINSTIMMEN. Natürlich heißt es auch, dass *Tuberculinum* geheilt hat, wenn nur wenige Symptome vorlagen. Dies ist zwar bestimmt der Fall, aber man sollte es sich nicht als Anleitung für die klinische Anwendung machen.

Rektum und Stuhl

Bei tuberkulösen Affektionen des Gehirns und der Hirnhäute kommt es für gewöhnlich auch zu einer Stuhlverstopfung, mit großen und harten Stühlen. Es kann aber auch sein, dass sich Verstopfung mit Durchfall abwechselt. Dies ist eine bekannte klinische Tatsache. Verstopfung ist ein starkes Merkmal bei *Tuberculinum*. „Verstopfung; Stühle groß und hart; danach Durchfall." „Jucken des Afters." „Plötzlich einsetzender Durchfall vor dem Frühstück, mit Übelkeit." „Leistenlymphknoten verhärtet und sichtbar vergrößert." „Exzessiver Schweiß bei chronischem Durchfall." Dieses Symptom wurde von Burnett hervorgebracht. Es handelt sich dabei lediglich um ein klinisches Symptom, und Burnett blieb auf dieser Ebene stehen. „Mesenteriallymphknotentuberkulose." „Schwellung der linken, dann auch der rechten Bauchseite; klagt über Stechen in der Seite nach dem Laufen; müde und schweigsam; nervös und reizbar; redet im Schlaf und knirscht mit den Zähnen; schlechter Appetit; Hände bläulich verfärbt; verhärtete und gut tastbare Lymphknoten überall; Trommelbauch; Milzregion tritt prall hervor." Dies war einer von Burnetts klinischen Fällen. Der Patient wurde von ihm mit *Bacillinum* geheilt. Soweit ich weiß verwendete Burnett *Bacillinum* in der 200. Potenz.
Sulphur-Patienten werden für gewöhnlich aufgrund eines Durchfalls morgens aus dem Bett getrieben. Dieses Symptom tritt auch im Allgemeinen bei Schwindsucht auf oder bei Patienten, die kurz davor sind, eine Schwindsucht zu entwickeln. Im fortgeschrittenen Stadium der Schwindsucht treibt der Durchfall den Patienten aus dem Bett, oder aber der Durchfall ist morgens schlechter als zu anderen Tageszeiten. Dieses für die Schwindsucht charakteristische Symptom wurde von *Tuberculinum* häufig geheilt, und obwohl es sich um ein klinisches Symptom handelt, wurde die Wirkung in zahlreichen Fällen bestätigt.

Männliche Geschlechtsorgane
Allgemeine Erschlaffung. Schwäche und Herabhängen der männlichen Genitalien. Schlaffes Skrotum.

Weibliche Geschlechtsorgane
Die Menstruation setzt zu früh ein, ist zu reichlich und dauert zu lang. *Amenorrhö. Dysmenorrhö.* Die Gebärmutter ist schwer und drängt nach unten. Während der Menstruation kommt es zu einer Erschlaffung in den Beckenorganen, als ob die Eingeweide herausdrängen würden.

Atemwege und Husten
Husten vor und während des Fieberfrosts. Erstickungsgefühl, schlechter in einem warmen Zimmer. Tuberkulöse Herde in der Lungenspitze (links).
Trockener, stoßweiser Husten vor abendlichem Fieberfrost (*Rhus toxicodendron*). Der Husten bleibt zuweilen während des Frosts oder der Fieberhitze bestehen, aber der Patient erkennt an dem Husten, dass der Frost einsetzt. Möglicherweise wurde der Patient zuvor bereits mehrere Male durch verschiedene Mittel „geheilt". Oder aber Wechselfieber wurde durch gut gewählte Mittel desÖfteren zum Abklingen gebracht, wobei das Fieber unter der Wirkung der Mittel rasch verschwand. Aber durch die bereits erwähnten geringfügigen Ursachen, trat das Fieber wieder auf. Und jetzt, nach fünf oder sechs Wochen – meist jedoch schon nach zwei oder drei – sagt der Patient: „Ich weiß aufgrund des Hustens, dass die alten Frostanfälle wieder einsetzen werden." Die vorangehenden Arzneien brachten nicht den gewünschten Erfolg. Sie haben nicht ausreichend tief und lange gewirkt. Wenn das homöopathische Mittel tatsächlich in der Lage ist, den krankhaften Zustand zu heilen, dann wird es den Fall weiterhin abdecken. Wenn also die Symptome zurückkehren, wird das gleiche Mittel angezeigt sein, wobei vielleicht nur eine andere Potenz nötig sein wird. Der Zustand verlangt jedoch nach dem gleichen Mittel. *Tuberculinum* hingegen ist indiziert, wenn bei jedem erneuten Auftreten der Symptome ein neues Mittel angezeigt scheint. *Calcium carbonicum* knackt den Fall vielleicht beim ersten Mal, und wenn die Symptome beim nächsten Mal wieder zurückkehren, braucht es ein anderes Mittel, und wiederum beim nächsten Mal noch ein anderes Mittel, und so immer weiter. Die Symptome wechseln sich ständig. Und dieser andauernde Wechsel und das unklare Symptombild sind starke Indikationen für diese Arznei.
Erstickungsgefühl im warmen Zimmer. Der Patient kann nur beim Fahren im kalten Wind leicht durchatmen. *Tuberculinum* ist angezeigt, wenn Schwindsüchtige nur Erleichterung finden, wenn sie im kalten Wind fahren; es handelt sich um ein seltenes Symptom, das jedoch hin und wieder beobachtet wurde. Besonders ausgeprägt war dieses Symptom bei dem verstorbenen Arzt Dr. Gregg aus Buffalo. Er fuhr stundenlang im kalten Wind entlang des Sees. *Argentum nitricum* besserte seinen Zustand desöfteren, aber es handelt sich auch um ein starkes Symptom von *Tuberculinum.* Und schließlich verstarb er an der Tuberkulose.
Verlangen, tief zu atmen. Verlangen nach frischer Luft. Der Patient möchte Türen und Fenster geöffnet haben. Er sitzt mit kaltem Schweiß bedeckt im Zimmer, möchte jedoch frische Luft haben. Zwar verträgt er es nicht, wenn

der Wind ihn in seinem verschwitzten Zustand anbläst, da er so empfindlich dagegen ist und sich leicht erkältet. Dennoch möchte er frische, kühle Luft. Dieses Symptom tritt insbesondere dann auf, wenn die tuberkulösen Ablagerungen zunächst in der linken Lungenspitze auftreten. Diese Indikation von *Tuberculinum* wurde von zahlreichen Behandlern klinisch bestätigt.
„Harter, trockener Husten, welcher den ganzen Körper erschüttert." Dies sind die Symptome, die von Boardman festgestellt wurden – unabhängig von Schwindsucht. Bei Katarrhen ist der Auswurf dick, gelb oder oftmals auch gelblich-grün. Stoßweiser Husten bei jungen Mädchen, wenn die erste Menstruationsblutung unterdrückt wurde. Sie haben einen, zwei oder drei Hustenstöße, sind gelblich im Gesicht, schwächlich, müde und haben auffällige Auskultationsgeräusche auf der Brust. Wenn die tuberkulösen Ablagerungen noch nicht allzu weit fortgeschritten sind, kann *Tuberculinum* das Fortschreiten der Erkrankung aufhalten. *Tuberculinum* verhilft Patienten mit ererbter Schwindsucht zu einer Immunität, wenn es eingenommen wird, bevor die Tuberkulose anfängt. Es führt zu einer Immunisierung der Konstitution.
Ein weiteres ausgeprägtes Merkmal sind nach Angaben von Burnett auch Ringflechten. Burnett war der Meinung, dass Ringflechten für gewöhnlich bei Personen mit ererbter Schwindsuchtneigung auftreten. Er sah es als Zeichen für die herannahende Schwindsucht an, welche für gewöhnlich bei Personen mit eben dieser ererbten Anlage für Tuberkulose auftritt. Hierfür verwendete er *Bacillinum* C200. Das Mittel wurde von ihm als eine Art Routinemittel bei jedem Kind mit Ringflechten verordnet.

Herz

Tuberculinum ist angezeigt bei Patienten, die an abendlicher Schwäche leiden. Rascher Puls abends. Der Patient hat seit Jahren bemerkt, dass der Puls abends beschleunigt ist. Herzklopfen nach jedem Essen.

Rücken und Extremitäten

Zucken der Muskeln beim Einschlafen und während des Schlafs. Rheumatischer Schmerz im rechten Ellbogen. Wundes, zerschlagenes Gefühl der Knochen und des Periosts. Wunde, ziehende Gliederschmerzen in Ruhe, besser beim Gehen. Ein starkes Merkmal dieses Mittel ist, dass die Schmerzen durch Bewegung gebessert werden. Ich habe häufig erlebt, dass bei dieser Modalität der Gliederschmerzen *Rhus toxicodendron* nur vorübergehend oder überhaupt nicht gewirkt hat. *Rhus toxicodendron* erschien zwar das richtige Mittel, reichte aber nicht tief genug, um eine anhaltende Wirkung zu erzielen. Wenn *Rhus toxicodendron* nur oberflächlich angezeigt ist, oder die tief reichende, ererbte Störung, die ausgezehrte Konstitution, das chronische Wesen des Falles die Heilwirkung von *Rhus toxicodendron* verhindert, heilt *Tuberculinum* diese Fälle. *Tuberculinum* heilt insbesondere Frauen, die von Beruf aus Buchhalterinnen oder Geschäftsfrauen sind und an ererbter Schwindsuchtsneigung leiden, mit Schmerzen bei nassem, regnerischem Wetter, bei Gewitter, Wetterwechsel oder bei einem Kälteeinbruch, nachdem Mittel wie *Rhus toxicodendron* versagt haben; es geht ihnen besser bei Bewegung, beim Gehen, und schlechter in der Ruhe.

Beim Sitzen werden die Schmerzen so heftig, dass sie sich umherbewegen und herumlaufen müssen. Drückende, ziehende Gliederschmerzen in der Ruhe, besser beim Gehen. Kälte des linken Fußes und Unterschenkels, abends im Bett. Stechende Gliederschmerzen in der Ruhe. Wandernde Gliederschmerzen, in den Gelenken. Die Schmerzen können am ganzen Körper auftreten, betreffen jedoch überwiegend die unteren Extremitäten. Ziehende, reißende Schmerzen, wie in den Knochen und Nerven; in der Ruhe; besser beim Gehen. Schmerzen in den Knochen der Beine. Steifigkeit zu Beginn der Bewegung. Wundheits- und Zerschlagenheitsgefühl in den Gelenken. Sämtliche Schmerzen werden durch Wärme gelindert. Ziehende Schmerzen in den Oberschenkeln. Stechende Gliederschmerzen. Ruhelosigkeit. Steifigkeit in den Beinen, abends.
Körperliche Anstrengung verschlechtert die Beschwerden. Auch Stehen führt zu einer Verschlechterung, sodass der Patient sich bewegen muss. Dies ist bei *Tuberculinum* genauso ausgeprägt wie bei *Sulphur*.

Fieber und Schweiß

Intermittierendes Fieber mit Ziehen in den Gliedern während der Ruhe. Fieberfrost um 17 Uhr, um 19 Uhr. Frösteln abends, besser im Bett. Fieberfrost um 17 Uhr, mit Durst. Husten vor und während dem Frost, Erbrechen während der Fieberhitze. Der *Tuberculinum*-Patient möchte in jedem Fieberstadium zugedeckt sein. Äußere Hitze mit innerlichem Frösteln. Rezidivierende Wechselfieberanfälle.
Ziehen in den Gliedmaßen abends vor und während Fieberfrost. Der Patient weiß anhand des Ziehens in den Gliedern schon vorher, dass ein Frostanfall einsetzen wird. Fieberfrost um 23 Uhr. Der Patient möchte dabei in allen Stadien des Fiebers – in der Hitze, dem Fieberfrost und im Schweißstadium – zugedeckt sein. Sobald er sich auch nur leicht aufdeckt, dauert das Frösteln auch während des Hitze- und Schweißstadiums an.
Schmerzen in den Schädelknochen, mit Wundheitsgefühl des Periosts; die Schmerzen bessern sich beim Umherwandern, wie bei *Rhus toxicodendron*. Dem Patienten geht es besser bei Bewegung, stillhalten verschlechtert.
Schweiß durch geistige Anstrengung. Der Schweiß färbt die Wäsche gelb. Hitze und Schweiß im Schlaf. Nachtschweiß ist ein typisches Merkmal bei Schwindsucht.

Haut

Ameisenlaufen an der Haut. Das Mittel hat tuberkulöse Hautausschläge geheilt. Es hat sich auch bei purpurroten, knötchenartigen Hautausschlägen als hilfreich erwiesen; der Patient möchte die ganze Zeit über am Kaminfeuer sitzen; an der kalten Luft kommt es zu Jucken, besser wenn er sich am Feuer aufhält, schlechter durch Kratzen.

Modalitäten

Der *Tuberculinum*-Patient ist empfindlich gegen jeglichen Wetterwechsel, besonders gegen Wechsel zu feuchtkaltem Wetter, manchmal auch zu feuchtwarmem Wetter oder zu Regenwetter. Es geht ihm immer schlechter vor einem Sturm. Der

Patient spürt jede elektrische Änderung in der Atmosphäre. Kaltwerden führt zu vielen Beschwerden wie Schmerzen oder sonstigen Leiden. Eine große Auflistung von Symptomen, die bei Patienten in den verschiedensten Krankheitszuständen geheilt wurden, können in den *Leitsymptomen* nachgelesen werden.
Des Weiteren ist auch Periodizität ein wichtiges Merkmal dieser Arznei, wie auch die Empfindlichkeit gegen Wetterwechsel.
Ohnmachtsanfälle. Schwäche nach einem kurzen Spaziergang.
Tuberculinum hat konstitutionell bedingte und periodisch auftretende Kopfschmerzen geheilt, die sei 45 Jahren bestanden. Es heilt auch ältere Menschen von diesen periodischen Leiden.
Die Schmerzen wandern zuweilen umher. Stechende, kneifende, krampfartige Schmerzen – stets verschlechtern sie sich durch Kälte und bei feuchtkaltem Wetter.

Valeriana officinalis — Valer.

Gemeiner Baldrian, Großer Baldrian. *Valerianaceae.*

Allgemeines

Diese Arznei heilt viele nervöse und hysterische Phänomene bei reizbaren Frauen und Kindern, außerdem auch hypochondrische Beschwerden. Große nervöse Erregbarkeit, Überschwänglichkeit, hysterische Kontrakturen, Zittern, Herzklopfen, Gefühl des Schwebens, anfallsweise Atembeschwerden, stechende Schmerzen, Spannungsgefühl in den Gliedmaßen, Rucken und Zucken der Muskeln, Globus hystericus. Gefühl, als ob etwas Warmes aus dem Magen aufsteigt, was zu Erstickungsanfällen führt. Sämtliche Nerven sind in einem überreizten Zustand. Überempfindlichkeit aller Sinne; große nervöse Ruhelosigkeit. All diese Allgemeinsymptome treten *während Ruhe* auf und werden durch Bewegung und Umhergehen gebessert. Ohnmachtsneigung. Geringste Anstrengung erzeugt Symptome. Wechselnde Beschwerden; Schmerzen wandern von einer Stelle zur andern. *Valeriana* ist ein hervorragendes Mittel bei unspezifischen nervösen Beschwerden, die bei Spinalreizung auftreten, sofern eine Besserung durch Bewegung und Verschlimmerung durch Anstrengung vorhanden ist. Anstrengung führt bei diesen Patienten zu Kopfschmerzen. Stechende Schmerzen am ganzen Körper in der Ruhe.

Geist und Gemüt

Im Gemütsbereich kommt es bei *Valeriana* oftmals zu Ekstase oder Hysterie. Die Psyche unterliegt einem raschen Wechsel von Gedanken und Ideen. Die Gemütssymptome treten nachts auf; der Patient leidet an Halluzinationen und sieht Tiere, Dinge und Menschen. Das Gemüt ist geprägt von großer Aktivität, Anspannung und Aufregung; der Patient springt von einem Thema zum andern. Irrige Einbildungen; denkt, er wäre jemand anderer und rutscht im Bett ganz an den Rand, um Platz zu machen; meint, dass Tiere neben ihm lägen und fürchtet, sie zu verletzen zu können. Furcht abends in der Dunkelheit. Auch sonst werden viele Symptome im Dunkeln schlechter. Ausgeprägte

Traurigkeit und Reizbarkeit. Mürrisch, gerät leicht in Verzweiflung. Die Gemütssymptome treten in der Ruhe auf, im Sitzen und Liegen; sie verschwinden beim Umhergehen.

Kopf und Schwindel

Schwindel beim Bücken. Gefühl, in der Luft zu schweben. Heftige, nervöse Kopfschmerzen abends in der Ruhe, besser durch Bewegung. Betäubende Kopfschmerzen. Stechende, reißende Kopfschmerzen. Starkes Kältegefühl im Kopf. Kopfschmerz nach Aufenthalt in der Sonnenhitze und im Licht der Sonne. Die Kopfschmerzen werden an der frischen Luft und durch Zugluft schlechter. Kopfschmerz in der Stirn und in den Augenhöhlen. Spannungs- und Konstriktionsgefühl der Kopfhaut. Eisiges Kältegefühl am Scheitel.

Augen

Wilder Ausdruck in den Augen. Lichtblitze vor den Augen im Dunkeln. Morgens Drücken in den Augen. Beißender Schmerz in den Augen. Übermäßig scharfes Sehen.

Ohren

Scharfes Gehör. Zuckende Schmerzen in den Ohren. Zischen und Klingeln in den Ohren.

Gesicht

Gesicht rot und heiß an der frischen Luft. Stechen im Gesicht und in den Zähnen. Plötzliche, ruckweise Gesichtsschmerzen. Zucken der Gesichtsmuskeln und ziehender Schmerz im Gesicht. Gesichtsneuralgie, schlechter in der Ruhe.

Mund

Dick belegte Zunge; ranziger Geschmack. Fader Geschmack im Mund beim Erwachen.

Hals

Gefühl, als ob im Hals ein Faden herabhinge; mit Speichelfluss und Erbrechen.

Magen

Heißhunger mit Übelkeit. Symptome werden verschlechtert bei leerem Magen, besser nach dem Frühstück. Beschwerden durch Fasten. Morgendliches Aufstoßen, wie faulige Eier. Aufstoßen einer ranzigen Flüssigkeit. Übelkeit, Ohnmacht, eiskalter Körper. Der Säugling erbricht, sobald er gestillt wird, nachdem die Mutter zornig war. Das Kind erbricht geronnene, klumpige Milch.

Abdomen

Auftreibung des Abdomens. Schneidender Bauchschmerz. Kolikartige Schmerzen. Krämpfe im Bauch bei hysterischen Frauen, abends im Bett oder nach dem Abendessen.

Rektum und Stuhl

Wässriger Durchfall mit geronnener Milch bei Säuglingen. Grünliche, breiige Stühle mit Blutbeimengungen, Bauchkrämpfen und Tenesmus bei Kindern. Würmer im Stuhl. Analprolaps beim Pressen zum Wasserlassen.

Harnwege und Urin

Reichliche, häufige Harnentleerung bei nervösen Frauen. Rotes und weißes Harnsediment.

Weibliche Geschlechtsorgane

Menses verspätet und spärlich.

Atemwege und Husten

Würgegefühl in der Kehlgrube beim Einschlafen; der Patient wacht auf, mit einem Gefühl, als ob er ersticken würde. Das Einatmen wird immer flacher und schneller, bis es schließlich ganz aussetzt; dann schnappt er mit angestrengtem Schluchzen nach Luft (vgl. *Ignatia, Oxalicum acidum*). Anfallsweises schnell Atmen bei hysterischen und sehr nervösen Frauen. Globus hystericus.

Brust und Herz

Zuckender, stechender Schmerz in der Brust. Brustbeklemmung mit Kloßgefühl im Hals. Stechen in der rechten Seite der Brust und in der Leber. Stechen im Herz mit schnellem, kleinem und schwachem Puls.

Rücken und Extremitäten

Schmerz im unteren Rücken während Ruhe, besser durch Gehen.
Rheumatische Schmerzen in den Schulterblättern. Rheumatische Schmerzen in sämtlichen Gliedmaßen, schlechter in Ruhe nach vorangegangener körperlicher Anstrengung. Ziehen, Rucken und Zucken der Gliedmaßen, in der Ruhe. Schweregefühl und Ziehen in den Gliedern; der Patient hat das Gefühl, als ob er die Gliedmaßen bewegen müsste, aber er kann es nicht. Schießende Schmerzen in Schultern und Armen. Ziehen in den Armmuskeln, mit stechenden Schmerzen. Hysterische Kontrakturen der Hände und Arme. Wiederholtes, sehr schmerzhaftes krampfartiges Ziehen und Reißen, wie elektrische Stöße, im Armknochen. Krampf im Bizepsmuskel beim Schreiben. Schmerzen entlang des Ischiasnervs beim Stehen, besser durch Gehen. Reißende Schmerzen die Oberschenkel hinauf zur Hüfte. Reißen in den Waden beim Übereinanderschlagen der Beine. Reißen in den Oberschenkelmuskeln während der Ruhe. Heftige ziehende, zuckende Schmerzen in den unteren Gliedmaßen in der Ruhe. Ziehen in Oberschenkeln, Unterschenkeln und Achillessehne beim Sitzen, besser durch Gehen. Schmerz in den Knöcheln nach körperlicher Anstrengung, Treppensteigen; besser durch Gehen. Ziehen in den Tarsalgelenken beim Sitzen. Wadenschmerzen in der Ruhe. Heftige ziehende, zuckende Schmerzen in den unteren Gliedmaßen und in den Hüften, schlechter im Stehen. Hysterische Krämpfe in den unteren Gliedmaßen, Waden und Füßen.

Schlaf

Schlaflosigkeit vor Mitternacht. Krämpfe in Händen und Füßen verhindern das Einschlafen. Lebhafte Träume. Symptome verschlechtern sich beim Erwachen.

Veratrum album **Verat.**

Melanthium album; Weißer Germer, Weiße Nieswurz. *Liliales; Melianthiaceae.*

Allgemeines

Die eigentümliche Kälte, die sich durch das Arzneimittelbild von *Veratrum* zieht, ist wirklich erstaunlich. Kaum eine Symptomgruppe wird auftreten, ohne von dieser Kälte begleitet zu sein. Kälte der Absonderungen, Kälte des Körpers. Sie werden sicher auch über die bemerkenswerte Erschöpfung verwundert sein, welche mit verschiedenen Symptomgruppen einhergeht. Vollständige Erschlaffung und Erschöpfung sowie Kälte. Reichlich Schweiß, Erbrechen und Durchfall. Reichliche, wässrige Absonderungen. Dies tritt auch ohne erkennbare Ursache auf. Bei der Sommerdiarrhö oder auch bei der Cholera scheint es, als ob die Flüssigkeiten aus dem Körper herauslaufen. Der Patient liegt schlaff und erschöpft im Bett, ist kalt bis in die Fingerspitzen und hat eine blaue, fast purpurne Hautfarbe. Die Lippen sind kalt und blau, das Gesicht spitz und eingefallen. Er hat ein heftiges Kältegefühl, als ob das Blut Eiswasser wäre. Die Kopfhaut ist kalt und die Stirn ist mit kaltem Schweiß bedeckt. Kopfschmerzen und Erschöpfung. Kälte an einzelnen Stellen. Die Extremitäten sind kalt, wie abgestorben. Der Patient leidet an vielen Krämpfen, und es sieht aus, als würde er sterben. Dieser Zustand kann auch während der Menstruation auftreten, bei Koliken mit Übelkeit, bei Wahnsinn und heftigen Delirien, bei Kopfschmerzen und heftigen Entzündungen.
Ist es da noch verwunderlich, dass Hahnemann vorhersagte, *Veratrum*, *Camphora* und *Cuprum* würden die Heilmittel zur Behandlung der Cholera werden? Er sah in dem Wesen dieser Arzneien die Fähigkeit, diese Krankheit zu heilen. Er sah die Ähnlichkeit. In Fällen, die durch ein überwiegendes Auftreten von Krämpfen gekennzeichnet sind, ist *Cuprum* das Similimum. Wenn Kälte, Blaufärbung der Haut und spärlicher Schweiß vorherrschen, heißt das Heilmittel *Camphora*. Man spricht hier auch von der „trockenen Cholera“ [Cholera sicca]; der Patient zehrt aus und verstirbt, ohne die typischen erschöpfenden Absonderungen.
In dem Verhältnis, wie Kälte, Blaufärbung und spärliche Absonderungen vorhanden sind, ist *Camphora* angezeigt. Wenn reichliche Absonderungen, Blaufärbung und Kälte vorliegen, ist hingegen *Veratrum* indiziert. Auch *Secale* hat einen Bezug zur Cholera. *Podophyllum* hat erschöpfende Stuhlentleerungen. Der *Arsenicum*-Patient ist ängstlich und ruhelos.

Geist und Gemüt

Die Geistes- und Gemütssymptome sind geprägt von Heftigkeit und Destruktivität. Der *Veratrum*-Patient möchte etwas kaputtmachen, etwas zerreißen. Er reißt sich die Kleidung vom Leib. Er möchte immer etwas machen, ständig seiner täglichen Arbeit nachgehen. Ein Küfer, der am *Veratrum*-Wahnsinn

erkrankt war, stapelte andauernd seine Stühle übereinander. Und wenn man ihn dann fragte, was er denn da mache, gab er zur Antwort, dass er Fassdauben aufstapelte. Solange er nicht damit beschäftigt war, zerriss er seine Kleidung oder betete stundenlang auf Knien, und zwar so laut, dass man ihn noch mehrere Straßenzüge entfernt hören konnte.
Exaltierte Zustände von religiösem Wahn; der Patient glaubt, er sei der auferstandene Christus; er brüllt und schreit, bis er ganz blau im Gesicht ist. Sein Kopf ist eiskalt, mit kaltem Schweiß am Kopf. Er breitet die Arme aus und mahnt zu Reue. Er betet, heult, singt obszöne Lieder und entblößt sich. Furcht und Folgen von Furcht; Furcht vor dem Tod und vor der Verdammnis. Er bildet sich ein, die Welt stünde in Flammen.
„Wahnsinn mit Verlangen, alles zu zerreißen und zerschneiden, insbesondere die Kleidung; mit Geilheit und lasziven Reden." „Wochenbettpsychose mit Konvulsionen; mit heftigen zerebralen Kongestionen; bläuliches, gedunsenes Gesicht; hervortretende Augen; wildes Schreien; Neigung zu Beißen und Dinge zu zerreißen." Geschwätzigkeit; der Patient spricht schnell. Untröstlich über eingebildetes Unglück. Rennt im Zimmer umher, heult und kreischt, oder sitzt grübelnd da, jammert und weint." Wechsel von Grübeln, Kreischen und Schreien. Bereits wenige solcher Arzneien würden die Irrenanstalten leeren, besonders wenn der Ausbruch der Krankheit noch nicht lange zurückliegt. Psychosen sind heilbar, vorausgesetzt es liegen noch keine unheilbaren Krankheitsfolgen vor.
Der Patient wird mit herannahendem Wahnsinn verzweifelt und hoffnungslos. „Zweifelt an der Genesung; versucht sich umzubringen." Geisteskranke sind normalerweise nicht ohne Hoffnung, aber diejenigen, bei denen die Erkrankung in Richtung Wahnsinn fortschreitet, sind es. Und nachdem sich die Krankheit manifestiert hat, halten sie alle anderen für verrückt – nur nicht sich selbst. Wenn jemand durch tiefen Kummer und Verzweiflung niedergedrückt wird, besteht eine große Wahrscheinlichkeit, dass sich ein Zustand heftiger Manie entwickelt. *Veratrum* trägt sie durch den Zustand der Verzweiflung hindurch. „Melancholie; der Patient sitzt mit herunterhängendem Kopf nachdenklich und still da."
Junge Frauen, die jahrelang mit Menstruationsstörungen zu tun hatten, und denen vor jeder Monatsblutung ein Zustand der Verzweiflung vorausgeht; sie haben niemals ein Lächeln im Gesicht, die Welt erscheint ihnen düster, und sie stehen am Rande einer Psychose. *Veratrum* ist ein Heilmittel, das viele Frauen vor der Irrenanstalt bewahren kann, insbesondere Frauen mit Gebärmutterbeschwerden. Mädchen in der Pubertät leiden an Dysmenorrhö, hysterischer Gemütsverfassung, Durchfall und Erbrechen. Während der Menstruation werden sie kalt wie eine Leiche, die Lippen verfärben sich blau, die Extremitäten sind kalt und blau, sie haben fürchterliche Schmerzen und sind völlig erschöpft; sie wollen jeden küssen; Hysterie und Kälte während der Menstruation, reichlicher Schweiß, Erbrechen, Durchfall usw.

Kopf und Schwindel

Bei *Veratrum* finden wir beschwerliche Kopfschmerzen und Neuralgien von großer Heftigkeit, begleitet mit Kälte, Erbrechen von Galle und Blut, großer Erschöpfung und reichlichem Schweiß. Erbrechen und Würgen, nachdem der Magen entleert

ist; spasmodisches Würgen und Magenkrämpfe; man sieht den Versuch, die Magen zu entleeren, und immer wieder kommt ein mundvoll Galle hoch.
Heftiger Blutandrang zum Kopf; Kopfkongestionen mit Kälte der Extremitäten. Der Kopf fühlt sich wie in Eis eingepackt, als läge Eis auf dem Scheitel und auf dem Hinterkopf (*Calcium*). Spannungsgefühl im Kopf, als ob die Hirnhäute immer enger um das Gehirn zusammengezogen würden; zusammendrückender Kopfschmerz.

Hals

Ich kann mich an einen Bauer erinnern, der mich im Sommer konsultierte. Er hatte die eigentümliche Empfindung, wenn er Wasser trank, dass es außen am Hals hinab lief und nicht an der Speiseröhre entlang. Dies war so ausgeprägt, dass ich seine Freunde und Angehörigen bat nachzusehen, ob nicht tatsächlich außen etwas herab läuft. *Veratrum* 2M heilte ihn. Keine Arznei hat diese Empfindung bei einem Prüfer hervorgerufen, ich habe es jedoch augrund der Analogie herausgefunden.

Magen

Heftiger Durst nach kaltem Wasser und Verlangen nach Eis. „Alles Obst verursacht schmerzhafte Auftreibung des Magens."
„Gewaltsames, übermäßiges Erbrechen. Übelkeit mit Schwäche; muss sich hinlegen; hysterisches Krampfen im Magen; kolikartige Krämpfe der Bauchmuskeln. Magenkatarrh; große Schwäche; Kälte; plötzliche Flauheit."

Rücken und Extremitäten

Zahlreiche rheumatische und neuralgische Gliederschmerzen; schlechter durch Bettwärme; treiben ihn nachts aus dem Bett in ein kaltes Zimmer; er muss umhergehen, um Linderung zu finden. Man würde normalerweise erwarten, dass Wärme für diesen Patienten angenehm wäre; dies trifft auch teilweise zu für das Abdomen und andere Teile, wenn diese Kälte besteht; aber Wärme verschlechtert die Schmerzen (*Mercurius*).
„Schmerzhafte, lähmungsartige Schwäche in den Gliedern."

Fieber und Schweiß

„Wechsel von Frost und Hitze, mal hier, mal da; einzelner Teile. Innerliches Frostgefühl, läuft vom Kopf bis zu den Zehen hinab und setzt ein beim Trinken." Viele der *Veratrum*-Beschwerden verschlechtern sich beim Trinken.
Brennen, obwohl der Patient kaltschweißig ist. Bei den chronischen Gemütsbeschwerden ist die Haut dunkel und trocken, ausgenommen an der Stirn. Bei den akuten Beschwerden hingegen, wenn die körperlichen Symptome vorherrschen, beispielsweise bei Dysmenorrhö, akuter Psychose usw., kommt es zu reichlichem Schweiß.

Magen

Nagender Hunger trotz Übelkeit und Erbrechen. Leeres, flaues Gefühl im Bauch nach Stuhlgang.

Vespa vulgaris* Vesp-vg.

Gemeine Wespe. *Vespidae.*

Ich möchte Ihnen hier einen Fall vorstellen, der Sie mit dem Mittel wohl am Besten vertraut machen kann.

Ein junger, vollkommen gesunder Mann wurde von zahlreichen Wespen gestochen. Daraufhin litt er an häufigen Krämpfen, die alle Muskeln des Körpers betrafen, und verlor das Bewusstsein. Nach drei Jahren verschwanden die Krämpfe, zurück blieben aber Episoden von Bewusstlosigkeit, die auftraten, wenn der Mann umherging. Der Mann geht häufig los und findet sich nach einiger Zeit an einem Ort wieder, der weiter weg ist als der Ort, zu dem er ursprünglich gehen wollte.

Diese Episoden von Bewusstlosigkeit dauerten einige Minuten. Er fiel weder um, noch ließ er Gegenstände fallen, die er in den Händen hielt.

Sprach man ihn an, antwortete er überhaupt nicht, noch schien er etwas zu hören oder mitzubekommen; er schaute einfach in die Luft. Wenn er wieder zu sich kam, konnte er sich an die zurückliegenden Minuten nicht erinnern. Er war so klar im Kopf wie zuvor. Nichts warnt ihn vor diesen Episoden. Ein Freund bemerkte einmal, seine Augen seien glasig und blutunterlaufen, und er blicke wie irr.

Einmal stand er in einer Straßenbahn, wo er wild um sich blickte und das Haltegeländer fest ergriffen hatte. Zwei Männer, die in seiner Nähe standen, versuchten seine Hände zu lösen und ihn zum Hinsetzen zu bewegen. Es war ihnen aber nicht möglich, seine Hände zu lösen, bis der Mann wieder zu sich kam, und da benötigte er auch keinerlei Hilfe mehr. Es wurde berichtet, der Mann habe sich zehn Minuten lang am Geländer festgekrallt. Die Zeit vergeht allerdings wie im Flug, wenn man aufgeregt ist, und niemand hat wirklich auf die Uhr geschaut.

Neben einem warmen Ofen oder in einem geschlossenen Raum wurde dem Mann übel, und er fühlte sich einer Ohnmacht nah. Oft stand er auf und verließ den warmen, geschlossenen Raum, damit er sich nicht übergeben muss. Er hatte großes Verlangen danach, sein Gesicht und seine Hände kalt zu waschen, wonach er sich besser fühlt. Zorn oder Aufregung lösten eine Episode aus.

Die normalen Medikamente halfen ihm eine Weile, aber dann kehrten die Symptome in mehr oder weniger gleichem Ausmaß zurück.

Geistig war der Mann eher schwach, und es bestand eine Tendenz zu zunehmender Schwäche.

Wyethia helenoides* Wye.

Alarcornia helenoides, Melarhiza inuloides; Wyethia. *Asteraceae/Compositae.*

Allgemeines

Wyethia wird für die aktuelle Saison heilend wirken, wenn unsere Heuschnupfenpatienten im Herbst die folgende Symptome berichten: heftige Schnupfensymptome, große Niedergeschlagenheit, Verschlimmerung der Symptome am Nachmittag, leichtes Schwitzen und Schläfrigkeit, extreme Trockenheit der Schleimhäute der Nase, des Mundes und des Halses, brennender, wundfressender und reichlicher

Schleim, ständiges Schlucken, Jucken des weichen Gaumens, so dass der Patient sich gezwungen fühlt, sich mit der Zunge am Gaumen zu kratzen. In einigen Fällen konnte das Mittel sogar eine dauerhafte Heilung erzielen.

Zincum phosphoricum* Zinc-p.

Zinkphosphat. Zn_3P_2.

Modalitäten

Zincum phosphoricum zeigt eine Verschlechterung *morgens*, vormittags, NACHMITTAGS, ABENDS und NACHTS. Der Patient hat ein äußerst starkes Verlangen nach warmer, frischer Luft und ist auffallend empfindlich gegen Zugluft. Allgemeine Besserung durch frische Luft. Viele Symptome verschlechtern sich beim Treppensteigen. Hände, Füße, aber auch andere Körperteile schlafen ein und werden taub. Viele Symptome werden durch Baden hervorgerufen, einige verschlechtern sich nach dem Frühstück. Beim Essen verschlechtern sich einige Beschwerden, andere hingegen verbessern sich. *Zincum phosphoricum* hat sich als sehr nützliches Mittel bei der Behandlung von Chorea erwiesen. Mangel an Lebenswärme und Empfindlichkeit gegen kalte Luft. Symptome durch Kaltwerden und bei nasskaltem Wetter. Zusammenschnürungsgefühl wie von einem Band um den Körper. Krämpfe: epileptisch; hysterisch; innerlich; klonisch; tonisch. Einige Beschwerden bessern sich, andere verschlechtern sich durch Essen. Die Beschwerden verschlechtern sich bei der geringsten körperlichen Anstrengung. Häufige Ohnmachtsanfälle. Unverträglichkeit bestimmter Speisen, insbesondere Brot, Milch, Süßigkeiten oder warme Getränke. Kalte Getränke aber scheinen die Symptome zu lindern.

Allgemeines

Auffällig bei *Zincum phosphoricum* ist ein Ameisenlaufen am ganzen Körper. Im Körper und in den Gliedern ist eine ausgeprägte Schwere zu fühlen. Trägheit, *Reaktionsmangel.* Heftiges ZUCKEN im Körper. MATTIGKEIT, Verlangen, sich hinzulegen, obwohl das Liegen in Bett viele Symptome verschlimmert. Verschlimmerung vor, WÄHREND und nach der Menses. Einige Symptome verschlechtern sich, andere bessern sich durch Bewegung. Die meisten Symptome verschlimmern sich zu Beginn der Bewegung, Abneigung gegen Bewegung. TAUBHEIT in vielen Körperteilen. Viele Schmerzen, BEISSEND, *bohrend,* zerschlagen, äußerliches und INNERLICHES Brennen. SCHNEIDENDE Schmerzen; äußerliches und INNERLICHES Drücken; STECHEN, REISSEN in MUSKELN und NERVEN. Einseitige Lähmung, schmerzlose Lähmungen der Organe. Äußerliches sowie innerliches Pulsieren. SCHNELLER, *intermittierender, unregelmäßiger, flacher* und schwacher Puls. Verlangen, gerieben zu werden, Reiben bessert die meisten Symptome. Durch die ganze Mittelprüfung zieht sich eine ausgeprägte Empfindlichkeit, vor allem gegenüber Schmerzen. Elektrische Stöße sind ein häufiges Kennzeichen von *Zincum phosphoricum.* Schaut man sich die Prüfung in ihrer Gesamtheit an, kann man sagen, die Symptome ähneln den Folgen sexueller Ausschweifungen. Oftmals sind die

Symptome einseitig. Sie werden ausgelöst durch SITZEN, beim *Stehen* oder während des Schlafes. Spannung in sämtlichen Muskeln; starkes *Zittern* und *Zucken* im ganzen Körper und allen Gliedern
Aufdecken verschlimmert. Gehen lindert die Ruhelosigkeit und die Rückenschmerzen, fördert aber die Schwäche. Ausgeprägte Schwäche *morgens* und abends sowie während der Mensesn. Deutliche NERVÖSE Schwäche, Gehen verschlimmert. Gefühl extremer Ermüdung; der Patient reagiert sehr empfindlich auf nasses Wetter, *Wind* und *Wein*.

Geist und Gemüt

Zorn wegen Kleinigkeiten, sogar Gewalttätigkeit, Zorn verschlechtert die Symptome. Ängstlichkeit morgens, nachmittags und nachts; während der Menses begleitet von Fieber; beim Erwachen. Der Patient möchte alle möglichen Dinge, die er gar nicht braucht. Abneigung gegen Alleinsein. Konzentration fällt schwer, Verwirrung am Morgen, beim Erwachen, abends und nach dem Essen. Stark geplagt von Todesvorahnungen. Delirium; fürchterlich; rasend; greift mit den Fingern, zupft an der Bettdecke; gewalttätig. Wahnfantasien, sieht sogar tote Menschen; Feuer; Wahnvorstellungen nachts. STUMPFSINNIGKEIT. ERREGUNG. Versucht zu entkommen. Geistige Anstrengung verschlimmert die Symptome. Erhöhte Vorstellungskraft. Ständige ängstliche BESORGTHEIT, abends, nachts; wegen des Todes, wegen Geistern und Räubern, beim Erwachen. SEHR VERGESSLICH. Die Symptome verschlimmern sich durch Schreck. Er ist unachtsam, ungeduldig, impulsiv, gleichgültig und äußerst TRÄGE. Er scheint auf dem besten Wege zu sein, schwachsinnig zu werden. *Zincum phosphoricum* sollte eines unserer am meisten genutzten Mittel bei Geisteskrankheiten sein. Ausgeprägte Unentschlossenheit. Starke Gereiztheit morgens, ABENDS, begleitet von Kopfschmerzen, und während der Menses. Albernes krampfhaftes Gelächter, gefolgt von Geschwätzigkeit. *Abscheu vor dem Leben*. Boshafte Ideen überkommen ihn häufig, *sehr schwaches Gedächtnis*. Ausgelassenheit am Abend. Wechselhafte Launen, mürrisch, eigensinnig und sehr schnell beleidigt. GEISTIGE ERSCHÖPFUNG und Abneigung gegen Arbeit. Ruhelosigkeit am Morgen, am Abend und in der Nacht; ängstlich. TRAURIGKEIT morgens, nachmittags und abends. Ausgesprochene geistige Trägheit. Der Patient ist empfindlich gegenüber Musik und GERÄUSCHEN. Sexuelle Exzesse verschlimmern die geistigen Symptome; Aufschreien im Schlaf. Wünscht ruhig dazusitzen, Abneigung, zu reden. Manchmal redet er zusammenhanglos. Schreckt leicht aus dem Schlaf hoch. Ausgeprägte Benommenheit, begleitet von Schwindel. Patient denkt viel an Selbstmord. Seine Gedanken wandern umher und verschwinden. Im Schlaf spricht der Patient. Ungewöhnliche Scheu. Bewusstlosigkeit durch Ohnmacht. Viel Weinen; während der Menses.

Kopf und Schwindel

Schwindel am Morgen im Bett, am Vormittag, mittags, nachts, bei Kopfschmerzen und nach dem Abendessen. Neigung zu fallen, mit Übelkeit, vor der Menses, beim Sitzen, beim Stehen, beim Laufen.
Die Stirn ist kalt. Zusammenschnürungsgefühl in der Stirn und des ganzen Kopfes. Hitze im Kopf, besonders abends; in der Stirn. Hyperämie des Ge-

hirns. Hautausschläge auf der Kopfhaut. Das Haar fällt aus, der Kopf fühlt sich morgens und abends schwer an; Stirn; Hinterkopf. Die Kopfhaut juckt und der Patient hat Kopfschmerzen. Schmerzen vor allem morgens im Bett, *nachmittags, abends* und in der Nacht. FRISCHE LUFT BESSERT, Treppensteigen und Hochbinden der Haare verschlimmert, kalte Anwendungen bessern. Verschlimmerung nach dem Essen, bei Erwärmung, begleitet von dem Bedürfnis, sich hinzulegen, was die Beschwerden manchmal lindert, aber manchmal auch verschlimmert; vor allem vor und während der Menses; durch *geistige Anstrengung.* NERVÖSE KOPFSCHMERZEN; KOPFSCHMERZEN, die von der WIRBELSÄULE ausgehen, schlimmer durch Geräusche. Die Schmerzen können anfallsartig, aber auch jeden Tag periodisch auftreten. Druck bessert, schlimmer durch Sonnenwärme, durch Sprechen, beim Gehen, im warmen Raum, durch WEIN. Stirnkopfschmerz am Morgen; *über den Augen.* Schmerzen im *Hinterkopf, an den Seiten des Kopfes, den Schläfen und im Scheitel.* Brennende Schmerzen in der Stirn, wunder Zerschlagenheitsschmerz im Kopf. Brennender Schmerz in der Stirn, ziehender Schmerz in der Stirn; im Hinterkopf, in den Schläfen. Nach außen drückende Schmerzen in der *Stirn;* über den Augen, im Hinterkopf, an den Seiten des Kopfes, in den Schläfen, im Scheitel. Stechende Schmerzen im Kopf, in der Stirn, in den Seiten, in den Schläfen und im Scheitel beim Husten. Betäubende Kopfschmerzen; reißende Schmerzen im Kopf, in der Stirn, im Hinterkopf, in den SEITEN, in den *Schläfen* und im Scheitel. Schweiß auf dem ganzen Kopf und auf der *Stirn.* Pulsieren im gesamten Kopf; in der Stirn. Das Gehirn ist besonders während der Menses sehr empfindlich. Elektrische Stöße im Kopf.

Augen

Zusammenkleben der Augenlider am Morgen. *Zincum phosphoricum* hat Katarakt geheilt. Dicke, schleimig-eitrige Absonderungen aus den Augenwinkeln. Die Augen sind sehr trocken und glanzlos. Die Augen sind heiß und brennen, die Augenlider sind entzündet. Die Lider jucken, in der frischen Luft tränen die Augen.

Der Patient liegt mit halb offenen Augen da. Schmerzen in den Augen, beißend, Brennen am Abend; *drückend,* einschießend, *stechend* oder reißend. Lähmung der Lider und der *Sehnervs.* Photophobie in der Sonne. Die Pupillen sind erst zusammengezogen, dann geweitet. Die Lidränder sind gerötet. Der Patient hat einen starrenden und eingesunkenen Blick. Lidödeme. Mouches volantes, grüne Farben; ein ganzer Farbenkranz um Lichtquellen herum. Die Sicht des Patienten ist getrübt. Angestrengtes Sehen löst viele Symptome aus. Flackern vor den Augen, die *Sicht wird neblig.*

Ohren

Die Ohren sondern blutige oder eitrige Substanzen ab. Ohrenjucken. Geräusche: abends, nachts; begleitet von Schwindelgefühlen, Summen, Flattern, Klingeln, *Dröhnen* oder Zischen. SCHMERZEN IM OHR; hinter dem Ohr; brennend, *stechend* oder ZIEHEND. Pulsieren in den Ohren. Das äußere und innere Ohr ist angeschwollen. Zucken der Ohren; das Gehör ist beeinträchtigt.

Nase

Die Nase des *Zincum phosphoricum* Patienten ist katarrhalisch gereizt, die Haut ist gerötet. Schnupfen schlimmer abends, Fließschnupfen wechselt mit trockenem Schnupfen ab. Absonderungen aus der Nase, blutig, *reichlich,* heftig, eitrig, dick; aus den Choanen. Trockenheitsgefühl in der Nase. Patient schnäuzt Blut aus der Nase. Die Nase fühlt sich verstopft an und juckt innen. Wundheit im Naseninneren. Zunächst überempfindlicher, dann verminderter Geruchssinn. Häufiges Niesen, die Nase ist rot und geschwollen.

Gesicht

Trockene und rissige Lippen. Starke Verfärbung des Gesichtes; bläuliche Ringe um die Augen. Erdige oder blasse Gesichtshaut, kränkliches Aussehen. Hautausschläge auf der Nase, Pickel im Gesicht, kleine Bläschen auf der Stirn. Der Patient erscheint kränklich und ausgezehrt. Starker Juckreiz der Gesichtshaut. *Zincum phosphoricum* hat rechtsseitige Gesichtslähmungen geheilt. Eingefallenes, erschöpftes Gesicht. Geschwollene Lippen, Zucken der Gesichtsmuskeln. Auf den Lippen und den Mundwinkeln bilden sich kleine Geschwüre.

Mund und Zähne

Blutungen des Zahnfleisches, rissige Zunge. Der Mund ist trocken, die Zunge weiß belegt. Das Zahnfleisch schmerzt und ist wund, die Zunge brennt. Die Zungenpapillen sind aufgestellt. Speichelfluss mit blutigem Speichel, skorbutisches Zahnfleisch. Das Zahnfleisch ist sehr stark geschwollen. Schlechter Geschmack: bitter, fad, metallisch, salzig oder süßlich. Kleine Geschwüre auf dem Zahnfleisch, Bläschen auf der Zunge. Die Zähne lockern sich, Zahnschmerzen beim Kauen, durch Druck und beim Schlafengehen. Brennende, ziehende, zuckende, pulsierende, wunde, stechende oder reißende Zahnschmerzen.

Hals

Zusammenschnürungsgefühl und *Trockenheit* des Halses; Zusammenschnürung der Speiseröhre. Häufiges Räuspern. Starke Entzündung des Halses. Kloßgefühl im Hals. Im Hals bildet sich ständig zäher Schleim, ständiges Kratzen im Hals. Schmerzen im Hals beim Schlucken; brennend, drückend, rau oder wund. Beim Schlucken verkrampft sich die Speiseröhre; Schwierigkeiten, feste Nahrung oder Flüssigkeiten zu schlucken. Der Hals, die Tonsillen und das Zäpfchen sind angeschwollen. An den Seiten des Halses außen zieht und drückt es.

Magen

Appetit veränderlich, launisch; vermindert, gesteigert; sogar Heißhunger; Heißhunger nach dem Essen, Appetitmangel am Mittag oder Appetitmangel mit Durst. Abneigung gegen Essen, gegen gekochte Speisen, gegen Fleisch, Süßigkeiten, warme Getränke oder Wein.
Zusammenschnürungsgefühl im Magen. Verlangen nach Bier und kalten Getränken. LEEREGEFÜHL IM MAGEN. Aufstoßen abends, Essen bessert; unbefriedigendes Aufstoßen, ätzend, bitter, leer und mit einem Geschmack der gegessenen Speisen. Saures Aufstoßen nach dem Essen und nach Milch, saures Aufschwulken.

Völlegefühl nach dem Essen, begleitet von großer Schwere. Schluckauf nach dem Essen, Schweregefühl im Magen. ÜBELKEIT morgens, mittags, nach dem Essen und bei Kopfschmerzen. Magenschmerzen morgens, abends, nach dem Essen und während der Menses. Brennende, krampfartige, schneidende, nagende, wunde, stechende Schmerzen. Flaues Gefühl im Magen, begleitet von Würgen; extremer Durst am Nachmittag und am Abend. ERBRECHEN morgens, *nach dem Essen* oder Trinken, bei Kopfschmerzen und während der Schwangerschaft: *Galle,* bitter, schwarz, blutig, grün, bräunlich, Speisen, Schleim, sauer, wässrig, gelb.

Abdomen

Kältegefühl im Abdomen. Geblähtes Abdomen nach dem Essen, vergrößerte Leber. Festsitzende Blähungen, Völlegefühl nach dem Essen. Schwere im Abdomen; Gefühl eines Gewichtes im Hypochondrium. Gefühl, als bewege sich im Abdomen etwas, begleitet von gurgelnden Geräuschen. Abdominalschmerzen morgens und abends, als würde Diarrhö einsetzen; nach dem Essen, vor und während der Menses; anfallsartig, nach dem Stuhlgang, beim Gehen, im Hypochondrium; im Hypogastrium vor der Menses; in der Lendenregion und um den Nabel herum. Am Morgen hat der *Zincum phosphoricum*-Patient krampfartige Schmerzen im Abdomen, in den Seiten des Abdomens und in der Nabelgegend. Schneidende Schmerzen in der Nabelgegend, zerrende Magenschmerzen. Drücken im Hypogastrium und in der Leber. Wundheit im Hypochondrium. Stechende Schmerzen im Abdomen, in den Seiten des Abdomens, im rechten Hypochondrium und in der Leber. Reißende Schmerzen im Abdomen. Nervöses Gefühl im Abdomen. Abdominale Spannung, begleitet von *Grummeln.*

Rektum und Stuhl

OPSTIPATION, abwechselnd mit Diarrhö. *Schwierig abzusetzender* Stuhl, inaktives Rektum, kein Stuhldrang. Unbefriedigender Stuhl, erfolglose Anstrengung, der Stuhl ist hart, trocken, groß und von heller Farbe. Schmerzlose *Diarrhö* nachmittags und abends, unwillkürlich, als Begleiterscheinung von Gehirnerkrankungen. Der Stuhl ist blutig, braun, reichlich, häufig, grün, übel riechend, wässrig. Reichlicher Abgang von übel riechenden Blähungen, die die Beschwerden bessern. Juckreiz und Ameisenlaufen abends im Anus. Blutende, äußerliche Hämorrhoiden. Viel Feuchtigkeit um den Anus. Schmerzen im Anus und im Rektum, während des Stuhls; Brennen, während und nach Stuhlgang; schneidende, drückende, wunde, stechende, reißende Schmerzen. Tenesmus nach dem Stuhlgang, Prolaps des Anus. Erfolgloser Stuhldrang.

Harnwege und Urin

Druck in der Blase, paralytische Blasenschwäche. Harnverhaltung. Krampfartige Kontraktionen in der Blase. Erfolgloser *Harndrang* nachts, muss sich sehr beeilen oder verliert unwillkürlich Urin. Plötzlicher Harndrang nach dem Wasserlassen. Tröpfchenweiser Harnabgang, erschwerte Harnentleerung, schwacher Harnstrahl; häufiges Wasserlassen, schlimmer nachts, mit unterbrochenem Harnstrahl. Unwillkürlicher Harnabgang, schlimmer nachts, im Schlaf, beim Husten, nach dem Stuhlgang. Die Blase ist sehr schwach.

Nierenschmerzen und schneidende Schmerzen in der Harnröhre. Stechen in den Nieren, Harnverhaltung. Absonderungen von Prostataflüssigkeit bei schwierigem Stuhlgang. Blutungen aus der Harnröhre, Brennen in der Harnröhre während des Wasserlassens. Schneiden und Stechen in der Harnröhre. Der Urin ist eiweißhaltig, blutig, brennend, TRÜBT sich ein, wenn ER STEHT, ist dunkel, *reichlich*, wolkig, mit SEDIMENTEN besetzt, flockig, sandig und rot oder sandig und weiß. *Zincum phosphoricum* hat Fälle von Glukosurie ebenso wie Fälle von so genanntem nervösem, farblosem, wässrigem Urin geheilt.

Männliche Geschlechtsorgane

Beschwerliche, schmerzhafte, starke, sogar äußerst heftige Erektionen in der Nacht. Ziehende Schmerzen in den Hoden, stechende Scherzen im Penis und in der Penisspitze. *Samenergüsse* ohne Träume. Das sexuelle Verlangen ist erhöht, bis hin zu großer Heftigkeit. Schwellung der Hoden.

Weibliche Geschlechtsorgane

Bei den weiblichen Patientinnen ist das sexuelle Verlangen ebenfalls *gesteigert.* Entzündung der Eierstöcke; beißende, blutige, *gelbe* oder weiße *Leukorrhö, nach der Menses.* Die Menses bleibt aus, ist hellrot, klumpig, reichlich, häufig, setzt zu spät ein, ist spärlich, zieht sich lange hin oder ist unterdrückt. Schmerzen in der Vulva und in den Eierstöcken, schlimmer links. Herabdrängendes Gefühl vor der Menses, Wundheit in der Vulva. Gebärmuttervorfall.

Atemwege und Husten

Zusammenschnürungsgefühl des Kehlkopfes. Gefühl von Trockenheit im Kehlkopf, es sammelt sich Schleim im Kehlkopf an. Brennen, Rohheit und Wundheit in Luftröhre und Kehlkopf. Kitzeln und Kratzen im Kehlkopf. Heiserkeit, begleitet von Schnupfen. Schwache, raue Stimme. Beschleunigte, ängstliche und asthmatische Atmung, schlimmer in der Nacht. Krampfartiges Asthma, *erschwerte* Atmung, am Abend, in der Nacht und nach dem Essen. *Unregelmäßige, rasselnde* Atmung, kurz und erstickend. Husten: tagsüber und nachts, am Morgen, am Nachmittag, am Abend und in der Nacht. Asthmatischer Husten, hervorgerufen durch tiefes Atmen. Ständiger Husten, vor allem nach dem Abendessen. Trockener Husten abends und in der Nacht. Erschöpfender Husten, Hüsteln, hervorgerufen durch eine Kehlkopf- und Luftröhrenreizung. *nervöser,* anfallsartiger, rasselnder, kurzer *Husten,* in Ruhe; Sitzen verschlimmert, Aufstehen und Umhergehen bessert. Krampfartiger Husten, spinaler Husten, sehr heftig und kitzelnd. *Zincum phosphoricum* wurde sehr erfolgreich bei Keuchhusten eingesetzt. Auswurf nur am Tag, morgens; hellrotes Blut, von blutigen Streifen durchzogen, schwer abzuhusten, schaumig, *grünlich, schleimig,* zäh oder gelb, mit eitrigem, süßlichem Geschmack.

Brust und Herz

Ängstliches Gefühl in der Brust. Zusammenschnürungsgefühl, wie von einem Band um das Herz, bei Erkrankungen der Wirbelsäule. Pickel auf der Brust, *Brustbeklemmungen.* Schmerzen in der Brust, abends, während des Hustens, bei tiefem Atmen, im Herzen, dumpfer Schmerz in der Brust, Brennen in der

Brust, begleitet von einem rohen, wie wunden Gefühl beim Husten. Schneidende, *drückende* Schmerzen mit einem Wundheitsgefühl beim Husten, Wundheitsgefühl in der Brust. Stechende Schmerzen in der Brust, beim Husten, bei tiefem Atmen, Schmerzen in den Seiten der Brust, schlimmer links; im Herzen. *Herzklopfen.* Patientin spürt jeden einzelnen Herzschlag: ängstlich, das Herz klopft wie ein Hammer, beim Erwachen. Wenn Erkrankungen der Wirbelsäule in Tuberkulose übergehen. Krämpfe in der Brust.

Rücken und Extremitäten

Große Hitze, sogar ein Brennen im Rücken. Juckreiz und Ameisenlaufen auf dem Rücken. Konvulsive Bewegungen der Rückenmuskeln bis hin zum Opisthotonus. Schmerzen im Rücken: bei Frost, vor der Menses, bei *Bewegung*, beim *Aufstehen aus einer sitzenden Position*, BEIM SITZEN oder beim Stehen. Einige Schmerzen werden durch Gehen gebessert. Schmerzen in der Zervikalregion, in der Dorsalregion, zwischen den Schulterblättern und in der Wirbelsäule. Schmerzen in der Lumbalregion, während der Menses, bei Bewegung, beim Aufstehen aus einer sitzenden Position und beim Sitzen. Gehen bessert. Schmerzen im Kreuz- und Steißbein, während der Menses. Heftige Schmerzen in der Wirbelsäule beim Sitzen, Gehen bessert. Dumpfe Schmerzen in der Lumbalregion. Zerschlagenheitsschmerz im Rücken, in der Zervikalregion. Brennende Schmerzen im Rücken, in der Wirbelsäule und in der Lumbalregion. Ziehende Schmerzen im Rücken, zwischen den Schulterblättern und in der Lumbalregion. Drückende Schmerzen im Rücken und in der Lumbalregion. Die Wirbelsäule ist äußerst berührungsempfindlich, in der Dorsalregion und im Kreuzbein. *Zincum phosphoricum* ist sehr hilfreich bei Wirbelsäulenreizungen. Stechende Schmerzen im Rücken und in den Schulterblättern. Reißende Schmerzen im Rücken, in der Zervikalregion, in den Schulterblättern. Steifheit im Rücken und im Zervikalbereich; große *Schwäche* in der Lendengegend.

Frostbeulen an den Füßen. *Zincum phosphoricum* ist ein hilfreiches Mittel bei Chorea. Kalte Extremitäten: obere Gliedmaßen, HÄNDE, Fingerspitzen und Oberschenkel, morgens. Eisige Kälte der Füße nachts. Krämpfe in den unteren Gliedmaßen, den Waden und Füßen. Bläuliche Verfärbung der Hände. Trockenheit der Hände und Finger. Auf den Gliedmaßen bilden sich Pickel und Bläschen. Ameisenlaufen, vor allem in den Füßen. Hitze der Handinnenflächen und Füße, Brennen der Fußsohlen. Schwere aller Glieder. Hautjucken an allen Gliedmaßen. Zucken der unteren Gliedmaßen, schlimmer während des Schlafs.

Taubheit aller Glieder. Alle Arten von Schmerzen in den Gliedern. Schmerzen, rheumatische Schmerzen in den oberen und unteren Gliedmaßen, in den Schultern, in den Oberschenkeln und Beinen sowie in den Fersen. Die Schmerzen ziehen den Ischiasnerv hinunter. Brennen der oberen Gliedmaßen, der Unterarme und Hände, der unteren Gliedmaßen, der Oberschenkel, der Füße und Fußsohlen. Starkes Ziehen in den Gliedern, in den oberen Gliedmaßen, in den Ober- und Unterarmen und in den Oberschenkeln. Bewegung und Gehen bessert Schmerz in den Oberschenkeln abends, Verschlimmerung durch Sitzen. Schmerzen in den Knien und Beinen. Wunder Zerschlagenheitsschmerz in den Gliedern, in den Oberschenkeln und Beinen. Stechende Schmerzen in den oberen Gliedmaßen in den Schultern und den Händen, in den unteren Gliedmaßen in den Hüften und Oberschenkeln. *Reißende Schmerzen in den oberen und unteren Gliedmaßen*, in den GELENKEN, in den *Schultern, den Ober- und Unterarmen*, in den Handgelenken, den Händen und Fingern, in der Hüfte, den *Oberschenkeln*, den Knien, Beinen und Zehen. Schmerzlose Lähmungen der unteren Gliedmaßen. Kalte Schweißbildung auf den Händen und unteren Gliedmaßen; übel riechender FUSSSCHWEISS; unterdrückter Fußschweiß. Ruhelosigkeit aller Glieder, vor allem aber der Füße und Beine. Steifheit der unteren Gliedmaßen und ödematöse Schwellungen der Füße. Spannungsgefühl in den Kniekehlen, in den Beinen und Waden. Spannung im Oberschenkel, abends; Sitzen verschlimmert, Gehen und Anziehen der Glieder bessert. Zucken der oberen Gliedmaßen und der Oberschenkel. Schwäche in allen Gliedern, ganz besonders in den unteren Gliedmaßen und Beinen.

Schlaf

Komatöser Schlaf: Ängstliche Träume. Träume von Fallen, schreckliche, grauenhafte Träume, von Unglück oder großer geistiger Anstrengung, sehr lebendige Träume. Spätes Einschlafen. Schläfrigkeit nachmittags und nach dem Essen. Schlaflosigkeit vor Mitternacht und nach 3 Uhr morgens; Schlaflosigkeit nach dem Erwachen. Der Patient ist morgens nach dem Schlaf nicht ausgeruht. Zu frühes Erwachen, um 3 Uhr morgens, häufig.

Fieber und Schweiß

Frost: nachmittags, abends, in kalter Luft, im Bett oder nach dem Essen, *äußerlicher Frost* oder *Schüttelfrost* nach dem Schlaf. Fieber abends, nachts, *abwechselnd mit Frost;* Hitzewallungen. Schwitzen nachts, kalter Schweiß, reichlich während des Schlafs.

Haut

Vermindertes Empfinden in der Haut. Nach dem Kratzen Gefühl des Beißens oder Brennens. Objektive Kälte der Haut, die Haut reißt sehr schnell ein. Rote Flecken und Trockenheit mit Brennen. Hautausschläge: Furunkel; Brennen; herpetische Ausschläge, Juckreiz, feuchte Ausschläge, flüchtige Exantheme, schorfige Ausschläge, brennend schmerzende Ausschläge; Kratzen verschlimmert. UNTERDRÜCKTE Ausschläge, eiternde Ausschläge, Urticaria, die sich nach dem Kratzen verschlimmert, Bläschenbildung. AMEISENLAUFEN überall am Körper. Juckreiz, beißender, brennender oder krabbelnder Juckreiz. Es juckt den Patienten als sei er gestochen worden, schlimmer im warmen Bett. Hyperästhesie. Stechende Schmerzen in der Haut. Geschwüre; blutend, brennend, blutige Absonderungen, *indolent,* juckend, schmerzlos oder brennend schmerzend.

Zincum metallicum **Zinc.**

Zink, Element 30. *Zn.*

Allgemeines

Zincum wurde vollständig und hinreichend geprüft, wobei Symptome in jedem Bereich des Körpers herausgebracht wurden. Es handelt sich um ein Antipsori-

kum und passt bei gesundheitlich stark angeschlagenen Patienten mit schwacher Konstitution; Schwäche charakterisiert die gesamte Arzneimittelprüfung.
Der *Zincum*-Patient ist nervös und extrem empfindlich; er ist erregbar, und der geringste Auslöser führt zu Zittern, Schaudern, Zucken der Muskeln, reißenden Schmerzen entlang der Nervenbahnen und Kribbeln; Überempfindlichkeit des einen Körperbereichs und Empfindungslosigkeit des anderen. Diese außerordentliche Empfindlichkeit ähnelt *Nux vomica*, aber die Mittel stehen sich feindlich gegenüber. Überarbeitet und leicht erregbare Patienten entsprechen sowohl *Nux vomica* als auch *Zincum*. Der *Nux vomica*-Patient reagiert auf die höheren Potenzen empfindlich. Des Weiteren bestehen bei *Zincum* lähmungsartige Schwäche, Abmagerung, Erschöpfung. Zahlreiche Gehirn- und Rückenmarkssymptome treten auf.
Sämtliche Funktionen sind verlangsamt; auch Hautausschläge erscheinen nur langsam. Der gesamte Organismus erscheint ausgelaugt und schwach. Bei einem Mädchen, das sich dem Pubertätsalter nähert, und es an der Zeit wäre, dass die Menstruationsblutungen einsetzt, bleibt die Blutung aus; das Mädchen verfällt gesundheitlich zusehends und entwickelt choreatische Symptome, Rucken und Zucken, Wundheitsgefühl im Nacken, Brennen der gesamten Wirbelsäule, Kribbeln und Krabbeln der Extremitäten, sowie hysterische Manifestationen aller Art. *Zincum*-Patienten sind empfindlich gegen jedes kleine Geräusch – gegen das Reden von anderen Personen im Zimmer und sogar gegen das Rascheln von Papier. „Reden oder Zuhören ist beschwerlich; das viele Reden anderer Leute im Zimmer, sogar derjenigen, die er mag, beeinträchtigt seine Nerven und er wird mürrisch."
Schwächliche Kinder, insbesondere auch schwächliche Mädchen, mit geistiger Schwäche und schwachem Gedächtnis. Die kleinen Patienten sind eher sanftmütig, jedoch geraten sie leicht in Jähzorn. Wenn das Kind an Scharlach oder Masern erkrankt, verfällt es in Stupor. Der Hautausschlag entwickelt sich nicht. Es besteht eine Neigung zu Konvulsionen, und sie ziehen die Glieder an; Harnsuppression; sie rollen den Kopf im Bett hin und her. Aus dem Stupor entwickelt sich eine vollständige Bewusstlosigkeit. Der Organismus ist unfähig, den Hautausschlag an die Oberfläche zu bringen.
Die Verdauungstätigkeit des Magens ist verlangsamt; der Patient leidet an saurem Erbrechen. Die Därme arbeiten ebenfalls nur langsam. Im Rektum kommt es zu Kotstau. Schwierige Austreibung des Harns aus der Blase; Blasenlähmung und hartnäckige Stuhlverstopfung treten im Zusammenhang mit Rückenmarkssymptomen auf. Der Urin beginnt nur langsam zu fließen; der Patient kann nur im Sitzen urinieren, in manchen Fällen gar nur, wenn er sich beim Sitzen nach hinten lehnt und kräftig gegen die Lehne drückt.
Schmerzen im dorsalen, lumbalen und sakralen Bereich des Rückens, besser beim Gehen und schlechter beim Aufstehen vom Sitzen (bei *Rhus toxicodendron* betrifft der Schmerz vorwiegend die Kreuzbeingegend, bessert sich beim Gehen und setzt ein beim Sitzen. *Calcium carbonicum, Rhus toxicodendron, Phosphorus, Sulphur* und *Sepia* haben dieses Symptom im höchsten Wertigkeitsgrad. *Zincum* erscheint einen Wertigkeitsgrad tiefer bei der Verschlimmerung durch Aufstehen vom Sitzen, ebenso wie auch *Petroleum* und *Ledum).*

Gefühllosigkeit in den Fußsohlen, mit schneidendem Schmerz und Zerschlagenheitsgefühl in den Fersen beim Auftreten. Messerartig stechende und reißende Schmerzen in den Füßen. Tabes dorsalis.
Lähmung der Glieder; Parese und schließlich Paralyse einer oder beider Körperhälften; Rucken, Zittern und Erschöpfung. Schläge in den Gliedern und Rucken im Schlaf.
Anämischer Zustand der trophischen Zentren; Abmagerung des gesamten Körpers. Die Haut sieht schrumpelig aus. Das Gesicht des Patienten ist blass, faltig und sieht kränklich aus. Der Patient ist immer fröstelig und empfindlich gegen Kälte. Viele neuralgische Schmerzen kommen vor; reißende Schmerzen in allen Körperteilen durch Einwirkung von Zugluft. Spannungsgefühl und Ziehen an verschiedenen Stellen. Eigenartiges Ziehen um die Augen, als ob Strabismus einsetzen wollte. Ziehen in den Muskeln; der Kopf wird in den Nacken gezogen. Das Spannungsgefühl und das Ziehen können überall auftreten. Wenn der Patient zur Ruhe kommt, werden die Beine angezogen; hysterische Kontrakturen; die Finger werden in sämtliche Richtungen gezogen.

Geist und Gemüt

Die geistigen Fähigkeiten des Patienten sind verlangsamt, der Patient ist schwach und müde; es kommt zu Gedächtnisschwäche und Vergesslichkeit. „Wiederholt alle Fragen, bevor er sie beantwortet." Wenn jemand dies tut, dann möchte er dadurch, dass sein Verstand die Frage begreift. Er muss zuerst erkennen, was die Frage bedeutet, und antwortet erst dann. Dieses Symptom tritt bei Typhus auf, wenn der Patient sich nicht erholt; oder aber bei einen Kind nach Affektionen des Gehirns. Es besteht eine nervöse Erschöpfung; der Patient zögert, nachdem man ihm eine Frage gestellt hat, einen Augenblick, und bekommt einen leeren Gesichtsausdruck; dann aber erhellt sich das Gesicht und er beantwortet die Frage. Wenn Sie einen *Zincum*-Patienten beobachten, ohne eine Frage an ihn zu richten, dann würden Sie nicht erkennen, dass er so schwach ist. Wenn Sie ihn jedoch etwas fragen, dann wird er Sie völlig erstaunt anblicken, „Oh" sagen und schließlich antworten. *Zincum* passt nicht für Patienten, die von Natur aus eine geistige Schwäche haben, beispielsweise wenn ein Kind an der Schwelle zur Idiotie steht. Hier passt *Barium carbonicum*. Der *Zincum*-Patient erwacht sozusagen aus einem Halbschlummer, starrt einen Augenblick vor sich hin, ohne zu antworten.
Stupor; der *Zincum*-Patient erwacht daraus beim kleinsten Geräusch, schreckt auf und zuckt am ganzen Körper; aber bald schon verlässt er diesen Zustand, wird immer weniger erregbar und fällt schließlich in eine Bewusstlosigkeit, aus der er nicht erweckt werden kann.

Kopf und Schwindel

Es gibt bei *Zincum* einige tief sitzende Gehirnbeschwerden, bei denen Ihre Geduld auf eine harte Probe gestellt wird. Einige Fälle gehen nur langsam und allmählich in Bewusstlosigkeit über; die Patienten rollen einige Tage lang den Kopf im Bett hin und her; die Augen sind glanzlos, der Körper abgemagert, und es kommt zur unwillkürlichen Entleerung von Stuhl und Urin im Bett; die Zunge ist trocken, ausgedörrt und so schrumpelig, dass sie wie Leder aussieht;

das Gleiche zeigt sich auch an den Lippen; das Gesicht ist welk und sieht jeden Tag älter aus. Lähmung einer Hand oder eines Fußes, oder aber die gesamte Muskulatur scheint gelähmt zu sein. Der Patient schreit auf vor Schmerz, wobei der Schrei nicht so schrill klingt wie bei *Apis*. Schon eine Gabe *Zincum* wird diesen Patienten wieder ins Leben zurückbringen. Wenige Tage nach der Mittelgabe wird es zu einem Rucken und Zittern in den vormals bewegungslosen Teilen kommen, oder aber die Mittelwirkung zeigt sich in reichlichem Schwitzen und viel Erbrechen; das plötzliche Aufbäumen scheint ein Alarmzeichen zu sein, denn es sieht so aus, als würde ein Verfall drohen. In Wirklichkeit handelt es sich jedoch um den Anfang der Heilreaktion. Und nach Tagen und Nächten, während der kleine Patient das Bewusstsein wieder erlangt, kommt es zu einer Rückkehr des Empfindungsvermögens der Körperteile, was mit fürchterlichstem Kribbeln, Ameisenlaufen, Prickeln und Krabbeln einhergeht. Mutter, Vater und Nachbarn verlangen dann, dass etwas dagegen unternommen wird. Aber wenn Sie hier die Mittelwirkung antidotieren, dann wird der Fall dahin zurückkehren, wo er zuvor war. Dieses Leiden ist nichts anderes als das Erwachen zum Leben. Es wird eine oder zwei Wochen andauern, bevor es Anzeichen für einen Rückfall gibt, die eine weitere Gabe *Zincum* benötigen. Und wieder kommt es zu Schweiß, Erbrechen usw. Dies kann man beispielsweise bei einer spinalen Meningitis beobachten. Das frühe Stadium zeigt sich mit Kongestion, und *Belladonna* wirkt vielleicht palliativ; aber mit dem Einsetzen der oben genannten Symptome wird klar, dass *Zincum* das einzige Mittel ist, das die Heilung vollbringen kann. Der *Belladonna*-Patient hat ein gerötetes Gesicht, einen heißen Kopf, rollt mit dem Kopf hin und her, mit glänzenden Augen und klopfenden Karotiden. Der *Bryonia*-Patient ist sanftmütig, dumpf, hat ein purpurnes Gesicht und ist schläfrig; es geht ihm in der Ruhe besser. Der *Helleborus*-Patient entwickelt nur ein geringes Fieber; er hat kalte Extremitäten, wirft den Kopf hin und her, hat erweiterte Pupillen, ist bewusstlos und kann daraus nur schwer erweckt werden; er rollt den Kopf von einer Seite zur andern. Wenn jedoch bei alldem die Reflexe aufgehoben sind, dann ist *Zincum* das Heilmittel. Sollten *Gelsemium, Belladonna* oder *Bryonia* eine Linderung erzielt haben, ohne vollständig zu heilen, geben Sie ebenfalls *Zincum*.

Es ist das Mittel bei schrumpligen, kleinen Kerlchen, die wochenlang in diesem Zustand verbracht haben, abgemagert und bewusstlos sind. Sie müssen die Mutter beiseite nehmen und ihr erklären, was passieren wird, wenn das Kind wieder zu Bewusstsein kommt. Wenn Sie das nicht tun, könnten Sie womöglich aus dem Haus verwiesen werden. Ein Patient in fortgeschrittenem Alter kann solch Strapazen kaum aushalten; aber es ist wirklich erstaunlich, wie gut die Kleinen die anhaltende Kongestion und Entzündung wegstecken. *Zincum* ist das Heilmittel nach Scharlach und falsch behandelter Meningitis; tuberkulöse Meningitis. Ich habe diese heftigen Formen der Gehirnerkrankungen, bei denen das Bild dem von *Zincum* etwas ähnelt, mit Hilfe von *Phosphorus* durchgebracht. Es gibt keine klinischen Fallaufzeichnungen von einer Heilung von tuberkulösen Meningitis. Aber ein Homöopath kann einige dieser Fälle heilen, obwohl es zwei oder drei Monate dauern kann, mit einem Auf und Ab und zwei oder drei Rückfällen.

Augen

Bezüglich den Augensymptomen finden wir eine eigenartige Verdickung und Trübung der Konjunktiva, die infiltriert und ledrig ist und gelbe Flecken aufweist; die Winkel sind verdickt, wie bei einem Pterygium. Dunham hat mit Hilfe von *Zincum* eine bemerkenswerte Heilung eines Pterygiums vollbracht. Der Bericht steht in den *Leitsymptomen* und beginnt wie folgt: „Pterygium im rechten Auge, von wo es gerade auf die Hornhaut übergreift; im linken Auge erstreckt es sich vom inneren Canthus zur Pupille."

„Jucken und Stechen in den inneren Augenwinkeln mit Trübsichtigkeit." „Starkes Brennen der Augen und Augenlider morgens und abends, mit Gefühl von Trockenheit und Drücken darin." *Zincum* hat beschwerliche Verdickung der Lider geheilt, Ektropion und Entropion; granuläre Verdikkung der Lider. In einem heftigen Fall von Entropion, bei dem die Wimpern ständig auf dem Augapfel hoch- und runterscheuerten, mit Tränenfluss, starker Entzündung und Rötung, hat *Zincum* sämtliche Beschwerden beseitigt. Heftige Photophobie; es scheint, als ob das Licht ihn blenden würde. *Zincum* und *Euphrasia* sind bei Augenbeschwerden eng miteinander verwandt. Strabismus nach Gehirnaffektionen. Ein Patient litt seit einem Scharlach an Strabismus.

Weibliche Genitalien

Zincum-Patientinnen haben große Beschwerden bei den Menses; Dysmenorrhö. Es gibt aber ein hervorstechendes Symptom: Ganz egal, wie heftig die Beschwerden, die Schmerzen in den Ovarien oder im Uterus, oder die hysterische Erregung auch sein mag – sobald die Monatsblutung einsetzt, kommt es zur Besserung der Beschwerden. Heftige Schmerzen in den Eierstöcken, besser durch die Menstruationsblutung. Dies ist ein großer Unterschied zu *Cimicifuga*, bei dem es zu nervöser Erregung und Hysterie während der Menstruation kommt, und je stärker die Blutung ist, desto heftiger sind auch die Schmerzen.

Die Symptome von *Lachesis* und *Zincum* verschlechtern sich vor und bessern sich mit der Monatsblutung. Bei *Lachesis* kehren die Schmerzen jedoch vollständig wieder, wenn die Blutung erneut nachlässt. Bei *Cimicifuga* kommt es zuweilen zu intermittierender Blutung, wobei die Schmerzen bei jedem Versiegen nachlassen und erneut einsetzen, wenn die Blutung wieder zu fließen beginnt.

Rücken und Extremitäten

Die ausgeprägte Nervosität von *Zincum* zeigt sich in den Füßen. Bei der Anamnese bemerken sie, dass das Kind oder die Frau ständig einen Fuß in Bewegung hat und nicht stillhalten kann. Bei vielen Arzneien treten die nervösen Füße auf, und oft kommt es zur Besserung von Symptomen durch Bewegung der Füße. Bei *Zincum* ist dies jedoch besonders ausgeprägt. Ein ungefähr 12 Jahre altes Mädchen hatte überhaupt keine übereinstimmenden Symptome, sodass ich das Heilmittel nicht finden konnte. Die Mutter berichtete, dass das Kind sie krank machen würde, indem es in der Kirche ständig einen Fuß bewegte. Auf die Frage hin, warum sie dies tat, antwortete sie, dass wenn sie damit aufhören würde, sie den Urin nicht mehr halten könne. *Zincum* heilte die ganze

Patientin. In den *Leitsymptomen* finden wir folgende zwei Worte, die mit zwei Balken markiert sind: „Zappelige Füße."

Brust und Herz

Zincum hat auch einige auffallende Herzsymptome. Zusammenschnürung der gesamten Brust bei schwächlichen Patienten.

Arzneimittelverzeichnis

B

C

H

I

J

K

L

M

N

O

P

R

S

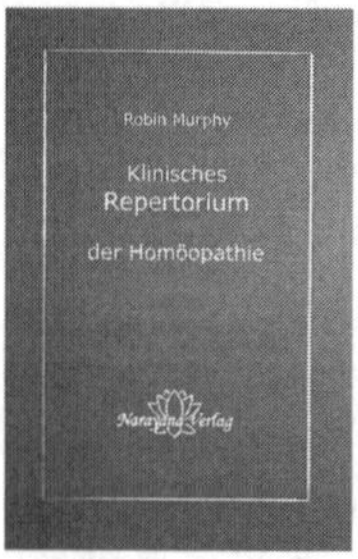

Robin Murphy
Klinisches Repertorium

2.304 Seiten, geb., mit Goldprägung, € 125,-

Deutsche Erstausgabe des "Homeopathic Clinical Repertory", das in den USA bereits große andere Repertorien überholt hat.
Ein Vorteil ist seine einfache alphabetische Struktur, die die Handhabung erleichtert und selbst Anfängern einen schnellen Zugang ermöglicht. Viele Homöopathen bestätigten uns, dass das Werk handlich und praktisch ist, und dass sie nur noch mit dem Murphy arbeiten, seit sie ihn kennengelernt haben. Vom Umfang steht es anderen großen Repertorien nicht nach (über 2.300 Arzneimittel).
Einzigartig bei diesem Repertorium ist ein klinischer Teil, der Krankheitsbilder und Diagnosen zusammenfasst, die in anderen Repertorien über die Rubriken verstreut sind. Außerdem gibt es Kapitel über Impfungen, Konstitution und Vergiftungen mit verschiedenen Substanzen und einen Wortindex, wie man es in anderen Repertorien so nicht findet. Enthält neue klinische Rubriken wie Ebola, ADHS, Chronic Fatigue und Multiple Sklerose.

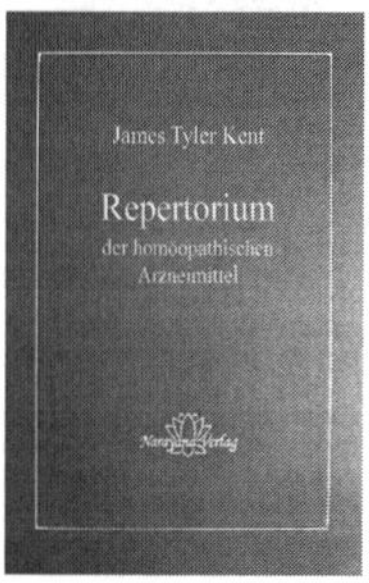

James Tyler Kent
Repertorium der homöopathischen Arzneimittel

1.504 Seiten, geb., mit Goldprägung und gestanztem Daumenregister, € 85,-

Das Kent'sche Repertorium war das Hauptwerkzeug von Generationen klassischer Homöopathen. Besonders wegen seiner Verlässlichkeit wird es auch heute noch von vielen Homöopathen benutzt. Das Repertorium war das Lebenswerk von James Tyler Kent. Er arbeitete daran jahrzehntelang bis zu seinem Lebensende, wobei er es beständig mit Arzneimittelprüfungen und klinischen Erfahrungen ergänzte.
Das vorliegende Werk ist eine originalgetreue Neuübersetzung des bewährten Klassikers und beinhaltet im Vergleich zu anderen Übersetzungen keine Zusätze. Die Mittelbezeichnungen wurden aktualisiert. Das Werk umfasst neben dem Repertorium eine 40-seitige Einführung in die Repertorisation von Bidwell. Kent selbst bezeichnete diese Einführung als "hervorragend" und hat dazu das Vorwort geschrieben. Das Erstaunlichste an diesem Werk ist der Preis. Es ist von allen großen deutschsprachigen Repertorien das derzeit preisgünstigste.

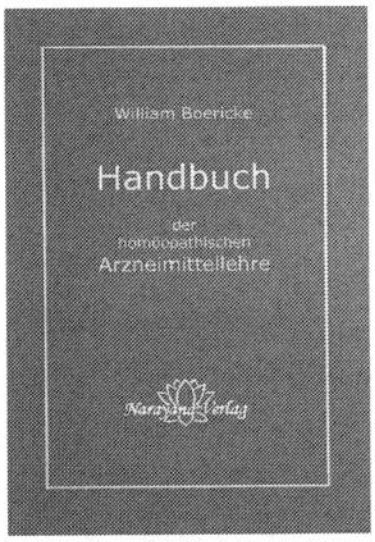

William Boericke

Handbuch der homöopathischen Arzneimittellehre

712 S., geb. mit Goldprägung, € 35,-

Die preislich günstigste und gleichzeitig umfassendste Boericke-Ausgabe. Neuübersetzung des beliebten Klassikers, wobei sämtliche kleinen Mittel, die Boericke sonst nur als Querverweise nannte, alphabetisch integriert sind. Damit umfasst der Boericke mehr als 1.200 Mittel. Die pflanzlichen Mittel wurden außerdem mit ihrer botanischer Familienzugehörigkeit versehen.
Über 50 neue wichtige Arzneimittel wurden aufgenommen. Bei diesen Mitteln wurden auch Entdeckungen von Rajan Sankaran, Jan Scholten, Massimo Mangialavori und Louis Klein berücksichtigt. Auch werden anhand von Beispielen eine übergeordnete Sichtweise von Pflanzenfamilien, Mineralien und Tiermitteln dargestellt. Ferner wird bei fast 800 Mitteln die neue Information der Farbvorliebe angegeben, die es so bisher nirgends gab. Allein schon dadurch ist das Werk einzigartig. Ein ideales Nachschlagewerk mit Pfiff!

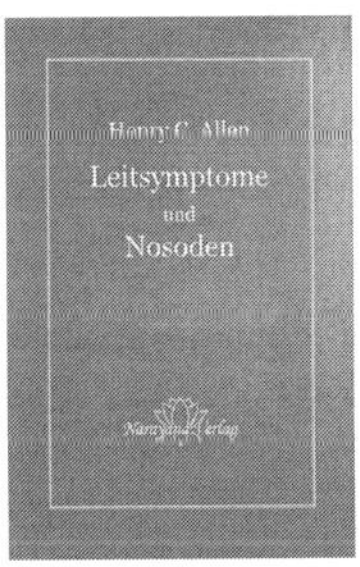

Henry C. Allen

Leitsymptome und Nosoden

600 Seiten, geb., mit Goldprägung, € 35,-

„Der Allen“ vermittelt ein solides Basiswissen der Leitsymptome, eine ideale Erweiterung zum „Nash“. Enthält viele differentialdiagnostische Hinweise. Viele klassische Homöopathen, vor allem die bekannte indische Schule von Calcutta, praktizieren nach diesem Werk. 215 Arzneimittel, darunter auch „kleine“ Mittel wie Collinsonia canadensis, Ratanhia oder Terebinthiniae werden beschrieben. Am Ende des Buches folgt eine Darstellung der wichtigsten Darmnosoden.
Neuübersetzte überarbeitete Auflage, wobei die Leitsymptome nach dem bewährten Kopf-zu-Fuß-Schema gegliedert wurden. Dies ist die derzeit günstigste deutsche Ausgabe des Klassikers, gebunden und mit Goldprägung.

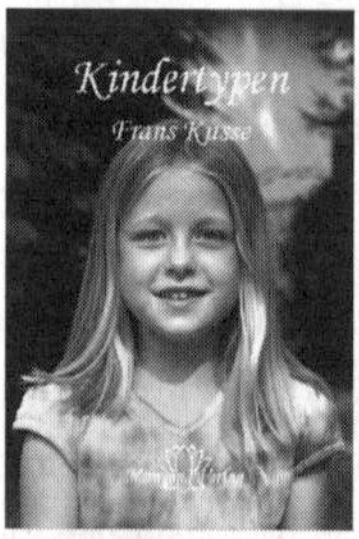

Frans Kusse

Kindertypen

57 homöopathische Konstitutionsmittel

280 Seiten, geb., € 39.-

Der liebenswürdige holländische Arzt Dr. Frans Kusse hat hier ein wunderbares neues Werk über die Typologie von 56 wichtigen homöopathischen Mitteln bei Kindern geschaffen. Mit einfachen, wohl abgewogenen Worten fasst er auf geniale Weise die Charakterzüge dieser Mittel. Man denkt, man kennt viele dieser Mittel schon - und ist jedesmal überrascht, wie neu und klar sie hervortreten. Dabei schildert er auch neue Mittel wie Beryll, Lithium, Mangan, Helium, Hydrogen oder Saccharum officinale, die bei Kindern sehr oft angezeigt sind und doch bisher nur in Werken über die Behandlung Erwachsener oder einzeln verstreut in Fachzeitschriften zu finden waren. Viele Mittelbeschreibungen sind durch Fotos von geheilten Kindern bereichert.

Möge dieses zauberhafte Buch auch allen Eltern, Lehrern und Psychologen eine Hilfe sein, die angezeigten Mittel bei den Kindern besser zu erkennen!

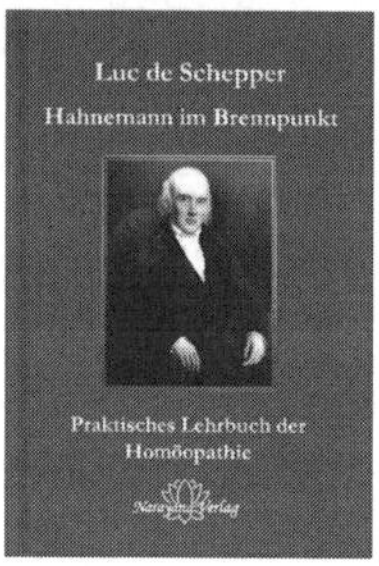

Luc de Schepper

Hahnemann im Brennpunkt

Praktisches Lehrbuch der klassischen Homöopathie

704 S., geb., € 79,-

Luc de Schepper, Autor des Bestsellers "Der Weg zum Simillimum", gibt in diesem Werk eine klare und detaillierte Einführung in die Homöopathie. Es ist eines der umfassendsten Lehrbücher der klassischen Homöopathie und wird bereits weltweit von vielen Schulen als Grundlagenwerk empfohlen.

Das Buch gliedert sich in drei Teile: Die Grundlagen, der Heilungsprozess und die chronischen Miasmen. Es besteht aus 25 Kapiteln mit 44 Darstellungen. Alle Aspekte der Homöopathie werden beleuchtet, u.a. die Lebenskraft, die Potenzwahl, ein sehr ausführlicher Teil über LM Potenzen, die Fallaufnahme, Konstitution, Fall-Management, Heilungshindernisse, Nosoden, Miasmen und Krebsbehandlung. Die Inhalte werden anhand zahlreicher Fallbeispiele verdeutlicht.

Allein der Umfang und die Detailliertheit machen dieses Buch zu einem der besten modernen Lehrbücher, die auf diesem Gebiet erhältlich sind. Wenn ein Student sich dieses Buch, eine Arzneimittellehre und ein gutes Repertorium zulegt, sollte für ihn nichts im Wege stehen, ein ausgezeichneter Homöopath zu werden. Peter Morrell (Simillimum)

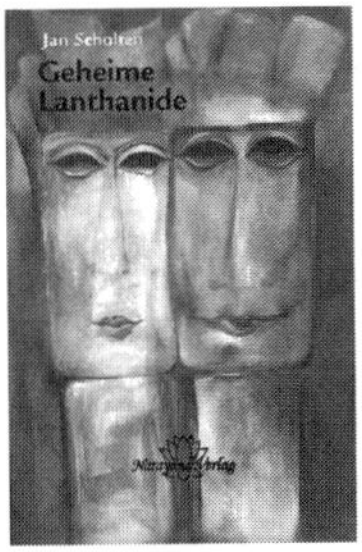

Jan Scholten

Geheime Lanthanide

560 Seiten, geb., € 75,-

Jan Scholten hat hier ein Jahrhundertwerk der Homöopathie geschrieben, das unsere Medizin ebenso nachhaltig beeinflussen wird wie das Organon. Er schenkt uns hier nicht nur den lange verborgenen Schlüssel zur therapeutischen Anwendung der Seltenen Erden, sondern präsentiert uns gleichzeitig eine abgerundete Methodik zur Mittelfindung aller anderen Elemente des Periodensystems.
Die Lanthanide werden für die homöopathische Medizin bald ebenso unersetzlich sein, wie sie es seit Jahrzehnten für die moderne Technik geworden sind. Ein Hauptthema dieser Elemente ist die Selbstbestimmung und das innere Bedürfnis nach Unabhängigkeit, was auch ein Hauptthema unserer Zeit widerspiegelt.
In 79 Fallbeispielen wird gezeigt, dass viele schwer therapierbare Krankheiten unserer Zeit nun durch diese Mittel bessere Erfolgschancen haben: Autoimmunkrankheiten, Migräne, Legasthenie, zahlreiche Augenkrankheiten, chronische rheumatische Erkrankungen, Morbus Crohn und Colitis ulcerosa sind nur einige Indikationen. Ein Meisterwerk!

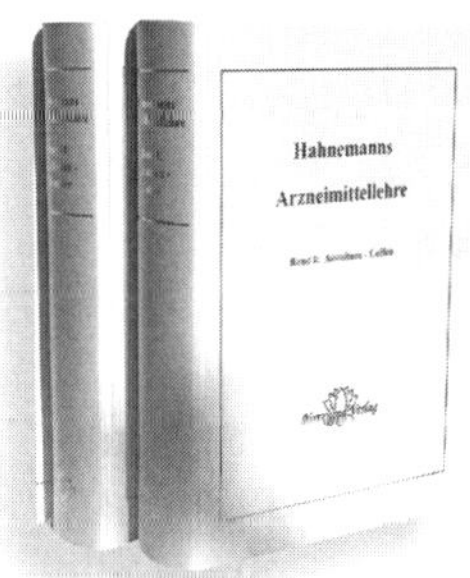

Samuel Hahnemann

Hahnemanns Arzneimittellehre

3 Bände, insgesamt 2.664 Seiten, geb., € 128,-

Bislang waren die von Hahnemann geprüften Arzneimittel in zwei verschiedenen Werken, der Reinen Arzneimittellehre und den Chronischen Krankheiten, beschrieben worden. Immer wieder wurde der Wunsch geäußert, diese hervorragende Arzneimittelsammlung des Altmeisters in einem Werk herauszugeben. Eine solche Zusammenfassung in nur drei Bänden wird hiermit zum ersten Mal verfügbar gemacht. Man kann dieses Werk durchaus als „Mutter aller Arzneimittellehren" bezeichnen.
Um dieses Werk möglichst praxisnah zu gestalten, wurden die Mittel alphabetisch geordnet und deren Symptome nach dem Kopf-Fuß-Schema gegliedert. Die Rechtschreibung wurde modernisiert. Außerdem wurden weitere Originalquellen wie z. B. aus Stapfs Archiv hinzugezogen.
Wer den wahren Wert der Originalquellen erkannt hat, erhält mit diesem Werk zum ersten Mal ein wirklich praktikables Werkzeug zur Ausübung der Homöopathie, wie sie Hahnemann praktizierte.

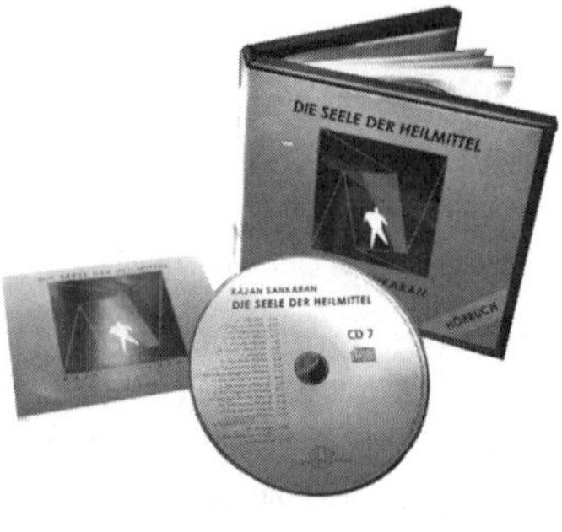

Rajan Sankaran
Die Seele der Heilmittel

7 CDs. Gesamtspieldauer 537 Minuten, € 85.-

Eine der beliebtesten Arzneimittellehren, in der Rajan Sankaran 100 wichtige Arzneimittel klar und konzentriert darstellt. Dabei wird vor allem der innere Zustand des Patienten und die Essenz des dazu passenden Arzneimittels herausgearbeitet. Sankaran verliert sich nicht in detaillierten Symptomen-beschreibungen ohne erkennbaren Zusammenhang. Er versucht umkehrt den Kern oder "die Seele" des Heilmittels mit deren zentraler Verkennung der Lage zu verstehen. Davon ausgehend beschreibt er bildhaft und situativ die verschiedenen bekannten Facetten des Mittelbilds. So werden Symptome, die bisher oft nur als Fragmente auftauchten, verständlicher und lernbarer. Man versteht plötzlich das Mittel und behält es so auch lebhafter im Gedächtnis. Nun ist diese wertvolle und äußerst beliebte Arzneimittellehre erstmals auch als Hörbuch erhältlich. In dieser modernen Form lernen inzwischen viele die Homöopathie gerne zuhause, und auch das Autofahren kann damit sogar im Stau zum Genuß werden! Das Hörbuch besteht aus 7 CDs mit 100 Arzneimittelbildern. Insgesamt ergeben sich damit ca. neun Stunden Hördauer.

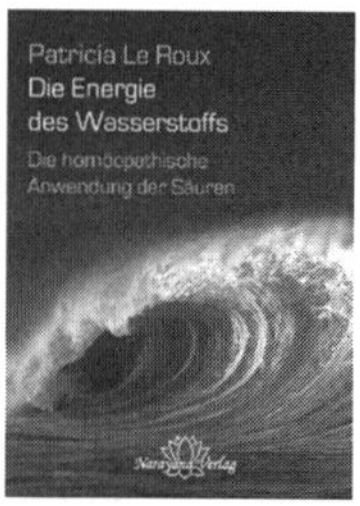

Patricia Le Roux
Die Energie des Wasserstoffs
Die homöopathische Anwendung der Säuren

200 Seiten, geb., € 35.-

Die bisher umfangreichste moderne Darstellung der homöopathischen Anwendung der Säuren. Ausgehend vom Wasserstoff, dem eigentlich säurewirksamen Bestandteil aller Säuren, beschreibt die homöopathische Pionierin 27 verschiedene Säuren. Es werden auch weniger bekannte Säuren wie Ribonukleinsäure, Hippursäure oder Milchsäure mit Fallschilderungen aus ihrer Praxis beschrieben. Zum Beispiel das neue Verständnis einer so unbekannten wie hochwirksamen Säure wie Acidum nitromuriaticum, des Königswassers, zeigt die einfache Tiefe und Praxisbezogenheit der Autorin und wird das Herz jedes „ächten Heilkünstlers" erfreuen. Ein kompaktes, alphabetisch gegliedertes Nachschlagewerk, eine didaktisch und praxisnah gestaltete Arzneimittellehre mit Fallbeispielen - einfach gut.

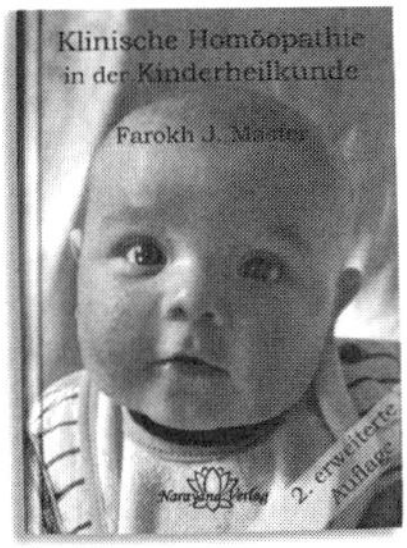

Farokh J. Master
Klinische Homöopathie in der Kinderheilkunde

2. erweiterte Auflage, 820 Seiten, geb., € 79.-

Das Herzstück des Buches ist seine Arzneimittellehre, die mit über 78 ausführlichen Arzneimitteldarstellungen umfassender ist als sämtliche vergleichbaren Werke der Kinderheilkunde. Jedes Mittel wird zuerst kurz charakterisiert, bevor es im Kopf-Fuß-Schema detailliert beschrieben wird. Diese vorangestellten Schlüsselsymptome sind grau unterlegt. Damit wird ein rasches Nachschlagen in der Praxis erleichtert. Auch kann man so die Essenzen der Mittel leichter lernen. Die große pädiatrische Erfahrung des Autors schlägt sich in der Darstellung der Mittel nieder, denn er schildert sie so, wie er sie selbst klinisch beobachtet hat. Der theoretische Teil des Werks schildert die Stadien der kindlichen Entwicklung und stellt viele wichtige Details für die Behandlung von Kindern dar. Den abschließenden Teil bildet ein klinisches Repertorium, das die Auffindung der Mittel erleichtert. Das Buch ist damit ein abgerundetes Werk und in seiner Art einzigartig.

„Das umfassendste homöopathische Buch der Kinderheilkunde, das ich kenne.“ M. Norland

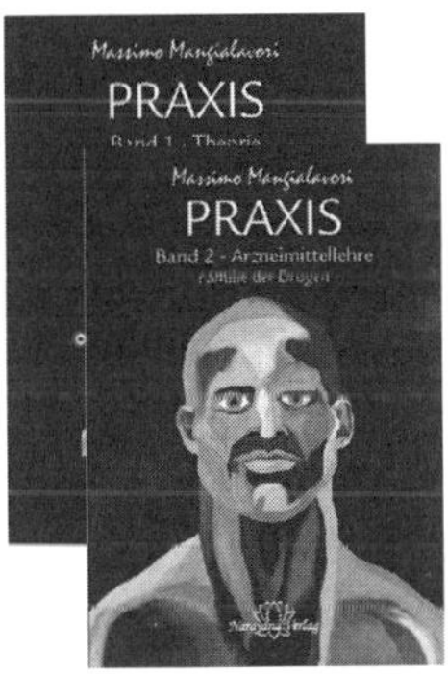

Massimo Mangialavori
Praxis

Band 1, Theorie: Der tiefere Zusammenhang der Symptome
Band 2, Arzneimittellehre: Familie der Drogen

512 Seiten, geb., € 110,-

„Die Praxis hat für meine Arbeit einen höheren Stellenwert als die Theorie der Arzneimittelprüfung. Das theoretische Studium dynamisierter Substanzen ist gewissermaßen der Funke, der das Feuer klinischer Wirkung und Erfahrung auslöst.“

Der begnadete italienische Homöopath hat in diesen zwei Bänden zum ersten Mal seine theoretischen Grundlagen selbst niedergelegt. Seine Klassifizierung ordnet die Symptome in allgemeine und spezielle Zusammenhänge. Man erkennt damit auch übergreifende Themen ganzer Mittelgruppen. Am Beispiel der ‚Drogenmittel' schildert Mangialavori im zweiten Band, wie man aus dem Verständnis allgemeiner Themen zuerst auf eine ganze Gruppe ähnlicher Mittel stoßen kann, aus der man dann durch individuelle Differenzierung in der Anamnese das Simillimum herausfiltert. Was solche Mittel bewirken können, das zeigen die hochklassigen Fälle. Homöopathie auf höchstem Niveau.